国际皮肤病分类与名称

策划　马振友　张秉正　张孝友　刘从明
主编　马振友　施　辛　刘爱民　戴昌隆

中医古籍出版社

图书在版编目（CIP）数据

国际皮肤病分类与名称/马振友，施辛，刘爱民，等主编．－北京：中医古籍出版社，2007
ISBN 978－7－80174－569－9

Ⅰ．国…　Ⅱ．①马…②施…③刘…　Ⅲ．①皮肤病－分类②皮肤病－名称　Ⅳ．R751

中国版本图书馆 CIP 数据核字（2007）第 159221 号

国际皮肤病分类与名称

主编：马振友　施　辛　刘爱民　戴昌隆

责任编辑：刘从明　崔京艳
英文审稿：邹建华
装帧设计：于天水
出版发行：中医古籍出版社
社　　址：北京东直门内南小街 16 号（100700）
印　　刷：
开　　本：880mm×1230mm　1/16
印　　张：55
字　　数：2000 千字
版　　次：2007 年 11 月第 1 版　2007 年 11 月第 1 次印刷
印　　数：0001～1000 册
书　　号：ISBN 978－7－80174－569－9
定　　价：766.00 元

INTERNATIONAL CLASSIFICATION AND NOMENCLATURE OF THE SKIN DISEASES

Meditate Ma Zhenyou Zhang Bingzheng
Zhang Xiaoyou Liu Congming

Chief Editor Ma Zhenyou Shi Xin
Liu Aimin Dai Changlong

PUBLISHING HOUSE OF ANCIENT CHINESE MEDICAL BOOKS

图书摘要

本书由北京世界卫生组织疾病分类合作中心和国内外中医、西医、中西医结合皮肤病专家共同完成，包括国际皮肤病分类与名称总表、中西医皮肤病名称参照与索引、国际皮肤科手术及医疗操作编码、国际遗传皮肤病与基因，附汉英、英汉皮肤病与相关疾病综合征索引，中（简、繁体）英文对照，中文、英文中医皮肤病名称对照，向全球发行。共收录 WHO 的 ICD－10 编码 5 000 多条，中文皮肤病名称 8 808 个，英文皮肤病名称 8 940 个，中医皮肤病名称 2 000 多个，皮肤病与相关疾病综合征 1 221 个。其中 WHO 公布英文皮肤病名称3 600 多个、全国名词委审定西医中文皮肤病名称 1 343 个、国家标准及审定中医皮肤病名称 252 个。对 2700 多个皮肤病名称进行定义或释义，可多角度查询。向各级皮肤病学高、中、初级专业人才介绍、推荐 WHO、中国国家、中国港澳台地区皮肤病名称，是全球、全国皮肤科医疗、教学、科研机构工作者必备国际标准工具书，可供医疗机构病案统计用。

Abstract

International Classification and Nomenclature of the skin disease is completed by the disease classification and cooperation center of the World Health Organization in Beijing and the experts of Chinese medical, western medicine, combined traditional Chinese and western medicine both at home and abroad. It consists of General Table of International Classification and Nomenclature of the skin disease, Cousult and Index on Nomenclature of skin disease of Chinese Medicine and Western Medicine, International Coding of surgery and medical procedures of skin disease, Inte – rnational Genodermatosis and Gene, Chinese – English and English – Chinese Index of syndromes of skin disease and related diseases, Chinese and English Nomenclature Reference of skin disease in Chinese medicine. This book is published in the world. Additionally it records more than 5 000 codes of ICD – 10 by WHO, 8 808 Chinese names of skin diseases, 8 904 English names of skin diseases, more than 2 000 names of skin diseases in Chinese traditional medicine and 1 221 kinds of skin diseases and related syndromes. Of these names 3 600 English names of skin diseases are edited by WHO, 1 343 Chinese names of skin disease in western medicine are officially approved by Chinese National Committee of Terminology and 252 names of skin diseases in Chinese traditional medicine are officially approved by national standard. More than 2 700 names of skin diseases are defined and explained in this book, and it can be searched from multi – angle. In a word we publish this book in order to introduce and recommend names of skin diseases by WHO, the People's Republic of China and the region of Hong Kong, Macao and Taiwan to the experts of skin diseases. It is a international classic reference book for the workers to treating, teaching and studying of skin diseases, and can be used for the statistics of medical record in medicial organization.

国际皮肤病分类与名称

钱信忠

二〇〇六年十一月

中华人民共和国卫生部前部长钱信忠博士题写书名，时年95岁。

Qian Xinzhong, M. D. , former minister of Ministry of Health of The People's Republic of China, inscribed title, 95 years.

推广国际皮肤病分类编码
规范使用标准皮肤病名称

刘辅仁

2007年11月1日

中华人民共和国著名皮肤病学专家刘辅仁教授题词，时年91岁。

Liu Furen, Professor, notable dermatology specialist of The People's Republic of China, inscribed the book, at the age of 91 years.

前　言

国际疾病分类历经一百多年历史，是目前国际公认的共同标准，保证了卫生统计信息国际间交流的一致性和可比性，更加有利于全球医疗卫生事业的可持续性发展，有利于皮肤病学发展的国际化，在全球一体化的当代尤为重要，中华人民共和国卫生部确定2002年开始推广使用国际疾病分类（ICD－10），规范使用国际皮肤病分类势在必行。

名，人和世间万物之称谓也；名称，叫法也，为认识和区别人和一切事物的最基本特征。科技名词则是科学技术的高度概括和总结，反映科学研究的成果，是人类科学技术知识在语言文字方面的结晶，作为国际语言文字科技交流和知识传播的载体，在科技发展和社会进步中起到举足轻重的作用。

皮肤病学名称是科技名词的一部分，承载着历史发展的轨迹，是皮肤病学工作者的教学、医疗、科研、病案统计的基础，是国内外中医、西医、中西医结合皮肤病学学习、交流、融合、发展的标志和工具。"名不正，则言不顺，言不顺，则事不成，"皮肤性病学工作千头万绪，当今要务与基础研究，应首推正名。

推广国际标准皮肤病分类，规范使用皮肤病编码名称，是全国西医、中医、中西医结合皮肤病学工作者，也包括中国港澳台和国际上使用中文的皮肤性病学工作者的一致愿望和要求。尽管已有世界卫生组织（WHO）的《国际疾病分类》（ICD－10）、《国际皮肤病学分类》和全国科学技术名词审定委员会（全国名词委）公布的《医学名词》，但尚未得到普遍应用，况且不能涵盖所有皮肤病学分类和名称，有待于进一步充实。中、西医是两种不同的医学体系，近五十多年在两种医学的基础上，又出现了中西医结合医学，三种医学在皮肤病学方面，相互交流、相互补充、共同发展。可谓西医东渐，惠及全球；中医西进，造福人类；中西结合，世界福祉。

迄今尚未见一本可供参考的三种医学于一体的国际皮肤病分类与名称的辞书，有鉴于此，为实现国内外皮肤病学规范、发展的需要，于1999年，经我国著名皮肤病学专家刘辅仁、夏应魁、邵长庚等教授倡议，在21世纪初，由马振友、张秉正、张孝友发起并策划，决定编著《国际皮肤病分类与名称》，并由马振友、施辛、刘爱民、戴昌隆具体组织实施。这项工作得到全国皮肤病学专家的极大关注和积极响应。本书特邀中华皮肤科学会、中国中西医结合学会皮肤性病专业委员会、中国医师学会皮肤性病分会、中国中医药学会皮肤病分会、中国台湾皮肤科学会、新加坡中华医学会的会长和部分委员，《中华皮肤科杂志》《临床皮肤科杂志》《中国皮肤性病学杂志》《中华皮肤科医学杂志》《国际皮肤性病学杂志》《中国医学文摘皮肤科学》《中国真菌学杂志》《中华性传播感染杂志》英文版的主编和副主编，《临床皮肤病学》《实用皮肤科学》《杨国亮皮肤病学》《现代皮肤性病学》《安德鲁斯临床皮肤病学》（第9版译著）大型参考书的主编、主译审、副主编，皮肤病学英汉词典的主编和主审等参与本书的编审工作。由于多数编审者都具有高级职称，均为全国著名的西医、中医、中西医结合皮肤病学专家教授和资深编辑，对皮肤病名称与分类有精深的了解，因而保证了本书的编辑质量。在编辑过程中，又得到中国港澳台和国际一些知名皮肤性病学专家的支持和参与，使本书成为具有国际标准的皮肤病辞书，为全球中文、英文、中医皮肤病分类和名称的交流、规范、统一，提供了较全面的国际标准工具书。2006年北京协和医院世界卫生组织疾病分类合作中心的病案统计专家参加编写，按WHO要求审定和编辑皮肤病编码，使其具有国际标准、规范化。

本书收载国际标准皮肤病分类编码5 000多种皮肤病条目，中文西医皮肤病名称8 808个，西医英文皮肤病名称8 940个，中医皮肤病名称2 000多个。对WHO、中华人民共和国标准及审定皮肤病名称、新加坡国家标准、中国港澳台地区标准，以及其他文献中皮肤病名称极其负责地筛选、校对、甄别、推敲，并进行取舍、合并、归类、定位，尽量作到收集全面而不重复。因此，本书涵盖了国际、全国、地区皮肤病标准、审定名称，保证了词条的权威性和标准性。其他病名是综合了国内外西医、中医、中西医结合皮肤性病学大型参考书，整理编辑而成。本书集国际标准、国家标准和皮肤病名家之长，历经8个寒暑的编辑整理，多方征求意见，数十次易稿，才得以付梓。

《国际皮肤病分类与名称》用汉英双语形式出版，同时编辑《国际皮肤科诊疗系统》软件，并着手编辑《International Classification and Nomenclature of the Skin Diseases》英文版，可供全国、世界上使用中文的国家和地区、全球西医、中医、中西医结合皮肤病学同仁使用，并可供皮肤病专科医院、研究所、科室病案统计之用，供专业人员查询，加强皮肤病学病案统计工作，规范使用国际皮肤病分类和名称。

推广国际标准皮肤病分类，规范使用皮肤病编码名称是全球皮肤科医师共同的责任和义务。编辑、统一、规范、使用皮肤病名词是一项长期、艰巨、繁重、细致的工作，需要国内外皮肤病学工作者的广泛合作，本书第一版编审者虽尽最大努力，但由于皮肤病种类繁多，同时存在一病多名现象，仍难免存在着一些重复、遗漏、缺点、错误。我们承担国家科委的“国际科技基础条件平台医药卫生科学数据共享网”（2005DKA32405－15）任务，本书即为提供给全国皮肤科同仁的书稿，殷切希望国内外广大同仁提出批评、指正、补充、修改意见，共同参与完成这一宏大项目，待项目完成后出版第二版，使之成为国家皮肤病编码和名词规范，颁行全国，共同遵照执行。

《国际皮肤病分类与名称》得到中华人民共和国卫生部前部长钱信忠博士的高度重视，指出“统一、规范国际皮肤病编码和名称，对全球医学一体化，中医西进，为全人类服务极为重要，应大力推广使用，”并欣然题写书名，我们一定按钱老指示落实。对参与本书编辑、审稿的各位专家，在百忙中抽出时间辛勤编写和审阅稿件表示诚挚的感谢，对关心、支持本书编辑、出版的海内外皮肤病专家致以深切的谢意，对为倡导编辑本书的西安交通大学第二医院刘辅仁教授，发起并策划的张秉正、张孝友教授、刘从明社长，大力支持和指导的国际皮肤科学会副主席、中华医学会皮肤性病学分会名誉主任委员、中国工程院院士陈洪铎教授，中国中西医结合学会皮肤性病专业委员会名誉主任委员秦万章教授，提出建设性意见和指导的中华皮肤科学会及中国医师学会皮肤性病分会副主任委员朱学骏教授和南京医科大学第一医院赵辨教授，热情提供资料的中国医学科学院中国协和医科大学皮肤病研究所朱登平医师，国立成功大学附设医院魏楷哲、许劭民医师，陈光博士、罗怀安医师审校部分稿件，一并表示诚挚的感谢。

谨敬献给国际皮肤病学同仁！

马振友
电话：029－85001029
Hppt//：www.cd222.com
E－mail：mzy8899@263.net
施　辛
电话：0512－61889999
E－mail：shx9@163.com
刘爱民
电话：010－65295575
E－mail：liuaimin@csc.pumch.ac.cn
戴昌隆
电话：0088652812756
E－mail：tai.cl624@msa.hinet.net

2007年10月1日

Preface

International classification of Diseases (ICD) which have gone through more than 100 years, is internationally acknowledged common standards at present, and have guaranteed the consistency and comparability of international exchange of hygiene statistical information. It is favorable to the sustainable development of the global health care, the internationalization of dermatology development, and is particularly important in globalizing contemporary. Ministry of Health of the People's Republic of China confirmed that the International classification of Diseases (ICD – 10) had been used widely from 2002, and the normal using of the international classification of skin disease was imperative.

Name is the appellation of people and everything in the world. Name, the way to call, is the essential feature of knowing and distinguishing people and things. The scientific and technological noun is the height generalization and summary of the science and technology, which reflects the achievement of scientific research. It is the mankind scientific and technical crystallization in spoken and written languages of knowledge. As the carrier of international languages conveying and exchanging of scientific and technological, it plays a very important role in the development of technology and progress of social.

The name of skin disease is a part of technological noun, bearing the weight of the orbit of historical development. It is the foundation counted in the dermatology worker's teaching, medical treatment, scientific research and medical record, also is the sign and tool of dermatology studying, exchanging, merging, and development in Chinese medicine, Western medicine, combined traditional Chinese and western medicine both at home and abroad. "If names be not correct, language accords not with truth. If language accords not with truth, affairs cannot achieve success." the dermatovenereology work is complicated, so the current important task and basic research should rectify name.

Popularizing the international standard classification of skin disease and the normal using of the code name of skin disease are the unanimous hope and request of the dermatology workers in the national Western medicine, Chinese medicine, combined traditional Chinese and western medicine, including the dermatovenereology workers of Hong Kong, Macao and Taiwan even the ones who use Chinese in the world. Though already there are ICD – 10, *international classification of skin disease* mediated by World Health Organization(WHO) and *medical noun* announced by China National Committee for Terms in Sciences and Technologies (CNCTST), they have not got general application, moreover all skin disease credits and names can't be contained, awaiting for substantiation further. Chinese and Western medicine are two kinds of different medical systems. On the basis of two kinds of medical science in more than 50 years, medical science of combining traditional Chinese and western medicine have presented. Three kinds of medical science exchange each other, supple each other and develope in dermatology. One may well say that travelling to the eastern of Western medicine benefits the whole world gradually, entering in the western of Chinese medicine promotes the well – being of mankind, the traditional Chinese and western medicine combining is the happiness of the world.

We have not seen the dictionary of the international classification skin disease for consulting so far. In view of this, in order to meet the needs of normal and intercommunion of domestic and international dermatology, in 1999 chinese famous dermatology experts – Liu Furen、Xia Yingkui、Shao Chenggeng et al have proposed. Ma Zhenyou, Zhang Bingzheng and Zhang Xiaoyou initiated and planed to write the book. On the beginning of the 21th century this book was organized and implemented by Ma Zhenyou, Shi Xin, Liu Aimin and Dai changlong. This job got the great concern of the national dermatology experts and responds actively. This book specially invited some presidents and committee members of Chinese dept. of dermatology, The Chinese Association for Dermatovenereology of the Integration of Traditional Chinese Medicine with Western Medicine(CADVIM), the skin and venereal disease branch of Chinese doctor academy, skin disease academy branch, China Taiwan dept. of dermatology academy, Society of Traditional Chinese Mediicine Singapore, editors – in – chief and associate editors of English edition of *Chinese Journal of Dermatology*, *Journal of Clinical Dermatology* , *The Chinese Journal of Dermatovenereology*, *Journal of Chinese Medical Dermatology*, *International Journal of Dermatovenereology*, *China Medical Abstracts Dermatology*, *Chinese Journal of Sexually Transmitted Infections* editors – in – chief. Associate editors of the large – scale reference books of *clinical dermatology*, *Yang Guoliang'S Dermatology*, *Practice of Dermatology*

, *Current Dermatovenereology*, *Andrews' Diseases of The Skin Clinical Dermatology* (the 9th edition of translation), and the editors – in – chief and masters of the dermatology English – Chinese dictionary joined the job about reading and editting of this book. The persons who read and edited majority all have a high title are the national famous dermatology experts or professors and senior editors of Western medicine, Chinese medicine, combined traditional Chinese and western medicine, and have profound understanding of the classify and name of skin diseases, which have guaranteed the editting quality of this book. In the course of editting, we also get the supports and participations of some dermatovenereology experts of, Hong Kong, Macao and Taiwan, which make the book become the skin disease dictionary with international standard. It has offered the more overall international standard reference book for the exchange, standardization, unity of the classify and the name of skin disease of global Chinese, English, Chinese medicine. The medical record data craft of WHO Collaborating Center for Classification of Diseases of BJ Union Hospital participatedin writing in 2006, authorize and edit skin disease code according to WHO request, which make it as international standard.

This book records more than 5 000 kinds of skin disease clauses and subclauses of international standard categorization codes, nearly 10 000 respectively of the Chinese and English names of Western medicine skin diseases, and more than 2 000 names of Chinese skin disease. And the authors have extremely taken charge of screening, checking, weighing, carrying on the choice, amalgamating, sorting out, making a reservation, trying one's best to accomplish and collect overallly without repeating the standard of names of skin diseases of WHO and the People's Republic of China, Singaporean national standard, the standard of name of disease in Hong Kong and Macao, and the names of skin disease in other documents. So this book has contained the standard, authorized names of the international, national, regional skin diseases, and has guaranted the authoritativeness and standard of the entry. Other names of diseases are put in order and edit according to the comprehensive domestic and international Western medicine, Chinese medicine, combined traditional Chinese and western medicine full – length reference books. This book fairs international standard, becomes the head of national standard and skin disease classic, and goes through 8 years to put in order. It solicited the suggestion in many ways, exchanged drafts for several times and finally got succeed.

The International Classification And Nomenclature of The skin Diseases is published in Chinese – English bilingual form, and the authors edit the soft ware, the system of diagnosis and treatment of the international skin disease. At the same time we set about to edit English edition of *CLASSIFICATION AND NOMENCLATURE OF THE SKIN DISEASES*, which can be used by the countries and regions of nation and world where Chinese is used, the colleagues of global Western medicine, Chinese medicine, combined traditional Chinese and Western medicine, and the ones those are for section hospital of skin disease, research institute, office medical record to count, also it supports professional personnel inquiry, strengthens the dermatology medical record statistical work, and the normal uses of the international classify and the names of skin diseases.

It is the same responsibility and obligation of global dermatologist to popularize the international standard classification of skin disease, and the normal uses of the code names of skin diseases. Editing, uniting, standardizing and using the names of skin disease are a long – term, arduous, strenuous and careful work. It needs extensive cooperation of the domestic and international dermatology workers. The edotors of the first edition have tried their bests, but because the skin diseases are various in style, and there is the phenomenon of "more than one name for the disease ", it sometimes unavoidably exists some repeating, omission, shortcomings, and mistakes. Hope ardently that the domestic and international vast colleagues put forward criticism, make a comment and the supplementary, and the suggestions for revision. We will comprehend suggestions, add emerging names of diseases, and write the second edition after publishing ICD – 11 in WHO, announce the list of errata in the Chinese skin venereal disease network (www. cd222. com) to make it more normal, perfect, practical.

It shows the sincere thanks to every expert who edit and go over a manuscript or draft in participating in this book and find time to write and check the manuscript hard in the midst of pressing affairs; extends deep gratitudes for the skin disease experts at home and abroad who care about and support this book to be editted and published; shows the sincere thanks in the lump to Pro. Liu Furen (in the second affiliated hospital of Xi'an Communications University) who is the advocator of this book, Pro. Zhang Bingzheng, Pro. Zhang Xiaoyou and Liu Congming who initiate and plan the book, and Pro. Chen Hongduo, director of Chinese dept. of dermatology and the academician of Chinese Academy of Engineering, who gives supports and instructions, also Pro. Qin Wanzhang who is General Board of China combined traditional Chinese and western medicine professional committee's academy, Pro. Zhu XueJu, vice chairman of skin and venereal disease branch of Chinese dept. of dermatology and association of Chinese doctor and Pro. Zhao Bian, the first affiliated hospital of Nanjing Medical university, who puts forward the constructive suggestion and instructions ; and Doc. Zhu Dengping, the Dermatology research institute of Chinese Academy of Medical Sciences and Peking Union Medical Affliated Hospital offer the data and dedication to the international dermatology colleague.

Ma Zhengyou
Tel: 029 – 85001029
Hppt //: www. cd222. com
E – mail: mzy8899@ 263. net
Shi Xin
Tel: 0512 – 61889999
E – mail: shx9@ 163. com
Liu Aimin
Tel: 010 – 65295575
E – mail: liuaimin@ csc. pumch. ac. cn
Dai Changlong
Tel: 0088652812756
E – mail: tai. cl624@ msa. hinet. net

2007 – 10 – 1

读者指南

一、国际皮肤病分类按WHO的《国际疾病分类》（ICD－10）和《国际皮肤病分类》顺序编排，与国际分类一致，皮肤病综合征按国际分类纳入有关疾病分类中，未单独列出。

二、国际皮肤病分类与名称总表用9个字段，中西医皮肤病名称参照与索引用8个字段，国际遗传性皮肤病与基因用8个字段，国际皮肤科手术及医疗操作编码用4个字段。标题栏用缩写表示。

主码：WHO确定的ICD－10主码；

附码：WHO确定的ICD－10附码或国际肿瘤编码；

皮码：国际皮肤病学联盟确定的ICD－10国际皮肤病编码；

手术码：WHO确定的国际皮肤科手术及医疗操作编码；

中文病名：中国大陆推荐使用的中文西医皮肤病名称，为正名，用宋体字出版；

繁体病名：中国台湾的中文西医皮肤病名称，用繁体字出版；

英文病名：与中文、繁体病名相对应的英文皮肤病名称；

同义中文病名：同义西医皮肤病名称（参考用名、曾用名），部分分类与综合征的注释，用楷体字出版；

同义英文病名：与同义中文病名对应的西医英文皮肤病名称或注释；

中医病名：中医皮肤病名称；

中医汉语拼音病名：与中医病名对应的中医皮肤病汉语拼音名称；

中医英文病名：与中医病名对应的中医皮肤病英文名称；

手术名称：手术及医疗操作中文名称；

手术英文名称：手术及医疗操作英文名称；

基因位点：遗传性皮肤病染色体定位；

序号：遗传性皮肤病孟德尔遗传序号；

基因位置：遗传性皮肤病基因位置。

三、现编制国际皮肤病电子诊疗系统，将ICD－10全部内容和本书内容统一编辑，可随时编辑、补充、修改。可供皮肤病专科医院、研究所、科室诊疗和病案统计之用。同时对每种皮肤病进行定义/释义，待完成国家科委“国际科技基础条件平台医药卫生科学数据共享网—皮肤科学部分”（2005DKA32405－15），出第二版。

四、国际皮肤病编码来源于《国际疾病分类》（ICD－10）、《国际皮肤病分类》《国际疾病分类（ICD－10）应用指导手册》《疾病和有关健康问题的国际统计分类：第十次修订本》和《国际皮肤肿瘤分类》，共收录国际标准皮肤病分类编码2 000多个，补充ICD编码3 000多个，由北京协和医院世界卫生组织疾病分类合作中心专家核准、编辑，保证了皮肤病编码的国际标准。

五、英文皮肤病名称来源：国际标准英文皮肤病名称来源于WHO，收录3 600多个。

六、西医中文皮肤病名称来源：WHO的《国际疾病分类》（ICD－10）和《国际皮肤病学分类》正式英译皮肤病名称3 600多个；全国名词委公布的中文皮肤病名称1343个；职业性皮肤病名称来自《中华人民共和国国家标准：职业性皮肤病诊断标准总则》（GBZ18—2002）12个，化妆品皮肤病名称来自《中华人民共和国国家标准：化妆品皮肤病诊断标准及处理原则总则》（GB17149. 1—1997）6个；台湾皮肤科医学会编著的《皮肤科学专有名词辞典》名称；大型皮肤病参考书皮肤病名称。

七、同义皮肤病名称来源：中、英文皮肤病名称依据参考文献摘编而成，包括以前惯用名称、曾用名（不再使用的名称）。

八、皮肤病综合征：国际英文皮肤病综合征按原文收录，中译名依次以全国科学技术名词审定委员公布的医学名词（1～7）、《国际疾病分类（ICD－10）应用指导手册》《英汉人物地名事件词典》和《杨国亮皮肤病学》为准，台湾皮肤病徵候群以《皮肤科学专有名词辞典》为准。皮肤病综合征其中一部分为注释，帮助读者理解综合征内容。台湾称为徵候群，由台湾专家编写，用繁体字书写。

九、中医皮肤病名称来源：①中华人民共和国标准GB/T16751. 1—1997《中医诊疗术语疾病部分》；②中华人民共和国中医药行业标准ZY/T001. 8—1994《中医皮肤科病证疗效标准》等国家标准；③中医药学名词审定委员会审定，全国科学技术名词审定委员会公布：中医药学名词。以上中华人民共和国标准中医皮肤病名称和中医药学名词审定委员会审定中医皮肤病名词共收录252个；其他中医皮肤病名称依据参考文献摘编而成。鉴于中西医属于两种不同的医学理论体系，且中医皮肤病名称内涵丰富，其与相应栏目中西医皮肤病名称之间的关系绝非绝对的对应关系，可理解为“相当于”、“常见于”，甚至是“包括了”、“包含于”的关系，而且有些中医皮肤病名称很难对应相应的西医皮肤病名称，因此，本书所列中西皮肤病名称对应关系仅供参考，部分中医皮肤病名称对应的西医皮肤病名称暂时空缺，故为“中西医皮肤病名称参照”。中医皮肤病英译名以参考文献摘编而成，参照西医内容译名和中医原意译名同时收录。中医皮肤病名称栏中第一位为首选病名，其他为次选病名，在使用时以中华人民共和国标准和审定皮肤病名称为首选。

十、求同存异，WHO英文名称、全国名词委审定名称、中国台湾名称按原文收录，中国大陆与台湾区别见表1－2，并分别设字段（栏位）。以上名称分类定位系作者意见，读者在使用时按各自理解自行选用。

十一、皮肤病中文与英文名称对应，超过1个以上用“;”分开，“[*]”中的文字可省略。

十二、WHO的ICD编码规范使用：编码按WHO要求，英文字母与数字混合，前3位为类别码，代表每一类皮肤病，5位编码具体到每种皮肤病，可查总表或索引，ICD－10单独存在时添写主码，主、附码同时存在时，主、附码要同时添写。国际皮肤病编码为国际皮肤病联盟确定的编码，仅做参考和查阅。

十三、按国家科委科技立项对每个皮肤病名称进行定义和释义，初步编写2 700多个，供全国皮肤科同仁参考、评阅。

十四、汉英皮肤病名称与分类索引、英汉皮肤病名称与分类索引、皮肤病与相关疾病综合征索引，可多角度检索。

十五、药物所致皮肤病，明确致病药物，应使用附加外因编码，标明药物。

Reader Guide

First, the international classification of skin disease is edited in sequence according to WHO《International Classification of Diseases》(ICD－10) and《International Classification of Skin Diseases》. It is consistent with the international classification. The dermatosis syndromes are internalized to the related classification of diseases according to the international classification, and not listed alone.

Second, the master list of the international classification and nomenclature of the skin diseases consists of 9 fields. The reference and the index, which describe Traditional Chinese Medicine skin disease name and Western Medicine skin disease name, involve 8 fields. The international hereditary skin disease and the gene involve 8 fields. The international dermatology department surgery and the medical operation code consist of 4 fields. The title block involves the abbreviation expression.

Main code: ICD－10 main code;

Attached code: ICD－10 attached code and the international code of tumor;

Dermatology code: ICD－10 international code of skin disease;

Surgery code: International dermatology department surgery and medical operation code;

Chinese name of disease: Mainland recommend to use Chinese Medicine and Western Medicine skin disease name as formal names, published with the Song typeface;

Traditional Chinese characters disease name: The Chinese Taiwan's Chinese Medicine and Western Medicine skin disease name, published with the traditional Chinese character;

English name of disease: English name of skin disease corresponding with the Chinese or the traditional Chinese characters disease name.

Synonymous Chinese name of disease: The synonymy western medicine name of skin disease (reference name, used name), the annotation which the part classification and the syndrome, published with the regular script character;

Synonymous English name of disease: the western medicine English name of skin disease or the annotation corresponding with the synonymy Chinese name of disease;

Traditional Chinese Medicine name of disease: Traditional Chinese Medicine name of skin disease;

Traditional Chinese Medicine Chinese Pinyin name of disease: the Chinese Pinyin name of Traditional Chinese Medicine skin disease corresponding with Traditional Chinese Medicine disease name;

Traditional Chinese Medicine English disease name: the English name of Traditional Chinese Medicine skin disease corresponding with Traditional Chinese Medicine disease name;

Surgery name: Chinese name of surgery and medical operation;

Surgery English name: English name of surgery and medical operation;

Gene position spot: the chromosome localization of hereditary skin disease;

Serial number: the Mendel inherits serial number of hereditary skin disease;

Gene position: Hereditary gene position of skin disease

Third, diagnosis and treatment electronics system of the international skin disease has been compiled now, which is unified edited ICD－10 all contents and this book contents. It can be edited, added, modified anytime, and can be used for skin disease specialty hospital, skin disease research institute, diagnosis and treatment and disease case to statistics in the department of dermatology. At the same time each skin disease is defined. The book of the second edition will be published when the "medicine health data share network － part of skin science of the international science and technology foundation condition terrace" (2005 DKA32405－15s) of the State Science and Technology Committee of China (SSTCC) will be finished.

Fourth, the international skin disease code comes from《International Classification of Diseases》(ICD－10),《International Classification of Skin Disease》,《Application and Instruction Manual of the tenth edition International Classification of Diseases (ICD－10)》,《International Statistical Classification about Health Problems of ICD－10》and《International Classification of Skin Tumor》, which registers more than 2 000 international standard skin disease classification codes totally, and adds more than 3 000 ICD codes. It is approved and edited by experts of World Health Organization (WHO) International Classification of Diseases Cooperation Center in PUMC Hospital, that can ensure international standard of skin disease code.

Fifth, source of English name of skin disease: the international Standard English name of skin disease comes from WHO, registering more than 3 600 names.

Sixthly, source of Western medicine names of skin disease: more than 3 700 names of the formal English translated skin disease coming from《International Classification of Disease》(ICD -10) of WHO and《International Classification of Dermatology》, 1 343 names of Chinese skin disease published by Chinese National Committee of Terminology, 12 names of occupational dermatoses coming from《the National Standard of the People's Republic of China: the general rule of diagnostic criteria and principles of management of occupational dermatoses》(GBZ18—2002), 6 names of cosmetic dermatoses names coming from《the National Standard of the People's Republic of China: the general rule of diagnostic criteria and principles of management of cosmetic dermatoses》(GB17149. 1—1997), skin disease names in《the Technical Term Dictionary of dermatology》by The Taiwanese Dermatology Association, names of skin disease in large reference books of skin disease.

Seventh, source of synonymous name of skin disease: Chinese names of skin disease and English names of skin disease are compiled according to the reference, which include conventional names and ever used names (the name that will not used in the future) before.

Eighth, dermatosis syndrome: The international English names of dermatosis syndrome is registered according to original text. Chinese translated names skin disease is defined in sequence according to medical term(1 ~7) published by Chinese National science and technology Committee of Terminology,《Application and Instruction Manual of the tenth edition International Classification of Diseases(ICD - 10)》,《English - Chinese Character、place name、event dictionary》,《YangGuoLiang Dermatology》. Symptom group of skin disease in Taiwan is defined according to《the Technical Term Dictionary of dermatology》. Some dermatosis syndrome contents have been annotated to help readers to comprehend it. Dermatosis syndrome is named skin disease symptom group in Taiwan, compiled by the Taiwanese experts, compiled with the traditional form.

Ninth, the source of Chinese medicine names of skin disease: ①the National Standard of the People's Republic of China GB/T16751. 1—1997《Chinese medicine technical terms of diagnosis and treatment: skin disease name part》; ② Chinese Medicine Industry Standard of the People's Republic of China Specification ZY/T001. 8—1994《Chinese medicine skin disease symptom efficacy Standard》etc, national standard; ③Chinese Terms in Traditional Chinese Medicine and Pharmacy, which are approved by approves officially committee of Chinese Terms in Traditional Chinese Medicine and Pharmacy, announced by Chinese National science and technology Committee of Terminology. The names of Chinese medicine skin disease of the National Standard of the People's Republic of China registers are more than 200, and the names of Chinese medicine skin disease of committee of Chinese Terms in Traditional Chinese Medicine and Pharmacy registers are more than 200, and other names of Chinese medicine skin disease are elected to compile according to the references. Traditional Chinese Medicine and Western Medicine belong to two kinds of different medical science theories system, and the connotation of the skin disease names in Chinese medicine is abundant. The relation of Traditional Chinese Medicine and Western medicine skin disease in corresponding column is not absolutely corresponding, which can be understanded as "equal to", "familiar in", even "include", "include in", and some names of Chinese medicine skin disease are very difficult to match corresponding the names of Western medicine skin disease, Therefore the corresponding relation between the names of Chinese medicine skin disease and Western medicine skin disease in this book is only for reference. It is difficult for some names of Chinese medicine skin disease to find corresponding names of western medicine, so it is named "Reference to the names of Chinese medicine and Western Medicine skin disease". The names of traditional Chinese Medicine skin disease in English is elected to compile according to the references, and registered according to the Western medicine contents and Chinese medicine original intention simultaneously. The names of Chinese medicine skin disease in the first place of the name column is the first choice to choose, and other names are the second choice. When it is used, the skin disease names of the National Standard of the People's Republic of China and approved officially is the first choice disease names.

Tenth, the English names of WHO, the names approved officially by Chinese National Committee of Terminology and the names of Taiwanese skin disease are registered according to original text. The difference between the names of mainland skin disease and the names of Taiwan skin disease presents in table 1 – 2, and word segments (column) respectively are established. Above classification location of the names is according to author's opinion, and readers can choose to use by themselves according to their understanding when it is used.

Eleventh, Chinese names of skin disease correspond to English names. If the names exceed more than 1, they are separated with " ; ", and the letter in "[*]" can be abridged.

Twelfth, standardization using of the ICD codes of WHO: encoded according to requirements of WHO, and English letters and numbers are mixed. The first three positions is category codes, which represents each type skin disease. Five positions is concrete with each type skin disease. It is consulted the summary table or index. When the ICD – 10 code exists alone, we can only write main code. When the main code and additional code exist simultaneously, we should write main code and additional code in the meantime. The international skin disease codes are defined by international skin disease alliance, which only for reference.

Thirteenth, according to Established Project of State Science and Technology Committee of China (SSTCC), each name of skin disease will be defined and explained. More than 2 700 names of skin disease will be registered at the first step, which help the domestic colleagues of dermatology department refer and evaluate.

Fourteenth, it is included the Chinese – Engligh and English – Chinese index of the nomenclature and classification of skin disease, index of dermatosis and related dermatosis syndrome, and it can be searched from multi – angle.

Fifteenth, if the skin disease is caused by some drugs and the drugs are clear to know, additional external cause code should be used and the drug should be indicated clearly.

目　　录（Catalog）

一、皮肤病分类与名称探讨
(Research on Classification and Nomenclature of the Skin Diseases)

皮肤病主要是发生在皮肤黏膜的疾病，而性传播疾病则是主要通过性接触传播的疾病，简称性病，两者按医学分类共同划为皮肤病学，属于皮肤病学两个亚科，近几年发展起来的皮肤美容学，亦属于皮肤病学亚科，近年由于性病增多亦称为皮肤性病学，但国际和全国医疗机构和医学分科仍称为皮肤病学。皮肤病学是医学的重要组成部分，西医皮肤病学是世界医学的一部分，而中国皮肤病学不但包括西医皮肤病学，还包括中医皮肤病学，以及我国所独创的中西医结合皮肤病学。具有悠久历史的中医皮肤病学，中医西进日益受到国际医学界的重视，我国创造性发展的中西医结合皮肤病学逐渐为国际所接受，必将对世界皮肤病学产生深远影响，做出重要贡献。随着科学的发展和进步，对皮肤病学的认识不断提高，许多新的疾病被发现。皮肤病病种繁多，不下 5 000 种，中西医从不同角度命名，疾病名称不尽一致，分类方法也不尽相同，极大妨碍国际学术交流以及中国皮肤病学的发展，为解决全国和国际皮肤性病科同仁极为关心的问题，本文将收集到的大量国内外资料进行整理，对皮肤病名称与分类做一粗浅论述。

一、国际疾病分类和国际皮肤病分类

（一）国际疾病分类（International Classification of Diseases，简称 ICD）

国际疾病分类简史　ICD 是国际上统一使用的疾病分类法，由世界卫生组织（WHO）编撰。ICD 工作始于 1871 年，当时国际疾病研究所组织了一个起草死亡原因分类委员会，由耶克伯蒂任主席，于 1893 年他在国际统计大会上提出一个分类系统，包括有三个死亡原因分类方案，为 ICD 的起始，1898 年提出十年修订制度，此后，按此原则操作，1900 年由法国政府召开国际会议进行第 1 次修订，延续至第 5 次，1946 年第 6 次由法国政府和 WHO 共同修订，将其范围扩大到非致死性疾病，称为“国际疾病、创伤和死因的统计分类法”，1955 年后 4 次修订由 WHO 承担，第 10 次修订称为“疾病和有关健康问题的国际统计分类（简称 ICD－10）”，并将健康纳入其中，为保持连续性，仍使用“国际疾病分类（ICD）”的简称。编码和数字共同混合使用，增设和改变章的安排，ICD－10 在 1992 年至 1994 年由 WHO 出版 3 卷书，于 1998 年被国际疾病分类第十次国际修订会议批准，并在第 43 届世界卫生大会上正式通过，自 1993 年 1 月 1 日起生效。成为世界各国专家合作的产物，是一个被世界各国共同接受和遵守的国际标准疾病分类。电子版 ICD－10 于 2003 年在 WHO 网站上发布，包括全部国际疾病分类编码、输词检索、类号检索、列表检索，其网址：www3. who. int/icd/vollhtm2003/fr－icd. htm。

WHO 疾病分类组织机构　世界卫生组织国际家族分类合作中心（WHO－FIC）按语言分为 10 个中心，分别设在澳大利亚（英语）、英国（英语）、美国（英语）、中国（中文）、法国（法语）、瑞典（负责北欧）、巴西（葡萄亚语）、俄罗斯联邦（俄语）、委内瑞拉（西班牙语）、科威特（阿拉伯语）。负责地区的推广、普及和 ICD 其他工作。设在中国的合作中心由国家卫生部于 1981 年批准成立，全称为“北京协和医院世界卫生组织疾病分类合作中心（邮政编码 100730）”，先翻译 ICD－9，于 1996 年至 1998 年翻译 ICD－10，2001 年编辑出版《国际疾病分类（ICD－10 应用指导手册》，编制了国际疾病分类中文病案统计数据库，指导全国疾病分类及病案统计工作，负责中国及全球汉语语系的疾病分类有关工作。

ICD 主要内容与编排格式　主要分类按照医学的流行性病症、全身性或一般性疾病、按部位排列的局部疾病、发育性疾病、损伤分为 21 章，各科通用。见表 1－1

ICD－10 采用多轴心疾病分类，将疾病分门别类，进行有序的组合，由 1 个英文字母和 2 个数字组成，代表 1 种疾病，并为将来扩展和修订预留出空间，U 未用，留为将来新疾病扩展用。如 B02 代表带状疱疹。对每一条疾病采用多轴心分类，又按病因、部位、临床表现（包括症状、体征、分期、分型、性别、年龄、急慢性、发病时间等）、病理细分为不同疾病，编码后三位为具体编码，每 1 个疾病名称分别设主码、附码，个别名称加注释，如带状疱疹性脑膜炎，

主码 B02.101†（剑号），附码 G02.002 *。ICD－10 由 1 万多条疾病名称组成，定名力求反映疾病的内在本质和外在表现的特点，应特异、明确，主要注意疾病的性质和发生部位，是疾病分类的基础，定名的列表本身就是一份最详细的疾病分类表。国际医学科学组织理事会（COOMS）在 1971 年专门成立国际疾病命名组织（IND），为具有真正的国际性，于 1975 年 IND 成为国际医学科学组织理事会和 WHO 的联合项目，受两个代表组成的技术指导委员会领导。IND 按系统编撰分卷，对每一条疾病条目提供一个单一的建议名称，ICD 优先采用 IND 的命名，因而疾病名称具有国际权威性、规范化；协和医院世界卫生组织国际疾病分类合作中心中文译本大量采用全国名词委的审定疾病名称，尽量做到与 ICD 一致，中国国家标准与国际标准接轨。ICD－10 将皮肤病定为皮肤和皮下组织疾病，多数皮肤病集中于此章中，其他皮肤病分散于其他章中。

表 1－1　ICD－10 疾病三位数类目

章别	类目名称	类目编码
第一章	某些传染病和寄生虫病	A00－B99
第二章	肿瘤	C00－D48
第三章	血液及造血器官疾病和某些涉及免疫机制的疾患	D50－D89
第四章	内分泌、营养和代谢疾病	E00－E90
第五章	精神和行为障碍	F00－F99
第六章	神经系统疾病	G00－G99
第七章	眼和附器疾病	H00－H59
第八章	耳和乳突疾病	H60－H95
第九章	循环系统疾病	I00－I99
第十章	呼吸系统疾病	J00－J99
第十一章	消化系统疾病	K00－K93
第十二章	皮肤和皮下组织疾病	L00－L99
第十三章	肌肉骨骼系统和结缔组织疾病	M00－M99
第十四章	泌尿生殖系统疾病	N00－N99
第十五章	妊娠、分娩和产褥期	O00－O99
第十六章	起源于围生期的某些情况	P00－P99
第十七章	先天性畸形、变形和染色体异常	Q00－Q99
第十八章	症状、体征和临床与实验室异常所见，不可归类在他处者	R00－R99
第十九章	损伤、中毒和外因的某些其他后果	S00－S99
第二十章	疾病和死亡的外因	V01－Y98
第二十一章	影响健康状态和与保健机构接触的因素	Z00－Z99
	肿瘤的形态学	

ICD－10 在国际与中国使用状况　ICD－10 是公认的国际标准，1993 年 1 月 1 日起生效，即是 WHO 成员国共同遵守和执行的标准。目前世界大多数国家和地区都在推广和使用 ICD－10，从而保证了卫生统计信息国际交流的一致性和可比性，更加有利于全球医疗卫生事业的可持续性发展。随着 ICD－10 的推广和普及，影响日趋深入，国际杂志、国际会议文章在涉及到疾病交流时，要求填写国际编码；先进发达国家院际转诊时病人病例也要填写 ICD 编码；国际和我国科研立项必须填写国际编码。我国在 1987 年在全国县及县以上医疗单位推广使用 ICD－9，1988 年成立全国疾病分类协作组，于 1993 年经国家技术监督局批准，按同等原则改编为《中华人民共和国国家标准－疾病分类与代码》实施，国家卫生部定于 2002 年在全国县及县以上医疗单位正式推广使用 ICD－10，以此作为国家新的疾病与死亡统计标准。

（二）国际皮肤病学分类

国际皮肤病学分类历史和状况　WHO 在 ICD－9 修订过程中，就认识到单纯的 ICD 分类不能涵盖专科需要，自 20 世纪 70 年代末期，着手建立分类“家族”，建立若干专科适用本，皮肤病学国际分类就是其中之一。1978 年英国皮肤病学家学会出版了与 ICD－9 接轨的《国际皮肤病学编码索引》。ICD－10 皮肤病学分类由国际皮肤病学学会联盟编撰，为最新的国际皮肤病学分类专科版本，其网站 web.ilds.org/icd10_list.php，属于 WHO 国际皮肤病学分类网站。

国际皮肤病学分类编排格式与内容　皮肤病学分类以 ICD－10 为基础，基本框架不变，按 ICD－10 章节顺序排列，每一种疾病编码与 ICD－10 保持一致。每一条疾病后 3 位具体编码大多数与 ICD－10 一致，仅有部分疾病后 3 位采用英文（X、M、L）和数字相结合形式，如寻常疣编码 B07.X00，结节性恶性黑素瘤编码 C43.L10，皮肤血管肉瘤编码 C49.M60；每一种编码代表不同英文编写方式和病名，如编码 P35.200，为新生儿单纯疱疹（neonatal herpes simplex；herpes simplex，neonatal）和先天性单纯疱疹（herpes simplex congenital）同一编码，一种疾病，称谓不同，可扩大检索范围，并解决一病二名或多名现象。ICD－10 皮肤病国际分类共收集 2 500 多条皮肤病名称，实际上近 2 000 条皮肤病，收集范围比 ICD－10 范围扩大，其中是皮肤病专有名称，适用于皮肤病专科需要。对综合征没有设专章，改变了皮肤病学综合征设专章的历史，与 ICD－10 保持一致，尽可能避免使用人名和地名的综合征，因为人名与地名综合征缺乏自我描述性，名称不能代表疾病本身的性质，ICD 综合征尽量用病因名称，分别纳入有关章节中。先天性疾病的综合征，纳入第十七章先天性畸形、变形和染色体异常中，有的综合征进行简要的解释。习惯使用的人名综合征则以保留，如霍奇金病、艾迪生病等。

二、西医皮肤病分类及名称

（一）皮肤病分类 西医皮肤病学是16世纪兴起，形成独立的医学专科。在国际上，皮肤科医师1576年Mercurialis编著了第一部皮肤病学，1700年Ramazzini编著了第一部职业性皮肤病学，1714年英国D. Turner出版了皮肤病学“De Morbis Cutanei”，根据皮肤病的生理、病理、病因分类，J. V. Pleck（1726～1783）将皮肤病分成14类，英国的R . Willan（1757～1812）按形态学分类。后世皮肤病专家根据皮肤病病因、形态、解剖、病理进行分类。19世纪末期西方传教士进入我国传教，同时也带来西医学，皮肤科在近代分别归属于内科和泌尿外科，曾称为皮花科、花柳科、皮泌科，建国后称为皮肤科、皮肤性病科，在不同历史时期有不同称谓。中华人民共和国卫生部医疗机构设置为皮肤科，包括皮肤病专业、性传播疾病专业、其他。目前我国皮肤科主要包括皮肤病、性病、皮肤美容专业，皮肤科以此原则进行分类。1874年美国传教士嘉约翰编译我国第一部皮肤病专著《皮肤病新编》，1898年聂会东口译、尚宝臣笔述的《皮肤证治》是编译的美国皮肤病教材，其中叙述200多种皮肤病。近代张崇熙、杨传炳、尤家骏等著、译几本皮肤病学著作，皮肤病学发展比较缓慢。中华人民共和国建立后皮肤病学有较大发展，特别80年代后更是高速发展。有1 800多种皮肤病学图书问世，其中有10多部大型皮肤病参考书出版。现将影响较大的王侠生和廖康煌、王光超、刘辅仁、赵辨、吴志华所主编的大型参考书分类进行整理综合，见表1－2

表1－2 皮肤病分类统计表

王侠生 廖康煌		王光超		刘辅仁		赵 辨		吴志华	
分类	病种	分类	病种	分类	病种	分类	病种	分类	病种
病毒性皮肤病	51	病毒性皮肤病	27	病毒性皮肤病	33	病毒感染性皮肤病	49	病毒及立克次体感染	32
球菌性皮肤病	31	细菌性皮肤病	56	球菌性皮肤病	35	球菌感染性皮肤病	41	细菌感染性疾病	57
真菌病	46	真菌性皮肤病	41	皮肤真菌病和放线菌	38	真菌感染性皮肤病	34	真菌病	35
螺旋体性皮肤病	6	螺旋体性皮肤病	6	螺旋体病	5	螺旋体感染性皮肤病	4	非性病性螺旋体及其他	7
杆菌性皮肤病	49			杆菌性皮肤病	42	杆菌感染性皮肤病	58	分枝杆菌感染	29
立克次体及衣原体所致的皮肤病	12	立克次体及衣原体性皮肤病	10	立克次体和衣原体感染疾病	7	衣原体及立克次体感染性皮肤病	10		0
其他细菌性皮肤病	8								0
节肢动物引起的皮肤病	30	寄生虫、昆虫、动物性皮肤病	58	寄生虫、昆虫及其他动物性皮肤病	77	寄生虫、昆虫及其他动物性皮肤病	69	寄生虫及其他生物性皮肤病	49
								动物性源性传染病	4
寄生虫性蠕虫及原虫引起的皮肤病	32								
水生生物及其他动物引起的皮肤病	17								
过敏或变应性皮肤病	40	变态反应性皮肤病	11	变应性皮肤病	27	变态反应性皮肤病	14	皮炎和湿疹	20
								过敏反应综合征	40
药物反应	22							药物的皮肤反应	1
职业性皮肤病	30	职业性皮肤病	12	职业性皮肤病	30	职业性皮肤病	14	职业性皮肤病	9
神经功能障碍性皮肤病	23	神经功能障碍性皮肤病	21	神经机能障碍性皮肤病	31	神经精神障碍性皮肤病	31	神经性皮肤病	29
								精神性皮肤病	17
物理性皮肤病	44	物理性皮肤病	30	物理性皮肤病	28	物理性皮肤病	47	物理性皮肤病	23
								光敏性皮肤病	17
红斑丘疹鳞屑性皮肤病	14	红斑丘疹鳞屑性皮肤病	57	红斑性皮肤病	22	红斑性皮肤病	21	红斑性及其他炎性皮肤病	25

王侠生 廖康煌		王光超		刘辅仁		赵　辨		吴志华	
				红斑鳞屑性皮肤病	16	丘疹鳞屑性皮肤病	24	丘疹鳞屑性皮肤病及红皮病	16
				扁平苔藓及苔藓样疹	7				
结缔组织病	15	结缔组织病	16	结缔组织病和有关免疫性疾病	18	结缔组织病	19	结缔组织病	19
疱疹性皮肤病	33	大疱性皮肤病	11	水疱大疱性皮肤病	22	大疱和无菌性脓疱性皮肤病	21	水疱大疱性皮肤病	25
血管性皮肤病	56	血管炎和血管性皮肤病	37	皮肤血管病及淋巴管病	53	皮肤血管炎	22	周围血管性疾病	31
皮下脂肪组织疾病	27	皮下脂肪组织疾病	23	真皮及皮下脂肪组织病	49	皮肤脉管性疾病	57	坏死性血管炎	6
						皮下脂肪组织疾病	27	真皮及皮下组织疾病	53
		非感染性肉芽肿	14			非感染性肉芽肿	17	非感染性及感染性肉芽肿	23
皮脂腺、汗腺疾病	11	皮脂腺汗腺疾病	25	皮肤腺疾病	34	皮肤附属器疾病	90	痤疮、酒渣鼻及相关疾病，汗腺疾病	26
毛发病	48	毛发疾病	38	毛发病	42			毛发病	45
甲病	85	甲病	36	甲病	35			甲病	41
黏膜疾病	46	黏膜疾病	25	黏膜病	46	黏膜及黏膜皮肤交界处疾病	44		
营养与代谢障碍性皮肤病	69	营养代谢内分泌皮肤病	55	营养及代谢障碍性皮肤病	83	内分泌障碍性皮肤病	19	代谢与营养性疾病	40
						代谢、营养障碍性皮肤病	72	皮肤粘蛋白沉积和淀粉样变性	30
渐进坏死性疾病	9	结缔组织异常性疾病	8	组织样细胞增生症	12	真皮弹性纤维疾病	19		
色素障碍性皮肤病	51	色素性皮肤病	30	色素障碍性皮肤病	45	色素障碍性皮肤病	64	色素障碍性皮肤病	54
遗传性皮肤病	87	遗传性皮肤病	44	角化和遗传性皮肤病	61	先天性、遗传性皮肤病	74	遗传性皮肤病	15
		角化性皮肤病	19			角化性皮肤病	45	角化性皮肤病	52
角化及萎缩性皮肤病	33	萎缩性皮肤病	11			萎缩性皮肤病	17		
皮肤免疫缺陷病		免疫缺陷病	27	与皮肤相关的免疫缺陷病	23	与皮肤有关的免疫缺陷病	22	免疫缺陷病	45
								移植物抗宿主病	1
皮肤病相关综合征	560	皮肤病相关的综合征	204	皮肤相关性综合征	72	与皮肤有关的综合征	136	皮肤病相关综合征	50
皮肤肿瘤	272	皮肤肿瘤	177	皮肤肿瘤	185	皮肤肿瘤	237	皮肤肿瘤	227
其他皮肤病	65	其他皮肤病	5					组织细胞疾病	12
		婴幼儿皮肤病	28					新生儿皮肤病	43
		老年性皮肤病	8					妊娠皮肤病	5
								口腔疾病	55
								皮肤病及眼病	7
系统性疾病的皮肤表现	57	系统性疾病的皮肤表现	65	系统性疾病的皮肤表现	7			全身性疾病的皮肤表现	9
传染性疾病的皮肤表现	16							外科疾病的皮肤问题	10
性传播疾病	13	性传播疾病	16	性传播性疾病	12	性传播疾病	12	性传播疾病	19
								生殖器部位非性传播疾病	50
合计	1968	合计	1251	合计	1214	合计	1430	合计	1403

从表中可以看出共同特点是按照皮肤病的病因、部位、形态、病理进行分类。如按病因分为病毒性、螺旋体性、球菌性、杆菌性、立克次体及衣原体性皮肤病、动物性皮肤病、药物反应、职业性皮肤病、物理性皮肤疾、神经功能障碍性皮肤病、遗传性皮肤病、营养与代谢障碍性皮肤病、免疫缺陷病；按形态分为色素性皮肤病、角化性皮肤病、萎缩性皮肤病、红斑丘疹鳞屑性皮肤病、疱疹性皮肤病、皮肤肿瘤；按解剖分为结缔组织病、血管性皮肤病、皮脂腺、汗腺疾病、毛发、甲、黏膜疾病；按病理分为血管炎、组织样细胞增生症、真皮弹力纤维疾病、肉芽肿。另将不明原因的皮肤病，表现为多形态、多部位、多系统发生病变，分到与皮肤有关的综合征（黴候群）中。将与性行为有关的疾病统一分到性传播疾病中。不同点为王光超另列婴幼儿皮肤病、老年性皮肤病，吴志华另列新生儿皮肤病、移植物抗宿主病、妊娠皮肤病、口腔疾病，王侠生和廖康煌另列其他皮肤病、系统性疾病的皮肤表现、传染性疾病的皮肤表现。

在编辑本书过程中，查国际标准、全国标准、地区标准、国家审定名词，均发现有不同程度的重复，以上有权威性大型参考书中都有重复，少则十几个，多则百余个，一种皮肤病两处编写，甚至三处编写，有的疾病两三部都有重复，内容、文字数量相当，造成纸张浪费，缺乏科学严谨性。究其原因主要一是分类混乱，将一种疾病分在不同类别皮肤病中叙述，又缺乏统一规划；二是一个疾病有不同名称，三是综合征与分类皮肤病不清，此种情况最多。因此，为避免重复正确合理使用皮肤病分类十分重要。国际名著《安德鲁斯临床皮肤病学》重复最少，仅十几处重复，主要是将综合征划在不同类别疾病中，且综合征较少，分类较合理。

分类是否合理，皮肤病名称所处位置，决定皮肤病名称是否重复，关系十分重大。综观我国皮肤病各家分类，按病因、解剖、组织、病理、形态分为43类。

01. 病毒性皮肤病
02. 球菌性皮肤病
03. 杆菌性皮肤病
04. 真菌性皮肤病
05. 立克次体和衣原体感染病
06. 螺旋体病
07. 动物性皮肤病
08. 湿疹与皮炎
09. 荨麻疹
10. 药物反应
11. 职业性皮肤病
12. 神经精神障碍性皮肤病
13. 物理性皮肤病
14. 红斑性皮肤病
15. 丘疹鳞屑性皮肤病
16. 扁平苔藓及苔藓样疹
17. 疱疹性皮肤病
18. 结缔组织疾病
19. 角化性皮肤病
20. 萎缩性皮肤病
21. 内分泌失调性疾病
22. 代谢失调性疾病
23. 营养失调性疾病
24. 血管炎性皮肤病
25. 血管及淋巴管病
26. 皮脂腺及汗腺疾病
27. 毛发病
28. 甲病
29. 黏膜病
30. 真皮弹性纤维疾病
31. 皮下脂肪组织疾病
32. 组织样细胞增生症
33. 感染性与非感染性肉芽肿
34. 色素障碍性皮肤病
35. 与皮肤有关的免疫缺陷病
36. 皮肤肿瘤
37. 先天、遗传性皮肤病
38. 性传播疾病
39. 眼、耳皮肤病
40. 女性皮肤病
41. 小儿皮肤病

42. 系统性疾病的皮肤表现

43. 传染性疾病的皮肤表现

随着医学科学发展而疾病趋于细化，有利于进行深入研究，变态反应性皮肤病分为皮肤与湿疹、荨麻疹、药物反应，皮肤附属器疾病分为毛发病、甲病、黏膜病，内分泌营养代谢障碍性皮肤病，细分为内分泌失调性疾病、营养失调性疾病、代谢失调性疾病。随着科学发展，分科更加详细。大型参考书可细分，较小的著作就没有必要细分。其中皮肤病相关综合征在 ICD－10 中无此章，而皮肤病图书中普遍设此章，与 ICD－10 接轨，可考虑不设此章，将综合征分别纳入其他各章中。系统性疾病皮肤表现、传染性疾病皮肤表现、眼耳鼻皮肤病、女性与小儿皮肤病分别为 ICD－10 内容，可考虑专设几章，与 ICD－10 分类一致，但在编写时不要与其他章节疾病重复。

（二）皮肤病命名　疾病名称是疾病分类的基础，没有名称就无法分类，我国对统一科技名词十分重视，国家科委于 1985 年成立了“全国自然科学名词审定委员会”，现改为全国科学技术名词审定委员会，简称全国名词委，中华医学会受全国名词委委托于 1986 年成立医学名词委员会，先后对医学名词进行规范，公开出版了《医学名词》7 部及《解剖学名词》，规范医学名词，我国皮肤病学医学名词于 2002 年审定公布，规范 1 000 多皮肤病学名词，使皮肤病学有了规范名词，有些相关名词分布于其他各科中。

皮肤病命名是给皮肤病起一个特定的名称，使之可以区别于其他疾病，理想的名称应既能反映疾病的内在本质或外在表现的某些特点，又是唯一性的。有的根据临床表现加上皮疹形态及色泽来命名。

1. 以部位命名　如手足口病、手癣、小腿静脉性溃疡、腋毛癣、阴道毛滴虫病、口周皮炎、肢端青紫症、甲沟炎、口角炎、舌炎、阴茎中线囊肿、掌跖脓疱病等。

2. 以病因命名　如柯萨奇病毒疹、细菌性毛囊炎、皮肤结核、蛔虫病、虱病、泥螺日光性皮炎、人为皮炎、人为荨麻疹、维生素 A 缺乏症等。

3. 以病理命名　如脂肪瘤、毛囊角化病、角层下脓疱病、弹力纤维瘤、神经纤维瘤等。

4. 以色泽命名　如红皮病、鲜红斑痣、红癣、红绀病、丹毒、白癜风、黄褐斑、职业性黑变病、掌黑癣、蓝痣、绿甲综合征、紫癜、网状青斑、肢端青紫症、金黄色苔藓、玫瑰糠疹、花斑癣等。

5. 以形态命名　如带状疱疹、疣状黄瘤、回状单纯红斑、斑状萎缩、尖锐湿疣、项部瘢痕疙瘩性毛囊炎、丘疹性荨麻疹、扁平苔藓、线状苔藓、念珠状毛发、石棉状糠疹等。

6. 以病程命名　如急性荨麻疹、慢性荨麻疹、急性湿疹、亚急性湿疹、慢性湿疹、慢性光化性皮炎、复发性阿弗它口炎等。

7. 以时间和年龄命名　如夏季皮炎、冬季瘙痒症、胎儿风疹综合征、新生儿硬化症、婴儿湿疹、青少年春季疹、老年性皮肤萎缩等。

8. 以性别命名　如男性雄激素性脱发、男性淋菌性尿道炎，女性雄激素性脱发、女性淋菌性尿道炎、女阴干枯症等。

9. 以人名和地名命名　如川崎病、戈谢病、哈特纳普病、韦格纳肉芽肿病、非洲出血热等。以人名和地名的病，由于历史原因，汉译名不尽一致，我国规定 ICD－10 标准英文以该国发音为准进行汉语翻译。

10. 以综合征命名　多病因、多系统损害、多临床表现者大陆译为综合征，台湾、香港则译为徵候群，如普卢默－文森综合征、加德纳－载蒙德综合征、震动综合征等数百个，Behcet's syndrome 大陆现译为贝赫切特综合征或白塞综合征，台湾则译为贝塞特氏徵候群，不同地区及不同专科有不同译法，作为医学整体应以一个为准，汉译名应该统一，需要多方协商确定。英文皮肤病综合征，一个人名命名的病名目前国际上尚无统一规定，ICD－10 和《国际皮肤病学分类指导》以及期刊著作中对加“'s”，有的加，有的则不加，台港澳加“'s”，翻译时加“氏”；全国名词委收录英文病名则取消“'s”，多字人名不加“氏”，病名一个字的翻译时加“氏”，如 Down's syndrome 译成唐氏综合征，即原称先天愚症，21 三体综合征。笔者认为为保持于原英文病名统一，英文应与原文一致，这样更有利于学术交流。所有的综合征均有皮肤表现，都划为皮肤病学中，易造成混乱，《杨国亮皮肤病学》综合征 1 章中收录 560 个，还不包括在分类疾病中的综合征，因此重复较多。本书共收载综合征 1 221 个，大多属于不同类别的皮肤病。综合征多以人名和地名命名，反映了最初发现的学者或发生地，不能反映疾病的性质，有时会引起误解，如 Recklinghusen's disease，分别代表神经纤维瘤（Q85.0）和纤维囊性骨炎（E21.0）。按 WHO 的 ICD 原则规定，以人名和地名命名的综合征或病，尽可能使用反映疾病性质的名称，如干燥综合征（sicca syndrome）和舍格伦综合征（Sjögren syndrome）两种名称并存。综合征分别入各类疾病中，ICD－10 多数入第十七章先天性畸形、变形和染色体异常中。与皮肤病有关综合征根据 ICD 原则最好放在各类皮肤病中。几乎所有的综合征都存在不同皮肤表现，多数都收录于皮肤病中不太恰当，主要应收录以皮肤表现为主的综合征，与皮肤病有关综合征划归皮肤病中的数量和分类要组织专家进行研究，这样更利于皮肤病学的发展。

11. 药物反应命名 药物反应我国主要以药疹形态命名，如发疹型药疹、固定性药疹、紫癜性药疹、血清病样综合征、大疱性表皮坏死松解型药疹、苔藓样药疹、玫瑰糠疹样药疹等。ICD－10 以形态和病因两种分类。形态分类中为 L27，药物性全身性皮疹为 L27.0，药物性局限性皮疹为 27.1。病因分类具体到每种药物，如青霉素类反应、先锋霉素药物反应、氯霉素药物反应、红霉素药物反应、螺旋霉素药物反应等，可直接确定药物反应的种类，有利于对药物反应的预防和治疗。对以药疹形态命名的药物反应，是过去的传统习惯，在临床诊断、治疗有其优点，因此而收入疾病名称中，在诊断时病因诊断名称和皮疹形态诊断名称两者共存，有助于疾病统计分析和临床治疗。ICD－10 中数百种药物反应有国际编码，主码 T88.7，附码 Y40－Y59，可在 ICD－10 网站（http：//www3.who.int/icd/vol1htm2003/fr－icd.htm）检索，输入英文药品通用名称即可检索到该种药物反应的编码。

12. 职业性皮肤病命名 在中华人民共和国国家标准－职业性皮肤病诊断标准及处理原则总则（GB7804－87）中已做出具体规定，在 2002 年又重新颁布（GBZ18－2002），共分为 12 种，包括职业性皮炎，职业性黑变病，职业性白斑，职业性痤疮，职业性皮肤溃疡，职业性感染性皮肤病，职业性疣赘，职业性角化过度、皲裂，职业性痒疹，职业性浸渍、糜烂，职业性毛发改变，职业性指甲改变等。皮疹是职业性皮肤病的共同表现，有其科学性，同时一种职业性皮肤病存在多种皮疹，不能用一种皮疹进行诊断，仍存在其不足之处，按形态分类对防治不利，不能确定其病因，因此又按我国皮肤科学传统划分方法，具体分为稻农皮炎、麦收皮炎、菜农皮炎、农药皮炎、油彩皮炎、理发师化学烫发皮炎等病因名称。既收入皮疹形态诊断名称，又收入病因诊断名称。

（三）中国大陆与台港澳及海外皮肤病名称区别

我国大陆与台港澳及海外使用中文的学者对皮肤病名称称谓多数相同，少数略有差异，各有其优缺点，如 dermatitis，大陆称为皮炎，台港澳称为皮肤炎，前者简单明了；dystrophic，大陆称为营养不良性，台港澳称失养性，后者简单明了。本书为便于学术交流，两种中文部分病名列表如下（表 1－3）。本书基本采用大陆名词，因主要在大陆发行，将来在此书基础上可充实内容在台港澳另外出版，并为将来统一中文病名提供数据。见表 1－3

表 1－3 中国大陆与台港澳及海外皮肤病名称区别表

英文词汇	大陆用词	台湾用词	大陆病名举例	台湾病名举例
alopecia	脱发，秃发	脱毛症；秃（髮）	雄激素性脱发 androgenetic alopecia 斑秃 alopecia areata	雄性基因秃 androgenetic alopecia 圆秃 alopecia areata
apocrine	大汗腺，顶泌汗腺	大汗腺，頂漿腺	大汗腺癌 apocrine carcinoma	頂漿腺癌 apocrine carcinoma
dermatitis	皮炎	皮膚炎	特应性皮炎 atopic dermatitis	异位性皮膚炎 atopic dermatitis
dystrophic	营养不良性	失養性	营养不良型大疱性表皮松解症 dystrophic epidermolysis bullosa	失養性水疱性表皮鬆解症 dystrophic epidermolysis bullosa
eccrine	小汗腺，汗腺	小汗腺，汗腺	小汗腺癌 eccrine carcinoma	汗腺癌 eccrine carcinoma
ichthyosis	鱼鳞病	魚鱗癬	寻常性鱼鳞病 ichthyosis vulgaris	尋常性魚鱗癬 ichthyosis vulgaris
lichen	苔藓	苔癬	扁平苔藓 lichen planus	扁平苔癬 lichen planus
nevus	痣	母灭斑，痣	太田痣 nevus of Ota	太田氏母斑 nevus of Ota
panniculitis	脂膜炎	脂質病	寒冷性脂膜炎 cold panniculitis	冷因性脂層炎 cold panniculitis
parapsoriasis	副银屑病	類乾癬	斑块状副银屑病 parapsoriasis en plaques	板塊狀類乾癬 parapsoriasis en plaques
porphyria	卟啉病	紫質病	红细胞生成性卟啉病 erythropoietic porphyria	紅血球生成性原紫質病 erythropoietic porphyria
psoriasis	银屑病	乾癬	寻常性银屑病 psoriasis vulgaris	尋常性乾癬 psoriasis vulgaris
purpura	紫癜	紫斑症	关节型紫癜 purpura arthrotica	關節性紫斑症 purpura arthrotica
syndrome	综合征	徵候群	贝赫切特综合征，白塞综合症 Behcet's syndrome	貝塞特氏徵征候群 Behcet's syndrome

三、中医皮肤病分类及名称

（一）中医皮肤病分类

中医皮肤科是中医的分支之一，有悠久的历史，随着中医学的发展而发展，随着现代医学的发展不断进步，不断增加新的内涵。皮肤科在某种意义讲，应先于内、妇、儿科。早期人类活动中创伤、动物咬伤、肌肤疮疡经常发生，他们用炭末、泥土止血，用草木、树皮或树叶包扎，这就是外科（包括皮肤科）的起源。早在公元前14世纪甲骨文就有皮肤病“疥”、“疮”的记载，疥指瘙痒性皮肤病，疮指感染性皮肤病。在周代属于疡医范畴，包括皮肤科，疾病有肿疡、痈、痤疮、痒疥等。皮肤病的记叙散见于各种中医典籍中，主要记载于中医外科著作中，可见应属于中医外科范畴。秦汉时期的医学名著《内经》，即有“痈疽”（感染性皮肤病），历代都有不同发展，但始终未形成皮肤病专科。于1935年陆洁清编著《皮肤病》，在我国首次提出中医皮肤病，但在民国时期无何发展，20世纪50年代名中医赵炳南、朱仁康从中医外科中脱出专门从事中医皮肤科，同时一部分中医师也专门从事中医皮肤科。1973年北京中医院成立中医皮肤科，其后其他院校也建立了中医皮肤科，到目前中医皮肤科已成为独立的学科，遍及全国各地。1959年赵炳南著《皮肤病》，记叙几十种皮肤病，70年代后中国医学科学院皮肤病研究所、赵炳南、朱仁康、边天羽、张志礼、袁兆庄、徐宜厚、宋兆友、程运乾、管汾、张曼华、李博鑑、李林、马绍尧、禤国维、范瑞强、陈达灿、金启凤、雷鹏程、刘忠恕、姜相德、欧阳恒、杨志波等编著的皮肤病著作也相继问世。中医古籍中医外科著作及中医皮肤病专业著作中有如下两种分类：

1. 部位分类法 古籍医学著作中巢元方《诸病源候论》所涉及到的皮外科疾病，分为毛发、面体、目病、四肢等诸候，为后世分类奠定基础，孙思邈《千金要方》、顾世澄《疡医大全》等都采用部位分类法，王维德《外科证治全书》进一步分为头、面、眼、项、胸、乳、腋等19个部位，吴谦《医宗金鉴·外科心法要决》更进一步细分为头、面、项、背、腰、眼、鼻、耳、口、唇、齿、舌、喉、胸乳、腹、腋、肋、内痈、肩、臑、臂、手、臀、股、膝、胫、足部，对部位不清的分为发无定处，对外伤和毒虫咬伤分为杂证部，最后为婴儿部。中医皮肤病著作中李博鑑《皮科证治概要》分为头、面、颈、躯干、四肢、前后阴部皮肤病，对不明部位者分为发无定处皮肤病，徐宜厚《皮肤病中医诊疗学》分为头面、颈项、躯干、手、臂、足、股、阴、肛部皮肤病，又加上小儿皮肤病、皮肤肿瘤、与皮肤有关的综合征，部位分类法接近传统中医外科，易于学习、继承传统中医。

2. 现代医学分类法 中医皮肤病专著大多采用西医皮肤病分类法，把相关的一类疾病分为病毒性皮肤病、球菌性皮肤病、杆菌性皮肤病、皮肤真菌病、动物性皮肤病、物理性皮肤病等几十种，如袁兆庄、马绍尧、张曼华、金起凤、宋兆友、李林、刘忠恕、禤国维等都按西医分类。内容以中医为主，有少量西医内容，皮肤病名称以中医为主，亦有西医病名，向中西医结合皮肤病学著作方面发展。

（二）中医皮肤病名称

中医皮肤病记载源远流长，从现存图书中发现皮肤病名称1 000种左右，有的一名多病，有的一病多名，含义和解释也不尽一致，仔细分析，仍有规律可循，分别以病、疾、证、症、疥、癣、疮、风、丹、疳、毒、疹、痱、疱、皶、疠、疬、痘、疡、发、痈、疖、疽、疔、痰、漏、瘊、瘿、瘤、岩、斑、痣、疫、痧、癞、痿、痹、伤、螯等，配以不同的形态、色泽、症状、部位、穴位、脏腑、病因、大小、病程、季节、年龄进行命名。病名易于记诵，便于理解，科学合理，从中可领略中国古代医家的聪明才智。

1. 以皮疹的形态命名 如松皮癣、蛇皮癣、翻花疮、燕窝疮、鹅口疮、猫眼疮、驴眼疮、象皮腿、冬瓜腿、蟮拱头、肉蜈蚣、鼠乳、葡萄疫、刺瘊等。

2. 以皮疹的色泽命名 如丹毒、红云风、红蝴蝶斑、白驳风、赤白游风、青记脸、黧黑斑、黑子、黄汗、蓝注、紫癜。

3. 以症状命名 如皮痹、肌痹、痿躄、麻风、灰指甲、唇生核、大头瘟、盗汗、地图舌、疔等。

4. 以部位命名 如抱头火丹、旋耳疮、脑后发、眉风癣、胡子疮、唇风、缠腰火丹、乳头风、臁疮、旋指疳、甲疽、脚湿气、阴疮等。

5. 以穴位命名 如人中疔、委中毒、百会疽、中脘痈等。

6. 以脏腑及五行命名 如硬皮病累及全身内脏系统，分别称为心痹、肝痹、肺痹、脾痹、肾痹，即五脏痹。麻风病不同临床表现，分别称为金癞、木癞、水癞、火癞、土癞。

7. 以病因命名 如风毒肿、风瘾疹、湿毒疡、花柳病、漆疮、汗淅疮、日晒疮、寒疮、火丹疮、疥疮、水渍疮、热毒流注、湿毒流注、毒虫蜇伤等。

8. 以大小命名 如小者为疖，大者为发。

9. 以病程命名 如百日疮、千日疮、走马疳、火燎疱、月蚀疮等。

10. 以季节命名 夏日沸烂疮、雁疮、时毒署疖、桃花癣等。

11. 以年龄命名 如胎毒、小儿青斑、奶癣、少年白、寿斑等。

12. 以传染性命名 如温病发斑、瘟毒、瘟疫毒、疫疔、瘟黄等。

13. 以遗传命名 如胎记、小儿遗毒、猴狲疳等。

四、中西医结合皮肤病分类及名称

我国中西医结合皮肤病科起源于50年代，1955年中央皮肤病研究所成立中医皮肤科，1973年北京中医院成立中医皮肤科，同时培养大批中西医结合皮肤科医师，从事中医、中西医结合皮肤科的医、教、研工作，所有的皮肤病图书中都有中西医结合内容，每位皮肤科医师不同程度地都在从事中西医结合工作。大多数都是采用西医分类方法，基本与西医皮肤科分类相同，按西医的病因、部位、形态、病理分类。皮肤病名称按西医命名，配以相应的中医名称，如带状疱疹相当于缠腰火丹、蛇串疮等，脓疱疮相当于黄水疮等。主要的代表性著作有刘辅仁主编《实用皮肤科学》、张曼华和许德清编著的《中医皮肤病学精华》、边天羽主编的《中西医结合皮肤病学》、张志礼主编的《中西医结合皮肤性病学》、范瑞强和廖元兴主编的《中西医结合临床皮肤性病学》，都按西医分类，以西医病名为基础，介绍相应的中医皮肤病名称。罗汉超和吴军主编的《中西医结合皮肤性病手册》则另以一种全新形式编排，按西医分类编章节，每种相同疾病分别按西医和中医两种方式编排，体现中西医的各自的特色。

五、西医和中医及中西医皮肤病名称的关系

西医和中医属于两种不同的医学体系，在历史上形成不同的病名，两者进行比较，有如下特点：

（一）同名同病

尽管中西医体系的形成有别，但其病名间仍有少数病名相同。在中西医之间，不仅病名相同，而且内容也一致，二者通用。如梅毒、麻风、疖、痈、风疹、麻疹、丹毒、雀斑、鸡眼、疥疮、嵌甲、酒渣鼻、水痘、天花、白癜风、腋臭、褥疮、干癣等，即为同名同病。

（二）同名异病

在中西医皮肤病之间，亦有少数病名相同，但内容不同。如中医牛皮癣（摄领疮）专指发生于颈部的状如牛领之皮为特征的疾病，实际为西医的神经性皮炎。西医牛皮癣亦名银屑病，在中医则称为白疕、松皮癣、干癣，台湾称为干癣。笔者认为称干癣较恰当，与中医一致，病名与症状相合。同为臁疮中医系指小腿臁骨（西医称胫骨）处生疮为特征的疾病的统称；西医的臁疮又称为深脓疱疮，属于球菌感染性皮肤病，可见于不同部位。西医小腿静脉性溃疡，属于皮肤脉管性疾病，在中医仍称为臁疮。西医推荐名称用深脓疱疮较合适，参考用名可用臁疮，可避免中西医两者病名的混用，且符合实际。

（三）异名同病

中西医结合首先是疾病名称的结合，力求统一，目前有数百种西医皮肤病用中医、中西医结合治疗，西医皮肤病名称有相应中医皮肤病名称，如中医黄水疮相当于西医脓疱疮，中医疣目相当于西医疣，中医蛇串疮相当于西医带状疱疹等等。

（四）一病多名 中医与西医都有这种情况，在中医方面一种中医病证相当于西医一类（多种）皮肤病。如中医的天疱疮指皮肤燎浆起疱，小如豌豆芡实，大若梅李鸡卵为特征的疾病，可包括西医的各型天疱疮、疱疹样天疱疮、大疱性类天疱疮、疤痕性类天疱疮、疱疹样皮炎等多种的疱及所有的疱疹性皮肤病。又如中医的瓜藤缠，系指小腿生有结节，绕胫而发，如瓜藤所缠为特征的疾病，可包括西医的变应性皮肤血管炎、结节性血管炎、结节性红斑、硬红斑、结节性多动脉炎等多种皮肤血管炎类疾病。中医的淋证是泌尿系统疾病的总称，包括西医的淋病、非淋菌性尿道炎等。

在西医方面一种西医皮肤病包括多种中医病证，在西医则认为是同一疾病的不同病部位，或不同发展阶段。如脂溢性皮炎包括中医的白屑风、面游风、眉风癣、钮扣风等。如湿疹包括中医的妒头疮、旋耳疮、恋眉疮、乳头风、胎疮、奶腥疮、鼻疮、独骨疮、湿毒疮、下注疮、胞漏疮、掌心风、浸淫疮等。

六、皮肤病分类与名称规范及使用

（一）国际皮肤病名称与分类的应用 目前ICD－10主要用于病案统计，我国皮肤科学医疗、科研、教学的专业人员知之较少，对此了解不多，皮肤病学专业书籍、杂志编辑，尚未涉及ICD－10，对了解整体医学对皮肤科作用和本专科发展十分不利。ICD－10是整体医学分类，具有全面性，对各科都适用，皮肤科主要集中在第十二章，编码L00－L99，其他相关的皮肤病分散在其他章中。一个合格的皮肤科医师，应对医学有全面了解，具备整体医学知识结构。先进发达国家专科医师培养是在全科医师基础上培养，这样的人才知识全面，素质高。我们不用ICD－10就将难以进行国际交流，也不能使用世界的卫生信息资

源，在医疗、科研、教学中更不能开展有效的工作，培养成具有世界水平的皮肤科医师，只能在本国、本地区、本单位徘徊。

ICD－10 皮肤病国际分类全国绝大多数皮肤科医师不了解，还没有使用。他是 WHO 专科本之一，是皮肤病专科国际标准，对发展我国皮肤病学，与国际接轨和交流十分重要。中国皮肤病学分类应在 ICD 框架内，对传统皮肤病分类应进行反思，进行必要的修改和补充，改变不符合 ICD 的分类和名称，对皮肤病重新分类，如皮肤病学中的综合征应纳入有关疾病中，尽量使用病因性质的病名。在医疗、科研、教学、国际学术交流中应使用国际规范皮肤病名称和编码，如过去使用的蕈样肉芽肿现用原发性皮肤 T 细胞淋巴瘤。编撰与国际接轨的皮肤病学分类与名称的试用本专著，并将中医、中西医结合皮肤病学纳入其中，为世界皮肤病学作贡献。试用本经全国专业人员进行讨论，上报 WHO 的 ICD 组织认可。在疾病名称方面，应选用 ICD－10 公布的疾病名称。

（二）国家审定和标准皮肤病名称的应用　全国名词委，已正式公布了医学名词，皮肤病名词 2002 年审定公布。中华人民共和国国家标准对职业性皮肤病和化妆品皮肤病已进行了规范，制定了相应的国家标准，应遵照执行。全国中医药名词委员会 2000 年 8 月成立，设在中国中医科学院院内，网址 http：//WWW. CTTCM. COM，做中医药名词审定工作，出版了《中医药学名词》，审定 179 个中医皮肤病学名称。在中医皮肤病方面已有中华人民共和国中医药行业标准：中医皮肤科病证疗效标准（ZY/T001. 8－94）和中华人民共和国标准（GB/T 16751. 1－1997），对 70 多个中医皮肤病名称已做了规范，有些皮肤病名称散见于其他各科中，共计收载有关标准和审定中医皮肤病名称 252 个。对国家标准名称、审定名称应遵照使用。对其他皮肤病名词应进行讨论，达成共识后上报全国名词委审定公布。

（三）确立统一规范的中西医结合的皮肤病名称与分类　我国有西医皮肤病学、还有中医皮肤病学及中西医结合皮肤病学，这是世界上独一无二的。中医是世界上仅存的古老医学，是中华民族的共同财富，同时也是全世界珍贵的文化遗产，有独立的医学体系和理论，是高于中国四大发明的发明，日益受到世界医学界的瞩目，为适应世界崇尚自然、反璞归真的潮流，中医正在走向世界，为全人类服务。全世界有三分之一人口直接使用或部分使用中文，是全球使用范围仅次于英文的文种，由于人为的因素，中国大陆和台港澳地区还存在很大差别，为继承和发展中医，加强两岸三地和世界汉语语系的交流，有必要统一。西医、中医、中西医结合名称和分类应一体化，统一皮肤病名称是世界汉语语系的皮肤科工作者，尤其是全国皮肤病专业人员的共同任务，是前无古人的艰巨工作，是长期的系统工程，审定公布的西医、中医、中西医结合皮肤病疾病名称，应既符合国际规范，又体现中医特色，为中国、为全世界华人和全人类提供一套统一的皮肤病名称，为世界皮肤病学发展做出重大贡献。

（马振友）

二、国际皮肤病分类与名称总表

（General Table of International Classification and Nomenclature of Skin Diseases）

主码	附码	皮码	中文病名	繁体病名	英文病名	同义中文病名	同义英文病名	中医病名
A04.812			肠杆菌属感染皮肤表现	腸桿菌屬感染皮膚表現	cutaneous manifestations of enterobacteria infection			
A06.301			阿米巴性肉芽肿	阿米巴性肉芽腫	amoebic granuloma			
A06.302			阿米巴瘤	阿米巴瘤	amoeboma			
A06.701			阿米巴性皮肤溃疡	阿米巴性皮膚潰瘍	amoebic ulcer cutis			
A06.702		A06.700：	皮肤阿米巴病	皮膚阿米巴病	cutaneous amebiasis			
A06.802†	N51.201*	A06.810：	阿米巴性龟头炎	阿米巴性龜頭炎	amoebic balanitis			龟头肿痛；臊疳
A06.810†	N77.102*		阿米巴性女阴[(1)]阴道炎	阿米巴性女陰及陰道炎	amoebic vulvovaginitis			阴痒；阴门痒；阴门瘙痒；阴右；妇人阴痒
A18.109†	N51.802*		阴茎结核疹	陰莖結核疹	penile tuberculid	阴茎结核	penile tuberculosis	
A18.113†	N51.805*		包皮结核	包皮結核病	prepuce tuberculosis			
A18.123†	N77.101*		女阴结核	女陰結核病	vulvar tuberculosis			
A18.129†	N51.803*		阴囊结核	陰囊結核病	scrotum tuberculosis			
A18.206			结核性淋巴结炎	結核性淋巴腺炎	tuberculous lymphadenitis			
A18.401			面部播散性粟粒状狼疮	顏面播散性粟粒狀狼瘡	lupus miliaris disseminatus faciei	毛囊性粟粒状狼疮	lupus miliaris follicuaris	面疸疮；颜面雀啄
				粟粒狼瘡樣結核病	tuberculosis luposa miliaris	粟粒狼疮性结核	tuberculosis luposa miliaris	
				顏面播散性粟粒狀結核病	tuberculosis miliaris disseminatus faciei	颜面播散性粟粒性结核	tuberculosis miliaris disseminatus faciei	
A18.405		A18.410：	皮肤脓肿性结核	皮膚膿瘍性結核	tubercolosis abscess of skin			冷脓疡
A18.407			皮肤及皮下组织结核	皮膚及皮下組織結核病	cutaneous and subcutaneous tuberculosis	皮肤及皮下组织结核	cutaneous and subcutaneous tuberculosis	
A18.408		A18.490：	皮肤结核病	皮膚結核病	tuberculosis cutis; cutaneous tuberculosis			
A18.409			皮下结核性窦道	皮下結核性竇	subcutaneous tubercular sinus			
A18.410		A18.410：	原发性皮肤结核	原發性皮膚結核病	tuberculosis cutis primaria; primary cutaneous tuberculosis			
				結核性下疳	tuberculous chancre	结核性下疳	tuberculous chancre	
A18.411		A18.420：	寻常狼疮	尋常狼瘡	lupus vulgaris			流皮漏；鸦啗疮

（1）女阴系指女性外生殖器，即生殖器外露部分，位于两股之间，前面为耻骨联合，后面以会阴为界。外阴泛指男女外生殖器，我国多混称外阴，女阴亦称外阴，易造成混乱，应严格限定使用女阴。

主码	附码	皮码	中文病名	繁体病名	英文病名	同义中文病名	同义英文病名	中医病名
A18.411		A18.422：	肿胀性寻常狼疮	腫脹性尋常狼瘡	lupus vulgaris tumidus			
A18.412			溃疡性狼疮	潰瘍性狼瘡	lupus ulcerosa			
A18.413			皮肤结核感染	皮膚結核感染	cutaneous tubercular infection			
A18.414		A18.440：	疣状皮肤结核	疣狀皮膚結核病	tuberculosis of verrucosa cutis; warty tuberculosis			失营疮
A18.415			原发性接种性结核	原發性接種性結核病	primary inoculation tuberculosis			
A18.416		A18.484：	瘰疬性苔藓	腺病性苔癬；結核性苔癬	lichen scrofulosorum			
				苔癬樣皮膚結核病	tuberculisis cutis lichenoides	苔藓样皮肤结核	tuberculisis cutis lichenoides	
				苔癬樣結核疹	lichenoid tuberculid	苔藓样结核疹	lichenoid tuberculid	
A18.421			瘰疬性痤疮	結核病性痤瘡	acne scrofulosorum			
				痤瘡樣結核疹	acneiform tuberculids	痤疮样结核疹	acneiform tuberculids	
A18.422			尸毒性疣(结核性)	屍毒性疣(結核性)	wart necrogenica(tubercullosa)			
A18.423		A18.424：	溃疡性皮肤结核	潰瘍性皮膚結核病	tuberculosis cutis ulcerosa	皮肤结核性溃疡	ulcus cutis tuberculosum	
				結核性潰瘍	tuberculous ulcer	结核性溃疡	tuberculous ulcer	
A18.425			原发性结核性甲沟炎	原發性結核性甲溝炎	primary tubercular paronychia			
A18.426			播散性粟粒性皮肤结核	播散性粟粒性皮膚結核病	tuberculosis cutis miliaris disseminata			
				急性粟粒性皮膚結核病	acute miliary tuberculosis of the skin			
A18.427†	H03.101*		原发性眼睑(狼疮)结核	原發性眼瞼(狼瘡)結核病	primary eyelid (lupus) tuberculosis			
A18.428		A18.450：	匐行性蕈状结核	匐行性蕈狀結核病	tuberculosis fungosa serpiginosa			
A18.429		A18.460：	转移性结核性溃疡	轉移性結核性潰瘍	metastatic tuberculous ulcer			
A18.430			腔口皮肤结核	腔口皮膚結核病	orificial tuberculosis; tuberculosis cutis orificialis			口舌疮；口疳；脾瘅；口破；糜疳
				潰瘍性粟粒性結核病	tuberculosis miliaris ulcerosa	溃疡性粟粒性结核病	tuberculosis miliaris ulcerosa	
A18.431		A18.470：	结核疹	結核疹	tuberculide			
A18.432		A18.472：	结节性结核疹	結節性結核疹	nodular tuberculide			
A18.433		A18.476：	丘疹坏死性结核疹	丘疹壞死性結核疹	papulonecrotic tuberculid			紫点疮
				丘疹壞死性皮膚結核病	tuberculosis cutis papulonecrotica	丘疹坏死性皮肤结核	tuberculosis cutis papulonecrotica	
				Barthélemy 氏病	Barthélemy's disease	巴斯雷米病	Barthélemy's disease	
A18.434		A18.482：	巴津病	巴辛氏病	Bazin's disease	巴津硬红斑	Bazin's erythema induratum	腓腨发
				結核病性硬結性紅斑	erythema induratum due to tuberculosis	结核性硬红斑	tuberculous erythema induratum	
				硬結性皮膚結核病	tuberculosis cutis indurativa	硬结性皮肤结核	tuberculosis cutis indurativa	
				結核性結節性靜脈炎	phlebitis tuberculose nodosal	结核性结节性静脉炎	phlebitis tuberculose nodosal	

主码	附码	皮码	中文病名	繁体病名	英文病名	同义中文病名	同义英文病名	中医病名
A18.435		A18.486:	结核性树胶肿	結核性樹膠腫	tuberculous gumma			
				結核腫	tuberculous gumma	结核肿	tuberculous gumma	
A18.436		A18.430:	残毁性狼疮	殘毀性狼瘡	lupus mutilans			
A18.437		A18.462:	瘰疬性皮肤结核	皮膚瘰癧;腺病疮;皮肤腺病	scrofuloderma	皮肤瘰疬;腺病疮;皮肤腺病	scrofuloderma	瘰疬;鼠疮;瘰疬漏;瘰疡;蟠龙疡;蟠蛇疬;蟠蛇疮;蛇盘疬;老鼠疮;鼠瘘;鼠疬;走鼠疮;疬子颈;马刀侠瘿;蝼蛄疬;延珠瘰;野瘰;串疮;九子疮
				瘰鬁性皮膚結核病	tuberculosis colliquativa	瘰疬性皮肤结核	tuberculosis colliquativa	
				液化性皮膚結核病	tuberculosis cutis colliquativa	液化性皮肤结核	tuberculosis cutis colliquativa	
A20.901			鼠疫	鼠疫	plague			鼠疫
A21.901			土拉菌病	土拉倫斯菌病	tularemia			
				Francis 氏病	Francis disease	弗郎西斯病	Francis disease	
				壁蝨熱	tick fever	壁虱热	tick fever	
				Ohara 氏病	Ohara's disease	奥罗亚病;大原病	Ohara's disease	
				兔熱病	tularemia;rabbit fever	兔热病	tularemia;rabbit fever	
A21.902		A21.900:	累及皮肤土拉菌病	累及皮膚土拉菌病	cutaneous involvement tularaemia			
A22.001		A22.000:	皮肤炭疽	皮膚炭疽	cutaneous anthrax			疫疔;紫葡萄疔;鱼脐疔;瘴症;瘴疽;突脐疔;紫燕疔;脉骨疔;鱼脐疮毒
				惡性膿疱	malignant pustules	恶性脓疱	malignant pustules	
A22.901			炭疽	炭疽熱	anthrax			炭疽
A23.901			布鲁菌病	布魯菌病	Brucellosis	波状热	undulant fever	
				馬爾他熱	Malta fever	马耳他热	Malta fever	
				地中海熱	Mediterranean fever	地中海热	Mediterranean fever	
A23.904		A23.900:	皮肤布鲁菌病	皮膚布魯菌病	Brucellosis of skin	布鲁菌皮炎	brucella dermatitis	
A24.001			鼻疽	鼻疽	glanders			鼻疽
				皮膚疽;馬皮疽	farcy	马皮疽	farcy malleus	
				馬鼻疽	equinia	马鼻疽	equinia	
A24.301		A24.300:	皮肤类鼻疽	皮膚類鼻疽	melioidosis of the skin			
A24.401			类鼻疽	類鼻疽	melioidosis	惠特莫尔病	Whitmore's disease	鼻疽
				Whitmore 氏热	Whitmore's fever	惠特莫尔热	Whitmore's fever	
				Stanton 氏病	Stanton's disease	斯坦顿病	Stanton's disease	
A25.001		A25.000:	螺旋菌鼠咬热	螺旋菌鼠咬熱	spirillum minor rat – bite fever			
				螺旋菌病	spirillosis	螺旋菌病	spirillosis	
A25.101		A25.110:	链杆菌性鼠咬热	鏈桿菌性鼠咬熱	streptobacillary rat bite fever			

主码	附码	皮码	中文病名	繁体病名	英文病名	同义中文病名	同义英文病名	中医病名
				流行性關節紅斑	erytherma arthriticum epidemicum	流行性关节红斑	erytherma arthriticum epidemicum	
				鏈桿菌病	streptobacillosis	链杆菌病	streptobacillosis	
				念珠狀鏈桿菌感染	Streptobacillus moniliformis infection	念珠状链杆菌感染	Streptobacillus moniliformis infection	
				Harverhill 熱	Harverhill fever	哈佛希尔热	Harverhill fever	
A25.901		A75.210：	鼠咬热	鼠咬熱	rat bite fever			
				鼠咬病	sodoku；rat bite disease	鼠咬病	sodoku；rat bite disease	
A26.001			皮肤类丹毒	皮膚類丹毒	cutaneous erysipeloid			
A26.901		A26.000：	类丹毒	類丹毒	erysipeloid			伤水疮；类炎丹；类赤丹
				Rosenbach 氏類丹毒	erysipeloid of Rosenbach	罗森巴赫类丹毒	erysipeloid of Rosenbach	
A27.001		A27.010：	黄疸出血性钩端螺旋体病	黃疸出血性鉤端螺旋體病	leptospirosis icterohaemorrhagica			
				Weil 氏病	Weil's disease	韦尔病	Weil's disease	
				Canicola 氏熱	Canicola's fever	卡尼科拉热	Canicola's fever	
A27.901			钩端螺旋体病	鉤端螺旋體病	leptospirosis	七日热	seven – day fever	稻瘟病 ；暑瘵；湿温；暑湿中暍；黄疸；瘟黄
A27.905		A27.900：	皮肤钩端螺旋体病	皮膚鉤端螺旋體病	cutaneous involvement leptospirosis			
A28.002		A28.010：	累及皮肤败血性巴斯德拉菌感染	累及皮膚敗血性巴斯德拉菌感染	cutaneous involvement Pasteurella multocida infection			
A28.102		A28.100：	猫抓病	貓抓病	cat – scratch disease			
				Debre 氏徵候群	Debre's syndrome	德布雷综合征	Debre's syndrome	
				非細菌性淋巴腺炎	nonbacteroal lymphadenitis	非细菌性淋巴结炎	nonbacteroal lymphadenitis	
				Petzetakis 氏徵候群	Petzetakis's syndrome	佩佐塔基斯综合征	Petzetakis's syndrome	
				貓抓熱(巴爾通體屬)	cat scratch fever (Bartonella henselae)	猫抓热（巴尔通体属）	cat scratch fever (Bartonella henselae)	
				Foshay – Mollaret 氏徵候群	Foshay – Mollaret syndrome	福谢伊 – 莫伦雷特综合征	Foshay – Mollaret syndrome	
A28.103		A28.110：	良性淋巴网状细胞增生症	良性淋巴網狀細胞增生症	benign lymphoreticulosis			
A28.201			耶尔森菌病	耶爾森菌病	yersiniosis	肠外耶尔森菌病	extraintestinal yersiniosis	
A30.001		A30.000：	未定类麻风	未定型麻風	indeterminate leprosy	Ⅰ型麻风	I leprosy	
A30.101		A30.100：	结核样型麻风	類結核型麻風	tuberculoid leprosy			乌白癞；痂癞；白癞；雨癞；面癞；酒癞；乌癞；麻癞
				結核樣中間型麻風	tuberculoid leprosy	类结核型麻风	tuberculoid leprosy	
A30.201		A30.200：	偏结核样型界线类麻风	偏結核樣型界線類麻風	borderline tuberculoid leprosy；BT			

主码	附码	皮码	中文病名	繁体病名	英文病名	同义中文病名	同义英文病名	中医病名
A30.301		A30.300:	中间界线类麻风	中間界線類麻風	midborderline leprosy	中间型麻风	borderline leprosy	
A30.302		A30.810:	双相性麻风	雙相性麻風	dimorphic leprosy			
A30.401		A30.400:	偏瘤型界线类麻风	偏瘤型界線類麻風	borderline lepromatous leprosy; BL			
A30.501		A30.500:	瘤型麻风	麻風型麻風	lepromatous leprosy; LL			风癞;土癞;木癞;火癞;水癞;金癞
A30.502		A30.510:	弥漫性瘤型麻风	瀰漫性麻風型麻風	diffuse lepromatous leprosy			
A30.804		A30.820:	麻风结节性红斑	麻風性結節性紅斑	erythema nodosum leprosum			
A30.802			麻风反应Ⅱ型	麻風反應第二型	lepra reaction type Ⅱ			
A30.803			组织样麻风瘤	組織樣麻風瘤	histoid leproma			
A30.805		A30.870:	麻风反应Ⅰ型	麻風反應第一型	lepra reaction type I			
		A30.872:		麻風反應第一型,升級反應	lepra reaction type I, upgrading	麻风反应Ⅰ型,升级反应	lepra reaction type I, upgrading	
		A30.874:		麻風反應第一型,降級反應	lepra reaction type I, downgrading	麻风反应Ⅰ型,降级反应	lepra reaction type I, downgrading	
A30.901		A30.900:	麻风	麻風;癩病	leprosy	汉森病	Hansen's disease	麻风;大风;大风恶疾;大麻疯;大麻风;大风癞;风癞;天刑;疠风;疠疡;疠疡风;冥病;恶风;恶疾;癞;癞病;癞风;癞疾
A31.004			细胞内分枝杆菌感染	細胞內分枝桿菌感染	*Mycobacterium intracellulare* infection	鸟胞内分枝杆菌感染	*Mycobacterium avium* infection	
A31.005			堪萨斯分枝杆菌皮肤感染	堪薩斯分枝桿菌皮膚感染	skin infections due to *Mycobacterium Kansas* Ⅱ	堪萨斯分枝杆菌感染	*Mycobacterium kansas* Ⅱ infection	
A31.102		A31.110:	游泳池肉芽肿	游泳池肉芽腫	swimming pool granuloma	海鱼分枝杆菌皮肤感染	Mycobacterium marinum infection of skin	
					fish tank granuloma	鱼缸肉芽肿	fish tank granuloma	
				水族池肉芽腫	aquarium granuloma	水族池肉芽肿	aquarium granuloma	
A31.103		A31.120:	分枝杆菌性溃疡	分枝桿菌潰瘍	Mycobacterial ulcer	皮肤感染性分枝杆菌溃疡	*Mycobacterium ulcerans* infection of skin	
				Buruli 氏潰瘍	Buruli ulcer	伯鲁里溃疡	Buruli ulcer	
				Buruli 分支桿菌感染	Mycobacterium Buruli infection	伯鲁里分枝杆菌感染	*Mycobacterium Buruli* infection	
A31.801			楚尔盖分枝杆菌皮肤感染	楚爾蓋分枝桿菌皮膚感染	skin infections due to *Mycobacterium Szulgai*			
A31.802			戈登分枝杆菌感染	戈登分枝桿菌感染	*Mycobacterium Gordonae* infection			
A31.803			龟分枝杆菌感染	龜鼈結核桿菌感染	*Mycobacterium chelonei* infection	脓肿分枝杆菌感染	*Mycobacterium abscessus* infection	

主码	附码	皮码	中文病名	繁体病名	英文病名	同义中文病名	同义英文病名	中医病名
A31.804			瘰疬分枝杆菌感染	淋巴腺分枝桿菌感染	*Mycobacterium scrofulaceum* infection;*Mycobacterium marianum* infection			
A31.805			偶发分枝杆菌感染	偶然分枝桿菌感染	*Mycobacterium fortuitum* infection; *Mycobacterium minetti* infection; *Mycobacterium giae* infection			
A31.806			嗜血分枝杆菌感染	嗜血分枝桿菌感染	*Mycobacterium haemophilum* infection			
A31.808			混合性分枝杆菌感染	混合性分枝桿菌感染	*mixed mycobacterial* infections			
A31.809			牛分枝杆菌感染	桿菌感染	*Mycobacterium bovis* infection	卡米特 - 格林杆菌种痘	bacillus Calmette - Guérin vaccimation;BCG vaccination	
A31.901		A31.810:	非典型分枝杆菌病	非典型分枝桿菌病	atypical mycobacteriosis			
				非典型分枝桿菌感染	atypical *Mycobacterium* infection	非典型分枝杆菌感染	atypical Mycobacterium infection	
A31.903			分枝杆菌病	分枝桿菌病	mycobacteriosis; mycobacterial diseases			
A32.001		A32.000:	累及皮肤利斯特菌病	累及皮膚利斯特菌病	cutaneous involvement listeriosis			
A32.902			利斯特菌病	李斯特菌病	listeriosis			
A36.301		A36.300:	皮肤白喉	皮膚白喉	cutaneous diphtheria			瘟疫白喉;白喉
A38.x01		A38.x00:	猩红热	猩紅熱	scarlet fever			丹痧;烂喉丹痧;丹疹;烂喉瘴痧;烂喉痧;烂喉癣;喉痧;烂喉痧;疫喉疫痧;疫痧;时喉痧;烂喉痧疹;阳毒
A39.401			暴发型脑膜炎球菌血症	猛暴性腦膜炎球菌血症	fulminating meningococcemia			
				Waterhouse - Friedericksen 氏徵候群	Waterhouse - Friderichsen syndrome	华 - 弗综合征	Waterhouse - Friderichsen syndrome	
A41.804			真菌性败血症	黴菌敗血症	fungal septicaemia			
A41.805			DF -2 败血症皮肤表现	DF -2 敗血症的皮膚表現	cutaneous manifestations of DF -2 septicemia			
A41.806		A41.820:	简威损害	Janeway 氏病灶	Janeway lesions			
A41.904		A41.910:	侵袭皮肤败血症	侵襲皮膚敗血症	septicaemia affecting skin			走黄,疔疮走黄
				敗血性皮膚炎	septic dermatitis	败血性皮炎	septic dermatitis	
A42.001			肺放线菌病	肺放線菌病	pulmonary actinomycosis			
A42.103			腹部放线菌病	腹部放線菌病	abdominal actinomycosis			
A42.201		A42.200:	颈面部放线菌病	頸面部放線菌病	cervicofacial actinomycosis			颊疮;颊疡;颊疡疮;颊腮疮;颊车痈;金腮疮
A42.804			葡萄孢霉菌病	葡萄狀菌病	botryomycosis;actinophtosis	葡萄状菌病	botryomycosis	

主码	附码	皮码	中文病名	繁体病名	英文病名	同义中文病名	同义英文病名	中医病名
A42.701			放线菌性败血症	放線菌性敗血症	actinomycotic septicaemia			
A42.901		A42.900:	放线菌病	放線菌病	actinomycosis			颊疮;颊疡;颊疡疮;颊腮疮;颊车痈;金腮疮
				Rivalta 病	Rivalta	里瓦尔塔病	Rivalta	
				下頜腫;巨頜病	lumpy Jaw	下颌肿块	lumpy Jaw	
A43.001†	J99.802*		肺奴卡菌病	肺奴卡菌病	pulmonary nocardiosis			
A43.101		A43.100:	皮肤诺卡菌病	皮膚諾卡菌病	cutaneous nocardiosis			
A43.901			诺卡菌病	土壤絲菌病	nocardiosis			
A44.001			奥罗亚热	Oroya 熱	Oroya fever			
				系统性巴爾通體病	systemic bartonellosis	系统性巴尔通体病	systemic bartonellosis	
A44.002		A44.000:	累及皮肤奥罗亚热	累及皮膚奧羅亞熱	cutaneous involvement Oroya fever			
A44.003		A44.800:	卡里翁病	Carrion 氏病	Carrion's disease			
A44.101		A44.110:	秘鲁疣	秘魯疣	verruga peruana	皮肤及黏膜皮肤巴尔通体病	cutaneous and mucocutaneous bartonellosis	
A44.801		A44.850:	杆菌性血管瘤病	桿菌性血管瘤病	bacillary angiomatosis	杆菌性上皮样血管瘤病	bacillary epithelioid angiomatosis	
A44.901		A44.900:	巴尔通体病	巴爾通體病	bartonellosis			
A46.x01		A46.x00:	丹毒	丹毒	erysipelas			丹毒;赤游丹;丹熛;丹胗;丹肿;赤游肿;赤游丹毒;火丹;天火;天火丹毒;熛火丹;赤丹;鸡冠丹;茱萸丹;丹
A46.x03			坏疽性丹毒	壞死性丹毒	erysipelas gangrenous			
A46.x04			蜂窝织炎性丹毒	蜂窩組織炎性丹毒	phlegmonous erysipelas			丹毒发;丹毒发疽
A46.x05			化脓性丹毒	化膿性丹毒	suppurative erysipelas			
A46.x06			婴儿丹毒	嬰兒丹毒	infantile erysipelas			家火丹
A46.x07			新生儿丹毒	新生兒丹毒	neonatal erysipelas			赤游丹
A46.x10		A46.x20:	面部丹毒	面部丹毒	facial erysipelas			抱头火丹;大头风
A46.x11		A46.x40:	下肢丹毒	下肢丹毒	erysipelas of lower limb			流火;腿游风;大腿风;大脚风
A48.001			气性坏疽	氣性壞疽	gas gangrene			烂疔;烂皮疔;破皮疔;卸肉疔
A48.003			梭状芽孢杆菌性皮肤坏疽	梭狀芽孢桿菌性皮膚壞疽	clostridial gangrene of skin			
A48.004			梭状芽孢杆菌性肌坏死	梭狀芽孢桿菌性肌壞死	clostridial mycnecrosis			
A48.101			军团病	退伍軍人症	legionnaires' disease; legionellosis			

主码	附码	皮码	中文病名	繁体病名	英文病名	同义中文病名	同义英文病名	中医病名
A48.301		A48.300:	中毒性休克综合征	毒性休克徵候群	toxic shock syndrome			
A48.801		A48.810:	鼻硬结病	鼻硬結病	rhinoscleroma	硬结病	scleroma	鼻疽
A48.803			坏死性杆菌病	壞死性桿菌病	necrobacillosis			
A48.804			坏疽性深脓疱疮	壞疽性膿瘡	ecthyma gangrenosum	坏疽性臁疮	ecthyma gangrenosum	
A48.805			绿脓杆菌性毛囊炎	綠膿桿菌性毛囊炎	*Pseudomonas* aeruginosa folliculitis			
A48.806			绿脓杆菌性趾蹼感染	綠膿桿菌性趾蹼感染	*Pseudomonas* toe – web infection			
A48.820			化脓棒状杆菌感染	化膿性棒狀桿菌感染	*Corynebacterium pyogenes* infection			
A48.807†	N51.201*		绿脓杆菌性龟头炎	綠膿桿菌性龜頭炎	*Pseudomonas* aeruginosa balanitis			阴头疮;龟头肿痛;臊疳
A48.808†	H62.001*		绿脓杆菌性外耳道炎	綠膿桿菌性外耳道炎	*Pseudomonas* external otitis			
A48.809			色素杆菌感染	色素桿菌感染	Chromobacteria infection			
				產色桿菌病	chromobacterosis	着色杆菌病	chromobacterosis	
A48.811			无色菌科感染	無色菌感染	Achromobacteriaceae infections			
A48.812			JK 型棒状杆菌脓毒病	JK 型棒狀桿菌敗血病	group JK *Corynebacterium* sepsis			
A48.813			软化斑	軟化斑	malakoplakia			
A48.814			溶血棒状杆菌感染	棒狀桿菌溶血性感染	*Corynebacterium haemolyticum* infection			
A48.815			棒状杆菌感染	棒狀桿菌感染	*Corynebacterium* infection			
A48.816		L08.880:	腋毛棒状杆菌病	腋毛棒狀桿菌病	Corynebacteriasis axillaris			
				腋毛癬	trichomycosis axillaris	腋毛癣	trichomycosis axillaris	
				結節性毛癬	trichomycosis nodularis	结节性毛霉菌病	trichomycosis nodosa	
				腋毛真菌病	trichomycosis axillaris	腋毛真菌病	trichomycosis axillaris	
				腋毛病	trichosis axillaris	腋毛病	trichosis axillaris	
A48.817		A48.820:	红球菌感染	紅球菌感染	*Rhodoccocus* infection			
A48.818			皮肤绿脓杆菌感染	皮膚綠膿桿菌感染	cutaneous Pseudomonas aeruginosa infection			
A48.821†			大疱性远端指炎	水疱性遠端指炎	blistering distal dactylitis	大疱性远侧指/趾炎	vesicles blister distal dactylitis	代指
A48.822†	N77.1*		多形性模仿菌和阴道海雷菌感染		Mima polymorpha – Herellea vaginial infection	米马 – 赫里利感染	Mima – Herellea infection	
				乙酸鈣不動桿菌性陰道感染	Mimae polymorpha – Herellea vaginial infection	乙酸钙不动杆菌性阴道感染	Mimae polymorpha – Herellea vaginial infection	
A48.823†	M72.5*		坏疽性筋膜炎	壞死性肌膜炎	necrotizing fasciitis			
A48.824			类热带溃疡	類熱帶潰瘍	tropicaloid ulcer			
A49.001			葡萄球菌感染	葡萄球菌感染	staphylococcal infection			
A49.102			链球菌感染	鏈球菌感染	streptococcus infection			

主码	附码	皮码	中文病名	繁体病名	英文病名	同义中文病名	同义英文病名	中医病名
A49.103			B组链球菌感染	B組鏈球菌感染	group B streptococcal infection			
A49.202			流感嗜血杆菌性蜂窝织炎	流感嗜血桿菌性蜂窩組織炎	*Haemophilus influenzae* cellulitis			
				流感嗜血桿菌性皮膚感染	skin infection due to *Haemophilus* influenzae	流感嗜血杆菌性皮肤感染	skin infection due to *Haemophilus* influenzae	
A49.301			支原体感染	黴漿菌感染	*Mycoplasma* infection			
A49.803			葡萄状菌病	葡萄狀菌病	botryomycosis; actinophtosis	葡萄孢霉菌病	botryomyosis	
A49.804			假单孢菌感染	假單孢菌感染	Pseudomonas infection			
A49.808			绿脓杆菌感染	綠膿桿菌感染	Pseudomonas aeruginosa infections			
A49.812			混合性细菌感染	混合性細菌感染	mixed bacterial infections			
A49.814			溶血分泌菌感染	伯納德隱秘桿菌感染	*Arcanobacterium haemolyticum* infection			
A49.815			创伤弧菌感染	创伤弧菌感染	*Vibrio Vulnificus* infection			
A50.002			先天性梅毒疹	先天性梅毒疹	congenital syphilid	新生儿梅毒疹	newborn syphilid	
				先天性結節狀梅毒疹	congenital tubercular syphilid	先天性结节状梅毒疹	congenital tubercular syphilid	
				早期先天性黏膜皮膚梅毒	early congenital mucocutaneous syphilis	早期先天性黏膜皮肤梅毒	early congenital mucocutaneous syphilis	
				皮膚早期先天性梅毒	early congenital cutaneous syphilis	早期先天性皮肤梅毒	early congenital cutaneous syphilis	
				新生兒梅毒疹	newborn syphilid	新生儿梅毒疹	newborn syphilid	
A50.003			先天性梅毒性天疱疮	先天性梅毒性天疱瘡	congenital syphilitic pemphigus			
A50.004			先天性梅毒性黏膜斑	先天性梅毒性黏膜斑	congenital syphilitic mucous patches			
A50.005			早期先天性梅毒性眼病	早期先天性梅毒性眼病	early congenital syphilitic oculopathy			
A50.006			早期先天性梅毒性鼻炎	早期先天性梅毒性鼻炎	early congenital syphilitic rhinitis			
A50.007			早期先天性梅毒性咽炎	早期先天性梅毒性咽炎	early congenital syphilitic pharyngitis			
A50.008			早期先天性梅毒性喉炎	早期先天性梅毒性喉炎	early congenital syphilitic laryngitis			杨梅喉癣
A50.009			早期先天性梅毒性肺炎	早期先天性梅毒性肺炎	early congenital syphilitic pneumonia			
A50.011†	M90.101*		早期先天性骨膜梅毒	早期先天性骨膜梅毒	early congenital periosteum syphilis			
A50.011†	M90.203*		早期先天性梅毒性骨骺炎	早期先天性梅毒性骨骺炎	early congenital syphilitic epiphysitis			
A50.011†	M90.204*		早期先天性梅毒性骨软骨炎	早期先天性梅毒性骨軟骨炎	early congenital syphilitic osteochondritis	早期先天性梅毒性骨软骨病	early congenital syphilitic osteochondropathy	

主码	附码	皮码	中文病名	繁体病名	英文病名	同义中文病名	同义英文病名	中医病名
A50.012			早期先天性内脏梅毒	早期先天性內臟梅毒	early congenital visceral syphilis			
A50.101			早期先天性隐性梅毒（无临床表现）	早期先天性隱性梅毒（無臨床表現）	early congenital latent syphilis (without manifestations)			
A50.201			早期先天性梅毒	早期先天性梅毒	early congenital syphilis			
A50.301†	H58.802*		晚期先天性梅毒性眼病	晚期先天性梅毒性眼病	late congenital syphilitic oculopathy			
A50.302†	H19.201*		梅毒性深层点状角膜炎	梅毒性深層點狀角膜炎	syphilitic deep punctate keratitis			
A50.303†	H19.203*		晚期先天性梅毒性间质性角膜炎	晚期先天性梅毒性間質性角膜炎	late congenital syphilitic interstitial keratitis			
				先天性梅毒性間質角膜炎	congenital syphilitic interstitial keratitis	先天性梅毒性间质角膜炎	congenital syphilitic interstitial keratitis	
A50.304†	H32.001*		晚期先天性梅毒性脉络膜视网膜炎	晚期先天性梅毒性脈絡膜炎	late congenital syphilitic choroiditis	晚期先天性梅毒性脉络膜炎	late congenital syphilitic choroiditis	
A50.401†	G05.002*		晚期先天性梅毒性脑炎	晚期先天性梅毒性腦炎	late congenital syphilitic encephalitis			
A50.402†	G01.X01*		晚期先天性梅毒性脑膜炎	晚期先天性梅毒性腦膜炎	late congenital syphilitic meneingitis			
A50.403			晚期先天性梅毒性多神经病	晚期先天性梅毒性多神經病	late congenital syphilitic polyneuropathy			
A50.403			晚期先天性神经梅毒	晚期先天性神經梅毒	late congenital neurosyphilis	晚期先天性幼年神经梅毒	late congenital juvenile neurosyphilis	
A50.403			先天性梅毒合并脊髓（痨）	伴脊髓癆先天性梅毒	congenital syphilis with tabes (dorsalis)	幼年型脊髓痨型梅毒	juvenile tabetic type syphilis	
A50.403			先天性梅毒合并脊髓痨麻痹性痴呆	先天性梅毒伴脊髓癆麻痹性癡呆	congenital syphilis with tabes taboparesis			
A50.403			先天性梅毒合并脊髓痨全身性麻痹	先天性梅毒伴脊髓癆全身性麻痹	congenital syphilis with tabes general paresis	幼年全身性梅毒麻痹	juvenile general syphilis paralysis	梅毒致痿
A50.403			先天性梅毒性麻痹	先天性梅毒性麻痹	congenital syphilitic paralysis	丹尼－马方综合征	Dennie – Mafan syndrome	
A50.403			幼年脊髓痨	幼年脊髓癆	juvenile tabes dorsalis			
A50.403			幼年脊髓痨性麻痹性神经梅毒	幼年脊髓癆性麻痹性神經梅毒	juvenile taboparetic neurosyphilis			
A50.403			幼年麻痹性痴呆	幼年麻痹性癡呆	juvenile general paresis	幼年梅毒性麻痹性痴呆	juvenilis syphilitic dementia paralytica	痴呆
A50.403			幼年晚期梅毒	幼年晚期梅毒	juvenile late syphilis			
A50.403			幼年先天性神经梅毒	幼年先天性神經梅毒	juvenile congenital neurosyphilis			
A50.403			幼年中枢神经系统梅毒合并脊髓痨	幼年中樞神經系統梅毒伴脊髓癆	juvenile central nervous system syphilis with tabes(dorsalis)			

主码	附码	皮码	中文病名	繁体病名	英文病名	同义中文病名	同义英文病名	中医病名
A50.403			幼年中枢神经系统梅毒合并脊髓痨(麻痹性痴呆)	幼年中樞神經系統梅毒伴脊髓痨(麻痹性癡呆)	juvenile central nervous system syphilis with tabes (dorsalis) taboparesis			痴呆
A50.403			幼年中枢神经系统梅毒合并麻痹	幼年中樞神經系統梅毒伴麻痹	juvenile entral nervous system syphilis with paresis			
A50.403			幼年中枢神经系统梅毒合并全身麻痹	幼年中樞神經系統梅毒伴全身麻痹 幼年梅毒性麻痹	juvenile central nervous system syphilis with general paresis juvenile syphilitic paralysis	幼年梅毒性麻痹	juvenile syphilitic paralysis	
A50.404			晚期先天性梅毒性动脉瘤	晚期先天性梅毒性動脈瘤	late congenital syphilitic aneurysm			
A50.405			先天性脑脊膜血管梅毒	先天性腦脊膜血管梅毒	congenital meningovascular syphilis			
A50.501			哈钦森牙	赫金森氏齒	Hutchinson's teeth	赫秦生牙	Hutchinson's teeth	
A50.502			梅毒性鞍状鼻	梅毒性鞍狀鼻	syphilitic saddle nose	晚期梅毒性鼻鞍背状畸形	late syphilitic nose saddle back deformity	
A50.503			先天性梅毒性树胶肿	先天性梅毒性樹膠腫(先天性梅毒腫)	congenital syphilitic gumma			
A50.504			先天性梅毒性特征	先天性梅毒性特徵	congenital syphilitic stigmata			
A50.505			先天性梅毒瘤	先天性梅毒瘤	congenital syphiloma			
A50.506			哈钦森三联症	赫金森氏三聯症 赫金森氏徵候群 梅毒性牙-耳聾-間質性角膜炎三疊症	Hutchinson's triad Hutchinson's syndrome syphilitic teeth - deafness - interstitial keratitis triad	 哈钦森综合征 梅毒性牙-耳聋-间质性角膜炎三联症	 Hutchinson's syndrome syphilitic teeth - deafness - interstitial keratitis triad	
A50.507			桑葚状磨牙	桑椹狀臼齒	mulberry molar			
A50.508†	M03.101*		克勒顿关节	克勒頓氏關節	Clutton's joints	克拉顿综合征	Clutton's syndrome	
A50.509†	I79.001*		先天性梅毒性动脉瘤	先天性梅毒性動脈瘤	congenital syphilitic aneurysm			
A50.510†	I98.001*		晚期先天性心血管梅毒	晚期先天性心血管梅毒	late congenital cardiovascular syphilis			
A50.511†	M03.101*		晚期先天性梅毒性关节病	晚期先天性梅毒性關節病	late congenital syphilitic arthropathy			
A50.512†	M90.205*		晚期先天性梅毒性骨软骨病	晚期先天性梅毒性骨軟骨病	late congenital syphilitic osteochondropathy	晚期先天性梅毒性骨软骨炎	late congenital syphilitic osteochondritis	
A50.513			哈钦森瞳孔	赫金森氏瞳孔 Argyll - Robertson 氏瞳孔	Hutchinson's pupil Argyll - Robertson pupil	梅毒性阿-罗氏瞳孔 阿盖尔·罗伯逊瞳孔	syphilitic A - R pupil Argyll - Robertson pupil	
A50.601			隐性晚期先天性梅毒	潛伏性晚期先天性梅毒	latent late congenital syphilis			
A50.701			晚期先天性梅毒	晚期先天性梅毒	late congenital syphilis			

主码	附码	皮码	中文病名	繁体病名	英文病名	同义中文病名	同义英文病名	中医病名
A50.901		A50.900：	先天性梅毒	先天性梅毒	congenital syphilis	胎传梅毒	congenital syphilis	胎传梅毒；小儿遗毒；猢狲疳；猴疳；猴疳疮；猴子疳
				遺傳梅毒	heredosyphilis	遗传梅毒	heredosyphilis	
A51.002			一期生殖器梅毒	第一期(初期)生殖器梅毒	primary genital syphilis	初期生殖器梅毒	primary genital syphilis	杨梅疳疮；下疳疮；疳疮
A51.003			混合性下疳	混合性下疳	mixed chancre	罗莱梅毒性下疳	Rollet's syphilitic chancre	
A51.004			梅毒性多发性下疳	梅毒性多發性下疳	syphilitic multiple chancre			
A51.005			梅毒性阴茎下疳	梅毒性陰莖下疳	syphilitic penis chancre			
A51.006			梅毒性尿道下疳	梅毒性尿道下疳	syphilitic urethra chancre			花柳病
A51.007			女阴梅毒	女陰梅毒	vulvar syphilis			
				陰道梅毒	vagina syphilis	阴道梅毒	vagina syphilis	
A51.008		A51.000：	梅毒性生殖器下疳	梅毒性生殖器下疳	syphilitic genital chancre			
A51.009		A51.010：	梅毒性下疳	梅毒性下疳	syphilitic chancre			杨梅疳疮；下疳疮；疳疮；臊疳；下疳；阴疳；鸡素疳
				下疳	chancre	下疳	chancre	
				初期下疳性梅毒	primary chancre syphilis	初期下疳性梅毒	primary chancre syphilis	
				硬下疳	hard chancre	硬下疳	chancre hunterian; hard chancre	
				梅毒性初瘡	syphilitic primary sore	梅毒性初疮	syphilitic primary sore	
A51.010		A51.210：	一期下疳性梅毒	第一期(初期)下疳性梅毒	primary chancre syphilis	硬下疳	chancre hunterian; hard chancre	
A51.101			一期肛门梅毒	第一期肛門梅毒	primary anus syphilis			杨梅痔
A51.102		A51.100：	肛周梅毒性下疳	肛門周圍梅毒性下疳	perianal syphilitic chancre			
A51.202			梅毒性横痃	梅毒橫痃	bubo syphilitica	梅毒性硬化性淋巴结炎	sclerolymphadenitis syphilitica	横痃；鱼口；便毒
				第一期(初期)梅毒性橫痃	primary syphilitic bubo	一期梅毒性横痃	primary syphilitic bubo	横痃；鱼口；便毒
A51.203			结膜梅毒性下疳	結膜梅毒下疳	conjunctiva syphilitic chancre			
A51.204			一期唇梅毒	第一期(初期)唇梅毒	primary lip syphilis	一期唇梅毒性下疳	primary lip syphilitic chancre	
A51.205			一期扁桃体梅毒	第一期(初期)扁桃體梅毒	primary tonsils syphilis			
A51.206			软腭梅毒性下疳	軟腭梅毒下疳	soft palate syphilitic chancre			
A51.207			乳头梅毒性下疳	乳頭梅毒下疳	nipple syphilitic chancre			
A51.208			一期手指梅毒	第一期(初期)手指梅毒	primary fingers syphilis			
A51.209		A51.200：	外生殖器梅毒性下疳	外生殖器梅毒下疳	extragenital syphilitic chancre			
A51.210			眼睑梅毒性下疳	眼瞼梅毒下疳	eyelid syphilitic chancre			

主码	附码	皮码	中文病名	繁体病名	英文病名	同义中文病名	同义英文病名	中医病名
A51.303			二期皮肤梅毒	第二期皮膚梅毒	secondary cutaneous syphilis	二期皮肤梅毒	secondary skin syphilis	杨梅疮;杨梅痘;杨梅疹;杨梅斑;砂仁疮;棉花疮;翻花杨梅疮;杨梅天疱疮;杨梅癣;吴萸疮;杨梅疔;阴杨梅疮;杨梅鹅掌;杨梅圈
A51.305			梅毒性皮肤乳头瘤病	梅毒性皮膚乳突瘤病	cutaneous papillomatosis syphilitica			
A51.306			毛囊性梅毒疹	毛囊性梅毒疹 梅毒疹	follicular syphilid syphilid	梅毒疹	syphilid	
A51.307			口腔扁平湿疣	口腔扁平濕疣	oral condyloma planus			
A51.309			二期唇梅毒	第二期唇梅毒	secondary lip syphilis			
A51.310			二期黏膜梅毒	第二期黏膜梅毒	secondary mucous membrane syphilis			
A51.311			二期咽梅毒	第二期咽梅毒	secondary pharynx syphilis			
A51.312			二期女阴梅毒	第二期女陰梅毒	secondary vulva syphilis			
A51.314			恶性梅毒	惡性梅毒	lues maligna			
A51.315			复发性二期梅毒	復發性第二期梅毒	relapsing secondary syphilis			
A51.316			二期梅毒性溃疡	第二期梅毒性潰瘍	secondary syphilitic ulcer	早期梅毒性溃疡	early syphilitic ulcer	
A51.317			二期肛门梅毒	第二期肛門梅毒	secondary anus syphilis			
A51.318			环状梅毒疹	環狀梅毒疹	annular syphilid; syphilid annularis			
A51.319			花朵形梅毒疹	傘房花狀梅毒疹	corymbose syphilid			
A51.320			斑状梅毒性玫瑰疹	斑狀梅毒性玫瑰疹	macular syphilideroseola			
A51.321			结节溃疡性梅毒疹	結節潰瘍性梅毒疹	nodulo – ulcerative syphilid			
A51.322			丘疹鳞屑性梅毒疹	丘疹鱗屑性梅毒疹	papulosquamous syphilid			
A51.323			脓疱性梅毒疹	膿疱性梅毒疹	pustular syphilid			
A51.324			二期黏膜皮肤梅毒	第二期黏膜皮膚梅毒	secondary mucocutaneous syphilis			
A51.325	L99.806*		梅毒性斑状皮肤萎缩	梅毒性斑狀皮膚萎縮	syphilitic macular atrophy of skin			
A51.326			梅毒性黏膜斑	梅毒性黏膜斑	syphilitic mucous patches			
A51.327		A51.310:	斑状梅毒疹	斑狀梅毒疹	macular syphilide			
A51.328		A51.304:	丘疹性梅毒疹	丘疹性梅毒疹	papular syphilide			
A51.329		A51.306:	结节性梅毒疹	結節性梅毒疹	nodular syphilide			
A51.330		A51.308:	银屑病样梅毒疹	乾癬樣梅毒疹	psoriasiform syphilide			
A51.331		A51.312:	梅毒性湿疣	梅毒性濕疣	syphilitic condyloma	扁平湿疣	condyloma lata; condyloma flatum	

主码	附码	皮码	中文病名	繁体病名	英文病名	同义中文病名	同义英文病名	中医病名
A51.332		A51.320：	二期梅毒口腔黏膜损害	第二期梅毒口腔黏膜病灶	oral mucous membrane lesions of secondary syphilis	二期口腔梅毒	secondary mouth syphilis	
A51.333	L99.801*	A51.330：	梅毒性脱发	梅毒性禿髮	syphilitic alopecia			
A51.334		A51.350：	二期梅毒性扁桃体炎	第二期梅毒性扁桃腺炎	secondary syphilitic tonsillitis	二期扁桃体梅毒	secondary tonsil syphilis	
A51.335	L99.802*	A51.360：	梅毒性白斑	梅毒性白皮症	leucoderma syphiliticum			
A51.336		A51.382：	二期梅毒累及甲	二期梅毒累及指/趾甲	nail involvement of secondary syphilis			
A51.401		A51.390：	二期梅毒	第二期梅毒	secondary syphilis	播散性梅毒	disseminated syphilis	
				第二期復發梅毒(已治療,未治療)	secondary relapse syphilis(treated,untreated)	二期复发梅毒(已治疗,未治疗)	secondary relapse syphilis(treated,untreated)	
A51.402†	H32.001*		梅毒性脉络膜视网膜炎	梅毒性脈絡膜視網膜炎	syphilitic chorioretinitis			
				先天性梅毒性脈絡膜視網膜炎	congenital syphilitic chorioretinitis	先天性梅毒性脉络膜视网膜炎	congenital syphilitic chorioretinitis	
A51.403			二期梅毒性淋巴结(早期)	第二期梅毒性淋巴腺體(早期)	secondary syphilitic lymph gland (early)	梅毒性横痃	bubo syphilitica	横痃;鱼口;便毒
				第二期梅毒性淋巴結病	secondary syphilitic lymphadenopathy	二期梅毒性淋巴结病	secondary syphilitic lymphadenopathy	横痃;鱼口;便毒
				第二期梅毒性淋巴結炎	secondary syphilitic lymphadenitis	二期梅毒性淋巴结炎	secondary syphilitic lymphadenitis	
A51.404†	M90.101*		二期梅毒性骨膜炎	第二期梅毒性骨膜炎	secondary syphilitic periostitis	早期骨膜梅毒(二期)	early periosteum syphilis (secondary)	
A51.405†	G01.X01*		二期梅毒性脑膜炎	第二期梅毒性腦膜炎	secondary syphilitic meningitis	二期梅毒性脑膜炎	secondary syphilitic meningitis	
A51.406†	H22.003*		二期梅毒性虹膜睫状体炎	第二期梅毒性虹膜睫狀體炎	secondary syphilitic iridocyclitis	二期睫状体梅毒	secondary ciliary body syphilis	
A51.407†	H22.004*		二期梅毒性葡萄膜[色素层]	二期梅毒性葡萄膜[色素層]	secondary syphilitic uveal tract	二期葡萄膜炎	secondary syphilitic uveitis	
A51.408†	H58.802*		二期梅毒性眼病	第二期梅毒性眼病	secondary syphilitic oculopathy			
A51.409			二期梅毒性腺病	第二期梅毒性腺病	secondary syphilitic adenopathy			
A51.410			二期内脏(腹部)梅毒	第二期內臟(腹部)梅毒	secondary viscera (abdominal) syphilis			
A51.411†	K77.001*		二期肝梅毒	第二期肝梅毒	secondary liver syphilis	二期梅毒性肝炎	secondary syphilitic hepatitis	
A51.412†	N08.004*		二期梅毒性肾病综合征	第二期梅毒性腎病徵候群	secondary syphilitic nephrotic syndrome			
A51.413†	N74.201*		二期梅毒性女性盆腔炎性疾病	第二期梅毒性女性骨盆腔發炎性疾病	secondary syphilitic female pelvic inflammatory disease			
A51.414†	M90.202*		二期骨梅毒	第二期骨梅毒	secondary bone syphilis			
A51.415†	M63.001*		二期梅毒性肌炎	第二期梅毒性肌炎	secondary syphilitic myositis			

主码	附码	皮码	中文病名	繁体病名	英文病名	同义中文病名	同义英文病名	中医病名
A51.416†	M90.207*		二期梅毒性骨质疏松症	第二期梅毒性骨質疏鬆症	secondary syphilitic osteoporosis			
A51.501			隐性早期梅毒	潛伏性早期梅毒	latent early syphilis			
				治療後血清學復發潛伏性早期梅毒	serological relapse after treatment of latent early syphilis	治疗后血清学复发隐性早期梅毒	serological relapse after treatment of latent early syphilis	
A51.901			一期梅毒	第一期(初期)梅毒	primary syphilis	初期梅毒	primary syphilis	杨梅疳疮;下疳疮
				早期梅毒	early syphilis	早期梅毒	early syphilis	
A52.001†	I52.001*		梅毒性冠状动脉口狭窄	梅毒性冠狀動脈口狹窄	syphilitic coronary ostial stenosis	晚期心血管梅毒	late cardiovascular syphilis	
A52.002†	I98.001*		梅毒性心血管疾病	梅毒性心血管疾病	syphilitic cardiovascular disease	心血管梅毒	cardiovascular syphilis	
				第三期心血管梅毒	tertiary cardiovascular syphilis	三期心血管梅毒	tertiary cardiovascular syphilis	
				心血管系統梅毒	cardiovascular system syphilis	心血管系统梅毒	cardiovascular system syphilis	
A52.003†	I52.002*		梅毒性心脏病	梅毒性心臟病	syphilitic heart disease	梅毒性心脏衰竭	syphilitic heart failure	梅毒攻心
				梅毒性心臟代償失調	syphilitic cardiac decompensation	梅毒性心脏代偿失调	syphilitic cardiac decompensation	
				梅毒性心臟傳導阻滯	syphilitic heart block	梅毒性心脏传导阻滞	syphilitic heart block	
A52.004†	I41.001*		梅毒性心肌炎	梅毒性心肌炎	syphilitic myocarditis	心肌梅毒	myocardium syphilis	
A52.005†	I39.101*		梅毒性主动脉瓣闭锁不全	梅毒性主動脈瓣閉鎖不全	syphilitic aortic insufficiency			
A52.006†	I39.102*		梅毒性主动脉瓣狭窄	梅毒性主動脈瓣狹窄	syphilitic aortic stenosis			
A52.007†	I39.103*		梅毒性主动脉瓣狭窄伴闭锁不全	梅毒性主動脈瓣狹窄伴閉鎖不全	syphilitic aortic stenosis and insufficiency			
A52.008†	I79.001*		梅毒性主动脉瘤	梅毒性主動脈瘤	syphilitic aortic aneurysm	梅毒性主动脉动脉瘤破裂	syphilitic aorta aneurysm ruptured	
A52.009†	I79.101*		梅毒性主动脉炎	梅毒性主動脈炎	syphilitic aortitis	梅毒性主动脉(腹－弓－胸)	syphilitic aorta (abdominal – arch – thoracic)	
A52.010†	I39.103*		梅毒性主动脉回流	梅毒性主動脈回流	syphilitic aortic regurgitation			
A52.011†	I39.801*		梅毒性心内膜炎	梅毒性心內膜炎	syphilitic endocarditis			
A52.013†	I68.801*		脑(大脑)血管梅毒	腦(大腦)血管梅毒	brain(cerebral) vascular syphilis	脑血管梅毒	cerebrovascular syphilis	
A52.014†	I98.002*		门静脉梅毒	門靜脈梅毒	portal vein syphilis			
A52.015			梅毒性主动脉综合征	梅毒性主動脈徵候群	syphilitic aortic syndrome	多赫尔－赫勒综合征	Doehle – Heller syndrome	
A52.016†	I98.003*		梅毒性心肌树胶肿	梅毒性心肌樹膠腫	syphilitic gumma of myocardium	心肌梅毒瘤	syphilitic gumma of myocardium	
A52.017†	I68.101*		脑梅毒性动脉中层炎	腦梅毒性動脈中層炎	brain syphilitic mesoarteritis			
A52.018†	I98.001*		心血管系统梅毒性树胶肿	心血管系統梅毒性樹膠腫	cardiovascular system syphilitic gumma	心血管系统梅毒瘤	cardiovascular system syphilitic gumma	
A52.019†	I68.801*		中枢神经系统梅毒性动脉瘤	中樞神經系統梅毒性動脈瘤	central nervous system syphilitic aneurysm			
A52.020†	I79.801*		肝动脉梅毒	肝動脈梅毒	hepatic artery syphilis			

主码	附码	皮码	中文病名	繁体病名	英文病名	同义中文病名	同义英文病名	中医病名
A52.021†	I98.004*		晚期肺动脉梅毒	晚期肺動脈梅毒	late lung artery syphilis			
A52.022†	I68.801*		晚期梅毒性动脉瘤	晚期梅毒性動脈瘤	late syphilitic aneurysm	晚期梅毒性血管性动脉瘤	late syphilitic vascular aneurysm	
A52.023†	I39.001*		晚期梅毒性二尖瓣狭窄	晚期梅毒性二尖瓣狹窄	late syphilitic mitral stenosis			
A52.024†	I79.001*		梅毒性主动脉扩张	梅毒性主動脈擴張	syphilitic aorta dilatation			
A52.026†	I52.003*		梅毒性心房纤颤	梅毒性心房纖維顫動	syphilitic auricular fibrillation			
A52.027†	I68.101*		梅毒性大脑动脉炎	梅毒性大腦動脈炎	syphilitic cerebral aortitis			
A52.028†	I68.802*		梅毒性大脑血栓形成	梅毒性大腦血栓形成	syphilitic cerebral thrombosis			
A52.029†	I52.004*		梅毒性冠状动脉硬化	梅毒性冠狀動脈硬化	syphilitic coronary artery sclerosis			
A52.030†	I79.802*		梅毒性动脉中层炎	梅毒性動脈中層炎	syphilitic mesoarteritis			
A52.031†	I79.803*		梅毒性动脉闭塞病	梅毒性動脈閉塞病	syphilitic occlusive arterial disease			
A52.032†	I52.003*		梅毒性阵发性心动过速	梅毒性陣發性心動過速	syphilitic paroxysmal tachycardia			
A52.032†	I52.005*		梅毒性心动过速	梅毒性心搏過速	syphilitic tachycardia			
A52.033†	I32.001*		梅毒性心包炎	梅毒性心包炎	syphilitic pericarditis			
A52.034†	I39.301*		梅毒性肺动脉回流	梅毒性肺動脈回流	syphilitic pulmonary regurgitation			
A52.035†	I39.801*		梅毒性心瓣炎	梅毒性心瓣炎	syphilitic valvulitis	梅毒性心脏瓣膜	syphilitic valve	
A52.036†	I98.001*		血管梅毒	血管梅毒	vascular syphilis			
A52.037			循环系统梅毒瘤	循環系統梅毒腫(梅毒瘤)	circulatory system syphiloma			
A52.101			胃危象	胃危象	gastric crisis			
A52.103*	M14.601*		夏科关节病	查科特氏關節病	Charcot's joints disease			
A52.104†	F02.801*		进行性麻痹痴呆	進行性麻痹癡呆	progressive paretic dementia			
A52.105†	G22.X02*		梅毒性帕金森病或综合征	梅毒性帕金森病或徵候群	syphilitic Parkinson's disease or syndrome			
A52.106†	H94.001*		梅毒性听神经炎	梅毒性聽神經炎	syphilitic acoustic neuritis			
				聽神經梅毒	acoustic nerve syphilis	听神经梅毒	acoustic nerve syphilis	
A52.107†	H48.102*		晚期梅毒性球后视神经炎	晚期梅毒性球後視神經炎	late syphilitic retrobulbar neuritis			
A52.110†	G01.X01*		梅毒性脑膜炎	梅毒性腦膜炎	syphilitic meningitis			
				晚期梅毒性腦膜炎	late syphilitic meningitis	晚期梅毒性脑膜炎	late syphilitic meningitis	
A52.111			中枢神经系统梅毒合并共济失调	中樞神經系統梅毒伴共濟不能(調節不能)(運動失調)	central nervous system syphilis with ataxia			

主码	附码	皮码	中文病名	繁体病名	英文病名	同义中文病名	同义英文病名	中医病名
A52.112			中枢神经系统梅毒合并脊髓痨(麻痹性痴呆)	中樞神經系統梅毒合併脊髓癆(麻痹性癡呆)	central nervcus system syphilis with tabes(dorsalis) taboparesis			
A52.113			中枢神经系统梅毒合并脊髓痨	中樞神經系統梅毒合併脊髓癆	central nervous system syphilis with tabes(dorsalis)			
A52.114			足穿通性梅毒性溃疡	足穿孔性梅毒性潰瘍	foot perforating syphilitic ulcer			
A52.115			晚期梅毒性麻痹	晚期梅毒性麻痹	late syphilitic paresis			
A52.116			晚期脊髓痨	晚期脊髓癆 晚期梅毒性脊髓癆	late tabes dorsalis late syphilitic tabes dorsalis	脊髓痨型梅毒 晚期梅毒性脊髓痨	tabetic type syphilis late syphilitic tabes dorsalis	
A52.117			脊髓梅毒	脊髓梅毒	spinal cord syphilis			
A52.118			梅毒性延髓麻痹	梅毒性延髓麻痹	syphilitic bulbar palsy			
A52.119			梅毒性脊髓病性膀胱	梅毒性脊髓病性膀胱	syphilitic cord bladder; syphilitic cord bladder due to the spinal cold disease			
A52.120			梅毒性脊髓变性症	梅毒性脊髓變性	syphilitic degeneration of spinal cord			
A52.121			梅毒性麻痹性痴呆	梅毒性麻痹性癡呆	syphilitic dementia paralytica			
A52.122			梅毒性全身性麻痹	梅毒性全身性麻痹	syphilitic general paresis	中枢神经系统梅毒伴全身麻痹	central nervous system syphilis with general paresis	
A52.123			梅毒性偏侧感觉缺失	梅毒性偏側感覺缺失	syphilitic hemianesthesia			
A52.124			梅毒性偏瘫	梅毒性偏癱	syphilitic hemiplegia	梅毒性轻偏瘫	syphilitic hemiparesis	
A52.125			梅毒性感觉异常	梅毒性感覺異常	syphilitic paresthesia			
A52.126			梅毒性利绍尔麻痹	梅毒性 Lissauer 氏麻痹	syphilitic Lissauer's paralysis			
A52.127			梅毒性运动性共济失调	梅毒性運動性共濟失調	syphilitic locomotor ataxia			
A52.128			梅毒性单瘫	梅毒性單癱	syphilitic monoplegia			
A52.129			梅毒性痉挛性脊髓麻痹	梅毒性痙攣性脊髓麻痹	syphilitic spastic spinal paralysis	埃尔布－夏科综合征	Erb－Charcot syndrome	
A52.130			梅毒性脊髓痨型麻痹性痴呆	梅毒性脊髓癆型麻痹性癡呆	syphilitic tabetic type taboparesis			
A52.131			脊髓痨型脑脊髓梅毒	脊髓癆型腦脊髓梅毒	tabetic type cerebrospinal syphilis			
A52.132†	G94.801*		脑梅毒	腦梅毒	brain syphilis			
A52.133†	G53.101*		大脑梅毒多发性神经麻痹	大腦梅毒多發性神經麻痹	cerebral syphilis multiple nerves palsies			
A52.134†	G94.801*		大脑梅毒	大腦梅毒	cerebral syphilis			
A52.135†	G94.801*		大脑梅毒性硬化症	大腦梅毒性硬化	cerebral syphilitic sclerosis			
A52.136†	G53.101*		颅神经梅毒多发性麻痹	腦神經梅毒多發性麻痹	cranial nerve syphilis multiple palsies			

主码	附码	皮码	中文病名	繁体病名	英文病名	同义中文病名	同义英文病名	中医病名
A52.137†	G53.101*		颅神经梅毒	腦神經梅毒	cranial nerve syphilis			
A52.138†	G01.X03*		硬脑脊膜梅毒	硬腦脊膜梅毒	dura matter syphilis			
A52.139†	H94.001*		第八脑神经内耳梅毒	第八腦神經內耳梅毒	eighth nerve inner ear syphilis			
				內耳復發性神經梅毒	inner ear recurrence of neurosyphilis	内耳复发性神经梅毒	inner ear recurrence of neurosyphilis	
A52.140†	H94.001*		梅毒性第八脑神经神经炎	梅毒性第八腦神經神經炎	syphilitic eighth nerve neuritis			
				晚期梅毒性聽神經炎	late syphilitic acoustic neuritis	晚期梅毒性听神经炎	late syphilitic acoustic neuritis	
A52.141†	G05.002*		晚期梅毒性脑炎	晚期梅毒性腦炎	late syphilitic encephalitis			
A52.142†	G63.001*		晚期梅毒性多神经病	晚期梅毒性多神經病變	late syphilitic polyneuropathy			
A52.143†	G01.X03*		脑脊膜血管梅毒	腦脊膜血管梅毒	meningovascular syphilis	脑脊膜血管大脑梅毒	meningovascular cerebral syphilis	
A52.144†	G53.101*		多发性梅毒性神经麻痹	多發性梅毒性神經麻痹	multiple syphilitic nerve palsy			
A52.145†	G99.803*		多发性梅毒性硬化症	多發性梅毒性硬化症	multiple syphilitic sclerosis			
A52.146†	G32.001*		梅毒合并脊髓硬化症	梅毒合併脊髓硬化症	syphilis combined spinal cord sclerosis			
A52.148†	G01.X04*		梅毒性蛛网膜粘连	梅毒性蜘蛛膜粘連	syphilitic arachnoid adhesion	梅毒性大脑粘连	syphilitic cerebral adhesion	
A52.151†	G01.X03*		梅毒性脑脊膜粘连	梅毒性腦脊膜粘連	syphilitic meninges adhesion	梅毒性脑粘连	syphilitic brain adhesion	
				梅毒性脊髓粘連	syphilitic spinal cord adhesion	梅毒性脊髓粘连	syphilitic spinal cord adhesion	
A52.152†	G05.003*		梅毒性脑膜脑炎	梅毒性腦膜腦炎	syphilitic meningoencephalitis			
A52.153†	G53.101*		梅毒性神经麻痹(任何颅神经)	梅毒性神經麻痹(任何顱神經)	syphilitic nerve palsy(any cranial nerve)			
A52.154†	G59.801*		梅毒性神经炎	梅毒性神經炎	syphilitic neuritis			
A52.155†	H36.802*		梅毒性视网膜神经梅毒复发症	梅毒性視網膜神經梅毒再發症	syphilitic neurorecidive of retina			
A52.156†	H36.802*		梅毒性视神经视网膜炎	梅毒性視神經視網膜炎	syphilitic neuroretinitis			
A52.157†	H48.002*		梅毒性视神经萎缩	梅毒性視神經萎縮	syphilitic optic nerve atrophy	梅毒性视神经炎	syphilitic optic neuritis	
				梅毒性視乳突	syphilitic optic papilla	梅毒性视乳头	syphilitic optic papilla	
A52.158†	G94.801*		梅毒性脑桥损害	梅毒性腦橋病灶	syphilitic pontine lesion			
A52.159†	H48.102*		梅毒性球后神经炎	梅毒性球後神經炎	syphilitic retrobulbar neuritis			
A52.160†	G53.101*		梅毒性第七脑神经麻痹	梅毒性第七腦神經麻痹	syphilitic seventh nerve paralysis			
A52.161		A52.100:	症状性神经梅毒	症狀性神經梅毒	symptomatic neurosyphilis			
A52.201			中枢神经系统隐性梅毒	中樞神經系統潛伏性梅毒	central nervous system latent syphilis			

主码	附码	皮码	中文病名	繁体病名	英文病名	同义中文病名	同义英文病名	中医病名
A52.202			帕罗特综合征Ⅰ型	Parrot 氏徵候群Ⅰ型	Parrot's syndrome type Ⅰ			
A52.203		A52.200:	无症状性神经梅毒	無症狀性神經梅毒	asymptomatic neurosyphilis			
A52.301		A52.300:	神经梅毒	神經梅毒	neurosyphilis			
A52.302			中枢神经系统梅毒性树胶肿	中樞神經系統梅毒性樹膠腫	central nervous system syphilitic gumma	中枢神经系统梅毒瘤	central nervous system syphilitic gumma	
A52.303			三期中枢神经系统梅毒	第三期中樞神經系統梅毒	tertiary central nervous system syphilis	晚期中枢神经系统梅毒	late central nervous system syphilis	
				血清學可疑，陰性或陽性第三期中樞神經系統梅毒	serology doubtful, negative, or positive tertiary central nervous system syphilis	血清学可疑、阴性或阳性三期中枢神经系统梅毒	serology doubtful, negative, or positive tertiary central nervous system syphilis	
				中樞神經系統梅毒瘤	central nervous system syphiloma	中枢神经系统梅毒瘤	central nervous system syphiloma	
				復發性中樞神經系統梅毒	recurrent central nervous system syphilis	复发性中枢神经系统梅毒	recurrent central nervous system syphilis	
A52.701†	H06.001*		晚期泪道梅毒	晚期淚道梅毒	late lacrimal passages syphilis			
				晚期梅毒性淚囊炎	late syphilitic dacryocystitis	晚期梅毒性泪囊炎	late syphilitic dacryocystitis	
A52.701†	H13.101*		晚期结膜梅毒	晚期結膜梅毒	late conjunctiva syphilis			
A52.701†	H19.002*		晚期梅毒性巩膜外层炎	晚期梅毒性鞏膜外層炎	late syphilitic episcleritis			
A52.701†	H19.201*		晚期角膜梅毒	晚期角膜梅毒	late cornea syphilis			
A52.701†	H19.804*		梅毒性葡萄肿	梅毒性葡萄腫	syphilitic staphyloma			
A52.701†	H19.002*		晚期巩膜梅毒	晚期鞏膜梅毒	late sclera syphilis			
A52.701†	H22.004*		晚期梅毒性葡萄膜色素层	晚期梅毒性葡萄膜色素層	late syphilitic uveal tract			
A52.701†	H22.005*		晚期虹膜梅毒	晚期虹膜梅毒	late iris syphilis			
			晚期睫状体梅毒	晚期睫狀體梅毒	late ciliary body syphilis			
A52.701†	H28.801*		晚期晶状体梅毒	晚期晶狀體梅毒	late lens syphilis			
A52.701†	H32.001*		晚期梅毒性脉络膜视网膜炎	晚期梅毒性脈絡膜視網膜炎	late syphilitic chorioretinitis			
A52.701†	H36.801*		晚期视网膜梅毒	晚期視網膜梅毒	late retina syphilis			
A52.701†	H42.801*		梅毒性青光眼	梅毒性青光眼	syphilitic glaucoma			
A52.701†	H45.001*		晚期梅毒性玻璃体出血	晚期梅毒性玻璃體出血	late syphilitic vitreous hemorrhage			
A52.701†	H45.802*		梅毒性玻璃体(膜)炎	梅毒性玻璃體(玻璃狀體)炎	syphilitic hyalitis			
A52.701†	H45.803*		晚期梅毒性玻璃体混浊	晚期梅毒性玻璃體渾濁	late syphilitic vitreous opacity			
A52.701†	H58.102*		梅毒性偏盲	梅毒性偏盲	syphilitic hemianopsia			

主码	附码	皮码	中文病名	繁体病名	英文病名	同义中文病名	同义英文病名	中医病名
A52.701†	H58.103*		晚期梅毒性暗点(中心性)	晚期梅毒性暗點(中心性)	late syphilitic scotoma(central)			
A52.701†	H58.802*		梅毒性眼病	梅毒性眼病	syphilitic oculopathy	晚期眼梅毒	late eye syphilis;late ophthalmic syphilis	
A52.702†	L99.801*		晚期皮肤梅毒	晚期皮膚梅毒	late cutaneous syphilis			杨梅结毒;杨梅疳毒;结毒;结毒倒发;杨梅痈漏
				第三期皮膚梅毒	tertiary cutaneous syphilis	三期皮肤梅毒	tertiary cutaneous syphilis	
				晚期黏膜皮膚梅毒	late mucocutaneous syphilis	晚期黏膜皮肤梅毒	late mucocutaneous syphilis	
				晚期梅毒性潰瘍	late syphilitic ulcer	晚期梅毒性溃疡	late syphilitic ulcer	
				晚期乳房梅毒	late breast syphilis	晚期乳房梅毒	late breast syphilis	
				胸部梅毒	thorax syphilis	胸部梅毒	thorax syphilis	
				晚期結節性淺表性梅毒	late nodular superficial syphilis	晚期结节性浅表性梅毒	late nodular superficial syphilis	
				晚期黏膜梅毒	late mucous membrane syphilis	晚期黏膜梅毒	late mucous membrane syphilis	
				穿孔性梅毒性潰瘍	perforating syphilitic ulcer	穿孔性梅毒性溃疡	perforating syphilitic ulcer	
A52.702†	L99.801*	A52.720:	梅毒性树胶肿	梅毒性樹膠腫	syphilitic gumma			杨梅结毒
				梅毒腫	gumma	树胶样肿	gumma	
A52.702†	L99.804*		晚期梅毒性白斑	晚期梅毒性白斑	late syphilitic leukoderma			
A52.702†	L99.805*		晚期结节状梅毒疹	晚期結節狀梅毒疹	late tubercular syphilid			
A52.702†	K93.808*		晚期梅毒性唇下疳	晚期梅毒性唇下疳	late syphilitic lip chancre			
A52.702†	H03.101*		晚期梅毒性眼睑合并树胶肿	晚期梅毒性眼瞼伴樹膠腫	late syphilitic eyelid with gumma	晚期梅毒性眼睑伴梅毒瘤	late syphilitic eyelid with gumma	
A52.702†	L99.806*		梅毒性条纹状斑状皮萎缩	梅毒性條紋狀斑狀皮膚萎縮	syphilitic striated macular atrophy of skin			
A52.703†	N08.003*		梅毒性肾小球病	梅毒性腎小球(腎絲球)病	glomerular disease in syphilis	梅毒性肾炎	syphilitic nephritis	
A52.703†	N33.803*		晚期膀胱梅毒	晚期膀胱梅毒	late bladder syphilis;late vesicae urinariae syphilis			
A52.703†	N16.001*		晚期梅毒性肾盂肾炎	晚期梅毒性腎盂腎炎	late syphilitic pyelonephritis			
A52.703†	N51.808*		晚期梅毒性阴茎下疳	晚期梅毒性陰莖下疳	late syphilitic penis chancre			
A52.703†	N29.001*		晚期肾梅毒	晚期腎梅毒	late kidney syphilis			
A52.703†	N29.106*		晚期输尿管梅毒	晚期輸尿管梅毒	late syphilis of ureter			花柳病
A52.703†	N37.003*		晚期尿道梅毒	晚期尿道梅毒	late urethra syphilis			花柳病
A52.703†	N51.003*		晚期前列腺梅毒	晚期前列腺梅毒	late prostate syphilis			
A52.703†	N51.807*		晚期阴茎梅毒	晚期陰莖梅毒	late syphilis of penis			
A52.703†	N51.106*		晚期副睾丸梅毒	晚期副睾丸梅毒	late syphilis of epididymis; late epididymis syphilis			
A52.703†	N51.107*		晚期睾丸梅毒	晚期睾丸梅毒	late syphilis of testis			

主码	附码	皮码	中文病名	繁体病名	英文病名	同义中文病名	同义英文病名	中医病名
A52.709†	J99.808*		咽鼓管梅毒	咽鼓管梅毒	eustachian tube syphilis			
A52.709†	H75.801*		中耳梅毒	中耳梅毒	middle ear syphilis			
A52.710†	H03.101*		梅毒性睑下垂	梅毒性瞼下垂	syphilitic ptosis(eyelid)			
A52.710†	G59.801*		周围神经梅毒	周邊神經梅毒	peripheral nerve syphilis			
A52.711			晚期梅毒瘤	晚期梅毒瘤	late syphiloma			
A52.712			三期多发性梅毒	第三期多發性梅毒	tertiary multiple syphilisNEC			
A52.713†	N74.201*		晚期梅毒性女性盆腔炎性疾病	晚期梅毒性女性骨盆腔發炎性疾病	late syphilitic female pelvic inflammatory disease			
A52.714			巴宾斯基综合征	Babinski 氏徵候群	Babinski's syndrome			
				各型神經梅毒合併心血管病	various neurosyphilis combined with cardiovascular disease	各型神经梅毒合并心血管病	various neurosyphilis combined with cardiovascular disease	
A52.801			晚期隐性梅毒	晚期隱性梅毒	late latent syphilis			
A52.901		A52.900:	三期梅毒	第三期梅毒	tertiary syphilis	晚期梅毒	late syphilis	杨梅结毒;杨梅疳毒;结毒;结毒倒发;杨梅痈漏
A53.001		A53.000:	隐性梅毒	潛伏性梅毒	latent syphilis	潜伏性梅毒	latent syphilis	
A53.002			血清学阳性隐性梅毒	血清學陽性潛伏性梅毒	positive serology latent syphilis			
A53.901		A53.900:	梅毒	梅毒	syphilis			梅毒;花柳病;霉疮;广疮;杨梅疮;时疮;棉花疮;棉花毒;秽疮;天柳病;耻病
A53.903			输血性梅毒	輸血性梅毒	syphilis due to blood transfusion			
A53.904			夫妇间梅毒	夫婦間梅毒	conjugal syphilis			
				無辜梅毒	syphilis insontium	无辜梅毒	syphilis insontium	
A53.905			泛发性梅毒	廣泛性梅毒	generalized syphilis			
A53.906			器质性梅毒	器質性梅毒	organic syphilis			
A54.001		A54.000:	淋球菌性下生殖器尿道感染	淋球菌性下生殖泌尿道感染	gonococcal infection of lower genitourinary tract			花柳病
A54.002			女性慢性淋病	女性慢性淋病	female chronic gonorrhea			劳淋
A54.003			淋病后尿道炎综合征	淋病後尿道炎徵候群	postgonococcal urethritis syndrome	淋菌性尿道炎合并支原体感染	gonococcal urethritis with mycoplasmal	劳淋
A54.004			阴茎淋球菌性淋巴管炎	陰莖淋球菌性淋巴管炎	gonococcal lymphangitis of penis			
A54.005		A54.050:	淋球菌性阴道炎	淋球菌性陰道炎	gonococcal vaginitis			阴蚀
				淋球菌性女陰陰道炎	gonococcal vulvovaginitis	淋球菌性女阴阴道炎	gonococcal vulvovaginitis	
A54.007			急性淋球菌性龟头包皮炎	急性淋球菌性龜頭包皮膚炎	acute gonococcal balanoposthitis			
A54.008			慢性淋球菌性龟头包皮炎	慢性淋球菌性龜頭包皮膚炎	chronic gonococcal balanoposthitis			

主码	附码	皮码	中文病名	繁体病名	英文病名	同义中文病名	同义英文病名	中医病名
A54.010		A54.020：	淋球菌性宫颈炎	淋菌性子宮頸炎	gonococcal cervicitis			
A54.011		A54.030：	淋球菌性尿道炎	淋菌性尿道炎	gonococcal urethritis			淋浊；毒淋；血淋；急淋；热淋；脓淋；膏淋；精浊；白浊；气淋
A54.012		A54.040：	淋球菌性膀胱炎	淋球菌性膀胱炎	gonococcal cystitis			
A54.101			淋球菌性前庭大腺脓肿	淋球菌性前庭大腺（巴多林氏腺）膿瘍	gonococcal Bartholin's gland abscess			
A54.102		A54.110：	淋球菌性前庭大腺炎	淋球菌性前庭大腺炎	gonococcal bartholinitis			
A54.201*	N74.301*		淋球菌性盆腔炎性疾病	淋球菌性骨盆腔炎	gonococcal pelvic inflammatory disease			
				女性淋球菌性骨盆腔炎	female gonococcal pelvic inflammatory disease	女性淋球菌性盆腔炎性疾病	female gonococcal pelvic inflammatory disease	
A54.203†	N51.001*		淋球菌性前列腺炎	淋球菌性前列腺炎	gonococcal prostatitis			
A54.206			淋球菌性龟头炎	淋球菌性龜頭炎	gonococcal balanitis			
A54.207†	N51.106*		淋球菌性附睾炎	淋球菌性附睾丸炎	gonococcal epididymitis			
A54.209†	N51.107*		淋球菌性睾丸炎	淋球菌性睪丸炎	gonococcal orchitis			
A54.302†	H13.101*		淋球菌性结膜炎	淋球菌性結膜炎	gonococcal conjunctivitis			
A54.304		A54.300：	淋球菌性眼感染	淋球菌性眼感染	gonococcal infection of eye			天行赤目；天行赤眼；天行赤热；天水行后；赤眼外障
A54.305†	H22.001*		淋球菌性虹膜睫状体炎	淋球菌性虹膜睫狀體炎	gonococcal iridocyclitis			
A54.306			新生儿淋球菌性眼炎	新生兒淋菌性眼炎	ophthalmia neonatorum due to gonococcus			
A54.401†	M01.301*		淋球菌性关节炎	淋球菌性關節炎	gonococcal arthritis			
A54.402†	M68.002*		淋球菌性滑膜炎	淋球菌性滑膜炎	gonococcal synovitis			
A54.404†	M73.001*		淋球菌性黏液囊炎	淋球菌性黏液囊炎	gonococcal bursitis			
A54.405†	M90.201*		淋球菌性骨髓炎	淋球菌性骨髓炎	gonococcal osteomyelitis			
A54.406†	M68.001*		淋球菌性腱鞘炎	淋球菌性腱鞘炎	gonococcal tenosynovitis			
A54.502		A54.500：	淋球菌性咽炎	淋球菌性咽喉炎	gonococcal pharyngitis			
A54.601			肛门淋球菌感染	肛門淋球菌感染	gonococcal infection of anus	淋菌性肛门直肠炎	gonococcal anorectitis	
A54.602			直肠淋球菌感染	直腸淋球菌感染	gonococcal infection of rectum			
A54.801†	I39.801*		淋球菌性心内膜炎	淋球菌性心內膜炎	gonococcal endocarditis			
A54.802†	J17.001*		淋球菌性肺炎	淋球菌性肺炎	gonococcal pneumonia			
A54.803†	K67.101*		淋球菌性腹膜炎	淋球菌性腹膜炎	gonococcal peritonitis			
A54.804†	G01.X01*		淋球菌性脑膜炎	淋球菌性腦膜炎	gonococcal meningitis			
A54.805†	G07.X01*		淋球菌性脑脓肿	淋球菌性腦膿瘍	gonococcal encephalopyosis			
A54.806†	I32.001*		淋球菌性心包炎	淋球菌性心包炎	gonococcal pericarditis			

主码	附码	皮码	中文病名	繁体病名	英文病名	同义中文病名	同义英文病名	中医病名
A54.807†	I41.001*		淋球菌性心肌炎	淋球菌性心肌炎	gonococcal myocarditis			
A54.809			淋病性淋巴结炎	淋病性淋巴結炎	gonorrheal lymphadenitis			
A54.810			淋球菌性皮炎	淋球菌性皮膚炎	gonococcal dermatitis	淋球菌性皮炎综合征	gonococcal dermatitis syndrome	
				外生殖器淋菌性臁瘡	extragenital gonococcal ecthyma	外生殖器淋球菌性臁疮	extragenital gonococcal ecthyma	
A54.811		A54.850:	淋球菌性败血症累及皮肤	淋球菌性敗血症累及皮膚	gonococcal septicaemia affecting skin	淋球菌性败血病	gonococcal septicaemia	
A54.812†	K67.101*	A54.820:	菲茨休－柯蒂斯综合征	Fitz－Hugh－Curtis 氏徵候群	Fitz－Hugh－Curtis syndrome			
				淋菌性腹膜炎伴肝包膜纖維化及粘連	gonococcal peritonitis with hepaticapsular fibrosis and adhesions	淋菌性腹膜炎伴肝包膜纤维化及粘连	gonococcal peritonitis with hepaticapsular fibrosis and adhesions	
A54.901		A54.900:	淋病	淋病	gonorrhea	未特指的淋球菌感染	unspecified gonococcal infection	淋病；花柳毒淋；淋；淋证；白浊
A54.902			慢性淋球菌感染	慢性淋球菌感染	chronic gonococcal infection			劳淋
A55.x01		A55.x00:	性病性淋巴肉芽肿	性病性淋巴肉芽腫	lymphogranuloma venereum; LGV			横痃；横痃疽；血疝；外疝；鱼口；便毒；血疝；便痈；肿结便；骑马痈；痃痃
				氣候性或熱帶性横痃	climatic or tropical bubo	气候性或热带性横痃	climatic or tropical bubo	
				Durand－Nicolas－Favre 氏病	Durand－Nicolas－Favre disease	迪朗－尼古拉－法夫尔病	Durand－Nicolas－Favre disease	
				女陰腐蝕性瘡	esthiomene	女阴腐蚀性疮	esthiomene	
				第四性病	fourth venereal disease	第四性病	fourth venereal disease	
				Frei 氏徵候群	Frei's disease	弗莱病	Frei's disease	
				腹股溝淋巴肉芽腫	lymphogranuloma inguinale	腹股沟淋巴肉芽肿	lymphogranuloma inguinale	
				Nicholas－Favre 氏病	Nicholas－Favre disease	尼古拉－法韦尔病	Nicholas－Favre disease	
A56.001			衣原体性女阴阴道炎	衣原體性女陰陰道炎	chlamydial vulvovaginitis			阴痒；阴门痒；阴蚀；阴门瘙痒；阴右；妇人阴痒
				衣原體性陰道炎	chlamydial vaginitis	衣原体性阴道炎	chlamydial vaginitis	阴痒；阴门痒；阴蚀；阴门瘙痒；阴右；妇人阴痒
A56.002			衣原体性膀胱炎	衣原體性膀胱炎	chlamydial cystitis			
A56.003		A56.020:	衣原体性宫颈炎	衣原體性子宫頸炎	chlamydial cervicitis			
A56.004		A56.000:	衣原体性尿道炎	衣原體性尿道炎	chlamydial urethritis			
A56.101†	N74.401*		衣原体性盆腔炎性疾病	衣原體性骨盆腔炎性疾病	chlamydial female pelvic inflammatory disease			
A56.102†	N51.106*		衣原体性附睾炎	衣原體性附睾丸炎	chlamydial epididymitis			
A56.103†	N74.402*	A56.030:	衣原体性输卵管炎	衣原體性輸卵管炎	chlamydial salpingitis			
A56.104†	N51.107*		衣原体性睾丸炎	衣原體性睾丸炎	chlamydial orchitis			

主码	附码	皮码	中文病名	繁体病名	英文病名	同义中文病名	同义英文病名	中医病名
A56.301			衣原体性直肠炎	衣原體性直腸炎	chlamydial proctitis			
A56.401			咽衣原体感染	咽衣原體感染	chlamydial infection of pharynx			
A57.x01		A57.x00:	软下疳	軟下疳	chancroid;ulcus molle;soft sore			妒精疮;妒精疳;耻疮;疳疮;蚌疳;蜡烛疳;蜡烛笑;镟根疳;蜡烛卸;鸡肫疳;瘙疳;臊疳;斗精疮
A57.x02			外阴下疳	外陰下疳	chancre pudendum			外阴下疳;妒精疮
A57.x03			阴茎下疳	陰莖下疳	chancre of penis			
A58.x01		A58.x00:	腹股沟肉芽肿	腹股溝肉芽腫	granuloma inguinale			血疝;外疝;鱼口
				杜諾凡病	Donovanosis	杜诺凡病	Donovanosis	
A59.001†	N37.001*	A59.000:	滴虫性尿道炎	滴蟲性尿道炎	trichomonal urethritis	尿道生殖器滴虫病	urogenital trichomoniasis	
A59.002†	N77.102*		滴虫性阴道炎	滴蟲性陰道炎	trichomonal vaginitis			阴痒;阴门痒;阴蚀;阴门瘙痒;阴右;妇人阴痒
A59.004†	N51.001*		滴虫性前列腺炎	滴蟲性前列腺炎	trichomonal prostatitis			
A59.007	N48.101		滴虫性龟头包皮炎	滴蟲性龜頭包皮炎	trichomanal balanoposthitis	滴虫性包皮阴茎头炎	trichomonal balanoposthitis	袖口疳;龟头肿痛;嗦疳疮;鸡豚疳;瘙疳;臊疳;蜡烛疳
A59.901			滴虫病	滴蟲病	trichomoniasis			
A60.001			男性生殖道疱疹病毒感染	男性生殖道皰疹病毒感染	male herpesviral infection of genital tract			
A60.001†	N51.801*		阴茎单纯疱疹	陰莖單純皰疹	herpes simplex of penis			
A60.002	N77.001*		女性阴道疱疹病毒感染	女性陰道皰疹病毒感染	female herpesviral infection of genital tract			
A60.002†	N77.001*		疱疹性女阴阴道炎	皰疹性女外陰陰道炎	herpetic vulvovaginitis	疱疹性外阴阴道炎	herpetic vulvovaginitis	阴痒;阴门痒;阴蚀;阴门瘙痒;阴右;妇人阴痒
A60.003		A60.010:	生殖器疱疹	生殖器皰疹	genital herpes	生殖器单纯疱疹	genital herpes simplex	阴疮
A60.004	N77.000*		女阴疱疹性溃疡	女陰皰疹性潰瘍	herpetic ulceration of vulva			阴疮;阴蚀
A60.005			原发性生殖器疱疹	原發性生殖器皰疹	primary genital herpes			
A60.006			亚临床感染生殖器疱疹	亞臨床感染生殖器皰疹	subclinical infection genital herpes			
A60.007			复发性生殖器疱疹	復發性生殖器皰疹	recurrent herpes genitalis			
A60.101			直肠疱疹病毒感染	直腸皰疹病毒感染	herpesviral infection of rectum	疱疹性直肠炎	herpetic proctitis	
A60.102		A60.100:	肛周单纯疱疹	肛門周圍單純性皰疹	perianal herpes simplex			
A63.001		A63.000:	尖锐湿疣	尖圭濕疣	condyloma acuminatum; CA; pointed condyloma; condylomata acuminata	性病疣	venereal warts	臊疣;瘙瘊;臊瘊
				肛門生殖器病毒疣	anogenital viral warts	肛门生殖器病毒疣	anogenital viral warts	
				肛門生殖器疣	anogenital warts	肛门生殖器疣	anogenital warts	
				生殖器疣	genital warts	生殖器疣	genital warts	

主码	附码	皮码	中文病名	繁体病名	英文病名	同义中文病名	同义英文病名	中医病名
				尖圭濕疣	pointed condyloma	尖圭湿疣	pointed condyloma	
A63.002			巨大尖锐湿疣	巨大尖圭濕疣	giant condyloma acuminatum			臊疣;瘙瘊;臊瘊
				巨大濕疣	giant condyloma	巨大湿疣	giant condyloma	
				布希可－羅文史坦氏巨大濕疣	Buschke－Löwenstein giant condylomata	布施克－罗文斯坦尖锐湿疣	Buschke－Löwenstein condyloma acuminatum	
				布希可－羅文史坦氏腫瘤	Buschke－Löwenstein tumour	布施克－罗文斯坦肿瘤	Buschke－Löwenstein tumour	
A63.003			外阴尖锐湿疣	外陰尖圭濕疣	condyloma acuminatum pudendum			外阴臊疣
A63.005			阴道尖锐湿疣	陰道尖圭濕疣	condyloma acuminatum of vagina	阴道疣	vagina warts	
A63.006			宫颈尖锐湿疣	子宮頸尖圭濕疣	condyloma acuminatum of cervix	宫颈疣	cervix warts	
A63.007			尿道尖锐湿疣	尿道尖圭濕疣	condylomata acuminata of urethra			尿道臊疣;尿道瘙瘊;尿道臊瘊
A63.009			肛门尖锐湿疣	肛門尖圭濕疣	condyloma acuminatum of anus			肛门臊疣
A63.801			同性恋肠道综合征	同性戀腸道徵候群	gay bowel syndrome			
A64.x01†	N37.001*		性病性尿道炎	性病性尿道炎	venereal urethritis			
A65.001		A65.x00:	非性病性梅毒	非性病性梅毒	bejel; nonvenereal syphilis			
				地方性梅毒	endemic syphilis	地方性梅毒	endemic syphilis	
				Njovera 病	Njovera	恩乔维拉病	Njovera	
				Siti 病	Siti diseases	西蒂病	Siti diseases	
				Skerljevo 病	Skerljevo diseases	斯凯尔杰沃病	Skerljevo diseases	
A66.002		A66.000:	一期雅司病	一期雅司病	primary yaws			
A66.102		A66.110:	雅司多发性乳头瘤	雅司多發性乳突瘤	multiple of yaws papillomata			
A66.301		A66.300:	雅司病角化过度症	雅司角化过度病	hyperkeratosis of yaws			
A66.501		A66.500:	毁形性鼻咽炎	毀形性鼻咽炎	rhinopharyngitis mutilans; gangosa			
A66.701		A66.710:	黏膜雅司病	黏膜雅司病	mucosal yaws			
A66.801			隐性雅司病	潛伏性雅司病	latent yaws			
A66.901		A66.900:	雅司病	雅司病	yaws; pian in yaws	热带霉疮	frambesia tropica	
A67.001		A67.000:	早期品他病	早期品他病	early pinta			
A67.101		A67.100:	品他疹	品他病疹	pintids; pintides			
A67.102		A67.100:	中期品他病	中期品他病	intermediate pinta			
A67.201		A67.200:	晚期品他病	晚期品他病	late phase pinta			
A67.301			品他病混合损害	品他病的混合病灶	mixed lesions of pinta			
A67.901		A67.900:	品他病	品他病	pinta			
A68.901		A68.900:	回归热	回歸熱	relapsing fever; miana; kimputu; reccurent fever			
A68.902			复发性斑疹伤寒	復發性斑疹傷寒	reccurent typhus	布里尔病	Brill disease	

主码	附码	皮码	中文病名	繁体病名	英文病名	同义中文病名	同义英文病名	中医病名
				布利爾－辛舍氏病	Brill－Zinsser disease	布里尔－津瑟病	Brill－Zinsser disease	
				散发性复发性斑疹伤寒	reccurent typhus discreta	散发性复发性斑疹伤寒	reccurent typhus discreta	
A69.001		A69.020：	坏疽性口炎	壞疽性口炎	gangrenous stomatitis；noma	走马疳	cancrum oris	
A69.002			生殖器梭菌螺旋体病	生殖器梭菌螺旋體病	genital fusospirochetosis			
A69.105		A69.110：	奋森咽峡炎	文生氏咽峡炎	Vincent's angina	奋森口炎	Vincent's stomatitis	
				潰瘍性膜性口炎	ulceromembranous stomatitis	溃疡性膜性口炎	ulceromembranous stomatitis	
A69.106		A69.120：	急性坏死性溃疡性龈炎	急性壞死性潰瘍性齦炎	acute necrotising ulcerative gingivitis	急性坏死性龈炎	acute necrotizing gingivitis	走马牙疳；走马疳；走马；臭息；崩砂；溃槽；宣露；腐根；穿腮毒；痧痘口疳；痧痘疳；风疳；风疳疮
				急性潰瘍性齦炎	acute ulcerative gingivitis	急性溃疡性龈炎	acute ulcerative gingivitis	
				潰瘍性膜性齦炎	ulceromembranous gingivitis	溃疡性膜性龈炎	ulceromembranous gingivitis	
				文生氏齦炎	Vincent's gingivitis	奋森龈炎	Vincent's gingivitis	
A69.201		A69.200：	莱姆病	萊姆病	Lyme 病	淋巴细胞脑膜神经根炎	lymphocytic meningoradiculitis	
				Bannwarth 氏徵候群	Bannwarth's syndrome	斑沃思综合征	Bannwarth's syndrome	
				Garin－Bujadoux－Bannwarth 氏徵候群	Garin－Bujadoux－Bannwarth syndrome	加林－布杰道克思－斑沃思综合征	Garin－Bujadoux－Bannwarth syndrome	
A69.202		A69.220：	慢性游走性红斑	慢性遊走性紅斑	erythema chronicum migrans	布氏疏螺旋体性慢性游走性红斑	erythema chronicum migrans due to Borrelia burgdorferi	风斑；热肿
A69.203		A69.210：	布氏疏螺旋体感染	伯氏疏螺旋菌感染	Borrelia burgdorferi infection			
A70.x01		A70.x10：	鹦鹉热	鸚鵡熱	psittacosis；parrot fever	鸟疫	ornithosis	
				飼鳥症	ornithosis	饲鸟病	ornithosis	
A74.901		A74.900：	衣原体感染	衣原體感染	chlamydial infection			
A75.001			流行性斑疹伤寒	流行性斑疹傷寒	epidemic typhus	虱传斑疹伤寒	louseborne typhus	
				歐洲斑疹傷寒	European typhus	欧洲斑疹伤寒	European typhus	
A75.201			地方性斑疹伤寒	地方性斑疹傷寒	murine typhus；endemic typhus	鼠型斑疹伤寒	murine typhus	
A75.301			恙虫病	恙蟲病	tsutsugamushi disease	丛林斑疹伤寒	scrub typhus	沙虱病 ；温(瘟)毒发斑；沙虱毒
				日本斑疹傷寒	Japanese typhus	日本斑疹伤寒	Japanese typhus	
				热带斑疹伤寒	tropical typhus	热带斑疹伤寒	tropical typhus	
A75.901		A75.900：	斑疹伤寒	斑疹傷寒	typhus			温毒发斑
A77.002			洛基山斑点热	洛基山斑疹熱	Rocky Mountain spotted fever			温(瘟)毒发斑
A77.101			地中海斑疹热	地中海斑疹熱	Mediterranean tick fever			温(瘟)毒发斑
				南歐斑疹熱	boutonneuse fever	南欧斑疹热	Boutonneuse fever	
				印度蜱傳斑疹傷寒	India tick typhus	印度蜱传斑疹伤寒	India tick typhus	

主码	附码	皮码	中文病名	繁体病名	英文病名	同义中文病名	同义英文病名	中医病名
				肯亞扁蝨斑疹傷寒	Kenya tick typhus	肯尼亚蜱传斑疹伤寒	Kenya tick typhus	
				馬賽熱	Marseilles fever	马赛热	Marseilles fever	
				南非壁蝨咬熱	south african tick - bite fever	南非蜱咬热	South African fever	
				康諾爾立克次體性斑疹熱	Spotted fever due to Rickettsia conorii	康诺尔立克次体性斑疹热	Spotted fever due to Rickettsia conorii	
A77.901		A77.900：	蜱传斑疹伤寒	壁蝨斑疹傷寒	tick typhus；tick - borne typhus	壁虱斑疹伤寒	tick typhus	热疫
A78.x01			寇热	Q 熱；昆士蘭熱	Q fever；quadrilateral fever			
A79.001			战壕热	戰壕熱	trench fever	五日热	quintan fever	热疫
A79.101			立克次体痘	立克次體痘疹	rickettsial pox	疹热	Kew Garden fever	
A79.802			埃利希病	埃利希氏病	ehrlichiosis			热疫
A79.903			立克次体感染	立克次體感染	rickettsial infection			
A88.001			波士顿疹病	波士頓疹病	Boston exanthem			热疫
A90.x01			登革热	登革熱	dengue fever			热疫
A92.301			西尼罗河热	西尼羅河熱	West Nile fever			
A93.101			白蛉热	白蛉熱	sandfly fever；phlebotomus fever	白蛉热（三日热）	pappataci fever	
A95.901		A95.900：	黄热病	黃熱病	yellow fever			
A96.001			阿根廷出血热	阿根廷出血熱	Argentinian hemorrhagic fever			疫斑热
A96.101			玻利维亚出血热	玻利維亞出血熱	Bolivian hemorrhagic fever			疫斑热
A98.001			克里米亚 - 刚果出血热	克里米亞 - 剛果出血熱	Crimean - Congo hemorrhagic fever	中亚出血热	Crimean Asian hemorrhagic fever	疫斑热
A98.301			马堡病毒病	Marburg 病毒病	Marburg virus disease	绿猴病	green monkey disease	
				非洲出血熱	African hemorrhagic fever	非洲出血热	African hemorrhagic fever	
A98.401			埃博拉出血热	埃博拉出血熱	Ebola hemorrhagic fever	埃博拉病毒病	Ebola virus disease	疫斑热
A98.502†	N08.002*		流行性出血热	流行性出血熱	epidemic hemorrhagic fever	尼多科病	Nidoka disease	疫斑热
A99.x01			病毒性出血热	病毒性出血熱	viral hemorrhagic fever			疫斑热；疫疹；温毒发斑；时疫
B00.001			卡波西水痘样疹	Kaposi 氏水痘樣疹	Kaposi's varicelliform eruption			
B00.002		B00.000：	疱疹性湿疹	疱疹性濕疹	eczama herpeticum	水痘样疹	varicelliform eruption	痘风疮；乙痘；脐窝痘
B00.102		B00.110：	唇单纯疱疹	唇單純疱疹	herpes simplex labialis	口唇疱疹	orolabial herpes	燎疱
				唇疱疹	herpes labialis	唇疱疹	herpes labialis	
B00.103			面单纯疱疹	顏面單純疱疹	herpes simplex facialis			
B00.201			口腔单纯疱疹	口腔單純疱疹	oral herpes simplex			口舌疮；脾瘅；口破；糜疳
B00.202		B08.500：	疱疹性咽峡炎	疱疹性咽峽炎	herpangina			
B00.203			疱疹性咽炎	疱疹性咽炎	herpetic pharyngitis			
B00.204		B00.210：	疱疹性龈口炎	單純疱疹性齦口炎	herpetic gingivostomatitis	单纯疱疹性龈口炎	herpes simplex gingivostomatitis	
B00.301†	G02.001*		疱疹性脑膜炎	疱疹性腦膜炎	herpetic meningitis			
B00.402†	G05.101*		疱疹性脑炎	疱疹性腦炎	herpetic encephalitis			

主码	附码	皮码	中文病名	繁体病名	英文病名	同义中文病名	同义英文病名	中医病名
B00.502†	H58.801*		单纯性疱疹合并眼部并发症	單純疱疹伴眼部併發症	herpes simplex with eye complication			
B00.503†	H13.101*		疱疹性结膜炎	疱疹性結膜炎	herpetic conjunctivitis			
B00.504†	H19.102*		疱疹性眼炎	疱疹性眼炎	herpetic ophthalmia			
B00.506†	H19.101*	B00.530:	疱疹性角膜炎	疱疹性角膜炎 單純疱疹性角膜炎	herpetic keratitis herpes simplex keratitis	单纯性疱疹性角膜炎	herpes simplex keratitis	
B00.509		B00.500:	原发性眼单纯疱疹	原發性眼單純疱疹	primary ocular herpes simplex			
B00.510†	H19.103*	B00.550:	单纯疱疹性角膜结膜炎	單純疱疹性角膜結膜炎	herpes simplex keratoconjunctivitis			
B00.701			疱疹性败血症	疱疹性敗血症	herpetic septicaemia			
B00.702		B00.700:	播散性单纯疱疹	播散性單純疱疹	disseminated herpes simplex			
B00.805			格斗者疱疹	格鬥者疱疹 摔跤者疱疹	herpes gladiatorum wrestler's herpes	外伤性疱疹 摔跤者疱疹	traumatic herpes wrestler's herpes	
B00.806			疱疹性须疮	疱疹性鬚瘡	herpetic sycosis			羊胡疮;胡子疮;羊须疮;燕窝疮;羊胡子疮;火珠疮;胡须顽湿
B00.807			内脏单纯疱疹	內臟單純疱疹	visceral herpes simplex			
B00.808			接种性单纯疱疹	接種性單純疱疹	inoculating herpes simplex			
B00.809			原发性单纯疱疹	原發性單純疱疹	primary herpes simplex			
B00.810			复发性单纯疱疹	復發性單純疱疹	recurrent herpes simplex			
B00.811†	L99.801*	B00.840:	疱疹病毒性瘭疽	疱疹病毒性指/趾端化膿	herpesviral whitlow	疱疹性瘭疽	herpetic whitlow	瘭疽
B00.901		B27.010:	EB 病毒感染	EB 病毒感染	Epstein – Barr virus infection	EB 感染性皮病	dermatosis due to EB infection	
B00.902		B00.100:	单纯疱疹	單純疱疹 單純疱疹感染 傷風瘡	herpes simplex herpes simplex infection cold sore	水疱热 单纯疱疹感染 伤风疮	fever blisters herpes simplex infection cold sore	热疮;火燎疮;热火嘘
B01.001†	G02.001*		水痘脑膜炎	水痘腦膜炎	varicella meningitis			
B01.101†	G05.101*		水痘脑炎	水痘腦炎	varicella encephalitis			
B01.201†	J17.101*		水痘肺炎	水痘肺炎	varicella pneumonia			
B01.801			出血性水痘	出血性水痘	hemorrhagic varicella			水痘
B01.802			大疱型水痘	水疱型水痘	bullous varicella			水痘
B01.804			变异型水痘样综合征	變異型水痘樣徵候群	modified varicella – like syndrome			
B01.806			罗伊综合征	Reye 氏徵候群	Reye syndrome	急性脑病及内脏脂肪变性	acute encephalopathy and visceral lipodegeneration	
B01.901		B01.900:	水痘	水痘	varicella;chickenpox			水痘;水逗;水疔
B01.805			成人水痘	成人水痘	adult varicella			水痘

主码	附码	皮码	中文病名	繁体病名	英文病名	同义中文病名	同义英文病名	中医病名
B02.001†	G05.102*		带状疱疹性神经根脊髓炎	帶狀疱疹性神經根脊髓炎	zoster neuroradicular myelitis; zoster root myelitis			
B02.101†	G02.001*		带状疱疹性脑膜炎	帶狀疱疹性腦膜炎	zoster meningitis			
B02.201†	G53.101*		带状疱疹性多颅神经麻痹	帶狀疱疹性多對腦神經麻痹	paralysis of multiple cranial nerves due to herpes zoster			
B02.202†	G53.005*		带状疱疹后坐骨神经痛	帶狀疱疹後坐骨神經痛	sciatica post herpes zoster			
B02.203†	G53.001*		带状疱疹性神经根炎	帶狀疱疹性神經根炎	neuroradiculitis of herpes zoster			
B02.204†	G53.002*	B02.270:	拉姆齐·亨特综合征	Ramsay – Hunt 氏徵候群	Ramsay – Hunt syndrome			
				膝狀神經節徵候群	ganglion geniculatum syndorme	膝状神经节综合征	ganglion geniculatum syndorme	
				Hunt 氏徵候群 I 型	Hunt syndrome type I	亨特综合征 I 型	Hunt syndrome type I	
				Hunt 氏徵候群	Hunt's syndrome	亨特综合征	Hunt's syndrome	
B02.205†	G53.003*		带状疱疹后遗三叉神经痛	帶狀疱疹後三叉神經痛	postherpetic trigeminal neuralgia			
B02.206	G53.000*		带状疱疹后膝状神经节炎	帶狀疱疹後膝狀神經節炎	postherpetic geniculate ganglionitis			
B02.209			带状疱疹性运动性麻痹	帶狀疱疹性運動性麻痹	motor paralysis due to herpes zoster			
B02.211†	G53.004*	G53.020:	带状疱疹后遗神经痛	帶狀疱疹後神經痛	postherpetic neuralgia			
B02.301†	H58.801*	B02.300:	眼带状疱疹感染	眼帶狀疱疹感染	ophthalmic zoster infection			
				帶狀疱疹伴眼部併發症	zoster with eye complication	带状疱疹合并眼部并发症	zoster with eye complication	
B02.302†	H13.101*		带状疱疹性眼炎	帶狀疱疹性眼炎	zoster ophthalmia			
B02.303†	H03.101*		眼睑带状疱疹	眼瞼帶狀疱疹	blepharal herpes zoster			
B02.305†	H19.202*		带状疱疹性角膜结膜炎	帶狀疱疹性角膜結膜炎	zoster keratcojunctivitis			
B02.306†	H19.201*		带状疱疹性角膜炎	帶狀疱疹性角膜炎	zoster keratitis			
B02.701		B02.700:	播散性带状疱疹	播散性帶狀疱疹	disseminated herpes zoster	泛发性带状疱疹	herpes zoster generalisatus	
B02.801†	H62.101*	B02.210:	耳带状疱疹	耳部帶狀疱疹	herpes zoster oticus	外耳带状疱疹	herpes zoster oticus	
B02.901		B02.910:	带状疱疹	帶狀疱疹	herpes zoster			蛇串疮;缠腰火丹;甯腰疮;缠腰龙;蜘蛛疮;蛇丹;蛇甯疮;蛇缠疮;蛇缠丹;蛇形丹;蛇巢疮;蛇瘴疮;蛇缠虎带;白蛇甯;火腰带;火带疮;甑带疮;玉带疮
B02.904			出血性带状疱疹	出血性帶狀疱疹	hemorrhagic herpes zoster			
B02.905			大疱性带状疱疹	水疱性帶狀疱疹	bullous herpes zoster			
B02.906			顿挫性带状疱疹	頓挫型帶狀疱疹	abortive herpes zoster			

主码	附码	皮码	中文病名	繁体病名	英文病名	同义中文病名	同义英文病名	中医病名
B02.907			坏疽性带状疱疹	壞疽型帶狀疱疹	gangrenous herpes zoster			
B02.908			内脏带状疱疹	內臟帶狀疱疹	visceral herpes zoster			
B02.909			无疹性带状疱疹	無疹性帶狀疱疹	sine exanthemata herpes zoster			
B03.x01		B03.x20：	天花	天花	variola major；smallpox			天花；天疮；天行；天痘；天行痘；天行疱疮；痘疹；疮疹；发斑疮；百日疮；豆豆疮；疫疠；豌豆疮；虏寄疮
B04.x01		B04.x00：	猴痘	猴痘 猴天花病毒病	monkey pox monkey smallpox virus disease	人猴痘 猴天花病毒病	human monkey pox monkey smallpox virus disease	
B05.802		B05.800	非典型麻疹综合征	非典型麻疹徵候群	atypical measles syndrome			
B05.901		B05.990：	麻疹	麻疹 德國麻疹	measles；morbilli German measles	 德国麻疹	 German measles	麻疹；疹子；麻子；痧子；疮疹
B06.901		B06.900：	风疹	风疹	rubella			风疹
B07.x01		B07.x20：	扁平疣	扁平疣	verruca plana；plane warts	青年扁平疣	juvenile verruca plana	扁瘊
B07.x02			病毒性疣	病毒性疣	viral warts			
B07.x03		B07.x00：	寻常疣	尋常疣	verruca vulgaris；common warts			疣目；瘊子；千日疮；千日疣；枯筋箭；疣疮；木刺瘊；竖头肉；癞瘊；刺瘊；梅花疮；晦气疮
B07.x04		B08.050：	疣	疣	wart；verruca			疣目
B07.x06		B07.x10：	丝状疣	絲狀疣	filiform warts	指状疣	verruca digitata；digitate wart	线瘊；小疣子
B07.x07		B07.x14：	跖疣	蹠疣 鑲嵌性蹠疣	plantar wart；verruca plantaris mosaic plantar warts	蚁冢疣 镶嵌性跖疣	myrmecia mosaic plantar warts	足瘊；牛程蹇；牛脸；牛程蹇；牛棘蹇
B07.x08			疣状表皮发育不良	疣樣表皮發育異常 Lewandowsky – Lutz 氏徵候群	epidermodysplasia verruciformis Lewandowsky – Lutz syndrome	泛发性疣病 列文道斯基 – 卢茨综合征	generalized verrucosis Lewandowsky – Lutz syndrome	
B07.x09			甲下疣	甲下疣	hyponychial wart			甲疽；甲疽疮
B07.x10			甲周疣	指/趾甲周圍疣	periungual warts； perionychial wart			甲疽；甲疽疮
B07.x11			掌疣	手掌疣	palmar wart			掌瘊
B07.x12		B07.x12：	手疣	手疣	hand warts			手瘊
B07.x13		B07.x30：	屠夫疣	屠夫疣	butcher's warts			
B08.002		B08.010：	牛痘	牛痘	vaccinia；cowpox			牛痘
B08.003			挤奶者结节	擠奶員結節 副牛痘	milker's nodules paravaccinia	 副牛痘	 paravaccinia	牛奶痘
B08.004			牛丘疹性口腔炎	牛丘疹性口腔炎	bovine papular stomatitis			

主码	附码	皮码	中文病名	繁体病名	英文病名	同义中文病名	同义英文病名	中医病名
B08.005		B08.040：	羊痘	羊痘	orf	触染性脓疱性皮病	contagious pustular dermatosis	
				接觸傳染性膿瘡	ecthyma contagiosum	触染性深脓疱疮	ecthyma contigiosum	
				感染性唇部皮膚炎	infectious labial dermatitis	感染性唇部皮炎	infectious labial dermatitis	
B08.101		B08.100：	传染性软疣	傳染性軟疣	molluscum contagiosum	贝特曼病	Bateman's disease	鼠乳；水瘊；水瘊子
						触染性软疣	molluscum contagiosum	
B08.201		B08.200：	婴儿玫瑰疹	嬰兒玫瑰疹	roseola infantum			奶麻；奶疹子；急疹；烂衣疮；假麻；小儿发痧
				幼儿急疹	exanthema subitum	幼儿急疹	exanthema subitum	
				急性發疹前發熱	critical preeruptive fever	急性发疹前发热	critical preeruptive fever	
				第六病	sixth disease	第六病	sixth disease	
				Zahorsky 氏病	Zahorsky's disease	扎霍斯基病	Zahorsky's disease	
				猝發疹	exanthema subitum	猝发疹	exanthema subitum	
B08.301		B08.300：	传染性红斑	感染性紅斑	erythema infectiosum			红云风；丹痧；红蝴蝶斑
				第五病	fifth disease	第五病	fifth disease	
				Sticker 氏病	Sticker's disease	施蒂克病	Sticker's disease	
B08.401		B08.400：	手足口病	手足口病	hand – foot – mouth disease; hand, foot and mouth disease	水疱疹病及口炎	vesicular exanthem and stomatitis	手脚疹；温毒发疹
B08.802		B08.820：	足口病	口蹄病	foot and mouth disease	口蹄病	foot and mouth disease	
				口瘡病熱	aphthous fever	阿夫他热	aphthous fever	
B08.804			亚巴痘病毒病	亞巴痘病毒病	Yaba pox virus disease	亚巴猴病毒病	Yaba monkey virus disesase	
B08.805			野生动物源性副痘病毒感染	野生動物源性副痘病毒感染	parapoxvirus infections from wildlife			
B08.806		B08.830：	塔纳河痘	它納痘	tanapox	魍魑痘	tanapox	
				它納河痘病毒病	tanapox virus disease	塔纳河痘病毒病	tanapox virus disease	
B09.x01		B09.x20：	病毒疹	病毒疹	viral exanthema	病毒性皮疹	skin rash due to virus; viral efflorescence	痧；热痧
B09.x02			病毒黏膜疹	病毒黏膜疹	viral mucous exanthema			温毒发疹
B17.801			肝炎皮肤表现	肝炎皮膚表現	skin manifestation of hepatitis			
B20.001		B20.010：	HIV 病并发结核	HIV 病併發結核病	tuberculosis in HIV disease			
B20.101			HIV 病并发杆菌性血管瘤病	HIV 病併發桿菌性血管瘤病	bacillary angiomatosis in HIV disease			
B20.201		B20.200：	HIV 病并发巨细胞病毒感染	HIV 病併發巨細胞病毒感染	cytomegalovirus infection in HIV disease			
B20.901		B20.900：	HIV 皮肤变异性感染	HIV 導致皮膚感染之變異	HIV – modified infection/infestation of skin			
B21.101		B21.100：	HIV 病并发伯基特淋巴瘤	HIV 病併發伯基特氏淋巴瘤	HIV disease resulting in Burkitt's lymphoma			

主码	附码	皮码	中文病名	繁体病名	英文病名	同义中文病名	同义英文病名	中医病名
B21.701		B21.700:	HIV 病并发多发性恶性肿瘤	HIV 病併發多發性惡性腫瘤	HIV disease resulting in multiple malignant neoplasm			
B22.001		B22.000:	HIV 病并发脑病	HIV 病併發腦病變	HIV disease resulting in encephalopathy			
B22.002		B22.010:	HIV 病并发痴呆	HIV 病併發癡呆	dementia in HIV disease			
B22.101			HIV 病并发淋巴样间质性肺炎	HIV 病併發淋巴樣間質性肺炎	HIV disease resulting in lymphoid interstitial pneumonitis			
B22.201		B22.200:	纤弱病	消瘦病	slim disease			
B22.202			HIV 病并发身体生长受阻	HIV 病併發身體生存不能	HIV disease resulting in failure to thrive			
B23.001		B23.000:	急性 HIV 感染综合征	急性 HIV 感染徵候群	acute HIV infection syndrome			
B23.101			HIV 病并发(持续性)泛发性淋巴结病	HIV 病併發(持續性)廣泛性淋巴結病變	HIV disease resulting in (persistent) generalized lymphadenophathy			
B23.801			HIV 阳性患者脂肪营养不良	HIV 阳性患者脂肪失養	lipodystrophy in HIV positive partials			
B24.x01		B24.x20:	获得性免疫缺陷综合征	後天免疫不全徵候群	acquired immune deficiency syndrome; AIDS	艾滋病	acquired immune deficiency syndrome; AIDS	瘟毒;瘟疫毒;虚损
		B24.x90:		人類免疫缺陷病毒感染	human immunodeficiency virus infection; HIV	人类免疫缺陷病毒感染;HIV 感染	human immunodeficiency virus infection	
B25.801			人巨细胞病毒感染	人類巨細胞病毒感染	human cytomegalovirus infection			
B25.802			人类疱疹病毒 6 感染	人類疱疹病毒第 6 型感染	human herpesvirus 6 infection			
B25.803			人类疱疹病毒 7 感染	人類疱疹病毒第 7 型感染	human herpesvirus 7 infection			
B25.804			人类疱疹病毒 8 感染	人類疱疹病毒第 8 型感染	human herpesvirus 8 infection			
B25.805		B25.810:	皮肤巨细胞病毒感染	皮膚巨細胞病毒感染	cytomegalovirus infection of skin			
B25.901			巨细胞病毒感染	巨細胞病毒感染	cytomegaloviral disease	巨细胞包涵体病	cytomegalic inclusion disease	
B25.806			疱疹 B 病毒感染	疱疹 B 型病毒感染	herpes B virus infection			
B27.901		B27.800:	传染性单核细胞增多症	感染性單核血球病	infectious mononucleosis	腺热	glandular fever	缠喉风
B33.101		B33.100:	罗斯河病毒感染	羅斯河病毒感染	Ross River virus infection			
B34.101			艾柯病毒感染	艾可病毒感染	echovirus infectious			温毒发疹
				艾可病毒疹	ECHO virus eruption	艾柯病毒疹	ECHO virus eruption	
B34.102			柯萨奇湿疹	克沙奇性濕疹	eczema coxsackium			
B34.103			柯萨奇病毒感染	克沙奇病毒感染	Coxsackie virus infection	柯萨奇病毒疹	Coxsackie virus eruption	
B34.104			副猩红热	副猩紅熱	parascarlatina			
				杜克氏病	Dukes disease	杜克病	Dukes disease	

主码	附码	皮码	中文病名	繁体病名	英文病名	同义中文病名	同义英文病名	中医病名
				第四病	fourth disease	第四病	fourth disease	
B34.105			传染性水疱病	感染性水疱病	infectious vesicular disease			温毒发疹
B34.301			人类细小病毒 B19 感染	人類細小病毒 B19 型感染	human paruovirus B19 infection			
B34.302			丘疹紫癜性长袜与手套综合征	丘疹紫癜性長襪與手套徵候群	papular purpuric " gloves et socks" syndrome			
				手腳部位搔癢性丘疹徵候群	papular pruritic gloves and socks syndrome	丘疹性瘙痒性手套和短袜综合征	papular pruritic gloves and socks syndrome	
B34.802			小核糖核酸病毒感染	小核醣核酸病毒感染	picornavirus infection			
B34.803			人类嗜 T 淋巴细胞性病毒感染	人類親 T 淋巴細胞性病毒感染	human T – lymphotropic virus infection			
B34.804			凯库池－富吉莫托病	Kikuchi – Fujimoto 氏病	Kikuchi – Fujimoto disease	凯库池病	Kikuchi's disease	
				組織細胞性壞死性淋巴結病	histiocytic necrotizing lymaphadenitis	组织细胞性坏死性淋巴结病	histiocytic necrotizing lymaphadenitis	
B34.901			病毒感染	病毒感染	virus infection			
B35.001		B35.020：	脓癣	頭膿癬	kerion	头脓癣	kerion	赤秃；赤秃疮；赤癣；肥黏疮；黏疮
B35.002		B35.006：	头癣	頭癬	tinea capitis			秃疮；癞头疮；堆沙；癞痢癞；头疮；头秃疮；瘌痢疮；蛀发癣；梅花疮；堆沙瘌痢
				禿瘡癬	tinea kerion	秃疮癣	tinea kerion	
B35.003		B35.040：	须癣	鬚癬	tinea barbae；beard ringworm	剃刀肿块癣	tinea barbae	羊胡疮；胡子疮；羊须疮；燕窝疮；羊胡子疮；火珠疮；胡须顽湿
				黴菌須癬；真菌須癬	mycotic sycosis	真菌性须疮	mycotic sycosis	
B35.005		B35.060：	面癣	顏面癬	tinea faciei；ringworm of the face			面癣
B35.101		B35.100：	甲癣	甲癬	tinea unguium			灰指甲；灰趾甲；鹅爪风；油灰指甲；油炸甲；灰甲；虫蛀甲
B35.102		B35.190：	甲真菌病	甲黴菌病；甲真菌病	onychomycosis	皮肤癣菌性甲真菌病	onychomycosis due to dermatophyte	灰指甲；灰趾甲；虫蛀甲；油炸甲；鹅爪风
B35.103			黑色甲下甲真菌病	黑色甲下甲黴菌病	black subungual onychomycosis			
B35.104		B35.110：	全营养不良性甲真菌病	全營養不良性甲黴菌病	total dystrophic onychomycosis	全甲毁损型甲真菌病	total dystrophic onychomycosis	
B35.105		B35.120：	远端及侧位甲下甲真菌病	遠端及側位甲下甲黴菌病	distal and lateral subungual onychomycosis			灰指甲

主码	附码	皮码	中文病名	繁体病名	英文病名	同义中文病名	同义英文病名	中医病名
B35.106		B35.130：	近端甲下甲真菌病	近端甲下甲黴菌病	proximal subungual onychomycosis			
B35.107		B35.140：	浅表性白色甲真菌病	表淺性白色甲黴菌病	superficial white onychomycosis			
B35.108		B36.820：	霉菌感染性甲真菌病	黴菌感染性甲真菌病	onychomycosis due to mould infection			
B35.109			内在型甲真菌病	內在型甲黴菌病	endonyx onychomycosis	甲板内型甲真菌病	endonyx onychomycosis	
B35.201		B35.200：	手癣	手癬	hand ringworm; tinea of hands; tinea manuum			鹅掌风;鹅掌疯;鹅堂风
B35.301		B35.300：	足癣	脚癬	tinea pedis;foot ringworm	香港脚	Hang Kong foot	脚湿气;脚气湿疮;脚气;烂脚风
				趾間足癬	interdigitale tinea pedis	趾间足癣	interdigital tinea pedis	脚趾缝烂疮;烂脚丫
				浸漬糜爛型足癬	tinea pedis of maceration and erosion	浸渍糜烂型足癣	tinea pedis of maceration and erosion	田螺疱;臭田螺;脚烂疮;脚蚓疮癣
		B35.310：		運動家足	athlete's foot	运动员足	Athlete's foot	
		B35.310：		足癬菌病	dermatophytosis of foot	足癣菌病	dermatophytosis of foot	
B35.302		B35.330：	镶嵌足	噬鱼蛇足	moccasin foot			
B35.303			鳞屑角化型足癣	鱗屑角化性足癬	squamous keratotic tinea pedis			脚蚓;脚疰风;痒脚疮;干癣
B35.401		B35.400：	体癣	體癬	tinea corporis;ringworm of body			圆癣;钱癣;金钱癣;笔管癣;花眼癣;荷叶癣;荷钱癣疮;雀眼癣;风癣;铜钱癣;环癣;圈癣
				圈癬	tinea circinata	圆癣	tinea circinata	
B35.501		B35.500：	叠瓦癣	疊瓦癬	tinea imbricata;tokelau	涡纹癣	tinea imbricata	刀癣;浪花癣
B35.601		B35.600：	股癣	股癬	tinea cruris; ringworm of groin; jock itch			阴癣;股间湿癣;瘙癣
				腹股溝癬	groin ringworm	腹股沟癣	groin ringworm	
				男洗衣工癢病	dhobie itch	洗衣员痒	dhobi itch	
				胯下癢	crotch itch			
				股癢	jock itch			
B35.802		B35.830：	毛癣菌性肉芽肿	毛癬菌性肉芽腫	trichophytic granuloma			
				Majocchi 氏肉芽腫及難辨認癬	Majocchi's granuloma and tinea incognito	梅杰奇肉芽肿及难辨认癣	Majocchi's granuloma and tinea incognito	
		B35.810：	深部癣	深部癬	tinea profunda			
B35.804			糖皮质激素变形癣	醣皮質類固醇變形癬	glucocorticoid - modified ringworm	皮质类固醇变形癣	corticosteroid - modified ringworm	
				難辨認癬	incognito ringworm	难辨认癣	incognito ringworm	
B35.805			癣继发感染	癬繼發感染	tinea secondary infection			

主码	附码	皮码	中文病名	繁体病名	英文病名	同义中文病名	同义英文病名	中医病名
B35.806		B35.820:	真菌性肉芽肿性皮肤癣菌病	黴菌性肉芽腫性皮疾	mycotic granulomatous dermatophytosis			
B35.807		B35.890:	真菌性播散性皮肤癣菌病	黴菌性播散性皮肤病	mycotic disseminated dermatophytosis			
B35.901		B35.030:	黄癣	黃癬	favus; tinea favosa	黄癣菌病	trichophytosis favosa	肥疮;黄癞痢;堆沙鬎鬁;瘌痢疮
				南非黑人黃癬	favus in South African blacks	南非黑人黄癣	favus in South African blacks	
				頭皮白痂病	witkop	头皮白痂病	witkop	
B35.902		B36.900:	皮肤真菌病	皮膚黴菌病	dermatomycosis			癣
				癬	ringworm; tinea	癣	ringworm; tinea	癣
				皮癬菌病	dermatophytosis	皮癣菌病	dermatophytosis	
				黴菌性皮膚炎	mycotic dermatitis	真菌性皮炎	mycotic dermatitis	
B36.001		B36.000:	花斑癣	花斑癬	tinea versicolor	汗斑	pityriasis versicolor	汗斑;紫白癜风;夏日斑;花斑糠疹;夏日汗斑
				Eichstedt 氏病	Eichstedt's disease	艾希施泰特病	Eichstedt's disease	
				變色糠疹	pityriasis versicolor	花斑糠疹	pityriasis versicolor	
				熱帶花斑癬	tinea flava	热带花斑癣	tinea flava	
				皮屑皮膚黴菌病	dermatomycosis furfuracea			
B36.101			黑点癣	黑點癬	black dot ringworm; black dot tinea	毛癣菌头癣	Trichophytoton tinea capitis	
B36.102		B36.100:	掌黑癣	手掌黑癬	tinea nigra palmaris	黑癣	tinea nigra	砂疥
				手掌黑色角質真菌病	keratomycosis nigricans palmaris	掌黑色角化性真菌病	keratomycosis nigricans palmaris	
				黑色小孢子菌病	microsporosis nigra	黑色小孢子菌病	microsporosis nigra	
				黑色糠疹	pityriasis nigra	黑糠疹	pityriasis nigra	
B36.201			白癣	白癬	tinea alba; white ringworm	小孢子菌头癣	Microsporum tinea capitis	白秃疮;蛀毛癣;白秃;白癞痢;白鬎鬁;白秃堆灰;白皮癣
B36.202		B36.200:	白色毛结节菌病	白色毛結病;白色毛幹結節病	white piedra			砂疥
				白色毛髮芽孢菌病	white trichosporosis	白色毛孢子菌病	white trichosporosis	
B36.301		B36.300:	黑色毛结节菌病	黑砂毛	black piedra	结节型黑色毛孢子病	black trichomycosis nodularis	砂疥
				黑色毛髮芽孢菌病	black trichosporosis	黑色毛孢子菌病	black trichosporosis	
B36.801			马拉色菌感染	馬拉色菌感染	infection of Malassezia	糠秕孢子菌感染	infection of Pityrosporum	
B36.802			马拉色菌系统性感染	馬拉色菌系統性感染	systemic infection of Malassezia	系统性糠秕孢子菌感染	systemic infection of Pityrosporum	
B36.803			马拉色菌甲	馬拉色菌甲	Malassezia nail	糠秕孢子菌甲	Pityrosporum nail	
B36.804		B36.810:	马拉色菌毛囊炎	馬拉色菌毛囊炎	Malassezia folliculitis	糠秕孢子菌毛囊炎	Pityrosporum folliculitis	

主码	附码	皮码	中文病名	繁体病名	英文病名	同义中文病名	同义英文病名	中医病名
B36.805			马拉色菌龟头包皮炎	馬拉色菌龜頭包皮炎	Malassezia balanoposthitis	糠秕孢子菌龟头包皮炎	Pityrosporum balanoposthitis	
B36.806			毛孢子菌病	毛髮芽孢菌病	trichosporosis			
B36.807			毛结节菌病	毛幹結節病；毛孢子菌病	piedra			砂疥
				毛真菌病	trichomycosis	毛霉菌病	trichomycosis	
				Gilovannin 氏病	Gilovannin's disease	吉洛万尼病	Gilovannin's disease	
B36.808			系统性毛孢子菌病	系統性毛髮芽孢菌病	systemic trichosporosis			
B36.809			拜格尔病	Baigel 氏徵候群	Baigel's disease	热带毛孢子菌病	tropical trichosporosis	
B36.904		B36.920：	耳真菌病	耳真菌病；耳黴菌病	otomycosis；tinea auricularis	耳癣	otomycosis	耳癣
				真菌性外耳道炎	otitis external mycotica	真菌性外耳道炎	otitis external mycotica	
B37.001		B37.900：	鹅口疮	鵝口瘡	thrush	口鹅口疮	oral thrush	鹅口疮；雪口；雪花疮；鹅口；鹅口白疮；鹅口白屑；鹅口疳
B37.005		B37.000：	口腔念珠菌病	口腔念珠菌病	oral candidiasis	念珠菌性口炎	candidal stomatitis	燕口疮；雪口；雪花疮；夹口疮；白口糊
				鵝口瘡	oral thrush	口鹅口疮	oral thrush	
B37.006		B37.010：	慢性萎缩性念珠菌病	慢性萎縮性念珠菌病	chronic atrophic candidiasis			
B37.007		B37.020：	慢性增生性念珠菌病	慢性增生性念珠菌病	chronic hyperplastic candidiasis			
B37.008		B37.030：	念珠菌性白斑	念珠菌性白斑	candidal leukoplakia			
B37.009		B37.050：	念珠菌性口角唇炎	念珠菌性口角唇炎	candidal angular cheilitis	口角念珠菌病	perlèche moniliasis	口吻疮；燕口疮；口角疮；口丫疮；马嚼子疮；嘴角疮
		B37.885：		念珠菌性唇炎	candidal cheilitis	念珠菌性唇炎	candidal cheilitis	
B37.101†	J99.801*		肺念珠菌病	肺念珠菌病	pulmonary candidiasis；pneumonomoniliasis	念珠菌性肺炎	candidal pneumonia	
B37.201		B37.210：	皮肤念珠菌病	皮膚念珠菌病	cutaneous candidiasis	念珠菌性皮炎	candidal dermatitis	
B37.202			肢端念珠菌感染	肢端念珠菌感染	acromelic candidal infection			
B37.203		B37.214：	念珠菌性擦烂	念珠菌性對磨疹	candidal intertrigo	念珠菌性间擦疹	candidal intertrigo	汗淅疮；褶烂；擦烂
				屈側念珠菌病	flexural candidiasis	屈侧念珠菌病	flexural candidosis	
B37.204		B37.280：	慢性黏膜皮肤念珠菌病	慢性黏膜皮膚念珠菌病	chronic mucocutaneous candidiasis			
B37.205			局限性角化过度性念珠菌病	限界性角化過度性念珠菌病	localized hyperkeratotic candidiasis			
B37.206			丘疹型皮肤念珠菌病	丘疹型皮膚念珠菌病	papular form of cutaneous candidiasis			
B37.207		B37.212：	播散性皮肤念珠菌病	播散性皮膚念珠菌病	disseminated cutaneous candidiasis			
B37.208		B37.216：	指间念珠菌病	指間念珠菌病	interdigital candidiasis			褶烂；擦烂

主码	附码	皮码	中文病名	繁体病名	英文病名	同义中文病名	同义英文病名	中医病名
				芽生菌性指/趾間糜爛	erosio interdigitalis blastomycetica	芽生菌性指/趾间糜烂	erosio interdigitalis blastomycetica	
B37.209		B37.220：	甲念珠菌病	甲念珠菌病	nail candidiasis	念珠菌甲癣	candidal onychomycosis	灰指甲
				念珠菌性甲黴菌病	candidal onychomycosis	念珠菌性甲真菌病	candidal onychomycosis	灰指甲
B37.210		B37.230：	念珠菌性甲沟炎	念珠菌性甲溝炎	candidal paronychia; paronychia due to candidiasis			脱甲疳;蛇眼疔;指疔;沿甲疔
B37.211		B37.250：	皮肤念珠菌性肉芽肿	皮膚念珠菌性肉芽腫	cutaneous candidal granuloma			
B37.212		B37.260：	肉芽肿性念珠菌病	肉芽腫性念珠菌病	granulomatous candidiasis	肉芽肿性念珠菌病	granulomatous candidiasis	
B37.213			霍尔斯－罗特曼肉芽肿	Hallser－Rothman 肉芽腫	Hauser－Rothman granuloma			
B37.214			罗斯－布施克肉芽肿	Russe－Buschke 氏肉芽腫	Russe－Buschke granuloma			
B37.302†	N77.102*	B37.330：	念珠菌性女阴阴道炎	念珠菌性女外陰陰道炎	candidal vulvovaginitis	念珠菌性外阴阴道炎	candidal vulvovaginitis	阴痒;阴门痒;阴蚀;阴门瘙痒;阴右;妇人阴痒
				念珠菌性陰道炎	candidal vaginitis	念珠菌性阴道炎	candidal vaginitis	阴痒;阴门痒;阴蚀;阴门瘙痒;阴右;妇人阴痒
B37.302†	N77.102*	B37.310：	女阴念珠菌病	女外陰念珠菌病	candidiasis of vulva; vulvar candidiasis	霉菌性女阴炎	mycotic vulvitis	
B37.401†	N37.002*		泌尿道念珠菌感染	泌尿道念珠菌感染	urinary monilial infection			
B37.402†	N37.001*		念珠菌性尿道口感染	念珠菌性尿道口感染	candidal infection of meatus urinarius			
B37.403†	N51.201*	B37.410：	念珠菌性龟头包皮炎	念珠菌性龜頭炎	candidal balanoposthitis			阴头疮
B37.501†	G02.101*		念珠菌性脑膜炎	念珠菌性腦膜炎	candidal meningitis			
B37.601†	I39.801*		念珠菌性心内膜炎	念珠菌性心內膜炎	candidal endocarditis			
B37.701		B37.700：	念珠菌性败血症	念珠菌性敗血症	candidal septicaemia			
B37.801			播散性念珠菌病	播散性念珠菌病	disseminated candidiasis			
B37.802			肠道念珠菌病	腸道念珠菌病	enteric candidiasis			
				念珠菌性腸炎	candidal enteritis	念珠菌性肠炎	candidal enteritis	
B37.803			呼吸道念珠菌感染	呼吸道念珠菌感染	respiratory monilial infection			
B37.804			脑念珠菌感染	腦念珠菌感染	monilial infection of brain			
B37.805			支气管念珠菌病	支氣管念珠菌病	candidal bronchitis			
B37.806†	H48.102*		念珠菌性视神经乳头炎	念珠菌性視(乳突)神經炎	candidal neuropapillitis			
B37.808			肛周念珠菌病	肛門周圍念珠菌病	perianal candidiasis			谷道痒;后通痒;肛门作痒;肛门痒;肛痒疮
B37.809			念珠菌性痤疮	念珠菌性痤瘡	candidal acne			
B37.810			念珠菌性角膜炎	念珠菌性角膜炎	candidal keratitis			
B37.811			念珠菌性舌炎	念珠菌性舌炎	candidal glossitis			舌疮

主码	附码	皮码	中文病名	繁体病名	英文病名	同义中文病名	同义英文病名	中医病名
B37.812			念珠菌性须疮	念珠菌性鬚瘡	candidal sycosis			羊胡疮;胡子疮;羊须疮;燕窝疮;羊胡子疮;火珠疮;胡须顽湿
B37.813			子宫念珠菌病	子宮念珠菌病	uterus candidiasis			
B37.814			骨骼念珠菌病	骨骼念珠菌病	skeletal candidiasis			
B37.815			肌念珠菌病	肌肉念珠菌病	muscle candidiasis			
B37.816			抗生素使用后念珠菌病	抗生素使用後念珠菌病	past – antibiotic candidiasis			
B37.817			系统性念珠菌病	系統性念珠菌病	systemic candidiasis	深部念珠菌病	deep candidiasis	
B37.818		B37.885:	念珠菌性唇炎	念珠菌性唇炎	candidal cheilitis			潘唇;唇风
B37.901		B37.900:	念珠菌病	念珠菌病	candidiasis; candidosis; moniliasis	念珠菌感染	candidal infection	
B38.001			急性肺球孢子菌病	急性肺球孢子菌病	acute pulmonary coccidioidomycosis			
B38.101			慢性肺球孢子菌病	慢性肺球孢子菌病	chronic pulmonary coccidioidomycosis			
B38.301			皮肤球孢子菌病	皮膚球孢子菌病	cutaneous coccidioidomycosis			
B38.401†	G02.101*		球孢子菌病脑膜炎	球孢子菌病腦膜炎	coccidioidomycosis meningitis			
B38.701			播散性球孢子菌病	播散性球孢子菌病	disseminated coccidioidomycosis	泛发性球孢子菌病	generalized coccidioidomycosis	
B38.801			球孢子菌性肉芽肿	球孢子菌性肉芽腫	coccidioidal granuloma			
B38.901		B38.300:	球孢子菌病	球孢子菌病 San Joaquin Valley 氏熱 Valley 熱 沙漠風濕	coccidioidomycosis San Joaquin Valley fever Valley fever desert rheumatism	波萨达 – 韦尼克病 桑乔奎因 · 瓦利热 瓦利热	Posada – Wernicke disease San Joaquin Valley fever Valley fever	
B39.001			急性肺荚膜组织胞浆菌病	急性肺莢膜組織胞漿菌病	acute pulmonary histoplasmosis capsulati			
B39.101			慢性肺荚膜组织胞浆菌病	慢性肺莢膜組織胞漿菌病	chronic pulmonary histoplasmosis capsulati			
B39.201†	J99.801*		肺荚膜组织胞浆菌病	肺莢膜組織胞漿菌病	pulmonary histoplasmosis capsulati			
B39.301			播散性荚膜组织胞浆菌病	播散性莢膜組織胞漿菌病	disseminated histoplasmosis capsulati	泛发性组织胞浆菌病	generalized histoplasmosis capsulati	
B39.302		B39.300:	播散性皮肤组织胞浆菌病	播散性皮膚組織胞漿菌病	disseminated cutaneous histoplasmosis			
B39.402		B39.400:	美洲组织胞浆菌病	美洲組織胞漿菌病 經典性組織胞漿菌病 達林氏病	American histoplasmosis classical histoplasmosis Darling's disease	荚膜组织胞浆菌病 经典性组织胞浆菌病 达林病	histoplasmosis capsulati classical histoplasmosis Darling's disease	

主码	附码	皮码	中文病名	繁体病名	英文病名	同义中文病名	同义英文病名	中医病名
				小型组织胞浆菌病	small – form histoplasmosis	小型组织胞浆菌病	small – form histoplasmosis	
B39.501			非洲组织胞浆菌病	非洲組織胞漿菌病	African histoplasmosis	杜波伊西组织胞浆菌病	histoplasmosis Dubois Ⅱ	
				大型組織胞漿菌病	large – form histoplasmosis	大型组织胞浆菌病	large – form histoplasmosis	
B39.901		B39.900：	组织胞浆菌病	組織胞漿菌病	histoplasmosis			
B40.001			急性肺芽生菌病	急性肺芽生黴菌病	acute pulmonary blastomycosis			
B40.101			慢性肺芽生菌病	慢性肺芽生黴菌病	chronic pulmonary blastomycosis			
B40.301†	J99.801*		芽生菌样脓皮病	芽生黴菌病樣膿皮病	blastomycosis – like pyoderma			
B40.303		B40.300：	皮肤芽生菌病	皮膚芽生黴菌病	cutaneous Blastomycosis			
B40.701			播散性芽生菌病	播散性芽生黴菌病	disseminated blastomycosis	泛发性芽生菌病	generalized blastomycosis	
B40.901		B40.900：	芽生菌病	芽生黴菌病	blastomycosis	北美芽生菌病	North American blastomycosis	
				Gilchrist 氏病	Gilchrist's disease	吉尔克里斯特病	Gilchrist's disease	
B41.801		B41.810：	皮肤副球孢子菌病	皮膚副球孢子菌病	paracoccidioidomycosis of skin			
B41.902		B41.900：	副球孢子菌病	巴西副球孢子菌病	paracoccidioidomycosis	卢茨病	Lutz's disease	
				Almeida 氏病	Almeida' disease	阿尔梅达病	Almeida' disease	
				巴西芽生黴菌病	Brazilian blastomycosis	巴西芽生菌病	Brazilian blastomycosis	
				Lutz – Splendore – Almeida 氏病	Lutz – Splendore – Almeida disease	卢茨 – 斯普伦多雷 – 阿尔梅达病	Lutz – Splendore – Almeida disease	
				巴西副球黴菌性肉芽腫	paracoccidioidal granuloma	副球孢子菌肉芽肿	paracoccidioidal granuloma	
				南美芽生菌病	south american blastomycosis	南美芽生菌病	South American blastomycosis	
B42.001†	J99.801*		肺孢子丝菌病	肺孢子絲菌病	pulmonary sporotrichosis			
B42.101			皮肤黏膜孢子丝菌病	皮膚黏膜孢子絲菌病	mucocutaneous sporotrichosis			
B42.102			固定型皮肤孢子丝菌病	固定型皮膚孢子絲菌病	fixed type cutaneous sporotrichosis			
B42.103		B42.100：	淋巴皮肤型孢子丝菌病	淋巴皮膚型孢子絲菌病	lymphatic cutaneous sporotrichosis	德比曼 – 高杰特综合征	De Beurmann – Gougerot disease	陈肝疮；蝼蛄串；痰破疮；蚤疽
B42.701			播散性孢子丝菌病	播散性孢子絲菌病	disseminated sporotrichosis	泛发性孢子丝菌病	generalized sporotrichosis	
B42.801†	M01.601*		关节炎型孢子丝菌病	關節炎型孢子絲菌病	arthritis sporotrichosis			
B42.802			桡腱鞘孢子丝菌病	髋腱鞘孢子絲菌病	radial tendon sheath sporotrichosis	嗜酒玫瑰园园丁综合征	alcoholic rose gardener syndrome	
B42.901			孢子丝菌病	孢子絲菌症	sporotrichosis			陈肝疮；蝼蛄串；痰破疮；蚤疽
				Bearmann 氏病	Bearmann's disease	比尔曼病	Bearmann's disease	
				Schenck 氏病	Schenck's disease	申克病	Schenck's disease	
B43.002		B43.000：	皮肤着色芽生菌病	皮膚產色黴菌病	chromoblastomycosis of skin	皮炎芽生菌病	Blastomycosis dermatitidis	
				皮膚產色黴菌病	chromomycosis of skin	皮肤着色真菌病	chromomycosis of skin	
				疣狀皮膚炎	dermatitis verrucosa	疣状皮炎	dermatitis verrucosa	

主码	附码	皮码	中文病名	繁体病名	英文病名	同义中文病名	同义英文病名	中医病名
B43.101			大脑着色真菌病	大腦產色黴菌病	cerebral chromomycosis			
B43.901		B43.900：	着色芽生菌病	產色黴菌病	chromoblastomycosis	黄色酿母菌病（曾用名）	yeast chromomycosis	
B44.001†	J99.801*		侵袭性肺曲霉病	侵襲性肺麴菌病	invasive pulmonary aspergillosis			
B44.701			播散性曲霉病	播散性麴菌病	disseminated aspergillosis			
B44.801			上颌窦曲霉病		maxillary sinus aspergillosis			
B44.802			皮肤曲霉病	皮膚麴菌病	cutaneous aspergillosis			
B44.803†	H62.201*	B44.810：	曲霉菌性耳真菌病	麴菌性耳黴菌病	otomycosis due to aspergillus spp.			
B44.901			曲霉病	麴菌病	aspergillosis			
				麴菌腫	aspergilloma	曲菌肿	aspergilloma	
B45.001†	J99.801*		肺隐球菌病	肺隱球菌病	pulmonary cryptococcosis			
B45.101†	G02.101*		新型隐球菌性脑膜脑炎	新型隱球菌性腦膜腦炎	meningoencephalitis of cryptococcus neoformans	新型隐球菌性脑膜炎	cerebromeningitis of cryptococcus neoformans	
B45.102†	G02.102*		隐球菌性脑膜脑炎	隱球菌性腦膜腦炎	cryptococcus meningoencephalitis	隐球菌性脑膜炎	cryptococcus meningitis	
B45.103†	G05.201*		隐球菌性脑炎	隱球菌性腦炎	cryptococcus encephalitis			
B45.201		B45.200：	皮肤隐球菌病	皮膚隱球菌病	cryptococcosis of skin; cutaneous cryptococcosis			
B45.901			隐球菌病	隱球菌病	cryptococcosis	布施克病	Buschke's disease	
				布斯－布希可氏病	Busse－Buschke disease	布斯－布施克病	Busse－Buschke disease	
B46.001†	J99.801*		肺毛霉病	肺毛黴菌病	pulmonary mucormycosis			
B46.101†	J99.801*		鼻脑毛霉病	鼻腦毛黴菌病	rhinocerebral mucormycosis			
B46.201			胃肠毛霉病	胃腸毛黴菌病	gastrointestinal mucormycosis			
B46.301		B46.300：	皮肤毛霉病	皮膚毛黴菌病	cutaneous mucormycosis; mucormycosis of skin			
B46.302		B46.310：	皮下毛霉病	皮下毛黴菌病	subcutaneous mucormycosis			
B46.401			播散性毛霉病	播散性毛黴菌病	disseminated mucormycosis			
B46.501		B46.900：	毛霉病	毛黴菌病	mucormycosis			
				絲孢菌病	hyphomycosis	丝状菌病	hyphomycosis	
				藻菌病	Phycomycosis	藻菌病	Phycomycosis	
B46.801		B46.810：	虫霉病	蟲黴菌病	entomophthoromycosis			
B46.901			接合菌病	接合黴菌病	zygomycosis			
B47.001		B47.010：	真菌性足菌肿	真足菌腫	eumycetoma	马拉杜真菌病	maduromycosis	
						真足分支菌肿	eumycetoma	
				真菌性馬拉杜足	mycotic madura foot	真菌性马拉杜足	mycotic madura foot	
B47.102			放线菌性足菌肿	放線菌性足菌腫	actinomycetoma	放线菌性足分支菌病	actinomycotic mycetoma	
B47.103			奴卡菌性足菌肿	土壤絲菌性足菌腫	nocardial mycetoma			

主码	附码	皮码	中文病名	繁体病名	英文病名	同义中文病名	同义英文病名	中医病名
B47.901		B47.900：	足菌肿	足菌腫	mycetoma	足分支菌肿	mycetoma	
				Madura 足	Madura foot	马杜拉足	Madura foot	
B48.001		B48.000：	瘢痕疙瘩性芽生菌病	疤痕性芽生菌病	keloidal blastomycosis	罗伯真菌病	lobomycosis	
				羅博氏病	Lobo's disease	罗伯病	Lobo's disease	
B48.102		B48.100：	鼻孢子菌病	鼻芽孢菌症	rhinosporidiosis			
B48.202			波氏阿利什利霉病	波伊得黴樣菌病	allescheriasis boydii	波氏霉样真菌病	allescheriasis boydii	
				假阿利什利黴樣菌病	pseudoallescheriasis	假阿利什利霉病	pseudoallescheriasis	
B48.302			地霉病	地黴病	geotrichosis	地丝菌病	geotrichosis	
B48.701			机遇性真菌病	俟機性黴菌病	opportunistic mycosis			
B48.801		B48.810：	链格孢菌病	交替菌病	alternariosis	皮肤链格孢霉病	cutaneous alternariosis	
B48.802			暗色丝孢霉病	暗色絲孢菌病	phaeohyphomycosis	暗色孢子丝菌病	phaeosporotrichosis	
				暗色真菌囊腫	phaeomycotic cyst	暗色真菌囊肿	phaeomycotic cyst	
				大腦產色黴菌病	cerebralchromomycosos	脑着色真菌病	cerebralchromomycosos	
B48.803			短帚霉病	小帚黴菌病	scopulariopsosis brevis			
B48.804			根毛菌病	酒麴菌病	rhizoposis			
B48.805			镰刀菌病	鐮刀黴菌病；新月黴菌病	fusaridiosis；fusariomycosis	镰孢霉病	fusariosis	
B48.806		B48.400：	马尔尼菲青霉病	馬爾尼菲青黴菌病	penicilliosis marneffei	马尔尼菲青霉播散性皮肤霉菌病	disseminated cutaneous mycosis due to Penicillium marneffei	
				青黴菌病	penicilliosis	马内青霉病	penicilliosis marneffei	
B48.807			嗜皮菌病	嗜皮菌病	dermatophilosis	接触传染性皮炎	contagious dermatitis	
B48.808			透明丝孢霉病	透明菌絲黴菌病	hyalohyphomycosis			
B48.809			担子菌病	擔子菌病	basidiomyosis			
B48.810			红酵母病	紅酵母病	rhodotorulosis			
B48.811			酿酒酵母感染	釀酒酵母菌感染	saccharomyces cerevisiae infection			
B48.812			不育大孢子菌病	不育大孢子菌病	adiaspiromycosis			
B48.813			耳霉病	耳黴菌病	conidiobolomycosis			
B48.814			蛙粪霉病	蛙糞霉病	basidiobolomycosis	皮下藻菌病	subcutaneous phycomycosis	
				蟲黴菌病	entomophthoromycosis basidiobolae	蛙粪虫霉病	entomophthoromycosis basidiobolae	
B48.816			原藻性鹰嘴黏液囊炎	原藻性鹰嘴黏液囊炎	protothecal clecranon bursitis			
B48.817			原藻病	原藻病	protothecosis	无绿藻病	protothecosis	
B48.818		B88.830：	皮肤原藻病	皮膚原藻病	protothecosis of skin；cutaneous phycomycosis			
B48.819			顶孢霉病		acremonosis			
B49.x13†	H49.201*		角膜真菌病	角膜黴菌病	keratomycosis			

主码	附码	皮码	中文病名	繁体病名	英文病名	同义中文病名	同义英文病名	中医病名
B49.x33			真菌中毒症	黴菌中毒症	mycotoxicosis			
B49.x34		B49.x00：	皮肤真菌感染	皮膚黴菌感染	fungus infection of skin	真菌病	mycosis	
B49.x35			变态反应性支气管肺曲霉病		allergic brochopulmonary aspergillosis			
B49.x36			外源性变态反应性肺泡炎		allergic extrinsic aloveolities			
B54.x02			疟疾	瘧疾	malaria			
B55.001		B55.000：	内脏皮肤黑热病	內臟皮膚利什曼病	visceral affecting skin leishmaniasis			
				黑熱病	kala azar	kala azar 病	kala azar	
				Assam 熱	Assam fever	阿萨姆热	Assam fever	
				死亡熱	death fever	死亡热	death fever	
				Dumdum 病	Dumdum disaese	杜姆杜姆病	Dumdum disaese	
				內臟利什曼病	visceral leishmaniasis	内脏利什曼病	visceral leishmaniasis	
B55.002		B55.010：	黑热病后皮肤黑热病	黑熱病後皮膚萊什曼病	post kala – azar dermal leishmaniasis	黑热病后皮肤利什曼病	post kala – azar dermal leishmaniasis	
				黑熱病後皮膚萊什曼樣疹	post kala – azar dermal leishmanoid	黑热病后皮肤利什曼样疹	post kala – azar dermal leishmanoid	
B55.101		B55.100：	皮肤利什曼病	皮膚萊什曼病	cutaneous leishmaniasis; leishmaniasis of skin	德里疖阿勒颇氏疖	Delhi boilAleppo boil	
B55.101			原发性皮肤利什曼病	原發性皮膚萊什曼病	primary dermal leishmaniais	阿勒颇疖	Aleppo boil	
				Baghdad 癤	Bagdad button	巴哥达疖	Baghdad boil	
				Lahore 瘡	Lahore sore	拉合尔疮	Lahore sore	
				熱帶利什曼病	leishmaniasis tropica	热带利什曼病	leishmaniasis tropica	
				東方瘡	oriental sore	东方疖	oriental sore	
B55.104			原发性黑热病	原發性皮膚萊什曼病	primary dermal leishmaniais	阿勒颇疖	Aleppo boil	
B55.102		B55.110：	弥漫性皮肤黑热病	瀰漫性皮膚萊什曼病	leishmaniasis of skin diffuse	皮肤弥漫性利什曼病	leishmaniasis of skin diffuse	
				瀰漫性皮膚萊什曼病	diffuse cutaneous leishmaniasis	弥漫性皮肤利什曼病	diffuse cutaneous leishmaniasis	
				播散性無反應性皮膚萊什曼病	disseminated anergic cutaneous leishmaniasis	播散性无活力反应性利什曼病	disseminated anergic cutaneous leishmaniasis	
				播散性皮膚黑熱病	disseminated cutaneous leishmaniasis	播散性皮肤黑热病	disseminated cutaneous leishmaniasis	
				假瘤型麻風樣皮膚利什曼病	leishmaniasis cutanea pseudolepromatosa	假瘤型麻风样皮肤利什曼病	leishmaniasis cutanea pseudolepromatosa	
B55.103		B55.130：	狼疮样黑热病	狼瘡樣萊什曼病	lupoid leishmaniasis			
B55.201		B55.200：	皮肤黏膜黑热病	黏膜皮膚萊什曼病	mucocutaneous leishmaniasis	美洲皮肤利什曼病	American cutaneous leishmaniasis	

主码	附码	皮码	中文病名	繁体病名	英文病名	同义中文病名	同义英文病名	中医病名
				美洲黏膜皮膚萊什曼病	American mucocutaneous leishmaniasis	美洲黏膜皮肤利什曼病	American mucocutaneous leishmaniasis	
				南美萊什曼病	south American leishmaniasis	南美利什曼病	south American leishmaniasis	
B55.901		B55.900:	黑热病	萊什曼病	leishmaniasis			
B56.001		B56.000:	冈比亚锥虫病	岡比亞錐蟲病	trypanosomiasis Gambiense			
B56.101		B56.100:	津巴布韦锥虫病	津巴布韋錐蟲病	Rhodesiense trypanosomiasis			
B56.901		B56.900:	非洲锥虫病	非洲錐蟲病	African trypanosomiasis	昏睡病	sleeping sickness	
B57.201		B57.510:	美洲锥虫病	美洲錐蟲病	chagoma; American trypanosomiasis	查格斯皮病	Chagas's skin disease	
B58.802		B58.810:	皮肤弓形虫病	皮膚弓漿體原蟲病	toxoplasmosis of skin			
B58.901		B58.900:	弓形虫病	弓漿體原蟲病	toxoplasmosis			
B59.x01			肺囊虫病	肺囊蟲病；肺孢子蟲病	penumocystosis	肺孢子虫病	pneumocytosis	
				卡氏肺孢子蟲肺炎	Pneumocystis carinii pneumonia	卡氏肺孢子虫肺炎	Pneumocystis carinii pneumonia	
B64.x02		B65.300:	海水浴者皮疹	海水浴者皮疹	sea bather's eruption	海湾痒	gulf coast itch	
				海水浴者皮炎	dermatitis due to seabather	海水浴者皮炎	dermatitis due to seabather	
				海虱	sea lice	海虱	sea lice	
				挖蛤者癢病	clam digger itch	掘蛤者瘙痒综合征	clam digger itch syndrome	
				淤泥癢	silt itch	淤泥痒	silt itch	
				沼澤癢	swamp itch	沼泽痒	swamp itch	
B65.201		B65.210:	血吸虫病	血吸蟲病；住血吸蟲病	bilharziasis; schistosomiasis	钉螺病	katayama disease	血吸虫病；蛊虫病
B65.301		B65.300:	血吸虫尾蚴皮炎	血吸蟲尾蚴皮膚炎	schistosomal cercarial dermatitis		schistosomiasis of skin	水毒；肥水疮；鸭怪；鸭屎风；痒水病；痕水病；痕螺病；畜虫毒；水疥
				搖尾幼蟲皮膚炎	cercarial dermatitis	尾蚴皮炎	cercarial dermatitis	
				血吸蟲皮膚炎	schistosomal dermatitis	血吸虫皮炎	schistosomal dermattitis	
				鴨糞皮膚炎	duck feces dermatitis			
B65.909		B65.300:	内脏血吸虫病	內臟血吸蟲病	visceral schistosomiasis			
B66.402†	J99.801*		肺吸虫病	肺肝蛭病	lung fluke disease; pulmonary distomiasis	并殖吸虫病	paragonimiasis	肺吸虫病
B67.909		B67.900:	皮肤包虫病	皮膚包蟲病	echinococcosis of skin	皮肤棘球蚴病	echinococcosis of skin	包虫病；痰核；痰疬；痰核结聚
B68.902		B68.900:	绦虫性皮病	絛蟲性皮膚病	dermatosis cue to tapeworm			寸白虫病；绦虫病
B69.804		B69.810:	皮肤猪囊尾蚴病	皮膚豬囊尾幼蟲病	cysticercosis of skin	皮肤囊虫病	cysticercosis cutis	囊虫病；痰核；皮肤泡泡疮；疱肉；结核丹；结核痰；核痰疬；痰核结聚
B69.901		B69.900:	囊虫病	囊尾幼蟲病	cysticercosis			囊虫病

主码	附码	皮码	中文病名	繁体病名	英文病名	同义中文病名	同义英文病名	中医病名
B70.101			裂头蚴病	裂頭幼條蟲病	sparganosis			
B70.102		B70.110:	皮肤裂头蚴病	皮膚裂頭幼條蟲病	sparganosis of skin			
B72.x01		B72.x00:	龙丝虫病	麥地那虫病	dracunculosis	麦地那虫病	medina worm disease	
				Guinea 氏蟲	Guinea's worm disease	几内亚虫病	Guinea's worm disease	
B73.x01		B73.x00:	盘尾丝虫病	蟠尾絲蟲病	onchocerciasis			
				河盲症	river blindness	河盲症	river blindness	
				海岸丹毒;盤尾絲蟲病	coastal erysipelas	海岸丹毒	coastal erysipelas	
				Coraw – Cwaw 氏病	Coraw – Cwaw	科罗 – 科瓦病	Coraw – Cwaw	
B73.x02		B73.x10:	盘尾丝虫皮炎	蟠尾絲蟲皮膚炎	onchodermatitis			
B74.001		B74.000:	班氏吴策丝虫病	班氏吳策絲蟲病	filariasis due to Wuchereria bancrofti			丝虫病;腡病;沙木餥
B74.101		B74.100:	马来(布鲁格)丝虫病	馬來(布魯格)絲蟲病	filariasis due to Brugia Malayi	马来丝虫病	filariasis Malayi	
B74.301		B74.300:	罗阿丝虫病	羅阿絲蟲病	loiasis;loa loa	卡拉巴丝虫肿	Calabar swelling	
				非洲眼絲蟲病	eyeworm disease of African	非洲眼丝虫病	eyeworm disease of African	
B74.401			棘唇虫病	棘唇蟲病	acanthocheilonemiasis; dipetalonemiasis			
B74.403			链尾丝虫病	鏈尾線蟲病	streptocerciasis			
B74.404		B74.410:	皮肤曼森丝虫病	皮膚曼森絲蟲病	mansonelliasis of skin			
B74.801			恶丝虫病	血直絲蟲病	dirofilariasis			
B74.901			丝虫病	絲蟲病	filariasis			丝虫病;腡病;沙木餥
B74.903			丝虫性女阴象皮样肿	絲蟲性女陰象皮樣水腫	elephantoid vulvar edema due to filariasis			腡病作歼;腡病
B74.904		B74.010:	丝虫性象皮病	絲蟲性象皮病	filarial elephantiasis	丝虫性象皮肿	elephantoid edema due to filariasis	象皮腿;沙木餥;腡病;沙木餥;冬瓜腿;沙木腿;沙木餥
				阿拉伯象皮病	elephantiasis arabum	阿拉伯象皮病	elephantiasis arabum	
B75.x01		B75.x00:	旋毛虫病	旋毛蟲症	trichinosis			
B76.902		B76.900:	钩虫病	鉤蟲病	hookworm disease	格里辛格病	Griesinger's disease	钩虫病;黄胖[肿]病;后通痒
				露水瘽病	dew itch			
B76.903		B76.000:	皮肤钩虫病	皮膚鉤蟲病	ancylostomiasis of skin	着土痒	ground itch	野屎风;粪毒;粪毒块;着土痒;粪块毒;土痒;桑叶黄;薯疙瘩;脱力黄;懒黄病
				鉤蟲皮膚炎	ancylostomatic dermatitis	钩虫皮炎	ancylostomatic dermatitis	
				鉤蚴皮炎	hookworm dermatitis	钩蚴皮炎	hookworm dermatitis	
B76.905		B76.910:	皮肤蚴(蠕)虫移行症	皮膚幼蟲移行症	cutaneous larva migrans	蚴(蠕)虫移行症	larve migrans	

主码	附码	皮码	中文病名	繁体病名	英文病名	同义中文病名	同义英文病名	中医病名
				沙蟲病	sandworm disease	沙虫病	sandworm disease	
				匐行疹	creeping eruption	匐行疹	creeping eruption	
				遊走性線狀表皮炎	epidermitis linearis migrans	游走性线状表皮炎	epidermitis linearis migrans	
				管道工搔痒	plumbers itch	管道工瘙痒	plumbers itch	
B77.901		B77.900：	蛔虫病	蛔蟲病	ascariasis			蛔虫病；蛟病；长虫病；蚘虫病
B78.101		B78.100：	类圆线虫皮肤移行症	擬圓蟲皮膚移行症	strongyloidiasis affecting skin			
B78.701		B78.700：	播散性类圆线虫病	播散性擬圓蟲病	disseminated strongyloidiasis			
B78.901		B78.900：	类圆线虫病	擬圓蟲病	strongyloidiasis			
B80.x01		B80.x00：	蛲虫病	蟯蟲病	enterobiasis；oxyuriasis			蛲虫病；线头虫病；谷道痒
B83.001		B83.010：	弓蛔虫病	弓蛔蟲病	toxocariasis			
B83.003		B83.000：	内脏蚴（蠕）虫移行症	內臟幼蟲移行症	visceral larva migrans			
B83.101		B83.100：	腭口线虫病	頜口蟲病	gnathostomiasis			匐行疮；红线虫；红虫如线；痰核；痰核结聚
				遊動性腫脹	wandering swelling	游动性肿	wandering swelling	
B85.001		B85.000：	头虱病	頭蝨病	pediculosis capitis	头虱	head lice	头虱；虱巢
B85.101		B85.100：	体虱病	體蝨病	pediculosis corporis	体虱	body lice	体虱
		B74.300：		流浪者病	vagabond's disease	流浪者病	vagabond's disease	
B85.201		B85.310：	蓝斑点（虱病）	藍斑點（虱病）	maculae caeruleae（phthiriasis）			
B85.201		B85.400：	虱病	蝨咬症	pediculosis	虱咬病	pediculosis	虱病；八角虫病；虱痒病
				混合性虱病	mixed pediculosis	混合性虱病	mixed pediculosis	
				生蝨病	pediculosis with phthiriasis	生虱病	pediculosis with phthiriasis	
B85.301		B85.300：	阴虱病	陰蝨病	pediculosis pubis	阴虱	crabs；phthiriasis pubis；pubic lice	阴虱疮
B85.302†	H03.001*	B85.300*	睑虱病	瞼蝨病	pediculosis palpebrarum	睫虱病	pediculosis palpebrarum	
B86.x01		B86.x00：	疥疮	疥瘡	scabies	人疥疮	human scabies	疥疮；疥；虫疥；癞疥疮；大疥；沙疥
B86.x02			疥疮后肉芽肿	疥瘡後肉芽腫	granulomes post－scabies			
B86.x03			疥疮后瘙痒症	疥瘡後搔癢症	pruritus after scabies			
B86.x04			疥疮继发感染	疥瘡繼發感染	scabies secondary infection			脓疥疮；脓窝疥
B86.x05			养猪者瘙痒	養豬者搔癢	pig handler's itch			
B86.x06		B86.x10：	结痂性疥疮	結痂性疥瘡	crusted scabies			干疥；干疤疥
				挪威疥瘡	Norwegian scabies	挪威疥	Norwegian scabies	
B86.x07		B86.x20：	结节性疥疮	結節性疥瘡	nodular scabies	疥疮后结节	post－scabietic nodules	
B86.x08		B86.x30：	疥疮后湿疹	疥瘡後濕疹	post－scabietic eczema			湿疥
B86.x09		B88.050：	动物疥疮	動物疥瘡	animal scabies			
B87.001		B87.000：	皮肤蝇蛆病	皮膚蠅蛆病	myiasis cutis；cutaneous myiasis	匍形蝇蛆病	creeping myiasis	皮肤蝇蛆病

主码	附码	皮码	中文病名	繁体病名	英文病名	同义中文病名	同义英文病名	中医病名
B87.002		B87.010：	匐行性蝇蛆病		creeping myiasis			蝇蛆病
B87.101		B87.100：	伤口蝇蛆病	傷口蠅蛆病	myiasis of wound	创伤性蝇蛆病	traumatic myiasis	
B87.201			眼蝇蛆病	眼蠅蛆病	ocular myiasis			
B87.302			鼻咽蝇蛆病	鼻咽蠅蛆病	nasopharyneal myiasis			蝇蛆病
B87.401†	H94.801*		耳蝇蛆病	耳蠅蛆病	aural myiasis			
B87.801			生殖泌尿道蝇蛆病	生殖泌尿道蠅蛆病	genitourinary myiasis			
B87.802			肠道蝇蛆病	腸道蠅蛆病	intestinal myriasis			蝇蛆病
B87.901		B87.900：	蝇蛆病	蠅蛆病	myiasis			蝇蛆病；虫瘤；肉蛆；蛆痘；蛆瘕
B87.902			羊狂蝇感染	羊鼻蠅感染	oestrus ovis infection			
B88.002†	L99.802*	B88.030*	螨皮炎（荨麻疹样）	蟎蟲皮膚炎（蕁麻疹樣）	acarodermatitis（urticarioides）			
B88.003			食品店员痒病	雜貨商痒病	grocer's itch	稚货商癢病	grocer's itch	
B88.004			鸡螨叮咬	雞皮刺蟎叮咬	dermanyssus gallinae bite			虫叮咬
B88.005			茅舍血厉螨皮炎	茅舍血厲蟎皮炎	haemoiaelaps casalis dermatitis			
B88.007			沙螨皮炎	恙蟲皮炎	trombiculid dermatitis			虫叮咬
B88.009			椰子螨皮炎	椰子蟎皮炎	copra mite dermatitis	椰子痒病	itching disease due to coconut	虫叮咬
B88.010			家庭尘螨皮炎	家塵蟎皮炎	house – dust mite dermatitis			
B88.011			蒲螨皮炎	蒲蟎皮炎 蒲團蟲皮炎	*Pyemotes mite* dermatitis dermatitis due to Pyemetes amertng	球腹蒲螨皮炎 蒲团虫皮炎	ventricosus newport dermatitis dermatitis due to Pyemetes amertng	
B88.012			革螨皮炎	蚖蜉皮膚炎	gamasid dermatitis			虫叮咬
B88.013		B88.020：	蠕形螨病	蠕形蟲病	demodicidosis	毛囊虫病	demodicidosis	脂虫病
B88.014		B88.060：	禽螨皮病	禽蟎皮膚病	dermatosis due to bird mites			虫叮咬
B88.015†	L99.802*	B88.010：	恙螨皮炎	恙蟲病 床墊癢 草原癢 稻草癢 植物蟎皮病 穀癢症 收割期癢 大麥癢	trombiculosis mattress itch prarie itch straw itch dermatosis due to plant mites grain itch harvest itch barley itch	恙螨叮咬 床垫痒 草原痒 稻草痒 植物螨皮病 谷痒症 收割期痒 大麦痒	chigger bite mattress itch prarie itch straw itch dermatosis due to plant mites grain itch harvest itch barley itch	
B88.016†	L99.802*	B88.010：	洋葱螨皮炎	洋蔥蟎皮膚炎	onion mite dermatitis			
B88.017†	L99.802*	B88.040：	姬螨皮炎	姬蟎（蜘蛛屬）皮膚炎	*Cheyletiella* dermatitis			
B88.018†	L99.802*		鼠螨皮炎	鼠蟎皮膚炎	mouse mite dermatitis	鼠螨叮咬	mouse mite bite	
B88.101		B88.100：	潜蚤病	砂蚤膿疹	tungiasis			毒虫螫伤
B88.201	X24.902		多足虫病	多足蟲病	myripodiasis			千足虫伤

主码	附码	皮码	中文病名	繁体病名	英文病名	同义中文病名	同义英文病名	中医病名
B88.301		B88.300：	水蛭咬伤	水蛭咬傷	leech bite	蚂蝗咬伤	hirudiniasis leech bite	蚂蝗咬伤；蚂蜞螯；蚂蝗螯
B88.801	L99.802*		毛毯甲虫皮炎	地毯甲蟲皮膚炎	carpet beetle dermatitis			甲虫伤
B88.802	L99.802*		鸡扁虱皮炎	雞扁蝨皮膚炎	dermatitis due to chicken flatlouse			毒虫螯伤；恶虫叮咬伤
B88.803	L99.802*		蠓皮炎	蠅皮膚炎	heleidae dermatitis			蠓叮咬
B88.805	L99.802*		三化螟虫皮炎	三化螟蟲皮膚炎	dermatitis due to tryporyza incertulas			
B88.806	L99.802*		环节虫皮炎	環節蟲皮膚炎	bristeworm dermatitis			
B88.807	L99.802*		蚰蜒皮炎	蚰蜒皮膚炎	thereuonema tuberculata dermatitis			蚰蜒伤
B88.809	L99.802*		蛾茧皮炎	蝶蛾茧皮膚炎	moth cocoon dermatitis			毒虫螯伤；恶虫叮咬伤
B88.810	L99.802*		牧草虫皮炎	牧草蟲皮膚炎	thrips dermatitis			
B88.811	L99.802*		蟑螂皮炎	蟑螂皮膚炎	cockroach dermatitis			
B88.812	L99.802*		蝗虫皮炎	蝗蟲（蚱蜢）（蟬）皮膚炎	locust dermatitis			
B88.813	L99.802*		蝴蝶皮炎	蝴蝶皮膚炎	butterfly dermatitis			
B88.814		B88.820：	蜱叮咬	壁蝨叮咬	tick bite	蜱蜇伤	tick sting	蜱叮咬
B88.815			椎猎蝽皮炎	椎猎蝽皮膚炎	triatoma rubrofasciate dermatitis			
B92.x01			麻风后遗症	麻風（癩病）後遺症	sequelae of leprosy			
B97.401			呼吸道合胞病毒感染	呼吸道融合病毒感染	respiratory syncytial virus infection	呼吸道融合病毒感染	respiratory syncytial virus infection	
C25.402			弗纳－莫里森综合征	Verner － Morrison 氏徵候群	Verner－Morrison syndrome	水泻胰腺瘤综合征	watery diarrhea pancreas adenoma syndrome	
C25.403		C25.410：	胰高血糖素瘤综合征	胰高醣素瘤徵候群	glucagonoma syndrome			
C43.001	M87200/3		唇恶性黑素瘤	脣惡性黑色素瘤	malignant melanoma of lip			
C43.101	M87200/3		眼睑（包括眦）恶性黑素瘤	眼瞼（包括眥）惡性黑色素瘤	malignant melanoma of eyelid (including canthus)			
C43.202			耳及外耳道恶性黑素瘤	耳及外耳道惡性黑色素瘤	malignant melanoma of ear and external auricular canal			
C43.301	M87200/3		鼻黑素瘤	鼻黑素色瘤	melanoma of nose			
C43.302	M87200/3		面部皮肤黑素瘤	面部皮膚黑色素瘤	melanoma of skin of face			
C43.401	M87200/3		颈恶性黑素瘤	頸惡性黑色素瘤	malignant melanoma of neck			
C43.402	M87200/3		头皮恶性黑素瘤	頭皮惡性黑色素瘤	malignant melanoma of scalp			
C43.505			肛门边缘恶性黑素瘤	肛門邊緣惡性黑色素瘤	malignant melanoma of anal margin	肛门皮肤恶性黑素瘤	malignant melanoma of anal skin	
C43.507	M87200/3		肛周皮肤恶性黑素瘤	肛周皮膚惡性黑色素瘤	malignant melanoma of perianal skin			

主码	附码	皮码	中文病名	繁体病名	英文病名	同义中文病名	同义英文病名	中医病名
C43.508	M87200/3		乳房皮肤恶性黑素瘤	乳房皮膚惡性黑色素瘤	malignant melanoma of skin of breast			
C43.509	M87200/3		躯干恶性黑素瘤	軀幹惡性黑色素瘤	malignant melanoma of trunk			
C43.601	M87200/3		上肢(包括肩)恶性黑素瘤	上肢(包括肩)惡性黑素瘤	malignant melanoma of upper limb(including shoulder)			
C43.602	M87200/3		手指恶性黑素瘤	手指惡性黑色素瘤	malignant melanoma of digit			
C43.701	M87200/3		下肢(包括髋)恶性黑素瘤	下肢(包括髖)惡性黑色素瘤	malignant melanoma of lower limb(including hip)			
C43.801			皮肤重叠恶性黑素瘤	皮膚重疊惡性黑色素瘤	overlapping malignant melanoma of skin			
C43. –	M87200/3		黑素瘤	黑色素瘤 黑素肉瘤	melanoma melanosarcoma	恶性黑[色]素瘤 黑素肉瘤	malignant melanoma melanosarcoma	
C43.901	M87200/3		皮肤恶性黑素瘤	皮膚惡性黑色素瘤	malignant melanoma of skin;malignant cutaneous melanoma			
C43.901	M87300/3	C43.L50:	无色素黑素瘤	無黑色素性黑色素瘤	amelanotic melanoma	无黑素性恶性黑素瘤	amelanotic malignant melanoma	
C43.901	M87210/3	C43.L10:	结节性恶性黑素瘤	結節性惡性黑色素瘤	nodular malignant melanoma	佩吉特样斯皮茨痣	Pagetoid Spitz nevus	
C43.901	M87420/3	C43.L40:	恶性雀斑样痣黑素瘤	惡性小痣樣惡性黑色素瘤	lentigo maligna melanoma;lentigo maligna malignant melanoma;LMM			
C43.901	M87430/3	C43.L20:	浅表扩散性黑素瘤	表淺蔓延型黑色素瘤 柏哲德樣惡性黑色素瘤	superficial spreading melanoma Pagetoid malignant melanoma	浅表性扩散性恶性黑素瘤 佩吉特样恶性黑素瘤	superficial spreading malignant melanoma Pagetoid malignant melanoma	
C43.901	M87440/3	C43.L60:	肢端雀斑样痣黑素瘤	肢端小痣樣黑色素瘤	acral lentiginous melanoma; ALM	肢端雀斑痣恶性黑素瘤	acral lentiginous malignant melanoma	
C43.901	M87220/3		气球状细胞黑素瘤	氣脹細胞黑色素瘤	balloon cell melanoma			
C43.901	M87800/3	C43.L82:	恶性蓝痣	惡性藍色母斑	malignant blue nevus	起源于蓝痣的黑素瘤	melanoma arising from blue nevus	蓝注
C43.901	M87450/3		结缔组织增生性黑素瘤	結締組織增生性黑色素瘤	desmoplastic melanoma	结缔组织增生性亲神经性黑素瘤	desmoplastic neurotropic melanoma	
C43.901	M81100/3		毛母细胞癌	毛囊母細胞癌	trichoblastic carcinoma			
C43.901	M87610/3		起源于巨大先天性痣的黑素瘤	起源於巨大先天性痣的黑色素瘤	melanoma arising in giant congenital nevi	巨大先天性痣性黑色瘤	giant congenital nevi melanoma	
C43.901			痣样黑素瘤	痣樣黑素瘤	nevoid melanoma			
C43.901	M87720/3		梭形细胞黑素瘤	梭形細胞黑素瘤	spindle cell melanoma			
C43.901	M87700/3		混合性上皮样及梭状细胞黑素瘤	混合性上皮樣及梭狀細胞黑色素瘤	mixed epithelioid and spindle cell melanoma			
C43.901	M87710/3		上皮样细胞黑素瘤	上皮樣細胞黑色素瘤	epithelioid cell melanoma			
C43.904	M90440/3		软组织黑素瘤	軟組織黑色素瘤	melanoma of soft tissues	透明细胞肉瘤	clear cell sarcoma	

主码	附码	皮码	中文病名	繁体病名	英文病名	同义中文病名	同义英文病名	中医病名
C43.902			砷癌	砷癌	arsemcal carcinoma			
C43.905			黑素瘤及神经系统肿瘤综合征	皮膚黑色素瘤及神經系統腫瘤徵候群	melanoma and neural system tumour syndrome			
C43.906		C43.992：	黏膜恶性黑素瘤	黏膜惡性黑色素瘤	mucosal malignant melanoma	黏膜黑[色]素瘤	mucosal melanoma	
C43.907		C43.994：	皮肤外恶性黑素瘤	皮膚外惡性黑色素瘤	extracutaneous malignant melanoma	非皮肤源性恶性黑素瘤	melanoma arising at non - cutaneous sites	
C43.908			胰腺癌/黑素瘤综合征	胰腺癌/黑色素瘤徵候群	pancreatic cancer/melanoma syndrome			
C43.909			甲下黑素瘤	甲下黑色素瘤	subungual melanoma			
C43.910			家族性皮肤黑素瘤	家族性皮膚黑色素瘤	familial cutaneous melanoma			
C44.001	M80900/3		唇基底细胞癌	唇基底細胞癌	basal cell carcinoma of lip			
				唇皮膚惡性腫瘤	malignant neoplasm of skin of lip	唇皮肤恶性肿瘤	malignant neoplasm of skin of lip	
C44.102			眼睑(包括眦)皮肤恶性肿瘤	眼瞼(包括眥)皮膚惡性腫瘤	malignant neoplasm of skin of eyelid(including canthus)			
C44.202			耳皮肤恶性肿瘤	耳皮膚惡性腫瘤	malignant neoplasm of skin of ear			
C44.203			外耳道皮肤恶性肿瘤	外耳道皮膚惡性腫瘤	malignant neoplasm of skin of external auricular canal			
C44.301			鼻部皮肤恶性肿瘤	鼻部皮膚惡性腫瘤	malignant neoplasm of skin of nose			
C44.303			鼻唇沟恶性肿瘤	鼻唇溝惡性腫瘤	malignant neoplasm of skin of nasolabial groove			
C44.305			面部皮肤恶性肿瘤	面部皮膚惡性腫瘤	malignant neoplasm of skin of face			
C44.307			眉部皮肤恶性肿瘤	眉部皮膚惡性腫瘤	malignant neoplasm of skin of brow			
C44.308			颞部皮肤恶性肿瘤	顳部皮膚惡性腫瘤	malignant neoplasm of skin of temple			
C44.310			颌部皮肤恶性肿瘤	頜部皮膚惡性腫瘤	malignant neoplasm of skin of jaw			
C44.402			颈部皮肤恶性肿瘤	頸部皮膚惡性腫瘤	malignant neoplasm of skin of neck			
C44.403			头颈部皮肤恶性肿瘤	頭頸部皮膚惡性腫瘤	malignant neoplasm of skin of scalp and neck			
C44.404			头皮恶性肿瘤	頭皮惡性腫瘤	malignant neoplasm of skin of scalp			
C44.501			背部皮肤恶性肿瘤	背部皮膚惡性腫瘤	malignant neoplasm of skin of back			

主码	附码	皮码	中文病名	繁体病名	英文病名	同义中文病名	同义英文病名	中医病名
C44.502			腹部皮肤恶性肿瘤	腹部皮膚惡性腫瘤	malignant neoplasm of skin of abdomen			
C44.503			躯干皮肤恶性肿瘤	軀幹皮膚惡性腫瘤	malignant neoplasm of skin of trunk			
C44.504			臀部皮肤恶性肿瘤	臀部皮膚惡性腫瘤	malignant neoplasm of skin of buttock			
C44.505			乳房皮肤恶性肿瘤	乳房皮膚惡性腫瘤	malignant neoplasm of skin of breast			
C44.508			肛门边缘恶性肿瘤	肛門邊緣惡性腫瘤	malignant neoplasm of anal margin			
C44.512			肛门皮肤恶性肿瘤	肛門皮膚惡性腫瘤	malignant neoplasm of anal skin			
C44.513			乳房外肛门皮肤佩吉特病	乳房外肛門皮膚柏哲德氏病	extramammary anus skin Paget's disease			
C44.514			肛周皮肤恶性肿瘤	肛周皮膚惡性腫瘤	malignant neoplasm of perianal skin			
C44.601			上肢(包括肩)皮肤恶性肿瘤	上肢(包括肩)皮膚惡性腫瘤	malignant neoplasm of upper limb(including shoulder)			
C44.701			下肢(包括髋)皮肤恶性肿瘤	下肢(包括髖)皮膚惡性腫瘤	malignant neoplasm of lower limb(including hip)			
C44.801			皮肤重叠损害恶性肿瘤损害	皮膚重疊損害惡性腫瘤損害	malignant neoplasm of overlapping lesion of skin			
C44.901			皮肤恶性肿瘤	皮膚惡性腫瘤	malignant cutaneous tumour;malignant neoplasm of skin			癌疮;恶疮;岩;石疽
C44.901	M82470/3	C44.L44:	梅克尔细胞癌	Merkel 氏細胞癌	Merkel cell carcinoma	原发性小细胞癌	primary small cell carcinoma	
				皮膚 APUD 癌	APUD carcinoma cutis	皮肤 APUD 癌	APUD carcinoma cutis	
				皮膚小柱性細胞癌	cutaneous trabecular carcinoma	皮肤小梁癌	cutaneous trabecular carcinoma	
				皮膚神經內分泌癌	cutaneous neuroendocrine carcinoma	皮肤神经内分泌癌	neuroendocrine carcinoma of skin	
				神經內分泌細胞癌	neuroendocrine cell carcinoma	神经内分泌细胞癌	neuroendocrine cell carcinoma	
C44.901	M81100/3	C44.L45:	毛母质癌	毛髮基質癌;毛母質癌	pilomatrix carcinoma	浸润性毛母质瘤	invasive pilomatrixoma	
				惡性毛髮基質瘤	malignant pilomatrixoma	恶性毛母质瘤	malignant pilomatrixoma	
						浸润性毛母质瘤	invasive pilomatrixoma	
C44.901	M84100/3	C44.L46:	皮脂腺癌	皮脂腺癌	sebaceous carcinoma			
C44.901	M81020/3	C44.L47:	毛根鞘癌	外毛根鞘癌	trichilemmal carcinoma	毛鞘癌	tricholemmocarcinoma	
C44.901			皮肤骨外尤因肉瘤	皮膚骨外尤恩氏肉瘤	cutaneous extraskeletal Ewing sarcoma	周围神经上皮瘤	peripheral neuroepithlioma	
C44.901	M89820/3		皮肤恶性肌上皮瘤	皮膚惡性肌上皮瘤	cutaneous malignant myoepithelioma	皮肤肌上皮癌	cutaneous myoepithelial carcinoma	

主码	附码	皮码	中文病名	繁体病名	英文病名	同义中文病名	同义英文病名	中医病名
C44.901	M89400/3		恶性皮肤混合瘤	惡性皮膚混合瘤	malignant mixed tumour of skin	恶性软骨样汗管瘤	malignant chondroid syringoma	
C44.901			焦油癌	焦油癌	tar cancer			
				掃煙囪工人癌	chimney sweep's cancer	扫烟囱工人癌	chimney sweep's cancer	
C44.901	M88320/3	C49.M40：	皮肤肉瘤	皮膚肉瘤	sarcoma of skin			
C44.901	M91200/3	C49.M60：	皮肤血管肉瘤	皮膚血管肉瘤	cutaneous angiosarcoma			
C44.901	M91700/3		乳腺癌切除术后淋巴管肉瘤	乳腺癌切除術後淋巴管肉瘤	postmastectomy lymphangiosarcoma	斯图瓦特－特里夫斯综合征	Stewart－Treves syndrome	
				乳房切除術後徵候群	postmastectomy syndrome	乳房切除术后综合征	postmastectomy syndrome	
C44.902	M80002/3		皮肤溃疡癌变	皮膚潰瘍癌變	carcinomatous change of cutaneous ulcer			癌疮；恶疮；岩；石疽
C44.903			汗腺恶性肿瘤	汗腺惡性腫瘤	malignant neoplasm of sweat glands			
C44.903	M84000/3	C44.L43：	汗腺癌	汗腺癌	sweat gland carcinoma	多形性汗腺癌	polymorphous swiat gland carcinoma	
				惡性明亮細胞汗腺腺瘤	malignant clear cell hydradenoma	恶性透明细胞汗腺腺瘤	malignant clear cell hydradenoma	
				明亮細胞汗腺腺癌	clear cell hydradenocarcinoma	透明细胞汗腺腺癌	clear cell hydradenocarcinoma	
				明亮細胞汗腺癌	clear cell eccrine carcinoma	透明细胞小汗腺癌	clear cell eccrine carcinoma	
				透明細胞乳頭狀癌	clear cell papillary carcinoma	透明细胞乳头状癌	clear cell papillary carcinoma	
				惡性透明細胞螺端瘤	malignant clear cell acrospiroma	恶性透明细胞螺端瘤	malignant clear cell acrospiroma	
				惡性小汗腺螺端瘤	malignant eccrine acrospiroma	恶性小汗腺螺端瘤	malignant eccrine acrospiroma	
				皮膚原發性黏液表皮樣癌	primary mucoepidermoid carcinoma of the skin	皮肤原发性黏液表皮样癌	primary mucoepidermoid carcinoma of the skin	
				結節性汗腺癌	nodular hiderdenocarcinoma	结节性汗腺癌	nodular hiderdenocarcinoma	
				黏液表皮樣汗腺癌	mucoepidermoid hidradenocarcinoma	黏液表皮样汗腺癌	mucoepidermoid hidradenocarcinoma	
				惡性結節性透明細胞汗腺癌	malignant nodular clear cell hydradenocarcinoma	恶性结节性透明细胞汗腺癌	malignant nodular clear cell hydradenocarcinoma	
C44.905			佩吉特病	柏哲德氏病	Paget's disease	湿疹样癌	eczematous carcinoma	
C44.906			侵袭性指/趾乳头状腺瘤	侵入性肢端乳突狀腺瘤	aggressive digital papillary adenoma	侵袭性指/趾乳头状腺癌	aggressive digital papillary adenocarcinoma	
				侵入性肢端乳突狀腺瘤及腺癌	aggressive digital papillary adenoma and adenocarinoma	侵袭性指/趾乳突状腺瘤及腺癌	aggressive digital papillary adenoma and adenocarinoma	
				指/趾乳頭狀癌	digital papillary caricinoma	指/趾乳头状癌	digital papillary caricinoma	
C44.907	M80920/3	C44.L28：	硬斑性基底细胞癌	硬斑性基底細胞癌	morphoeic basal cell carcinoma	硬斑病样基底细胞上皮瘤	morphea－like basal cell epithelioma	
C44.－	M80900/3	C44.L21：	基底细胞癌	基底細胞癌	basal cell carcinoma；GCC			石疽；癌发；癌疮
				基底細胞上皮瘤	basal cell epithelioma	基底细胞上皮瘤	basal cell epithelioma	

主码	附码	皮码	中文病名	繁体病名	英文病名	同义中文病名	同义英文病名	中医病名
C44. -	M80900/3	C44. L24：	微结节性基底细胞癌	微結節性基底細胞癌	micronodular basal cell carcinoma			
				微結節性基底細胞上皮瘤	micronodular basal cell epithelioma	微结节性基底细胞上皮瘤	micronodular basal cell epithelioma	
C44. -	M80900/3	C44. L25	浅表性基底细胞癌	淺表性基底細胞癌	superficial basal cell carcinoma			
				淺表性基底細胞上皮瘤	superficial basal cell epithelioma	浅表性基底细胞上皮瘤	superficial basal cell epithelioma	
				包斯特 - 雅達松上皮瘤	epithelioma of Borst - Jadassohn	包斯特 - 雅达松上皮瘤	epithelioma of Borst - Jadassohn	
C44. -	M80900/3	C44. L26：	结节性基底细胞癌	結節性基底細胞癌	nodular basal cell carcinoma	局限性坚实性基底细胞癌	circumscribed solid basal cell carcinoma	
C44. -	M80920/3	C44. L27：	囊性基底细胞癌	囊性基底細胞癌	cystic basal cell carcinoma	囊性基底细胞上皮瘤	cystic basal cell epithelioma	
C44. -	M80920/3		瘢痕性基底细胞癌	瘢痕性基底細胞癌	cicatricial basal cell carcinoma	瘢痕性基底细胞上皮瘤	cicatricial basal cell epithelioma; field fire epithelioma	
				瘢瘤性基底細胞癌	keloidal basal cell carcinoma	瘢痕疙瘩性基底细胞上皮瘤	keloidal basal cell epithelioma	
C44. -	M80900/3	C44. L30：	腺样基底细胞癌	腺樣基底細胞癌	adenoid basal cell carcinoma	腺样基底细胞上皮瘤	adenoid basal cell epithelioma	
C44. -			基底细胞癌伴附属器分化	基底細胞癌伴附屬器分化	basal cell carcinoma with adnexal differentiation			
C44. -	M80900/3	C44. L32：	结节溃疡性基底细胞癌	結節潰瘍性基底細胞癌	nodulo - ulcerative basal cell carcinoma			
				結節潰瘍性基底細胞上皮瘤	nodulo - ulcerative basal cell epithelioma	结节溃疡性基底细胞上皮瘤	nodulo - ulcerative basal cell epithelioma	
C44. -	M80900/3	C44. L33：	色素性基底细胞癌	色素性基底細胞癌	pigmented basal cell carcinoma			
				色素性基底細胞上皮瘤	pigmented basal cell epithelioma	色素性基底细胞上皮瘤	pigmented basal cell epithelioma	
C44. -	M80900/3	C44. L34：	角化性基底细胞癌	角化性基底細胞癌	keratotic basal cell carcinoma	角化性基底细胞上皮瘤	keratotic basal cell epithelioma	
C44. -	M80900/3	C44. L35：	侵蚀性溃疡	侵蝕性潰瘍	rodent ulcer			
				Jacobi 氏潰瘍	Jacobi ulcer	雅克比溃疡	Jacobi ulcer	
				侵蝕性癌	rodent carcinoma	侵蚀性癌	rodent carcinoma	
C44. -			浸润型基底细胞癌	浸潤型基底細胞癌	infiltrating basal cell carcinoma			
C44. -	M80940/3		基底鳞状细胞癌	基底鱗狀細胞癌	basosquamous cell carcinoma			
C44. -	M80900/3	C44. L38：	复发性基底细胞癌	復發性基底細胞癌	recurrent basal cell epithelioma	复发性基底细胞上皮瘤	recurrent basal cell carcinoma	
C44. -	M81400/3	C44. L40：	恶性螺旋腺瘤	惡性螺旋腺瘤	malignant spiradenoma	螺旋腺癌	spiradenocarcimoma	
C44. -	M82000/3	C44. L42：	恶性圆柱瘤	惡性圓柱瘤	malignant cylindroma			
C44. -	M80200/3		恶性增生性毛根鞘瘤	惡性增生性外毛根鞘瘤	malignant proliferating trichilemmal tumor			

主码	附码	皮码	中文病名	繁体病名	英文病名	同义中文病名	同义英文病名	中医病名
C44. –	M80700/3	C44. L48：	鳞状细胞癌	鱗狀細胞癌	squamous cell carcinoma			
				表皮樣癌	epidermoid carcinoma	表皮样癌	epidermoid carcinoma	
				棘細胞癌	prickle cell carcinoma	棘细胞癌	prickle cell carcinoma	
C44. –	M80510/3	C44. L56：	疣状癌	疣狀癌	verruous carcinoma	穿凿癌	carcinoma cuniculatum	岩疮
				疣狀鱗狀細胞癌	verrucous squamous cell carcinoma	疣状鳞状细胞癌	verrucous squamous cell carcinoma	
C44. –			体表烧伤瘢痕性鳞状细胞癌	軀體燒傷瘢痕性鱗狀細胞癌	somatic burn scar – related squamous cell carcinoma			
C44. –			梭形细胞鳞状细胞癌	梭形細胞鱗狀細胞癌	spindle – cell squamous cell carcinoma			翻花疮；反花疮；石疔；岩疮；顽疮
C44. –	M80750/3		腺样鳞状细胞癌	腺樣鱗狀細胞癌	adenoid squamous cell carcinoma	假腺样鳞状细胞癌	pseudoglandular squamous cell carcinoma	翻花疮；反花疮
				棘層鬆解型鱗狀細胞癌	acantholytic squamous cell carcinoma	棘层松解型鳞状细胞癌	acantholytic squamous cell carcinoma	
C44. –	M88040/3		上皮样肉瘤	上皮樣肉瘤	epithelioid sarcoma			
C44. –	M80760/3		侵袭性鳞状细胞癌	侵襲性鱗狀細胞癌	invasive squamous cell carcinoma			
C44. –			假血管型鳞状细胞癌	假血管型鱗狀細胞癌	pseudovascular squamous cell carcinoma	假血管肉瘤型鳞状细胞癌	pseudoangiosarcomatous squamous cell carcinoma	
C44. –			腺鳞癌	腺鱗癌	adenosquamous carcinoma			
C44. –			热相关癌	熱併發癌	heat – associated carcinoma	热坑癌	kang carcinoma	
				懷爐癌	Kairo cancer	怀炉癌	Kairo cancer	
				炭壺癌	Kangri cancer	炭壶癌	Kangri cancer	
				火爐癌	Kangri carcinoma	火炉癌	Kangri carcinoma	
C44. –	M84010/3	C44. L62：	顶泌汗腺癌	頂漿腺癌	apocrine carcinoma	大汗腺腺癌	apocrine adenocarcinoma	
						大汗腺癌	apocrine carcinoma; apocrine gland carcinoma	
C44. –	M84060/3		乳头状汗管囊腺癌	乳突狀汗管囊腺癌	syringocystadenocarcinoma papilliferum			
C44. –	M84000/3	C44. L64：	恶性小汗腺螺旋腺瘤	惡性汗腺螺旋腺瘤；惡性汗腺瘤	malignant eccrine spiradenoma	小汗腺螺旋腺癌	eccrine spiradenocarcinoma	
C44. –	M84030/3		小汗腺导管癌	汗腺導管癌	eccrine ductal carcinoma			
				鱗狀汗腺導管癌	squamoid eccrine ductal carcinoma	鳞状小汗腺导管癌	squamoid eccrine ductal carcinoma	
C44. –	M84020/3	C44. L67：	小汗腺汗孔癌	汗腺汗孔癌	eccrine porocarcinoma			
				惡性汗腺汗孔癌	malignant eccrine poroma	恶性小汗腺汗孔瘤	malignant eccrine poroma	
				親表皮性小汗腺癌	epidermotropic eccrine carcinoma	亲表皮性小汗腺癌	epidermotropic eccrine carcinoma	

主码	附码	皮码	中文病名	繁体病名	英文病名	同义中文病名	同义英文病名	中医病名
				惡性單純性汗腺棘皮瘤	malignant hidroacanthoma simplex	恶性单纯性汗腺棘皮瘤	malignant hidroacanthoma simplex	
				惡性表皮内小汗腺汗孔瘤	malignant intraepidermal eccrine poroma	恶性表皮内小汗腺汗孔瘤	malignant intraepidermal eccrine poroma	
				汗孔上皮瘤	poroepithelioma	汗孔上皮瘤	poroepithelioma	
C44. –	M84000/3	C44. L68：	恶性汗腺肿瘤	惡性汗腺腫瘤	malignant sweat gland tumour			
C44. –	M84030/3		黏液性小汗腺癌	黏液蛋白小汗腺癌	mucinous eccrine carcinoma	黏液蛋白小汗腺癌	mucinous eccrine carcinoma	
C44. –	M82000/3		腺样囊性癌	腺樣囊狀癌	adenoid cystic carcinoma	原发性皮肤腺样囊性癌	primary cutaneous adenoid cystic carcinoma	
			管状癌	管狀癌	tubular carcinoma			
C44. –	M84030/3		小汗腺癌	汗腺癌	eccrine carcinoma			
C44. –	M8480/3		黏液癌	原發性皮膚黏液癌	mucinous carcinoma			
				原發性皮膚黏液癌	primary cutaneous mucinous carcinoma	原发性皮肤黏液癌	primary cutaneous mucinous carcinoma	
				膠樣囊腺癌	colloid gelatinous and adenocystic carcinoma	胶样囊腺癌	colloid gelatinous and adenocystic carcinoma	
C44. –	M84070/3		汗管样小汗腺癌	汗管樣汗腺癌	syringoid eccrine carcinoma			
C44. –	M83900/3		微囊性附属器癌	微囊性附屬器癌	microcystic adnexal carcinoma	硬化汗腺导管癌	sclerosing sweat duct carcinoma	
				汗腺上皮瘤	eccrine epithelioma	小汗腺上皮瘤	eccrine epithelioma	
				汗管瘤樣癌	syringomatous carcinoma	汗管瘤样癌	syringomatous carcinoma	
C44. –	M85420/3	C44. L75：	乳房外佩吉特病	乳房外柏哲德氏病	extramammary Paget's disease	乳房外湿疹样癌	extramammary eczematous carcinoma	
C44. –	M80930/3	C44. L79：	平库斯纤维上皮瘤	Pinkus 纖維上皮細胞瘤	fibroepithelioma of Pinkus			
				癌前期纖維上皮瘤	premalignant fibroepithelioma	纤维上皮瘤	premalignant fibroepithelioma	
				纖維上皮性基底細胞癌	fibroepithelial basal cell carcinoma	纤维上皮型基底细胞癌	fibroepithelial basal cell carcinoma	
				纖維上皮瘤	fibroepithelioma	纤维上皮瘤	fibroepithelioma	
C44. –	M80950/3		异型癌	變型癌	metatypical carcinoma	变异性基底细胞上皮瘤	aberrant basal cell epithelioma	
C44. –	M80960/0		表皮内上皮瘤	表皮内上皮瘤	intraepidermal epithelioma	雅达松表皮内上皮瘤	intraepidermal epithelioma of Jadassohn	石疽
				布林斯特－亞達森氏表皮内上皮瘤	Borst – Jadasson intraepidermal epithelioma	包斯特－雅达松表皮内上皮瘤	Borst – Jadasson intraepidermal epithelioma	
				家族性酒渣樣疹伴表皮内上皮瘤	familial rosacea – like eruption with intraepithelial – epithelioma	家族性酒渣鼻样疹伴表皮内上皮瘤	familial rosacea – like eruption with intraepithelial – epithelioma	
				Haber 氏徵候群	Haber's syndrome	哈伯综合征	Haber's syndrome	

主码	附码	皮码	中文病名	繁体病名	英文病名	同义中文病名	同义英文病名	中医病名
				表皮内上皮瘤－酒渣樣疹	intraepidermal epithelioma – rosacea like eruption	表皮内上皮瘤－酒渣鼻样疹	intraepidermal epithelioma – rosacea like eruption	
C44. –			淋巴上皮瘤样皮肤癌	淋巴上皮瘤樣皮膚癌	lymphoepithelioma – like carcinoma of skin	淋巴上皮瘤样皮肤癌		
C44. –			原发性恶性外周原始神经外胚层肿瘤	原發性惡性外周原始神經外胚層腫瘤	primary malignant peripheral primitive neuroectodermal tumour;PNET			
C46.001	M91400/3	C46.010	HIV 病合并卡波西肉瘤	HIV 病合併卡波西氏肉瘤	Kaposi's sarcoma in HIV disease	多发性特发性出血性肉瘤	multiple idiopathic hemorrhagic sarcoma	
C46.001	M91400/3	C46.020：	散发性卡波西肉瘤	散發性卡波西氏肉瘤	sporadic Kaposi's sarcoma			
C46.001	M91400/3	C46.030：	地方性卡波西肉瘤	地方性卡波西氏肉瘤	endemic Kaposi's sarcoma	非洲卡波西肉瘤	African Kaposi's sarcoma	
C46.001	M91400/3		皮肤卡波西肉瘤	皮膚卡波西氏肉瘤	Kaposi's sarcoma of skin			
C46.001	M91400/3	C46.900：	卡波西肉瘤	卡波西氏肉瘤	Kaposi's sarcoma	多发性出血性肉芽肿	granuloma multiplex haemorrhagicum	
				皮膚卡波西氏肉瘤	Kaposi's sarcoma of skin	皮肤卡波西肉瘤	Kaposi's sarcoma of skin	
				多發性特發性出血肉瘤	multiple idiopathic hemorrhagic sarcoma	多发性特发性色素性肉瘤	multiple idiopathic pigmented sarcoma	
C47.901			婴儿神经母细胞瘤	嬰兒神經母細胞瘤	infantile neuroblastoma			
C47.902		C47.900：	神经鞘衍生的恶性肿瘤	神經髓鞘衍生惡性腫瘤	nerve sheath – derived malignant neoplasm			
C47. –	M95800/3	C47.910：	恶性颗粒细胞瘤	惡性顆粒細胞瘤	malignant granular cell tumour			
C47. –	M91700/3		淋巴管性恶性肿瘤	淋巴管性惡性腫瘤	malignant tumour of lymphatic vessel			
C49.903			淋巴管性恶性肿瘤	淋巴管性惡性腫瘤	malignant tumour of lymphatic vessel			
C49.905		C49.M24：	隆突性皮肤纤维肉瘤	隆凸性皮膚纖維肉瘤	dermatofibrosarcoma protuberans			
				進行性復發性皮膚纖維瘤	progressive recurring dermatofibroma	进行性复发性皮肤纤维瘤	progressive recurring dermatofibroma	
C49. –	M93640/3		婴儿色素性神经外胚层瘤	嬰兒色素性神經外胚層腫瘤	melanotic neuroectodermal tumour of infancy			
C49. –	M88300/0		细胞性良性纤维组织细胞瘤	細胞性良性纖維組織細胞瘤	cellular benign fibrous histiocytoma			
C49. –	M88300/1		非典型纤维组织细胞瘤	非典型纖維組織細胞瘤	atypical fibrous histiocytoma	非典型息肉样皮肤纤维瘤	atypical polypoid dermatofibroma	
				皮膚假肉瘤性纖維組織細胞瘤	cutaneous pseudosarcomatous fibrohistiocytoma	皮肤假肉瘤性纤维组织细胞瘤	cutaneous pseudosarcomatous fibrohistiocytoma	
C49. –	M88300/3	C49.M10：	恶性纤维组织细胞瘤	惡性纖維組織細胞瘤	malignant fibrohistiocytoma	纤维黄色肉瘤	fibroxanthosarcoma	
C49. –	M88300/1	C49.M12：	非典型纤维黄瘤	非典型纖維黃色瘤	atypical fibroxanthoma			
C49. –	M88500/3		脂肪肉瘤	脂肪肉瘤	liposarcoma			

主码	附码	皮码	中文病名	繁体病名	英文病名	同义中文病名	同义英文病名	中医病名
C49. –	M91300/1		皮肤上皮样血管内皮瘤	皮膚上皮樣血管內皮瘤	cutaneous epitheloid hemangioendothelioma			
C49. –	M88500/3		非典型脂肪肉瘤	非典型脂肪肉瘤	atypical liposarcoma	良性分化性脂肪肉瘤	well – differentiated liposarcoma	
C49. –	M91300/1		血管内皮瘤	血管內皮瘤	hemangioendothelioma			
C49. –	M88400/3		黏液肉瘤	黏液肉瘤	myxosarcoma			
C49. –	M91500/0	C49. M20：	血管外皮细胞瘤	血管周皮細胞瘤	hemangiopericytoma			
C49. –	M91330/1		上皮样肉瘤样血管内皮瘤	上皮樣肉瘤樣血管內皮瘤	epithelioid sarcoma – like hemangioendothelioma			
C49. –	M91500/3		血管外皮细胞肉瘤	血管周皮細胞肉瘤	hemangiopericytic sarcoma	周皮性血管肉瘤	perithelial angiosarcoma	
C49. –	M91300/3	C49. M22：	恶性血管内皮细胞瘤病	惡性血管內皮瘤病	malignant angioendothelioma			
				血管內皮瀰漫性惡性增生	diffuse malignant proliferation of vascular endothelium	血管内皮弥漫性恶性增生	diffuse malignant proliferation of vascular endothelium	
				血管肉瘤	angiosarcoma	血管肉瘤	angiosarcoma	
C49. –	M91300/1		反应性血管内皮瘤病	反應性血管內皮瘤病	reactive angioendotheliomatosis			
				瀰漫性真皮血管瘤病	diffuse dermal angiomatosis	弥漫性真皮血管瘤病	diffuse dermal angiomatosis	
				皮膚肉瘤樣纖維瘤	sarcomatoid fibroma of skin	皮肤肉瘤样纤维瘤	sarcomatoid fibroma of skin	
C49. –	M91300/1		卡波西样血管内皮瘤	Kaposi 樣血管內皮瘤	Kaposiform hemangioendothelioma	婴儿卡波西样血管内皮瘤	Kaposi – like infantile hemangioendothelioma	
C49. –	M91300/1		梭形细胞血管瘤	梭狀細胞血管瘤	spindle cell hemangiooma	梭形细胞血管内皮瘤	spindle cell hemangioendothelioma	
C49. –	M91330/1		上皮样血管内皮瘤	上皮樣血管內皮瘤	epithelioid hemangioendothelioma			
C49. –	M91300/1		网状血管内皮瘤	網樣血管內皮瘤	retiform hemangioendothelioma			
C49. –	M91300/1		乳头状淋巴管内血管内皮瘤	乳突狀淋巴管內血管內皮瘤	papillary intralymphatic angioendothelioma			
				皮膚血管內乳突狀內皮增生症	cutaneous intravascular papillary endothelial hyperplasia	皮肤血管内乳头状内皮增生症	cutaneous intravascular papillary endothelial hyperplasia	
C49. –	M91300/1		血管内乳头状血管内皮瘤	血管內乳突狀血管內皮瘤	endovascular papillary angioendothelioma	达比斯卡肿瘤	Dabska tumours	
C49. –	M91300/1		混合性血管内皮瘤	混合性血管內皮瘤	composite hemangioendothelioma			
C49. –	M88100/3	C49. M42：	纤维肉瘤	纖維肉瘤	fibrosarcoma			
C49. –	M88100/3		硬化性纤维肉瘤	硬化性纖維肉瘤	sclerosing fibrosarcoma			
C49. –	M95600/3	C49. M44：	恶性神经鞘瘤	惡性神經鞘瘤	malignant schwannoma	恶性外周神经鞘瘤	malignant peripheral nerve sheath tumour	
				神經纖維肉瘤	neurofibrosarcoma	神经纤维肉瘤	neurofibrosarcoma	
C49. –	M88900/3	C49. M48：	皮肤平滑肌肉瘤	皮肤平滑肌肉瘤	cutaneous leiomyosarcoma			
C49. –	M89000/3	C49. M50：	横纹肌肉瘤	橫紋肌肉瘤	rhabdomyosarcoma			

主码	附码	皮码	中文病名	繁体病名	英文病名	同义中文病名	同义英文病名	中医病名
C49. –	M88110/3	C49. M54：	黏液纤维肉瘤	黏液纖維肉瘤	myxofibrosarcoma	黏液样恶性纤维组织细胞瘤	myxoid malignant fibrous histiocytoma	
				低度分化之纖維黏液樣肉瘤	low – grade fibromyxoid sarcoma	低分化纤维黏液样肉瘤	low – grade fibromyxoid sarcoma	
C49. –	M91200/3		上皮样血管肉瘤	上皮樣血管肉瘤	epithelioid angiosarcoma			
C49. –	M91700/3	C49. M70：	淋巴管肉瘤	淋巴管肉瘤	lymphangiosarcoma	恶性淋巴管内皮瘤	malignant lymphangio – endothelioma	
				淋巴水腫相關性血管肉瘤	lymphedema – associated angiosarcoma	淋巴水肿并发血管肉瘤	lymphedema – associated angiosarcoma	
C50. 002			乳头乳晕恶性肿瘤	乳頭乳暈惡性腫瘤	malignant tumour of nipple and areola			乳癌；乳岩；乳疳；乳石痈
C50. 003	M85400/3	C50. 010：	乳房佩吉特病	乳房柏哲德氏病	mammary Paget's disease	乳房湿疹样癌	mammary eczematoid carcinoma	乳疳；乳石痈；乳岩；乳癌
				乳頭柏哲德氏病	Paget's disease of nipple	乳头佩吉特病	Paget's disease of nipple	
				乳房惡性柏哲德氏病	breast malignant Paget's disease	乳房恶性佩吉特病	breast malignant Paget's disease	乳疳
				濕疹樣癌	eczematoid carcinoma	湿疹样癌	eczematoid carcinoma	
C50. 801		C50. 810：	铠甲状癌	胸甲狀癌	cancer en cuirasse			石疽
C51. 902			女阴佩吉特病	外陰柏哲德氏病	vulvar Paget's disease			
C52. x02		C51. 910：	女阴恶性黑素瘤	外陰惡性黑色素瘤	malignant melanoma of vulva			
C60. 902	M80100/3	C60. 910：	阴茎癌	陰莖癌	penile carcinoma; carcinoma of penis			
C62. –	M90610/3	C62. 920：	精原细胞瘤	精原細胞瘤	seminoma			
C62. –	M90800/1	C62. 930：	畸胎瘤	畸胎瘤	teratoma			
C77. 901		C77. 900：	淋巴结转移癌	淋巴結轉移	lymph node metastasis			
C77. 901		C77. 801：	黑素瘤淋巴结转移癌	黑色素瘤淋巴結轉移	lymph node matastasis due to melanoma			
C77. 901		C77. 930：	鳞状细胞癌淋巴结转移	鱗狀細胞癌淋巴結轉移	lymph node matastasis due to squamous cell carcinoma			
C78. 808		C78. 810：	内脏器官癌皮肤转移	內臟器官癌皮膚轉移	cutanuous metastases of inner organ carcinoma			
C78. 808		C78. 810：	黑素瘤内脏转移	黑色素瘤內臟轉移	visceral metastasis due to melanoma	转移性黑素瘤	metastatic melanoma	
C79. 203		C79. 210：	皮肤转移癌	皮膚轉移癌	metastatic carcinoma of skin	转移性皮肤肿瘤	metastatic cutaneous tumor	
				肺癌皮膚轉移	skin metastasis from carcinoma of lung	肺癌皮肤转移	skin metastasis from carcinoma of lung	
				口腔癌皮膚轉移	skin metastasis from carcinoma of oral cavity	口腔癌皮肤转移	skin metastasis from carcinoma of oral cavity	
				卵巢癌皮膚轉移	skin metastasis from carcinoma of ovary	卵巢癌皮肤转移	skin metastasis from carcinoma of ovary	

主码	附码	皮码	中文病名	繁体病名	英文病名	同义中文病名	同义英文病名	中医病名
				腎癌皮膚轉移	skin metastasis from carcinoma of kidney	肾癌皮肤转移	skin metastasis from carcinoma of kidney	
				胃腸道癌皮膚轉移	skin metastasis from carcinoma of gastrointestine	胃肠道癌皮肤转移	skin metastasis from carcinoma of gastrointestine	
				乳腺癌皮膚轉移	skin metastasis from carcinoma of breast	乳腺癌皮肤转移癌	skin metastasis from carcinoma of breast	
C79.204			玛丽・约瑟夫结节	瑪麗約瑟夫小結節	Sister Mary Joseph's nodule			
C79.205		C79.240：	黑素瘤皮肤内转移	黑色素瘤皮膚內轉移	intransit metastasis in skin due to melanoma			
C80.x07		C80.x20：	丹毒样转移癌	丹毒樣轉移癌	erysipelas carcinomatosum	丹毒样癌	carcinoma erysipeloides	
C81.901	M96500/3		霍奇金病	何傑金氏症	Hodgkin's disease	何杰金病	Hodgkin's disease	阴阳毒；痰核流注；积聚癥瘕；内伤发热
				何傑金氏肉芽腫	Hodgkin's granuloma	霍奇金肉芽肿	Hodgkin's granuloma	
				何傑金氏惡性淋巴肉芽腫	Hodgkin's lymphogranulomatosis maligna	霍奇金恶性淋巴肉芽肿	Hodgkin's lymphogranulomatosis maligna	
				何傑金氏淋巴增生病	Hodgkin's lymphomatosis	霍奇金淋巴瘤病	Hodgkin's lymphomatosis	
				何傑金氏副肉芽腫	Hodgkin's paragranuloma	霍奇金副肉芽肿	Hodgkin's paragranuloma	
				惡性淋巴肉芽腫病	lymphogranulomatosis maligna	恶性淋巴肉芽肿病	lymphogranulomatosis maligna	
				何傑金氏淋巴瘤	Hodgkin's lymphoma	霍奇金淋巴瘤	Hodgkin's lymphoma	
C81.903		C81.900：	皮肤霍奇金病	皮膚何傑金氏症	cutaneous Hodgkin's disease	霍奇金病累及皮肤	Hodgkin's disease affecting the skin	
C82.703	M96923/3		继发性皮肤滤泡中心性淋巴瘤	繼發性皮膚濾泡中心細胞性淋巴瘤	secondary cutaneous follicular center lymphoma			
C82.902	M96900/3		皮肤滤泡中心淋巴瘤	皮膚濾泡中心淋巴瘤	cutaneous follicular center lymphoma			
				皮膚濾泡性淋巴瘤	follicular lymphoma	滤泡性淋巴瘤	follicular lymphoma	
				原發性皮膚濾泡中心細胞性淋巴瘤	primary cutaneous follicular center cell lymphoma	原发性皮肤滤泡中心细胞性淋巴瘤	primary cutaneous follicular center cell lymphoma	
C83.302	M95930/3	C83.310：	网状细胞肉瘤	網狀細胞肉瘤	reticulum cell sarcoma			
				組織細胞肉瘤	histiosarcoma	组织细胞肉瘤	histiosarcoma	
				單核珠性肉瘤	monocytic sarcoma	单核细胞性肉瘤	monocytic sarcoma	
C83.306	M96840/3		B 淋巴母细胞淋巴瘤，非伯基特	B 淋巴母細胞淋巴瘤，非伯基特	B – lymphoblastic lymphoma, non – Burkitt			
C83.307			弥漫性大 B 细胞淋巴瘤，腿型	瀰漫性大 B 細胞淋巴瘤，腿型	diffuse large B – cell lymphoma, leg – type			
C83.308			播散性大 B 细胞淋巴瘤	播散性大 B 細胞淋巴瘤	disseminated large B – cell lymphoma			
C83.309			富于 T 细胞/组织细胞的大 B 细胞淋巴瘤		T – cell/histocyte – rich large B – cell lymphoma			

主码	附码	皮码	中文病名	繁体病名	英文病名	同义中文病名	同义英文病名	中医病名
C83.401	M96840/3	C83.410:	免疫母细胞性淋巴瘤	免疫母細胞性淋巴瘤	immunoblastic lymphoma	原发性皮肤T免疫母细胞淋巴瘤	primary cutaneous T – immunoblastic lymphoma;PCTIBL	
C83.402	M96840/3		B免疫母细胞性恶性淋巴瘤	B免疫母細胞性惡性淋巴瘤	3 – immunoblastic malignant lymphoma			
				B型淋巴母細胞性淋巴瘤	B – immunoblastic lymphoma	B免疫母细胞性淋巴瘤	B – immunoblastic lymphoma	
						前体B淋巴母细胞白血病	precursor B – lymphoblastic	
						前体B淋巴母细胞淋巴瘤	precursor B – leukaemia	
C83.403	M96840/3		T淋巴母细胞性淋巴瘤	T淋巴母細胞性淋巴瘤	T – lymphoblastic lymphoma	中央性T细胞淋巴瘤	centroid T – cell lymphoma	
C83.701	M96870/3	C83.700:	伯基特淋巴瘤	伯基特氏淋巴瘤	Burkitt's lymphoma	外套区细胞淋巴瘤	mantle zone cell lymphoma	
C83.802	M96760/3		中心母细胞 – 中心细胞性淋巴瘤	中心母細胞 – 中心細胞性淋巴瘤	centroblastic centrocytic lymphoma	布里尔 – 西蒙菲马病	Brill – Symphoma disease	
				小裂核及大無裂核濾泡中心細胞性惡性淋巴瘤	malignant lymphoma with small cleaved and large noncleaved follicular center cells	小裂核及大无裂核滤泡中心细胞性恶性淋巴瘤	malignant lymphoma with small cleaved and large noncleaved follicular center cells	
				混合性小裂核及大細胞性惡性淋巴瘤	mixed small cleaved and large cell malignant lymohoma	混合性小裂核及大细胞性恶性淋巴瘤	mixed small cleaved and large cell malignant lymohoma	
C83.803	M96740/3		中心母细胞性淋巴瘤	中心母細胞性淋巴瘤	centroblastic lymphoma			
				大無裂核濾泡中心細胞性惡性淋巴瘤	malignant lymphoma with large non – cleaved follicular center cells	大无裂核滤疱中心细胞的恶性淋巴瘤	malignant lymphoma with large non – cleaved follicular center cells	
C83.804	M96730/3		套细胞淋巴瘤	套細胞淋巴瘤	mantle cell lymphoma			
C83.805			皮肤免疫细胞瘤	皮膚免疫細胞瘤	cutaneous immunocytoma	皮肤淋巴浆细胞样淋巴瘤	lymphoplasmocytoid lymphoma of skin	
C83.901		C83.900:	弥漫性非霍奇金淋巴瘤	瀰漫性非何杰金氏淋巴瘤	diffuse non – Hodgkin's lymphoma			
C84.003		C84.002:	肉芽肿前疹	黴菌感染前期疹	premycotic eruptions	肉芽肿前疹	pregranuloma eruption	
C84.004		C84.004:	斑片性蕈样肉芽肿	斑片性蕈狀肉芽腫	patch mycosis fungoides	斑片性蕈样肉芽肿	patch granuloma fungoides	
C84.005		C84.006:	斑片/斑块期皮肤T淋巴细胞瘤	斑片/斑塊期皮膚T淋巴細胞瘤	patch/plaque stage cutaneous T – cell lymphoma	斑片/斑块期蕈样肉芽肿	patch/plaque stage granuloma fungoides	
				斑片/斑塊期蕈狀肉芽腫	patch/plaque stage mycosis fungoides	斑片/斑块期蕈样霉菌病	patch/plaque stage mycosis fungoides	
C84.006		C84.008:	红皮病性皮肤T细胞淋巴瘤	紅皮性皮膚T細胞淋巴瘤	erythrodermic cutaneous T – cell lymphoma	红皮病性蕈样肉芽肿	erythrodermic granuloma fungoides	
				紅皮病性蕈樣肉芽腫	erythrodermic mycosis fungoides	红皮病性蕈样霉菌病	erythrodermic mycosis fungoides	

主码	附码	皮码	中文病名	繁体病名	英文病名	同义中文病名	同义英文病名	中医病名
C84.007		C84.010：	皮肤异色性蕈样肉芽肿	多形皮膚萎縮様蕈狀肉芽腫	poikilodermatous mycosis fungoides	皮肤异色性蕈样肉芽肿	poikilodermatous granuloma fungoides	
				皮膚異色性蕈樣黴菌病	poikilodermatous mycosis fungoides	皮肤异色性蕈样霉菌病	poikilodermatous mycosis fungoides	
C84.008		C84.012：	肿瘤期蕈样肉芽肿	腫瘤期蕈狀肉芽腫	tumour stage mycosis fungoides			
				肿瘤期蕈样霉菌病	tumour stage mycosis fungoides	肿瘤期蕈样霉菌病	tumour stage mycosis fungoides	
C84.009		C84.014：	肿瘤暴发型蕈样肉芽肿	腫瘤暴發型蕈樣肉芽腫	“tumeur d'emblée” type mycosis fungoides			
				腫瘤暴發型蕈樣肉芽腫	tumeur d'emblée type granuloma fungoides	肿瘤暴发型蕈样肉芽肿	tumeur d'emblée type granuloma fungoides	
				Vidal – Brocq 型蕈様肉芽腫	Vidal – Brocq type granuloma fungoides	维达尔 – 布劳克型蕈样肉芽肿	Vidal – Brocq type granuloma fungoides	
C84.010		C84.018：	毛囊黏蛋白沉积症型皮肤T细胞淋巴瘤	毛囊黏液素病型皮膚T細胞淋巴瘤	follicular mucinosis type cutaneous T – cell lymphoma	毛囊蛋白沉积症（T细胞淋巴瘤）	follicular mucinosis（T – cell lymphoma）	
				毛囊黏液素病型蕈狀肉芽腫	follicular mucinosis type mycosis fungoides	毛囊蛋白沉积症型蕈样霉菌病	follicular mucinosis type mycosis fungoides	
C84.011		C84.050：	肉芽肿性皮肤松弛症	肉芽腫性鬆弛狀皮膚	granulomatous slack skin；GSS			
C84.101		C84.100：	塞扎里综合征	西紮利徵候群	Sézary syndrome	网状细胞增生症	reticulocytosis	
				伴非典型淋巴細胞性紅皮病	erythroderma with atypical lymphocyte	红皮病伴非典型淋巴细胞性	erythroderma with atypical lymphocyte	
				西紮利網狀細胞增生症	Sézary reticulocytosis	塞扎里网状细胞增生症	Sézary reticulocytosis	
				T – 細胞紅皮病	T – cell erythroderma	T细胞红皮病	T – cell erythroderma	
C84.201	M97030/3	C84.200：	累及皮肤T区T细胞淋巴瘤	累及皮膚T區T細胞淋巴瘤	T – zone T – cell lymphoma involving skin	T区淋巴瘤的皮肤表现	cutaneous manifestations in T zone lymphoma	
C84.301	M97040/3	C84.300：	伦南特淋巴瘤	倫納特氏淋巴瘤	Lennert's lymphoma	伦南特T细胞淋巴瘤（累及皮肤）	Lennert's T – cell lymphoma（involving skin）	
				淋巴上皮樣淋巴瘤	lymphoepitheloid lymphoma	淋巴上皮样淋巴瘤	lymphoepitheloid lymphoma	
C84.302			结外鼻型NK/T细胞淋巴瘤	結外鼻型NK/T細胞淋巴瘤	extranodal nasal type NK/T – cell lymphoma	面中部T细胞淋巴瘤	centrofacial T – cell lymphoma	
				鼻部及鼻型NK/T細胞淋巴瘤	nasal and nasal type natural killer/T – cell lymphoma	鼻部及鼻型NK/T细胞淋巴瘤	nasal and nasal type natural killer/T – cell lymphoma	
				面中線T細胞淋巴瘤	midline of face T – cell lymphoma	面中线T细胞淋巴瘤	midline of face T – cell lymphoma	
C84.401	M97020/3		原发性皮肤多形性小T细胞淋巴瘤	原發性皮膚多形性小T細胞淋巴瘤	primary cutaneous small pleomorphic T – cell lymphoma			
C84.403		C84.412：	多形性T细胞淋巴瘤	多形性T細胞淋巴瘤	pleomorphic T – cell lymphoma			
				多形性外周T細胞淋巴瘤	pleomorphic peripheral T – cell lymphoma	多形性外周T细胞淋巴瘤	pleomorphic peripheral T – cell lymphoma	

主码	附码	皮码	中文病名	繁体病名	英文病名	同义中文病名	同义英文病名	中医病名
C84.404			单形性中等大T细胞淋巴瘤	單形性中等大T細胞淋巴瘤	monomorphous medium - sized T - cell lymphoma			
C84.406	M97060/3	C84.418	小T淋巴细胞性淋巴瘤	小T淋巴細胞性淋巴瘤	T - small lymphocytic lymphoma			
C84.407	M95900/3		透明细胞淋巴瘤	明亮細胞淋巴瘤	clear cell lymphoma			
C84.408	M97020/3	C84.400:	外周性T细胞淋巴瘤	外圍性T細胞淋巴瘤	peripheral T - cell lymphoma			
C84.409	M97060/3	C84.414:	多形性小/中细胞皮肤T细胞淋巴瘤	多形性小/中皮膚T細胞淋巴瘤	pleomorphic small/medium - sized cell cutaneous T - cell lymphoma			
C84.410		C84.420:	CD30阳性间变性大T细胞皮肤淋巴瘤	CD30陽性退行發育性大T細胞皮膚淋巴瘤	CD - 30 positive anaplastic large T - cell cutaneous lymphoma	皮肤原发大细胞间性变淋巴瘤	primary cuaneous anaplastic large cell lymphoma	
C84.411		C84.422:	CD30阳性多形性大T细胞皮肤T细胞淋巴瘤	CD30陽性多形性大T細胞皮膚T細胞淋巴瘤	CD - 30 positive pleomorphic large T - cell cutaneous T - cell lymphoma			
C84.412		C84.424:	CD30阴性多形性大T细胞皮肤T细胞淋巴瘤	CD30陰性多形性大T細胞皮膚T細胞淋巴瘤	CD - 30 negative pleomorphic large T - cell cutaneous T - cell lymphoma			
C84.413		C84.426:	CD30阳性T免疫母细胞皮肤T细胞淋巴瘤	CD30陽性T免疫母細胞皮膚T細胞淋巴瘤	CD - 30 positive T - immunoblastic cutaneous T - cell lymphoma			
C84.414		C84.430:	CD30阳性大T细胞皮肤恶性淋巴瘤	CD30陽性大T細胞皮膚惡性淋巴瘤	CD - 30 positive large T - cell cutaneous malignant lymphoma	Ki - 1阳性T细胞淋巴瘤	Ki - 1 positive T - cell lymphoma	
C84.415		C84.460:	血管免疫母细胞性T细胞淋巴瘤	血管免疫母細胞性T細胞淋巴瘤	angioimmunoblastic T - cell lymphoma	免疫母细胞性淋巴结病样T细胞淋巴瘤	immunoblastic lymphoadenopathy like T - cell lymphoma	
				血管免疫母細胞性淋巴結病	angioimmunoblastic lymphoadenopathy	血管免疫母细胞性淋巴结病	angioimmunoblastic lymphoadenopathy	
				血管免疫母細胞性淋巴結病伴蛋白異常血症樣T細胞淋巴瘤	angioimmunoblastic lymphoadenopathy with dysproteinemia - like T - cell lymphoma	血管免疫母细胞性淋巴结病伴蛋白异常血症样T细胞淋巴瘤	angioimmunoblastic lymphoadenopathy with dysproteinemia - like T - cell lymphoma	
C84.502		C84.000:	原发性皮肤T细胞淋巴瘤	原發性皮膚T細胞淋巴瘤	primary cutaneous T - cell lymphoma	草样肉芽肿	granuloma fungoides	乌白癞;痰核
				蕈狀肉芽腫	mycosis fungoides; MF	蕈样霉菌病	mycosis fungoides; MF	
		C84.500:		累及皮膚的T細胞淋巴瘤	T - cell lymphoma involving skin	累及皮肤T细胞淋巴瘤	T - cell lymphoma involving skin	

主码	附码	皮码	中文病名	繁体病名	英文病名	同义中文病名	同义英文病名	中医病名
C84.503			原发性皮肤 CD8 阳性亲表皮性细胞毒性 T 细胞淋巴瘤	原發性皮膚 CD8 陽性親表皮性細胞毒性 T 細胞淋巴瘤	primary cutaneous CD8 positive epidermotropic cytotoxic T – cell lymphoma			
C84.504			皮肤 γ/δ T 细胞淋巴瘤	皮膚伽瑪/δ T 細胞淋巴瘤	cutaneous gamma/delta T – cell lymphoma			
C84.505			母细胞性 NK 细胞性淋巴瘤	母細胞性 NK 細胞性淋巴瘤	blastic NK cell lymphoma			
C84.506			皮肤原发小 – 中等 CD4 阳性 T 细胞淋巴瘤		primary cutaneous small – medium CD4 positive T – cell lymphoma			
C84.507			皮肤外周 T 细胞淋巴瘤，非特定型		primary cutaneous PTL, unspecified			
C84.508	C84.060：		皮下脂膜炎样 T 细胞淋巴瘤	皮下脂層炎樣 T 細胞淋巴瘤	subcutaneous panniculitis like T – cell lymphoma; SPTCL			
C84.509			种痘样皮肤 T 细胞淋巴瘤	種痘樣皮膚 T 細胞淋巴瘤	hydroa – like cutaneous T – cell lymphoma	水肿瘢痕性血管炎性脂膜炎	oedrmatous scarring vasculitic panniculitis	
C85.010	M95920/3		淋巴肉瘤	淋巴肉瘤	lymphosarcoma	中心细胞性淋巴瘤	center cell lymphoma	
C85.101		C85.110：	小淋巴细胞性 B 细胞淋巴瘤	小淋巴細胞性 B 細胞淋巴瘤	small lymphocytic B – cell lymphoma	慢性淋巴细胞白血病	chronic lymphocytic leukaemia	
C85.103			皮肤边缘区 B 细胞淋巴瘤	皮膚邊緣區 B 細胞淋巴瘤	cutaneous marginal zone B cell lymphoma			
C85.104			黏膜及淋巴样组织型皮肤边缘区 B 细胞淋巴瘤	黏膜相關淋巴樣組織型皮膚邊緣區 B 細胞淋巴瘤	mucosa associated lymphoid tissue type cutaneous marginal zone B cell lymphoma			
C85.105		C85.100：	皮肤 B 细胞淋巴瘤	皮膚 B 細胞淋巴瘤	cutaneous B cell lymphoma	B 细胞淋巴瘤伴皮肤受累	B – cell lymphoma with skin involvement	
C85.703			间变性大细胞淋巴瘤	退行性大細胞淋巴瘤	anaplastic large cell lymphoma	大细胞间变性淋巴瘤	large cell anaplastic lymphoma	
				Ki – 1 淋巴瘤	Ki – lymphoma	Ki – 1 淋巴瘤	Ki – lymphoma	
C85.704		C84.030：	佩吉特样网状细胞增生症	柏哲德樣網狀細胞增生症	pagetoid reticulosis	沃英格 – 克隆皮病	Woringer – Kolopp disease	
				親表皮性網狀細胞增生症	epidermotropic reticulosis	向表皮性网状细胞增生病	epidermotropic reticulosis	
				向表皮性限界性蕈樣黴菌病	localized mycosis fungoides with epidermotropism	向表皮性局限性蕈样霉菌病	localized mycosis fungoides with epidermotropism	
				柏哲德樣網狀細胞增生症	pagetoid reticulosis	佩吉特病样网状细胞增多症	pagetoid reticulosis	
				Ketron – Goodman 氏病	Ketron – Goodman disease	凯特罗恩 – 古德曼病	Ketron – Goodman disease	
				廣泛性柏哲德样网状细胞增生症	generalized pagetoid reticulosis	泛发性佩吉特样网状细胞增生症	generalized pagetoid reticulosis	

主码	附码	皮码	中文病名	繁体病名	英文病名	同义中文病名	同义英文病名	中医病名
C85.705			血管内大B细胞淋巴瘤	血管內大B細胞淋巴瘤	intravascular large B cell lymphoma	血管内恶性淋巴瘤病	intravascular malignant lymphomatosis	
				系統性增生性血管內皮瘤病	angioendotheliomatosis proliferans systematica	系统性增生性血管内皮瘤病	angioendotheliomatosis proliferans systematica	
				親血管性淋巴瘤	angiotropic lymphoma	亲血管型大细胞淋巴瘤	angiotropic large cell lymphoma	
				血管內淋巴瘤	intravascular lymphoma	血管内淋巴瘤	intravascular lymphoma	
C85.906		C85.900：	淋巴瘤	淋巴瘤	lymphoma			
C88.001	M97610/3	C88.000：	巨球蛋白血症	巨球蛋白血症	macroglobulinemia	慢性荨麻疹伴巨球蛋白血症	chronic urticaria with macroglogulinemia	
				Waldenström 氏巨球蛋白血症	Waldenström's macroglobulinemia	沃尔丹斯特伦巨球蛋白血症	Waldenström's macroglobulinemia	
				Schnitzler'氏徵候群	Schnitzler's syndrome	施尼茨勒综合征	Schnitzler's syndrome	
				蕁麻疹伴巨球蛋白血症	urticaria and macroglobulinemia	荨麻疹伴巨球蛋白血症	urticaria and macroglobulinemia	
				巨球蛋白血症性紫斑	purpura macroglobulinemia	巨球蛋白血症性紫癜	purpura macroglobulinemia	
C90.001	M97320/3	C90.002：	骨髓瘤病	骨髓瘤病	myelomatosis	多发性髓瘤性皮肤浸润	cutaneous infiltration by multiple myeloma	
C90.005		C90.010：	卡勒病	Kahler 氏病	Kahler's disease	多发性骨髓瘤	multiple myeloma	
C90.101	M98300/3	C90.100：	浆细胞性白血病	漿細胞性白血病	plasma cell leukemia			
C90.201	M97310/3		浆细胞瘤	漿細胞瘤	plasmacytoma			
C90.206		C90.200：	孤立性骨髓瘤	孤立性骨髓瘤	solitary myeloma			
C90.207		C90.201：	皮肤浆细胞瘤	皮膚漿細胞瘤	cutaneous plasmacytoma			
C91.102		C91.100：	慢性淋巴细胞性T细胞白血病（累及皮肤）	慢性淋巴球性T細胞白血病（累及皮膚）	chronic lymphocytic T－cell leukaemia(involving skin)			
C91.401	M99400/3	C91.400：	毛细胞白血病（累及皮肤）	毛細胞白血病（累及皮膚）	hairy－cell leukaemia(involving skin)			
C91.402		C91.401：	白血病性网状内皮细胞增生症	白血病性網狀內皮增生症	leukemic reticuloendotheliosis			
				組織細胞性網狀細胞增生症	histiocytic reticulosis	组织细胞性网状细胞增生症	histiocytic reticulosis	
				惡性組織細胞瘤	malignant histiocytoma	恶性组织细胞瘤	malignant histiocytoma	
				惡性皮膚型組織細胞增生症	malignant histiocytosis of cutaneous type	恶性皮肤型组织细胞增生症	malignant histiocytosis of cutaneous type	
				惡性網狀內皮增生病	malignant reticuloendotheliosis	恶性网状内皮增生病	malignant reticuloendotheliosis	
C91.502	M95900/3	C91.500：	成人T细胞淋巴瘤/白血病	成人T細胞淋巴瘤/白血病	adult T－cell lymphoma/leukaemia;ATLL			

主码	附码	皮码	中文病名	繁体病名	英文病名	同义中文病名	同义英文病名	中医病名
C92.105		C92.100：	慢性髓样白血病的皮肤白血病性浸润	慢性髓樣白血病的皮膚血癌細胞浸潤	leukaemic infiltration of skin chronic myeloid leukaemia	髓样白血病累及皮肤	cutaneous involvement By myeloid leukaemia	
				綠色瘤	chloroma	绿色瘤	chloroma	
				皮膚髓外血球生成	cutaneous extramedullary hematopoiesis	皮肤髓外造血病	cutaneous extramedullary hematopoiesis	
				粒細胞肉瘤	granulocytic sarcoma	粒细胞肉瘤	granulocytic sarcoma	
C93.701		C93.700：	单核细胞白血病的白血病性皮肤浸润	單核細胞白血病的血癌細胞性皮膚浸潤	leukaemic infiltration of skin monocytic leukaemia	髓样白血病皮肤白血病性浸润	leukaemic infiltration of skin myeloid leukaemia	
				單核球性白血病	monocytic leukaemia	单核细胞白血病	monocytic leukaemia	
C94.301	M99000/3	C96.210：	肥大细胞白血病	肥大細胞白血病	mast－cell leukemia			
				惡性肥大細胞增生症	malignant mastocytosis	恶性肥大细胞增生症	malignant mastocytosis	
C94.302	M99000/3		肥大细胞增生症斑驳病伴血液病	肥大細胞增生症斑駁病伴血液病	piebaldism mastocytosis with associated haematological disorder	肥大细胞增生症伴血液病	mastocytosis with associated haematological disorder	
C95.908		C95.900：	皮肤白血病	皮膚白血病	leukemia cutis			
				血癌細胞皮膚浸潤	leukaemic infiltration of skin	白血病性皮肤浸润	leukaemic infiltration of skin	
C95.909			多发性咖啡牛奶色素斑伴白血病	多發性咖啡牛奶色素斑伴白血病	multiple café－au－lait spots with leukemia			
C96.001	M97220/3	C96.000：	莱特尔－西韦病	萊特雷爾－西韋氏病	Letterer－Siwe disease	非脂组织细胞增多症	nonlipohistiocytosis	
C96.101		C96.120：	皮肤恶性组织细胞增生症性淋巴瘤	皮膚惡性組織細胞增生症性淋巴瘤	cutaneous malignant histiocytosis lymphoma	恶性网状组织细胞增生症	malignant reticulohistocytosis	
				惡性組織細胞增生症（累及皮膚）	malignant histiocytosis（involving skin）	恶性组织细胞增生症（累及皮肤）	malignant histiocytosis（involving skin）	恶核
				惡性網狀細胞增生症	malignant reticulosis	恶性网状细胞增生症	malignant reticulosis	
C96.103			家族性组织细胞性皮肤关节炎	家族性組織細胞性皮膚關節炎	familial histiocytic dermatoarthritis			
C96.104		C96.110：	组织细胞性髓性网状细胞增生症	組織細胞性髓性網狀細胞增生症	histiocytic medullary reticulosis			
C96.105		C96.110：	退行性非典型组织细胞增生症	退行性非典型組織細胞增生症	regressing atypical histiocytosis			
C96.204		C96.200：	系统性肥大细胞增多症	系統性肥大細胞增生症	systemic mastocytosis			
C96.301	M97230/3		皮肤真性组织细胞性淋巴瘤	皮膚真性組織細胞性淋巴瘤	cutaneous genuine histiocytic lymphoma			
D03.001	M87200/2		唇原位黑素瘤	唇原位黑色素瘤	melanoma in situ of lip			
D03.101	M87200/2		眼睑（包括眦）原位黑素瘤	眼瞼（包括眥）原位黑色素瘤	melanoma in situ of eyelid（including canthus）			
D03.501	M87200/2		躯干原位黑素瘤	軀幹原位黑色素瘤	melanoma in situ of trunk			

主码	附码	皮码	中文病名	繁体病名	英文病名	同义中文病名	同义英文病名	中医病名
				伴疤痕之皺褶皮膚	folded skin with scarring	皱褶皮肤伴瘢痕	folded skin with scarring	
D17.912			神经脂肪瘤病	神經脂肪瘤病	neurolipomatosis	神经纤维脂肪瘤	neural fibrolipoma	
D17. –	M88620/0		软骨样脂肪瘤	軟骨樣脂肪瘤	chondroid lipoma			
D17. –	M88510/0		纤维脂肪瘤	纖維脂肪瘤	fibrolipoma			
D17. –	M88520/0		纤维黏液脂肪瘤	纖維黏液脂肪瘤	fibromyxolipoma			
D17. –	M83240/0		腺脂肪瘤	腺脂肪瘤	adenolipoma			
D17. –	M88570/0		梭形细胞脂肪瘤	梭形細胞脂肪瘤	spindle cell lipoma			
D17. –	M88540/0		多形性脂肪瘤	多形性脂肪瘤	pleomorphic lipoma			
D17. –	M88810/0		脂肪母细胞瘤	脂母細胞瘤	lipoblastoma			
D17. –	M88610/0	D17.930:	血管脂肪瘤	血管性脂肪瘤	angiolipoma; hemangiolipoma	毛细血管扩张性脂肪瘤	lipoma telangiectatica	
				血管纖維脂肪瘤	angiofibrolipoma	血管纤维脂肪瘤	angiofibrolipoma	
				血管脂肪瘤痣	nevus angiolipomatosus	血管脂肪瘤痣	nevus angiolipomatosus	
D18.003		D18.011:	甲下血管球瘤	甲下血管球瘤	subungual glomus tumor			
D18.004			创伤后焰色斑痣综合征	創傷後焰色母斑徵候群	posttraumatic nevus flammeus syndrome	创伤后痣综合征	posttraumatic nevus syndrome	
				Fegeler 氏徵候群	Fegeler's syndrome	费盖勒综合征	Fegeler's syndrome	
D18.004		D18.016:	多发性进行性血管瘤病	多發性進展性血管瘤病	multiple progressive angiomatosis			
D18.004			获得性弹性组织变性血管瘤	後天性彈力纖維變性血管瘤	acquired elastotic hemangioma			
D18.004			获得性多发性血管瘤病	後天性多發性血管瘤病	acquired multiple hemangiomatosis			
D18.004		D18.050:	静脉湖	靜脈湖	venous lakes	静脉血管瘤	venous hemangioma	
D18.004			皮肤脑脊[髓]膜血管瘤病	皮膚腦脊髓膜血管瘤病	cutaneous meningospinal angiomatosis			
				Cobb 氏徵候群	Cobb's syndrome	科布综合征	Cobb's syndrome	
D18.004			皮肤上皮样血管性结节	皮膚上皮樣血管性結節	cutaneous epithelioid angiomatous nodule			
D18.004	M91200/0		皮肤血管瘤	皮膚血管瘤	cutaneous hemangioma			丹瘤
D18.004			丘疹性血管增生症	丘疹性血管增生	papular angioplasia			
D18.004	M91200/0		全身性血管瘤病	全身性血管瘤病	universal angiomatosis			
D18.004		D18.015:	皮肤毛细血管瘤	皮膚微血管性血管瘤	capillary angioma of skin	毛细血管瘤	capillary hemangioma	胎瘤;血丝榴;红丝瘤
				單純性血管瘤	hemangioma simplex	单纯性血管瘤	hemangioma simplex	
				嬰兒血管內皮瘤	infantile hemangioendotheloma	婴儿血管内皮瘤	infantile hemangioendotheloma	
				草莓狀血管瘤	strawberry hemangioma	草莓状血管瘤	strawberry hemangioma	
				草莓狀痣	strawberry nevus	草莓状痣	strawberry nevus	
				嬰兒血管瘤	hemangioma of infancy	婴儿血管瘤	hemangioma of infancy	

主码	附码	皮码	中文病名	繁体病名	英文病名	同义中文病名	同义英文病名	中医病名
				嬰兒期血管瘤	infantile hemangioma	婴儿期血管瘤	infantile hemangioma	
				幼年性血管瘤	juvenile hemangioma	幼年性血管瘤	juvenile hemangioma	
D18.009		D18.130：	局限性血管瘤	局限性血管瘤	lymphangioma circumscriptum	皮肤局限性血管瘤		
D18. –	M91200/0	D18.010：	血管瘤	血管瘤	angioma; hemangioma	血管痣	vascular nevus	血瘤；丹瘤
D18. –	M91210/0	D18.014：	海绵状血管瘤	海綿狀血管瘤	cavernous hemangioma; cavernous angioma	静脉畸形	venous malformation	
D18. –	M91220/0		微静脉血管瘤	微細靜脈血管瘤	microvenular hemangioma			
D18.030	M91210/0		窦状血管瘤	竇狀血管瘤	sinusoidal hemangioma			
D18. –	M91610/1		丛状血管母细胞瘤	叢狀血管母細胞瘤	tufted angioblastoma			
D18. –	M87110/0		血管球瘤	脈絡球血管瘤	glomus tumor; glomangioma	球静脉异形	glomuvenous malformations	
				球樣血管瘤	glomeruloid hemangioma	球样血管瘤	glomeruloid hemangioma	
				單側痣樣血管瘤	hemangioma unilateralis neviforme	单侧痣样血管瘤	hemangioma unilateralis neviforme	
				單側疣狀血管瘤	unilateral verrucous hemangioma	单侧疣状血管瘤	unilateral verrucous hemangioma	
				限界型痣樣血管角化瘤	angiokeratoma circumscriptum neviforme	局限性痣样血管角皮瘤	angiokeratoma circumscriptum neviforme	
				血管角化痣	nevus angiokeratoticus	血管角化痣	nevus angiokeratoticus	
				角化血管瘤痣	nevus keratoangiomatosus	角化血管瘤痣	nevus keratoangiomatosus	
D18. –			匐行性血管瘤	匐行性血管瘤	angioma serpiginosum			
D18.038	M91200/0		出汗性血管瘤	生汗性血管瘤	sudoriparous angioma			
				汗腺血管瘤性錯構瘤	eccrine angiomatous hamartoma	小汗腺血管瘤性错构瘤	eccrine angiomatous hamartoma	
				汗腺血管瘤痣	eccrine angiomatous nevus	小汗腺血管瘤痣	eccrine angiomatous nevus	
D18. –	M91311/0		丛状血管瘤	簇集性血管瘤	tufted angioma; plexiform angioma	蔓状血管瘤	angioma racemosum	
				進展性毛細血管瘤	progressive capillary hemangioma	进展性毛细血管瘤	progressive capillary hemangioma	
				Nakagawa 氏血管母細胞瘤	angioblastoma of Nakagawa	纳卡格瓦血管母细胞瘤	angioblastoma of Nakagawa	
D18.040	M91200/0		平头钉样血管瘤	平頭釘樣血管瘤	hobnail hemangioma			
				靶樣含鐵血黃素性血管瘤	targetoid hemosiderotic hemangioma	靶样含铁血黄素性血管瘤	targetoid hemosiderotic hemangioma	
D18.041	M91200/0		溃疡残毁性血管瘤病	潰瘍殘毀性血管瘤病	ulcero – mutilating hemangiomatosis			
D18. –	M91610/1		血管母细胞瘤	血管母細胞瘤	angioblastoma			
D18. –	M91610/1		巨细胞血管母细胞瘤	巨大細胞血管母細胞瘤	giant cell angioblastoma			

主码	附码	皮码	中文病名	繁体病名	英文病名	同义中文病名	同义英文病名	中医病名
D18.043	M91230/0		动静脉血管瘤	動靜脈性血管瘤	arteriovenous hemangioma	皮肤动静脉血管瘤	cutaneous arteriovenous hemangioma	
				肢端動靜脈瘤	acral arteriovenous tumour	肢端动静脉瘤	acral arteriovenous tumour	
				曲张性动脉瘤	cirsoid aneurysm	曲张性动脉瘤	cirsoid aneurysm	
D18. –	M91250/0		上皮样血管瘤	上皮樣血管瘤	epithelioid hemangioma	血管淋巴组织增生伴嗜酸细胞浸润	angiolymphoid hyperplasia with eosinophilia	
				靜脈內異常性血管增生	intravenous atypical vascular proliferation	静脉内非典型血管增生	intravenous atypical vascular proliferation	
				皮膚組織細胞樣血管瘤	cutaneous histiocytoid angioma	皮肤组织细胞样血管瘤	cutaneous histiocytoid angioma	
				假化膿性肉芽腫或非典型化膿性肉芽腫	pseudo or atypical pyogenic granuloma	假化脓性肉芽肿或非典型化脓性肉芽肿	pseudo or atypical pyogenic granuloma	
				炎性血管瘤結節	inflammatory angiomatous nodule	炎性血管瘤结节	inflammatory angiomatous nodule	
				結節性血管母細胞增生伴嗜伊紅血球浸潤和淋巴濾泡形成	nodular angioblastic hyperplasia with eosinophilia and lymphofolliculosis	结节性血管母细胞增生伴嗜酸细胞浸润和淋巴滤泡形成	nodular angioblastic hyperplasia with eosinophilia and lymphofolliculosis	
D18. –	M88410/1		侵入性血管黏液瘤	侵入性血管黏液瘤	aggressive angiomyxoma			
D18. –	M88410/1		浅表性血管黏液瘤	表淺性血管黏液瘤	superficial angiomyxoma			
D18. –	M91750/0		海绵状血管淋巴管瘤	海綿狀血管淋巴管瘤	cavernous hemolymphangioma			
D18.103	M91720/0	D18.140：	海绵状淋巴管瘤	海綿狀淋巴管瘤	cavernous lymphangioma	囊性淋巴管畸形	cystic lymphatic malformation	
D18.1	M91740/1		淋巴管平滑肌瘤病	淋巴管平滑肌瘤病	lymphangioleiomyomatosis			
				躯体淋巴管平滑肌瘤病	somatic lymphangioleiomyomatosis	体表淋巴管平滑肌瘤病	somatic lymphangioleiomyomatosis	
D18.106	M91700/0	D18.100：	淋巴管瘤	淋巴管瘤	lymphangioma			足肿；足歼病；足尰
D18.106	M91700/0		淋巴管瘤病	淋巴管瘤病	lymphangiomatosis	全身性淋巴管瘤	generalized lymphangioma	
				系統性囊性血管瘤病	systemic cystic angiomatosis	系统性囊性血管瘤病	systemic cystic angiomatosis	
				多發性淋巴管擴張	multiple lymphangiectasias	多发性淋巴管扩张	multiple lymphangiectasias	
				瀰漫性淋巴管瘤	diffuse lymphangioma	弥漫性淋巴管瘤	diffuse lymphangioma	
D18.107			囊性淋巴管瘤	囊性淋巴管瘤	cystic lymphangioma			
				囊狀水瘤	cystic hygroma	囊性水瘤	cystic hygroma	
D18.108			淋巴囊肿	淋巴囊腫	lymphocyst	血清肿	seroma	
D18.109	M91700/0	D18.110：	单纯性淋巴管瘤	單純性淋巴管瘤	simple lymphangioma			
				淺表性淋巴管畸形	superficial lymphatic malformation	浅表性淋巴管畸形	superficial lymphatic malformation	
D18.120	M91700/0	D18.130：	局限性淋巴管瘤	限界性淋巴管瘤	lymphangioma circumscriptum	皮肤局限性淋巴管瘤	lymphangioma circumscriptum cutis	
D18.125	M88940/0		进行性淋巴管瘤	進行性淋巴管瘤	progressive lymphangioma			

主码	附码	皮码	中文病名	繁体病名	英文病名	同义中文病名	同义英文病名	中医病名
				後天性淋巴管瘤	acquired lymphangioma	获得性淋巴管瘤	acquired lymphangioma	
				後天性進行性淋巴管瘤	acquired progressive lymphangioma	获得性进行性淋巴管瘤	acquired progressive lymphangioma	
				良性淋巴管内皮瘤	benign lymphangioendothelioma	良性淋巴管内皮瘤	benign lymphangioendothelioma	
D18.126			皮肤淋巴腺瘤	皮膚淋巴腺瘤	cutaneous lymphadenoma			
D18.–	M91740/1		淋巴管肌瘤病	淋巴管肌瘤病	lymphangiomyomatosis			
D21.904	M80030/1		腱鞘巨细胞瘤	腱鞘巨大細胞瘤	giant cell tumour of tendon sheath	良性滑膜瘤	benign synovioma	
D21.905	M87130/1		肌周皮细胞瘤	肌周皮細胞瘤	myopericytoma			
D21.906	M88110/0		浅表性肢端纤维黏液瘤	表淺性肢端纖維黏液瘤	superficial acral fibromyxoma			
D21.–	M88900/0		先天性平滑肌错构瘤	先天性平滑肌錯構瘤	congenital smooth muscle hamartoma			
D21.–	M91200/0	D21.M20:	马森假性血管肉瘤	Masson 氏假血管肉瘤	Masson's pseudoangiosarcoma			
				血管内乳突狀内皮增生	intravascular papillary endothelial hyperplasia	血管内乳头状内皮增生症	intravascular papillary endothelial hyperplasia	
				Masson 氏假性血管瘤	Masson's pseudoangioma	马森假性血管瘤	Masson's pseudoangioma	
D21.–	M90400/0	D21.M30:	巨细胞滑膜瘤	巨大細胞滑膜瘤	giant cell synovioma			
D21.–	M89000/0	D21.M50:	横纹肌瘤	橫紋肌瘤	rhabdomyoma			
D21.–	M88940/0	D21.M60:	血管平滑肌瘤	血管性平滑肌瘤	angioleiomyoma; angiomyoma			
D21.–	M88900/0		毛发平滑肌瘤	毛髮平滑肌瘤	pilar leiomyoma	毛发平滑肌瘤	piloleiomyoma	
D21.–	M88900/0		生殖器平滑肌瘤	生殖器平滑肌瘤	genital leiomyoma	阴囊肉膜平滑肌瘤	dartoic leiomyoma	
D21.–	M89000/0		横纹肌间瘤性间质错构瘤	橫紋肌瘤性間質錯構瘤	rhabdomyomatous mesenchymal hamartoma	横纹肌错构瘤	rhabdomyomatous hamartoma	
				先天中線錯構瘤	congenital midline hamartoma	先天中线错构瘤	congenital midline hamartoma	
D22.001			唇黑素细胞痣	唇黑素細胞痣	melanocytic nevi of lip	裂唇痣	cleft lip nevus	
D22.002			唇黑素斑	唇黑變斑	labial melanotic macules			
D22.003			甲下痣	甲下痣	subungual nevus	甲母痣	nevi of nail matrix	
D22.102			眼睑(包括眦)黑素细胞痣	眼瞼(包括眥)黑素細胞痣	melanocytic nevi of eyelid (including canthus)	眼睑分裂痣	divided nevus of eyelid	
				眼皮痣	oculocutaneous nevus	眼皮痣	oculocutaneous nevus	
D22.304	M87240/0		鼻部纤维性丘疹	鼻部纖維性丘疹	fibrous papule of nose	鼻部 CD34 反应性纤维丘疹	nasal CD34 reactive fibropapule	
D22.305			颧部褐青色痣	顴部褐青色母斑	nevus fuscocaeruleus zygomaticus	浩利痣	Hori's nevus	青记;青记脸
D22.306		D22.301:	太田痣	太田氏母斑	nevus of Ota; Ota's nevus	眼颧部褐蓝痣	nevus fuscocaeruleus ophthalmomaxillaris	青记;青记脸

主码	附码	皮码	中文病名	繁体病名	英文病名	同义中文病名	同义英文病名	中医病名
				眼上顎部褐青色母斑	nevus fuscocaeruleus ophthalmomaxillaris	眼上腭部褐青色痣	nevus fuscocaeruleus ophthalmomaxillaris	
D22.307			真皮黑素细胞错构瘤	真皮黑色素細胞錯構瘤	dermal melanocytic hamartoma	真皮黑素细胞痣	dermal melanocytic nevi	
D22.308			获得性双侧性太田痣样斑	後天性雙側性太田痣斑樣斑	acquired bilateral nevus of Ota – like macules	太阳痣	sun's nevus	青记;青记脸
D22.401			头皮和颈部黑素细胞痣	頭皮及頸部黑素細胞痣	melanocytic nevi of scalp and neck			
D22.503	M87200/3		躯干黑素细胞痣	軀幹黑素細胞痣	melanocytic nevi of trunk			
D22.504			肛门边缘黑素细胞痣	肛門邊緣黑素細胞痣	melanocytic nevi of anal margin			
D22.505			肛门皮肤黑素细胞痣	肛門皮膚黑素細胞痣	melanocytic nevi of anal skin			
D22.506			肛周皮肤黑素细胞痣	肛周皮膚黑素細胞痣	melanocytic nevi of perianal skin			
D22.507			乳房皮肤黑素细胞痣	乳房皮膚黑素細胞痣	melanocytic nevi of skin of breast			
D22.508		D22.504:	伊藤痣	依藤氏母斑	nevus of Ito;nevus of Ito	肩峰三角肌褐青色痣	nevus fuscocaeruleus acromiodeltoideus	
D22.509		D22.505:	蒙古斑	蒙古斑	Mongolian spot			
				胎記	birthmark	胎记	birthmark	胎记;小儿青斑;小儿血凝;青记;婴儿青斑
				真皮黑變症	dermal melanosis	真皮黑变病	dermal melanosis	
				蒙古藍斑	Mongolian blue spot	蒙古蓝斑	Mongolian blue spot	
D22.601			上肢(包括肩)黑素细胞痣	上肢(包括肩)黑素細胞痣	melanocytic nevi of upper limb (including shoulder)			
D22.701			下肢(包括髋)黑素细胞痣	下肢(包括髖)黑素細胞痣	melanocytic nevi of lower limb (including hip)			
D22.702			足底痣		foot nevus			
D22.901			深部穿通痣	深入性母斑	deep penetrating nevus			
D22.901	M87200/0		克洛纳痣	Clonal 母斑	Clonal nevus			
				黑色素細胞母斑(痣),反向A型	melanocytic nevus, inverted type A	黑色素细胞母斑(痣),反向A型	melanocytic nevus, inveged type A	
D22. –	M87300/0		无色素痣	無色素母斑	nonpigmented nevus; amelanotic nevus; achromic nevus	脱色素痣	nevus depigmentosus	
D22. –	M87250/0		神经痣	神經痣(母斑)	neuronevus			
D22. –	M87201/0		黑素细胞痣	黑色素細胞母斑(痣)	melanocytic nevus	色素痣	pigmentary nevus	黑子;痦子;黑痣;黑面子;面生黑子;黶子;厌
				黑痣	black nevus	黑痣	black nevus	
				細胞母斑	cellular nevus	细胞痣	cellular nevus	
				痣細胞母斑	nevocytic nevus	痣细胞痣	nevocytic nevus	
				母斑(痣)	nevus	痣	nevus; mark; mole; nevi	

主码	附码	皮码	中文病名	繁体病名	英文病名	同义中文病名	同义英文病名	中医病名
D22. –	M87200/0		先天性黑素细胞痣中的增生性结节	先天性黑素細胞痣中的增生性結節	proliferative nodule in congenital melanocytic nevus			
D22. –	M87203/0		毛痣	毛痣	nevus pilous	毛色素痣	nevus pigmentosus et pilosus	毛痣
D22. –	M87500/0		脑回状皮内痣	腦回樣皮内母斑	cerebriform intradermal nevus	脑回样先天性痣	cerebriform congenital nevus	
D22. –	M87500/0		皮内痣	皮内母斑	intradermal nevus			
D22. –	M87400/0		交界痣	交界部母斑	junctional nevus			
D22. –	M87600/0	D22. L14:	混合痣	合併痣	compound nevus	复合痣	combined nevus	
D22. –	M87200/0		小汗腺中心痣	汗腺中心母斑	eccrine centered nevus			
D22. –	M87200/0	D22. L22:	真皮细胞痣	真皮細胞母斑	dermal cellular nevus			
D22. –	M87720/0	D22. L30:	里德梭形细胞痣	里德梭形細胞痣	spindle cell nevus of Reed	色素性里德梭形细胞瘤	pigmented spindle cell tumour of Reed	
D22. –	M87700/0	D22. L32:	斯皮茨痣	史必茨痣	Spitz nevus			
				上皮樣細胞母斑	epithelioid cell nevus	上皮样细胞痣	epithelioid cell nevus	
				良性青年性黑色素瘤	benign juvenile melanoma	良性幼年黑素瘤	benign juvenile melanoma	
				良性青年性黑色素痣	benign juvenile nevus	良性幼年黑素痣	benign juvenile nevus	
				上皮樣及梭狀細胞母斑	epithelioid and spindle cell nevus	上皮样及梭状细胞痣	epithelioid and spindle cell nevus	
				梭形細胞痣	spindle cell nevus	梭形细胞痣	spindle cell nevus	
D22. –	M87230/0	D22. L34:	晕痣	光暈痣(母斑)	halo nevus			
				離心性後天性白皮症	leukoderma acquisitum centrifugum	离心性获得性白斑	leukoderma acquisitum centrifugum	
				白色素痣	leukopigmentary nevus	白色素痣	leukopigmentary nevus	
				舒通氏痣	Sutton's nevus	舒通痣	Sutton's nevus	
D22. –	M87200/0		帽章痣	花結母斑;帽章狀痣	cockarde nevus; nevus en cocarde			
D22. –	M87200/0	D22. L36:	假黑素瘤	假黑色素瘤	pseudomelanoma	复发痣	recurrent nevus	
				持續性(復發性)黑素細胞痣	persistent/recurrent melanocytic nevus	持续性(复发性)黑素细胞痣	persistent/recurrent melanocytic nevus	
D22. –			迈耶森痣	Meyerson 氏母斑	Meyerson nevus	晕皮炎	halo dermatitis	
				暈湿疹	halo eczema	晕湿疹	halo eczema	
D22. –			神经错构瘤	神經錯構瘤	neurocristic hamartoma			
D22. –	M87800/0		上皮样蓝痣	上皮樣藍色母斑	epithelioid blue nevus			
D22. –	M87900/0		细胞性蓝痣	細胞性藍色痣	cellular blue nevus			
D22. –	M87800/0	D22. L42:	蓝痣	藍色母斑	blue nevus			蓝注
				Jadassohn – Tiche 藍色母斑	Jadassohn – Tiche blue nevus	杰达索恩 – 蒂奇蓝痣	Jadassohn – Tiche blue nevus	
				良性間葉黑色素瘤	benign mesenchymomelanoma	良性间叶黑素瘤	benign mesenchymomelanoma	
				藍色神經樣痣	blue neuronevus	蓝神经痣	blue neuronevus	

主码	附码	皮码	中文病名	繁体病名	英文病名	同义中文病名	同义英文病名	中医病名
				色素母細胞瘤	chromatophoroma	色素母细胞瘤	chromatophoroma	
				黑色素纖維瘤	melanofibroma	黑素纤维瘤	melanofibroma	
D22. –	M87610/0	D22. L50:	巨大色素痣	巨型色素性母斑	giant pigmented nevus	巨大痣	giant nevus	
				獸皮痣	animal skin nevus	兽皮痣	animal skin nevus	
				外衣痣	garment nevus	外衣痣	garment nevus	
				巨大毛痣	giant hairy nevus	巨大毛痣	giant hairy nevus	
				泳褲樣巨型毛痣	giant hairy 'bathng – trunk'	泳裤样巨型毛痣	giant hairy 'bathng – trunk'	
D22. –	M87220/0	D22. L80:	气球状细胞痣	氣脹細胞母斑	balloon cell nevus			
D22. –	M87200/0		获得性黑素细胞痣	後天性黑色素細胞性母斑	acquired melanocytic nevi	获得性痣	acquired nevus	
D23. 001			唇皮肤良性肿瘤	唇皮膚良性腫瘤	benign neoplasms of skin of lip			
D23. 101			眼睑(包括眦)皮肤良性肿瘤	眼瞼(包括眥)皮膚良性腫瘤	benign neoplasms of skin of eyelid(including canthus)			
D23. 201	M84200/0		耵聍腺瘤	耳垢瘤	ceruminoma			
				耳垢腺瘤	ceruminous adenoma	耳垢腺瘤	ceruminoma adenoma	
D23. 303			面部皮肤良性肿瘤	面部皮膚良性腫瘤	benign neoplasm of skin of face			
D23. 402			颈部皮肤良性肿瘤	頸部皮膚良性腫瘤	benign tumour of skin of neck			
D23. 403			头皮皮肤良性肿瘤	頭部皮膚良性腫瘤	benign neoplasms of skin of scalp			
D23. 404			颈部纤维瘤病	頸部纖維瘤病	fibromatosis colli			
D23. 503			肛门皮肤良性肿瘤	肛門皮膚良性腫瘤	benign neoplasms of anal skin			
D23. 504			躯干皮肤良性肿瘤	軀幹皮膚良性腫瘤	benign neoplasms of skin of trunk			
D23. 509			乳房皮肤良性肿瘤	乳房皮膚良性腫瘤	benign neoplasms of skin of breast			
D23. 512			肛门边缘良性肿瘤	肛門邊緣良性腫瘤	benign neoplasms of anal margin			
D23. 600			上肢(包括肩)皮肤良性肿瘤	上肢(包括肩)皮膚良性腫瘤	benign neoplasms of skin of upper limb(including shoulder)			
D23. 701			下肢(包括髋)皮肤良性肿瘤	下肢(包括髖)皮膚良性腫瘤	benign neoplasms of skin of lower limb(including hip)			
D23. 901			皮肤良性肿瘤	皮膚良性腫瘤	benign neoplasms of skin			
D23. 911	M88900/0	D21. M40:	皮肤平滑肌瘤	皮膚平滑肌瘤	leiomyoma cutis			
D23. –			安塞尔综合征	安塞爾徵候群	Ancell's syndrome	施皮格勒综合征	Spiegler's syndrome	
				頭皮上皮瘤	epithelioma of scalp	头皮上皮瘤	epithelioma of scalp	
D23. –	M80110/0		孤立性毛根鞘瘤	孤立性外毛根鞘瘤	solitary trichilemmoma	毛囊良性透明细胞瘤	benign clear cell neoplasm of hair follicle	
D23. –	M80200/0		增生性毛根鞘瘤	增生性外毛根鞘瘤	proliferative trichilemmoma tumour	增生性毛发囊肿	proliferating pilar cyst	

主码	附码	皮码	中文病名	繁体病名	英文病名	同义中文病名	同义英文病名	中医病名
				頭皮毛髮瘤	pilar tumour of the scalp	头皮毛发肿瘤	pilar tumour of scalp	
				增生性毛囊囊腫	proliferating follicular cyst	增生性毛囊囊肿	proliferating follicular cyst	
				增生性峽部－退化期腫瘤	proliferating isthmus – catagen tumour	增生性峡部－退化期肿瘤	proliferating isthmus – catagen tumour	
				增生性毛根鞘囊腫	proliferating tricholemmal cyst	增生性毛根鞘囊肿	proliferating tricholemmal cyst	
				皮脂腺囊腫內的表皮樣癌	epidermoid carcinoma in sebaceous cyst	皮脂腺囊肿内的表皮样癌	epidermoid carcinoma in sebaceous cyst	
				表皮下棘皮瘤	subepidermal acinthoma	表皮下棘皮瘤	subepidermal acinthoma	
				增生性表皮樣囊腫	proliferating epidermoid cyst	增生性表皮样囊肿	proliferating epidermoid cyst	
				頭皮浸潤性毛母質瘤	invasive hair matrix tumour of scalp	头皮浸润性毛母质瘤	invasive hair matrix tumour of scalp	
				增生性峽部囊性癌	proliferating isthmic cystic carcinoma	增生性峡部囊性癌	proliferating isthmic cystic carcinoma	
				巨大毛母質瘤	giant hair matix tumour	巨大毛母质瘤	giant hair matix tumour	
D23. –	M81020/0	D23. L12:	毛根鞘瘤	外毛根鞘瘤	trichilemmoma			
D23. –	M81000/0	D23. L13:	毛发上皮瘤	毛髮上皮瘤	trichoepithelioma	布鲁克瘤	Brooke's tumour	
				多發性良性囊性上皮瘤	multiple benign cystic epithelioma	多发性良性囊性上皮瘤	multiple benign cystic epithelioma	
				多發性丘疹性毛髮上皮瘤	multiple papular trichoepithelioma	多发性丘疹性毛发上皮瘤	multiple papular trichoepithelioma	
				淋巴腺瘤	lymphadenoma	淋巴腺瘤	lymphadenoma	
				囊狀腺樣上皮瘤	epithelioma adenoides cysticum	囊性腺样上皮瘤	epithelioma adenoides cysticum	
				毛源性毛母細胞瘤	trichogenic trichoblastoma	毛源性毛母细胞瘤	trichogenic trichoblastoma	
				毛胚瘤	trichogerminoma	毛胚瘤	trichogerminoma	
				硬化性上皮錯構瘤	sclerosing epithelial hamartoma	硬化性上皮错构瘤	sclerosing epithelial hamartoma	
				Brooke – Fordyce 病	Brooke – Fordyce disease	布鲁克－福代斯病	Brooke – Fordyce disease	
				Brooke – Spiegler 病	Brooke – Spiegler disease	布鲁克－施皮格勒病	Brooke – Spiegler disease	
D23. –	M81000/0	D23. L14:	巨大孤立性毛发上皮瘤	巨大孤立性毛髮上皮瘤	giant solitary trichoepithelioma			
D23. –	M91010/0	D23. L15:	毛囊瘤	毛囊瘤	trichofolliculoma	毛囊性上皮瘤	follicular epithelioma	
				毛囊性錯構瘤	follicular hamartoma	毛囊性错构瘤	follicular hamartoma	
D23. –	M81000/0		结缔组织增生性毛发上皮瘤	結締組織增生性毛囊上皮瘤	desmoplastic trichoepithelioma			
D23. –	M81101/0	D23. L17:	毛母质瘤	毛母質瘤	pilomatricoma	毛发基质瘤	pilomatrixoma	
				鈣化上皮瘤	calcifying epithelioma	钙化上皮瘤	calcifying epithelioma	
				Malherbe 氏钙化上皮瘤	Malherbe's calcifying epithelioma	马勒布钙化上皮瘤	epithelioma calcificans Malherbe	
				毛囊漏斗－毛母質瘤	infundibulo – matrix tumour	毛囊漏斗－毛母质瘤	infundibulo – matrix tumour	

主码	附码	皮码	中文病名	繁体病名	英文病名	同义中文病名	同义英文病名	中医病名
D23. –			毛囊漏斗部肿瘤	毛囊漏斗部腫瘤	tumour of the follicular infundibulum	漏斗部肿瘤	infundibular tumour	
				毛囊漏斗－毛母質囊腫	infundibulo－pilomatrix cyst	毛囊漏斗－毛母质囊肿	infundibulo－pilomatrix cyst	
D23. –	M81400/0	D23. L18：	毛发腺瘤	毛腺瘤	trichoadenoma			
D23. –		D23. L22：	扩张孔	擴張孔	dilated pore	温纳孔	Winer's pore	
D23. –	M81010/0		伯特－霍格－杜布综合征	Birt－Hogg－Dubé 氏徵候群	Birt－Hogg－Dubé syndrome	毛囊瘤、毛盘状瘤、软垂瘤三联征	fibrofolliculoma，trichodiscoma，acrocordon triad	
D23. –	M81100/0	D23. L24：	毛母细胞瘤	毛囊母細胞瘤	trichoblastoma			
				毛囊母纖維瘤	trichoblastic fibroma			
				毛源性纖維瘤	trichogenic fibroma	毛源性纤维瘤	trichogenic fibroma	
D23. –	M81010/0	D23. L25：	多发性纤维毛囊瘤	多發性纖維毛囊瘤	multiple fibrofolliculomas			
D23. –	M81010/0	D23. L26：	毛盘瘤	毛盤瘤	trichodiscoma	纤维毛囊瘤/毛盘瘤	fibrofolliculoma/trichodiscoma	
				纖維毛囊瘤	fibrofolliculoma	纤维毛囊瘤	fibrofolliculoma	
				外套層瘤	mantleoma	外套层瘤	mantleoma	
D23. –	M84000/0	D23. L30：	小汗腺汗腺腺瘤	汗腺汗腺腺瘤	eccrine hidroadenoma	良性小汗腺瘤	benign eccrine tumour	
				乳突狀汗腺腺瘤	papillary eccrine adenoma	乳头状小汗腺腺瘤	papillary eccrine adenoma	
D23. –	M84020/0	D23. L31：	汗孔瘤	汗孔瘤	poroma	汗孔或小汗腺汗腺瘤	poroid or eccrine hidradenoma	
				汗腺汗孔瘤	eccrine poroma	小汗腺汗孔瘤	eccrine poroma	
				真皮导管瘤	dermal duct tumour	真皮导管瘤	dermal duct tumour	
				單純性汗腺棘皮瘤	hydroacanthoma simplex	单纯性汗腺棘皮瘤	hydroacanthoma simplex	
				異向分化的汗孔瘤	poroma with divergent differentiation	异向分化的汗孔瘤	poroma with divergent differentiation	
D23. –	M84020/0		顶泌汗腺汗孔瘤	頂漿腺汗孔瘤	apocrine poroma			
				複合汗孔瘤樣附屬器腺瘤	complex poroma－like adnexal adenoma	复合汗孔瘤样附属器腺瘤	complex poroma－like adnexal adenoma	
				皮脂腺頂漿汗腺腺瘤	sebocerine adenoma	皮脂腺顶泌汗腺腺瘤	sebocerine adenoma	
				向脂腺分化的汗孔瘤	poroma with sebaceous differentiation	向皮脂腺分化的汗孔瘤	poroma with sebaceous differentiation	
D23. –	M84040/0	D23. L30：	小汗腺汗囊瘤	汗腺汗囊瘤	eccrine hidrocystoma	汗管扩张症	syringoectasia	
				汗腺汗管囊腺瘤	eccrine syringocystadenoma	小汗腺汗管囊腺瘤	eccrine syringocystadenoma	
D23. –	M84000/0		单纯性汗腺棘皮瘤	單純汗腺棘皮瘤	hidroacanthoma simplex			
D23. –	M84010/0	D23. L32	小汗腺汗管纤维腺瘤	汗腺汗管纖維腺瘤	eccrine syringofibroadenomatosis			
				螺旋腺瘤病	acrosyringeal adenomatosis	螺旋腺瘤病	acrosyringeal adenomatosis	
D23. –	M82000/0	D23. L33：	圆柱瘤	圓柱瘤	cylindroma	蕃茄瘤	tomato tumour	
				包頭巾腫瘤	turban tumour	头巾瘤	turban tumour	
				圓柱螺旋腺瘤	cylindrospiradenoma	圆柱螺旋腺瘤	cylindrospiradenoma	
				螺旋腺圓柱瘤	spiradenocylindroma	螺旋腺圆柱瘤	spiradenocylindroma	

主码	附码	皮码	中文病名	繁体病名	英文病名	同义中文病名	同义英文病名	中医病名
				家族性圓柱瘤病	familial cylindromatosis	家族性圆柱瘤病	familial cylindromatosis	
D23. –	M89400/0		皮肤混合瘤	皮膚混合瘤	mixed tumour of skin	软骨样汗管瘤	chondroid syringoma	
D23. –	M82630/0		管状乳头状腺瘤	管狀乳頭狀腺瘤	tubular papillary adenoma	管状乳头状汗腺瘤	tubular papillary hidradenoma	
				乳頭狀管狀腺瘤	papillary tubular adenoma	乳头状管状腺瘤	papillary tubular adenoma	
D23. –	M84070/0		汗管瘤	汗管瘤	syringoma	管状汗腺瘤	syringohidradenoma	
				汗管囊腺瘤	syringocystadenoma	汗管囊腺瘤	syringocystadenoma	
				汗管囊瘤	syringocystoma	汗管囊瘤	syringocystoma	
				汗腺汗管瘤	eccrine syringoma	小汗腺汗管瘤	eccrine syringoma	
				多發性結節性淋巴管瘤	lymphangioma tuberosum multiplex	多发性结节性淋巴管瘤	lymphangioma tuberosum multiplex	
D23. –	M84000/0	D23. L36：	良性顶泌汗腺瘤	良性頂漿腺腫瘤	benign apocrine tumour	良性大汗腺肿瘤	benign apocrine tumour	
D23. –	M84020/0	D23. L37：	顶泌汗腺管状腺瘤	頂漿腺管狀腺瘤	apocrine tubular adenoma	导管大汗腺腺瘤	ductal apocrine adenoma	
D23. –	M81490/0	D23. L37：	管状腺瘤	管狀腺瘤	tubular adenoma	大汗腺腺瘤	apocrine adenoma	
D23. –	M90100/0		顶泌汗腺纤维腺瘤	頂漿腺纖維腺瘤	apocrine fibroadenomas	大汗腺纤维腺瘤	apocrine fibroadenomas	
D23. –	M84020/0	D23. L39：	顶泌汗腺汗囊瘤	頂漿腺汗囊瘤	apocrine hidrocystoma	大汗腺潴留性囊肿	apocrine retention cyst	
D23. –	M84010/0	D23. L39：	顶泌汗腺囊腺瘤	頂漿腺囊腺瘤	apocrine cystadenoma	大汗腺囊腺瘤	apocrine cystadenoma	
				頂漿腺囊腫	apocrine cyst	大汗腺囊肿	apocrine cyst	
				乳頭狀頂漿腺囊腫	papillary apocrine gland cyst	乳头状大汗腺囊肿	papillary apocrine gland cyst	
D23. –			混合性表皮样顶泌汗腺囊肿	混合性表皮樣頂漿腺囊腫	hybrid epidermoid and apocrine cyst			
D23. –	M84000/0		汗腺腺瘤	汗腺腺瘤	hidradenoma	螺端瘤	acrospiroma	
D23. –	M84020/0		透明细胞汗腺腺瘤	明亮細胞汗腺腺瘤	clear cell hidradenoma			
D23. –	M84030/0		小汗腺末端螺旋瘤	汗腺末端螺旋瘤	eccrine acrospiroma			
				明亮細胞型小汗腺汗腺腺瘤	eccrine sweat gland adenoma of clear cell type	透明细胞型小汗腺汗腺腺瘤	eccrine sweat gland adenoma of clear cell type	
D23. –	M84020/0		结节性汗腺腺瘤	結節性汗腺腺瘤	nodular hidradenoma	囊实性汗腺瘤	solid – cystic hidradenoma	
D23. –	M84070/0		孔管瘤	汗孔汗管瘤	porosyringoma	汗孔样汗腺瘤	poroid hidradenoma	
D23. –	M89820/0		透明细胞肌上皮瘤	明亮細胞肌上皮瘤	clear cell myoepithelioma		clear cell myoepithelioma	
D23. –	M90100/0		小汗腺纤维腺瘤	汗腺纖維腺瘤	eccrine fibroadenomas			
D23. –	M82000/0		小汗腺螺旋腺瘤	汗腺螺旋腺瘤	eccrine spiradenoma	克斯廷 – 赫尔维格综合征	Kersting – Hellwig syndrome	
D23. –	M84070/0	D23. L45：	发疹性汗管瘤	發疹性汗管瘤	eruptive syringoma			
D23. –			黏蛋白汗管化生	黏液蛋白汗腺組織變形	mucinous syringometaplasia			
D23. –	M84070/0		透明细胞汗管瘤	明亮細胞汗管瘤	clear cell syringoma			
D23. –	M84050/0	D23. L48：	乳头状汗腺腺瘤	乳突狀汗腺腺瘤	hidradenoma papilliferum; papillary hidradenoma			
D23. –	M84030/0	D23. L49：	螺旋腺瘤	螺旋腺瘤	spiradenoma			

主码	附码	皮码	中文病名	繁体病名	英文病名	同义中文病名	同义英文病名	中医病名
D23. –	M84070/0		发疹性汗腺腺瘤	發疹性汗腺腺瘤	eruptive hidroadenoma			
D23. –	M88100/0	D23. L53:	纤维瘤	纖維瘤	fibroma			瘤赘
D23. –	M88900/0		皮肤肌纤维瘤	皮膚肌纖維瘤	dermatomyofibroma	皮肤斑块样纤维瘤病	dermal plague – like fibromatosis	
D23. –	M88320/0		硬化性纤维瘤	硬化性纖維瘤	sclerosing fibroma	席纹状胶原瘤	storiform collagenoma	
D23. –	M88320/0	D23. L59:	甲周纤维瘤	指/趾甲周圍纖維瘤	periungual fibroma			
D23. –	M88320/0		瘢痕疙瘩性皮肤纤维瘤	疤痕性皮膚纖維瘤	keloidal dermatofibroma	瘢瘤性皮肤纤维瘤	keloidal dermatofibroma	
D23. –	M88320/0	D23. L62:	皮肤纤维瘤	皮膚纖維瘤	dermatofibroma	结节性表皮下纤维化病	nodular subepidermal fibrosis	瘤赘
				黏液樣皮膚纖維瘤	myxoid dermatofibroma			
				明亮細胞皮膚纖維瘤	clear cell dermatofibroma			
				單純性纖維瘤	fibroma simplex	单纯性纤维瘤	fibroma simplex	
				纖維性組織細胞瘤	fibrous histiocytoma	纤维性组织细胞瘤	fibrous histiocytoma	
				組織細胞瘤	histiocytoma	组织细胞瘤	histiocytoma	
				硬化性血管瘤	sclerosing hemangioma	硬化性血管瘤	sclerosing hemangioma	
D23. –	M80700/0		棘皮瘤	棘皮瘤	acanthoma			
D23. –	M91410/0		血管角化瘤	血管角化瘤	angiokeratoma	角化性血管瘤	keratotic hemangioma	
D23. –	M91410/0		局限性血管角化瘤	限界型血管角化瘤	angiokeratoma circumscriptum	痣样局限性躯体血管角化瘤	angiokeratoma corporis circumscriptum neviforms	
D23. –	M91410/0	D23. L71:	丘疹性血管角化瘤	丘疹性血管角化瘤	papular angiokeratoma			
D23. –	M91410/0		孤立性血管角化瘤	孤立性血管角化瘤	solitary angiokeratoma			
D23. –		D23. L74:	米贝利血管角化瘤	米貝利氏血管角化瘤	angiokeratoma of Mibelli	冻疮样痣	nevus pernione	
				疣狀毛細血管擴張	verruca telangiectatica	疣状毛细血管扩张	verruca telangiectatica	
D23. –	M91600/0	D23. L75:	血管纤维瘤	血管纖維瘤	angiofibroma			
D23. –	M91600/0		家族性黏液血管纤维瘤	家族性黏液血管纖維瘤	familial myxovascular fibromas			
D23. –	M91600/0		巨细胞血管纤维瘤	巨大細胞血管纖維瘤	giant cell angiofibroma			
D23. –	M91800/0	D23. L79:	皮肤骨瘤	皮膚骨瘤	osteoma cutis			骨瘤
				皮膚軟骨腫瘤	cutaneous cartilaginous tumour	皮肤软骨瘤	cutaneous cartilaginous tumour	
D23. –	M92200/0		软组织软骨瘤	軟組織軟骨瘤	soft tissue chondroma			
D23. –	M88200/0		弹性纤维瘤	彈力纖維瘤	elastofibroma			
D23.901			早熟性皮脂腺增生	早發性皮脂腺增生	premature sebaceous gland hyperplasia			
D23.901	M81000/0		家族性多发性毛发上皮瘤	家族性多發性毛髮上皮瘤	familial multiple trichoepithelioma			
D23.901	M84100/0		皮脂腺腺瘤	皮脂腺腺瘤	sebaceous adenoma			
				皮脂腺瘤	steatadenoma	皮脂腺瘤	steatadenoma	
D23. –	M84100/0		囊性皮脂腺肿瘤	囊性皮脂腺腫瘤	cystic sebaceous tumour			

主码	附码	皮码	中文病名	繁体病名	英文病名	同义中文病名	同义英文病名	中医病名
				皮脂瘤	sebaceoma	皮脂瘤	sebaceoma	
				皮脂腺基質瘤	sebomatrixoma	皮脂腺基质瘤	sebomatrixoma	
D23.901	M80110/0		皮脂腺上皮瘤	皮脂腺上皮瘤	sebaceous epithelioma			
D23.901	M81010/0		皮脂腺发毛囊瘤	皮脂腺髮毛囊瘤	sebaceous trichofolliculoma			
				毛囊皮脂腺囊狀錯構瘤	folliculosebaceous cystic hamartoma	毛囊皮脂腺囊性错构瘤	folliculosebaceous cystic hamartoma	
D23.901			皮脂腺母质瘤	皮脂腺基質瘤	sebomatrixoma			
D24.x02		D24.x30：	乳头腺瘤	乳頭腺瘤	adenoma of nipple	红色乳头瘤病	floid papollomatosis	
				淺表乳突狀腺瘤病	superficial papillary papillomatosis	浅表乳头状腺瘤病	superficial papillary papillomatosis	
D24.x03		D24.x10：	乳头糜烂性腺瘤病	乳頭糜爛性腺瘤病	erosive adenomatosis of nipple	乳头导管菜花样乳头瘤病	florid papillomatosis of nipple ducts	
D28.001			女阴假性湿疣	女陰假性濕疣	pseudocondyloma of vulva			
				多毛狀小陰唇	hairy small labia	多毛状小阴唇	hairy small labia	
				女陰乳突狀多毛	hirsuties papilliris vulvae	女阴乳头状多毛	hirsuties papilliris vulvae	
				女陰多毛狀乳突瘤	hirsutoid papilloma of vulvae	女阴多毛状乳头瘤	hirsutoid papilloma of vulvae	
				前庭乳突瘤病	vestibular papillomatosis	前庭乳头瘤病	vestibular papillomatosis	
				絨毛狀小陰唇	villous small labia	绒毛状小阴唇	villous small labia	
D28.003	M91410/0		女阴血管角化瘤	女陰血管角化瘤	angiokeratoma of vulva			
D28.004			女阴痣		nevus of vulva			
D29.002		D29.010：	珍珠样阴茎丘疹	珍珠樣陰莖丘疹	pearly penile papules	绒毛乳头样阴茎	hirsuties papillaris penis	珍珠垢
				陰莖多毛樣乳突瘤	hirsutoid papillomas of penis	阴茎多毛样乳头瘤	hirsutoid papillomas of penis	
D29.401		D29.430：	膜状肌瘤	肉膜狀肌瘤	dartoic myoma			
D29.402	M91410/0	D29.420：	阴囊血管角化瘤	陰囊血管角化瘤	angiokeratoma of scrotum; scrotal angiokeratoma			
				Fordyce 氏陰囊血管角化瘤	Fordyce angiokeratoma	福代斯血管角化瘤	Fordyce angiokeratoma	
D29.901			男性外生殖器痣		male genital organ external nevus			
D31.001	M87200/0		结合膜色素痣	結合膜色素母斑	pigmented nevus of conjunctiva			
				結合膜痣	coniunctival nevus	结合膜痣	coniunctival nevus	
D32.906			皮肤脑膜瘤	皮膚腦膜瘤	cutaneous meningioma	皮肤砂样瘤	cutaneous psammoma	
				腦脊膜異位	meningeal heterotopias	脑脊膜异位	meningeal heterotopias	
D36.114	M95700/0	D36.110：	皮肤神经瘤	皮膚神經瘤	neuroma cutis; cutaneous neuroma	自发性神经瘤	spontaneous neuroma	
				神經瘤	neuroma	神经瘤	neuroma	
				柵欄狀包膜的神經瘤	palisaded enapsulated neuroma	栅栏状包膜的神经瘤	palisaded enapsulated neuroma	

主码	附码	皮码	中文病名	繁体病名	英文病名	同义中文病名	同义英文病名	中医病名
				孤立性有境界的神經瘤	solitay circumscribed neuroma	孤立性有境界的神经瘤	solitay circumscribed neuroma	
				真性神經瘤	true neuroma	真性神经瘤	true neuroma	
D36.115			神经肌肉错构瘤	神經肌肉錯構瘤	neuromuscular hamartoma		triton tumour	
D36.116			赛普勒综合征	Sipple 氏徵候群	Sipple's syndrome	多发性黏膜神经瘤	multiple mucosal neuroma	
				家族性嗜鉻細胞瘤	familial chromaffinomatosis	家族性嗜铬细胞瘤	familial chromaffinomatosis	
				嗜鉻細胞瘤－甲狀腺髓樣癌	pheochromocytoma – thyroid medullary carcinoma	嗜铬细胞瘤－甲状腺髓样癌	pheochromocytoma – thyroid medullary carcinoma	
D36.117	M95800/0	D36.170:	阿布里科索夫瘤	Abrbkossoff 氏瘤	Abrikossoff's tumour	颗粒细胞瘤	granular cell tumour	
				Abrbkossoff 氏成肌細胞瘤徵候群	Abrbkossoff's myoblastoma syndrome	阿布里科索夫成肌细胞瘤综合征	Abrbkossoff's myoblastoma syndrome	
				顆粒細胞性成肌細胞瘤	granular cell myoblastoma	颗粒细胞性成肌细胞瘤	granular cell myoblastoma	
				顆粒細胞神經鞘瘤	granular cell schwannoma	颗粒细胞神经鞘瘤	granular cell schwannoma	
				顆粒細胞神經鞘腫瘤	granular cell nerve sheath tumour	颗粒细胞神经鞘肿瘤	granular cell nerve sheath tumour	
D36.–	M95600/0	D36.150:	神经鞘瘤	神經鞘瘤	neurilemmoma;schwannoma	雪旺细胞瘤	schwann cell tumour	
D36.–	M95600/1		神经鞘瘤病	神經鞘瘤病	neurolemmomatosis			
D36.–	M95700/0		环层小体神经瘤	環層小體神經瘤	parcinian neuroma			
D36.–	M95600/0		丛状神经鞘瘤	叢狀神經鞘瘤	plexiform schwannoma			
D36.–	M95500/0		丛状神经瘤	叢狀神經瘤	plexiform neuroma			
D36.–	M95700/0		上皮鞘神经瘤	上皮鞘神經瘤	epithelial sheath neuroma			
D36.–	M95700/0		孤立性局限性神经瘤	孤立性局限性神經瘤	solitary circumscribed neuroma	孤立性神经纤维瘤	solitary neurofibroma	
D36.–	M95400/0	D36.160:	神经纤维瘤	神經纖維瘤	neurofibroma	单发神经纤维瘤	neurofibroma single	气瘤;瘤赘;肉瘤;赘肉瘤;肉赘;肉瘿;赘痰核;痰核结聚
				限界性皮膚神經纖維瘤	localized cutaneous neurofibroma	局限性皮肤神经纤维瘤	localized cutaneous	
				限界性神經纖維瘤	localized neurofibroma	局限性神经纤维瘤	localized neurofibroma	
D36.–	M95400/0		丛状神经纤维瘤	叢狀神經纖維瘤	plexiform neurofibroma			
D36.–	M95400/0		涡纹状神经纤维瘤	渦紋狀神經纖維瘤	storiform neurofibroma			
D36.–	M95400/0		弥漫性神经纤维瘤	瀰漫性神經纖維瘤	diffuse neurofibroma			
D36.–	M95800/0		原始息肉样颗粒细胞瘤	原始息肉樣顆粒細胞瘤	primitive polypoid granular cell tumour			
D36.–	M95620/0		神经鞘黏液瘤	神經髓鞘黏液瘤	nerve sheath myxoma	神经束衣瘤	neurothekeoma	
				細胞型神經鞘束衣瘤	cellular neurothekeoma	细胞型神经鞘束衣瘤	cellular neurothekeoma	
				神經束膜瘤	perineurioma	神经束膜瘤	perineurioma	

主码	附码	皮码	中文病名	繁体病名	英文病名	同义中文病名	同义英文病名	中医病名
				皮膚分葉狀神經黏液瘤	cutaneous lobular neuromyxoma	皮肤分叶状神经黏液瘤	cutaneous lobular neuromyxoma	
				黏液瘤樣外周神經瘤	myxomatous perineuroma	黏液瘤样外周神经瘤	myxomatous perineuroma	
D36. –	M94900/0	D36.180:	神经节瘤	神經節細胞神經瘤	ganglioneuroma			
D36.706	M88900/0		颈部纤维瘤	頸部纖維瘤	nuchal fibroma	颈部胶原瘤	nuchal collagenoma	
D38.501	M95050/1		鼻胶质瘤	鼻膠質瘤	nasal glioma	脑鼻额部迷离瘤	encephalochoristoma nasofrontalis glioma	
				腦膨出	encephalocele	脑膨出	encephalocele	
				腦鼻額部迷離瘤	encephalochoristoma nasofrontalis glioma	脑鼻额部迷离瘤	encephalochoristoma nasofrontalis glioma	
D45.x01	M99500/1	D45.x00:	真性红细胞增多症	真性紅血球增生症	polycythemia vera; erythremia	瓦奎茨–奥斯勒综合征	Vaquez – Osler syndrome	
D47.001	M97400/1		肥大细胞瘤	肥大細胞瘤	mastocytoma			
D47.105			皮肤骨髓纤维化病	皮膚骨髓纖維化症	cutaneous myelofibrosis			
D47.201	M97650/1	D47.200:	单克隆丙球蛋白病	單源（株）（細胞系）丙球蛋白病	monoclonal gammopathy			
D47.301		D47.300:	特发性出血性血小板增多症	特發性出血性血小板增多	idiopathic hemorrhagic thrombocythemia			
D48.111		D48.110:	软组织瘤	軟組織瘤	soft tissue tumour			
D48. –	M80900/1		基底细胞瘤	基底細胞瘤	basalioma			
D48.503			皮肤交界恶性肿瘤	皮膚交界惡性腫瘤	malignant tumour of skin junction			
D48.512		D48.510:	FAMMM 综合征	FAMMM 徵候群	FAMMM syndrome			
D48.513		D48.520:	非典型痣综合征	非典型痣徵候群	atypical nevus syndrome	发育不良性痣综合征	dysplastic nevus syndrome	
				遺傳性 B – K 痣徵候群	hereditary B – K mole syndrome	遗传性 B – K 痣综合征	hereditary B – K mole syndrome	
D48.514		D48.540:	发育不良性痣	發育異常母斑	dysplastic nevus			
				家族性非典型性多發痣–黑素瘤徵候群	familial atypical multiple mole – melanoma syndrome	家族性非典型性多发痣–黑素瘤综合征	familial atypical multiple mole – melanoma syndrome	
D48.515		D48.560:	泛发性毛囊错构瘤	廣泛性毛囊錯構瘤	generalized follicular hamartoma	考登病	Cowden's disease	
				多發性錯構瘤徵候群	multiple hamartoma syndrome	多发性错构瘤综合征	multiple hamartoma syndrome	
				多發性毛盤狀瘤	multiple trichodiscoma	多发性毛根鞘瘤	multiple trichilemmoma	
D48.516			基底细胞样毛囊错构瘤	基底細胞樣毛囊錯構瘤	basaloid follicular hamartoma			
D48.517	M88210/1	D48.570:	硬纤维瘤	硬纖維瘤	desmoid tumour; desmoma			
				侵入性纖維瘤病	aggressive fibromatosis	侵袭性纤维瘤病	aggressive fibromatosis	
D48.901*	M36.000	M36.000:	恶性病伴皮肌炎	惡性病伴皮肌炎	malignant disease with dermatomyositis	内部恶性病伴皮肌炎	dermatomyositis associated with internal malignancy	

主码	附码	皮码	中文病名	繁体病名	英文病名	同义中文病名	同义英文病名	中医病名
				腫瘤病伴皮[多]肌炎	dermato(pyly) myosititis in neoplastic disease	肿瘤病伴皮[多]肌炎	dermato(pyly) myosititis in neoplastic disease	
D48.902			默尔－托尔综合征	慕爾－妥雷氏徵候群	Muir – Torre syndrome	托尔－默尔综合征	Torre – Muir syndrome	
				癌徵候群	carcinoma syndrome	癌综合征	carcinoma syndrome	
				慕爾氏徵候群	Muir's syndrome	默尔综合征	Muir's syndrome	
				皮脂腺瘤伴內臟腫瘤徵候群	steatadenoma with visceral tumour syndrome	皮脂腺瘤伴内脏肿瘤综合征	steatadenoma with visceral tumour syndrome	
				妥雷氏徵候群	Torre's syndrome	托尔综合征	Torre's syndrome	
D50.101		D50.110：	缺铁性吞咽困难综合征	缺鐵性吞咽困難徵候群	sideropenic dysphagic syndrome	凯利－佩特森综合征	Kelly – Paterson syndrome	
				Paterson – Brown – Kelly 氏徵候群	Paterson – Brown – Kelly syndrome	佩特森－布朗－凯利综合征	Paterson – Brown – Kelly syndrome	
				Paterson – Kelly 氏徵候群	Paterson – Kelly syndrome	佩特森－凯利综合征	Paterson – Kelly syndrome	
				Paterson 氏徵候群	Paterson's syndrome	佩特森综合征	Paterson's syndrome	
				Plummer – Vinson 氏徵候群	Plummer – Vinson syndrome	普卢默－文森综合征	Plummer – Vinson syndrome	
D59.101		D59.110：	冷凝集素病	冷凝集素病	cold agglutinin disease; cold agglutinins	冷凝集素综合征	cold agglutinin syndrome	
D59.502			阵发性睡眠血红蛋白尿	陣發性睡眠血紅蛋白尿	paroxysmal sleeping hemoglobinuria	马尔基亚法瓦－米凯利综合征	Marchiafava – Micheli syndrome	
D59.603			阵发性冷性血红蛋白尿	陣發性寒冷血紅蛋白尿	paroxysmal cold hemoglobinuria	德雷斯勒综合征	Dressler's syndrome	
D61.001		D61.010：	范科尼综合征	Fanconi 氏徵候群	Fanconi's syndrome	利奈克综合征	Lignac's syndrome	
				家族性全血細胞減少	familial pancytopenia	家族性全血细胞减少	familial pancytopenia	
				家族性全骨髓再生障礙	familial panmyelophthisis	家族性全骨髓再生障碍	familial panmyelophthisis	
				Fanconi's 全血球減少徵候群	Fanconi's pancytopenia syndrome	范科尼全血细胞减少综合征	Fanconi's pancytopenia syndrome	
				全血細胞減少及多發性畸形	pancytopenia and multiple anomalies	全血细胞减少及多发性畸形	pancytopenia and multiple anomalies	
				Tom – Debre – Fanconi 氏徵候群	Tom – Debre – Fanconi syndrome	汤姆－德布雷－范科尼综合征	Tom – Debre – Fanconi syndrome	
D64.803			斯特赖克－哈尔贝森综合征	Stryker – Halbeisen 氏徵候群	Stryker – Halbeisen syndrome			
				紅皮病－巨細胞性貧血	erythroderma – macrocytic anemia	红皮病－巨细胞性贫血	erythroderma – macrocytic anemia	
				巨紅細胞性貧血－皮膚炎徵候群	megalocytic anemia dermatitis syndrome	巨红细胞性贫血－皮炎综合征	megalocytic anemia dermatitis syndrome	

主码	附码	皮码	中文病名	繁体病名	英文病名	同义中文病名	同义英文病名	中医病名
D65.x01			播散性血管内凝血	播散性血管内凝血	disseminated intravascular coagulation; DIC	弥漫性血管内凝血	diffuse intravascular coagulation; DIC	
D65.x02			去纤维蛋白综合征	去纖維蛋白徵候群	defibrination syndrome	去纤维蛋白原血症综合征	defibrinogenemia syndrome	
D65.x03			纤维蛋白松解症	纖維蛋白分解症	fibrinolysis			
D65.x05		D65.x20:	暴发性紫癜	猛暴性紫斑症	purpura fulminans			斑毒病;斑毒;温毒发斑
				de Gimard 氏徵候群	de Gimard's syndrome	德·吉马德综合征	de Gimard's syndrome	
				猛暴性紫斑徵候群	purpura fulminans syndrome	暴发性紫癜综合征	purpura fulminans syndrome	
				壞疽性紫斑症	purpura gangrenosa	坏疽性紫癜	purpura gangrenosa	
				出血性紫斑症	purpura hemorrhagica	出血性紫癜	purpura hemorrhagica	
				壞死性紫斑症	purpura necrotica	坏死性紫癜	purpura necrotica	
D66.x02			经典性血友病综合征	典型血友病徵候群	classical hemophilia syndrome			
D68.001			血管性血友病	血管血友病	angiohemophilia			
				von Willebrand 氏徵候群	von Willebrand syndrome	冯·威勒布兰德综合征	von Willebrand syndrome	
D68.201			凝血酶原缺乏综合征群	凝血酶原缺乏徵候群	prothrombin deficiency syndromes			
D68.209			先天性无纤维蛋白原血症	先天性無纖維蛋白原血症	congenital afibrinogenemia	拉伯－萨洛蒙综合征	Rabe – Salomon syndrome	
D68.801		D68.830:	系统性红斑狼疮伴抗磷脂综合征	系統性紅斑狼瘡伴抗磷脂徵候群	systemic lupus erythematosus – associated antiphospholipid syndrome			
D68.903		D68.900:	凝血障碍性青肿/紫癜	凝血障礙性青腫/紫斑症	bruising/purpura due to coagulation disorder			
D69.001		D69.030:	变应性血管炎	過敏性血管炎	allergic vasculitis	变应性皮肤血管炎	allergic cutaneous vasculitis	梅核丹;热毒流注
				過敏性血管炎徵候群	allergic angitis syndrome	变应性血管炎综合征	allergic angitis syndrome	
				過敏性結節性皮膚血管炎	allergic cutaneous nodular vasculitis	变应性结节性皮肤血管炎	allergic cutaneous nodular vasculitis	
				過敏性皮膚細動脈炎	allergic cutaneous arteriolitis	变应性皮肤细动脉炎	allergic cutaneous arteriolitis	
				Gougerot Ruiter 氏病	Gougerot Ruiter disease	高杰特·鲁伊特病	Gougerot Ruiter disease	
				過敏性血管炎	hypersensitivity angitis	超敏性血管炎	hypersensitivity angitis	
				白血球破碎性血管炎	leucocytoclastic vasculitis	白细胞碎裂性血管炎	leucocytoclastic vasculitis	
				結節性真皮過敏疹	nodular dermal allergic eruption	结节性真皮过敏疹	nodular dermal allergic eruption	
				結節性壞死性皮膚炎	nodular necrosis dermatitis	结节性坏死性皮炎	nodular necrosis dermatitis	
				系統性變應脈管炎	systemic allergic vasculitis	系统性变应脉管炎	systemic allergic vasculitis	
				Zeek 氏徵候群	Zeek's syndrome	齐克综合征	Zeek's syndrome	
D69.002			腹型紫癜	腹型紫斑症	abdominal purpura	胃肠型紫癜	purpura gastrointestinalis	
				Henoch 氏型紫斑	Henoch purpura	亨诺克型紫癜	Henoch purpura	

主码	附码	皮码	中文病名	繁体病名	英文病名	同义中文病名	同义英文病名	中医病名
D69.003			关节炎型紫癜	關節炎性紫斑症	arthrotic purpura			
				Schönlein 型紫斑症	Schönlein purpura	舒恩莱因型紫癜	Schönlein purpura	
D69.004		D69.010：	过敏性紫癜	過敏性紫斑症	allergic purpura			紫癜病；葡萄疫；血风疮
				急性血管性紫斑	acute vascular purpura	急性血管性紫癜	acute vascular purpura	
				Henoch – Schönlein 氏過敏性紫斑症	Henoch – Schönlein purpura	亨诺克 – 舒恩莱因紫癜	Henoch – Schönlein purpura	
				類過敏性紫斑	anaphylactoid purpura	过敏样紫癜	anaphylactoid purpura	
				過敏樣血管性紫斑	anaphylactoid vascular purpura	过敏样血管性紫癜	anaphylactoid vascular purpura	
				出血性毛細血管中毒病	hemorrhagic capillary toxicosis	出血性毛细血管中毒病	hemorrhagic capillary toxicosis	
				IgA 免疫複合物性血管炎	IgA immune complex vasculitis	IgA 免疫复合物性血管炎	IgA immune complex vasculitis	
D69.005†	N08.201*		过敏性紫癜性肾炎	過敏性紫斑性腎炎	allergic purpura nephritis	肾型紫癜	renal purpura	
				Henoch – Schönlein 氏紫斑性腎炎	Henoch – Schönlein purpura nephritis	亨诺克 – 舒恩莱因紫癜性肾炎	Henoch – Schönlein purpura nephritis	
D69.006			单纯型紫癜	單純型紫癜	purpura simplex			
D69.007		D69.020：	中毒性紫癜	毒性紫斑	toxic purpura			紫癜；葡萄疫；紫斑
D69.008		D69.050：	药物性紫癜	藥物誘發性紫斑	drug – induced purpura; purpura due to drug			
				紫斑性藥疹	purpuric drug eruption	紫癜性药疹	purpuric drug eruption	
D69.009		D69.080：	特发性紫癜	特發性紫斑	idiopathic purpura			
D69.103			贝尔纳德 – 苏利耶综合征	Bernard – Soulier 氏徵候群	Bernard – Soulier syndrome	巨大血小板	giant platelet	
D69.104		D69.110：	格兰兹曼・尼格利综合征	Glanzmann Naegeli 徵候群	Glanzmann Naegeli syndrome			
D69.105			肝磷脂性血小板减少和肝磷脂坏死	肝磷脂誘發性血小板減少及肝磷脂壞死	heparin – induced thrombocytopenia and heparin necrosis			
D69.201		D69.220：	单纯性紫癜	單純性紫斑症	purpura simplex			
D69.202		D69.260：	老年性紫癜	老年性紫斑	senile purpura	日光性紫癜	solar purpura	
				日光性紫斑	actinic purpura	光化性紫癜	actinic purpura	
				老年性人為紫斑	purpura factitia senilis	老年性人为紫癜	purpura factitia senilis	
				老年性壞血病	scurvy of old age	老年性坏血病	scurvy of old age	
D69.203			毛细血管扩张性环状紫癜	微血管擴張性環狀紫斑	purpura annularis telangiectodes	梅杰奇紫癜	Majocchi's purpura	
				環狀毛囊性微血管擴張	telangiectasia follicularis annularis	环状毛囊性毛细血管扩张	telangiectasia follicularis annularis	
D69.204		D69.210：	紫癜	紫斑症	purpura			紫癜；葡萄疫；紫斑；血胤疮
D69.205			抗凝剂伴发紫癜	抗凝血劑併發紫斑症	purpura with anticoagulant			

主码	附码	皮码	中文病名	繁体病名	英文病名	同义中文病名	同义英文病名	中医病名
D69.206			原发性淀粉样变紫癜与多发性骨髓瘤性紫癜	原發性類澱粉性紫斑與多發性骨髓瘤性紫斑症	purpura of primary amyloidosis and purpura of multiple myeloma			紫癜
D69.207			青斑样紫癜	青斑樣紫斑	livedoid purpura			
D69.208			血小板增多性紫癜	血小板增多性紫斑	thrombocythemic purpura			
D69.209			蓝莓松饼状婴儿	藍莓鬆餅狀嬰兒	blueberry muffin baby			
D69.210			黑色萎缩	黑色萎縮症	black atrophy;atrophie noire			
D69.211		D69.230:	加德纳－戴蒙德综合征	Gardner－Diamond 氏徵候群	Gardner－Diamond syndrome	自身红细胞敏感	autoerythrocyte sensitisation	
				痛性瘀青徵候群	painful bruising syndrome	痛性青紫综合征	painful bruising syndrome	
				痛性挫傷徵候群	painful bruising syndrome	痛性瘀斑综合征	painful bruising syndrome	
D69.212		D69.240:	湿疹疹样紫癜	濕疹樣紫斑	eczematid like purpura			
				搔癢性紫斑	itching purpura	瘙痒性紫癜	itching purpura	
D69.213		D69.250:	图雷纳弓形毛细血管扩张性紫癜	Touraine 弓形微血管擴張性紫斑症	purpura telangiectatica arciformis Touraine	图雷纳Ⅲ综合征	Touraine's Ⅲ syndrome	
D69.214		D69.270:	糖皮质激素性紫癜	醣皮質類固醇性紫斑	glucocorticoid－induced purpura	贝特曼综合征	Bateman's syndrome	
				Bateman 氏紫斑	Bateman's purpura	贝特曼紫癜	Bateman's purpura	
				皮質類固醇誘發性紫斑	steroid－induced purpura	皮质类固醇性紫癜	steroid－induced purpura	
D69.215		D69.280:	接触性紫癜	接觸性紫斑	contact purpura			
D69.303		D69.300:	特发性血小板减少性紫癜	特發性血小板減少性紫斑症	idiopathic thrombocytopenic purpura	韦尔霍夫病	Werlhof's disease	
				Evans 氏徵候群	Evans's syndrome	埃文斯综合征	Evans's syndrome	
				Fisher－Evans 氏徵候群	Fisher－Evans syndrome	费希尔－埃文斯综合征	Fisher－Evans syndrome	
		D69.310:		自體免疫性血小板減少性紫斑症	autoimmune thrombocytopenic purpura	自身免疫性血小板减少性紫癜	immune thrombocytopenic purpura	
D69.304			卡纳利斯－莫尔综合征	Canales－Mauer 氏徵候群	Canales－Mauer syndrome	X连锁遗传性血小板减少性紫癜综合征	X－linked hereditary thrombocytopenic purpura syndrome	
D69.402			免疫性血小板减少性紫癜	免疫性血小板減少性紫斑症	immune thrombocytopenic purpura			
D69.405		M31.110:	血小板减少性紫癜	血小板減少性紫斑症	thrombocytopenic purpura			
D69.406			原发性血小板减少性紫癜	原發性血小板減少性紫斑症	primary thrombocytopenic purpura			
D69.501		D69.500:	继发性血小板减少性紫癜	繼發性血小板減少性紫斑症	secondary thrombocytopenic purpura			
D69.503			药物性血小板减少性紫癜	藥物引發血小板減少性紫斑症	thrombocytopenic purpura due to drug			

主码	附码	皮码	中文病名	繁体病名	英文病名	同义中文病名	同义英文病名	中医病名
D69.505		D69.507：	卡萨巴奇－梅里特综合征	Kasabach－Merritt 氏徵候群	Kasabach－Merritt syndrome	血管瘤病伴血小板减少	hemangiomatosis with thrombocytopenia	
				血管瘤併紫斑	hemangioma－associated purpura	血管瘤伴紫癜	hemangioma－associated purpura	
D69.806			输血后紫癜综合征	輸血後紫斑徵候群	post－transfusion purpura syndrome			
D69.807			血管内压增高性紫癜	血管內壓增高所致紫斑症	purpura due to raised intravascular pressure	机械性紫癜	mechanical purpura	
D69.808			多发性骨髓瘤性紫癜	多發性骨髓瘤性紫斑症	purpura of multiple myeloma			
D69.809			维生素 C 缺乏性紫癜	維生素 C 缺乏性紫斑症	scorbutic purpura			
D69.810			外伤性紫癜	外傷性紫斑	traumatic purpura			
D69.811		D69.810：	黑踵病	足跟瘀斑	black heel	足跟瘀斑	calcaneal petechiae	
				跟骨部瘀點	calcaneal spots	足跟瘀点	calcaneal spots	
D70.x05			嗜中性粒细胞减少症	嗜中性球減少症	neutropenia			
D70.x06			先天性嗜中性粒细胞减少症	先天性嗜中性球減少症	congenital neutropenia			
D70.x07			周期性嗜中性粒细胞减少症	週期性嗜中性球減少症	cyclic neutropenia			
D71.x01		D71.x10：	慢性肉芽肿病	慢性肉芽腫病	chronic granulomatous disease; CGD	进行性败血性肉芽肿病	progressive septic granulomatosis	
				抗體缺陷徵候群	antibody deficiency syndrome	抗体缺陷综合征	antibody deficiency syndrome	
				Berndes－Bridges－Good 氏徵候群	Berndes－Bridges－Good syndrome	伯恩德斯－布里格斯－古德综合征	Berndes－Bridges－Good syndrome	
				慢性家族性肉芽腫病	chronic familial granulomatosis	慢性家族性肉芽肿病	chronic familial granulomatosis	
				兒童慢性肉芽腫病	chronic granulomatous disease of childhood	儿童慢性肉芽肿病	chronic granulomatous disease of childhood	
				先天性吞噬障礙病	congenital dysphagocytosis	先天性吞噬障碍病	congenital dysphagocytosis	
				兒童致死性肉芽腫病	fatal granulomatous disease of childhood	儿童致死性肉芽肿病	fatal granulomatous disease of childhood	
				白血球趨化不良徵候群	leukocytic dyschemotactic syndrome	白细胞趋化不良综合征	leukocytic dyschemotactic syndrome	
				吞噬細胞功能不全徵候群	phagocytic dysfunction syndrome	吞噬细胞功能不全综合征	phagocytic dysfunction syndrome	
D72.105			哈卡维综合征	Harkavy 氏徵候群	Harkavy's syndrome	嗜酸细胞增多伴血管过敏症	eosinophilia with vascular hypersensitivity	
D72.106			面部水肿伴嗜酸细胞增多症	面部水腫併嗜伊紅球增多症	facial edema and eosinophilia			

主码	附码	皮码	中文病名	繁体病名	英文病名	同义中文病名	同义英文病名	中医病名
				上顏面慢性紅斑性水腫	chronic erythematous edema of the upper face	面上部慢性红斑性水肿	chronic erythematous edema of the upper face	
D72.107		D72.120：	嗜酸细胞增多综合征	嗜伊紅血球增多徵候群	hypereosinophilic syndrome	特发性嗜酸细胞增多综合征	idiopathic hypereosinophilic syndrome	
				嗜伊紅球增多	eosinophilia	嗜酸细胞增多症	eosinophilia	
D72.108			嗜酸细胞增多伴发作性血管性水肿	嗜伊紅球增多併發作性血管性水腫	episodic angioedema with eosinophilia			
D75.001			良性家族性红细胞增多症	良性家族性紅血球增多症	benign familial erythrocytosis			
D75.809			朱林－米哈尔森综合征	Juhlin – Michalsson 氏徵候群	Juhlin – Michalsson syndrome	嗜碱－嗜酸粒细胞缺乏综合征	basophil – eosinophil deficiency syndrome	
D75.810			布莱克凡－戴蒙德综合征	Blackfan – Diamond 氏徵候群	Blackfan – Diamond syndrome	原发性红细胞发育不全	primary erythrocyte malformation	
D76.003			Mignon 骨嗜酸细胞性肉芽肿	Mignon 氏骨嗜伊紅球性肉芽腫	Mignon eosinophilic granuloma			
D76.004		D76.030：	嗜酸[细胞]性肉芽肿	嗜伊红球性肉芽腫	eosinophilic granuloma			
D76.009	M97510/1	D76.000：	朗格汉斯细胞组织细胞增生症	蘭格罕氏細胞組織細胞增生病	Langerhans' cell histiocytosis			
				組織細胞增生症 X	histiocytosis X	组织细胞增多症 X	histiocytosis X	
				組織細胞性肉芽腫	histiocytic granuloma	组织细胞性肉芽肿	histiocytic granuloma	
				組織細胞性系統性網狀内皮肉芽腫	histiocytic systemic reticuloendothelial granuloma	组织细胞性系统性网状内皮肉芽肿	histiocytic systemic reticuloendothelial granuloma	
				特發性組織細胞增生症	idiopathic histiocytosis	特发性组织细胞增多症	idiopathic histiocytosis	
				蘭格罕氏細胞肉芽腫	Langerhans' cell granuloma	朗格汉斯细胞肉芽肿	Langerhans' cell granuloma	
				系統性單核巨噬細胞肉芽腫	systemic mononuclear macrophage granuloma	系统性单核巨噬细胞肉芽肿	systemic mononuclear macrophage granuloma	
D76.010		D76.010：	慢性进行性组织细胞增生症 X	慢性進行性組織細胞增生病 X	chronic progressive histiocytosis X			
D76.011		D76.020：	慢性特发性组织细胞增生症	慢性特發性組織細胞增多症	chronic idiopathic histiocytosis			
				克里斯庭氏病	Christian's disease	克里斯琴综合征	Christian's syndrome	
				Hand – Schüller – Christian 氏徵候群	Hand – Schüller syndrome	汉德－许拉－克里斯琴综合征	Hand – Schüller – Christian syndrome	
				多灶性蘭格罕氏細胞肉芽腫病	multifocal Langerhans cell granulomatosis	多灶性朗格汉斯细胞肉芽肿病	multifocal Langerhans cell granulomatosis	
				Schüller – Christian 氏徵候群	Schüller – Christian syndrome	许拉－克里斯琴综合征	Schüller – Christian syndrome	

主码	附码	皮码	中文病名	繁体病名	英文病名	同义中文病名	同义英文病名	中医病名
D76.012		D76.050:	先天性自愈性网状组织细胞增生症	先天性自癒性網狀組織細胞增生症	congenital self – healing reticulohistiocytosis	哈希莫托–普里茨克综合征	Hashimoto – Pritzker syndrome	
				Hashimoto – Pritzker 型蘭格罕氏組織細胞增生症	Hashimoto – Pritzker type Langerhans cell histiocytosis	哈希莫托–普里茨克型朗格汉斯组织细胞增生症	Hashimoto – Pritzker type Langerhans cell histiocytosis	
D76.102			家族性噬血细胞性淋巴组织细胞增生症	家族性噬血細胞性淋巴組織細胞增生症	familial hemophagocytic lymphohistocytosis	家族性噬红细胞性网状细胞增多症	familial hemophagocytic reticulosis	
D76.103			组织细胞吞噬性脂膜炎	組織細胞吞噬性脂層炎	histiocytic cytophagic panniculitis	温克尔曼–鲍维综合征	Winkelmann – Bowie syndrome	
D76.104		D76.100:	噬血细胞性淋巴组织细胞增生症	噬血細胞性淋巴組織細胞增生病	hemophagocytic lymphohistiocytosis	皮下T细胞淋巴瘤伴噬红细胞性综合征	subcutaneous T – cell lymphoma with hemophagocytic syndrome	梅核丹
D76.201			噬血细胞性综合征	噬血細胞性徵候群	hemophagocytic syndrome	噬红细胞性综合征	hemophagocytic syndrome	
D76.304			皮肤指间网状细胞肉瘤	皮膚指間網狀細胞肉瘤	cutaneous interdigitating reticulum cell sarcoma			
D76.304			组织细胞增生症	組織細胞增生症	histiocytosis			
D76.305			未定类细胞组织细胞增生症	未定類細胞組織細胞增生症	indeterminate cell histiocytosis			
D76.308			结节性非X组织细胞增生症	結節性非X組織細胞增生症	nodular non – X histiocytosis			
D76.309			进行性非典型性组织细胞增生症	進行性非典型性組織細胞增生症	progressive atypical histiocytosis			
D76.310			血管瘤样纤维组织细胞瘤	血管瘤樣纖維組織細胞瘤	angiomatoid fibrous histiocytoma	血管瘤样恶性纤维组织细胞瘤	angiomatoid malignant fibrous histiocytoma	
D76.311	M88300/0		上皮样纤维组织细胞瘤	上皮樣纖維組織細胞瘤	epithelioid fibrous histiocytoma			
				上皮樣細胞組織細胞瘤	epithelioid cell histocytoma	上皮样细胞组织细胞瘤	epithelioid cell histocytoma	
D76.312			遗传性进行性黏蛋白组织细胞增生症	遺傳性進行性黏液性組織球增生症	hereditary progressive mucinous histiocytosis			
D76.314			原发性组织细胞性皮病	原發性組織細胞性皮膚病	primary histiocytic dermatoses			
D76.315			进行性结节性组织细胞增生症	進行性結節性組織細胞增生症	progressive nodular histiocytosis	进行性结节性组织细胞瘤	progressive nodular histiocytoma	
D76.316			丛状纤维组织细胞瘤	叢狀纖維組織細胞瘤	plexiform fibrous histiocytoma; plexiform fibmrohistiocytic tumor			
D76.317	M88340/1		巨细胞纤维母细胞瘤	巨大細胞纖維母細胞瘤	giant cell fibroblastoma	软组织巨细胞瘤	giant cell tumour of soft tissue	
D76.318			浆细胞性网状细胞增生症	漿細胞性網狀細胞增多症	plasmocytic reticulosis			

主码	附码	皮码	中文病名	繁体病名	英文病名	同义中文病名	同义英文病名	中医病名
D76.320			病毒伴噬血细胞性综合征	病毒併噬血細胞性徵候群	virus – associated hemophagocytic syndrome	病毒性组织细胞增生症伴噬红细胞增生症	virus – induced histiocytosis with erythrophagocytosis	
D76.321			网状组织细胞瘤	網狀組織細胞瘤	reticulohistiocytoma			
D76.323		D76.301：	网状组织细胞肉芽肿	網狀組織細胞肉芽腫	reticulohistiocytic granuloma	网状组织细胞瘤	reticulohistiocytoma	
				Crosti 氏徵候群	Crosti's syndrome	克罗斯蒂综合征	Crosti's syndrome	
D76.324		D76.320：	良性头部组织细胞增生症	良性頭部組織細胞增生症	benign cephalic histiocytosis	头部丘疹性组织细胞增生症	papular histiocytosis of head	
				頭部丘疹性組織細胞增生症	papular histiocytosis of head	良性头部组织细胞增多症	benign cephalic histiocytosis	
				伴胞漿內蚯蚓樣顆粒組織細胞增生症	histiocytosis with intracytoplasmic worm – like particles	伴胞浆内蚯蚓样颗粒组织细胞增生症	histiocytosis with intracytoplasmic worm – like particles	
D76.325		D76.330：	家族性天蓝色组织细胞增生症	家族性天藍色組織細胞增生症	familial sky – blue histiocytosis			
				家族性海藍色組織細胞增生症	familial sea – blue histiocytosis	家族性海蓝色组织细胞增生症	familial sea – blue histiocytosis	
D76.326		D76.340：	泛发性发疹性组织细胞瘤	廣泛性發疹性組織細胞瘤	generalized eruptive histiocytoma			
D76.327		D76.360：	窦组织细胞增生症伴巨大淋巴结病	竇性組織細胞增生症併巨大淋巴病變	sinus histiocytosis with massive lymphadenopathy	罗赛 – 多尔夫曼病	Rosai – Dorfman disease	
D76.328		D76.380：	渐进性坏死性黄色肉芽肿	漸進壞死性黃色肉芽腫	necrobiotic xanthogranuloma	渐进性坏死性黄色肉芽肿伴副球蛋白血症	necrobiotic xanthogranuloma with paraproteinemia	
D76.329		D76.390：	幼年黄色肉芽肿	幼年黃色肉芽腫	juvenile xanthogranuloma	幼年黄瘤	juvenile xanthoma	
				先天性結節性黃瘤	congenital xanthoma tuberosum	先天性结节性黄瘤	congenital xanthoma tuberosum	
				幼年巨細胞黃瘤	juvenile giant – cell xanthoma	幼年巨细胞黄瘤	juvenile giant – cell xanthoma	
				痣樣黃色內皮瘤	nevoxanthoendothelioma	痣样黄色内皮瘤	nevoxanthoendothelioma	
				痣樣黃瘤	nevoxanthoma	痣样黄瘤	nevoxanthoma	
D80.001			常染色体隐性无丙种球蛋白血症	常染色體退行性無丙種球蛋白血症	autosomal recessive agammaglobulinaemia			
D80.003			遗传性低丙种球蛋白血症	遺传性低丙種球蛋白血症	hereditary hypogammaglobulinemia			
D80.004			X 连锁无丙球蛋白血症	性聯無丙種球蛋白血症	X – linked agammaglobulinemia			
				Bruton 氏徵候群	Bruton's syndrome	布鲁顿综合征	Bruton's syndrome	
				性聯丙種球蛋白缺乏症	X – linked agamma – globulinemia	X 连锁丙种球蛋白缺乏症	X – linked agamma – globulinemia	
D80.104			非家族性低丙种球蛋白血症	非家族性低丙種球蛋白血症	nonfamilial hypogammaglobulinemia			

主码	附码	皮码	中文病名	繁体病名	英文病名	同义中文病名	同义英文病名	中医病名
D80.201			IgA 缺乏症	IgA 缺乏症	immunoglobulin A (IgA) deficiency	选择性 IgA 缺乏症	selective IgA deficiency	
				IgA 选择性缺乏症	selective deficiency of immunoglobulin A(IgA)	IgA 选择性缺乏症	selective deficiency of immunoglobulin A(IgA)	
D80.301			IgG 亚类选择性缺陷病	選擇性 IgG 亞類缺乏	selective deficiency of immunoglobulin G(IgG) subclasses			
D80.401			IgM 选择性缺陷病	選擇性 IgM 缺乏	selective deficiency of immunoglobulin M(IgM)			
D80.501			免疫缺陷伴 IgM 增多症	免疫缺陷伴免疫球蛋白 M 增多	immunodeficiency with increased immunoglobulin M(IgM)			
D80.601			高 IgD 综合征	高 IgD 徵候群	hyperimmunoglobulinemia D syndrome			
D80.701			婴儿暂时性低丙种球蛋白血症	嬰兒暫時性低丙種球蛋白血症	transient hypogammaglobulinemia of infancy			
D80.801			贝恩－孔克尔－斯莱特综合征	Bearn－Kunkel－Slater 氏徵候群	Bearn－Kunkel－Slater syndrome	慢性活动性狼疮样肝炎综合征	chronic activity lupoid hepatitis syndrome	
D80.802			高 IgD 与周期性发热综合征	高 IgD 與週期性發熱徵候群	hyperimmunoglobulinemia D and periodic fever syndrome			
D80.901			特发性迟发性免疫球蛋白缺乏症	特發性遲發性免疫球蛋白缺乏	idiopathic late－onset immunoglobulin deficiency			
D81.201		D81.210：	家族性网状内皮组织增生伴嗜酸细胞增生症	家族性網狀內皮增生症併嗜伊紅球增多	familial reticuloendotheliosis with eosinophlia			
				Omenn 氏徵候群	Omenn's syndrome	奥门综合征	Omenn's syndrome	
D81.301			腺苷脱氨酶缺乏症	腺苷脫氨酶缺乏	adenosine deaminase deficiency			
D81.401			尼泽洛夫综合征	Nèzelof 氏徵候群	Nezelof's syndrome	胸腺发育不良	thymic hypoplasia	
D81.501			嘌呤核苷磷酸化酶缺乏症	嘌呤核苷磷酸化酶缺陷	purine nucleoside phosphorylase deficiency;PNP			
D81.601			主要组织相容性复合体Ⅰ级缺乏症	主要組織相容性複合體Ⅰ級缺乏	major histocompatibility complex class Ⅰ deficiency			
D81.701			主要组织相容性复合体Ⅱ级缺乏症	主要組織相容性複合體二級缺乏	major histocompatibility complex class Ⅱ deficiency			
D81.901		D81.900：	重症联合免疫缺陷病	重症聯合免疫缺陷	severe combined immunodeficiency	X 连锁重症联合免疫缺陷病	X severe combined immunodeficiecy sexlinked type	
				Gitlin 氏徵候群	Gitlin's syndrome	吉特林综合征	Gitlin's syndrome	
D82.001		D82.000：	维斯科特－奥尔德里奇综合征	Wiskott－Aldrich 氏徵候群	Wiskott－Aldrich syndrome	湿疹－血小板减少免疫缺陷综合征	eczema－thrombocytopenia immunodeficiency syndrome	
				濕疹－血小板減少反復感染徵候群	eczema－thrombocytopenia repeated infection syndrome	湿疹－血小板减少反复感染综合征	eczema－thrombocytopenia repeated infection syndrome	

主码	附码	皮码	中文病名	繁体病名	英文病名	同义中文病名	同义英文病名	中医病名
D82.102		D82.100：	迪格奥尔格综合征	DiGeorge 氏徵候群	DiGeorge syndrome	第三及第四咽囊综合征	third and fourth pharyngeal pouche syndrome	
				胸腺－副甲狀腺形成不全	thymic – parathyroid aplasia	胸腺－副甲状腺形成不全	thymic – parathyroid aplasia	
				先天性胸腺發育異常	congenital thymic aplasia	先天性胸腺发育异常Z	congenital thymic aplasia	
D82.201			免疫缺陷伴短肢侏儒	免疫缺陷併短肢侏儒	immunodeficiency with short – limb dwarfism	酶缺陷伴免疫缺陷病	immunodeficiency with enzyme – deficiency	
				软骨毛发发育不全	cartilage hair hypoplasia	软骨毛发发育不全	cartilage hair hypoplasia	
				Gatti – Lux 氏徵候群	Gatti – Lux syndrome	加蒂－勒克斯综合征	Gatti – Lux syndrome	
				Lux 氏徵候群	Lux's syndrome	勒克斯综合征	Lux's syndrome	
				梅庫西克徵候群	Mekusick's syndrome	梅库西克综合征	Mekusick's syndrome	
D82.301			X 连锁淋巴增生综合征	性聯淋巴增生徵候群	X – linked lymphoproliferation syndrome	自体免疫性淋巴增生综合征	autoimmune lympho – proliferative syndrome	
				淋巴細胞凋亡缺陷徵候群	defects of lymphocyte apoptosis syndrome	淋巴细胞凋亡缺陷综合征	defects of lymphocyte apoptosis syndrome	
				鄧肯氏病	Duncan's syndrome	邓肯病	Duncan's syndrome	
D82.401		D82.400：	高 IgE 综合征	高 IgE 徵候群	hyperimmunoglobulinemia E syndrome; hyper – IgE syndrome			
				Job 氏徵候群	Job's syndrome	乔布综合征	Job's syndrome	
				Buckley 氏徵候群	Buckley's syndrome	巴克雷综合征	Buckley's syndrome	
				高免疫球蛋白 E 反復感染徵候群	hyperimmunoglobulinemia E (IgE) – recurrent infection syndrome	高 IgE 反复感染综合征	hyperimmunoglobulinemia E (IgE) – recurrent infection syndrome	
D82.402			白细胞黏附分子缺陷病	白血球粘著分子缺陷病	leukocyte adherence molecule deficiency			虚劳
D83.901			寻常变异性免疫缺陷病	尋常變異性免疫缺乏	common variable immuno – deficiency			
D84.001			淋巴细胞代谢缺陷病	淋巴細胞代謝缺陷	lymphocyte metabolism defects			
D84.003			X 连锁淋巴增生病	性聯淋巴增生病	X – linked lymphoproliferative disease			
D84.004			特发性 CD4 + 淋巴细胞缺乏症	特發性 CD4 + 淋巴細胞缺乏症	idiopathic CD4 + lymphocyte deficiency			
D84.101		D84.100：	补体缺陷病	补体缺乏	complement deficiency	补体缺陷综合征	complement deficiency syndrome	
				原發性補體缺陷病	primary complement deficiency diseases	原发性补体缺陷病	primary complement deficiency diseases	
D84.103			C1q 缺陷病	C1q 缺陷	C1q deficiency			
D84.104			C2 缺陷病	C2 缺陷	C2 deficiency			
D84.105			C3 缺陷病	C3 缺陷	C3 deficiency			

主码	附码	皮码	中文病名	繁体病名	英文病名	同义中文病名	同义英文病名	中医病名
D84.106			C4 缺陷病	C4 缺陷	C4 deficiency			
D84.107			C5/C6/C7/C8/C9 缺陷病	C5/C6/C7/C8/C9 缺陷	C5/C6/C7/C8/C9 deficiency			
D84.109			获得性血管性水肿	後天性血管性水腫	acquired angioedema			赤白游风
D84.110			遗传性家族性荨麻疹综合征	遺傳性家族性蕁麻疹徵候群	hereditary familial urticaria syndrome			
				蕁麻疹－澱粉樣變－耳聾徵候群	urticaria – amyloidosis – deafness syndrome	荨麻疹－淀粉样变－耳聋综合征	urticaria – amyloidosis – deafness syndrome	
				蕁麻疹－耳聾－四肢痛徵候群	urticaria – deafness – limbpain syndrome	荨麻疹－耳聋－四肢痛综合征	urticaria – deafness – limbpain syndrome	
				Muckle – Wells 氏徵候群	Muckle – Wells syndrome	穆克尔－韦尔斯综合征	Muckle – Wells syndrome	
D84.111			遗传性喉荨麻疹	遺傳性喉蕁麻疹	hereditary urticaria of larynx			
D84.112		D84.112：	获得性 C1 缺陷与血管性水肿	後天性 Cl 缺陷與血管性水腫	acquired Cl deficiency and angioedema	获得性 C1 酯酶抑制剂缺乏血管性水肿	angioedema in acquired C1 esterase inhibitor deficiency	
D84.113			免疫介导性荨麻疹	免疫介導性蕁麻疹	immune mediated urticaria			
				免疫接觸性蕁麻疹	immune contact urticaria	免疫接触性荨麻疹	immune contact urticaria	
D84.116			C1r 和 C1s 缺陷病	C1r 及 C1s 缺陷	C1r and C1s deficiency			
D84.117			C3 受体缺陷病	C3 受體缺陷	deficiencies of C3 receptors			
D84.118		D84.110：	遗传性血管性水肿	遺傳性血管性水腫	hereditary angioedema	遗传性血管神经性水肿	hereditary angioneurotic edema	赤白游风
				遺傳性巨大蕁麻疹	hereditary giant urticaria	遗传性巨大荨麻疹	hereditary giant urticaria	
				X 連鎖遺傳性血管神經性水腫	angioneurotic oedema, hereditary, X – linked	X 连锁家族性血管神经性水肿	angioneurotic oedema, hereditary, X – linked	
				斑尼斯特氏症	Bannister's disease	斑尼斯特病	Bannister's disease	
D84.119			家族性 C2 缺陷合并红斑狼疮样综合征	家族性 C2 補體缺陷併紅斑狼瘡樣徵候群	lupus erythematosus – like syndrome with a familial deficiency of C2			
D84.120			肿瘤坏死因子受体伴周期综合征	TNF－受體併週期徵候群	tumour necrosis factor receptor – associated periodic syndrome	家族性爱尔兰热	familial Hiberian fever	
D84.802			格雷塞尔综合征Ⅰ型	Griscelli 氏徵候群Ⅰ型	Griscelli's syndrome type Ⅰ	部分白化病免疫缺陷综合征	partial albinism immunodeficiency syndrome	
D84.803			格雷塞尔综合征Ⅱ型	Griscelli 氏徵候群Ⅱ型	Griscelli's syndrome type Ⅱ			
D84.804			DNA 修复缺陷与免疫缺陷病	DNA 修復缺陷與免疫缺乏	DNA repair defects and immunodeficiency			
D84.805			霍耶里尔－赫里达森综合征	Hoyeraal – Hreidarrson 徵候群	Hoyeraal – Hreidarrson syndrome			

主码	附码	皮码	中文病名	繁体病名	英文病名	同义中文病名	同义英文病名	中医病名
D84.806			荣格病	Jung 氏病	Jung's disease	脓皮、毛囊炎及遗传性过敏症伴白细胞及淋巴细胞功能缺陷	pyodrma, folliculitis and atopy with defective leukocyte and lymphocyte function	
D84.807			IPEX 综合征	IPEX 徵候群	IPEX syndrome	免疫缺陷、多种内分泌病、内源病、X 连锁综合征	the immuneodeficiency dysregulation, polyendocrinopathy, ceteropathy, X – linked (IPEX) syndrome	
D84.808			免疫缺陷、着丝粒不稳定与面部异常综合征	免疫缺乏，著絲粒不穩定與面部異常徵候群	immunodeficiency, centromeric instability and facial anomalies (ICF) syndrome			
D84.809			无汗型外胚层发育不良、色素失调与NEMO 遗传基因缺陷病	無汗型外胚層發育不良、色素失調與NEMO 遺傳基因缺陷病	anhidrotic ectodermal dysplasia, incontinentia pigmenti and defects in the NEMO gene			
D84.810			抗体与补体交互作用缺陷病	抗體與補體交互作用缺陷症	interaction of antibody and complement deficiencies			
D84.811			希梅克免疫－骨发育不良	Schimke 免疫－骨發育不良	Schimke immuno – osseous dysplasia			
D84.812			T 細胞免疫缺陷症，先天性秃发及甲营养不良	T 細胞免疫缺陷症，先天性禿髮及甲營養不良	T – cell immunodeficiency, congenital alopecia, and nail dystrophy			
D84.901		D84.900：	免疫缺陷病	免疫缺乏病	immunodeficiency			虚劳
D84.902			继发性免疫缺陷病	繼發性免疫缺乏病	secondary immunodeficiency diseases			
D86.301		D86.300：	皮肤肉样瘤病	皮膚類肉瘤病	cutaneous sarcoidosis	皮肤结节病	cutaneous sarcoidosis	
D86.304			鱼鳞病样肉样瘤病	魚鱗癬樣類肉瘤病	ichthyosiform sarcoidosis	鱼鳞病样结节病	ichthyosiform sarcoidosis	
D86.305			非典型肉样瘤病	非典型類肉瘤病	atypical sarcoidosis	非典型结节病	atypical sarcoidosis	
D86.306			硬斑病样肉样瘤	硬皮病樣肉樣瘤	morpheaform sarcoid	硬斑病样结节病	morpheaform sarcoid	
D86.308			黏膜肉样瘤	黏膜肉樣瘤	mucosal sarcoid	黏膜结节病	mucosal sarcoid	
D86.309			溃疡性肉样瘤病	潰瘍性類肉瘤病	ulcerative sarcoidosis	溃疡性结节病	ulcerative sarcoidosis	
D86.310			苔藓样肉样瘤病	苔癬樣類肉瘤病	lichenoid sarcoidosis	苔藓样结节病	lichenoid sarcoidosis	
D86.311			疣状肉样瘤病	疣狀類肉瘤病	verrucose sarcoidosis	疣状结节病	verrucose sarcoidosis	
D86.312			萎缩性肉样瘤病	萎縮性類肉瘤病	atrophic sarcoidosis	萎缩性结节病	atrophic sarcoidosis	
D86.313			混杂型肉样瘤病	混雜型類肉瘤病	miscellaneous forms sarcoidosis	混合型结节病	miscellaneous forms sarcoidosis	
D86.314			红皮病性肉样瘤病	紅皮病性類肉瘤病	erythrodermic sarcoidosis	红皮病性结节病	erythrodermic sarcoidosis	
D86.315			色素减退性肉样瘤病	色素減退性類肉瘤病	hypopigmented sarcoidosis	色素减退性结节病	hypopigmented sarcoidosis	
D86.316		D86.310：	丘疹性肉样瘤病	丘疹性類肉瘤病	papular sarcoidosis	丘疹性结节病	papular sarcoidosis	

主码	附码	皮码	中文病名	繁体病名	英文病名	同义中文病名	同义英文病名	中医病名
D86.317		D86.312：	斑丘疹性肉样瘤病	斑丘疹性類肉瘤病	maculopapular sarcoidosis	斑丘疹性结节病	maculopapular sarcoidosis	
D86.318		D86.314：	结节性肉样瘤病	結節性類肉瘤病	nodular sarcoidosis	结节性结节病	nodular sarcoidosis	
		D86.316：		皮下結節類肉瘤病	subcutaneous nodular sarcoidosis	皮下结节性肉样瘤病	subcutaneous nodular sarcoidosis	
				Darier－Roussy 氏徵候群	Darier－Roussy syndrome	达里埃－罗珊综合征	Darier－Roussy syndrome	
D86.319		D86.318：	环状肉样瘤病	環狀類肉瘤病	annular sarcoidosis	环状结节病	annular sarcoidosis	
D86.320		D86.320：	斑块状肉样瘤病	板塊類肉瘤病	plaque sarcoidosis	斑块状结节病	plaque sarcoidosis	
D86.321		D86.330：	瘢痕肉样瘤病	疤痕類肉瘤病	sarcoidosis in scar	瘢痕结节病	sarcoidosis in scar	
D86.322		D86.340：	狼疮样冻疮	狼瘡樣凍瘡	lupus pernio			
D86.323		D86.350：	急性结节性红斑伴肉样瘤病	急性結節性紅斑伴類肉瘤病	acute erythema nodosum with sarcoidosis	急性结节性红斑伴结节病	acute erythema nodosum with sarcoidosis	
D86.324		D86.360：	血管性类狼疮	血管性類狼瘡	angiolupoid			
D86.805			系统性肉样瘤病	系統性類肉瘤病	systemic sarcoidosis	系统性结节病	systemic sarcoidosis	
D86.806		D86.810：	眼色素层腮腺热	眼色素層腮腺熱	uveoparotid fever	眼色素层腮腺炎综合征	uveoparotitis syndrome	
				Heerfordt 氏徵候群	Heerfordt's syndrome	眼色素层腮腺热	Heerfordt's syndrome	
D86.807		D86.830：	琼格林多发性囊样骨病	Jüngling 多發性囊樣骨病	ostitis multiplex cystoides Jüngling			
D86.902		D86.920：	肉样瘤病	類肉瘤病;肉瘤樣症	sarcoidosis	结节病	sarcoidosis	豌豆结
				Besnier－Boeck－Schaumann 氏病	Besnier－Boeck－Schaumann disease	白斯尼－伯克－绍曼病	Besnier－Boeck－Schaumann disease	
				伯克氏肉瘤樣症	Boeck's sarcoid	伯克肉样瘤病	Boeck's sarcoidosis	
				Hutchinson－Boeck 氏徵候群	Hutchinson－Boeck syndrome	哈钦森－伯克综合征	Hutchinson－Boeck syndrome	
				Schaunann 氏良性淋巴肉芽腫病	Schaunann's benign lymphogranulomatosis	绍曼良性淋巴肉芽肿病	Schaunann's benign lymphogranulomatosis	
D89.002		D89.010：	高球蛋白血症性紫癜	高球蛋白血症性紫斑症	purpura hyperglobulinemia	高 γ 球蛋白血症性紫癜	hypergammaglobulinemic purpura	
				高球蛋白血症性紫斑症	purpura hyperglobulinemia	高球蛋白性紫癜	purpura hyperglobulinemia	
				Waldenstrom 高 γ 球蛋白性紫癜	hypergamma globulinemic purpura of Waldenström	沃尔登斯特罗姆高 γ 球蛋白性紫癜	hypergamma globulinemic purpura of Waldenström	
D89.103			冷球蛋白血症伴股臀皮肤损害	冷球蛋白血症性股臀皮膚病灶	cryoproteinemia associated with femoro－gluteal cutaneous lesions			
D89.104			冷球蛋白血症性紫癜	冷凝球蛋白血症性紫斑症	purpura cryoglobulinemia			
D89.105			异常蛋白血症性紫癜	異常蛋白血性紫斑	purpura dysproteinemia			
D89.107		D89.100：	冷球蛋白血症	冷球蛋白血症	cryoglobulinemia			

主码	附码	皮码	中文病名	繁体病名	英文病名	同义中文病名	同义英文病名	中医病名
D89.108		D89.120：	冷纤维蛋白原血症	冷纖維蛋白原血症	cryofibrinogenemia			
D89.109			冷超敏性皮病	冷過敏性皮膚病	dermatoses with cold hypersensitivity			
D89.801			多发性内分泌病综合征	多發性內分泌病徵候群	multiple endocrinopathy syndromes			
D89.802			自体免疫性多腺体综合征	自體免疫性多腺體徵候群	autoimmune polyglandular syndrome			
D89.901			POEMS 综合征	POEMS 徵候群 Crow – Fukase – Takatsuki 氏徵候群 Crow – Fukase 氏徵候群 多神經病、器官增大、內分泌病，M – 蛋白、皮膚變化徵候群	POEMS syndrome Crow – Fukase – Takatsuki syndrome Crow – Fukase syndrome polyneuropathy，organomegaly，endocrinopathy，M – proteins，skin changes syndrome	塔卡特苏金病 克罗 – 富卡西 – 塔卡特苏金综合征 克罗 – 鲁卡西综合征 多神经病、器官增大、内分泌病、M – 蛋白、皮肤变化综合征	Takatsuki's disease Crow – Fukase – Takatsuki syndrome Crow – Rukase syndrome polyneuropathy，organomegaly，endocrinopathy，M – proteins，skin changes syndrome	
E00.901			呆小病	呆小症 先天性甲狀腺功能減退症 侏儒	cretinism congenital hypothyrosis dwarf	克汀病 先天性甲状腺功能减退症 侏儒	Cretin's disease congenital hypothyrosis dwarf	呆小病
E01.801			碘性甲状腺功能减退	碘誘發甲狀腺功能減退	iodide – induced hypothyroidism	碘诱发甲状腺肿 – 黏液水肿综合征	iodide – induced goiter – myxedema syndrome	
E03.804			成人泛发性黏液性水肿综合征	成人廣泛性黏液水腫徵候群	adult generalized myxedema syndrome	格尔综合征	Gull's syndrome	蜡疹
E03.805			幼年黏液性水肿综合征	幼年黏液水腫徵候群	juvenile myxedema syndrome			蜡疹
E03.806			甲状腺性杵状指综合征	甲狀腺性杵狀指徵候群	thyroid acropachy syndrome			
E03.807		E03.810：	弥漫性黏液性水肿	瀰漫性黏液水腫 廣泛性黏液性水腫	diffuse myxedema generalized myxedema	真性黏液性水肿 泛发性黏液性水肿	true myxedema generalized myxedema	蜡疹
E03.808			科克 – 德布雷 – 塞梅莱涅综合征	Kocher – Debrè – Semelaignè 氏徵候群	Kocher – Debrè – Semelaignè syndrome	克汀病肌肥大综合征	Cretin muscle hypertrophy syndrome	
E03.906		E05.810： E03.910：	胫前黏液性水肿	脛前黏液性水腫 黏液水腫（甲狀腺機能減退）	pretibial myxedema myxoedema（hypothyroidism）	甲状腺毒性黏蛋白病 黏液水肿（甲状腺机能减退）	thyroid toxic mucinosis	蜡疹
E03.907		E03.900：	甲状腺功能减退性皮肤征	甲狀腺功能減退性皮膚症	skin signs of hypothyroidism			瘿劳
E05.901		E05.900：	甲状腺功能亢进症	甲狀腺機能亢進症	hyperthyroidism	巴斯道综合征	Basedow's syndrome	瘿气
E14.501		E1i.505：	糖尿病性坏疽	糖尿病性壞疽	diabetic gangrene			

主码	附码	皮码	中文病名	繁体病名	英文病名	同义中文病名	同义英文病名	中医病名
E14.507		E1i.500：	糖尿病性血管病	糖尿病性血管病變	diabetic angiopathy			
E14.508		E1i.501：	糖尿病性微血管病变性皮病	糖尿病性微小血管病變引發皮膚病	dermatoses due to diabetic microangiopathy			
E14.509			糖尿病性神经溃疡	糖尿病性神經病變性潰瘍	neuropathic ulcer due to diabetes	糖尿病性足	diabetic foot	
				糖尿病性濕性足壞疽	wet gangrene of feet in diabetic	糖尿病性湿性足坏疽	wet gangrene of feet in diabetic	
E14.510		E1i.507：	糖尿病性红变症	糖尿病性紅變症	diabetic rubeosis			
E14.601			糖尿病性黄瘤	糖尿病性黃色瘤	diabetic xanthoma			
E14.605		L94.822：	糖尿病性硬肿病	糖尿病性硬腫病	scleroedema of mellitus diabetic;scleroedema diabeticorum			
E14.607†	L13.901	E1i.605：	糖尿病性大疱病	糖尿病性水疱病	bullosis diabeticorum; diabetic bullosis	克雷默综合征	Kramer's syndrome	
E14.609†	M14.202*	E1i.606：	糖尿病性手关节病	糖尿病性手關節病	diabetic cheiroarthropathy			
E14.619		E1i.506：	糖尿病性皮病	糖尿病性皮膚病	diabetic dermatosis	色素性胫前斑	pigmented pretibial patches	
				前脛色素斑；色素性脛前斑	pigmented pretibial patches	胫前着色斑	pigmented pretibial patches	
E14.621			僵直关节活动度与蜡样皮肤	限制關節活動度與蠟樣皮膚	limited joint mobility and waxy skin			
E14.622			阿查德－提尔斯综合征	Achard－Thiers 氏徵候群	Achard－Thiers syndrome	糖尿病性妇女多毛	diabetic hirsutism of woman	
E14.623			糖尿病－银屑病－虹膜睫状体炎综合征	糖尿病－銀屑病－虹膜睫狀體炎徵候群	diabetes－psoriasis－iridocyclitis syndrome			
E16.804			佐林格－埃利森综合征	Zollinger－Ellison 氏徵候群	Zollinger－Ellison syndrome	内分泌性多腺瘤病	endocrine polyadenomatosis	
E20.901			甲状旁腺功能减退	甲狀旁腺功能減退	hypoparathyroidism			
E21.301			甲状旁腺功能亢进	副甲狀腺機能亢進	hyperparathyroidism			
E22.003		E22.000：	肢端肥大症	肢端肥大症	acromegaly	玛丽综合征	Marie's syndrome	
E23.003		E23.010：	希恩综合征	Sheehan 氏徵候群	Sheehan's syndrome	席汉氏综合征	Sheehan's syndrome	
				產後垂體功能不全徵候群	postnatal hypopituitarism syndrome	产后垂体功能不全综合征	postnatal hypopituitarism syndrome	
				席漢－西蒙氏病	Sheehan－Simmond disease	希恩－西蒙病	Sheehan－Simmond disease	
E23.010			垂体性侏儒	垂體性侏儒	pituitary nanism	希里桑德病	Brissaud's disease	
E23.012			垂体功能减退	泛腦下垂體功能減退	panhypopituitarism			
E24.101			纳尔逊综合征	Nelson 氏徵候群	Nelson's syndrome	肾上腺切除后综合征	post－adrenalectomy syndrome	
E24.201		E24.200：	药物性库欣综合征	藥物引發性庫欣氏徵候群	drug－induced Cushing's syndrome			
E24.202			类库欣综合征	類庫欣氏徵候群	cushingoid syndrome	假库欣综合征	pseudo－Cushing syndrome	
E24.301			异位性促肾上腺皮质激素综合征	異位性促腎上腺皮質荷爾蒙徵候群	ectopic ACTH syndrome	促肾上腺皮质激素单独缺乏综合征	isolated ACTH deficiency syndrome	

主码	附码	皮码	中文病名	繁体病名	英文病名	同义中文病名	同义英文病名	中医病名
E24.901			库欣综合征	庫欣氏徵候群	Cushing's syndrome	柯兴氏病	Cushing's disease	
				庫欣氏徵候群所致皮膚症	cutaneous signs due to Cushing's syndrome	库欣综合征性皮肤征	cutaneous signs due to Cushing's syndrome	
				皮質醇增多症	hypercortisolism	皮质醇增多征	hypercortisolism	
				腎上腺皮質功能亢進症	hyperadrenocorticism	肾上腺皮质功能亢进症	hyperadrenocorticism	
E25.002			C17 羟化酶缺乏症	C17 羥化酶缺陷	C17 – hydroxylase deficiency	比格利里综合征	Bieglieri's syndrome	
E25.003			C21 羟化酶缺乏症	C21 羥化酶缺陷	C21 – hydroxylase deficiency	费布雷 – 菲比格综合征	Febre – Fibiger syndrome	
				Fibiger – Debre – Vron Gierke 氏徵候群	Fibiger – Debre – Vron Gierke syndrome	菲比格 – 德布雷 – 沃龙·吉尔克综合征	Fibiger – Debre – Vron Gierke syndrome	
E25.006			先天性肾上腺皮质增生症	先天性腎上腺皮質增生症	congenital adrenal hyperplasia			
E25.901		E25.900：	肾上腺生殖器综合征	腎上腺生殖器徵候群	adrenogenital syndrome			
E25.902			肾上腺性男性化综合征	腎上腺性男性化徵候群	adrenal virilizing syndrome			
E26.003			周期性水肿综合征	週期性水腫徵候群	cyclic edema syndrome	马克综合征	Mach's syndrome	
				單純性水鈉瀦留症	simple water – sodium retention	单纯性水钠潴留症	simple water – sodium retention	
E27.101			艾迪生病	愛迪生氏病	Addison's disease	阿狄森病	Addison's disease	
				腎上腺皮質功能減退症	hypoadrenocorticism	肾上腺皮质功能减退症	hypoadrenocorticism	
				Thomes – Addison 氏病	Thomes – Addison disesase	索米斯 – 艾迪生病	Thomes – Addison disesase	
E27.104		E27.100：	艾迪生病性皮肤征	愛迪生氏病所致皮膚症	cutaneous signs due to Addison's disease			
E27.401			遗传性肾上腺皮质对 ACTH 无反应综合征	遺傳性腎上腺皮質對 ACTH 無反應徵候群	hereditary adrencortical unresponsiveness to ACTH syndrome			
E27.902			类艾迪生病	類愛迪生氏病	addisonism	艾迪生病型	addisonism	
				Thorn 氏徵候群	Thorn's syndrome	索恩综合征	Thorn's syndrome	
E28.002			自身免疫性雌激素皮炎	自體免疫性動情素皮膚炎	autoimmune estrogen dermatitis			经行风疹块
E28.003			自身免疫性孕酮皮炎	自體免疫黃體激素皮膚炎	autoimmune progesterone dermatitis	自体免疫性黄体酮皮炎	autoimmune progesterone dermatitis	
				月經疹	exanthema menstruale	月经疹	exanthema menstruale	经行风疹块
E28.004			孕酮性荨麻疹	黃體酯酮性蕁麻疹	progesterone urticaria	黄体酮性荨麻疹	progesterone urticaria	经行风疹块
E28.201		E28.200：	斯坦 – 利文撒尔综合征	史丁 – 利芬沙氏徵候群	Stein – Leventhal syndrome	多囊卵巢综合征皮肤表现	cutaneous manifestations of polycystic ovary syndrome	
				高雄激素性痤瘡	hyperandrogen acne	高雄激素性痤疮	hyperandrogen acne	

主码	附码	皮码	中文病名	繁体病名	英文病名	同义中文病名	同义英文病名	中医病名
E28.307			大维综合征	David 氏徵候群	David's syndrome	非典型女性紫癜综合征	atypical female purpura syndrome	
E28.901			经前期综合征	停經前徵候群	premenstrual syndrome	经前期紧张症	premenstrual tension	
E29.102		E29.920:	性腺机能减退,男性	性腺機能減退,男性	hypogonadism, male			
E29.901		E29.900:	睾丸病变皮肤标记	睪丸病變皮膚標記	cutaneous marker of testicular disorder			
E30.002		E30.000:	青春期延迟	青春期遲發	delayed puberty			
E30.101		E30.100:	性(青春)早熟	性(青春)早熟	precocious puberty			
E34.001		E34.000:	类癌综合征	類癌徵候群	carcinoid syndrome	嗜银细胞瘤	argentaffinoma	
				Biork – Thorson 氏徵候群	Biork – Thorson syndrome	比沃克 – 索森综合征	Biork – Thorson syndrome	
				Bjork 氏徵候群	Bjork's syndrome	比杰克综合征	Bjork's syndrome	
				Thorson 氏徵候群	Thorson's syndrome	索森综合征	Thorson's syndrome	
E34.503			雄激素依赖性综合征	雄激素依賴性徵候群	androgen – dependent syndrome			
E34.801		E34.870:	变形性早老症	變形性早衰症	metageria			
E34.802		E34.860:	婴儿早老症	嬰兒早衰症	progeria infantilis			
				Hutchinson – Gilford 氏徵候群	Hutchinson – Gilford syndrome	哈钦森 – 吉尔福特综合征	Hutchinson – Gilford syndrome	
				Hutchinson – Gilford 氏早老症	Hutchinson – Gilford progeria	哈钦森 – 吉尔福特早老症	Hutchinson – Gilford progeria	
				Vriot – Pironneau 氏徵候群	Vriot – Pironneau syndrome	弗里奥特 – 皮龙米综合征	Vriot – Pironneau syndrome	
E34.803		E34.850:	肢端早老症	肢端早衰症	acrogeria	肢端早衰症	acrogeria	
E34.804		E34.820:	成人早老症	成人早衰症	progeria of adult			
				沃納氏徵候群	Werner's syndrome	维纳综合征	Werner's syndrome	
E34.805		E34.830:	矮妖精貌病	小精靈症;矮怪病	leprechaunism	多诺霍综合征	Donohue's syndrome	
E34.806			早老症伴短身材和色素痣	伴短身材及色素痣早老症	premature ageing with short stature and pigmented nevi	马尔维希尔 – 史密斯综合征	Mulvihill – Smith syndrome	
E34.807			家族性下颌 – 肢端发育不全	家族性下頜与肢端發育不全	familial mandibulo – acral dysplasia		craniomandibibular dermatodysostosis	
E34.808			威德曼 – 劳滕施特劳赫新生儿假脑积水性早老样综合征	Wiedemann – Rautenstrauch 氏嬰兒假腦積水性早衰樣徵候群	neonatal pseudohydrocephalic progeroid syndrome of Wiedemann – Rautenstrauch			
E34.902		E34.900:	内分泌病性皮肤标记	內分泌病性皮膚標記	cutaneous marker of endocrine disorder			
E40.x01		E40.x00:	恶性营养不良症	惡性營養不良症	Kwashiorkor	夸希奥科	Kwashiorkor	干疳;疳病
				斷奶病	sickness of weaeling	断奶病	sickness of weaeling	

主码	附码	皮码	中文病名	繁体病名	英文病名	同义中文病名	同义英文病名	中医病名
				體弱病	weakling	红体病	weakling	
E41. x01		E41. x00：	消瘦症	消瘦	marasmus	营养不足综合征	athrepsia syndrome	干疳；疳病
				虛弱徵候群	inanition syndrome	虚弱综合征	inanition syndrome	
				Parrot 氏徵候群Ⅱ型	Parrot's syndrome type Ⅱ	帕罗特综合征Ⅱ型	Parrot's syndrome type Ⅱ	
E43. x04		R60. 040：	低蛋白血症性水肿	蛋白質缺乏性水腫	oedema due to hypoproteinaemia			
E46. x02			蛋白(质)性营养不良	蛋白性營養不良	protein malnutrition			干疳；疳病
				蛋白質缺乏症	protein deficiency	蛋白(质)缺乏症	protein deficiency	
E50. 001†	H13. 801*		维生素 A 缺乏合并结膜干燥病	維生素 A 缺乏合併結膜乾燥病	conjunctiva xerosis with vitamin A deficiency			
E50. 201†	H19. 801*		维生素 A 缺乏合并角膜干燥病	維生素 A 缺乏合併角膜乾燥病	corneal xerosis with vitamin A deficiency			
E50. 401†	H19. 801*		维生素 A 缺乏合并角膜软化	維生素 A 缺乏合併角膜軟化	keratomalacia with vitamin A deficiency			
E50. 501†	H58. 101*		维生素 A 缺乏合并夜盲症	維生素 A 缺乏合併夜盲症	night blindness with vitamin A deficiency			
E50. 601†	H19. 802*		维生素 A 缺乏合并角膜干眼瘢痕	維生素 A 缺乏合併角膜幹眼疤痕	corneal xerophthalmia scar with vitamin A deficiency			
E50. 701†	H19. 803*		维生素 A 缺乏合并干眼症	維生素 A 缺乏合併乾眼症	sicca eye vitamin A deficiency			
E50. 801†	L86. X01*	E50. 820：	维生素 A 缺乏性干皮症	維生素 A 缺乏性乾皮症	xeroderma due to vitamin A deficiency			
E50. 802†	L86. X02*	E50. 830：	维生素 A 缺乏性角化过度症	維生素 A 缺乏性角化過度症	hyperkeratosis due to vitamin A deficiency			
E50. 803†	L86. X03*	E50. 810：	维生素 A 缺乏性毛囊角化症	維生素 A 缺乏性毛囊角化症	Keratosis follicular due to vitamin A deficiency			
E50. 901			维生素 A 缺乏症	維生素 A 缺乏症	hypovitaminosis A			高风雀目；雀目；蟾皮癣；蟾皮病；疳眼；肝虚雀目；雀盲；雀目内障；鸡盲眼；鸡盲
				Uyemura 氏徵候群	Uyemura's syndrome	尤伊穆拉综合征	Uyemura's syndrome	
				乾燥－夜盲徵候群	xerosis night blindness syndrome	干燥－夜盲综合征	xerosis night blindness syndrome	
				蟾皮病	phrynoderma	蟾皮病	phrynoderma	
E51. 104			维生素 B_1 缺乏症	維生素 B_1 缺乏症	avitaminosis B_1；vitamin B_1 deficiency			脚气病；干脚气；湿脚气
				腳氣病	beriberi	脚气病	beriberi	
E52. x02			酒精性糙皮病	酒精性糙皮病	alcoholic pellagra			
E52. x03			睑糙皮病	瞼糙皮病	pellagra of eyelid			
E52. x04			糙皮病舌炎	糙皮病舌炎	glossitis pellagra			

主码	附码	皮码	中文病名	繁体病名	英文病名	同义中文病名	同义英文病名	中医病名
E52. x05			乔利夫综合征	Jolliffe 氏徵候群	Jolliffe syndrome	烟酸缺乏脑病综合征	nicotinic acid deficiency encephalopathy syndrome	
E52. x06		E52. x00：	烟酸缺乏症	菸草(鹼)酸缺乏症	nicotinic acid deficiency; pellagra	糙皮病	pellagra	糙皮病;癞皮病;酒性晒斑
				糙皮病	pellagra	陪拉格	pellagra	
				煙鹼酸缺乏病	pellagra	癞皮病	pellagra	
				澱粉疹	starch rash	玉蜀黍疹	starch rash	
E52. x07		E52. x10：	类糙皮病	類糙皮病	pellagroid			
E53.001		E53.000：	维生素 B_2 缺乏症	維生素 B_2 缺乏症	hypovitaminosis B_2; vitamin B_2 deficiency			肾囊风;绣球风;口吻疮;燕口疮;燕口肥疮;燕吻疮;口丫疮
				Howes – Pallister 氏徵候群	Howes – Pallister syndrome	豪斯 – 帕利斯特综合征	Howes – Pallister syndrome	
				Jacobs 氏徵候群	Jacobs's syndrome	雅各布斯综合征	Jacobs's syndrome	
				Shibi – Catchaki 氏病	Shibi – Catchaki disease	夏伊布 – 卡特查基病	Shibi – Catchaki disease	
				Strachan 氏徵候群	Strachan's syndrome	斯特罗恩综合征	Strachan's syndrome	
				核黃素缺乏病	ariboflavinosis	核黄素缺乏症	ariboflavinosis	
E53.101		E53.100：	维生素 B_6 缺乏症	維生素 B_6 缺乏症	avitaminosis B_6; vitamin B_6 deficiency			
E53.801		E53.870：	维生素 B_{12} 缺乏症	維生素 B_{12} 缺乏症	avitaminosis B_{12}; vitamin B_{12} deficiency	维生素 B_{12} 缺乏伴皮病	deficiency vitamin B_{12} with dermatosis	
E53.802		E53.850：	叶酸缺乏症	葉酸缺乏症	folic acid deficiency; folate deficiency			
E53.903†	G63.402*		灼痛足综合征	灼痛足徵候群	burning feet syndrome	高普兰综合征	Gopalan's syndrome	
E54. x02		E54. x00：	维生素 C 缺乏症	維生素 C 缺乏症	vitamin C deficiency; hypovitaminosis C	坏血病	scurvy	青腿牙疳
				壞血病	scurvy	坏血病	scurvy	
E55.901			维生素 D 缺乏症	維生素 D 缺乏症	avitaminosis D; vitamin D deficiency			佝偻病;痿;痿厥;痿躄;惊风;搐;五软;五迟
E56.001			维生素 E 缺乏症	維生素 E 缺乏症	avitaminosis E; vitamin E deficiency			
E56.101		E56.100：	维生素 K 缺乏症	維生素 K 缺乏症	avitaminosis K; vitamin K deficiency			血溢病
E56.802			维生素 H 缺乏症	維生素 H 缺乏症	avitaminosis H; vitamin H deficiency	生物素缺乏症	biotin deficiency	
E60. x01		E60. x00：	锌缺乏症	鋅缺乏症	zinc deficiency	锌营养缺乏症	nutritional zinc deficiency	
				锌缺乏徵候群	zinc depletion syndrome	锌缺乏综合征	zinc depletion syndrome	
E61.010			铜缺乏症	銅缺乏症	copper deficiency			

主码	附码	皮码	中文病名	繁体病名	英文病名	同义中文病名	同义英文病名	中医病名
E61.020			铜所致绿发	銅誘發綠發	green hair induced by copper			
E61.101		E61.100：	铁缺乏症	鐵缺乏症	iron deficiency	铁缺乏伴皮病	dermatoses associated with iron deficiency	
E61.802			硅缺乏症	硅缺乏症	selenium deficiency			
E63.001			必需脂肪酸缺乏症	必需脂肪酸缺乏	essential fatty acid (EFA) deficiency			
E65.x01			脂肪垫	脂肪墊	fat – pad			担肩瘤
E66.902		E66.900：	肥胖症	肥胖症	obesity; adiposis			
E67.001		E67.000：	维生素 A 过多症	維生素 A 過多症	hypervitaminosis A	维生素 A 过多皮肤病	skin disease due to hypervitaminosis A	
				維生素 A 中毒症	vitaminosis A toxicity	维生素 A 中毒症	vitaminosis A toxicity	
E67.101		E67.100：	高胡萝卜素血症	高胡蘿蔔素血症	hypercarotenaemia			
				胡蘿蔔血症	carotenaemia	胡萝卜血症	carotenaemia	
				柑色皮	carotenoderma; aurantiasis cutis	柑色皮	carotenoderma	
				胡蘿蔔黃皮症	carotensis; carotenodermia	胡萝卜性黄皮肤	carotensis; carotenodermia	
E67.102			番茄红素血症	番茄紅素血症	lycopenemia			
E67.201			大剂量维生素 B_6 综合征	大劑量維生素 B_6 徵候群	megavitamin B_6 syndrome			
E67.301			维生素 D 过多症	維生素 D 過多症	hypervitaminosis D			
E70.101		E70.000：	苯丙酮尿症	苯丙酮尿症	phenylketonuria; PKU			
				苯丙酮酸性精神發育不全	phenylpyruvic oligophrenia	苯丙酮酸性智力发育不全	phenylpyruvic oligophrenia	
				Fölling 氏病	Fölling's disease	福林病	Fölling's disease	
				高苯丙酮酸血症Ⅰ型	hyperphenylalaninaemia type Ⅰ	高苯丙酮酸血症Ⅰ型	hyperphenylalaninaemia type Ⅰ	
E70.104		E70.100：	高苯丙酮酸血症Ⅱ型	高苯丙酮酸血症Ⅱ型	hyperphenylalaninaemia type Ⅱ			
				高苯丙酮酸血症Ⅲ型	hyperphenylalaninaemia type Ⅲ	高苯丙酮酸血症Ⅲ型	hyperphenylalaninaemia type Ⅲ	
E70.105			高苯丙酮酸血症Ⅳ型	高苯丙酮酸血症Ⅳ型	hyperphenylalaninaemia type Ⅳ			
				高苯丙酮酸血症Ⅴ型	hyperphenylalaninaemia type Ⅴ	高苯丙酮酸血症Ⅴ型	hyperphenylalaninaemia type Ⅴ	
E70.201			高酪氨酸血症Ⅰ型（肝肾）	高酪氨酸血症Ⅰ型（肝腎）	tyrosinaemia type Ⅰ (hepatorenal)			
E70.202		E70.230：	褐黄病	赭色病	ochronosis		ochronosis	
E70.206		E70.210：	黑酸尿症	黑酸尿症	alkaptonuria			
				Garrod 氏徵候群	Garrod's syndrome	嘎拉综合征	Garrod's syndrome	
E70.207			外源性褐黄病	外源性褐黃病	exogenous ochronosis			
E70.301		E70.300：	白化病	白化病	albinism	先天性色素缺乏	achromia congenitalis	
				白化病患	albino	白公；白化病患者	albino	
E70.303			斑块状白化病	白化病斑塊	albinism plaques			

主码	附码	皮码	中文病名	繁体病名	英文病名	同义中文病名	同义英文病名	中医病名
E70.304			黑发－白化病－耳聋综合征	黑髮－白化病－耳聾徵候群	black locks – albinism deafness syndrome			
E70.305			眼皮肤白化病Ⅳ型	眼皮膚白化病Ⅳ型	oculocutaneous albinism type Ⅳ	棕色眼皮肤白化病	brown oculocutaneous albinism	
				暗紅色白化病	rufous albinism	暗红色白化病	rufous albinism	
				棕色白化病	brown albinism	棕色白化病	brown albinism	
E70.306			黄色突变眼皮肤白化病	黃色突變眼皮膚白化病	yellow mutant (ym) oculocutaneous albinism			
				Amish 氏白化病	Amish albinism	阿默西白化病	Amish albinism	
				暗紅色白化病	rufous albinism	暗红色白化病	rufous albinism	
				紅色白化病	red albinism	红色白化病	red albinism	
				黃色白化病	xanthous albinism	黄色白化病	xanthous albinism	
E70.308			显性类白化病综合征	顯性類白化病徵候群	dominant albinoidism syndrome			
E70.310			泛发性白化病	廣泛性白化病	generalized albinism			
E70.312			伊莱贾尔德综合征	Elejalde 氏徵候群	Elejalde's syndrome	神经外胚层黑素溶酶体病	neuroectodermal melanolysosomal disease	
E70.313			里德综合征	Reed 氏徵候群	Reed's syndrome			
E70.314			沃滕伯格综合征	Wartanberg 氏徵候群	Wartanberg syndrome			
E70.315			伍尔夫综合征	Woolf 氏徵候群	Woolf's syndrome			
E70.316			齐普科斯基－马勾利斯综合征	紀普羅柯司基－馬勾蒂氏徵候群	Ziprkowski – Margolis syndrome	白化病－聋哑	albinism deaf and dumb	
E70.317			内特尔希普－福尔斯型眼白化病	Nettleshop – Falls 型眼白化病	Nettleshop – Falls type ocular albinism	眼白化病，Nettleshop – Falls 型	ocular albinism, Nettleshop – Falls type	
				眼白化病併感覺神經性耳聾	ocular albinism with sensorineural deafness	眼白化病伴感觉神经性耳聋	ocular albinism with sensorineural deafness	
E70.318			内特尔希普眼白化病	Nettleshop 氏白化病	Nettleshop ocular albinism			
				眼白化病	ocular albinism	眼白化病	ocular albinism	
E70.319			眼皮肤白化病Ⅴ型	眼皮膚白化病Ⅴ型	oculocutaneous albinism type Ⅴ	赤棕色眼皮肤白化病	ery – brown oculocutaneous albinism	
E70.320		E70.310：	眼皮肤白化病	眼皮膚白化病	oculocutaneous albinism			
E70.321		E70.312：	局限性白化病	限界性白化病	partial albinism			
E70.323		E70.314：	眼皮肤白化病Ⅰ型	眼皮膚白化病Ⅰ型	oculocutaneous albinism type Ⅰ	眼皮肤白化病Ⅰ型（酪氨酸酶阴性）	oculocutaneous albinism type Ⅰ (tyrosinase negative)	
				Garrad 氏白化病徵候群	Garrad's albinism syndrome	嘎拉德白化病综合征	Garrad's albinism syndrome	
				眼皮膚白化病Ⅰa 型	oculocutaneous albinism type Ⅰa	眼皮肤白化病Ⅰa 型	oculocutaneous albinism type Ⅰa	
				眼皮膚白化病Ⅰb 型	oculocutaneous albinism, type Ⅰb	眼皮肤白化病Ⅰb 型	oculocutaneous albinism, type Ⅰb	

主码	附码	皮码	中文病名	繁体病名	英文病名	同义中文病名	同义英文病名	中医病名
E70.323		E70.230:		Richner－Hanhart 氏眼皮膚徵候群	Richner－Hanhart oculocutaneous syndrome	里奇纳－哈汉德眼皮肤综合征	Richner－Hanhart oculocutaneous syndrome	
E70.324		E70.314:	眼皮肤白化病 II 型	眼皮膚白化病 II 型	oculocutaneous albinism type II	眼皮肤白化病 II 型（酪氨酸酶阳性）	oculocutaneous albinism type II (tyrosinase positive)	
				眼－皮膚高酪氨酸血症Ⅱ型	oculocutaneous tyrosinaemia type Ⅱ	眼－皮肤高酪氨酸血症Ⅱ型	oculocutaneous tyrosinaemia type Ⅱ	
				眼－皮膚酪氨酸酶代謝紊亂症	oculocutaneous tyrosinase metabolic abnormal	眼－皮肤酪氨酸酶代谢紊乱症	oculocutaneous tyrosinase metabolic abnormal	
E70.325		E70.318:	类白化病	類白化病	albinoidism			
E70.326		E70.340:	谢迪埃克－赫加希综合征	Chédiak－Higashi 氏徵候群	Chédiak－Higashi syndrome	谢迪埃克－赫加希眼皮肤白化病	Chediak－Higashi oculocutaneous albinism	
				異常白血球白化病綜合征	abnormal leukocyte－albino syndrome	异常白细胞白化病综合征	abnormal leukocyte－albino syndrome	
				Chédiak－Higashi－Steinbrinck 氏徵候群	Chédiak－Higashi－Steinbrinck syndrome	谢迪埃克－赫加希－施泰因布林克综合征	Chédiak－Higashi－Steinbrinck syndrome	
				白血球異常色素減退徵候群	leukocyte abnormal－hypopigmentation syndrome	白细胞异常色素减退综合征	leukocyte abnormal－hypopigmentation syndrome	
				眼皮膚白化病ⅥA 型	oculocutaneous albinism, type ⅥA	眼皮肤白化病ⅥA 型	oculocutaneous albinism, type ⅥA	
E70.327		E70.350:	斑驳病	斑狀白化症	piebaldism	图案状白斑病	patterned leukoderma	
				白駁病	white spotting	白驳病	white spotting	
E70.328		E70.358:	蒂策综合征	泰梓氏徵候群	Tietze's syndrome	白化病－聋哑综合征	albinism deaf and dumb syndrome	
				類白化病綜合征	albinoidism syndrome	类白化病综合征	albinoidism syndrome	
				痛性非化膿性肋軟骨腫脹	painful nonsupprative costochondral swelling	痛性非化脓性肋软骨肿胀	painful nonsupprative costochondral swelling	
E70.329		E70.360:	赫曼斯基－普德拉克综合征	Hermansky－Pudlak 氏徵候群	Hermansky－Pudlak syndrome	赫曼斯基－普德拉克眼皮肤白化病	Hermansky－Pudlak oculocutaneous albinism	
				表皮－眼白化症伴出血傾向	oculocutaneous albinism with bleeding tendency	白化病－出血素质	albinism－hemorrhagic diathesis	
				白化病－血小板病變	albinism－thrombocytopathy	白化病－血小板病	albinism－thrombocytopathy	
				眼皮膚白化病ⅥB 型	oculocutaneous albinism type ⅥB	眼皮肤白化病ⅥB 型	oculocutaneous albinism type ⅥB	
E70.330		E70.380:	克罗斯综合征	Cross 氏徵候群	Cross's syndrome	眼－大脑－色素减少综合征	oculocerebral－hypopigmentation syndrome	
				Cross－McKusick－Breen 氏徵候群	Cross－McKusick－Breen syndrome	克罗斯－麦库西克－布林综合征	Cross－McKusick－Breen syndrome	
				眼－腦徵候群伴色素過少症	oculocerebral syndrome with hypopigmentation	眼－脑征候群伴色素过少症	oculocerebral syndrome with hypopigmentation	

主码	附码	皮码	中文病名	繁体病名	英文病名	同义中文病名	同义英文病名	中医病名
E70.331		E70.320：	沃登伯格综合征	Waardenburg 氏徵候群	Waardenburg's syndrome	克莱因－沃登伯格综合征	Klein－Waardenburg syndrome	
				耳聾－白髮－眼病徵候群	deafness－white hair－ocular syndrome	耳聋－白发－眼病综合征	deafness－white hair－ocular syndrome	
				眼瞼下垂－內眥贅皮徵候群	ptosis－epicanthus syndrome; proteus syndrome	睑下垂－内眦赘皮综合征	ptosis－epicanthus syndrome; proteus syndrome	
E70.332			科纳月亮儿童		Cuna moon children			
E70.801			组氨酸代谢异常病	組織氨酸代謝異常疾病	disorders of histidine metabolism	组氨酸血症	histidinemia	
E70.802			色氨酸代谢异常病	色氨酸代謝異常病	disorders of tryptophan metabolism	黄尿酸性酸尿综合征	xanthurenic aciduria syndrome	
				黃尿酸性酸尿徵候群	xanthurenic aciduria syndrome	黄嘌呤代谢异常疾病	disorders of xanthine metabolism	
E70.902			芳香氨基酸代谢异常病	芳香氨基酸代謝異常病	disorder of aromatic amino－acid metabolism			
E71.301			脑白质肾上腺萎缩症	副腎白色營養失調	adrenoleukodystrophy	艾迪生－席尔德病	Addison－Schilder disease	
				Schilder 氏病	Schilder's disease	席尔德病	Schilder's disease	
E72.003			胱氨酸尿症	胱胺酸尿症	cystinuria	阿卜戴霍尔登－考夫曼－利格纳综合征	Abderhalden－Kaufman－Lignac syndrome	
				Lignac－Fanconi 氏徵候群	Lignac－Fanconi syndrome	利奈克－范科尼综合征	Lignac－Fanconi syndrome	
E72.004		E72.020：	哈特纳普病	Hartnup 氏病	Hartnup's disease	H 病	H－disease	
				氨基酸尿症－陪拉格－小腦共濟失調	aminoaciduria－pellagra－cerebellar ataxia	氨基酸尿－陪拉格－小脑共济失调	aminoaciduria－pellagra－cerebellar ataxia	
				Hart 氏徵候群	Hart's disease	哈特病	Hart's disease	
				單氨基單羧酸類氨基酸尿症	monoamine mono－carboxytic group aminoaciduria	单氨羧酸类氨基酸尿症	monoamine monocarboxytic group aminoaciduria	
				色氨酸吡咯酶缺乏	tryptophan pyrolase deficiency	色氨酸吡咯酶缺乏	tryptophan pyrolase deficiency	
E72.101			高半胱氨酸尿症	高半胱胺酸尿症	homocysteinuria	菲尔德综合征	Field's syndrome	
				Carson 氏徵候群	Carson's syndrome	卡森综合征	Carson's syndrome	
E72.203			精氨琥珀酸性血症	阿金氨琥珀酸血症	argininosuccinic acidemia	精氨基琥珀酸酶缺乏症	argininosuccinase deficiency	
				Allan－Dent 氏徵候群	Allan－Dent syndrome	阿伦－丹特综合征	Allan－Dent syndrome	
E72.204			瓜氨酸血症	西瓜氨基酸血症	citrullinemia			
E72.502		E72.510：	脯氨酸肽酶缺乏性下肢溃疡	脯氨酸肽酶缺乏誘發之下肢潰瘍	leg ulcer due to prolidase deficiency			
				脯酶缺乏症	prolidase deficiency	氨酰基脯氨酸二肽酶缺乏症	prolidase deficiency	
				約瑟夫徵候群	Joseph's syndrome	约瑟夫综合征	Joseph's syndrome	

主码	附码	皮码	中文病名	繁体病名	英文病名	同义中文病名	同义英文病名	中医病名
E72.503			高氨血伴低鸟氨酸血、低瓜氨酸血、低精氨酸血和低脯氨酸血症	高氨血伴低鳥氨酸血、低瓜氨酸血、低精氨酸血和低脯氨酸血症	Hyperammonemia with hypoornithinemia, hypocitrullinemia, hypoargininemia, and hypoprolinemia	关节、皮肤弹性过度、白内障、智力迟滞	joints, cutis hyperelastica, corneal, retarded mentality	
E72.901			泛发性氨基酸尿症	廣泛性氨基酸尿症	generalized aminoaciduria			
E72.902			阿德勒－尼汉综合征	Adler－Nyhan 氏徵候群	Adler－Nyhan syndrome	氨基酸尿－眼脑病－毛囊角化综合征	aminoaciduria, oculo－encephalopathy, keratosis follicularis syndrome	
E74.002			糖原贮积病	肝醣貯積病	glycogen storage disease; glycogenosis	麦卡德尔－施密德－皮尔逊病	McArdle－Schmid－Pearson disease	
				安德森氏病	Andersen's disease	安德森病	Andersen's disease	
E74.006			糖原贮积病Ⅰ型	醣原質病Ⅰ型	glycogenosis type Ⅰ			
E74.007			糖原贮积病Ⅰa 型	醣原質病Ⅰa 型	glycogen storage disease type Ⅰa	冯·吉尔克病	von Gierke's disease	
E74.008			糖原贮积病Ⅰb 型	醣原質病Ⅰb 型	glycogen storage disease type Ⅰb			
E74.009			糖原贮积病Ⅱ型	醣原質病Ⅱ型	glycogenosis type Ⅱ	庞普综合征	Pompe's syndrome	
E74.010			糖原贮积病Ⅵ型	醣原質病Ⅵ型	glycogenosis type Ⅵ	赫斯综合征	Hers's syndrome	
E74.805			里吉病	Satoyoshi 氏病	Satoyoshi's disease	进行性肌痉挛－脱毛及腹泻综合征	progressive muscle spasm－alopecia and diarrhea syndrome	
E75.102			黏脂贮积症Ⅳ型	黏脂貯積病Ⅳ型	mucolipidosis type Ⅳ			
E75.201		E75.220:	戈谢病	Gaucher 氏病	Gaucher's disease	脑苷脂病	glucosylcerebrosidosis	
				腦苷脂貯積病	cerebrosidosis	脑苷脂贮积病	cerebrosidosis	
E75.203		E75.230:	尼曼－皮克病	Niemann－Pick 氏病	Niemann－Pick disease	神经鞘脂贮积症	sphingolipidosis	
				神經鞘磷脂貯積病	sphingomyelin storage disease	神经鞘磷脂贮积病	sphingomyelin storage disease	
E75.205		E75.250:	弥漫性躯体性血管角化瘤	瀰漫性軀體血管角化瘤	angiokeratoma corporis diffusum	法布里弥漫性躯体性血管角化瘤	angiokeratoma corporis diffusum of Fabry	
				安德森－菲布里氏病	Anderson－Fabry's disease	安德森－法布里病	Anderson－Fabry disease	
				Fabry 氏病	Fabry's disease	法布里病	Fabry's disease	
				Ruiter－Pompen 氏徵候群	Ruiter－Pompen syndrome	鲁特－普蓬综合征	Ruiter－Pompen syndrome	
				Sweeley－Klionsky 氏徵候群	Sweeley－Klionsky syndrome	斯威勒－克利恩斯基综合征	Sweeley－Klionsky syndrome	
E75.206			硫酸酯酶缺乏症	硫酸酯酶缺乏症	sulfatase deficiency	类固醇硫酸酯酶缺乏症	steroid sulfatase deficiency	
				多種硫酸酯酶缺乏症	multiple sulphatase deficiency	多种硫酸酯酶缺乏症	multiple sulphatase deficiency	
				胎盤類固醇硫酸酯酶缺乏	placental steroid sulphatase deficiency	胎盘类固醇硫酸酯酶缺乏症	placental steroid sulphatase deficiency	
E75.207		E75.240:	播散性脂肪肉芽肿病	播散性脂質肉芽腫病	disseminated lipogranulomatosis	法伯综合征	Farber's syndrome	

主码	附码	皮码	中文病名	繁体病名	英文病名	同义中文病名	同义英文病名	中医病名
				Farber－Uman 氏徵候群	Farber－Uzman syndrome	法伯－尤门综合征	Farber－Uzman syndrome	
				家族性脂肪肉芽腫病	familial lipogranulomatosis	家族性脂肪肉芽肿病	familial lipogranulomatosis	
				纖維細胞黏多醣障礙病	fibrocytic dysmucopolysaccharidosis	纤维细胞黏多糖障碍病	fibrocytic dysmucopolysaccharidosis	
				神經醯胺酶缺乏症	ceramidase deficiency	神经酰胺酶缺乏症	ceramidase deficiency	
				Faber 氏脂肪肉芽腫	Farber lipogranulomatosis	法伯脂肪肉芽肿	Farber lipogranulomatosis	
E75.502			造血病	造血病	hematopoietic disease			
E75.503		E75.510：	原发性家族性黄瘤病	原發性家族性黃色瘤病	primary familial xanthomatosis	沃尔曼综合征	Wolman's syndrome	
E75.504		E78.280：	黄瘤	黃色瘤	xanthoma	黄[色]瘤	xanthoma	
E75.505		E75.520：	脑腱黄瘤病	腦腱性黃色瘤病	cerebrotendinous xanthomatosis	脑腱黄瘤	cerebro－tendon xanthoma	
				腦腱膽固醇沉積病	cerebrospinal cholesterinosis	脑腱胆固醇沉积病	cerebrospinal cholesterinosis	
				van Bogaert－Scher－Epstein 氏徵候群	van Bogaert－Scher－Epstein syndrome	范·波格尔特－谢勒－爱波斯坦综合征	van Bogaert－Scher－Epstein syndrome	
E75.507			黄瘤性胆汁性肝硬化	黃色瘤性膽汁性肝硬化	xanthomatous biliary cirrhosis			
				阻塞性肝臟疾病	obstructive liver disease	阻塞性肝脏疾病	obstructive liver disease	
E75.508			黄皮症	黃膚症（黃變病）（黃變症）	xanthosis			
E75.509			腱黄瘤	腱黃色瘤	xanthoma tendinosum			
E75.510			皮肤腱黄瘤	皮膚腱黃色瘤	xanthoma cutaneotendinosus			
E75.511			谷甾醇血症	穀甾醇血症	sitosterolemia			
				穀甾醇貯積病併發黃瘤病	sitosterol storage disease and xanthomatosis	谷甾醇贮积病并发黄瘤病	sitosterol storage disease and xanthomatosis	
E75.601		E75.540：	脂质贮积病	脂肪貯存疾病	lipid storage disease	钱林－多尔夫曼综合征	Chanarin－Dorfman syndrome	
E76.001		E76.010：	黏多糖贮积症 IH 型	黏多醣貯積病ⅠH 型	mucopolysaccharidosis type IH; MPS IH			
				Hurler 氏徵候群	Hurler syndrome	胡勒尔综合征	Hurler syndrome	
		E76.020：		脂質軟骨營養不良	gargoylism	脂质软骨营养不良	gargoylism	
E76.002		E76.020：	黏多糖贮积症 IH/S 型	黏多醣貯積症 IH/S 型	mucopolysaccharidosis type IH/S			
E76.003		E76.040：	黏多糖贮积症 IS 型	黏多醣貯積病ⅠS 型	mucopolysaccharidosis type IS; MPS IS	沙伊综合征	Scheie's syndrome	
				Scheie 氏徵候群	Scheie's syndrome			
E76.004			胡勒尔－沙伊综合征	Hurler－Scheie 氏徵候群	Hurler－Scheie syndrome			

主码	附码	皮码	中文病名	繁体病名	英文病名	同义中文病名	同义英文病名	中医病名
E76.101		E76.120:	黏多糖贮积症Ⅱ型	黏多醣貯積病Ⅱ型	mucopolysaccharidosis type Ⅱ; MPS Ⅱ			
				Hunter 氏徵候群	Hunter's syndrome	胡特尔综合征	Hunter's syndrome	
E76.201			黏多糖贮积症Ⅶ型	黏多醣貯積病Ⅶ型	mucopolysaccharidosis type Ⅶ; MPS Ⅶ			
				Sly 氏徵候群	Sly's syndrome	斯里综合征	Sly's syndrome	
E76.202			黏多糖贮积症Ⅷ型	黏多醣貯積病Ⅷ型	mucopolysaccharidosis type Ⅷ; MPS Ⅷ	迪·费兰特综合征	di Ferrant syndrome	
E76.203			勒鲁尼综合征	Le Roy 氏徵候群	Le Roy syndrome	异型黏多糖症	variant mucopolysaccharidosis	
E76.204		E76.210:	黏多糖贮积症Ⅳ A 型	黏多醣貯積病Ⅳ A 型	mucopolysaccharidosis type Ⅳ A; MPS Ⅳ A	莫基奥综合征 A	Morquio's syndrome A	
E76.205			黏多糖贮积症Ⅳ B 型	黏多醣貯積病Ⅳ B 型	mucopolysaccharidosis type Ⅳ B; MPS Ⅳ B	莫基奥综合征 B	Morquio's syndrome B	
E76.206		E76.220:	黏多糖贮积症Ⅲ型	黏多醣貯積病Ⅲ型	mucopolysaccharidosis type Ⅲ; MPS Ⅲ	圣菲利波综合征	Sanfilippo syndrome	
E76.207			黏多糖贮积症ⅢA 型	黏多醣貯積病ⅢA 型	mucopolysaccharidosis type Ⅲ A; MPS ⅢA			
E76.208			黏多糖贮积症ⅢB 型	黏多醣貯積病ⅢB 型	mucopolysaccharidosis type Ⅲ B; MPS ⅢB			
E76.209			黏多糖贮积症ⅢC 型	黏多醣貯積病ⅢC 型	mucopolysaccharidosis type Ⅲ C; MPS ⅢC			
E76.210			黏多糖贮积症ⅢD 型	黏多醣貯積病ⅢD 型	mucopolysaccharidosis type Ⅲ D; MPS ⅢD			
E76.211		E76.230:	黏多糖贮积症Ⅵ型	黏多醣貯積病Ⅵ型	mucopolysaccharidosis type Ⅵ; MPS Ⅵ	马罗托－拉米综合征	Maroteaux－Lamy syndrome	
E76.301		E76.280:	黏多糖贮积症	黏多醣貯積病	mucopolysaccharidosis; MPS			
E76.303		E76.300:	累及皮肤黏多糖贮积症	黏多醣貯積病影響及皮膚	mucopolysaccharidosis affecting the skin			
E76.801			黏硫脂症综合征	黏硫脂徵候群	mucosulfatidosis syndrome			
E76.802			勒奥伊综合征	Leroy 氏徵候群	Leroy's syndrome	脂质黏多糖代谢障碍	lipomucopolysaccharide disordes	
E77.001			黏脂贮积症Ⅱ型	黏脂貯積病Ⅱ型	mucolipidosis type Ⅱ	Ⅰ细胞病	Ⅰ－cell disease	
E77.002			黏脂贮积症Ⅲ型	黏脂貯積病Ⅲ型	mucolipidosis type Ⅲ	假胡尔勒多种营养不良	pseudo－Hurler polydystrophy	
E77.101			黏脂贮积症Ⅰ型	黏脂貯積病Ⅰ型	mucolipidosis type Ⅰ	唾液酸贮积病	sialidosis	
E77.102			岩藻糖苷贮积症	岩藻醣血症	fucosidosis			
E77.103			甘露糖苷贮积症	甘露醣苷貯積症	mannosidosis	β－甘露糖苷酶缺乏	beta－mannosidase deficiency	
E77.104			天门冬酰氨酸葡萄糖胺尿	天門冬醯醣胺尿症	aspartylglycosaminuria	天门冬酰胺氨基葡萄糖苷酶缺乏症	deficient aspartylglycosaminidase	

主码	附码	皮码	中文病名	繁体病名	英文病名	同义中文病名	同义英文病名	中医病名
E77.803			坎扎基综合征	Kanzaki 氏徵候群	Kanzaki's syndrome	α-N-乙酰氨基半乳糖苷酶活性溶酶体缺乏性糖缩氨酸尿	glycopeptiduria due to deficient lysosomal α-N-acetyl-galactosaminidase activity	
E77.901			黏脂贮积症	黏脂貯積病	mucolipidosis			
E78.104			高脂蛋白血症Ⅳ型	高血脂蛋白症Ⅳ型 家族性載脂蛋白CⅡ缺乏症 內源性高甘油血症	hyperlipoproteinemia type Ⅳ familial apo-CⅡ deficiency endogenous hyperglyceridemia	碳水化合物性高脂血症 家族性载脂蛋白CⅡ缺乏症 内源性高甘油血症	carbohydrate induced hyperlipaemia familial apo-CⅡ deficiency endogenous hyperglyceridemia	
E78.105			多尔夫曼-钱纳林综合征	Dorfman-Chaharin 氏徵候群	Dorfman-Chaharin syndrome	中性脂质沉积病	neutral lipid storage disease	
E78.201		D76.370:	扁平黄瘤	扁平黃色瘤	xanthoma planum; plane xanthoma			
E78.202		E78.240:	播散性黄瘤	播散性黃色瘤 播散性黃色瘤伴尿崩症	xanthoma disseminata xanthoma disseminated with diabetes insipidus	蒙哥马利综合征 播散性黄色瘤伴尿崩症	Montgomery's syndrome xanthoma disseminated with diabetes insipidus	
E78.204		E78.230:	结节性黄瘤	結節性黃色瘤	xanthoma tuberosum; tuberous xanthoma			
E78.206			高脂蛋白血症Ⅲ型	高血脂蛋白症Ⅲ型 家族性異常貝他脂蛋白血症	hyperlipoproteinemia type Ⅲ familial dysbetalipoproteinemia	家族性高脂血症Ⅲ型 家族异常β脂蛋白血症	familial hyperlipidemia type Ⅲ familial dysbetalipoproteinemia	
E78.207		E78.240	家族性混合性高胆固醇血症	家族性混合性高膽固醇血症	familial combined hypercholesterolemia			
E78.208		E78.210:	结节发疹性黄瘤	結節發疹性黃色瘤	tubero-eruptive xanthoma			
E78.209		E78.220:	发疹性黄瘤	發疹性黃色瘤	eruptive xanthoma			
E78.210		E78.250:	播散性黄铁色组织细胞增生症	播散性組織細胞黃瘤病	disseminated xanthosiderohistiocytosis			
E78.211		E78.260:	掌黄瘤	手掌黃色瘤	palmar xanthoma	掌纹黄变症	xanthochromia striata palmaris	
E78.212		E78.270:	黄瘤病	黃色瘤病	xanthomatosis	黄[色]瘤病	xanthomatosis	
E78.213			弥漫性扁平黄瘤病	瀰漫性扁平黃色瘤病	diffuse plane xanthomatosis			
E78.303			高脂蛋白血症Ⅰ型	高血脂蛋白症Ⅰ型 脂肪引起之高脂蛋白血症 家族性高乳糜微粒血症 家族性脂蛋白脂解酵素缺乏症	hyperlipoproteinemia type Ⅰ fat-induced lipoproteinemia familial hyperchylomicronemia familial lipoprotein lipase deficiency	 脂肪性高脂血症 家族性高乳糜微粒血症 家族性脂蛋白酶缺乏症	 fat-induced hyperlipemia familial hyperchylomicronemia familial lipoprotein lipase deficiency	

主码	附码	皮码	中文病名	繁体病名	英文病名	同义中文病名	同义英文病名	中医病名
				特發性家族性高脂血症	idiopathic familial hyperlipemia	特发性家族性高脂血症	idiopathic familial hyperlipemia	
				脂蛋白脂酶缺乏症	lipoprotein lipase deficiency	脂蛋白脂酶缺乏症	lipoprotein lipase deficiency	
				急腹症－高脂血症徵候群	acute abdomen – hyperlipemia syndrome	急腹症－高脂血症综合征	acute abdomen – hyperlipemia syndrome	
				Bürger – Grütz 氏徵候群	Bürger – Grütz syndrome	伯格－格鲁茨综合征	Bürger – Grütz syndrome	
				高脂蛋白血症 Ib 型	hyperlipoproteinemia type Ib	高脂蛋白血症 Ib 型	hyperlipoproteinemia type Ib	
E78.304			高脂蛋白血症Ⅱ型	高血脂蛋白症Ⅱ型	hyperlipoproteinemia type Ⅱ	家族性高胆固醇血症	familial hypercholesterolemia	
				家族性高膽固醇血症性黃瘤病	familial hypercholesterolemic xanthomatosis	家族性高胆固醇血症性黄瘤病	familial hypercholesterolemic xanthomatosis	
				Harbiz – Muellez 氏徵候群	Harbiz – Muellez syndrome	哈比茨－米尔茨综合征	Harbiz – Muellez syndrome	
E78.402			家族性高甘油三酸酯血症	家族性高三酸甘油酯血症	familial hypertriglyceridaemia	内源性高甘油三酸酯血症	endogenous hypertriglyceridaemia	
E78.501			高脂蛋白血症	高血脂蛋白症	hyperlipoproteinemia			
				高血脂症	hyperlipemia	高脂血症	hyperlipemia	
				原發性高脂蛋白血症	primary hyperlipoproteinemia	原发性高脂蛋白血症	primary hyperlipoproteinemia	
E78.504			高脂蛋白血症Ⅴ型	高脂蛋白血症Ⅴ型	hyperlipoproteinemia type V	家族性复合高脂血症	familial combined hyperlipidemia	
E78.505			非家族性正常脂蛋白血性黄瘤病	非家族性正常脂蛋白血性黃色瘤病	nonfamilial normo – lipoproteinemic xanthomatosis			
E78.507		E78.500：	高血脂性黄瘤病	高脂質性黃色瘤	xanthomatosis due to hyperlipidaemia			
E78.608		E78.660：	丹吉尔病	Tangier 氏病	Tangier's disease	家族性α脂蛋白缺乏病	familial alphalipoprotein deficiency	
				貝它脂蛋白缺乏症	β – lipoprotein deficiency	β脂蛋白缺乏病	β – lipoprotein deficiency	
E78.804			药物性高脂蛋白血症	藥物引發性高脂蛋白血症	medication – induced hyperlipoproteinemia			
E78.805			继发性高脂蛋白血症	繼發性高脂蛋白血症	secondary hyperlipoproteinemia			
E78.806		E78.810：	类脂蛋白沉积症	類脂蛋白沉積症	lipoid proteinosis	皮肤黏膜透明变性病	hyalinosis cutis et mucosae	膏脂
				Urbach Wiethe 氏病	Urbach Wiethe disease	乌尔巴赫·维西病	Urbach Wiethe disease	
E78.807		E78.820：	系统性透明变性病	系統性(全身)玻璃變性病	systemic hyalinosis			
E78.808		E78.830：	网状组织细胞增生症	網狀組織細胞增生症	reticulohistiocytosis	多中心网状组织细胞增生症	multicentric reticulohistiocytosis	
				脂樣皮膚關節炎	lipoid dermatoarthritis	类脂质皮肤关节炎	lipoid dermatoarthritis	
				巨細胞組織細胞瘤	giant – cell histiocytoma	巨细胞组织细胞瘤	giant – cell histiocytoma	

主码	附码	皮码	中文病名	繁体病名	英文病名	同义中文病名	同义英文病名	中医病名
				多中心巨細胞網狀組織細胞增生症	multicentric giant - cell reticulohistiocytosis	多中心巨细胞网状组织细胞增生症	multicentric giant - cell reticulohistiocytosis	
				Nicolau - Balus 氏徵候群	Nicolau - Balus syndrome	尼古劳 - 巴勒斯综合征	Nicolau - Balus syndrome	
				皮膚網狀組織細胞瘤	reticulohistiocytoma cutis	皮肤网状组织细胞瘤	reticulohistiocytoma cutis	
E79.001			高尿酸血症	高尿酸血症	hyperuricemia			
E79.101		E79.100：	莱施 - 尼汉综合征	Lesch - Nyhan 氏徵候群	Lesch - Nyhan syndrome			
				自身摧毁性高尿酸症	self - mutilation hyperuricemia	自身摧毁性高尿酸症	self - mutilation hyperuricemia	
				幼兒型性痛風	juvenile gout	幼年性痛风	juvenile gout	
				Nyhan 氏徵候群	Nyhan's syndrome	尼汉综合征	Nyhan's syndrome	
				尿酸疾病 - 智力發育不全	uric acid disorder - oligophrenia	尿酸疾病 - 智力发育不全	uric acid disorder - oligophrenia	
				低黃嘌呤 - 鳥嘌呤磷酸核醣基轉移酶缺乏症	hypoxanthine guanine phosphoribosyl transferase deficiency	低黄嘌呤 - 鸟嘌呤磷酸核糖基转移酶缺乏症	hypoxanthine guanine phosphoribosyl transferase deficiency	
E80.001		E80.020：	先天性红细胞生成性卟啉病	先天性紅細胞生成性紫質沈著病	congenital erythropoietic porphyria	坎赫病	Cunrher's disease	
				先天性光敏性紫質病	congenital photosensitive porphyria	先天性光敏性卟啉病	congenital photosensitive porphyria	
				先天性紫質病	congenital porphyria	先天性卟啉病	congenital porphyria	
E80.002			婴儿暂时性红细胞卟啉病	嬰兒暫時性紅細胞紫質病	transient erythroporphyria of infancy			
E80.003		E80.010：	红细胞生成性原卟啉病	紅血球生成性原紫質病	erythropoietic protoporphyria			
				Magnus 氏徵候群	Magnus's syndrome	麦格努斯综合征	Magnus's syndrome	
E80.004		E80.030：	红细胞生成性卟啉病	紅血球生成性紫質病	erythropoietic porphyria			
E80.005		E80.040：	红细胞生成粪卟啉病	紅血球生成性糞紫質病	erythropoietic coproporphyria			
E80.101		E80.100：	迟发性皮肤卟啉病	遲發性皮膚紫質病	porphyria cutanea tarda			
				硬皮病樣遲發性皮膚紫質病	sclerodermatoid porphyria cutanea tarda	硬皮病样迟发性皮肤卟啉病	sclerodermatoid porphyria cutanea tarda	
				後天性遲發性皮膚紫質病	acquired porphyria cutanea tarda	获得性迟发性皮肤卟啉病	acquired porphyria cutanea tarda	
		E80.110：		散發性遲發性皮膚紫質病	sporadic porphyria cutanea tarda	散发性迟发性皮肤卟啉病	sporadic porphyria cutanea tarda	
E80.101		E80.120：	家族性迟发性皮肤卟啉病	家族性遲發性皮膚紫質病	familial porphyria cutanea tarda			

主码	附码	皮码	中文病名	繁体病名	英文病名	同义中文病名	同义英文病名	中医病名
E80.201		E80.290：	卟啉病	紫質病；紫質沈著病；吡咯紫質沈著病	porphyria			蓄血病
E80.203		E80.222：	遗传性粪卟啉病	遺傳性糞紫質病	hereditary coproporphyria	多布林纳综合征	Dobriner's syndrome	
E80.204			迟发性肿瘤性卟啉病综合征	遲發性腫瘤性紫質病徵候群	neoplastic porphyria tarda syndrome			
E80.205		E80.210：	急性间歇性卟啉病	急性間歇性紫質病	acute intermittent porphyria；AIP		Swiden herditary porphyria	
				急性紫質病	acute porphyria	急性卟啉病	acute porphyria	
				肝性紫質病	hepatic porphyria	肝性卟啉病	hepatic porphyria	
				焦紫質病	scorched porphyria	焦卟啉病	scorched porphyria	
E80.206		E80.260：	中毒性卟啉病	中毒性紫質病	toxic porphyria			
E80.207		E80.282：	肝性红细胞生成性卟啉病	肝性紅血球生成性紫質病	hepatoerythropoietic porphyria	隐性红细胞生成性原卟啉病伴肝衰竭	recessive erythropoietic protoporphyria with liver failure	
E80.208		E80.230：	变异性卟啉病	多樣性紫質病	porphyria variegata	迪安－巴恩斯综合征	Dean－Barnes syndrome	
				遺傳性遲發性紫質病	hereditary porphyria tarda	遗传性迟发性卟啉病	hereditary porphyria tarda	
				混合性肝性紫質病	mixed hepatic porphyria	混合性肝性卟啉病	mixed hepatic porphyria	
				混合性紫質病	porphyria mixed	混合性卟啉病	porphyria mixed	
				南非遺傳性紫質病	South African hereditary porphyria	南非遗传性卟啉病	South African hereditary porphyria	
				急性間歇性非微紅變異性紫質病	acute intermittent non－erythroid variant porphyria	急性间歇性非微红变异性卟啉病	acute intermittent non－erythroid variant porphyria	
E80.209		E80.232：	切斯特卟啉病	賈斯特紫質病	Chester porphyria			
E80.210		E80.250：	假卟啉病	假紫質病	pseudoporphyria			
				第二期紫質病	secondsry porphyria	继发性卟啉病	secondsry porphyria	
E80.302			过氧化氢酶缺乏症	無過氧化氫酶	acatalasia			
				無過氧化氫酶徵候群	acatalasia syndrome	过氧化氢酶缺乏综合征	acatalasia syndrome	
				無過氧化氫酶血症	acatalasemia	无过氧化氢酶血症	acatalasemia	
				Takahara 氏徵候群	Takahara's syndrome	竹原综合征	Takahara's syndrome	
E83.001		E83.020：	肝豆状核变性	肝豆狀核之退化	hepatolenticular degeneration			
				維爾森病	Wilson's disease	威尔逊病	Wilson's disease	
				Kinnier－Wilson 氏徵候群	Kinnier－Wilson syndrome	金尼尔－威尔逊综合征	Kinnier－Wilson syndrome	
				進行性肝豆狀核變性	progressive hepatolenticular degeneration	进行性肝豆状核变性	progressive hepatolenticular degeneration	
				Westphal－Strümpell 氏徵候群	Westphal－Strümpell syndrome	韦斯特法尔－斯特伦贝尔综合征	Westphal－Strümpell syndrome	
E83.002		E83.010：	门克氏病	門克氏病	Menkes's disease	玻璃丝发	spun glass hair	
				扭曲髮病	kinky hair disease	扭曲发病	kinky hair disease	

主码	附码	皮码	中文病名	繁体病名	英文病名	同义中文病名	同义英文病名	中医病名
				門克氏扭曲髮徵候群	Menkes's kinky hair syndrome	门克斯扭曲发综合征	Menkes's kinky hair syndrome	
				門克氏徵候群	Menkes's syndrome	门克斯综合征	Menkes's syndrome	
				鋼髮徵候群	steel hair syndrome	钢发综合征	steel hair syndrome	
				扭結髮	kinking hair	扭结发	kinking hair	
E83.101		E83.110：	血色素沉积症	血色素沈著病	hemochromatosis	血色病	hemochromatosis	
				Hanot – Chauffard 氏徵候群	Hanot – Chauffard syndrome	汉沃特 – 肖法尔综合征	Hanot – Chauffard syndrome	
				肝硬化色素沈著	pigmentation liver cirrhosis	肝硬化色素沉着	pigmentation liver cirrhosis	
				Recklinghausen – Applebaum 氏徵候群	Recklinghausen – Applebaum syndrome	雷克林豪森 – 阿普尔鲍姆综合征	Recklinghausen – Applebaum syndrome	
				Troisier – Hanot – Chauffard 氏徵候群	Troisier – Hanot – Chauffard syndrome	特罗西 – 汉诺特 – 肖法尔综合征	Troisier – Hanot – Chauffard syndrome	
				Troisier 氏徵候群	Troisier's syndrome	特罗西综合征	Troisier's syndrome	
				血色素沉積病性皮膚改變	skin changes due to hemochromatosis	血色素沉积症性皮肤改变	skin changes due to hemochromatosis	
				青銅色糖尿病	bronzed diabetes	青铜色糖尿病	bronzed diabetes	
E83.201		E83.210：	肠病性肢端皮炎	腸病性肢端皮膚炎	acrodermatitis enteropathica	丹博尔特 – 克洛斯综合征	Danbolt – Closs syndrome	
				Danbolt 氏徵候群	Danbolt's syndrome	丹博尔特综合征	Danbolt's syndrome	
E83.502			低钙血症	低鈣血症	hypocalcemia			
E83.505			高钙血症	高鈣血症	hypercalcemia			
E85.001			家族性地中海热	家族性地中海型發熱病	familial Mediterranean fever	家族性阵发性多浆膜炎	familial paroxysmal polyserositis	
E85.102		E85.100：	家族性多神经皮肤淀粉样变病	家族性多神經病變皮膚澱粉樣變性症	familial amyloid polyneuropathy affecting skin amyloidosis	家族性多神经皮肤淀粉样变性	familial amyloid polyneuropathy affecting skin amyloidosis	
E85.103			淀粉样变神经病综合征Ⅰ型	神經澱粉樣變性徵候群Ⅰ型	amyloidosis neuropathy syndrome type Ⅰ	葡萄牙淀粉样神经病	Portuguese amyloid neuropathy	
				瑞典淀粉样神经病	Sweden amyloid neuropathy	瑞典淀粉样神经病	Sweden amyloid neuropathy	
				Andrade 氏徵候群	Andrade's syndrome	安德雷德综合征	Andrade's syndrome	
				不列顛澱粉樣神經病變	Britain amyloid neuropathy	不列颠淀粉样神经病	Britain amyloid neuropathy	
				日本澱粉樣神經病	Japan amyloid neuropathy	日本淀粉样神经病	Japan amyloid neuropathy	
E85.104			淀粉样变神经病综合征Ⅱ型	神經澱粉樣變性徵候群Ⅱ型	amyloidosis neuropathy syndrome type Ⅱ	印第安型淀粉样变神经病	Indiane type amyloidosis neuropathy	
				Maryland 型澱粉樣神經病	Maryland type amyloid neuropathy	马里兰型淀粉样神经病	Maryland type amyloid neuropathy	
E85.201		E85.000：	家族遗传性系统性皮肤淀粉样变病	家族遺傳性系統性皮膚澱粉樣變性症	heredofamilial systemic amyloidosis affecting skin	家族性原发性皮肤淀粉样变性	familial primary cutaneous amyloidosis	松皮癣

主码	附码	皮码	中文病名	繁体病名	英文病名	同义中文病名	同义英文病名	中医病名
E85.301		E85.300：	继发性系统性淀粉样变病	繼發性系統性澱粉樣變性症	secondary systemic amyloidosis	继发性系统性淀粉样变性	secondary systemic amyloidosis	
E85.302			浣熊样综合征	浣熊樣徵候群	racoon syndrome			
E85.409†	L99.001*		原发性系统性皮肤淀粉样变病	原發性系统性皮膚澱粉樣變性症	amyloidosis cutis			松皮癣
E85.409†	L99.001*		大疱性淀粉样变病	水疱性澱粉樣變性症	bullous amyloidosis	大疱性淀粉样变性	bullous amyloidosis	
E85.409†	L99.001*		肛门骶骨部皮肤淀粉样变病	肛門骶骨部皮膚澱粉樣變性症	ano - sacral cutaneous amyloidosis	肛门骶骨部皮肤淀粉样变性	ano - sacral cutaneous amyloidosis	
E85.409†	L99.001*		继发性皮肤淀粉样变病	繼發性皮膚澱粉樣變性症	secondary cutaneous amyloidosis	继发性皮肤淀粉样变性	secondary cutaneous amyloidosis	
E85.409†	L99.001*		结节性萎缩性皮肤淀粉样变病	結節性萎缩性澱粉樣變性症	nodular atrophic cutaneous amyloidosis			
E85.409†	L99.001*		色素异常性皮肤淀粉样变病	皮膚異色病樣澱粉樣變性症	poikiloderma - like cutaneous amyloidosis	色素异常性皮肤淀粉样变性	poikiloderma - like cutaneous amyloidosis	
E85.409†	L99.001*		格罗斯汉综合征	Grosshan 氏徵候群	Grosshan's syndrome			
E85.409†	L99.001*		结节性淀粉样变病	結節性澱粉樣變性症	nodular amyloidosis	结节性淀粉样变性	nodular amyloidosis	
E85.409†	L99.001*		原发性系统性澱粉样变性病	原發性系統性澱粉樣變性症	primary systemic cutaneous amyloidosis	原发性系统性淀粉样变性	primary systemic cutaneous amyloidosis	
E85.418			苔藓样淀粉样变病	苔癬樣澱粉樣變性症	lichen amyloidosis	苔藓样淀粉样变性	lichen amyloidosis	
E85.420		E85.400：	局限性淀粉样变病	限界性澱粉樣變性症	localized amyloidosis	局限性淀粉样变性	localized amyloidosis	
E85.421			混合性淀粉样变病	混合性澱粉樣變性症	mixed amyloidosis	混合性淀粉样变性	mixed amyloidosis	
E85.422			斑状淀粉样变病	斑狀澱粉樣變性症	macular amyloidosis	斑状淀粉样变性	macular amyloidosis	
E85.802			非遗传性神经淀粉样变综合征	非遺傳性神經澱粉樣變性徵候群	non - hereditary neuropathic amyloidosis syndrome			
E85.901		E85.900：	淀粉样变病	澱粉樣變性症	amyloidosis	淀粉样变性	amyloidosis; amyloid degeneration	
E88.002		E88.010：	a1 - 抗胰蛋白酶缺乏症	a1 - 抗胰蛋白酶缺乏症	a1 - antitrypsin deficiency			
E88.102		E88.110：	进行性脂肪营养不良	進行性脂肪營養不良 後天性部分性脂肪萎縮 Barraquer 氏徵候群 巴拉奎 - 賽門氏病 Mitchell 氏徵候群Ⅱ型 局部脂肪營養不良 Simon 氏徵候群 Weir - Mitchell 氏徵候群Ⅱ型	progressive lipodystrophy partial lipoatrophy Barraquer's syndrome Barraquer - Simon disease Mitchell syndrome type Ⅱ partial lipodystrophy Simon's syndrome Weir - Mitchell syndrome type Ⅱ	局限性脂肪萎缩 获得性部分性脂肪萎缩 巴拉奎综合征 巴拉克尔 - 西蒙斯综合征 米切尔综合征Ⅱ型 部分脂肪营养不良 西蒙综合征 韦尔 - 米切尔综合征Ⅱ型	localized lipoatrophy acquired partial lipoatrophy Barraquer's syndrome Barraquer - Simons syndrome Mitchell syndrome type Ⅱ partial lipodystrophy Simon's syndrome Weir - Mitchell syndrome type Ⅱ	

主码	附码	皮码	中文病名	繁体病名	英文病名	同义中文病名	同义英文病名	中医病名
E88.103		E88.100：	脂肪营养不良	脂肪失養症	lipodystrophy			
				皮下脂肪發育異常	dysplasias of subcutaneous fat	皮下脂肪发育不良	dysplasias of subcutaneous fat	
				脂肪萎縮	lipoatrophy	脂肪萎缩	lipoatrophy	
E88.104			获得性泛发性脂肪营养不良	後天性廣泛性脂肪萎縮	acquired generalized lipoatrophy	劳伦斯综合征	Lawrence's syndrome	
E88.105			局限性特发性脂肪萎缩	限界性特發性脂肪萎縮	localized idiopathic lipoatrophy			
E88.106			蛋白酶抑制伴脂肪萎缩	蛋白酶抑制併發脂肪萎縮	lipoatrophy associated with protease inhibitors			
E88.109			胰岛素性脂肪萎缩	胰島素性脂肪萎縮	insulin fat atrophy			
E88.110			家族性部分脂肪营养不良	家族性部分脂肪失養	familial partial lipodystrophy	科伯林－邓尼甘综合征	Köbberling – Dunnigan syndrome	
				家族性部分脂肪失養伴面頸皮下脂肪減少	familial partial lipodystrophy with decreased subcutaneous fat of face and neck	家族性部分脂肪萎缩伴面颈皮下脂肪减少	familial partial lipodystrophy with decreased subcutaneous fat of face and neck	
				Köbberling 氏徵候群	Köbberling's syndrome	科伯林综合征	Köbberling's syndrome	
E88.111			婴儿腹部远心性脂肪营养不良	嬰兒腹部遠心性脂肪失養	lipodystrophia centrifugalis abdominalis infantilis			
E88.112			结节性脂肪坏死	結節性脂肪壞死	nodular fat necrosis			
				酵素性脂層炎	enzymic panniculitis	酶性脂膜炎	enzymic panniculitis	
				胰腺性脂層炎	pancreatic panniculitis	胰腺性脂膜炎	pancreatic panniculitis	
				皮下脂肪壞死	subcutaneous fat necrosis	皮下脂肪坏死	subcutaneous fat necrosis	
E88.113			注射后脂肪营养不良	注射後脂肪失養	post – injection lipodystrophy			
E88.115		L90.872：	先天性泛发性脂肪营养不良	先天性廣泛性脂肪失養	congenital generalized lipodystrophy			
				Lawrence – Seip 氏徵候群	Lawrence – Seip syndrome	劳伦斯－塞普综合征	Lawrence – Seip syndrome	
				Berardinelli 氏徵候群	Berardinellis syndrome	贝拉迪尼利综合征	Berardinelli's syndrome	
				脂肪萎縮性糖尿病	lipoatrophic diabetes	脂肪萎缩性糖尿病	lipoatrophic diabetes	
				Seip 氏徵候群	Seip's syndrome	塞普综合征	Seip's syndrome	
				全身性脂肪萎縮	total lipoatrophy	全身性脂肪萎缩	total lipoatrophy	
				先天性全身性脂肪失養	congenital generalized lipodystrophy	先天性全身性脂肪营养不良	congenital generalized lipodystrophy	
				脂肪萎縮性糖尿病徵候群	lipoatrophic diabetes syndrome	脂肪萎缩性糖尿病综合征	lipoatrophic diabetes syndrome	
E88.116			临死前脂肪硬固	臨死前脂肪硬固	pre – agonal induration			
E88.117		E88.120：	膜状脂肪营养不良	膜狀脂肪失養	membranous lipodystrophy			
E88.201		E88.210：	痛性肥胖病	痛性肥胖症	adiposis dolorosa	德卡姆病	Dercum's disease	

主码	附码	皮码	中文病名	繁体病名	英文病名	同义中文病名	同义英文病名	中医病名
				Gram 氏徵候群	Gram's syndrome	革兰综合征	Gram's syndrome	
E88.204			痛性脂肿综合征	痛性脂腫徵候群	painful lipedema syndrome	痛性脂肪综合征	painful fat syndrome	
				小腿痛性脂腫症	painful lipedema syndrome of lower legs	小腿痛性脂肿综合征	painful lipedema syndrome of lower legs	
E88.205			痛性压力性足部丘疹	痛性壓力性足部丘疹	painful piezogenic pedal papule	足跟压力性痛性丘疹	painful piezogenic pedal papules	
				壓力性蹠部丘疹	piezogenic pedal papules	压力性跖部丘疹	piezogenic pedal papules	
E88.206			痛性脂肪疝	痛性脂肪突出	painful fat herniation			
E88.805			三甲胺尿症	三甲胺尿症	trimethylaminuria			
				魚臭徵候群	fish odour syndrome	鱼臭综合征	fish odour syndrome	
				Humbert 氏徵候群	Humbert's 's syndrome	亨伯特综合征	Humbert's 's syndrome	
E88.807		E88.800：	多发对称性脂肪瘤病	多發對稱性脂肪瘤病	multiple symmetric lipomatosis	洛努瓦－本索德综合征	Launois – Bensaude syndrome	
E88.808		E88.820：	马迪伦病	Madelung 病	Madelung's disease	马迪伦颈	Madelung's neck	
F06.x01		F06.010：	寄生虫恐怖症	寄生蟲恐懼症	parasitophobia	寄生虫病妄想症	Ekbom's disease; parasitosis delusion	
F45.201			疑病症	疑病症	hypochondria	疑病性神经症	hypochondrical neurosis	
F45.202			疾病恐怖症	疾病恐懼症	pathophobia			
F45.203			身体变形症	身體變形症	body dysmorphic disorder	躯体变形综合征	dysmorphic syndrome	
				醜形恐怖症	dysmorphophobia	畸形恐怖症	dysmorphophobia	
F45.207			臭汗恐怖症	汗臭恐怖症	bromidrosiphobia	味觉错觉	delusion of smell	
F45.208			麻风恐怖症	痲瘋恐怖症	leprophobia			
F45.209			疥疮恐怖症	疥瘡恐怖症	scabiophobia			
F45.210			梅毒恐怖症	梅毒恐怖症	syphilophobia			
F45.211			螨恐怖症	恙恐怖症	acarophobia			
F45.212			性病恐怖症	性病恐怖症	venereophobia			
F45.805			皮肤神经症	皮膚神經症	cutaneous neurosis	皮肤行为症	cutaneous behavior disorders	
F45.806		F45.800：	精神性瘙痒症	精神性搔痒症	psychogenic pruritus			
				神經源性搔癢症	neurogenic pruritus	神经源性瘙痒症	neurogenic pruritus	
F45.810			精神性肛门瘙痒症	精神性肛門搔癢症	psychogenic anal pruritus			
F45.811			精神性阴囊瘙痒症	精神性陰囊搔癢症	psychogenic scroti pruritus			
F45.812			精神性女阴瘙痒症	精神性外陰搔癢症	psychogenic vulva pruritus			
F45.840			精神性多汗症	精神性多汗症	psychogenic hyperhidrosis			
				情緒性多汗症	emotional hyperhidrosis	情绪性多汗症	emotional hyperhidrosis	
F50.001			神经性厌食症	神經性厭食症	anorexia nervosa			
F50.201			神经性贪食症	神經性貪食症	bulimia nervosa			
F54.x01			皮肤垢着病	皮膚垢著病	cutaneous dirt – adherent disease	垢着病	Aketzuki's disease	面垢

主码	附码	皮码	中文病名	繁体病名	英文病名	同义中文病名	同义英文病名	中医病名
F63.301		F63.300：	拔毛癖	拔毛髮癖	trichotillomania;hair pulling	拔毛发癖	trichotillomania	毛拔
F63.302			断毛发癖	斷毛髮癖	trichokryptomania			
F68.102		F68.120：	明希豪森综合征	Münchhausen 氏徵候群	Münchhausen's syndrome			
				誇大徵候群	exaggerated syndrome	夸大综合征	exaggerated syndrome	
F98.302		F98.420：	食毛癖	吞髮症	trichophagy;trichophagia			
F98.402			神经病性纠发	神經病性扭曲髮	pinca neuropathica	纠发病	pinca polonica	
F98.802		F98.810：	咬甲癖	咬指甲癖;咬甲癖	onychophagia;nail – biting			咬甲;啮甲
F98.803			捻皮癖	捻皮癖	dermatothlasia			
F98.804		F98.820：	剔甲癖	剔甲癖	onychotillomania			
G11.301		G11.310：	共济失调毛细血管扩张	微血管擴張性運動失調	ataxia telangiectasia	路易斯－巴尔综合征	Louis – Bar syndrome	
				小腦－眼－皮膚毛細血管擴張	cerebello – oculo – cutaneous telangiectasia	小脑－眼－皮肤毛细血管扩张	cerebello – oculo – cutaneous telangiectasia	
				共濟失調性類毛細血管擴張病	ataxia telangiectasia – like disorder	共济失调性类毛细血管扩张病	ataxia telangiectasia – like disorder	
G25.801			下肢不宁综合征	不安靜腳徵候群;腳靜止不能徵候群	restless legs syndrome	腿部不安综合征	restless legs syndrome	腿风
				Ekbom 氏徵候群	Ekbom's syndrome	埃克博姆综合征	Ekbom's syndrome	
				不歇腿徵候群	restless legs syndrome	不歇腿综合征	restless legs syndrome	
G25.804			僵人综合征	僵人徵候群	stiff man syndrome	普雷蒂奇综合征	Puretic's syndrome	肉痓
				先天性筋膜失養	congenital fascial dystrophy	先天性筋膜营养不良	congenital fascial dystrophy	
				Esterly – McKusick 氏徵候群	Esterly – McKusick syndrome	埃斯特利－麦库西克综合征	Esterly – McKusick syndrome	
				異型黏多醣病	mucopolysaccharidosis variant	异型黏多糖症	mucopolysaccharidosis variant	
				皮膚僵硬徵候群	stiff skin syndrome	皮肤僵硬综合征	stiff skin syndrome	
G50.803			耳颞综合征	耳顳徵候群	auriculotemporal syndrome			
				von Frey 氏徵候群	von Frey syndrome	冯·弗莱综合征	von Frey syndrome	
				耳顳神經徵候群	auriculotemporal nerve syndrome	耳颞神经综合征	auriculotemporal nerve syndrome	
				Baillarger 氏徵候群	Baillarger's syndrome	巴尔热杰综合征	Baillarger's syndrome	
				Dupuy 氏徵候群	Dupuy's syndrome	迪普伊综合征	Dupuy's syndrome	
				面部潮紅及直毛徵候群	flushing and pilonotion syndrome	面部潮红及直毛综合征	flushing and pilonotion syndrome	
				Frey 氏徵候群	Frey's syndrome	弗莱综合征	Frey's syndrome	
				刺激徵候群	irritation syndrome	刺激综合征	irritations syndrome	
				流涎發汗徵候群	salivosudoriparous syndrome	流涎发汗综合征	salivosudoriparous syndrome	
				單側味覺性出汗	unilateral gustatory sweating	单侧味觉性出汗	unilateral gustatory sweating	
G50.804			太阳眼镜综合征	太陽眼鏡徵候群	sunglasser syndrome	戴眼镜三叉神经损伤	trigeminal nerve injuries of wore eyeglass	

主码	附码	皮码	中文病名	繁体病名	英文病名	同义中文病名	同义英文病名	中医病名
G51.201		G51.200：	梅尔克松－罗森塔尔综合征	Melkersson – Rosenthal 氏徵候群	Melkersson – Rosenthal syndrome	面肿－轻瘫－皱襞舌综合征	edema of face, facial paresis and lingua plicata syndrome	
				Miescher 氏唇炎	Miescher's cheilitis	米舍尔唇炎	Miescher's cheilitis	
						梅－罗综合征	Melkersson – Rosenthal syndrome	
G51.801		G51.860：	面部偏侧萎缩	面部單側(半面)萎縮	facial hemiatrophy			
				Romberg 氏徵候群	Romberg's syndrome	龙贝格综合征	Romberg's syndrome	
				半面(單側)萎縮	hemiatrophia facialis	单侧面萎缩	hemiatrophia facialis	
				Parry – Romberg 氏徵候群	Parry – Romberg syndrome	帕里－龙贝格综合征	Parry – Romberg syndrome	
				進行性單側面萎縮	progressive hemiatrophia facialis	进行性单侧面萎缩	progressive hemiatrophia facialis	
G54.006			赖特综合征	Wright 氏徵候群	Wright's syndrome			
G54.403			臀上皮神经综合征	臀上皮神經徵候群	superior cutaneous gluteus nerve syndrome			
G54.501			神经痛性肌萎缩	神經痛性肌萎縮	neuralgic amyotrophia	帕森内奇－奥尔德雷－特纳综合征	Parsonage – Aldren – Turner syndrome	
G56.001			腕管综合征	腕道徵候群	carpal tunnel syndrome			
G56.002			家族性腕管综合征	家族性腕道徵候群	familial wrist tunnel syndrome			
G56.401			灼痛	灼痛	burning pain; causalgia	复合痛综合征	complex regional pain syndrome	灼痛
				Sudeck 氏萎縮	Sudeck's atrophy	苏德克萎缩	Sudeck's atrophy	
G57.101			股外侧皮神经综合征	股外側皮神經徵候群	lateral cutaneous nerve of thigh syndrome	股外侧皮神经炎	lateral femoral cutaneous neuritis	血痹；干血劳
				Bernbardt – Roth 氏徵候群	Bernbardt – Roth syndrome	伯恩哈特－罗特综合征	Bernhardt – Roth syndrome	
				Bernbardt 氏徵候群	Bernbardt's syndrome	伯恩哈特综合征	Bernhardt's syndrome	
				感覺異常性股痛	meralgia paresthetica	感觉异常性股痛	meralgia paresthetica	
				Roth – Bernbardt 氏徵候群	Roth – Bernbardt syndrome	罗特－伯恩巴特综合征	Roth – Bernbardt syndrome	
				Roth 氏徵候群	Roth's syndrome	罗特综合征	Roth's syndrome	
G57.604			跖部神经损伤	足底神經病灶	lesion of plantar nerve	莫顿跖痛症	Morton metatarsalgia	
				蹠部神經瘤	plantar neuroma	跖部神经瘤	plantar neuroma	
G60.101		G60.100：	雷夫叙姆综合征	Refsum 氏徵候群	Refsum's syndrome	多神经炎型共济失调遗传病	heredopathia atactica polyneuritiformis	
				植烷酸积聚	phytanic acid storage	植烷酸贮积症	phytanic acid storage	
				進行性神經性肌萎縮	progressive neuromuscular atrophy	进行性神经性肌萎缩	progressive neuromuscular atrophy	
G61.901			皮肤多神经炎综合征	皮膚多神經炎徵候群	neuritis multiplex cutanea syndrome			

主码	附码	皮码	中文病名	繁体病名	英文病名	同义中文病名	同义英文病名	中医病名
G71.102		G71.110:	营养不良性肌强直病	失養性肌強直	dystrophia myotonica	斯坦纳特综合征	Steinert's syndrome	
G90.101			遗传性自主感觉性神经病Ⅰ型	遺傳性感覺自主神經病變Ⅰ型	hereditary sensory autonomic neuropathy type Ⅰ;HSAN Ⅰ			
G90.102			遗传性自主感觉性神经病Ⅱ型	遺傳性感覺自主神經病變Ⅱ型	hereditary sensory autonomic neuropathy type Ⅱ;HSAN Ⅱ			
G90.103			遗传性自主感觉性神经病Ⅲ型	遺傳性感覺自主神經病變Ⅲ型	hereditary sensory autonomic neuropathy type Ⅲ;HSAN Ⅲ	家族性自主障碍病	familial dysautonomia	
				Riley – Day 氏徵候群	Riley – Day syndrome	赖利 – 戴综合征	Riley – Day syndrome	
G90.104			遗传性自主感觉性神经病Ⅳ型	遺傳性感覺自主神經病變Ⅳ型	hereditary sensory autonomic neuropathy type Ⅳ;HSAN Ⅳ	先天性对痛不敏感	congenital insensitivity to pain	
G90.105			遗传性自主感觉性神经病Ⅴ型	遺傳性感覺自主神經病變Ⅴ型	hereditary sensory autonomic neuropathy type Ⅴ;HSAN Ⅴ			
G90.201			霍纳综合征	Horner 氏徵候群	Horner's syndrome	颈交感神经麻痹	cervical sympathetic paralysis	
				Bernard – Horner 氏徵候群	Bernard – Horner syndrome	伯尔纳德 – 霍纳综合征	Bernard – Horner syndrome	
				Bernard 氏徵候群	Bernard's syndrome	伯尔纳德综合征	Bernard's syndrome	
				交感神經性眼肌麻痹	sympathetic opthalmoplegia	交感神经性眼肌麻痹	sympathetic opthalmoplegia	
				頸交感神經刺激徵候群	cervical sympathetic irritation syndrome	颈交感神经刺激综合征	cervical sympathetic irritation syndrome	
G90.301			多系统变性	多系統變性	multi – system degeneration	原因不明多系统受累综合征	multiple system illness of unknown origin syndrome	
G90.802			冯·赫伦斯 – 克万德综合征	von Herrens – Chwand 氏徵候群	von Herrens – Chwand syndrome	交感神经性异色综合征	sympathetic heterochromia syndrome	
G90.803			反射性交感神经营养不良症	反射性交感神經失養症	reflex sympathetic dystrophy	苏德克综合征	Sudeck's syndrome	
						复合痛综合征	complex regional pain syndrome	
G95.001			脊髓空洞症	脊髓空洞症	syringomyelia			
H00.004			眼睑脓肿	眼瞼膿瘍	abscess of eyelid			
H00.008			眼睑疖	眼瞼癤	furuncle of eyelid			
H01.001		H01.000:	睑缘炎	瞼緣炎	blepharitis			睑弦赤烂
H01.103		H01.110:	眼睑湿疹	眼瞼濕疹	eczema palpebrae	睑湿疹	eyelid eczema	风赤疮痍
H02.003		H02.000:	睑内翻	瞼內翻	Entropion			
H01.106			眼睑接触性皮炎	眼瞼接觸性皮膚炎	contact dermatitis of eyelid			
H01.107			眼睑变应性皮炎	眼瞼過敏性皮膚炎	allergic dermatitis of eyelid			
H01.108			眼睑干皮病	眼瞼乾皮病	xeroderma of eyelid			
H02.005		H02.010:	倒睫	倒睫	trichiasis			倒睫拳毛
H02.101		H02.100:	睑外翻	瞼外翻	ectropion			

主码	附码	皮码	中文病名	繁体病名	英文病名	同义中文病名	同义英文病名	中医病名
H02.301		H02.300:	眼睑松弛症	眼瞼鬆垂	blepharochalasis	眼睑松弛上睑下垂	ptosis;dermatolysis palpebrarum	上胞下垂;睢目;睑废;睑皮垂缓
				萎縮性眼瞼下垂	atrophic ptosis	萎缩性眼睑下垂	atrophic ptosis	
H02.401			睑下垂	眼瞼下垂	ptosis of eyelid			
H02.402			淋巴水肿和眼睑下垂	淋巴水腫和眼瞼下垂	lymphoedema and ptosis			
H02.601		H02.690:	睑黄斑瘤	眼瞼黃斑瘤	palpebral xanthelasma	睑黄斑瘤	xanthelasma of eyelid	橘皮痣
H02.703			眉毛脱落	眉毛脫落	loss of eyebrow;milphosis			眉脱
H02.704			眉毛缺损	眉毛缺損	coloboma of eyebrow			
H02.706		H02.710:	睫毛脱落	睫毛脫落	madarosis;loss of eyelashes	秃睫	madarosis;milphosis	眉脱
				禿睫	milphosis	秃睫	milphosis	
H02.707			淋巴水肿 – 双行睫综合征	淋巴水腫 – 雙行睫徵候群	lymphoedema – distichiasis syndrome			
H02.708			睑黄褐斑	眼瞼黃褐斑	chloasma of eyelid			
H02.709			睑白癜风	眼瞼白斑	vitiligo of eyelid			
H02.710			获得性粗大睫毛	後天性粗大睫毛	acquired trichomegaly eyelashes			
H02.808			眼睑黑变病	眼瞼黑變症	melanosis of eyelid	眼睑色素沉着	pigmentation eyelid	黑眼圈
H02.819			眼睑多毛症	眼瞼多毛症	hypertrichosis of eyelid			
H02.820			眼睑血管性水肿	眼瞼血管性水腫	angioedema of eyelid			
H04.201		H04.200:	泪溢	淚溢	epiphora			
H10.101		H10.100:	变应性结膜炎	過敏性結膜炎	allergic conjunctivitis			
H10.807		H10.800:	非变应性结膜炎	非過敏性結膜炎	nonallergic conjunctivitis			
H10.901		H10.900:	结膜炎	結膜炎	conjunctivitis			
H11.201		H11.210:	获得性睑球粘连	後天性瞼球粘連	symblepharon acquired			
H16.110		H16.110:	光性角膜炎	光性角膜炎	photokeratitis			
H18.001			富克斯综合征		Fuchs's syndrome			
H20.803			伏格特 – 小柳综合征	Vogt – Koyanagi 氏徵候群	Vogt – Koyanagi syndrome	伏格特 – 小柳 – 原田综合征	Vogt – Koyanagi – Harada syndrome	
				腦炎 – 白斑併失明	encephalitis – vitiligo with blindness	脑炎 – 白斑伴失明	encephalitis – vitiligo with blindness	
				Vogt – Koyanagi – Harada 氏徵候群	Vogt – Koyanagi – Harada syndrome	伏格特 – 小柳 – 原田综合征	Vogt – Koyanagi – Harada syndrome	
H30.801		H30.810:	原田病	Harada 氏病	Harada's disease			
H49.003			诺特纳格尔综合征	Nothnagel 氏徵候群	Nothnagel's syndrome	肢端感觉异常	acral dysesthesia	
H60.007		H60.020:	外耳道疖病	外耳道癤病	furunculosis of external auditory canal	耳疖	ear furuncle	耳疖;耳疔
H60.101		H60.110:	外耳链球菌性蜂窝织炎	外耳鏈球菌性蜂窩組織炎	streptococcal cellulitis of external ear			
H60.501		H60.530:	急性外耳炎	急性外耳炎	acute otitis externa			耳疮

主码	附码	皮码	中文病名	繁体病名	英文病名	同义中文病名	同义英文病名	中医病名
H60.502		H60.500:	急性湿疹性外耳炎	急性濕疹性外耳炎	acute otitis externa – eczematous	耳湿疹	eczema of ear	旋耳疮;月食疮;月蚀疮;月蚀耳疮;月蚀疳疮;月镟疮;月蚀疳;耳下疮;耳镟疮;耳旋疮
H60.801		H60.800:	慢性外耳炎	慢性外耳炎	chronic otitis externa			耳疮
H60.902		H60.900:	外耳炎	外耳炎	otitis externa			耳疮
H61.001		H61.020:	外耳软骨膜炎	耳廓軟骨膜炎	perichondritis of external ear			
H61.002		H61.010:	慢性结节性耳轮软骨皮炎	慢性耳輪結節性軟骨皮膚炎	chondrodermatitis nodularis chronica helicis; Chondrodermatitis nodularis of helix			割耳疮
				耳部痛疼性結節	painful nodule of ear	耳部痛性结节	painful nodule of ear	
				耳輪結節性軟骨皮膚炎	chondrodermatitis nodularis of helix	耳轮结节性软骨皮炎	chondrodermatitis nodularis of helix	
				Winckler 氏病	Winckler's disease	温克尔病	Winckler's disease	
H61.003			对耳轮弹性组织结节	對耳輪彈力纖維變性結節	elastotic nodules of antihelix			
H61.004			耳郭假囊肿	耳廓假囊腫	pseudocyst of auricle	软骨内假囊肿	endochondrial pseudocyst	
				特發性軟骨囊腫	idiopathic chondrial cyst	特发性软骨囊肿	idiopathic chondrial cyst	
I00.x02			风湿热	風濕熱	rheumatic fever	风湿病	rheumatism	
I00.x04†	I54.001*		急性风湿热性边缘性红斑	急性風濕熱性邊緣性紅斑	erythema marginatum in acute rheumatic fever			
I33.024			奥斯勒结节	Osler 氏結節	Osler's nodes	指尖部位痛性小结	digital painful nodule	
I50.006		R60.030:	心衰性水肿	心衰性水腫	oedema due to heart failure			
I70.202		I70.200:	肢体动脉硬化	肢體動脈硬化	atherosclerosis of arteries of extremities			
I70.207		I70.240:	动脉粥样硬化性坏疽	動脈粥樣硬化性壞疽	atherosclerotic gangrene	缺血性坏疽	ischaemic gangrene	
				缺血性足潰瘍	ischaemic foot ulcer	缺血性足溃疡	ischaemic foot ulcer	
I70.208		I70.230:	缺血性小腿溃疡	缺血性小腿潰瘍	ischaemic leg ulcer			
				小腿缺血(動脈)性潰瘍	ischaemic(arterial) ulceration of leg	小腿缺血(动脉)性溃疡	ischaemic(arterial) ulceration of leg	
I70.211			高血压缺血性溃疡	高血壓缺血性潰瘍	hypertensive ischemic ulcer	高血压性溃疡	hypertensive ulcer	
				Martorell 氏潰瘍	Martorell's ulcer	马托尔溃疡	Martorell's ulcer	
				腿部高血壓性潰瘍	hypertensive ulceration of leg	腿部高血压性溃疡	hypertensive ulceration of leg	
I70.212		I70.231:	动脉粥样硬化性溃疡	動脈粥樣硬化性潰瘍	atherosclerotic ulcer			
I70.902			闭塞性动脉硬化症	閉塞性動脈硬化	arteriosclerosis obliterans			脉痹
				間歇性跛行徵候群	intermittent claudication syndrome	间歇性跛行综合征	intermittent claudication syndrome	
				查科特氏徵候群	Charcot's syndrome	夏科综合征	Charcot's syndrome	

主码	附码	皮码	中文病名	繁体病名	英文病名	同义中文病名	同义英文病名	中医病名
I72.810			肢端小动脉扩张	肢端小動脈擴張	acral arteriolar ectasia			
I72.811			显著性下唇动脉	顯著性下唇動脈	prominent inferior labial artery			
I73.001		I73.030：	雷诺病	雷諾氏病	Raynaud's disease	阵发性指/趾端紫绀	paroxysmal acrocyanosis	血痹；四肢逆冷；寒凝血瘀证；痹证；寒凝证；手足逆冷；四肢厥冷；四厥；阴厥；肢厥；肢冷；厥逆；寒厥
		I73.010：		原發性雷諾氏現象	primary Raynaud's phenomenon	原发性雷诺现象	primary Raynaud's phenomenon	
				肢端動脈痙攣症	acroarteriospasm	肢端动脉痉挛症	acroarteriospasm	
I73.001		I73.000：	雷诺现象	雷諾氏現象	Raynaud's phenomenon			血痹；手足逆冷；四肢逆冷；四肢厥冷；四厥；阴厥；肢厥；肢冷；厥逆；寒厥
		I73.020：		繼發性雷諾氏現象	secondary Raynaud's phenomenon	继发性雷诺现象	secondary Raynaud's phenomenon	
I73.002		I73.040：	雷诺坏疽	雷諾氏壞疽	Raynaud's gangrene			烂疔；脱痈；脱疽
I73.002		I73.050：	死指	死指	digitus mortus；acroasphyxia			
I73.101		I73.100：	血栓闭塞性脉管炎	閉塞性血栓性脈管炎	thromboangitis obliterans	伯格病	Buerger's disease	脱疽；脱痈；脱骨疽；脱骨疔；敦痈；蛀节疔；蜣螂注；榻著毒；脉痹；瘀血流注；血瘀
I73.809		I73.810：	肢端发绀症	肢端紫紺症	acrocyanosis	肢端青紫症	acrocyanosis	阴厥病；手足逆冷；四肢逆冷；四肢厥冷；四厥；阴厥；肢厥；肢冷；厥逆
I73.810		R23.840：	红绀症	紅紺症	erythrocyanosis			肢厥病
I73.811			小腿红绀症	小腿紅紺症	erythrocyanosis crurum puellarum			肢厥病
I73.812			易青紫综合征	易瘀傷徵候群	easy bruising syndrome			
I73.813			打猎反应	打獵反應	hunting reaction			
I73.814			阵发性手指血肿	陣發性手指血腫	paroxysmal finger hematoma	手指卒中	finger apoplexy	
				Achenbach 氏徵候群	Achenbach's syndrome	阿肯巴克综合征	Achenbach's syndrome	
I73.816			自发性瘀斑	自發性瘀斑	spontaneous ecchymosis			
I73.817			小血管钙化	小血管鈣化	small vessel calcification (calciphylaxis)			
I73.818			紫趾综合征	紫趾徵候群	purpuric toe syndrome			
I73.819		I73.820：	红斑性肢痛症	肢端紅痛症	erythromelalgia			血痹；热厥；妇人脚；十指油煎；湿热羁绊症；热痛
				Mitchell 氏病	Mitchell's disease	米切尔病	Mitchell's disease	
				Gerhardt 氏病	Gerhardt's disease	加哈德特病	Gerhardt's disease	
				Weir Mitchell 氏病	Weir Mitchell's disease	维尔·米切尔病	Weir Mitchell's disease	

主码	附码	皮码	中文病名	繁体病名	英文病名	同义中文病名	同义英文病名	中医病名
I73.820			洛伊斯病	Lowis 氏病	Lowis disease			
I73.821			卡西尔综合征	Cassirer 氏徵候群	Cassirer's syndrome	肢端紫绀综合征	acrocyanosis syndrome	肢厥病
I73.822			马歇尔 - 怀特综合征	Marshall - White 氏徵候群	Marshall - White syndrome	比尔贫血斑	Bier's spots	
				血管痙攣性假性白斑	pseudoleukoderma angiospasticun	血管痉挛性假性白斑	pseudoleukoderma angiospasticun	
I73.823			血管动时感痛	血管動時感痛（運動困難）	angiodyskinesia			
I73.824		I73.880：	对称性跖青紫	對稱性蹠青斑	symmetrical of soles lividities			
I73.906		I73.910：	皮肤微血管病变性皮病	皮膚微血管病變性皮膚病	dermatosis due to microangiopathy of cutaneous vasculature			
I73.907			福尔克曼综合征	Volkmann 氏徵候群	Volkmann's syndrome	缺血性肌挛缩	ischaemic muscle contracture	
				纖維性肌炎徵候群	myositis fibrosa syndrome	纤维性肌炎综合征	myositis fibrosa syndrome	
I73.908		I73.990：	末梢缺血	末梢缺血	peripheral ischaemia			
I74.203			小鱼际锤打综合征	小魚際錘打徵候群	hypothenar hammer syndrome			
I74.401			斑点腿综合征	斑點腿徵候群	spotted leg syndrome			
I74.808			外伤性神经血管综合征	外傷性神經血管徵候群	traumatic neurovessel syndrome			
I74.809			脂肪栓塞瘀点	脂肪栓塞瘀點	fat embolism petechiae			
I74.901		I74.410：	动脉栓塞	動脈栓塞	arterial embolism			
I77.003			获得性动静脉瘘	後天性動靜脈瘻管	acquired arteriovenous fistula	获得性动静脉吻合征	acquired arteriovenous anastomoses	
			动静脉分流	動靜脈分流	arteriovenous shunts			
I77.502		M31.800：	坏死性血管炎	壞死性血管炎	necrotizing angitis; necrotizing vasculitis	血管性坏疽	vascular gangrene	
I77.605			血管炎	血管炎	vasculitis	脉管炎	vasculitis	
I78.001		I78.010：	遗传性出血性毛细血管扩张	遺傳性出血性毛細血管擴張症	hereditary hemorrhagic telangiectasia			
				Rendu - Osler - Weber 氏徵候群	Rendu - Osler - Weber syndrome	朗迪 - 奥斯勒 - 韦伯综合征	Rendu - Osler - Weber syndrome	
				Goldstein 氏病	Goldstein's disease	戈尔迪蒂病	Goldstein's disease	
				Osler 氏病	Osler's disease	奥斯勒病	Osler's disease	
I78.002		I78.010：	血管骨肥大综合征	血管骨肥大徵候群	angio - osteohypertrophy syndrome	奥利 - 韦伯 - 朗迪血管瘤病	angiomatosis of Osler - Weber - Rendu	
				肥大性血管擴張徵候群	hemangiectasia hypertrophicans syndrome	肥大性血管扩张综合征	hemangiectasia hypertrophicans syndrome	
				Klippel - Trénauney - Parkes - Webe 氏徵候群	Klippel - Trénauney - Parkes - Webe syndrome	克利佩尔 - 特脑纳 - 帕克斯 - 韦伯综合征	Klippel - Trénauney - Parkes - Webe syndrome	

主码	附码	皮码	中文病名	繁体病名	英文病名	同义中文病名	同义英文病名	中医病名
				肥大性疣狀痣	nevus verrucosus hypertrophicans	肥大性疣状痣	nevus verrucosus hypertrophicans	
				Ollier – Klippel 氏徵候群	Ollier – Klippel syndrome	奥利 – 克利佩尔综合征	Ollier – Klippel syndrome	
				骨肥大鮮紅斑痣	osteohypertrophic nevus flammeus	骨肥大鲜红斑痣	osteohypertrophic nevus flammeus	
				骨肥大静脉曲张性痣徵候群	osteohypertrophic varicose nevus syndrome	骨肥大静脉曲张性痣综合征	osteohypertrophic varicose nevus syndrome	
I78.101		I78.110：	蜘蛛痣	蜘狀痣	spider nevus;nevus araneus			蜘蛛痣
				蜘蛛形毛細血管擴張	spider telangiectasia	蛛形毛细血管扩张	spider telangiectasia	
				蜘蛛狀血管瘤	spider angioma	蜘蛛状血管瘤	spider angioma	
				動脈性蜘蛛痣	arterial spider nevus	动脉性蜘蛛痣	arterial spider nevus	
I78.105		D18.013：	老年性血管瘤	老年性血管瘤	senile angioma			朱砂痣
				櫻桃狀血管瘤	cherry angioma;cherry hemangioma	樱桃样血管瘤	cherry angioma;cherry hemangioma	
				Campbell de Morgan 氏點	Campbell de Morgan spots	坎普贝尔德摩根点	Campbell de Morgan spots	
				德摩根氏点	de Morgan spots	德·摩根斑	de Morgan spots	
I78.801		I78.830：	毛细血管扩张症	微血管擴張	telangiectasia			
I78.803			获得性多发性斑状毛细血管扩张	後天性多發性斑狀微血管擴張症	acquired multiple macular telangiectasia			
I78.804			弓形毛细血管扩张性紫癜综合征	弓形微血管擴張性紫斑徵候群	arciform telangiectatic purpura syndrome	图雷纳Ⅰ综合征	Touraine Ⅰ syndrome	
I78.805	Y42.901		糖皮质激素性毛细血管扩张	醣皮質類固醇性微血管擴張	telangiectasia due to glucocorticoid hormones			
				皮質類固醇性微血管擴張	telangiectasia due to corticosteroid hormones	皮质类固醇激素性毛细血管扩张	telangiectasia due to corticosteroid hormones	
I78.806			弥漫性静脉扩张症	瀰漫性靜脈擴張症	diffuse phlebectasia	博琴亨梅综合征	Bochenheimer's syndrome	
I78.807		I77.800：	恶性萎缩性丘疹病	惡性萎縮性丘疹病	malignant atrophic papulosis	德格斯恶性萎缩性丘疹病	malignant atrophic papulosis of Degos	
				德高斯氏病	Degos' disease	德格斯病	Degos's disease	
				Kohlmeier – Degos 氏徵候群	Kohlmeier – Degos syndrome	科尔迈耶 – 德格斯综合征	Kohlmeier – Degos syndrome	
				致死性皮膚及胃腸道細動脈血栓形成	lethal cutaneous and gastrointestinal arteriolar thrombosis	致死性皮肤及胃肠道细动脉血栓形成	lethal cutaneous and gastrointestinal arteriolar thrombosis	
				致死性小腸皮膚徵候群	lethal intestiocutaneous syndrome	致死性小肠皮肤综合征	lethal intestiocutaneous syndrome	

主码	附码	皮码	中文病名	繁体病名	英文病名	同义中文病名	同义英文病名	中医病名
I78.808			含铁黄素色素沉着和血管外红细胞渗出	含鐵血紅素色素沈著及血管外紅血球滲出	hemosiderin pigmentation and erythrocyte extravasation			
I78.810		I78.810:	单侧痣样毛细血管扩张	單側痣樣微血管擴張	unilateral nevoid telangiectasia	单侧毛细血管扩张	unilateral telangiectasia	
I78.811		I78.820:	泛发性特发性毛细血管扩张	廣泛性本態性微血管擴張	generalized essential telangiectasia			
I78.812			法韦尔综合征	Favre 氏徵候群	Favre's syndrome	淤积性紫癜综合征	stasis purpura syndrome	
				褐黃色皮氏徵候群	brownish yellow skin syndrome	褐黄色皮肤综合征	brownish yellow skin syndrome	
I78.813			尼登综合征	Nieden 氏徵候群	Nieden's syndrome	泛发性毛细血管扩张－白内障综合征	generalized telangiectasis – cataract syndrome	
I78.814			色素性血管痣综合征	色素性血管母斑徵候群	pigmented vascular nevus syndrome			
I78.815			棕黄发－弥漫性红斑伴毛细血管扩张－腹泻综合征	棕黃髮－瀰漫性紅斑併微血管擴張及腹瀉徵候群	brown hairs – diffuse erythema with telangiectasis – diarrhea syndrome			
I78.816		I78.850:	斑状白色萎缩症	板塊狀白色萎縮症	atrophie blanche en plaque			
				透明性節段性血管炎	hyalinising segmental vasculitis	透明性节段性血管炎	hyalinising segmental vasculitis	
				白色微血管炎	capillaritis alba	白色毛细血管炎	capillaritis alba	
				青斑血管炎	livedo vasculitis	青斑血管炎	livedo vasculitis	
				青斑狀血管炎	livedoid vasculitis	青斑样血管炎	livedoid vasculitis	
				Milian 氏白色萎縮	Milian's white atrothy	米利安白色萎缩	Milian's white atrothy	
				白色萎縮	atrophie blanche	白色萎缩	atrophie blanche	
I78.817			青斑样皮炎	青斑狀皮炎	livedoid dermatitis			
I80.003		I80.000:	浅表性血栓性静脉炎	表淺性血栓性靜脈炎	superficial thrombophlebitis			青蛇毒;静蛇毒
I80.102		I80.230:	股蓝肿	有痛性青股腫;蜂巢織股白腫	phlegmasia cerulea dolens	静脉源性坏疽	gangrene of venous origin	
I80.205		I80.220:	下肢深静脉血栓	下肢深部靜脈血栓	deep vein thrombosis in lower limb			
I80.802		I80.810:	前胸壁浅表血栓性静脉炎	前胸壁表淺血栓性靜脈炎	superficial thrombophlebitis of anterior chest wall			青蛇毒
				Mondor 氏徵候群	Mondor's syndrome	蒙德病	Mondor's syndrome	
				胸臂硬化性血栓性靜脈炎	sclerosing periphlebitis of chest wall	胸臂硬化性血栓性静脉炎	sclerosing periphlebitis of chest wall	
I80.806		N48.820:	蒙德阴茎静脉炎	Mondor 氏陰莖靜脈炎	Mondor's of penis phlebitis			青蛇毒
I80.901			静脉炎	靜脈炎	phlebitis			青蛇毒;赤脉;脉痹;恶脉;鹅脉病;痃症;黄鳅痈;痃症;腨病

主码	附码	皮码	中文病名	繁体病名	英文病名	同义中文病名	同义英文病名	中医病名
I80.902		I80.910：	血栓性静脉炎	血栓性靜脈炎	thrombotic phlebitis; thrombophlebitis			青蛇毒
I82.101		I82.100：	浅表性游走性血栓性静脉炎	表淺性遊走性血栓性靜脈炎	superficial migratory thrombophlebitis			
I82.101			游走性血栓性静脉炎	遊走性血栓性靜脈炎	thrombophlebitis migrans	复发性特发性血栓性静脉炎	recurrent idiopathic thrombophlebitis	青蛇毒
I82.808			淤积性皮下硬化	鬱血性皮下硬化	stasis hypodermosclerosis			
I82.809		I82.820：	腋静脉血栓形成	腋靜脈血栓形成	axillary vein thrombosis			
I82.814			慢性深静脉闭塞	慢性深靜脈閉塞	chronic deep vein obstruction			
I82.815			静脉移植部位皮炎	靜脈移植部皮膚炎	dermatitis at vein graft site			
I82.817		I82.830：	肠静脉血栓形成	腸靜脈血栓形成	iliac vein thrombosis			
I82.901		I82.910：	静脉性血栓形成	靜脈性血栓	venous thrombosis			
				靜脈血栓病	phlebothrombosis	静脉血栓病	phlebothrombosis	
I82.902			毛细血管静脉血栓形成	微血管靜脈血栓形成	thrombosed capillary of vein			
I82.903		I82.910：	静脉炎后皮下组织钙化	靜脈炎後皮下組織鈣化	postphlebitic subcutaneous calcinoisis			
I83.002		I83.030：	淤积性溃疡	鬱血性潰瘍	stasis ulcer			臁疮;裤口毒;裤上毒;裙边疮;烂腿疮;老烂腿
I83.003		I83.010：	静脉曲张性小腿溃疡	靜脈曲張性小腿潰瘍	varicose leg ulcer			臁疮;内臁疮(阴臁);外臁疮(阳臁);裙边疮;裤上毒;裤口毒;老烂腿;烂腿疮
				小腿靜脈潰瘍	venous leg ulcer;varicose leg ulcer	小腿静脉溃疡	venous leg ulcer;varicose leg ulcer	
				小腿鬱積性潰瘍	cruris stasis ulcer	小腿郁积性溃疡	cruris stasis ulcer	
				重力性小腿潰瘍	gravitational leg ulcer	重力性小腿溃疡	gravitational leg ulcer	
				重力性潰瘍	gravitational ulcer	重力性溃疡	gravitational ulcer	
				靜脈曲張性潰瘍	varicose ulcer	静脉曲张性溃疡	varicose ulcer	
				下肢靜脈曲張性潰瘍	varicose ulcer of lower – limb	下肢静脉曲张性溃疡	varicose ulcer of lower – limb	
I83.004		I83.200：	静脉曲张溃疡伴湿疹	靜脈潰瘍伴濕疹	varicose veins ulcer with eczema			湿毒疮
I83.104		I83.110：	淤积性湿疹	鬱血性濕疹	stasis eczema	重力性湿疹	gravitational eczema	湿毒疮
				鬱血性皮膚炎	dermatitis hemostatica	坠积性皮炎	dermatitis hemostatica	
				鬱血性皮膚炎	stasis dermatitis	郁积性皮炎	stasis dermatitis	
				靜脈曲張性皮膚炎	varicose dermatitis	静脉曲张性皮炎	varicose dermatitis	
				靜脈曲張性濕疹	varicose eczema	静脉曲张性湿疹	varicose eczema	
I83.202		I83.030：	静脉炎后下肢溃疡	靜脈炎後下肢潰瘍	postphlebitic leg ulcer			老烂腿;烂腿疮;裙边疮;裤上毒;裤口毒

主码	附码	皮码	中文病名	繁体病名	英文病名	同义中文病名	同义英文病名	中医病名
I83.903		I83.990:	静脉曲张	靜脈曲張	varicosis;venous varicosity	蜘蛛静脉	spider veins	筋瘤;青筋腿
I83.904			静脉曲张综合征	靜脈曲張徵候群	varicose syndrome			
I83.908		I83.920:	龟头静脉扩张	龜頭靜脈擴張	corona phlebectatica	龟头获得性静脉扩张	acquired phlebectasia of glans penis	
I84.501		I84.500:	外痔	外痔	external hemorrhoids			
I84.602		I84.600:	肛门皮赘	肛門皮贅(懸垂物)	anal skin tags			
I86.001		I86.000:	舌下静脉曲张	舌下靜脈曲張	sublingual varices; sublingual varicosis			
I86.813			老年性静脉扩张	老年性靜脈擴張	senile phlebectasia			
I86.814		I86.810:	掌静脉曲张	手掌靜脈曲張	palmar varices			
I86.815		I86.820:	脐周静脉曲张(水母头)	蛇發女妖頭樣靜脈曲張	caput medusae	门脉高压性腹部静脉曲张	abdominal varicosities due to portal hypertension	
I86.816			空肠－口腔－阴囊静脉扩张综合征	空腸－口腔－陰囊靜脈擴張徵候群	phlebectasia of jejunum – oral cavity and scrotum syndrome			
I87.001		I87.000:	静脉炎后综合征	靜脈炎後徵候群	postphlebitic syndrome	血栓后早期溃疡	postthrombotic pre – stage ulcer	
				血栓靜脈炎徵候群	thrombophlebitic syndrome	血栓静脉炎综合征	thrombophlebitic syndrome	
I87.002			癌源性血栓性静脉炎综合征	癌性血栓性靜脈炎徵候群	carcinogenetic thrombophlebitis syndrome	特劳斯奥综合征	Trousseau's syndrome	
I87.202			静脉机能不全	靜脈機能不全	venous insufficiency	淤积综合征	stasis syndrome	
I87.203		I87.290:	淤积性紫癜	鬱血性紫斑	stasis purpura	直立性紫癜	orthostatic purpura	紫癜;葡萄疫;紫斑
				肢端血管性皮膚炎	acroangiodermatitis	肢端血管性皮炎	acroangiodermatits	
				重力性紫斑	gravitational purpura	重力性紫癜	gravitational purpura	
I87.204			假卡波西肉瘤	假卡波西氏肉瘤	pseudo – Kaposi sarcoma	布卢法比－斯图瓦特综合征	Bluefarb – Stewart syndrome	
				Mali 氏肢端血管性皮炎	acroangiodermatits of Mali	马利肢端血管性皮炎	acroangiodermatits of Mali	
I88.903			腹股沟淋巴结炎	腹股溝淋巴結炎	lymphadenitis inguinale			
I89.004		I89.000:	淋巴水肿	淋巴水腫	lymphoedema			无名肿;腷病;沙木腿
				中線淋巴水腫	midline lymphoedema	中线淋巴水肿	midline lymphoedema	
I89.005		I89.050:	象皮病	象皮病	elephantiasis			象皮肿
I89.009		I89.040:	淋巴管扩张	淋巴管擴張	lymphangiectasis			
I89.014			毛细血管扩张性象皮病	微血管擴張性象皮病	elephantiasis telangiectodes			
I89.016			淋巴水肿性角化病	淋巴水腫性角皮症	lymphoedematous keratoderma	淋巴郁滞性疣病	lymphostatic verrucosis	
				苔癬様足	lichenoid foot	苔藓样足	lichenoid foot	
I89.017			乳糜性淋巴水肿	乳糜性淋巴水腫	chylous lymphedema			
I89.018			炎性淋巴水肿	發炎性淋巴水腫	inflammatory lymphedema			
I89.019		I89.010:	早发性淋巴水肿	早發性淋巴水腫	lymphedema praecox	原发性淋巴水肿	primary lymphedema	

主码	附码	皮码	中文病名	繁体病名	英文病名	同义中文病名	同义英文病名	中医病名
I89.020		I89.020：	继发性淋巴水肿	繼發性淋巴水腫	secondary lymphedema			风腿
I89.021		I89.060：	阻塞性象皮病	非血絲蟲性象皮病	elephantiasis nostras			
I89.101		I89.100：	淋巴管炎	淋巴管炎	lymphangitis			
I89.104			硬化性淋巴管炎	硬化性淋巴管炎	sclerosing lymphangitis			
I89.105			慢性淋巴管炎	慢性淋巴管炎	chronic lymphangitis			
				慢性復發性丹毒	chronic recurrent erysipelas	慢性复发性丹毒	chronic recurrent erysipelas	
I89.107			坏疽性淋巴管炎	壞疽性淋巴管炎	gangrenous lymphangitis			
I89.818		I89.840：	皮病性淋巴结病	皮病性淋巴腺病變	dermatopathic lymphadenopathy	脂肪黑变性网状细胞增多症	lipomelanotic reticulosis	
				皮病性淋巴腺炎	dermatopathic lymphadenitis	皮病性淋巴结炎	dermatopathic lymphadenitis	
				Pautrier – Woringer 氏徵候群	Pautrier – Woringer syndrome	波特 – 沃英格综合征	Pautrier – Woringer syndrome	
I97.201		I97.200：	乳腺术后淋巴水肿	乳房切除術後淋巴水腫	postmastectomy lymphedema			
J34.001			鼻疖	鼻部癤	furuncle of nose			鼻疖
J34.003			鼻部痈	鼻部癰	carbuncle of nose			鼻疮
J34.004			鼻蜂窝织炎	鼻蜂窩組織炎	cellulitis of nose			鼻疮
J34.005			鼻坏死	鼻壞死	necrosis of nose			鼻疮
J34.006			鼻溃疡	鼻潰瘍	ulceration of nose			鼻疮
J34.007			鼻脓肿	鼻膿瘍	abscess of nose			鼻疮
J82.x07			吕弗勒三联综合征	Löeffler 三聯徵候群	triple syndrome of Löeffler			
				特發性嗜伊紅性肺病	idiopathic eosinophilic lung disease	特发性嗜酸性肺病	idiopathic eosinophilic lunge disease	
				Löeffler 徵候群	Löeffler syndrome	吕弗勒综合征	Löeffler syndrome	
J86.027			食管皮肤瘘	食管皮膚瘻管	esophagocutaneous fistula			
K06.801		K06.800：	巨细胞性牙龈瘤	巨大細胞性齦瘤	giant cell epulis	外周巨细胞修复性肉芽肿	peripheral giant – cell reparative granuloma	牙菌
				巨細胞肉芽腫	giant – cell granuloma	巨细胞肉芽肿	giant – cell granuloma	
				蝕骨細胞瘤	osteoclastoma	破骨细胞瘤	osteoclastoma	
K09.001		K09.010：	含牙囊肿	含齒囊腫	dentigerous cyst			
K11.611		K11.610：	口腔黏膜黏液囊肿	口腔黏膜黏液囊腫	mucous cyst of oral mucosa	口腔黏液囊肿	oral mucous cyst	
K11.701		K11.710：	口干燥症	口乾燥症	xerostomia			
K11.801		K11.810：	米库利奇综合征	Mikulicz 氏徵候群	Mikulicz's syndrome	兩側性淚腺 – 腮腺腫脹	bilateral swelling of lacrimal and salivary glands	
K12.001		B00.215：	阿弗他口炎	口瘡性口炎	aphthous stomatitis			
K12.003		K12.000：	口疮	口瘡	aphthae	阿弗他溃疡	aphtha ulcers	口疮[病]；口疡；脾瘅
				復發性口瘡性口炎	recurrent aphthous stomatitis	复发性阿弗他口炎	recurrent aphthous stomatitis	
				口瘡病	aphthosis	口疮病	aphthosis	

主码	附码	皮码	中文病名	繁体病名	英文病名	同义中文病名	同义英文病名	中医病名
				口瘡	canker sores	口溃疡	canker sores	
K12.005		B00.216：	疱疹样口炎	疱疹樣口炎	herpetiform stomatitis			
K12.007		K12.020：	复发性坏死性黏膜腺周炎	復發性壞死性黏膜周圍腺炎	periadenitis mucosa necrotica recurrens			糜疳；口疳；口疡；口破；脾瘅
				口腔黏膜壞死性潰瘍	ulcus necroticum mucosae oris	口腔黏膜坏死性溃疡	ulcus necroticum mucosae oris	
				口周圍腺炎	periadenitis aphthae	阿弗他腺周炎	periadenitis aphthae	
K12.008		K12.010：	疱疹样阿弗他性溃疡	疱疹樣阿弗他性潰瘍	herpetiform aphthous ulcers	摩努阿弗他	Minor aphthae	口疳；脾瘅；口破
				疱疹樣口瘡性口炎	herpetiform aphthous stomatitis	疱疹样阿弗他口炎	herpetiform aphthous stomatitis	
				口腔口瘡病	oral aphthosis	口腔口疮病	oral aphthosis	
				復發性口瘡	recurrent aphthae	复发性口疮	recurrent aphthae	
				復發性口瘡潰瘍	recurrent aphthus ulcers	复发性口疮性溃疡	recurrent aphthous ulcers	
K12.009		K12.030：	米库利奇轻型口疮性口炎	米庫里茲輕型口瘡性口炎	stomatitis aphthosa minor Mikulicz	米库利奇溃疡	Mikulicz's ulcers	
K12.010		K12.040：	重型口疮性溃疡	重型口瘡性潰瘍	major aphthous ulcer			
				Sutton 氏病	Sutton's disease	萨顿病	Sutton's disease	
K12.011		K12.050：	贝德纳口疮	Bednar 氏口炎	Bednar's aphthae			
K12.012		K12.070：	口腔黏膜口疮性溃疡	口腔黏膜口瘡性潰瘍	aphthous ulcer of oral mucosa			口糜
K12.013		K12.090：	口疮性溃疡	口瘡性潰瘍	aphthous ulcers			
K12.106		K12.100：	口炎	口炎	stomatitis			
K12.107		K12.120：	溃疡性口炎	潰瘍性口炎	ulcerative stomatitis			
K12.112		K12.140：	水疱性口炎	水疱性口炎	vesicular stomatitis	泡疹性口炎	herpetic stomatitis	
K12.115		K12.110：	急性口炎	急性口炎	acute stomatitis			
K12.116		K12.150：	增殖性化脓性口炎	增殖性化膿性口炎	pyostomatitis vegetans	炎性肠病	inflammatory bowel disease	
K12.117		K13.260：	烟碱性口炎	尼古丁口炎	nicotinic stomatitis	尼古丁口炎	stomatitis nicotina	
				尼古丁腭白色角化症	leukokeratosis nicotina palati	尼古丁腭白色角化症	leukokeratosis nicotina palati	
				吸煙者腭	smoker's palate	吸烟者腭	smoker's palate	
K12.215			牙源性皮瘘管	牙源性皮竇道	odontogenic cutaneous draining sinus tract	牙源性窦道	dental sinus	
K13.001			传染性口角炎	傳染性口角炎	perlèche			口吻疮；燕口疮；口角疮；口丫疮；马嚼子疮；嘴角疮
K13.008		K13.080：	唇干裂	唇乾裂	cheilosis；cheilodynie	唇皲裂	cracked lip	唇干裂
				唇龜裂	lip fissure			
K13.011			唇囊肿	唇囊腫	cyst of lip			
K13.013		K13.090：	唇炎	唇炎	cheilitis			唇风；唇湿；唇风；紫唇；唇瞤；唇沈；紧唇
K13.014			唇黏液囊肿	唇黏液囊腫	mucous cyst of lip；mucocele of lip			

主码	附码	皮码	中文病名	繁体病名	英文病名	同义中文病名	同义英文病名	中医病名
K13.015		K13.000：	口角唇炎	口角炎	angular cheilitis			口吻疮；燕口疮；口角疮；口丫疮；马嚼子疮；嘴角疮
K13.018		K13.040：	剥脱性唇炎	剝落性唇炎	exfoliative cheilitis			唇湿；唇风
K13.019		K13.052：	肉芽肿性唇炎	肉芽腫性唇炎	granulomatous cheilitis; cheilitis granulomatosa	梅希赫唇炎	Mescher's cheilitis	唇疮；潘唇；唇风
K13.027			人为唇炎	人為唇炎	factitious cheilitis			
K13.028			唇水肿	唇水腫	edema of lip			木唇
K13.029			药物性唇部溃疡	藥物誘發性唇部潰瘍	drug – induced ulcer of lip			
K13.030			变应性接触性唇炎	過敏性接觸性唇炎	allergic contact cheilitis			
K13.032			良性淋巴增生性唇炎	良性淋巴增生性唇炎	cheilitis of benign lymphoplasia	黏膜良性淋巴组织增生病	benign lymphadenosis of mucosa	
K13.034			接触性唇炎	接觸性唇炎	contact cheilitis			
K13.036		K13.010：	福尔克曼唇炎	Volkmannqa 氏唇炎	Volkmann's cheilitis			
K13.037		K13.020：	单纯性唇炎	單純性唇炎	cheilitis simplex			
K13.038			腺性唇炎	腺性唇炎	cheilitis glandularis	唇部黏液腺炎	myxadenitis labialis	茧唇；唇生核
				Baelz 氏病	Baelz's disease	贝尔茨病	Baelz's disease	
K13.039			吹单簧者唇炎	吹單簧管者唇炎	clarinettist's cheilitis			
K13.040		K13.060：	浆细胞性唇炎	漿細胞口唇炎	plasma cell cheilitis			茧唇；唇菌；潘唇
K13.041		K13.062：	唇白斑	唇白斑	leukoplakia of lip			白茧唇
K13.102		K13.100：	颊咬伤	頰咬傷	cheek biting			
K13.202		K13.200：	口腔白斑	口黏膜白斑	oral leukoplakia			
K13.202		K13.240：	口腔黏膜白斑	口腔黏膜白斑	leukoplakia of oral mucous membrane	口腔黏膜白斑	leukoplakia of oral mucosa	
		K13.200：		口黏膜白斑	oral leukoplakia	口腔白斑	oral leukoplakia	
				後天性角化不良性黏膜白斑	acquired dyskeratotic leukoplakia	获得性角化不良性黏膜白斑	acquired dyskeratotic leukoplakia	
K13.207		K13.250：	口腔黏膜增生性红斑	口腔增生性紅斑	erythroplakia of oral mucosa	黏膜红斑	erythroplakia	
K13.213		D10.310：	白色海绵状斑痣	白色海棉樣痣	white sponge nevus	坎农综合征	Cannon's syndrome	
				先天性白色角化病	congenital leukokeratosis	先天性白色角化病	congenital leukokeratosis	
				家族性白色皺褶性黏膜齒齦口腔炎	familial white folded mucosal gingivostomatitis	家族性白色皱褶性黏膜齿龈口腔炎	familial white folded mucosal gingivostomatitis	
				家族性白色皺褶性發育不良	familial white folded mucosal dysplasia	家族性白色皱褶性发育不良	familial white folded mucosal dysplasia	
				黏膜白色海綿狀痣	nevus spongiosus albus mucosae	黏膜白色海绵状痣	nevus spongiosus albus mucosae	
				口腔上皮痣	oral epithelial nevus	口腔上皮痣	oral epithelial nevus	
K13.301		K13.300：	口腔毛状白斑	口腔毛狀黏膜白斑	oral hairy leukoplakia			
K13.405		D23.L83：	疣状黄瘤	疣狀黃色瘤	verruciform xanthoma			

主码	附码	皮码	中文病名	繁体病名	英文病名	同义中文病名	同义英文病名	中医病名
K13.406			口腔黏膜裂隙性肉芽肿	口腔黏膜裂隙性肉芽腫	oral mucous granuloma fissuratum			
				裂口肉芽腫	granuloma fissuratum	裂口肉芽肿	granuloma fissuratum	
K13.407			口腔黏膜浆细胞性肉芽肿	口腔黏膜漿細胞性冋芽腫	oral mucous plasmacellular granuloma			
K13.501		K13.500:	口腔黏膜下纤维化	口腔黏膜下纖維化	oral submucous fibrosis			
K13.503		K13.110:	磨擦性口腔黏膜角化病	磨擦性口腔黏膜角化症	frictional keratosis of oral mucosa	口腔黏膜良性角化过度症	benign hyperkeratosis of oral mucosa	
K13.601			腭增生症	腭增生	hyperplasia of palate			
K13.602			口腔局灶性上皮增生症	口腔局部性上皮增生	oral focal epithelial hyperplasia	赫克病	Heck's disease	
K13.607		K13.600:	口腔疣状增生症	口腔疣狀增生	oral verrucous hyperplasia	增殖性疣状黏膜白斑	proliferative verrucous leukoplakia	
				吹號手疣	trumpeter's wart	吹号手疣	trumpeter's wart	
K13.738	M80500/1		口腔菜花样乳头状瘤病	口腔鮮紅色乳突狀瘤病	oral florid papillomatosis	口腔鲜红色乳头状瘤病	oral florid papillomatosis	
K13.739			口腔黑变病	口腔黑變症	oral melanosis			
K13.740			金属性口腔黏膜病变	金屬性口腔黏膜病變	oral mucomembranous lesions due to metal			
K14.005			嗜酸[细胞]性舌溃疡	舌嗜伊紅球性舌潰瘍	eosinophilic ulcer of tongue			
K14.006			舌炎	舌炎	glossitis			舌疮
K14.009			默勒舌炎	Moeller 氏舌炎	Moeller glossitis	慢性舌乳头炎	chronic lingua papilitis	
				舌乳突炎	lingua papilitis	舌乳头炎	lingua papilitis	
K14.101		K14.100:	地图舌	地圖舌	geographic tongue; geographical tongue	局限性剥脱性舌炎	glossitis areata exfoliativa	地图舌
				良性遊走性舌炎	benign migratory glossitis	良性游走性舌炎	benign migratory glossitis	
				移行性紅斑;遊走性紅斑	erythema migrans	迁徙性红斑	erythema migrans	
				局限邊緣性剝脫性舌炎	glossitis areata exfoliativa marginalis	剥脱性斑状舌炎	glossitis areata exfoliativa marginalis	
				邊緣性剝脫性舌炎	glossitis exfoliativa marginalis	边缘性剥脱性舌炎	glossitis exfoliativa marginalis	
				遊走性舌炎	migratory glossitis	游走性舌炎	migratory glossitis	
				糠疹狀舌	pityriasis lingua	糠疹状舌	pityriasis lingua	
K14.201		K14.200:	正中菱形舌炎	正中菱形舌炎	median rhomboid glossitis			
K14.301		K14.310:	黑毛舌	黑毛舌	black hairy tongue	黑舌	black tongue	黑苔;死现苔;舌黑;黑苔;黑舌;黑舌苔
				舌黑變症	tongue melanosis	舌黑变病	tongue melanosis	
K14.303		K14.320:	叶状乳头炎	葉狀乳突炎	foliate papillitis			

主码	附码	皮码	中文病名	繁体病名	英文病名	同义中文病名	同义英文病名	中医病名
K14.308		K14.300:	毛舌	毛舌	hairy tongue	舌乳头肥大	hypertrophy of tongue papillae	芒刺舌
K14.402		K14.410:	萎缩性舌炎	萎縮性舌炎	atrophic glossitis	舌乳头萎缩	atrophy of tongue papillae	
				平滑萎縮舌	smooth atrophic tongue	平滑萎缩舌	smooth atrophic tongue	
				光面舌	smooth tongue	光面舌	smooth tongue	
K14.501		K14.500:	裂纹舌	龜裂舌	fissured tongue	裂缝舌	fissured tongue	裂纹舌;裂舌;舌裂;舌破;纹裂舌;断纹舌
				溝紋舌	furrowed tongue	沟纹舌	furrowed tongue	
				皺襞舌	lingua plicata	皱襞舌	lingua plicata	
				裂溝舌	plicated tongue	裂沟舌	plicated tongue	
				陰囊舌	scrotal tongue	阴囊舌	scrotal tongue	
K14.601		K14.600:	舌痛	舌痛	glossodynia; glossalgia			舌痛;舌热
				舌灼痛	burning tongue; glossodynia	舌灼痛	burning tongue; glossodynia	
				舌熱症	glossopyrosis	舌热症	glossopyrosis	
K14.801	Q38.201	K14.810:	巨舌	巨舌症	macroglossia			巨舌;木舌;木舌胀;舌肿;舌胀;舌肿强;紫舌胀
K14.823			强直舌	僵直性舌	ankyloglossia	结舌症	tongue tie	舌强
K14.824			鱼子酱样舌	魚子醬樣舌	caviar tongue	牛肉样舌	beefy tongue	
K50.801		K50.810:	皮肤克罗恩病	皮膚克隆氏病	Crohn's disease of skin	转移性克罗恩病	metastatic Crohn's disease	
K59.401		K59.400:	肛痉挛	肛痙攣	anal spasm			
K60.201		K60.200:	肛裂	肛裂	anal fissure			
K60.403		K60.400:	直肠皮肤瘘	直腸皮膚瘻管	rectum to skin fistula	粪瘘	fecal fistula	粪瘘
				直腸瘻管	rectal fistula	直肠瘘	rectal fistula	
K60.406			肠旁路综合征	腸繞道徵候群	bowel bypass syndrome	肠吻合综合征伴肠道皮病及关节炎综合征	bowel bypass syndrome and bowel associated dermatosis – arthritis syndrome	
				腸病併發皮炎 – 關節炎徵候群	bowel – associated dermatosis – arthritis syndrome	肠病伴皮炎 – 关节炎综合征	bowel – associated dermatosis – arthritis syndrome	
				盲回路徵候群	blind loop syndrome	盲回路综合征	blind loop syndrome	
K61.301		K61.300:	坐骨直肠脓肿	坐骨直腸膿瘍	ischiorectal abscess			
K62.201		K62.200:	脱肛	脱肛	prolapse of anal canal			
K86.823			胰黏稠物阻塞病	膠稠性黏液病	mucoviscidosis	胰腺囊性纤维病	cystic fibrosis of pancreas	
				纖維囊性病	fibrocystic disease	纤维囊性病	fibrocystic disease	
K90.002		K90.000:	麸胶敏感性肠病	麩膠敏感性腸病	gluten sensitive enteropathy	乳糜病	celiac disease	
K90.101			热带口炎性腹泻综合征	熱帶口炎性腹瀉徵候群	tropical sprue syndrome	锡兰口疮病	Ceylon thrush	
K90.802†	M14.801*		惠普尔综合征	惠柏爾氏徵候群	Whipple's syndrome	噬脂性肠性肉芽肿病	lipophagic intestinal granulomatosis	
				腸性脂質營養不良	intestinal lipodystrophy	肠性脂质营养不良	intestinal lipodystrophy	

主码	附码	皮码	中文病名	繁体病名	英文病名	同义中文病名	同义英文病名	中医病名
				腸道脂質營養不良徵候群	intestinal lipodystrophy syndrome	肠道脂质营养不良综合征	intestinal lipodystrophy syndrome	
				腸系膜乳糜管擴張	mesenteric chylectasia	肠系膜乳糜管扩张	mesenteric chylectasia	
L00.x01			新生儿脓疱病	新生兒膿痂疹	impetigo neonatorum	新生儿大疱性脓疱病	bullous impetigo of neonatorum	胎毒;胎溻皮疮;新生儿天疱疮;火灼疮;香瓣疮
L00.x02			新生儿天疱疮	新生兒天疱瘡	pemphigus neonatorum			
L00.x04			新生儿暂时性脓疱病	新生兒暫時性膿疱症	transient neonatal pustulosis			
L00.x05		L00.x00:	葡萄球菌性烫伤样皮肤综合征	葡萄球菌性燙傷樣皮膚徵候群	staphylococcal scalded skin syndrome;SSSS	新生儿剥脱性皮炎	dermatitis exfoliativa neonatorum	溻皮疮;胎溻皮疮;胎毒;胎风;洪烛疮;王灼疮;王烂疮
				Ritter 氏病	Ritter's disease	里特尔病	Ritter's disease	
				燙傷樣皮膚徵候群	scalded skin syndrome	烫伤样皮肤综合征	scalded skin syndrome	
L00.x06			大疱性脓疱病	水疱性膿痂疹	bullous impetigo	大疱性脓痂疹	bullous impetigo	黄灼疮;烂皮野疮
L01.001		L01.090:	脓疱病	膿痂疹	impetigo	脓痂疹	impetigo	黄水疮;滴脓疮;脓窝疮;脓巢疮;香瓣疮;浸淫疮;烂皮野疮;黏水疮;天疱;天疱疮
				傳染性膿痂疹	impetigo contagiosa	触染性脓疱病	impetigo contagiosa	
				尋常性膿痂疹	impetigo vulgaris	寻常性脓疱病	impetigo vulgaris	
						脓疱疮	impetigo	
L01.004		L01.010:	葡萄球菌性脓疱病	葡萄球菌性膿痂疹	staphylococcal impetigo			
L01.005		L01.020:	链球菌性脓疱病	鏈球菌性膿痂疹	streptococcal impetigo			
L01.006		L01.030:	匐行性大疱病	匐行性水疱病	bulla repens			
L01.007		L01.040:	伯克哈特脓疱病	伯克哈特氏膿痂疹	Buckhart's impetigo	表浅性脓疱性毛囊炎	superficial pustular folliculitis	白头疮
				毛囊性膿痂疹	follicular impetigo	毛囊性脓疱疮	follicular impetigo	
L01.008			婴儿肢端脓疱病	嬰兒肢端膿疱病	infantile acropustulosis	卡恩病	Kahn's disease	
				Kahn－Jarratt 氏病	Kahn－Jarratt's disease	卡恩－贾勒特病	Kahn－Jarratt's disease	
L01.101		L01.100:	继发性脓疱化	繼發性膿疱化	secondary impetiginisation			
L01.102			急性泛发性发疹性脓疱病	急性廣泛性發疹性膿疱病	acute generalized exanthematous pustulosis;AGEP	中毒性脓皮病	toxic pustuloderma	
L02.002			面部疖病	顏面部癤病	facial furunculosis			颜面疔疮;唇疔;眉疔;颧疔;承浆疔;人中疔;虎须疔
L02.003			面部痈	顏面部癰	facial carbuncle			面痈;颏痈;颏痈
L02.101			颈部疖	頸部癤	furuncle of neck			发际疮;鬓毛疮;偏对口疔;燕窝疮
L02.102			颈部脓肿	頸部膿瘍	abscess of neck			

主码	附码	皮码	中文病名	繁体病名	英文病名	同义中文病名	同义英文病名	中医病名
L02.103			颈部痈	頸部癰	carbuncle of neck			锁喉痈;砍头疮;落头疽;脑疽;对口;对口发;对口疽;对口痈;偏口;项疽;项中疽;脑后发;脑痈;大痈
L02.201			背部脓肿	背部膿瘍	abscess of back			发背;发背疽
L02.202			腹壁脓肿	腹壁膿瘍	abscess of abdominal wall			冲痈;吓痈;幽痈;脐上疽;少腹痈;中脘痈;少腹疽
L02.203			腹股沟脓肿	腹股溝膿瘍	abscess of groin			
L02.205			躯干疖	軀幹部癤	furuncle of body			
L02.206			躯干部脓肿	軀幹部膿瘍	abscess of trunk			
L02.207			躯干部痈	軀幹部癰	carbuncle of body			背痈;搭背;搭手;搭手腰痈;腰痈;腰带痈;膻中疽
L02.211			会阴脓肿	會陰部膿瘍	abscess of perineum			
L02.301			臀部疖	臀部癤	furuncle of buttock			坐板疮
L02.302			臀脓肿	臀膿瘍	abscess of buttock			
L02.401			腘窝脓肿	膕窩膿瘍	abscess of popliteal fossa			膝弯痈
L02.402			臂脓肿	臂膿瘍	abscess of arm			
L02.403			上肢疖	上肢癤	furuncle of upper limb			
L02.404			上肢痈	上肢癰	carbuncle of upper limb			臂痈;臑痈
L02.405			手部疖	手部癤	furuncle of hand			托盘疔;虎口疔;
L02.406			手部痈	手部癰	carbuncle of hand			手发背 ;手背发
L02.407			手脓肿	手膿瘍	abscess of hand			
L02.408			腿部疖	腿部癤	furuncle of leg			
L02.409			腿部痈	腿部癰	carbuncle of leg			三里发;委中毒;膝痈;膝弯痈;股痈
L02.410			腿脓肿	腿膿瘍	abscess of leg			
L02.411			足部疖	足部癤	furuncle of foot			足底疔
L02.412			足部痈	足部癰	carbuncle of foot			厉疽;足痈;丫痈
L02.413			足脓肿	足膿瘍	abscess of foot			
L02.417		L03.010:	指/趾端化脓	指/趾端化膿	panaritium			指疔;肿疡
L02.802			头部疖	頭部癤	furuncle of head			眉心疔;眉心疽
L02.803			头部皮肤脓肿	頭部皮膚膿瘍	head abscess of skin			
L02.804			头部痈	頭部癰	carbuncle of head			脑疽;顶门疽;脑中痈;脑灼;玉顶疽;玉顶发;百会疽;佛顶疽;顶门疽;侵脑疽;透脑疽;脑痈
L02.901		L02.930:	疖病	癤病	furunculosis	多发性疖病	multiple furunculosis	疖病

主码	附码	皮码	中文病名	繁体病名	英文病名	同义中文病名	同义英文病名	中医病名
L02.902			多发性脓肿	多發性膿瘍	multiple abscess			
L02.903		L02.920：	疖	癤	furuncle;boils			疖;疔;疮;疔疮;疔疽;疔肿;石疖;无头疖;有头疖
L02.904		L02.950：	脓肿	膿瘍	abscess			脓肿
L02.906			新生儿疖病	新生兒癤病	neonatal furunculosis			
L02.907			痈	癰	carbuncle			痈;痈;疽;疮;发
L02.908		L02.910：	崩蚀性脓肿	崩蝕性膿瘍	phagadenic abscess			肿疡;烂疔
L03.001		L03.020：	甲沟炎	甲溝炎 化膿性甲溝炎	perionychia pyogenic paronychia	急性甲沟炎 急性细菌性甲沟炎	acute perionychia acute bacterial paronychia	 蛇眼疔;沿甲疔;指疔;蛇背疔;脱甲疳;鱼肚痈
L03.002			甲床炎	甲床炎	onychia			
L03.003			甲周炎	指/趾甲周圍炎	periungual infection			
L03.004			指蜂窝织炎	手指蜂窩組織炎	cellulitis of finger			
L03.005			指甲床炎	指甲床炎	unguinal lactulitis; infection of nail bed			
L03.006			指甲沟脓肿	指甲溝膿瘍	pyonychia			
L03.007			指甲沟炎	指甲溝炎	paronychia of finger;unguis paronychia			
L03.008			趾甲沟炎	趾甲溝炎	paronychia of toe; unguis valleculitis			
L03.101			臂蜂窝织炎	臂蜂窩組織炎	cellulitis of arm			臂痈;鬼火丹
L03.102			髂窝蜂窝织炎	髂窩蜂窩組織炎	cellulitis of iliac region			
L03.103			手蜂窝织炎	手蜂窩組織炎	cellulitis of hand			手发背
L03.104			腿蜂窝织炎	腿蜂窩組織炎	cellulitis of leg			
L03.105			腕蜂窝织炎	腕蜂窩組織炎	cellulitis of wrist			
L03.106			足蜂窝织炎	足蜂窩組織炎	cellulitis of foot			足背发;足发背
L03.201			颌部蜂窝织炎	頜部蜂窩組織炎	cellulitis of jaw			
L03.202			颌下区蜂窝织炎	頜下區蜂窩組織炎	cellulitis of submandibular region			锁喉痈
L03.203		L03.200：	面部蜂窝织炎	顏面部蜂窩組織炎	cellulitis of face			面发
L03.301		L03.300：	躯干部蜂窝织炎	軀幹部蜂窩組織炎	cellulitis of trunk			
L03.304			臀蜂窝织炎	臀蜂窩組織炎	cellulitis of buttock			臀发
L03.801			颈部蜂窝织炎	頸部蜂窩組織炎	cellulitis of neck			
L03.901		L03.900：	蜂窝织炎	蜂窩組織炎	cellulitis			发;痈
L03.902			坏疽性蜂窝织炎	壞疽性蜂窩組織炎	gangrenous cellulitis			发
L03.904			溶血性链球菌性坏疽	溶血性鏈球菌性壞疽	hemolytic streptococcal gangrene			
L03.905	B96.804	A69.010	螺杆菌性蜂窝织炎	螺桿菌性蜂窩組織炎	helicobacter cellulitis			

主码	附码	皮码	中文病名	繁体病名	英文病名	同义中文病名	同义英文病名	中医病名
L03.905			肺炎球菌性蜂窝织炎	肺炎球菌性蜂窩組織炎	pneumococcal cellulitis			
L04.004		L04.000：	面、头、颈急性淋巴结炎	面、頭、頸急性淋巴腺炎	acute lymphadenitis of face, head ,neck			
L04.101			躯干急性淋巴结炎	軀幹急性淋巴腺炎	acute lymphadenitis of trunk			
L04.203		L04.200：	上肢急性淋巴结炎	上肢急性淋巴腺炎	acute lymphadenitis of upper limb			疮建;靳根
L04.302		L04.300：	下肢急性淋巴结炎	下肢急性淋巴腺炎	acute lower limb lymphadenitis			
L04.901			化脓性淋巴结炎	化膿性淋巴腺炎	purulent lymphadenitis			
L04.902			坏死性淋巴结炎	壞死性淋巴腺炎	necrotising lymphadenitis			
L04.903		L04.920：	急性淋巴管炎	急性淋巴管炎	acute lymphangitis			红丝疔;血箭疔;血丝疮;红演疔;红演儿;赤疔;金丝癣疮;紫疥斑;血络疔;红丝走窜
L04.904		L04.900：	急性淋巴结炎	急性淋巴腺炎	acute lymphadenitis			疮建;疮根
L04.909			坏死增生性淋巴结病	壞死增生性淋巴結病變	necrotizing hyperplastic lymphadenopathy			
L04.911		L04.910：	淋巴结脓肿	淋巴結膿瘍	abscess of lymph node			
L05.002		L05.000：	藏毛脓肿	藏(潛)毛膿瘍 不併瘻管藏(潛)毛膿瘍	pilonidal abscess pilonidal abscess without fistula	 不伴瘘藏毛脓肿	 pilonidal abscess without fistula	
L05.003		L05.010：	藏毛脓肿伴瘘	併瘻管藏(潛)毛膿瘍	pilonidal abscess with fistula			
L05.901			藏毛囊肿	藏毛囊腫	pilonidal cyst			
L05.903		L05.920：	藏毛窦	藏毛竇	pilonidal sinus			
L05.904		L05.930：	藏毛瘘	藏毛瘺	pilonidal fistula			
L05.905			先天性背部皮肤窦道	先天性背部皮膚竇	dorsal dermal sinuses of congenital origin			
L08.001		L40.380：	脓疱性细菌疹	膿疱性細菌疹 持久性膿疱性汗疱疹 Andrews 氏膿疱性細菌疹	pustular bacterid persistent pustular pompholyx pustular bacterid Andrews	安德鲁斯病 持久性脓疱性汗疱疹 安德鲁斯脓疱性细菌疹	Andrews's disease persistent pustular pompholyx pustular bacterid Andrews	
L08.003		L08.000：	脓皮病	膿皮症	pyoderma	脓皮病(细菌性)	pyoderma (bacterial)	溃疡
L08.007		L08.010：	化脓性皮炎	化膿性皮膚炎	purulent dermatitis	脓性皮炎	pyodermatitis	
L08.008			慢性潜行性穿掘性溃疡	慢性穿鑿性竇道性潰瘍 慢性膿腫性穿鑿性竇道性潰瘍	chronic undermining burrowing ulcer pyoderma chronica absceden et suffodiens	 慢性脓肿性穿掘性脓皮病	 pyoderma chronica absceden et suffodiens	
L08.009			面部脓皮病	顏面膿皮症	pyoderma faciale	暴发性红斑痤疮	rosacea fulminans	面疮

主码	附码	皮码	中文病名	繁体病名	英文病名	同义中文病名	同义英文病名	中医病名
				猛暴性酒渣	rosacea fulminans	暴发性酒渣鼻	rosacea fulminans	
L08.010			慢性乳头状溃疡性脓皮病	慢性乳突狀潰瘍性膿皮症	pyoderma chronica papillaris et exulcerans	慢性溃疡性脓皮病	pyodema chronica exulcerans	溃疡
L08.011		L08.000：	手足浅表性大疱性脓皮病	手足表淺性水疱性膿皮症	superficial bullous pyoderma of hand or foot			浸淫疮;烂皮野疮
L08.012		L08.050：	下疳样脓皮病	下疳樣膿皮症	chancriform pyoderma			溃疡
L08.101		L08.100：	棒状杆菌癣样红斑	棒狀桿菌癬樣紅斑	dermatomycoid erythema corynebacteris			赤癣;丹癣
				紅癬	erythrasma	红癣	erythrasma	
L08.801			背部感染性窦道	背部感染性竇道	infective sinus tract of back			
L08.803			皮肤感染性窦道	皮膚感染性竇	cutaneous infective sinus			
L08.811			增生性脓皮病	增殖性膿皮症	pyoderma vegetans	增殖性良性天疱疮	benign pemphigus vegetans	
				增殖性皮膚炎	dermatitis vegetans	增生性皮炎	dermatitis vegetans	
L08.812			葡萄球菌擦烂	葡萄球菌性對磨疹	staphylococcal intertrigo			
L08.813			肛周链球菌感染	肛門周圍鏈球菌感染	perianal streptococcal infection			
L08.814			链球菌性女阴阴道炎	鏈球菌性女陰陰道炎	streptococcal vulvovaginitis			
L08.815			皮下感染性坏死	壞死性皮下感染	necrotizing subcutaneous infection			
L08.816		L08.806：	链球菌性擦烂	鏈球菌性對磨疹	streptococcal intertrigo			
L08.817		L08.810：	革兰阴性菌趾蹼感染	革蘭氏陰性菌趾縫感染	Gram – negative infection of toe web			
L08.818		L08.830：	深脓疱疮	臁瘡	ecthyma	臁疮	ecthyma	脓窝疮;脓窠疮
L08.819		L08.840：	脓疱性毛囊炎	膿疱性毛囊炎	pustular folliculitis			
L08.820		L08.842：	革兰阴性菌毛囊炎	革蘭氏陰性菌毛囊炎	Gram – negative folliculitis			
L08.821		L08.850：	窝状角质松解症	凹陷性角質分解症	pitted keratolysis	凹陷性角质松解症	pitted keratolysis	脚蜂窝
				痘痕狀剝落性皮膚炎	varioliformis exfoliativa dermatitis			
				足蹠角質分解症	keratolysis plantare sulcatum	沟状跖部角质松解症	keratolysis plantare sulcatum	
L08.901			头面颈部皮肤感染	頭面頸部皮膚感染	head, face or neck infection of skin			
L08.902			颞皮肤感染	顳部皮膚感染	temple infection of skin			太阳疽;太阳疽
L08.903			颈软组织感染	頸軟組織感染	soft tissue infection of neck			
L08.904			臀皮肤感染	臀部皮膚感染	buttock infection of skin			锐疽
L08.905			躯干皮肤感染	軀幹皮膚感染	trunk infection of skin			井疽(胸部)
L08.906			手皮肤感染	手皮膚感染	hand infection of skin			
L08.907		L08.900：	皮肤感染	皮膚感染	infection of skin	皮肤炎症	inflammation of skin	

主码	附码	皮码	中文病名	繁体病名	英文病名	同义中文病名	同义英文病名	中医病名
L08.908			腹壁感染	腹壁感染	infection of abdominal wall			脐疮；腹皮痈；冲痈；吓痈；幽痈；脐上疽；脐痈脐疮；脐痈
L08.909			会阴部软组织感染	會陰部軟組織感染	soft tissue infection of perineum			骑马痈
L08.911			上肢感染	上肢感染	infection of upper limb			
L08.913			脐部感染	臍部感染	infection of umbilicus			脐疮
L08.914			手指感染	手指感染	infection of fingers			指疔；蛇胆疔；蛇腹疔；蛇节疔；蛇背疔
L08.915			下肢皮肤感染	下肢皮膚感染	lower limb infection of skin			股胫疽
L08.916			下肢软组织感染	下肢軟組織感染	lower limb soft tissue infection			股胫疽
L08.917			肢体皮肤感染	肢體皮膚感染	limbs infection of skin			
L08.918			足皮肤感染	足部皮膚感染	foot infection of skin			
L08.919			足软组织感染	足軟組織感染	soft tissue infection of foot			
L08.920			软组织感染	軟組織感染	soft tissue infection			
L08.930			职业性感染性皮肤病	職業性感染性皮膚病	occupational infective skin diseases			
L08.931		L08.802：	感染性瘢痕	感染疤痕	infected cicatrix；infected scar			
L10.001		L10.000：	寻常型天疱疮	尋常性天疱瘡	pemphigus vulgaris			
L10.002			幼年寻常型天疱疮	幼年尋常性天疱瘡	juvenile pemphigus vulgaris			
L10.003			牙龈寻常型天疱疮	牙齦尋常性天疱瘡	gingival pemphigus vulgaris			
L10.101		L10.120：	增生型天疱疮	增生性天疱瘡	pemphigus vegetans			
				Hallopeau 氏增生性天疱瘡	pyodermite végétante of Hallopeau	哈洛漂增殖性脓皮症	pyodermite végétante of Hallopeau	
				Neumann 氏增生性天疱瘡	Neumann's pemphigus vegetans	诺伊曼增生型天疱疮	Neumann's pemphigus vegetans	
L10.201		L10.200：	落叶型天疱疮	落葉性天疱瘡	pemphigus foliaceus	卡泽纳夫病	Cazenave's disease	
L10.301		L10.300：	巴西天疱疮	巴西天疱瘡	Brazilian pemphigus			
				流行性落葉性天疱瘡	fogo selvagen	流行性落叶性天疱疮	fogo selvagen	
				Amendola 氏徵候群	Amendola's syndrome	阿门多拉综合征	Amendola's syndrome	
				野火天疱瘡	wildfire pemphigus	野火天疱疮	wildfire pemphigus	
L10.401		L10.400：	红斑型天疱疮	紅斑性天疱瘡	pemphigus erythematosus			
				薛尼爾－烏修氏徵候群	Senear－Usher syndrome	塞尼尔－厄舍综合征	Senear－Usher syndrome	
L10.501		L10.500：	药物性天疱疮	藥物所致天疱瘡	pemphigus due to drug；drug induced pemphigus			
L10.801			疱疹样天疱疮	疱疹性天疱瘡	pemphigus herpetiformis			
L10.803		L10.820：	副肿瘤性天疱疮	副腫瘤性天疱瘡	paraneoplastic pemphigus			
L10.804			IgA 天疱疮	IgA 型天疱瘡	IgA pemphigus			

主码	附码	皮码	中文病名	繁体病名	英文病名	同义中文病名	同义英文病名	中医病名
L10.805			屠夫天疱疮	屠夫天疱瘡	butcher's pemphigus			
L10.806			接触性天疱疮	接觸性天疱瘡	contact pemphigus			
L10.901		L10.900：	天疱疮	天疱瘡	pemphigus			天疱疮；天泡疮
L11.002			获得性毛囊角化病	後天性毛囊角化症 Ormsby 氏徵候群 線狀達理埃氏病	acquired keratosis follcularis Ormsby's syndrome linear Darier's disease	线状毛囊角化病 奥姆斯比综合征 线状达里埃病	linear keratosis follcularis Ormsby's syndrome linear Darier's disease	
L11.102		L11.100：	暂时性棘层松解性皮病	暫時性棘層鬆解性皮膚病	transient acantholytic dermatosis	格罗弗病	Grover's disease	
L11.802			持久性棘层松解性皮病	持久性棘層鬆解性皮膚病	persistent acantholytic dermatosis			
L11.803			复发性线形棘层松解性皮病	復發性線形棘層鬆解性皮膚病	relapsing linear acantholytic dermatosis			
L11.810			良性丘疹性暂时性棘层松解性皮病	良性丘疹性暫時性棘層鬆解性皮膚病	benign papular transient acantholytic dermatosis			
L11.901		L11.900：	棘层松解	棘層鬆解	acantholysis			
L12.001		L12.000：	大疱性类天疱疮	水疱性類天疱瘡	bullous pemphigoid			
L12.002			泛发性皮肤型类天疱疮	廣泛性皮肤型类天疱疮	generalized cutaneous pemphigoid			
L12.101			瘢痕性类天疱疮	疤痕性類天疱瘡	cicatricial pemphigoid	良性黏膜类天疱疮	benign mucosal pemphigoid	
L12.102		L12.110：	布鲁斯丁－裴瑞型瘢痕性类天疱疮	布鲁斯丁－裴瑞氏疤痕性类天疱疮	cicatricial pemphigoid, Brunsting－Perry type	增殖性瘢痕性类天疱疮	cicatricial pemphigoid vegetans	
L12.103		L12.120：	黏膜类天疱疮性瘢痕性结膜炎	黏膜性類天疱瘡所致疤痕性結合膜炎	cicatricial conjunctivitis due to mucous membrane pemphigoid			
L12.201			幼年疱疹样皮炎	幼年疱疹樣皮膚炎	juvenile dermatitis herpetiformis			
L12.202			局限型疱疹样皮炎	限界型疱疹樣皮膚炎	localized dermatitis herpetiformis			
L12.203		L12.200：	儿童慢性大疱性皮病	兒童慢性水疱性皮病	chronic bullous dermatosis of childhood; CBDC	儿童良性慢性大疱性皮病	benign chronic bullous dermatosis of childhood	
L12.204		L12.210：	幼年类天疱疮	幼年型類天疱瘡	juvenile pemphigoid	儿童类天疱疮	children pemphigoid	
L12.301		L12.300：	获得性大疱性表皮松解症	後天性水疱性表皮鬆解症 真皮松解性類天疱瘡	epidermolysis bullosa acquisita; acquired epidermolysis bullosa dermaolytic pemphigoid	 真皮松解性类天疱疮	 dermolytic pemphigoid	
L12.302		L12.310：	药物获得性表皮松解症	藥物引發後天性表皮鬆解症	epidermolysis acquisata due to drug			
L12.801			慢性局限性类天疱疮	慢性限界性類天疱瘡	chronic localized pemphigoid			
L12.802			脂溢性类天疱疮	脂漏性類天疱瘡	seborrheic pemphigoid			
L12.803			透明板深层类天疱疮	深層透明板類天疱瘡	deep lamina lucida pemphigoid			
L12.804			出汗不良型类天疱疮	出汗不良型類天疱瘡	dyshidrosiform pemphigoid			

主码	附码	皮码	中文病名	繁体病名	英文病名	同义中文病名	同义英文病名	中医病名
L12.805			红斑水肿性类天疱疮	紅斑水腫性類天疱瘡	erythematous and edematous pemphigoid			
L12.806			红皮病性大疱性类天疱疮	紅皮病性水疱性類天疱瘡	erythrodermic bullous pemphigoid			
L12.807			泛发性瘢痕性类天疱疮	廣泛性疤痕性類天疱瘡	generalized scarring pemphigoid			
L12.809			结节性类天疱疮	結節性類天疱瘡	nodular pemphigoid			
L12.810			多形性类天疱疮	多形性類天疱瘡	pleomorphous pemphigoid			
L12.811			残肢性类天疱疮	殘肢性類天疱瘡	stump pemphigoid			
L12.812			易感性类天疱疮	易感性類天疱瘡	susceptibility pemphigoid			
L12.813			荨麻疹大疱性类天疱疮	蕁麻疹水疱性類天疱瘡	urticarial bullous pemphigoid			
L12.814			增殖性类天疱疮	增殖性類天疱瘡	pemphigoid vegetans			
L12.815			局限性无瘢痕(胫前)大疱性类天疱疮	限界性無疤痕(脛前)大疱性類天疱瘡	localized nonscarring(pretibial) bullous pemphigoid			
L12.816			黏膜型类天疱疮/剥脱性齿龈炎	黏膜型類天疱瘡/剝脫性齒齦炎	mucosal pemphigoid/desquamative gingivitis			
L12.901		L12.900：	类天疱疮	類天疱瘡 老年性疱疹樣皮炎	pemphigoid dermatitis herpetiformis senilis	老年性天疱疮 老年性疱疹样皮炎	senile pemphigus dermatitis herpetiformis senilis	天疱疮
L13.001		L13.000：	疱疹样皮炎	疱疹樣皮膚炎 杜林－布洛克氏病	dermatitis herpetiformis Duhring－Brocq disease	杜林病 杜林－布劳克病	Duhring's disease Duhring－Brocq disease	火赤疮；蜘蛛疮
L13.102		L13.100：	角层下脓疱性皮病	角質層下膿疱性皮膚病 史納得－威京生氏徵候群	subcorneal pustular dermatosis Sneddon－Wilkinson syndrome	杜林－斯内登－威尔金森综合征 斯内登－威尔金森综合征	Duhring－Sneddon－Wilkinson syndrome Sneddon－Wilkinson syndrome	
L13.801			线状 IgA 皮病	線狀 IgA 皮膚病	linear IgA dermatosis	线状 IgA 大疱性皮病	linear IgA bullous dermatosis	
L13.803			表皮内嗜中性 IgA 皮病	表皮內嗜中性球 IgA 皮膚病	intraepidermal neutrophilic IgA dermatosis			
L13.804			副肿瘤性混合大疱性皮病	副腫瘤性混合水疱性皮膚病	paraneoplastic mixed bullous skin disease			
L13.806		L13.800：	免疫性大疱性病，未分类	免疫性水疱病，未分類	immunobullous disorder, unclassifiable			
L13.807		L13.810：	儿童线状 IgA 病	兒童線狀 IgA 病	Linear IgA disease of childhood	儿童线状 IgA 大疱性皮病	childhood form of linear IgA bullous dermatosis	
L13.808		L13.820：	成人线状 IgA 病	成人線狀 IgA 病	linear IgA disease of adulthood	成人线状 IgA 大疱性皮病	adult form of linear IgA bullous dermatosis	
L13.809		L13.900：	大疱性皮炎	水疱性皮膚炎	bullous dermatitis	大疱病	bullous disorder	
L20.001		L20.000：	痒疹性特应性皮炎	癢疹性異位性皮膚炎	prurigo atopic dermatitis	白斯尼痒疹	Besnier's prurigo	

主码	附码	皮码	中文病名	繁体病名	英文病名	同义中文病名	同义英文病名	中医病名
				貝斯尼耶氏素質性癢疹	Besnier's prurigo diathesique			
L20.801			全身性神经性皮炎	全身性神經皮膚炎	universal neurodermatitis			顽癣
L20.802			全身性湿疹	全身性濕疹	universal eczema; eczema universale			浸淫疮
L20.804		L20.804:	反转型特应性皮炎	反轉型異位性皮膚炎	inverse pattern atopic dermatitis			
L20.806		L20.816:	婴儿湿疹	嬰兒濕疹	infantile eczema; eczema infantum	婴儿特应性皮炎	infantile atopic dermatitis	奶癣;胎癣;胎毒;乳癣;奶腥疮;干胎瘢;湿胎瘢;胎瘢疮;干瘢;湿敛
L20.809			儿童湿疹	兒童濕疹	childhood eczema			
L20.810		L20.802:	盘状特应性皮炎	錢幣狀異位性皮膚炎	discoid pattern atopic dermatitis			
L20.811		L20.806:	毛囊性特应性皮炎	毛囊性異位性皮膚炎	follicular atopic dermatitis			
L20.812		L20.810:	屈侧特应性皮炎	屈側異位性皮膚炎	flexural atopic dermatitis	屈侧湿疹	flexural eczema	
L20.813		L20.828:	特应性手湿疹	異位性手濕疹	atopic hand eczema			
L20.814		L20.840	脓痂性特应性皮炎	膿痂性異位性皮膚炎	impetiginised atopic dermatitis			
L20.815		L20.850:	红皮病性特应性湿疹	紅皮病性異位性濕疹	erythrodermic atopic eczema			
L20.901		L20.900:	特应性皮炎	異位性皮膚炎	atopic dermatitis;AD			四弯风;奶癣;胎瘢疮;顽湿
				遺傳性過敏性皮膚炎	hereditary allergic dermatitis	遗传过敏性皮炎	hereditary allergic dermatitis	
				素質性濕疹	eczema constitutionalis	素质性湿疹	eczema constitutionalis	
				體質性神經性皮膚炎	neurodermatitis constitutionalis	体质性神经性皮炎	neurodermatitis constitutionalis	
				異位性濕疹	atopic eczema	异位性湿疹	atopic eczema	
				異位性皮膚炎	atopic dermatitis	异位性皮炎;阿脱性皮炎	atopic dermatitis	
				內源性濕疹	endogenous eczema	内源性湿疹	endogenous eczema	
				內源性神經性皮炎	endogenous neurodermatitis	内源性神经性皮炎	endogenous neurodermatitis	
				異位性皮膚炎,易感性	atopic dermatitis,susceptibility	特应性皮炎,易感性	atopic dermatitis,susceptibility	
L21.001		L21.030:	头皮糠疹	頭皮糠疹	pityriasis capitis	头皮单纯糠疹	pityriasis simplex capitis	白屑风;白皮癍;头皮白屑
				頭皮屑	dandruff	头皮屑	dandruff	
				幹性糠疹	pityriasis sicca	干性糠疹	pityriasis sicca	
L21.002			皮脂缺乏症		asteatosis			
L21.004		L21.020:	头部脂溢性皮炎	頭部脂漏性皮膚炎	seborrhoeic dermatitis of scalp	"摇蓝盖"	'cradle cap'	白屑风;白皮癍;头皮白屑
L21.005		L21.040:	脂溢性奶结痂	脂漏性奶結痂	seborrheic milk crust	脂溢性乳痂	milk crust seborrheic	
				乳痂	cradle cap	乳痂	cradle cap	
L21.101		L21.100:	婴儿脂溢性皮炎	嬰兒脂漏性皮膚炎	infantile seborrhoeic dermatitis			
L21.801		L21.840:	红皮病性脂溢性皮炎	紅皮病性脂漏性皮膚炎	erythrodermic seborrhoeic dermatitis			

主码	附码	皮码	中文病名	繁体病名	英文病名	同义中文病名	同义英文病名	中医病名
L21.901		L21.900:	脂溢性皮炎	脂漏性皮膚炎	seborrheic dermatitis	脂溢性湿疹	seborrheic eczema	面游风;白皮癣;面风;面上风;钮扣风;眉风癣;头风白屑;头白屑
				脂漏	seborrhea	皮脂溢出	seborrhea	白屑风;面游风;头风白屑
				溫納氏徵候群	Unna's syndrome	乌纳综合征	Unna's syndrome	
				油性皮脂溢出症	seborrhea oleosa	油性皮脂溢出症	seborrhea oleosa	
L22.x01		L22.x00:	尿布皮炎	尿布皮膚炎	diaper dermatitis; napkin dermatitis	尿布红斑	diaper erythema	臀红;湮尻疮;猴子疮;尿灶火丹
				臀部紅斑	buttock erythema	臀部红斑	buttock erythema	
				尿布疹	diaper rash	尿布疹	diaper rash	
				幹癬樣尿布疹	psoriasiform napkin rash	银屑病样尿布疹	psoriasiform napkin rash	
L22.x02		L22.x10:	尿布银屑病	尿布乾癬	napkin psoriasis	婴儿银屑病	infantile psoriasis	湮尻疮;猴子疮;红臀;尿灶火丹
L23.001		L23.000:	金属变应性接触性湿疹	金屬過敏性接觸性濕疹	allergic contact eczema due to metal	金属变态反应	allergy to metal	
L23.002		L23.010:	镍变应性接触性皮炎	鎳過敏性接觸性皮膚炎	nickel allergic contact dermatitis	镍皮炎	nickel dermatitis	
L23.003		L23.020:	铬酸盐变应性接触性皮炎	鉻酸鹽過敏性接觸性皮膚炎	chromate allergic contact dermatitis	铬皮炎	chromium dermatitis	
L23.101		L23.100:	塑料用胶或树脂系统性变应性接触性皮炎	塑膠用膠或樹脂系統性過敏性接觸性皮膚炎	plastic glue or resin systemic allergic contact dermatitis	合成树脂皮炎	synthetic resin dermatitis	
L23.201		L23.200:	化妆品变应性接触性皮炎	化妝品過敏性接觸性皮膚炎	cosmetic allergic contact dermatitis	化妆用具变应性接触性皮炎	toiletry allergic contact dermatitis	
L23.301		L23.300:	药物变应性接触性皮炎	藥物過敏性接觸性皮膚炎	allergic contact dermatitis due to drugs			
L23.401		L23.400:	染料变应性接触性皮炎	染料過敏性接觸性皮膚炎	allergic contact dermatitis due to dye			
L23.501		L23.530:	砌砖工变应性痒病	砌磚工過敏性癢病	bricklayer's allergic itch			
				水泥過敏性接觸性皮膚炎	cement allergic contact dermatitis	水泥变应性接触性皮炎	cement allergic contact dermatitis	
L23.502		L23.510:	橡胶皮炎	橡膠皮膚炎	rubber dermatitis	橡胶化学品变应性接触性皮炎	rubber chemical allergic contact dermatitis	
				過敏性橡膠接觸性濕疹	allergic contact eczema due to rubber	变应性橡胶接触性湿疹	allergic contact eczema due to rubber	
L23.503		L23.520:	农用化学品变应性接触性皮炎	農用化學品過敏性接觸性皮膚炎	agrochemical allergic contact dermatitis	杀虫剂变应性接触性皮炎	insecticide allergic contact dermatitis	
L23.504		L23.540:	塑料变应性接触性皮炎	塑膠過敏性接觸性皮膚炎	plastic allergic contact dermatitis			

主码	附码	皮码	中文病名	繁体病名	英文病名	同义中文病名	同义英文病名	中医病名
L23.601			面包师变应性痒病	麵包師過敏性癢病	baker's allergic itch			
L23.701			报春花类植物变应性接触性皮炎	報春花類植物過敏性接觸性皮膚炎	primrose allergic contact dermatitis	报春花类植物接触性皮炎	primrose contact dermatitis	
L23.702			菊科植物变应性接触性皮炎	菊科植物性接觸性皮膚炎	compositae allergic contact dermatitis			
L23.703			百合科植物变应性接触性皮炎	百合科植物過敏性接觸性皮膚炎	liliaceae allergic contact dermatitis			
L23.704			火草变应性接触性皮炎	火草過敏性接觸性皮膚炎	senecio jacobaea allergic contact dermatitis	火草接触性皮炎	senecio jacobaea contact dermatitis	
L23.705		L23.700：	植物变应性接触性皮炎	植物過敏性接觸性皮膚炎	plant allergic contact dermatitis			
L23.706			苔藓类和地衣类变应性接触性皮炎	苔癬類及地衣類過敏性接觸性皮膚炎	lichens and liverworts allergic contact dermatitis			
L23.801			系统性再激活性接触性皮炎	系統性再激活接觸性皮膚炎	systemically reactivated contact dermatitis			
L23.802			气传接触性皮炎	空氣傳播的接觸性皮膚炎	airborne contact dermatitis	气传变应性接触性皮炎	airborne allergic contact dermatitis	
L23.901			过敏性皮炎	過敏性皮膚炎	allergic dermatitis			
L23.904			职业性变应性接触性皮炎	職業性過敏性接觸性皮膚炎	occupational allergic contact dermatitis			
L24.002		L24.000：	洗涤剂和潮湿工作刺激性接触性皮炎	洗滌及潮濕工作刺激性接觸性皮膚炎	detergents and wet work irritant contact dermatitis			
L24.101		L24.100：	油及油脂刺激性接触性皮炎	油及油脂刺激性接觸性皮膚炎	irritant contact dermatitis due to oils and greases			
L24.201			氯化物刺激性接触性皮炎	氯化物刺激性接觸性皮膚炎	irritant contact dermatitis due to chlorocompound			
L24.202			环已烷刺激性接触性皮炎	環已烷刺激性接觸性皮膚炎	irritant contact dermatitis due to cyclohexane			
L24.203			酯刺激性接触性皮炎	酯刺激性接觸性皮膚炎	irritant contact dermatitis due to ester			湿疮
L24.205			烃刺激性接触性皮炎	碳氫類刺激性接觸性皮膚炎	irritant contact dermatitis due to hydrocarbon			
L24.206			酮刺激性接触性皮炎	酮刺激性接觸性皮膚炎	irritant contact dermatitis due to ketone			
L24.207			丙酮刺激性接触性皮炎	丙酮刺激性接觸性皮膚炎	irritant contact dermatitis due to acetone			
L24.209			甲苯刺激性接触性皮炎	甲苯刺激性接觸性皮膚炎	irritant contact dermatitis due to toluene			
L24.210			四氯乙烯刺激性接触性皮炎	四氯乙烯刺激性接觸性皮膚炎	irritant contact dermatitis due to tetrachlorethylene			

主码	附码	皮码	中文病名	繁体病名	英文病名	同义中文病名	同义英文病名	中医病名
L24.211			涂料溶剂刺激性接触性皮炎	塗料溶劑刺激性接觸性皮膚炎	irritant contact dermatitis due to paint solvents			
L24.212			石油产品刺激性接触性皮炎	石油產品刺激性接觸性皮膚炎	irritant contact dermatitis due to petroleum products			
L24.213		L24.200:	溶剂刺激性接触性皮炎	溶劑刺激性接觸性皮膚炎	irritant contact dermatitis due to solvents			
L24.204			乙二醇刺激性接触性皮炎	乙二醇刺激性接觸性皮炎	irritant contact dermatitis due to glycol			
L24.215			醇类刺激性接触性皮炎	醇類刺激性接觸性皮膚炎	irritant contact dermatitis due to alcohols			
L24.301		L24.300:	化妆品刺激性接触性皮炎	化妝品刺激性接觸性皮膚炎	irritant contact dermatitis due to cosmetics			
L24.401		L24.400:	药物接触皮肤刺激性接触性皮炎	藥物接觸皮膚刺激性接觸性皮膚炎	irritant contact dermatitis due to drugs in contact with skin			
L24.501		L24.500	腐蚀剂类刺激性接触性皮炎	腐蝕劑類刺激性接觸性皮膚炎	caustics irritant contact dermatitis			
L24.502		L24.520:	水泥刺激性接触性皮炎	水泥刺激性接觸性皮膚炎	cement irritant contact dermatitis	砌砖工刺激性痒病	bricklayer's irritant itch	
L24.601		L24.610	食物接触皮肤刺激性接触性皮炎	食物接觸皮膚刺激性接觸性皮膚炎	irritant contact dermatitis due to food in contact with skin			
L24.602		L24.710	面包师刺激性痒病	麵包師刺激性癢病	baker's irritant itch			
L24.701		L24.700:	接触植物刺激性接触性皮炎	接觸植物刺激性接觸性皮膚炎	contact with plant irritant contact dermatitis			
L24.802			隐翅虫皮炎	隱翅蟲皮膚炎	paederus dermatitis			蠼螋伤
L24.804			斑蝥皮炎	斑蝥皮膚炎	blister beetle dermatitis	发疱甲虫皮炎	blister beetle dermatitis	斑蝥伤
L24.805		L24.80	铬酸盐刺激性接触性皮炎	鉻酸鹽刺激性接觸性皮膚炎	chromate irritant contact dermatitis			
L24.901		L24.910:	累积刺激性接触性皮炎	累積刺激性接觸性皮膚炎	cumulative irritant contact dermatitis			
L24.901		L24.920:	累积损伤刺激性接触性皮炎	累積損傷刺激性接觸性皮膚炎	irritant contact dermatitis due to cumulative insult	累积损伤刺激性接触性皮炎	irritant contact dermatitis due to cumulative insult	
L24.901			职业性刺激性接触性皮炎	職業性刺激性接觸性皮膚炎	occupational irritant contact dermatitis			
				職業性物理刺激性接觸性皮膚炎	occupational physical irritant contact dermatitis	职业性物理刺激性接触性皮炎	occupational physical irritant contact dermatitis	
L24.902			刺激性接触性皮炎	刺激性接觸性皮膚炎	irritant contact dermatitis	刺激性皮炎	irritant dermatitis	
L24.902		L24.930:	急性刺激性接触性湿疹	急性刺激性接觸性濕疹	acute irritant contact eczema			
L24.902		L24.940:	慢性刺激性接触性湿疹	慢性刺激性接觸性濕疹	chronic irritant contact eczema			

主码	附码	皮码	中文病名	繁体病名	英文病名	同义中文病名	同义英文病名	中医病名
L25.001	Y56.802		化妆品皮炎	化妆品皮膚炎 化妝品接觸性皮膚炎	cosmetic dermatitis contact dermatitis induced by cosmetics	化妆品过敏 化妆品接触性皮炎	allergy by cosmetics contact dermatitis induced by cosmetics	
L25.104			清洁剂接触性皮炎	清潔劑接觸性皮膚炎	cleaning agents contact dermatitis			
L25.105			润滑剂接触性皮炎	潤滑劑接觸性皮膚炎	lubricant contact dermatitis			
L25.106			保护剂接触性皮炎	保護劑接觸性皮膚炎	protective agents contact dermatitis			
L25.107			光敏剂接触性皮炎	光过敏接觸性皮膚炎	photosensitization agents contact dermatitis			
L25.108			腐蚀剂接触性皮炎	腐蝕劑接觸性皮膚炎	caustic agents contact dermatitis			
L25.110			脱毛剂接触性皮炎	脫毛劑接觸性皮膚炎	depilatory agents contact dermatitis			
L25.111			防晒剂接触性皮炎	防曬劑接觸性皮膚炎	sunscreens agents contact dermatitis			
L25.112			着色剂接触性皮炎	著色劑接觸性皮膚炎	pigmenting agents contact dermatitis			
L25.113			除臭剂接触性皮炎	除臭劑接觸性皮膚炎	deodorization agents contact dermatitis			
L25.114			脱色剂接触性皮炎	脫色劑接觸性皮膚炎	decolorants agents contact dermatitis			
L25.115			减肥剂接触性皮炎	減肥劑接觸性皮膚炎	weight reduction agents contact dermatitis			
L25.116			抗真菌剂接触性皮炎	抗黴菌劑接觸性皮膚炎	antifungal agents contact dermatitis			
L25.117			抗感染剂接触性皮炎	抗感染劑接觸性皮膚炎	antiinfective agents contact dermatitis			
L25.118			抗结核药接触性皮炎	抗結核藥接觸性皮膚炎	antituberculotics contact dermatitis			药毒疹
L25.119			抗麻风药接触性皮炎	抗痲瘋藥接觸性皮膚炎	antileprotics contact dermatitis			
L25.120	Y41.501		抗病毒剂接触性皮炎	抗病毒劑接觸性皮膚炎	antiviral agents contact dermatitis			
L25.121	Y41.401		抗寄生虫剂接触性皮炎	抗寄生蟲劑接觸性皮膚炎	antiparasitics agents contact dermatitis			
L25.122			消炎药接触性皮炎	消炎藥接觸性皮膚炎	anti－inflammatory drugs cont－act dermatitis			药毒疹
L25.123			止痒药接触性皮炎	止癢藥接觸性皮膚炎	antipruritics drugs contact dermatitis			

主码	附码	皮码	中文病名	繁体病名	英文病名	同义中文病名	同义英文病名	中医病名
L25.124			收敛剂接触性皮炎	收斂劑接觸性皮炎	astrictive contact dermatitis			
L25.125			凡士林皮炎	凡士林皮膚炎	petrolatum dermatitis			
L25.126			灌肠剂接触性皮炎	灌腸劑接觸性皮膚炎	enema agents contact dermatitis	灌肠疹	enema rash	
L25.127	Y49.301		氯丙嗪皮炎	氯丙嗪皮膚炎	chlorpromazine dermatitis			
L25.128			角质分离剂接触性皮炎	角質分解劑接觸性皮膚炎	keratolytics contact dermatitis			
L25.129			角质促成剂接触性皮炎	角質促成劑接觸性皮膚炎	keratoplastics contact dermatitis			
L25.130			治疗毛发药接触性皮炎	治療毛髮藥接觸性皮膚炎	hair treatment drugs contact dermatitis			药毒疹
L25.131	Y42.003		糖皮质激素类药接触性皮炎	醣皮質激素類藥接觸性皮炎	glucocorticoid drugs contact dermatitis			
L25.132			性激素类药接触性皮炎	性荷爾蒙類藥接觸性皮膚炎	sex hormones drugs contact dermatitis			
L25.133	Y43.002		抗过敏类药接触性皮炎	抗過敏類藥接觸性皮膚炎	antiallergics drugs contact dermatitis			
L25.134			免疫调节药接触性皮炎	免疫調節藥接觸性皮膚炎	immunoregulation drugs contact dermatitis			
L25.135			维生素类药接触性皮炎	維生素類藥接觸性皮膚炎	vitamins drugs contact dermatitis			
L25.136			维 A 酸类药接触性皮炎	維他命 A 酸類藥接觸性皮膚炎	tretinoins drugs contact dermatitis			
L25.137			抗肿瘤类药接触性皮炎	抗腫瘤類藥接觸性皮膚炎	antineoplastics drugs contact dermatitis			
L25.138			杀精子药接触性皮炎	殺精子藥接觸性皮膚炎	spermicides contact dermatitis			
L25.139			中药制剂接触性皮炎	中藥製劑接觸性皮膚炎	Chinese traditional medicine agents contact dermatitis			
L25.140			药剂辅料接触性皮炎	藥劑輔料接觸性皮膚炎	medicinal preparations contact dermatitis			
L25.141			敷面纸剂接触性皮炎	敷面紙劑接觸性皮膚炎	facing paper agents contact dermatitis			
L25.201			染发剂皮炎	染髮皮膚炎	dermatitis due to hair dye; dyeing hair – induced dermatitis	对苯二胺皮炎	paraphenylene diamine dermatitis	
L25.202			染料接触性皮炎	染料接觸性皮膚炎	contact dermatitis due to dye			
L25.203			油彩皮炎	油彩皮膚炎	grease paint dermatitis	演员油彩皮炎	cosmetic dermatitis in players	粉花疮
L25.301			汞接触性皮炎	汞接觸性皮膚炎	mercury contact dermatitis	汞皮炎	mercury dermatitis	
L25.302			甲醛树脂皮炎	甲醛樹脂皮膚炎	formaldehyde resins dermatitis			
L25.303			磷皮炎	磷皮膚炎	phosphorus dermatitis			

主码	附码	皮码	中文病名	繁体病名	英文病名	同义中文病名	同义英文病名	中医病名
L25.305			氢氟酸皮炎	氫氟酸皮膚炎	hydrofluoric acid dermatitis			
L25.306			化学品接触性皮炎	化學品接觸性皮膚炎	chemicals contact dermatitis			
L25.307			溶剂类接触性皮炎	溶劑類接觸性皮膚炎	chemicals contact dermatitis			
L25.308			农药皮炎	殺蟲劑皮膚炎	pesticide dermatitis			农药咬;湿毒疮
L25.309			松节油皮炎	鬆節油皮膚炎	turpentine dermatitis			
L25.310			黏合剂皮炎	膠黏劑皮膚炎	adhesive dermatitis			
L25.311			氨皮炎	氨皮膚炎	ammonia dermatitis			
L25.312			乙酰氯化物皮炎	乙醯氯化物皮膚炎	dermatitis due to acetyl chloride compounds			
L25.313			碳氢化合物皮炎	碳氫化合物皮膚炎	hydrocarbon dermatitis			
L25.314			油漆皮炎	油漆皮膚炎	paint dermatitis			
L25.315			催泪气皮炎	催淚氣皮膚炎	tear gas dermatitis			
L25.316			沥青皮炎	瀝青皮膚炎	asphalt dermatitis			沥青疮
L25.317			百慕大群岛耐火海绵皮炎	百慕達群島耐火海綿皮膚炎	Bermuda fire sponge dermatitis			
L25.318			石油皮炎	石油皮膚炎	petroleum dermatitis			
L25.319			酚皮炎	酚皮膚炎	phenol dermatitis			
L25.401			蛋白质接触性皮炎	蛋白質接觸性皮膚炎	protein contact dermatitis			
L25.501			植物性接触性皮炎	植物性接觸性皮膚炎	plant contact dermatitis	植物皮炎	plant dermatitis	
L25.502			灌木皮炎	灌木皮膚炎	bush dermatitis			
L25.503			腰果壳油皮炎	腰果殼油皮膚炎	cashew nutshell oil dermatitis			
L25.504			海草皮炎	海草皮膚炎	dermatitis caused by seaweed			
L25.505			花粉皮炎	花粉皮膚炎	pollen dermatitis			
L25.506			蔬菜皮炎	蔬菜皮膚炎	vegetable dermatitis			
L25.507			辣椒辣素皮炎	辣椒辣素皮膚炎	capsaicin dermatitis	湖南手	Hunan hand	
L25.509			豚草皮炎	豚草皮膚炎	ragweed dermatitis			
L25.510			漆树皮炎	漆樹性皮膚炎	rhus dermatitis	生漆皮炎	lacquer dermatitis	漆疮[毒];漆毒;漆咬;湿疡;漆毒疮
L25.511			稻农皮炎	稻農皮膚炎	rice farmer dermatitis	稻田皮炎	paddy – field dermatitis	水渍疮;水田风;水田痒;水渍脚;鸭怪;痒水病
L25.512			芝麻皮炎	芝麻皮膚炎	sesame seed dermatitis			
L25.513			毒葛皮炎	毒葛皮膚炎	toxicodendron dermatitis			
L25.514			菜农皮炎	菜農皮膚炎	vegetable – farmer's dermatitis			
L25.515			麦收皮炎	麥收皮膚炎	wheat – harvest dermatitis	麦芒皮炎	dermatitis due to awn of wheat	大麦痒;麦疥
L25.516			海藻皮炎	海藻皮膚炎	seaweed dermatitis			
L25.801			昆虫皮炎	昆蟲皮膚炎	insect dermatitis			毒虫螫伤;恶虫叮咬伤
L25.802			季节性接触性皮炎	季節性接觸性皮膚炎	seasonal contact dermatitis			

主码	附码	皮码	中文病名	繁体病名	英文病名	同义中文病名	同义英文病名	中医病名
L25.803			系统性接触性皮炎	系統性接觸性皮膚炎	systemic contact dermatitis			
L25.804	W88.001		职业性放射性皮炎	職業性放射性皮膚炎	occupational radiation dermatitis			
L25.805			工业性皮炎	工業性皮膚炎	industrial dermatitis			
L25.806			颜面复发性皮炎	顏面再發性皮膚炎	facial recurrent dermatitis	女性颜面再发性皮炎	female facial recurrent dermatitis	
				顏面部復發性皮膚炎	facial recurrent dermatitis	颜面部复发性皮炎	facial recurrent dermatitis	
L25.807			家庭主妇皮炎	家庭主婦皮膚炎	housewife dermatitis			
				家庭主婦皮膚炎	housewives (waterfamilias) dermatitis	家庭主妇皮炎	housewives (waterfamilias) dermatitis	
L25.809			月经垫皮炎	月經墊皮膚炎	sanitary pad dermatitis			
L25.810			职业性浸渍及糜烂	職業性浸軟及糜爛	occupational maceration and erosion			
L25.811			理发师皮炎	理髮師皮膚炎	barber's dermatitis	理发师化学烫发皮炎	cold wearing dermatitis in hairdresser	
L25.812			皮毛皮炎	皮毛皮膚炎	dermatitis due to furs			
L25.813			小提琴手颈部皮炎	小提琴手頸部皮膚炎	dermatitis of neck of violinists			
				小提琴手之頸	fiddler's neck	小提琴手之颈	fiddler's neck	
L25.814			潜水装皮炎	潛水裝皮膚炎	diving - suit dermatitis			
L25.815			织物纤维性皮炎	織物纖維性皮膚炎	fabric fibre dermatitis			
L25.816			手套皮炎	手套皮膚炎	glove dermatitis			
L25.817			鞋皮炎	鞋皮膚炎	shoes dermatitis			
L25.818			纺织品皮炎	紡織品皮膚炎	textile dermatitis			
L25.819			助听器皮炎	助聽器皮膚炎	hearing - aid dermatitis			
L25.820			马桶皮炎	馬桶皮膚炎	toilet seat dermatitis			马桶癣
L25.820			气囊皮炎	安全氣囊皮膚炎	airbag dermatitis			
L25.821			屠宰屋湿疹	屠宰屋濕疹	slaughter house eczema	切割湿疹	gut eczema	
L25.822			沙土皮炎	沙土皮膚炎	sand dermatitis			
L25.823			磨擦性皮炎	磨擦性皮膚炎	frictional dermatitis			
L25.825			磨擦性出汗皮炎	磨擦性出汗皮膚炎	frictional sweat dermatitis			
L25.826	T56.801		钴皮炎	鈷皮膚炎	cobalt dermatitis			
L25.827			精液变应性疹	精液過敏皮膚疹	semen allergic eruption			
L25.828			截肢残端皮炎	截肢殘端皮膚炎	amputation stump dermatitis			
L25.828			衣物性皮炎	衣物性皮膚炎	clothing dermatitis			
L25.829			黑色皮肤划痕症	黑色皮膚劃痕症	black dermatographism	饰物过度色素沉着	ornamental hyperpigmentation	
L25.830			灭蚤 - 颈圈皮炎	灭蚤 - 頸圈皮膚炎	flea - collar dermatitis			
L25.831			浸渍皮炎	浸軟皮膚炎	maceration dermatitis			浸淫疮
L25.832			多戈海岸痒病	道格海岸瘙病；苔癬蟲病	Dogger bank itch	多戈海岸皮炎	Dogger bank dermatitis	

主码	附码	皮码	中文病名	繁体病名	英文病名	同义中文病名	同义英文病名	中医病名
L25.833	X25.901		毛虫皮炎	毛蟲皮膚炎	caterpillar dermatitis	刺毛虫皮炎	caterpillar dermatitis	射工伤；杨刺虫伤；瓦刺虫伤
L25.834			桑毛虫皮炎	桑毛蟲皮膚炎	Euproctis similis dermatitis; porthesia similis dermatitis			蚝虫伤；蛾毒；金蚕毒；蚝虫螫；八角毛伤；杨辣子螫伤；喇虫病；蚝虫螫伤；桑蛾毒伤
L24.835			松毛虫皮炎	鬆毛蟲皮膚炎	Dendrolimus dermatitis			松毛虫伤；松树痒
L24.836			茶毛虫皮炎	茶毛蟲皮膚炎	Euproctis pseudoconspersa dermatitis			茶毛虫伤
L25.901		L25.900:	接触性皮炎	接觸性皮膚炎	contact dermatitis			
L25.903			缫丝工皮炎	絲工作者皮膚炎	silkworker's dermatitis			
L25.905		L25.910:	职业性皮炎	職業性皮膚炎	occupational dermatitis	职业性接触性皮炎	occupational contact dermatitis	
L26.x01		L26.x00:	剥脱性皮炎	剝落性皮膚炎	exfoliative dermatitis			溻皮疮；脱皮疮；红皮；胎赤；王灼疮；王烂疮；雁来风；火丹疮；白火丹；赤火丹
				Wilson－Brocq 紅皮病	erythroderma Wilson－Brocq	威尔逊－布劳克红皮病	erythroderma Wilson－Brocq	
L26.x02		L30.806:	奥富吉丘疹性红皮病	太藤丘疹性紅皮病	Ofuji papuloerythroderma; papuloerythroderma Ofuji			
				丘疹性紅皮病	papuloerythroderma	丘疹性红皮病	papuloerythroderma	
L26.x03		L26.x10:	黑布拉红糠疹	Hebra 氏紅色糠疹	pityriasis rubra of Hebra			
L27.001		L50.020:	荨麻疹型药疹	蕁麻疹型藥疹	drug eruption of urticaria form; medicamentous urticaria	荨麻疹/血管水肿	urticaria/angioedema	
				藥物性蕁麻疹	urticaria due to drug	药物性荨麻疹	urticaria due to drug	
L27.002			药物性红斑	藥物性紅斑	drug erythema			
L27.003			药疹	藥疹	drug eruption	药物性皮炎	dermatitis medicamentosa	
L27.004			锑皮炎	銻皮膚炎	antimonials dermatitis	短程锑剂皮炎	shortrange antimonials dermatitis	
L27.007			重症大疱性红斑型药疹	重症水疱性紅斑型藥疹	severe bullous erythema gravis type drug eruption			
L27.010		L27.050:	药物性红皮病	藥物性紅皮症	erythroderma due to drug	剥脱性皮炎/红皮病型药疹	exfoliative dermatitis/erythrodermia type drug eruption	
L27.012			药物性毛发改变	藥物誘發性毛髮改變	drug－induced hair changes			
L27.013			药物性色素异常	藥物誘發性色素異常	drug－induced pigmentation abnormalities			
				藥物誘發性色素沈著	drug－induced pigmentation	药物性色素沉着	drug－induced pigmentation	
				藥物誘發性色素減退	drug－induced hypopigmentation	药物性色素减退	drug－induced hypopigmentation	

主码	附码	皮码	中文病名	繁体病名	英文病名	同义中文病名	同义英文病名	中医病名
L27.014			血清病样药疹	血清病樣藥疹	serum sickness like drug eruption			
L27.015			血管水肿型药疹	血管水腫型藥疹	angioedema type drug eruption	药物性血管性水肿	drug – induced angioedema	
L27.016			玫瑰糠疹样药疹	玫瑰糠疹樣藥疹	pityriasis rosea – like drug eruption			
L27.017			湿疹样药疹	濕疹樣藥疹	eczematoid drug eruption			
L27.018			发疹型药疹	發疹型藥疹	exanthematous drug eruption	麻疹样或猩红热样反应	morbilliform or scarlatiniform reactions	
L27.019			脓疱性药疹	膿疱型藥物疹	pustular drug eruption			
L27.020			斑丘疹性药疹	斑丘疹性藥疹	maculopapular drug eruption			
L27.023			痤疮样药疹	痤瘡樣藥疹	acneiform drug eruption			
L27.024			药物大疱性表皮坏死松解症	藥物水疱性表皮壞死鬆解症	drug bullous epidermal necrolysis			
L27.025			大疱性药疹	水疱性藥疹	bullous drug eruption			
L27.026			银屑病样药疹	乾癬樣藥疹	psoriasiform drug eruption			
L27.027			药物性卟啉病	藥物誘發性紫質病	drug – induced porphyria			
L27.028			药物性假卟啉病	藥物誘發性假紫質病	drug – induced pseudoporphyria			
L27.029			药物性大疱性类天疱疮	藥物誘發水疱性類天疱瘡	drug – induced bullous pemphigoid			
L27.030			药物性血管炎	藥物誘發性血管炎	drug – induced vasculitis	血管炎性药物反应	vasculitic drug reaction	
L27.032			硬皮病样药物反应	硬皮病樣藥物反應	scleroderma – like drug reactions			
L27.033			脱氧核糖核酸自身敏感综合征	脫氧核醣核酸自身敏感徵候群	desoxyribonucleic acid autosensitivity syndrome	DNA 自身敏感综合征	DNA autosenisitivity syndrome	
L27.035			职业性药疹样皮炎	職業性藥疹樣皮膚炎	occupational drug eruptionform dermatitis			
L27.036	Y49.301		紫色人综合征	紫色人徵候群	purple people syndrome	慢性氯丙嗪中毒综合征	chronic chlorpromazine toxicum syndrome	
L27.038			中毒性假硬皮病	中毒性假性硬皮病	toxic pseudoscleroderma			
L27.039			汤姆梅斯利综合征	Tommaselli 氏徵候群	Tommaselli syndrome	奎宁中毒	quinine toxin	
L27.040			治疗矛盾型反应	治療矛盾型反應	therapeutic paradox reactions			
L27.041			变应性药疹	過敏性藥疹	allergic drug eruption			
L27.042			氨基蝶呤综合征	aminopterin 徵候群	aminopterin syndrome			
L27.043			细胞因子不良反应	細胞因數不良反應	adverse reactions to cytokines			
L27.044	Y44.201		抗凝剂性皮肤坏死	抗凝劑性誘發皮膚壞死	anticoagulant – induced skin necrosis			
L27.045			药物性结节性红斑	藥物誘發性結節性紅斑	drug – induced erythema nodosum			
L27.048			人参滥用综合征	人參濫用徵候群	ginseng abused syndrome			

主码	附码	皮码	中文病名	繁体病名	英文病名	同义中文病名	同义英文病名	中医病名
L27.049			嗜酸细胞增多－肌痛综合征	嗜伊紅球增多－肌痛徵候群	eosinophilia – myalgia syndrome			
L27.050			戊唑辛溃疡	pentazocine 潰瘍	pentazocine ulcers	平痛新溃疡	pentazocine ulcers	
L27.052			药物性抗合成酶综合征	藥物誘發抗合成酶徵候群	drug induced antisynthetase syndrome			
L27.053			药源性胶原病样综合征	藥物誘發膠原病樣徵候群	drug induced collagenosis – like syndrome			
L27.054			药物性假性淋巴瘤	藥物誘發性假性淋巴瘤	drug – induced pseudolymphoma	皮肤T细胞假性淋巴瘤及药物超敏综合征	cutaneous T – cell pseudolymphoma and drug hypersensitivity syndrome	
				藥物超敏徵候群	drug hypersensitivity syndrome	药物超敏综合征	drug hypersensitivity syndrome	
L27.055			肌肉注射后坏死	肌肉注射後壞死	necrosis from intramuscular injections	尼科劳综合征	Nicolau's syndrome	
				藥物性皮膚栓塞	embolia cutis medicamentosa	药物性皮肤栓塞	embolia cutis medicamentosa	
L27.056			治疗休克型反应	Herxheimer 型反應	Herxheimer reaction			
L27.057			药物免疫反应	藥物免疫反應	immune response to drug			
L27.058			注射部位药物反应	注射部位藥物反應	injection site drug reactions			
L27.059			假淋巴瘤综合征	假淋巴瘤徵候群	pseudolymphoma syndrome	抗惊厥药过敏综合征	anticonvulsant hypersensitivity syndrome	
L27.060			IgE依赖型药物反应（Ⅰ型）	IgE依賴型藥物反應（Ⅰ型）	IgE – dependent drug reactions （type Ⅰ）			
				A型藥物反應	type A drug reactions	A型药物反应	type A drug reactions	
L27.061			抗体介导型药物反应（Ⅱ型）	抗體介導型藥物反應（Ⅱ型）	antibody – mediated drug reactions（type Ⅱ）			
				B型藥物反應	type B drug reactions	B型药物反应	type B drug reactions	
L27.062			免疫复合物依赖型药物反应（Ⅲ型）	免疫複合物依賴型藥物反應（Ⅲ型）	immune complex drug reactions （type Ⅲ）			
				C型藥物反應	type C drug reactions	C型药物反应	type C drug reactions	
L27.033			细胞介导型药物反应（Ⅳ型）	細胞介導型藥物反應（Ⅳ型）	cell – mediated drug reactions （type Ⅳ）			
				D型藥物反應	type D drug reactions	D型药物反应	type D drug reactions	
L27.064			药瘾者皮肤损害	藥癮者皮膚病灶	skin lesion in drug addicts			
L27.065		L27.000：	泛发性药疹	廣泛性药疹	generalized drug eruption	药物及药剂性泛发性皮疹	generalized skin eruption due to drugs and medicaments	
L27.066		L27.010：	多形红斑型药疹	多形紅斑型藥疹	erythema multiforme type drug eruption	药物性多形性红斑	erythema multiforme due to drug	
L27.067			环状红斑性药疹	環狀紅斑性藥疹	annular drug eruption			
L27.068			药物性线状 IgA 病	藥物誘發性線狀 IgA 病	drug – induced linear IgA disease			

主码	附码	皮码	中文病名	繁体病名	英文病名	同义中文病名	同义英文病名	中医病名
L27.069		L27.030:	苔藓样药疹	苔癬樣藥疹	lichenoid drug eruption	苔藓样药物反应	lichenoid reaction due to drug	
L27.070			肉芽肿性药物反应	肉芽腫性藥物反應	granulomatous drug reactions			
L27.071	Y42.001		糖皮质激素停用后假性急腹症综合征	醣皮質類固醇停用後假性急性腹症徵候群	pseudoacute abdomen after glucocorticoid withdrawal syndrome			
L27.072			曲帕拉醇综合征	triparanol 徵候群	triparanol syndrome	药物反应致脱发、白发、鱼鳞病	drug induced hair loss , white hair, ichthyosis	
L27.073	Y42.001		糖皮质激素依赖性皮炎	醣皮質激素依賴性皮炎	glucocorticoid – dependent dermatitis	激素依赖性皮炎	steroid – dependent dermatitis	
L27.074			5 – 羟色胺综合征	5 – 羥色胺徵候群	the serotonin syndrome			
L27.075			奥伊内综合征	Hoigne 氏徵候群	Hoigne syndrome			
				盤尼西林假性過敏反應	pseudoanaphylactic reaction			
L27.101		L27.110:	固定性药疹	固定藥物疹	fixed drug eruption			砍丹
L27.103		L27.150:	溴疹	溴疹	bromoderma	溴痤疮	bromode acne	
L27.201			芒果皮炎	芒果皮膚炎	mango dermatitis			
L27.202			摄入食物性皮炎	攝入食物性皮膚炎	dermatitis due to ingested food			
L27.801			砷剂皮炎(内服)	砷剂皮膚炎(内服的)	arsenical dermatitis(ingested)			
L27.901			内服物质性皮炎	内服物質誘發皮膚炎	dermatitis due to substance taken internally			
L28.001			苔藓化	苔癬化	lichenification			
				苔癬化皮膚炎	lichenoid dermatitis	苔藓样皮炎	lichenoid dermatitis	
L28.002			局限性神经性皮炎	限界性神經性皮膚炎	localized neurodermatitis	慢性局限性单纯性苔藓	chronicus circumscriptus simplex lichen	
				Videl 氏病	Videl's disease	维尔达病	Videl's disease	
L28.004		L28.000:	神经性皮炎	神經性皮膚炎	neurodermatitis	慢性单纯性苔藓	lichen simplex chronicus	顽癣
L28.005			颈部局限性神经性皮炎	頸部限界性神經性皮膚炎	localized neurodermatitis of neck	颈部神经性皮炎	neurodermatitis of neck	摄领疮;牛皮癣;牛皮风癣;牛领马鞍疮;牛颌;牛癣
L28.006			渗出性神经性皮炎	滲出性神經性皮膚炎	exudative neurodermatitis			
L28.007			头部结节性神经性皮炎	頭部結節性神經性皮膚炎	nodular neurodermatitis of scalp			顽癣
L28.009			疣状神经性皮炎	疣狀神經性皮膚炎	verrucous neurodermatitis			顽癣
L28.100			哈巴韦结节性痒疹	Harbaway 氏結節性癢疹	prurigo nodularis of Harbaway	哈巴韦结节性痒疹	prurigo nodularis of Harbaway	
L28.101		L28.210:	结节性痒疹	結節性癢疹	prurigo nodularis; nodular prurigo	结节性苔藓	lichen nodularis	马疥;粟疮;顽湿聚结
				Hyde 氏結節性癢疹	prurigo nodularis of Hyde	海德结节性痒疹	prurigo nodularis of Hyde	
				疣狀固定性蕁麻疹	urticaria persistens verrucosa	疣状固定性荨麻疹	urticaria persistens verrucosa	

主码	附码	皮码	中文病名	繁体病名	英文病名	同义中文病名	同义英文病名	中医病名
L28.201		L28.222：	丘疹性荨麻疹	丘疹性蕁麻疹	papular urticaria；urticaria papulosa	急性单纯性痒疹	acute simplex prurigo	土风疮；水疥；土风疱；风丹；风瘙；水疥；水疱湿疹；水疱湿疡；细皮风疹；沙疥
				蕁麻疹性苔癬	lichen urticarial	荨麻疹性苔藓	lichen urticarial	
				小兒蕁麻疹性苔癬	lichen urticarial childhood	小儿荨麻疹性苔藓	lichen urticarial childhood	
L28.202			职业性痒疹	職業性癢疹	occupational prurigo			
L28.203		L28.224：	慢性痒疹	慢性癢疹	chronic prurigo	寻常性痒疹	prurigo vulgaris	
				慢性丘疹性蕁麻疹	chronic papular urticaria	慢性丘疹性荨麻疹	chronic papular urticaria	
				丘疹性皮膚炎	papular dermatitis	丘疹性皮炎	papular dermatitis	
				亞急性癢疹	subacute prurigo			
L28.204			单纯性痒疹	單純性癢疹	prurigo simplex			
L28.205			环状痒疹	環狀癢疹	prurigo annularis			
L28.209		L28.290：	痒疹	癢疹	prurigo			粟疮
L28.210		L28.210：	黑布拉痒疹	Hebra 氏癢疹	Hebra's prurigo；prurigo hebra			
L28.211		L28.226：	色素性痒疹	色素性癢疹	prurigo pigmentosa			
L28.212			皮肤划痕性痒疹	皮膚割紋性癢疹	dermographic prurigo			
L28.201		L28.220：	婴儿苔藓	嬰兒苔癬；出牙疹	strophulus infantum	婴儿苔藓	strophulus infantum	
L29.001		L29.000：	肛门瘙痒症	肛門搔癢症	pruritus ani；anal itch			肛肠痒；肛痒风；谷道痒；后通痒；肛门作痒；肛门痒；肛痒疮
L29.101		L29.100：	阴囊瘙痒症	陰囊搔癢症	pruritus scroti；scrotal pruritus			肾囊风；绣球风
L29.201		L29.200：	女阴瘙痒症	女陰搔癢症	pruritus vulvae	外阴瘙痒症	pruritus of vulva	阴痒[病]；阴门痒；阴门瘙痒
L29.301		L29.300：	肛门生殖器瘙痒症	肛門生殖器搔癢症	anogenital pruritus			阴痒；阴门痒；阴蚀；阴门瘙痒；阴右；妇人阴痒
L29.801		L29.840：	老年瘙痒症	老年搔癢症	senile pruritus			风瘙痒
L29.802			生殖器瘙痒症	生殖器搔癢症	genital pruritus			阴痒；阴门痒；阴蚀；阴门瘙痒；阴右；妇人阴痒
L29.803			全身性瘙痒症	全身性搔癢症	pruritus universalis			风瘙痒
L29.805			头皮瘙痒症	頭皮搔癢症	pruritus capitis			头皮痒
L29.806			局限性瘙痒症	限界性搔癢症	pruritus localis			风瘙痒
L29.806			遗传性局限性瘙痒症	遺傳性限界性搔癢症	hereditary localized pruritus			风瘙痒
L29.807			痒点	癢點	itchy points	点状瘙痒症	punctate pruritica	痒风
L29.808			阵发性瘙痒症	陣發性搔癢症	paroxysmal pruritus			风瘙痒
L29.809			夏季瘙痒症	夏季搔癢症	pruritus aestivalis			风瘙痒
L29.810			冬季瘙痒症	冬季搔癢症	pruritus hiemalis	冬痒	winter itch	风瘙痒；血风；痒风
L29.811			职业性皮肤瘙痒症	職業性皮膚搔癢症	occupational skin pruritus			

主码	附码	皮码	中文病名	繁体病名	英文病名	同义中文病名	同义英文病名	中医病名
				柔道慢跑者搔癢病	judo jogger's itch	柔道慢跑者瘙痒	judo jogger's itch	
L29.814			绝经期后瘙痒症	停經後搔癢症	postmenopausal pruritus			
L29.815			衰老征兆性瘙痒症	衰老徵兆性搔癢症	pruritus as a symptom of senescence			
L29.816			羟乙基淀粉性瘙痒症	羥乙基澱粉性搔癢症	hydroxyethyl starch – induced pruritus			
L29.817		L29.830:	水源性瘙痒症	水因性搔癢症	aquagenic pruritus			水痒
				游泳者瘙癢病	swimmer's itch	游泳者痒病	swimmer's itch	
L29.818		L29.850:	药物性瘙痒症	藥物性搔癢症	pruritus due to drug			
L29.819		L29.860:	糖尿病性瘙痒症	糖尿病性搔癢症	diabetic pruritus; pruritus in diabetes mellitus			
L29.820		L29.870:	尿毒症性瘙痒症	尿毒性搔癢症	uraemic pruritus			风瘙痒
L29.821		L29.880:	胆汁性瘙痒症	膽汁性搔癢症	biliary pruritus	肝病性瘙痒症	pruritus due to liver disease	风瘙痒;血风
			汗潴留综合征	汗貯留徵候群	sweat retention syndrome			风瘙痒
L29.822			汗腺管阻塞性瘙痒症	汗腺管阻塞性搔癢症	pruritus due to sweat duct obstruct			
L29.823			PUVA 治疗后继发瘙痒症	PUVA 治療後搔癢症	pruritus following PUVA therapy			
L29.824			内分泌和恶性病发生的瘙痒现象	内分泌及惡性疾病後之自發性搔癢現象	spontaneous itching as a manifestation of endocrine and malignant disease			
L29.901		L29.900:	瘙痒症	搔癢症	pruritus	痒	itch	风瘙痒;痒风;痒症;风痒症;风痒;爪风疮;诸痒逸风疮;雁猴疮
L30.001		L30.000:	钱币状湿疹	錢幣狀濕疹	nummular eczema	盘状湿疹	discoid eczema	
				錢幣狀皮膚炎	nummular dermatitis	钱币状皮炎	nummular dermatitis	
L30.101		L30.100:	汗疱疹	汗疱疹	pompholyx			蚂蚁窝
		L30.180:		異汗性濕疹	dyshidrotic eczema	出汗不良性湿疹	dyshidrotic eczema	
		L30.110:		手部汗疱疹	cheiropompholyx	手部汗疱疹	cheiropompholyx	手蚂蚁窝
		L30.130:		掌蹠汗疱疹	cheiropodopompholyx; palmo-plantar pompholyx	掌跖汗疱疹	cheiropodopompholyx; palmo-plantar pompholyx	手足蚂蚁窝
		L30.140:		足汗疱疹	podopompholyx	足汗疱疹	podopompholyx	足蚂蚁窝
L30.103			剥脱性角质松解症	剝落性角質溶解	exfoliative keratolysis	板层状出汗不良	dyshidrosis lamellesa	蚂蚁窝;手足皮剥;指掌脱皮
				紅斑角質解離症	erythrokeratolysis	红色角质松解症	erythrokeratolysis	
				片狀出汗功能不良	lamellar dyshidrosis	片状出汗功能不良	lamellar dyshidrosis	
				復發性局灶性掌脫皮	recurrent focal palmar peeling	复发性局灶性掌脱皮	recurrent focal palmar peeling	
L30.104		L30.170:	幼年跖皮病	幼年型足蹠皮膚病	juvenile plantar dermatosis	干性跖部皮炎	dermatitis plantaris sicca	

主码	附码	皮码	中文病名	繁体病名	英文病名	同义中文病名	同义英文病名	中医病名
L30.105		L30.181：	慢性手足水疱性湿疹	慢性手足水疱性濕疹	chronic vesicular eczema of hands and feet	慢性水疱大疱性手部湿疹	chronic vesiculobullous hand eczema	湿癌疮
L30.106		L30.190：	出汗不良	發汗異常	dyshidrosis			
L30.201		L30.200：	自身敏感性皮炎	自體敏感性皮膚炎	autosensitization dermatitis	自体敏感性湿疹	autosensitization eczema	浸淫疮
L30.202			癣菌疹	皮癬疹	trichophytid	皮癣菌疹	dermatophytid	
				皮癬疹	trichophytid	毛癣菌疹	trichophytid	
L30.203		L30.220：	念珠菌疹	念珠菌疹	candidid			
L30.205		L30.205：	附发疹疹	復發疹	id eruption			
L30.240		L30.240：	湿疹性附发疹疹	濕疹性復發疹	id eruption due to eczema			
L30.301			传染性湿疹样皮炎	感染性濕疹性皮膚炎	infectious eczematoid dermatitis	恩格曼病	Engman's disease	悲羊疮；溢脓疮；红饼疮；手瘯疮；走皮瘯疮；走皮瘯疮
				傳染性濕疹	infective eczema	传染性湿疹	infective eczema	
L30.304			儿童传染性皮炎伴人T细胞白血病病毒Ⅰ感染	兒童傳染性皮炎併發人T細胞白血病病毒Ⅰ感染	infective dermatitis of children associated with human T－cell leukemia virus Ⅰ（HTLV－Ⅰ）infection			
L30.401		L30.400：	擦烂性湿疹	對磨性濕疹	intertriginous eczema	摩擦红斑	erythema intertrigo	
		L30.490：		對磨疹	intertrigo	间擦疹	intertrigo	汗淅疮
L30.501		L30.808：	单纯糠疹	單純糠疹	pityriasis simplex	面部干性糠疹	pityriasis sicca faciei	吹花癣；白屑风；风癣；松花癣；花癣；面上风癣；桃花癣；荷花癣
		L30.500：		顏面白色糠疹	pityriasis alba faciei	面部白色糠疹	pityriasis alba faciei	
				白色糠疹	pityriasis alba	白色糠疹	pityriasis alba	
				鏈球菌性紅斑	erythema streptogenes	链球菌性红斑	erythema streptogenes	
				春季皮炎	springtime dermatitis	春季皮炎	springtime dermatitis	
L30.801			季节性大疱性皮炎	季節性水疱性皮膚炎	seasonal bullous dermatitis			
L30.802			胼胝性湿疹	胼胝性濕疹	tylotic eczema			
L30.804			代谢性湿疹	代謝性濕疹	metabolic eczema			
L30.805		L30.802：	干燥性湿疹	乾性濕疹	xerotic eczema	裂纹状湿疹	craquelé eczéma	燥癌疮
				缺脂性濕疹	asteatotic eczema	皮脂缺乏性湿疹	asteatotic eczema	
				冬季濕疹	winter eczema	冬季湿疹	winter eczema	
				裂紋征	etat craquelé	裂纹征	etat craquelé	
L30.806			微生物性湿疹	微生物性濕疹	microbial eczema			
L30.807			创伤后湿疹	創傷後濕疹	posttraumatic eczema			浸淫疮
L30.808			营养缺乏性湿疹	營養缺乏性濕疹	nutritional deficiency eczema			
L30.809			泛发性裂纹状湿疹	廣泛性裂紋狀濕疹	generalized craquelé eczéma			燥涡疮

主码	附码	皮码	中文病名	繁体病名	英文病名	同义中文病名	同义英文病名	中医病名
L30.814			系统性疾病伴湿疹	系統性疾病相關性濕疹	eczema associated with systemic disease			
L30.815		L30.834：	角化过度性掌湿疹	手掌過度角化性濕疹	hyperkeratotic palmar eczema	掌角化过度性皮炎	hyperkeratotic dermatitis of palms	掌心风；燥涡疮
L30.816		L30.836：	银屑病样掌湿疹	乾癬樣掌部濕疹	psoriasiform palmar eczema			
L30.817		L30.842：	舔唇湿疹	舔唇濕疹 口圍濕疹	lick eczema periora eczema	舐唇性唇炎 口周湿疹	lip – lick cheilitis periora eczema	
L30.901			轮郭型手湿疹	輪廓型手濕疹	morphological types of hand eczema			
L30.901			眉湿疹	眉濕疹	eyebrow eczama			眉疮；恋眉疮；眉敛疮
L30.901			鼻湿疹	鼻濕疹	nose eczama			鼻䘌疮
L30.901			颈部湿疹	頸部濕疹	neck eczama			
L30.901			乳房湿疹	乳房濕疹	breast eczema			乳疮
L30.901		L30.852：	乳头湿疹	乳頭濕疹	nipple eczema			乳头风；奶癣
L30.901			腋部湿疹	腋部濕疹	axilla eczema			
L30.901			脐湿疹	脐濕疹	umbilical eczema			脐湿；脐湿疮；脐疮
L30.901		L30.862：	阴囊湿疹	陰囊濕疹	scrotal eczema			胞漏疮；肾囊风；绣球风；阴湿；阴湿疮
L30.901		L30.864：	肛门湿疹	肛門濕疹	ani eczema	肛周湿疹	perianal eczema	肛门湿疡
L30.901			臀部湿疹	臀部濕疹	eczema buttock			
L30.901			女阴湿疹	女陰濕疹	eczema vulva			阴湿疮
L30.902			指尖湿疹	指尖濕疹	fingertip eczema			
L30.901			围裙湿疹	圍裙狀濕疹	apron eczema			
L30.901		L30.910：	手湿疹	手部濕疹	hand eczema			瘑疮
L30.901			小腿湿疹	小腿濕疹	eczema leg			
L30.901			足部湿疹	足部濕疹	eczema foot			
L30.901			眶周皮炎	眼眶周圍皮膚炎	periorbital dermatitis			
L30.901			回肠造口周围湿疹	迴腸造口周圍濕疹	circumileostomy eczema			
L30.901			皮炎	皮膚炎	dermatitis			
L30.902			湿疹	濕疹 急性濕疹 亚急性濕疹 慢性濕疹	eczema acute eczema subacute eczema chronic eczema	 急性湿疹 亚急性湿疹 慢性湿疹	 acute eczema subacute eczema chronic eczema	湿疮 浸淫疮；风湿疡；湿毒疮；湿瘰 湿毒疡 顽湿疡；干癣；久瘑疮（手足）
L30.903		L30.300：	湿疹样皮炎	濕疹性皮膚炎	eczematoid dermatitis	湿疹样疹	eczematid	
L40.001		L40.000：	寻常性银屑病	尋常性乾癬	psoriasis vulgaris	寻常型银屑病	psoriasis vulgaris	
L40.004			环状银屑病	環狀乾癬	psoriasis annulata			

主码	附码	皮码	中文病名	繁体病名	英文病名	同义中文病名	同义英文病名	中医病名
L40.005			图状银屑病	圖案狀乾癬	psoriasis figurata			
L40.006			蛎壳状银屑病	牡蠣狀乾癬	psoriasis rupioides			
L40.007			疣状银屑病	疣狀乾癬	psoriasis verrucosa			
L40.008			带状银屑病	帶狀乾癬	psoriasis zosteriformis			
L40.009		L40.020：	Ⅰ型银屑病(早发型)	第一型乾癬	psoriasis type Ⅰ (early onset)			
L40.010		L40.030：	Ⅱ型银屑病(迟发型)	第二型乾癬	psoriasis type Ⅱ (late onset)			
L40.011		L40.050：	钱币状银屑病	錢幣狀乾癬	psoriasis nummularis; nummular psoriasis			
L40.012		L40.100：	泛发性脓疱型银屑病	廣泛性膿疱性乾癬	generalized pustular psoriasis			
				von Zumbusch 氏病	von Zumbusch's disease	冯·聪布施病	von Zumbusch's disease	
L40.060			湿疹样银屑病	濕疹性乾癬	eczematous psoriasis			
L40.101			脓疱型银屑病	膿疱性乾癬	pustular psoriasis			
L40.102		L40.120：	疱疹样脓疱病	疱疹樣膿痂疹	impetigo herpetiformis	脓疱性疱疹样皮炎	dermatitis herpetiformis pustulosa	登豆疮;时气疱疮;疫疠疱疮;热病疱疮
				妊娠期廣泛性膿疱型幹癬	generalized pustular psoriasis of pregnancy	妊娠期泛发性脓疱型银屑病	generalized pustular psoriasis of pregnancy	
				Hebra 氏疱疹樣膿疱病	Hebra's impetigo herpetiformis	哈伯疱疹样脓疱病	Hebra's impetigo herpetiformis	
L40.103			局限性脓疱型银屑病	限界性膿疱性乾癬	localized pustular psoriasis			
L40.104		L40.110：	急性泛发性脓疱型银屑病	急性廣泛性膿疱性乾癬	acute generalized pustular psoriasis			
				von Zumbusch 型乾癬	von Zumbusch psoriasis	冯·聪布施型干癣	von Zumbusch psoriasis	
L40.105		L40.820：	环状脓疱性银屑病	环狀膿疱性乾癬	circinate and annular pustular psoriasis			
L40.201		L40.200：	连续性肢端皮炎	連續性肢端皮膚炎	acrodermatitis continua	肢端脓疱病	acropustulosis	镞指疳;旋指疳;土灶;代指;滀指;遭指;糟指;滀指;痝爪;土蠹
				持續性肢端皮膚炎	acrodermatitis persistens	持久性肢端皮炎	acrodermatitis persistens	
				匐行性皮膚炎	dermatitis repens	匐行性皮炎	dermatitis repens	
				Hallopeau 氏肢端皮膚炎	Hallopeau's acrodermatitis	哈洛漂肢端皮炎	Hallopeau's acrodermatitis	
L40.301		L40.311：	掌跖脓疱病	掌蹠膿疱症	palmoplantar pustulosis			瘑疮;久瘑疮
L40.302		L40.300：	掌跖脓疱性银屑病	掌蹠膿疱型乾癬	pustular psoriasis of palms and soles	慢性掌跖脓疱型银屑病	chronic palmoplantar pustular psoriasis	
L40.401		L40.400：	滴状银屑病	滴狀乾癬	psoriasis guttata			
L40.501†	M07.301*	L40.500：	关节病性银屑病	關節病型乾癬	psoriasis arthropathica	关节病型银屑病	psoriasis arthropathica	
				關節病型幹癬	arthropathic psoriasis	关节性银屑病	arthropathic psoriasis	
				乾癬性關節炎	psoriatic arthritis	银屑病性关节炎	psoriatic arthritis	

主码	附码	皮码	中文病名	繁体病名	英文病名	同义中文病名	同义英文病名	中医病名
				Alibet - Bazin 氏徵候群	Alibet - Bazin syndrome	阿利贝特 - 巴津综合征	Alibet - Bazin syndrome	
L40.501†	M07.101*		银屑病性残毁性关节炎	乾癬性殘毀性關節炎	arthritis mutilans in psoriasis			
L40.501†	M07.001*		远端指/趾节银屑病性关节病	遠端指節間乾癬性關節病	distal interphalangeal psoriatic arthropathy			
L40.502†	M09.001*		银屑病性幼年型关节炎	乾癬性幼年型關節炎	juvenile arthritis in psoriasis	银屑病性幼年型关节病	juvenile arthropathy in psoriasis	
L40.504†	M07.201*		银屑病性脊椎炎	乾癬性脊椎炎	psoriatic spondylitis			
L40.801		L40.850:	红皮病性银屑病	紅皮性乾癬	erythrodermic psoriasis	红皮病型银屑病	erythrodermic psoriasis	溻皮疮;脱皮疮;皮达皮疮;红皮
				乾癬性剝脫性皮膚炎	psoriatic exfoliative dermatitis	银屑病性剥脱性皮炎	psoriatic exfoliative dermatitis	
L40.802†	N08.801*		银屑病性肾炎	乾癬性腎炎	psoriatic nephritis			
L40.803			人为性银屑病	人為性乾癬	psoriasis factitia	科布内现象	Köbner's phenomenon	
				同形反應	isomorphic response	同形反应	isomorphic response	
L40.804			毛囊性银屑病	毛囊性乾癬	psoriasis follicularis			
L40.805			光敏性银屑病	光過敏性乾癬	photosensitive psoriasis			
L40.807			银屑病性白斑	乾癬性白皮症	psoriatic leucoderma			
L40.808			银屑病性甲病、厚皮、骨膜炎	乾癬性甲病、厚皮、骨膜炎	psoriatic onychopathy dermoperiostitis			
L40.809		L40.830:	屈侧银屑病	屈側乾癬	flexural psoriasis			
L40.810		L40.840:	擦烂性银屑病	對磨性乾癬	intertriginous psoriasis			
L40.811	L62.801*	L40.860:	甲银屑病	指甲乾癬	nail psoriasis			
L40.901		L41.900:	银屑病	乾癬	psoriasis	牛皮癣	psoriasis	白疕;干癣;松皮癣;蛇虱;银癣疯;白壳疮;风癣;疕风
				Willan - Plumbe 氏徵候群	Willan - Plumbe syndrome	威拉 - 普拉姆比综合征	Willan - Plumbe syndrome	
				Willan 氏病	Wilson's disease	威拉病	Willan's disease	
				易感性乾癬	psoriasis susceptibility	易感性银屑病	psoriasis susceptibility	
L41.001		L41.000:	急性苔藓痘疮样糠疹	急性苔癬樣痘瘡狀糠疹	pityriasis lichenoides et varioliformis acuta	急性苔藓样糠疹	pityriasis lichenoides acuta	
				Habermann 氏病	Habermann's 氏病	哈伯曼病	Habermann's disease	
				Mucha - Habermann 氏病	Mucha - Habermann disease	穆哈 - 哈伯曼病	Mucha - Habermann disease	
				痘瘡樣類乾癬	parapsoriasis varioliformis	痘疮样类银屑病	parapsoriasis varioliformis	
L41.101		L41.100:	滴状副银屑病	雨滴狀類乾癬	guttate parapsoriasis; parapsoriasis guttata			
				慢性苔癬樣糠疹	pityriasis lichenoides chronica	慢性苔藓样糠疹	pityriasis lichenoides chronica	

主码	附码	皮码	中文病名	繁体病名	英文病名	同义中文病名	同义英文病名	中医病名
L41.201		L41.200：	淋巴瘤样丘疹病	淋巴瘤樣丘疹症	lymphomatoid papulosis	马考拉病	Macaulay's disease	
L41.301		L41.300：	小斑块副银屑病	小板塊狀類乾癬	small plaques parapsoriasis	小斑块类银屑病	small plaques parapsoriasis	
				慢性表淺性鱗屑性皮膚炎	chronic superficial scaly dermatitis	慢性表浅性鳞屑性皮炎	chronic superficia	
				慢性表淺性皮膚炎	chronic superficial dermatitis	慢性表浅性皮炎	chronic superficial dermatitis	
				指狀類乾癬	parapsoriasis digitiformis	指状类银屑病	parapsoriasis digitiformis	
				持久性表淺皮膚炎	persistent superficial dermatitis	持久性表浅性皮炎	persistent superficial dermatitis	
				Radcliffe－Crocker 氏持久性黃色紅皮症	xanthoerythrodermia perstans of Radcliffe－Crocker	拉德克利夫－克罗克持久性黄色红皮症	xanthoerythrodermia perstans of Radcliffe－Crocker	
				持久性黃色紅皮症	xanthoeythrodermia perstans	持久性黄色红皮症	xanthoeythrodermia perstans	
				良性型板塊狀類幹癬	benign type parapsoriasis en plaques	良性型斑块状类银屑病	benign type parapsoriasis en plaques	
L41.401		L41.400：	大斑块副银屑病	大板塊狀類乾癬	large plaques parapsoriasis	大斑块类银屑病	large plaques parapsoriasis	
				萎縮性類幹癬	atrophic parapsoriasis	萎缩性类银屑病	atrophic parapsoriasis	
				蕈狀肉芽腫前期類幹癬	premycotic parapsoriasis	蕈样前期类银屑病	premycotic parapsoriasis	
L41.501			网状副银屑病	網狀類乾癬	ritiform parapsoriasis	网状类银屑病	parapsoriasis retiformis	
L41.801			斑块状副银屑病	板塊狀類乾癬	parapsoriasis en plaques; parapsoriasis en plaques			松皮癣
L41.802			苔藓样副银屑病	苔癬樣類乾癬	lichenoid parapsoriasis	杂色性类银屑病	parapsoriasis variegata	
				苔癬樣網狀類幹癬	lichenoid and retiform parapsoriasis	苔藓样网状类银屑病	lichenoid and retiform parapsoriasis	
L41.901		L41.900：	副银屑病	類乾癬	parapsoriasis	类银屑病	parapsoriasis	逸风疮；风癣
L42.x01		L42.x00：	玫瑰糠疹	玫瑰糠疹	pityriasis rosea	吉伯特病	Gibert's disease	风热疮；血疳疮；风癣；母子癣；母癣；紫疥
L43.001		L43.816：	肥厚性扁平苔藓	肥厚性扁平苔癬	hypertrophic lichen planus	疣状扁平苔藓	verrucous lichen planus	
		L43.000	肥厚性口腔扁平苔藓	肥厚性口腔扁平苔蘚	hypertrophic oral lichen planus	黏膜扁平苔藓	mucosal lichen planus	口蕈
L43.101		L43.100：	大疱性扁平苔藓	水疱性扁平苔癬	bullous lichen planus			
L43.301		L43.310：	热带扁平苔藓	熱帶扁平苔癬	lichen planus tropicus			
				亞熱帶扁平苔癬	lichen planus subtropicus	亚热带扁平苔藓	lichen planus subtropicus	
L43.302		L43.300：	亚急性扁平苔藓	亞急性扁平苔癬	subacute lichen planus			
L43.801			掌跖扁平苔藓	掌蹠扁平苔癬	lichen planus of palms and soles			
L43.802			头皮扁平苔藓	头皮扁平苔癬	lichen planus of scalp			
L43.803			孤立性扁平苔藓	孤立性扁平苔癬	solitary lichen planus			
L43.804			滴状扁平苔藓	雨滴狀扁平苔癬	lichen planus guttata			
L43.805			溃疡性扁平苔藓	潰瘍性扁平苔癬	ulcerative lichen planus			
L43.806		L43.812：	线状扁平苔藓	線狀扁平苔癬	lichen planus linearis; linear lichen planus	带状扁平苔藓	zosteriform lichen planus	

主码	附码	皮码	中文病名	繁体病名	英文病名	同义中文病名	同义英文病名	中医病名
L43.807			色素性扁平苔藓	色素性扁平苔癬	lichen planus pigmentosus			
L43.808			出血性扁平苔藓	出血性扁平苔癬	lichen planus hemorrhagicus			
L43.809			红斑性扁平苔藓	紅斑性扁平苔癬	lichen planus erythematosus			
L43.810			光化性扁平苔藓	日光性扁平苔癬	actinic lichen planus	夏季光化性苔藓样疹	summer time actinic lichenoid eruption	
				光線性扁平苔癬	lichen planus actinicus	光线性扁平苔藓	lichen planus actinicus	
L43.811			糜烂性扁平苔藓	糜爛性扁平苔癬	erosive lichen planus			
L43.812			药物性扁平苔藓	藥物性扁平苔癬	drug – induced lichen planus			
L43.813			肝炎伴扁平苔藓	肝炎併發扁平苔癬	hepatitis – associated lichen planus			
L43.814			家族性扁平苔藓	家族性扁平苔癬	familial lichen planus			
L43.815			格林斯潘综合征	Grinspan 氏徵候群	Grinspan's syndrome	口腔大疱性扁平苔藓伴糖尿病	oral bullous lichen planus with diabetes	
L43.816			急性播散性扁平苔藓	急性播散性扁平苔癬	acute disseminated lichen planus	急性泛发性扁平苔藓	acute widespread lichen planus	
L43.817		L43.808:	环状扁平苔藓	環狀扁平苔癬	annular lichen planus; lichen planus annularis			
L43.818			慢性局限性扁平苔藓	慢性限界性扁平苔癬	chronic localized lichen planus			
L43.819		L43.814:	萎缩性扁平苔藓	萎縮性扁平苔癬	lichen planus atrophicus; atrophic lichen planus			
L43.820		L43.818:	泛发性扁平苔藓	廣泛性扁平苔癬	generalized lichen planus			
L43.821		L43.820:	毛囊性扁平苔藓	毛囊性扁平苔癬	follicular lichen planus			
L43.822			圆叶状扁平苔藓	鈍頭狀扁平苔癬	lichen planus obtusus	钝头扁平苔藓	lichen planus obtusus	
L43.823			扁平苔藓 – 红斑狼疮重叠综合征	扁平苔癬 – 紅斑狼瘡重疊徵候群	lichen planus – lupus erythematosus overlapping syndrome	红斑狼疮 – 扁平苔藓重叠综合征	LE – LP overlap syndrome	
L43.824			经典性溃疡性扁平苔藓伴浆细胞浸润	併有漿細胞浸潤典型性及潰瘍性扁平苔癬	classical and ulcerative lichen planus with plasma cell infiltrate			
L43.830			女阴 – 阴道 – 牙龈综合征	外陰 – 陰道 – 牙齦徵候群	vulvo – vaginal – gingival syndrome	扁平苔藓综合征	lichen planus syndrome	
L43.833			糜烂性阴道扁平苔藓	糜烂性阴道扁平苔癬	erosive vagina lichen planus			
L43.834			类天疱疮性扁平苔藓	類天疱瘡性扁平苔癬	lichen planus pemphigoides			
L43.905		L43.804:	甲扁平苔藓	甲扁平苔癬	lichen planus of nail			
L43.901		L43.310:	扁平苔藓	扁平苔癬	lichen planus	扁平红苔藓	lichen ruberplanus	紫癜风;乌癞风
L44.001		L44.000:	毛发红糠疹	毛孔性紅糠疹	pityriasis rubra pilaris	德韦吉病	Devergie's disease	狐狸刺;狐尿刺
				尖銳苔癬	lichen acuminatus	尖锐苔藓	lichen acuminatus	
				尖銳紅苔癬	lichen ruber acuminatus	尖锐红苔藓	lichen ruber acuminatus	
		L44.010:		成人型毛孔性紅糠疹	adult pityriasis rubra pilaris	成人型毛发红糠疹	adult of pityriasis rubra pilaris	

主码	附码	皮码	中文病名	繁体病名	英文病名	同义中文病名	同义英文病名	中医病名
		L44.020:		幼年型毛孔性紅糠疹	juvenile forms pityriasis rubra pilaris	幼年型毛发红糠疹	juvenile pityriasis rubra pilaris	
		L44.030:		幼年－限界型毛孔性紅糠疹	juvenile – circumscribed pityriasis rubra pilaris	幼年局限性毛发红糠疹		
L44.101		L44.100:	光泽苔藓	光澤苔癬	lichen nitidus	平库斯病	Pinkus's disease	
L44.201		L44.200:	条纹状苔藓	線狀苔癬	lichen striatus	带状苔藓	zonal lichen	
				線狀苔癬	lichen striatus	线状苔藓	lichen striatus	
				苔癬樣營養神經病	lichenoid trophoneurosis	苔藓样营养神经病	lichenoid trophoneurosis	
				帶狀皮病	zonal dermatosis	带状皮病	zonal dermatosis	
L44.301		L44.300:	念珠状红苔藓	念珠樣紅苔癬	lichen ruber moniliformis			
				慢性苔癬樣角化症	keratosis lichenoides chronica	慢性苔藓样角化症	keratosis lichenoides chronica	
				疣狀及網狀苔癬	lichen verrucosus et reticularis	疣状及网状苔藓	lichen verrucosus et reticularis	
				Nékam 氏病	Nékam's disease	内卡姆病	Nékam's disease	
				苔癬樣條紋狀汗孔角化症	porokeratosis striata lichenoides	苔藓样条纹状汗孔角化症	porokeratosis striata lichernoides	
L44.401		L44.400:	儿童丘疹性肢端皮炎	兒童丘疹性肢端皮膚炎	papular acrodermatitis of childhood	贾诺提综合征	Gianotti's syndrome	细皮疹
				Gianotti – Crosti 氏徵候群	Gianotti – Crosti syndrome	贾诺提－克罗斯蒂综合征	Gianotti – Crosti syndrome	
				兒童丘疹性大疱性肢端皮膚炎	papular semivesicular acrodermatitis of childhood	儿童丘疹性大疱性肢端皮炎	papular semivesicular acrodermatitis of childhood	
L44.801		L44.870:	石棉状糠疹	石棉樣糠疹	pityriasis amiantacea	石棉状癣	tinea amiantacea	石棉疮;白皮癍;白皮癣;头风白屑;
L44.802			苔藓样念珠状病	苔癬樣念珠狀病	morbus moniliformis lichenoides			
L44.803			小棘苔藓	棘狀苔癬	lichen spinulosus			肉刺毛;锉疹;鸡皮症
				棘狀角化病	keratosis spinulosa	棘状角化病	keratosis spinulosa	
				棘狀毛囊角化症	keratosis follicularis spinulosa	棘状毛囊角化病	keratosis follicularis spinulosa	
				小棘毛孔苔癬	lichen pilaris spinulosus	小棘毛发苔藓	lichen pilaris spinulosus	
L44.804			金黄色苔藓	金黃色苔癬	lichen aureus			
				紫斑性苔癬	lichen purpuricus	紫癜性苔藓	lichen purpuricus	
L44.805			症状性苔藓样疹	症狀性苔癬樣疹	symptomatic lichenoid eruption			
L44.806			黑人男性丘疹性疹	黑人男性丘疹性皮疹	papular eruption in black males			
L50.001		L50.000:	变应性荨麻疹	過敏性蕁麻疹	allergic urticaria	急性荨麻疹	acute urticaria;acute hives	
L50.003		L50.010:	食物性荨麻疹	食物性蕁麻疹	urticaria due to food			
L50.002			组胺释放性荨麻疹	組織胺釋放性蕁麻疹	urticaria due to histamine liberators			
				假過敏性蕁麻疹	urticaria due to pseudoallergy	假变应性荨麻疹	urticaria due to pseudoallergy	
L50.003		L50.010:	食物性荨麻疹	食物性蕁麻疹	urticaria due to food			

主码	附码	皮码	中文病名	繁体病名	英文病名	同义中文病名	同义英文病名	中医病名
L50.004			感染性荨麻疹	感染性蕁麻疹	urticaria due to infection			
L50.101		L50.110：	急性特发性荨麻疹	急性特發性蕁麻疹	acute idiopathic urticaria			
L50.101		L50.120：	慢性特发性荨麻疹	慢性特發性蕁麻疹	chronic idiopathic urticaria			
L50.101		L50.100：	特发性荨麻疹	特發性蕁麻疹	idiopathic urticaria	非变应性荨麻疹	nonallergic urticaria	
L50.201		L50.200：	热性荨麻疹	熱性蕁麻疹	thermal urticaria；heat urticaria			赤疹
				局部熱性蕁麻疹	urticaria due to local heat	局部热性荨麻疹	urticaria due to local heat	赤疹
L50.202		L50.210：	寒冷性荨麻疹	冷因性蕁麻疹	cold urticaria			白疹；白婆瘼
				冷反射性蕁麻疹	cold reflex urticaria	冷反射性荨麻疹	cold reflex urticaria	
L50.204		L50.220：	家族性寒冷性荨麻疹	家族性寒冷性蕁麻疹	familial cold urticaria			白疹
L50.301		L50.300：	人为性荨麻疹	人為性蕁麻疹	factitious urticaria；factitial urticaria			
				巫術徵候群	Witchcraft syndrome	巫术综合征	Witchcraft syndrome	风瘾疹
				人為接觸性蕁麻疹	contact urticaria artifacta	人工性接触性荨麻疹	contact urticaria artifacta	
L50.302		L50.310：	皮肤划痕性荨麻疹	皮膚劃痕性蕁麻疹	dermographic urticaria	皮肤划痕症	dermatographism；autographism；dermographism	
L50.401			震动性荨麻疹	震動性蕁麻疹	vibratory urticaria			
				震動性血管性水腫	vibratory angioedema	震动性血管性水肿	vibratory angioedema	瘾疹
				气锤病	pneumatic hammer disease	气锤病	pneumatic hammer disease	
				震動徵候群	vibration syndrome	震动综合征	vibration syndrome	
				震動白指	vibration white finger	震动白指	vibration white finger	
L50.402		L50.410：	压迫性荨麻疹	壓力性蕁麻疹	pressure urticaria	压力性荨麻疹	pressure urticaria	
				遲發性壓力性蕁麻疹	delayed pressure urticaria	迟发性压力性荨麻疹	delayed pressure urticaria	
L50.501		L50.500：	胆碱能性荨麻疹	膽鹼激性蕁麻疹	cholinergic urticaria			赤疹
				情緒性蕁麻疹	emotional urticaria	情绪性荨麻疹	emotional urticaria	
L50.601		L50.600：	接触性荨麻疹	接觸性蕁麻疹	contact urticaria	接触性荨麻疹综合征	contact urticaria syndrome	
				職業性接觸性蕁麻疹	contact urticaria occupational			
				即刻反應徵候群	syndrome of immediate reactions	即刻反应综合征	syndrome of immediate reactions	
L50.802			慢性荨麻疹	慢性蕁麻疹	chronic urticaria			
L50.803			周期复发性荨麻疹	週期復發性蕁麻疹	recurrent periodic urticaria			
L50.805			肾上腺素能性荨麻疹	腎上腺素性蕁麻疹	adrenergic urticaria			
L50.806			大疱性荨麻疹	水疱性蕁麻疹	bullous urticaria			
L50.806			运动性荨麻疹	運動誘發性蕁麻疹	exercise - induced urticaria			
L50.807			蛋白胨性荨麻疹	蛋白腖性蕁麻疹	peptone urticaria			
L50.808			血管性水肿伴荨麻疹	血管性水腫併發蕁麻疹	angio - oedema with urticaria			
L50.810		L50.830：	水源性荨麻疹	水因性蕁麻疹	aquagenic urticaria			

主码	附码	皮码	中文病名	繁体病名	英文病名	同义中文病名	同义英文病名	中医病名
L50.901		L50.900：	荨麻疹	蕁麻疹	urticaria			瘾疹；风痞瘟；痞瘰；隐疹；风瘾疹；风团；风瘙瘾疹；鬼饭疙瘩；风疹块；风痞瘟；风绺疹；鬼纹疙瘩；鬼饮疙瘩；时疫疙瘩；鬼风疙瘩；风乘疙瘩；白婆瘼；逸风
L51.001			非大疱性多形红斑	非水疱性多形性紅斑	nonbullous erythema multiforme	轻型多形红斑	minor erythema multiforme	
L51.102		L51.100：	大疱性多形红斑	水疱性多形性紅斑	bullous erythema multiforme			
L51.103		L51.120：	重症多形红斑	重症多形性紅斑	erythema multiforme major			
				Stevens – Johnson 氏徵候群	Stevens – Johnson syndrome	史蒂文斯 – 约翰逊综合征	Stevens – Johnson syndrome	
				糜爛性多形紅斑	erosion erythema multiforme	糜烂性多形红斑	erosion erythema multiforme	
L51.104		L51.110：	黏膜型重型多形红斑	黏膜重型多形性紅斑	severe mucosal erythema multiforme			
L51.105		L51.130：	富奇综合征	Fuch 氏徵候群	Fuch's syndrome			
L51.106		L51.140：	多腔性糜烂性外胚层病	多腔性糜爛性外胚層病	ectodermosis erosive pluriorificialis			
L51.201		L51.200：	中毒性表皮坏死松解症	中毒性表皮壞死鬆解症	toxic epidermal necrolysis	莱尔综合征	Lyell's syndrome	
L51.202		L51.200：	大疱性表皮松解型药疹	水疱性表皮鬆解型藥物疹	drug eruption of epidermolysis bullosa form	药物性莱尔综合征	drug – induced Lyell's syndrome	
L51.802		L51.810：	单纯疱疹感染性多形红斑	單純疱疹感染性多形性紅斑	erythema multiforme due to herpes simplex infection	疱疹伴多形红斑	herpes – associated erythema multiforme	
				復發性輕型多形紅斑	recurrent erythema multiforme minor	复发性轻型多形红斑	recurrent erythema multiforme minor	
L51.901			多形红斑	多形性紅斑	erythema multiforme	渗出性多形红斑	erythema multiforme exudativum	猫眼疮；雁疮；白寒疮；寒疮
L52.x01		L53.000：	结节性红斑	結節性紅斑	erythema nodosum			瓜藤缠；梅核丹；瘴梅核；火丹；室火丹；湿毒流注；热毒流注；梅核火丹
L52.x02		A18.480：	硬红斑	硬結性紅斑	erythema induratum			腓腨疽；腓腨发疽；鱼肚痈；夹棍疮；湿毒流注
L52.x03		L52.x00：	惠特菲尔德硬红斑	Whitfield 氏硬節性紅斑	erythema induratum Whitfield			腓腨疽；腓腨发
L53.001		L53.000：	中毒性红斑	毒性紅斑	toxic erythema			诸物中毒；赤炎疮；赤炎风；发物疹；中药毒
L53.101			环形红斑	迴紋狀紅斑	erythema gyratum			蝶疽；火丹
L53.102			风湿性环状红斑	風濕性環狀紅斑	erythema annulare rheumaticum	雅达松单纯性回状红斑	Jadassohn simplex erythema gyratum	

主码	附码	皮码	中文病名	繁体病名	英文病名	同义中文病名	同义英文病名	中医病名
L53.103		L53.100:	离心性环形红斑	遠心性環狀紅斑	erythema annulare centrifugum			
L53.202		L53.200:	边缘性红斑	邊緣性紅斑	erythema marginatum			热肿
L53.301			婴儿表皮发育不良性回状红斑	嬰兒表皮發育不良性迴紋狀紅斑	infantile epidermodysplastic erythema gyratum			
L53.302			斯特里姆佩尔持久性小回状红斑	Strempel 持久性小回狀紅斑	Strempel erythema gyratum persistens			
L53.303		L53.300:	持久性图状红斑	持久性圖狀紅斑	erythema figuratum persistens			热肿
				科尔科特福克斯持久性回狀紅斑	Colcott Fox erythema figuratum persistens	科尔科特·福克斯持久性回状红斑	Colcott Fox erythema figuratum persistens	
L53.304		L53.330:	持久性回状红斑	持久性迴紋狀紅斑	erythema gyratum repens	持久性回状红斑	erythema gryatum persistens	热肿
				Gammel 匐行性回狀紅斑	Gammel erythema gyratum repens	甘默尔匐行性回状红斑	Gammel erythema gyratum repens	
L53.303		L53.320:	持久性红斑	持久性紅斑	erythema persistens	慢性图形红斑	erythema chronic figurate	慢痧
L53.801		L53.840:	掌红斑	掌紅斑	erythema palmare; palmar erythema			肝掌;朱砂掌
L53.803			麻疹样红斑	麻疹樣紅斑	erythema morbilliforme			丹疹;阳毒
L53.804			泛发性红斑	廣泛性紅斑	generalized erythema			
L53.806			复发性疼痛性红斑	復發性疼痛性紅斑	recurrent painful erythema			
L53.807			猩红热样红斑	猩紅熱樣紅斑	scarlatiniform erythema			丹疹;阳毒
L53.809			酒红斑	酒紅斑	wine erythema	酒精性红斑	alcoholic erythema	酒疹;面皆赤;酒毒;醉斑
L53.810			单纯性回状红斑	單純性迴紋狀紅斑	erythema simplex gyratum			热肿
L53.811			家族性环状红斑	家族性環狀紅斑	familial annular erythema			
L53.812			遗传性掌红斑	遺傳性手掌紅斑	erythema palmaris hereditarum	遗传性掌部红斑综合征	hereditary palmar erythema syndrome	肝掌;朱砂掌
L53.813		L08.820:	坏死松解性游走性红斑	壞死溶解性遊走狀紅斑	necrolytic migratory erythema			
L53.902			红皮病	紅皮症	erythroderma			红皮;火丹疮;王烂疮;赤火丹;脱皮疮;溻皮疮
L53.903		L21.120:	脱屑性红皮病	脱屑性紅皮症	erythroderma desquamativum	莱内病	Leiner disease	脱皮疮
L53.906			继发性红皮病	继發性紅皮症	erythroderma secondary			
L53.907			炎性红斑	發炎性紅斑	inflammation erythema			
L54.801			自身免疫性环状红斑	自體免疫性環狀紅斑	autoimmune annular erythema			
L56.001		L56.240:	光毒性皮炎	光毒性皮膚炎	phototoxic dermatitis	光毒性湿疹	phototoxic eczema	
L56.002			日光性白斑	日光性黏膜白斑	sunlight - induced leukoplakia			
L56.003		L56.000:	光毒性药物反应	光毒性藥物反應	phototoxic drug reaction	光毒性药疹	phototoxic drug eruption	
L56.101			光变应性药疹	光過敏性藥物疹	photoallergic drug eruption	光变应性药物反应	photoallergic drug reaction	
				光過敏性藥疹	photosensitive drug eruption	光敏性药疹	photosensitive drug eruption	
L56.201		L56.200:	接触光毒性皮炎	接觸性光毒性皮膚炎	contact phototoxic dermatitis	光毒性接触性皮炎	phototoxic contact dermatitis	

主码	附码	皮码	中文病名	繁体病名	英文病名	同义中文病名	同义英文病名	中医病名
				職業性光接觸性皮膚炎	occupational photocontact dermatitis	职业性光接触性皮炎	occupational photocontact dermatitis	
L56.202		L56.200：	光毒性焦油皮炎	焦油引起之光毒性皮膚炎	phototoxic tar dermatitis			
L56.203		L56.220：	植物光皮炎	植物性日光皮膚炎	phytophotodermatitis；photodermatitis due to plant	植物日光性皮炎	phytophotodermatitis	红花草疮；面游风毒；风毒肿；风毒赤面；风毒证；大头瘟
L56.204			草地皮炎	草地皮膚炎	grass dermatitis；meadow dermatitis			
				牧草線性水疱性皮膚炎	dermatitis bullosa striata pratensis	牧草线性大疱性皮炎	dermatitis bullosa striata pratensis	
L56.205		L56.230：	香料皮炎	香水皮膚炎	berloque dermatitis	伯洛克皮炎	Berloque's dermatitis	
				香水皮膚炎	perfume dermatitis	香水皮炎	perfume dermatitis	
L56.301		L56.300：	日光性荨麻疹	日光性蕁麻疹	solar urticaria	光源性荨麻疹	urticaria photogenica	赤疹
L56.401		L56.400：	多形性日光疹	多形性日光疹	polymorphic sunlight eruption	多形性光疹	polymorphous light eruption	暑热疮；沸疮
L56.402		L56.410：	夏令痒疹	夏令癢疹	summer prurigo；prurigo aestivalis			暑热疮；夏疥；沸疮；沸烂疮；沸子；夏日沸烂疮
				赫金森氏夏令癢疹	Hutchinson's summer prurigo	哈钦森夏令痒疹	Hutchinson's summer prurigo	
				日光性癢疹	actinic prurigo	光化性痒疹	actinic prurigo	
L56.802			肱桡部夏令瘙痒症	肱橈部夏令搔癢症	brachioradial summer pruritus			
L56.803			泥螺日光性皮炎	泥螺日光性皮膚炎	bullactophotodermatitis；bullacta – solar dermatitis			泥螺毒；螺丝疮
L56.804			接触光变应性皮炎	接觸光過敏性皮膚炎	contact allergic photodermatitis			
L56.805			夏季皮炎	夏季皮膚炎	dermatitis aestivalis			暑热疮
L56.806			外源性光感性皮炎	外緣性光敏感性皮膚炎	exogenous photosensitizing dermatitis			
L56.807			青少年春季疹	幼年春季疹	juvenile spring eruption	耳部春季疹	spring eruption of ear	
L56.808			光变应性接触性皮炎	光過敏性接觸性皮膚炎	photoallergic contact dermatitis			
				接觸光過敏性皮膚炎	contact allergic photodermatitis	接触光变应性皮炎	contact allergic photodermatitis	
L56.809			化妆品光感性皮炎	化妝品引起之光敏感性皮膚炎	photosensitive dermatitis induced by cosmetics			
L56.810			文身性光敏反应	紋身性光敏感反應	photosensitivity in tattoos			
L56.811			手控除草机植物日光性皮炎	手控除草机植物日光性皮肤炎	strimmer rash（string trimmers dermatitis）			
L56.812			蔬菜日光性皮炎	蔬菜日光性皮膚炎	vegetable – solar dermatitis	藜皮炎	Chenopodium dermatitis	诸菜皮肤中毒
L56.813			日光性苔藓	日光性苔癬	lichen solaris			
L56.814		L56.800：	急性紫外线皮炎	急性紫外線皮膚炎	acute dermatitis due to UV			

主码	附码	皮码	中文病名	繁体病名	英文病名	同义中文病名	同义英文病名	中医病名
L56.815		L56.810：	光化性毛囊炎	日光性毛囊炎	actinic folliculitis			
L56.816		L56.860：	牛痘样水疱病	種痘様水疱病	hydroa vacciniforme	巴津痘疮样水疱病	Bazin's hydroa varioliformis	夏日沸烂疮；暑热疮；夏疥；沸疮；沸烂疮；沸子
				痘瘡様水疱病	hydroa varioliformis	痘疮样水疱病	hydroa varioliformis	
L56.817		L56.850：	光甲剥离症	光甲剝離	photo – onycholysis			
L56.818			夏令水疱病	夏令水疱病	hydroa aestivale			
L57.003		L57.000：	日光性角化病	日光性角化症	solar keratosis	光线性角化病	actinic keratosis	
				老年性日光性角化症	senile actinic keratosis	老年性光化性角化病	senile actinic keratosis	
L57.101		L57.870：	光化性类网状细胞增生症	日光性網狀細胞類瘤	actinic reticuloid；AR			
				光過敏性皮炎/光化性網狀細胞增生病徵候群	photosensitive dermatitis/actinic reticuloid syndrome	光敏性皮炎/光化性网状细胞增生病综合征	photosensitive dermatitis/actinic reticuloid syndrome	
L57.303			获得性皮肤异色病	後天性皮膚異色症	acquired poikiloderma			
L57.304		L57.300：	西瓦特皮肤异色病	西瓦特氏多形皮膚萎縮症	Civatte poikiloderma；poikiloderma of Civatte			疬疡风；疬疡
				停經期日光皮炎	menopausal solar dermatitis	绝经期日光皮炎	menopausal solar dermatitis	
				萎縮性變性色素性皮膚炎	pigmented atrophicans degenerican dermatitis	萎缩性变性色素性皮炎	pigmented atrophicans degenerican dermatitis	
L57.402		L57.400：	老年性弹性组织病	老年性彈性纖維變性	elastosis senilis	老年性弹力纤维变性	elastosis senilis	
L57.405			获得性高弹性皮肤	後天性高彈力皮膚	acquired hyperelastica cutis			
L57.501		L57.500：	光化性肉芽肿	日光性肉芽腫	actinic granuloma；granuloma actinic	光线性肉芽肿	actinic granuloma	
				O'Brien 氏肉芽腫	O'Brien's granuloma	奥布赖恩肉芽肿	O'Brien granuloma	
L57.801			日光皮炎	日光性皮膚炎	solar dermatitis	日晒红斑	solar erythema	日晒疮；晒斑
				日光性水腫	solar edema	日光性水肿	solar edema	
				日曬傷	sunburn	日晒伤；晒斑	sunburn	
L57.803			光化性唇炎	日光性唇炎	actinic cheilitis	日光性唇炎	solar cheilitis	
				日光性剝落性唇炎	actinic exfoliative cheilitis	光化性剥脱性唇炎	actinic exfoliative cheilitis	
L57.804			慢性光化性皮炎	慢性日光性皮膚炎	chronic actinic dermatitis			
				慢性日光皮膚炎	chronic actinic dermatitis	慢性光线性皮炎	chronic actinic dermatitis	
L57.802		L57.870：	持久性光反应	持久性光反應	persistent light reaction			
L57.805			光敏性皮炎	光過敏性皮膚炎	photosensitive dermatitis			
L57.807		L57.886：	获得性胶样粟丘疹	后天性膠様粟丘疹	acquired colloid milium	皮肤胶样变性	cutaneous colloid degeneration	米粒疹
				膠様假粟丘疹	colloid pseudomilium	胶样假性粟丘疹	colloid pseudomilium	
L57.808			星状自发性假瘢痕	星狀自發性假疤痕	stellate spontaneous pseudoscars			
L57.809			日光辐射性皮肤萎缩	日光輻射性皮膚萎縮	atrophoderma due to solar radiation			

主码	附码	皮码	中文病名	繁体病名	英文病名	同义中文病名	同义英文病名	中医病名
L57.810		L57.820:	群聚性眶周粉刺	群聚性眼眶週圍粉刺	grouped periorbital comedones	成簇性眶周粉刺	grouped periorbital comedones	
		L57.890:		Favre – Racouchot 氏徵候群	Favre – Racouchot syndrome	法韦尔–拉库科特综合征	Favre – Racouchot syndrome	
L57.811		L57.862:	农民皮肤	農夫皮膚	farmer's skin			
				海员皮肤	sailor's skin	海员皮肤	sailor's skin	
L57.812		L57.890:	日光性弹性组织病	日光性彈性纖維變性	solar elastosis	日光性弹力组织变性综合征	solar elastosis syndrome	
				结节性弹性物增生伴毛囊囊肿及粉刺	nodular elastosis with follicular cysts and comedones			
				日光性彈力纖維變性	actinic elastosis	光化性弹力纤维病	actinic elastosis	
				結節性彈性樣物質增生	nodular elastoidosis	结节性弹力样组织变性	nodular elastoidosis	
				结节性弹力瘤	nodular elastoma	结节性弹力瘤	nodular elastoma	
				結節性彈性纖維變性	nodular elastosis	结节性弹力组织变性	nodular elastosis	
L57.813			项菱形皮肤	项部菱樣皮	cutis rhomboidalis nuchae			
L57.901		L58.900:	放射性皮炎	放射性皮膚炎；輻射性皮膚炎	radiodermatitis			
L58.001		L58.000:	急性放射性皮炎	急性放射性皮膚炎	acute radiodermatitis	急性放射性皮肤损伤	acute radiation injuries of skin	
L58.101		L58.100:	慢性放射性皮炎	慢性放射性皮膚炎	chronic radiodermatitis	慢性放射性皮肤损伤	chronic radiation injuries of skin	
L59.001		L59.000:	火激红斑	火逼性紅斑	erythema ab igne	火激皮炎	dermatitis ab igne	火斑疮
				熱力性紅斑	erythema caloricum	热激红斑	erythema caloricum	
				热激色素沈著	pigmintation caloricum	热激色素沉着	pigmintation caloricum	
				烘烤皮膚徵候群	roast cutaneous syndrome	烘烤皮肤综合征	roast cutaneous syndrome	
L59.802			职业性电光性皮炎	職業性電光性皮膚炎	occupational electroflash dermatitis	职业性光电皮炎		
L60.001		L60.000:	嵌甲	嵌甲症	unguis incarnatus; onyxis; ingrowing nail	趾甲向内生	onychocryptosis	嵌甲；甲疽；嵌甲；嵌指；倒甲；潜趾；甲疽疮；嵌爪
		L60.010:		指嵌甲症	fingernail ingrowing	指嵌甲	fingernail ingrowing	
		L60.020:		趾嵌甲症	ingrowing toenail	趾嵌甲	ingrowing toenail	潜趾
L60.101		L60.100:	甲松离	甲松離	onycholysis			
		L60.110:		板層狀甲剝離	lamellar onycholysis	板层状甲剥离	lamellar onycholysis	
L60.201		L60.200:	甲弯曲	彎甲	onychogryphosis	钩甲	curved nail	
L60.202			反甲	凹狀甲	koilonychia	凹甲	koilonychia	反甲；陷甲
				匙狀甲	spoon nails	匙状甲	spoon nail	
L60.301		L60.350:	脆甲症	脆甲	onychorrhexis			爪甲枯脆；爪枯
L60.302		L60.340:	甲肥厚	厚甲	pachyonychia; nail hypertrophy			
				爪甲肥大	onychauxis	爪甲肥大	onychauxis	
L60.303		L60.320:	甲营养不良	甲失養	nail dystrophy			

主码	附码	皮码	中文病名	繁体病名	英文病名	同义中文病名	同义英文病名	中医病名
		L60.370：		20 指甲失養	twenty nail dystrophy	20 甲营养不良	twenty nail dystrophy	
L60.304		L60.380：	正中甲营养不良	正中指甲失養	median nail dystrophy			
L60.305		L60.340：	粗糙甲	粗糙甲	trachyonychia			
L60.306		L60.860：	创伤性甲营养不良	創傷性甲失養	nail dystrophy due to trauma			
L60.307			软甲	軟爪甲	hapalonychia；soft nails			软甲
				蛋殼狀甲	egg shell mails	蛋壳状甲	egg shell mails	
L60.401		L60.400：	博氏线	波氏線	Beau's lines	指甲横沟症	transverse grooves of nail	
L60.501		L60.500：	黄甲综合征	黃甲徵候群	yellow nail syndrome	支气管扩张－淋巴水肿－黄甲综合征	bronchiectasis－lymphedema－yellow nail syndrome	
				商曼氏徵候群	Samman's syndrome	商曼综合征	Samman's syndrome	
L60.502			黄甲	黃甲	yellow nail			黄甲
L60.801		L60.804：	甲下角化过度	甲下角化過度	subungual hyperkeratosis	甲床过度角化	hyperkeratosis subungualis	
L60.802			甲下出血	甲下出血	subungual hemorrhage			
L60.803		L60.822：	点状白甲	點狀白甲	punctate leuconychia			
L60.805			绿甲	綠甲	green nail			绿甲
				綠甲徵候群	green nail syndrome	绿甲综合征	green nail syndrome	绿甲
				綠色條紋甲	green striped nail	绿色条纹甲	green striped nail	
L60.807			职业性指甲改变	職業性指甲改變	occupational nail change	职业性甲病	occupational nail disease	
L60.809			特里甲	特里甲	Terry's nail			
L60.810			长甲	長甲	dolichonychia			副甲
L60.811			短甲	短甲	short nail	短甲	brachyonychia	
L60.812			小甲	小甲	microonychia			小甲
L60.813			薄甲	薄甲	thin nail			薄甲
L60.814			异位甲	異位甲	ectopic nail；onychoheterotopia			
L60.815			脱甲病	脫甲病	onychomadesis			脱甲
L60.817			甲折断	甲折斷	onychoclasis			
L60.818			甲萎缩	甲萎縮	onychoatrophy；nail atrophy			
L60.819			点凹甲	點狀凹陷甲	pitted nail	罗森安征	Rosenan's sign	顶针箍样甲
				甲點狀凹陷	nail pitting	甲凹陷点	nail pitting	
				頂針甲	thimble nails	顶针甲	thimble nails	
L60.820			甲纵裂	甲縱裂	longitudinal split of nail			
L60.821			甲分裂	爪甲裂開	onychoschizia			
L60.822		L62.810：	球拍状甲	球拍狀指甲	racket nails			
L60.823			扁平甲	扁平甲	platonychia			
L60.824			嵴甲	嵴甲	ridged nail	甲纵嵴	longitudinal crista of nail	
L60.825			儿童期甲营养不良	兒童期甲失養	dystrophy of nails in childhood	孤立性趾甲营养不良	isolated toenail dystrophy	

主码	附码	皮码	中文病名	繁体病名	英文病名	同义中文病名	同义英文病名	中医病名
				兒童期蹞趾甲营养不良	great toenail dystrophy in childhood	儿童期蹞趾甲营养不良	great toenail dystrophy in childhood	
L60.826			油斑	油斑	oil patch			
L60.827			甲下胬肉	甲下翼狀贅肉	subungual pterygium			甲疽;甲疽疮;甲蛆疮
L60.828			米斯甲	Mees 氏甲	Mees's nail			
L60.829			甲缘逆剥	甲緣逆剝	hang nail	倒刺;甲刺	hang nail	手足逆胪;肉刺;倒刺
L60.830			衰老化甲	衰老甲	aging nail			
L60.831			甲纵沟	甲縱溝	longitudinal furrow of nail			
L60.833			甲层裂	層層裂開	splitting into layers; lamellar dystrophy			
L60.834			甲纹	甲紋	striations of nail			
L60.835			趾甲脱落	趾甲脫落	toe – nail loss			
L60.837			钳形甲	鉗形甲	pincer nail	管状甲	solenonychia	
L60.838		L60.872:	甲下血肿	甲下血腫	subungual hematoma			
L60.839			喇叭样甲	喇叭樣甲	nail of tubaeform			
L60.840			灰甲	灰甲	gray nail			
L60.841			黑甲	黑色素甲	melanonychia;black nail			黑甲;爪甲枯黑;爪甲变黑
L60.842			蓝甲	藍甲	blue nail			蓝甲
L60.843			褐甲	褐甲	brown nail			褐甲
L60.844			天蓝半月甲	天藍半月甲	azure half – moon nail			
L60.845			纵向性色素甲	縱向性色素甲	longitudinal pigmented bands of nail	纵向性红甲	longitudinal erythronychia	
L60.846			红半月甲	紅半月甲	red half – moon nail	红弧影	red lumulae	
L60.847		L60.864:	甲变色	甲變色	nail discoloration			
				外源性甲變色	exogenous nail discolouration	外源性甲变色	exogenous nail discolouration	脱甲
L60.848			红甲	紅甲	red nail			红甲
L60.849			甲良性肿瘤	甲良性肿瘤	benign tumour of nails			
L60.850			表皮芽	表皮芽	epidermal buds			
L60.851		L60.844:	肿瘤性甲畸形	腫瘤性甲變形	trumpet nail deformity			
				甲床表皮囊腫	epidermal cyst of nail bed	甲床表皮囊肿	epidermal cyst of nail bed	
L60.852			甲床瘤	甲床瘤	onychomatrixoma			
L60.853			甲恶性肿瘤	甲惡性肿瘤	malignant tumour of nails			
L60.854			马尔克线	馬爾克氏線	Muehrcke's line	马尔克甲	Muehrcke's nails	
L60.855		L60.814:	后天性无甲	後天性無甲	acquired anonychia			
L60.856			化妆品甲损伤	化妝品甲損傷	nail damage induced by cosmetics			
L60.857		L60.816:	人工指甲	人工指甲	nail artefacts			

主码	附码	皮码	中文病名	繁体病名	英文病名	同义中文病名	同义英文病名	中医病名
L60.858			化学药品性甲损伤	化學藥品性甲損傷	nail damage caused by chemical agents	药物性甲损害	nail damage due to drug	
L60.859		L60.820:	药物性白甲	藥物誘發性白甲	drug – induced leuconychia	药物性白甲	leukopathia unguium due to drug	
L60.860			普卢默甲	普卢默甲	Plummer nail			
L60.861			“人”字形甲	“人”字形甲	chevron nail; herringbone nail			
L60.862			杵状甲	杵狀甲	clubbing of nails; hippocrafic nails			
L60.863		L60.874:	裂片形出血	裂片形出血	splinter hemorrhage	甲下线状出血	subungual linear hemorrhages	
L60.864		L60.876:	内源性甲变色	內源性甲變色	endogenous nail discolouration			脱甲
L60.865		L60.878:	甲胬肉	甲翼狀贅肉	pterygium unguis; pterygium of nail			甲疽;甲疽疮;甲蛆疮
L60.866		L62.830:	对半甲	對半甲	half – and – half nail			
L60.867			甲板着色	甲板著色	staining of nail plate			
L60.882			白甲	白甲	leukonychia; white nail			白甲
L60.901		L60.900:	甲病	甲病	nail disorder			
L63.001		L63.000:	全秃	全頭禿	alopecia totalis	全脱	alopecia totalis	
L63.002		L63.100:	普秃	全身禿	alopecia universalis	普脱;全身性秃	alopecia universalis	
		L63.810:		瀰漫性斑禿	diffuse alopecia areata	弥漫性斑秃	diffuse alopecia areata	
L63.201		L63.200:	匐形性秃发	匐形狀禿髮	ophiasis	蛇形斑秃	ophiasic alopecia areata	
L63.901		L63.900:	斑秃	圓禿	alopecia areata	斑脱	alopecia areata	油风脱发;鬼剃头;鬼舐头;梅衣秃;油风;毛拔;发坠;毛落;落发;落发风;鬼薙刺
L64.001		L64.000:	药物性雄激素性脱发	藥物性雄性禿	drug induced androgenic alopecia			
L64.801		L64.000:	男性雄激素性脱发	男性雄性基因禿	male androgenetic alopecia	男性遗传性脱发	male androgenetic alopecia	早秃
				雄性禿;男性型禿髮	male pattern alopecia; male pattern baldness	男性型脱发	male pattern alopecia; male pattern baldness	
				壯年禿	premature alopecia	早秃	premature alopecia	
				早年脫髮;早發性脫髮	premature baldness	早老性脱发	premature alopecia	
				女性型男性雄性基因禿	female pattern male androgenetic alopecia	女性型男性遗传性脱发	female pattern male androgenetic alopecia	
L64.802		L64.830:	女性雄激素性脱发	女性雄性激素禿髮	female androgenetic alopecia; androgenetic alopecia in women	女性遗传性脱发	female androgenetic alopecia	
				男性型女性雄性基因禿	male pattern female androgenetic alopecia	男性型女性遗传性脱发	male pattern female androgenetic alopecia	
L64.901		L64.900:	雄激素性脱发	雄性激素禿髮	androgenetic alopecia	雄性遗传性脱发	androgenetic alopecia	发蛀脱发;蛀发癣;油风;油秃;糠状秃

主码	附码	皮码	中文病名	繁体病名	英文病名	同义中文病名	同义英文病名	中医病名
				脂漏性秃	alopecia seborrheica	脂溢性脱发	alopecia seborrheica	
				雄激素過多引起雄性激素禿髮	androgenetic alopecia due to androgen excess	雄激素过多雄激素性脱发	androgenetic alopecia due to androgen excess	
				雄性基因禿	androgenetic alopecia	雄激素性秃发	androgenetic alopecia	
				雄性禿	androgenic alopecia	雄性秃	androgenic alopecia	
L65.001		L65.000:	休止期脱发	休止期落髮	telogen effluvium			
L65.101		L65.100:	生长期脱发	生長期落髮	anagen effluvium			
L65.201		L65.200:	黏蛋白性秃发	黏液性禿	alopecia mucinosa			
				毛囊黏液素病	follicular mucinosis	毛囊性黏蛋白病	follicular mucinosis	
L65.801		L65.820:	弥漫性脱发	瀰漫性脫髮	diffuse alopecia			
L65.801		L65.830:	弥漫性药物性脱发	瀰漫性藥物性脫髮	diffuse alopecia due to drug			
L65.802			老年性脱发	高年禿	alopecia senilis			
L65.803			绝经期脱发	更年期禿	climacteric alopecia	更年期脱发	climacteric alopecia	
				停經後前額纖維化禿髮	postmenopause frontal fibrosing alopecia	停经后前额纤维化秃发	postmenopause frontal fibrosing alopecia	
L65.804			内分泌性脱发	內分泌性禿	endocrinologic alopecia			
L65.805			化妆品毛发损害	化妝品引起毛髮損傷	hair damage induced by cosmetics			
L65.807			神经性脱发	神經性禿髮	neurologic alopecia	神经系统疾病脱发	alopecia in disorders of nervous system	
L65.808			生理性脱发	生理性禿髮	physiological alopecia			
L65.809		L65.834:	营养不良性脱发	營養不良性脫髮	alopecia due to malnutrition			
L65.810			雌激素缺乏性脱发	雌激素缺乏性禿髮	estrogen deficency alopecia			
L65.811			代谢性障碍性脱发	代謝性障礙性禿髮	alopecia of metabolic origin			
L65.812		L65.836:	感染后弥漫性秃发	感染後瀰漫性禿髮	post – infective diffuse alopecia	炎症性秃发	inflammatory alopecia	
L65.813		L65.840:	中毒性弥漫性脱发	中毒性瀰漫性禿髮	toxic diffuse alopecia			
L65.814			热梳秃发	熱燙性禿髮	hot comb alopecia	热烫性秃发	hot comb alopecia	
				毛囊變性徵候群	follicular degenration syndrome	毛囊变性综合征	follicular degenration syndrome	
L65.815			压力性秃发	壓力性禿髮	alopecia due to pressure; pressure alopecia			
L65.816		L65.870:	松动性生长期毛发综合征	疏鬆生長期毛髮徵候群	loose anagen hair syndrome			
L65.817		L65.852:	牵拉性秃发	牽引性禿髮	traction alopecia	牵引性秃发	traction alopecia	
L65.818		L65.842:	外伤性秃发	損傷性禿髮	traumatic alopecia	非瘢痕形成外伤性脱发	nonscarring traumatic alopecia	
L65.903		L67.910:	少毛症	稀毛症	hypotrichosis			发不生;毛发不生
				外源性毛髮損害	hair shaft damage – exogeneous	外源性毛发损害	hair shaft damage – exogeneous	
L65.904		L66.810:	脱发	脫毛症;禿(髮)	alopecia	秃发	alopecia	脱发;发落

主码	附码	皮码	中文病名	繁体病名	英文病名	同义中文病名	同义英文病名	中医病名
				脱髮	defluvium capillorum	脱发	defluvium capillorum	
				掉髮	hair loss	脱毛(发)	hair loss	
L65.907		L65.900:	非瘢痕性脱发	非疤痕性禿髮	nonscarring alopecia			
L66.001		L66.000:	假斑秃	假斑狀禿髮	pseudopelade; pseudoalopecia areata	布劳克斑秃	Brocq's alopecia	发不生
L66.101		L66.100:	毛发扁平苔癣	毛孔扁平苔癬	lichen planopilaris	毛孔扁平苔癣	lichen planopilaris	
L66.102		L66.120:	假斑秃-毛发角化病综合征	假斑禿-毛孔角化徵候群	pseudopelade - keratosis pilaris syndrome			
				Piccardi - Lassueur - Graham - Little 氏徵候群	Piccardi - Lassueur - Graham - Little syndrome	皮卡迪-拉休尤-格拉哈姆-利特尔综合征	Piccardi - Lassueur - Graham - Little syndrome	
				疤痕性禿髮-毛囊周圍角化症	cicatricial alopecia - perifollicular keratosis	瘢痕性秃发-毛周角化病	cicatricial alopecia - perifollicular keratosis	
				Graham - Little 氏徵候群	Graham - Little syndrome	格拉哈姆-利特尔综合征	Graham - Little syndrome	
				Graham - Little - Piccardi - Lassueur 氏徵候群	Graham - Little - Piccardi - Lassueur syndrome	格拉哈姆-利特尔-皮卡迪-拉休尤综合征	Graham - Little - Piccardi - Lassueur syndrome	
				Lassueur - Graham - Little 氏徵候群	Lassueur - Graham - Little syndrome	拉休尤-格拉哈姆-利特尔综合征	Lassueur - Graham - Little syndrome	
				Little - Lassueur 氏徵候群	Little - Lassueur syndrome	利特尔-拉休尤综合征	Little - Lassueur syndrome	
				Piccardi - Lassueur - Little 氏徵候群	Piccardi - Lassueur - Little syndrome	皮卡迪-拉休尤-利特尔综合征	Piccardi - Lassueur - Little syndrome	
L66.201		L66.200:	秃性毛囊炎	禿性毛囊炎	decalvans folliculitis	秃性痤疮	acne decalvans	火珠疮;火珠
				毛囊炎性脱髮	folliculitis decalvans; alopecia folliculitis	毛囊炎性脱发	folliculitis decalvans; alopecia folliculitis	发脱不长
				Quinquaud 氏病	Quinquaud disease	奎夸德病	Quinquaud disease	
				鬚瘡樣疤痕性紅斑	ulerythema sycosiforme	须疮样瘢痕样红斑	ulerythema sycosiforme	
				限界性感染後禿髮	circumscribed post - infection alopecia	局限性感染后秃发	circumscribed post - infection alopecia	
L66.202			鼻毛假性毛囊炎	鼻毛假毛囊炎	pseudofolliculitis vibrissa	鼻部穿孔性毛囊炎	folliculitis nares perforans	
L66.203			穿通性毛囊炎	穿孔性毛囊炎	perforating folliculitis	穿通性鼻腔毛囊炎	nares perforans folliculitis	疖毒
L66.205			嗜酸[细胞]性脓疱病	嗜伊紅球性膿疱病	eosinophilic pustulosis			
				嗜伊紅球性膿疱性毛囊炎	eosinophilic pustular folliculitis	嗜酸[细胞]性脓疱性毛囊炎	eosinophilic pustular folliculitis	
L66.206			秃发性棘状毛囊角化病	禿性棘狀毛囊角化症	keratosis follicularis spinulosa decalvans			

主码	附码	皮码	中文病名	繁体病名	英文病名	同义中文病名	同义英文病名	中医病名
L66.207			无萎缩秃性毛囊角化病	無萎縮禿性毛孔角化症	keratosis pilaris decalvans non – atropicans			
L66.301		L66.300:	头部脓肿性穿掘性毛囊周围炎	頭部膿腫性穿通性毛囊周圍炎	perifolliculitis capitis abscedens et suffodiens	头部分割性蜂窝织炎	dissecting cellulitis of scalp	蝼蛄疖;蟮拱头;蝼蛄窜;蝼蛄串;貉貓;貉猫;貉猪;曲鳝疖
				毛囊閉鎖三疊症	follicular occlusion triad	毛囊闭锁三联征	follicular occlusion triad	
				膿腫性穿通性毛囊炎	abscedens et suffodiens folliculitis	脓肿穿掘性毛囊炎	abscedens et suffodiens folliculitis	
				頭部毛囊周圍蜂窩組織炎	perifolliculitis cellulitis of scalp	头部毛囊周围蜂窝织炎	perifolliculitis cellulitis of scalp	
L66.401			网状红瘢性毛囊炎	網狀紅斑毛囊炎	folliculitis ulerythematosa reticulata	虫蚀状皮肤萎缩	atrophoderma vermiculate	虫蛀斑
				顏面對稱性網狀皮膚萎縮	atrophoderma reticulata symmetrica faciei	面部对称性网状皮肤萎缩	atrophoderma reticulata symmetrica faciei	
				網狀皮膚萎縮	atrophoderma reticulaturm	网状皮肤萎缩	atrophoderma reticulaturm	
				疤痕性紅斑性皮膚萎縮	atrophoderma ulerythematosa	瘢痕红斑性皮肤萎缩	atrophoderma ulerythematosa	
				蜂窩狀萎縮	honeycomb atrophy	蜂窝萎缩	honeycomb atrophy	
				痤瘡樣疤痕性紅斑	ulerythema acneiforme	痤疮样瘢痕性红斑	ulerythema acneiforme	
L85.819			萎缩性毛发角化病	萎縮性毛孔角化症	keratosis pilaris atrophicans	萎缩性毛周角化症	keratosis pilaris atrophicans	
L66.801			小斑片状秃发	小斑性禿髮	alopecia parvimaculata	德鲁综合征	Dreuw's syndrome	发脱不长
L66.802			萎缩性秃发	萎縮性禿髮	atrophic alopecia			发脱不长
L66.804			脂肿性秃发	脂水腫性禿髮	lipoedematous alopecia			
L66.805			职业性毛发改变	職業性毛髮改變	occupational hair change	职业性毛发病	occupational hair disease	
L66.806			头皮糜烂脓疱性皮炎	頭皮糜爛膿疱性皮膚炎	erosive pustular dermatitis of scalp			浸淫疮
L66.807		L66.820:	创伤/伤害瘢痕性秃发	創傷/傷害引起之疤痕性禿髮	cicatricial alopecia due to trauma/injury			发脱不长
L66.901		L66.800:	瘢痕性秃发	疤痕性禿髮	cicatricial alopecia	瘢痕性脱发	cicatricial alopecia	发脱不长
L67.001		L67.000:	结节性脆发症	結節性脆髮症	trichorrhexis nodosa	帕克斯顿病	Paxton's disease	
				Hodara 氏病	Hodara's disease	霍达拉病	Hodara's disease	
		L67.842:		結毛症	trichorrhexis nodosa	结毛症	trichorrhexis nodosa	
L67.101		L67.870:	发色变异	毛髮顏色改變	hair colour change			
		L67.140:		異色	heterochromia	异色	heterochromia	
		L67.100:		毛髮顏色之差異	variations in hair colour	杂色发	variations in hair colour	
L67.103		L67.150:	白发症	白髮症	poliosis			白发;发白
		L67.120:		灰髮	canities	灰发症	canities	
		L67.110:		後天性局限性白髮症	acquired poliosis circumscripta	获得性局限性白发	acquired poliosis circumscripta	

主码	附码	皮码	中文病名	繁体病名	英文病名	同义中文病名	同义英文病名	中医病名
		L67.110:		限界性白髮	localized poliosis	局限性白发	localized poliosis	
				老年性白髮	poliosis senilis	老年性白发	poliosis senilis	
L67.104			黄发	黃髮	yellow hair			黄发
L67.105			棕发	棕髮	brown hair			
L67.106			白眉毛	白毛症;白髮症;灰髮症	poliosis eyebrow			
L67.107			白睫毛	白睫毛	poliosis eyelashes			
L67.108		L67.130:	早年灰白发	早發性白髮	poliosis prematura	过早灰白发症	premature canities	少白发;须发早白
				早老白髮	poliosis prematura	早老白发	poliosis prematura	
L67.802			代谢性疾病毛干异常	代謝性疾病毛幹異常	abnormalities of hair shaft in the metabolic diseases			
L67.804			阿米斯脆发综合征	Amish 氏脆髮徵候群	Amish's brittle - hair syndrome	发脑综合征	hair - brain syndrome	
L67.805			感叹号状发	驚歎號狀毛	exclamatory pointed hair			
L67.807			假环纹发	假環髮	pseudopili annulati			
				假環毛	pili pseud - annulati	假黑白段发	pili pseudoannulati	
L67.808		L67.810:	三角及管状毛	三角及管狀毛	pili trianguli et canaliculi	三角毛	pili trianguli	
L67.809			管状发鞘	管狀毛发圓柱	tubular hair cast	管形发	hair gast	
				管狀毛髮	hair cast	毛发管型	hair cast	
				髮周角質外套症	peripilar keratin casts	毛(发)周角质外套症	peripilar keratin casts	
L67.810			泡沫状发	氣泡狀毛髮	bubble hair			
L67.811			间歇性毛囊发育不良	間歇性毛囊發育不良	intermittent dysplasia of hair follicle			
L67.813			盘旋发	環狀髮	circle hair			
L67.814			锥形发	錐形髮	tapered hair			
L67.815			波尔 - 平库斯标志	Pohl - Pinkus 標誌	Pohl - Pinkus marks			
L67.816			毛缠结及鸟窝状发	毛纏結及鳥窩狀髮	tangling and bird's nest hair			
L67.817			小棘毛壅症	小棘狀毛壅症	trichostasis spinulosa			毳毛粉刺
L67.818			获得性粗毛	後天性粗毛	acquired trichomegaly			
L67.819			毛干风化	發軸風化	weathering of shaft			
L67.820		L67.814:	分叉发	雙叉毛	pili bifurcati	叉状毛	pili bifurcati	
L67.821		L67.820:	毛干病	毛幹病	hair shaft disorder			
L67.822		L67.830:	套叠性脆发症	套疊性脆髮症	trichorrhexis invaginata	竹节状毛发	bomboo hair	
L67.823		L67.834:	毛发纵裂病	髮縱裂症	trichoptilosis	裂发症	trichoschisis	
				羽狀脆髮症	trichoptilosis	羽状脆发症	trichoptilosis	
L67.824		L67.838:	毛折断	毛髮折斷	trichoclasis			
L67.825		L67.840:	软发	毛髮軟化	trichomalacia			
L67.826		L67.844:	脆发	脆髮	fragile hair			

主码	附码	皮码	中文病名	繁体病名	英文病名	同义中文病名	同义英文病名	中医病名
L67.827		L67.860：	毛发营养不良	毛髮營養不良	hair dystrophy; trichodystrophy; hair malnutrition	营养不良性斑秃	pelade malnutrition	发枯；发无泽
L67.828			裂发症	裂发症	trichoschisis			
L67.901		L67.800：	毛发改变	毛髮改變	hair changes			
				毛異常	abnormal hair	毛异常	abnormal hair	
L68.001			男性多毛症	男性多毛症	male hirsuties			
L68.002		L68.030：	医源性多毛症	醫源性多毛症	iatrogenic hirsutism			
		L68.830：		藥物性多毛症	hypertrichosis due to drug	药物性多毛症	hypertrichosis due to drug	
L68.003		L68.010：	内分泌性多毛症	内分泌性多毛症	endocrine hirsutism			
L68.004		L68.020：	药物性女性多毛症	藥物性女性多毛症	hirsutism due to drug			
L68.101		L68.100：	获得性毳毛增生症	後天性胎毛性多毛症	acquired hypertrichosis lanuginosa	获得性胎毛性多毛症	acquired hypertrichosis lanuginosa	
				後天性全身性多毛症	acquired universal hypertrichosis	获得性全身性多毛症	acquired universal hypertrichosis	
L68.201		L68.200：	局限性多毛症	局限性多毛症	hypertrichosis localised	异时发生	heterochronia	
						异位发生	heterotopia	
				後天性限界性多毛症	acquired localized hypertrichosis	获得性局限性多毛症	acquired localized hypertrichosis	
L68.202			骶尾部毛痣	骶尾部毛痣	sacrococcygeal nevus pilous	方－泰尔痣	Faun – Tail nevus	
L68.301		L68.900：	多毛症	多毛症	hypertrichosis; polytrichia			
L68.302			多双生毛	多生双毛	pili multigemini			
L68.801		L68.860：	特发性多毛症	特發性多毛症	idiopathic hypertrichosis			
L68.802		L68.830：	药物性多毛症	藥物性多毛症	hypertrichosis due to drug			
L68.803			症状性多毛症	症狀性多毛症	symptomatic hypertrichosis			
L68.804		L68.000：	女性多毛症	女性多毛症	hirsutism; female polytrichia	性征异常	heterogenia	
L68.805			女性生须	婦女生鬚	pogoniasis			
L70.001			粉刺	粉刺	comedo			面疱；酒刺；面粉皶；黑头粉刺
L70.002		L70.020：	脓疱性痤疮	膿疱性痤瘡	pustular acne			粉刺聚疖
				丘疹膿疱性痤瘡	papulopustular acne	丘疹脓疱性痤疮	papulopustular acne	
L70.003			囊肿性痤疮	囊狀痤瘡	cystic acne			粉刺聚疖
L70.004		L70.000：	寻常痤疮	尋常性痤瘡	acne vulgaris; common acne			粉刺
L70.005		L70.030：	硬结性痤疮	硬結性痤瘡	acne indurata			粉刺聚瘤
L70.006			白头粉刺	白頭粉刺	white comedo			粉刺
L70.008			黑头粉刺	黑头粉刺	black comedo	老年性粉刺	senile comedones	
L70.009		L70.010：	粉刺性痤疮	粉刺性痤瘡	comedonal acne			粉刺
L70.101		L70.100：	聚合性痤疮	聚合性痤瘡	acne conglobata	痤疮炎	acnitis	粉刺聚瘤
L70.201			痘样痤疮	痘瘡樣痤瘡	acne varioliformis			
L70.202			粟粒坏死性痤疮	粟粒性壞死性痤瘡	acne necrotica miliaris	粟粒性痘疮样痤疮	acne varioliformis miliaris	面疮

主码	附码	皮码	中文病名	繁体病名	英文病名	同义中文病名	同义英文病名	中医病名
L70.301		L70.300：	热带痤疮	熱帶性痤瘡	acne tropica	水性痤疮	hydration acne	
L70.401		L70.400：	新生儿痤疮	新生兒痤瘡	neonatal acne			
L70.402		L70.400：	婴儿痤疮	嬰兒痤瘡	infantile acne			
L70.803		L70.838：	职业性痤疮	職業性痤瘡	occupational acne			
L70.805			丘疹性痤疮	丘疹性痤瘡	acne papulosa			
L70.806			结节性痤疮	結節性痤瘡	acne nodosum			粉刺聚瘤
L70.807			坏死性痤疮	壞死性痤瘡	acne necrotica			
L70.808			剥脱性痤疮	掘抓性痤瘡	excoriated acne	挖挤者痤疮	picker acne	
L70.809			瘢痕疙瘩样痤疮	蟹足腫性痤瘡	acne keloidalis	瘢瘤样痤疮	acne keloidalis	粉刺聚瘤
L70.810			虫蚀状痤疮	蟲蝕狀痤瘡	acne vermoulante			粉刺
L70.811			萎缩性痤疮	萎縮性痤瘡	acne atrophica;atrophic acne			
L70.812		L70.814：	药物性痤疮	藥物性痤瘡	acne due to drug	阿米庚酸痤疮	amineptine acne	
L70.813			恶病质性痤疮	惡液質性痤瘡	acne cachecticorum			面疮
L70.814		L70.816：	糖皮质激素性痤疮	醣皮質類固醇引起之痤瘡	glucocorticoid – induced acne			
L70.815		L70.824：	碘疹	碘疹	iododerma			
L70.816		L70.828：	氯痤疮	氯痤疮	chloracne			
L70.817			接触性痤疮	接觸性痤瘡	contact acne			
L70.818			麦当劳痤疮	McDonal 痤瘡	McDonal acne			
L70.819			妇女壮年期痤疮	婦女壯年期痤瘡	postadolesent acne in women			经行粉刺
L70.820			月经前痤疮	月經前痤瘡	premenstrual acne			经前粉刺
L70.821		L70.823	唇膏性痤疮	唇膏性痤瘡	lip balm acne			
L70.822			润发油性痤疮	髮油所致痤瘡	pomade acne			
L70.823			洗涤剂性痤疮	清潔劑性痤瘡	acne detergicans			
L70.824			夏季痤疮	夏季痤瘡	acne aestivalis			
L70.825			机械性痤疮	機械性痤瘡	acne mechanica			
L70.826			外源性痤疮	外源性痤瘡	exogenous acne			
L70.829			血管炎/脓皮病性坏疽性痤疮	血管炎/膿皮病性壞疽性痤瘡	vasculitic/pyoderma gangreno-sum acne			粉刺聚疖
L70.830		L70.812：	暴发性痤疮	猛暴性痤瘡	acne fulminans			
L70.831		L70.830：	油痤疮	油痤瘡	oil acne			
L70.832		L70.832：	焦油痤疮	焦油痤瘡	tar acne			
L70.833		L70.834：	化妆品痤疮	化妝品性痤瘡	acne induced by cosmetics	化妆品痤疮	cosmetic acne	粉花疮
L70.834			流行性痤疮	流行性痤瘡	epidemic acne			
L70.835			痘疮样坏死性痤疮	痘瘡樣壞死性痤瘡	acne necrotica varioliformis			

主码	附码	皮码	中文病名	繁体病名	英文病名	同义中文病名	同义英文病名	中医病名
L70.836			PAPA 综合征	PAPA 徵候群	PAPA syndrome	化脓性无菌性关节炎、坏疽性脓皮病及痤疮	pyogenic sterile arthritis, pyoderma gangrenosum and acne	
L70.901			痤疮	痤瘡	acne			粉刺；肺风粉刺；面疱；面疱；酒刺；痤；粉疵；面渣；面粉渣；暗疮；壮疙瘩；青春痘；嗣面；面皯疱；疱疮；面渣疱
				Ⅰ°痤瘡	Ⅰ°acne	Ⅰ°痤疮	Ⅰ°acne	
				Ⅱ°痤瘡	Ⅱ°acne	Ⅱ°痤疮	Ⅱ°acne	
				Ⅲ°痤瘡	Ⅲ°acne	Ⅲ°痤疮	Ⅲ°acne	
				Ⅳ°痤瘡	Ⅳ°acne	Ⅳ°痤疮	Ⅳ°acne	
L71.001		L71.000:	口周皮炎	口圍皮膚炎	perioral dermatitis	光感性皮脂溢出	light sensitive seborrhoide	黄肥疮；口下黄肥疮；独骨疮；舔嘴疮；嘴边疮
				肉芽腫性口周皮炎	granulomatous perioral dermatitis	肉芽肿性口周皮炎	granulomatous perioral dermatitis	
				兒童口周肉芽腫性皮炎	granulomatous perioral dermatitis in children	儿童口周肉芽肿性皮炎	granulomatous perioral dermatitis in children	
				口圍酒渣樣皮膚炎	perioral rosacea – like dermatitis	口周酒渣鼻样皮炎	perioral rosacea – like dermatitis	
				肉瘤樣肉芽腫性皮炎	sarcoid – like granulomatous dermatitis	肉瘤样肉芽肿性皮炎	sarcoid – like granulomatous dermatitis	
				口周綜合征	perioral syndrome	口周综合征	perioral syndrome	
				口周脂漏性皮炎	periral seborrhoeic dermatitis	口周脂溢性皮炎	periral seborrhoeic dermatitis	
L71.002			非洲–加勒比海儿童面部疹	非洲加勒比海黑人兒童顏面發疹	facial Afro – Carillean childhood eruption; FACE			
L71.101		L71.100:	肥大性酒渣鼻	鼻贅疣；酒渣鼻	rhinophyma			鼻皻赘子
L71.803			丘疹性酒渣鼻	丘疹性酒渣	papular rosacea			
L71.804			脓疱性丘疹样酒渣鼻	膿疱性丘疹樣酒渣	papulopustular rosacea			
L71.805			糖皮质激素性酒渣鼻	醣皮質類固醇誘發之酒渣	glucocorticoid – induced rosacea			
L71.808		L71.820:	脓疱性酒渣鼻	膿疱性酒渣	pustular rosacea			
L71.809		L71.850:	肉芽肿性酒渣鼻	肉芽腫性酒渣	granulomatous rosacea	列文道斯基狼疮样酒渣鼻	lupoid rosacea of Lewandowsky	鼻皻赘子
				酒渣樣結核疹	rosacea – like tuberculid	酒渣鼻样结核疹	rosacea – like tuberculid	
L71.810			罗姆博综合征	Rombo 氏徵候群	Rombo's syndrome			
L71.901		L71.810:	毛细血管扩张性酒渣鼻	微血管擴張性酒渣	telangiectatic rosacea			

主码	附码	皮码	中文病名	繁体病名	英文病名	同义中文病名	同义英文病名	中医病名
L71.901		L71.900：	酒渣鼻	酒渣	rosacea	玫瑰痤疮	acne rosea	酒渣鼻；酒齄鼻；鼻赤；赤鼻；赤疱酒皶；齄鼻疮；酒渣；酒糟鼻；鼻准红；鼻齄；鼻酒齄；鼻赤疱；酒齄鼻；红鼻子；红鼻头
L72.001		L72.000：	表皮囊肿	表皮囊腫	epidermal cyst	表皮样瘤	epidermoidoma	渣瘤
				表皮樣囊腫	epidermoid cyst	表皮样囊肿	epidermoid cyst	
				上皮樣囊肿	epithelioid cyst	上皮样囊肿	epithelioid cyst	
				毛囊漏斗部囊腫	follicular infundibular cyst	毛囊漏斗部囊肿	follicular infundibular cyst	
				角質囊腫	keratin cyst	角质囊肿	keratin cyst	
L72.002	M90841/0	L72.000：	皮样囊肿	皮樣囊腫	dermoid cyst	毛囊漏斗部－皮脂腺导管囊肿	follicular infundibular - sebaceous dust cyst	发瘤
L72.008			植入表皮性囊肿	植入表皮性囊腫	implantation epidermal cyst	植入表皮性囊肿		
L72.009			外伤性表皮囊肿	外傷性表皮囊腫	traumatic epidermal cyst	外伤性表皮囊肿	traumatic epidermoid cyst	粉囊瘤
L72.119			单发性毛根鞘囊肿	單純性毛根鞘囊腫	trichilemmal cyst simplex			粉瘤；脂瘤；渣瘤
L72.120			结缔组织增生性毛根鞘瘤	結締組織增生性外毛根鞘瘤	desmoplastic trichilemmoma			
L72.121		L72.100：	毛根鞘囊肿	外毛根鞘囊腫	trichilemmal cyst	皮脂腺囊肿	sebaceous cyst	脂瘤；渣瘤
				毛髮囊腫	pilar cyst	毛发囊肿	pilar cyst	
L72.122			毛囊漏斗肿瘤	毛囊漏斗腫瘤	follicular infundibulum tumour	漏斗瘤	infundibuloma	
L72.201		L72.200：	多发性皮脂腺囊肿	多發性皮脂腺囊腫	steatocystoma multiplex	皮脂囊肿病	sebocystomatosis	粉瘤；渣瘤；脂瘤
L72.801			皮肤纤毛囊肿	皮膚纖毛囊腫	cutaneous ciliated cyst			
L72.802			皮肤柱状囊肿	皮膚柱狀囊腫	cutaneous columnar cyst			
L72.803			表皮包涵囊肿	表皮包涵性囊腫	epidermal inclusion cyst	先天性包涵性皮样囊肿	congenital inclusion dermoid cyst	
L72.804			福代斯病（口腔）	福代斯氏病（口腔）	Fordyce's disease(mouth)			
				福代斯氏病	Fordyce's disease	异位皮脂腺	Fordyce's disease	
				福代斯斑點	Fordyce spots	福代斯斑点	Fordyce's spots	
L72.805			色素性毛囊囊肿	色素性毛囊囊腫	pigmented follicular cyst			
L72.806			混合囊肿	混合囊腫	hybrid cyst			
L72.807			疣状囊肿	疣狀囊腫	verrucous cyst			
L72.808			跖部表皮样囊肿	蹠部表皮樣囊腫	epidermoid cyst of sole			
L72.809			粉刺样囊肿	粉刺性囊腫	comedonal cyst			
L72.810		L72.820：	毳毛囊肿	毳毛囊腫	vellus hair cyst			
				發疹性毳毛囊腫	eruptive vellus hair cyst	发疹性毳毛囊肿	eruptive vellus hair cyst	
L72.811		L72.830：	粟丘疹	粟丘疹	milium；milia			髎面
L72.901			耳后囊肿	耳後囊腫	post - ear cyst			
L72.902			皮下囊肿	皮下囊腫	subcutaneous cyst			

主码	附码	皮码	中文病名	繁体病名	英文病名	同义中文病名	同义英文病名	中医病名
L72.906		L72.120：	阴囊囊肿	陰囊囊腫	scrotal cyst			
L72.907			躯干皮下囊肿	軀幹皮下囊腫	subcutaneous cyst of trunk			
L72.908			头颈部皮下囊肿	头颈部皮下囊腫	subcutaneous cyst of head and neck			
L72.917			骶尾囊肿	骶尾囊腫	sacrococcygeal cyst			
L73.002			项部瘢痕疙瘩性毛囊炎	项部蟹足腫性毛囊炎	folliculitis keloidalis nuchae	毛发部乳头状皮炎	dermatitis papillaris capillit Ⅱ	发际疮；项部肉龟；项部肉龟疮；发际疽；卷毛疮；肉龟脑铄
				頸部蟹足腫性痤瘡	acne keloidalis nuchae	项部瘢痕疙瘩性痤疮	acne keloidalis nuchae	
				枕骨下硬結性毛囊炎	folliculitis nuchae sclerofisans	枕骨下硬结性毛囊炎	folliculitis nuchae sclerofisans	
L73.101		L73.100：	须部假性毛囊炎	鬚部假毛囊炎	pseudofolliculitis barbae			
L73.102			嵌毛	嵌毛	ingrowing hair	内生毛	pili incarnati	
				肉内彎曲毛	pili incarnrnati recurvi	向内弯曲毛	pili incarnrnati recurvi	
L73.103			反生毛	反屈毛	pili recurvati			
L73.201		L73.200：	化脓性汗腺炎	化膿性汗腺炎	hidradenitis suppurativa	反转性痤疮	acne inversa	腋痈；夹肢痈；挟痈；掖痈；夹痈；漏腋；软腋疖；腋疽；米疽；疚疽
				Pollitzer 氏Ⅰ型病	Pollitzer's Ⅰ disease	波利策Ⅰ型病	Pollitzer's Ⅰ disease	
L73.802			寻常性须疮	尋常性鬚瘡	sycosis vulgaris			羊胡疮；胡子疮；羊须疮；燕窝疮；羊胡子疮；胡须顽湿
				鬚瘡	sycosis	须疮	sycosis	
				狼疮样须疮	sycosis lupoides	狼疮样须疮	sycosis lupoides	
L73.803			小腿慢性毛囊炎	小腿慢性毛囊炎	chronic folliculitis of legs			
L73.804			头部毛囊周围炎	頭部毛囊周圍炎	perifolliculitis of head			
L73.805			细菌性毛囊炎	细菌性毛囊炎	bacterial folliculitis			
L73.806			播散性复发性漏斗状毛囊炎	播散性復發性毛囊漏斗部炎	disseminated and recurrent infundibulofolliculitis			
L73.807			汗腺炎	汗腺炎	hidradenitis			软疖
L73.808			多发性汗腺脓肿	多發性汗腺膿瘍	multiple sweat gland abscesses			署疖；时毒暑疖；痱毒；暑令疡毒小疖；时毒；热疖
				假癤病	pseudofuruncurosis	假疖病	pseudofuruncurosis	
				汗孔周圍炎及多發性汗腺膿瘍	periporitis and multiple sweat gland abscesses	汗孔周围炎及多发性汗腺脓肿	periporitis and multiple sweet gland abscesses	
L73.809			嗜中粒细胞性小汗腺炎	嗜中性球汗腺炎	neutrophilic eccrine hidradenitis			
L73.810			特发性复发性掌跖汗腺炎	特發性復發性掌蹠汗腺炎	idiopathic relapsing palmoplantar hidradenitis	复发性掌跖小汗腺炎	recurrent palmoplantar eccrine hidradenitis	

主码	附码	皮码	中文病名	繁体病名	英文病名	同义中文病名	同义英文病名	中医病名
L73.811			小汗腺坏疽性昏迷	小汗腺壞疽性昏迷	coma - induced eccrine necrosis			
L73.901		L73.910:	毛囊炎	毛囊炎	folliculitis			疖毒;小疖;小疮
L74.003		L74.000:	红痱	紅色汗疹	miliaria rubra	红色粟粒疹	heat rash	红粟疹;痤痱
L74.102		L74.100:	白痱	白色汗疹	miliaria alba	晶形粟粒疹	miliaria crystallina	晶痦;汗粟;枯痦;白疹;白痦
L74.201			脓疱性痱	膿疱性汗疹(痱子)	miliaria pustulosa	脓疱性粟粒疹	miliaria pustulosa	痱毒;时毒暑疖;时毒
L74.202			封包性痱	閉塞性汗疹	occlusion miliaria			
L74.203		L74.200:	深部痱	深部汗疹	miliary profunda	深部粟粒疹	miliaria profunda	痱毒;时毒暑疖;暑令疡毒;时毒;热疖
				閉合汗疹	closed miliaria	闭合性痱	closed miliaria	
L74.301			痱	汗疹	miliaria	汗疹	miliaria	痱子;痱瘰[子];热痱;痱疮;疿汗疹;汗疹;痱痤疿;沸疮;粟疹;夏日沸烂疮
				粟粒疹	miliaria	粟粒疹	miliaria	
				痱子	miliaria	痱子	miliaria	
L74.401			无汗症	無汗症	anhidrosis			无汗;闭汗
L74.402			汗腺功能障碍性无汗症	汗腺功能障礙性無汗症	anhidrosis due to anaphoresis			无汗;闭汗
L74.403			神经性无汗症	神經性無汗症	neural anhidrosis	先天性感觉神经病	congenital sensory neuropathy	无汗;闭汗
L74.404			粟粒疹后少汗症	痱子後少汗症	postmiliarial hypohidrosis			少汗
L74.405			热带出汗不良	熱帶出汗不良	tropical dyshidrosis		tropical dyshidrotic asthenia	无汗;闭汗
L74.406		L74.420:	少汗症	少汗症	hypohidrosis			少汗
L74.802			血汗症	血汗症	hematohidrosis			心漏;血汗;肌衄;汗血;
L74.803		L74.830:	鼻红粒病	鼻紅粒病	granulosis rubra nasi			鼻赤;酒皶
L74.805		L74.840:	罗斯综合征	Ross 氏徵候群	Ross's syndrome			
				Holmes - Adie 氏徵候群伴節段性少汗	Holmes - Adie syndrome with segmented hypohidrosis	霍姆斯 - 阿迪综合征伴节段性少汗	Holmes - Adie syndrome with segmented hypohidrosis	
L75.001		L75.000:	臭汗症	臭汗症	bromhidrosis;fetid sweat			汗臭
				腋臭症	axillary osmidrosis	腋臭症	underarm odour;axillary odour	胡臭;胡气;体气;漏液;狐骚;狐气;狐腋;狐臊;狐殠
L75.002			足跖臭汗症	足蹠臭汗症	plantar bromhidrosis	足臭	foot odour	
L75.101		L75.100:	色汗症	色汗症	chromhidrosis			脉溢;黄汗;红汗;黑汗;蓝汗;青汗;
L75.202		L75.210:	福克斯 - 福代斯病	福斯佛代斯氏病;腋窩陰部頂漿腺炎	Fox - Fordyce disease	福 - 福二氏病	Fox - Fordyce disease	
				頂漿腺粟粒疹	apocrine miliaria	大汗腺粟粒疹	apocrine miliaria	

主码	附码	皮码	中文病名	繁体病名	英文病名	同义中文病名	同义英文病名	中医病名
				頂漿腺癢疹	apocrine prurigo	大汗腺痒疹	apocrine prurigo	
L75.800			假色汗症	假色汗症	pseudochromhicrosis			
L75.802			尿汗症	尿汗症	uridrosis			尿汗
L80.x01		L80.x00:	白癜风	白癜風;白斑	vitiligo	易感性白癜风	susceptibility vitiligo	白驳风;白癜风;白驳;斑驳;斑白;駮白;白癜疯
L80.x02			蓝色白癜风	蓝色白癜风	blue vitiligo			
L80.x03			五色白癜风	五色白斑	pentachrome vitiligo			
L80.x04			眼-皮肤-脊椎-耳综合征	眼-皮膚-脊椎-耳徵候群	oculo-dermo-vertebral-acoustic syndrome			
				Aleandrini 氏徵候群	Alezzandrini's syndrome	阿勒让得尼综合征	Alezzandrini's syndrome	
				單側視網膜炎-顏面白斑-白髮	degenerative retinitis, facial vitiligo, poliosis	单侧视网膜炎-白癜风-白发	degenerative retinitis, facial vitiligo, poliosis	
				單側視網膜炎-白斑徵候群	unilataral retinilis vitiligo syndrome	单侧视网膜炎-白癜风综合征	unilataral retinilis vitiligo syndrome	
L80.x05			豹斑状白斑	豹斑狀白斑	leopard vitiligo			
L80.x06			斑秃后白斑	圓禿後白斑	post-alopecia areata leukoderma			
L81.001		L81.000:	炎症后过度黑变病	發炎後黑色素過度沈著症	postinflammatory hypermelanosis	炎症后黑变病	postinflammatory melanosis	
L81.101		L81.100:	黄褐斑	肝斑	chloasma	妊娠斑	mark of pregnancy	黧黑瘢;面尘;面皯黯;面黚;黧黑皯黵;蝴蝶斑;肝斑;面黑皯;皯黯;面曾疱;黧黑黚黵
				肝斑	liver patches	肝斑	liver patches	
L81.201		L81.200:	雀斑	雀斑	freckles;ephelides;ephelis			雀斑;雀子斑;雀子;雀儿斑
L81.301		L81.300:	咖啡牛奶斑	咖啡牛奶斑	Café-au-lait macule; café-au-lait patch	神经纤维瘤Ⅵ	neurofibromatosis Ⅵ	
				咖啡牛奶斑	café au lait spots	咖啡牛奶斑	café au lait spots	
L81.401			黑化病	黑變症	melanism	黑皮症	melanoderma;melanodermia	
L81.402			中毒性黑变病	毒性黑變症	toxic melanosis			
L81.403		L81.438:	进行性肢端黑变病	進行性肢端黑變症	progressive acromelanosis			
L81.404			吸烟者黑变病	吸煙者黑變症	smoker's melanosis			
L81.408			全身性色素异常症	全身性色素異常症	dyschromatosis universalis			
L81.408			外伤性鹅皮样黑变病	外傷性鵝皮樣黑變症	traumatic goose feathertoid melanosis			
L81.409			获得性全身性黑变病	後天性全身性黑變症	acquired universal melanosis			
L81.410			泛发性黑变病	廣泛性黑變症	generalized melanosis			

主码	附码	皮码	中文病名	繁体病名	英文病名	同义中文病名	同义英文病名	中医病名
L81.411		L81.408:	眶周过度色素沉着	眼眶周圍色素過度沈著	periorbital hyperpigmentation	眶周过度黑变症	periorbital hypermelanosis	黑眼圈
L81.412			里尔黑变病	Riehl 氏黑變症	Riehl's melanosis	瑞尔黑变病	Riehl's melanosis	面尘;面黑皯;黧黑斑;面皯黯;黧黑皯黷;黧黑黚黷
L81.413			焦油黑变病	焦油黑變症	tar melanosis	中毒性苔藓样黑素皮炎	melanodermatitis lichenoid toxica	黧黑斑
L81.414			职业性黑变病	职业性黑變症	occupational melanosis			黧黑斑
L81.415			恶液质性黑变病	惡液質性黑變症	melanosis cachecticorum			黧黑斑
L81.416			摩擦黑变病	摩擦黑變症	friction melanosis			脚疱
L81.417			面部毛囊红斑黑变病	顏面毛囊紅斑黑變症	erythromelanosis follicularis faciei	外伤颈部毛囊性红色黑变病	traumatic cervical follicularis red melanosis	
				顏頸部毛囊紅斑黑變症	erythromelanosis folicularis of face and neck	面颈部毛囊红斑黑变病	erythromelanosis folicularis of face and neck	
L81.419			阴茎黑变病	陰莖黑變症	penile melanosis			
L81.420			女阴黑变病	外陰黑變症	vulvar melanosis			
L81.422		L81.460:	劳吉尔－亨齐克尔综合征	Laugier－Hunziker 氏徵候群	Laugier－Hunziker syndrome	劳吉尔－亨齐克尔－巴兰综合征	Laugier－Hunziker－Baran syndrome	
L81.424			药物或化学物质性过度色素沉着	藥物或化學物質誘發過度色素沈著	drug or chemical substance－induced hyperpigmentation			
L81.427			先天性弥漫性皮肤色素斑	先天性瀰漫性皮色斑駁	congenital diffuse mottling of skin	先天性皮肤色素异常综合征	congenital cutaneous pigmented abnormal syndrome	
L81.428			家族性进行性过度色素沉着	家族性進行性過度色素沈著	familial progressive hyperpigmentation			
L81.429			斑痣	扁平母斑	nevus spilus	斑点状雀斑样痣	speckled lentiginous nevus	
L81.430			斑马样过度色素沉着	斑馬樣色素過度沈著	zebra－like hyperpigmentation			黧黑斑
L81.432			甲缺如伴奇异曲侧色素沉着	甲缺如伴奇異曲側色素沈著	anonychia with bizarre flexural pigmentation			
L81.433			神经皮肤综合征	神經皮膚徵候群	neurocutaneous syndrome	神经皮肤黑素痣序列征	neurocutaneous melanosis sequence	
				神經皮膚黑變症	neurocutaneous melanosis	神经皮肤黑变病	neurocutaneous melanosis	
				Rokitansky－van Begaert 氏徵候群	Rokitansky－van Begaert syndrome	罗基坦斯凯－范·比格特综合征	Rokitansky－van Begaert syndrome	
L81.434			内源性非黑素色素沉着	内源性非黑素色素沈著	endogenous non－melanin pigmentation			
L81.435			特发性多发性斑状色素沉着	特發性多發性斑狀色素沈著	idiopathic multiplex pigmentation maculosa			
L81.436			外源性色素沉着	外源性色素沈著	exogenous pigmentation			
L81.437			多发性斑状色素沉着症	多發性斑狀色素沈著症	pigmentation macularis multiplex			

主码	附码	皮码	中文病名	繁体病名	英文病名	同义中文病名	同义英文病名	中医病名
				廣泛性痣樣色素沈著症	generalized nevoid pigmentation	泛发性痣样色素沉着	generalized nevoid pigmentation	
				後天性良性唇－頰黏膜及甲色素性疾病	acquired benign labial – cheek mucomenbranous and nail pigment disease	获得性良性唇－颊黏膜及甲色素性病	acquired benign labial – cheek mucomenbranous and nail pigment disease	
L81.438		L81.406:	泛发性黑子病	廣泛性小痣病	generalized lentiginosis	泛发性雀斑痣病	generalized lentiginosis	
L81.439			木村网状肢端色素沉着	北村氏網狀肢端色素沈著症	reticular acropigmentation of Kitamura			
L81.441			含铁血黄素性过度色素沉着	含鐵血紅素色素過度沈著	hemosiderin hyperpigmentation			
				含鐵血紅素沉積症	hemosiderosis	含铁血红素沉积症	hemosiderosis	
L81.442			矿工绳痕	礦工斑紋	coller's stripes			
L81.443			色素性玫瑰疹		roseola pigmentosa			
L81.447			营养缺乏性色素异常	營養缺乏所致的色素性病灶	pigmented lesion due to nutrition deficiency			
L81.448			着色性类干皮病	色素性幹皮樣病；著色性幹皮樣病	pigmented xerodermoid			奸疮
L81.449		L81.402:	单侧性黑子病	單側性小痣病	unilateral lentiginosis	单侧性雀斑痣病	unilateral lentiginosis	
L81.450			黑人遗传性黑子病	黑人遺傳性小痣	inherited patterned lentiginosis in blacks	黑人遗传性雀斑痣病	inherited patterned lentiginosis in blacks	
L81.451		L81.404:	发疹性黑子病	發疹性小痣病	eruptive lentiginosis	发疹性雀斑痣病	eruptive lentiginosis	
L81.452			黑子	小痣	lentigo	雀斑痣	lentigo	黑子；痦子；黑痣
L81.453		L81.420:	单纯性黑子	單純小痣	lentigo simplex; simple lentigines	幼年性雀斑样痣	juvenile lentigines	
				單純性小痣	lentigo simplex	单纯性雀斑痣	lentigo simplex	
L81.454			老年性黑子	老年性小痣	lentigo senilis	老年性雀斑样痣	lentigo senilis	
				日光性小痣	lentigo solar	日光性雀斑痣	lentigo solar	
				老年斑	senile plaque	老年斑	senile plaque	
				日光性小痣	solar lentigines	日光性黑子	solar lentigines	
L81.455			面中部黑子病	面中部小痣病	centrofacial lentiginosis	面中部雀斑痣病	centrofacial lentiginosis	
				面中部小痣样痣	centrofacial lentiginous nevus	面中部雀斑痣	centrofacial lentiginous nevus	
L81.456			PUVA 黑子	PUVA 雀斑樣痣	PUVA lentigines	PUVA 雀斑痣	PUVA lentigines	
L81.457			墨点黑子	墨點小痣	ink spot lentigo	墨点雀斑痣	ink spot lentigo	
L81.502			老年性白斑	老年性白皮症	senile leukoderma	老年性白点病	senile guttate leukoderma	
L81.506			深肤色人种色素减退斑纹	深膚色人種色素減退斑紋	hypopigmented markings in dark – skinned people			
				色素分界線	pigmentary demarcation lines	色素分界线	pigmentary demarcation lines	
L81.507			黏膜白斑	黏膜白斑	leukoplakia			
L81.508			热带浅色斑	热带减色斑	macular tropical hypochromia			

主码	附码	皮码	中文病名	繁体病名	英文病名	同义中文病名	同义英文病名	中医病名
L81.509			职业性白斑	職業性白皮症	occupational leukoderma	职业性白癜风	occupational vitiligo	
L81.510			炎症后色素减退	發炎後黑色素減少	postinflammatory hypopigmentation			
L81.511			获得性黑素减少症	後天性黑色素減少症	acquired hypomelanosis	进行性斑状黑素减少症	progressive macular hypomelanosis	
				繼發性色素減退	secondary hypopigmentation	继发性色素减退	secondary hypopigmentation	
L81.512			对称性进行性白斑	對稱性進行性白皮症	symmetrical progressive leucopathy; symmetrical progressive leukoplakia			
L81.601			皮肤异色病	皮膚異色病	poikiloderma			疬疡风;疬疡
L81.602		L81.540:	特发性滴状色素减少症	特發性滴狀黑色素減少症	idiopathic guttate hypomelanosis	播散性豆状白皮病	disseminated lenticular leukoderma	
L81.701			进行性色素性紫癜性皮病	進行性色素性紫斑樣皮膚病	progressive pigmented purpuric dermatosis			
				薛安保氏病	Schamberg's disease	山哈伯格病	Schamberg's disease	
L81.703			进行性色素性皮病	進行性色素性皮膚病	progressive pigmented dermatosis			
				特異性進行性色素性皮膚病	peculiar progressive pigmentary disease of skin	特异性进行性色素性皮病	peculiar progressive pigmentary disease of skin	
L81.704			肉芽肿性色素性紫癜性皮病	肉芽腫性色素性紫癜性皮膚病	granulomatous pigmented purpuric dermatosis			
L81.705			家族性色素性紫癜性疹	家族性色素性紫斑樣疹	familial pigmented purpuric eruption			
L81.706			色素性紫癜性皮病	色素性紫斑性皮膚病	pigmentary purpuric dermatosis			血风疮;血疳疮
L81.706		L81.750:	色素性紫癜性苔藓样皮炎	色素性紫斑性苔癬樣皮膚炎	pigmented purpuric lichenoid dermatitis	古热罗－布鲁姆病	Gougerot and Blum disease	血风疮;血疳疮
				Gougerot－Dlum 氏皮膚炎	dermatite Gougerot－Dlum	古热罗－布鲁姆皮炎	dermatite Gougerot－Dlum	
				Gougert 與 Blum 氏色素性紫斑性苔癬樣皮膚炎	pigmented purpuric lichenoid dermatitis of Gougert and Blum	古热罗－布鲁姆色素性紫斑性苔藓样皮炎	pigmented purpuric lichenoid dermatitis of Gougert and Blum	
L81.707			线状及方形色素性紫癜性皮病	線性及方形的色素性紫斑樣皮膚病	linear and quadrantic pigmented purpuric dermatosis			
L81.801		L81.820:	文身	紋身;刺青	tattoo	纹身	tattoo	刺花;文身
L81.802			持久性色素异常性红斑	持久性色素異常性紅斑	erythema dyschromicum persistens	拉米雷斯灰色皮病	ashy dermatosis of Ramirez	
				灰色皮膚病	ashy dermatosis	灰色皮肤病	ashy dermatosis	
				色素性苔癬	lichen pigmentosus	色素性苔藓	lichen pigmentosus	
L81.803			汞色素沉着	汞色素沈著	mercury pigmentation			

主码	附码	皮码	中文病名	繁体病名	英文病名	同义中文病名	同义英文病名	中医病名
L81.804			金属性变色	金屬性變色	metallic discoloration	重金属色素沉着	heavy metalic pigmentation	
L81.805		L81.856：	金质沉着症	金沈著症	chrysiasis			
				金皮膚沈著症	chrysoderma	金质皮肤沉着症	chrysoderma	
L81.806			砷色素沉着	砷色素沈著	arsenical pigmentation	砷黑变病	arsenical melanosis	
L81.807			铋色素沉着	鉍色素沈著	bismuth – induced pigmentation			
				鉍沈著症	bismuthia	铋沉着症	bismuthia	
L81.808			碳着色斑	碳著色斑	carbon stain			
L81.810			色素性颊周红变症	色素性頰圍紅變症	erythrose péribuccale pigmentaire; pigmented péribuccale erythema	面部色素性红变症	erythrose pigmentaire of face	
				Brocq 氏色素性頰圍紅變症	erythrose péribuccale pigmentaire of Brocq	布劳克色素性颊周红变症	erythrose péribuccable pigmentaire of Brocq	
L81.811			职业性皮肤色素变化	職業性皮膚色素變化	occupational cutaneous pigmenti change			
L81.812			化妆品皮肤色素异常	化妝品皮膚色素異常	skin discolouration induced by cosmetics	色素性化妆品皮炎	pigmented cosmetic dermatitis	
L81.813		L81.824：	胡萝卜素性色素沉着	高胡蘿蔔血症性色素沈著	pigmentation due to carotenaemia			
				胡蘿蔔素沈著病	aurantiasis	胡萝卜素沉着病	aurantiasis	
L81.814		L81.832：	食入/注入物性色素沉着	食入/注入物性色素沈著	pigmentation due to ingested/injected substance			
L81.815		L81.854：	银质沉着症	銀沈著病	argyria			
L81.816		L81.810：	铁盐文身	鐵鹽紋身	iron salt tattoo	铁色素沉着	iron – induced pigmentation	
L81.817			文身色素沉着	紋身色素沈著	tattoo pigmentation			
L81.818			意外性文身	意外性紋身	accidental tattoo	爆炸性粉粒沉着症	accidental tattoo	异物疹;异物斑
L81.901		L81.448：	皮肤黑变病	皮膚黑變症	dermatomelanosis	黑素黑变症	hypermelanosis	
L81.903			色素(皮肤)损害	色素(皮膚)病灶	pigment(skin) lesion			
L82.x02			脂溢性角化病	脂漏性角化症	seborrhoeic keratosis	基底细胞乳头状瘤	basal cell papilloma	寿斑
				脂漏性疣	seborrheic verruca	脂溢性疣	seborrheic verruca	
				老年疣	wart senilis	老年疣	wart senilis	
L82.x06			皮脂腺增生	皮脂腺增生	sebaceous hyperplasia	老年性皮脂腺增生	senile sebaceous hyperplasia	
				腺瘤樣皮脂腺增生	adenomatous sebaceous hyperplasia	腺瘤性皮脂腺增生	adenomatous sebaceous hyperplasia	
				老年性皮脂腺腺瘤	senile sebaceous adenoma	老年性皮脂腺腺瘤	senile sebaceous adenoma	
				老年性皮脂腺痣	senile sebaceous gland nevus	老年性皮脂腺痣	senile sebaceous gland nevus	
				伴皮脂腺分化的基底細胞上皮瘤	basal cell epithelioma with sebaceous differentiation	伴皮脂腺分化的基底细胞上皮瘤	basal cell epithelioma with sebaceous differentiation	
				皮脂母質瘤	sebomatricoma	皮脂母质瘤	sebomatricoma	

主码	附码	皮码	中文病名	繁体病名	英文病名	同义中文病名	同义英文病名	中医病名
L82. x07			皮脂腺痣	皮脂腺痣	sebaceous nevus			
				器官樣痣	organoid nevus	器官样痣	organoid nevus	
				先天性皮脂腺增生	congenital sebaceous gland hyperplasia	先天性皮脂腺增生	congenital sebaceous gland hyperplasia	
				毛囊汗管皮脂腺痣	pilo – syringo – sebaceous nevus	毛囊汗管皮脂腺痣	pilo – syringo – sebaceous nevus	
				皮脂腺錯構瘤	sebaceous gland hamartoma	皮脂腺错构瘤	sebaceous gland hamartoma	
L82. x08			黑色丘疹性皮病	黑色丘疹性皮膚病	dermatosis papulosa nigra			
L82. x09			灰泥角化病	灰泥角化症	stucco keratosis	疣状角化弹性纤维样瘤	verrucous keratoelastoidosis	
				角化過度性脂溢性角化病	hyperkeratotic seborrheic keratosis	角化过度性脂溢性角化病	hyperkeratotic seborrheic keratosis	
				疣狀脂漏性角化病	verrucous seborrheic keratosis	疣状脂溢性角化病	verrucous seborrheic keratosis	
L82. x10			浅色脂溢性角化病	淺色脂漏性角化症	hypochromic seborrheic keratosis	白色角化病	keratosis alba	
L82. x11			疣状角化不良瘤	疣狀角化不良瘤	warty dyskeratoma	孤立性毛囊角化病	follicular	
				孤立性達理埃氏病	isolated Darier disease	孤立性达里埃病	isolated Darier disease	
				假達理埃氏病	pseudo – Darier disease	假达里埃病	pseudo – Darier disease	
				毛囊角化不良瘤	follicularis dyskeratoma	毛囊角化不良瘤	follicularis dyskeratoma	
L82. x12			功能性家族性面部皮脂腺增生症	功能性家族性面部皮脂腺增生症	functional familial sebaceous hyperplasia of face			
L82. x13			汗管棘皮瘤	汗管棘皮瘤	syringoacanthoma			
L82. x14		L82. x20:	莱泽 – 特雷拉特综合征	Leser – Trélat 氏徵候群	Leser – Trélat syndrome	莱泽 – 特雷拉特征	Leser – Trélat sign	
				脂漏性角化伴惡性腫瘤	seborrheic keratosis with malignant tumour	脂溢性角化伴恶性肿瘤	seborrheic keratosis with malignant tumour	
L83. x01		L83. x00:	黑棘皮病	黑棘皮症	acanthosis nigricans			
				黑色角化病	keratosis nigricans	黑色角化病	keratosis nigricans	黑疣疮
				色素性乳突狀營養不良	dystrophie papillaire et pigmentaire	色素性乳头状营养不良	dystrophie papillaire et pigmentaire	
L83. x02			假黑棘皮病	假黑棘皮症	pseudoacathosis nigricans			
L83. x03			药物性黑棘皮病	藥物性黑棘皮病	drug – induced acanthosis nigricans			
L83. x04			克鲁宗综合征伴黑棘皮病	Crouzon 氏徵候群併黑棘皮病	Crouzon's syndrome with acanthosis nigricans			
L83. x05			综合征性黑棘皮病	徵候群性黑棘皮病	syndromical acanthosis nigricans			
L83. x06			痣样黑棘皮病	痣樣黑棘皮病	nevoid acanthosis nigricans			
L83. x07			恶性黑棘皮病	惡性黑棘皮病	malignant acanthosis nigricans			
L83. x08			良性黑棘皮病	良性黑棘皮症	benign acanthosis nigricans			

主码	附码	皮码	中文病名	繁体病名	英文病名	同义中文病名	同义英文病名	中医病名
L83.x09			抗胰岛素糖尿病伴黑棘皮病	抗胰島素糖尿病伴黑棘皮病	insulin - resistant diabetes mellitus with acanthosis nigricans	黑棘皮病 - 多毛 - 抗胰岛素糖尿病	acanthosis nigricans - hypertrichosis - insulin resistant diabetes	
				Rabson - Mendelhall 氏徵候群	Rabson - Mendelhall syndrome	拉布森 - 门德尔霍尔综合征	Rabson - Mendelhall syndrome	
L83.x10			黑素棘皮瘤	黑色素棘皮瘤	melanoacanthoma	良性非痣样黑素上皮瘤	benign nonnevoid melanoepithelioma	
L83.x11			大细胞棘皮瘤	大細胞棘皮瘤	large cell acanthoma			
L83.x12			透明细胞棘皮瘤	明亮細胞棘皮瘤	clear cell acanthoma			
				德高斯氏棘皮瘤	Degos's acanthoma	德格斯棘皮瘤	Degos's acanthoma	
				蒼白細胞棘皮瘤	pale cell acanthoma	苍白细胞棘皮瘤	pale cell acanthoma	
L83.x13			毛鞘棘皮瘤	毛鞘棘皮瘤	pilar sheath acanthoma	漏斗部峡部瘤	infundibuloisthnicoma	
L83.x14		L83.x40：	融合性网状乳头瘤病	融合性網狀乳突瘤病	confluent and reticulated papillomatosis	古热罗及卡尔托融合性网状乳头瘤病	confluent and reticulate papillomatosis of Gougerot & Carteaud	
				Gougerot - Carteaud 氏病	Gougerot - Carteaud disease	古热罗 - 卡尔托病	Gougerot - Carteaud disease	
L83.x15	M80500/0		皮肤乳头瘤病	皮膚乳頭瘤病	cutaneous papillomatosis			
L84.x01			鸡眼	雞眼	clavus；corns；heloma			鸡眼；肉刺；鸡眼疮；鸡眼睛；百脚疔
L84.x02		L84.x00：	胼胝	胼胝	callus；callosity			胼胝；牛程蹇；土粟；玻璃疸；琉璃疸；跟疸；牛茧；蚕足；垫糊子；老茧；脚垫；膙子
L85.001		L85.000：	获得性鱼鳞病	後天性魚鱗癬	acquired ichthyosis	获得性鱼鳞病伴非恶性病	acquired ichthyosis with non - malignancy disease	
L85.001			获得性鱼鳞病伴恶性病	後天性魚鱗癬併惡性病	acquired ichthyosis with malignancy disease			
L85.001		L85.020：	鱼鳞病样药物反应	藥物引起之魚鱗癬樣反應	ichthyosiform reaction to drug			
L85.004		L85.010：	圆形糠疹	圓形糠疹	pityriasis rotunda	远山连圈状糠秕疹	pityriasis circinata(Toyama)	风癣
				連圈狀糠疹	pityriasis circinata	连环状糠秕疹	pityriasis circinata	
				Matsuura 圓形糠疹	pityriasis rounda(Matsuura)	松浦正圆形糠秕疹	pityriasis rounda(Matsuura)	
L85.101			角化病	角皮症	keratoderma			
L85.102		L85.110：	绝经期角化病	更年期角皮症	climacteric keratoderma	更年期角皮症	keratoderma climactericum	
				後天性纖維角化瘤	acquired fibrokeratoma	获得性纤维角化瘤	acquired fibrokeratoma	
				Haxthausen 氏病	Haxthausen's disease	哈克斯索森病	Haxthausen's disease	
L85.103		L85.140：	获得性角化病	後天性角皮症	accquired keratoderma	获得性角皮症	acquired keratoderma	
				症狀性掌蹠角化症	symptomatic palmoplantar keratoderma	症状性掌跖角化病	symptomatic palmoplantar keratoderma	

主码	附码	皮码	中文病名	繁体病名	英文病名	同义中文病名	同义英文病名	中医病名
			获得性纤维角化瘤	後天性纖維角化瘤	acquired fibrokeratoma			
L85.105		L85.150：	贝赞克斯综合征	Bazex 氏徵候群	Bazex's syndrome			
				副腫瘤性徵候群	paraneoplastic syndrome	副肿瘤性综合征	paraneoplastic syndrome	
				Bazex – Dupré – Christol 氏徵候群	Bazex – Dupré – Christol syndrome	贝赞克斯 – 杜普雷 – 克里斯托综合征	Bazex – Dupré – Christol syndrome	
				毛囊萎縮性真皮與基底細胞癌	follicular atrophoderma and basal cell carcinoma	毛囊性皮肤萎缩与基底细胞癌	follicular atrophoderma and basalioma	
				毛囊性皮膚萎縮與基底細胞瘤	follicular atrophoderma and basalioma	毛囊性皮肤萎缩与基底细胞瘤	follicular atrophoderma and basalioma	
				副腫瘤性肢端角化症	paraneoplastic acrokeratosis	副肿瘤性肢端角化病	paraneoplastic acrokeratosis	
L85.201			移行性掌跖角化病	移行性掌蹠角化症	keratosis palmoplantaris migrans			
L85.302			皮肤干燥症	皮膚乾燥症	xerosis cutis	干燥病	xerosis	
L85.801		D23.L71：	角化棘皮瘤	角化棘皮瘤	keratoacanthoma			
				自癒性鱗狀上皮細胞瘤	self – healing squamous epithelioma	自愈性鳞状上皮细胞瘤	self – healing squamous epithelioma	
				皮脂腺軟疣	molluscum sebaceum	皮脂腺软疣	molluscum sebaceum	
				鱗状细胞假上皮瘤	squamous cell pseudoepithelioma	鳞状细胞假上皮瘤	squamous cell pseudoepithelioma	
				火山口樣潰瘍	crateriform ulcer	火山口样溃疡	crateriform ulcer	
L85.802			皮角	皮角	cutaneous horn；cornu cutaneum			脑湿
L85.803			表皮松解性棘皮瘤	表皮鬆解性棘皮瘤	epidermolytic acanthoma			
L85.804			多发性角化棘皮瘤	多發性角化棘皮瘤	multiple keratoacanthoma			
				Ferguson – Smith 多發自癒性角化棘皮瘤	Ferguson – Smith multiple self – healing keratoacanthoma	弗格森 – 史密斯多发自愈性角化棘皮瘤	Ferguson – Smith multiple self – healing keratoacanthoma	
				Ferguson – Smith 氏徵候群	Ferguson – Smith syndrome	弗格森 – 史密斯综合征	Ferguson – Smith syndrome	
L85.805			棘层松解性棘皮瘤	棘層鬆解性棘皮瘤	acantholytic acanthoma			
L85.806			发疹性角化棘皮瘤	發疹性角化棘皮瘤	eruptive keratoacanthoma	古佐博斯基角化棘皮瘤	Grzybowski keratoacanthoma	
L85.807			孤立性角化棘皮瘤	孤立性角化棘皮瘤	solitary keratoacanthoma			
L85.808			离心性周边性角化棘皮瘤	離心性周邊型角化棘皮瘤	keratoacanthoma centrifugum marginatum			
L85.809			光化性角化棘皮瘤	光化性角化棘皮瘤	actinic keratoacanthoma			
L85.810			甲下角化棘皮瘤	甲下角化棘皮瘤	subungual keratoacanthoma			
L85.812			泛发性发疹性角化棘皮瘤	廣泛性發疹性角化棘皮瘤	generalized eruptive keratoacanthoma			
L85.813			维特尔 – 扎卡型角化棘皮瘤	Witter – Zak 氏型角化棘皮瘤	Witter – Zak type keratoacanthoma			

主码	附码	皮码	中文病名	繁体病名	英文病名	同义中文病名	同义英文病名	中医病名
L85.814			腋窝颗粒状角化不全病	腋窩顆粒狀角化不全症	axillary granular parakeratosis			
L85.815			局灶性角化病	局部角皮症	focal keratoderma	瓦克特斯角皮症	Wachters' keratoderma	
L85.816			进行性指掌角皮症	進行性指掌角皮症	keratodermia tylodes palmaris progressiva	肢端干燥症	acroxerosis	
				乾燥性掌部皮炎	drmatitis palmaris sicca	干燥性掌部皮炎	drmatitis palmaris sicca	
L85.817			局灶性角皮症伴口腔白色角化病	局部角皮症併口腔白色角化症	focal keratoderma with oral leukokeratosis			
L85.818			触染性毛囊角化病	傳染性毛囊角化症	keratosis follicularis contagiosa			
				流行性毛囊角化症	keratosis follicularis epidemicum	流行性毛囊角化病	keratosis follicularis epidemicum	
				Brooke氏病	Brooke's disease	布鲁克病	Brooke's disease	
L85.819			毛发角化病	毛孔角化症	keratosis pilaris			
				毛髮糠疹	pityriasis pilaris	毛发糠疹	pityriasis pilaris	肉刺毛
				毛孔苔癬	lichen pilaris	毛发苔藓	lichen pilaris	
				毛孔乾皮症	xerodermia pilaris	毛发干皮症	xerodermia pilaris	
				毛周角化病	keratosis pilaris	毛周角化病	keratosis pilaris	
L85.820			面部红色毛发角化病	顏面紅色毛孔角化症	keratosis pilaris rubra faciei			
L85.821			扁平苔藓样角化病	扁平苔癬樣角化症	lichen planus – like keratosis	良性苔藓样角化病	benign lichenoid keratosis	
L85.822			摩擦性苔藓样疹	摩擦性苔癬樣疹	frictional lichenoid eruption	儿童丘疹性皮炎	juvenile papular dermatitis	砂疥;沙疥;土疥
				幼年丘疹性皮疹	juvenile papular eruption	幼年丘疹性疹	juvenile papular eruption	
				沙土皮膚炎	sand dermatitis	沙土皮炎	sand dermatitis	
L85.823			苔藓样角化病	苔癬樣角化症	lichenoid keratosis			
L85.824		L85.850:	肢端角化弹性组织病	肢端角化彈力組織變性症	acrokeratoelastosis	肢端角化弹性组织变性	acrokeratoelastosis	
				手足膠原性板塊	collagenous plaques of hands and feet	手足胶原性斑块	collagenous plaques of hands and feet	
				Costa氏肢端角化彈力組織變性病	acrokeratoelastosis of Costa	克斯塔肢端角化弹力组织变性病	acrokeratoelastosis of Costa	
L85.825			局灶性肢端角化过度病	局部肢端角化過度症	focal acral hyperkeratosis			
L85.826			边缘丘疹性角化病	邊緣丘疹性角皮症	marginal papular keratoderma			
L85.827			丝状角化病	絲狀角皮症	filiform keratoderma	音箱面隆起样角皮症	music box spine keratoderma	
L85.828			多发性微指状角化过度病	多發性微指狀角化過度症	multiple minute digitate hyperkeratosis	微小纤维样角化症	minute and filiform keratosis	
L85.829			角化不全病	角化不全	parakeratosis	角化不良病	dyskeratosis	
L85.830			光泽性角化不全病	光澤性角化不全	parakeratosis brilliante			
L85.831			颊周色素性角化不全病	頰周色素性角化不全	parakeratosis pigmentogene peribuccale			

主码	附码	皮码	中文病名	繁体病名	英文病名	同义中文病名	同义英文病名	中医病名
L85.832			脓疱性角化不全病	膿疱性角化不全	parakeratosis pustulosa			
L85.833			痂性角化不全病	堆痂性角化不全	parakeratosis scutularis			
L85.834			肢端纤维角化瘤	肢端纖維角化瘤	acral fibrokeratoma	指/趾纤维角皮瘤	digital fibrokeratoma	
L85.835			焦油角化病	焦油角化症	tar keratosis	焦油疣	tar wart	黧黑瘢
				瀝青疣	pitch wart	沥青疣	pitch wart	
				煙灰疣	soot wart	烟灰疣	soot wart	
				煤球疣	briquette wart	煤球疣	briquette wart	
				烴角化病	hydrocarbon keratosis	烃角化病	hydrocarbon keratosis	
L85.836			乳房下颗粒性角化不全病	乳房下顆粒性角化不全病	submammary granular parakeratosis			
L85.836			砷角化病	砷剂角化症	arsenical keratosis			
L85.837			混合性局限角化病	混雜性局限角化症	miscellaneous circumscribed keratotic disorders			
L85.838			混杂性角皮综合征	混雜性角皮徵候群	miscellaneous keratoderma syndrome			
L85.839			指厚皮症	指/趾部厚皮症	pachydermodactyly			
L85.840			职业性角化过度及皲裂	職業角化過度及龜裂	occupational hyerkeratosis and fissure	职业性角化过度、皲裂	occupational hyerkeratosis and fissure	
L85.841			职业性疣赘	職業性腫瘤	occupational neoplasm			
L85.842			PUVA 角化病	PUVA 角化症	PUVA keratosis			
L85.843			内翻性毛囊角化病	倒置性毛囊角化病	inverted follicular keratosis	基底鳞状细胞性棘皮瘤	basosquamous cell acanthoma	
						倒置性毛囊角化病	inverted follicular keratosis	
L85.844			获得性指/趾纤维角化瘤	後天性手指纖維角化瘤	acquired digital fibrokeratoma			
L85.846			孤立性和播散性表皮松解性棘皮瘤	孤立性及播散性表皮鬆解性棘皮瘤	solitary and disseminated epidermolytic acanthoma			
L85.847		D23. L67：	裂隙棘皮瘤	皸裂性棘皮瘤	acanthoma fissuratum	镜架性棘皮瘤	spectacle frame acanthoma	
L87.001		L87.000：	毛囊及毛囊旁角化过度病	毛囊及毛囊邊過度角化症	hyperkeratosis follicularis et parafollicuaris			
				Kyrle's 病	Kyrle's disease	基勒病	Kyrle's disease	
				增殖性毛囊角化不良	dyskeratosis follicularis vegetans	增殖性毛囊角化不良	dyskeratosis follicularis vegetans	
				假性囊角化不良	dyskeratosis pseudofollicularis	假性囊角化不良	dyskeratosis pseudofollicularis	
				真皮穿通性毛囊及毛囊旁過度角化症	hyperkeratosis follicularis et parafollicularis in cutem penetrans	真皮穿通性毛囊与毛囊旁性角化过度症	hyperkeratosis follicularis et parafollicularis in dermal penetrans	
				穿通性角化過度症	hyperkeratosis penetrans	穿通性角化过度症	hyperkeratosis penetrans	
				增殖性毛囊角化症	keratosis follicularis vegetans	增殖性毛囊角化病	keratosis follicularis vegetans	

主码	附码	皮码	中文病名	繁体病名	英文病名	同义中文病名	同义英文病名	中医病名
L87.101			疣状穿通性胶原瘤	疣狀穿通性膠原瘤	verrucous perforating collagenoma	疣状穿通性胶原病	collagenone perforant verruciforme	
L87.102		L87.100：	反应性穿通性胶原病	反應性穿孔性膠原蛋白病	reactive perforating collagenosis			
L87.201		L87.200：	匐行性穿通性弹性组织病	匐行性穿通性彈力纖維變性 匐行性毛囊角化病 Lut – Miescher 氏徵候群	elastosis perforans serpiginosa keratotic follicularis serpiginosa Lutz – Miescher syndrome	匐行性穿通性弹力纤维变性 匐行性毛囊角化病 卢茨 – 米舍尔综合征	elastosis perforans serpiginosa keratotic follicularis serpiginosa Lutz – Miescher syndrome	
L87.202		L94.830：	皮肤弹性组织病	皮膚彈力纖維變性	cutaneous elastosis	皮肤弹性组织变性	cutaneous elastosis	
L87.801			胶原痣	膠原痣	collagen nevi			
L87.802			胶原纤维瘤	膠原性纖維瘤	collagenous fibroma			
L87.803			家族性皮肤胶原瘤	家族性皮膚膠原瘤	familial cutaneous collagenoma			
L87.804			巨细胞胶原瘤	巨大細胞膠原纖維瘤	giant cell collagenoma			
L87.805			播散性嗜酸[细胞]性胶原病	播散性嗜伊紅球性膠原病	disseminated eosinophilic collagen disease			
L87.825			发疹性胶原瘤	發疹性膠原瘤	eruptive collagenoma			
L87.812			玻璃纤维皮炎	玻璃纖維皮膚炎	glass fiber dermatitis			
L87.814			Milian 柠檬色皮肤	Milian 檸檬色皮膚	citrine skin of Milian			
L87.817			放射治疗后非典型血管增生症	放射線治療後非典型血管增生	atypical vascular proliferation after radiotherapy			
L87.818			弹性假黄瘤	彈性假黃瘤	pseudoxanthoma elasticum	弹性纤维假黄瘤	pseudoxanthoma elasticum	
L87.820			弥漫性弹性纤维瘤	瀰漫性彈力纖維瘤 杜布雷爾氏播散性彈力瘤	diffuse elastofibroma diffuse elastoma of Dubreuilh	 杜布雷尔弹力瘤	 diffuse elastroma of Dubreuilh	
L87.823			外源物质性穿通病	外源物質所誘發之穿孔性疾病	perforating disease due to exogenous agents			
L87.824			血液透析性穿通病	血液透析性穿孔病	perforating disease of hemodialysis			
L87.825			炎症后弹性组织松解症	發炎後彈力纖維分解症 發炎症後彈性纖維溶解及皮膚松垂症	postinflammatory elastolysis postinflammatory elastolysis and cutis laxa	 炎症后弹性组织溶解及皮肤松垂	 postinflammatory elastolysis and cutis laxa	
L87.826			弹性假黄瘤样真皮乳头层弹性组织溶解症	彈性假黃瘤樣真皮乳頭層彈性組織溶解症	pseudoxanthoma elasticum – like papillary dermal elastolysis			
L87.827			迟发性局限性皮肤弹性组织病	遲發性局限性皮膚彈性組織病	late – onset focal dermal elastosis			

主码	附码	皮码	中文病名	繁体病名	英文病名	同义中文病名	同义英文病名	中医病名
L87.828			真皮中部弹性组织溶解症	真皮中層彈性組織溶解症	middermal elastolysis			
L87.829			指丘疹状钙化性弹性纤维变性	指丘疹狀鈣化性彈性纖維變性	digital papulous calcifying elastofibrous degeneration			
L87.830			线形局限性弹性组织病	線性局部性彈性組織變性	linear focal elastosis	弹性组织松解性纹	elastolytic striae	
L87.832			尼龙刷斑状淀粉样变病	尼龍刷斑狀澱粉樣變性症	nylon brush macular amyloidosis	摩擦性皮肤淀粉样变性	frictional cutaneous amyloidosis	
L87.834			丘疹性弹性组织破裂	丘疹性彈力纖維斷裂	papular elastorrhexis			
L87.835			威拉米斯－比伦综合征	Willams – Beuren 氏徵候群	Willams – Beuren syndrome			
L87.836			伪指节垫	假指節墊	false knuckle pads			
L87.837			硝酸钠诱发相似弹性假黄瘤	硝酸鈉誘發相似彈力假黃瘤	saltpetre – induced disease mimicking pseudoxanthoma elasticum			
L87.838			穿通性弹性假黄瘤	穿孔性彈性纖維假黃瘤	perforating pseudoxanthoma elasticum	穿通性钙化性弹力纤维病	perforating calcific elastosis	
L87.839			获得性反应性穿通性皮病	後天性反應性穿通性皮膚病	acquired reactive perforating dermatosis			
L88.x01		L88.x00:	坏疽性脓皮病	壞疽性膿皮症	gangrenous pyoderma			蚰蜒疮;蚯蚓瘘
				惡性膿皮症	malignant pyoderma	恶性脓皮病	malignant pyoderma	
				壞疽性皮膚炎	dermatitis gangrenosa	坏疽性皮炎	dermatitis gangrenosa	
				蝕瘡性膿皮症	phagedenic pyoderma	蚀疮性脓皮症	phagedenic pyoderma	
L88.x03			注射用胶原反应	注射用膠原反應	injection collagen reactions			
L89.x01			褥疮	褥瘡	bed – sore	压力疮	pressure sores	褥疮;印疮;席疮;蓐䗪
				褥瘡性潰瘍	decubitus ulcer;bedsore	褥疮性溃疡	decubitus ulcer;bedsore	
				石膏潰瘍	plaster ulcer	石膏溃疡	plaster ulcer	
				壓力性潰瘍	pressure ulcer	压迫性溃疡	pressure ulcer	
L89.x05			计算机掌	電腦掌	computer palms			
L90.001			硬化性萎缩性苔藓	硬化性萎縮性苔癬	lichen sclerosus et atrophicus			
				白色苔癬	lichen albus	白色苔藓	lichen albus	
				萎縮性慢性苔癬樣皮炎	dermatitis lichenoide chronica atrophicans	萎缩性慢性苔藓样皮炎	dermatitis lichenoide chronica atrophicans	
				Hallopeau 氏萎縮性慢性苔癬樣皮炎	dermatitis lichenoide chronica atrophicans of Hallopeau	哈洛漂萎缩性慢性苔藓样皮炎	dermatitis lichenoide chronica atrophicans of Hallopeau	
				硬斑病性扁平苔癬	lichen planus morphoeicus	硬斑病性扁平苔藓	lichen planus morphoeicus	
				硬化性苔癬	lichen sclerosus	硬化性苔藓	lichen sclerosus	
				白點病	white – spot disease	白点病	white – spot disease	

主码	附码	皮码	中文病名	繁体病名	英文病名	同义中文病名	同义英文病名	中医病名
				Csillag 氏病	Csillag's disease	克西拉病	Csillag's disease	
				兒童硬化性苔癬	childhood lichen sclerosus	儿童硬化性苔藓	childhood lichen sclerosus	
L90.101			施韦宁格－布齐皮肤松弛症	施韋甯格－布齊氏皮膚鬆弛症	Schweninger－Buzzi anetoderma			
L90.201			雅达松－佩利扎里皮肤松弛症	雅達松－培利則瑞氏皮膚鬆弛症	Jadassohn－Pellizari anetoderma	红斑性皮肤松弛症	anetoderma of erythematosa	
L90.301		L90.300：	进行性特发性皮肤萎缩	進行性特發性皮萎縮	progressive idiopathic atrophoderma	帕尔西尼－皮埃尼皮肤萎缩	atrophoderma of Pasini and Pierini	
				限界性表淺性萎縮硬皮病	atrophoscleroderma superficialis circumscripta	局限性表浅性萎缩硬皮病	atrophoscleroderma superficialis circumscripta	
				瀰漫性特發性皮膚萎縮	diffuse idiopathic atrophoderma	弥漫性特发性皮肤萎缩	diffuse idiopathic atrophoderma	
L90.401		L90.400：	慢性萎缩性肢端皮炎	慢性萎縮性肢端皮膚炎	acrodermatitis chronica atrophicans	播散性特发性皮肤萎缩	diffuse idiopathic atrophy of skin	
				進行性播散性萎縮性皮膚炎	dermatitis atrophicans diffusa progressiva	进行性播散性萎缩性皮炎	dermatitis atrophicans diffusa progressiva	
				肢端紅痛症	erythermalgia	肢端红痛症	erythermalgia	
				Oppenhein 氏皮膚炎	Oppenhein's dermatitis	奥本海因皮炎	Oppenhein's dermatitis	
				晚期階斷萊姆螺旋體病	late－phase Lyme borreiosis	晚期阶断莱姆螺旋体病	late－phase Lyme borreiosis	
L90.402			弥漫性斑状萎缩性皮病	瀰漫性斑狀萎縮性皮膚病	diffuse and macular atrophic dermatosis			
L90.501		L90.520：	萎缩性瘢痕	萎縮性疤痕	atrophic scarring			
L90.502		L90.510：	瘢痕	疤痕	scar			瘢痕；疤
L90.601			萎缩纹	萎縮紋	striae atrophicae	妊娠纹	striae gravidarum	妊娠纹；条样伤
				白线	lineae albicantes	白线	lineae albicantes	
				膨脹紋	striae distensae	膨胀纹	striae distensae	
				擴張紋	striae distensae	扩张纹	striae distensae	
				移行紋	striae migrans	移行纹	striae migrans	
L90.602			线状皮肤萎缩	線狀皮膚萎縮	linear atrophoderma			
L90.603			额横纹	額横紋	transverse frown lines; frontotransverse wrinkles			
L90.605			眉间纹	眉間紋	glabellar frown lines	额纵纹	vertical frown lines; frontvertical wrinkles	
L90.607			微笑纹	微笑紋	smile lines	笑纹	laughing lines	
L90.608			鱼尾纹	魚尾紋	fishtail lines: crows' feet			
L90.801			老年性皮肤萎缩	老年性皮膚萎縮	senile cutaneous atrophy	老年萎缩	senile atrophy	
				耗損性皮膚萎縮	atrophoderma biotriptica	耗损性皮肤萎缩	atrophoderma biotriptica	

主码	附码	皮码	中文病名	繁体病名	英文病名	同义中文病名	同义英文病名	中医病名
L90.803			斑状萎缩	斑狀萎縮	macular atrophy; atrophia maculosa	斑状萎缩	macular anetoderma	松皮;皮袋症;皮萎
				斑狀特發性皮膚萎縮	atrophia cutis idiopathica maculosa	斑状特发性皮肤萎缩	atrophia cutis idiopathica maculosa	
				斑狀萎縮性皮膚炎	dermatitis atrophicans maculosa	斑状萎缩性皮炎	dermatitis atrophicans maculosa	
				限界性皮膚鬆弛症	localized anetoderma; localized dermatolysis of dermatochalasis	局限性皮肤松垂	localized anetoderma; localized dermatolysis of dermatochalasis	
L90.804			原发性斑状萎缩	原發性斑狀萎縮	primary macular atrophy	原发性皮肤松垂	primary anetoderma	
L90.805			继发性斑状萎缩	繼發性斑狀萎縮	secondary macular atrophy	继发性皮肤松垂	secondary anetoderma	
L90.806			局部全层萎缩	局部全層萎縮	local panatrophy			
L90.807			高尔斯全萎缩综合征	Growers 氏全身萎縮徵候群	Growers's panatrophy syndrome			
				Growers 氏全萎縮	panatrophy of Growers	高尔斯脂肪萎缩	panatrophy of Growers	
L90.808			真皮表皮萎缩	真皮表皮萎縮	dermoepidermal atrophy			
L90.810			颈部假皮萎缩	假頸部皮膚萎縮症	pseudoatrophoderma colli			
L90.811			全身偏侧萎缩	全身偏側萎縮	total hemiatrophy			
L90.812			交叉偏侧萎缩	交叉偏側半身萎縮	crossed hemiatrophy			
L90.813	Y42.000	L90.814:	糖皮质激素性皮肤萎缩	醣皮質激素性皮膚萎縮	cutaneous atrophy due to glucocorticoid	皮质类固醇皮肤萎缩	cutaneous atrophy due to corticosteroids	
	Y42.000	L90.812:		局部醣皮質類固醇所誘發之廣泛性皮膚萎縮	generalized cutaneous atrophy due to topical glucocorticoid	局部糖皮质激素性泛发性皮肤萎缩	generalized cutaneous atrophy due to topical glucocorticoid	
L90.813	Y42.000		糖皮质激素注射性皮下萎缩	醣皮質類固醇局部注射引起皮下組織萎縮	subcutaneous atrophy caused by glucocorticoid injectlon			
L90.815			营养性皮肤萎缩	營養性皮膚萎縮	atrophoderma of nutriticum			
L90.816			类风湿病伴萎缩性皮肤	類風濕病伴萎縮性皮膚	atrophic skin with rheumatoid disease			
L90.818			星盘状假瘢痕	星狀及盤狀假疤痕	stellate and discoid pseudoscars			
L90.819			颊部自发性萎缩性瘢痕	臉頰部自發性萎縮性疤痕	spontaneous atrophic scarring of cheeks			
				天花樣萎縮	varioliform atrothy	天花样萎缩	varioliform atrothy	
				皮膚變異畸形斑狀萎縮	atrophia maculosa varioliformis cutis	皮肤变异畸形斑状萎缩	atrophia maculosa varioliformis cutis	
				天花樣皮膚	varioliform skin	天花样皮肤	varioliform skin	
L90.820			局限性腹壁萎缩	限界性腹壁萎縮	localized abdominal wall atrophy			
L90.824			半侧面部肢体发育不良	半側面部肢體發育不良	hemifacial microsomia			

主码	附码	皮码	中文病名	繁体病名	英文病名	同义中文病名	同义英文病名	中医病名
L90.825			德布雷－菲特基综合征	Debre－Fittke 氏徵候群	Debré－Fittke syndrome	皮肤松垂伴软骨发育不全	cutis laxa with dyschondroplasia	
L90.826			毛囊周围皮肤松弛综合征	毛囊周圍皮膚鬆弛徵候群	perifollicular anetoderma syndrome	毛囊周围弹性纤维分解症	perifollicular elastolysis	
L90.827			泛发性皮肤松弛症	廣泛性皮膚鬆垂	generalized dermatochalasis	泛发性弹性纤维分解症	generalized elastolysisprimary elastolysis	
L90.828		Q80.020：	秃发性毛发角化病	禿性毛孔角化症	keratosis pilaris decalvans	毛囊性鱼鳞病	follicular ichthyosis	
L90.829			自发性特发性皮肤萎缩	自發性特發性皮膚萎縮	idiopathic atrophoderma spontanea	布赫瓦尔德病	Buchwald's diseaseTaylor's disease	
L90.830			泛发性皮肤萎缩	廣泛性皮膚萎縮	generalized cutaneous atrophy			
L90.831		L90.820：	毛囊性皮肤萎缩	毛囊性皮膚萎縮	follicular atrophoderma			
L90.832		L90.876：	半环性脂肪萎缩	半圓性脂肪萎縮	lipoatrophia semicircularis	环状脂肪萎缩	lipoatrophia annularis	
L90.823			家族性局限性面部皮肤发育不良	家族性局限性臉部皮膚真皮層發育異常	familial focalized facial dermal dysplasia			
L90.833			枕骨角综合征	枕骨角徵候群	occipital horn syndrome	X 连锁皮肤松垂症	X－linked cutis laxa	
				新生兒皮膚鬆垂症	neonatal cutis laxa	新生儿皮肤松垂症	neonatal cutis laxa	
L90.831			先天性网状瘢痕	先天性網狀结疤	congenital reticulate scarring			
L90.830			萎缩性瘢痕及假瘢痕	萎縮性疤痕及假疤痕	atrophic scars and pseudoscars			
L90.901		L90.900：	皮肤萎缩	皮膚萎縮	cutaneous atrophy；atrophoderma			
L90.902		L90.910：	皮肤松弛症	皮膚鬆弛症	anetoderma			松皮
L91.001		L91.000：	瘢痕疙瘩	蟹足腫；疤痕疙瘩	keloid			蟹足肿；黄瓜疽；肉龟；肉龟疮；肉蜈蚣；锯痕疮；巨痕症；瘢痕凸出；瘢痕不灭
L91.003		L91.030：	肥厚性瘢痕	肥厚性疤痕	hypertrophic scar	肥大性瘢痕	hypertrophic scar	肉龟疮
L91.005			肾源性纤维化皮病	腎源性纖維化皮膚病	nephrogenic fibrosing dermopathy	硬化黏液水肿样肾病	scleromyxoedma－like illness of renal disease	
L91.801		D23.L54：	皮赘	皮贅；垂疣	skin tag；cutaneous tag			丝瘊；小疣子；皮垂病；肉瘤；赘肉瘤；肉赘；肉瘿
				皮膚乳突瘤	cutaneous papilloma	皮肤乳头瘤	cutaneous papilloma	
				纖維上皮性息肉	fibroepithelial polyp	纤维上皮性息肉	fibroepithelial polyp	
				懸垂纖維瘤	fibroma pendulum	悬垂纤维瘤	fibroma pendulum	
				頸部乳突瘤	papilloma colli	颈部乳头瘤	papilloma colli	
				軟疣	soft warts	软痣	soft nevus	
				軟纖維瘤	fibroma molle；soft fibroma	软纤维瘤	fibroma molle；soft fibroma	
L91.803			获得性回状头皮	後天性回狀顱皮	acquired cutis verticis gyrata			
L91.804			假上皮瘤样增生	假上皮瘤樣增生	pseudoepitheliomatous hyperplasia			
L91.901		L91.910：	厚皮症	厚皮症	pachydermia			

主码	附码	皮码	中文病名	繁体病名	英文病名	同义中文病名	同义英文病名	中医病名
L92.001		L92.000:	环状肉芽肿	環狀肉芽瘤	granuloma annulare			
L92.002		L92.020:	穿凿性环状肉芽肿	穿孔性環狀肉芽瘤	perforating granuloma annulare			
L92.003		L92.030:	泛发性环状肉芽肿	廣泛性環狀肉芽瘤	generalized granuloma annulare			
L92.004		L92.040:	皮下环状肉芽肿	皮下環狀肉芽瘤	subcutaneous granuloma annulare			
L92.005			斑状环状肉芽肿	斑狀環狀肉芽瘤	macular granuloma annulare			
L92.101		L92.100:	类脂质渐进性坏死	類脂質漸進性壞死	necrobiosis lipoidica			
				Oppenheim – Urbach 氏病	Oppenheim – Urbach disease	奥本海姆 – 乌尔巴赫病	Oppenheim – Urbach disease	
		E1i.604:		糖尿病性類脂質漸進性壞死	necrobiosis lipoidica diabeticorum	糖尿病性类脂质渐进性坏死	diabetic necrobiosis lipoidica	
				類脂質漸進性壞死	necrobiosis lipoidica	脂质渐进性坏死	necrobiosis lipoidica	
L92.102		L92.110:	非糖尿病性类脂质渐进性坏死	非糖尿病性類脂質漸進性壞死	non – diabetic necrobiosis lipoidica			
L92.103		L92.120:	进行性慢性盘状肉芽肿病	進行性慢性盤狀肉芽腫病	granulomatosis disciformis chronica et progressiva			
				Miescher 氏肉芽腫	Miescher's granuloma	米舍尔肉芽肿	Miescher's granuloma	
L92.202		L92.200:	面部肉芽肿	顏面肉芽瘤	granuloma faciei	面部嗜酸细胞性肉芽肿	granuloma faciale eosinophilicum	
L92.301		L92.300:	皮下异物肉芽肿	皮下異物肉芽腫	subcutaneous foreign body granuloma	异物肉芽肿	foreign body granuloma	物瘤;石子肿
L92.302		L92.311:	皮肤缝合物反应	皮膚縫合物反應	reaction to suture materials in skin			
L92.303			异物反应	異物反應	foreign body reaction			
L92.304			金属饰物刺穿反应	金屬飾物刺穿反應	reactions to ornamental metal piercing			
L92.305			吡咯烷酮乙烯聚合物反应	吡咯烷酮乙烯聚合物反應	polyvinyl pyrrolidone reaction			
L92.306			毛细丝止血带综合征	毛細絲止血帶徵候群	hair – thread tourniquet syndrome			
L92.308			挤奶者毛窦	擠奶員毛竇	milker's hair sinus			
L92.309			胶原注入物反应	膠原灌注反應	collagen implants reaction			
L92.310			足藏毛窦	足藏毛竇	hair sinuses of feet			
L92.311			混杂性充气毛窦	混雜性充氣毛竇	miscellaneous hair – filled sinus			
L92.314			硅酮反应	矽酮反應	silicone reaction			
L92.315		L92.320:	理发师毛窦	理髮師毛竇	barber's hair sinus	理发师指间毛窦	barber's interdlgltal hair sinus	
L92.812			感染伴嗜血细胞性肉芽肿	感染併噬血細胞性肉芽腫	hemophagic cell granuloma associated with infection			

主码	附码	皮码	中文病名	繁体病名	英文病名	同义中文病名	同义英文病名	中医病名
L92.813			环状弹性组织溶解性巨细胞肉芽肿	環狀彈力纖維分解性巨细胞肉芽腫	annular elastolytic giant - cell granuloma	环状弹力纤维分解性肉芽肿	annular elastolytic granuloma	
L92.814			毁损性渐进性坏死性肉芽肿病	毀損性漸進性壞死性肉芽肿病	disfiguring necrobiotic granulomatous disease			
L92.815			假化脓性肉芽肿	假化膿性肉芽腫	pseudopyogenic granuloma	非典型化脓性肉芽肿	atypical pyogenic granuloma	石子肿
L92.816			老人尿布区肉芽肿	老人尿布區肉芽腫	diaper area granuloma of aged			
L92.817			文身肉芽肿	紋身肉芽腫	tattoo granuloma			
				紋身反應	tattoo reaction	文身反应	tattoo reaction	
L92.818			系统性弹性组织溶解性肉芽肿病	系統性彈力纖維分解性肉芽腫病	systemic elastolytic granulomatosis			
L92.819			血吸虫性肉芽肿	血吸蟲性肉芽腫	schistosomal granuloma			
L92.820			木异物肉芽肿	木異物肉芽腫	wood foreign body granuloma			
L92.821			植物肉芽肿	植物肉芽腫	plant granuloma			
L92.822			铍肉芽肿	鈹肉芽腫	beryllium granuloma			
L92.823			淀粉肉芽肿	澱粉肉芽腫	starch granuloma			
L92.824			锆肉芽肿	鋯肉芽腫	zirconium granuloma			
L92.825			海胆肉芽肿	海膽肉芽腫	sea urchin granuloma			
L92.826			仙人掌肉芽肿	仙人掌肉芽腫	cactus granuloma			
L92.827		L92.820：	皮下脂肪性肉芽肿病	皮下脂肪肉芽腫病	lipogranulomatosis subcutanea			
				Rothmann – Makai 氏肉芽腫病	Rothmann – Makai granulomatosis	罗思曼 – 马凯肉芽肿病	Rothmann – Makai granulomatosis	
				Rothmann – Makai 氏徵候群	Rothmann – Makai syndrome	罗思曼 – 马凯综合征	Rothmann – Makai syndrome	
L92.828		L92.830：	婴儿臀部肉芽肿	嬰兒臀部肉芽瘤	granuloma gluteale infantum; infantile gluteal granuloma			
L92.829		L92.840：	多形性肉芽肿	多形性肉芽腫	granuloma multiforme	莱克病	Leiker's disease	
L92.830		L92.850：	硬化性脂肪肉芽肿	硬化性脂肪肉芽腫	sclerosing lipogranuloma	特发性硬化性脂肪肉芽肿	idiopathic sclerosing lipogranuloma	
L92.831		L92.872：	石蜡瘤	石蠟瘤	paraffinoma			
				油肉芽腫	oil granuloma	油肉芽肿	oil granuloma	
				油瘤	loeoma	油瘤	loeoma	
L92.832		L92.874：	硅肉芽肿	矽肉芽腫	silica granuloma	硅酮肉芽肿	silicone garmuloma	
L92.901		L92.880：	肉芽肿	肉芽腫	granuloma			
L92.902		L92.800：	皮肤肉芽肿	皮膚肉芽腫	granuloma of skin			
L92.903			毛发肉芽肿	毛髮肉芽腫	hair granuloma			
L92.914			脐肉芽肿	新生兒臍肉芽腫	newborn umbilical gramuloma			
L92.915			脐息肉	臍息肉	umbilical polyp			

主码	附码	皮码	中文病名	繁体病名	英文病名	同义中文病名	同义英文病名	中医病名
				臍部腸繫膜管息肉	umbilical omphalomesenteric duct polyp	脐部脐肠系膜管息肉	umbilical omphalomesenteric duct polyp	
L93.003			播散性盘状红斑狼疮	播散性盤狀紅斑性狼瘡	disseminated discoid lupus erythematosus			
L93.001		L93.010:	红斑狼疮	紅斑性狼瘡	lupus erythematosus;LE			蝶疮流注
L93.002		L93.000:	盘状红斑狼疮	盤狀紅斑性狼瘡	discoid lupus erythematosus; DLE			红蝴蝶疮;鬼脸疮;红蝴蝶;马缨丹;湿毒发斑;红蝴蝶斑;鸦啖疮;鸟啄疮;阴阳毒
		L93.020:		慢性盤狀紅斑性狼瘡	chronic discoid lupus erythematosus	慢性盘状红斑狼疮	chronic discoid lupus erythematosus	
L93.101		L93.200:	皮肤型红斑狼疮	皮膚紅斑性狼瘡	cutaneous lupus erythematosus			
L93.102		L93.100:	亚急性皮肤型红斑狼疮	亞急性皮膚紅斑性狼瘡	subacute cutaneous lupus erythematosus;SCLE			
L93.202			急性皮肤型红斑狼疮	急性皮膚紅斑性狼瘡	acute cutaneous lupus erythematosus			
L93.203		L93.210:	深在性红斑狼疮	深部性紅斑性狼瘡	lupus erythematosus profunda			
		L93.270:		紅斑狼瘡性脂層炎	lupus erythematosus panniculitis	红斑狼疮性脂膜炎	lupus erythematosus panniculitis	
L93.204		L93.230:	肿胀性红斑狼疮	腫脹性紅斑性狼瘡	lupus erythematodes tumidus			
L93.205		L93.240:	疣状红斑狼疮	疣狀紅斑性狼瘡	lupus erythematodes verrucosus			
L93.206		L93.260:	冻疮样红斑狼疮	凍瘡樣紅斑性狼瘡	chilblain lupus erythematosus			
L93.208			红斑狼疮 - 多形红斑样综合征	红斑性狼疮 - 多形红斑样徵候群	lupus erythematosus - erythema multiforme - like syndrome	鲁威勒综合征	Rowell syndrome	
L94.001		L94.000:	局限性硬皮病	限界性硬皮病	circumscribed scleroderma	硬斑病	morphea	皮痹;皮痹疽;痹证
				限界性硬皮病;鞏皮病	morphea	巩皮病	morphea	
				限界性硬皮病	localised morphea	局限性硬斑病	localised morphea	
L94.002			疱疹样硬斑病	疱疹樣硬皮病	herpetiform morphea			
L94.003			大疱性深在性硬斑病	水疱性深部硬皮病	bullosa morphea profunda			
L94.004			斑块状硬斑病	斑塊狀硬皮病	morphea en plaque			
L94.005			深在性硬斑病	深在性硬皮病	morphea profunda	皮下硬皮病	subcutaneous scleroderma	
L94.006		L94.030:	泛发性硬斑病	廣泛性硬皮病	generalized morphea	致残性泛硬化性硬斑病	disabling pansclerotic morphea	
				限制皮肤型硬皮病	limited cutaneous type scleroderma	限制皮肤型硬皮病	limited cutaneous type scleroderma	
L94.007			滴状硬斑病	滴狀硬斑病	guttate morphea			
				滴狀硬皮病	morphea guttata	滴状硬斑病	morphea guttata	
L94.101		L94.100:	线状硬皮病	線狀硬皮病	linear scleroderma; scleroderma linear	线状硬斑病	linear morphea	

主码	附码	皮码	中文病名	繁体病名	英文病名	同义中文病名	同义英文病名	中医病名
				軍刀傷狀硬斑病	morphea en coup de sabre	军刀伤状硬斑病	morphea en coup de sabre	
L94.102		L94.120:	额顶骨硬斑病	額骨與頂骨的硬皮病	frontoparietal morphea			
				刀砍狀病灶	en coup de sabre lesion	军刀伤状损害	en coup de sabre lesion	
L94.201		L94.230:	肢端钙质沉着症	肢端鈣質沈著症	acral calcinosis			
L94.202		L94.200:	皮肤钙质沉着症	皮膚鈣質沈著症	calcinosis cutis			肉化石;疮内有石;棠梨疱
				表皮下鈣化結節	subepidermal calcinosis nodule	表皮下钙化结节	subepidermal calcinosis nodule	
				皮下鈣質沉着症	subcutaneous calcinosis	皮下钙质沉着症	subcutaneous calcinosis	
				皮膚結石	cutaneous calculus	皮肤结石	cutaneous calculus	
L94.204			特发性阴囊钙质沉着症	特發性陰囊鈣質沈著症	idiopathic scrotal calcinosis cutis			
				陰囊特發性鈣化	idiopathic calcinosis of scrotum	阴囊特发性钙化	idiopathic calcinosis of scromrn	
L94.205			皮肤骨化症	皮膚骨化症	osteosis cutis	皮肤骨化	ossification of skin	
L94.207			孤立性先天性结节性钙化	孤立性先天性結節性鈣化	solitary congenital calcified nodules			
L94.208		L94.210:	营养不良性钙质沉着症	失養性鈣質沈著症	calcinosis dystrophica			
				失養性皮膚鈣沈著病	dystrophic calcinosis cutis	营养不良性皮肤钙质沉着症	dystrophic calcinosis cutis	
L94.209			医源性与外伤性皮肤钙质沉着症	醫源性與創傷性皮膚鈣沈著症	iatrogenic and traumatic calcinosis cutis			
L94.210			假痛风综合征	假痛風徵候群	pseudogout syndrome	软骨钙化综合征	cartilage calcifying syndrome	
L94.211			肿瘤钙质沉着症	腫瘤鈣化	tumoural calcinosis			
L94.212			局限性钙质沉着症	局限性鈣質沈著症	calcinosis circumscripta			
L94.214			耳郭钙质沉着症	耳廓鈣化	pinnal calcinosis			
L94.215			代谢性皮肤钙质沉着症	代謝性皮膚鈣沈著症	metabolic calcinosis cutis			
L94.217		E83.510:	全身性钙质沉着症	全身鈣質沈著症	calcinosis universalis	泛发性钙化症	generalized calcinosis	
				Teutschländer 氏徵侯群	Teutschländer's syndrome	托奇莱德综合征	Teutschländer's syndrome	
L94.218			钙化性纤维性假瘤	鈣化性纖維性假瘤	calcifying fibrous pseudotumour			
L94.219			结缔组织脂膜炎伴肾脏衰竭	結締組織脂層炎伴腎脏衰竭	connective tissue panniculitis with renal failure			
L94.401		L94.400:	戈特龙丘疹	Gottron 氏丘疹	Gottron's papules			
L94.501		L94.500:	血管萎缩性皮肤异色病	血管性皮膚萎縮異色症	poikiloderma vasculare atrophicans	雅各比综合征	Jacobi's syndrome	疬疡风;疬疡
				Pitges – Celijt 氏徵侯群	Pitges – Celijt syndrome	皮特吉斯 – 西利杰特综合征	Pitges – Celijt syndrome	
L94.502			痤疮后皮肤骨瘤	痤瘡後皮膚骨瘤	post – acne osteoma cutis			

主码	附码	皮码	中文病名	繁体病名	英文病名	同义中文病名	同义英文病名	中医病名
L94.601		L94.600:	箍指病	自發性斷指	ainhum	阿洪病	ainhum	十指节断;手足脱下;四肢节脱;指节断落;筋解
				自發性趾(指)脫落	dactylolysis spontanea	自发性指/趾脱落症	dactylolysis spontanea	
L94.602			角皮症伴神经病	併神經病變角皮症	keratoderma with neuropathy			
L94.603		L94.610:	肢体收缩带	肢體收縮帶	constricting band of extremity			
L94.604		L94.620:	遗传性断肢性角化病	遺傳性斷肢性角化症	hereditarian mutilating keratosis			
				佛溫克氏徵候群	Vohwinkel's syndrome	福温克综合征	Vohwinkel's syndrome	
				瘢痕角化病伴聽力損害	cicatrizing keratoderma and hearing impairment	瘢痕角化病伴听力损害	cicatrizing keratoderma and hearing impairment	
				殘毀性遺傳性角質瘤	keratoma hereditaria mutilans	残毁性遗传性角质瘤	keratoma hereditaria mutilans	
L94.605			假断指/趾症	假自發性斷趾	pseudoainhum	假阿洪病	pseudoainhum	
L94.801			反应性结节性增生症	反應性結節性增生	reactive nodular hyperplasia			
L94.802			白色纤维性丘疹病	白色纖維性丘疹病	white fibrous papulosis	颈部白色纤维性丘疹病	white fibrous papulosis of neck	
L94.803		L94.810:	假硬皮病	假硬皮症	pseudoscleroderma			
L94.804		L94.820:	硬肿病	硬腫病	scleroedema	布施克硬肿病	Buschke's scleroedema	冷流肿;冷肿;流肿;痹症;肉痹;脂肥症
				成人 Buschke 硬腫病	scleroedema adultorum Buschke	成人布施克硬肿病	scleroedema adultorum Buschke	
L94.805			手及口腔黏膜反应性结节性增生症	手及口腔黏膜反應性結節性增生症	reactive nodular hyperplasia of hands and oral mucosa			
L94.901		L94.900:	累及皮肤结缔组织病	累及皮膚結締組織病	connective tissue disease affecting skin			
L95.101		L95.100:	持久性隆起性红斑	持久性隆起性紅斑	erythema elevatum diutinum	百里病	Bury's disease	
L95.801		L95.850:	结节性血管炎	結節性血管炎	nodular vasculitis	皮肤结节性血管炎	cutaneous nodular vasculitis	热毒流注
				結節性脈管炎	nodular vasculitis	结节性脉管炎	nodular vasculitis	
L95.802			前血管炎综合征	前血管炎徵候群	preangitis syndrome			
L95.803			获得性特发性网状青斑	後天性特發性網狀青斑	acquired idiopathic livedo reticularis			
L95.805			继发性网状青斑	繼發性網狀青斑	secondary livedo reticularis			
L95.807			显微镜下可见的多血管炎	顯微多血管炎	microscopic polyangitis			
				顯微結節性多血管炎	microscopic polyangitis nodosa	结节性显微镜下可见的多血管炎	microscopic polyangitis nodosa	
L95.808			脓疱性血管炎	膿疱性血管炎	pustular vasculitis			
L95.809			乌尔巴赫综合征	Urbach 氏徵候群	Urbach's syndrome			
				細胞外膽固醇沈著症	extracellular cholesterosis	细胞外胆固醇沉积症	extracellular cholesterosis	
L95.811		L95.810:	荨麻疹性血管炎	蕁麻疹性血管炎	urticarial vasculitis			

主码	附码	皮码	中文病名	繁体病名	英文病名	同义中文病名	同义英文病名	中医病名
				蕁麻疹性低補體血症性血管炎	urticarial hypocomplementemic vasculitis	荨麻疹性低补体血症性血管炎	urticarial hypocomplementemic vasculitis	
				慢性蕁麻疹損害表現血管炎	chronic urticarial lesions as a manifestation of venulitis	慢性荨麻疹损害表现血管炎	chronic urticarial lesions as a manifestation of venulitis	
				低補體血症性血管炎	hypocomplaementaemic vasculitis	低补体血症性血管炎	hypocomplaementaemic vasculitis	
				異常性紅斑狼瘡樣徵候群	unusual SLE – like syndrome	异常性红斑狼疮样综合征	unusual SLE – like syndrome	
L95.812		L95.800:	毛细血管炎	微血管炎	capillaritis			
L95.903		L95.900:	皮肤血管炎	皮膚血管炎	cutaneous vasculitis			
L97.x01		L97.x00:	下肢溃疡	下肢潰瘍	leg ulcer			
				毛細血管擴張性肉芽腫	granuloma telangiectaticum	毛细血管扩张性肉芽肿	granuloma telangiectaticum	
L97.x02			足溃疡	足潰瘍	foot ulcer			
L98.001		L98.000:	化脓性肉芽肿	化膿性肉芽腫	granuloma pyogenicum	脓皮性肉芽肿	pyogenic granuloma	
				小葉型微血管性血管瘤	lobular capillary hemangioma	分叶状毛细血管血管瘤	lobular capillary hemangioma	
L98.003			婴儿体表毛细血管瘤	嬰兒軀體微血管瘤	infantile somatic capillary hemangioma			
L98.004		L98.010:	发疹性血管瘤	發疹性血管瘤	eruptive angioma			
L98.101		L98.130:	神经官能性表皮剥脱	神經官能性表皮剝傷	neurotic excoriations	精神性抓痕	neurotic excoriations	
L98.102		L98.100:	人为皮炎	人為皮膚炎	factitious dermatitis; factitial dermatitis; dermatitis artefacta	伪装性皮炎	simulated dermatitis	脏躁疹
				貼膚試驗併發人為皮膚炎	dermatitis artefacta with of patch tests	斑贴试验并发人为皮炎	dermatitis artefacta with of patch tests	
L98.120		L98.120:	人为皮肤症	人為皮膚炎	cutaneous artefact			
				人為皮膚病	factitious skin disease	人为皮肤病	factitious skin disease	
				偽裝性皮疹	feigned eruption	伪装性皮疹	feigned eruption	
				自我損傷	self – inflicted injuries	自我损伤	self – inflicted injuries	
				自癒性皮膚病	self – inflicted skin disease	自愈性皮肤病	self – inflicted skin disease	
L98.105		L98.110:	人为淋巴水肿	人為淋巴水腫	factitious lymphoedema			
				Secretan 氏徵候群	Secretan's syndrome	西克里坦综合征	Secretan's syndrome	
L98.106		L98.140:	精神性紫癜	精神性紫斑	psychogenic purpura			
				人為性紫斑	purpura factitia	人为性紫斑	purpura factitia	
				魔鬼捏	devil pinches	魔鬼捏	devil pinches	
				人為紫斑	factitious purpura	人为紫癜	factitious purpura	
				人為紫斑徵候群	factitious purpura syndrome	人为紫癜综合征	factitious purpura syndrome	

主码	附码	皮码	中文病名	繁体病名	英文病名	同义中文病名	同义英文病名	中医病名
				擰捏性紫斑;挫傷紫斑	pinch purpura	拧捏性紫癜	pinch purpura	
				精神性紫癜徵候群	psychogenic purpura syndrome	精神性紫癜综合征	psychogenic purpura syndrome	
L98.203		L98.200:	急性发热性嗜中性皮病	急性發熱性嗜中性球皮膚病	acute febrile neutrophilic dermatosis			
				舒威特氏徵候群	Sweet's syndrome	斯威特综合征	Sweet's syndrome	
				嗜中性球皮膚病	neutrophilic dermatosis	嗜中性皮病	neutrophilic dermatosis	
				舒威特氏病	Sweet's disease	斯威特病	Sweet's disease	
L98.204			类风湿嗜中性皮病	類風濕嗜中性球皮膚病	rheumatoid neutrophilic dermatosis			
L98.302			厚皮性嗜酸[细胞]性皮炎	厚皮性嗜伊紅球性皮膚炎	pachydermatous eosinophilic dermatitis			
L98.303		L98.300:	嗜酸[细胞]性蜂窝织炎	嗜伊紅球性蜂窩組織炎	eosinophilic cellulitis			
				維爾斯氏徵候群	Wells's syndrome	韦尔斯综合征	Wells's syndrome	
				复发性肉芽肿性皮炎伴嗜伊紅球增生	recurrent granulomatous dermatitis with eosinophilia	复发性肉芽肿性皮炎伴嗜酸性细胞增多	recurrent granulomatous dermatitis with eosinophilia	
L98.401		L98.490:	皮肤溃疡	皮膚潰瘍	cutaneous ulcer			
		L98.400:		皮膚慢性潰瘍	skin chronic ulcer	皮肤慢性溃疡	skin chronic ulcer	
L98.402			腹壁溃疡	腹壁潰瘍	abdominal wall ulcer			
L98.403			皮肤化脓性溃疡	皮膚化膿性潰瘍	skin pyogenic ulcer			
L98.404			皮肤萎缩性溃疡	皮膚萎縮性潰瘍	skin atrophic ulcer			
L98.405		L98.420:	皮肤神经营养性溃疡	皮膚神經營養性潰瘍	skin neurotrophic ulcer	神经营养性溃疡	nurotrophic ulcer	
				皮膚营养性潰瘍	skin trophic ulcer	皮肤营养性溃疡	skin trophic ulcer	
L98.406			皮肤穿孔性溃疡	皮膚穿孔性潰瘍	skin perforating ulcer			
L98.407			慢性链球菌性溃疡	慢性鏈球菌性潰瘍	chronic streptococcal ulcers			
L98.408			手溃疡	手潰瘍	hand ulcer			
L98.409			肘溃疡	肘潰瘍	elbow ulcer			
L98.412			放射性溃疡	放射性潰瘍	radiation ulcer			
L98.413			梅勒尼协同性坏疽	Melency 氏協同性壞疽	Melency's synergistic gangrene	梅勒尼坏疽	Melency's gangrene	
				術後進行性壞疽	postoperative progressive gangrene	术后进行性坏疽	postoperative progressive gangrene	
				細菌共生性壞疽	bacterial synergetic gangrene	细菌共生性坏疽	bacterial synergetic gangrene	
L98.414			职业性皮肤溃疡	職業性皮膚潰瘍	occupational cutaneous ulcers			
L98.415			三叉神经营养性溃疡	三叉神經失養性潰瘍	trigeminal trophic ulcer			
				三叉神經失養性病變	trigeminal trophic lesions	三叉神经营养性损害	trigeminal trophic lesions	

主码	附码	皮码	中文病名	繁体病名	英文病名	同义中文病名	同义英文病名	中医病名
				三叉神經失養性徵候群	neurotrophic trigeminal syndrome	三叉神经营养性综合征	neurotrophic trigeminal syndrome	
				三叉神經徵候群	trigeminal trophic syndrome	三叉神经综合征	trigeminal trophic syndrome	
				弓形潰瘍	ulceration en arc	弓形溃疡	ulceration en arc	
L98.416			足穿通性溃疡	足部穿孔性潰瘍	perforating ulcer of foot	神经病性足溃疡	neuropathic foot ulcer	穿心脚底风;脚底风;漏蹄风;漏蹄疯
L98.418			伯里奥－伯里尔综合征	Bureau－Barrière 氏徵候群	Bureau－Barrière syndrome	获得性穿通性足部溃疡	acquired perforating foot ulcer	
				後天性感覺神經根病	acquired sensory radicular neuropathy	获得性感觉神经根病	acquired sensory radicular neuropathy	
				足畸形感覺障礙徵候群	foot deformity sensory disturbance syndrome	足畸形感觉障碍综合征	foot deformity sensory disturbance syndrome	
L98.419			沙漠疮	沙漠潰瘍	desert sore	草原疮	veldt sore	
				白喉瘡	diphtheric sore	白喉疮	diphtheric sore	
				沙漠熱	desert fever	沙漠热	desert fever	
				Barcoorot 病	Barcoorot disease	巴尔库病	Barcoorot disease	
				腐敗瘡	septic sore	腐败疮	septic sore	
L98.421			镰刀细胞病	鐮刀細胞病	sickle cell disease	手－足综合征	hand－foot syndrome	
L98.422		L98.440：	热带溃疡	熱帶性潰瘍	tropical ulcer			
				熱帶崩蝕忙潰瘍	tropical phagedenic ulcer	热带崩蚀性溃疡	tropical phagedenic ulcer	
				热带疮	tropical sore	热带疮	tropical sore	
L98.423		L98.450：	外伤性溃疡	外傷性潰瘍	traumatic ulcer			
L98.424		C44.L12：	马若林溃疡	Marjolin 氏潰瘍	Marjolin's ulcer			
				瘢痕癌	scar carcinoma	瘢痕癌	scar carcinoma	
L98.501		L98.520：	皮肤灶性黏蛋白沉积症	皮膚局部黏液素病	cutaneous focal mucinosis	局灶性皮肤黏蛋白病	focal cutaneous mucinosis	
L98.502		L98.560：	自愈性幼年皮肤黏蛋白沉积症	自癒性幼年皮膚黏液素病	self－healing juvenile cutaneous mucinosis	自愈性幼年皮肤黏蛋白病	self－healing juvenile cutaneous mucinosis	
L98.503			肢端持续性丘疹性黏蛋白沉积症	肢端持續性丘疹黏液素病	acral persistent papular mucinosis	肢端持续性丘疹性黏蛋白病	acral persistent papular mucinosis	
L98.504			婴儿皮肤黏蛋白沉积症	嬰兒皮膚黏液素病	cutaneous mucinosis of infancy	黏蛋白痣	mucinous nevus	
L98.505			红皮病性毛囊性黏蛋白沉积症	紅皮病性毛囊黏液素病	erythrodermic follicular mucinosis	红皮病性毛囊性黏蛋白病	erythrodermic follicular mucinosis	
L98.507			系统性红斑狼疮伴丘疹结节性黏蛋白沉积症	伴系統性紅斑狼瘡丘疹結節性黏液素病	papulondoular mucinosis associated with systemic lupus erythematosus	系统性红斑狼疮伴丘疹结节性黏蛋白病	papulondular mucinosis associated with systemic lupus erythematosus	
				結節性皮膚狼瘡黏液素病	nodular cutaneous lupus mucinosis	结节性皮肤狼疮黏蛋白病	nodular cutaneous lupus mucinosis	

主码	附码	皮码	中文病名	繁体病名	英文病名	同义中文病名	同义英文病名	中医病名
L98.508			中毒性皮肤黏蛋白沉积症	中毒性皮膚黏液素病	cutaneous toxic mucinosis	中毒性皮肤黏蛋白病	cutaneous toxic mucinosis	
L98.509			荨麻疹样毛囊性黏蛋白沉积症	蕁麻疹樣毛囊黏液素病	urticaria - like follicular mucinosis	荨麻疹样毛囊性黏蛋白病	urticaria - like follicular mucinosis	
L98.510			继发性黏蛋白沉积症	繼發性黏液素病	secondary mucinosis	继发性黏蛋白病	secondary mucinosis	
L98.512		L98.530:	黏液水肿性苔藓	黏液水腫性苔癬	lichen myxedematosus			
				硬化性黏液水腫	scleromyxedema	硬化性黏液水肿	scleromyxedema	
		L98.580:		Arndt - Gottron 氏徵候群	Arndt - Gottron syndrome	阿恩特·戈特龙综合征	Arndt Gottron syndrome	
				苔癬纖維黏液素病	lichen fibrmucinosis	苔藓纤维黏蛋白病	lichen fibrmucinosis	
				丘疹性黏液蛋白病	papular mucinosis	丘疹性黏蛋白病	papular mucinosis	
L98.513		L98.540:	REM 综合征	REM 徵候群	REM syndrome			
				網狀紅斑性黏液素病	reticular erythematous mucinosis	网状红斑性黏蛋白病	reticular erythematous mucinosis	
				網狀紅斑性黏蛋白病	reticular erythematous mucinosis	网状红斑性黏蛋白病	reticular erythematous mucinosis	
L98.515			混合性黏蛋白沉积症	混雜性類黏液素病	miscellaneous mucinosis	混合性黏蛋白病	miscellaneous mucinosis	
L98.518			黏蛋白沉积症	黏液素病	mucinosis	黏蛋白病	mucinosis	
L98.516		L98.550:	皮肤斑块样黏蛋白沉积症	皮膚斑塊樣黏液素病	cutaneous plaquelike mucinosis			
				斑塊樣黏液素病	plaque - like mucinosis	斑块样黏蛋白病	plaque - like mucinosis	
L98.517		L98.500:	皮肤黏蛋白沉积症	皮膚黏液素病	cutaneous mucinosis	皮肤黏蛋白病	cutaneous mucinosis	
L98.803		A69.230:	皮肤淋巴细胞瘤	皮膚淋巴細胞瘤	lymphocytoma cutis			
				皮膚淋巴組織樣增生	cutaneous lymphoid hyperplasia	皮肤淋巴组织样增生	cutaneous lymphoid hyperplasia	
L98.804			手术后皮下瘘	術後皮下瘻管	postsurgery subcutaneous fistula			
L98.805			皮肤淋巴组织样增生	皮膚淋巴組織樣增生	cutaneous lymphoid hyperplasia			
L98.808		L08.870:	瘘	瘻管	fistula			
L98.809			淋巴瘤样接触性皮炎	淋巴瘤樣接觸性皮炎	lymphomatoid contact dermatitis			
L98.810			淋巴瘤样肉芽肿病	淋巴瘤樣肉芽腫症	lymphomatoid granulomatosis			
L98.813			肝-皮肤综合征	肝皮膚徵候群	hepato - cutaneous syndrome			
L98.814			巴德综合征	Baader 氏徵候群	Baader's syndrome	皮肤口腔炎综合征	dermastomatitis syndrome	
L98.816			克劳德综合征	Klauder 氏徵候群	Klauder's syndrome	黏膜-皮肤-眼综合征	muco - cutaneous - ocular syndrome	
L98.817			克里伊克斯-利维综合征	Creyx - Levy 氏徵候群	Creyx - Levy syndrome	眼鼻口腔潮湿综合征	eye - nose - oral cavity wet syndrome	
L98.820			贝克-伊伯拉海姆综合征	Beck - Ibrahim 氏徵候群	Beck - Ibrahim syndrome	皮肤无反应综合征	skin - unresponsiveness syndrome	
L98.821			盖尔法布-海门综合征	Gelfarb - Hymen 氏徵候群	Gelfarb Hymen syndrome		skin - nephrotic syndrome	

主码	附码	皮码	中文病名	繁体病名	英文病名	同义中文病名	同义英文病名	中医病名
L98.822		L98.810：	皮肤假性淋巴瘤	皮膚假性淋巴瘤	pseudolymphoma of skin; cutaneous pseudolymphoma			
				假淋巴瘤	pseudolymphoma	假淋巴瘤	pseudolymphoma	
				皮膚B細胞淋巴樣增生	cutaneous B cell lymphoid hyperplasia	皮肤B细胞淋巴样增生症	cutaneous B cell lymphoid hyperplasia	
				良性皮膚淋巴細胞瘤	lymphocytoma benigna cutis	良性皮肤淋巴细胞瘤	lymphocytoma benigna cutis	
				Böfverstedt 氏徵候群	Böfverstedt's syndrome	贝沃斯泰德综合征	Böfverstedt's syndrome	
				皮膚B細胞假性淋巴瘤	cutaneous B - cell pseudolymphoma	皮肤B细胞假性淋巴瘤	cutaneous B - cell pseudolymphoma	
				皮膚良性淋巴腺病	lymphadenopathy benigna cutis	皮肤良性淋巴腺病	lymphadenopathy benigna cutis	
				Spiegler - Fendt 氏假淋巴瘤	pseudolymphoma of Spiegler - Fendt	施皮格勒 - 芬特假淋巴瘤	pseudolymphoma of Spiegler - Fendt	
				皮膚良性淋巴細胞增多症	lymphadenosis benigna cutis	皮肤良性淋巴细胞增多症	lymphadenosis benigna cutis	
				類似淋巴瘤的皮膚淋巴細胞浸潤	lymphoid infiltrates of the skin mimicking lymphoma	类似淋巴瘤的皮肤淋巴细胞浸润	lymphoid infiltrates of the skin mimicking lymphoma	
L98.823			职业性皮肤癌	職業性皮膚癌	occupational skin cancer			石疽
L98.824		L98.820：	木村病	木村氏病	Kimura's disease			
				軟組織嗜伊紅球性肉芽腫	eosinophilic granuloma of soft tissue	软组织嗜酸[细胞]性肉芽肿	eosinophilic granuloma of soft tissue	
				皮膚嗜伊紅球性淋巴濾泡增生症	eosinophilic lymphofolliculosis of skin	皮肤嗜酸[细胞]性淋巴滤泡增生症	eosinophilic lymphofolliculosis of skin	
				嗜伊紅球性淋巴肉芽腫	eosinophilic lymphoid granuloma	嗜酸[细胞]性淋巴肉芽肿	eosinophilic lymphoid granuloma	
		L98.812：		皮下血管淋巴樣增生伴嗜伊紅細胞增多	subcutaneous angiolymphoid hyperplasia with eosinophilia	皮下血管淋巴样增生伴嗜酸细胞增多	subcutaneous angiolymphoid hyperplasia with eosinophilia	
L98.825		L98.840：	皮肤淋巴细胞浸润症	皮膚淋巴細胞浸潤	lymphocytic infiltration of skin	耶斯纳 - 卡诺夫综合征	Jessner - Kanof syndrome	瘰疬;痰核;阴疽;失荣
				耶斯納 - 卡諾夫氏良性淋巴球浸潤	benign lymphocytic infiltration of Jessner - Konof	杰斯内 - 卡诺夫良性淋巴细胞浸润	benign lymphocytic infiltration of Jessner - Kanof	
				耶斯納氏淋巴細胞浸潤	Jessner's lymphocytic infiltrate	耶斯纳淋巴细胞浸润	Jessner's lymphocytic infiltrate	
L98.826		L98.860：	游走性可触知的弧形红斑	移行性可觸摸弧形紅斑	erythema arciforme et palpable migrans			
L98.827		L98.880：	渗出性盘状苔藓样皮炎	滲出性盤狀苔癬樣皮膚炎	exudative discoid and lichenoid dermatitis	Oid - Oid 病	Oid - Oid disease	顽癣
				Sulberger - Garbe 氏徵候群	Sulzberger - Garbe syndrome	苏兹贝格 - 加布综合征	Sulzberger - Garbe syndrome	

主码	附码	皮码	中文病名	繁体病名	英文病名	同义中文病名	同义英文病名	中医病名
L98.828		L98.884：	阿斯切尔综合征	Ascher 氏徵候群（眼瞼鬆弛 – 上唇肥厚）	Ascher's syndrome	眼睑松垂 – 甲状腺肿 – 双唇综合征	blepharochalasis struma and double lip syndrome	
L98.828				眼瞼松垂雙唇症	blepharochalasis and double lip	眼睑松垂双唇征	blepharochalasis and double lip	
L98.829			巴格克斯综合征	Bagex 氏病	Bagex's syndrome			
L98.831			流行性热带性急性多关节炎综合征	流行性熱帶急性多關節炎徵候群	epidemic tropical acute polyarthritis syndrome			
M02.301		M02.390：	莱特尔综合征	Reiter 氏徵候群	Reiter's syndrome			
				環狀龜頭炎	circinate balanitis	环状龟头炎	circinate balanitis	
				環狀女陰陰道炎	circinate vulvovaginitis	环状外阴阴道炎	circinate vulvovaginitis	
				結膜 – 尿道 – 滑膜徵候群	conjunctivo – urethro – synovial syndrome	结膜 – 尿道 – 滑膜综合征	conjunctivo – urethro – synovial syndrome	
				Feissinger – Leroy – Reioy 氏徵候群	Feissinger – Leroy – Reioy syndrome	费斯格 – 莱罗伊 – 赖伊综合征	Feissinger – Leroy – Reioy syndrome	
				感染性尿道關節炎	infective uroarthritis	感染性尿道关节炎	infective uroarthritis	
				黏膜 – 皮膚 – 眼徵候群	muco – cutaneous – ocular syndrome	黏膜 – 皮肤 – 眼综合征	muco – cutaneous – ocular syndrome	
				累及皮膚 Reiter 氏病	Reiter's disease involving skin	累及皮肤莱特尔病	Reiter's disease involving skin	
				組織抗原病	tissue antigen disease	组织抗原病	tissue antigen disease	
				尿道炎 – 結膜炎 – 關節炎氏徵候群	uerthritis – conjunctivitis – arthritis syndrome	尿道炎 – 结膜炎 – 关节炎综合征	uerthritis – conjunctivitis – arthritis syndrome	
				尿道 – 眼 – 滑膜徵候群	uerthro – oculo – synovil syndrome	尿道 – 眼 – 滑膜综合征	uerthro – oculo – synovil syndrome	
				痢疾性關節炎	desenteric arthritis			
M05.001			费尔蒂综合征	Felty 氏徵候群	Felty's syndrome	类风湿关节炎伴脾大及白细胞减少	rheumatoid arthritis with splenomegaly and leukopenia	
M05.201		M05.290：	类风湿性血管炎	類風濕動脈炎	rheumatoid arteritis	类风湿动脉炎	rheumatoid arteritis	
M06.101			成人斯蒂尔病	成人史帝氏病	adult Still's disease	肖法尔 – 斯蒂尔综合征	Chauffard – Still syndrome	
				高敏性周期熱	febris periodica hyperallergica	高敏性周期热	febris periodica hyperallergica	
M06.301		M06.390：	类风湿结节	類風濕性結節	rheumatoid nodules			
M08.202		M08.290：	幼年斯蒂尔病	幼兒史帝氏病	Still's disease juvenile	幼年类风湿性关节炎	juvenile rheumatoid arthritis	
				幼年型關節炎	juvenile arthritis	幼年型关节炎	juvenile arthritis	
				過敏性亞敗血症	subsepsis allergica	变应性亚败血症	subsepsis allergica	
				過敏性亞敗血症性紅斑	erythema subsepsis allergica	变应性亚败血症性红斑	erythema subsepsis allergica	
				Wissler – Fanconi 氏徵候群	Wissler – Fanconi syndrome	魏斯勒 – 范克尼综合征	Wissler – Fanconi syndrome	

主码	附码	皮码	中文病名	繁体病名	英文病名	同义中文病名	同义英文病名	中医病名
				Wissler 氏徵候群	Wissler's syndrome	魏斯勒综合征	Wissler's syndrome	
				幼年型慢性關節炎	juvenile chronic arthritis	幼年慢性关节炎	juvenile chronic arthritis	
M10.001			痛风石	痛風石	gouty tophus			
M10.901			痛风	痛風	gout			痛风;历节风;白虎风;白虎痛;历节痛;白虎历节
M12.001			雅库综合征	Jaccoud 氏徵候群	Jaccoud's syndrome	慢性炎性关节病	chronic inflammation joint disease	
M12.301			复发性风湿病	復發性風濕病	palindromic rheumatism			
				Hench – Rosenberg 氏徵候群	Hench – Rosenberg syndrome	汉克 – 罗森伯格综合征	Hench – Rosenberg syndrome	
M19.806			幼年家族性特发性骨关节病	幼年家族性特發性骨关节病	juvenile familial idiopathic osteoarthropathy			
M30.001		M30.000:	结节性多动脉炎	結節性多動脈炎	polyarteritis nodosa	库斯马尔·迈耶病	Kussmall Meier disease	血凝结节症;珍珠疮;脉痹;伏痹;虚损眩晕;热毒流注
				Kussmall 氏病	Kussmall disease	库斯马尔病	Kussmall disease	
				結節性全動脈炎	panarteritis nodosa	结节性全动脉炎	panarteritis nodosa	
				結節性動脈周圍炎	periarteritis nodosa	结节性动脉周围炎	periarteritis nodosa	
M30.006		M30.020:	皮肤结节性多动脉炎	皮膚結節性多動脈炎	cutaneous polyarteritis nodosa			
M30.101		M30.110:	变应性肉芽肿性血管炎	過敏性肉芽腫性血管炎	allergic granulomatous angitis	变应性肉芽肿病	allergic granulomatosis	
				過敏性肉芽腫病徵候群	allergic granulomatosis syndrome	变应性肉芽肿病综合征	allergic granulomatosis syndrome	
				邱格及史特勞斯氏過敏性肉芽腫性血管炎	allergic granulomatous angitis of Churg and Strauss	丘格 – 斯特劳斯过敏性肉芽肿性血管炎	allergic granulomatous angitis of Churg and Strauss	
				邱格及史特勞斯氏肉芽腫	Churg – Strauss granuloma	丘格 – 斯特劳斯肉芽肿	Churg – Strauss granuloma	
				Strauss – Churg – Zeek 氏徵候群	Strauss – Churg – Zeek syndrome	斯特劳斯 – 丘格 – 齐克综合征	Strauss – Churg – Zeek syndrome	
M30.301		M30.300:	川崎病	川崎氏病	Kawasaki disease	急性发热性黏膜皮肤淋巴结综合征	acute febrile mucocutaneous lymph – node syndrome	温毒;温毒发疹
				黏膜皮膚淋巴結徵侯群	mucocutaneous lymph – node syndrome	黏膜皮肤淋巴结综合征	mucocutaneous lymph – node syndrome	
M30.801		M30.810:	多血管炎重叠综合征	多發性脈管炎徵候群	polyangitis overlap syndrome			
M30.802		M30.820	网状青斑伴结节	網狀青斑伴結節	livedo reticularis with nodules			
				史納得氏徵候群	Sneddon's syndrome	斯内登综合征	Sneddon's syndrome	
				特發性網狀青斑伴系統性受累	idiopathic livedo reticularis with systemic involvement	特发性网状青斑伴系统性受累	idiopathic livedo reticularis with systemic involvement	

主码	附码	皮码	中文病名	繁体病名	英文病名	同义中文病名	同义英文病名	中医病名
M31.002		M31.010:	古德帕斯图雷综合征	Goodpasture 氏徵候群	Goodpasture's syndrome			
M31.003			免疫性血管炎	免疫性血管炎	immunovasculitis			
M31.101			血栓性血小板减少性紫癜	血栓性血小板減少性紫斑症	thrombotic thrombocytopenic purpura	莫斯考伊茨综合征	Moschcowitz's syndrome	
				溶血性血栓性血小板減少症	hemolytic thrombotic thrombocytopenia	溶血性血栓性血小板减少症	hemolytic thrombotic thrombocytopenia	
				血小板減少性紫斑伴溶血性貧血	paltelet deficiency purpura with hemolytic anemia	血小板减少性紫癜伴溶血性贫血	paltelet deficiency purpura with hemolytic anemia	
				血栓溶血性血小板減少性紫斑症	throbohemolytic thrombocytopenic purpura	血栓溶血性血小板减少性紫癜	throbohemolytic thrombocytopenic purpura	
M31.102		M31.100:	血栓性微血管病	血栓性微血管病	thrombotic microangiopathy			
M31.201			致死性中线肉芽肿	致死性中線肉芽腫	lethal midline granuloma			
				鼻部壞疽性肉芽腫	nasal gangrenous granuloma	鼻部坏疽性肉芽肿	nasal gangrenous granuloma	
				中線肉芽腫	midline granuloma	面中线肉芽肿	midline granuloma of face	
				中線損毀性疾病	midline destructive disease	中线损毁性疾病	midline destructive disease	
				惡性肉芽腫	malignant granuloma	恶性肉芽肿	malignant granuloma	
M31.205			坏疽性肉芽肿	壞疽性肉芽腫	gangrenous granuloma			
M31.301		M31.300:	韦格纳肉芽肿病	韋格勒氏肉芽腫病	Wegener's granulomatosis	韦氏肉芽肿病	Wegener's granulomatosis	
				壞死性呼吸道肉芽腫病	necrotizing respiratory granulomatosis	坏死性呼吸道肉芽肿病	necrotizing respiratory granulomatosis	
M31.401		M31.400:	高安动脉炎	高安氏動脈炎	Takayasu's arteritis			
				無脈病	pulseless disease	无脉病	pulseless disease	脉痹
				主動脈弓徵候群	aortic arch syndrome	主动脉弓综合征	aortic arch syndrome	
				多發性大動脈炎	polyarteritis	多发性大动脉炎	polyarteritis	
				高安氏徵候群	Takayasu's syndrome	高安综合征	Takayasu's syndrome	
M31.601		M31.600:	巨细胞性动脉炎	巨大細胞性動脈炎	giant cell arteritis			
				顳動脈炎	temporal arteritis	颞动脉炎	temporal arteritis	
				Horton 氏徵候群	Horton's syndrome	霍顿综合征	Horton's syndrome	
				老年性動脈炎	senile arteritis	老年性动脉炎	senile arteritis	
				肉芽腫性動脈炎	granulomatous arteritis	肉芽肿性动脉炎	granulomatous arteritis	
				Bagratuni 氏徵候群	Bagratuni's syndrome	巴格拉图尼综合征	Bagratuni's syndrome	
				腦動脈炎	cerebral arteritis	脑动脉炎	cerebral arteritis	
M31.801			复发性皮肤坏死性嗜酸[细胞]性血管炎	復發性皮膚壞死性嗜伊紅球性血管炎	recurrent cutaneous necrotizing eosinophilic vasculitis	皮肤嗜酸[细胞]性血管炎	cutaneous eosinophilic vasculitis	
M32.001		M32.000:	药物性狼疮	藥物誘發性狼瘡	drug - induced lupus;DIL	药物性狼疮综合征	drug - induced lupus syndrome	
				藥物誘發性紅斑性狼瘡	drug - induced lupus erythematosus	药物性红斑狼疮	drug - induced lupus erythematosus	

主码	附码	皮码	中文病名	繁体病名	英文病名	同义中文病名	同义英文病名	中医病名
		M32.010：		藥物性紅斑狼瘡樣徵候群	lupus erythematosus(LE) - like syndrome due to drug	药物性红斑狼疮样综合征	lupus erythematosus(LE) - like syndrome due to drug	
M32.101†	G05.801*		狼疮脑炎	狼瘡腦炎	lupus encephalitis	狼疮脑病	lupus encephalopathy	
M32.102†	I32.801*		狼疮心包炎	狼瘡心包膜炎	lupus pericarditis			
M32.103†	I41.801*		狼疮心肌病	狼瘡心肌病	lupus myocardiopathy			
M32.104†	J99.101*		狼疮肺炎	狼瘡肺炎	lupus pneumonia			
M32.105†	N08.501*		狼疮肾炎	狼瘡腎炎	lupus nephritis			
M32.107†	J99.102*		狼疮肺病变	狼瘡肺病變	lupus lung changes			
M32.108†	G63.501*		狼疮神经炎	狼瘡神經炎	lupus neuritis			
M32.109†	G99.202*		狼疮脊髓病变	狼瘡脊髓病變	lupus changes of spinal cord			
M32.110†	G63.503*		狼疮周围神经病	狼瘡周邊神經病變	lupus peripheral neuropathy			
M32.111*	K05.801*		狼疮浆膜炎	狼瘡漿膜炎	lupus serositis			
M32.801			大疱性红斑狼疮	水疱性紅斑性狼瘡	bullous lupus erythematosus			
M32.901		M32.900：	系统性红斑狼疮	系統性紅斑性狼瘡	systemic lupus erythematosus; SLE			
M33.001		M33.000：	幼年皮肌炎	幼年皮肌炎	juvenile dermatomyositis			
M33.101		M33.910：	皮肌炎	皮肌炎	dermatomyositis	瓦格纳－翁韦里希特综合征	Wagner - Unverricht syndrome	肌痹;风痿痹;脾痹;阴阳毒（急性期）
				Unverricht - Wagner 氏徵候群	Unverricht - Wagner syndrome	翁韦里希特－瓦格纳综合征	Unverricht - Wagner syndrome	
M33.102†	G63.501*		皮肌炎性周围神经病	皮肌炎性周邊神經病變	peripheral neuropathy due to dermatomyositis			
M33.103			异色性皮肌炎	皮膚異色性皮肌炎	poikilodermatomyositis	佩杰斯－克利亚特综合征	Petges - Clejat syndrome	
M33.201		M33.900：	多发性皮肌炎	多發性皮肌炎	dermatopolymyositis			
M33.201		M33.200：	多发性肌炎	多發性肌炎	polymyositis			肌痹
M33.202†	J99.103*		多肌炎伴肺间质纤维化	多發性肌炎伴肺間質纖維化	polymyositis with pulmonary interstitial fibrosis			
M33.204			无肌病性皮肌炎	無肌病性皮肌炎	amyopathic dermatomyositis			
M34.001		M34.000：	进行性系统性硬化病	進行性全身性硬化症	progressive systemic sclerosis	系统性硬化病	systemic sclerosis	皮痹
				瀰漫性硬皮病	diffuse scleroderma	弥漫性硬皮病	diffuse scleroderma	
M34.101		M34.100：	CREST 综合征	CREST 徵候群	CREST syndrome	肢端硬皮综合征	sclerodactylia syndrome	
M34.101				鈣鹽沉著、雷諾現象、食管功能異常、指端硬化、微血管擴張徵候群	calcinosis, Raynaud phenomenon, esophageal dysfunction, sclerodactyly, telangiectasia syndrome	钙盐沉着、雷诺现象、食管功能异常、指端硬化、毛细血管扩张综合征	calcinosis, Raynaud phenomenon, esophageal dysfunction, sclerodactyly, telangiectasia syndrome	
M34.201			博莱霉素性硬皮病样变	bleomycin 引發硬皮病樣病變	scleroderma - like changes resulting from bleomycin			

主码	附码	皮码	中文病名	繁体病名	英文病名	同义中文病名	同义英文病名	中医病名
M34.202			乙烯氯化物病	乙烯氯化物病	vinyl chloride disease			
M34.204			环氧树脂性硬皮病样损害	環氧樹脂性硬皮病樣病灶	scleroderma - like lesions resulting from epoxy resin			
M34.203			硅酮或液状石蜡注入性硬皮病	矽酮或液狀石蠟注入性硬皮病	scleroderma by silicone or paraffin implants	人类佐剂病	human adjuvant disease	
M34.205			流行性"油中毒"综合征	流行性毒油徵候群	toxic oil' epidemic syndrome			
M34.206		M34.210:	职业性硬皮病	職業性硬皮病	scleroderma occupational			
M34.207			全氯乙烯、三氯乙烯、有机溶剂性硬皮病样损害	全氯乙烯、三氯乙烯、有機溶劑性硬皮病樣病灶	scleroderma - like lesions resulting from perchlorethylene, trichlorethylene and organic solvents			
M34.208			药物及化学物质性系统性硬皮病	藥物及化學物質性系統性硬皮病	systemic scleroderma induced by drugs and chemicals			
M34.209			农药性硬皮病样损害	農藥性硬皮病樣病灶	scleroderma - like lesions resulting from pesticides			
M34.801†	J99.102*		系统性硬皮病性肺病变	系統性硬皮病性肺病變	lung change in systemic scleroderma			
M34.803			巴拉那硬皮综合征	Parana 氏硬皮徵候群	Parana's hard - skin syndrome			
M34.804			儿童全硬化性硬斑病	兒童全硬化性硬斑病	pansclerotic morphea of childhood			
M34.805			儿童致残性泛硬化性硬斑病	兒童失能性泛硬化性硬斑病	disabling pansclerotic morphea of childhood	迪亚兹 - 佩雷斯综合征	Diaz - Perez syndrome	
M34.807			萎缩性硬斑病	萎縮性硬斑病	morphea atrophica			
M34.809			硬斑病 - 硬化萎缩性苔藓重叠症	硬皮病 - 硬化萎縮性苔癬重疊徵	morphea lichen sclerosus et atrophicus overlap			
M34.810		M34.870:	蒂比耶日 - 魏森巴赫综合征	Thibierge Weissenbach 氏徵候群	Thibierge Weissenbach syndrome	硬皮病 - 钙质沉着综合征	dermatosclerosis and calcinosis syndrome	
M34.901			系统性硬皮病	系統性硬化症	systemic scleroderma;SSc	泛发性硬皮病 全身性硬皮病	generalized scleroderma scleroderma generalized	
M34.902			硬皮病	硬皮病;鞏皮病	scleroderma			皮痹;皮痹诅;风湿痹;虚劳;筋痹;脾痹;肝痹;心痹;肾痹;肺痹;血痹
M35.001		M35.000:	干燥综合征	乾燥徵候群 Sjögren 氏徵候群 Gougerot - Houwer - Sjögren 氏徵候群	sicca syndrome; Sjögren syndrome Sjögren syndrome Gougerot - Houwer - Sjögren syndrome	 舍格伦综合征 高杰沃特 - 豪尔 - 舍格伦综合征	 Sjögren syndrome Gougerot - Houwer - Sjögren syndrome	干燥病;燥毒证;燥证;燥毒
M35.002		M35.000:	继发性干燥综合征	繼發性乾燥徵候群	secondary sicca syndrome			

主码	附码	皮码	中文病名	繁体病名	英文病名	同义中文病名	同义英文病名	中医病名
M35.003†	H19.303*	M35.010:	干燥性角膜结膜炎	乾燥性角膜結膜炎	keratoconjunctivitis sicca			
M35.004†	J99.102*		干燥综合征肺病变	乾燥徵候群肺病變	lung change in sicca syndrome			
				乾燥徵候群累及肺	lung involvement in sicca syndrome	干燥综合征累及肺	lung involvement in sicca syndrome	
M35.005†	G73.702*		干燥综合征性肌病	乾燥徵候群肌病變	myopathy in sicca syndrome; mascular disease in sicca syndrome			
M35.101			混合性结缔组织病	混合性結締組織病	mixed connective tissue disease; MCTD	夏普综合征	Sharp's syndrome	
M35.102		M35.100:	重叠综合征	重疊徵候群	overlap syndrome			
				重疊結締組織病	overlapping connective tissue disease	重叠结缔组织病	overlapping connective tissue disease	痹病
				重疊徵候群(結締組織病)	overlap syndrome (connective tissue disease)	重叠综合征(结缔组织病)	overlap syndrome (connective tissue disease)	
M35.201		M35.200:	白塞综合征	貝塞特氏徵候群	Behcet's syndrome	贝赫切特综合征	Behcet's syndrome	狐惑[病];狐惑
				貝西氏病	Behcet's disease	白塞病	Behcet's disease	
				眼-口-生殖器徵候群	oculo-oral-genital syndrome	眼-口-生殖器综合征	oculo-oral-genital syndrome	
				黏膜皮膚眼徵候群	mucocutaneous ocular syndrome			
M35.201†	N77.801*	M35.200:	白塞综合征性女阴溃疡	貝塞特氏徵候群性外陰潰瘍	ulcer due to vulva Behcet's syndrome			
M35.203		M35.210:	MAGIC 综合征	MAGIC 徵候群	MAGIC syndrome	口腔-生殖器溃疡-软骨发炎综合征	mouth and genital ulcer - inflamed cartilage syndrome	
M35.401		M35.400:	嗜酸[细胞]性筋膜炎	嗜伊紅球性肌膜炎	eosinophilic fasciitis			筋痹
				夏爾曼氏徵候群	Shulman's syndrome	舒尔曼综合征	Shulman's syndrome	
				瀰漫性肌膜炎	diffuse fasciitis	弥漫性筋膜炎	diffuse fasciitis	
				嗜伊紅球性增多性瀰漫性肌膜炎	diffuse fasciitis with eosinophilia	嗜酸细胞增多性弥漫性筋膜炎	diffuse fasciitis with eosinophilia	
M35.501		M35.500:	多发性纤维硬化症	多發性纖維硬化症	fibrosclerosis multiple			
M35.701			过度活动综合征	過度活動徵候群	hypermobility syndrome	家族性韧带松弛	familial ligamentous laxity	
M35.802	M79.008		成纤维细胞性风湿病	纖維母細胞性風濕病	fibroblastic rheumatism			
M35.901		M35.920:	系统性结缔组织病	系統性結締組織病	systemic connective disease, NOS			
M35.903		M35.900:	自体免疫系统性疾病	自體免疫系統疾病	autoimmune systemic disease, NOS			
M35.905		M35.930:	胶原血管病	膠原血管病	collagen vascular disease, NOS			
M60.001			感染性肌炎	感染性肌炎	infection myositis			
M60.202			滑石粉肉芽肿	滑石粉肉芽腫	talc granuloma			

主码	附码	皮码	中文病名	繁体病名	英文病名	同义中文病名	同义英文病名	中医病名
M62.807			腿筋膜疝	腿筋膜疝氣	fascial hernias of legs			
M62.809			良性咀嚼肌肥大	良性咀嚼肌肥大	benign masticatory muscle hypertrophy			
M67.401		M67.490：	腱鞘囊肿	腱鞘囊腫	ganglion;ganglion cyst	黏液样假囊肿	myxoid pseudocyst	胶瘤
				指端指/趾關節腱鞘囊腫	ganglion of the distal interphalangeal joint	指端指/趾关节腱鞘囊肿	ganglion of the distal interphalangeal joint	
M67.402			皮肤黏液样囊肿	皮膚黏液樣囊腫	cutaneous myxoid cyst			
				皮膚黏液瘤	cutaneous myxoma	皮肤黏液瘤	cutaneous myxoma	
				黏液樣囊腫	myxoid cyst	黏液样囊肿	myxoid cyst	
M71.301		M70.810：	指/趾黏液样囊肿	指/趾黏液樣囊腫	digital myxoid cyst	指/趾黏液瘤	digital myxoma	
				指/趾黏液囊腫	digital mucous cyst	指/趾黏液囊肿	digital mucous cyst	
				指/趾黏液樣假囊腫	myxoid pseudocysts of the digits	指/趾黏液样假囊肿	myxoid pseudocysts of the digits	
M72.003		M72.000：	掌腱膜纤维瘤病	手掌筋膜纖維瘤病	palmar fascial fibromatosis			
				杜普宜特朗氏攣縮	Dupuytren's contracture	杜普宜特朗挛缩	Dupuytren's contracture	
M72.101		M72.100：	指节垫	指節墊	knuckle pads			
				指節胼胝	tylosis articuli	关节胼胝	tylosis articuli;articular callosity	
				Garrod 氏墊	Garrod's pads	嘎拉垫	Garrod's pads	
M72.201		M72.210：	足跖筋膜炎	足蹠肌膜炎	plantar fasciitis			
M72.202		M72.200：	足跖纤维瘤病	足蹠纖維瘤病	plantar fibromatosis	莱德霍齐病	Ledderhose's disease	
				包涵體纖維瘤病	inclusion boby fibromatosis	包涵体纤维瘤病	inclusion boby fibromatosis	
M72.202			硬化性纤维瘤病		desmoid fibromatosis			
M72.203	M88260/0		血管肌纤维母细胞瘤	血管肌纖維母細胞瘤	angiomyofibroblastoma			
M72.204	M88230/1		结缔组织增生性纤维母细胞瘤	結締組織增生性纖維母細胞瘤	desmoplastic fibroblastoma			
M72.301		M72.390：	结节性筋膜炎	結節性肌膜炎	nodular fasciitis			
M72.401			假肉瘤性纤维瘤病	假肉瘤性纖維瘤病	pseudosarcomatous fibromatosis			
				項部纖維軟骨性假瘤	nuchal fibrocartilaginous pseudotumour	项部纤维软骨性假瘤	nuchal fibrocartilaginous pseudotumour	
M72.501			筋膜炎	筋膜炎	fasciitis			筋痹;痿症
M72.502			硬化性筋膜炎	硬化性筋膜炎	sclerofasciitis			筋痹;痿症
M72.507			儿童颅部筋膜炎	兒童顱筋膜炎	cranial fasciitis of childhood			
M72.508		M72.591：	缺血性筋膜炎	缺血性筋膜炎	ischaemic fasciitis	婴儿系统性透明变性	infantile systemic hyalinosis,	
				非典型褥瘡纖維性增生症	atypical decubitus fibroplasia	非典型褥疮纤维性增生症	atypical decubitus fibroplasia	
M72.801			腱膜纤维瘤	腱膜纖維瘤	aponeurotic fibroma	腱鞘纤维瘤	fibroma of tendon sheath	
M72.802			放射性纤维瘤病	放射性纖維瘤病	radiatory fibromatosis			
M72.802			钙化性腱膜纤维瘤	鈣化性腱膜纖維瘤	calcifying aponeurotic fibroma			

主码	附码	皮码	中文病名	繁体病名	英文病名	同义中文病名	同义英文病名	中医病名
M72.803			弥漫性婴儿纤维瘤病	瀰漫性嬰兒纖維瘤病	diffuse infantile fibromatosis			
M72.804			皮肤毛周纤维瘤病伴结肠息肉	皮膚毛囊周圍纖維瘤病伴結腸息肉	perifollicular fibromatosis cutis with colon polyps	霍恩斯坦－尼克贝里综合征	Hornstein – Knickenbery syndrome	
M72.805	M88240/1	M72.893:	先天性泛发性纤维瘤病	先天性廣泛性纖維瘤病	congenital generalized fibromatosis	进行性系统性婴儿肌纤维瘤病	progressive systemic infantile myofibromatosis	
M72.806	M88210/1		侵袭性婴儿纤维瘤病	侵入性嬰兒纖維瘤病	aggressive infantile fibromatosis			
M72.807			咀嚼垫	咀嚼墊	chewing pads			
M72.808			皮下小球细胞病	皮下小球細胞病	subcutaneous spherulocytic disease			
M72.901		M72.895:	婴儿指部纤维瘤病	嬰兒指部纖維瘤病	infantile digital fibromatosis	指纤维性肿胀	digital fibrous swelling	
				嬰兒趾部纖維瘤病	infantile toe fibromatosis	婴儿趾部纤维瘤病	infantile toe fibromatosis	
M72.905			纤维瘤病	纖維瘤病	fibromatosis			
M72.908		M72.892:	幼年透明性纤维瘤病	幼年透明性纖維瘤病	juvenile hyaline fibromatosis			
M72.9			浅表性上皮瘤伴皮脂腺性分化	伴皮脂腺性分化表淺上皮瘤	superficial epithelioma with sebaceous differentiation			
M72.9			多发性内分泌肿瘤	多發性內分泌腫瘤	multiple endocrine neoplasia			
M72.9	M88400/0		黏液瘤	黏液瘤	myxoma			
M79.301		M35.600:	结节性非化脓性脂膜炎	結節性非化膿性脂層炎	nodular nonsupprative panniculitis			梅核丹；血凝结节症；皮下结核；梅核疽；结核丹
				Weber – Christian 氏脂層炎	Weber – Christian panniculitis	韦伯－克里斯琴脂膜炎	Weber – Christian panniculitis	
				結節性脂層炎	nodular panniculitis	结节性脂膜炎	nodular panniculitis	
				Pfeifer – Weber – Christian 氏徵候群	Pfeifer – Weber – Christian syndrome	普费弗－韦伯－克里斯琴综合征	Pfeifer – Weber – Christian syndrome	
				復發性結節性非化膿性脂層炎	recurrent nodular nonsupprative panniculitis	复发性结节性非化脓性脂膜炎	recurrent nodular nonsupprative panniculitis	
				復發性發熱性結節性脂層炎	relapsing febrile nodular panniculitis	复发性发热性结节性脂膜炎	relapsing febrile nodular panniculitis	
				回歸發熱性結節性非化膿性脂層炎	relapsing nodular nonsuppurative febrile panniculitis	回归发热性结节性非化脓性脂膜炎	relapsing nodular nonsuppurative febrile panniculitis	
				系統性結節性脂層炎	systemic nodular panniculitis	系统性结节性脂膜炎	systemic nodular panniculitis	
				Weber – Christian 氏病	Weber – Christian disease	韦伯－克里斯琴病	Weber – Christian disease	
M79.302		M79.390:	脂膜炎	脂層炎	panniculitis；acipositis			梅核丹；血凝结节症；皮下结核；梅核疽；结核丹
M79.305			亚急性结节性游走性脂膜炎	亞急性結節移形性脂層炎	subacute nodular migratory panniculitis	维卡诺瓦－阿格德综合征	Vikanova – Aguade syndrome	
M79.306		M35.650:	α1－抗胰蛋白酶缺乏性脂膜炎	阿爾發1抗胰蛋白酶缺乏性脂層炎	panniculitis due to alpha 1 anti – trypsin deficiency			

主码	附码	皮码	中文病名	繁体病名	英文病名	同义中文病名	同义英文病名	中医病名
M79.802		M79.894:	外伤性脂肪坏死	外傷性脂肪壞死	traumatic fat necrosis			
				脂肪壞死	fat necrosis	脂肪坏死	fat necrosis	
M79.809		M79.896:	寒冷性脂膜炎	冷因性脂層炎	cold panniculitis			
M79.810			骑手脂膜炎	騎士脂層炎	equestrian panniculitis	红绀症伴结节及冻疮	erythrocynosis with nodules and pernio	
M79.811			人为脂膜炎	人為脂層炎	factitious panniculitis			
				人為脂層炎徵候群	factitious panniculitis syndromes	人为脂膜炎综合征群	factitious panniculitis syndromes	
M79.812			嗜酸[细胞]性脂膜炎	嗜伊红球性脂層炎	eosinophilic panniculitis			
M79.813	Y42.005		糖皮质激素后脂膜炎	醣皮質類固醇後脂層炎	post – glucocorticoid panniculitis	类固醇后脂膜炎	poststeroid panniculitis	
M79.814			痛风性脂膜炎	痛風性脂層炎	gouty panniculitis			
M79.815			压力性脂膜炎	壓力性脂層炎	pressure panniculitis			
M79.816			聚烯吡酮脂膜炎	聚烯吡酮脂層炎	povidone panniculitis			
M79.819			药物性脂膜炎	藥物誘發性脂層炎	drug – induced panniculitis			
M79.817			特发性结节性脂膜炎	特發性結節性脂層炎	idiopathic nodular panniculitis			
M79.818			脂肪萎缩性脂膜炎	脂肪萎縮性脂層炎	lipoatrophic panniculitis	结缔组织性脂膜炎	connective tissue panniculitis	
				自體免疫性脂層炎	autoimmune panniculitis	自体免疫性脂膜炎	autoimmune panniculitis	
M79.821			脂膜炎伴血管炎	併血管炎脂層炎	panniculitis with vasculitis			
M79.823			嗜中性粒细胞性脂膜炎	嗜中性球性脂層炎	neutrophilic panniculitis			
M79.824			感染性脂膜炎	感染性脂層炎	infective panniculitis			
M79.825			结节性囊性脂肪坏死	結節性囊狀脂肪壞死	nodular cystic fat necrosis			
M79.827			脂肪膜状脂肪坏死	脂肪膜狀脂肪壞死	lipomembranous fat necrosis	膜囊状脂肪坏死	membranocystic fat necrosis	
M79.828			液化性脂膜炎	液化性脂層炎	liquefying panniculitis			
M79.830			硬化性脂膜炎	硬化性脂層炎	sclerosing panniculitis	硬皮病样皮下组织炎	hypodermatitis sclerodermiformis	
				脂肪皮膚硬化症	lipodermatosclerosis	脂肪皮肤硬化症	lipodermatosclerosis	
M79.831			普罗菲谢病	Profichet 氏病	Profichet's disease	肉芽肿性钙质沉着症	granulomatous calcinosis	
M79.820			脂膜炎伴补体缺乏	併補體缺乏脂層炎	panniculitis with complement deficiency			
M79.803			细胞增生病性脂膜炎	細胞增生病性脂層炎	panniculitis caused by cellular proliferative disease			
M85.201			颅骨内板增生症	顱骨內板增生症	intracranial hyperplasia	莫尔加尼 – 斯图瓦特 – 莫雷尔综合征	Morgagni – Stewart – Morel syndrome	
				Morel – Moore 氏徵候群	Morel – Moore syndrome	莫雷尔 – 穆尔综合征	Morel – Moore syndrome	
				Stewart – Morel 氏徵候群	Stewart – Morel syndrome	斯图瓦特 – 莫雷尔综合征	Stewart – Morel syndrome	
M89.402		M89.490:	厚皮性骨膜病	皮膚骨膜肥厚症	pachydermoperiostosis	骨膜增生厚皮症	pachydermoperiostosis	

主码	附码	皮码	中文病名	繁体病名	英文病名	同义中文病名	同义英文病名	中医病名
				Touraine - Solente - Golé 氏徵候群	Touraine - Solente - Golé syndrome	图雷纳 - 索莱特 - 戈莱综合征	Touraine - Solente - Golé syndrome	
				特發性肥大性骨關節病	idiopathic hypertrophic osteoarthropathy	特发性肥大性骨关节病	idiopathic hypertrophic osteoarthropathy	
M89.403			肢骨纹状肥厚症	肢骨紋狀肥大	melorheostosis	莱里综合征	Léri's syndrome	
				組織變形性骨化	metaplastic ossification	化生性骨化	metaplastic ossification	
				短身材伴骨化過度及關節周圍纖維化	short stature with pleonosteosis and periarticular fibrosis	短身材伴骨化过度及关节周围纤维化	short stature with pleonosteosis and periarticular fibrosis	
M89.405†	L62.001*		厚皮性骨膜病杵状甲	厚皮性骨膜病杵狀甲	clubbed nail pachydermoperiostosis			
M94.101			复发性多软骨炎	復發性多軟骨炎	relapsing polychondritis	萎缩性多软骨炎	atrophic polychondritis	
				系統性多軟骨炎	systemic chondromalacia	系统性多软骨炎	systemic chondromalacia	
				von Meyenburg - Althess 氏徵候群	von Meyenburg - Althess syndrome	冯·迈温伯格 - 奥尔塞西综合征	von Meyenburg - Althess syndrome	
M95.101		M95.100:	花椰菜状耳	花椰菜狀耳	cauliflower ear			
N34.101			非淋菌性尿道炎	非淋菌性尿道炎	nongonococcal urethritis; NGU			
				非性病性尿道炎	nonveneral urethritis	非性病性尿道炎	nonveneral urethritis	溺浊;白浊
N48.001			阴茎白斑	陰莖白斑	leukoplakia of penis			
N48.002			阴茎干枯症	陰莖乾皺症	kraurosis of penis			
N48.003		N48.600:	闭塞性干燥性龟头炎	閉塞性乾燥性龜頭炎	balanitis xerotica obliterans	施图哈米综合征	Stuehmer's syndrome	
N48.101		N48.190:	龟头包皮炎	龜頭包皮炎	balanoposthitis	阴茎头炎及阴茎头包皮炎	balanitis and balanoposthitis	袖口疳;龟头肿痛;嗉疳疮;鸡豚疳;臊疳;蜡烛疳;旋螺风
				尋常龜頭炎	vulgaris balanitis	寻常龟头炎	vulgaris balanitis	
				尋常性龜頭包皮炎	balanoposthitis vulgaris	寻常性龟头包皮炎	balanoposthitis vulgaris	
N48.104		N48.102:	龟头炎	龜頭炎	balanitis	阴茎头炎	balanitis	阴头疮;龟头肿痛
N48.105		N48.160:	感染性龟头炎	感染性龜頭炎	infective balanitis			
N48.106			坏疽性龟头炎	壞疽性龜頭炎	gangrenous balanitis	崩溃性龟头炎	phagedenic balanitis	阴头疮(痈)
				蝕瘡性龜頭炎	phagedenic balanitis	蚀疮性龟头炎	phagedenic balanitis	阴头疮;龟头肿痛;臊疳
				Corbus 氏病	Corbus's disease	科巴斯病	Corbus's disease	
N48.107			糖尿病性龟头包皮炎	糖尿病性龜頭包皮炎	diabetic balanoposthitis			
N48.108			溃疡性龟头包皮炎	潰瘍性龜頭包皮炎	ulcerative balanoposthitis	糜烂性龟头炎	balanitis erosiva; erosive balanitis	
N48.110			云母状及角化性假上皮瘤性龟头炎	雲母狀及角化性假上皮瘤性龜頭炎	micaceous and keratotic pseudo-epitheliomatous balanitis			
N48.112		N48.170:	刺激性龟头炎	刺激性龜頭炎	irritant balanitis	急性表浅性龟头包皮炎	acute superficial balanoposthitis	
N48.113		N48.180:	浆细胞性龟头炎	漿細胞性龜頭炎	balanitis plasma cellularis	朱恩龟头炎	Zoon's balanitis	

主码	附码	皮码	中文病名	繁体病名	英文病名	同义中文病名	同义英文病名	中医病名
N48.301		N48.300:	阴茎疼痛勃起	陰莖疼痛勃起	painful erection	痛性勃起	Priapism	
N48.501		N48.500:	阴茎溃疡	陰莖潰瘍	penile ulcer			
N48.502			阴茎崩蚀性溃疡	陰莖蝕瘡性潰瘍	phagedena ulcer penis			
N48.601		N48.610:	阴茎海绵体硬结症	陰莖海綿體硬結症	induratio penis plastica; plastic induration of penis			阴茎痰核;玉茎疽;玉茎结疽
				佩羅尼氏病	Peyronie's disease	佩罗尼病	Peyronie's disease	
				陰莖纖維性海綿體炎	fibrous cavernositis of penis	阴茎纤维性海绵体炎	fibrous cavernositis of penis	
				陰莖纖維瘤病	penile fibromatosis	阴茎纤维瘤病	penile fibromatosis	
N48.810			阴茎水肿	陰莖水腫	edema of penis			
N48.811			阴茎囊肿	陰莖囊腫	cyst of penis			
				陰莖中縫囊腫	median raphe cyst of penis	阴茎中缝囊肿	median raphe cyst of penis	
				陰莖皮膚黏液樣囊腫	mucoid cyst of penile skin	阴茎皮肤黏液样囊肿	mucoid cyst of penile skin	
				副旁尿道囊腫	parameatal urethrocyst	副旁尿道囊肿	parameatal urethrocyst	
				尿道樣囊腫	urethroid cyst	尿道样囊肿	urethroid cyst	
N48.814			阴茎硬化性淋巴管炎	陰莖硬化性淋巴管炎	sclerosing lymphangitis of penis			玉茎疽
N48.815			阴茎脂肪肉芽肿	陰莖脂肪肉芽腫	lipogranuloma of penis			
N48.816			阴茎人为皮炎	陰莖人為皮膚炎	dermatitis artefacta of penis			
N48.817			阴茎硬化性苔藓	陰莖硬化性苔癬	penile lichen sclerosus			
N48.818			阴茎扁平苔藓	陰莖扁平苔癬	penile lichen planus			
N48.819			阴茎粉刺	陰莖粉刺	penile acne			
N48.820			阴茎坏死	陰莖壞死	penile necrosis			
N48.830		N48.830:	非性交性勃起	非性交性勃起	nonvenereal chordee			
N49.801†		N49.810:	富尼埃坏疽	Fournier 氏壞疽	Fournier's gangrene	暴发性生殖器坏疽	fulminating genital gangrene	
				Fournier 氏陰莖或陰囊壞疽	Fournier's penis or gangrene of scrotum	富尼埃阴茎或阴囊坏疽	Fournier's penis or gangrene of scrotum	
N50.102			阴茎血肿	陰莖血腫	penile hematoma			
N50.825			阴囊水肿	陰囊水腫	edema of scrotum			
N50.855			阴囊单纯苔藓	陰囊單純苔癬	scrotal lichen simplex			
N62.x05		N62.x00:	男子女性型乳房	男子女乳症	gynaecomastia	男性乳房肿大	gynaecomastia	
N64.002		N64.000:	乳头瘘	乳房瘻管	mammillary fistula			
N64.502		N64.520:	获得性乳头缩进	後天性乳頭回縮	retracted acquired nipple			
N75.001		N75.000:	前庭大腺囊肿	Bartholin 氏腺囊腫	Bartholin's gland cyst			
N75.801		N75.800:	前庭大腺炎	前庭大腺炎	bartholinitis			
N76.001		N76.020:	急性女阴阴道炎	急性女陰陰道炎	acute vulvovaginitis			阴痒;阴门痒;阴蚀;阴门瘙痒;阴右;妇人阴痒
N76.003			细菌性阴道病	細菌性陰道病	bacterial vaginosis	棒状杆菌性阴道炎	corynebacteria vaginitis	阴痒;阴门痒;阴蚀;阴门瘙痒;阴右;妇人阴痒

主码	附码	皮码	中文病名	繁体病名	英文病名	同义中文病名	同义英文病名	中医病名
				非特異性陰道炎	non - specific vaginitis	非特异性阴道炎	non - specific vaginitis	
				嗜血桿菌性阴道炎	Haemophilus vaginitis	嗜血杆菌性阴道炎	Haemophilus vaginitis	
				厭氧菌性陰道炎	anaerobic vaginitis	厌氧菌性阴道炎	anaerobic vaginitis	
				革蘭菌性陰道炎	Gardnerella vaginitis	革兰菌性阴道炎	Gardnerella vaginitis	
N76.101		N76.110:	慢性女阴阴道炎	慢性女陰陰道炎	chronic vulvovaginitis			阴痒;阴门痒;阴蚀;阴门瘙痒;阴右;妇人阴痒
N76.202		N76.210:	女阴炎	女陰炎	vulvitis			阴疮
N76.601		N76.600:	女阴溃疡	女陰潰瘍	vulvar ulcer			阴疮
N76.602			急性女阴溃疡	急性女陰潰瘍	ulcus vulvae acutum			阴疮;阴创;阴蚀疮;蚀创;蚀疮;阴右疮;阴中生疮;阴肿;阴伤;阴疳;蚌疽;阴䘌疮;䘌疮
N76.603			女阴崩蚀性溃疡	女陰蝕瘡性潰瘍	vulva phagedena ulcer			
N76.604		N76.610:	利普舒茨溃疡	Lipschüt 氏潰瘍	Lipschütz ulcer	女阴阿弗他	vulval aphthosis	
N76.801			女阴软化斑	女陰軟化斑	malakoplakia of vulva			
N80.602		N80.610:	皮肤子宫内膜异位症	皮膚子宮內膜異位症	cutaneous endometriosis			倒经
N82.503			阴道皮肤瘘(产后)	陰道皮膚瘻管(產後)	vaginocutaneous fistula(postpartal)			
N82.504			女性生殖道皮肤瘘	女性生殖道皮膚瘻管	female genital tract - skin fistulae			
N84.301		N84.300:	女阴息肉	女陰息肉	vulvar polyp			
N90.301		N90.300:	女阴发育不良	女陰發育不良	vulvar dysplasia			
N90.302			女阴鳞状上皮细胞增生	女陰鱗狀上皮細胞增生	squamous cell hyperplasia of vulva			阴燥;阴痛;阴䘌
				女陰失養	vulvar dystrophy	外阴营养不良	vulvar dystrophy	
				慢性女陰失養	chronic vulvar dystrophy	慢性女阴营养不良	chronic vulvar dystrophy	
				女陰白斑	leukoplakia of vulva	外阴白斑	leukoplakia of vulva	
				女陰白色病變	white lesions of vulva	外阴白色病变	white lesions of vulva	
N90.405		N90.410:	女阴干枯症	女陰乾皺症	kraurosis vulvae	布赖斯基病	Breisky's disease	阴燥
N90.501			女阴萎缩	女陰萎縮	atrophy of vulva			阴萎
				原發性外阴萎縮	primary vulvar atrophy	原发性女阴萎缩	primary vulvar atrophy	
N90.502			老年性女阴萎缩	老年性女陰萎縮	senile vulvar atrophy			
N90.503			女阴硬化性苔藓	女陰硬化性苔癬	lichen sclerosus of vulva			
N90.701			女阴囊肿	女陰囊腫	vulvar cyst			
N90.804			女阴皮赘	女陰皮贅	vulvar skin tags			
N90.805			急性女阴水肿	急性女陰水腫	acute edema vulva			
N90.806			女阴厚皮病	女陰厚皮病	vulvar pachyderma			
N94.605			痛经性皮炎	痛經性皮膚炎	dysmenorrheica dermatitis			

主码	附码	皮码	中文病名	繁体病名	英文病名	同义中文病名	同义英文病名	中医病名
N95.103			绝经期面红	停經期顏面潮紅	menopausal flushing			
O22.001		O22.000：	妊娠下肢静脉曲张	妊娠下肢靜脈曲張	varicose veins of lower extremity in pregnancy			
O22.101		O22.100：	妊娠女阴静脉曲张	妊娠女陰靜脈曲張	vulvar varices in pregnancy			
O22.201		O22.200：	妊娠浅表血栓性静脉炎	妊娠表淺性血栓性靜脈炎	superficial thrombophlebitis in pregnancy			
O22.301		O22.300：	妊娠深静脉栓塞	妊娠深部靜脈栓塞	deep vein thrombosis in pregnancy			
O23.505			妊娠合并念珠菌性阴道炎	妊娠合併念珠菌性陰道炎	pregnancy with candidal vaginitis			
O26.807			妊娠瘙痒性毛囊炎	妊娠瘙癢性毛囊炎	pruritic folliculitis of pregnancy			
O26.806			妊娠痒疹	妊娠癢疹	prurigo of pregnancy	妊娠期肝内胆汁郁积	intrahepatic cholestasis of pregnancy	
O98.101			妊娠合并梅毒	妊娠合併梅毒	pregnancy with syphilis			
O98.201			妊娠合并淋病	妊娠合併淋病	pregnancy with gonorrhoea			
O98.301			妊娠合并尖锐湿疣	妊娠合併尖圭濕疣	pregnancy with condyloma acuminatum			
O98.803			妊娠合并滴虫性阴道炎	妊娠合併滴蟲性陰道炎	pregnancy with trichomonal vaginitis			
O99.701			妊娠合并银屑病	妊娠合併乾癬	pregnancy with psoriasis			
O99.705			妊娠丘疹性皮炎	妊娠丘疹性皮膚炎	papular dermatitis of pregnancy			
O99.706			妊娠紫癜	妊娠紫斑	purpura during pregnancy			
O99.707			妊娠自体免疫性孕酮皮炎	妊娠自體免疫黃體激素皮膚炎	autoimmune progesterone dermatitis of pregnancy			
O99.708		O26.400：	妊娠类天疱疮	妊娠期類天疱瘡	pemphigoid gestationis	妊娠疱疹	herpes gestationis	
O99.709		O99.740：	妊娠瘙痒性荨麻疹样丘疹及斑块	妊娠瘙癢性蕁麻疹樣丘疹及斑塊	pruritic urticarial papules and plaques of pregnancy			
				PUPPP 徵候群	PUPPP syndrome	PUPPP 综合征	PUPPP syndrome	
				妊娠多形疹	polymorphic eruption of pregnancy	妊娠多形疹	polymorphic eruption of pregnancy	
				妊娠毒血疹	toxemic rash of pregnancy	妊娠毒血疹	toxemic rash of pregnancy	
				妊娠中毒性紅斑	toxic eruption of pregnancy	妊娠中毒性红斑	toxic eruption of pregnancy	
O99.750			妊娠瘙痒症	妊娠搔癢症	pruritus gravidarum			妊娠瘙痒症
O99.810			妊娠合并系统性红斑狼疮	妊娠合併系統性紅斑性狼瘡	pregnancy with systemic lupus erythematosus			
O99.816			妊娠合并干燥综合征	妊娠合併 Sjögren 氏徵候群	pregnancy with Sjögren syndrome			
P00.201			梅毒累及胎儿或新生儿	梅毒累及胎兒或新生兒	syphilis affecting fetus or newborn	梅毒性母体累及胎儿或新生儿	syphilitic maternal affecting fetus or newborn	

主码	附码	皮码	中文病名	繁体病名	英文病名	同义中文病名	同义英文病名	中医病名
P00.801		P00.810：	新生儿红斑狼疮	新生兒紅斑狼瘡	neonatal lupus erythematosus	麦库斯托综合征	McCuiston syndrome	
P02.302			胎盘功能不良综合征	胎盤功能不良徵候群	placental dysfunction syndrome	黄色胎脂综合征	yellow vernix syndrome	
P04.801			母乳毒性物质转移性病	母乳中毒性物質轉移疾病	disorders cauced by transfer of toxic substances in maternal milk			
P35.001			先天性风疹综合征	先天性德國麻疹徵候群	congenital rubella syndrome	胎儿风疹综合征	fetal rubella syndrome	
				Gregg 徵候群	Gregg syndrome	格雷格综合征	Gregg syndrome	
P35.201		P35.200：	新生儿单纯疱疹	新生兒單純疱疹	neonatal herpes simplex			
				先天性單純疱疹	herpes simplex congenital	先天性单纯疱疹	herpes simplex congenital	
P35.801			先天性水痘	先天性水痘	congenital varicella			
				新生兒水痘	varicella of neonates	新生儿水痘	varicella of neonates	
P37.101			TORCH 综合征	TORCH 徵候群	TORCH syndrome	弓形体－梅毒螺旋体－风疹病毒－细胞肥大病毒－单纯疱疹病毒综合征	T(toxoplasma) － O(other) － R (rubella virus) － C(sytomegalovirus) － H(hepes simplex virus) syndrome	
P37.201			新生儿利斯特菌病	新生兒李斯特菌病	neonatal listerisis			
P37.504			新生儿念珠菌病	新生兒念珠菌病	neonatal candidiasis			
				先天性念珠菌病	congenital candidiasis	先天性念珠菌病	congenital candidiasis	
				嬰兒廣泛性皮膚念珠菌病	infantile generalized cutaneous candidiasis	婴儿泛发性皮肤念珠菌病	infantile generalized cutaneous candidiasis	
P37.505			新生儿马拉色菌脓疱病	新生兒馬拉色菌膿疱病	neonatal *Malassezia* pustulosis			
P37.506			新生儿毛霉病		neonatal mucormycosis			
P38.x01			新生儿脐炎	新生兒臍炎	omphalitis of newborn			脐湿；脐湿疮；脐疮
P39.402			新生儿皮肤感染	新生兒皮膚感染	neonatal skin infection			
P39.403			新生儿脓皮病	新生兒膿皮症	neonatal pyoderma			
P39.801			新生儿汗孔周炎	新生兒汗孔周圍炎	neonatal periporitis			
P39.802			新生儿汗腺脓肿	新生兒汗腺膿瘍	neonatal sweat gland abscesses	婴儿多发性皮肤脓肿	nultiple abscesses of skin in infants	
				Colcott － Fox 氏徵候群	Colcott － Fox syndrome	科尔科特－福克斯综合征	Colcott － Fox syndrome	
P39.803			新生儿乳房脓肿	新生兒乳房膿瘍	neonatal breast abscesses			
P39.804			新生儿坏死性筋膜炎	新生兒壞死性肌膜炎	neonatal necrotizing fasciitis			
P39.805			新生儿坏疽性深脓疱疮	新生兒壞疽性膿瘡	neonatal ecthyma gangrenosum			
P39.806			新生儿眶周及眼窝蜂窝织炎	新生兒眼眶周圍及眼窩蜂窩組織炎	neonatal preorbital and orbital cellulitis			

主码	附码	皮码	中文病名	繁体病名	英文病名	同义中文病名	同义英文病名	中医病名
P54.501			新生儿皮肤出血	新生兒皮膚出血	neonatal cutaneous hemorrhage			
P83.001		P83.000:	新生儿硬肿病	新生兒硬化病	scleroderma neonatorum	新生儿硬肿病	scleredema neonatorum	痿;痿厥
				Underwood 氏徵候群	Underwood's syndrome	乌德伍德综合征	Underwood's syndrome	
				新生兒寒冷損傷	Neonatal cold injury	新生儿寒冷损伤	neonatal cold injury	
P83.101		P83.100:	新生儿中毒性红斑	新生兒毒性紅斑	erythema toxicum neonatorum	新生儿变应性红斑	erythema neonatorum allergicum	胎赤;胎毒
				新生兒紅斑	erythema neonatorum	新生儿红斑	erythema neonatorum	
P83.200			婴儿急性出血性水肿	嬰兒急性出血性水腫	infantile acute hemorrhagic edema	芬克利斯坦病	Finkelstein's disease	
				Feidlmayer 氏徵候群	Feidlmayer's syndrome	费德勒马耶综合征	Feidlmayer's syndrome	
P83.301			新生儿水肿	新生兒水腫	edema neonatorum			
P83.401			新生儿乳腺炎	新生兒乳腺炎	neonatal mastitis			
P83.601			新生儿脐息肉	新生兒臍息肉	umbilical polyp of newborn			
P83.801			新生儿荨麻疹	新生兒蕁麻疹	neonatorum urticaria			
P83.802		P83.800:	新生儿皮下脂肪坏死	新生兒皮下脂肪壞死症	subcutaneous fat necrosis of newborn			
P83.803			婴儿低温心脏手术后皮下脂肪坏死	嬰兒低溫心臟手術後皮下脂肪壞死	subcutaneous fat necrosis following hypothermic cardiac surgery in infancy			
P83.805			新生儿小叶性脂膜炎	新生兒小葉型脂層炎	neonatal lobular panniculitis			
P83.806			新生儿暂时性大疱性真皮松解症	新生兒暫時性水疱型真皮分解症	transient bullous dermolysis of newborn			
				新生兒暫時性水疱病	transient bullous disease of neonatorum	新生儿暂时大疱病	transient bullous disease of neonatorum	
				新生兒暫時性水疱性表皮松解症	transient bullous epidermolysis of newborn	新生儿暂时性大疱性表皮松解症	transient bullous epidermolysis of newborn	
P83.807			新生儿暂时性脓疱性黑变病	暫時性新生兒膿疱性黑變症	transient neonatal pustular melanosis	新生儿一过性脓疱性黑变病	neonatal transient pustular melanosis	
P83.809			新生儿暂时性萎缩性红斑	新生兒暫時性萎縮性紅斑	erythema atrophicans transient neonatorum			
P83.810			新生儿紫癜	新生兒紫斑	neonatal purpura; purpura of the newborn			
P83.811			新生儿硬皮病	新生兒硬皮病	neonatal scleroderma			
P83.812			新生儿湿疹	新生兒濕疹	neonatal eczema			奶癣
P83.814			新生儿脐肉芽肿	新生兒臍肉芽腫	neonatal umbilical granuloma			
P83.815			新生儿附属器息肉	新生兒附屬器息肉	neonatal adnexal polyp			
P83.816			新生儿期接触性皮炎	新生兒期接觸性皮膚炎	conatact dermatitis in the neonatal period			

主码	附码	皮码	中文病名	繁体病名	英文病名	同义中文病名	同义英文病名	中医病名
P83.817			新生儿肛周皮炎	新生兒肛門周圍皮膚炎	perianal dermatitis of newborn			
P83.819			新生儿红斑	新生兒紅斑	neonatal erythema			
P83.821			早产儿皮肤松弛症	早產兒皮膚鬆弛症	anetoderma of prematurity			
P83.822			新生儿枕部脱发	新生兒枕部禿髮	neonatal occipital alopecia			枕秃
P83.823			医源性营养不良性钙化	醫源性失養性鈣化	iatrogenic dystrophic calcification			
P83.824		P83.820：	青铜色婴儿综合征	青銅色嬰兒徵候群	bronze baby syndrome			
P83.825			出生前处置后结瘢痕	出生前處置後結疤	scarring following antenatal procedures			
P83.826			短暂性卟啉血症并发大疱及紫癜	短暫性紫質病併發水疱及紫癜	bullous and purpuric resulting from transient porphyrinaemia			
P83.827			愈后网状软瘢痕伴先天性糜烂性大疱性皮病	愈成網狀軟疤之先天性糜爛性水泡皮膚病	congenital erosive and vesicular dermatosis healing with reticulated supple scarring			
P93.x01			格雷综合征	Gray 氏徵候群	Gray's syndrome			
				新生兒暫時性水疱病	transient bullous disease of neonatorum	新生儿氯霉素中毒症	neonatal chloramphenicol toxicosis	
Q05.901			脊柱裂	脊柱裂	spinal bifida			背脊；背脊疮；胎脊；胎脊疮
Q05.902			脊髓脊膜膨出	脊髓脊膜膨出	myelomeningocele			
Q07.804			塔韦纳德综合征	Thévénard 氏徵候群	Thévénard's syndrome	家族性肢端骨质溶解病	familial acro – osteolysis	
				遺傳性感覺神經病變	hereditary sensory neuropathies	遗传性感觉神经病	hereditary sensory neuropathy	
				肢端殘毀性潰瘍	ulceromutilating acropathy	肢端残毁性溃疡	ulceromutilating acropathy	
Q07.805			残留性多指症		rudimentary supernumerary digits			
Q07.805			先天性外伤性神经瘤	先天性外傷性神經瘤	congenital traumatic neuroma	残留性多指症	rudimentary supernumerary digits; rudimentary	
Q10.313			先天性眼睑松弛症	先天性眼瞼鬆弛症	congenital blepharochalasis			
Q10.502		Q17.000：	沃克－克洛迪乌斯综合征	Walker – Clodius 氏徵候群	Walker – Clodius syndrome	鼻泪管阻塞、缺指	nasolacrimal duct obstruction, adactyly	
Q17.002		Q17.000：	副耳	副耳	accessory ear	耳赘	auricular appendages	耳珠
				副耳珠	accessory tragus	副耳珠	accessory tragus	
						颈耳	cervical auricle	
						软骨性痣	nevus cartilaginus	
Q17.807			耳聋伴耳凹	耳聾併耳凹	deafness and ear pits	软骨痣	cartilage nevus	
Q18.001		Q18.010：	鳃裂瘘	鰓裂瘻管	branchial fistula			

主码	附码	皮码	中文病名	繁体病名	英文病名	同义中文病名	同义英文病名	中医病名
Q18.002		Q18.020:	鳃裂囊肿	鰓裂囊腫	branchial cyst; branchial cleft cyst			
Q18.102			先天性耳前瘘管	先天性耳前瘻管	congenital preauricular fistula	遗传性耳瘘	hereditary auricular fistula	
				耳凹	ear - pit	耳孔	ear - pit	
				耳廓瘻管	fistula of pinna duris	耳郭瘘	fistula of pinna duris	
Q18.802			颈部瘘管及囊肿	頸部瘻管及囊腫	cervical fistulae and cyst			
Q18.803			颈部胸腺囊肿	頸部胸腺囊腫	cervical thymic cyst			
Q18.804			支气管源性囊肿	支氣管源性囊腫	bronchogenic cyst			
Q27.305			毛细血管畸形 - 动静脉畸形	毛細血管畸形 - 動靜脈畸形	capillary malformation - arterio-venous malformation			
Q27.306			先天性动静脉瘘	先天性動靜脈瘻	congenital arteriovenous fistula	先天性动静脉吻合症	congenital arteriovenous anastomoses	
Q27.401			先天性毛细血管扩张性大理石样皮肤	先天性微血管擴張性大理石狀皮斑	cutis marmorata telangiectatica congenita	先天性巨头 - 毛细血管扩张性大理石样皮斑	macrocephaly cutis marmorata telangiectatica congenita	
Q27.402		Q27.400:	弥漫性先天性静脉扩张症	瀰漫性先天性靜脈擴張症	diffuse congenital phlebectasia	范・洛怀伊泽综合征	van Lohuizen syndrome	
				先天性廣泛性靜脈擴張症	congenital generalized phlebectasia	先天性泛发性静脉扩张症	congenital generalized phlebectasia	
				先天性網狀青斑	congenital livedo reticularis	先天性网状青斑	congenital livedo reticularis	
				先天性微血管擴張性大理石狀皮斑	cutis marmorata telangiectatica congenital	先天性毛细血管扩张性大理石样皮肤	cutis marmorata telangiectatica congenita	
Q28.307			迪瓦 - 范・波格尔特综合征	Divry - van Bogaert 氏徵候群	Divry - van Bogaert syndrome	迪瓦 - 范・波格尔特弥漫性皮质与脑膜血管瘤病	diffuse corticomeningeal angiomatosis of Divry and van Bogaert	
Q28.803			脑 - 视网膜动静脉瘤综合征	腦視網膜動靜脈瘤徵候群	cerebro - retinal arteriovenous aneurysm syndrome	怀伯恩 - 梅森综合征	Wyburn - Mason syndrome	
Q28.804			PHACE 综合征	PHACE 徵候群	PHACE syndrome			
Q28.805			多发性皮肤粘膜静脉异常	多發性皮膚粘膜靜脈異常	multiple cutaneous and mucosal venous malformations			
Q28.807			角化过度性皮肤小静脉畸形伴脑毛细血管畸形	角化過度性皮膚小靜脈畸形伴腦毛細血管畸形	hyperkeratotic cutaneous capillary - venous malformations associated with cerebral capillary malformations;HCCVM			
Q30.802			鼻横沟	鼻橫溝	transverse nasal groove	鼻横线	striae nasi transversa	
Q35.801			腭侧裂粘连综合征	顎裂 - 側黏連徵候群	cleft palate - lateral synechia syndrome			
Q36.901		Q36.900:	唇裂	唇齶裂	cleft lip	兔唇	hare lip	

主码	附码	皮码	中文病名	繁体病名	英文病名	同义中文病名	同义英文病名	中医病名
Q37.902			罗塞利－古利内蒂综合征	Rosselli－Gulienetti 氏徵候群	Rosselli－Gulienetti syndrome	唇腭裂/外胚层发良不良综合征	cleft lip/palate ectodermal dysplasia syndrome	
Q38.003			先天性下唇瘘	先天性下唇瘻管	congenital fistulas of lower lip			
Q38.004			范・德沃德综合征	van der Woude 氏徵候群	van der Woude syndrome	唇/腭裂伴下唇黏膜囊肿	cleft lip/palate with mucous cyst of lower lip	
Q38.201		Q38.200:	先天性巨舌	先天性巨舌	congenital macroglossia			
Q87.026			比尔－史蒂文森综合征	Beare－Stevenson 氏徵候群	Beare－Stevenson syndrome	唇裂及多种皮肤异常综合征	cleft lip and multifarious abnormal syndrome	
Q44.705			阿拉杰里综合征	艾拉基爾氏徵候群	Alagille's syndrome	先天性肝内胆管发育不良症	congenital hypoplasia of intrahepatic bile ducts	
				肝血管發育異常、膽汁滯留及周邊肺血管狹窄	arteriohepatic dysplasia, cholestasis－peripheral pulmonary stenosis	肝血管发育异常、胆汁滞留及周边肺血管狭窄	arteriohepatic dysplasia, cholestasis－peripheral pulmonary stenosis	
Q51.814			子宫内缩窄带	子宮內縮窄帶	intra－uterine constriction bands			
Q55.801			阴毛稀少综合征	陰毛稀少徵候群	raripilogenital syndrome			
Q55.802			先天性生殖器会阴裂缝窦道及囊肿	先天性生殖器會陰裂縫竇及囊腫	congenital sinuses and cyst of genitoperineal raphe	生殖器皮肤黏液囊肿	mucous cyst of genital skin	
				開口周圍囊腫	parameatal cyst	开口周围囊肿	parameatal cyst	
Q67.405			先天性半侧面肥大	先天性半側顏面肥大	congenital hemifacial hypertrophy	柯蒂斯综合征Ⅰ型	Curtius's syndrome type I	
Q68.102			先天性杵状指	先天性杵狀指	congenital clubfinger			
				希波克拉底指	Hippocratic finger	希波克拉底指	Hippocratic finger	
				肢端厚皮病	acropachyderma	肢端粗厚症	acropathy	
				杵狀指及趾	clubbing of fingers and toes	杵状指及趾	clubbing of fingers and toes	
Q68.812			先天性偏身肥大综合征	先天性半側肥大徵候群	congenital hemihypertrophy syndrome			
Q68.813			小腿脂肪性水肿综合征	腿部脂肪水腫徵候群	lipedemia legs syndrome	阿利－海因斯综合征	Alle－Hines syndrome	
Q68.814			肩峰凹窝	肩峰凹窩	acromial dimples			
Q68.815			CINCA 综合征	CINCA 徵候群	CINCA syndrome	慢性婴儿神经－皮肤－关节综合征	CINCA (chronic, infantile, neurological, cutaneous, articular syndrome) syndrome	
Q68.816			范・波格尔特－霍扎尔综合征	van Bogaert－Hozary 氏徵候群	van Bogaert－Hozary syndrome	肢端骨松解性面部发育不全	acrosteolytic－facial malformation	
Q69.901		Q69.900:	多指/趾	多指/趾	polydactyly			
Q70.903		Q70.900:	并指/趾	併指/趾	syndactyly	遗传性并指/趾	hereditary comptodactyly	
Q70.904			并指畸形及胸大肌缺乏综合征	併指及胸大肌缺乏徵候群	syndactyly pectoralis muscle deficiency syndrome	波伦德综合征	Poland's syndrome	

主码	附码	皮码	中文病名	繁体病名	英文病名	同义中文病名	同义英文病名	中医病名
Q73.101			海豹肢畸形	海豹肢畸形	phocomelia	沙立度胺致短肢畸形综合征	thalidomide phocomelia syndrome	
				沙立竇邁胎兒病徵候群	thalidomide embryopathy syndrome	沙立度胺胎儿病综合征	thalidomide embryopathy syndrome	
Q74.803			巨趾偏侧肥大及结缔组织痣	巨指半側肥大及結締組織痣	macrodactyly hemihypertrophy and connective tissue nevus			
Q75.002			颅缝早闭	顱縫早閉	craniosynostosis	囟门早闭	craniosynostosis	
Q75.003			颅缝早闭及汗孔角化病	顱縫早閉及汗孔角化症	craniosynostosis and porokeratosis			
Q75.004			杰克森－韦斯综合征	Jackson－Weiss 氏徵候群	Jackson－Weiss syndrome			
Q75.101			克鲁宗综合征	Crouzon 氏徵候群	Crouzon's syndrome	颅面成骨不全	craniofacial dysplasia	
Q75.102			颅额鼻发育不良综合征	顱額鼻發育不良徵候群	craniofrontonasal dysplasia syndrome	奥斯特朗－弗斯特综合征	Ostrum－Furst syndrome	
Q75.103			颅面骨发育不全伴多毛及牙发育不全	顱面骨發育不全伴多毛及牙發育不全	craniofacial dysostosis with hypertrichosis and hypodontia			
Q75.104			伦兹－马朱斯基综合征	Lenz－Majewski 氏徵候群	Lenz－Majewski syndrome			
Q75.105			德迈耶尔综合征	De Meyer 氏徵候群	De Meyer syndrome	面部正中裂综合征	facial median fissure syndrome	
Q75.401			下颌面骨发育不全	下頜面骨成骨不全	mandibulofacial dysostosis			
				崔洽－柯霖氏徵候群	Treacher－Collins syndrome	特雷彻－柯林斯综合征	Treacher－Collins syndrome	
				Berry 氏徵候群	Berry's syndrome	贝里综合征	Berry's syndrome	
				Franceschetti 氏徵候群	Franceschetti's syndrome	弗朗西斯凯蒂综合征	Franceschetti's syndrome	
				Franceschetti－wahlen－Klein 氏徵候群	Franceschetti－Zwahlen－Klein syndrome	弗朗西斯凯蒂－茨瓦伦－克莱因综合征	Franceschetti－Zwahlen－Klein syndrome	
				下頜骨顏面骨成骨異常	dysostosis mandibulo－facialis	下颌面骨发育不全	mandibulofacial dysostosis	
Q75.809			颅外胚层发育不良	顱外胚層發育異常	cranioectodermal dysplasia			
				薛生伯納氏徵候群	Sensenbrenner syndrome	森森伯纳综合征	Sensenbrenner syndrome	
Q75.810			多囊性脑伴外胚层发育不良	多囊性腦伴外胚層發育異常	polycystic brain associated with ectodermal dysplasia			
Q76.102			克利佩尔－费尔综合征	Klippel－Feil 氏徵候群	Klippel－Feil syndrome	颈椎融合综合征	cervical fusion syndrome	
Q76.105			毛发－眼－皮肤－椎骨综合征	毛髮－眼－皮膚－椎骨徵候群	tricho－oculo－dermo－vertebral syndrome			
Q77.301			X 连锁显性点状软骨发育不良	性聯顯性遺傳點狀軟骨髮育異常	X－linked dominant chondrodysplasia punctata			

主码	附码	皮码	中文病名	繁体病名	英文病名	同义中文病名	同义英文病名	中医病名
				Happle 氏徵候群	Happle's syndrome	希普尔综合征	Happle's syndrome	
				Conradi – Hünermann – Happle 氏徵候群	Conradi – Hünermann – Happle syndrome	康拉德 – 胡尼曼 – 希普尔综合征	Conradi – Hünermann – Happle syndrome	
				性聯顯性魚鱗癬	X – linked dominant ichthyosis	X 连锁显性鱼鳞病	X – linked dominant ichthyosis	
				Conradi 氏病	Conradi's disease	康拉迪病	Conradi's disease	
				先天性點狀軟骨發育異常	chondrodysplasia congeneta punctate	先天性点状软骨营养不良	chondrodysplasia congeneta punctate	
				點狀軟骨發育異常	chondrodysplasia punctata	点状软骨发育不良	chondrodysplasia punctata	
				先天性軟骨失養	chondrodystrophia congenita	先天性软骨发育不良	chondrodystrophia congenital punctata	
				點狀先天性軟骨失養	chondrodystrophia congenita punctata	先天性点状软骨营养不良	chondrodystrophia congenital punctata	
				Conradi – Hianermann 氏徵候群	Conradi – Hünermann syndrome	康拉德 – 胡尼曼综合征	Conradi – Hünermann syndrome	
				點狀骨骺發育異常	dysplasia epiphysialis punctata	点状骨骺增生不良	dysplasia epiphysialis punctata	
Q77.303			X 连锁隐性点状软骨发育不良	性聯隱性點狀軟骨發育不良	X – linked recessive chondrodysplasia punctata			
Q77.304			髋肩关节点状软骨发育不良Ⅲ型	髖肩關節點狀軟骨發育不良Ⅲ型	rhizomelic chondrodysplasia punctata type Ⅲ			
Q77.401			软骨发育不全	軟骨發育不全	achondroplasia			
				Mckusick 型幹骺端軟骨發育不良	metaphyseal chondrodysplasia Mckusick type	莫库西克型干骺端软骨发育不良	metaphyseal chondrodysplasia Mokusick type	
Q77.601			埃利斯 – 范可勒韦德综合征	Ellis – van Creveld 氏徵候群	Ellis – van Creveld syndrome			
				軟骨外胚層發育異常	chondro – ectodermal dysplasia	软骨外胚层发育不良	chondro – ectodermal dysplasia	
Q77.801			多发性骨骺发育不良	多發性骨骺發育不良	multiple epiphyseal dysplasia	费尔班克综合征	Fairbank's syndrome	
Q77.802			多发性骨骺发育不良伴近视及耳聋	多發性骨骺發育不良伴近視及耳聾	multiple epiphyseal dysplasia with myopia and deafness			
Q78.001			成骨不全	骨生成不全	osteogenesis imperfecta	洛布斯坦 – 埃克曼综合征	Lobstein – Ekman syndrome	
				Adair – Dighton 氏徵候群	Adair – Dighton syndrome	阿代尔 – 戴顿综合征	Adair – Dighton syndrome	
Q78.101			多发性骨纤维发育不良	多發性骨纖維發育不良	polyostotic fibrous dysplasia	奥尔布赖特 – 麦丘恩 – 施特恩贝格综合征	Albright – McCune – Sternberg syndrome	
				阿爾布萊特氏遺傳性骨發育不良	Albright's hereditary osteodystrophy	奥尔布赖特遗传性骨营养不良	Albright's hereditary osteodystrophy	
				Albright 氏徵候群	Albright's syndrome	奥尔布赖特综合征	Albright's syndrome	

主码	附码	皮码	中文病名	繁体病名	英文病名	同义中文病名	同义英文病名	中医病名
				McCune - Albright 氏徵候群	McCune - Albright syndrome	麦丘恩 - 奥尔布赖特综合征	McCune - Albright syndrome	
				播散性纖維性骨炎	osteitis fibroosa disseminata	播散性纤维性骨炎	osteitis fibrosa disseminata	
				骨纖維發育不良色素沈著徵候群	osteodystrophia fibrosa pigmentation syndrome	骨纤维发育不良色素沉着综合征	osteodystrophia fibrosa pigmentation syndrome	
Q78.201			骨硬化病	骨質石化病	osteopetrosis	阿尔贝斯 - 舍恩贝格综合征	Albers - Schönberg syndrome	
Q78.203			播散性豆状皮肤纤维瘤病	播散性豆狀皮膚纖維瘤病	dermatofibromaosis lenticularis disseminata			
				Chrth 氏徵候群	Chrth's syndrome	克斯综合征	Chrth's syndrome	
				伴脆弱性骨硬化症結締組織痣	connective tissue nevi associated with osteopoikilosis	结缔组织痣伴脆弱性骨硬化症	connective tissue nevi associated with osteopoikilosis	
				播散性皮膚纖維瘤	disseminated dermatofibroma	播散性皮肤纤维瘤	disseminated dermatofibroma	
				骨皮膚異色病	osteodermatopoikilosis	骨皮肤异色症	osteodermatopoikilosis	
				骨異色病	osteopoikilosis	骨异色病	osteopoikilosis	
				骨質疏鬆伴結締組織痣	osteoporosis associated connective tissue naevus	骨质疏松伴结缔组织痣	osteoporosis associated connective tissus nevus	
				播散性骨硬化病	osteosclerosis disseminata	播散性骨硬化病	osteosclerosis disseminata	
				斑点狀骨异色病	spotted osteopoikilosis	斑点状骨异色病	spotted osteopoikilosis	
				Buschke - Ollendorf 氏徵候群	Buschke - Ollendorf syndrome	布施克 - 奥伦道夫综合征	Buschke - Ollendorf syndrome	
Q78.403		Q78.420:	血管瘤伴软骨发育不良	血管瘤伴軟骨發育不良	hemangiomata with dyschondroplasia			
				軟骨失養伴血管錯構瘤徵候群	chondrodystrophy with vascular hamartoma syndrome	软骨营养不良伴血管错构瘤综合征	chondrodystrophy with vascular hamartoma syndrome	
				軟骨發育不良伴血管畸形徵候群	dyschondroplasia with vascular dysplasia syndrome	软骨发育不良伴血管畸形综合征	dyschondroplasia with vascular dysplasia syndrome	
				軟骨發育異常血管瘤徵候群	dyschondroplasia - hemangiomas syndrome	软骨发育异常血管瘤综合征	dyschondroplasia - hemangiomas syndrome	
				內生軟骨瘤病	enchondromatosis	内生软骨瘤病	enchondromatosis	
				Kast 氏徵候群	Kast's syndrome	卡斯特综合征	Kast's syndrome	
				多發性內生軟骨瘤病徵候群	multiple enchondromatosis syndrome	多发性内生软骨瘤病综合征	multiple enchondromatosis syndrome	
				血管錯構瘤 - 軟骨發育異常徵候群	vascular hamartoma - dyschondroplasia syndrome	血管错构瘤 - 软骨发育异常综合征	vascular hamartoma - dyschondroplasia syndrome	
				Maffucci 氏徵候群	Maffucci's syndrome	马富奇综合征	Maffucci syndrome	
Q78.603			先天性多发性外生骨疣	先天性多發性外生骨贅	congenital multiple exostosis			
Q78.604			甲下外生骨疣	甲下外生骨贅	subungual exostosis			骨瘤

主码	附码	皮码	中文病名	繁体病名	英文病名	同义中文病名	同义英文病名	中医病名
Q78.801			强直脂肪软骨营养不良	併僵直脂肪軟骨失養	lipochondrodystrophy and rigidity	施瓦茨－让皮克综合征	Schwartz－Jampel syndrome	
Q78.803			腘窝翼状胬肉综合征	膕翼狀徵候群	popliteal pterygium syndrome	唇/腭裂、下唇黏膜囊肿、腘窝翼状胬肉、指及生殖器异常	cleft lip/palate, mucous cyst of lower lip, popliteal pterygium, dgital and genital anomalies	
Q78.804			SCARF 综合征	SCARF 徵候群	SCARF syndrome	(SCARF 骨骼异常、皮肤松垂、颅狭小、生殖器不明确及延迟、面部异常)综合征	SCARF(skeletal abnormalities, cutis laxa, craniostenosis, ambiguous genitalia, retardation, facial abnormalities) syndrome	
Q78.805			脑－眼－面－骨骼综合征	腦－眼－顏面－骨骼徵候群	cerebro－oculo－facio－skeletal syndrome			
Q78.806			施瓦茨综合征	Schwartz 氏徵候群	Schwartz's syndrome			
Q78.807			戈勒姆综合征	Gorham 氏徵候群	Gorham's syndrome	血管瘤伴骨质溶解	hemangiomas with osteolysis	
Q79.601		Q82.817：	埃勒斯－当洛斯综合征	Ehlers－Danlos 氏徵候群	Ehlers－Danlos syndrome			
				高彈力皮膚	cutis hyperelastica	皮肤弹性过度	cutis hyperelastica	
				皮膚彈性過度徵候群	cutis hyperelastica syndrome	皮肤弹性过度综合征	cutis hyperelastica syndrome	
				家族性良性過度可動性徵候群	familial benign hypermobility syndrome	家族性良性过度可动性综合征	familial benign hypermobility syndrome	
Q79.602			家族性皮肤软骨角膜营养不良	家族性皮膚軟骨角膜失養症	familial derma－chondral－corneal dystrophy	弗朗斯瓦皮肤－软骨－角膜营养不良	derma－chondral－corneal dystrophy of Francois	
				禿頭－小頷－白內障失養症	dermo－chondro－corneal dystrophy	秃头－小颌－白内障营养不良	dermo－chondro－corneal dystrophy	
				Francoi 氏徵候群	Francois syndrome	弗朗克斯综合征	Francois syndrome	
				軟骨皮膚角膜失養症	chondrodermal corneal dystrophy syndrome	软骨皮肤角膜营养不良综合征	chondrodermal corneal dystrophy syndrome	
				Jensen 氏徵候群	Jensen's syndrome	詹森综合征	Jensen's syndrome	
				Francois 氏徵候群	Francois's Ⅱ syndrome	弗朗斯瓦Ⅱ综合征	Francois's Ⅱ syndrome	
Q79.604			皮肤脆弱综合征	皮膚脆弱徵候群	skin fragility syndrome	皮肤脆裂症	dermatosparaxis	
Q80.001			寻常性鱼鳞病	尋常性魚鱗癬	ichthyosis vulgaris	常染色体显性鱼鳞病	autosomal dominant ichthyosis	
				光澤魚鱗癬	ichthyosis nitida	光泽鱼鳞病	ichthyosis nitida	
				單純性魚鱗癬	ichthyosis simplex	单纯性鱼鳞病	ichthyosis simplex	
				乾皮病	xeroderma	干皮病	xeroderma	
Q80.101		Q80.100：	X 连锁鱼鳞病	性聯魚鱗癬	X－linked ichthyosis			
				黑魚鱗癬	ichthyosis nigricans	黑鱼鳞病	ichthyosis nigricans	
				性聯魚鱗癬	sex－linked ichthyosis	性联鱼鳞病	sex－linked ichthyosis	
				性聯隱性魚鱗癬	X－linked recessive ichthyosis	X 连锁隐性鱼鳞病	X－linked recessive ichthyosis	

主码	附码	皮码	中文病名	繁体病名	英文病名	同义中文病名	同义英文病名	中医病名
Q80.201		Q80.200：	板层状鱼鳞病	板層狀魚鱗癬	lamellar ichthyosis	西利格曼综合征	Seeligman's syndrome	蛇皮癬
				新生兒板層狀魚鱗癬	lamellar ichthyosis of neonatorum	新生儿板层状鱼鳞病	lamellar ichthyosis of neonatorum	
Q80.202			板层状鱼鳞病，隐性型	板層狀魚鱗癬，隱性型	lamellar ichthyosis, recessive type	隐性遗传先天性鱼鳞病样红皮病	recessive congenital ichthyosiform erythroderma	
Q80.203			板层状鱼鳞病，显性型	板層狀魚鱗癬，顯性型	lamellar ichthyosis, prominent type			蛇皮癬
Q80.204			自愈性胶体婴儿	自癒性棉膠樣嬰兒	self – healing colloid baby			
Q80.205			火棉胶样婴儿	棉膠樣嬰兒	colloid baby	卡里尼综合征	Carini's syndrome	
Q80.302			西门子大疱性鱼鳞病	Siemens 氏大疱性魚鱗癬	ichthyosis bullousa of Siemens			
Q80.401			斑色胎儿	斑色蛇狀胎兒	harlequin fetus	胎儿鱼鳞病	ichthyosis fetalis	
				先天性丑胎兒魚鱗癬	harlequin fetus congenital baby ichthyosis	先天性丑角胎儿鱼鳞病	harlequin fetus congenital baby ichthyosis	
				斑色魚鱗癬	harlequin ichthyosis	丑角样鱼鳞病	harlequin ichthyosis	
Q80.802			角膜炎 – 鱼鳞病 – 耳聋综合征	角膜炎 – 魚鱗癬 – 耳聾徵候群	keratitis – ichthyosis – deafness syndrome	KID 综合征	KID syndrome	
				先天性魚鱗癬樣徵候群伴耳聾及角膜炎	congenital ichthyosiform syndrome with deafness and keratitis	先天性鱼鳞病样综合征伴耳聋及角膜炎	congenital ichthyosiform syndrome with deafness and keratitis	
Q80.804			环形鱼鳞病伴表皮松解角化过度症	併表皮鬆解過度角化症環形魚鱗癬	cyclic ichthyosis with epidermolytic hyperkeratosis			
				非水疱性魚鱗癬樣紅皮病	nonbullous ichthyosis erythroderma	非大疱性鱼鳞病样红皮病	nonbullous ichthyosis erythroderma	
Q80.805			表皮松解性角化过度性鱼鳞病	表皮鬆解性過度角化魚鱗癬	epidermolytic hyperkeratotic ichthyosis	大疱性鱼鳞病	ichthyosis bullousa	
				水疱性魚鱗癬樣紅皮病	bullous ichthyosiform erythrodermia	大疱性鱼鳞病样红皮病	bullous congenital ichthyosiform erythroderma	
				顯性遺傳先天性魚鱗癬樣紅皮症	dominant congenital ichthyosiform erythroderma	显性先天性鱼鳞病样红皮病	dominant congenital ichthyosiform erythroderma	
				顯性遺傳先天性魚鱗癬	dominant congenital ichthyosis	显性遗传先天性鱼鳞病	dominant congenital ichthyosis	
Q80.806			毛囊鱼鳞病伴秃发及畏光	併禿髮及畏光毛囊魚鱗癬	ichthyosis follicularis with alopecia and photophobia	毛囊性鱼鳞病	follicular ichthyosis	
Q80.807			高起鱼鳞病	高起魚鱗癬	ichthyosis hystrix			
				豪豬皮樣魚鱗癬	ichthyosis hystrix	豪猪状鱼鳞病	ichthyosis hystrix	
				併耳聾豪豬狀魚鱗癬	hystrix – like ichthyosis with deafness	高起鱼鳞病伴耳聋	hystrix – like ichthyosis with deafness	

主码	附码	皮码	中文病名	繁体病名	英文病名	同义中文病名	同义英文病名	中医病名
				Gurth – Macklin 型豪豬狀魚鱗病	ichthyosis hystrix, Gurth – Macklin type	古斯 – 马克林型豪猪状鱼鳞病	ichthyosis hystrix, Gurth – Macklin type	
				Lambert 氏徵候群	Lambert's syndrome	兰伯特综合征	Lambert's syndrome	
Q80.809			鱼鳞病性白痴伴共济失调	魚鱗癬性白癡併運動失調	ichthyotic idiocy with ataxia	劳本撒尔综合征	Laubenthal's syndrome	
				Wubenthal 氏徵候群	Wubenthal's syndrome	沃本索尔综合征	Wubenthal's syndrome	
				皮膚乾燥性白癡及共濟失調	xerodermic idiocy and ataxia	皮肤干燥 – 白痴及共济失调	xerodermic idiocy and ataxia	
Q80.810			缺肢畸形伴鱼鳞病综合征	缺肢畸形併魚鱗癬徵候群	ectromelia and ichthyosis syndrome			
				肢体短小 – 魚鱗癬徵候群	limb reduction – ichthyosis syndrome	肢体短小 – 鱼鳞病综合征	limb reduction – ichthyosis syndrome	
Q80.815			孤立性基因综合征群伴鱼鳞病	孤立性(單發性)基因徵候群併魚鱗癬	isolated genetic syndromes with ichthyosis			
Q80.816			鱼鳞病伴肾病	伴腎病魚鱗癬	ichthyosis associated with renal disease			
Q80.818			鱼鳞病与骨缺陷病	魚鱗癬與骨缺陷	ichthyosis and skeletal defects			
Q80.819			鱼鳞病伴免疫缺陷	伴免疫缺陷魚鱗癬	ichthyosis with immune defects			
Q80.820			脱皮综合征	皮膚剝落徵候群	skin peeling syndrome	家族性持续性脱皮	familial continuous skin peeling	脱皮疮;脱皮;脱屑
				連續性皮膚脫皮徵候群	continual peeling skin syndrome	持续性脱皮综合征	continual peeling skin syndrome	
				家族性連續性脫皮	familial continual skin peeling	家族性连续性脱皮症	familial continual skin peeling	
				脫皮徵候群	peeling skin syndrome	蜕皮综合征	peeling skin syndrome	
				Silvermann 氏徵候群	Silvermann syndrome	西尔弗曼综合征	Silvermann syndrome	
Q80.821			沃温克尔综合征伴鱼鳞病	Vohwinkel 氏徵候群併魚鱗癬	Vohwinkel's syndrome with ichthyosis	洛里克林角皮症	Loricrin keratoderma	
				斷肢性角皮症伴魚鱗癬	mutilating keatoderma with ichthyosis	毁损角皮症伴鱼鳞病	mutilating keatoderma with ichthyosis	
				Variant Vohwinkel 氏徵候群	Variant Vohwinkel's syndrome	瓦里安特·沃温克尔综合征	Variant Vohwinkel's syndrome	
				Camisa 氏徵候群	Camisa's syndrome	卡米萨综合征	Camisa's syndrome	
Q80.824			先天性非板层状及非红皮病样鱼鳞病	先天性非層狀及非紅皮病樣魚鱗癬	congenital non – lamellar and non – erythrodermic ichthyosis			
Q80.825			鲁德综合征	Rud 氏徵候群	Rud's syndrome	侏儒 – 鱼鳞病样红皮病 – 智力缺陷综合征	dwarfism – ichthyosiform erythroderma – mental deficiency syndrome	
Q80.826			史沃克曼综合征	Shwachman 氏徵候群	Shwachman's syndrome			

主码	附码	皮码	中文病名	繁体病名	英文病名	同义中文病名	同义英文病名	中医病名
				魚鱗癬、外分泌胰腺功能不全、嗜中性粒細胞趨化性減少、生長遲緩及幹骺發育不良	ichthyosis, exocrine pancreatic insufficiency, impaired neutrophil chemotaxis, growth retardation and metaphyseal dysplasia	鱼鳞病、外分泌胰腺功能不全、中性粒细胞趋化性减少、生长迟缓及干骺发育不良	ichthyosis, exocrine pancreatic insufficiency, impaired neutrophil chemotaxis, growth retardation and metaphyseal dysplasia	
Q80.827			CHILD 综合征	CHILD 徵候群	CHILD syndrome			
				單側魚鱗病樣紅皮病伴偏側畸形	unilateral ichthyosiform erythrodermia with hemilateral malformation	单侧鱼鳞病样红皮病伴偏侧畸形	unilateral ichthyosiform erythrodermia with hemilateral malformation	
				先天性半側發育障礙伴魚鱗病樣痣與肢體缺陷	congenital hemidysplasia with ichthyosiform nevus and limb defects	先天性半侧发育障碍伴鱼鳞病样痣与肢体缺陷	congenital hemidysplasia with ichthyosiform nevus and limb defects	
				先天性偏側發育異常伴魚鱗癬樣紅皮症及四肢畸形	congenital hemidysplasia with ichthyosifonn erythroderma and limb defects	先天性偏侧发育不良伴鱼鳞病样红皮症及肢体缺陷综合征	congenital hemidysplasia with ichthyosiform erythroderma and limbs defects syndrome	
				单侧性先天性鱼鳞病样红皮病	unilateral congenital ichthyosiform erythroderma	单侧性先天性鱼鳞病样红皮病	unilateral congenital ichthyosiform erythroderma	
Q80.828			角质松解性冬季红斑	角質溶解性冬季紅斑	keratolytic winter erythema			
				冬季紅斑角質解離症	erythrokeratolysis hiemalis	冬季红斑角质松解症	erythrokeratolysis hiemalis	
				Oudsthoom 氏病	Oudsthoom's disease	乌德特舒姆病	Oudtshoom's disease	
Q80.829		Q80.870:	回旋形线状鱼鳞病	迴旋形線狀魚鱗癬	ichthyosis linearis circumflexa			
				Netherton 氏徵候群	Netherton's syndrome	内瑟顿综合征	Netherton's syndrome	
				Comel – Netherton 氏徵候群	Comel – Netherton syndrome	科梅尔 – 内瑟顿综合征	Comel – Netherton syndrome	
				變異型魚鱗癬樣紅皮病	ichthyosiform erythroderma variant	变异型鱼鳞病样红皮病	ichthyosiform erythroderma variant	
				旋線狀魚鱗癬 – 套疊性脆發症	ichthyosis linearis circumflexa and trlclaorrhexls invaginata	旋线状鱼鳞病 – 套叠性脆发症	ichthyosis linearis circumflexa and trlclaorrhexls invaginata	
Q80.901			鱼鳞病	魚鱗癬(病)	ichthyosis	先天性鱼鳞病	congenital ichthyosis	肌肤甲错;蛇皮癣;鱼鳞风;鱼鳞癣;蛇皮癞;蛇身;蛇胎;蛇体;蛇癣;蛇皮;蛇鳞;胎垢;藜藿之亏症;皮肤甲错;皮肤索泽;肌若鱼鳞;肌肤索泽;体无膏泽;雁来风
Q81.001		Q81.000:	单纯型大疱性表皮松解症	單純型水疱性表皮鬆解症	epidermolysis bullosa simplex; EBS	隐性单纯型大疱性表皮松解症	epidermolysis bullosa simplex recessive	
Q81.002		Q81.030:	韦伯 – 科凯恩型单纯性大疱性表皮松解症	Weber – Cockayne 氏單純性水疱性表皮鬆解症	epidermolysis bullosa simplex (Weber – Cockayne); EBS – WC	手足单纯型大疱性表皮松解症	hands and feet epidermolysis bullosa	

主码	附码	皮码	中文病名	繁体病名	英文病名	同义中文病名	同义英文病名	中医病名
Q81.003			奥格纳型单纯型大疱性表皮松解症	Ogna 氏單純性水疱性表皮鬆解症	epidermolysis bullosa simplex Ogna	格迪－达尔综合征	Gedde－Dehl syndrome	
Q81.005			浅表性单纯型大疱性表皮松解症	表淺單純性水疱性表皮鬆解症	epidermolysis bullosa simplex superficialis			
Q81.006			卡林综合征	Kallin 氏徵候群	Kallin's syndrome			
Q81.007			致死性常染色体隐性单纯型大疱性表皮松解症	致死性常染色體隱性單純性水疱性表皮鬆解症	lethal autosomal recessive epidermolysis bullosa simplex			
				致死性棘層鬆解性大疱表皮鬆解症	lethal acantholytic epidermolysis bullosa	致死性棘层松解性大疱表皮松解症	lethal acantholytic epidermolysis bullosa	
Q81.009		Q81.010：	科布纳型单纯型大疱性表皮松解症	Köebner 氏單純型大疱性表皮鬆解症	epidermolysis bullosa simplex (Köebner); EBS－K			
Q81.010		Q81.020：	疱疹样单纯型大疱表皮松解症伴斑状色素沉着及点状角化	伴斑狀色素沈著及點狀角化疱疹樣單純型水疱表皮鬆解症	epidermolysis bullosa simplex herpetiformis with mottled pigmentation and punctate keratoderma	单纯性大疱性表皮松解症伴色素沉着	epidermolysis bullosa simplex with pigmentation	
				單純性大疱性表皮鬆解症(Gedde－Dahl)伴斑狀色素沉著	Epidermolysis bullosa simplex with mottled pigmentation (Gedde－Dahl)	伴斑状色素沉著單純性大疱性表皮鬆解症(Gedde－Dahl)	Epidermolysis bullosa simplex with mottled pigmentation (Gedde－Dahl)	
Q81.011			单纯型大疱性表皮松解症伴肌营养不良	併肌失养性單純性水疱性表皮鬆解症	epidermolysis bullosa simplex with muscular dystrophy; EBS－MD	常染色体隐性单纯型大疱性表皮松解症伴神经肌病	autosomal recessive epidermolysis bullosa simplex with neuromuscular disease	
Q81.101		Q81.100：	赫利茨交界型致死性大疱性表皮松解症	Herlitz 氏交界型致死性水疱性表皮鬆解症	junctional lethal epidermolysis bullosa－Herlitz	遗传致死型大疱性表皮松解症	epidermolysis bullosa hereditaria letalis	
				Herlitz 氏交界型重症變異大疱性表皮鬆解症	gravis variant of junctional epidermolysis bullosa－Herlitz	赫利茨交界型重症变异大疱性表皮松解症	gravis variant of junctional epidermolysis bullosa－Herlitz	
				Herlitz 氏交界型萎縮泛發重症大疱性表皮鬆解症	junctional atrophicans generalisata gravis epidermolysis bullosa－Herlitz	赫利茨交界型萎缩泛发重症大疱性表皮松解症	junctional atrophicans generalisata gravis epidermolysis bullosa－Herlitz	
				Herlitz 氏交界型大疱性表皮鬆解症	junctional epidermolysis bullosa－Herlitz	赫利茨交界型大疱性表皮松解症	junctional epidermolysis bullosa－Herlitz; JEB－H	
				萎縮性泛發輕症大疱性表皮松解症	atrophicans generalized mitis epidermolysis bullosa	萎缩性泛发轻症大疱性表皮松解症	atrophicans generalized mitis epidermolysis bullosa	
				交界型輕症大疱性表皮松解症	junctional epidermolysis bullosa mitis	交界型轻症大疱性表皮松解症	junctional epidermolysis bullosa mitis	
				晚發性進展型交界型大疱表皮鬆解症	junctional epidermolysis bullosa－late onset progressiva	晚发性进展型交界型大疱表皮松解症	junctional epidermolysis bullosa－late onset progressiva	

主码	附码	皮码	中文病名	繁体病名	英文病名	同义中文病名	同义英文病名	中医病名
Q81.201		Q81.200：	营养不良型大疱性表皮松解症	失養性水疱性表皮鬆解症	dystrophic epidermolysis bullosa；DEB			
Q81.202			局限性营养不良型大疱性表皮松解症	限界性失養性水疱性表皮鬆解症	localized dystrophic epidermolysis bullosa			
Q81.206			隐性营养不良型大疱性表皮松解症	隱性失養性水疱性表皮鬆解症	recessive dystrophic epidermolysis bullosa；RDEB	常染色体隐性型营养不良型大疱性表皮松解症	autosomal recessive epidermolysis bullosa dystrophica	
Q81.206		Q81.260：	哈洛漂－西门子隐性营养不良型大疱性表皮松解症	Hallopeau － Siemens 氏隱性失養性水疱性表皮鬆解症	Hallopeau－Siemens epidermolysis bullosa，dystrophic－recessive	隐性营养不良型大疱性表皮松解症	epidermolysis bullosa dystrophic recessive	
Q81.207			显性营养不良型大疱性表皮松解症	顯性失養性水疱性表皮鬆解症	dominant dystrophic epidermolysis bullosa；DDEB			
Q81.208			增殖性营养不良型大疱性表皮松解症	增殖性失養性水疱性表皮鬆解症	epidermolysis bullosa vegetans dystrophica			
Q81.209			神经营养不良型大疱性表皮松解症	神經營養性失養性水疱性表皮鬆解症	epidermolysis bullosa dystrophica neurotrophica			
Q81.210			门克斯·达克斯塔斑疹型营养不良型大疱性表皮松解症	Mendes da Costa 氏斑疹型失養性水疱性表皮鬆解症	epidermolysis bullosa dystrophica，macular type of Mendes da Costa			
Q81.211			胫前型显性营养不良型大疱性表皮松解症	脛前顯性失養性水疱性表皮鬆解症	dystrophic dominant epidermolysis bullosa pretibial	胫前大疱性表皮松解症	pretibial epidermolysis bullosa	
Q81.212†		Q81.240：	反转型营养不良型大疱性表皮松解症	反轉型失養性水疱性表皮鬆解症	dystrophic epidermolysis bullosa inversa			
Q81.214			单纯性大疱性表皮松解症伴晚发肌营养不良	伴晚發肌營養不良型單純性大疱性表皮鬆解症	epidermolysis bullosa simplex with late－onset muscular dystrophy			
Q81.215			科凯恩－图雷恩变异型显性营养不良型大疱性表皮松解症	Cockayne－Touraine 氏變異型顯性失養性水疱性表皮鬆解症	Cockayne － Touraine variant dominant dystrophic epidermolysis bullosa			
Q81.216			隐性营养不良型非哈洛漂－西门子轻型大疱性表皮松解症	隱性失養性非 Hallopeau － Siemens 氏水疱性表皮鬆解症	recessive dystrophic epidermolysis bullosa mitis－non Hallopeau－Siemens；RDEB－nHS			
Q81.217			痒疹型营养不良型大疱性表皮松解症	癢疹性失養性水疱性表皮松解症	dystrophic epidermolysis bullosa pruriginosa	痒疹型大疱表皮松解症	epidermolysis bullosa pruriginosa	
Q81.218			向心型营养不良型大疱性表皮松解症	向心型營養不良型大疱性表皮鬆解症	dystrophic epidermolysis bullosa centripetalis			
Q81.219			肢端型营养不良型大疱性表皮松解症	肢端型營養不良型大疱性表皮鬆解症	dystrophic epidermolysis bullosa minimus(acral)			

主码	附码	皮码	中文病名	繁体病名	英文病名	同义中文病名	同义英文病名	中医病名
Q81.801†		Q81.210：	皮埃尼变异型显性营养不良型大疱性表皮松解症	Pasini 氏變異型顯性失養性水疱性表皮鬆解症	Pasini variant dominant dystrophic epidermolysis bullosa	白色丘疹样营养不良型大疱性表皮松解症（皮埃尼）	albopapuloid dystrophic epidermolysis bullosa (Pasini)	
Q81.804†		Q81.820：	道林－米亚型疱疹样单纯型大疱性表皮松解症	Dowling－Meara 氏單純性水疱性表皮鬆解症	epidermolysis bullosa simplex herpetiformis (Dowling－Meara)；EBS－DM	道林－梅格纳型疱疹样大疱性表皮松解症	epidermolysis bullosa herpetiformis (Dowling－Mgna)	
Q81.805			泛发性萎缩性良性大疱性表皮松解症	廣泛性萎縮性良性水疱性表皮鬆解症	generalized atrophic benign epidermolysis bullosa			
Q81.806			瘢痕性交界型大疱性表皮松解症	疤痕性交界型水疱性表皮鬆解症	cicatricial junctional epidermolysis bullosa			
Q81.808			交界型大疱性表皮松解症伴幽门闭锁	併幽門閉鎖交界型水疱性表皮鬆解症	junctional epidermolysis bullosa with pyloric atresia；JEB－PA	幽门闭锁－交界型大疱性表皮松解症综合征	pyloric atresia－junctional epidermolysis bullosa syndrome	
				交界型水疱性表皮鬆解症併幽門狹窄	junctional epidermolysis bullosa with pyloric stenosis	交界型大疱性表皮松解症伴幽门狭窄	junctional epidermolysis bullosa with pyloric stenosis	
Q81.809			反转交界型大疱性表皮松解症	反轉型交界型水疱性表皮鬆解症	junctional epidermolysis bullosa inversa			
Q81.811		Q81.850：	交界型大疱性表皮松解症	交界型水疱型表皮鬆解症	junctional epidermolysis bullosa；JEB			
Q81.830			道林－梅格纳疱疹样大疱性表皮松解症	Dowling－Mgna 氏疱疹樣水疱性表皮鬆解症	Dowling－Mgna epidermolysis bullosa herpetiformis			
Q81.831			半桥粒大疱性表皮松解症	半橋粒大疱性表皮鬆解症	hemidesmosomal epidermolysis bullosa			
Q81.832			假交界型大疱表皮松解症	假交界型水疱性表皮松解症	pseudojunctional epidermolysis bullosa			
Q81.861			泛发性非赫利茨交界型大疱性表皮松解症	廣泛性非 Herlit 氏交界型水疱性表皮鬆解症	generalized junctional epidermolysis bullosa－non－Herlitz			
Q81.901			大疱性表皮松解症	水疱性表皮鬆解症	epidermolysis bullosa；EB			天疱疮
Q82.001			遗传性淋巴水肿	遺傳性淋巴水腫	hereditary lymphedema	农内－米尔罗伊－梅热综合征	Nonne－Milroy－Meige syndrome	
				Milroy－Meige 氏營養性浮腫	Milroy－Meige trophic edema	米尔罗伊－米杰营养性浮肿	Milroy－Meige trophic edema	
				Milroy 氏病	Milroy's disease	米尔罗伊病	Milroy's disease	
Q82.001			先天性非遗传性淋巴水肿	先天性非遺傳性淋巴水腫	congenital non－hereditary lymphedema			
Q82.101		Q82.100：	着色性干皮病	著色性乾皮症	xeroderma pigmentosa；XP			馯疮
Q82.102			着色性皮肤萎缩	色素性皮膚萎縮	pigmentosum atrophoderma			

主码	附码	皮码	中文病名	繁体病名	英文病名	同义中文病名	同义英文病名	中医病名
Q82.104		Q82.120：	德・桑克蒂斯－凯基奥内综合征	de Sanctis－Cacchione 氏徵候群	de Sanctis － Cacchione syndrome			
				乾皮病性白癡	xerodermic idiocy	干皮病性白痴	xerodermic idiocy	
				著色性乾皮病神經性併發症徵候群	xeroderma pigmentosum neurologic complication syndrome	着色性干皮病神经性并发症综合征	xeroderma pigmentosum neurologic complication syndrome	
				著色性乾皮病白癡徵候群	xerodermic－idiocy syndrome	着色性干皮病白痴综合征	xerodermic－idiocy syndrome	
Q82.202	M97400/1		红皮病性肥大细胞增多症	紅皮病性肥大細胞增生症	erythrodermic mastocytosis			
				瀰漫性皮膚肥大細胞增生症	diffuse cutaneous mastocytosis	弥漫性皮肤肥大细胞增多症	diffuse cutaneous mastocytosis	
Q82.203	M97400/1		成人型泛发性肥大细胞增多症	成人型廣泛性肥大細胞增生症	generalized mastocytosis of adult type			
Q82.204	M97400/1		儿童型泛发性肥大细胞增多症	儿童型廣泛性肥大細胞增生症	generalized mastocytosis of childhood type			
Q82.205	M97400/1		假黄瘤性肥大细胞增多症	假黃瘤性肥大細胞增生症	pseudoxanthomatous mastocytosis	类黄瘤	xantholasmoidea	
Q82.208	M97400/1	Q82.230：	皮肤肥大细胞增多症	皮膚肥大細胞增多症	cutaneous mastocytosis	皮肤肥大细胞增生症	cutaneous mastocytosis	
				色素性蕁麻疹	urticaria pigmentosa	着色性荨麻疹	pigmentaire urticaria	
				孤立性肥大細胞增生症	solitary mastocytosis	孤立性肥大细胞瘤	isolated mastocytoma	
				斑丘疹型皮膚肥大細胞增生症	maculopapular cutaneous mastocytosis	斑丘疹型皮肤肥大细胞增生症	maculopapular cutaneous mastocytosis	
Q82.209	M97400/1		泛发性肥大细胞增多症	廣泛性肥大細胞增多症	generalized mastocytosis			
Q82.210			肥大细胞增多症	肥大細胞增生症	mastocytosis			
				肥大細胞病	mast cell disease	肥大细胞增多症	mastocytosis	
				Nettleshop 氏徵候群	Nettleshop's syndrome	内特尔希普综合征	Nettleshop's syndrome	
Q82.211		Q82.296：	持久性发疹性斑疹性毛细血管扩张症	持久性斑狀微血管擴張症	telangiectasia macularis eruptiva perstans			
Q82.301		Q82.300：	色素失调症	色素失禁症	incontinentia pigmenti	色素失禁症	incontinentia pigmenti	
				Bloch－Sulberger 氏征候群	Bloch－Sulzberger syndrome	布洛赫－祖兹贝格综合征	Bloch－Sulzberger syndrome	
				Blöch － Siemens 氏徵候群	B1öch－Siemens syndrome	布洛赫－西门子综合征	Blöch－Siemens syndrome	
Q82.302			遗传性对称性色素异常症	遺傳性對稱性色素異常症	hereditary symmetrical dyschromatosis	土肥对称性肢端色素沉着	acropigmentation symmetrica Dohi	
				土肥氏肢端色素沈著症	acropigmentation of Dohi	土肥肢端色素沉着	acropigmentation of Dohi	

主码	附码	皮码	中文病名	繁体病名	英文病名	同义中文病名	同义英文病名	中医病名
				四肢對稱性色素異常症	symmetrical dyschromatosis extremitities	对称性四肢异色症	symmetrical dyschromatosis extremitities	
Q82.303			无色性色素失调症	無色性色素失禁症	incontinentia pigmenti achromicus	伊藤黑素减少症	Ito hypomelanosis	
				伊藤氏脫色性色素失禁症	incontinentia pigmenti achromians of Ito	伊藤脱色性色素失禁症	incontinentia pigmenti achromians of Ito	
				脫色性色素失禁症	incontinentia pigmenti achromicus	脱色性色素失禁症	incontinentia pigmenti achromicus	
Q82.304			转变性综合征	轉變性徵候群	transitional syndrome			
				Franceschetti – Jadassohn 氏徵候群伴色素失調症	Franceschetti – Jadassohn syndrome with incontinentia pigmenti	弗朗西斯凯蒂－杰达索恩综合征伴色素失调症	Franceschetti – Jadassohn syndrome with incontinentia pigmenti	
Q82.305			持久性色素失调症及网状色素失调症	持久性色素失禁症及網狀色素失禁症	incontinentia pigmenti persistens and incontinentia pigmenti reticularis	网状色素失禁症	incontinentia pigmenti reticularis	
Q82.401			无汗性外胚层发育不良	無汗性外胚層發育不良	anhidrotic ectodermal dysplasia	克里斯特－西门子－图雷恩综合征	Christ – Siemens – Touraine syndrome	
Q82.403			无汗性外胚层发育不良Ⅰ	無汗性外胚層發育不良Ⅰ	anhidrotic ectodermal dysplasia Ⅰ			
Q82.405			无汗性外胚层发育异常并发淋巴水肿及免疫缺陷病	無汗性外胚層發育異常併淋巴水腫及免疫不全	ectodermal dysplasia, anhidrotic, lymphoedema and immune deficiency			
Q82.406			柏林综合征	伯林氏徵候群	Berlin's syndrome	类无汗性外胚层发育不全	anhidrotic – like ectodermal dysplasia	
Q82.409		Q82.882:	拉普－霍奇金综合征	Rapp – Hodgkin 氏徵候群	Rapp – Hodgkin syndrome			
Q82.501		Q82.503:	疣状痣	疣狀痣	verrucous nevus			
				疣狀表皮痣	verrucous epidermal nevus	疣状表皮痣	verrucous epidermal nevus	
				表皮母斑	epidermal nevus	表皮痣	epidermal nevus	
				單側母斑	nevus lateris	单侧痣	nevus lateris	
Q82.503			结缔组织痣	結締組織母斑	connective tissue nevus			
				播散性彈力痣	disseminated nevus elasticus	播散性弹力痣	disseminated nevus elasticus	
				毛囊性彈力纖維發育不良	dystrophie elastique folliculaire	毛囊性弹性纤维发育不良	dystrophie elastique folliculaire	
				幼年彈力瘤	juvenile elastoma	幼年弹性瘤	juvenile elastoma	
				毛囊性周圍假性膠樣痣	nevus pseudocolloid perifolliculaire	毛囊性周围假性胶样痣	nevus pseudocolloid perifolliculaire	
				鋪路石痣	paving – stone nevus	铺路石痣	paving – stone nevus	

主码	附码	皮码	中文病名	繁体病名	英文病名	同义中文病名	同义英文病名	中医病名
Q82.504			表皮痣综合征	表皮痣徵候群	epidermal nevus syndrome	费尔斯坦－米姆斯综合征	Feuerstein – Mims syndrome	
				Schimmelpenning 氏徵候群	Schimmelpenning's syndrome	希梅尔彭宁综合征	Schimmelpenning's syndrome	
				Solomon 氏徵候群	Solomon's syndrome	所罗门综合征	Solomon's syndrome	
Q82.505			泛发性列序状疣状痣	廣泛性列序型疣狀母斑	generalized sequential verrucous nevus			
Q82.506			蓝色橡皮疱样痣	藍色橡皮疱樣母斑	blue rubber bleb nevus	比恩综合征	Bean's syndrome	
				藍色橡皮球痣徵候群	blue rubber bleb nevus syndrome	蓝橡皮奶头样痣综合征	blue rubber – bleb nevus syndrome	
Q82.507			小脑样痣	小腦樣母斑	nevus cerebelliformis			
Q82.508			乳头瘤样痣	乳突瘤樣痣	nevus papillomatosus			
Q82.509			粉刺－白内障综合征	粉刺－白内障徵候群	comedo – cataract syndrome			
Q82.510			家族性角化不良性粉刺	家族性角化不良性粉刺	familial dyskeratotic comedones			黑砂瘤
Q82.511			CHILD 痣	CHILD 母斑	CHILD nevus			
Q82.512		Q82.510：	葡萄酒样痣	酒紅色母斑	port wine nevus	焰色痣	nevus flammeus	赤疵
				焰色母斑(痣)	nevus flammeus	鲜红斑痣	nevus flammeus	
				葡萄酒樣染色	port – wine stain	葡萄酒样染色	port – wine stain	
				顴咬傷	stork bite	颧咬伤	stork bite	
Q82.513		Q82.502：	炎性线状疣状表皮痣	發炎性線狀疣狀表皮母班	inflammatory linear verrucous epidermal nevus	线状疣状表皮痣	linear verrucous epidermal nevus	
Q82.514		Q82.504：	先天性痣	先天性母斑	congenital nevus	先天性痣细胞痣	congenital nevocytic nevus	
				先天性黑素細胞痣	congenital melanocytic nevus	先天性黑素细胞痣	congenital melanocytic nevus	
Q82.515		Q82.505：	小汗腺痣	汗腺痣	eccrine nevus	汗腺痣	eccrine nevus	
				發汗痣	nevus sudoriferous	发汗痣	nevus sudoriferous	
				发汗错构瘤	sudoriferous hamartoma	发汗错构瘤	sudoriferous hamartoma	
Q82.516		Q82.507：	顶泌汗腺痣	頂漿腺母斑	apocrine nevus	大汗腺错构瘤	apocrine hamartoma	
				大汗腺母斑	apocrine nevus	大汗腺痣	apocrine nevus	
Q82.517	M87710/0		黑头粉刺样痣	粉刺母班	nevus comedonicus	毛囊角化痣	nevus follicularis keratosus	黑砂瘤;黑粉瘤
				硬痣	hard nevus	硬痣	hard nevus	
				痤瘡樣母斑	nevus acneiformis	痤疮样痣	nevus acneiformis	
				粉刺樣母斑	nevus acneiformis (comedonevus)	粉刺样痣	nevus acneiformis (comedonevus)	
				粉刺痣	comedo nevus	粉刺痣	comedo nevus	
				粉刺樣單側母斑	nevus unilateralis comedonicus	黑头粉刺样单侧痣	nevus unilateralis comedonicus	
Q82.518		Q82.509：	乳头状汗管囊腺瘤	乳突狀汗管囊腺瘤	syringocystadenoma papilliferum	乳头状汗管囊腺痣	nevus syringocystadenomatosus papilliferus	

主码	附码	皮码	中文病名	繁体病名	英文病名	同义中文病名	同义英文病名	中医病名
				乳突狀汗管腺瘤	papillary syringoadenoma	乳头状汗管腺瘤	papillary syringoadenoma	
Q82.519		Q82.520：	毛细血管扩张痣	微血管擴張痣	telangiectatic nevus			
Q82.520		Q82.540：	贫血痣	貧血性母斑	nevus anemicus	沃纳综合征Ⅱ型	Voerner syndrome type Ⅱ	斑驳病
						血量减少痣	nevus oligenicus	
Q82.521		Q82.550：	羊毛状发痣	羊毛樣髮痣	woolly hair nevus			
Q82.522		Q82.552：	浅表性脂肪瘤痣	表淺性脂肪瘤母斑	nevus lipomatosus superficialis	浅表性皮肤脂肪瘤痣	nevus lipomatosus cutaneous superficialis	
				Hoffmann – Zurhelle 徵候群	Hoffmann – Zurhelle syndrome	霍夫曼－泽赫尔综合征	Hoffmann – Zurhelle syndrome	
Q82.523		Q82.570：	雅达松脂肪痣	Jadassohn 氏脂腺母斑	nevus sebaceus of Jadassohn			
				皮脂腺母斑徵候群	sebaceus nevus syndrome	皮脂腺痣综合征	sebaceus nevus syndrome	
				神经外胚层徵候群	neuroectodermal syndrome	神经外胚层综合征	neuroectodermal syndrome	
				線狀皮脂腺痣徵候群	linear sebaceous nevus syndrome	线状皮脂腺痣综合征	linear sebaceous nevus syndrome	
				線狀皮脂腺痣－驚厥－精神發育不全徵候群	linear sebaceous nevus – convulsions – mental retardation syndrome	线状皮脂腺痣－惊厥－精神发育不全综合征	linear sebaceous nevus – convulsions – mental retardation syndrome	
				Schimmelpenning – Feuerstein – Mims 氏徵候群	Schimmelpenning – Feuerstein – Mims syndrome	希梅尔彭宁－福伊斯坦－米姆斯综合征	Schimmelpenning – Feuerstein – Mims syndrome	
				皮膚－眼－腦－心徵候群	skin – eye – brain – heart syndrome	皮肤－眼－脑－心综合征	skin – eye – brain – heart syndrome	
Q82.524		Q82.582：	贝克痣	貝克氏母斑	Becker's nevus			
				貝克色素性表皮毛母斑	Becker's pigmented hairy epidermal nevus	贝克色素性表皮毛痣	Becker's pigmented hairy epidermal nevus	
				貝克氏色素性有毛母斑	Becker's pigmented hairy nevus	贝克色素性毛痣	Becker's pigmented hairy nevus	
				貝克尔氏徵候群	Becker's syndrome	贝克综合征	Becker's syndrome	
				貝克氏黑變病	Becker's melanosis	贝克黑变病	Becker's melanosis	
Q82.525		Q82.585：	棘层松解痣	棘層鬆解母斑	acantholytic nevus			
Q82.526	M87204/0	Q82.597：	弹性痣	彈力母斑	elastic nevus			
Q82.8 –			有汗性外胚层发育不良	有汗性外胚層發育異常	hidrotic ectodermal dysplasia	克利斯特－西曼综合征	Christ – Sieman syndrome	
Q82.8 –				Clouston 氏徵候群	Clouston's syndrome	克洛斯顿综合征	Clouston's syndrome	
Q82.8 –			常染色体显性型少汗性外胚层发育不良	常染色體顯性型少汗性外胚層發育異常	autosomal dominant type hypohidrotic ectodermal dysplasia			
Q82.8 –			常染色体隐性型少汗性外胚层发育不良	常染色體隱性型少汗性外胚層發育異常	autosomal recessive type hypohidrotic ectodermal dysplasia			
Q82.8 –			免疫缺陷伴少汗性外胚层发育不良	免疫缺陷伴少汗性外胚層發育異常	hypohidrotic ectodermal dysplasia with immune deficiency			

主码	附码	皮码	中文病名	繁体病名	英文病名	同义中文病名	同义英文病名	中医病名
Q82.8 –			Carvajal – Huerta 综合征		Carvajal – Huerta syndrome			
Q82.8 –			纳克索斯岛病		Naxos disease	扩张型心肌病伴羊毛状发及角化病	dilated cardiomyopathy with woolly hair and keratoderma	
Q82.8 –			播散性掌跖角化病伴角膜营养不良	播散性掌蹠角皮症伴角膜失養症	disseminated palmoplantar keratoderma with corneal dystrophy			厚皮疮
Q82.8 –			胼胝伴食管癌	胼胝伴食管癌	tylosis with oesophageal cancer			
Q82.8 –			线状及漩涡状痣样过度黑变病	線狀及漩渦狀痣樣過度黑色素沈著症	linear and whorled nevoid hypermelanosis			
Q82.8 –		Q82.844：	皮肤异色病伴色素失调症	多形皮膚萎縮併色素失禁症	poikiloderma with incontinentia pigmenti	德格斯 – 图雷恩综合征	Degos – Touraine syndrome	
Q82.8 –			肖夫 – 舒尔茨 – 帕索格综合征	Schöpf – Schulz – Passarge 氏徵候群	Schöpf – Schulz – Passarge syndrome	囊性睑伴掌跖角化 – 少牙及少毛	cystic cyelids with palmoplantar keratoderma, hypodontia and hypotrichosis	
Q82.8 –		Q82.832：	格赖特尔型外胚层发育不良	Greither 氏外胚層發育異常	Greither – type ectodermal dysplasia	进行性掌跖角皮症	progressive palmoplantar keratoderma	
Q82.8 –		Q82.836：	弥漫性表皮松解性掌跖角化病	瀰漫性表皮鬆解性掌蹠角皮症	diffuse epidermolytic palmoplantar keratoderma	沃内角化症	Vörner keratoderma	
				瀰漫性掌蹠角皮症	diffuse palmoplantar keratoderma	弥漫性掌跖角皮症	diffuse palmoplantar keratoderma	
				遺傳性掌蹠角化病	hereditary palmoplantar keratoderma	遗传性掌跖角化病	hereditary palmoplantar keratoderma	
Q82.8 –		Q82.836：	非表皮松解性弥漫性掌跖角化病		diffuse non – epidermolytic palmoplantar keratoderma; NEPPK			
				正過度角化掌蹠角皮症	orthohyperkeratotic palmoplantar keratoderma	掌跖胼胝症	palmoplantar tylosis	
				壽司托 – 溫納氏徵候群	Thost – Unna syndrome	寿斯特 – 乌纳综合征	Thost – Unna syndrome	
Q82.8 –		Q82.855：	红斑角化病	紅斑角皮症	erythrokeratoderma			
Q82.8 –		Q82.857：	灯芯绒样红斑角化病	帽章狀紅斑角皮症	erythrokeratoderma en cocardes			
Q82.8 –			局限性掌跖角化病	限界性掌蹠角皮症	circumscribed palmoplantar keratosis	局限性掌跖角化症	circumscribed palmoplantar keratosis	
Q82.8 –			布劳尔综合征	Brauer 氏徵候群	Brauer's syndromecongenital focal facial dermal dysplasia	颞颥萎缩斑颏条状凹陷综合征	forcepsmarks – unusual face	
				先天性顏面外胚層發育異常	congenital ectodermal dysplasia of the flace	先天性面部外胚层发育不良	congenital ectodermal dysplasia of face	
				家族性局部面部真皮層發育不全	congenital focal facial dermal dysplasia	产钳痕迹 – 异常面容	forceps marks – unusual face	

主码	附码	皮码	中文病名	繁体病名	英文病名	同义中文病名	同义英文病名	中医病名
Q82.8 -			玛格丽塔·伊斯兰德型外胚层发育不良	Margarita island 氏外胚層發育異常	ectodermal dysplasia, Margarita Island type			
Q82.801		Q82.810：	遗传性弹性假黄瘤	遺傳性彈力假黃瘤	hereditary pseudoxanthoma elasticum	格伦布拉德-斯坦德伯格综合征	Grönblad-Strandberg syndrome	
Q82.803			掌跖角化病	掌蹠角皮症	palmoplantar keratoderma	掌跖角皮症	palmoplantar keratoderma	厚皮疮
Q82.808		Q82.852：	先天性皮肤异色病	先天性多形皮膚萎縮症	congenital poikiloderma			
				Rothmund - Thomson 氏徵候群	Rothmund-Thomson syndrome	罗特蒙德-汤姆森综合征	Rothmund-Thomson syndrome	
				Bloch - Stanffen 氏徵候群	Bloch-Stanffen syndrome	布洛赫-斯坦芬综合征	Bloch-Stanffen syndrome	
				白内障-微血管擴張-色素沈著徵候群	cataract - telangiectasia - pigmentation syndrome	白内障-毛细血管扩张-色素沉着综合征	cataract - telangiectasia - pigmentation syndrome	
				外胚層徵候群	ectodermal syndrome	外胚层综合征	ectodermal syndrome	
				多形皮膚萎縮症-幼年白内障徵候群	poikiloderma-cataract juvenilis syndrome	皮肤异色病-幼年白内障综合征	poikiloderma-cataract juvenilis syndrome	
				Rothmund 氏徵候群	Rothmund's syndrome	罗斯蒙德综合征	Rothmund's syndrome	
				Thomson 氏徵候群	Thomson's syndrome	汤姆森综合征	Thomson's syndrome	
				先天性/基因性多形皮膚萎縮症	congenital/genetic poikiloderma	先天性/基因性皮肤异色病	congenital/genetic poikiloderma	
Q82.809			休里茨综合征	Huriez 氏徵候群	Huriez's syndrome	四肢硬化-萎缩及角化性皮病	sclero - atrophic and keratotic dermatosis of limbs	
				角皮病伴硬化萎縮	keratoderma scleroatrophy	角皮病伴硬化萎缩	keratoderma scleroatrophy	
				硬化性胼胝	sclerotylosis	硬化性胼胝	sclerotylosis	
Q82.8 -			慢性家族性良性天疱疮	慢性家族性良性天疱瘡	chronic familial benign pemphigus			
				Hailey-Hailey 氏病	Hailey-Hailey disease	黑利-黑利病	Hailey-Hailey disease	
				家族性良性天疱瘡	familial benign pemphigus	家族性良性天疱疮	familial benign pemphigus	
Q82.810			先天性角化不良症	先天性角化不良症	dyskeratosis congenita			
				柯利氏徵候群	Cole's syndrome	科尔综合征	Cole's syndrome	
				紀恩色爾-柯利-英格曼氏徵候群	Zinsser - Cole - Engman syndrome	津瑟-科尔-恩格曼综合征	Zinsser - Cole - Engman syndrome	
Q82.811			皮肤松垂症		cutis laxa			松皮
					cutis laxa, autosomal dominant	皮肤松垂症，常染色体显性	cutis laxa, autosomal dominant	
					cutis laxa, autosomal recessive	皮肤松垂症，常染色体隐性	cutis laxa, autosomal recessive	

主码	附码	皮码	中文病名	繁体病名	英文病名	同义中文病名	同义英文病名	中医病名
Q82.812			安多格斯综合征	Andogsky 氏徵候群	Andogsky's syndrome	皮肤源性白内障－素质性痒疹综合征	cataracta dermatogenes – prurigo diathesique	
				貝斯尼耶氏徵候群	Besnier's syndrome	白斯尼综合征	Besnier's syndrome	
Q82.813			新生儿型马方样皮肤松垂症	新生兒型馬方様皮膚鬆垂症	neonatal type cutis laxa marfanoid	新生兒型皮肤松垂症	Cutis laxa, neonatal	
Q82.8 –			外胚层发育不良伴白内障及听力缺陷	伴白内障及聽力缺陷外胚層發育異常	ectodermal dysplasia with cataracts and hearing defects	马歇尔综合征	Marshall's syndrome	
Q82.814			耳聋伴白癜风及肌肉萎缩	耳聾伴白斑及肌肉消瘦	deafness with vitiligo and muscle wasting			
Q82.815			先天性少汗症伴神经性迷路炎	伴神經性迷路炎先天性少汗	congenital hypohidrosis with neurolabyrinthitis			
				Helweg – Larsen – Ludwigsen 氏徵候群	Helweg – Larsen – Ludwigsen syndrome	赫尔维格－拉森－路德维格森综合征	Helweg – Larsen – Ludwigsen syndrome	
				Helweg – Larsen 氏徵候群	Helweg – Larsen syndrome	赫尔维格－拉森综合征	Helweg – Larsen syndrome	
Q82.816			胼胝－视神经萎缩综合征	胼胝－視神經萎縮徵候群	tylosis – optic atrophy syndrome			
Q82.817			鳞状毛囊角化病	鱗狀毛囊角化症	squamous follicular keratosis			鳞甲病
Q82.819			遗传性硬化性皮肤异色病	遺傳性硬化性多形皮膚萎縮症	hereditary sclerosing poikiloderma			
Q82.820			回状头皮	迴紋狀顱皮	cutis verticis gyrata	皱褶性厚皮病	pachydermie plicaturee	
Q82.822			家族性眶周过度色素沉着	家族性眶周色素過度沈著症	familial periorbital hyperpigmentation			
Q82.826			布卢姆综合征	Bloom 氏徵候群	Bloom's syndrome	布卢姆－马哈切克－托尔综合征	Bloom – Machacek – Torre syndrome	
				Bloom – Torre – Mackcek 氏徵候群	Bloom – Torre – Mackcek syndrome	布卢姆－托尔－马哈切克综合征	Bloom – Torre – Mackcek syndrome	
				侏儒先天性微血管擴張性紅斑	congenital telangiectatic erythema in dwarfs	侏儒先天性毛细血管扩张性红斑	congenital telangiectatic erythema in dwarfs	
				洛倫氏徵候群	Levi's syndrome	洛兰综合征	Levi's syndrome	
				面部微血管擴張侏儒	telangiectasis facial dwarfism	面部毛细血管扩张侏儒	telangiectasis facial dwarfism	
				先天性微血管擴張性紅斑－侏儒	congenital telangiectatic erythema, stunted growth			
Q82.828			掌跖角化病伴耳聋	伴耳聾掌蹠角皮病	keratoderma palmoplantar with deafness			
Q82.830			婴儿僵直皮肤综合征	嬰兒僵硬皮膚徵候群	infantile stiff skin syndrome	温切斯特综合征	Winchester's syndrome	

主码	附码	皮码	中文病名	繁体病名	英文病名	同义中文病名	同义英文病名	中医病名
Q82.830			柯里·琼斯综合征	Curry Jones 氏徵候群	Curry Jones syndrome	颅面畸形、不对称伴多指/趾皮肤和内脏异常发展	craniofacial malformations, asymmetric, with polysyndactyly and abnormal skin and gut development	
Q82.830			威利阿姆斯－伯里恩综合征		Williams – Beuren syndrome	心血管及颅面畸形	cardiovascular and craniofacial malformations	
Q82.831			皱皮综合征	皺紋皮膚徵候群	wrinkly skin syndrome	早老综合征	premature aging syndrome	
Q82.833			巴马特综合征	Bamatter 氏徵候群	Bamatter's syndrome	遗传性骨结构不良性老年状皮肤	gerodermia osteodysplastica hereditaria	
Q82.834			先天性皮肤念珠菌病	先天性皮膚念珠菌病	congenital cutaneous candidiasis			
Q82.835			博斯尼型掌跖角化病	Bothnia 氏掌蹠角反症	Bothnia type palmoplantar keratoderma			
Q82.836			杂色婴儿	雜色嬰兒	particolored infant	多种颜色变化综合征	harlequin colour change syndrome	
Q82.839		Q82.834:	迈尔德岛病	Meleda 島病	Mal de Meleda	逾越性掌跖角皮症	keratoderma palmoplantaris transgrediens	
				肢端紅色角皮症	acroerythrokeratoderma	肢端红斑角皮症	acroerythrokeratoderma	
				家族性掌蹠角化過度症	familial hyperkeratosis palmalis et plantaris	家族性掌跖角化过度症	familial hyperkeratosis palmalis et plantaris	
				Meleda 氏病	Meleda disease	梅勒达病	Meleda's disease	
				Mljet 氏徵候群	Mljet's syndrome	米杰特综合征	Mljet's syndrome	
Q82.840			克洛普弗综合征	Kloepfer 氏徵候群	Kloepfer's syndrome	幼年痴呆红皮病	juvenile dementia erythroderma	
Q82.841			先天性黑棘皮病	先天性棘皮症	congenital acanthosis	遗传性黑棘皮病	hereditary acanthosis nigricans	
Q82.842			遗传性良性上皮内角化不良病	遺傳性良性上皮內角化不良	hereditary benign intraepithelial dyskeratosis			
Q82.844			掌跖角化病伴食管癌	掌蹠角皮症伴食道癌	palmoplantar keratoderma with esophageal carcinoma	豪威尔－埃文斯综合征	Howel – Evans syndrome	
				Howel – Evans – Clark 氏徵候群	Howel – Evans – Clark syndrome	豪威尔－埃文斯－克拉克综合征	Howel – Evans – Clark syndrome	
				食管癌併角皮症	keratoderma associated with carcinoma of esophagus	食管癌伴角皮症	keratoderma associated with carcinoma of esophagus	
Q82.845			掌跖皱褶点状角化病	掌蹠皺褶點狀角皮症	keratoderma punctata of palmoplantar creases			
L85.106		Q82.858:	对称性进行性红斑角化病	對稱性漸進性紅斑角皮症	symmetrical progressive erythrokeratoderma			
Q82.846			范·登博希综合征	van den Bosch 氏徵候群	van den Bosch syndrome	掌跖肢端角化病	palmoplantar acrokeratosis	
Q82.847			点状掌跖角化病	點狀掌蹠角化症	punctate palmoplantar keratosis	遗传性点状角皮症	keratoderma hereditarium punctatum	

主码	附码	皮码	中文病名	繁体病名	英文病名	同义中文病名	同义英文病名	中医病名
				播散性角質瘤	keratoderma disseminata	播散性角质瘤	keratoderma disseminata	
				掌蹠播散性角皮症	keratoderma disseminated palmare et plantare	掌跖播散性角皮症	keratoderma disseminated palmare et plantare	
				丘疹性掌蹠角皮症	keratoderma papular palmoplantar	丘疹性掌跖角皮症	keratoderma papular palmoplantar	
				布希可－費希尔病	Buschke－Fischer disease	布施克－费希尔氏病	Buschke－Fischer disease	
				Buschke － Fischer － Bauer 病	Buschke － Fischer － Bauer disease	布施克－费希尔－巴乌病	Buschke － Fischer － Bauer disease	
Q82.848			常染色体显性转移性角化病	常染色體顯性轉移性角皮症	autosomal dominant transgredient keratoderma	克赖泰综合征	Creither's syndrome	
Q82.849			斯帕拉格－塔佩纳综合征	Spanlang － Tappeiner 氏徵候群	Spanlang－Tappeiner syndrome	秃发－多汗－舌状角膜浑浊综合征	alopecia － hyperhidrosis － tongueshaped corneal opacity syndrome	
				掌蹠角化病－角膜營養不良	keratosis palmoplantaris－corneal dystrophy	掌跖角化病－角膜营养不良	keratosis palmoplantaris－corneal dystrophy	
Q82.850			遗传性半透明丘疹性肢端角化病	遺傳性透明狀丘疹性肢端角皮症	hereditary papular translucent acrokeratoderma			
Q82.851			皮肤红斑角化病伴共济失调	併運動失調紅斑角皮症	erythrokeratodermia with ataxia	吉鲁－巴博综合征	Giroux－Barbeau syndrome	
Q82.852			先天性角化不良白内障综合征	先天性角化不良白內障徵候群	congenital dyskeratosis － cataract syndrome	舍费尔综合征	Schöfer's syndrome	
Q82.854			遗传性黏膜上皮发育不良	遺傳性黏膜上皮發育不良	hereditary mucoepithelial dysplasia			
Q82.855			坎图综合征	Cantu 氏徵候群	Cantu's syndrome	常染色体显性遗传性黑素增生与掌跖角化病	autosomal dominant hereditary melanocytosis and palmoplantar keratosis	
Q82.857			费希尔－沃拉夫塞克综合征	Fisher － Volavsek 氏徵候群	Fisher－Volavsek syndrome	掌跖角化瘤脊髓空洞征	palmoplantaris keratoma syringomyelia	
				鉤甲脊髓空洞徵候群	onychogryphosis － syringomyelia syndrome	钩甲脊髓空洞综合征	onychogryphosis － syringomyelia syndrome	
Q82.859		Q82.859:	变异性红斑角化病	變異性紅斑角皮症	variable erythrokeratoderma	可变性图形红斑角皮症	erythrokeratoderma figurata variabilis	
				伴匐行性迴紋狀紅斑變異性紅斑角皮症	erythrokeratoderma variabilis with erythema gyratum repens	变异性红斑角化病伴匐行性环形红斑	erythrokeratoderma variabilis with erythema gyratum repens	
				孟德斯達科斯塔氏型紅斑角皮症	erythrokeratodermia, Mendes da Costa type			
				進行性紅斑角皮症	erythrokeratoderma progrssive	进行性红斑角皮症	erythrokeratoderma progrssive	
				Mendes da Costa 氏徵候群	Mendes da Costa syndrome	门德斯·达科斯塔综合征	Mendes da Costa syndrome	

主码	附码	皮码	中文病名	繁体病名	英文病名	同义中文病名	同义英文病名	中医病名
Q82.860			帕皮永－勒菲弗综合征	Papollin － Lèfèvre 氏徵候群	Papollin－Lèfèvre syndrome	掌跖角化牙周病综合征	hyperkeratosis palmoplantar and periodontosis syndrome	
						海默－芒克综合征	Haim－Munk syndrome	
Q82.861			钱币状掌跖角化病	錢幣狀掌蹠角化症	nummular palmoplantar keratosis	遗传性疼痛性胼胝	hereditary painful callosities	
Q82.862			条纹状掌跖角化病	條形掌蹠角化症	keratosis palmoplantaris striata	布伦纳诺－富斯－西门子角皮症	Brunauer－Fuhs－Siemens keratoderma	
Q82.863			图赖纳多发角化病	Touraine 氏多發性角化症	Touraine's polykeratosis	图赖纳多发角化症	Touraine's polykeratosis	
Q82.864			变异性掌跖角化病	變異性掌蹠角皮症	variable palmoplantar keratoderma			
Q82.865			表皮松解性角化过度病	表皮鬆解性過度角化症	epidermolytic hyperkeratosis	弗纳综合征	Vrner syndrome	
Q82.866			奥姆斯特德综合征	Olmsted 氏徵候群	Olmsted's syndrome	先天性掌跖及腔口周围角皮症	congential palmoplantar and periorificial keratoderma	
				掌蹠及孔周角皮症伴角膜上皮發育不良	palmoplantar and perioroficial keratoderma with corneal epithelial dysplasia	掌跖角皮症伴角膜营养不良	palmoplantar keratoderma with corneal dystrophy	
Q82.867			持久性豆状角化过度病	持久性豆狀角化過度症	hyperkeratosis lenticularis persistens			
				Flegel 氏病	Flegel's disease	费莱格尔病	Flegel's disease	
Q82.868			掌缘角化病	掌缘角皮症	marginal keratoderma of palms	掌缘角皮症	marginal keratoderma of palms	
Q82.869		Q82.872：	疣状肢端角化病	疣樣肢端角化症	acrokeratosis verruciformis	疣状肢端角化病（赫皮夫）	acrokeratosis verruciformis（Hopf）	
Q82.870			偏瘫－智能缺陷综合征	偏癱－智能缺陷徵候群	hemiplegic － hypophrenia syndrome	布鲁斯菲尔德－瓦亚特综合征	Brushfield－Wyatt syndrome	
Q82.407		Q82.878：	先天性外胚层发育不良	先天性外胚層發育異常	congenital ectodermal dysplasia	西门子综合征	Siemens syndrome	
				先天性外胚層缺損	congenital ectodermal defect	先天性外胚层缺损	congenital ectodermal defect	
Q82.871		Q82.802：	痣样基底细胞癌综合征	痣樣基底細胞癌徵候群	nevoid basal cell carcinoma syndrome			
				基底細胞痣徵候群	basal cell nevus syndrome	基底细胞痣综合征	basal cell nevus syndrome	
				Gorlin － Golt 氏徵候群	Gorlin－Goltz syndrome	戈林－戈尔茨综合征	Gorlin－Goltz syndrome	
				Gorlin 氏徵候群	Gorlin's syndrome	戈林综合征	Gorlin's syndrome	
Q82.871		Q82.868：	毛囊角化病	毛囊角化症	keratosis follicularis	达里埃病	Darier's disease	漏斗毛
Q82.872			大疱性毛囊角化病	水疱性毛囊病	bullous follicular disease	大疱性达里埃角化症	bullous Darier's disease	
				達理埃懷特氏病	Darier White disease	达里埃－惠特病	Darier－White disease	
Q82.874			祖尼科－凯综合征	Zunich－Kaye 氏徵候群	Zunich－Kaye syndrome			

主码	附码	皮码	中文病名	繁体病名	英文病名	同义中文病名	同义英文病名	中医病名
Q82.875			遗传性肢端角化性皮肤异色病	遺傳性肢端角化多形皮膚萎縮症	hereditary acrokeratotic poikiloderma			
				Weary – Kindler 氏徵候群	Weary – Kindler syndrome	威尔 – 金德勒综合征	Weary – Kindler syndrome	
				Kindler 氏病	Kindler's syndrome	金德勒综合征	Kindler's syndrome	
				Weary 氏遺傳硬化型多形皮膚萎縮症	poikiloderma hereditary sclerosing of Weary	金德勒遗传硬化型皮肤异色症	poikiloderma hereditary sclerosing of Weary	
				遺傳性肢端角化 – 多形皮膚萎縮症	variant of hereditary acrokeratotic poikiloderma	遗传性肢端角化 – 多形皮肤异色症	variant of hereditary acrokeratotic poikiloderma	
Q82.876			桑德曼 – 安德拉综合征	商得門 – 安得拉氏徵候群	Sandmann – Andra syndrome	少汗症 – 牙齿缺损症	hypohidrosis – tooth defects	
Q82.878			巴森综合征	巴森氏徵候群	Basan's syndrome	巴森型外胚层发育不良	Basan – type ectodermal dysplasia	
Q82.881			局灶性面部皮肤发育不良	局部顏面真皮發育不良	focal facial dermal dysplasia			
Q82.882			汗孔角化病	汗孔角化症	porokeratosis	汗孔角化症	porokeratosis	鸟啄疮
Q82.883			播散性汗孔角化病	播散性汗孔角化症	disseminated porokeratosis	播散性汗孔角化症	disseminated porokeratosis	
Q82.884			条纹状汗孔角化病	條紋狀汗孔角化症	striate porokeratosis	线状汗孔角皮症	linear porokeratosis	
Q82.885			播散性浅表性光化性汗孔角化病	散播性表淺性日光性汗孔角化症	disseminated superficial actinic porokeratosis	播散性浅表性光化性汗孔角化症	disseminated superficial actinic porokeratosis	
Q82.886			点状汗孔角化病	點狀汗孔角化症	punctate porokeratosis	布劳尔 – 布施克 – 费希尔角皮症	Brauer – Buschke – Fischer keratoderma	
Q82.887			曼托克斯汗孔角化病	Mantoux 氏汗孔角化症	porokeratosis of Mantoux			
Q82.888			米贝利汗孔角化病	Mibelli 氏汗孔角化症	porokeratosis of Mibelli	斑块型汗孔角化症	plaque – type porokeratosis	
Q82.889			散发性跖汗孔角化病	散發性蹠汗孔角化症	porokeratosis plantaris discreta	散发性跖汗孔角化症	porokeratosis plantaris discreta	
Q82.891			科斯特洛综合征	Costello 氏徵候群	Costello's syndrome			
Q82.896			布利格韦德 – 哈克斯托森综合征	Blegvad – Haxthausen 氏徵候群	Blegvad – Haxthausen syndrome	皮肤松垂成骨不全综合征	cutis laxa and osteogenesis imperfecta syndrome	
Q83.103			副乳房	副乳	accessory breast	额外乳房	supernumerary breasts	
Q83.201			无乳头	無乳頭	absent nipple			
				先天性乳頭缺乏	congenital absence of nipples	先天性乳头缺乏	congenital absence of nipples	
Q83.301		Q83.300：	副乳头	副乳頭	accessory nipple	额外乳头	supernumerary nipple	
Q83.302			乳头乳晕角化过度病	乳頭乳暈過度角化	hyperkeratosis of nipple and areola			
Q83.801		Q83.900：	乳房发育缺陷	乳房發育缺陷	developmental defects of breast			
Q84.001		Q84.010：	先天性秃发	先天性禿髮	congenital alopecia			
				先天性無毛症	atrichia congenital	先天性无毛症	atrichia congenital	
Q84.101		Q84.140：	念珠状发	念珠形毛髮	monilethrix	结节形毛发	nodose hair	

主码	附码	皮码	中文病名	繁体病名	英文病名	同义中文病名	同义英文病名	中医病名
				梭形毛髮	spindle hair	梭形毛发	spindlehaare	
Q84.610		Q84.110:	环形发	環毛	pili annulati	螺旋状发	spiral hair	
				環紋髮	ringed hair	环纹发	ringed hair	
				卷髮	rolled hair	卷发	rolled hair	
Q84.103			假念珠状发	假念珠形毛髮	pseudomonilethrix			
Q84.104		Q84.120:	扭转发	扭曲毛	pili torti	扭曲毛	pili torti	
Q84.106			羊毛状发	羊毛狀髮	woolly hair			
Q84.107			遗传性羊毛状发	遺傳性羊毛狀髮	hereditary woolly hair			
Q84.108			家族性羊毛状发	家族性羊毛狀髮	familial woolly hair			
Q84.110			皮肤脆弱－羊毛状发综合征	皮膚脆弱－羊毛狀髮徵候群	skin fragility – woolly hair syndrome			
Q84.111			外胚层发育不良伴扭发及并指	外胚層發育不良伴扭曲毛及併指	ectodermal dysplasia with pili torti and syndactyly			
				外胚層發育不良伴開塞鑽形髮	ectodermal dysplasia with cork-screw hairs	外胚层发育不良伴螺旋钻形发	ectodermal dysplasia with cork-screw hairs	
Q84.113			头皮涡纹	頭皮螺旋	scalp whorls			
Q84.114			先天性三角形秃发	先天性三角形禿髮	congenital triangular alogecia	雅克特综合征	Jacquet's syndrome	
				顳部三角形禿髮	temporal triangular alogecia	颞部三角形秃发	temporal triangular alogecia	
Q84.115			遗传性全身秃伴白内障综合征	遺傳性全身禿併白內障徵候群	hereditary general alopecia with cataract syndrome			
Q84.116			CHAND 综合征	CHAND 徵候群	CHAND syndrome	卷发－睑缘粘连－甲发育不良综合征	curly hair – ankyloblepharon – nail dysplasia syndrome	
Q84.117			肿块状头皮综合征	塊狀頭皮徵候群	lumpy scalp syndrome			
Q84.118			克兰德尔综合征	克蘭多氏徵候群	Crandall's syndrome	扭发综合征	pili torti syndrome	
Q84.119		Q84.130:	蓬发综合征	亂髮徵候群	uncombable hair syndrome	三角形小管扭曲发	pili hair trianguli et canaliculi	
Q84.120			秃发－甲发育不全－少汗－耳聋	禿髮－甲發育不全－少汗－耳聾	alopecia – onychodysplasia – hypohidrosis – deafness			
Q84.121			先天性小棘状毛壅症	先天性小棘狀毛壅症	congenital trichostasis spinulosa	先天性毛囊多毳角栓病	congenital trichostasis spinulosa	
Q84.122			比约斯泰德综合征	Björnstad 氏徵候群	Björnstad's syndrome	卷发伴神经感觉性耳聋	twisted hair with sensorineural deafness	
Q84.123		Q84.160:	毛发低硫营养不良	毛髮低硫失養症	trichothiodystrophy	IBIDS 综合征	IBIDS syndrome	
				泰氏徵候群	Tay's syndrome	塔氏综合征	Tay's syndrome	
		Q84.169:		發幹失養	trichothiodystrophy	毛干营养不良	trichothiodystrophy	
Q84.124			戈梅兹－洛佩兹－赫南德兹综合征	Gomez – Lopez – Hernańdez 氏徵候群	Gomez – Lopez – Hernańdez syndrome	项部脱发	hair loss of scalp	
Q84.125			秃发伴丘疹性损害	伴丘疹之無毛症	atrichia with papular lesions	秃发伴角质囊肿	atrichia with keration cysts	

主码	附码	皮码	中文病名	繁体病名	英文病名	同义中文病名	同义英文病名	中医病名
Q84.201		Q84.210:	先天性毳毛性多毛症	先天性胎毛性多毛症	congenital hypertrichosis lanuginosa	泛发性先天性多毛症	generalized congenital hypertrichosis	
		Q84.220:		先天性多毛症	congenital hypertrichosis	先天性多毛症	congenital hypertrichosis	
				先天性毳毛錯構瘤	congenital vellus hamartoma	先天性毳毛错构瘤	congenital vellus hamartoma	
				先天胎毛性多毛症	congenital hypertrichosis lanuginosa	先天性胎毛增多症	congenital hypertrichosis lanuginosa	
Q84.202			先天性脆发症	先天性脆髮症	trichorrhexis congenita			
Q84.204			多毛阴茎	多毛陰莖	hairy penis			
Q84.205			耳廓多毛症	耳部多毛症	hypertrichosis of pinna auris			
Q84.206			痣样多毛症	痣樣多毛症	nevoid hypertrichosis			
Q84.207			中节指骨多毛症	中節指多毛症	midphalangeal hypertrichosis			
Q84.208			先天性少毛症	先天性稀毛症	congenital hypotrichosis	头皮单纯性稀毛症	hypotrichosis simplex of scalp	
Q84.209			肘部多毛症	肘部多毛症	hypertrichosis cubiti			
				多毛之手肘	hairy elbows	多毛肘	hairy elbows	
Q84.210			胎毛存留	胎毛存留	persistent lanugo	假多毛症	pseudohypertrichosis	
Q84.212			米舍尔综合征	Miescher 氏徵候群	Miescher's syndrome	先天性多毛症	congenital hypertrichosis	
Q84.213			先天性灰发	先天性灰髮	congenital canities			
Q84.214			局限性先天性多毛症	先天性限界性多毛症	localized congenital hypertrichosis			
Q84.217		L66.410:	先天性眉部瘢痕性红斑	先天性眉部瘢痕性紅斑	congenital ophryogenesul erythema			
Q84.218			布克综合征	Böök 氏徵候群	Böök's syndrome	遗传性早年白发	premature hereditary canities	
				遺傳性早年灰白髮	hereditary premature graying hair	遗传性早年灰白发	hereditary premature graying hair	
				PHC 徵候群	PHC syndrome	PHC 综合征	PHC syndrome	
				多汗、少年白髮、前白齒发育不全	hyperhidrosis, premature canities, premolar aplasia	多汗－少年白发－前白齿发育不全	hyperhidrosis, premature canities, premolar aplasia	
Q84.219		Q84.230:	玛丽－乌纳型少毛症	Marie Unna 氏稀毛症	Marie－Unna type hypotrichosis	遗传性毛发发育不良	hereditary trichodysplasia	
Q84.220		Q84.256:	毛囊痣	毛囊母斑	hair follicle nevus	先天性毛囊错构瘤	congenital follicular hamartoma	
Q84.221			遗传性眉毛变异	遺傳性眉毛變異	hereditary variations of eyebrows			
Q84.222			先天性少毛症伴青少年斑状营养不良	先天性少毛症伴青少年斑狀營養不良	congential hypotrichosis with juvenile macular dystrophy			
Q84.301			先天性无甲	先天性無甲	congenital anonychia			
Q84.301		Q84.300:		無甲	anonychia	甲缺如	anonychia	
Q84.401			指节垫－白甲及耳聋	指節墊,白甲及耳聾	knuckle pads, leukonychia and deafness			
				Bart－Pumphrey 氏徵候群	Bart－Pumphrey syndrome	巴特－庞弗里综合征	Bart－Pumphrey syndrome	

主码	附码	皮码	中文病名	繁体病名	英文病名	同义中文病名	同义英文病名	中医病名
Q84.402			先天性白甲	先天性白甲	congenital leukonychia			
Q84.501			巨甲	巨甲	megalonychia			巨甲
Q84.502		Q84.510:	先天性厚甲	先天性厚甲症	pachyonychia congenita; congenital pachyonychia			
Q84.503		Q84.520:	先天性厚甲Ⅰ型	先天性厚甲症Ⅰ型	pachyonychia congenita type Ⅰ			
				Jadasssohn – Lewandowsky 氏徵候群	Jadasssohn – Lewandowsky syndrome	杰达斯索恩－列文道斯基综合征	Jadasssohn – Lewandowsky syndrome	
Q84.504		Q84.530:	先天性厚甲Ⅱ型	先天性厚甲症Ⅱ型	pachyonychia congenita type Ⅱ	杰克逊－劳勒综合征	Jackson – Lawler syndrome	
				Jackson – Sertoli 氏徵候群	Jackson – Sertoli syndrome	杰克逊－塞脱利综合征	Jackson – Sertoli syndrome	
Q84.505		Q84.540:	先天性厚甲Ⅲ型	先天性厚甲症Ⅲ型	pachyonychia congenita type Ⅲ			
				Schäfer – Brünauer 氏徵候群	Schäfer – Brünauer syndrome	舍费尔－布伦纳综合征	Schäfer – Brünauer syndrome	
Q84.506			先天性厚甲Ⅳ型	先天性厚甲症Ⅳ型	pachyonychia congenita type Ⅳ			
				遲發性先天性厚甲症	pachyonychia congenita tarda	迟发性先天性厚甲症	pachyonychia congenita tarda	
Q84.602			先天性反甲	先天性凹甲	congenital koilonychia			
Q84.603			多甲	多指/趾甲	polyunguia			
Q84.604			鲁滨逊外胚层发育不良	Robinson 氏外胚層發育異常	Robinson's ectodermal dysplasia			
				Robinson 氏徵候群	Robinson's syndrome	鲁滨逊综合征	Robinson's syndrome	
				指甲失養併耳聾	nail dystrophy – deafness	指甲营养不良并耳聋	nail dystrophy – deafness	
Q84.605			先天性杵状甲	先天性杵狀甲	congenital clubnail			
Q84.607			贝壳甲综合征	殼狀甲徵候群	shell nail syndrome	先天性蛋壳状甲	congenital egg shell mails	
Q84.608			先天性脆甲	先天性脆甲	congenital fragilitas unguium			爪甲枯脆;爪枯
Q84.609		Q84.610:	遗传性甲畸形	遺傳性甲畸形	inherited nail ceformity	先天性甲畸形	congenital malformation of nail	
Q84.610			毛发－甲－牙发育不全	毛髮－甲－牙齒發育不全	trich – onychodental dysplasia			
				毛－牙－甲發育不全	tricho – odonto – onychial dysplasia	毛－牙－甲发育不全	tricho – odonto – onychial dysplasia	
Q84.611			先天性示指甲发育不良	先天性食指甲發育不良	congenital onychodysplasia of index fingers			
Q84.612			巴斯综合征	Bass 氏徵候群	Bass's syndrome	甲发育不全	nail dysplasia	
Q84.613			牙－甲－皮肤发育不良	牙－甲－皮發育不良	odonto – onycho – dermal dysplasia			
Q84.614			牙微甲外胚层发育不良	牙微甲外胚層發育不良	odontomicronychial ectodermal dysplasia			
Q84.615			牙－毛－甲－指－掌综合征	牙－毛－甲－指－掌徵候群	odonto – tricho – ungual – digital – palmar syndrome			

主码	附码	皮码	中文病名	繁体病名	英文病名	同义中文病名	同义英文病名	中医病名
Q84.616			喉-甲-皮肤综合征	喉-甲-皮膚徵候群	laryngo - onycho - cutaneous syndrome	沙贝尔综合征	Shabbir's syndrome	
Q84.618			牙-甲发育不全伴秃发	齒甲發育不良併禿髮	odonto - onychodysplasia with alopecia			
Q84.619			牙釉发育不全-甲剥离-少汗	牙釉發育低下-甲剝離-少汗	hypolastic enamel - onycholysis - hypohidrosis			
				Witkop - Brearley - Gentry 氏徵候群	Witkop - Brearley - Gentry syndrome	威科普-布里尔利-金特雷综合征	Witkop - Brearley - Gentry syndrome	
				Witkop 氏徵候群	Witkop syndrome	威特普综合征	Witkop syndrome	
Q84.620			少牙及甲发育不全	部分無牙畸形及甲發育不良	hypodontia and nail dysgenesis			
Q84.621			弗里德牙及甲综合征	Fried 氏牙及甲徵候群	Fried's tooth and nail syndrome			
Q84.622			耳-甲-腓骨综合征	耳-甲-腓骨徵候群	oto - onycho - peroneal syndrome			
Q84.801			非综合征性先天性头皮发育不全	非徵候群性先天性頭皮發育不良	non - syndromic aplasia cutis congenita of scalp			
Q84.805			先天性皮肤缺乏伴纸状胎儿	先天性皮膚缺乏併紙狀胎兒	congenital absence of skin associated with fetus papyraceus			
Q84.808			子宫内感染并发先天性皮肤缺乏	子宮內感染關聯之先天性皮膚缺乏	congenital absence of skin as a feature of intrauterine infections			
Q84.809			畸形综合征群并发先天性皮肤缺乏	畸形徵候群關聯之先天性皮膚缺乏	congenital absence of skin as a feature malformation syndromes			
Q84.811			灶性皮肤发育不全	局部真皮發育不良	local dermal hypoplasia			
				局部顏面真皮發育不良	local facial dermal hypoplasia	灶性面部真皮发育不全	local facial dermal hypoplasia	
Q84.812			先天性头皮缺乏伴远端肢体异常	伴遠端肢體異常先天性頭皮缺陷	congenital scalp defects with distal limb anomalies			
				先天性頭皮缺乏伴四肢復位異常	congenital absence of skin on scalp with limb - reduction abnormalities	先天性头皮缺乏伴四肢复位异常	congenital absence of skin on scalp with limb - reduction abnormalities	
				Adams - Oliver 氏徵候群	Adams - Oliver syndrome	亚当斯-奥利弗综合征	Adams - Oliver syndrome	
Q84.813			先天性头皮缺乏伴表皮痣	併表皮母斑先天性頭皮缺乏	congenital absence of skin on the scalp with epidermal nevi			
Q84.814		Q84.810:	先天性皮肤缺乏	先天性皮肤缺乏	congenital skin defect	先天性皮肤发育不全	aplasia cutis congenita	
Q84.815			发育畸形伴先天性皮肤缺乏	發育畸形併先天性皮膚缺乏	congenital absence of skin overlying developmental malformations			

主码	附码	皮码	中文病名	繁体病名	英文病名	同义中文病名	同义英文病名	中医病名
Q84.816			先天性皮肤缺乏伴大疱性表皮松解症	水疱性表皮松解症伴先天性皮肤缺乏	congenital absence of skin as a feature of epidermolysis bullosa	巴特型营养不良性大疱表皮松解症	Bart type epidermolysis bullosa dystrophica	
				Bart 氏徵候群	Bart's syndrome	巴特综合征	Bart's syndrome	
Q84.817			MIDAS 综合征	MIDAS 徵候群	MIDAS syndrome	小眼－巩角膜伴皮肤发育不全	microphthalmia, dermal aplasia sclerocornea	
Q84.821			灶性真皮发育不全	灶性真皮發育不全	local dermal hypoplasia			
				Golt 氏徵候群	Goltz's syndrome	戈尔茨综合征	Goltz's syndrome	
				局部顏面真皮發育不良	local facial dermal hypoplasia	灶性面部真皮发育不全	local facial dermal hypoplasia	
				Goltz – Gorlin 氏徵候群	Goltz – Gorlin syndrome	Goltz – Gorlin 综合征	Goltz – Gorlin syndrome	
				局部真皮發育不良	local dermal hypoplasia	灶性皮肤发育不全	local dermal hypoplasia	
Q84.822			约翰森－布利扎德综合征	Johanson – Blizzard 氏徵候群	Johanson – Blizzard syndrome			
Q84.901			皮肤先天性畸形	體被先天性畸形	congenital malformation of integument			
Q85.001	M95400/1	Q85.000:	神经纤维瘤病	神經纖維瘤病	neurofibromatosis	多发性神经纤维瘤	multiple neurofibromas	
				神經瘤性象皮病	elephantiasis neuromatosa	象皮病样神经瘤	elephantiasis neuromata	
				纖維化軟疣	molluseum fibrosum	纤维化软疣	molluseum fibrosum	
				神经瘤性象皮病	neuromatous elephantiasis	神经瘤性象皮病	neuromatous elephantiasis	
Q85.001	M95400/1	Q85.010:	神经纤维瘤病Ⅰ	神經纖維瘤病Ⅰ	neurofibromatosis Ⅰ			
				von Recklinghausen 氏病	von Recklinghausen disease	冯·雷克林豪森病	von Recklinghausen disease	
Q85.001	M95400/1	Q85.020:	神经纤维瘤病Ⅱ	神經纖維瘤病Ⅱ	neurofibromatosis Ⅱ	双侧听神经纤维瘤病	bilateral acoustic neurofibromatosis	
				散发性神经鞘瘤	sporadic schwannoma	散发性神经鞘瘤	sporadic schwannoma	
Q85.006			多发性黏膜神经瘤综合征	多發性黏膜神經瘤徵候群	multiple mucosal neuromata syndrome			
Q85.007			瓦特森综合征	沃森氏徵候群	Watson's syndrome			
Q85.009	M95400/1	Q85.030:	节段性神经纤维瘤病	分節性神經纖維瘤病	segmental neurofibromatosis			
Q85.010			先天性神经瘤厚皮膨出	先天性神經瘤厚皮膨出	congenital neuroma pachydermatocele			
Q85.011			神经纤维瘤病－努南综合征	neurofibromatosis – Noonan 氏徵候群	neurofibromatosis – Noonan syndrome			
Q85.101	M95400/1		结节性硬化症	結節性硬化症	tuberous sclerosis	布尔内维尔病	Bourneville's disease	
				Epiloia 氏病	Epiloia disease	埃皮洛病	Epiloia disease	
				Pringle – Bourneville 氏病	Pringle – Bourneville's disease	普林格尔－伯恩维莱病	Pringle – Bourneville's disease	
				普林格爾氏病	Pringle's disease	普林格尔病	Pringle's disease	

主码	附码	皮码	中文病名	繁体病名	英文病名	同义中文病名	同义英文病名	中医病名
				布納維爾－普林格氏病	Bourneville－Pringle's disease	布尔内维尔－普林格病	Bourneville－Pringle disease	
Q85.102			婴儿严重多囊肾病伴结节性硬化症	嬰兒嚴重多囊腎病伴結節性硬化症	infantile severe polycystic kidney disease with tuberous sclerosis			
Q85.801			波伊茨－耶格综合征	Peutz－Jeghers 氏徵候群	Peutz－Jeghers syndrome			
				色素沉著息肉徵候群	pigmentation polyposis syndrome	色素沉着息肉综合征	pigmentation polyposis syndrome	
				家族性結腸息肉病	familial polyposis coli	家族性结肠息肉病	familial polyposis coli	
				遺傳性色素沈著消化道息肉病	hereditary pigmentation polyposis disease	遗传性色素沉着消化道息肉病	hereditary pigmentation polyposis disease	
				結腸黑色素沈著	melanosis coli	结肠黑素沉着	melanosis coli	
				口圍色素沈著腸道息肉徵候群	periorificia pigmentation polyposis coli syndrome	口周色素沉着肠道息肉综合征	periorificia pigmentation polyposis coli syndrome	
				口圍小痣症；口圍雀斑病	periorificial lentiginosis	口周黑子病	periorificial lentiginosis	
				色素沈著息肉病	pigmentation polyposis disease	色素沉着息肉病	pigmentation polyposis disease	
Q85.803			斯特奇－韦伯综合征	Sturge－Weber 氏徵候群	Sturge－Weber syndrome			
				腦面血管瘤病	encephalofacial angiomatosis	脑面血管瘤病	encephalofacial angiomatosis	
				皮膚軟腦膜血管瘤病	cutaneous leptomeningeal angiomatosis	皮肤软脑膜血管瘤病	cutaneous leptomeningeal angiomatosis	
				腦三叉神經血管瘤	encephalotrigeminal angiomatosis	脑三叉神经血管瘤病	encephalotrigeminal angiomatosis	
				神经－眼－血管瘤病	neuro－oculo－angiomatosis	神经－眼－血管瘤病	neuro－oculo－angiomatosis	
				Parkes－Weber 氏徵候群	Parkes－Weber syndrome	帕克斯－韦伯综合征	Parkes－Weber syndrome	
				Sturge－Weber－Dimitri－Kalischer 氏徵候群	Sturge－Weber－Dimitri－Kalischer syndrome	斯特季－韦伯－德米特里－卡利斯克综合征	Sturge－Weber－Dimitri－Kalischer syndrome	
Q85.806			色素血管性斑痣性错构瘤病	色素血管性母斑症	phakomatosis pigmentovascularis			
Q85.810			罗伯茨综合征	Roberts 氏徵候群	Roberts's syndrome	血管瘤综合征	hemangioma syndrome	
				假沙立竇邁徵候群	pseudothalidomide syndrome	假反应停综合征	Roberts's pseudothalidomide syndrome	
Q85.811			巨血管瘤血小板减少综合征	巨血管瘤血小板減少徵候群	giant hemangioma thrombocytopenia syndrome			
Q85.813			莫伊纳汉综合征	Moynahan 氏徵候群（乾皮－畸足－琺瑯質缺損）	Moynahan's syndrome			

主码	附码	皮码	中文病名	繁体病名	英文病名	同义中文病名	同义英文病名	中医病名
				進行性心肌病性黑子病	progressive cardiomyopathic lentiginosis	进行性心肌病性黑子病	progressive cardiomyopathic lentiginosis	
				乾皮－畸足－琺瑯質缺損	xeroderma－talipes－enamel defect	干皮－畸足－釉质缺损	xeroderma－talipes－enamel defect	
Q85.814			小脑视网膜血管瘤病综合征	血管瘤視網膜小腦徵候群	angiomatosis retinae et cerebelli syndrome			
				von Hippel－Lindau 氏徵候群	von Hippel－Lindau syndrome	冯·希佩尔－林道综合征	von Hippel－Lindau syndrome	
				小腦－網膜血管母細胞瘤	hemangioblastoma of cerebella and retina	小脑－网膜血管母细胞瘤	hemangioblastoma of cerebella and retina	
Q85.815			尼格利综合征	Naegeli 氏徵候群	Naegeli's syndrome			
				Franceschetti－Jadassohn 氏徵候群	Franceschetti－Jadassohn syndrome	弗朗西斯凯蒂－杰达索恩综合征	Franceschetti－Jodassohn syndrome	
				多汗－皮膚色素沈著－毛囊角化症－牙釉質發育異常	hyperhidrosis－skin pigmentation－keratosis pilaris－enamal dysplasia	多汗－皮肤色素沉着－毛囊角化症－牙釉质发育异常	hyperhidrosis－skin pigmentation－keratosis pilaris－enamal dysplasia	
				Naegeli－Franceschetti－Jadassohn 氏徵候群	Naegeli－Franceschetti－Jadassohn syndrome	尼格利－弗朗西斯切蒂－杰达索恩综合征	Naegeli－Franceschetti－Jadassohn syndrome	
				口圍色素沈著腸道息肉徵候群	pigmentation reticularis syndrome	网状色素沉着综合征	pigmentation reticularis syndrome	
				網狀色素沈著－稀發－蹠掌角化徵候群	reticular pigmentation, hypotrichosis, palmoplantar keratoderma)	网状色沉着－稀发－跖掌角化综合征	reticular pigmentation, hypotrichosis, palmoplantar keratoderma)	
Q85.816			先天性多发性血管瘤病	先天性多發性血管瘤病	congenital multiple hemangiomatosis			
Q85.817			先天性粟粒状血管瘤综合征	先天性粟粒狀血管瘤徵候群	congential miliary hemangioma syndrome			
Q85.815			念珠状错构瘤	念珠樣錯構瘤	hamartoma moniliformis; moniliform hamartoma	黑素细胞痣综合征	melanophoric nevus syndrome	
Q85.820			曲侧网状色素异常	曲側部位網狀色素異常	reticular pigmented anomaly of flexures	皱褶部网状色素异常	reticulate pigmented anomaly of flexures	
				道林－德格斯氏病	Dowling－Degos disease	道林－德格斯病	Dowling－Degos disease	
Q85.821			克朗克海特－卡纳达综合征	Cronkhite－Canada 氏徵候群	Cronkhite－Canadn syndrome			
				息肉－色素沉著－脫髮－甲肥大徵候群	polyposis－pigmentation－alopecia－onychotrophia syndrome	息肉－色素沉着－脱发－甲肥大综合征	polyposis－pigmentation－alopecia－onychotrophia syndrome	
				胃腸道息肉、色素過度沈著、甲失養、廣泛性禿髮	gastrointestinal polyposis, hyperpigmentation, nail dystrophy, generalized alopecia	胃肠道息肉、色素过度沉着、甲营养不良、广泛性秃发	gastrointestinal polyposis, hyperpigmentation, nail dystrophy, generalized alopecia	

主码	附码	皮码	中文病名	繁体病名	英文病名	同义中文病名	同义英文病名	中医病名
				廣泛性胃腸息肉	generalized gastrointestinal polyposis	泛发性胃肠息肉	generalized gastrointestinal polyposis	
Q85.822	Q85.822		布朗－法尔科－马杰斯库综合征	Braun－Falco－Margescu 氏徵候群	Braun－Falco－Margescu syndrome	先天性皮肤异色病伴大疱形成综合征	congenital poikiloderma with bullate facial syndrome	
Q85.823			网状色素性皮病	網狀色素性皮膚病變	dermatopathia pigmented reticularis			
Q85.826			卡尼综合征	Carney 氏徵候群	Carney's syndrome			
				NAME 徵候群	NAME syndrome	NAME 综合征	NAME syndrome	
				黏液瘤、色素沈著與內分泌亢進三疊症	complex of myxoma, spotty pigmentation and endocrine overactivity	黏液瘤、色素沉着与内分泌亢进三联症	complex of myxoma, spotty pigmentation and endocrine overactivity	
				心房黏液瘤併皮膚小痣病	cutaneous lentiginosis with atrial myxomas	心房黏液瘤伴皮肤雀斑痣	cutaneous lentiginosis with atrial myxomas	
				LAMB 徵候群	LAMB syndrome	LAMB 综合征	LAMB syndrome	
				Ruvalcaba－Riley－Smith 氏徵候群	Ruvalcaba－Riley－Smith syndrome	鲁瓦卡巴－赖利－史密斯综合征	Ruvalcaba－Riley－Smith syndrome	
Q85.912		D21.M40:	平滑肌错构瘤	平滑肌錯構瘤	smooth muscle hamartoma			
				先天性平滑肌痣	congenital smoth mujscle nevus	先天性平滑肌痣	congenital smoth mujscle nevus	
Q85.913			斑痣性错构瘤病	母斑症	phakomatosis			
Q85.914			错构瘤病	錯構瘤病	hamartosis			
Q85.915			婴儿纤维性错构瘤	婴儿纖維性错构瘤	fibrous hamartoma of infancy			
Q86.003			胎儿酒精综合征	胎兒酒精徵候群	fetal alcohol syndrome	卡拉梅－史密斯综合征	Clarrem－Smith syndrome	
Q87.004			FG 综合征	FG 徵候群	FG syndrome			
Q87.006			尖头并指畸形综合征	尖頭併指畸形徵候群	acrocephalic syndactylia syndrome			
				Saethre－Chotzen 氏徵候群	Saethre－Chotzen syndrome	薛斯－乔森综合征	Saethre－Chotzen syndrome	
Q87.007			尖头并指畸形综合征Ⅰ型	尖頭併指畸形徵候群Ⅰ型	acrocephalic syndactylia type I			
				Apert 氏徵候群	Apert's syndrome	阿佩尔综合征	Apert's syndrome	
Q87.008			尖头并指畸形综合征Ⅱ型	尖頭併指畸形徵候群Ⅱ型	acrocephalic syndactylia type Ⅱ	阿佩尔－克鲁宗综合征	Apert－Crouzon syndrome	
Q87.009			尖头并指畸形综合征Ⅲ型	尖頭併指畸形徵候群Ⅲ型	acrocephalic syndactylia type Ⅲ	克茨恩综合征	Chotzen's syndrome	
Q87.010			尖头并指畸形综合征Ⅳ型	尖頭併指畸形徵候群Ⅳ型	acrocephalic syndactylia type Ⅳ			
				Waadenbung 型尖頭併指畸形徵候群	Waadenbung type acrocephalic syndactylia	瓦登伯格型尖头并指畸形综合征	Waadenbung type acrocephalic syndactylia	

主码	附码	皮码	中文病名	繁体病名	英文病名	同义中文病名	同义英文病名	中医病名
Q87.011			尖头并指畸形综合征V型	尖頭併指畸形徵候群V型	acrocephalic syndactylia type V			
				Pfeiffer 氏徵候群	Pfeiffer's syndrome	普费弗综合征	Pfeiffer's syndrome	
Q87.012			尖头多及并指畸形综合征	尖頭多併指畸形徵候群	acrocephalopolysyndactyly syndrome			
Q87.013			尖头多及并指畸形综合征Ⅰ型	尖頭多併指畸形徵候群Ⅰ型	acrocephalopolysyndactyly syndrome type I			
				Noack 氏徵候群	Noack's syndrome	努克综合征	Noack's syndrome	
Q87.014			尖头多及并指畸形综合征Ⅱ型	尖頭多併指畸形徵候群Ⅱ型	acrocephalopolysyndactyly syndrome type Ⅱ	卡彭特综合征	Carpenter's syndrome	
Q87.015			尖头多及并指畸形综合征Ⅲ型	尖頭多併指畸形徵候群Ⅲ型	acrocephalopolysyndactyly syndrome type Ⅲ			
				Sakati 氏徵候群	Sakati syndrome	萨凯蒂综合征	Sakati syndrome	
				Sakati – Nyhan 氏徵候群	Sakati – Nyhan syndrome	萨凯蒂 – 尼汉综合征	Sakati – Nyhan syndrome	
Q87.016			尖头多及并指畸形综合征Ⅳ型	尖頭多併指畸形徵候群Ⅳ型	acrocephalopolysyndactyly syndrome type Ⅳ			
				Goodman 氏徵候群	Goodman's syndrome	古德曼综合征	Goodman's syndrome	
Q87.019			眼齿指发育不良	眼牙指發育不全	oculodentodigital dysplasia			
				Meyer 氏徵候群	Meyer's syndrome	梅耶尔综合征	Meyer's syndrome	
				Meyer – Schwicherath 氏徵候群	Meyer – Schwicherath syndrome	梅耶尔 – 施维克拉特综合征	Meyer – Schwicherath syndrome	
				Meyer – Schwicherath – Weyer 氏徵候群	Meyer – Schwicherath – Weyer syndrome	梅耶尔 – 施维克拉特 – 魏尔综合征	Meyer – Schwicherath – Weyer syndrome	
Q87.020				Papillon – Léage 氏徵候群	Papillon – Léage syndrome	帕皮永 – 利奇综合征	Papillon – Léage syndrome	
			口 – 面 – 指综合征Ⅰ型	口 – 面 – 指徵候群Ⅰ型	oral – facial – digital syndrome type Ⅰ; OFD – Ⅰ			
Q87.021			口 – 面 – 指综合征Ⅱ型	口 – 面 – 指徵候群Ⅱ型	oral – facial – digital syndrome type Ⅱ; OFD – Ⅱ			
				Mohr 氏徵候群	Mohr's syndrome	莫尔综合征	Mohr's syndrome	
Q87.022			口 – 面 – 指综合征Ⅲ型	口 – 面 – 指徵候群Ⅲ型	oral – facial – digital syndrome type Ⅲ; OFD – Ⅲ			
Q87.023			口 – 面 – 指综合征Ⅳ型	口 – 面 – 指徵候群Ⅳ型	oral – facial – digital syndrome type Ⅳ; OFD – Ⅳ			
Q87.025			毛发 – 牙 – 骨综合征	毛髮 – 牙 – 骨徵候群	tricho – dento – osseous syndrome	釉质生长不全	amelogenesis imperfecta	
				牛牙 – 卷髮 – 骨硬化	taurodontism – curly hair – osteosclerosis	牛牙 – 卷发 – 骨硬化	taurodontism – curly hair – osteosclerosis	

主码	附码	皮码	中文病名	繁体病名	英文病名	同义中文病名	同义英文病名	中医病名
Q87.027			皮－牙发育不良	皮－齒發育異常	dermo－odontodysplasia			
Q87.028			肢端肥大回状颅皮及角膜白斑	肢端肥大迴紋狀顱皮及角膜白斑	acromegaloid phenotype with cutis verticus gyrata and corneal leucoma			
				Rosenthal－Kloepfer 氏徵候群	Rosenthal－Kloepfer syndrome	罗森塔尔－克洛普弗综合征	Rosenthal－Kloepfer syndrome	
Q87.029			泪腺－耳－牙－指综合征	淚腺－耳－牙－指徵候群	lacrimo－auriculo－dental－digital(LADD) syndrome			
Q87.030			鳃裂－眼－面综合征	鰓裂－眼－顏面徵候群	branchio－oculofacial syndrome			
Q87.031			釉质－脑－少汗综合征	釉質－腦－少汗徵候群	amelo－cerebro－hypohidrotic syndrome	科尔斯丘特尔综合征	Kohlschütter's syndrome	
Q87.032			杜马拉－哈潘恩综合征	Tuomaala－Haapanen 氏徵候群	Tuomaala－Haapanen syndrome			
Q87.034			眼脑皮肤综合征	眼腦皮膚徵候群	oculocerebrocutaneous syndrome	德莱曼－奥瑟伊斯综合征	Dellemal－Oorthuys syndrome	
Q87.036			戈尔登哈尔综合征	Goldenhar 氏徵候群	Goldenhar's syndrome			
				面耳脊椎徵候群	facialoauriculovertebral syndrome	面耳脊椎综合征	facialoauriculovertebral syndrome	
				眼耳脊椎發育不良	oculo－auriculo－vertebral dysplasia	眼耳脊椎发育不全	oculoauriculovertebral dysplasia	
Q87.037			骨－腭－指综合征	骨－顎－指徵候群	oto－palato－digital syndrome			
Q87.038			格雷格头多及并指畸形综合征	Greig 頭多併指畸形徵候群	Greig cephalopoly syndactyly syndrome	多及并指畸形伴奇特颅形	polysyndactyly with peculiar skull shape	
Q87.039			哈勒曼－斯特雷夫综合征	Hallermann－Streiff 徵候群	Hallermann－Streiff syndrome	头面畸形－牙畸形－侏儒	dyscephaly－teeth abnormality－dwarfism	
				鳥頭樣白內障徵候群	bird－headed cataract syndrome	鸟头样白内障综合征	bird－headed cataract syndrome	
				先天性白內障及稀毛徵候群	cataracta congenita hypotrichosis syndrome	先天性白内障及稀毛综合征	cataracta congenita hypotrichosis syndrome	
				眼－下頜－顱畸形伴稀毛症	culo－mandibulodyscephaly with hypotrichosis	眼－下颌－颅畸形伴稀毛症	culo－mandibulodyscephaly with hypotrichosis	
				Ullrich－Feichteiger 氏徵候群	Ullrich－Feichteiger syndrome	乌尔里克－费克蒂格综合征	Ullrich－Feichteiger syndrome	
Q87.101		Q87.110：	科凯恩综合征	Cockayne 氏徵候群	Cockayne syndrome	侏儒－视网膜萎缩－耳聋综合征	dwarfism－retinal atrphy－deafiness syndrome	
				光敏感－長肢侏儒徵候群	photosensitivity－long limbs、dwarfism syndrome	光敏感－长肢侏儒综合征	photosensitivity－long limbs、dwarfism syndrome	
				三體 10 徵候群	trisomy 10 syndrome	三体 10 综合征	trisomy 10 syndrome	

主码	附码	皮码	中文病名	繁体病名	英文病名	同义中文病名	同义英文病名	中医病名
Q87.040			口－面－指综合征	口－面－指徵候群	oral－facial－digital syndrome; OFD syndrome	帕皮永－利奇－普沙乌梅综合征	Papillon－Léage－Psaume syndrome	
Q87.102			杜博威茨综合征	杜伯維茲氏徵候群	Dubowitz's syndrome	侏儒湿疹怪面综合征	dwarfism－eczema－queer face syndrome	
Q87.104			MULIBREY 侏儒综合征	MULIBREY 侏儒徵候群	MULIBREY nanism syndrome			
Q87.105			努南综合征	Noonan 氏徵候群	Noonan's syndrome	假特纳综合征	pseudo－Turner syndrome	
				先天性侏儒痴呆徵候群	congenital dwarfism idiocy syndrome	先天性侏儒痴呆综合征	congenital dwarfism idiocy syndrome	
				Turner 氏样徵候群	Turner－like syndrome	特纳样综合征	Turner－like syndrome	
Q87.106			普拉德－威利综合征	Prader－Willi 氏徵候群	Prader－Willi syndrome			
				肌張力智力低下－性功能減退－肥胖徵候群	hypotonia hypomentia－hypogonadism－obesity syndrome; HHHOS	肌张力智力低下－性功能减退－肥胖综合征	hypotonia hypomentia－hypogonadism－obesity syndrome; HHHOS	
				Prader－Labhart－Willi－Fanconi 氏徵候群	Prader－Labhart－Willi－Fanconi syndrome	普拉德－拉比哈特－威利－范可尼综合征	Prader－Labhart－Willi－Fanconi syndrome	
Q87.108			干瘪综合征	矮小徵候群	runting syndrome	发育不全小矮人综合征	runting syndrome	
Q87.109			塞克尔综合征	Seckel 氏徵候群	Seckel's syndrome			
				鳥頭狀侏儒症	birdheaded dwarfism	鸟头状侏儒症	birdheaded dwarfism	
Q87.110			南斯－斯威尼综合征	Nance－Sweeney 氏徵候群	Nance－Sweeney syndrome	南斯侏儒症	Nance's nanism	
Q87.112			艾斯科格综合征	Aarskog 氏徵候群	Aarskog's syndrome	面发育不良－短身材－阴茎阴囊畸形综合征	facial dysplasia－short stature－penoscrotal anomalies syndrome	
				Aarskog－Scott 氏徵候群	Aarskog－Scott syndrome	奥斯科格－斯科特综合征	Aarskog－Scott syndrome	
				顏面－指－生殖器徵候群	facial－digital－genital syndrome	颜面－指－生殖器综合征	facial－digital－genital syndrome	
Q87.113			汉哈特综合征	Hanhart 氏徵候群	Hanhart's syndrome	汉哈特侏儒	Hanhart's dwarfism	
Q87.114		Q87.114:	鲁塞尔－西尔弗综合征	Russell－Silver 氏徵候群；子宮內發育遲滯不對稱	Russell－Silver syndrome	西尔弗综合征	Silver syndrome	
				不對稱性矮身材發育異常徵候群	asymmetry short stature variations in sexual development syndrome	不对称性矮身材发育异常综合征	asymmetry short stature variations in sexual development syndrome	
				不對稱性侏儒徵候群	asymmetry－dwarfism syndrome	不对称性侏儒综合征	asymmetry－dwarfism syndrome	

主码	附码	皮码	中文病名	繁体病名	英文病名	同义中文病名	同义英文病名	中医病名
Q87.115			安杰尔曼综合征	Angelman 氏徵候群	Angelman syndrome	普拉德－威利－安杰尔曼综合征	Prader－Willi－Angelman syndrome	
Q87.116			罗比诺－西尔弗曼－史密斯综合征	Robinow－Silvermann－Smith 氏徵候群	Robinow－Silvermann－Smith syndrome	软骨发育不全样侏儒综合征	cartilage dyschondroplasia dwarfism syndrome	
Q87.117		Q87.136：	舍格伦－拉松综合征	Sjögren－Larsson 氏徵候群	Sjögren－Larsson syndrome			
				痙攣性雙癱－魚鱗病－精神幼稚病	spastic diplegia－ichthyosis－oligophrenia	痉挛性双瘫－鱼鳞病－精神幼稚病	spastic diplegia－ichthyosis－oligophrenia	
				魚鱗癬樣紅皮病	ichthyosiform erythroderma	鱼鳞病样红皮病	ichthyosiform erythroderma	
Q87.118		Q87.170：	科尼利亚·德朗格综合征	Cornelia de Lange 氏徵候群（多毛發育障礙）	Cornelia de Lange syndrome	德·朗格综合征	de Lange syndrome	
				阿姆斯特丹型侏儒症	Amsterdam dwarfism	阿姆斯特丹型侏儒病	Amsterdam dwarfism	
				退行性變阿姆特丹型德朗格徵候群	degenerativus Amsterdam De Lange syndrome	退行性变阿姆特丹型德朗格综合征	degenerative Amsterdam De Lange syndrome	
Q87.201			甲－髌综合征伴外角青光眼	甲－髕徵候群併開角型青光眼	nail－patella syndrome with open－angle glaucoma			
Q87.202		Q87.210：	克利佩尔－特农纳－韦伯综合征	Klippel－Trénauney－Weber 氏徵候群	Klippel－Trenaunay－Weber syndrome			
Q87.203			鲁宾斯坦－泰必综合征	Rubinstein－Taybi 氏徵候群	Rubinstein－Taybi syndrome	宽拇指－巨大拇趾综合征	broad thumb－great toe syndrome	
				巨指趾徵候群	broad digits syndrome	巨指趾综合征	broad digits syndrome	
				寬姆指－腳蹈趾徵候群	broad thumb－hallux syndrome	宽拇指－蹋趾综合征	broad thumb－hallux syndrome	
Q87.204			TAR 综合征	TAR 徵候群	TAR syndrome	血小板减少伴桡骨发育不全	thrombocytopenia with absent radius	
Q87.205			结节红斑－厚皮指－消瘦综合征	結節紅斑－厚皮指－消瘦徵候群	erythema nodosum－pachydermiafinger－wasting syndrome			
Q87.206		Q87.410：	细长指	细长指	dolichostenomelia	蜘蛛样指/趾	arachnodactyly	
				Beals 徵候群	Beals's syndrome	比尔斯综合征	Beals's syndrome	
				Beals－Hecht 氏徵候群	Beals－Hecht syndrome	比尔斯－赫克特综合征	Beals－Hecht syndrome	
				先天性攣縮性蛛狀指症	congenital contractural arachnodactyly	先天性挛缩性蛛状指症	congenital contractural arachnodactyly	
Q87.207			斯蒂克勒综合征	Stickler 氏徵候群型	Stickler' s syndrome type	白内障蜘蛛样指	cataract arachnodactyly	
				Stickler 氏徵候群Ⅰ型	Stickler' s syndrome type Ⅰ	斯蒂克勒综合征Ⅰ型	Stickler' s syndrome type Ⅰ	
				Stickler 氏徵候群Ⅱ型	Stickler' s syndrome type Ⅱ	斯蒂克勒综合征Ⅱ型	Stickler' s syndrome type Ⅱ	

主码	附码	皮码	中文病名	繁体病名	英文病名	同义中文病名	同义英文病名	中医病名
Q87.208		Q87.230：	甲－髌－肘综合征	甲－髕－肘徵候群	nail－patella－elbow syndrome			
				遺傳性骨甲發育不良	hereditary osteoonychodysplasia	遗传性骨甲发育不良	hereditary osteoonychodysplasia	
				Chatelain 氏徵候群	Chatelain's syndrome	查特莱综合征	Chatelain's syndrome	
				方氏徵候群	Fong's syndrome	方氏综合征	Fong's syndrome	
				Little 氏徵候群	Little's syndrome	利特尔综合征	Little's syndrome	
				甲－髕徵候群	nail－patella syndrome	甲－髌综合征	nail－patella syndrome	
				Touraine 氏徵候群Ⅱ	Touraine's Ⅱ syndrome	图雷纳Ⅱ综合征	Touraine's Ⅱ syndrome	
				關節骨甲發育不良髂骨角徵候群	arthro－osteo－onychodysplasia－iliac horns syndrome	关节骨甲发育不良髂骨角综合征	arthro－osteo－onychodysplasia－iliac horns syndrome	
				先天性髂骨角徵候群	congenital iliac horns syndrome	先天性髂骨角综合征	congenital iliac horns syndrome	
				Turner－Kisser 氏徵候群	Turner－Kisser syndrome	特纳－卡斯综合征	Turner－Kisser syndrome	
Q87.401		Q87.400：	马方综合征	Marfan 氏徵候群	Marfan syndrome	先天性中胚叶发育不良	congenital mesodermal dystrophy	
				蜘蛛指/趾徵候群	arachnodactyly syndrome	蜘蛛指/趾综合征	arachnodactyly syndrome	
Q87.402			施普林特兹－戈尔德伯格综合征	Shprintzen－Goldberg 氏徵候群	Shprintzen－Goldberg syndrome	马方样特征及颅缝早闭	Marfanoid features and cranio-synostosis	
Q87.502			加德纳综合征	Gardner 氏徵候群	Gardner's syndrome			
				家族性腺瘤息肉病	familial adenomatous polyposis	家族性腺瘤息肉病	familial adenomatous polyposis	
				變異型 Gardner 氏徵候群	variant form Gardner's disease	变异型加德纳病	variant form Gardner's disease	
				骨腫瘤－表皮樣囊腫－息肉病	bone－tumour－epidermoid cyst－polyposis	骨肿瘤－表皮样囊肿－息肉病	bone tumour－epidermoid cyst－polyposis	
				表皮樣囊腫－骨瘤病－息肉病	epidermoid cyst－osteomatosis－polyposis	表皮样囊肿－骨瘤病－息肉病	epidermoid cyst－osteomatosis－polyposis	
				家族性多發性結腸息肉－骨及軟組織腫瘤徵候群	familial multiple polyposis of colon bone and soft tissue tumours syndrome	家族性多发性结肠息肉－骨及软组织肿瘤综合征	familial multiple polyposis of colon bone and soft tissue tumours syndrome	
				遺傳性息肉－骨瘤病	hereditary polyposis and osteomatosis	遗传性息肉－骨瘤病	hereditary polyposis and osteomatosis	
				腸息肉病Ⅲ型	intestinal polyposis Ⅲ	肠息肉病Ⅲ型	intestinal polyposis Ⅲ	
				多發性家族性結腸息肉	multiple familial colon polyposis	多发性家族性结肠息肉	multiple familial colon polyposis	
				多種瘤性徵候群	multiple tumour syndrome	多肿瘤性综合征	multiple tumour syndrome	
Q87.504			瓦特森－米勒综合征	Watson－Miller 氏徵候群	Watson－Miller syndrome	面神经椎骨综合征	facial nerve－vertebrae syndrome	
Q87.505			眼－骨－皮肤综合征	眼－骨－皮膚徵候群	oculo－osteo－cutaneous syndrome			
Q87.506			萨拉莫综合征	Salamon 氏徵候群	Salamon syndrome			

主码	附码	皮码	中文病名	繁体病名	英文病名	同义中文病名	同义英文病名	中医病名
Q87.507			吹口哨面容综合征	吹口哨面容徵候群	whistling face syndrome			
				Freeman - Sheldon 氏徵候群	Freeman - Sheldon syndrome	弗里曼 - 谢尔登综合征	Freeman - Sheldon syndrome	
				顱腕跗骨發育異常	cranio - carpo - tarsal dysplasia	颅腕跗骨发育不良	craniocarpotarsal dysplasia	
				吹哨面容 - 風車翼様手徵候群	whistling face - windmill vane hand syndrome	吹哨面容 - 风车翼样手综合征	whistling face - windmill vane hand syndrome	
Q87.802			心 - 肢端 - 面综合征	心臟 - 肢端 - 顔面徵候群	cardio - acro - facial syndrome	巴贝霍斯特综合征	Babenhorst's syndrome	
Q87.803			毛发 - 鼻 - 指/趾综合征Ⅰ型	毛髮 - 鼻 - 指/趾徵候群Ⅰ型	tricho - rhino - phalangeal syndrome type Ⅰ			
Q87.804			毛发 - 鼻 - 指/趾综合征Ⅱ型	毛髮 - 鼻 - 指/趾徵候群Ⅱ型	tricho - rhino - phalangeal syndrome type Ⅱ	兰格 - 吉戴恩综合征	Langer - Giedion syndrome	
				Giedion 氏徵候群	Giedion's syndrome	吉戴恩综合征	Giedion's syndrome	
Q87.805			毛发 - 鼻 - 指/趾综合征Ⅲ型	毛髮 - 鼻 - 指/趾徵候群Ⅲ型	tricho - rhino - phalangeal syndrome type Ⅲ			
Q87.806			贝克威斯 - 威德曼综合征	Beckwith - Wiedemann 氏徵候群	Beckwith - Wiedemann syndrome			
				EMG(臍突出 - 巨舌 - 巨人症)徵候群	EMG(exomphalos - macroglossia - gigantism)syndrome	EMG(脐突出 - 巨舌 - 巨人症)综合征	EMG(exomphalos - macroglossia - gigantism)syndrome	
Q87.807			多发性脂肪瘤及血管瘤病	多發性脂肪瘤及血管瘤病	multiple lipoma and angiomatosis			
				Bannayan - Riley - Ruvalcaba 氏徵候群	Bannayan - Riley - Ruvalcaba syndrome	斑纳扬 - 赖利 - 鲁瓦尔卡巴综合征	Bannayan - Riley - Ruvalcaba syndrome	
				Bannayan - Zonana 氏徵候群	Bannayan - Zonana syndrome	斑纳扬 - 佐纳纳综合征	Bannayan - Zonana syndrome	
				巨腦症伴多發性脂肪瘤及血管瘤	macrocephaly with multiple lipomas and hemangiomas	巨脑症伴多发性脂肪瘤及血管瘤	macrocephaly with multiple lipomas and hemangiomas	
				Riley - Smith 氏徵候群	Riley - Smith syndrome	赖利 - 史密斯综合征	Riley - Smith syndrome	
				Ruvalcaba - Myhre - Smith 氏徵候群	Ruvalcaba - Myhre - Smith syndrome	鲁瓦卡巴 - 米赫尔 - 史密斯综合征	Ruvalcaba - Myhre - Smith syndrome	
Q87.808			DOOR 综合征	DOOR 徵候群	DOOR syndrome	耳聋 - 指/趾甲营养不良 - 骨营养不良 - 智力发育迟缓综合征	deafness - onychodystrophy - osteodystrophy - retarded mentality syndrome	
Q87.809			马里内斯科 - 舍格伦综合征	Marinesco - Sjögren 氏徵候群神經精神 - 髮 - 指甲發育異常	Marinesco - Sjögren syndrome	马里内斯科 - 舍格伦 - 加兰综合征	Marinesco - Sjögren - Garland syndrome	
				共濟失調 - 白内障徵候群	ataxia - cataract syndrome	共济失调 - 白内障综合征	ataxia - cataract syndrome	

主码	附码	皮码	中文病名	繁体病名	英文病名	同义中文病名	同义英文病名	中医病名
				共濟失調－白內障－侏儒徵候群	ataxia－cataract－dwarfism syndrome	共济失调－白内障－侏儒综合征	ataxia－cataract－dwarfism syndrome	
				Garland － Moorhause 氏徵候群	Garland－Moorhause syndrome	加兰－穆尔豪斯综合征	Garland－Moorhause syndrome	
				遺傳性智力發育不全性小腦豆狀核變性	hereditary oligophrenic cerebellolenticular degenration	遗传性智力发育不全性小脑豆状核变性	hereditary oligophrenic cerebellolenticular degenration	
				Torsten 氏徵候群	Torsten's syndrome	托斯滕综合征	Torsten's syndrome	
				Sjögren 氏Ⅱ徵候群	Sjögren Ⅱ syndrome	舍格伦Ⅱ综合征	Sjögren II syndrome	
Q87.810			柯曼综合征	Kirman 氏徵候群	Kirman's syndrome			
Q87.811			心－面－皮肤综合征	心－顏面－皮膚徵候群	cardiofaciocutaneous syndrome			
Q87.813			GAPO 综合征	GAPO 徵候群	GAPO syndrome			
				生長遲、脫髮、假先天性無齒及視神經萎縮	growth retardation, alopecia, pseudoanodontia and optic atrophy	生长迟缓、脱发、假先天性无齿及视神经萎缩	growth retardation, alopecia, pseudoanodontia and optic atrophy	
Q87.814			颈－眼－耳综合征	頸－眼－耳徵候群	cervico－oculo－acoustic syndrome	怀尔德范克综合征	Wildervanck's syndrome	
Q87.815			齿－眼－皮肤综合征	齒－眼－皮膚徵候群	cental－ocular－cutaneous syndrome			
Q87.816			变形综合征	變形徵候群	proteus syndrome			
Q87.818			弗赖恩－埃尔德综合征	Flynn－Aird 氏徵候群	Flynn－Aird syndrome	耳聋－脑发育不全－眼皮肤综合征	deaf－brain dysplasia－oculocutaneous syndrome	
				表皮萎縮、潰瘍－禿頭、蛀牙、神經外胚層徵候群	atrophy, ulceration － alopecia, dental caries and neuroectodermal syndrome	表皮萎缩、溃疡－秃头、蛀牙、神经外胚层综合征	atrophy, ulceration － alopecia, dental caries and neuroectodermal syndrome	
Q87.820			杜里－范波格尔特综合征	Dury－van Bogaert 氏徵候群	Dury－van Bogaert syndrome	癫痫－智能障碍	epilepsy－mental retardation	
Q87.821			科芬－西里斯综合征	科菲－賽利斯氏徵候群	Coffin－Siris syndrome	第五指综合征	fifth digit syndrome	
Q87.822			纤维瘤病－齿龈多毛综合征	纖維瘤病－牙齦多毛徵候群	fibromatosis gingival hypertrichosis syndrome			
Q87.825			SAPHO 综合征	SAPHO 徵候群	SAPHO syndrome			
				滑膜炎－痤瘡－膿疱病－骨肥厚－骨髓炎徵候群	synovitis － acne － pustulosis － hyperostosis － osteomyelitis syndrome	滑膜炎－痤疮－脓疱病－骨肥厚－骨髓炎综合征	synovitis － acne － pustulosis － hyperostosis － osteomyelitis syndrome	
Q87.826			斯科特综合征	Scott 氏徵候群	Scott's syndrome	颅指精神发育不全	scalp－digit－mental hypoplasia	
Q87.827			AEC 综合征	AEC 徵候群	AEC syndrome	海－韦尔斯综合征	Hay－Wells syndrome	

主码	附码	皮码	中文病名	繁体病名	英文病名	同义中文病名	同义英文病名	中医病名
				瞼緣粘連－外胚層發育異常－裂唇－裂腭徵候群	adhesion palpebrate, ectodermal dysplasia, cleft lip and palate syndrome	睑缘粘连、外胚叶发育不良、唇裂及(或)腭裂综合征	adhesion palpebrate, ectodermal dysplasia, cleft lip and palate syndrome	
Q87.828			EEC 综合征	EEC 徵候群	EEC syndrome	外胚叶发育不良、缺指畸形、唇裂及腭裂综合征	ectodermal dysplasia, ectrodactyly, cleft lip and palate syndrome	
				無甲－先天性缺指/趾畸形徵候群	anonychia – ectrodactyly syndrome	无甲－先天性缺指/趾畸形综合征	anonychia – ectrodactyly syndrome	
Q87.830			ECC 综合征	ECC 徵候群	ECC syndrome	缺指/趾－外胚层发育不良－唇腭裂综合征	ectrodactyly – ectodermal dysplasia – clefting syndrome	
Q87.831			角化病伴听力损害	併聽力障礙角皮症	keratoderma and hearing impairment	角化病伴线粒体突变性听力损害	keratoderma with hearing impairment by mitochondrial mutation	
Q87.831			多发性先天性畸形 C 综合征	多發性先天性畸形 C 徵候群	C syndrome of multiple congenital anomalies			
Q87.832			科芬－罗里综合征	科菲－羅利氏徵候群	Coffin – Lowry syndrome	X 连锁多发性畸形综合征	X – linked multiple malformation syndrome	
Q87.833			费弗－兰古平综合征	Fevre – Languepin 氏徵候群	Fèvre – Languepin syndrome	唇/腭裂、下唇黏膜囊肿、腘窝翼状胬肉、指及生殖器异常	cleft lip/palate, mucous cyst of lower lip, popliteal pterygium, digital and genital anomalies	
				膕窩翼狀贅肉徵候群	popliteal pterygium syndrome	腘翼综合征	popliteal pterygium syndrome	
				膕窩蹼徵候群	popliteal web syndrome	腘蹼综合征	popliteal web syndrome	
Q87.834			弗莱尔－梅亚综合征	Freire – Maia 氏徵候群	Freire – Maia syndrome	牙齿毛发髓状综合征	odontotrichomelic syndrome	
Q87.835			限制性皮病	限制性皮膚病	restrictive dermaopathy			
Q87.822			齿龈纤维瘤病多毛综合征	牙齦－纖維瘤－多毛徵候群	fibromatosis gingival hypertrichosis syndrome			
Q87.836			翼状赘蹼综合征	翼狀贅蹼徵候群	pterygial syndrome	翼状赘蹼	pterygium	
Q87.837			劳伦斯－穆恩－比德综合征	Laurence – Moon – Biedl 氏徵候群	Laurence – Moon – Biedl syndrome	劳伦斯－比德综合征	Laurence – Biedl syndrome	
				Bardet – Biedl 氏徵候群	Bardet – Biedl syndrome	巴尔代－比德综合征	Bardet – Biedl syndrome	
Q87.838			ADULT 综合征	ADULT 徵候群	ADULT syndrome	肢端－皮肤－甲－泪腺－牙齿综合征	acro – dermato – ungual – lacrimal – tooth syndrome	
Q87.839			头皮－耳－乳头综合征	頭皮－耳－乳頭徵候群	scalp – ear – nipple syndrome			
Q87.840			薛基尔－吉戴恩综合征	Schinzel – Giedion 氏徵候群	Schinzel – Giedion syndrome			

主码	附码	皮码	中文病名	繁体病名	英文病名	同义中文病名	同义英文病名	中医病名
				多毛－牙齒發育遲緩－指甲變異及毛細血管擴張症	hypertrichosis – retardation of teeth development – nail change and telangiectasis	多毛－牙齿发育迟缓－指甲变异及毛细血管扩张症	hypertrichosis – retardation of teeth development – nail change and telangiectasis	
Q87.841			LEOPARD 综合征	LEOPARD 徵候群	LEOPARD syndrome			
				多發性雀斑痣徵候群	multiple lentigines syndrome	多发性雀斑痣综合征	multiple lentigines syndrome	
				心臟皮膚綜合征	cardiocutaneous syndrome	心脏皮肤综合征	cardiocutaneous syndrome	
				豹斑徵候群	ledpard syndrome	豹斑综合征	ledpard syndrome	
Q87.842			弗朗西斯切蒂－泰综合征	Franceschetti – Their 氏徵候群	Franceschetti – Their syndrome			
				智力低下－脂肪瘤－角膜病變徵候群	mental retardation – lipoma – corneal disorder syndrome	智力低下－脂肪瘤－角膜病变综合征	mental retardation – lipoma – corneal disorder syndrome	
Q87.837			特罗尔－滕纳特综合征	Troell – Tunet 氏徵候群	Troell – Tunet syndrome	肢端肥大－甲状腺肿－颅骨肥厚－糖尿病综合征	acromegaly – goiter – skull hyperostosis – diabetes syndrome	
				肥胖生殖無能色素性視網膜炎－多指/趾徵候群	obesity dysgenesis and retinitis pigmented – polydactyly syndrome	肥胖生殖无能色素性视网膜炎－多指/趾综合征	obesity dysgenesis and retinitis pigmented – polydactyly syndrome	
Q89.201			甲状舌管瘘	甲狀舌管瘻管	thyroglossal fistula			
Q89.202			甲状舌管囊肿	甲狀舌管囊腫	thyroglossal cyst			痰包;舌下痰包
Q89.302			卡塔格内综合征	Kartagener 氏徵候群	Kartagener's syndrome	内脏反位	situs inversus	
Q90.903		Q90.900:	唐氏综合征	Down 氏徵候群	Down's syndrome	先天愚型	Down's syndrome	
				21 三體徵候群	21 trisomy syndrome	21 三体综合征	21 trisomy syndrome	
				蒙古癡呆症	Mongolism	蒙古痴呆症	mongolian idiocy	
				蒙古樣癡呆症	Mongolism	伸舌样痴呆征	Mongolism	
Q91.302			爱德华综合征	愛德華氏徵候群	Edwards's syndrome	18 三体综合征 Z	18 trisomy syndrome	
				E－三體徵候群	E – trisomy syndrome	E－三体综合征	E – trisomy syndrome	
Q91.303			18 号染色体长臂缺失综合征	18 號染色體長臂缺失徵候群	18 chromosome long arm depletion syndrome	德·格劳奇－罗耶－萨蒙－卢迈综合征	de Grouchy – Royer – Salmon – Lumy syndrome	
Q91.304			18p 部分单体综合征	18p 部分單體徵候群	18p partial monosomy syndrome	德·格劳奇－拉米－蒂法综合征	de Grouchy – Lamy – Thieffy syndrome	
Q91.701			帕套综合征	Patau 氏徵候群	Patau's syndrome			
				三體 B 徵候群	trisomy B syncrome	三体 B 综合征	trisomy B syndrome	
				Bartholin – Patau 氏徵候群	Bartholin – Patau syndrome	巴斯林－帕套综合征	Bartholin – Patau syndrome	
Q91.702			13q 部分三体(q21 – q)综合征	13q 部分三體(q21 – q)徵候群	13q partial (q21 – q) trisomy syndrome	反先天性愚型综合征	antimongolism syndrome	
Q92.801			22 三体综合征	22 三體徵候群	22 trisomy syndrome	肛门闭锁－虹膜缺损	anal atresiacoloboma iris	
				貓眼徵候群	cat – eye syndrome	猫眼综合征	cat – eye syndrome	

主码	附码	皮码	中文病名	繁体病名	英文病名	同义中文病名	同义英文病名	中医病名
				Schachenmann 氏徵候群	Schachenmann's syndrome	沙切曼综合征	Schachenmann's syndrome	
				Schmid－Fraccaro 氏徵候群	Schmid－Fraccaro syndrome	施密德－费拉卡罗综合征	Schmid－Fraccaro syndrome	
Q92.802			17 环状染色体综合征	17 環狀染色體徵候群	17 ring chromosome syndrome			
Q92.803			3q 重复/3p 缺失综合征	3q 重複/3p 缺失徵候群	3q"dup/4p"del'syndrome			
Q92.804			4p－综合征	4p－徵候群	4p－syndrome			
Q92.805			1q 部分三体综合征	1q 部分三體徵候群	lq partial trisomy (q25－qter) syndrome			
Q92.806			4 号染色体短臂缺乏综合征	4 號染色體短臂缺失徵候群	4 chromosome short arm depletion syndrome			
Q92.807			环形染色体 7 综合征	環形染色體 7 徵候群	ring chromosome 7 syndrome			
Q93.401			猫叫综合征	貓叫徵候群	cri－du－chat syndrome; cat cry syndrome	5p 综合征	5p syndrome	
				46XX 徵候群	46XX syndrome	46XX 综合征	46XX syndrome	
				染色體 B1 缺失徵候群	B1 deletion syndrome	染色体 B1 缺失综合征	B1 deletion syndrome	
				5 號染色體短臂缺失徵候群	partial deletion of short－arm of chromosome	5 号染色体短臂缺失综合征	partial deletion of short－arm of 5 chromosome	
Q93.402			lq 长臂部分三体综合征	lq 長臂部分三體徵候群	1q partial long arm trisomy syndrome			
Q96.902		Q96.900：	特纳综合征	Turner 氏徵候群	Turner syndrome			
				性腺發育異常	germinal aplasia	性腺发育不全	germinal aplasia; gonadal dysgenesis	
				45,X 徵候群	45,X syndrome	45,X 综合征	45,X syndrome	
				Bonnevie－Ullrich－Tuner 氏徵候群	Bonnevie－Ullrich－Tuner syndrome	博尼维－乌尔里克－特纳综合征	Bonnevie－Ullrich－Turner syndrome	
				先天性卵巢發育不全徵候群	congenital ovarian aplasia syndrome	先天性卵巢发育不全综合征	congenital ovarian aplasia syndrome	
				性腺發育不良	gonadal dysgenesis	性功能发育延迟	gonadal dysgenesis	
				Turner－Vatny 氏徵候群	Turner－Vatny syndrome	特纳－瓦特尼综合征	Turner－Vatny syndrome	
				卵巢性侏儒症－蹼狀頸－淋巴水腫	small stature－webbed neck－lymphoedema	卵巢性侏儒症－蹼状颈－淋巴水腫	small stature－webbed neck－lymphoedema	
				單體性染色體 X	monosomy X	单体性染色体	monosomy X	
				卵巢性侏儒症	ovarian dwarfism	卵巢性侏儒	ovarian dwarfism	
				生殖器侏儒症	genital dwarfism	生殖器侏儒	genital dwarfism	
				翼突淋巴管擴張	pterygolymphangiectasia	翼突淋巴管扩张	pterygolymphangiectasia	

主码	附码	皮码	中文病名	繁体病名	英文病名	同义中文病名	同义英文病名	中医病名
Q98.401		Q98.400:	克兰费尔特综合征	Klinefelter 氏徵候群	Klinefelter's syndrome	无精子形成－男子女性乳房综合征	aspermatogenesis – gynecomastia syndrome	
				Reifenstein – Albright 氏 XXY 徵候群	Reifenstein – Albright XXY syndrome	赖芬斯坦－奥尔布赖特 XXY 综合征	Reifenstein – Albright XXY syndrome	
				細精管發育障礙徵候群	seminiferous tubule dysgenesis syndrome	细精管发育障碍综合征	seminiferous tubule dysgenesis syndrome	
Q98.501			核型 47 XYY 综合征	核型 47,XYY 徵候群	karyotype 47,XYY syndrome	XYY 综合征	XYY syndrome	
Q99.202			脆弱 X 染色体	脆弱 X 染色體	fragile X chromosome	脆弱 X 综合征	fragile X syndrome	
Q99.801		Q99.200:	多 X 染色体综合征	多 X 染色體徵候群	poly X syndrome			
Q99.802			染色体 G 缺失综合征 Ⅱ型	染色體 G 缺失徵候群 Ⅱ型	G deletion syndrome type Ⅱ			
R02.x02			新生儿皮下坏疽	新生兒皮下壞疽	neonatal subcutaneous gangrene			
R02.x07			皮肤坏疽	皮膚壞疽	gangrene of skin			烂疔;脱痈;脱疽
R02.x08			皮肤溃疡伴坏疽	皮膚潰瘍伴壞疽	ulcus cutis with gangrene			
R02.x14			婴儿坏疽性皮炎	嬰兒壞疽性皮膚炎	dermatitis gangrenosa infantum			溻皮疮;胎风;洪烛疮;王灼疮;王烂疮;初生儿无皮;发
R10.201			盆腔及会阴痛	骨盆腔及會陰痛	pelvic and perineal pain			
R10.202			女阴疼痛症	女陰痛症	vulvodynia	女阴灼痛综合征	burning vulva syndrome	
				女陰前庭炎徵候群	vulvar vestibulitis syndrome	女阴前庭炎综合征	vulvar vestibulitis syndrome	
R20.001			皮肤感觉缺失	皮膚感覺缺失	anaesthesia of skin			
R20.101			皮肤感觉减退	皮膚感覺減退	hypoesthesia of skin			麻木;肌肤不仁;肌肤麻木
R20.201			皮肤感觉异常	皮膚感覺異常	paraesthesia of skin			
R20.203			皮肤蚁走感	皮膚蟻走感	formication of skin			痒风;风身体如虫行
R20.204			皮肤针刺感	皮膚針刺感	pins and needles of skin			
R20.205			皮肤麻刺感	皮膚麻刺感	tingling skin			
R20.301			痛觉过敏综合征	痛覺過敏徵候群	hyperpathia syndrome			
R20.302			皮肤感觉过敏	皮膚感覺過敏	hyperaesthesia of skin	感觉过敏	hyperaesthesia of skin	
R20.802		R20.850:	口腔感觉迟钝(麻木)	口腔感覺遲鈍(麻木)	oral dysesthesia	灼痛口综合征	burning mouth syndrome	
R20.804			感觉异常性背痛	感覺異常性背痛	notalgia paresthetica			
R20.805			皮肤感觉灼热	皮膚感覺灼熱	sensation burning of skin			
R20.806			神经肽性肢端感觉异常症	神經肽性肢端感覺異常症	neuropeptidergic acral dysesthesia	神经肽能性肢端触物感痛症	neuropeptidergic acral dysesthesia	
R20.808			慢性皮肤疼痛	慢性皮膚疼痛	chronic skin pain			
R20.809			皮肤痛疼综合征	皮膚痛疼徵候群	skin – ache syndrome			
R20.810			先天性无痛症	先天性痛覺缺乏	congenital absence of pain	比蒙德综合征Ⅰ型	Biemond's syndrome type I	
R20.811			布朗－波多辛综合征	Brown – Podosin 氏徵候群	Brown – Podosin syndrome	神经嵴综合征	neural crest syndrome	

主码	附码	皮码	中文病名	繁体病名	英文病名	同义中文病名	同义英文病名	中医病名
R20.812			头皮感觉异常	頭皮感覺異常	scalp dysesthesia			
R21.x01			过敏性皮疹	過敏性皮疹	allergic eruption			
R22.901			皮下结节	皮下結節	subcutaneous nodule			
R23.101		I73.830;	网状青斑	網狀青斑	livedo reticularis	树枝状青斑	livedo racemosa	鱼网斑;树枝斑
				樹枝狀皮膚炎	inflammation cutis racemosa	树枝状皮炎	inflammation cutis racemosa	
				環狀青斑	livedo annularis	环状青斑	livedo annularis	
				多發性網狀青斑	livedo reticularis multiplex	多发性网状青斑	livedo reticularis multiplex	
				串狀花式青斑	livedo racemosa			
R23.102			皮肤苍白	皮膚蒼白	pallor of skin			
R23.103			皮肤湿冷	皮膚濕冷	clammy skin			
R23.201		R23.200;	过度潮红	過度臉紅	excessive flushing	面红及红色恐惧症	blushing and erythrophobia	面赤;面红
				情緒性潮紅	emotional flushing	情绪性潮红	emotional flushing	
				臉紅	flushing	脸红	flushing	
				熱臉紅	hot flushing	热面红	hot flushing	
R23.401			皮肤硬结	皮膚硬結	induration of skin			
R23.402			皮肤脱屑	皮膚脫屑	desquamation of skin			脱屑
R23.403			皮肤脱落	皮膚剝落	scaling of skin			脱皮
R23.801			中线色素减退	中線色素減退	midline hypopigmentation			
R23.802			甲色素沉着	甲色素沈著	nail pigmentation			
R23.803			口腔色素沉着	口腔色素沈著	oral pigmentation			
R23.804			富特彻尔线	Futcher 氏線	Futcher's lines	沃伊特线	Voigt's lines	
R25.803			习惯性抽搐畸形	習慣性抽搐畸形	habitual tic deformity			
R52.101			肢痛症	肢痛病	acrodynia			
				紅皮病性多發性神經病	erythrodema polyneuritis	红皮病性多发性神经病	erythrodema polyneuritis	
				肢痛病徵候群	acrodynia syndrome	肢端痛综合征	acrodynia syndrome	
				Feer 氏徵候群	Feer's syndrome	菲尔综合征	Feer's syndrome	
				Pinkus 氏徵候群	pink disease	平克综合征	Pink's syndrome	
				Selter 氏徵候群	Selter's syndrome	塞尔特综合征	Selter's syndrome	
				Swift – Feer 氏病	Swift – Feer disaese	斯威夫 – 菲尔病	Swift – Feer disaese	
R52.102			水痛症	水痛症	aquadynia			
R52.201			复合物局部疼痛综合征	複合性區域痛徵候群	complex regional pain syndrome			
R52.202			皮痛症	皮痛	dermatalgia	皮肤神经痛	neuralgia cutis	皮痛
R58.x03			瘀斑	瘀斑	petechiae;ecchymosis			
R60.003			下肢出血性水肿	下肢出血性水腫	hemorrhagic edema of lower extremities			

主码	附码	皮码	中文病名	繁体病名	英文病名	同义中文病名	同义英文病名	中医病名
R60.101			流行性水肿	流行性水腫	epidemic dropsy			
R61.001			神经性多汗症	神經性多汗症	neural hyperhidrosis			多汗
R61.002			手掌多汗症	手掌多汗症	palmar hyperhidrosis			手足多汗
R61.003			头面多汗症	頭顏面多汗症	craniofacial hyperhidrosis			头汗；面汗
R61.004			阴部多汗症	私處多汗症	pudendal hyperhidrosis			阴汗
R61.005			足多汗症	足多汗症	foot hyperhidrosis			足汗
R61.006			情绪性掌跖多汗症	情緒性掌蹠多汗症	palmoplantar emotional hyperhidrosis	弗雷格综合征	Freg's syndrome	
R61.007			鼓索鼓膜综合征	索狀鼓膜徵候群	choroda tympanic syndrome			
R61.008			味觉性流泪	味覺性流淚 Bogorad 氏徵候群	gustatory lacrimation Bogorad's syndrome	“鳄鱼泪”综合征 博格德综合征	crocodile tear syndrome Bogorad's syndrome	
R61.010		R61.000	局限性多汗症	限界性多汗症	localised hyperhidrosis			偏汗；偏沮；汗出偏沮；头汗；面汗；腋汗
R61.011		R61.030：	腋多汗症	腋多汗症	axillary hyperhidrosis			腋汗
R61.012		R61.040：	非对称性多汗症	非對稱性多汗症 生理性髓性多汗症	asymmetrical hyperhidrosis physiological medullary hyperhidrosis	交叉性半身发汗 生理性髓性多汗症	crossed hemihidrosis physiological medullary hyperhidrosis	多汗
R61.013		R61.050：	味觉性多汗症	味覺性多汗症	gustatory hyperhidrosis			
R61.101			病理性髓性多汗症	病理性髓性多汗症	pathologic medullary hyperhidrosis			
R61.102			代偿性多汗症	代償性多汗症	compensatory hyperhidrosis			
R61.103			非神经性多汗症	非神經性多汗症	non – neural hyperhidrosis			
R61.105			髓性多汗症	髓性多汗症	medullary hyperhidrosis	脊髓性多汗症	spinal cord hyperhidrosis	
R61.107			下丘脑性多汗症	下視丘性多汗症	hypothalamic hyperhidrosis			
R61.108			盗汗	盜汗	night sweats			盗汗
R61.109		R61.100：	泛发性多汗症	廣泛性多汗症	generalized hyperhidrosis			
R61.160			突发性低温伴多汗症	偶發性低溫伴多汗症	episodic hypothermia with hyperhidrosis	海因斯 – 本尼克综合征	Hines – Bannick syndrome	
R61.901			多汗症	多汗症	hyperhidrosis			多汗
R61.902			出汗过多	出汗過多	excessive sweating			
R68.301			杵状指	杵狀指	clubbing of fingers	表玻璃甲和鼓槌状指	watch glass nail and drumstick fingers	
R76.201			梅毒血清学试验假阳性	梅毒血清學試驗假陽性	false – positive serological test for syphilis	瓦塞尔曼试验假阳性	folse – positive Wassermann reaction	
R79.801		D68.810：	抗磷脂综合征	抗磷脂質徵候群 抗牛心脂素徵候群	antiphospholipid syndrome anticardiolipin syndrome	抗磷脂抗体综合征 抗心磷脂综合征	antiphospholipid antibody syndrome anti – cardiolipin syndrome	
S30.211			阴茎吸引损伤	陰莖空吸傷害	penile suction injuries			

主码	附码	皮码	中文病名	繁体病名	英文病名	同义中文病名	同义英文病名	中医病名
S74.001			坐骨神经损伤	坐骨神經損傷	sciatic nerve injury			
T14.003			皮肤挫伤	皮膚挫傷	contusion of skin			
T14.006		T14.010:	擦伤	擦傷	abrasion			
T14.010			冲浪者结节	衝浪者結節	surfer's nodule; surfer's knots			
T14.011			运动员结节	運動員結節	Athlete's nodule			
T14.013			吸吮水疱	吸吮水疱	sucking blisters	吸引水疱	suction blisters	
T14.014			磨擦性水疱	磨擦性水疱	frictional blisters			
T14.016			治疗性拔罐损伤	治療性拔罐損傷	therapeutic cupping injuries			
T14.017			儿童吸引紫癜	兒童吸引紫斑	suction purpura in children			
T14.018			刮痧损伤	刮痧損傷	kua'sha injuries			
T14.019			无毒昆虫咬伤		nonvenomous insect bite			
T14.020			臭虫叮咬	臭蟲咬	bedbug bite	臭虫痒症	cimicosis	臭虫叮咬
T14.021			虻叮咬	虻叮咬	horse flies bite; tabanidae bite			虻叮咬
T14.022			蚋叮咬	蚋叮咬	gnate bite; Simulim bite			蚋叮咬
T14.024			蚊叮咬	蚊叮傷	mosquito bite	蚊螫伤	mosquito sting	蚊虫伤
T14.025			白蛉叮咬	白蛉叮傷	phlebotomus bite; sandfly bite			白蛉叮咬
T14.026			蜜蜂蜇伤	蜂螫	bee sting			蜜蜂螫伤；蜜蜂螫疮；蜜蜂螫；蜂叮疮
T14.027			千足虫咬伤	千足蟲咬傷	millipede bite			
T14.028			跳蚤叮咬	蚤叮咬	flea bite	蚤病	pulicosis	跳蚤叮咬
T14.101			动物咬伤	動物咬傷	animal bite			
T14.105	W59.X01		蜥蜴咬伤	蜥蜴咬傷	lizard bite			
T14.107			蜘蛛咬伤	蜘蛛咬傷	spider bite			
T14.108			猫咬伤	貓咬傷	cat bite			
T14.110			鼠咬伤	鼠咬傷	rat bite			
T14.109			啮齿动物咬伤	齧齒動物咬傷	rodent bite			
T14.011	Y08.902		人咬伤	人咬傷	human bite			
T14.012	W54.901		狗咬伤	狗咬傷	dog bite			
T14.801			虐待儿童皮肤征	虐待兒童皮膚表徵	skin signs of child abuse			
T14.802			拷打皮肤征	拷打皮膚表徵	skin signs of torture			
T14.804			专业深海跳水皮肤征	專業深海潛水皮膚表徵	skin signs of professional deep diving			
T14.805			机械性损伤	機械性損傷	mechanical trauma			
T19.801			阴茎异物	陰莖異物	penile foreign body			
T30.001		T30.000:	烧伤	燒傷	burn	热烧伤	thermal burn	烧伤；水火烫伤；火疮；汤火伤；汤火灼伤；汤火疮；灸疮

主码	附码	皮码	中文病名	繁体病名	英文病名	同义中文病名	同义英文病名	中医病名
T30.101		T30.100：	Ⅰ°烧伤	一度燒傷	first degree burn			
T30.401			腐蚀伤	腐蝕傷	corrosion			
T30.401			化学烧伤	化學燒傷	chemical burn			
				化學腐蝕傷	chemical corrosion	化学腐蚀伤	chemical corrosion	
T30.406			酸烧伤	酸燒傷	acids burn			
				酸腐蝕傷	acids corrosion	酸腐蚀伤	acids corrosion	
T30.407			碱烧伤	鹼燒傷	alkalis burn			
				鹼腐蝕傷	alkalis corrosion	碱腐蚀伤	alkalis corrosion	
T30.411			芥子气腐蚀伤	芥子氣腐蝕傷	mustard gas corrosion	芥子气烧伤	mustard gas burn	
T30.501			Ⅰ°腐蚀伤	一度腐蝕傷	first degree corrosion			
T35.701			冻伤	凍傷	frostbite			
T52.003			石油及其衍生物性皮病	石油及衍生物所致皮膚病	petroleum and its derivative dermatoses			
T54.205			无机酸皮肤损伤	無機酸皮膚損傷	inorganic acid cutaneous trauma			
T54.302			无机碱皮肤损伤	無機鹼皮膚損傷	inorganic alkaline cutaneous trauma			
T56.004			铅及其化合物皮肤损伤	鉛及其化合物皮膚損傷	lead and its compounds cutaneous trauma			
T56.105			汞及其化合物皮肤损伤	汞及其化合物皮膚損傷	mercury and its compounds cutaneous trauma			
T56.106			马迪达综合征	Madida 氏徵候群	Madida's syndrome	肢端疼痛－湿性综合征	acroesthesia – moist syndrome	
				濕性徵候群	moist syndrome	湿性综合征	moist syndrome	
T56.203			铬及其化合物皮肤损伤	鉻及其化合物皮膚損傷	chromium and its compounds cutaneous trauma			
T56.702			铍及其化合物皮肤损伤	鈹及其化合物皮膚損傷	beryllium and its compounds cutaneous trauma			
T56.803			钴及其化合物皮肤损伤	鈷及其化合物皮膚損傷	cobalt and its compounds cutaneous trauma			
T56.804			镍及其化合物皮肤损伤	鎳及其化合物皮膚損傷	nickel and its compounds cutaneous trauma			
T56.805			硅及其化合物皮肤损伤	硅及其化合物皮膚損傷	selenium and its compounds cutaneous trauma			
T56.806			钒及其化合物皮肤损伤	釩及其化合物皮膚損傷	vanadium and its compounds cutaneous trauma			
T57.004			砷中毒	砷中毒	arsenic intoxication；arsenism	砷剂多发性神经病综合征	arsenic polyneuropathy syndrome	
T57.005			砷及其化合物皮肤损伤	砷及其化合物皮膚損傷	arsenic and its compounds cutaneous trauma			

主码	附码	皮码	中文病名	繁体病名	英文病名	同义中文病名	同义英文病名	中医病名
T61.102			鲭亚目鱼中毒	青花魚中毒	scombroid fish poisoning	鲭鱼类中毒所致的潮红综合征	flushing syndrome due to mahimahi(scombroid fish) poisoning	丹疹;阳毒
				組胺樣徵候群	histamine – like syndrome	组胺样综合征	histamine – like syndrome	
				竹刀魚中毒	saurine poisoning	竹刀鱼中毒	saurine poisoning	
T63.001	X20.902		毒蛇咬伤	毒蛇咬傷	thanatophidia bite; venomous snake bite			毒蛇咬伤;中蛇毒
T63.003			蛇咬伤(无毒)	蛇咬傷(無毒)	snake bite(nonvenomous)			蛇咬伤;蛇螫
T63.101			毒蜥蜴咬伤	毒蜥蜴咬傷	poisonous lizard bite			蜥蜴咬伤
T63.201			蝎蜇伤	蠍螫傷	scorpion sting			蝎螫伤;蝎咬伤;蝎子疔疮
T63.302	X21.901		棕色隐蛛(蜘蛛咬伤)综合征	棕色隱居蜘蛛(蜘蛛咬傷)徵候群	brown crecluse (spider bite) syndrome	蜘蛛中毒	arachnidism	
				棕蜘蛛咬中毒	loxoscelism	棕蜘蛛咬中毒	loxoscelism	
T63.303			蜘蛛咬伤(有毒)		fspider bite(poisonous)			
T63.401			蜂蜇伤	蜂螫傷	bee sting			
				大黃蜂螫傷	hornet sting	大黄蜂蜇伤	hornet sting	
				胡蜂螫傷	wasp sting	胡蜂蜇伤	wasp sting	
	X23.901			蜂螫(伴有過敏性休克)	bee sting(with allergic or anaphylactic shock)	蜜蜂蜇伤(伴变应性或过敏性休克)	bee sting(with allergic or anaphylactic shock)	蜜蜂螫伤;蜜蜂螫;蜜蜂叮疮;蜜蜂螫疮
T63.403	X24.901		蜈蚣咬伤	蜈蚣咬傷	centipede bite	蜈蚣蜇伤	centipede sting	蜈蚣螫伤;百足虫病;蜈蚣毒;蜈蚣咬伤;蜈蚣螫
T63.404	X24.9		毒千足虫咬伤	毒千足蟲咬傷	venomous millipede bite			
T63.406			节肢动物咬伤	節肢動物咬傷	arthropod bite			
T63.407			蚁蜇伤	蟻螫傷	ants sting			蚁螫伤
	X29.902		有毒动物咬伤	有毒動物咬傷	poisonous animal bite			
T63.408			芋螺蜇伤	芋螺螫傷	sting by conus			
T63.501			鲇鱼刺伤	鯰魚刺傷	catfish sting			
T63.502	X26.906		章鱼咬伤	章魚咬傷	octopus bite			
T63.503	X26.9		鲉鱼穿刺伤	鮋魚穿刺傷	scopion fish puncture wounds			
T63.504	X26.908		黄貂鱼咬伤	黃貂魚咬傷	stingray bite	魟鱼刺伤	stingray injury	
T63.506	X26.901		毒鱼刺伤	毒魚刺傷	venomous fishes sting; poisonous fishes sting			鱼刺伤;毒鱼伤人;毒鱼刺人;毒鱼咬人
T63.602	X26.904		海蜇皮炎	水母皮膚炎	jellyfish dermatitis	水母蜇伤	jellyfish sting	
T63.603			珊瑚割伤	珊瑚割傷	coral cuts			
T63.604	X26.909		海螅皮炎	水螅皮膚炎	halecium dermatitis; hydroid dermatitis			
T63.605	X26.904		刺胞皮炎	刺胞皮膚炎	nematocyst dermatitis			
T63.606			海贝皮炎	海貝皮膚炎	marine shell dermatitis			

主码	附码	皮码	中文病名	繁体病名	英文病名	同义中文病名	同义英文病名	中医病名
T63.607	X26.9		海贝咬伤	海貝咬傷	marine shells bite			
T63.609	X26.913		僧帽水母皮炎	僧帽水母皮膚炎	physalia physalis dermatitis	葡萄牙战舰水手皮炎	Portuguese man – of – war dermatitis	毒鱼伤
T63.610	X26.914		海蝶刺伤	海蝶魚刺傷	sea butterflies sting			
T63.611	X26.915		海参皮炎	海参皮膚炎	sea cucumber dermatitis			
T63.612	X26.916		海胆刺伤	海膽刺傷	sea urchin sting	海胆螫刺症	stonefish stings	
T63.613	X26.905		海绵采集者皮炎	海綿採集者皮膚炎	sponge fisherman's dermatitis	海绵渔夫病	sponge fisherman's disease	
T63.614	X26.905		海绵刺伤	海綿刺傷	sponge sting	海绵皮炎及螫伤	sponge dermatitis and sting	
T63.615	X26.917		海星蜇伤	海星螫傷	sting by sea star			
T63.616	X26.903		海葵刺伤	海葵刺傷	sea anemones sting			
T65.804	X49.911		染发剂过敏	染髮劑過敏	hypersensitivity to hair dye			
T66.x02			放射性皮肤癌	放射性皮膚癌	skin cancer induced by radiation			
T66.x11			X线红斑	X光紅斑	X – ray erythema			
T67.801			电烧伤	電燒傷	electric burns			烧伤
T67.802			激光烧伤	雷射燒傷	laser burns			
T67.803			微波烧伤	微波燒傷	microwave burns	微波辐射烧伤	microwave radiation burns	火斑疮
T69.001			战壕足	戰壕足	trench foot	壕沟足	trench foot	
				散兵坑足	foxhole foot	散兵坑足	foxhole foot	
				海船足	seaboat foot	海船足	seaboat foot	
T69.002			浸泡足	浸泡足	immersion foot	浸渍足	immersive foot	水渍疮;水渍足
				浸泡足徵候群	immersion foot syndrome	浸渍足综合征	immersion foot syndrome	
T69.003			浸泡手	浸泡手	immersion hand			水渍手丫烂疮
T69.004			寒冷性红斑	冷因性紅斑	cold erythema			
T69.101			冻疮	凍瘡	chilblain;pernio	10℃～0℃气温所致损伤	injury caused by 10℃ ～ 0℃ temperature	冻疮;冻风;冻瘃;瘃(瘃);洗冻瘃;冷疮;冻烂疮;冻裂;瘃(瘃);灶瘃(足跟)
T69.102			耳郭冻疮	耳廓凍瘡	chilblain of auricle			冻耳
T69.103			足冻疮	足凍瘡	chilblain of foot			足冻疮;灶瘃
T69.105			面冻疮	顏面凍瘡	chilblain of face			面冻疮
T69.106			鼻冻疮	鼻凍瘡	chilblain of nose			鼻冻疮
T69.107			手冻疮	手凍瘡	chilblain of hand			手冻疮
T69.802			皲裂	皸裂	rhagades;fissures	手足皲裂	rhagadia manus and pedalis	皴裂疮;手足皲裂;皲裂疮;麻裂疮;口裂口疮;皴痛;皴揭;裂手裂脚;干裂疮;手足破裂;掌心风;尸脚;坼裂;肉裂
				皮膚皸裂	chapping skin	皮肤皲裂	chapping skin	

主码	附码	皮码	中文病名	繁体病名	英文病名	同义中文病名	同义英文病名	中医病名
T78.101			食物过敏反应	食物過敏	food allergy			
T78.103			菠萝过敏症	鳳梨過敏症	pineapple hypersensitivenes			
T78.201			过敏性休克	過敏性休克	allergic shock			风厥
T78.202			赫克斯海默反应	Herhxeimer 氏反應	Herxheimer's reaction	治疗休克型反应	Herxheimer reaction	
				雅裡施－赫克斯海默氏反應	Jarisch－Herhxeimer reacition	雅里斯－赫克斯海默反应	Jarisch－Herhxeimer reacition	
T78.301			血管性水肿	血管性水腫	angioedema			风水;赤白游风;游肿阴毒（女阴）;木唇;白游风;赤游风;驴嘴风;驴唇
				血管神經性水腫	angioneurotic edema	血管神经性水肿	angionurotic oedema	
				巨大蕁麻疹	giant urticaria	巨大荨麻疹	giant urticaria	
				Quincke 氏水腫	Quincke's edema	昆克水肿	Quincke's oedema	
T78.302			胃肠型荨麻疹	胃腸型蕁麻疹	urticaria gastrointestinalis			
T78.305			系统性毛细血管渗漏综合征	系統性微血管滲漏徵候群	systemic capillary leak syndrome	克拉克森综合征	Clarkson's syndrome	
T78.306			喉荨麻疹	喉蕁麻疹	urticaria larynx	喉水肿	edema of larynx	
T78.307			ACEI 性血管性水肿	ACEI 致血管性水腫	ACEI－induced angioedema			
T78.308			急性特发性水肿	急性特發性水腫	acute idiopathic oedema			
T78.309			周期性水肿	周期性水腫	periodic oedema			
T78.401	X59.906		变态反应	過敏反應	allergic reaction	过敏反应	hypersensitivity	
T78.801			昆虫刺蜇变态反应	昆蟲刺螫過敏	insect sting allergy			
T78.802			乳胶变态反应	乳膠過敏	rubber latex allergy			
T78.803			精液变态反应	精液過敏	semen allergy			
T79.701			外伤性皮下气肿	外傷性皮下氣腫	traumatic subcutaneous emphysema			
T80.205			静脉注射药物血管外渗致皮肤坏死	靜脈注射藥物血管外滲致皮膚壞死	cutaneous necrosis follwing extravasation of intravenous medications			
T80.601			血清病	血清病	serum sickness			
T80.602			血清病性荨麻疹	血清性蕁麻疹	serum urticaria			
T80.604			血清性过敏反应	血清性過敏反應	serum－induced anaphylactic reaction	血清病样综合征	serum sickness syndrome	
T80.606			血清疹	血清疹	serum rash			
T80.901			输血反应	輸血反應	transfusion reaction			
T81.505			手术伤口异物肉芽肿	手術傷口異物肉芽腫	operation wound foreign body granuloma			
T81.602			手术伤口滑石粉肉芽肿	手術傷口滑石粉肉芽腫	operation wound talc granuloma			

主码	附码	皮码	中文病名	繁体病名	英文病名	同义中文病名	同义英文病名	中医病名
T81.815			手术伤口针眼肉芽肿	手術傷口針眼肉芽腫	operation wound stitch granuloma			
T85.803			置入钛反应	鈦植入物反應	titanium implants reaction			
T86.001			移植物抗宿主病	移植物抗宿主病 急性移植物抗宿主病	graft – versus – host disease; GVHD acute – versus – host disease	急性移植物抗宿主病	acute – versus – host disease disease	
T86.903			慢性移植物抗宿主病	慢性移植物抗宿主病;慢性植體抗宿主病	chronic versus – host – disease			
T87.301			创伤性神经瘤	外傷性神經瘤 截肢性残端神經瘤 多餘指	traumatic neuroma amputation stump neuroma supernumerary digit	截肢性神经瘤 截肢残端神经瘤 多余指	amputation neuroma amputation stump neuroma supernumerary digit	
T88.101	Y58.501		白喉疫苗接种反应	白喉疫苗藥物反應	drug reactions of diphtheria vaccine			
T88.701			药物过敏	藥物過敏	drug hypersensitivity			
T88.702			药物热	藥物熱	drug fever			
T88.703	Y42.402		避孕药药物反应	避孕藥藥物反應	contraceptive drug reactions			
T88.705	Y45.807		安乃近药物反应	analginum 藥物反應	analginum drug reactions			
T88.706	Y45.804		安痛定药物反应	antodine 藥物反應	drug reactions of antodine			
T88.707	Y55.601		氨茶碱药物反应	aminophylline 藥物反應	aminophylline drug reactions			
T88.708	Y45.805		氨基吡林药物反应	aminopyrine 藥物反應	aminopyrine drug reactions			
T88.710	Y40.503		氨基苷类抗生素药物反应	aminoglycosidic antibiotics 藥物反應	drug reactions of aminoglycosidic antibiotics			
T88.711	Y47.001		巴比妥类药物反应	barbital drug reactions	barbital drug reactions			
T88.712	Y46.201		苯妥英钠药物反应	phenytoin sodium 藥物反應	phenytoin sodium drug reactions	大仑丁药物反应	dilantin drug reactions	
T88.713	Y45.201		布洛芬药物反应	ibuprofen 藥物反應	ibuprofen drug reactions	异丁洛芬药物反应	brufen drug reactions	
T88.714	Y41.003		磺胺药物反应	sulfonamide 藥物反應	sulfonamide drug reactions	磺胺药过敏综合征	sulfonamide hypersensitivity syndrome	
T88.719	Y43.304		化疗药物反应	化疗藥物反應	chemotherapeutic agent drug reactions			
T88.721			氨苄西林药物反应	ampicillin 藥物反應	ampicillin drug reactions			
W26.901		T14.130:	刀伤	刀傷	knife wound			
W57.901			鸡心螺刺伤	雞心螺刺傷	cone shell injuries			
W93.901			液氮冻伤	液態氮凍傷	frostbite of liquid nitrogen			

主码	附码	皮码	中文病名	繁体病名	英文病名	同义中文病名	同义英文病名	中医病名
Z01.503			诊断性过敏性皮肤试验	診斷性過敏性皮膚試驗	diagnostic skin tests for hypersensitivity	诊断性皮肤试验及致敏性试验	diagnostic skin and sensitization tests	
Z01.510			细菌性疾病诊断性皮肤试验	細菌性疾病診斷性皮膚試驗	diagnostic skin tests for bacterial disease			
Z11.301			主要为性传播模式传染病的特殊筛选检查	主要為性傳播模式傳染病的特殊篩選檢查	special screening examination for infections with a predominancy sexual mode of transmission			
Z11.401			人类免疫缺陷病毒（HIV）特殊筛选检查	人類免疫缺陷病毒（HIV）特殊篩選檢查	special screening examination for human immunodeficiency virus (HIV)			
Z11.801			衣原体病特殊筛选检查	衣原體病特殊篩選檢查	special screening examination for chlamydial diseases			
Z11.802			螺旋体病特殊筛选检查	螺旋體病特殊篩選檢查	special screening examination for spirochaetal diseases			
Z11.803			真菌病特殊筛选检查	黴菌病特殊篩選檢查	special screening examination for mycoses diseases			
Z21.x01			无症状 HIV 感染状态	無症狀 HIV 感染狀態	asymptomatic HIV infection status			
Z22.401			淋病病原携带者	淋病帶原者	carrier of gonorrhoea			
Z22.402			性病病原携带者	性病帶原者	carrier of venereal disease			
Z22.403			梅毒病原携带者	梅毒帶原者	carrier of syphilis			
Z41.102			乳房植入物	乳房植入物	breast implant			
Z41.301			穿耳孔	穿耳洞	ear piercing			
Z51.601			变应原脱敏	過敏原減敏	desensitization to allergens			
Z72.501			高危性性行为	高危險性性行為	high – risk sexual behaviour			
Z94.501			皮肤移植状态	皮膚移植狀態	skin transplant status			
–	Y40.101		青霉素类药物反应	penicillins 藥物反應	penicillins drug reactions			
	Y40.101		先锋霉素药物反应	頭芽胞菌黴素藥物反應	cephalosporins drug reactions			
	Y40.201		氯霉素药物反应	chloramphenicol 藥物反應	chloramphenicol drug reactions			
	Y40.301		红霉素药物反应	erythromycin 藥物反應	erythromycin drug reactions			
	Y40.302		螺旋霉素药物反应	spiramycin 藥物反應	spiramycin drug reactions			
	Y40.303		林克霉素药物反应	lincomycin 藥物反應	lincomycin drug reactions			
	Y40.304		麦迪霉素药物反应	midecamycin 藥物反應	midecamycin drug reactions			
	Y40.401		四环素药物反应	tetracycline 藥物反應	tetracycline drug reactions			

主码	附码	皮码	中文病名	繁体病名	英文病名	同义中文病名	同义英文病名	中医病名
	Y40.402		土霉素药物反应	oxytetracycline 藥物反應	oxytetracycline drug reactions			
	Y40.501		链霉素药物反应	鏈黴素藥物反應	streptomycin drug reactions			
	Y40.502		庆大霉素药物反应	gentamicin 藥物反應	gentamicin drug reactions			
	Y40.503		卡那霉素药物反应	kanamycin 藥物反應	kanamycin drug reactions			
	Y40.601		利福平药物反应	rifampicin 藥物反應	rifampicin drug reactions			
	Y40.701		制霉菌素药物反应	nystatin 藥物反應	nystatin drug reactions			
	Y40.801		诺氟沙星药物反应	norfloxacin 藥物反應	norfloxacin drug reactions			
	Y40.801		白霉素药物反应	kitasamycin 藥物反應	kitasamycin drug reactions			
	Y40.801		万古霉素药物反应	vacomycin 藥物反應	vacomycin drug reactions	红人综合征	red man syndrome	
	Y41.002		氨苯砜药物反应	dapsone 藥物反應	dapsone drug reactions	氨苯砜综合征	dapsone syndrome	
	Y41.101		异烟肼药物反应	isoniazid 藥物反應	isoniazid drug reactions	雷米封药物反应	rimifen drug reactions	
	Y41.102		吡嗪酰胺药物反应	pyrazinamide 藥物反應	pyrazinamide drug reactions			
	Y41.201		氯喹药物反应	chloroquine 藥物反應	chloroquine drug reactions			
	Y41.402		吡喹酮药物反应	praziquantel 藥物反應	praziquantel drug reactions			
	Y41.801		呋喃唑酮药物反应	furazolidone 藥物反應	furazolidone drug reactions			
	Y41.802		呋喃妥因药物反应	nitrofurantoin 藥物反應	nitrofurantoin drug reactions			
	Y41.803		甲硝唑药物反应	metronidazole 藥物反應	metronidazole drug reactions			
	Y41.804		吡哌酸药物反应	pipemidic acid 藥物反應	pipemidic acid drug reactions			
	Y42.001		可的松药物反应	可體鬆(可的鬆)藥物反應	cortisone drug reactions			
	Y42.002		泼尼松药物反应	可體松藥物反應	prednisone drug reactions			
	Y42.101		甲硫咪唑药物反应	thiamazole 藥物反應	thiamazole drug reactions			
	Y42.301		胰岛素药物反应	胰島素藥物反應	insulin drug reactions			
	Y42.302		苯乙双胍药物反应	phenformin 藥物反應	phenformin drug reactions			
	Y42.401		棉酚药物反应	棉酚藥物反應	gossypol drug reactions			
	Y42.701		司坦唑醇药物反应	stanozolol 藥物反應	stanozolol drug reactions			
	Y42.901		激素药物反应	荷爾蒙藥物反應	hormone drug reactions	皮质类固醇药物反应	adverse reactions to corticosteroids; drug reactions to corticosteroids	
	Y43.001		甲氧氯普胺药物反应	metoclopramide 藥物反應	metoclopramide drug reactions	胃复安药物反应	primperon drug reactions	
	Y43.002		氯苯那敏药物反应	chlorphenamine 藥物反應	chlorphenamine drug reactions	扑尔敏药物反应	chlortrimeton drug reactions	

主码	附码	皮码	中文病名	繁体病名	英文病名	同义中文病名	同义英文病名	中医病名
	Y43.301		长春新碱中毒药物反应	vincristine toxin 藥物反應	vincristine toxin drug reactions			
	Y43.302		门冬酰安药物反应	asparaginase 藥物反應	asparaginase drug reactions			
	Y43.304		柔红(正定)霉素药物反应	daunorubicin 藥物反應	daunorubicin drug reactions	柔毛霉素(红比霉素)药物反应	daunomycin (rubomycin) drug reactions	
	Y43.401		雷公藤药物反应	tripterygium glucosides 藥物反應	tripterygium glucosides drug reactions			
	Y43.402		硫唑嘌呤药物反应	azathioprine 藥物反應	azathioprine drug reactions	依木兰药物反应	imuran(imurel, AZP) drug reactions	
	Y44.201		抗凝血剂药物反应	抗凝血劑藥物反應	drug reactions of anticoagulant agent			
	Y44.701		右旋糖酐药物反应	dextran 藥物反應	dextran drug reactions			
	Y45.001		阿片制剂药物反应	鴉片製劑藥物反應	opium drug reactions	威达尔综合征	Widal's syndrome	
	Y45.101		阿司匹林药物反应	阿司匹靈藥物反應	aspirin drug reactions	乙酰水杨酸药物反应	acetylsalicylic acid drug reactions	
	Y45.102		水杨酸药物反应	柳酸藥物反應	salicylic acid drug reactions			
	Y45.301		保泰松药物反应	phenylbutazone 藥物反應	phenylbutazone drug reactions	布他唑立丁(部他酮)药物反应	butazolidin (butadion) drug reactions	
	Y45.302		吲哚美辛药物反应	indomethacin 藥物反應	indometacin drug reactions	消炎痛药物反应	indomethicin drug reactions	
	Y45.401		抗风湿类药物反应	抗風濕類藥物反應	drug reactions of antirheumatic agent			
	Y45.501		扑热息痛药物反应	paracetamol 藥物反應	paracetamol drug reactions	对已氨基酚药物反应	acetaminophen drug reactions	
	Y45.803		去痛片药物反应	somedon 藥物反應	somedon drug reactions			
	Y45.808		痛可宁药物反应	dicentrine 藥物反應	dicentrine drug reactions			
	Y45.901		解热镇痛剂药物反应	解熱鎮痛劑藥物反應	drug reactions of anaigesic antipyretic agent			
	Y48.101		静脉内麻醉剂类药物反应	靜脈内麻醉劑類藥物反應	drug reactions of anesthetics for intravenous use			
	Y48.301		普鲁卡因药物反应	procaine 藥物反應	procaine drug reactions	奴佛卡因药物反应	novocaine drug reactions	
	Y48.302		周围神经和神经丛阻滞麻醉类药物反应	周圍神經和神經叢阻滯麻醉類藥物反應	drug reactions of anesthesic agent for peripheral nerve and neuroplexus block			
	Y48.303		丁卡因药物反应	tetracaine 藥物反應	tetracaine drug reactions	地卡因药物反应	dicaine drug reactions	
	Y48.401		麻醉剂药物反应	麻醉劑藥物反應	narcotic drug reactions			
	Y49.301		氯丙嗪药物反应	chlorpromazine 藥物反應	chlorpromazine drug reactions	冬眠灵(可乐静)药物反应	wintermine (aminazine) drug reactions	
	Y49.302		异丙嗪药物反应	promethazine 藥物反應	promethazine drug reactions	非那根药物反应	phenergan drug reactions	

主码	附码	皮码	中文病名	繁体病名	英文病名	同义中文病名	同义英文病名	中医病名
	Y51.301		颠茄药物反应	belladonna 藥物反應	belladonna drug reactions			
	Y51.302		阿托品药物反应	atropine 藥物反應	atropine drug reactions			
	Y51.501		肾上腺素药物反应	腎上腺素藥物反應	adrenaline drug reactions			
	Y51.701		噻吗洛尔药物反应	timolol 藥物反應	timolol drug reactions	噻吗心安药物反应	semserin drug reactions	
	Y51.901		麻黄碱药物反应	ephedrine 藥物反應	ephedrine drug reactions			
	Y51.902		多巴胺药物反应	dopamine 藥物反應	dopamine drug reactions			
	Y52.001		地高辛药物反应	柔毛洋地黃素藥物反應	digoxin drug reactions			
	Y52.002		洋地黄药物反应	洋地黃毒素藥物反應	digitoxin drug reactions			
	Y52.101		硝苯地平药物反应	nifedipine 藥物反應	nifedipine drug reactions	硝苯吡啶药物反应	adalat drug reactions	
	Y52.201		心律调节剂药物反应	心律調節劑藥物反應	drug reactions of anti – arrhythmia agent			
	Y52.202		奎尼丁药物反应	quinidine 藥物反應	quinidine drug reactions			
	Y52.203		胺碘酮药物反应	amiodaron 藥物反應	amiodaron drug reactions	安律酮药物反应	cordarone drug reactions	
	Y52.301		双嘧达莫药物反应	dipyridamole 藥物反應	dipyridamole drug reactions	潘生丁药物反应	persantin drug reactions	
	Y52.302		硝酸异山梨醇酯药物反应	isosorbide dinitrate 藥物反應	isosorbide dinitrate drug reactions	消心痛(硝异梨醇)药物反应	sorbitrate(carvasin) drug reactions	
	Y52.303		硝酸甘油药物反应	nitroglycerin 藥物反應	nitroglycerin drug reactions			
	Y52.401		卡托普利药物反应	captopril 藥物反應	captopril drug reactions	甲巯丙脯酸药物反应	capoten(lopirin) drug reactions	
	Y52.501		利血平药物反应	reserpine 藥物反應	reserpine drug reactions			
	Y52.502		复方降压药物反应	復方降壓藥物反應	drug reactions of compound antihypertensive agent			
	Y53.001		西咪替丁药物反应	cimetidine 藥物反應	cimetidine drug reactions	甲氰咪胍药物反应	tagamet drug reactions	
	Y53.002		雷尼替丁药物反应	ranitidine 藥物反應	ranitidine drug reactions	甲硝呋胍药物反应	zantac drug reactions	
	Y54.301		氢氯噻嗪药物反应	hydrochlorothiazide 藥物反應	hydrochlorothiazide drug reactions			
	Y54.801		别嘌呤醇药物反应	別嘌呤醇藥物反應	allopurinol drug reactions	别嘌呤醇过敏综合征	allopurinol hypersensitivity syndrome	药毒;中药毒
	Y54.901		氯化钾药物反应	potassium chloride 藥物反應	potassium chloride drug reactions			
	Y55.501		复方阿司匹林药物反应	復方 aspirin 藥物反應	compound aspirin drug reactions			
	Y55.503		抗感冒药药物反应	抗感冒藥藥物反應	drug reactions of anti – coryza agent			
	Y56.001		碘外用药物反应	碘外用藥物反應	drug reactions of iodine for topical use			
	Y56.002		碘药物反应	碘藥物反應	iodine drug reactions			

主码	附码	皮码	中文病名	繁体病名	英文病名	同义中文病名	同义英文病名	中医病名
	Y56.003		克霉唑药物反应	clotrimazole 藥物反應	clotrimazole drug reactions			
	Y56.401		牛皮癣软膏药物反应（过敏）	干癬軟膏藥物反應（過敏）	drug reactions (hypersensitivity) of ointment for psoriasis			
	Y56.801		樟脑酊药物反应	樟腦酊藥物反應	drug reactions of tincture camphor			
	Y57.201		青霉胺药物反应	penicillamine 藥物反應	penicillamine drug reactions			
	Y57.501		造影剂药物反应	造影劑藥物反應	drug reactions of contrast medium			
	Y57.502		CT 造影剂药物反应	CT 造影劑藥物反應	drug reactions of contrast medium for CT			
	Y57.503		胆影葡安药物反应	meglumine adipiodone 藥物反應	meglumine adipiodone drug reactions			
	Y57.504		碘油造影剂药物反应	碘油造影劑藥物反應	drug reactions of contrast medium used in iodized oil roentgenograph			
	Y44.301		维生素 K 反应	維生素 K 反應	vitamin K reactions	特克西尔病	Texier's disease	
	Y57.701		维生素类药物反应	維生素類藥物反應	drug reactions of vitamines			
	Y57.801		多种药药物反应	多種药藥物反應	drug reactions of multi - medicines			
	Y57.802		金莲花药物反应	金蓮花藥物反應	drug reactions of Chinese globeflower			
	Y57.803		益母草药物反应	益母草藥物反應	drug reactions of leonurus			
	Y57.804		营养药药物反应	營養性藥物反應	nutrition drug reactions			
	Y57.905		药物反应	藥物反應	drug reactions	药物不良反应	adverse reactions of drugs	
	Y58.001		卡介苗药物反应	卡介苗藥物反應	bacille calmette - guerin vaccin drug reactions			
	Y59.301		抗破伤风类药物反应	抗破傷風類藥物反應	tetanus antitoxin drug reactions			

三、中西医皮肤病名称参照与索引

(Consult and Index on Chinese Medicine and Western Medicine Skin Diseases Nomenclature)

主码	附码	皮码	中医病名	汉语拼音病名	英文中医病名	中文病名	英文病名
C44.901			癌疮	ái chuāng	skin cancer	皮肤恶性肿瘤	malignant cutaneous tumor; malignant neoplasm of skin
C44.902	M80002/3		癌疮	ái chuāng	skin cancer	皮肤溃疡癌变	carcinomatous change of cutaneous ulcer
L70.901			暗疮	àn chuāng	acne	痤疮	acne
B85.201		B85.400：	八角虫病	bā jiǎo chóng bìng	pediculosis	虱病	pediculosis
L25.801			八角毛伤	bā jiǎo máo shāng	caterpillar sting	桑毛虫皮炎	euproctis similis dermatitis
L90.502		L90.510：	疤	bā	scar	瘢痕	scar
L40.901		L41.900：	白疕	bái bǐ	psoriasis; white crust	银屑病	psoriasis
L80.X01		L80.x00：	白驳	bái bó	vitiligo; white patch wind	白癜风	vitiligo
			白驳风	bái bó fēng	vitiligo; white patch wind	白癜风	vitiligo
L40.901		L41.900：	白疮	bái chuāng	whitish sore	银屑病	psoriasis
L80.X01		L80.x00：	白癜风	bái diàn fēng	vitiligo; white patch wind	白癜风	vitiligo
			白癜疯	bái diàn fēng	vitiligo; white patch wind	白癜风	vitiligo
L67.103			白发	bái fà	poliosis	白发症	poliosis
L51.901			白寒疮	bái hán chuāng	whitish cole sore	多形红斑	erythema multiforme
M10.901			白虎风	bái hǔ fēng	gout; acute arthritis	痛风	gout
			白虎历节	bái hǔ lì jié	gout; severe	痛风	gout
			白虎痛	bái hǔ tòng	gout; acute arthritis and migratory arthritis	痛风	gout
L60.882			白甲	bái jiǎ	leukonychia; white nail	白甲	leukonychia; white nail
K13.041		K13.062：	白茧唇	bái jiǎn chún	white carcinoma of lip	唇白斑	leukoplakia of lip
L40.901		L41.900：	白壳疮	bái ké chuāng	psoriasis	银屑病	psoriasis
B37.005		B37.000：	白口糊	bái kǒu hú	whitish mouth sore	口腔念珠菌病	oral candidiasis
B36.201			白鬎鬁	bái lá lì	white perverse crop	白癣	tinea alba
A30.101		A30.100：	白癞	bái lài	tuberculoid leprosy	结核样型麻风	tuberculoid leprosy; TT
B36.201			白癞痢	bái là lì	tinea alba; tinea capitis	白癣	tinea alba
T14.025			白蛉叮咬	bái líng dīng yǎo	phlebotomus bite	白蛉叮咬	phlebotomus bite; sandfly bite
K14.304			白毛舌	bái máo shé	white hairy tongue	白毛舌	white hairy tongue
L21.004			白皮	bái pí	seborrhoeic dermatitis of scalp	头部脂溢性皮炎	seborrhoeic dermatitis of scalp
B36.201			白皮癣	bái pí xuǎn	tinea alba	白癣	tinea alba

主码	附码	皮码	中医病名	汉语拼音病名	英文中医病名	中文病名	英文病名
L21.901		L21.900:	白皮癣	bái pí xuǎn	seborrheic dermatitis	脂溢性皮炎	seborrheic dermatitis
L44.801		L44.870:	白皮瘯	bái pí yǐ	pityriasis amiantacea	石棉状糠疹	pityriasis amiantacea
L50.202		L50.210:	白婆瘼	bái pó mò	cold urticaria	寒冷性荨麻疹	cold urticaria
B02.901		B02.910:	白蛇窜	bái shé cuàn	herpes zoster	带状疱疹	herpes zoster
L01.007		L01.040:	白头疮	bái tóu chuāng	whitish head sore	伯克哈特脓疱病	Buckhart's impetigo
B36.201			白秃	bái tū	tinea capitis	白癣	tinea alba
			白秃疮	bái tū chuāng	tinea capitis	白癣	tinea alba
			白秃堆灰	bái tū duī huī	tinea capitis	白癣	tinea alba
L21.901		L21.900:	白屑	bái xiè	whitish scales; white scaling	皮脂溢出	seborrhea
L30.501		L30.808:	白屑风	bái xiè fēng	white scaling wind	单纯糠疹	pityriasis simplex
L21.901		L21.900:	白屑风	bái xiè fēng	white scaling wind	皮脂溢出	seborrhea
		L21.900:	白屑风	bái xiè fēng	white scaling wind	脂溢性皮炎	seborrheic dermatitis
T78.301			白游风	bái yóu fēng	acute angioedema	血管性水肿	angioedema
L74.102		L74.100:	白疹	bái zhěn	miliaria alba	白痱	miliaria alba; miliaria crystallina
L50.202		L50.210:	白疹	bái zhěn	urotic edema	寒冷性荨麻疹	cold urticaria
N34.101			白浊	bái zhuó	nebulous urine; cloudy urine	非淋菌性尿道炎	non – gonococcal urethritis
A54.901		A54.900:	白浊	bái zhuó	gonorrhea	淋病	gonorrhea
L74.102		L74.100:	白痦	bái béi	miliaria alba	白痱	miliaria alba; sudamina crystallina
L02.804			百会疽	bǎi huì jū	carbuncle on bǎihuì point	头部痈	carbuncle of the head
L84.X01			百脚疔	bǎi jiǎo dīng	clavus	鸡眼	clavus
B03.X01		B03.x20:	百日疮	bǎi rì chuāng	smallpox	天花	variola major; smallpox
T63.403	X24.901		百足虫病	bǎi zú chóng bìng	centipede disease	蜈蚣螫伤	centipede sting
L80.X01		L80.x00:	斑白	bān bái	vitiligo	白癜风	vitiligo
		L80.x00:	斑驳	bān bó	vitiligo	白癜风	vitiligo
Q82.520		Q82.540:	斑驳病	bān bó bìng	piebaldism	贫血痣	nevus anemicus
L24.804			斑蝥伤	bān máo shāng	blister beetle injury	斑蝥皮炎	blister beetle dermatitis
L90.502		L90.510:	瘢痕	bān hén	scar	瘢痕	scar
L91.001		L91.000:	瘢痕不灭	bān hén bù miè	scar immortalisation	瘢痕疙瘩	keloid
		L91.000:	瘢痕凸出	bān hén tū chū	scar protrude	瘢痕疙瘩	keloid
N76.602			蚌疽	bàng jū	sore of female external genitals; pudendal erosion	急性女阴溃疡	ulcus vulvae acutum
L30.901		L30.862:	胞漏疮	bāo lòu chuāng	scrotum eczema acutum	阴囊湿疹	eczema of the scrotum
A46.X10		A46.x20:	抱头火丹	bào tóu huǒ dān	erysipelas of the head	面部丹毒	facial erysipelas
A46.X20:			抱头火丹	bào tóu huǒ dān	erysipelas of the head	头面部丹毒	head and facial erysipelas
L30.301			悲羊疮	bēi yáng chuāng	infectious eczematoid dermatitis	传染性湿疹样皮炎	infectious eczematoid dermatitis
L02.207			背疽	bèi jū	back gangrene	躯干部痈	gangrene on the back
			背痈	bèi yōng	carbuncle on the back	躯干部痈	carbuncle of the body

主码	附码	皮码	中医病名	汉语拼音病名	英文中医病名	中文病名	英文病名
Q05.901			背瘀	bèi yú	spinal bifida	脊柱裂	spinal bifida
			背瘀疮	bèi yú chuāng	spinal bifida sore	脊柱裂	spinal bifida
L50.901		L50.900:	痦瘰	bèi lěi	urticaria	荨麻疹	urticaria
A69.106			崩砂	bēng shā	acute necrotising ulcerative gingivitis	急性坏死性溃疡性龈炎	acute necrotising ulcerative gingivitis
L74.803		L74.830:	鼻赤	bí chì	red nose	鼻红粒病	granulosis rubra nasi
L71.901		L71.900:	鼻赤	bí chì	red nose	酒渣鼻	rosacea
			鼻赤疱	bí chì pào	nasal red pustular	酒渣鼻	rosacea
J34.003			鼻疮	bí chuāng	nasal sore	鼻部痈	carbuncle of nose
J34.004			鼻疮	bí chuāng	nasal sore	鼻蜂窝织炎	cellulitis of nose
J34.001			鼻疮	bí chuāng	nasal sore	鼻化脓性感染	pyogenic infection of nose
J34.005			鼻疮	bí chuāng	nasal sore	鼻坏死	necrosis of nose
J34.006			鼻疮	bí chuāng	nasal sore	鼻溃疡	ulceration of nose
J34.007			鼻疮	bí chuāng	nasal sore	鼻脓肿	abscess of nose
J34.001			鼻疗	bí jié	nasal furunculosis	鼻疖	furuncle of nose
T69.106			鼻冻疮	bí dòng chuāng	frostbite of nose	鼻冻疮	frostbite of nose
J34.001			鼻疖	bí jié	furuncle of nose	鼻疖	furuncle of nose
L71.901		L71.900:	鼻酒齄	bí jiǔ zhā	rosacea	酒渣鼻	rosacea
A24.001			鼻疽	bí jū	farvcinia	鼻疽	glanders;maliasmus
A48.801		A48.810:	鼻疽	bí jū	farvcinia	鼻硬结病	rhinoscleroma
A24.401			鼻疽	bí jū	farvcinia	类鼻疽	melioidosis
L71.101		L71.100:	鼻齄赘子	bí zhā zhuì zi	rosacea;drinker's nose	肥大性酒渣鼻	rhinophyma
L71.809		L71.850:	鼻齄赘子	bí zhā zhuì zi	rosacea;drinker's nose	肉芽肿性酒渣鼻	granulomatous rosacea
L71.901		L71.900:	鼻齄	bí zhā	rosacea;drinker's nose	酒渣鼻	rosacea
			鼻准红	bí zhǔn hóng	nasal apex red	酒渣鼻	rosacea
L30.844			鼻䘌疮	bí nì chuāng	invisible worm sore of the nose	鼻湿疹	nasal eczama
B35.401		B35.400:	笔管癣	bǐ guǎn xuǎn	tinea circinata	体癣	tinea corporis ;ringworm of body
L74.402			闭汗	bì hàn	anhidrosis	汗腺功能障碍性无汗症	anhidrosis due to anaphoresis
L74.403			闭汗	bì hàn	anhidrosis	神经性无汗症	neural anhidrosis
L74.401			闭汗	bì hàn	anhidrosis	无汗症	anhidrosis
M35.102			痹病	bì bìng	bi disease;stagnation – syndrome of qi and blood	重叠综合征	overlap syndrome
L94.001		L94.000:	痹证	bì zhèng	obstruction syndrome;blockage syndrome	局限性硬皮病	localized scleroderma;circumscribed scleroderma
I73.001		I73.030:	痹证	bì zhèng	obstruction syndrome;blockage syndrome	雷诺病	Raynaud disease
L94.804		L94.820:	痹证	bì zhèng	obstruction syndrome;blockage syndrome	硬肿病	scleredema
L02.404			臂痈	bì yōng	pyogenic infection of the arm	上肢痈	carbuncle of the arm
B74.901			煸病	biǎn bìng	filariasis	丝虫病	filariasis
B74.904		B74.010:	煸病	biǎn bìng	filarial elephantiasis	丝虫性象皮病	filarial elephantiasis ;chyloderma

主码	附码	皮码	中医病名	汉语拼音病名	英文中医病名	中文病名	英文病名
B74.903			腨病作歼	biǎn bìng zuò jiān	elephantoid vulvar edema due to filariasis	丝虫性女阴象皮肿	elephantoid vulvar edema due to filariasis ;vulvar elephantiasis due to filariasis
I80.901			腨病	biǎn bìng	phlebitis	静脉炎	phlebitis
B74.903			腨病	biǎn bìng	elephantoid vulvar edema due to filariasis	丝虫性女阴象皮肿	elephantoid vulvar edema due to filariasis ;vulvar elephantiasis due to filariasis
B07.X01		B07.x20:	扁瘊	biǎn hóu	verruca plana	扁平疣	allergic vasculitis
A51.403			便毒	biàn dú	bubo syphilitica	二期梅毒性淋巴结(早期)	secondary syphilitic lymph gland(early)
			便毒	biàn dú	bubo syphilitica	二期梅毒性淋巴结病	secondary syphilitic lymphadenopathy
A58.X01		A58.x00:	便毒	biàn dú	venereal right inguinal lymphadenitis	腹股沟肉芽肿	granuloma inguinale
A51.202			便毒	biàn dú	bubo syphilitica	梅毒性横痃	bubo syphilitica
A55.X01		A55.x00:	便毒	biàn dú	venereal right inguinal lymphadenitis	性病性淋巴肉芽肿	lymphogranuloma venereum
A51.202			便毒	biàn dú	bubo syphilitica	一期梅毒性横痃	primary syphilitic bubo
A58.X01		A58.x00:	便痈	biàn yōng	inguinale carbuncle	腹股沟肉芽肿	granuloma inguinale
A55.X01		A55.x00:	便痈	biàn yōng	inguinale carbuncle	性病性淋巴肉芽肿	lymphogranuloma venereum
A46.X01		A46.x00:	熛火丹	biāo huǒ dān	erysipelas	丹毒	erysipelas
B00.811†	L99.801*	B00.840:	瘭疽	biāo jū	whitlow;panaris;felon;tip – abscess	疱疹病毒性瘭疽	herpesviral whitlow
L08.902			鬓疽	bìn jū	temple gangrene	颞部急性蜂窝织炎	acute cellulitis of tempe
L84.X02		L84.x00:	玻璃疽	bō lí jū	callus;callosity	胼胝	callus ;callosity
L60.813			薄甲	bó jiǎ	thin nail	薄甲	thin nail
L80.X01		L80.x00:	駮白	bó bái	vitiligo	白癜风	vitiligo
B37.203		B37.214:	擦烂	cā làn	intertrigo	念珠菌性擦烂	candidal intertrigo
L84.X02		L84.x00:	蚕足	cán zú	silkworm foot	胼胝	callus ;callosity
E52.X06		E52.x00:	糙皮病	cāo pí bìng	pellagra	烟酸缺乏症	nicotinic acid deficiency;pellagra
L24.803			茶毛虫伤	chá máo chóng shāng	euproctis pseudoconspersa dermatitis	茶毛虫皮炎	euproctis pseudoconspersa dermatitis
B27.901		B27.800:	缠喉风	chán hóu fēng	tacute laryngeal infection	传染性单核细胞增多症	infectious mononucleosis
B02.901		B02.910:	缠腰火丹	chán yāo huǒ dān	herpes zoster around waist and hypochondria	带状疱疹	herpes zoster
			缠腰龙	chán yāo lóng	herpes zoster around waist and hypochondria	带状疱疹	herpes zoster
E50.901			蟾皮病	chán pí bìng	phrynoderma	维生素 A 缺乏病	hypovitaminosis A ;vitamin A deficiency
			蟾皮癣	chán pí xuǎn	phrynoderma	维生素 A 缺乏病	hypovitaminosis A ;vitamin A deficiency
B77.901		B77.900:	长虫病	cháng chóng bìng	ascariasis;longworm disease	蛔虫病	ascariasis
B42.901			陈肝疮	chén gān chuāng	sporotrichosis	孢子丝菌病	sporotrichosis
L02.002			承浆疔	chéngjiāng dīng	furuncle on chéngjiāng point	面部疖病(下颏疖)	facial furunculosis
			承浆痈	chéngjiāng yōng	carbuncle on chéngjiāng point	面部疖病(下颏疖)	facial furunculosis
A53.901		A53.900:	耻病	chǐ bìng	syphilis	梅毒	syphilis

主码	附码	皮码	中医病名	汉语拼音病名	英文中医病名	中文病名	英文病名
A57. X01		A57. x00：	耻疮	chǐ chuāng	chancroid	软下疳	chancroid
D84. 109			赤白游风	chì bái yóu fēng	red and white wandering	获得性血管性水肿	acquired angioedema
T78. 301			赤白游风	chì bái yóu fēng	red and white wandering	血管性水肿	angioedema
D84. 118		D84. 110：	赤白游风	chì bái yóu fēng	red and white wandering	遗传性血管性水肿	hereditary angioedema ；hereditary angio – oedema
L71. 901		L71. 900：	赤鼻	chì bí	red nose	酒渣鼻	rosacea
A46. X01		A46. x00：	赤丹	chì dān	reddish erysipelas	丹毒	erysipelas
L53. 902			赤火丹	chì huǒ dān	red cinnabar of skin	红皮病	erythroderma
I80. 901			赤脉	chì mài	phlebitis	静脉炎	phlebitis
L71. 901		L71. 900：	赤疱酒皶	chì pào jiǔ zhā	red pustular rosacea	酒渣鼻	rosacea
B35. 001		B35. 020：	赤秃	chì tū	red papular alopecia	脓癣	kerion
			赤秃疮	chì tū chuāng	red papular alopecia	脓癣	kerion
L08. 101		L08. 100：	赤癣	chì xuǎn	erythrasma	红癣	erythrasma
B35. 001		B35. 020：	赤癣	chì xuǎn	red papular alopecia	脓癣	kerion
L53. 001		L53. 000：	赤炎疮	chì yán chuāng	red flaming sore	中毒性红斑	toxic erythema
			赤炎风	chì yán fēng	red flaming wind	中毒性红斑	toxic erythema
A54. 304		A54. 300：	赤眼外障	chì yǎn wài zhàng	acute conjunctivitis	淋球菌性眼感染	gonococcal infection of eye
A46. X04			赤游丹	chì yóu dān	red wandering erysipelas	新生儿臀部丹毒	neonatal buttock erysipelas
A46. X01		A46. x00：	赤游丹毒	chì yóu dān dú	red wandering erysipelas	丹毒	erysipelas
T78. 301			赤游风	chì yóu fēng	red wandering wind	血管性水肿	angioedema
L50. 501		L50. 500：	赤疹	chì zhěn	red rash	胆碱能性荨麻疹	cholinergic urticaria
L50. 201			赤疹	chì zhěn	red rash	局部热性荨麻疹	urticaria due to local heat
L50. 201		L50. 200：	赤疹	chì zhěn	red rash	热性荨麻疹	thermal urticaria ；heat urticaria
L56. 301		L56. 300：	赤疹	chì zhěn	red rash	日光性荨麻疹	solar urticaria
L02. 202			冲痈	chōng yōng	pityriasis sinplex	腹痈	carbuncle of abdomen
L30. 501		L30. 808：	虫斑	chóng bān	patches due to parasites	单纯糠疹	pityriasis simplex
B88. 012			虫叮咬	chóng dīng yǎo	insect bite	革螨皮炎	gamasid dermatitis
B88. 011			虫叮咬	chóng dīng yǎo	insect bite	蒲螨皮炎	Pyemotes mite dermatitis
B88. 014		B88. 060：	虫叮咬	chóng dīng yǎo	insect bite	禽螨皮病	dermatosis due to bird mites
B88. 007			虫叮咬	chóng dīng yǎo	insect bite	沙螨皮炎	trombiculid dermatitis
B88. 015†	L99. 802*	B88. 010：	虫叮咬	chóng dīng yǎo	insect bite	鼠螨叮咬	mouse mite bite
B86. X01		B86. x00：	虫疥	chóng jiè	scabies	疥疮	scabies
B87. 901		B87. 900：	虫瘤	chóng liú	worms tumor	蝇蛆病	myiasis
L66. 401			虫蛀斑	chóng zhù bān	bitten macula by worms	网状红瘢性毛囊炎	folliculitis erythematosa reticulata
B35. 101		B35. 100：	虫蛀甲	chóng zhù jiǎ	bitten nail by worms	甲癣	tinea unguium ；onychomycosis
B35. 102		B35. 190：	虫蛀甲	chóng zhù jiǎ	bitten nail by worms	甲真菌病	onychomycosis
T14. 020			臭虫叮咬	chòu chóng dīng yǎo	bedbug bite	臭虫叮咬	bedbug bite

主码	附码	皮码	中医病名	汉语拼音病名	英文中医病名	中文病名	英文病名
B35.301		B35.310：	臭田螺	chòu tián luó	tinea pedis	浸渍糜烂型足癣	tinea pedis of maceration and erosion
A69.106			臭息	chòu xī	acute necrotising ulcerative gingivitis	急性坏死性溃疡性龈炎	acute necrotising ulcerative gingivitis
Q84.814		Q84.810：	初生儿无皮	chū shēng ér wú pí	skinlessness in neonate	先天性皮肤发育不全	congenital skin defect;aplasia cutis congenita
A69.106			穿腮毒	chuān sāi dú	maxillary osteomyelitis	急性坏死性溃疡性龈炎	acute necrotising ulcerative gingivitis
L02.207			穿胁痈	chuān xié yōng	hypochondriac carbuncle	躯干部(季胁部)痈	carbuncle of the body(hypochondriac)
L98.416			穿心脚底风	chuān xīn jiǎo dǐ fēng	foot sole	足穿通性溃疡	perforating ulcer of the foot
A18.408		A18.462：	串疮	chuàn chuāng	cluster sore	瘰疬性皮肤结核	scrofuloderma ;tuberculosis cutis lupoma
L02.907			疮	chuāng	sore;boil	痈、疖、脓肿、皮肤溃疡等	carbuncle,furuncle,abscess,cutaneous ulcer,etc
L04.904		L04.900：	疮根	chuāng gēn	acute lymphadenitis	急性淋巴结炎	acute lymphadenitis
			疮建	chuāng jiàn	acute lymphadenitis	急性淋巴结炎	acute lymphadenitis
L02.903		L02.920：	疮疖	chuāng jiē	sore and furuncle	疖	furuncle
L94.202		L94.200：	疮内有石	chuāng nèi yǒu shí	cutaneous calculus	皮肤钙质沉着症	calcinosis cutis
L02.907			疮疡	chuāng yáng	sore and ulcer	痈、疖、脓肿、皮肤溃疡等	carbuncle,furuncle,abscess,cutaneous ulcer,etc
B05.901		B05.990：	疮疹	chuāng zhěn	sore rash	麻疹	measles ;morbilli
L30.501		L30.808：	吹花癣	chuī huā xuǎn	pityriasis facialis	单纯糠疹	pityriasis simplex
K13.019		K13.052：	唇疮	chún chuāng	lip boil;lip sores	肉芽肿性唇炎	granulomatous cheilitis ;cheilitis granulomatosa
L02.002			唇疔	chún dīng	lip furuncle	面部疖病(唇疖)	facial(lip) furunculosis
K13.013		K13.090：	唇风	chún fēng	exfoliative inflammation of lips	唇炎	cheilitis
B37.818		B37.885：	唇风	chún fēng	exfoliative inflammation of lips	念珠菌性唇炎	candidal cheilitis
K13.019		K13.052：	唇风	chún fēng	exfoliative inflammation of lips	肉芽肿性唇炎	granulomatous cheilitis ;cheilitis granulomatosa
K13.018		K13.040：	唇风	chún fēng	exfoliative inflammation of lips	剥脱性唇炎	exfoliative cheilitis
K13.008		K13.080：	唇干裂	chún gān liè	cheilosis;cheilodynie	唇干裂	cheilosis;cheilodynie
K13.040		K13.060：	唇菌	chún jūn	fungaid new growth on the lips	浆细胞性唇炎	plasma cell cheiliris
K13.013		K13.090：	唇沈	chún shěn	cheilitis	唇炎	cheilitis
K13.038			唇生核	chún shēng hé	lip nodules	腺性唇炎	cheilitis glandularis
K13.013		K13.090：	唇湿	chún shī	labial damp	唇炎	cheilitis
K13.018		K13.040：	唇湿	chún shī	labial damp	剥脱性唇炎	exfoliative cheilitis
K13.013		K13.090：	唇瞤	chún shùn	exfoliative inflammation of lips	唇炎	cheilitis
B07.X03		B07.x00：	刺瘊	cì hóu	common warts	寻常疣	verruca vulgaris ;common warts
L81.817			刺花	cì huā	tattoo	文身	tattoo
B02.901		B02.910：	窜腰疮	cuàn yāo chuāng	herpes zoster around waist and hypochondria	带状疱疹	herpes zoster
L67.817			毳毛粉刺	cuì máo fěn cì	trichostasis spinulosa	小棘毛壅症	trichostasis spinulosa
T69.802			皴揭	cūn jiē	rhagades	皲裂	rhagades
			皴裂疮	cūn liè chuāng	rhagades	皲裂	rhagades
			皴痛	cūn tòng	xerodermatic pain	皲裂	rhagades
B68.902		B68.900：	寸白虫病	cùn bái chóng bìng	taeniasis	绦虫性皮病	dermatosis due to tapeworm

主码	附码	皮码	中医病名	汉语拼音病名	英文中医病名	中文病名	英文病名
L74.003		L74.000:	痤疿	cuó fèi	acne and sudamen;pock pimples	红痱	miliaria rubra
L44.803			锉疹	cuò zhěn	file rash	小棘苔藓	lichen spinulosus
A30.901		A30.900:	大风	dà fēng	leprosy	麻风	leprosy
A30.901		A30.900:	大风恶疾	dà fēng è jí	leprosy	麻风	leprosy
			大风癞	dà fēng lài	leprosy	麻风	leprosy
B74.904		B74.010:	大脚风	dà jiǎo fēng	chyloderma of legs	丝虫性象皮病	filarial elephantiasis ;chyloderma
A46.X11		A46.x40:	大脚风	dà jiǎo fēng	chyloderma of legs	下肢丹毒	erysipelas of lower limb
B86.X01		B86.x00:	大疥	dà jiè	large scabies	疥疮	scabies
A30.901		A30.900:	大麻风	dà má fēng	leprosy	麻风	leprosy
			大麻疯	dà má fēng	leprosy	麻风	leprosy
L25.515			大麦痒	dà mài yǎng	itch due to wheat – harvest	麦收皮炎	wheat – harvest dermatitis
A46.X10		A46.x20:	大头风	dà tóu fēng	infection with swollen head	面部丹毒	facial erysipelas
L56.203		L56.220:	大头瘟	dà tóu wēn	infection with swollen head	植物光皮炎	phytophotodermatitis; photodermatitis due to plant
A46.X11		A46.x40:	大腿风	dà tuǐ fēng	thigh erysipelas	下肢丹毒	erysipelas of lower limb
L02.103			大痈	dà yōng	nape carbuncle	颈痈	furuncle of the neck
E00.901			呆小病	dāi xiǎo bìng	cretinism	呆小病	cretinism
L03.001			代甲	dài jiǎ	infection of finger tip	甲沟炎	paronychia
L40.201		L40.200:	代指	dài zhǐ	infection of finger tip	连续性肢端皮炎	acrodermatitis continua
A46.X01		A46.x00:	丹	dān	erysipelas; cinnabar; bolus; pillet; red mapule on the skin	丹毒	erysipelas
			丹熛	dān biāo	erysipelas	丹毒	erysipelas
			丹毒	dān dú	erysipilas;cinnabar toxin	丹毒	erysipelas
A46.X04			丹毒发	dān dú fā	erysipelatous carbuncle	蜂窝织炎性丹毒	phlegmonous erysipelas
			丹毒发疽	dān dú fā jū	erysipelatous carbuncle	蜂窝织炎性丹毒	phlegmonous erysipelas
D18. –	M91200/0	D18.010:	丹瘤	dān liú	hemangioma	血管瘤	hemangioma
B08.301		B08.300:	丹痧	dān shā	red eruption	传染性红斑	erythema infectiosum
A38.X01		A38.x00:	丹痧	dān shā	scarlet fever	猩红热	scarlet fever
L08.101		L08.100:	丹癣	dān xuǎn	erythrasma	红癣	erythrasma
A46.X01		A46.x00:	丹胗	dān zhēn	red heat rash	丹毒	erysipelas
L53.803			丹疹	dān zhěn	red heat rash	麻疹样红斑	erythema morbilliforme
T61.102			丹疹	dān zhěn	red heat rash	鲭亚目鱼中毒	scombroid fish poisoning
A38.X01		A38.x00:	丹疹	dān zhěn	red heat rash	猩红热	scarlet fever
L53.807			丹疹	dān zhěn	red heat rash	猩红热样红斑	scarlatiniform erythema
A46.X01		A46.x00:	丹肿	dān zhǒng	cinnabar swelling	丹毒	erysipelas
E65.X01			担肩瘤	dān jiān liú	shoulder tumor due to blood stasis	脂肪垫	fat – pad
L52.X01		L53.000:	瘅梅核	dàn méi hé	jaundice	结节性红斑	erythema nodosum

主码	附码	皮码	中医病名	汉语拼音病名	英文中医病名	中文病名	英文病名
B35.501		B35.500：	刀癣	dāo xuǎn	falchion tinea	叠瓦癣	tinea imbricata
L60.829			倒刺	dào cì	hang nail	甲缘逆剥	hang nail
L60.001		L60.000：	倒甲	dào jiǎ	unguis incarnatus;onyxis	嵌甲	unguis incarnatus;onyxis
N80.602		N80.610：	倒经	dáo jīng	menstrual epistaxis;reverse menorrhea	皮肤子宫内膜异位症	cutaneous endometriosis
R61.108			盗汗	dào hàn	night sweating	盗汗	night sweats
A27.901			稻瘟病	dào wēn bìng	fulminant jaundice	钩端螺旋体病	leptospirosis
L40.102		L40.120：	登豆疮	dēng dòu chuāng	impetigo herpetiformis	疱疹样脓疱病	impetigo herpetiformis
L01.001		L01.090：	滴脓疮	dī nóng chuāng	impetigo;pustulosis	脓疱病	impetigo
K14.101		K14.100：	地图舌	dì tú shé	geographic tongue	地图舌	geographical tongue
L84.X02		L84.x00：	垫糨子	diàn jiàng zi	callus;callosity	胼胝	callus ;callosity
L93.001		L93.010：	蝶疮流注	dié chuāng liú zhù	lupus erythematosus	红斑狼疮	lupus erythematosus ,LE
L53.101			蝶疸	dié dǎn	erythema gyratum	环形红斑	erythema gyratum
L02.903		L02.920：	疔	dīng	rooted furuncle;clove;boil	疖	furuncle
			疔疮	dīng chuāng	hard furuncle;rooted furuncle;clove sore	疖	furuncle
A41.904		A41.910：	疔疮走黄	dīng chuāng zǒu huáng	carbuncle complicated by septicemia	侵袭皮肤败血症	septicaemia affecting skin
L02.903		L02.920：	疔疽	dīng jū	parotid furunculosis	疖	furuncle
			疔肿	dīng zhǒng	furuncle swelling	疖	furuncle
L02.804			顶门疽	dǐng mén jū	vertex carbuncle	头部痈	carbuncle of the head
			顶门痈	dǐng mén yōng	vertex carbuncle	头部痈	carbuncle of the head
L60.819			顶针箍样甲	díng zhēn gū yàng jiǎ	thimble nails	点凹甲	pitted nail
B74.904		B74.010：	冬瓜腿	dōng guā tuǐ	chyloderma	丝虫性象皮病	filarial elephantiasis ;chyloderma
T35.701			冻疮	dòng chuāng	chilblain	冻伤	frostbite ;congelation
T69.101			冻疮	dòng chuāng	chilblain	冻疮	chilblain ;pernio
T69.102			冻耳	dòng ěr	frostbite of auricle	耳郭冻疮	frostbite of auricle
T69.101			冻风	dòng fēng	chilblain ;frostbite	冻疮	chilblain ;pernio
			冻烂疮	dòng làn chuāng	chilblain ;frostbite	冻疮	chilblain ;pernio
T35.701			冻烂疮	dòng làn chuāng	chilblain ;frostbite	冻伤	frostbite ;congelation
T35.701			冻烂肿疮	dòng làn zhǒng chuāng	chilblain ;frostbite	冻伤	frostbite ;congelation
T69.101			冻裂	dòng liè	frost cracking	冻疮	chilblain ;pernio
T35.701			冻裂	dòng liè	frost cracking	冻伤	frostbite ;congelation
T69.101			冻瘃	dòng zhú	chilblain ;frostbite	冻疮	chilblain ;pernio
A57.X01		A57.x00：	斗精疮	dòu jīng chuāng	chancroid	软下疳	chancroid
B03.X01		B03.x20：	豆豆疮	dòu dòu chuāng	smallpox	天花	variola major;smallpox
B00.002		B00.000：	痘风疮	dòu fēng chuāng	eczama herpeticum	疱疹性湿疹	eczama herpeticum
B03.X01		B03.x20：	痘疹	dòu zhěn	smallpox rash	天花	variola major;smallpox
B88.101		B88.100：	毒虫螫伤	dú chóng shì shāng	insect bite;insect sting	潜蚤病	tungiasis
B88.809	L99.802*		毒虫螫伤	dú chóng shì shāng	insect bite;insect sting	蛾皮炎	moth dermatitis

主码	附码	皮码	中医病名	汉语拼音病名	英文中医病名	中文病名	英文病名
A54.011			毒淋	dú lín	toxin stranguria	淋菌性尿道炎	gonococcal urethritis
T63.001	X20.902		毒蛇咬伤	dú shé yǎo shāng	venomous snake bite	毒蛇咬伤	thanatophidia bite;venomous snake bite
T63.506	X26.901		毒鱼刺人	dú yú cì rén	venomous fishes sting	毒鱼刺伤	venomous fishes sting;poisonous fishes sting
T63.504	X26.908		毒鱼伤	dú yú shāng	venomous fishes sting	黄貂鱼咬伤	slingray bite
T63.609	X26.913		毒鱼伤	dú yú shāng	venomous fishes sting	僧帽水母皮炎	physalia physalis dermatitis
T63.502	X26.906		毒鱼伤	dú yú shāng	venomous fishes sting	章鱼咬伤	octopus bite
L71.001		L71.000:	独骨疮	dú gǔ chuāng	perioral eczema	口周皮炎	perioral dermatitis
A57.X01		A57.x00:	妒精疮	dù jīng chuāng	chancre	软下疳	chancroid
A51.009		A51.010:	妒精疮	dù jīng chuāng	chancre	下疳	chancre
K14.501		K14.500:	断纹舌	duàn wén shé	fissured tongue	裂纹舌	fissured tongue
B35.002		B35.006:	堆沙	duī shā	favus of the scalp	头癣	tinea capitis
B35.901		B35.030:	堆沙鬎鬁	duī shā lá lì	favus of the scalp	黄癣	tinea favosa;tinea favus on head;favus
B35.002		B35.006:	堆沙鬎鬁	duī shā lá lì	favus of the scalp	头癣	tinea capitis
			堆沙瘌痢	duī shā lá lì	favus of the scalp	头癣	tinea capitis
L02.103			对口	duì kǒu	carbuncle on nape;mouth – level nape flat – abscess;mouth – apposite ulcer	颈痈	furuncle of the neck
			对口发	duì kǒu fā	carbuncle on nape	颈痈	furuncle of the neck
			对口疽	duì kǒu jū	carbuncle on nape	颈痈	furuncle of the neck
			对口痈	duì kǒu yōng	carbuncle on nape	颈痈	furuncle of the neck
I73.101		I73.100:	敦痈	dūn yōng	raddish phalangeal carbuncle	血栓闭塞性脉管炎	thromboangiitis obliterans
R61.901			多汗	duō hàn	hyperhidrosis	多汗症	hyperhidrosis
R61.012		R61.040:	多汗	duō hàn	hyperhidrosis	非对称性多汗症	asymmetrical hyperhidrosis
R61.001			多汗	duō hàn	hyperhidrosis	神经性多汗症	neural hyperhidrosis
L68.301		L68.900:	多毛	duō máo	polytrichia	多毛症	polytrichia
B37.001		B37.900:	鹅口	é kǒu	thrush;goose – mouth	鹅口疮	thrush
			鹅口白疮	é kǒu bái chuāng	thrush;goose – mouth sore like white sore	鹅口疮	thrush
			鹅口白屑	é kǒu bái xiè	thrush;goose – mouth sore like white sore	鹅口疮	thrush
			鹅口疮	é kǒu chuāng	thrush	鹅口疮	thrush
			鹅口疳	é kǒu gān	thrush	鹅口疮	thrush
I80.901			鹅脉病	é mài bìng	phlebitis	静脉炎	phlebitis
B35.201			鹅堂风	é táng fēng	goose – web wind;tinea manuum	手癣	tinea manum ;hand ringworm ;tinea of hands
B36.102		B36.100:	鹅堂风	é táng fēng	goose – web wind;tinea manuum	掌黑癣	tinea nigra palmaris
			鹅掌风	é zhǎng fēng	goose – web wind;tinea manuum	掌黑癣	tinea nigra palmaris
B35.201			鹅掌风	é zhǎng fēng	goose – web wind;tinea manuum	手癣	tinea manum ;hand ringworm ;tinea of hands
B35.201			鹅掌疯	é zhǎng fēng	goose – web wind;tinea manuum	手癣	tinea manum ;hand ringworm ;tinea of hands
B36.102		B36.100:	鹅掌疯	é zhǎng fēng	goose – web wind;tinea manuum	掌黑癣	tinea nigra palmaris
B35.101		B35.100:	鹅爪风	é zhǎo fēng	tinea unguium	甲癣	tinea unguium

主码	附码	皮码	中医病名	汉语拼音病名	英文中医病名	中文病名	英文病名
B35.102		B35.190:	鹅爪风	é zhǎo fēng	tinea unguium	甲真菌病	onychomycosis
L25.801			蛾毒	é dú	miller toxin	桑毛虫皮炎	euproctis similis dermatitis
C44.-	M80940/3		恶疮	è chuāng	malignant boil; malignant ulcer	基底鳞状细胞癌	basosquamous cell carcinoma
C44.-	M80700/3	C44.L48:	恶疮	è chuāng	malignant boil; malignant ulcer	鳞状细胞癌	squamous cell carcinoma ; epidermoid carcinoma
C44.901			恶疮	è chuāng	malignant boil; malignant sore	皮肤恶性肿瘤	
C44.902	M80002/3		恶疮	è chuāng	malignant boil; malignant sore	皮肤溃疡癌变	carcinomatous change of cutaneous ulcer
A30.901		A30.900:	恶风	è fēng	malignant wind	麻风	leprosy
C96.101		C96.120:	恶核	è hé	malignant obstinate nodule	恶性组织细胞增生症(累及皮肤)	malignant histiocytosis (involving skin)
A30.901		A30.900:	恶疾	è jí	malignant disease	麻风	leprosy
I80.901			恶脉	è mài	superficial phlebitis	静脉炎	phlebitis
I82.809		I82.910:	恶脉病	è mài bìng	thrombophlebitis	静脉血栓形成	phlebothrombosis
H60.501		H60.530:	耳疮	ěr chuāng	inflammation of externe auditory meatus	急性外耳炎	acute otitis externa
H60.007		H60.020:	耳疔	ěr dīng	furuncle of external auditory meatus	耳疖	ear furuncle
			耳疖	ěr jiē	ear furuncle	耳疖	ear furuncle
H60.502		H60.500:	耳旋疮	ěr xuán chuāng	eczema of ear	急性湿疹性外耳炎	acute otitis externa – eczematous
B36.904		B36.920:	耳癣	ěr xuǎn	otomycosis	耳真菌病	otomycosis; tinea auricularis, NOS
H60.502		H60.500:	耳镟疮	ěr xuàn chuāng	eczema of ear	急性湿疹性外耳炎	acute otitis externa – eczematous
Q17.002		Q17.000:	耳珠	ěr zhū	accessory ear	副耳	accessory ear
L03.901		L03.900:	发	fā	cellulitis; phlegmon	蜂窝织炎	cellulitis
L03.902			发	fā	gangrenous cellulitis	坏疽性蜂窝织炎	gangrenous cellulitis
L67.103			发白	fà bái	poliosis; greying of hair	白发症	poliosis
B03.X01		B03.x20:	发斑疮	fā bān chuāng	smallpox	天花	variola major; smallpox
L02.201			发背	fā bèi	effusion of the back	背部脓肿	abscess of back
			发背疽	fā bèi jū	flat abscess effusion of the back	背部脓肿	abscess of back
L66.001		L66.000:	发不生	fà bù shēng	hair loss; trichomadesis	假斑秃	pseudopelade ; pseudoalo pecia areata
L67.910:			发不生	fà bù shēng	hair loss; trichomadesis	稀毛症	hypotrichosis
L73.000			发际疮	fà jì chuāng	hairline sore	痤疮瘢痕疙瘩	acne keloids
L02.101			发际疮	fà jì chuāng	hairline boils	颈疖	furuncle of the neck
L73.001			发际疽	fà jì jū	hairline boils	痤疮瘢痕疙瘩	acne keloids
L67.827		L67.860:	发枯	fà ku	dry hair dried and withered hair	毛发营养不良	hair dystrophy; trichodystrophy; hair malnutrition
L72.001	M90841/0	L72.000:	发瘤	fà liú	dermoid cyst	皮样囊肿	dermoid cyst
L65.904		L66.810:	发落	fà luò	hair loss	脱发	loss of hair; trichomadesis
L66.901		L66.800:	发脱不长	fà tuō bú zhàng	hair loss and reduced growth	瘢痕性秃发	cicatricial alopecia
L66.901		L66.800:	发脱不长	fà tuō bú zhàng	hair loss and reduced growth	瘢痕性脱发	cicatricial alopecia
L66.807			发脱不长	fà tuō bú zhàng	hair loss and reduced growth	创伤/伤害瘢痕性秃发	cicatricial alopecia due to trauma/injury
L66.813		L66.200:	发脱不长	fà tuō bú zhàng	hair loss and reduced growth	局限性感染后秃发	circumscribed postinfection alopecia

主码	附码	皮码	中医病名	汉语拼音病名	英文中医病名	中文病名	英文病名
L66.802			发脱不长	fà tuō bú zhǎng	hair loss and reduced growth	萎缩性秃发	atrophic alopecia
L66.801			发脱不长	fà tuō bú zhǎng	hair loss and reduced growth	小斑片状秃发	alopecia parvimaculata
L66.804			发脱不长	fà tuō bú zhǎng	hair loss and reduced growth	脂肿性秃发	lipoedematous alopecia
L67.827		L67.860:	发无泽	fà wù zé	hair dried and withered hair	毛发营养不良	hair dystrophy;trichodystrophy;hair malnutrition
L53.001		L53.000:	发物疹	fā wù zhěn	toxic erythema	中毒性红斑	toxic erythema
L64.901		L64.900:	发蛀脱发	fà zhù tuō fà	alopecia seborrheica	雄激素性脱发	androgenetic alopecia
L63.901		L63.900:	发坠	fà zhuì	hair loss	斑秃	alopecia areata
C44. –	M80940/3		翻花	fān huā	carcinoma of skin;luxuriant granulation	基底鳞状细胞癌	basosquamous cell carcinoma
C44. –	M80700/3	C44.L48:	翻花	fān huā	carcinoma of skin;luxuriant granulation	鳞状细胞癌	squamous cell carcinoma ;epidermoid carcinoma
			翻花疮	fān huā chuāng	carcinoma of skin;luxuriant granulation	基底鳞状细胞癌	basosquamous cell carcinoma
			翻花疮	fān huā chuāng	carcinoma of skin;luxuriant granulation	鳞状细胞癌	squamous cell carcinoma ;epidermoid carcinoma
			翻花瘤	fān huā liú	luxuriant granulation;carcinoma of skin	基底鳞状细胞癌	basosquamous cell carcinoma
			翻花瘤	fān huā liú	luxuriant granulation;carcinoma of skin	鳞状细胞癌	squamous cell carcinoma ;epidermoid carcinoma
A51.303			翻花杨梅疮	fān huā yáng méi chuāng	syphilitic chancer	二期皮肤梅毒	secondary cutaneous syphilis
C44. –	M80940/3		反花疮	fǎn huā chuāng	carcinoma of skin;luxuriant granulation	基底鳞状细胞癌	basosquamous cell carcinoma
C44. –	M80700/3	C44.L48:	反花疮	fǎn huā chuāng	carcinoma of skin;luxuriant granulation	鳞状细胞癌	squamous cell carcinoma ;epidermoid carcinoma
L60.202			反甲	fǎn jiǎ	curled – up nails	反甲	koilonychia
B35.901		B35.030:	肥疮	féi chuāng	favus	黄癣	tinea favosa;tinea favus on head;favus
B35.001		B35.020:	肥黏疮	féi nián chuāng	suppuratire infection of scalp	脓癣	kerion
B65.301		B65.300:	肥水疮	féi shuǐ chuāng	cercarial dermatitis	血吸虫尾蚴皮炎	schistosome cercarial dermatitis
L52.X02		A18.480:	腓腨发	féi chuài fā	pyogenic carbuncle of cakf; erythema induratum	硬红斑	erythema induratum
L52.X02		A18.480:	腓腨发疽	féi chuài fā jū	pyogenic carbuncle of cakf; erythema induratum;	硬红斑	erythema induratum
L52.X02		A18.480:	腓腨疽	féi chuài jū	pyogenic carbuncle of cakf; erythema induratum;	硬红斑	erythema induratum
L74.301			沸疮	fèi chuāng	prickly – heat	痱	miliaria
L56.816		L56.860:	沸疮	fèi chuāng	summer erosive sore	牛痘样水疱病	hydroa vacciniforme
L56.402		L56.410:	沸疮	fèi chuāng	summer prurigo	夏令痒疹	prurigo estivalis
L56.816		L56.860:	沸烂疮	fèi làn chuāng	summer erosive sore	牛痘样水疱病	hydroa vacciniforme
L56.402		L56.410:	沸烂疮	fèi làn chuāng	erosive sore	夏令痒疹	prurigo estivalis
L56.402		L56.410:	沸子	fèi zǐ	summer prurigo	夏令痒疹	prurigo estivalis
M34.902			肺痹	fèi bì	pulmonary obstructive;lung blockage	硬皮病	scleroderma
L70.901			肺风粉刺	fèi fēng fěn cì	acne caused lung – wind	痤疮	acne
B66.402†	J99.801*		肺吸虫病	fèi xī chóng bìng	paragonimiasis	肺吸虫病	paragonimiasis
L74.301			痱汗疹	fèi hàn zhěn	prickly – heat	痱	miliaria
L74.301			痱痤痱	fèi cuó fèi	prickly – heat	痱	miliaria

主码	附码	皮码	中医病名	汉语拼音病名	英文中医病名	中文病名	英文病名
L73.808			痱毒	fèi dú	miliaria toxin	多发性汗腺脓肿	multiple sweat gland abscesses
L74.201			痱毒	fèi dú	miliaria toxin	脓疱性痱	miliaria pustulosa
L74.203		L74.200:	痱毒	fèi dú	miliaria toxin	深部痱	miliary profunda
L74.301			痱子	fèi zi	miliaria	痱	miliaria
L74.301			痱瘰[子]	fèi zǐ	miliaria	痱	miliaria
L70.901			粉疵	fěn cī	acne	痤疮	acne
L70.901			粉刺	fěn cì	acne	痤疮	acne
L70.003			粉刺聚疖	fěn cì jù jiē	pustular acne	囊肿性痤疮	cystic acne
L70.002			粉刺聚疖	fěn cì jù jiē	pustular acne	脓疱性痤疮	pustular acne
L70.829			粉刺聚疖	fěn cì jù jiē	pustular acne	血管炎/脓皮肉芽肿性痤疮	vasculitic/pyoderma gangrenosum acne
L70.809			粉刺聚瘤	fěn cì jù liú	acne keloid	痤疮瘢痕疙瘩	acne keloid
L70.806			粉刺聚瘤	fěn cì jù liú	acne hump	结节性痤疮	acne nodosum
L70.806			粉刺聚瘤	fěn cì jù liú	acne hump	面部持续性硬肿性痤疮	solid persistent facial edema in acne
L25.203			粉花疮	fěn huā chuāng	cosmetic dermatitis	油彩皮炎	grease paint dermatitis
L70.833		L70.834:	粉花疮	fěn huā chuāng	cosmetic acne	化妆品痤疮	acne induced by cosmetics
L25.001			粉花疮	fěn huā chuāng	cosmetic dermatitis	化妆品皮炎	cosmetic dermatitis
L72.119			粉瘤	fěn liú	atheroma; steatoma; mealy tumor	单发性皮脂腺囊肿	steatocystoma simplex
L72.201		L72.200:	粉瘤	fěn liú	atheroma; steatoma; mealy tumor	多发性皮脂腺囊肿	steatocystoma multiplex
L72.009			粉囊瘤	fěn náng liú	atheroma; steatoma; mealy tumor	外伤性表皮囊肿	traumatic epidermal cyst
B76.903		B76.000:	粪毒	fèn dú	feces toxin	皮肤钩虫病	ancylostomiasis of skin
B76.903		B76.000:	粪毒块	fèn dú kuài	fecal mass toxin	皮肤钩虫病	ancylostomiasis of skin
B76.903		B76.000:	粪块毒	fèn kuài dú	fecal mass toxin	皮肤钩虫病	ancylostomiasis of skin
K60.403		K60.400:	粪瘘	fèn lòu	fecal fistula	直肠皮肤瘘	fistula rectum to skin
A69.202		A69.220:	风斑	fēng bān	wind erythema	慢性游走性红斑	erythema chronicum migrans
L50.901		L50.900:	风乘疙瘩	fēng chéng gē da	papular wind lumps	荨麻疹	urticaria
H01.103			风赤疮痍	fēng chì chuāng yí	vesiculated dermatitis of eyelids	眼睑湿疹	eczema palpebrae
L28.201		L28.222:	风丹	fēng dān	wind cinnabar	丘疹性荨麻疹	papular urticaria
L56.203		L56.220:	风毒赤面	fēng dú chì miàn	red faciale due to wind - toxicity	植物光皮炎	phytophotodermatitis; photodermatitis due to plant
L56.203		L56.220:	风毒证	fēng dú zhèng	syndrome due to wind - toxicity	植物光皮炎	phytophotodermatitis; photodermatitis due to plant
L56.203		L56.220:	风毒肿	fēng dú zhǒng	swelling due to wind - toxicity	植物光皮炎	phytophotodermatitis; photodermatitis due to plant
A69.106			风疳	fēng gān	wind - type malnutrition sore	急性坏死性溃疡性龈炎	acute necrotising ulcerative gingivitis
A69.106			风疳疮	fēng gān chuāng	wind - type malnutrition sore	急性坏死性溃疡性龈炎	acute necrotising ulcerative gingivitis
T78.201			风厥	fēng jué	syncope due to pathogenic wind	过敏性休克	allergic shock

主码	附码	皮码	中医病名	汉语拼音病名	英文中医病名	中文病名	英文病名
A30.501		A30.500:	风癞	fēng lài	wind lai	瘤型麻风(审)	lepromatous leprosy;LL
A30.901		A30.900:	风癞	fēng lài	wind lai	麻风	leprosy
L50.901		L50.900:	风绺疹	fēng liǔ zhěn	wind dormant papules	荨麻疹	urticaria
L42.X01		L42.x00:	风热疮	fēng rè chuāng	wind – heat sore;pityriasis rosea	玫瑰糠疹	pityriasis rosea
L29.821		L29.880:	风瘙痒	fēng sào yǎng	pruritus due to wind pathogen	胆汁性瘙痒症	biliary pruritus
L29.810			风瘙痒	fēng sào yǎng	pruritus due to wind pathogen	冬季瘙痒症	pruritus hiemalis
L29.806			风瘙痒	fēng sào yǎng	pruritus due to wind pathogen	局限性瘙痒症	pruritus localis
L29.801		L29.840:	风瘙痒	fēng sào yǎng	pruritus due to wind pathogen	老年瘙痒症	senile pruritus
L29.820		L29.870:	风瘙痒	fēng sào yǎng	pruritus due to wind pathogen	尿毒性瘙痒症	uraemic pruritus
L29.809			风瘙痒	fēng sào yǎng	pruritus due to wind pathogen	夏季瘙痒症	pruritus aestivalis
L29.806			风瘙痒	fēng sào yǎng	pruritus due to wind pathogen	遗传性局限性瘙痒症	hereditary localized pruritus
L29.808			风瘙痒	fēng sào yǎng	pruritus due to wind pathogen	阵发性瘙痒症	paroxysmal pruritus
L29.803			风瘙痒	fēng sào yǎng	pruritus due to wind pathogen	全身性瘙痒症	pruritus universalis
L29.901		L29.900:	风瘙痒	fēng sào yǎng	pruritus due to wind pathogen	瘙痒症	pruritus
L50.901		L50.900:	风瘙瘾疹	fēng sào yǐn zhěn	wind dormant papules	荨麻疹	urticaria
R20.203			风身体如虫行	fēng shēn tǐ rú chóng xíng	formication of skin	皮肤蚁走感	formication of skin
M34.902			风湿痹	fēng shī bì	wind – dampness obstrution;wind – dampness blockage; wind – dampness syndrome	硬皮病	scleroderma
L30.902			风湿疡	fēng shī yáng	wind – damp ulcer	急性湿疹	acute eczema
T78.301			风水	fēng shuǐ	wind edema	血管性水肿	angioedema
L28.201		L28.222:	风土疮	fēng tǔ chuāng	local wind sore;urticaria populosa	丘疹性荨麻疹	papular urticaria
L50.901		L50.900:	风团	fēng tuán	wind patches	荨麻疹	urticaria
M33.101		M33.910:	风痿痹	fēng wěi bì	wind – flaccidity obstrution	皮肌炎	dermatomyositis
L30.501		L30.808:	风癣	fēng xuǎn	wind tinea	单纯糠疹	pityriasis simplex
L41.901		L41.900:	风癣	fēng xuǎn	wind tinea	副银屑病	parapsoriasis
L42.X01		L42.x00:	风癣	fēng xuǎn	wind tinea	玫瑰糠疹	pityriasis rosea
B35.401		B35.400:	风癣	fēng xuǎn	wind tinea	体癣	tinea corporis ;ringworm of body
L40.901		L41.900:	风癣	fēng xuǎn	wind tinea	银屑病	psoriasis
L85.004		L85.010:	风癣	fēng xuǎn	wind tinea	圆形糠疹	pityriasis rotunda
L29.901		L29.900:	风痒	fēng yǎng	pruritus due to wind pathogen	瘙痒症	pruritus
L50.901		L50.900:	风瘾疹	fēng yǐn zhěn	urticaria	荨麻疹	urticaria
L50.301		L50.300:	风瘾疹	fēng yǐn zhěn	urticaria	人为性荨麻疹	factitious urticaria ;factitial urticaria
B06.901		B06.900:	风疹	fēng zhěn	rubella	风疹	rubella
L50.901		L50.900:	风疹块	fēng zhěn kuài	wind papular	荨麻疹	urticaria
L50.901		L50.900:	风痞瘤	fēng bèi lěi	urticaria	荨麻疹	urticaria
T14.026			蜂叮疮	fēng dīng chuāng	sore due to bee sting	蜜蜂螫伤	bee sting

主码	附码	皮码	中医病名	汉语拼音病名	英文中医病名	中文病名	英文病名
L02.804			佛顶疽	fó díng jū	vertex carbuncle	头部痈	carbuncle of the head
L02.804			佛头疽	fó tóu jū	vertex carbuncle	头部痈	carbuncle of the head
M30.001		M30.000:	伏痹	fú bì	cheiropodal nodules	结节性多动脉炎	polyarteritis nodosa
L30.202			伏鼠疽	fú shǔ jū	cheiropodal nodules	皮癣菌疹	dermatophytid
L02.409			伏兔痈	fútù yōng	carbuncle on fútù point	腿部痈	carbuncle of the leg
B83.101		B83.100:	匐行疮	fú xíng chuāng	gnathostomiasis	腭口线虫病	gnathostomiasis
A69.106			腐根	fǔ gēn	acute necrotising ulcerative gingivitis	急性坏死性溃疡性龈炎	acute necrotising ulcerative gingivitis
I73.819		I73.820:	妇人脚	fù rén jiǎo	erythromelalgia	红斑性肢痛病	erythromelalgia
A06.810†	N77.102*		妇人阴痒	fù rén yīn yǎng	vulvar itch	阿米巴性女阴阴道炎	amoebic vulvovaginitis
A59.002†	N77.102*	A59.002*	妇人阴痒	fù rén yīn yǎng	vulvar itch	滴虫性阴道炎	trichomonal vaginitis
N76.001		N76.020:	妇人阴痒	fù rén yīn yǎng	vulvar itch	急性女阴阴道炎	acute vulvovaginitis; vulvovaginitis, acute
N76.101		N76.110:	妇人阴痒	fù rén yīn yǎng	vulvar itch	慢性女阴阴道炎	chronic vulvovaginitis; vulvovaginitis, chronic
B37.302†	N77.102*	B37.330:	妇人阴痒	fù rén yīn yǎng	vulvar itch	念珠菌性女阴阴道炎	candidal vulvovaginitis
B37.302†	N77.102*	B37.330:	妇人阴痒	fù rén yīn yǎng	vulvar itch	念珠菌性阴道炎	candidal vaginitis
A60.002†	N77.001*		妇人阴痒	fù rén yīn yǎng	vulvar itch	疱疹性女阴阴道炎	herpetic vulvovaginitis
A56.001			妇人阴痒	fù rén yīn yǎng	vulvar itch	衣原体性阴道炎	chlamydial vaginitis
L02.202			腹皮痈	fù pí yōng	carbuncle on the abdominal wall	腹痈	carbuncle of abdomen
L81.101		L81.100:	皯黯	gān àn	chloasma	黄褐斑	chloasma; chloasma maelasma
B86.X06		B86.x10:	干疤疥	gān bā jiè	dry scabies	结痂性疥疮	crusted scabies
E46.X02			干疳	gān gān	dry malnutrition; chronic infantile malnutrition	蛋白(质)性营养不良	protein malnutrition
E40.X01		E40.x00:	干疳	gān gān	dry malnutrition; chronic infantile malnutrition	恶性营养不良症	Kwashiorkor
E41.X01		E41.x00:	干疳	gān gān	dry malnutrition; chronic infantile malnutrition	消瘦症	marasmus
E51.104			干脚气	gān jiǎn qì	weak foot due to dryness	维生素 B_1 缺乏症	hypovitaminosis B1; vitamin B1 deficiency
B86.X06		B86.x10:	干疥	gān jiè	dry scabies	结痂性疥疮	crusted scabies
L20.806		L20.816:	干瘢	gān liǎn	dry close	婴儿湿疹	infantile eczema
T69.802			干裂	gān liè	dry craquelé	皲裂	rhagades
T69.802			干裂疮	gān liè chuāng	dry craquelé sore	皲裂	rhagades
L20.806		L20.816:	干胎瘢	gān tāi liǎn	infantile dry close	婴儿湿疹	infantile eczema
B35.303			干癣	gān xuǎn	dry tinea	鳞屑角化型足癣	squamous keratotic tinea pedis
L30.902			干癣	gān xuǎn	dry tinea	慢性湿疹	chronic eczema
L40.901		L41.900:	干癣	gān xuǎn	dry tinea	银屑病	psoriasis
G57.101			干血劳	gān xuè láo	emaciation due to blood disorders	股外侧皮神经综合征	lateral femoral cutaneous nerve syndrome
M35.001		M35.000:	干燥病	gān zào bìng	sicca syndrome	干燥综合征	Sjögren syndrome; sicca syndrome
L81.101		L81.100:	肝斑	gān bān	liver macula; chloasma	黄褐斑	chloasma; chloasma maelasma

主码	附码	皮码	中医病名	汉语拼音病名	英文中医病名	中文病名	英文病名
M34.902			肝痹	gān bì	liver obstruction; liver blockage; liver imperdiment	硬皮病	scleroderma
E50.901			肝虚雀目	gān xū què mù	blurred vision due to liver – asthenia; infantile night blindness deu to liver – asthenia	维生素 A 缺乏病	hypovitaminosis A ;vitamin A deficiency
L53.812			肝掌	gān zhǎng	liver palmare	遗传性掌红斑	erythema palmaris hereditarum
L53.801		L53.840:	肝掌	gān zhǎng	liver palmare	掌红斑	erythema palmare; palmar erythema
E46.X02			疳病	gān bìng	malnutrition; chronic infantile malnutrition	蛋白质性营养不良	protein malnutrition
E40.X01		E40.x00:	疳病	gān bìng	malnutrition; infantile malnutrition	恶性营养不良症	Kwashiorkor
A57.X01		A57.x00:	疳疮	gān chuāng	chancre sore; chancroid	软下疳	chancroid
A51.009		A51.010:	疳疮	gān chuāng	chancre sore	下疳	chancre
E50.901			疳眼	gān yǎn	eye disease due to malnutrition in infant; gan eye	维生素 A 缺乏病	hypovitaminosis A ;vitamin A deficiency
Q82.101		Q82.100:	皯疮	gān chuāng	xeroderma sore	着色性干皮病	xeroderma pigmentosa
L81.448			皯疮	gān chuāng	xeroderma sore	着色性类干皮病	pigmented xerodermoid
A63.009			肛门臊疣	gāng mén sāo yóu	itching wart anal	肛门尖锐湿疣	condyloma acuminatum ani
L29.001		L29.000:	肛门瘙痒	gāng mén sào yǎng	pruritus ani	肛门瘙痒症	pruritus ani ;anal itch
L30.864		L30.864:	肛门湿疡	gāng mén shī yǎng	eczema of anus; damp – ulcer of anus	肛门湿疹	anal eczema
L29.001		L29.000:	肛门痒	gāng mén yǎng	anal itch	肛门瘙痒症	pruritus ani ;anal itch
L29.301		L29.300:	肛门痒	gāng mén yǎng	anal itch	肛门生殖器瘙痒症	anogenital pruritus, nos
B37.808			肛门痒	gāng mén yǎng	anal itch	肛周念珠菌病	perianal candidiasis
L29.001		L29.000:	肛门作痒	gāng mén zuò yǎng	anal itch	肛门瘙痒症	pruritus ani ;anal itch
B37.808			肛门作痒	gāng mén zuò yǎng	anal itch	肛周念珠菌病	perianal candidiasis
B37.808			肛痒疮	gāng yǎng chuāng	anal itch sore	肛周念珠菌病	perianal candidiasis
L29.001		L29.000:	肛痒风	gāng yǎng fēng	anal itch wind	肛门瘙痒症	pruritus ani ;anal itch
E50.901			高风雀目	gāo fēng què mù	sparrow eye; primary pigmentary degeneration of retina	维生素 A 缺乏病	hypovitaminosis A ;vitamin A deficiency
A54.011			膏淋	gāo lín	stranguria due to chyluria	淋菌性尿道炎	gonococcal urethritis
E78.806		E78.810:	膏脂	gāo zhī	lipoid proteinosis	类脂蛋白沉积症	lipoid proteinosis
L84.X02		L84.x00:	跟疽	gēn jū	callus; callosity	胼胝	callus ;callosity
A55.X01		A55.x00:	痃痃	gōng xuán	lymphogranuloma venereum	性病性淋巴肉芽肿	lymphogranuloma venereum
E55.901			佝偻病	gōu lóu bìng	rickets; rachitis	维生素 D 缺乏症	avitaminosis D ;vitamin D deficiency
B76.902			钩虫病	gōu chóng bìng	ancylostomiasis	钩虫病	hookworm disease
L29.001		L29.000:	谷道痒	gǔ dào yǎng	anus itch	肛门瘙痒症	pruritus ani ;anal itch
B37.808			谷道痒	gǔ dào yǎng	anus itch	肛周念珠菌病	perianal candidiasis
B80.X01		B80.x00:	谷道痒	gǔ dào yǎng	anus itch	蛲虫病	enterobiasis ;oxyuriasis
B35.601		B35.600:	股间湿癣	gǔ jiān shī xuǎn	tinea cruris	股癣	tinea cruris ;ringworm of groin

主码	附码	皮码	中医病名	汉语拼音病名	英文中医病名	中文病名	英文病名
L02.409			股痈	gǔ yōng	thigh carbuncle	腿部痈	carbuncle of the leg
Q78.604			骨瘤	gǔ liú	osteoma;bone tumor	甲下外生骨疣	subungual exostosis
D23.–	M91800/0	D23.L79:	骨瘤	gǔ liú	osteoma;bone tumor	皮肤骨瘤	osteoma cutis
B65.201		B65.210:	蛊虫病	gǔ chóng bìng	schistosomiasis	血吸虫病	schistosomiasis
L52.X01		L53.000:	瓜藤缠	guā téng chán	vine tangling;erythema nodosum	结节性红斑	erythema nodosum
K14.402		K14.410:	光剥	guāng bō	furless tongue;uncoated tongue	萎缩性舌炎	atrophic glossitis
K14.402		K14.410:	光剥舌	guāng bō shé	furless tongue;uncoated tongue	萎缩性舌炎	atrophic glossitis
K14.402		K14.410:	光莹舌	guāng yíng shé	bare lustrous tongue	萎缩性舌炎	atrophic glossitis
A53.901		A53.900:	广疮	chuāng chuāng	syphilitic lesions	梅毒	syphilis
N48.101		N48.190:	龟头肿痛	guī tóu zhǒng tòng	swelling and pain of balanus	龟头包皮炎	balanoposthitis
N48.104		N48.102:	龟头肿痛	guī tóu zhǒng tòng	swelling and pain of balanus	龟头炎	balanitis
A48.807†	N51.201*		龟头肿痛	guī tóu zhǒng tòng	swelling and pain of balanus	绿脓杆菌性龟头炎	pseudomonas aeruginosa balanitis
L03.101			鬼火丹	guǐ huǒ dān	fen fire cinnabar	臂蜂窝织炎	cellulitis of arm
L93.002		L93.000:	鬼脸疮	guǐ liǎn chuāng	sore like grimace	盘状红斑狼疮	discoid lupus erythematosus
L63.901		L63.900:	鬼舐头	guǐ shì tóu	sore like demon – liked	斑秃	alopecia areata
L63.901		L63.900:	鬼剃头	guǐ tì tóu	sore like demon – liked	斑秃	alopecia areata
L63.901		L63.900:	鬼薙刺	guǐ zhì cì	alopecia areata	斑秃	alopecia areata
L50.901		L50.900:	鬼纹疙瘩	guǐ wén gē da	urticaria	荨麻疹	urticaria
L50.901		L50.900:	鬼饮疙瘩	guǐ yǐn gē da	urticaria	荨麻疹	urticaria
L51.901			寒疮	hán chuāng	cold sore	多形红斑	erythema multiforme
I73.001		I73.000:	寒厥	hán jué	cold syncope;cold limbs	雷诺现象	Raynaud phenomenon
B36.001		B36.000:	汗斑	hàn bān	tinea versicolor;sweat macula	花斑癣	tinea versicolor
L75.001		L75.000:	汗臭	hàn chòu	bromhidrosis	臭汗症	bromhidrosis
R61.010		R61.000	汗出偏沮	hàn chu piān jǔ	hemidrosis;hemihidrosis	局限性多汗症	localised hyperhidrosis
L74.102		L74.100:	汗粟	hàn sù	chilly sweating	白痱	miliaria alba;miliaria crystallina
B37.203		B37.214:	汗淅疮	hàn xī chuāng	erythema intertrigo	念珠菌性擦烂	candidal intertrigo
L30.401		L30.490:	汗淅疮	hàn xī chuāng	erythema intertrigo	间擦疹	intertrigo
L74.802			汗血	hàn xuè	blood sweating;hematohidrosis	血汗症	haematohidrosis
L74.301			汗疹	hàn zhěn	miliaria;prickly heat	痱	miliaria
L25.801			蚝虫伤	háo chóng shāng	caterpillar sting	桑毛虫皮炎	euproctis similis dermatitis
L25.801			蚝虫螫	háo chóng shì	caterpillar sting	桑毛虫皮炎	euproctis similis dermatitis
L25.801			蚝虫螫伤	háo chóng shì shāng	caterpillar sting	桑毛虫皮炎	euproctis similis dermatitis
L02.405			合谷疔	hé gǔ dīng	pustule at the Hoku point	手部感染	hand infection
B69.804		B69.810:	核痰疬	hé tán lì	phlegm node scrofula	皮肤猪囊尾蚴病	cysticercosis of skin ;cysticercosis cutis
L30.501		L30.808:	荷花癣	hé huā xuǎn	water lily lichen	单纯糠疹	pityriasis simplex
B35.401		B35.400:	荷钱癣疮	hé qián xuǎn chuāng	tinea corporis	体癣	tinea corporis ;ringworm of body
B35.401		B35.400:	荷叶癣	hé yè xuǎn	tinea corporis	体癣	tinea corporis ;ringworm of body

主码	附码	皮码	中医病名	汉语拼音病名	英文中医病名	中文病名	英文病名
L66.301			貉猫	háo māo	abscedens et suffodiens folliculitis	头部脓肿性穿掘性毛囊周围炎	perifolliculitis capitis abscedens et suffodiens
L66.301			貉貓	háo nǎo	abscedens et suffodiens folliculitis	头部脓肿性穿掘性毛囊周围炎	perifolliculitis capitis abscedens et suffodiens
L66.301			貉猪	háo zhū	abscedens et suffodiens folliculitis	头部脓肿性穿掘性毛囊周围炎	perifolliculitis capitis abscedens et suffodiens
L60.843			褐甲	hè jiǎ	brown nail	褐甲	brown nail
Q82.517	M8771/0		黑粉瘤	hēi fěn liú	black steatoma	黑头粉刺样痣	nevus comedonicus
L75.101		L75.100:	黑汗	hēi hàn	black sweating	色汗症	chromhidrosis
L60.841			黑甲	hēi jiǎ	black nail	黑甲	melanonychia;black nail
D22.-	M87201/0		黑面子	hēi miàn zi	facial black nevus	黑素细胞痣	nevocytic nevus
Q82.517	M8771/0		黑砂瘤	hēi shā liú	blackish sand tumor	黑头粉刺样痣	nevus comedonicus
Q82.510			黑砂瘤	hēi shā liú	blackish sand tumor	家族性角化不良性粉刺	familial dyskeratotic comedones
K14.301		K14.310:	黑舌	hēi shé	black tongue	黑毛舌	black hairy tongue ;lingue villosa nigra
K14.301		K14.310:	黑舌苔	hēi shé tāi	blackish fur;blackish coating	黑毛舌	black hairy tongue ;lingue villosa nigra
K14.301		K14.310:	黑苔	hēi tāi	blackish fur;blackish coating	黑毛舌	black hairy tongue ;lingue villosa nigra
L70.001			黑头粉刺	hēi tóu fěn cì	blackhead comedo	粉刺	comedo
L81.411			黑眼圈	hēi yǎn quān	black rings around the eyes	眶周色素过度沉着	periorbital hyperpigmentation; periorbital hypermelanosis
L83.X01		L83.x00:	黑疣疮	hēi yóu chuāng	melanoacanthoma	黑棘皮病	melanoacanthoma
D22.-	M87201/0		黑痣	hēi zhì	pigmentary nevus	黑素细胞痣	nevocytic nevus
L81.422			黑痣	hēi zhì	black nevus	雀斑痣	lentigo
D22.-	M87201/0		黑子	hēi zǐ	black nevus	黑素细胞痣	melanocytic nevus
L81.422			黑子	hēi zǐ	black nevus	黑子	lentigo
B65.301		B65.300:	痕螺病	hén luó bìng	cercarial dermatitis	血吸虫尾蚴皮炎	schistosome cercarial dermatitis
B65.301		B65.300:	痕水病	hén shuǐ bìng	cercarial dermatitis	血吸虫尾蚴皮炎	schistosome cercarial dermatitis
A51.202			横痃	héng xuán	bubo syphilitica	梅毒性横痃	bubo syphilitica
A55.X01		A55.x00:	横痃	héng xuán	bubo sore;venereal inguinal lymphadenitis	性病性淋巴肉芽肿	lymphogranuloma venereum
A51.202			横痃疽	héng xuán jū	bubo syphilitica	梅毒性横痃	bubo syphilitica
A55.X01		A55.x00:	横痃疽	héng xuán jū	bubo sore;venereal inguinal lymphadenitis	性病性淋巴肉芽肿	lymphogranuloma venereum
L71.901		L71.900:	红斑痤疮	hóng bān cuó chuāng	acne erythematosa	酒渣鼻	rosacea
L71.901		L71.900:	红鼻头	hóng bí tóu	rosacea;red nose	酒渣鼻	rosacea
L71.901		L71.900:	红鼻子	hóng bí zi	rosacea;red nose	酒渣鼻	rosacea
L30.301			红饼疮	hóng bǐng chuāng	infectious eczematoid dermatitis	传染性湿疹样皮炎	infectious eczematoid dermatitis
B83.101		B83.100:	红虫如线	hóng chóng rú xiàn	gnathostomiasis	腭口线虫病	gnathostomiasis
L75.101		L75.100:	红汗	hóng hàn	hematohidrosis;reddish sweating	色汗症	chromhidrosis
L93.002		L93.000:	红蝴蝶	hóng hú dié	discoid lupus erythematosus	盘状红斑狼疮	discoid lupus erythematosus

主码	附码	皮码	中医病名	汉语拼音病名	英文中医病名	中文病名	英文病名
B08.301		B08.300:	红蝴蝶斑	hóng hú dié bān	macula like red butterfly	传染性红斑	erythema infectiosum
L93.002		L93.000:	红蝴蝶斑	hóng hú dié bān	macula like red butterfly	盘状红斑狼疮	discoid lupus erythematosus
L93.002		L93.000:	红蝴蝶疮	hóng hú dié chuāng	sore like red butterfly	盘状红斑狼疮	discoid lupus erythematosus
L56.203		L56.220:	红花草疮	hóng huā cǎo chuāng	phytophotodermatitis	植物光皮炎	phytophotodermatitis; photodermatitis due to plant
L60.848			红甲	hóng jiǎ	reddish nail	红甲	red nail
L53.902			红皮	hóng pí	erythroderma	红皮病	erythroderma
L40.801		L40.850:	红皮	hóng pí	erythroderma	红皮病性银屑病	erythrodermic psoriasis
L04.903		L04.920:	红丝疔	hóng sī dīng	acute lymphangitis; red - streaked infection	急性淋巴管炎	acute lymphangitis
D18.004		D18.015:	红丝瘤	hóng sī liú	red blood threades angioma	皮肤毛细血管瘤	capillary angioma of skin
L04.903		L04.920:	红丝走窜	hóng sī zǒu cuàn	acute lymphangitis	急性淋巴管炎	acute lymphangitis
L74.003		L74.000:	红粟疹	hóng sù zhěn	miliaria rubra	红痱	miliaria rubra
L22.X01		L22.x00:	红臀	hóng tún	reddish hip	尿布皮炎	diaper dermatitis
L22.X02		L22.x10:	红臀	hóng tún	reddish hip	尿布银屑病	napkin psoriasis
B83.101		B83.100:	红线虫	hóng xiàn chóng	gnathostomiasis	腭口线虫病	gnathostomiasis
L04.903		L04.920:	红线疔	hóng xiàn dīng	acute lymphangitis; red - streaked infection	急性淋巴管炎	acute lymphangitis
L04.903		L04.920:	红演疔	hóng yǎn dīng	acute lymphangitis	急性淋巴管炎	acute lymphangitis
L04.903		L04.920:	红演儿	hóng yǎn ér	acute lymphangitis	急性淋巴管炎	acute lymphangitis
B08.301		B08.300:	红云风	hóng yún fēng	erythema infectiosum	传染性红斑	erythema infectiosum
R02.X14			红烛疮	hóng zhú chuāng	dermatitis gangrenosa infantum	婴儿坏疽性皮炎	dermatitis gangrenosa infantum
L00.X05		L00.x00:	洪烛疮	hóng zhú chuāng	dermatitis gangrenosa infantum	葡萄球菌性烫伤样皮肤综合征	staphylococcal scalded skin syndrome;SSSS
A38.X01		A38.x00:	喉痧	hóu shā	throat eruption	猩红热	scarlet fever
A50.901		A50.900:	猴疳	hóu gān	congenital syphilis;monkey chancre	先天性梅毒	congenital syphilis
A50.901		A50.900:	猴疳疮	hóu gān chuāng	congenital syphilis;monkey chancre sore	先天性梅毒	congenital syphilis
L22.X01		L22.x00:	猴子疮	hóu zi chuāng	monkey sore;reddish buttock	尿布皮炎	diaper dermatitis
L22.X02		L22.x10:	猴子疮	hóu zi chuāng	monkey sore;reddish buttock	尿布银屑病	napkin psoriasis
A50.901		A50.900:	猴子疳	hóu zi gān	congenital syphilis;monkey gan	先天性梅毒	congenital syphilis
B07.X03		B07.x00:	瘊子	hóu zi	wart	寻常疣	verruca vulgaris ;common warts
L29.001		L29.000:	后通痒	hòu tōng yǎng	anal itch	肛门瘙痒症	pruritus ani ;anal itch
B37.808			后通痒	hòu tōng yǎng	anal itch	肛周念珠菌病	perianal candidiasis
B76.902			后通痒	hòu tōng yǎng	anal itch	钩虫病	ancylostomiasis of skin
L44.301			厚皮	hòu pí	thickened skin	慢性苔藓样角化症	chronic lichenoide keratosis
Q82.803			厚皮疮	hòu pí chuāng	thickened skin sore	掌跖角化病	palmoplantar keratoderma
L75.001			狐臭	hú chòu	body odor;bromhidrosis	腋臭	axillary hyperhidrosis;hyperhidrosis,axillary

主码	附码	皮码	中医病名	汉语拼音病名	英文中医病名	中文病名	英文病名
M35.201		M35.200:	狐惑	hú huò	Behcet's syndrome	白塞综合征	Behcet's syndrome
M35.201		M35.200:	狐惑[病]	hú huò[bìng]	Behcet's syndrome	白塞综合征	Behcet's syndrome
L44.001		L44.000:	狐狸刺	hú lí cì	con tact dermatitis	毛发红糠疹	pityriasis rubra pilaris
L44.001		L44.000:	狐尿刺	hú niào cì	con tact dermatitis	毛发红糠疹	pityriasis rubra pilaris
L75.001			狐气	hú qì	body odor;bromhidrosis	腋臭	bromhidrosis;underarm odour
L75.001			狐骚	hú sāo	body odor;bromhidrosis	腋臭	bromhidrosis;underarm odour
L75.001			狐臊	hú sāo	body odor;bromhidrosis	腋臭	bromhidrosis;underarm odour
L75.001			狐腋	hú yè	body odor;bromhidrosis	腋臭	bromhidrosis;underarm odour
L75.001			胡臭	hú chòu	body odor;bromhidrosis	腋臭	bromhidrosis;underarm odour
L75.001			胡气	hú qì	body odor;bromhidrosis	腋臭	bromhidrosis;underarm odour
B37.812			胡须顽湿	hú xū wán shī	barbae lingering dampness	念珠菌性须疮	candidal sycosis
B35.003		B35.040:	胡须顽湿	hú xū wán shī	barbae lingering dampness	须癣	tinea barbae ;beard ringworm
L73.802			胡须顽湿	hú xū wán shī	barbae lingering dampness	寻常性须疮	sycosis vulgaris
B37.812			胡子疮	hú zi chuāng	sycosis	念珠菌性须疮	candidal sycosis
B00.806			胡子疮	hú zi chuāng	sycosis	疱疹性须疮	herpetic sycosis
B35.003		B35.040:	胡子疮	hú zi chuāng	sycosis	须癣	tinea barbae ;beard ringworm
L73.802			胡子疮	hú zi chuāng	sycosis	寻常性须疮	sycosis vulgaris
A50.901		A50.900:	猢狲疳	hú sūn gān	congenital syphilis;monkey gan	先天性梅毒	congenital syphilis
L81.101		L81.100:	蝴蝶斑	hú dié bān	chloasma;macules like butterfly	黄褐斑	chloasma;chloasma maelasma
L93.002		L93.000:	蝴蝶疮	hú dié chuāng	sore like butterfly	盘状红斑狼疮	discoid lupus erythematosus
L02.405			虎口疔	hǔ kǒu dīng	rooted furuncle at the part between the thumb and index finger	手部疖	furuncle of the hand
L02.002			虎须疔	hǔ xū dīng	rooted furuncle at mouth angle	面部疖病(口角)	facial(mouth angle) furunculosis
A53.901		A53.900:	花柳病	huā liǔ bìng	venereal disease;social disease	梅毒	syphilis
A51.006			花柳病	huā liǔ bìng	venereal disease;social disease	梅毒性尿道下疳	syphilitic urethra chancre
A52.703			花柳病	huā liǔ bìng	venereal disease;social disease	晚期泌尿生殖器梅毒	late urogenital syphilis
A52.703	N37.003*		花柳病	huā liǔ bìng	venereal disease;social disease	晚期尿道梅毒	late urethra syphilis
A52.703	N29.106*		花柳病	huā liǔ bìng	venereal disease;social disease	晚期输尿管梅毒	late syphilis of ureter
A54.901		A54.900:	花柳毒淋	huā liǔ dú lín	venereal disease	淋病	gonorrhea
L30.501		L30.808:	花癣	huā xuǎn	pityriasis simplex on the face	单纯糠疹	pityriasis simplex
B35.401		B35.400:	花眼癣	huā yǎn xuǎn	tinea corporis	体癣	tinea corporis ;ringworm of body
L02.103			环项发	huán xiàng fā	cervical abscess complicated by phlegmon	颈痈	furuncle of the neck
B35.401		B35.400:	环癣	huán xuǎn	tinea corporis	体癣	tinea corporis ;ringworm of body
L67.104			黄发	huáng fà	yellow hair	黄发	yellow hair
L71.001		L71.000:	黄肥疮	huáng féi chuāng	perioral eczema	口周皮炎	perioral dermatitis
L91.001		L91.000:	黄瓜疽	huáng guā jū	cucumber – like carbuncle	瘢痕疙瘩	keloid
L91.001		L91.000:	黄瓜痈	huáng guā yōng	cucumber – like carbuncle	瘢痕疙瘩	keloid

主码	附码	皮码	中医病名	汉语拼音病名	英文中医病名	中文病名	英文病名
L75.101		L75.100:	黄汗	huáng hàn	yellowish sweating	色汗症	chromhidrosis
L60.502			黄甲	huáng jiǎ	yellow nail	黄甲	yellow nail
L60.501			黄甲	huáng jiǎ	yellow nail	黄甲综合征	yellow nail syndrome
B35.901		B35.030:	黄瘌痢	huáng là lì	tinea favosa;perverse cropped	黄癣	tinea favosa;tinea favus on head;favus
I80.901			黄鳅痈	huáng qiū yōng	medial abscess	静脉炎	phlebitis
L01.001		L01.090:	黄水疮	huáng shuǐ chuāng	yellow fluid ulcers;impetigo	脓疱病	impetigo
L01.001		L01.090:	黄水黏疮	huáng shuǐ nián chuāng	yellow fluid sticky sore	脓疱病	impetigo
L01.001		L01.090:	黄水脓疮	huáng shuǐ nóng chuāng	yellow fluid ulcers	脓疱病	impetigo
K14.305			黄苔	huáng tāi	yellowish fur	黄毛舌	yellow hairy tongue
L00.X06			黄灼疮	huáng zhuó chuāng	bullous impetigo	大疱性脓疱病	bullous impetigo
B35.101		B35.100:	灰甲	huī jiǎ	tinea unguium;greyish nail	甲癣	tinea unguium
B35.102		B35.190:	灰甲	huī jiǎ	tinea unguium;greyish nail	甲真菌病	onychomycosis
B37.209		B37.220:	灰指甲	huī zhǐ jiǎ	nail candidiasis;greyish nail	甲念珠菌病	nail candidiasis
B35.101		B35.100:	灰指甲	huī zhǐ jiǎ	tinea unguium;greyish nail	甲癣	tinea unguium ;onychomycosis
B35.102		B35.190:	灰指甲	huī zhǐ jiǎ	onychomycosis;greyish nail	甲真菌病	onychomycosis
B35.101		B35.100:	灰趾甲	huī zhǐ jiǎ	tinea unguium;greyish nail	甲癣	tinea unguium
B35.102		B35.190:	灰趾甲	huī zhǐ jiǎ	onychomycosis;greyish nail	甲真菌病	onychomycosis
B77.901		B77.900:	蚘虫病	huí chóng bìng	ascariasis	蛔虫病	ascariasis
B77.901		B77.900:	蛔虫病	huí chóng bìng	ascariasis	蛔虫病	ascariasis
B07.X03		B07.x00:	晦气疮	huì qì chuāng	verruca vulgaris	寻常疣	verruca vulgaris ;common warts
A53.901		A53.900:	秽疮	huì chuāng	syphilis	梅毒	syphilis
T67.803			火斑疮	huǒ bān chuāng	erythema ab igne	微波烧伤	microwave burns
L59.001		L59.000:	火斑疮	huǒ bān chuāng	erythema ab igne	火激红斑	erythema ab igne
L13.001		L13.000:	火赤疮	huǒ chì chuāng	red – fire ulcers;dermatitis herpetiformis	疱疹样皮炎	dermatitis herpetiformis
T30.001		T30.000:	火疮	huǒ chuāng	burn	烧伤	burn
B02.901		B02.910:	火带疮	huǒ dài chuāng	herpes zoster	带状疱疹	herpes zoster
A46.X01		A46.x00:	火丹	huǒ dān	fire cinnabar	丹毒	erysipelas
L53.902			火丹疮	huǒ dān chuāng	fire cinnabar sore	红皮病	erythroderma
A30.501		A30.500:	火癞	huǒ lài	fire lai	瘤型麻风	lepromatous leprosy ;LL
B00.902		B00.100:	火燎疮	huǒ liáo chuāng	fire sore;herpes labialis	单纯疱疹	herpes simplex
B02.901		B02.910:	火腰带	huǒ yāo dài	herpes zoster	带状疱疹	herpes zoster
L66.201			火珠	huǒ zhū	decalvans folliculitis	秃性毛囊炎	decalvans folliculitis
L66.201			火珠疮	huǒ zhū chuāng	decalvans folliculitis	秃性毛囊炎	decalvans folliculitis
L00.X01			火灼疮	huǒ zhuó chuāng	impetigo neonatorum	新生儿脓疱病	impetigo neonatorum
M33.201			肌痹	jī bì	muscle bi – disease;rheummatism with the muscle involved	多发性肌炎	polymyositis

主码	附码	皮码	中医病名	汉语拼音病名	英文中医病名	中文病名	英文病名
M33.101		M33.910：	肌痹	jī bì	muscle bi – disease; rheummatism with the muscle involved	皮肌炎	dermatomyositis
R20.101			肌肤不仁	jī fū bù rén	numbness of skin	皮肤感觉减退	hypoesthesia of skin
Q80.901			肌肤甲错	jī fū jiǎ cuò	squamous and dry skin	鱼鳞病	ichthyosis
R20.101			肌肤麻木	jī fū má mù	numbness and tingling of the skin	皮肤感觉减退	hypoesthesia of skin
Q80.901			肌肤索泽	jī fū suǒ zé	scaly skin; squamous and dry skin	鱼鳞病	ichthyosis
L74.802			肌衄	jī nǜ	spontaneous bleeding of the flesh	血汗症	haematohidrosis
Q80.901			肌若鱼鳞	jī ruò yú lín	scaly skin; squamous and dry skin	鱼鳞病	ichthyosis
A46.X01		A46.x00：	鸡冠丹	jī guàn dān	reddish erysipelas	丹毒	erysipelas
E50.901			鸡盲	jī máng	night blindness; night blindness in infant	维生素 A 缺乏病	hypovitaminosis A ; vitamin A deficiency
E50.901			鸡盲眼	jī máng yǎn	night blindness; night blindness in infant	维生素 A 缺乏病	hypovitaminosis A ; vitamin A deficiency
L44.803			鸡皮症	jī pí zhèng	symptom of skin like chickens	小棘苔藓	lichen spinulosus
A51.009		A51.010：	鸡素疳	jī sù gān	chancre	下疳	chancre
N48.101		N48.190：	鸡豚疳	jī tún gān	sore of balanus	龟头包皮炎	balanoposthitis
L84.X01			鸡眼	jī yǎn	clavus	鸡眼	clavus
L84.X01			鸡眼疮	jī yǎn chuāng	clavus	鸡眼	clavus
L84.X01			鸡眼睛	jī yǎn jīng	clavus	鸡眼	clavus
A57.X01		A57.x00：	鸡肫疳	jī zhūn gān	chancroid	软下疳	chancroid
C81.901	M96500/3		积聚癥瘕	jī jù zhàng jiǎ	accumulate symptom conglomerations	霍奇金病	Hodgkin disease
B08.201		B08.200：	急疹	jī zhěn	exanthema subitum	婴儿玫瑰疹	roseola infantum
L52.X02		A18.480：	夹棍疮	jiá gùn chuāng	fibular abscess	硬红斑	erythema induratum
B37.005		B37.000：	夹口疮	jiá kǒu chuāng	angular cheilitis	口腔念珠菌病	oral candidiasis
A46.X02			家火丹	jiā huǒ dān	shoulder erysipelas in infant	婴儿肩部丹毒	shoulder erysipelas in infant
A30.101		A30.100：	痂癞	jiā lài	scab lai	结核样型麻风	tuberculoid leprosy; TT
A42.901		A42.901：	颊车痈	jiá chē yōng	carbuncle on jiáchē point	放线菌病	actinomycosis
A42.901		A42.901：	颊疮	jiá chuāng	buccal sore	放线菌病	actinomycosis
A42.901		A42.901：	颊腮疮	jiá sāi chuāng	buccal sore	放线菌病	actinomycosis
A42.901		A42.901：	颊疡	jiá yáng	buccal ulcer	放线菌病	actinomycosis
A42.901		A42.901：	颊疡疮	jiá yáng chuāng	buccal ulcer sore	放线菌病	actinomycosis
B88.801		L99.802*	甲虫伤	jiǎ chóng shāng	carpet beetle dermatitis	毛毯甲虫皮炎	carpet beetle dermatitis
L60.865		L60.878：	甲疽	jiǎ jū	nail ju	甲胬肉	pterygium unguis; pterygium of nail
L60.827			甲疽	jiǎ jū	nail ju	甲下胬肉	subungual pterygium
B07.X09			甲疽	jiǎ jū	nail ju	甲下疣	hyponychial wart
L60.001		L60.000：	甲疽	jiǎ jū	nail ju	嵌甲	unguis incarnatus; onyxis; ingrowing nail
L60.865		L60.878：	甲疽疮	jiǎ jū chuāng	nail maggot – form sore	甲胬肉	pterygium unguis; pterygium of nail
L60.827			甲疽疮	jiǎ jū chuāng	nail ju sore	甲下胬肉	subungual pterygium
B07.X09			甲疽疮	jiǎ jū chuāng	nail ju sore	甲下疣	hyponychial wart

主码	附码	皮码	中医病名	汉语拼音病名	英文中医病名	中文病名	英文病名
L60.001		L60.000:	甲疽疮	jiǎ jū chuāng	nail ju sore	嵌甲	unguis incarnatus;onyxis;ingrowing nail
L60.865		L60.878:	甲蛆疮	jiǎ qū chuāng	nail maggot – form sore;pterygium unguis	甲胬肉	pterygium unguis;pterygium of nail
L60.827			甲蛆疮	jiǎ qū chuāng	nail maggot – form sore	甲下胬肉	subungual pterygium
L60.001		L60.000:	甲蛆疮	jiǎ qū chuāng	nail maggot – form sore	嵌甲	unguis incarnatus;onyxis;ingrowing nail
B08.201		B08.200:	假麻	jiǎ má	roseola infantum	婴儿玫瑰疹	roseola infantum
L02.404			肩疽	jiān jū	shoulder carubuncle	肩痈	shoulder carubuncle
C44.001			茧唇	jiǎn chún	cocoon lip; lip cancer	唇皮肤恶性肿瘤	malignant neoplasm of skin of lip
K13.038			茧唇	jiǎn chún	cocoon lip	腺性唇炎	cheilitis glandularis
K13.015			剪口疮	jiǎn kǒu chuāng	angular cheilitis	口角唇炎	angular cheilitis
H01.001		H01.000:	睑弦赤烂	jiǎn xián chì làn	red ulcerated eylid;blepharitis marginalis	睑缘炎	blepharitis
L84.X02		L84.x00:	膙子	jiǎng zi	callus;callosity	胼胝	callus ;callosity
M67.401		M67.490:	胶瘤	jiāo liú	ganglion	腱鞘囊肿	ganglion
B77.901		B77.900:	蛟病	jiāo bìng	ascariasis	蛔虫病	ascariasis
L98.416			脚底风	jiǎo dǐ fēng	sole of the foot	足穿通性溃疡	perforating ulcer of the foot
L84.X02		L84.x00:	脚垫	jiǎo diàn	callus;callosity	胼胝	callus ;callosity
L08.821		L08.850:	脚蜂窝	jiǎo fēng wō	foot beehive	窝状角质松解症	pitted keratolysis
B35.301		B35.310:	脚烂疮	jiǎo làn chuāng	foot erosion sore	浸渍糜烂型足癣	tinea pedis of maceration and erosion
T14.014			脚疱	jiǎo pào	foot blisters	摩擦性水疱	friction blisters
B35.301		B35.300:	脚气	jiǎo qì	tinea pedis	足癣	tinea pedis ;foot ringworm
E51.104			脚气病	jiǎo qì bìng	tinea pedis	维生素 B_1 缺乏症	hypovitaminosis B_1 ;vitamin B_1 deficiency
L30.202			脚气疮	jiǎo qì chuāng	tinea pedis	皮癣菌疹	dermatophytid
B35.301		B35.300:	脚气湿疮	jiǎo qì shī chuāng	tinea pedis	足癣	tinea pedis ;foot ringworm
B35.301		B35.300:	脚湿气	jiǎo shī qì	tinea pedis	足癣	tinea pedis ;foot ringworm
B35.303			脚蚓	jiǎo yǐn	squamous keratotic tinea pedis	鳞屑角化型足癣	squamous keratotic tinea pedis
B35.301		B35.310:	脚蚓疮癣	jiǎo yǐn chuāng xuǎn	maceration tinea pedis	浸渍糜烂型足癣	tinea pedis of maceration and erosion
B35.301		B35.310:	脚趾缝烂疮	jiǎo zhǐ fèng làn chuāng	erosion of interdigitale	趾间足癣	interdigitale tinea pedis
B35.303			脚疰风	jiǎo zhù fēng	foot infixation wind	鳞屑角化型足癣	squamous keratotic tinea pedis
L02.903		L02.920:	疖	jiē	furuncle ;boil	疖	furuncle
L02.901		L02.930:	疖病	jiē bìng	furuncle disease;furunculosis	疖病	furunculosis
L73.901		L73.910:	疖毒	jiē dú	folliculitis	毛囊炎	folliculitis
A52.901		A52.900:	结毒	jié dú	tertiary syphilis	三期梅毒	tertiary syphilis
A52.901		A52.900:	结毒倒发	jié dú dǎo fā	tertiary syphilis	三期梅毒	tertiary syphilis
D36.–	M95400/0	D36.160:	结核	jié hé	subcutaneous nodes	神经纤维瘤	neurofibroma
B69.804		B69.810:	结核丹	jié hé dān	cysticercosis of skin	皮肤猪囊尾蚴病	cysticercosis of skin ;cysticercosis cutis
M79.302		M79.390:	结核丹	jié hé dān	panniculitis ;adipositis	脂膜炎	panniculitis ;adipositis
B69.804		B69.810:	结核痰	jié hé tán	retention of phlegm;accumulation of phlegm	皮肤猪囊尾蚴病	cysticercosis of skin
B86.X01		B86.x00:	疥	jiè	scabies	疥疮	scabies

主码	附码	皮码	中医病名	汉语拼音病名	英文中医病名	中文病名	英文病名
B86.X01		B86.x00：	疥疮	jiè chuāng	scabies	疥疮	scabies
L25.801			金蚕毒	jīn cán dú	caterpillar toxin	桑毛虫皮炎	euproctis similis dermatitis
A30.501		A30.500：	金癞	jīn lài	metal lai	瘤型麻风	lepromatous leprosy ;LL
B35.401		B35.400：	金钱癣	jīn qián xuǎn	coin tinea;tinea corporis	体癣	tinea corporis ;ringworm of body
A42.901		A42.901：	金腮疮	jīn sāi chuāng	parotid abscess	放线菌病	actinomycosis
M34.902			筋痹	jīn bì	muscular blockage;muscular rheumatism	硬皮病	scleroderma
M72.501			筋痹	jīn bì	muscular blockage;muscular rheumatism	筋膜炎	fasciitis
M72.502			筋痹	jīn bì	muscular blockage;muscular rheumatism	硬化性筋膜炎	sclerofasciitis
L94.601		L94.600：	筋解	jīn jiě	ainhum;lacration of tendons	箍指病	ainhum
I83.903		I83.990：	筋瘤	jīn liú	nodular varicosity	静脉曲张	varicosis ;venous varicosity
K13.013		K13.090：	紧唇	jǐn chún	cheilitis	唇炎	cheilitis
T69.002			浸泡足	jìn pào zú	immersion foot	浸泡足	immersion foot
L30.807			浸淫疮	jìn yín chuāng	infitrating boil	创伤后湿疹	posttraumatic eczema
L30.902			浸淫疮	jìn yín chuāng	infitrating boil	急性湿疹	acute eczema
L25.831			浸淫疮	jìn yín chuāng	infitrating boil	浸渍擦烂型皮炎	maceration dermatitis
L01.001		L01.090：	浸淫疮	jìn yín chuāng	infitrating boil	脓疱病	impetigo
L30.202			浸淫疮	jìn yín chuāng	infitrating boil	皮癣菌疹	dermatophytid
L01.007			浸淫疮	jìn yín chuāng	infitrating boil	手足表浅性大疱性脓皮病	superficial bullous pyoderma of the hand or foot
L66.806			浸淫疮	jìn yín chuāng	infitrating boil	头皮糜烂脓疱性皮病	erosive pustular dermatitis of the scalp
L30.201 L30.200：			浸淫疮	jìn yín chuāng	infitrating boil	自身过敏性皮炎	autosensitization dermatitis
L70.820			经前粉刺	jīng qián fěn cì	premenstrual acne	月经前痤疮	premenstrual acne
L70.819			经行粉刺	jīng xíng fěn cì	menstrual acne	妇女壮年期痤疮	postadolesent acne in women
E28.004			经行风疹块	jīng xíng fēng zhěn kuài	rubella during menstruation	孕酮性荨麻疹	progesterone urticaria
E28.003			经行风疹块	jīng xíng fēng zhěn kuài	rubella during menstruation	自身免疫性孕酮皮炎	autoimmune progesterone dermatit
E55.901			惊风	jīng fēng	infantile convulsive	维生素 D 缺乏症	avitaminosis D ;vitamin D deficiency
L74.102		L74.100：	晶痦	jīng bèi	miliaria alba;sudamina crystallina	白痱	miliaria alba;miliaria crystallina
A54.011			精浊	jīng zhuó	turbid urine;essence turbidity	淋菌性尿道炎	gonococcal urethritis
L02.103			颈痈	jǐng yōng	cervical carbuncle	颈痈	furuncle of the neck
L04.901			颈痈	jǐng yōng	cervical carbuncle	急性化脓性淋巴结炎	acute pyogenic lymphadenitis
I80.003			静蛇毒	jìng shé dú	superficial thrombophlebitis	浅表血栓性静脉炎	superficial thrombophlebitis
K14.402		K14.410：	镜面舌	jìng miàn shé	mirror – like tongue	萎缩性舌炎	atrophic glossitis
A18.408		A18.462：	九子疮	jiǔ zǐ chuāng	scrofuloderma	瘰疬性皮肤结核	scrofuloderma ;tuberculosis cutis lupoma
L30.902			久瘑疮	jiǔ wō chuāng	chronic eczema of hand and foot	慢性湿疹(手足)	recurrent eczema of hand and foot;chronic eczema of hand and foot
L40.301		L40.311：	久瘑疮	jiǔ wō chuāng	palmoplantar pustulosis; pustulosis palmaris et plantaris	掌跖脓疱病	palmoplantar pustulosis; pustulosis palmaris et plantaris

主码	附码	皮码	中医病名	汉语拼音病名	英文中医病名	中文病名	英文病名
T30.001		T30.000:	灸疮	jiǔ chuāng	post – moxibustion sore	烧伤	burn
L70.901			酒刺	jiǔ cì	acne; whelk	痤疮	acne
L70.001			酒刺	jiǔ cì	acne; whelk	粉刺	comedo
L53.809			酒毒	jiǔ dú	alcoholsm; alcoholic toxin	酒红斑	wine erythema
A30.101		A30.100:	酒癞	jiǔ lài	tuberculoid leprosy	结核样型麻风	tuberculoid leprosy; TT
E52.X06		E52.x00:	酒性晒斑	jiǔ xìng shài bān	solar macula due to alcoholic	烟酸缺乏症	nicotinic acid deficiency; pellagra
L71.901		L71.900:	酒糟鼻	jiǔ zāo bí	rosacea	酒渣鼻	rosacea
L71.901		L71.900:	酒渣	jiǔ zhā	rosacea	酒渣鼻	rosacea
L71.901		L71.900:	酒渣鼻	jiǔ zhā bi	rosacea	酒渣鼻	rosacea
L74.803		L74.830:	酒皻	jiǔ zhā	rosacea	鼻红粒病	granulosis rubra nasi
L71.901		L71.900:	酒齄鼻	jiǔ zhā bí	drinker's nose	酒渣鼻	rosacea
L71.901		L71.900:	酒皻鼻	jiǔ zhā bí	drinker's nose	酒渣鼻	rosacea
L53.809			酒疹	jiǔ zhěn	wine erythema	酒红斑	wine erythema
L73.201		L73.200:	疚疽	jiǔ jū	multi – cellulitis; hidradenitis suppurativa in axillar region	化脓性汗腺炎	hidradenitis suppurativa
L02.907			疽	jū	deep – rooted carbuncle; ulcer; flat abscess; gangrene; subcutaneous ulcer	痈	carbuncle
A41.904		A41.910:	疽毒内陷	jū dú nèi xiàn	septicaemia	侵袭皮肤败血症	septicaemia affecting skin
H02.601		H02.690:	橘皮痣	jú pí zhì	nevus like	睑黄斑瘤	palpebral xanthelasma
L91.001		L91.000:	巨痕症	jù hén zhèng	gigantic mark symptom	瘢痕疙瘩	keloid
Q84.501			巨甲	jù jiǎ	megalonychia	巨甲	megalonychia
Q38.201		K14.810:	巨舌症	jù shé zhèng	macroglossia	巨舌症	macroglossia
L91.001		L91.000:	锯痕疮	jù hén chuāng	kerf sore	瘢痕疙瘩	keloid
L73.002			卷毛疮	juǎn máo chuāng	frizzle sore	痤疮瘢痕疙瘩	acne keloids
I73.001		I73.000:	厥逆	jué nì	cold syncope; cold limbs	雷诺现象	Raynaud phenomenon
I73.809		I73.810:	厥逆	jué nì	cold syncope; cold limbs	手足发绀	acrocyanosis
T69.802			皲揭	jūn jiē	rhagades	皲裂	rhagades
T69.802			皲裂疮	jūn liè chuāng	rhagades	皲裂	rhagades
L02.103			砍头疮	kǎn tóu chuāng	carbuncle of the neck	颈痈	furuncle of the neck
L64.901		L64.900:	糠状秃	kāng zhuàng tū	androgenetic alopecia	雄激素性脱发	androgenetic alopecia
L02.003			颏痈	kē yōng	chin carbuncle	面痈	facial carbuncle
K12.003		K12.000:	口疮[病]	kǒu chuāng [bìng]	oral aphthae	口疮	aphtha
K12.003		K12.000:	口疳	kǒu gān	aphthae in children	复发性阿弗他口炎	recurrent aphthous stomatitis
K12.007		K12.020:	口疳	kǒu gān	aphthae in children	复发性坏死性黏膜腺周炎	periadenitis mucosa necrotica recurrens
A18.430			口疳	kǒu gān	aphthae in children	腔口皮肤结核	orificial tuberculosis; tuberculosis cutis orificialis
K13.001			口角疮	kǒu jiǎo chuāng	sore at the corner of the mouth	传染性口角炎	perlèche ; infectious stomatitis
K13.015			口角疮	kǒu jiǎo chuāng	sore at the corner of the mouth	口角炎	angular cheilitis

主码	附码	皮码	中医病名	汉语拼音病名	英文中医病名	中文病名	英文病名
B37.009		B37.050:	口角疮	kǒu jiǎo chuāng	sore at the cornerot the mouth	念珠菌性口角炎	candidal angular cheilitis
R20.802		R20.850:	口麻	kǒu má	mumbness of mouth	口腔感觉迟钝(麻木)	oral dysesthesia
K12.070:			口糜	kǒu mí	aphtha	口腔黏膜阿弗他溃疡	aphthous ulcer of oral mucosa
K12.003		K12.000:	口破	kǒu pò	halitosis and aphthosis	复发性阿弗他口炎	recurrent aphthous stomatitis
K12.007		K12.020:	口破	kǒu pò	halitosis and aphthosis	复发性坏死性黏膜腺周炎	periadenitis mucosa necrotica recurrens
B00.201			口破	kǒu pò	halitosis and aphthosis	口腔单纯疱疹	oral herpes simplex
A18.430			口破	kǒu pò	halitosis and aphthosis	腔口皮肤结核	orificial tuberculosis;tuberculosis cutis orificialis
A52.706†	K93.807*		口上梅毒	kǒu shàng méi dú	perioral syphilitic lesions	晚期口腔梅毒	late mouth syphilis
B00.201			口舌疮	kǒu shé chuāng	orolingual sore	口腔单纯疱疹	oral herpes simplex
A18.430			口舌疮	kǒu shé chuāng	orolingual sore	腔口皮肤结核	orificial tuberculosis;tuberculosis cutis orificialis
K13.001			口吻疮	kǒu wěn chuāng	sore at the corner of the mouth	传染性口角炎	perlèche ;infectious stomatitis
K13.015			口吻疮	kǒu wěn chuāng	sore at the corner of the mouth	口角炎	angular cheilitis
B37.009		B37.050:	口吻疮	kǒu wěn chuāng	sore at the corner of the mouth	念珠菌性口角炎	candidal angular cheilitis
E53.001		E53.000:	口吻疮	kǒu wěn chuāng	sore at the corner of the mouth	维生素 B_2 缺乏症	hypovitaminosis B_2;vitamin B_2 deficiency
L71.001		L71.000:	口下黄肥疮	kǒu xià huáng féi chuāng	perioral dermatitis	口周皮炎	perioral dermatitis
L43.906		L43.000:	口蕈	kǒu xùn	hypertrophic oral lichen planus	肥厚性口腔扁平苔藓	hypertrophic oral lichen planus
K13.001			口丫疮	kǒu yā chuāng	sore at the corner of the mouth	传染性口角炎	perlèche ;infectious stomatitis
K13.015			口丫疮	kǒu yā chuāng	sore at the corner of the mouth	口角炎	angular cheilitis
B37.009		B37.050:	口丫疮	kǒu yā chuāng	sore at the corner of the mouth	念珠菌性口角炎	candidal angular cheilitis
E53.001		E53.000:	口丫疮	kǒu yā chuāng	sore at the corner of the mouth	维生素 B_2 缺乏症	hypovitaminosis B_2;vitamin B_2 deficiency
K12.007		K12.020:	口疡	kǒu yáng	mouth ulcer	复发性坏死性黏膜腺周炎	periadenitis mucosa necrotica recurrens
K12.003		K12.000:	口疡	kǒu yáng	mouth ulcer	口疮	aphtha
L71.001		L71.000:	口周湿疮	kǒu zhōu shī chuāng	perioral dermatitis	口周皮炎	perioral dermatitis
B07.X03		B07.x00:	枯筋箭	kū jīn jìan	verruca vulgaris	寻常疣	verruca vulgaris ;common warts
L74.102		L74.100:	枯痦	kū bèi	dry miliaria	白痱	miliaria alba;miliaria crystallina
I83.003		I83.010:	裤口毒	kù kǒu dú	trouser - bottom toxin;ankle sore	静脉曲张性小腿溃疡	varicose leg ulcer
I83.202		I83.030:	裤口毒	kù kǒu dú	trouser - bottom toxin;ankle sore	静脉炎后下肢溃疡	postphlebitic leg ulcer
I83.002		I83.030:	裤口毒	kù kǒu dú	trouser - bottom toxin;ankle sore	淤积性溃疡	stasis ulcer
I83.003		I83.010:	裤上毒	kù shàng dú	trouser - bottom toxin;ankle sore	静脉曲张性小腿溃疡	varicose leg ulcer
I83.202		I83.030:	裤上毒	kù shàng dú	trouser - bottom toxin;ankle sore	静脉炎后下肢溃疡	postphlebitic leg ulcer
I83.002		I83.030:	裤上毒	kù shàng dú	trouser - bottom toxin;ankle sore	淤积性溃疡	stasis ulcer
L04.901			胯腹痈	kuà fù yōng	hip and abdominal carbuncle	急性腹股沟化脓性淋巴结炎	acute inguinal pyogenic lymphadenitis
A69.106			溃槽	kuì cáo	dental malnutrition;dental atrothy	急性坏死性溃疡性龈炎	acute necrotising ulcerative gingivitis
L08.010			溃疡	kuì yáng	ulcer	慢性乳头状溃疡性脓皮病	pyodermia chronica papillaris et exulcerans
L08.003		L08.000:	溃疡	kuì yáng	ulcer	脓皮病	pyoderma
L08.012			溃疡	kuì yáng	ulcer	下疳样脓皮病	chancriform pyoderma

主码	附码	皮码	中医病名	汉语拼音病名	英文中医病名	中文病名	英文病名
L25.801			喇虫病	lā chóng bìng	caterpillar disease	桑毛虫皮炎	euproctis similis dermatitis
E03.807		E03.810:	蜡疹	là zhěn	wax rash	弥漫性黏液性水肿	diffuse myxedema
A57.X01		A57.x00:	蜡烛疳	là zhú gān	chancroid	软下疳	chancroid
A57.X01		A57.x00:	蜡烛笑	là zhú xiào	chancroid	软下疳	chancroid
A57.X01		A57.x00:	蜡烛卸	là zhú xiè	chancroid	软下疳	chancroid
A30.901		A30.900:	癞	lài	lai	麻风	leprosy
A30.901		A30.900:	癞病	lài bìng	lai disease	麻风	leprosy
B07.X03		B07.x00:	癞瘊	lài hóu	wart	寻常疣	verruca vulgaris ;common warts
A30.901		A30.900:	癞疾	lài jí	lai disease	麻风	leprosy
B86.X01		B86.x00:	癞疥疮	lài jiè chuāng	lai scabies	疥疮	scabies
B35.002		B35.006:	癞利头	lài lì tóu	lai scalp sore	头癣	tinea capitis
B35.002		B35.006:	癞痢癞	lài lì lài	lai scalp sore	头癣	tinea capitis
E52.X06		E52.x00:	癞皮病	lài pí bìng	pellagra	烟酸缺乏症	nicotinic acid deficiency;pellagra
B35.002		B35.006:	癞头疮	lài tóu chuāng	tinea capitis	头癣	tinea capitis
L75.101		L75.100:	蓝汗	lán hàn	blue sweating	色汗症	chromhidrosis
L60.842			蓝甲	lán jiǎ	blue nail	蓝甲	blue nail
C43.901		C43.L82:	蓝注	lán zhù	blue nevus	恶性蓝痣	malignant blue nevus;blue nevus, malignant
D22.-	M87800/0	D22.L42:	蓝注	lán zhù	blue nevus	蓝痣	blue nevus
B76.903		B76.000:	懒黄病	lǎn huáng bìng	ancylostomiasis of skin	皮肤钩虫病	ancylostomiasis of skin
L02.908		L02.910:	烂疔	làn dīng	putrefying clove sore	崩蚀性脓肿	phagadenic abscess
R02.X07			烂疔	làn dīng	putrefying clove sore	皮肤坏疽	gangrene of skin
A48.001			烂疔	làn dīng	gas gangrene;putrefying clove sore	气性坏疽	gas gangrene
A38.X01		A38.x00:	烂喉丹痧	làn hóu dān shā	scarlatina;scarlet fever	猩红热	scarlet fever
A38.X01		A38.x00:	烂喉瘅痧	làn hóu dàn shā	scarlatina;scarlet fever	猩红热	scarlet fever
A38.X01		A38.x00:	烂喉痧	làn hóu shā	scarlatina;scarlet fever	猩红热	scarlet fever
A38.X01		A38.x00:	烂喉痧疹	làn hóu shā zhěn	scarlatina;scarlet fever	猩红热	scarlet fever
A38.X01		A38.x00:	烂喉癣	làn hóu xuǎn	scarlatina;scarlet fever	猩红热	scarlet fever
A38.X01		A38.x00:	烂喉疫痧	làn hóu yì shā	scarlatina;scarlet fever	猩红热	scarlet fever
B35.301		B35.300:	烂脚风	làn jiǎo fēng	erosive foot	足癣	tinea pedis ;foot ringworm
B35.301		B35.310:	烂脚丫	làn jiǎo yā	erosion of interdigitale	趾间足癣	interdigitale tinea pedis
A48.001			烂皮疔	làn pí dīng	gas gangrene	气性坏疽	gas gangrene
L00.X06			烂皮野疮	làn pí yě chuǎng	putrefying skin sore;impetigo;pustulosis	大疱性脓疱病	bullous impetigo
L01.001		L01.090:	烂皮野疮	làn pí yě chuǎng	putrefying skin sore;impetigo;pustulosis	脓疱病	impetigo
L01.007			烂皮野疮	làn pí yě chuǎng	putrefying skin sore;impetigo;pustulosis	手足表浅性大疱性脓皮病	superficial bullous pyoderma of the hand or foot
I83.003		I83.010:	烂腿疮	làn tuǐ chuāng	shank ulcer	静脉曲张性小腿溃疡	varicose leg ulcer
I83.202		I83.030:	烂腿疮	làn tuǐ chuāng	shank ulcer	静脉炎后下肢溃疡	postphlebitic leg ulcer
I83.002		I83.030:	烂腿疮	làn tuǐ chuāng	shank ulcer	淤积性溃疡	stasis ulcer

主码	附码	皮码	中医病名	汉语拼音病名	英文中医病名	中文病名	英文病名
B08.201		B08.200：	烂衣疮	làn yī chuāng	roseola infantum	婴儿玫瑰疹	roseola infantum
B35.501		B35.500：	浪花癣	làng huā xuǎn	flower tinea	叠瓦癣	tinea imbricata
A54.003			劳淋	láo lín	stranguria due to overstrain	淋病后尿道炎综合征	postgonococcal urethritis syndrome
A54.002			劳淋	láo lín	stranguria due to overstrain	女性慢性淋病	female chronic gonorrhea
L84.X02		L84.x00：	老茧	lǎo jiǎn	callus；callosity	胼胝	callus ；callosity
I83.003		I83.010：	老烂腿	lǎo làn tuǐ	shank ulcer	静脉曲张性小腿溃疡	varicose leg ulcer
I83.202		I83.030：	老烂腿	lǎo làn tuǐ	shank ulcer	静脉炎后下肢溃疡	postphlebitic leg ulcer
I83.002		I83.030：	老烂腿	lǎo làn tuǐ	shank ulcer	淤积性溃疡	stasis ulcer
A18.408		A18.462：	老鼠疮	lǎo shǔ chuāng	scrofula	瘰疬性皮肤结核	scrofuloderma ；tuberculosis cutis lupoma
A26.901		A26.000：	类赤丹	lèi chì dān	erysipeloid	类丹毒	erysipeloid
T69.101			冷疮	lěng chuāng	cold sore	冻疮	chilblain ；pernio
L94.804		L94.820：	冷流肿	lěng liú zhǒng	cold swelling	硬肿病	scleredema
L94.804		L94.820：	冷肿	lěng zhǒng	cold swelling	硬肿病	scleredema
A18.405			冷肿疡	lěng zhǒng yàng	cold abscess	皮肤脓肿性结核	tubercolosis abscess of skin
L81.412			黧黑䵟黵	lí hēi gān cèng	brownish black macula	里尔黑变病	Riehl's melanosis
Q80.901			藜藿之亏症	lí huò zhī kuī zhèng	ichthyosis	鱼鳞病	ichthyosis
L81.413			黧黑斑	lí hēi bān	brownish black macula	焦油黑变病	tar keratosis
L81.412			黧黑斑	lí hēi bān	brownish black macula	里尔黑变病	Riehl's melanosis
L81.101		L81.100：	黧黑斑	lí hēi bān	brownish black macula；chloasma	黄褐斑	chloasma；chloasma maelasma
L81.101		L81.100：	黧黑䵟黵	lí hēi gān céng	brownish black macula	黄褐斑	chloasma；chloasma maelasma
L81.412			黧黑䵟黵	lí hēi gān céng	brownish black macula	里尔黑变病	Riehl's melanosis
L81.101		L81.100：	黧黑䵟黵	lí hēi gān céng	brownish black macula	黄褐斑	chloasma；chloasma maelasma
M10.901			历节风	lì jié fēng	acute arthritis	痛风	gout
M10.901			历节痛	lì jié tòng	acute arthritis pain	痛风	gout
L02.412			厉疽	lì jū	carbuncle of the foot	足跗部痈	carbuncle of the foot
L25.316			沥青疮	lì qīng chuāng	asphalt sore	沥青皮炎	asphalt dermatitis
A30.901		A30.900：	疠风	lì fēng	leprosy	麻风	leprosy
A30.901		A30.900：	疠疡	lì yáng	pestilential ulcer	麻风	leprosy
L81.601			疠疡	lì yáng	poikiloderma	皮肤异色病	poikiloderma
L94.501		L94.500：	疠疡	lì yáng	poikiloderma	血管萎缩性皮肤异色病	poikiloderma vasculare atrophicans
A30.901		A30.900：	疠疡风	lì yáng fēng	pestilential sore wind	麻风	leprosy
L81.601			疠疡风	lì yáng fēng	poikiloderma	皮肤异色病	poikiloderma
L57.304		L57.300：	疠疡风	lì yáng fēng	poikiloderma	西瓦特皮肤异色病	Civatte poikiloderma；poikiloderma of Civatte
L94.501		L94.500：	疠疡风	lì yáng fēng	poikiloderma	血管萎缩性皮肤异色病	poikiloderma vasculare atrophicans
A30.901		A30.900：	疠疫	lì yì	pestilence	麻风	leprosy
A18.408		A18.462：	疬子颈	lì zi jǐng	scrofulous neck	瘰疬性皮肤结核	scrofuloderma ；tuberculosis cutis lupoma
I83.003		I83.010：	臁疮	lián chuāng	chronic ulcer of shank；ulcer on tibia	静脉曲张性小腿溃疡	varicose leg ulcer

主码	附码	皮码	中医病名	汉语拼音病名	英文中医病名	中文病名	英文病名
L30.843			恋眉疮	liàn méi chuāng	eyebrow eczama	眉湿疹	eyebrow eczama
B00.102		B00.110:	燎疱	liáo pào	herpes labialis	唇单纯疱疹	herpes simplex labialis
K14.501		K14.500:	裂舌	liè shé	fissured tongue	裂纹舌	fissured tongue
T69.802			裂手裂脚	liè shǒu liè jiǎo	cleft hand and foot	皲裂	rhagades
K14.501		K14.500:	裂纹舌	liè wén shé	fissured tongue	裂纹舌	fissured tongue
A54.901		A54.900:	淋	lìn	stranguria	淋病	gonorrhea
A54.901		A54.900:	淋病	lìn bìng	stranguria; gonorrhea	淋病	gonorrhea
A54.901		A54.900:	淋证	lìn zhèng	stranguria; gonorrhea	淋病	gonorrhea
A54.011			淋浊	lìn zhuó	turbid stranguria; dripping turbidity	淋菌性尿道炎	gonococcal urethritis
Q82.873 Q82.816			鳞甲病	lín jiǎ bìng	scales of pangolin disease	鳞状毛囊角化病	squamous follicular keratosis
A46.X11		A46.x40:	流火	liú huǒ	erysipelas of the shank	下肢丹毒	erysipelas of lower limb
A18.411		A18.420:	流皮漏	liú pí lòu	lupus vulgaris	寻常狼疮	lupus vulgaris
L94.804		L94.820:	流肿	liú zhǒng	flowing swelling	硬肿病	scleredema
L84.X02		L84.x00:	琉璃疽	liú lí jū	callus; callosity	胼胝	callus ; callosity
D23. –	M88320/0	D23.L62:	瘤赘	liú zhuì	tumor	皮肤纤维瘤	dermatofibroma
D36. –	M95400/0	D36.160:	瘤赘	liú zhuì	tumor	神经纤维瘤	neurofibroma
D23. –	M88100/0	D23.L53:	瘤赘	liú zhuì	tumor	纤维瘤	fibroma
B42.901			蝼蛄串	lóu gū chuàn	sporotrichosis	孢子丝菌病	sporotrichosis
L66.301			蝼蛄串	lóu gū chuàn	folliculitis abscedens et suffodiens	头部脓肿性穿掘性毛囊周围炎	perifolliculitis capitis abscedens et suffodiens
L66.301			蝼蛄窜	lóu gū cuàn	folliculitis abscedens et suffodiens	头部脓肿性穿掘性毛囊周围炎	perifolliculitis capitis abscedens et suffodiens
L66.301			蝼蛄疖	lóu gū jiē	folliculitis abscedens et suffodiens	头部脓肿性穿掘性毛囊周围炎	perifolliculitis capitis abscedens et suffodiens
A18.408		A18.462:	蝼蛄疬	lóu gū lì	tuberculosis cutis lupoma	瘰疬性皮肤结核	scrofuloderma ; tuberculosis cutis lupoma
Q82.871		Q82.868:	漏斗毛	lòu dǒu máo	keratosis follicularis	毛囊角化病	keratosis follicularis
L73.201		L73.200:	漏脓	lòu nóng	hidradenitis suppurativa	化脓性汗腺炎	hidradenitis suppurativa
L98.416			漏蹄风	lòu tí fēng	perforating ulcer of the foot	足穿通性溃疡	perforating ulcer of the foot
L98.416			漏蹄疯	lòu tí fēng	perforating ulcer of the foot	足穿通性溃疡	perforating ulcer of the foot
L75.001			漏液	lòu yè	axillary hyperhidrosis; body odor	腋臭	axillary hyperhidrosis; hyperhidrosis, axillary
B03.X01		B03.x20:	虏寄疮	lǔ jì chuāng	smallpox	天花	variola major; smallpox
T78.301			驴唇	lú chún	lip angioedema	血管性水肿(唇)	angioedema(lip)
T78.301			驴咀风	lú jǔ fēng	lip angioedema	血管性水肿(唇)	angioedema(lip)
T78.301			驴嘴风	lú zuǐ fēng	lip angioedema	血管性水肿(唇)	angioedema(lip)
L60.805			绿甲	lǜ jiǎ	greem nail	绿甲	greem nail
L40.201		L40.200:	淪指	lún zhǐ	acrodermatitis continua	连续性肢端皮炎	acrodermatitis continua

主码	附码	皮码	中医病名	汉语拼音病名	英文中医病名	中文病名	英文病名
L56.803			螺丝疮	luó sī chuāng	bullactophotodermatitis	泥螺日光性皮炎	bullactophotodermatitis
A18.408		A18.462:	瘰疬	luǒ lì	scrofula	瘰疬性皮肤结核	scrofuloderma ;tuberculosis cutis lupoma
A18.408		A18.462:	瘰疬漏	luǒ lì lòu	scrofula fistula	瘰疬性皮肤结核	scrofuloderma ;tuberculosis cutis lupoma
A18.408		A18.462:	瘰疡	luǒ yáng	scrofula ulcer	瘰疬性皮肤结核	scrofuloderma ;tuberculosis cutis lupoma
L63.901		L63.900:	落发	luò fà	hair loss	斑秃	alopecia areata
L63.901		L63.900:	落发风	luò fà fēng	hair loss wind	斑秃	alopecia areata
L02.103			落头疽	luò tóu jū	furuncle of the neck	颈痈	furuncle of the neck
A30.901		A30.900:	麻风	má fēng	leprosy	麻风	leprosy
A30.901		A30.900:	麻疯	má fēng	leprosy	麻风	leprosy
A30.101		A30.100:	麻癞	má lài	leprosy	结核样型麻风	tuberculoid leprosy;TT
T69.802			麻裂疮	má liè chuāng	rhagades	皲裂	rhagades
R20.101			麻木	má mù	numbness	皮肤感觉减退	hypoesthesia of skin
B05.901		B05.990:	麻疹	má zhěn	measles	麻疹	measles ;morbilli
B05.901		B05.990:	麻子	má zi	measles	麻疹	measles ;morbilli
A18.408		A18.462:	马刀侠瘿	mǎ dāo xiá yǐng	sabore and beadstring scrofulae	瘰疬性皮肤结核(胸腋)	scrofuloderma ;tuberculosis cutis lupoma
L28.101		L28.210:	马疥	mǎ jiè	prurigo nodularis	结节性痒疹	prurigo nodularis ;prurigo,nodular
K13.001			马嚼子疮	mǎ jiáo zi chuāng	sore at the corner of the mouth	传染性口角炎	perlèche ;infectious stomatitis
K13.015			马嚼子疮	mǎ jiáo zi chuāng	sore at the corner of the mouth	口角炎	angular cheilitis
B37.009		B37.050:	马嚼子疮	mǎ jiáo zi chuāng	sore at the corner of the mouth	念珠菌性口角炎	candidal angular cheilitis
L25.820			马桶癣	mǎ tǒng xuǎn	toilet seat dermatitis	马桶皮炎	toilet seat dermatitis
L93.002		L93.000:	马缨丹	mǎ yīng dān	discoid lupus erythematosus	盘状红斑狼疮	discoid lupus erythematosus
B88.301		B88.300:	蚂蝗螫	mǎ huáng shì	leech bite	水蛭咬伤	leech bite
B88.301		B88.300:	蚂蝗咬伤	mǎ huāng yǎo shāng	leech bite	水蛭咬伤	leech bite
B88.301		B88.300:	蚂蜞螫	mǎ qí shì	leech bite	水蛭咬伤	leech bite
L30.101		L30.100:	蚂蚁窝	mǎ yì wō	pox like ant cote of the skin	汗疱疹	pompholyx
L30.103			蚂蚁窝	mǎ yǐ wō	pox like ant cote of the skin	剥脱性角质松解症	exfoliative keratolysis
L25.515			麦疥	mài jiè	wheat – harvest dermatitis	麦收皮炎	wheat – harvest dermatitis
M30.001		M30.000:	脉痹	mài bì	vessel bi – disease;rheumatism with blood vessels involved	结节性多动脉炎	polyarteritis nodosa
I73.101		I73.100:	脉痹	mài bì	vessel bi – disease;rheumatism with blood vessels involved	血栓闭塞性脉管炎	thromboangiitis obliterans
I70.902			脉痹	mài bì	vessel bi – disease;rheumatism with blood vessels involved	闭塞性动脉硬化	arteriosclerosis obliterans
M31.401			脉痹	mài bì	vessel bi – disease;rheumatism with blood vessels involved	高安动脉炎	Takayasu's arteritis
A22.001		A22.000:	脉骨疔	mài gǔ dīng	pestilent furuncle	皮肤炭疽	cutaneous anthrax
L75.101		L75.100:	脉溢	mài yì	hematohidrosis;chromhidrosis	色汗症	chromhidrosis

主码	附码	皮码	中医病名	汉语拼音病名	英文中医病名	中文病名	英文病名
L53.303		L53.320:	慢痧	màn shā	chronic eruptive disease	持久性红斑	erythema perstans
K14.308		K14.300:	芒刺舌	máng cì shé	hairy tongue	毛舌	hairy tongue
L51.901			猫眼疮	māo yǎn chuāng	sore like cat's eye ;erythema multiforme	多形红斑	erythema multiforme
F63.301		F63.300:	毛拔	máo bá	hair pulling	拔毛狂	trichotillomania;hair pulling
L67.910:			毛发不生	māo fà bù shēng	hypotrichosis	稀毛症	hypotrichosis
L63.901		L63.900:	毛发脱落	māo fà tuò luò	loss of hair	斑秃	alopecia areata
L65.904		L66.810:	毛发脱落	māo fà tuò luò	loss of hair	脱发	alopecia
D22. -	M87203/0		毛痣	máo zhì	nevus pilous	毛痣	nevus pilous
L30.843			眉疮	méi chuāng	eyebrow sore	眉湿疹	eyebrow eczama
L02.002			眉疔	méi dīng	furuncle on eyebrow	面部疖病(眉)	facial(eyebrow) furunculosis
L21.901		L21.900:	眉风癣	méi fēng xuǎn	eyebrow eczama	脂溢性皮炎	seborrheic dermatitis
L30.843			眉敛疮	méi liǎn chuāng	eyebrow eczama	眉湿疹	eyebrow eczama
H02.703			眉脱	méi tuō	loss of eyelashes;milphae;milphosis	眉毛脱落	madarosis ;loss of eyelashes
L02.802			眉心疔	méi xīn dīng	furuncle in the site berween the eyebrows	头部疖	furuncle of the head
L02.802			眉心疽	méi xīn jū	furuncle in the site berween the eyebrows	头部疖(眉部急性蜂窝织炎)	furuncle of the head
A53.901		A53.900:	梅毒	méi dú	syphilis	梅毒	syphilis
A52.003†	I52.002*		梅毒攻心	méi dú gōng xīn	attacking heart due to syphilis	梅毒性心脏病	syphilitic heart disease
A50.403			梅毒致痿	méi dú zhì wěi	flaccidity disease due to syphilis	脊髓痨	tabes dorsalis
D69.001		D69.030:	梅核丹	méi hé dān	malignant nodule;obstinate nodule	变应性血管炎	allergic vasculitis
L52.X01		L53.000:	梅核丹	méi hé dān	malignant nodule;obstinate nodule	结节性红斑	erythema nodosum
M79.302		M79.390:	梅核丹	méi hé dān	malignant nodule;obstinate nodule	脂膜炎	panniculitis ;adipositis
L52.X01		L53.000:	梅核火丹	méi hé huǒ dān	malignant nodule;vine tangling	结节性红斑	erythema nodosum
M79.302		M79.390:	梅核疽	méi hé jū	panniculitis	脂膜炎	panniculitis ;adipositis
B35.002		B35.006:	梅花疮	méi huā chuāng	tinea capitis	头癣	tinea capitis
L63.901		L63.900:	梅衣秃	méi yī tū	alopecia areata	斑秃	alopecia areata
A53.901		A53.900:	霉疮	méi chuāng	syphilis;fungus sore	梅毒	syphilis
T14.021			虻叮咬	méng dīng yǎo	tabanidae bite	虻叮咬	tabanidae bite
B88.803	L99.802*		蠓叮咬	měng dīng yǎo	heleidae bite	蠓皮炎	heleidae dermatitis
K12.007		K12.020:	糜疳	mí gān	oral erosion	复发性坏死性黏膜腺周炎	periadenitis mucosa necrotica recurrens
B00.201			糜疳	mí gān	oral erosion	口腔单纯疱疹	oral herpes simplex
A18.430			糜疳	mí gān	oral erosion	腔口皮肤结核	orificial tuberculosis;tuberculosis cutis orificialis
L73.201		L73.200:	米疽	mǐ jū	subaxillary abscess	化脓性汗腺炎	hidradenitis suppurativa
L57.807			米粒疹	mǐ lì zhěn	colloid milium	胶样粟丘疹	colloid milium
T14.026			蜜蜂螫	mì fēng shì	bee sting	蜜蜂螫伤	bee sting
T14.026			蜜蜂螫疮	mì fēng shì chuāng	bee sting sore	蜜蜂螫伤	bee sting
T14.026			蜜蜂螫伤	mì fēng shì shāng	bee sting	蜜蜂螫伤	bee sting

主码	附码	皮码	中医病名	汉语拼音病名	英文中医病名	中文病名	英文病名
A53.901		A53.900:	棉花疮	mián huā chuāng	syphilitic skin lesion	梅毒	syphilis
A53.901		A53.900:	棉花毒	mián huā dú	syphilitic skin lesion	梅毒	syphilis
L70.901			面渣疱	miàn pào	facial pustular	痤疮	acne
L81.101		L81.100:	面尘	miàn chén	dusty complexion	黄褐斑	chloasma;chloasma maelasma
L81.412			面尘	miàn chén	dusty complexion	里尔黑变病	Riehl's melanosis
R23.201			面赤	miàn chì	flushed face	过度潮红	excessive blushing
L70.813			面疮	miàn chuāng	facial sore;facial ulcer	恶病质性痤疮	acne cachecticorum
L08.009			面疮	miàn chuāng	facial sore;facial ulcer	面部脓皮病	pyoderma faciale
T69.105			面冻疮	miàn dòng chuāng	frostbite of face	面冻疮	frostbite of face
A18.401			面痘疮	miàn dòu chuāng	facial pox sore	面部播散性粟粒状狼疮	lupus miliaris disseminatus faciei
L03.203		L03.200:	面发	miàn fā	facial cellulitis	面部蜂窝织炎	cellulitis of face
L70.901			面粉渣	miàn fěn zhā	acne	痤疮	acne
L70.001			面粉皶	miàn fěn zhā	acne	粉刺	comedo
L21.901		L21.900:	面风	miàn fēng	facial wind	脂溢性皮炎	seborrheic dermatitis
L81.101		L81.100:	面皯黯	miàn gān àn	blackish facial patch	黄褐斑	chloasma;chloasma maelasma
L81.412			面皯黯	miàn gān àn	blackish facial patch	里尔黑变病	Riehl's melanosis
L70.901			面皯疱	miàn gān pào	facial pustular	痤疮	acne
F54.X01			面垢	miàn gòu	dirty complxion	皮肤垢着病	Aketzuki's disease
R61.010		R61.000	面汗	miàn hàn	facial sweating	局限性多汗症	localised hyperhidrosis
L81.101		L81.100:	面黑鼾	miàn hēi gān	blackish facial patch	黄褐斑	chloasma;chloasma maelasma
L81.412			面黑皯	miàn hēi gān	blackish facial patch	里尔黑变病	Riehl's melanosis
L81.101		L81.100:	面黑黯疱	miàn hēi céng pào	blackish facial patch	黄褐斑	chloasma;chloasma maelasma
R23.201			面红	miàn hóng	flushed face	过度潮红	excessive blushing
L53.809			面皆赤	miàn jiē chì	flushing	酒红斑	wine erythema
A30.101		A30.100:	面癞	miàn lài	facial lai	结核样型麻风	tuberculoid leprosy;TT
L81.412			面黧黑	miàn lí hēi	darkish complexion	里尔黑变病	Riehl's melanosis
L70.001			面疱(白头粉刺)	miàn pào	acne	粉刺	comedo
L81.101		L81.100:	面䵟	miàn gān	blackish facial patch	黄褐斑	chloasma;chloasma maelasma
L21.901		L21.900:	面上风	miàn shàng fēng	facial wind	脂溢性皮炎	seborrheic dermatitis
L30.501		L30.808:	面上风癣	miàn shàng fēng xuǎn	facial wind lichen	单纯糠疹	pityriasis simplex
D22.-	M87201/0		面生黑子	miàn shēng hēi zi	facial black nevus	黑素细胞痣	melanocytic nevus
B35.005		B35.060:	面癣	miàn xuǎn	tinea faciei	面癣	tinea faciei
L02.003			面痈	miàn yōng	facial carbuncle	面痈	facial carbuncle
L21.901		L21.900:	面游风	miàn yóu fēng	seborrheic dermatitis	皮脂溢出	seborrhea
L21.901		L21.900:	面游风	miàn yóu fēng	seborrheic dermatitis	脂溢性皮炎	seborrheic dermatitis
L56.203		L56.220:	面游风毒	miàn yóu fēng dú	phytophotodermatitis	植物光皮炎	phytophotodermatitis; photodermatitis due to plant

主码	附码	皮码	中医病名	汉语拼音病名	英文中医病名	中文病名	英文病名
L70.901			面渣	miàn zhā	acne	痤疮	acne
L70.901			面揸疱	miàn zhā pào	facial pustular	痤疮	acne
A30.901		A30.900:	冥病	míng bìng	leprosy	麻风	leprosy
L42.X01		L42.x00:	母癣	mǔ xuǎn	pityriasis rosea	玫瑰糠疹	pityriasis rosea
L42.X01		L42.x00:	母子癣	mǔ zi xuǎn	pityriasis rosea	玫瑰糠疹	pityriasis rosea
K13.028			木唇	mù chún	angioedema	唇水肿	edema of lip
T78.301			木唇	mù chún	angioedema	血管性水肿(唇)	angioedema(lip)
B07.X03		B07.x00:	木刺瘊	mù cì hóu	wart	寻常疣	verruca vulgaris ;common warts
A30.501		A30.500:	木癞	mù lài	wood lai	瘤型麻风	lepromatous leprosy ;LL
Q38.201		K14.810:	木舌	mù shé	rigid and swollen tongue	巨舌症	macroglossia
Q38.201		K14.810:	木舌胀	mù shé zhàng	distending and rigid tongue	巨舌症	macroglossia
I83.002			内臁疮	nèi lián chuāng	ulcer on inboard tibia; ulcer on medial side of shank	小腿内侧溃疡	ulcer on medial side of shank
C81.901	M96500/3		内伤发热	nèi shāng fā rè	fever due to internal injury	霍奇金病	Hodgkin disease
B08.201		B08.200:	奶麻	nǎi má	roseola infantum	婴儿玫瑰疹	roseola infantum
L20.806		L20.816:	奶腥疮	nǎi xīng chuāng	infantile eczema	婴儿湿疹	infantile eczema
L30.852		L30.852:	奶癣	nǎi xuǎn	infantile eczema	乳头湿疹	nipple eczema
L20.806		L20.816:	奶癣	nǎi xuǎn	infantile eczema	婴儿湿疹	infantile eczema
B08.201		B08.200:	奶疹子	nǎi zhěn zi	roseola infantum	婴儿玫瑰疹	roseola infantum
B69.901		B69.900:	囊虫病	náng chóng bìng	cysticercosis	囊虫病	cysticercosis
B69.804		B69.810:	囊虫病	náng chóng bìng	cysticercosis	皮肤猪囊尾蚴病	cysticercosis of skin
B80.X01		B80.x00:	蛲虫病	náo chóng bìng	oxyuriasis;enterobiasis	蛲虫病	enterobiasis ;oxyuriasis
L02.103			脑后发	nǎo hòu fā	carbuncle of the nape	颈痈	carbuncle of the neck
L02.103			脑疽	nǎo jū	carbuncle of the nape;nicknaned head ulcer	颈痈	carbuncle of the neck
L02.804			脑漯	nǎo luò	carbuncle of the nape	头部痈	carbuncle of the head
L85.802			脑湿	nǎo shī	cutaneous horn	皮角	cutaneous horn
L02.804			脑痈	nǎo yōng	carbuncle of the nape	头部痈	carbuncle of the head
L02.804			脑中痈	nǎo zhōng yōng	occipital carbuncle	头部痈	carbuncle of the head
L02.804			脑灼	nǎo zhuó	occipital carbuncle	头部痈	carbuncle of the head
L02.404			臑痈	xū yōng	carbuncle of upper arm	上肢痈	carbuncle of the arm
L56.803			泥螺毒	ní luó dú	bullactophotodermatitis	泥螺日光性皮炎	bullactophotodermatitis
N34.101			溺浊	nì zhuó	turbid urine	非淋菌性尿道炎	non – gonococcal urethritis;NGU
B35.901		B35.030:	黏疮	nián chuāng	sticky sore	黄癣	tinea favosa;tinea favus on head;favus
B35.001		B35.020:	黏疮	nián chuāng	sticky sore	脓癣	kerion
L01.001		L01.090:	黏水疮	nián shuǐ chuāng	fluid sticky sore	脓疱病	impetigo
Q82.882			鸟啄疮	niǎo zhuó chuāng	unfirm closing sore;porokeratosis	汗孔角化病	porokeratosis

主码	附码	皮码	中医病名	汉语拼音病名	英文中医病名	中文病名	英文病名
L93.002		L93.000：	鸟啄疮	niǎo zhuó chuāng	unfirm closing sore；discoid lupus erythematosus	盘状红斑狼疮	discoid lupus erythematosus
A63.007			尿道臊瘊	niào dào sāo hóu	itching wart urethra	尿道尖锐湿疣	condylomata acuminata of urethra
A63.007			尿道臊疣	niào dào sāo yóu	itching wart urethra	尿道尖锐湿疣	condylomata acuminata of urethra
A63.007			尿道瘙瘊	niào dào sāo yóu	itching wart urethra	尿道尖锐湿疣	condylomata acuminata of urethra
L75.802			尿汗	niào hàn	uridrosis	尿汗症	uridrosis
L22.X01		L22.x00：	尿灶火丹	niào zào huǒ dān	reddish buttock	尿布皮炎	diaper dermatitis
L22.X02		L22.x10：	尿灶火丹	niào zào huǒ dān	reddish buttock	尿布银屑病	napkin psoriasis
F98.802		F98.810：	啮甲	niè jiǎ	nail – biting	咬甲癖	onychophagia；nail – biting
B07.X07		B07.x14：	牛棘躔	niú chéng jiǎn	verruca plantaris	跖疣	plantar wart
			牛乘躔	niú chéng jiǎn	verruca plantaris	跖疣	plantar wart
			牛程躔	niú chéng jiǎn	verruca plantaris	跖疣	plantar wart
			牛程脸	niú chéng liǎn	foot collosity	跖疣	plantar wart
B08.002		B08.010：	牛痘	niú dòu	vaccinia ；cowpox	牛痘	vaccinia ；cowpox
L28.005			牛领	niú hé	neurodermatitis of nape	颈部局限性神经性皮炎	localized neurodermatitis of nape
L28.005			牛领马鞍疮	niú hé mǎ ān chuāng	neurodermatitis of nape	颈部局限性神经性皮炎	localized neurodermatitis of nape
L84.X02		L84.x00：	牛茧	niú jiǎn	callus；callosity	胼胝	callus ；callosity
B08.003			牛奶痘	niú nǎi dòu	milker's nodules	挤奶者结节	milker's nodules
L28.005			牛皮风癣	niú pí fēng xuǎn	neurodermatitis of nape	颈部局限性神经性皮炎	localized neurodermatitis of nape
L28.005			牛皮癣	niú pí xuǎn	neurodermatitis of nape	颈部局限性神经性皮炎	localized neurodermatitis of nape
L40.901		L41.900：	牛皮癣	niú pí xuǎn	oxhide lichen	银屑病	psoriasis
L28.005			牛癣	niú xuǎn	neurodermatitis of nape	颈部局限性神经性皮炎	localized neurodermatitis of nape
L21.901		L21.900：	钮扣风	niǔ kòu fēng	seborrheic dermatitis	脂溢性皮炎	seborrheic dermatitis
L25.308			农药咬	nóng yào yǎo	pesticide dermatitis	农药皮炎	pesticide dermatitis
L01.001		L01.090：	脓巢疮	nóng cháo chuāng	impetigo	脓疱病	impetigo
B86.X04			脓疥疮	nóng jiè chuāng	pyogenic scabies	疥疮继发感染	scabies secondary infection
L08.818		L08.830：	脓窠疮	nóng kē chuāng	impetigo	深脓疱疮	ecthyma
A54.011			脓淋	nóng lín	pus gonorrhea	淋菌性尿道炎	gonococcal urethritis
L08.818		L08.830：	脓窝疮	nóng wō chuāng	impetigo	深脓疱疮	ecthyma
B86.X04			脓窝疥	nóng wō jiè	scabies coplicated by pyogeric infection	疥疮继发感染	scabies secondary infection
K13.040		K13.060：	潘唇	pān chún	cheilitis	浆细胞性唇炎	plasma cell cheiliris
B37.818		B37.885：	潘唇	pān chún	cheilitis	念珠菌性唇炎	candidal cheilitis
K13.019		K13.052：	潘唇	pān chún	cheilitis	肉芽肿性唇炎	labial wind
A18.408		A18.462：	蟠龙疡	pán lóng yáng	scrofula around the neck	瘰疬性皮肤结核	scrofuloderma ；tuberculosis cutis lupoma
A18.408		A18.462：	蟠蛇疮	pán shé chuāng	scrofula around the neck	瘰疬性皮肤结核	scrofuloderma ；tuberculosis cutis lupoma
A18.408		A18.462：	蟠蛇疬	pán shé lì	scrofula around the neck	瘰疬性皮肤结核	scrofuloderma ；tuberculosis cutis lupoma
B69.804		B69.810：	疱肉	pào ròu	cysticercosis	皮肤猪囊尾蚴病	cysticercosis of skin

主码	附码	皮码	中医病名	汉语拼音病名	英文中医病名	中文病名	英文病名
L70.901			疱疮	pào chuāng	pustular sore	痤疮	acne
L94.001		L94.000:	皮痹	pí bì	skin numbness	局限性硬皮病	scleroderma circumscribed
L94.101		L94.100:	皮痹	pí bì	skin numbness	线状硬皮病	skin numbness; scleroderma
M34.901			皮痹	pí bì	skin numbness	全身性硬皮病	scleroderma generalized
M34.902			皮痹	pí bì	skin numbness	硬皮病	scleroderma
L94.001		L94.000:	皮痹疽	pí bì jū	skin numbness	局限性硬皮病	scleroderma circumscribed
M34.902			皮痹诅	pí bì zǔ	skin numbness	硬皮病	scleroderma
L91.801		D23.L54:	皮垂病	pí chuí bìng	skin tag; cutaneous tag	皮赘	skin tag; cutaneous tag
L40.801		L40.850:	皮达皮疮	pí dá pí chuāng	erythrodermic psoriasis	红皮病性银屑病	erythrodermic psoriasis
L90.803			皮袋症	pí dài zhàng	macular anetoderma	斑状萎缩	macular atrophy; atrophia maculosa
A36.301		A36.300:	皮肤白喉	pi fu bái hóu	cutaneous diphtheria	皮肤白喉	cutaneous diphtheria
B67.909		B67.900:	皮肤包虫病	pí fū bāo chóng bìng	echinococcosis of skin	皮肤包虫病	echinococcosis of skin
Q80.901			皮肤甲错	pí fū jiǎ cuò	squamous and dry skin	鱼鳞病	ichthyosis
B69.804		B69.810:	皮肤泡泡疮	pí fū pào pào chuāng	cysticercosis	皮肤猪囊尾蚴病	cysticercosis of skin
Q80.901			皮肤索泽	pí fū suǒ zé	squamous and dry skin	鱼鳞病	ichthyosis
B87.001		B87.000:	皮肤蝇蛆病	pí fū yíng qū bìng	myiasis cutis	皮肤蝇蛆病	myiasis cutis
R52.202			皮痛	pí tòng	dermatalgia	皮痛症	dermatalgia
L90.803			皮萎	pí wěi	wilting skin	斑状萎缩	macular atrophy; atrophia maculosa
M79.302		M79.390:	皮下结核	pí xià jié hé	subcutaneous nodule	脂膜炎	panniculitis ; adipositis
M33.101		M33.910:	脾痹	pí bì	spleen obstruction; spleen blockage	皮肌炎	dermatomyositis
M34.902			脾痹	pí bì	spleen obstruction; spleen blockage	硬皮病	scleroderma
K12.003		K12.000:	脾瘅	pí dān	the spleen – warm syndrome	复发性阿弗他口炎	recurrent aphthous stomatitis
K12.007		K12.020:	脾瘅	pí dān	the spleen – warm syndrome	复发性坏死性黏膜腺周炎	periadenitis mucosa necrotica recurrens
K12.003		K12.000:	脾瘅	pí dān	the spleen – warm syndrome	口疮	aphtha
B00.201			脾瘅	pí dān	the spleen – warm syndrome	口腔单纯疱疹	oral herpes simplex
A18.430			脾瘅	pí dān	the spleen – warm syndrome	腔口皮肤结核	orificial tuberculosis
B88.814		B88.820:	蜱叮咬	pí dīng yǎo	tick bite	蜱叮咬	tick bite
L02.103			偏对口	piān duì kǒu	gangrene lateral to the midline of nape; off – center mouth – level	颈痈	furuncle of the neck
L02.101			偏对口疔	piān duì kǒu dīng	posterior cervical furuncle; off – center mouth – level furuncle	颈疖	furuncle of the neck
R61.010		R61.000	偏汗	piān hàn	hemidrosis; hemihidrosis	局限性多汗症	localised hyperhidrosis
R61.010		R61.000	偏沮	piān jǔ	hemidrosis; hemihidrosis	局限性多汗症	localised hyperhidrosis
L02.103			偏口脑疽	piān kǒu nǎo jū	carbuncle lateral to the midline of nape	颈痈	carbuncle of the neck
L02.103			偏脑疽	piān nǎo jū	carbuncle lateral to the midline of nape	颈痈	carbuncle of the neck
L84.X02		L84.x00:	胼胝	pián zhī	callus	胼胝	callus ; callosity
A48.001			破皮疔	pò pí dīng	gas gangrene; exudative ulcer	气性坏疽	gas gangrene

主码	附码	皮码	中医病名	汉语拼音病名	英文中医病名	中文病名	英文病名
D69.204		D69.210：	葡萄疫	pú táo yì	hemorrhagic disease with purpura	紫癜	purpura
L25.510			漆疮[毒]	qī chuāng [dú]	rhus dermatitis;paint boil	漆树皮炎	rhus dermatitis
L25.510			漆毒	qī dú	rhus toxin	漆树皮炎	rhus dermatitis
L25.510			漆毒疮	qī dú chuāng	rhus toxin sore	漆树皮炎	rhus dermatitis
L25.510			漆咬	qī yǎo	rhus dermatitis;lacquer sore	漆树皮炎	rhus dermatitis
T69.802			圻裂	qí liè	rhagades	皲裂	rhagades
P38.X01			脐疮	qí chuāng	umbilical sore	新生儿脐炎	omphalitis of newborn
L02.202			脐上疽	qí shàng jū	supra – umbilical carbuncle	腹痈	carbuncle of abdomen
P38.X01			脐湿	qí shī	intertrigo umbilical	新生儿脐炎	omphalitis of newborn
P38.X01			脐湿疮	qí shī chuāng	intertrigo umbilical	新生儿脐炎	omphalitis of newborn
B00.002		B00.000：	脐窝痘	qí wō dòu	umbilical pox;eczama herpeticum	疱疹性湿疹	eczama herpeticum
L08.908			脐痈	qí yōng	umbilical carbuncle	腹壁感染	infection of abdominal wall
A58.X01		A58.x00：	骑马痈	qí mǎ yōng	abscess of perineum	腹股沟肉芽肿	granuloma inguinale
A58.X01		A58.x00：	骑马痈	qí mǎ yōng	abscess of perineum	腹股沟肉芽肿	granuloma inguinale
A55.X01		A55.x00：	骑马痈	qí mǎ yōng	abscess of perineum	性病性淋巴肉芽肿	lymphogranuloma venereum
A54.011			气淋	qì lin	stranguria due to disorder of qi	淋菌性尿道炎	gonococcal urethritis
D36.–	M95400/0	D36.160：	气瘤	qì liú	tumor due to disorder of qi	神经纤维瘤	neurofibroma
B07.X03		B07.x00：	千日疮	qiān rì chuāng	thousand – day sore	寻常疣	verruca vulgaris ;common warts
B07.X03		B07.x00：	千日疣	qiān rì yóu	thousand – day wart	寻常疣	verruca vulgaris ;common warts
B88.201	X24.902		千足虫病	qiān zú chóng bìng	myripodiasis	多足虫病	myripodiasis
L50.901		L50.900：	荨麻疹	qiàn má zhěn	urticaria	荨麻疹	urticaria
B35.401		B35.400：	钱癣	qián xuǎn	coin tinea	体癣	tinea corporis ;ringworm of body
L60.001		L60.020：	潜趾	qiǎn zhǐ	suppressing toenail	趾嵌甲	suppressing toenail
L60.001		L60.000：	嵌甲	qiàn jiǎ	unguis incarnatus;onyxis;ungual gangrene	嵌甲	unguis incarnatus;onyxis;ungual gangrene
I73.101		I73.100：	蜣螂注	qiāng láng zhù	thromboangiitis obliterans	血栓闭塞性脉管炎	thromboangiitis obliterans
N48.301			强中	qiáng zhōng	rigid center	阴茎持续勃起症	priapism
L02.804			侵脑疽	qīn nǎo jū	carbuncle of the head	头部痈	carbuncle of the head
L70.901			青春痘	qīng chūn dòu	acne	痤疮	acne
L75.101		L75.100：	青汗	qīng hàn	bluish sweating	色汗症	bluish sweating
D22.308			青记	qīng jì	green – blue mark	获得性双侧性太田痣样斑	acquired bilateral nevus of Ota – like macules
D22.305			青记	qīng jì	green – blue mark	颧部褐青色痣	nevus Fusco – Caeruleus zygomaticus
D22.306		D22.301：	青记	qīng jì	green – blue mark	太田痣	nevus of Ota;nevus of Ota
D22.308			青记脸	qīng jì liǎn	green – blue mark on face	获得性双侧性太田痣样斑	acquired bilateral nevus of Ota – like macules
D22.305			青记脸	qīng jì liǎn	green – blue mark on face	颧部褐青色痣	nevus Fusco – Caeruleus zygomaticus
D22.306		D22.301：	青记脸	qīng jì liǎn	green – blue mark on face	太田痣	nevus of Ota;nevus of Ota
I83.903			青筋腿	qīng jīn tuǐ	varicose of the lower – limb	下肢静脉曲张	varicose of the lower – limb
I80.902		I80.910：	青蛇便	qīng shé biàn	thrombotic phlebitis	血栓性静脉炎	thrombotic phlebitis ;thrombophlebitis

主码	附码	皮码	中医病名	汉语拼音病名	英文中医病名	中文病名	英文病名
I80.003			青蛇毒	qìng shé dú	superficial thrombophlebitis	浅表血栓性静脉炎	superficial thrombophlebitis
E54.X02		E54.x00:	青腿牙疳	qīng tuǐ yá gān	swollen legs with suppurative gingivitis	维生素 C 缺乏症	vitamin C deficiency ;hypovitaminosis C
L08.811			蚯蚓瘘	qiū yǐn lòu	fistula like earthworm	增生性脓皮病(审)	pyoderma vegetans
L66.301			曲鳝疖	qǔ shàn jiē	furuncle like earthworm	头部脓肿性穿掘性毛囊周围炎	perifolliculitis capitis abscedens et suffodiens
B87.901		B87.900:	蛆痘	qū dòu	myiasis	蝇蛆病	myiasis
B87.901		B87.900:	蛆瘕	qū jiǎ	myiasis	蝇蛆病	myiasis
L24.802			蠼螋伤	qú sōu shāng	injuried by peaderus	隐翅虫皮炎	paederus dermatitis
B35.401		B35.400:	圈癣	quān xuǎn	tinea circinata	体癣	tinea corporis ;ringworm of body
L02.101			鬈毛疮	quán máo chuāng	furuncle of the neck	颈疖	furuncle of the neck
L02.002			颧疔	quán dīng	furuncle on cheek	面部疖病(颧)	facial(cheek) furunculosis
L03.201			颧疽	quán jū	buccal cellulitis;buccal phlegmon	颧部急性蜂窝织炎	buccal phlegmon
L02.003			颧痈	quán yōng	cheek carbuncle	颧痈	buccal carbuncle
L81.201		L81.200:	雀斑	què bān	freckles	雀斑	freckles
L81.201		L81.200:	雀儿斑	què ér bān	freckles	雀斑	freckles
E50.901			雀盲	què máng	sparrow eye; night blindness; sparrow vision	维生素 A 缺乏病	hypovitaminosis A ;vitamin A deficiency
E50.901			雀目	què mù	sparrow eye;night blindness	维生素 A 缺乏病	hypovitaminosis A ;vitamin A deficiency
E50.901			雀目内障	què mù nèi zhàng	sparrow eye;night blindness	维生素 A 缺乏病	hypovitaminosis A ;vitamin A deficiency
B35.401		B35.400:	雀眼癣	què yǎn xuǎn	tinea circinata	体癣	tinea corporis ;ringworm of body
L81.201		L81.200:	雀子	què zi	freckles	雀斑	ephelides;freckles
L81.201		L81.200:	雀子斑	què zi bān	freckles	雀斑	ephelides;freckles
I83.003		I83.010:	裙边疮	qún biān chuāng	skirt hem sore	静脉曲张性小腿溃疡	varicose leg ulcer
I83.202		I83.030:	裙边疮	qún biān chuāng	skirt hem sore	静脉炎后下肢溃疡	postphlebitic leg ulcer
I83.002		I83.030:	裙边疮	qún biān chuāng	skirt hem sore	淤积性溃疡	stasis ulcer
L40.102		L40.120:	热病疱疮	rè bìng pào chuāng	febrile disease impetigo sore	疱疹样脓疱病	impetigo herpetiformis
B00.902		B00.100:	热疮	rè chuāng	heat sore;herpes simplex	单纯疱疹	herpes simplex
D69.001		D69.030:	热毒流注	rè dú liú zhù	streaming sore due to noxious	变应性血管炎	allergic vasculitis
M30.001		M30.000:	热毒流注	rè dú liú zhù	streaming sore due to noxious	结节性多动脉炎	polyarteritis nodosa
L52.X01		L53.000:	热毒流注	rè dú liú zhù	streaming sore due to noxious	结节性红斑	erythema nodosum
L95.801		L95.850:	热毒流注	rè dú liú zhù	streaming sore due to noxious	结节性血管炎	nodular vasculitis;vasculitis,nodular
L74.301			热痱	rè fèi	miliaria due to heat	痱	miliaria
B00.902		B00.100:	热火嘘	rè huǒ xū	herpes simplex	单纯疱疹	herpes simplex
L73.808			热疖	rè jiē	furuncle due to heat	多发性汗腺脓肿	multiple sweat gland abscesses
L74.203		L74.200:	热疖	rè jiē	furuncle due to heat	深部痱	miliary profunda
I73.819		I73.820:	热厥	rè jué	syncope due to heat	红斑性肢痛病	erythromelalgia
A54.011			热淋	rè lín	stranguria due to heat	淋菌性尿道炎	gonococcal urethritis

主码	附码	皮码	中医病名	汉语拼音病名	英文中医病名	中文病名	英文病名
A54.011			热淋	rè lín	stranguria due to heat	淋菌性尿道炎	gonococcal urethritis
B09.X01		B09.x20：	热痧	rè shā	eruption due to heat	病毒疹	viral exanthema
I73.819		I73.820：	热痛	rè tòng	pain due to heat	红斑性肢痛病	erythromelalgia
A25.901		A75.210：	热疫	rè yì	pestilence due to heat	鼠咬热	rat bite fever
L53.810			热肿	rè zhǒng	swelling due to heat	单纯性回状红斑	erythema simplex gyratum
A69.202		A69.220：	热肿	rè zhǒng	swelling due to heat	慢性游走性红斑	erythema chronicum migrans
L02.002			人中疔	rénzhōng dīng	furuncle on rénzhōng point	面部(鼻唇沟)疖病	facial(nasolabial groove) furunculosis
L81.101		L81.100：	妊娠斑	rèn shēn bān	macula during pregnancy	黄褐斑	chloasma;chloasma maelasma
O99.708		O26.400：	妊娠疱疹	rèn shēn pào zhěn	bleb during gregnancy	妊娠类天疱疮	pemphigoid gestationis
O99.750			妊娠瘙痒症	rèn shēn sào yǎng zhèng	pruritus during pregnancy	妊娠瘙痒症	pruritus during pregnancy
L90.601			妊娠纹	rèn shēn wén	stripe gregnancy	萎缩纹	striae atrophicae
O26.806			妊娠痒疹	rèn shēn yǎng zhěn	prurigo during pregnancy	妊娠痒疹	prurigo gestationis
L57.801			日晒疮	rì shài chuāng	solar sore	日光皮炎	solar dermatitis
K14.402		K14.410：	柔嫩舌	róu nèn shé	mirror – like tongue	萎缩性舌炎	atrophic glossitis
L94.804		L94.820：	肉痹	ròu bì	muscle obstruction;muscle blockage	硬肿病	scleredema
L84.X01			肉刺	ròu cì	clavus	鸡眼	clavus
L60.829			肉刺	ròu cì	hang nail	甲缘逆剥	hang nail
L85.819			肉刺毛	ròu cì máo	flesh spike;keratosis pilaris	毛发角化病	keratosis pilaris
L44.803			肉刺毛	ròu cì máo	flesh spike;keratosis pilaris	小棘苔藓	lichen spinulosus
L91.001		L91.000：	肉龟	ròu guī	flesh tortoise;scarring pimple	瘢痕疙瘩	keloid
L91.001		L91.000：	肉龟疮	ròu guī chuāng	flesh tortoise;scarring pimple	瘢痕疙瘩	keloid
L91.003		L91.030：	肉龟疮	ròu guī chuāng	flesh tortoise;scarring pimple	肥厚性瘢痕	hypertrophic scar;scar,hypertrophic
L73.003			肉龟脑铄	ròu guī nǎo shuò	flesh tortoise;scarring pimple	痤疮瘢痕疙瘩	acne keloids
L94.202		L94.200：	肉化石	ròu huà shí	cutaneous calculus	皮肤钙质沉着症	calcinosis cutis
G25.804			肉痉	ròu jìng	flesh convulsion	僵人综合征	stiff man syndrome
T69.802			肉裂	ròu liè	rhagades	皲裂	rhagades
L91.801		D23.L54：	肉瘤	ròu liú	skin tag	皮赘	skin tag;cutaneous tag
D17.–	M88500/0	D17.910：	肉瘤	ròu liú	lipoma	脂肪瘤	lipoma
B87.901		B87.900：	肉蛆	ròu qū	myiasis	蝇蛆病	myiasis
L91.001		L91.000：	肉蜈蚣	ròu wú gōng	keloid	瘢痕疙瘩	keloid
D36.–	M95400/0	D36.160：	肉瘿	ròu yīng	adenoma of thyroid;fleshy goiter	神经纤维瘤	neurofibroma
L91.801		D23.L54：	肉瘿	ròu yīng	adenoma of thyroid;fleshy goiter	皮赘	skin tag;cutaneous tag
L91.801		D23.L54：	肉赘	ròu zhuì	fleshy tag	皮赘	skin tag;cutaneous tag
C50.003	M85400/3	C50.010：	乳癌	rǔ ái	mastocarcinoma	乳房佩吉特病	mammary Paget's disease
C50.002			乳癌	rǔ ái	mastocarcinoma	乳头乳晕恶性肿瘤	malignant tumor of the nipple and areola
L30.901			乳疮	rǔ chuāng	sore of breast	乳房湿疹	breast eczema

主码	附码	皮码	中医病名	汉语拼音病名	英文中医病名	中文病名	英文病名
C50.003	M85400/3	C50.010:	乳疳	rǔ gān	necrotic mass of breast; parenchymatoous mastitis	乳房恶性佩吉特病	breast malignant Paget's disease
C50.002			乳疳	rǔ gān	necrotic mass of breast; parenchymatoous mastitis	乳头乳晕恶性肿瘤	malignant tumor of the nipple and areola
C50.003	M85400/3	C50.010:	乳疳	rǔ gān	necrotic mass of breast; parenchymatoous mastitis	乳房佩吉特病	mammary Paget's disease
C50.003	M85400/3	C50.010:	乳石痈	rǔ shí yōng	stone abscess of breast	乳房佩吉特病	mammary Paget's disease
C50.002			乳石痈	rǔ shí yōng	stone abscess of breast	乳头乳晕恶性肿瘤	malignant tumor of the nipple and areola
L30.852		L30.852:	乳头风	rǔ tóu fēng	cracks in nipple	乳头湿疹	nipple eczema
L20.806		L20.816:	乳癣	rǔ xuǎn	infantile eczema	婴儿湿疹	infantile eczema
C50.003	M85400/3	C50.010:	乳岩	rǔ yán	breast carcinoma; mastocarcinoma; mammary rock	乳房佩吉特病	mammary Paget's disease
C50.002			乳岩	rǔ yán	breast carcinoma; mastocarcinoma; mammary rock	乳头乳晕恶性肿瘤	malignant tumor of the nipple and areola
L89.X01			蓐疮	rù chuāng	decubital ulcer; bed sore	褥疮	bed – sore
L89.X01			褥疮	rù chuāng	decubital ulcer; bed sore	褥疮	bed – sore
L60.304			软甲	ruǎn jiǎ	hapalonychia; soft nails	软甲	hapalonychia; soft nails
L73.807			软疖	ruǎn jiē	soft furuncle	汗腺炎	hidradenitis
L73.201		L73.200:	软脓疖	ruǎn nóng jiē	soft pus furuncle	化脓性汗腺炎	hidradenitis suppurativa
T14.022			蚋叮咬	ruì dīng yǎo	simulium bite	蚋叮咬	simulium bite
L02.409			三里发	zùsānlǐ fā	carbuncle on zùsānlǐ point	腿部痈	carbuncle of the leg
B76.903		B76.000:	桑叶黄	sāng yè huáng	ancylostomiasis of skin	皮肤钩虫病	ancylostomiasis of skin
N48.101		N48.190:	臊疳	sāo gān	sore of balanus	龟头包皮炎	balanoposthitis
A48.807†	N51.201*		臊疳	sāo gān	ulcerous chancre	绿脓杆菌性龟头炎	pseudomonas aeruginosa balanitis
A57.X01		A57.x00:	臊疳	sāo gān	ulcerous chancre	软下疳	chancroid
A51.009		A51.010:	臊疳	sāo gān	ulcerous chancre	下疳	chancre
A63.001		A63.000:	臊瘊	sāo hóu	itching wart	尖锐湿疣	pointed condyloma
A63.001		A63.000:	臊疣	sāo yóu	itching wart	尖锐湿疣	pointed condyloma
A57.X01		A57.x00:	瘙疳	sào gān	ulcerous chancre	软下疳	chancroid
A63.001		A63.000:	瘙瘊	sào hóu	itching wart	尖锐湿疣	pointed condyloma
B35.601		B35.600:	瘙癣	sào xuǎn	tinea cruris	股癣	tinea cruris; ringworm of groin
L85.822			沙疥	shā jiè	eruptive scab	摩擦性苔藓样疹	frictional lichenoid eruption
L28.201		L28.222:	沙疥	shā jiè	eruptive scab	丘疹性荨麻疹	papular urticaria
B74.904		B74.010:	沙木腿	shā mù tuǐ	filarial elephantiasis	丝虫性象皮病	filarial elephantiasis ; chyloderma
B74.904		B74.010:	沙木骰	shā mù tuǐ	filarial elephantiasis	丝虫性象皮病	filarial elephantiasis ; chyloderma
B88.015†	L99.802*	B88.010:	沙虱	shā shī	chigger bite	恙螨叮咬	chigger bite
A75.301			沙虱病	shā shī bìng	scrub typhus	恙虫病	tsutsugamushi disease

主码	附码	皮码	中医病名	汉语拼音病名	英文中医病名	中文病名	英文病名
A75.301			沙虱毒	shā shī dú	scrub typhus	恙虫病	tsutsugamushi disease
B88.015†	L99.802*	B88.010：	沙虱伤	shā shī shāng	chigger sting	恙螨叮咬	chigger bite
B36.202		B36.200：	砂疥	shā jiè	eruptive scab	白色毛结节菌病	white piedra
B36.301		B36.300：	砂疥	shā jiè	eruptive scab	黑色毛结节菌病	black piedra
L85.822			砂疥	shā jiè	eruptive scab	摩擦性苔藓样疹	frictional lichenoid eruption
A51.303			砂仁疮	shā rén chuāng	syphilitic skin lesion	二期皮肤梅毒	secondary cutaneous syphilis
B09.X01		B09.x20：	痧	shā	eruptive disease;sand;measles	病毒疹	viral exanthema
A69.106			痧痘疳	shā dòu gān	eruptive pox gan;variolar stomatitis	急性坏死性溃疡性龈炎	acute necrotising ulcerative gingivitis
A69.106			痧痘口疳	shā dòu kǒu gān	eruptive pox and mouth gan	急性坏死性溃疡性龈炎	acute necrotising ulcerative gingivitis
B05.901		B05.990：	痧子	shā zǐ	eruptive disease;sand;measles	麻疹	measles ;morbilli
L57.801			晒斑	shài bān	aestates	日光皮炎	solar dermatitis
L02.907			膻中疽	tánzhōng jū	carbuncle on tanzhang point	痈(胸中部)	carbuncle(chest center)
L66.301			蟮拱头	shàn gǒng tóu	skin like earthworm negative tilt; mole cricker furuncle	头部脓肿性穿掘性毛囊周围炎	perifolliculitis capitis abscedens et suffodiens
A26.901		A26.000：	伤水疮	shāng shuǐ chuāng	sore due to water toxin	类丹毒	erysipeloid
T67.801			烧伤	shāo shāng	burn	电灼伤	electric burns
L67.108		L67.130：	少白发	shào bái fà	juvenile poliosis	早年灰白发	premature greying
L02.202			少腹疽	shào fù jū	carbuncle of lower abdomen	下腹痈	lower abdominal carbuncle
L02.202			少腹痈	shào fù yōng	carbuncle of lower abdomen	下腹痈	carbuncle of lower abdomen
L74.406		L74.420：	少汗	shǎo hàn	hypohidrosis;oligohidrosis	少汗症	hypohidrosis
L74.404			少汗	shǎo hàn	hypohidrosis;oligohidrosis	粟粒疹后少汗症	hypohidrosis;oligohidrosis
B37.811			舌疮	shé chuāng	trongue sore	念珠菌性舌炎	candidal glossitis
K14.006			舌疮	shé chuāng	trongue sore	舌炎	glossitis
K14.402		K14.410：	舌光	shé guāng	tongue smooth	萎缩性舌炎	atrophic glossitis
K14.301		K14.310：	舌黑	shé hēi	black hairy tongue	黑毛舌	black hairy tongue ;lingue villosa nigra
D10.101		D10.120：	舌菌	shé jūn	tongue mushroom;tongue carcinoma	阿布里科索夫舌肿瘤	Abrikosoff's tumour of tongue
K14.501		K14.500：	舌裂	shé liè	fissured tongue	裂纹舌	fissured tongue
K14.501		K14.500：	舌破	shé pò	tongue erosion	裂纹舌	fissured tongue
K14.823			舌强	shé qiáng	stiff tongue	强直舌	ankyloglossia
K14.601		K14.600：	舌痛	shé tòng	pain in tongue	舌痛	glossodynia ;glossalgia
Q89.202			舌下痰包	shé xià tán bāo	sublingual phlegatic mass	甲状舌管囊肿	thyroglossal cyst
D10.101		D10.120：	舌岩	shé yán	carcinoma of the tongue	阿布里科索夫舌肿瘤	Abrikosoff's tumour of tongue
Q38.201		K14.810：	舌胀	shé zhàng	distension of tongue	巨舌症	macroglossia
D10.101		D10.120：	舌芝	shé zhī	carcinoma of the tongue	阿布里科索夫舌肿瘤	Abrikosoff's tumour of tongue
D10.101		D10.120：	舌痔	shé zhì	carcinoma of the tongue	阿布里科索夫舌肿瘤	Abrikosoff's tumour of tongue
Q38.201		K14.810：	舌肿	shé zhǒng	swollen of the tongue	巨舌症	macroglossia
Q38.201		K14.810：	舌肿强	shé zhǒng qiáng	swollen and stiff tongue	巨舌症	macroglossia

主码	附码	皮码	中医病名	汉语拼音病名	英文中医病名	中文病名	英文病名
L03.001			蛇背疔	shé bèi dīng	furuncle like snake – bade	甲沟炎	paronychia
B02.901		B02.910:	蛇缠疮	shé chán chuāng	herpes zoster on waist and hypochondria	带状疱疹	herpes zoster
B02.901		B02.910:	蛇缠丹	shé chán dān	cinnabar like snake – twine	带状疱疹	herpes zoster
B02.901		B02.910:	蛇缠虎带	shé chán hǔ dài	herpes zoster on waist and hypochondria	带状疱疹	herpes zoster
B02.901		B02.910:	蛇巢疮	shé cháo chuāng	snake – like sores	带状疱疹	herpes zoster
B02.901		B02.910:	蛇串疮	shé chuàn chuāng	snake – like sores;herpes zoster	带状疱疹	herpes zoster
B02.901		B02.910:	蛇窜疮	shé cuàn chuāng	snake – like sores	带状疱疹	herpes zoster
B02.901		B02.910:	蛇丹	shé dān	snake – like cinnabar	带状疱疹	herpes zoster
B02.901		B02.910:	蛇瘅疮	shé dàn chuāng	snake – like sores	带状疱疹	herpes zoster
L08.914			蛇胆疔	shé dàn dīng	furuncle on middle – finger	指中节疖	middle – finger furuncle
L08.914			蛇腹疔	shé fù dīng	furuncle on middle – finger	手指中节掌面感染	palmar surace of mdiddle phalanx of a finger infection
L08.914			蛇节疔	shé jié dīng	furuncle on middle – finger	指中节疖	middle – finger infection
Q80.901			蛇鳞	shé lín	ichthyosis	鱼鳞病	ichthyosis
A18.408		A18.462:	蛇盘疬	shé pán lì	scrofula around neck	瘰疬性皮肤结核	scrofuloderma ;tuberculosis cutis lupoma
Q80.901			蛇皮	shé pí	skin like snake	鱼鳞病	ichthyosis
Q80.901			蛇皮癞	shé pí lài	skin like snake	鱼鳞病	ichthyosis
Q80.901			蛇皮癣	shé pí xuǎn	ichthyosis;like snake skin lichen	鱼鳞病	ichthyosis
Q80.901			蛇身	shé shēn	ichthyosis	鱼鳞病	ichthyosis
L40.901		L41.900:	蛇虱	shé shī	ichthyosis	银屑病	psoriasis
T63.003			蛇螫	shé shì	snake bite	蛇咬伤	snake bite
Q80.901			蛇胎	shé tāi	ichthyosis	鱼鳞病	ichthyosis
Q80.901			蛇体	shé tǐ	ichthyosis	鱼鳞病	ichthyosis
L08.914			蛇头疔	shé tóu dīng	furuncle on the tip of the finger	指头顶端感染	tip of a finger infection
B02.901		B02.910:	蛇形丹	shé xíng dān	snake – like cinnabar	带状疱疹	herpes zoster
Q80.901			蛇癣	shé xuǎn	ichthyosis;snake lichen	鱼鳞病	ichthyosis
L03.001		L03.020:	蛇眼疔	shé yǎn dīng	like snake – eye furuncle	急性细菌性甲沟炎	acute bacterial paronychia
L03.001			蛇眼疔	shé yǎn dīng	like snake – eye furuncle	甲沟炎	paronychia
T63.003			蛇咬伤	shé yǎo shāng	snake bite	蛇咬伤	snake bite
L25.801	X25.901		射工伤	shè gōng shāng	euproctis similis injury	毛虫皮炎	caterpillar dermatitis
L28.005			摄领疮	shè lǐng chuāng	nape sores;neurodermatitis of nape	颈部局限性神经性皮炎	localized neurodermatitis of nape
Q80.901			身甲错	shēn jiǎ cuò	squamous and dry skin	鱼鳞病	ichthyosis
Q80.901			身无膏泽	shēn wú gāo zé	dry and lusterless skin	鱼鳞病	ichthyosis
L29.803			身痒	shēn yǎng	pruritus;itching of body	全身性瘙痒症	pruritus universalis
K13.013		K13.090:	沈唇	shěn chún	contracted lips	唇炎	cheilitis
M34.902			肾痹	shèn bì	kidney obstruction;kidney blockage	硬皮病	scleroderma
E53.001		E53.000:	肾囊风	shèn náng fēng	scrotum wind	维生素 B_2 缺乏症	hypovitaminosis B_2

主码	附码	皮码	中医病名	汉语拼音病名	英文中医病名	中文病名	英文病名
L29.101		L29.100:	肾囊风	shèn náng fēng	scrotum wind	阴囊瘙痒症	pruritus scroti; scrotal wind
L30.901		L30.862:	肾囊风	shèn náng fēng	scrotum wind; chronic scrotum eczema	阴囊湿疹	eczema of the scrotum
T69.802			尸脚	shī jiǎo	rhagades; chap on pedis	皲裂	rhagades
B85.201		B85.400:	虱病	shī bìng	pediculosis; phthiriasis	虱病	pediculosis
B85.001		B85.000:	虱巢	shī cháo	pediculosis capitis	头虱病	pediculosis capitis
B85.201		B85.400:	虱痒病	shī yǎng bìng	pediculosis; phthiriasis	虱病	pediculosis
L30.901			湿疮	shī chuāng	dermatitis; dampness sore	皮炎	dermatitis
L30.902			湿疮	shī chuāng	dermatitis; dampness sore	湿疹	eczema
L30.902			湿毒疮	shī dú chuāng	sore due to noxious dampness	急性湿疹	acute eczema
L30.202			湿毒疮	shī dú chuāng	sore due to noxious dampness	皮癣菌疹	dermatophytid
I83.104		I83.110:	湿毒疮	shī dú chuāng	sore due to noxious dampness	淤积性湿疹	stasis eczema
L93.002		L93.000:	湿毒发斑	shī dú fā bān	macula due to noxious dampness	盘状红斑狼疮	maculae due to damp toxin
L52.X01		L53.000:	湿毒流注	shī dú liú zhù	streaming sore due to noxious dampness	结节性红斑	erythema nodosum
L52.X02		A18.480:	湿毒流注	shī dú liú zhù	streaming sore due to noxious dampness	硬红斑	erythema induratum
L30.902			湿毒疡	shī dú yáng	ulcer due to noxious dampness	亚急性湿疹	subacute eczema
E51.104			湿脚气	shī jiǎo qì	weak foot due to dampness	维生素 B_1 缺乏症	hypovitaminosis B_1; vitamin B_1 deficiency
B86.X08		B86.x30:	湿疥	shī jiè	scabies humida	疥疮后湿疹	scabies humida; damp scabies
L20.806		L20.816:	湿敛	shī liǎn	dampness close	婴儿湿疹	infantile eczema
L30.902			湿瘰	shī xuǎn	damp scrofula	急性湿疹	acute eczema
I73.819		I73.820:	湿热羁绊证	shī rè jī bàn zhèng	erythromelalgia	红斑性肢痛病	erythromelalgia
L20.806		L20.816:	湿胎瘢	shī tāi liǎn	infantile eczema	婴儿湿疹	infantile eczema
A27.901			湿温	shī wēn	damp – thermosis; damp – warmth	钩端螺旋体病	leptospirosis
L30.105		L30.181:	湿瘑疮	shī wō chuāng	chronic vesicular eczema of hands and feet	慢性手足水疱性湿疹	chronic vesicular eczema of hands and feet
L25.510			湿疡	shī yáng	dampness ulcer	漆树皮炎	rhus dermatitis
L94.601		L94.600:	十指节断	shí zhǐ jié duàn	ainhum	箍指病	Ainhum
I73.819		I73.820:	十指油煎	shí zhǐ yóu jiān	erythromelalgia	红斑性肢痛病	erythromelalgia
C44.–	M80940/3		石疔	shí dīng	stony furuncle	基底鳞状细胞癌	basosquamous cell carcinoma
C44.–	M80700/3	C44.L48:	石疔	shí dīng	stony furuncle	鳞状细胞癌	squamous cell carcinoma ; epidermoid carcinoma
L27.101		L27.110:	砍丹	dan	fixed drug eruption	固定性药疹	fixed drug eruption
L02.903		L02.920:	石疖	shí jiē	stony furuncle	疖	furuncle
C50.801		C50.810:	石疽	shí jū	stony mass	铠甲状癌	cancer en cuirasse
C85.906		C85.900:	石疽	shí jū	stony mass	淋巴瘤	lymphoma
C44.901			石疽	shí jū	stony mass	皮肤恶性肿瘤	malignant cutaneous tumor
C44.–	M80510/3	C44.L56:	石疽	shí jū	stony mass	疣状癌	verruous carcinoma
L98.823			石疽	shí jū	stony mass	职业性皮肤癌	occupational skin cancer
L02.404			石榴疽	shí liú jū	elbow abscess	肘尖部痈	elbow abscess
L44.801		L44.870:	石棉疮	shí mián chuāng	pityriasis amiantacea	石棉状糠疹	pityriasis amiantacea

主码	附码	皮码	中医病名	汉语拼音病名	英文中医病名	中文病名	英文病名
L92.301		L92.300:	石子肿	shí zǐ zhǒng	foreign body granuloma	皮下异物肉芽肿	subcutaneous foreign body granuloma
A53.901		A53.900:	时疮	shí chuāng	syphilitic skin disease	梅毒	syphilis
L73.808			时毒	shí dú	seasonal toxin; seasonal poison	多发性汗腺脓肿	multiple sweat gland abscesses
L74.201			时毒	shí dú	seasonal toxin; seasonal poison	脓疱性痱	miliaria pustulosa
L74.203		L74.200:	时毒	shí dú	seasonal toxin; seasonal poison	深部痱	miliary profunda
L73.808			时毒暑疖	shí dú shǔ jiē	summer boil due to seasonal toxin	多发性汗腺脓肿	multiple sweat gland abscesses
L74.201			时毒暑疖	shí dú shǔ jiē	summer boil due to seasonal toxin	脓疱性痱	miliaria pustulosa
L74.203		L74.200:	时毒暑疖	shí dú shǔ jiē	summer boil due to seasonal toxin	深部痱	miliary profunda
A38.X01		A38.x00:	时喉痧	shí hóu shā	pestilent throat eruption	猩红热	scarlet fever
L40.102		L40.120:	时气疱疮	shí qì pào chuāng	impetigo due to seasonal pathogenic factors	疱疹样脓疱病	impetigo herpetiformis
A90.X01			时疫	shí yì	seasonal epidemic disease; seasonal pestilence	登革热	dengue fever
A25.901		A75.210:	时疫	shí yì	seasonal epidemic; seasonal pestilence	鼠咬热	seasonal epidemic disease; seasonal pestilence
L50.901		L50.900:	时疫疙瘩	shí yì gē da	seasonal epidemic papular	荨麻疹	urticaria
N76.602			蚀疮	shí chuāng	pudendal ulceration; pydendal phagedena	急性女阴溃疡	ulcus vulvae acutum
N76.602			蚀创	shí chuàng	pudendal ulceration; pydendal phagedena	急性女阴溃疡	ulcus vulvae acutum
L52.X01		L53.000:	室火丹	shì huǒ dān	erythema nodosum	结节性红斑	erythema nodosum
L02.406			手背发	shǒu bèi fā	pyogenic carbuncle of back of hand; hand phlegmon	手背急性化脓性炎症	acute suppurative infection back of hand
T69.107			手冻疮	shǒu dòng chuāng	frostbite of hand	手冻疮	frostbite of hand
L02.406			手发背	shǒu fā bèi	pyogenic carbuncle of back of hand	手背急性化脓性感染	acute suppurative infection back of hand
B07.X12:			手瘊	shǒu hóu	hand wart	手疣	hand warts
B08.401		B08.400:	手脚疹	shǒu jiǎo zhěn	rash on hands and foot	手足口病	hand - foot - mouth disease; hand, foot and mouth disease
R61.002			手足多汗	shǒu zú duō hàn	hyperhidrosis hand and foot	手掌多汗症	palmar hyperhidrosis
R61.005			手足多汗	shǒu zú duō hàn	hyperhidrosis hand and foot	足多汗症	foot hyperhidrosis
T69.802			手足皲裂	shǒu zú jūn liè	rhagades of hands and foot	皲裂	rhagades
L30.110:		L30.130:	手足蚂蚁窝	shǒu zú mǎ yǐ wō	hand and foot skin like ant cote	掌跖汗疱疹	cheiropodopompholyx
I73.001		I73.000:	手足逆冷	shǒu zú nì lěng	cold hands and foot; cold limbs	雷诺现象	Raynaud phenomenon
I73.809		I73.810:	手足逆冷	shǒu zú nì lěng	cold hands and foot; cold limbs	手足发绀	acrocyanosis
L60.829			手足逆胪	shǒu zú nì lú	hang nail	甲缘逆剥	hang nail
L30.103			手足皮剥	shǒu zú pí bō	desquamate of hands and foot skin	剥脱性角质松解症	exfoliative keratolysis
L94.601		L94.600:	手足脱下	shǒu zú tuō xià	loss hands and foot	箍指病	Ainhum
L25.511			手足丫烂疮	shǒu zú yā làn chuāng	erosive of part between thumb and index finger	稻农皮炎	rice farmer dermatitis
L30.301			手瘾疮	shǒu yǐ chuāng	infectious eczematoid dermatitis	传染性湿疹样皮炎	infectious eczematoid dermatitis

主码	附码	皮码	中医病名	汉语拼音病名	英文中医病名	中文病名	英文病名
L82. X02			寿斑	shòu bān	senile plaque	脂溢性角化病	senile plaque
L74.203		L74.200:	暑令疡毒	shǔ lìng yáng dú	summer ulcer toxin;hidrosadenitis in summer	深部痱	miliary profunda
L73.808			暑令疡毒小疖	shǔ lìng yáng dú xiǎo jiē	summer ulcer toxin smallness furuncle; hidrosadenitis in summer	多发性汗腺脓肿	multiple sweat gland abscesses
L56.401		L56.400:	暑热疮	shǔ rè chuāng	sore due to summer – heat	多形性日光疹	polymorphic sunlight eruption
L56.816		L56.860:	暑热疮	shǔ rè chuāng	sore due to summer – heat	牛痘样水疱病	hydroa vacciniforme
L56.805			暑热疮	shǔ rè chuāng	sore due to summer – heat	夏季皮炎	
A27.901			暑湿中暍	shǔ shī zhōng yē	leptospirosis	钩端螺旋体病	leptospirosis
A27.901			暑瘵	shǔ zhài	summer consumption	钩端螺旋体病	leptospirosis
L73.808			署疖	shǔ jiē	summer furuncle	多发性汗腺脓肿	multiple sweat gland abscesses
A18.408		A18.462:	鼠疮	shǔ chuāng	mouse sore;cervical scrofula	瘰疬性皮肤结核	scrofuloderma ;tuberculosis cutis lupoma
A18.408		A18.462:	鼠疬	shǔ lì	cervical scrofula	瘰疬性皮肤结核	scrofuloderma ;tuberculosis cutis lupoma
A18.408		A18.462:	鼠瘘	shǔ lòu	ulcerated srofula; scrofula of neck and armpit	瘰疬性皮肤结核（结核性瘘管）	scrofuloderma ;tuberculosis cutis lupoma
B08.101		B08.100:	鼠乳	shǔ rǔ	molluscum contagiosum	传染性软疣	molluscum contagiosum
A20.901			鼠疫	shǔ yì	plague	鼠疫	plague ;pest
B76.903		B76.000:	薯疙瘩	shǔ gē da	ancylostomiasis of skin	皮肤钩虫病	ancylostomiasis of skin
B35.002		B35.006:	癙瘌疮	shǔ lì chuāng	perverse cropped sore	头癣	tinea capitis
R23.101		I73.830:	树枝斑	shù zhī bān	macula like branch	网状青斑	livedo reticularis
B07. X03		B07. x00:	竖头肉	shù tóu ròu	verruca vulgaris	寻常疣	verruca vulgaris ;common warts
L22. X01		L22. x00:	水丹	shuǐ dān	urine cinnabar;diaper dermatits	尿布皮炎	diaper dermatitis
B01.901		B01.900:	水疔	shuǐ dīng	varicella	水痘	varicella;chickenpox
B01.901		B01.900:	水逗	shuǐ dòu	varicella	水痘	varicella;chickenpox
B01.901		B01.900:	水痘	shuǐ dòu	varicella	水痘	varicella;chickenpox
B65.301		B65.300:	水毒	shuǐ dú	water poison;water toxin	血吸虫尾蚴皮炎	schistosome cercarial dermatitis
B08.101		B08.100:	水瘊	shuǐ hóu	molluscum contagiosum	传染性软疣	molluscum contagiosum
B08.101		B08.100:	水瘊子	shuǐ hóu zi	molluscum contagiosum	传染性软疣	molluscum contagiosum
T30.001		T30.000:	水火烫伤	shuǐ huǒ tàng shāng	scald and burn	烧伤	burn
L28.201		L28.222:	水疥	shuǐ jiè	water scab	丘疹性荨麻疹	papular urticaria
A30.501		A30.500:	水癞	shǔi lài	watre lai	瘤型麻风	lepromatous leprosy ;LL
L28.201		L28.222:	水疱湿疡	shuǐ pào shī yáng	blister damp ulcer	丘疹性荨麻疹	papular urticaria
L25.511			水田风	shuǐ tián fēng	paddey – field wind	稻农皮炎	rice farmer dermatitis
L25.511			水田痒	shuǐ tián yǎng	paddey – field itch	稻农皮炎	rice farmer dermatitis
L29.817		L29.830:	水痒	shuǐ yǎng	itch due to water	水源性瘙痒症	water pruritus
L25.511			水渍疮	shuǐ zì chuāng	immersion foot;water – soaking sore	稻农皮炎	rice farmer dermatitis
T69.002			水渍疮	shuǐ zì chuāng	immersion foot;water – soaking sore	浸泡足	immersion foot

主码	附码	皮码	中医病名	汉语拼音病名	英文中医病名	中文病名	英文病名
L25.511			水渍脚	shuǐ zì jiǎo	immersion foot; water – soaking foot	稻农皮炎	rice farmer dermatitis
T69.003			水渍手脚丫烂疮	shuǐ zì shǒu jiǎo yā làn chuāng	erosive of part between thumb and index finger	浸泡手	immersion hand
T69.002			水渍足	shuǐ zì zú	water – soaking foot	浸泡足	immersion foot
B74.901			丝虫病	sī chóng bìng	filariasis	丝虫病	filariasis
L91.801		D23. L54：	丝瘊	sī hóu	skin tag; cutaneous tag	皮赘	skin tag; cutaneous tag
K14.301		K14.310：	死现苔	sǐ xiàn tāi	black hairy tongue	黑毛舌	black hairy tongue ; lingue villosa nigra
I73.001		I73.030：	四厥	sì jué	cold syncope; cold limbs	雷诺病	Raynaud disease
I73.001		I73.000：	四厥	sì jué	cold syncope; cold limbs	雷诺现象	Raynaud phenomenon
I73.809		I73.810：	四厥	sì jué	cold syncope; cold limbs	手足发绀	acrocyanosis
L20.901		L20.900：	四弯风	sì wān fēng	wind of four fossae; atopic dermatitis	特应性皮炎	atopic dermatitis; AD
L94.601		L94.600：	四肢节脱	sì zhī jié tuō	flaccidity of limbs	箍指病	Ainhum
I73.001		I73.030：	四肢厥冷	sì zhī jué lěng	cold syncope; cold limbs	雷诺病	Raynaud disease
I73.001		I73.000：	四肢厥冷	sì zhī jué lěng	cold syncope; cold limbs	雷诺现象	Raynaud phenomenon
I73.809		I73.810：	四肢厥冷	sì zhī jué lěng	cold syncope; cold limbs	手足发绀	acrocyanosis
I73.001		I73.030：	四肢逆冷	sì zhī nì lěng	cold syncope; cold limbs	雷诺病	Raynaud disease
I73.809		I73.810：	四肢逆冷	sì zhī nì lěng	deadly cold hand and foot; acrocyanosis	手足发绀	acrocyanosis
L70.901			皻面	sì miàn	acne	痤疮	acne
L72.811			皻面	sì miàn	milium	粟丘疹	milium
L30.501		L30.808：	松花癣	sōng huā xuǎn	lichen like pinaster flower	单纯糠疹	pityriasis simplex
L24.801			松毛虫伤	sōng máo chóng shāng	dendrolimus injury	松毛虫皮炎	dendrolimus dermatitis
L90.803			松皮	sōng pí	anetoderma	斑状萎缩	macular atrophy; atrophia maculosa
L57.406		L90.910：	松皮	sōng pí	anetoderma	皮肤松弛症	anetoderma(Ⅰ)
E85.409†	L99.001*		松皮癣	sōng pí xuǎn	lichen like pine bark	皮肤淀粉样变病	amyloidosis cutis
L40.901		L41.900：	松皮癣	sōng pí xuǎn	lichen like pine bark; psoriasis	银屑病	psoriasis
L24.801			松树痒	sōng shù yǎng	pinaster itch	松毛虫皮炎	dendrolimus dermatitis
L28.101		L28.210：	粟疮	sù chuāng	sore like millet; prurigo	结节性痒疹	prurigo nodularis ; prurigo, nodular
L28.209		L28.290：	粟疮	sù chuāng	sore like millet; prurigo	痒疹	prurigo
L74.301			粟疹	sù zhěn	miliaria	痱	miliaria
N48.101		N48.190：	嗉疳疮	sù gān chuāng	sore of balanus	龟头包皮炎	balanoposthitis
L03.202			锁喉痈	suǒ hóu yōng	throat – locking carbuncle; atretolemic carbuncle	颌下区蜂窝织炎	cellulitis of submandibular region
L02.103			锁喉痈	suǒ hóu yōng	throat – locking carbuncle; atretolemic carbuncle	口底部急性蜂窝织炎	acute cellulitis of
A18.408		A18.462：	锁颈疬	suǒ jǐng lì	pericervical scrofula	瘰疬性皮肤结核	scrofuloderma ; tuberculosis cutis lupoma
L53.902			溻皮疮	tā pí chuāng	exfoliative dermatitis	红皮病	erythroderma
L40.801		L40.850：	溻皮疮	tā pí chuāng	exfoliative dermatitis	红皮病性银屑病	erythrodermic psoriasis

主码	附码	皮码	中医病名	汉语拼音病名	英文中医病名	中文病名	英文病名
R02. X14			溻皮疮	tā pí chuāng	exfoliative dermatitis	婴儿坏疽性皮炎	dermatitis gangrenosa infantum
L00. X05		L00. x00：	溻皮疮	tā pí chuāng	dermatitis exfoliativa neonatorum	葡萄球菌性烫伤样皮肤综合征	staphylococcal scalded skin syndrome；SSSS
I73. 101		I73. 100：	榻著毒	tà zhù dú	thromboangiitis obliterans	血栓闭塞性脉管炎	thromboangiitis obliterans
L53. 902			胎赤	tāi chì	abnorcumal red skin of infant	红皮病	erythroderma
P83. 101		P83. 100：	胎赤	tāi chì	abnorcumal red skin of infant	新生儿中毒性红斑	reddish skin of infant
A50. 901		A50. 900：	胎传梅毒	tāi chuán méi dú	congenital syphilis	先天性梅毒	congenital syphilis
L00. X05		L00. x00：	胎达皮疮	tāi dá pí chuāng	dermatitis exfoliativa neonatorum	葡萄球菌性烫伤样皮肤综合征	staphylococcal scalded skin syndrome；SSSS
L00. X01			胎毒	tāi dú	fetal toxicosis	新生儿脓疱病	impetigo neonatorum
L00. X05		L00. x00：	胎毒	tāi dú	fetal toxicosis syndrome；eruptive fetal disease	葡萄球菌性烫伤样皮肤综合征	staphylococcal scalded skin syndrome；SSSS
P83. 101		P83. 100：	胎毒	tāi dú	fetal toxicosis syndrome；eruptive fetal disease	新生儿中毒性红斑	erythema toxicum neonatorum
L21. 101		L21. 100：	胎肥	tāi féi	muscular hypertrophy in newborn	婴儿脂溢性皮炎	hypertrophy of newborn；fetal obesity
L21. 005		L21. 040：	胎肥	tāi féi	muscular hypertrophy in newborn	脂溢性奶结痂	hypertrophy of newborn；fetal obesity
L00. X05		L00. x00：	胎风	tāi fēng	fetal wind；dermatitis exfoliativa neonatorum	葡萄球菌性烫伤样皮肤综合征	staphylococcal scalded skin syndrome；SSSS
R02. X14			胎风	tāi fēng	fetal wind；infantile spasm	婴儿坏疽性皮炎	infantile spasm；fetal wind
D22. 509		D22. 505：	胎记	tāi jì	birthmark	蒙古斑	Mongolian spot
L20. 901		L20. 900：	胎癓疮	tāi liǎn chuāng	infantile sores；infantile eczema	特应性皮炎	atopic dermatitis ，AD
L20. 806		L20. 816：	胎癓疮	tāi liǎn chuāng	infantile sores；infantile eczema	婴儿湿疹	infantile eczema
D18. 004		D18. 015：	胎瘤	tāi liú	angioma	皮肤毛细血管瘤	fetal breast tumor；fetal angioma
D22. 509		D22. 505：	胎生青记	tāi shēng qīng jì	fetal green – blue mark	蒙古斑	Mongolian spot
L00. X05		L00. x00：	胎溻皮疮	tāi tā pí chuāng	dermatitis exfoliativa neonatorum	葡萄球菌性烫伤样皮肤综合征	staphylococcal scalded skin syndrome ；SSSS
L00. X01			胎溻皮疮	tāi tā pí chuāng	impetigo neonatorum	新生儿脓疱病	impetigo neonatorum
L20. 901		L20. 900：	胎癣	tāi xuǎn	fetal lichen	特应性皮炎	atopic dermatitis ，AD
L20. 806		L20. 816：	胎癣	tāi xuǎn	fetal lichen；infantil eczema	婴儿湿疹	infantile eczema
Q05. 901			胎窬	tāi yú	spinal bifida	脊柱裂	spinal bifida
Q05. 901			胎窬疮	tāi yú chuāng	spinal bifida	脊柱裂	spinal bifida
K14. 402		K14. 410：	苔剥	tāi bō	exfoliative fur	萎缩性舌炎	atrophic glossitis
L08. 902			太阳疽	tàiyáng jū	carbuncle on tàiyáng point	颞部急性蜂窝织炎	acute cellulitis of temporal
Q89. 202			痰包	tán bāo	phlegatic mass	甲状舌管囊肿	thyroglossal cyst
B83. 101		B83. 100：	痰核	tán hé	phlegm node；subcutaneous nodule	腭口线虫病	gnathostomiasis
B67. 909		B67. 900：	痰核	tán hé	phlegm node；subcutaneous nodule	皮肤包虫病	echinococcosis of skin
L98. 825			痰核	tán hé	phlegm node；subcutaneous nodule	皮肤淋巴细胞浸润	lymphocytic infiltration of skin
B69. 804		B69. 810：	痰核	tán hé	phlegm node；subcutaneous nodule	皮肤猪囊尾蚴病	cysticercosis of skin

主码	附码	皮码	中医病名	汉语拼音病名	英文中医病名	中文病名	英文病名
C84.002		C84.000:	痰核	tán hé	phlegm node;subcutaneous nodule	原发性皮肤 T 细胞淋巴瘤	primary cutaneous T cell lymphoma
B83.101		B83.100:	痰核结聚	tán hé jié jù	accumulation of phlegm node	腭口线虫病	gnathostomiasis
B67.909		B67.900:	痰核结聚	tán hé jié jù	accumulation of phlegm node	皮肤包虫病	echinococcosis of skin
B69.804		B69.810:	痰核结聚	tán hé jié jù	accumulation of phlegm node	皮肤猪囊尾蚴病	cysticercosis of skin
D36. –	M95400/0	D36.160:	痰核结聚	tán hé jié jù	accumulation of phlegm node	神经纤维瘤	neurofibroma
C81.901	M96500/3		痰核流注	tán hé liú zhù	suppurative subcutaneous nodule	霍奇金病	Hodgkin disease
B42.901			痰破疮	tán pò chuāng	sporotrichosis	孢子丝菌病	sporotrichosis
A22.901			炭疽	tàn jū	anthrax	炭疽	anthrax
T30.001		T30.000:	汤火疮	tàng huǒ chuāng	burn;scald	烧伤	burn
T30.001		T30.000:	汤火伤	tàng huǒ shāng	burn;scald	烧伤	burn
T30.001		T30.000:	汤火灼伤	tàng huǒ zhuó shāng	burn;scald	烧伤	burn
L94.202			棠梨疱	táng lí pào	cutaneous calculus	皮肤钙质沉着症	calcinosis cutis
T30.001		T30.000:	烫火伤	tàng huǒ shāng	burn;scald	烧伤	burn
B68.902		B68.900:	绦虫病	tāo chóng bìng	taeniasis	绦虫性皮病	dermatosis due to tapeworm
L30.501		L30.808:	桃花癣	tián huā xuǎn	lichen like peach blossom;springtime dermatitis	单纯糠疹	pityriasis simplex
L75.001			体气	tǐ qì	axillary hyperhidrosis;body odor	腋臭	axillary hyperhidrosis;body odor
B85.101		B85.100:	体虱	tǐ shī	pediculosis corporis	体虱病	pediculosis corporis
Q80.901			体无膏泽	tǐ wú gāo zé	dry and lusterless skin	鱼鳞病	ichthyosis
B03.X01		B03.x20:	天花	tiān huā	variola major;smallpox	天花	variola major;smallpox
A46.X01		A46.x00:	天火	tiān huǒ	erysipelas	丹毒	erysipelas
A46.X01		A46.x00:	天火丹毒	tiān huǒ dān dú	erysipelas	丹毒	erysipelas
L10.901		L10.900:	天泡疮	tiān pào chuāng	pemphigus	天疱疮	pemphigus
Q81.901			天疱疮	tiān pào chuāng	pemphigus	大疱性表皮松解症	epidermolysis bullosa
L12.901		L12.900:	天疱疮	tiān pào chuāng	pemphigoid	类天疱疮	pemphigoid
A54.304		A54.300:	天水行后	tiān shuǐ xíng hòu	acute contagious conjunctivitis	淋球菌性眼感染	gonococcal infection of eye
A30.901		A30.900:	天刑	tiān xíng	leprosy;god punishment	麻风	leprosy
B03.X01		B03.x20:	天行	tiān xíng	smallpox pox	天花	variola major;smallpox
B03.X01		B03.x20:	天行斑疮	tiān xíng bān chuāng	smallpox pox	天花	variola major;smallpox
A54.304		A54.300:	天行赤目	tiān xíng chì mù	acute contagious conjunctivitis	淋球菌性眼感染	gonococcal infection of eye
A54.304		A54.300:	天行赤热	tiān xíng chì rè	acute contagious conjunctivitis	淋球菌性眼感染	gonococcal infection of eye
A54.304		A54.300:	天行赤眼	tiān xíng chì yǎn	acute contagious conjunctivitis	淋球菌性眼感染	gonococcal infection of eye
B03.X01		B03.x20:	天行痘	tiān xíng dòu	smallpox pox	天花	variola major;smallpox
B03.X01		B03.x20:	天行疱疮	tiān xíng pào chuāng	smallpox pox	天花	variola major;smallpox
L02.103			天柱疽	tiānzhù jū	carbuncle on tiānzhù point	颈痈	carbuncle of the neck
B35.301		B35.310:	田螺疱	tiān luó pào	tinea on foot	浸渍糜烂型足癣	tinea pedis of maceration and erosion
L71.001		L71.000:	舔嘴疮	tiǎn zuǐ chuāng	lick mouth sore	口周皮炎	perioral dermatitis

主码	附码	皮码	中医病名	汉语拼音病名	英文中医病名	中文病名	英文病名
L90.601			条样伤	tián yàng shāng	striae atrophicae	萎缩纹	striae atrophicae
T14.074			跳蚤叮咬	tiào zǎo dīng yǎo	flea bite	跳蚤叮咬	flea bite
B35.401		B35.400：	铜钱癣	tóng qián xuǎn	copper cash tinea;tinea circinata	体癣	tinea corporis ;ringworm of body
M10.901			痛风	tòng fēng	gout	痛风	gout
L21.901		L21.900：	头白屑	tóu bái xiè	white scaling of head;seborrheic dermatitis	脂溢性皮炎	seborrheic dermatitis
B35.002		B35.006：	头疮	tóu chuāng	sore of head;tinea capitis	头癣	tinea capitis
L21.901		L21.900：	头风白屑	tóu fēng bái xiè	seborrhea	皮脂溢出	seborrhea
L44.801		L44.870：	头风白屑	tóu fēng bái xiè	pityriasis amiantacea	石棉状糠疹	pityriasis amiantacea
L21.901		L21.900：	头风白屑	tóu fēng bái xiè	seborrheic dermatitis	脂溢性皮炎	seborrheic dermatitis;head wind white scaling
R61.010		R61.000	头汗	tóu hàn	head sweating	局限性多汗症	localised hyperhidrosis
L21.004			头皮白屑	tóu pí bái xiè	seborrhoeic dermatitis of scalp;dandruff	头部脂溢性皮炎	seborrhoeic dermatitis of scalp
L29.805			头皮痒	tóu pí yǎng	pruritus capitis	头皮瘙痒症	pruritus capitis
B85.001		B85.000：	头虱	tóu shī	pediculosis capitis	头虱病	pediculosis capitis
B35.002		B35.006：	头秃疮	tóu tū chuāng	bald scalp sore	头癣	tinea capitis
L02.804			透脑疽	tào nǎo jū	carbuncle invading nape	头部痈	carbuncle of the head
B35.002		B35.006：	秃疮	tū chuāng	bald sore	头癣	tinea capitis
L64.901		L64.900：	秃顶	tū díng	baldness	雄激素性脱发	androgenetic alopecia
A22.001		A22.000：	突脐疔	tū qí dīng	cutaneous anthrax	皮肤炭疽	cutaneous anthrax
L28.201		L28.222：	土风疮	tǔ fēng chuāng	local wind sore;urticaria populosa	丘疹性荨麻疹	papular urticaria
L28.201		L28.222：	土风疱	tǔ fēng pào	local wind sore;urticaria populosa	丘疹性荨麻疹	papular urticaria
L85.822			土疥	tǔ jiè	dust scab	摩擦性苔藓样疹	frictional lichenoid eruption
A30.501		A30.500：	土癞	tǔ lài	dust lai	瘤型麻风	lepromatous leprosy ;LL
L84.X02		L84.x00：	土粟	tǔ sù	callus	胼胝	callus ;callosity
B76.903		B76.000：	土痒	tǔ yǎng	itche due to dust	皮肤钩虫病	ancylostomiasis of skin
L40.201		L40.200：	土灶	tǔ zào	acrodermatitis continua	连续性肢端皮炎	acrodermatitis continua
G25.801			腿风	tuǐ fēng	leg wind	下肢不宁综合征	restless legs syndrome
L02.409			腿痈	tuǐ yōng	carbuncle of the leg	腿部痈	carbuncle of the leg
A46.X11		A46.x40：	腿游风	tuǐ you fēng	erysipelas of the shank	下肢丹毒	erysipelas of lower limb
L03.304			臀发	tuí fā	cellulitis of lip	臀蜂窝织炎	cellulitis of buttock
L22.X01		L22.x00：	臀红	tuí hóng	reddish hip	尿布皮炎	diaper dermatitis
L02.405			托盘疔	tuō pán dīng	palmar pustule	手掌疖	palmar furuncle
L02.405			托盘疽	tuō pán jū	palmar pustule	手部疖	furuncle of the hand
I73.101		I73.100：	脱骨疔	tuō gǔ dīng	gangrene of finger or toe	血栓闭塞性脉管炎	thromboangiitis obliterans
I73.101		I73.100：	脱骨疽	tuō gǔ jū	gangrene of finger or toe	血栓闭塞性脉管炎	thromboangiitis obliterans
L60.815			脱甲	tuō jiǎ	defluvium unguium	内源性脱甲	endogeneous nail discolouration
L60.815			脱甲	tuō jiǎ	defluvium unguium	脱甲病	onychomadesis

主码	附码	皮码	中医病名	汉语拼音病名	英文中医病名	中文病名	英文病名
L03.001			脱甲疳	tuō jiǎ gān	onychomadesis	甲沟炎	paronychia
L03.001			脱甲疳	tuō jiǎ gān	onychomadesis	甲沟炎	paronychia
B37.210		B37.230：	脱甲疳	tuō jiǎ gān	onychomadesis	念珠菌性甲沟炎	candidal paronychia ;paronychia due to candidiasis
I73.101		I73.100：	脱疽	tuō jū	gangrene of finger or toe	血栓闭塞性脉管炎	thromboangiitis obliterans
R02.x07			脱疽疔	tuō jū dīng	gangrene of finger or toe	皮肤坏疽	gangrene of skin
B76.903		B76.000：	脱力黄	tuō lì huáng	general edema with yellowish ting of skin	皮肤钩虫病	ancylostomiasis of skin
R23.403			脱皮	tuō pí	desquamation	皮肤脱落	scaling of skin
L53.902			脱皮疮	tuō pí chuāng	desquamation sore	红皮病	erythroderma
L40.801		L40.850：	脱皮疮	tuō pí chuāng	desquamation sore	红皮病性银屑病	erythrodermic psoriasis
L53.903		L21.120：	脱皮疮	tuō pí chuāng	desquamation sore	脱屑性红皮病	erythroderma desquamativum
R23.402			脱屑	tuō xiè	desquamation	皮肤脱屑	desquamation of skin
R02.x07			脱痈	tuō yōng	gangrene on dorsum of foot	皮肤坏疽	gangrene of skin
I73.101		I73.100：	脱痈	tuō yōng	gangrene on dorsum of foot	血栓闭塞性脉管炎	thromboangiitis obliterans
I83.002			外臁疮	wài lián chuāng	ulcer on outboard tibia; ulcer on lateral side of shank	小腿外侧溃疡	ulcer on lateral side of shank
A58.x01		A58.x00：	外疝	wài shàn	external hernia	腹股沟肉芽肿	granuloma inguinale
A55.x01		A55.x00：	外疝	wài shàn	external hernia	性病性淋巴肉芽肿	lymphogranuloma venereum
A63.003			外阴臊疣	wài yīn sāo yóu	itching wart pudendi	外阴尖锐湿疣	condyloma acuminatum pudendi
A57.x02			外阴下疳	wài yīn xià gān	chancre of pudendi	外阴下疳	chancre of pudendi
B03.x01		B03.x20：	豌豆疮	wān dòu chuāng	sore like pease	天花	variola major;smallpox
D86.902		D86.920：	豌豆结	wān dòu jié	sarcoidosis	肉样瘤病	sarcoidosis
C44.-	M80940/3		顽疮	wán chuāng	obstinate sore;obstinate ulcer of skin	基底鳞状细胞癌	basosquamous cell carcinoma
C44.-	M80700/3	C44.L48：	顽疮	wán chuāng	obstinate sore;obstinate ulcer of skin	鳞状细胞癌	squamous cell carcinoma ;epidermoid carcinoma
L20.901		L20.900：	顽湿	wán shī	lingering dampness	特应性皮炎	atopic dermatitis ;AD
L28.101		L28.210：	顽湿聚结	wán shī jù jié	accumulation of lingering dampness;prurigo nodularis	结节性痒疹	prurigo nodularis ;prurigo,nodular
L30.902			顽湿疡	wán shī yáng	intractable dampness ulcer	慢性湿疹	chronic eczema
L20.801			顽癣	wán xuǎn	stbbon lichen	全身性神经性皮炎	universal neurodermatitis
L28.004		L28.000：	顽癣	wán xuǎn	stbbon lichen	神经性皮炎	neurodermatitis
L98.827		L98.880：	顽癣	wán xuǎn	stbbon lichen	渗出性盘状苔藓样皮炎［审］	exudative discoid and lichenoid dermatitis
L28.007			顽癣	wán xuǎn	stbbon lichen	头部结节性神经性皮炎	nodula neurodermatitis of the scalp
L28.009			顽癣	wán xuǎn	stbbon lichen	疣状神经性皮炎	neurodermatitis verrucosus
L03.105			腕痈	wàn yōng	carpal carbuncle	腕痈	carbuncle of the carpal
L53.902			王烂疮	wáng làn chuāng	erythroderma	红皮病	erythroderma

主码	附码	皮码	中医病名	汉语拼音病名	英文中医病名	中文病名	英文病名
L00. X05		L00. x00：	王烂疮	wáng làn chuāng	bullous impetigo	葡萄球菌性烫伤样皮肤综合征	staphylococcal scalded skin syndrome；SSSS
R02. X14			王烂疮	wáng làn chuāng	bullous impetigo	婴儿坏疽性皮炎	dermatitis gangrenosa infantum
L00. X05		L00. x00：	王灼疮	wáng zhuó chuāng	bullous impetigo	葡萄球菌性烫伤样皮肤综合征	staphylococcal scalded skin syndrome；SSSS
R02. X14			王灼疮	wáng zhuó chuāng	bullous impetigo	婴儿坏疽性皮炎	dermatitis gangrenosa infantum
L02. 409			委中毒	wěizhōng dú	acute pyogenic infection of popliteal fossa；toxin on wěizhōng point	腿部痈	carbuncle of the leg
E55. 901			痿	wěi	flaccidity	维生素 D 缺乏症	avitaminosis D ；vitamin D deficiency
E55. 901			痿躄	wěi bì	flaccid obstruction；crippling wilt	维生素 D 缺乏症	avitaminosis D ；vitamin D deficiency
M72. 501			痿症	wěi zhèng	flaccidity symptom	筋膜炎	fasciitis
M72. 502			痿症	wěi zhèng	flaccidity symptom	硬化性筋膜炎	sclerofasciitis
A75. 901		A75. 900：	温[瘟]毒发斑	wēn dú fā bān	macula due to virulent heat pathogen	斑疹伤寒	typhus
D69. 004		D69. 010：	温病发斑	wēn bìng fā bān	epidemic disease with eruptions	过敏性紫癜	allergic purpura
M30. 301		M30. 300：	温毒	wēn dú	virulent heat pathogen	川崎病	Kawasaki disease
M30. 301		M30. 300：	温毒发疹	wēn dú fā zhěn	epidemic disease with eruptions	川崎病	Kawasaki disease
B08. 401		B08. 400：	温毒发疹	wēn dú fā zhěn	epidemic disease with eruptions	手足口病	hand - foot - mouth disease；hand，foot and mouth disease
A25. 901		A75. 210：	温疫	wēn yì	epidemic infectious disease	鼠咬热	rat bite fever
B24. X01		B24. x20：	瘟毒	wēn dú	virulent heat pathogen	获得性免疫缺陷综合征	acquired immune deficiency syndrome；AIDS
A27. 901			瘟黄	wēn huáng	fulminant jaundice；pestilent jaundice	钩端螺旋体病	leptospirosis
A36. 301		A36. 300：	瘟疫白喉	wēn yì bái hóu	pestilential diphtheria	皮肤白喉	cutaneous diphtheria
B24. X01		B24. x20：	瘟疫毒	wēn yì dú	virulent heat pathogen	获得性免疫缺陷综合征	acquired immune deficiency syndrome；AIDS
L81. 817			文身	wén shēn	tattoo	文身	tattoo
K14. 501		K14. 500：	纹裂舌	wén liè shé	fissured tongue	裂纹舌	fissured tongue
T14. 024			蚊虫伤	wén chóng shāng	mosquito bite	蚊叮咬	mosquito bite
L40. 301		L40. 311：	瘑疮	wō chuāng	chronic eczema	掌跖脓疱病	palmoplantar pustulosis；pustulosis palmaris et plantaris
L30. 868			瘑疮	wō chuāng	chronic eczema	手湿疹	hand eczema
A30. 101		A30. 100：	乌白癞	wū bái lài	black - white lai	结核样型麻风	tuberculoid leprosy；TT
C84. 002		C84. 000：	乌白癞	wū bái lài	black - white lai	原发性皮肤 T 细胞淋巴瘤	primary cutaneous T cell lymphoma
A30. 101		A30. 100：	乌癞	wū lài	black lai	结核样型麻风	tuberculoid leprosy；TT
L43. 901		L43. 310：	乌癞风	wū lài fēng	lichen planus	扁平苔藓	lichen planus
L74. 402			无汗	wú hàn	anhidrosis	汗腺功能障碍性无汗症	anhidrosis due to anaphoresis
L74. 405			无汗	wú hàn	anhidrosis	热带出汗不良	tropical dyshidrosis
L74. 403			无汗	wú hàn	anhidrosis	神经性无汗症	neural anhidrosis
L74. 401			无汗	wú hàn	anhidrosis	无汗症	anhidrosis

主码	附码	皮码	中医病名	汉语拼音病名	英文中医病名	中文病名	英文病名
I89.004		I89.000：	无名肿	wú míng zhǒng	innominate swelling	淋巴水肿	lymphedema
L02.903		L02.920：	无头疖	wú tóu jiē	non – tipped furuncle	疖	furuncle
L02.907			无头疽	wú tóu jū	deep carbuncle	痈	carbuncle
A51.303			吴萸疮	wú yú chuāng	syphilitic skin lesion	二期皮肤梅毒	secondary cutaneous syphilis
T63.403	X24.901		蜈蚣毒	wú gōng dú	centipede toxin	蜈蚣螫伤	centipede sting
T63.403	X24.901		蜈蚣螫	wú gōng shì	centipede sting	蜈蚣螫伤	centipede sting
T63.403	X24.901		蜈蚣螫伤	wú gōng shì shāng	centipede sting	蜈蚣螫伤	centipede sting
T63.403	X24.901		蜈蚣咬伤	wú gōng yǎo shāng	centipede bite	蜈蚣螫伤	centipede sting
E55.901			五迟	wǔ chí	five kinds of retardation	维生素 D 缺乏症	avitaminosis D ；vitamin D deficiency
E55.901			五软	wǔ ruǎn	five kinds of flaccidity；five flaccedity syndromes	维生素 D 缺乏症	avitaminosis D ；vitamin D deficiency
P83.001		P83.000：	五硬	wǔ yìng	five kinds of stiffness；five kinds of sclerosis	新生儿硬肿病	scleredema neonatorum
L92.301		L92.300：	物瘤	wù liú	foreign body tumor	皮下异物肉芽肿	subcutaneous foreign body granuloma
D22. –	M87201/0		痦子	wù zi	pigmentary nevus	黑素细胞痣	nevocytic nevus
L81.422			痦子	wù zi	black nevus	雀斑痣	lentigo
T14.105	W59.X01		蜥蜴咬伤	xī yì yǎo shāng	lizard bite	蜥蜴咬伤	lizard bite
L02.401			膝弯痈	xī wān yōng	abscess of popliteal	国窝脓肿	abscess of popliteal
L02.409			膝痈	xī yōng	patellar abscess	腿部痈	carbuncle of the leg
L89.X01			席疮	xí chuāng	decubitus	褥疮	bed – sore
T69.101			洗冻瘃	xǐ dòng zhú	chilblain ；frostbite	冻疮	chilblain ；pernio
L28.201		L28.222：	细皮风疹	xì pí fēng zhěn	papular urticaria	丘疹性荨麻疹	papular urticaria
L44.401		L44.400：	细皮疹	xì pí zhěn	papular acrodermatitis of childhood	儿童丘疹性肢端皮炎	papular acrodermatitis of childhood
A51.009		A51.010：	下疳	xià gān	chancre	下疳	chancre
A51.009		A51.010：	下疳疮	xià gān chuāng	syphilitic chancre sore	下疳	chancre
A51.901			下疳疮	xià gān chuāng	syphilitic chancre sore	一期梅毒	primary syphilis
L02.202			吓痈	xià yōng	carbuncle of abdomen	腹痈	carbuncle of abdomen
L56.816		L56.860：	夏疥	xià jiè	summer scab	牛痘样水疱病	hydroa vacciniforme
L56.402		L56.410：	夏疥	xià jiè	summer scab	夏令痒疹	prurigo estivalis
B36.001		B36.000：	夏日斑	xià rì bān	macula due to summer sweat	花斑癣	tinea versicolor
L56.816		L56.860：	夏日沸烂疮	xià rì fèi làn chuāng	summer blister sore	牛痘样水疱病	hydroa vacciniforme
L74.301			夏日沸烂疱	xià rì fèi làn pào	summer blain；sudamen	痱	miliaria
B36.001		B36.000：	夏日汗斑	xià rì hàn bān	macula due to summer sweat	花斑癣	tinea versicolor
B07.X06		B07.x10：	线瘊	xiàn hóu	filiform wart	丝状疣	filiform warts
B80.X01		B80.x00：	线头虫病	xiàn tóu chóng bìng	enterobiasis	蛲虫病	enterobiasis ；oxyuriasis
L60.202			陷甲	xiàn jiǎ	koilonychia	反甲	koilonychia
L01.001		L01.090：	香瓣疮	xiāng bàn chuāng	pustulosis	脓疱病	impetigo

主码	附码	皮码	中医病名	汉语拼音病名	英文中医病名	中文病名	英文病名
L00.X01			香瓣疮	xiāng bàn chuāng	pustulosis	新生儿脓疱病	impetigo neonatorum
L73.004			项部肉龟	xiàng bù ròu guī	acne keloids	痤疮瘢痕疙瘩	acne keloids
L73.005			项部肉龟疮	xiàng bù ròu guī chuāng	acne keloids	痤疮瘢痕疙瘩	acne keloids
L02.103			项疽	xiàng jū	furuncle of the neck	颈痈	furuncle of the neck
L02.103			项中疽	xiàng zhōng jū	carbuncle on the mid – nape	颈痈	carbuncle of the neck
B74.904		B74.010：	象皮腿	xiàng pí tuǐ	chyloderma of legs	丝虫性象皮病	filarial elephantiasis ；chyloderma
I89.005		I89.050：	象皮肿	xiàng pí zhǒng	elephantiasis	象皮肿	elephantiasis(Ⅰ)
L73.901		L73.910：	小疮	xiǎo chuāng	smallness folliculitis	毛囊炎	folliculitis
B08.201		B08.200：	小儿发痧	xiǎo ér fā shā	infantile eruptions	婴儿玫瑰疹	roseola infantum
D22.509		D22.505：	小儿青斑	xiǎo ér qīng bān	infantile green – blue macula	蒙古斑	Mongolian spot
A50.901		A50.900：	小儿遗毒	xiǎo ér yí dú	congenital syphilis；infantile remnant toxin	先天性梅毒	congenital syphilis
L60.812			小甲	xiǎo jiǎ	microonychia	小甲	microonychia
L73.901		L73.910：	小疖	xiǎo jiē	smallness furuncle	毛囊炎	folliculitis
L91.801		D23.L54：	小疣子	xiǎo yóu zi	skin tag；cutaneous tag	皮赘	skin tag；cutaneous tag
B07.X06		B07.x10：	小疣子	xiǎo yóu zi	skin tag；cutaneous tag	丝状疣	filiform warts
T63.201			蝎螫伤	xiē shì shāng	scorpion sting	蝎螫伤	scorpion sting
T63.201			蝎咬伤	xiē yǎo shāng	scorpion bite	蝎螫伤	scorpion sting
T63.201			蝎子疔疮	xiē zi dīng chuāng	scorpion sore	蝎螫伤	scorpion sting
L73.201		L73.200：	挟痈	jiā yōng	axillary abscess	化脓性汗腺炎	hidradenitis suppurativa
A48.001			卸肉疔	xiè ròu dīng	gas gangrene；desertion of flesh	气性坏疽	gas gangrene
L91.001		L91.000：	蟹足肿	xiè zú zhǒng	crab feet swelling；keloid	瘢痕疙瘩	keloid
M34.902			心痹	xīn bì	heart obstruction；heart blockage	硬皮病	scleroderma
M34.902			心痹	xīn bì	heart obstruction； heart blockage； heart impediment	硬皮病	scleroderma
L74.802			心漏	xīn lòu	haematohidrosis	血汗症	haematohidrosis
L30.901		L30.862：	绣球风	xiù qiú fēng	scrotal eczema	阴囊湿疹(慢性)	eczema of the scrotum
N48.101		N48.190：	袖口疳	xiù kǒu gān	sore of balanus	龟头包皮炎	balanoposthitis
B35.003		B35.040：	须疮	xū chuāng	whiskers sore	须癣	tinea barbae ；beard ringworm
L67.108		L67.130：	须发早白	xū fà zǎo bái	premature graying hair	早年灰白发	premature greying
D84.901		D84.900：	虚劳	xū láo	consumptive disease	免疫缺陷病	immunodeficiency
B24.X01		B24.x20：	虚损	xū sǔn	consumption； consumptive disease； phthisis	获得性免疫缺陷综合征	acquired immune deficiency syndrome；AIDS
M30.001		M30.000：	虚损眩晕	xū sǔn xuàn yūn	dizziness due to consumption	结节性多动脉炎	polyarteritis nodosa
B65.301		B65.300：	畜虫毒	xú chóng dú	livestock – worms toxin	血吸虫尾蚴皮炎	schistosome cercarial dermatitis
E80.201		E80.290：	蓄血病	xú xuè bìng	blood accumlatlion disease	卟啉病	porphyria
A69.106			宣露	xuān lù	dental malnutrition；dental atrophy	急性坏死性溃疡性龈炎	acute necrotising ulcerative gingivitis
H60.502		H60.500：	旋耳疮	xuán ěr chuāng	eczema of ear	急性湿疹性外耳炎	acute otitis externa – eczematous

主码	附码	皮码	中医病名	汉语拼音病名	英文中医病名	中文病名	英文病名
B42.901			旋螺风	xuán luó fēng	posthitis	包皮炎	posthitis
L40.201		L40.200:	旋指疳	xuán zhǐ gān	acrodermatitis continua	连续性肢端皮炎	acrodermatitis continua
B35.902		B36.900:	癣	xuǎn	tinea; lichen	皮肤真菌病	dermatomycosis
B35.902		B35.900:	癣	xuǎn	tinea; lichen	癣	tinea
A57.X01		A57.x00:	镟根疳	xuàn gēn gān	urethral chancre	软下疳	chancroid
B37.001		B37.900:	雪花疮	xuě huā chuāng	angular sore; thrush	鹅口疮	thrush
B37.005		B37.000:	雪花疮	xuě huā chuāng	thrush; mycotic stomatitis	口腔念珠菌病	oral candidiasis
B37.001		B37.900:	雪口	xuě kǒu	thrush; mycotic stomatitis	鹅口疮	thrush
B37.005		B37.000:	雪口	xuě kǒu	thrush; mycotic stomatitis	口腔念珠菌病	oral candidiasis
G57.101			血痹	xuè bì	blood obstruction; blood blockage	股外侧皮神经综合征	lateral femoral cutaneous nerve syndrome
M34.902			血痹	xuè bì	blood obstruction; blood blockage	硬皮病	scleroderma
I73.819		I73.820:	血痹	xuè bì	blood obstruction; blood blockage	红斑性肢痛病	erythromelalgia
I73.001		I73.030:	血痹	xuè bì	blood obstruction; blood blockage	雷诺病	Raynaud disease
L29.821		L29.880:	血风	xuè fēng	iching eruption due to wind – heat in blood	胆汁性瘙痒症	biliary pruritus
L29.810			血风	xuè fēng	iching eruption due to wind – heat in blood	冬季瘙痒症	pruritus hiemalis
L29.820		L29.870:	血风	xuè fēng	iching eruption due to wind – heat in blood	尿毒性瘙痒症	uraemic pruritus
D69.004		D69.010:	血风疮	xuè fēng chuāng	iching eruption due to wind – heat in blood	过敏性紫癜	allergic purpura
L81.706			血风疮	xuè fēng chuāng	iching eruption due to wind – heat in blood	色素性紫癜性皮病	pigmentary purpuric dermatosis
L42.X01		L42.x00:	血疳疮	xuè gān chuāng	pityriasis rosea	玫瑰糠疹	pityriasis rosea
L81.706			血疳疮	xuè gān chuāng	pigmentary purpuric dermatosis	色素性紫癜性皮病	pigmentary purpuric dermatosis
L74.802			血汗	xuè hàn	hematohidrosis; reddish sweating	血汗症	haematohidrosis
L04.903		L04.920:	血箭疔	xuè jìan dīng	acute superficial lymphangitis; red – streaked infection	急性淋巴管炎	acute lymphangitis
A54.901		A54.900:	血淋	xuè lín	stranguria due to hematuria; blood stranguria	淋病	gonorrhea
D18.–	M91200/0	D18.010:	血瘤	xuè liú	angioma; hemangioma	血管瘤	hemangioma ; angioma
L04.903		L04.920:	血络疔	xuè luò dīng	acute superficial lymphangitis; red – streaked infection	急性淋巴管炎	acute lymphangitis
M30.001		M30.000:	血凝结节症	xuè níng jié jié zhèng	sluggishness of blood circulation	结节性多动脉炎	polyarteritis nodosa
M79.302		M79.390:	血凝结节症	xuè níng jié jié zhèng	sluggishness of blood circulation	脂膜炎	panniculitis ; adipositis
A58.X01		A58.x00:	血疝	xuè shàn	hemial pain due to blood stasis	腹股沟肉芽肿	granuloma inguinale
A55.X01		A55.x00:	血疝	xuè shàn	hemial pain due to blood stasis	性病性淋巴肉芽肿	lymphogranuloma venereum
L04.903		L04.920:	血丝疮	xuè sī chuāng	hemorrhagic sore	急性淋巴管炎	acute lymphangitis

主码	附码	皮码	中医病名	汉语拼音病名	英文中医病名	中文病名	英文病名
D18.004		D18.015：	血丝榴	xuè sī liú	with blood streaks	皮肤毛细血管瘤	capillary angioma of skin
E56.101		E56.100：	血溢病	xuè yì bìng	bleeding disease	维生素 K 缺乏症	avitaminosis K；vitamin K deficiency
D69.204		D69.210：	血胤疮	xuè yìn chuāng	purpura	紫癜	purpura
I73.101		I73.100：	血瘀	xuè yū	blood stagnation	血栓闭塞性脉管炎	thromboangiitis obliterans
I87.203		I87.290：	血瘀紫癜	xuè yū zǐ diàn	stasis purpura	淤积性紫癜	stasis purpura
D18.004		D18.015：	血痣	xuè zhì	vascular nevus	皮肤毛细血管瘤	capillary angioma of skin
A30.501		A30.500：	蕈癞	xún lài	lepromatous leprosy	瘤型麻风	lepromatous leprosy ；LL
L02.412			丫痈	yā yōng	carbuncle of part between thumb and index finger	指/趾间感染足	infections of part between thumb and index finger
L93.002		L93.000：	鸦啖疮	yā dàn chuāng	discoid lupus erythematosus	盘状红斑狼疮	discoid lupus erythematosus
A18.411		A18.420：	鸦啗疮	yā dàn chuāng	lupus vulgaris	寻常狼疮	lupus vulgaris
B65.301		B65.300：	鸭怪	yā guài	cercarial dermatitis	血吸虫尾蚴皮炎	schistosome cercarial dermatitis
B65.301		B65.300：	鸭屎风	yā shǐ fēng	cercarial dermatitis	血吸虫尾蚴皮炎	schistosome cercarial dermatitis
K06.801		K06.800：	牙菌	yá jūn	fungiform gingivitis	巨细胞性牙龈瘤	giant cell epulis
L22.X01		L22.x00：	湮尻疮	yān kāo chuāng	reddish buttock；gluteal erythema	尿布皮炎	diaper dermatitis
L22.X02		L22.x10：	湮尻疮	yān kāo chuāng	reddish buttock；gluteal erythema	尿布银屑病	napkin psoriasis
A18.408		A18.462：	延珠瘰	yán zhū luǒ	scrofuloderma	瘰疬性皮肤结核	scrofuloderma ； tuberculosis cutis lupoma
C44.901			岩	yán	cancer	皮肤恶性肿瘤	malignant tumor of skin
C44.902	M80002/3		岩	yán	cancer	皮肤溃疡癌变	carcinomatous change of cutaneous ulcer
C44. –	M80940/3		岩疮	yán chuāng	cancer sore	基底鳞状细胞癌	basosquamous cell carcinoma
C44. –	M80510/3	C44.L56：	岩疮	yán chuāng	proliferative sore	疣状癌	verrucous carconoma
B37.210		B37.230：	沿甲疔	yán jiǎ dīng	nail – side furuncle	念珠菌性甲沟炎	candidal paronychia ；paronychia due to candidiasis
L03.001			沿甲疔	yǎn jiǎ dīng	nail – side furuncle	甲沟炎	paronychia
L03.001			沿爪疔	yán zhǎo dīng	nail – side furuncle	甲沟炎	paronychia
L02.002			颜面疔疮	yán miàn dīng chuāng	facial hard furuncle	面部急性化脓性感染	facial acute suppurative infection
L02.002			颜面疔疮	yán miàn dīng chuāng	facial hard furuncle	面部疖病	facial furunculosis
A18.401			颜面雀啄	yán miàn què zhuó	sparrow pecking faciei	面部播散性粟粒状狼疮	lupus miliaris disseminatus faciei
D22. –	M87201/0		黡	yàn	black nevus	黑素细胞痣	nevocytic nevus
D22. –	M87201/0		黡，黡子	yàn zi	black nevus	黑素细胞痣	nevocytic nevus
L51.901			雁疮	yàn chuāng	swallow sore；erythema multiforme	多形红斑	erythema multiforme
L29.901		L29.900：	雁猴疮	yàn hóu chuāng	pruritus	瘙痒症	pruritus
K13.013		K13.090：	雁来风	yàn lái fēng	lip pustule with lockjaw	唇炎	cheilitis
K13.001			燕口疮	yàn kǒu chuāng	sore like swallow's mouth	传染性口角炎	perlèche ；infectious stomatitis
K13.015			燕口疮	yàn kǒu chuāng	sore like swallow's mouth	口角炎	angular cheilitis
B37.005		B37.000：	燕口疮	yàn kǒu chuāng	sore like swallow's mouth	口腔念珠菌病	oral candidiasis
B37.009		B37.050：	燕口疮	yàn kǒu chuāng	sore like swallow's mouth	念珠菌性口角炎	candidal angular cheilitis

主码	附码	皮码	中医病名	汉语拼音病名	英文中医病名	中文病名	英文病名
E53.001		E53.000:	燕口疮	yàn kǒu chuāng	sore like swallow's mouth	维生素 B_2 缺乏症	hypovitaminosis B_2; vitamin B_2 deficiency
E53.001		E53.000:	燕口肥疮	yàn kǒu féi chuāng	sore like swallow's mouth	维生素 B_2 缺乏症	hypovitaminosis B_2; vitamin B_2 deficiency
K13.015			燕吻疮	yàn wěn chuāng	swallow's mouth sore	口角炎	angular cheilitis
L02.101			燕窝疮	yàn wō chuāng	occipital sore	颈疖	furuncle of the neck
B37.812			燕窝疮	yàn wō chuāng	mandible sore	念珠菌性须疮	candidal sycosis
B00.806			燕窝疮	yàn wō chuāng	mandible sore	疱疹性须疮	herpetic sycosis
B35.003		B35.040:	燕窝疮	yàn wō chuāng	mandible sore	须癣	tinea barbae ; beard ringworm
L73.802			燕窝疮	yàn wō chuāng	mandible sore	寻常性须疮	sycosis vulgaris
B37.812			羊胡疮	yáng hú chuāng	sycosis; mentagra	念珠菌性须疮	candidal sycosis
B00.806			羊胡疮	yáng hú chuāng	sycosis; mentagra	疱疹性须疮	herpetic sycosis
B35.003		B35.040:	羊胡疮	yáng hú chuāng	sycosis; mentagra	须癣	tinea barbae ; beard ringworm
L73.802			羊胡疮	yáng hú chuāng	sycosis; mentagra	寻常性须疮	sycosis vulgaris
B37.812			羊胡子疮	yáng hú zi chuāng	sycosis; mentagra	念珠菌性须疮	candidal sycosis
B00.806			羊胡子疮	yáng hú zi chuāng	sycosis; mentagra	疱疹性须疮	herpetic sycosis
B35.003		B35.040:	羊胡子疮	yáng hú zi chuāng	sycosis; mentagra	须癣	tinea barbae ; beard ringworm
L73.802			羊胡子疮	yáng hú zi chuāng	sycosis; mentagra	寻常性须疮	sycosis vulgaris
B37.812			羊须疮	yáng xū chuāng	sycosis; mentagra	念珠菌性须疮	candidal sycosis
B00.806			羊须疮	yáng xū chuāng	sycosis; mentagra	疱疹性须疮	herpetic sycosis
B35.003		B35.040:	羊须疮	yáng xū chuāng	sycosis; mentagra	须癣	tinea barbae ; beard ringworm
L73.802			羊须疮	yáng xū chuāng	sycosis; mentagra	寻常性须疮	sycosis vulgaris
L53.803			阳毒	yáng dú	yang toxin; pathogenic factors of yang nature	麻疹样红斑	erythema morbilliforme
T61.102			阳毒	yáng dú	yang toxin; pathogenic factors of yang nature	鲭亚目鱼中毒	scombroid fish poisoning
A38.X01		A38.x00:	阳毒	yáng dú	yang toxin; pathogenic factors of yang nature	猩红热	scarlet fever
L53.807			阳毒	yáng dú	yang toxin; pathogenic factors of yang nature	猩红热样红斑	scarlatiniform erythema
I83.002			阳臁	yáng lián	ulcer on outboard tibia; ulcer on lateral side of shank	小腿外侧溃疡	ulcer on lateral side of shank
L25.801			杨刺虫伤	yáng cì chóng shāng	caterpillar sting	桑毛虫皮炎［审	euproctis similis dermatitis
L25.801			杨辣子螫伤	yáng là zi shì shāng	caterpillar sting	桑毛虫皮炎	euproctis similis dermatitis
A51.303			杨梅斑	yáng méi bān	macula like bayberry	二期皮肤梅毒	secondary cutaneous syphilis
A53.901		A53.900:	杨梅疮	yáng méi chuāng	sore like bayberry; syphilitic skin lesion	梅毒	syphilis
A51.303			杨梅疮	yáng méi chuāng	syphilitic skin lesion; sore like bayberry	二期皮肤梅毒	secondary cutaneous syphilis
A51.303			杨梅丹毒	yáng méi dān dú	syphilitic erusipelas; sore like bayberry	二期皮肤梅毒	secondary cutaneous syphilis
A51.303			杨梅疔	yáng méi dīng	syphilitic furuncle; sore like bayberry	二期皮肤梅毒	secondary cutaneous syphilis

主码	附码	皮码	中医病名	汉语拼音病名	英文中医病名	中文病名	英文病名
A51.303			杨梅痘	yáng méi dòu	syphilitic pox;pox like bayberry	二期皮肤梅毒	secondary cutaneous syphilis
A51.303			杨梅痘子	yáng méi dòu zi	syphilitic pox;pox like bayberry	二期皮肤梅毒	secondary cutaneous syphilis
A51.303			杨梅鹅掌	yáng méi é zhǎng	syphilitic goose – web like bayberry	二期皮肤梅毒	secondary cutaneous syphilis
A51.901			杨梅疳疮	yáng méi gān chuāng	chancre sore like bayberry	一期梅毒	primary syphilis
A52.901		A52.900:	杨梅疳毒	yáng méi gān dú	chancre sore like bayberry	三期梅毒	tertiary syphilis
A52.901		A52.900:	杨梅喉癣	yáng méi hóu xuǎn	throat lichen like bayberry	三期梅毒	tertiary syphilis
A52.901		A52.900:	杨梅喉癣	yáng méi hóu xuǎn	throat lichen like bayberry	三期梅毒	tertiary syphilis
A52.702†	L99.801*	A52.720:	杨梅结毒	yáng méi jié dú	late syphilis	梅毒性树胶样肿	syphilitic gumma
A52.702†	L99.801*		杨梅结毒	yáng méi jié dú	late syphilis	晚期皮肤梅毒	late or tertiary cutaneous syphilis
A51.303			杨梅漏	yáng méi lòu	syphilitic fistula	二期皮肤梅毒	secondary cutaneous syphilis
A51.303			杨梅圈疮	yáng méi quān chuāng	syphilitic circle sores	二期皮肤梅毒	secondary cutaneous syphilis
A51.303			杨梅舌	yáng méi shé	syphilitic tongue	二期皮肤梅毒	secondary cutaneous syphilis
A51.303			杨梅天疱疮	yáng méi tiān pào chuāng	syphilitic pemphigus	二期皮肤梅毒	secondary cutaneous syphilis
A51.009		A51.010:	杨梅下疳	yáng méi xià gān	chancre like bayberry	下疳	chancre
A51.303			杨梅癣	yáng méi xuǎn	syphilitic lichen;bayberry lichen	二期皮肤梅毒	secondary cutaneous syphilis
A52.901		A52.900:	杨梅痈漏	yáng méi yōng lòu	abscess and fistula like bayberry	三期梅毒	tertiary syphilis
A51.303			杨梅疹	yáng méi zhěn	syphilitic rash	二期皮肤梅毒	secondary cutaneous syphilis
A51.303			杨梅痔	yáng méi zhì	syphilitic hemorrhoids	二期皮肤梅毒	secondary cutaneous syphilis
L02.904		L02.950:	疡	yáng	abscess;sore;ulcer	脓肿	abscess
L29.810			痒风	yǎng fēng	pruritus	冬季瘙痒症	pruritus hiemalis
R20.203			痒风	yǎng fēng	pruritus	皮肤蚁走感	formication of skin
L29.901		L29.900:	痒风	yǎng fēng	pruritus	瘙痒症	pruritus
L29.807			痒风	yǎng fēng	pruritus	痒点	itchy points
B35.303			痒脚疮	yǎng jiǎo chuāng	itching foot sore	鳞屑角化型足癣	squamous keratotic tinea pedis
L25.511			痒水病	yǎng shuǐ bìng	water – itch disease	稻农皮炎	rice farmer dermatitis
B65.301		B65.300:	痒水病	yǎng shuǐ bìng	cercarial dermatitis	血吸虫尾蚴皮炎	schistosome cercarial dermatitis
L29.901		L29.900:	痒症	yǎng zhàng	pruritic symptom	瘙痒症	pruritus
L02.207			腰带痈	yāo dài yōng	perilumbar abscess	躯干部痈	carbuncle of the body
L02.207			腰痈	yāo yōng	bumbus carbuncle	躯干部痈	carbuncle of the body
F98.802		F98.810:	咬甲	yǎo jiǎ	nail – biting	咬甲癖	onychophagia;nail – biting
A46.X01		A46.x00:	野火丹	yě huǒ dān	acute erysipelas	丹毒	erysipelas
A18.408		A18.462:	野瘰	yě luǒ	scrofuloderma	瘰疬性皮肤结核	scrofuloderma ; tuberculosis cutis lupoma
B76.903		B76.000:	野屎风	yě shǐ fēng	ancylostomiasis of skin	皮肤钩虫病	ancylostomiasis of skin
L75.001			腋臭	yè chòu	underarm odour;bromhidrosis	腋臭	underarm odour;bromhidrosis
R61.010		R61.000	腋汗	yè hàn	axillary sweating	局限性多汗症	localised hyperhidrosis
L73.201		L73.200:	腋疽	yè jū	axilla carbuncle	化脓性汗腺炎	hidradenitis suppurativa
B00.002		B00.000:	乙痘	yǐ dòu	umbilical pox;eczama herpeticum	疱疹性湿疹	eczama herpeticum

主码	附码	皮码	中医病名	汉语拼音病名	英文中医病名	中文病名	英文病名
T63.407		B07.x14：	蚁螫伤	yǐ shì shāng	ants sting	蚁螫伤	ants sting
L81.819			异物斑	yì wù bān	macula of foreign body	意外性文身	accidental tattoos
L81.819			异物疹	yì yù zhěn	rash of foreign body	意外性文身	accidental tattoos
A98.502†	N08.002*		疫斑热	yì bān rè	epidemic hemorrhagic fever	流行性出血热	epidemic hemorrhagic fever
A22.001		A22.000：	疫疔	yì dīng	cutaneous anthrax	皮肤炭疽	cutaneous xnthrax
A38.X01		A38.x00：	疫喉痧	yì hóu shā	pestilent throat eruption	猩红热	scarlet fever
B03.X01		B03.x20：	疫疠	yì lì	smallpox；pestilence	天花	variola major；smallpox
B03.X01		B03.x20：	疫疠疤疮	yì lì bā chuāng	smallpox	天花	variola major；smallpox
A38.X01		A38.x00：	疫痧	yì shā	pestilent eruption	猩红热	scarlet fever
L41.901		L41.900：	逸风疮	yì fēng chuāng	parapsoriasis	副银屑病	parapsoriasis
L30.301			溢脓疮	yì nóng chuāng	infectious eczematoid dermatitis	传染性湿疹样皮炎	infectious eczematoid dermatitis
N76.602			阴疮	yīn chuāng	sore of vulvae	急性女阴溃疡	ulcus vulvae acutum
A60.004	N77.000*		阴疮	yīn chuāng	sore of vulvae	女阴疱疹性溃疡	herpetic ulceration of vulva
A60.003		A60.010：	阴疮	yīn chuāng	sore of vulvae	生殖器疱疹	genital herpes
N76.602			阴创	yīn chuàng	sore of vulvae	急性女阴溃疡	ulcus vulvae acutum
N76.602			阴疳	yīn gān	genital sore	急性女阴溃疡	ulcus vulvae acutum
A51.009		A51.010：	阴疳	yīn gān	genital sore	下疳	chancre
N48.601		N48.610：	阴茎痰核	yīn jìng tán hé	penis phlegm node；penis superficial nodule	阴茎海绵体硬结症	induratio penis plastica
I73.001		I73.030：	阴厥	yīn jué	cold syncope；cold limbs	雷诺病	Raynaud disease
I73.001		I73.000：	阴厥	yīn jué	cold syncope；cold limbs	雷诺现象	Raynaud phenomenon
I73.809		I73.810：	阴厥	yīn jué	cold syncope；cold limbs	手足发绀	acrocyanosis
I73.809		I73.810：	阴厥病	yīn jué bìng	cold syncope；cold limbs	手足发绀	acrocyanosis
I83.002			阴臁	yīn lián	ulcer on inboard tibia；ulcer on medial side of shank	小腿内侧溃疡	ulcer on medial side of shank
A06.810†	N77.102*		阴门瘙痒	yīn mén sào yǎng	pruritus of vulva	阿米巴性女阴阴道炎	amoebic vulvovaginitis
A59.002†	N77.102*	A59.002*	阴门瘙痒	yīn mén sào yǎng	pruritus of vulva	滴虫性阴道炎	trichomonal vaginitis
N76.001		N76.020：	阴门瘙痒	yīn mén sào yǎng	pruritus of vulva	急性女阴阴道炎	acute vulvovaginitis；vulvovaginitis，acute
N76.101		N76.110：	阴门瘙痒	yīn mén sào yǎng	pruritus of vulva	慢性女阴阴道炎	chronic vulvovaginitis；vulvovaginitis，chronic
B37.302†	N77.102*	B37.330：	阴门瘙痒	yīn mén sào yǎng	pruritus of vulva	念珠菌性女阴阴道炎	candidal vulvovaginitis
B37.302†	N77.102*	B37.330：	阴门瘙痒	yīn mén sào yǎng	pruritus of vulva	念珠菌性阴道炎	candidal vaginitis
L29.201		L29.200：	阴门瘙痒	yīn mén sào yǎng	pruritus of vulva	女阴瘙痒症	pruritus of vulva
A60.002†	N77.001*		阴门瘙痒	yīn mén sào yǎng	pruritus of vulva	疱疹性女阴阴道炎	herpetic vulvovaginitis
A56.001			阴门瘙痒	yīn mén sào yǎng	pruritus of vulva	衣原体性阴道炎	chlamydial vaginitis
A06.810†	N77.102*		阴门痒	yīn mén yǎng	itch of vulva	阿米巴性女阴阴道炎	amoebic vulvovaginitis
A59.002†	N77.102*	A59.002*	阴门痒	yīn mén yǎng	itch of vulva	滴虫性阴道炎	trichomonal vaginitis
N76.001		N76.020：	阴门痒	yīn mén yǎng	itch of vulva	急性女阴阴道炎	acute vulvovaginitis；vulvovaginitis，acute

主码	附码	皮码	中医病名	汉语拼音病名	英文中医病名	中文病名	英文病名
N76.101		N76.110:	阴门痒	yīn mén yǎng	itch of vulva	慢性女阴阴道炎	chronic vulvovaginitis;vulvovaginitis,chronic
B37.302†	N77.102*	B37.330:	阴门痒	yīn mén yǎng	itch of vulva	念珠菌性女阴阴道炎	candidal vulvovaginitis
B37.302†	N77.102*	B37.330:	阴门痒	yīn mén yǎng	itch of vulva	念珠菌性阴道炎	candidal vaginitis
L29.201		L29.200:	阴门痒	yīn mén yǎng	itch of vulva	女阴瘙痒症	pruritus of vulva
A60.002†	N77.001*		阴门痒	yīn mén yǎng	itch of vulva	疱疹性女阴阴道炎	herpetic vulvovaginitis
A56.001			阴门痒	yīn mén yǎng	itch of vulva	衣原体性阴道炎	chlamydial vaginitis
L29.101		L29.100:	阴囊瘙痒	yīn náng sào yǎng	scrotal pruritus	阴囊瘙痒症	pruritus scroti;scrotal pruritus
N76.602			阴伤	yīn shāng	ulcus vulvae acutum	急性女阴溃疡	ulcus vulvae acutum
B85.301		B85.300:	阴虱疮	yīn shī chuāng	pediculosis pubis	阴虱病	pediculosis pubis
L30.901		L30.862:	阴湿	yīn shī	damp of scrotum	阴囊湿疹(亚急性)	eczema of the scrotum
L30.901		L30.862:	阴湿疮	yīn shī chuāng	damp - sore of scrotum	阴囊湿疹(亚急性)	eczema of the scrotum
A59.002†	N77.102*	A59.002*	阴蚀	yīn shí	ulceration of vulve	滴虫性阴道炎	trichomonal vaginitis
N76.602			阴蚀	yīn shí	ulceration of vulva	急性女阴溃疡	ulcus vulvae acutum
A54.001			阴蚀	yīn shí	ulceration of vulve	淋菌性阴道炎	gonococcal vaginitis
A60.004	N77.000*		阴蚀	yīn shí	ulceration of vulve	女阴疱疹性溃疡	herpetic ulceration of vulva
N76.602			阴蚀疮	yīn shí chuāng	ulceration of vulva	急性女阴溃疡	ulcus vulvae acutum
N90.302			阴痛	yīn tòng	vulval pain;colpalgia	女阴鳞状上皮细胞增生	squamous cell hyperplasia of vulva
N48.104		N48.102:	阴头疮	yīn tóu chuāng(yōng)	sore of balanus	龟头炎	balanitis
N48.106			阴头疮	yīn tóu chuāng	sore of balanus	坏疽性龟头炎	gangrenous balanitis
A48.807†	N51.201*		阴头疮	yīn tóu chuāng	sore of balanus	绿脓杆菌性龟头炎	pseudomonas aeruginosa balanitis
B37.403†	N51.201*	B37.410:	阴头疮	yīn tóu chuāng	sore of balanus	念珠菌性龟头炎	candida balanitis
N48.109			阴头疮	yīn tóu chuāng	sore of balanus	蚀疮性龟头炎	phagedenic balanitis
N90.501			阴萎	yīn wěi	atrophy of the vulva	女阴萎缩	atrophy of the vulva
B35.601		B35.600:	阴癣	yīn xuǎn	tinea cruris	股癣	tinea cruris ;ringworm of groin
C81.901	M96500/3		阴阳毒	yīn yáng dú	toxin of yin and yang	霍奇金病	Hodgkin disease
L93.002		L93.000:	阴阳毒	yīn yáng dú	toxin of yin and yang	盘状红斑狼疮	discoid lupus erythematosus
M33.101		M33.910:	阴阳毒	yīn yáng dú	toxin of yin and yang	皮肌炎	dermatomyositis
A51.303			阴杨梅疮	yīn yáng méi chuāng	yin syphilitic sore;yin bayberry sore	二期皮肤梅毒	secondary cutaneous syphilis
A06.810†	N77.102*		阴痒[病]	yīn yǎng[bìng]	prutitus of vulvae	阿米巴性女阴阴道炎	amoebic vulvovaginitis
A59.901			阴痒[病]	yīn yǎng[bìng]	prutitus of vulvae	滴虫病	trichomoniasis
A59.002†	N77.102*	A59.002*	阴痒[病]	yīn yǎng[bìng]	prutitus of vulvae	滴虫性阴道炎	trichomonal vaginitis
L29.301		L29.300:	阴痒[病]	yīn yǎng[bìng]	prutitus of vulvae	肛门生殖器瘙痒症	anogenital pruritus,nos
N76.001		N76.020:	阴痒[病]	yīn yǎng[bìng]	prutitus of vulvae	急性女阴阴道炎	acute vulvovaginitis;vulvovaginitis,acute
N76.101		N76.110:	阴痒[病]	yīn yǎng[bìng]	prutitus of vulvae	慢性女阴阴道炎	chronic vulvovaginitis;vulvovaginitis,chronic
B37.302†	N77.102*	B37.330:	阴痒[病]	yīn yǎng[bìng]	prutitus of vulvae	念珠菌性女阴阴道炎	candidal vulvovaginitis
B37.302†	N77.102*	B37.330:	阴痒[病]	yīn yǎng[bìng]	prutitus of vulvae	念珠菌性阴道炎	candidal vaginitis
L29.201		L29.200:	阴痒[病]	yīn yǎng[bìng]	prutitus of vulvae	女阴瘙痒症	pruritus vulvae

主码	附码	皮码	中医病名	汉语拼音病名	英文中医病名	中文病名	英文病名
L29.201		L29.200:	阴痒[病]	yīn yǎng[bìng]	prutitus of vulvae	女阴瘙痒症	pruritus of vulva
A60.002†	N77.001*		阴痒[病]	yīn yǎng[bìng]	prutitus of vulvae	疱疹性女阴阴道炎	herpetic vulvovaginitis
L29.802			阴痒[病]	yīn yǎng[bìng]	prutitus of vulvae	生殖器瘙痒症	genital pruritus
N76.003			阴痒[病]	yīn yǎng[bìng]	prutitus of vulvae	细菌性阴道病	bacterial vaginosis
A56.001			阴痒[病]	yīn yǎng[bìng]	prutitus of vulvae	衣原体性阴道炎	chlamydial vaginitis
A06.810†	N77.102*		阴右	yīn yòu	pudendal erosion sore;genital erosion sore	阿米巴性女阴阴道炎	amoebic vulvovaginitis
A59.002†	N77.102*	A59.002*	阴右	yīn yòu	pudendal erosion sore;genital erosion sore	滴虫性阴道炎	trichomonal vaginitis
N76.001		N76.020:	阴右	yīn yòu	pudendal erosion sore;genital erosion sore	急性女阴阴道炎	acute vulvovaginitis;vulvovaginitis,acute
N76.101		N76.110:	阴右	yīn yòu	pudendal erosion sore;genital erosion sore	慢性女阴阴道炎	chronic vulvovaginitis;vulvovaginitis,chronic
B37.302†	N77.102*	B37.330:	阴右	yīn yòu	pudendal erosion sore;genital erosion sore	念珠菌性女阴阴道炎	candidal vulvovaginitis
B37.302†	N77.102*	B37.330:	阴右	yīn yòu	pudendal erosion sore;genital erosion sore	念珠菌性阴道炎	candidal vaginitis
A60.002†	N77.001*		阴右	yīn yòu	pudendal erosion sore;genital erosion sore	疱疹性女阴阴道炎	herpetic vulvovaginitis
A56.001			阴右	yīn yòu	pudendal erosion sore;genital erosion sore	衣原体性阴道炎	chlamydial vaginitis
N76.602			阴右疮	yīn yòu chuāng	pudendal ulceration; genital ulceration sore	急性女阴溃疡	ulcus vulvae acutum
N90.301		N90.300:	阴燥	yīn záo	vulvae dryness	女阴发育不良	vulvar dysplasia, NOS(I)
N90.405		N90.410:	阴燥	yīn záo	vulvae dryness	女阴干枯症	kraurosis vulvae
N90.302			阴燥	yīn záo	vulvae dryness	女阴鳞状上皮细胞增生	squamous cell hyperplasia of vulva
N76.602			阴中生疮	yīn zhōng shēng chuāng	vulvae ulceration	急性女阴溃疡	ulcus vulvae acutum
N76.602			阴肿	yīn zhǒng	swelling of vulva	急性女阴溃疡	ulcus vulvae acutum
N76.602			阴䘌	yīn nī	sore of female external genitals;pudendal erosion	急性女阴溃疡	ulcus vulvae acutum
N90.302			阴䘌	yīn nī	sore of vulvae;yin sore;genital sore	女阴鳞状上皮细胞增生	squamous cell hyperplasia of vulva
L40.901		L41.900:	银癣疯	yín xuǎn fēng	psoriasis	银屑病	psoriasis
L50.901		L50.900:	瘾疹	yǐn zhěn	hidden rashes;urticaria	荨麻疹	urticaria
L89.X01			印疮	yìn chuāng	decubitus	褥疮	bed – sore
B87.901		B87.900:	蝇蛆病	yíng qū bìng	myiasis	蝇蛆病	myiasis
E03.902			瘿劳	yǐng láo	goitered overstrain	甲状腺机能减退	myxoedema (hypothyroidism)
E05.901		E05.900:	瘿气	yǐng qì	goiter qi	甲状腺功能亢进	hyperthyroidism
L03.901		L03.900:	痈	yōng	carbuncle	蜂窝织炎	cellulitis
L02.907			痈	yōng	carbuncle	痈	carbuncle
L02.907			痈疮	yōng chuāng	ulcerative carbuncle	痈	carbuncle
L02.907			痈疽	yōng jū	carbuncle or gangrene;large carbuncle	痈	carbuncle
L02.907			痈疽疔肿	yōng jū dīng zhǒng	abscess,carbuncle,sore and swelling	痈	carbuncle
L02.907			痈疽肿毒	yōng jū zhǒng dú	carbuncle and swelling	痈	carbuncle
L02.907			痈疡	yōng yáng	abscess;carbuncle;sore;ulcerration	痈	carbuncle
L02.907			痈肿	yōng zhǒng	carbuncle and swelling	痈	carbuncle

主码	附码	皮码	中医病名	汉语拼音病名	英文中医病名	中文病名	英文病名
L02.202			幽痈	yōu yōng	carbuncle of abdomen	腹痈	carbuncle of abdomen
L63.901		L63.900：	油风	yóu fēng	alopecia areata;glossy scalp wind	斑秃	alopecia areata
L64.901		L64.900：	油风	yóu fēng	alopecia areata;glossy scalp wind	雄激素性脱发	androgenetic alopecia
L63.901		L63.900：	油风脱发	yóu fēng tuō fà	alopecia areata	斑秃	alopecia areata
B35.101		B35.100：	油灰指甲	yóu huī zhǐ jiǎ	oily ashen nail	甲癣	tinea unguium ;onychomycosis
B35.102		B35.190：	油灰指甲	yóu huī zhǐ jiǎ	oily ashen nail	甲真菌病	onychomycosis
L64.901		L64.900：	油秃	yóu tū	alopecia areata	雄激素性脱发	androgenetic alopecia
B35.101		B35.100：	油炸甲	yóu zhà jiǎ	oily deep – fry nail	甲癣	tinea unguium ;onychomycosis
B35.102		B35.190：	油炸甲	yóu zhǐ jiǎ	oily deep – fry nail	甲真菌病	onychomycosis
B07.X04		B08.050：	疣	yóu	wart;verruca	疣	wart ;verruca
B07.X03		B07.x00：	疣疮	yóu chuāng	verruca vulgaris	寻常疣	verruca vulgaris ;common warts
B07.X03		B07.x00：	疣目	yóu mù	warts	寻常疣	verruca vulgaris;common warts
B88.807			蚰蜒伤	yóu yán shāng	thereuonema tuberculata injury	蚰蜒皮炎	thereuonema tuberculata dermatitis
T78.301			游肿阴毒(女阴)	yóu zhǒng yīn dú	vulvar angioedema	血管性水肿	angioedema
L88.X01		L88.x00：	蝣蜒疮	yóu yán chuāng	malignant pyoderma	恶性脓皮病	malignant pyoderma
L02.903		L02.920：	有头疖	yǒu tóu jiē	tipped furuncle	疖	furuncle
L02.907			有头疽	yǒu tóu jū	tipped carbuncle	痈	carbuncle
I73.101		I73.100：	瘀血流注	yū xuè liú zhù	deep abscess due to blood stasis	血栓闭塞性脉管炎	thromboangiitis obliterans
T63.506	X26.901		鱼刺伤	yú cì shāng	fishes sting	毒鱼刺伤	venomous fishes sting;poisonous fishes sting
L03.001			鱼肚痈	yú dù yōng	thecal whitlow	甲沟炎	paronychia
A51.403			鱼口	yú kǒu	fish mouth; venereal left inguinal lymphadenitis	二期梅毒性淋巴结(早期)	secondary syphilitic lymph gland(early)
A51.403			鱼口	yú kǒu	fish mouth; venereal left inguinal lymphadenitis	二期梅毒性淋巴结病	secondary syphilitic lymphadenopathy
A58.X01		A58.x00：	鱼口	yú kǒu	fish mouth; venereal left inguinal lymphadenitis	腹股沟肉芽肿	granuloma inguinale
A51.202			鱼口	yú kǒu	fish mouth; venereal left inguinal lymphadenitis	梅毒性横痃	bubo syphilitica
A51.202			鱼口	yú kǒu	fish mouth; venereal left inguinal lymphadenitis	梅毒性横痃	bubo syphilitica
A55.X01		A55.x00：	鱼口	yú kǒu	fish mouth; venereal left inguinal lymphadenitis	性病性淋巴肉芽肿	lymphogranuloma venereum
A51.202			鱼口	yú kǒu	fish mouth; venereal left inguinal lymphadenitis	一期梅毒性横痃	primary syphilitic bubo
Q80.901			鱼鳞风	yú lín fēng	lichen like fish scale	鱼鳞病	ichthyosis
Q80.901			鱼鳞癣	yú lín xuǎn	fish scale lichen	鱼鳞病	ichthyosis
A22.001		A22.000：	鱼脐疮毒	yú qí chuāng dú	pestilent sore toxin;cutaneous anthrax	皮肤炭疽	cutaneous anthrax
A22.001		A22.000：	鱼脐疔	yú qí dīng	pestilent furuncle;cutaneous anthrax	皮肤炭疽	cutaneous anthrax

主码	附码	皮码	中医病名	汉语拼音病名	英文中医病名	中文病名	英文病名
R23.101		I73.830:	鱼网斑	yú wǎng bān	macula like fishnet	网状青斑	livedo reticularis
A30.101		A30.100:	雨癞	yǔ lài	tuberculoid leprosy	结核样型麻风	tuberculoid leprosy;TT
B02.901		B02.910:	玉带疮	yù dài chuāng	herpes zoster	带状疱疹	herpes zoster
L02.804			玉顶发	yù dǐng fā	vertex carbuncle	头部痈	carbuncle of the head
L02.804			玉顶疽	yù dǐng jū	vertex carbuncle	头部痈	carbuncle of the head
N48.601		N48.610:	玉茎结疽	yù jīng jié jū	gangrene of penis	阴茎海绵体硬结症	induratio penis plastica
N48.601		N48.610:	玉茎疽	yù jīng jū	gangrene of penis	阴茎海绵体硬结症	induratio penis plastica
N48.814			玉茎疽	yù jīng jū	gangrene of penis	阴茎硬化性淋巴管炎	sclerosing lymphangitis of the penis
B35.401		B35.400:	圆癣	yuán xuǎn	tinea circinata	体癣	tinea corporis ;ringworm of body
H60.502		H60.500:	月蚀疮	yuè shí chuāng	interigo behind the ear	急性湿疹性外耳炎	acute otitis externa – eczematous
H60.502		H60.500:	月蚀耳疮	yuè shí ěr chuāng	interigo behind the ear	急性湿疹性外耳炎	acute otitis externa – eczematous
H60.502		H60.500:	月蚀疳	yuè shí gān	interigo behind the ear	急性湿疹性外耳炎	acute otitis externa – eczematous
H60.502		H60.500:	月蚀疳疮	yuè shí gān chuāng	interigo behind the ear	急性湿疹性外耳炎	acute otitis externa – eczematous
H60.502		H60.500:	月食疮	yuè shí chuāng	interigo behind the ear	急性湿疹性外耳炎	acute otitis externa – eczematous
H60.502		H60.500:	月镟疮	yuè xuàn chuāng	interigo behind the ear	急性湿疹性外耳炎	acute otitis externa – eczematous
L98.102		L98.100:	脏躁疹	zāng zào zhěn	rash of hysteria;rash of hystericism	人为皮炎	factitious dermatitis ;factitial dermatitis;dermatitis artefacta
L40.201		L40.200:	遭指	zāo zhǐ	acrodermatitis continua;pyogenic infection of finger tip	连续性肢端皮炎	acrodermatitis continua
L40.201		L40.200:	糟指	zāo zhǐ	acrodermatitis continua;pyogenic infection of finger tip	连续性肢端皮炎	acrodermatitis continua
L64.801		L64.000:	早秃	zǎo tū	baldness;aolpecia prematura	男性雄激素性脱发	male androgenetic alopecia
B42.901			蚤疽	zao jū	sporotrichosis	孢子丝菌病	sporotrichosis
T69.101			灶瘃	záo zhú	heel chilblain	冻疮	chilblain ;pernio
T69.103			灶瘃	záo zhú	heel chilblain	足冻疮	chilblain of foot
M35.001		M35.000:	燥毒	zào dú	dryness toxin;sicca syndrome	干燥综合征	Sjögren syndrome;sicca syndrome
M35.001		M35.000:	燥毒证	zào dú zhéng	dryness toxin syndrome;sicca syndrome	干燥综合征	Sjögren syndrome;sicca syndrome
L30.809			燥㾮疮	zào wō chuāng	dryness sore;xerotic eczema	泛发性裂纹状湿疹	generalized craquelé eczéma
L30.815		L30.834:	燥㾮疮	zào wō chuāng	dryness sore;xerotic eczema	角化过度性掌湿疹	hyperkeratotic palmar eczema
M35.001		M35.000:	燥证	zào zhèng	dryness syndrome	干燥综合征	Sjögren syndrome;sicca syndrome
B02.901		B02.910:	甑带疮	zēng dài chuāng	herpes zoster	带状疱疹	herpes zoster
L72.001		L72.000:	渣瘤	zhā liú	atheroma	表皮囊肿	epidermoid cyst ;epidermal cyst
L72.119			渣瘤	zhā liú	atheroma	单发性皮脂腺囊肿	steatocystoma simplex
L72.201		L72.200:	渣瘤	zhā liú	atheroma	多发性皮脂腺囊肿	steatocystoma multiplex
L72.121		L72.100:	渣瘤	zhā liú	atheroma	毛根鞘囊肿	trichilemmal cyst
L71.901		L71.900:	齇鼻疮	zhā bí chuāng	rosacea	酒渣鼻	rosacea
B07.X11			掌瘊	zhǎng hóu	palmar wart	掌疣	palmar wart

主码	附码	皮码	中医病名	汉语拼音病名	英文中医病名	中文病名	英文病名
L30.815		L30.834：	掌心风	zhǎng xīn fēng	palmar eczema	角化过度性掌湿疹	hyperkeratotic palmar eczema
T69.802			掌心风	zhǎng xīn fēng	rhagades	皲裂	rhagades
A22.001		A22.000：	瘴疽	zhàng jū	miasmal carbuncle；cutaneous anthrax	皮肤炭疽	cutaneous anthrax
A22.001		A22.000：	瘴症	zhàng	miasmal symptom；cutaneous anthrax	皮肤炭疽	cutaneous anthrax
B37.203		B37.214：	褶烂	zhě làn	intertrigo	念珠菌性擦烂	candidal intertrigo
M30.001		M30.000：	珍珠疮	zhēn zhū chuāng	polyarteritis nodosa	结节性多动脉炎	polyarteritis nodosa
D29.002		D29.010：	珍珠垢	zhēn zhū gòu	pearly penile papules	珍珠样阴茎丘疹	pearly penile papules
P83.822			枕秃	zhěn tū	pald on occiput	新生儿枕部脱发	neonatal occipital alopecia
B05.901		B05.990：	疹子	zhěn zi	measles	麻疹	measles ；morbilli
I73.001		I73.030：	肢厥	zhī jué	cold syncope；cold limbs	雷诺病	Raynaud disease
I73.001		I73.000：	肢厥	zhī jué	cold syncope；cold limbs	雷诺现象	Raynaud phenomenon
I73.809		I73.810：	肢厥	zhī jué	cold syncope；cold limbs	手足发绀	acrocyanosis
I73.810		R23.840：	肢厥病	zhī jué bìng	cold syncope；cold limbs	红绀病	erythrocyanosis
I73.813			肢厥病	zhī jué bìng	cold syncope；cold limbs	小腿红绀病	erythrocyanosis crurum
I73.001		I73.030：	肢冷	zhī lěng	cold syncope；cold limbs	雷诺病	Raynaud disease
I73.001		I73.000：	肢冷	zhī lěng	cold syncope；cold limbs	雷诺现象	Raynaud phenomenon
I73.809		I73.810：	肢冷	zhī lěng	cold syncope；cold limbs	手足发绀	acrocyanosis
B88.013			脂虫病	zhī chóng bìng	demodicidosis	蠕形螨病	demodicidosis
L94.804		L94.820：	脂肥证	zhī féi zhèng	scleredema	硬肿病	scleredema
L72.121		L72.100：	脂瘤	zhī liú	sebaceous cyst；steatoma	毛根鞘囊肿	trichilemmal cyst
L72.119			脂瘤	zhī liú	sebaceous cyst；steatoma	单发性皮脂腺囊肿	steatocystoma simplex
L72.201		L72.200：	脂瘤	zhī liú	sebaceous cyst；steatoma	多发性皮脂腺囊肿	steatocystoma multiplex
B02.901		B02.910：	蜘蛛疮	zhī zhū chuāng	herpes zoster	带状疱疹	herpes zoster
L13.001		L13.000：	蜘蛛疮	zhī zhū chuāng	dermatitis herpetiformis	疱疹样皮炎	dermatitis herpetiformis
T63.302	X21.901		蜘蛛毒	zhī zhū dú	latrodectism	棕色隐蛛（蜘蛛咬伤）综合征	brown recluse fspiderbite) syndrome
T14.107			蜘蛛咬伤	zhī zhū yǎo shāng	spider bite	蜘蛛咬伤	spider bite
I78.101		I78.110：	蜘蛛痣	zhī zhū zhì	spider nevus	蜘蛛痣	spider nevus ；nevus araneus
B37.210		B37.230：	指疔	zhǐ dīng	finger furuncle；felon；pustule of finger	念珠菌性甲沟炎	candidal paronychia ；paronychia due to candidiasis
L08.914			指疔	zhǐ dīng	finger furuncle；felon；pustule of finger	手指感染	infection of fingers
L03.006			指疔	zhǐ dīng	finger furuncle；felon；pustule of finger	指脓肿	panaritium
L94.601		L94.600：	指节断落	zhǐ jié duàn luò	knuckle break off	箍指病	Ainhum
L30.103			指掌脱皮	zhǐ zhǎng tuō pí	digit – palm desquamate	剥脱性角质松解症	exfoliative keratolysis
L02.411			趾疔	zhǐ dīng	toe furuncle	足部疖	furuncle of the foot
D22. –	M87201/0		痣	zhì	nevus；mole	黑素细胞痣	nevus
T63.001	X20.902		中蛇毒	zhòng shé dú	thanatophidia bite	毒蛇咬伤	thanatophidia bite ；venomous snake bite

主码	附码	皮码	中医病名	汉语拼音病名	英文中医病名	中文病名	英文病名
L02.202			中脘痈	zhōng wǎn yōng	carbuncle on zhōngwǎn point	上腹痈	carbuncle of upper abdomen
A55.X01		A55.x00：	肿结便	zhǒng jié biàn	lymphogranuloma venereum	性病性淋巴肉芽肿	lymphogranuloma venereum
L02.908		L02.910：	肿疡	zhǒng yáng	abscess;swelling sore	崩蚀性脓肿	phagadenic abscess
L03.006			肿疡	zhǒng yáng	abscess;swelling sore	指脓肿	panaritium
L04.911		L04.910：	肿疡	zhǒng yáng	abscess;swelling sore	淋巴结脓肿	abscess lymph node
L02.904		L02.950：	肿疡	zhǒng yáng	abscess;swelling sore	脓肿	abscess
I73.101		I73.100：	肿胀	zhǒng zhàng	swelling and distension	血栓闭塞性脉管炎	thromboangiitis obliterans
L02.404			肘痈	zhǒu yōng	elbow carbuncle	肘部感染	infections of elbow
L53.812			朱砂掌	zhū shā zhǎng	cinnabar palm	遗传性掌红斑	erythema palmaris hereditarum
L53.801		L53.840：	朱砂掌	zhū shā zhǎng	cinnabar palm	掌红斑	erythema palmare;palmar erythema
I78.105		D18.013：	朱砂痣	zhū shā zhì	cinnabar nevus;senile angioma	老年性血管瘤	senile angioma
A46.X01		A46.x00：	茱萸丹	zhū yū dān	erysipelas	丹毒	erysipelas
L56.812			诸菜皮肤中毒	zhū cài pí fū zhòng dú	skin toxin due to vegetable	蔬菜日光性皮炎	dermatitis due to vegetable
L53.001		L53.000：	诸物中毒	zhū wù zhòng dú	toxic erythema	中毒性红斑	toxic erythema
L29.901		L29.900：	诸痒逸风疮	zhū yǎng yì fēng chuāng	pruritus	瘙痒症	pruritus
T63.506	X26.901		诸鱼伤人	zhū yú shāng rén	fishes sting	毒鱼刺伤	venomous fishes sting;poisonous fishes sting
B35.002		B35.006：	蛀发癣	zhù fà xuǎn	bitten hair tinea;tinea capitis	头癣	tinea capitis
L64.901		L64.900：	蛀发癣	zhù fà xuǎn	androgenetic alopecia	雄激素性脱发	androgenetic alopecia
A57.X01		A57.x00：	蛀疳	zhù gān	penis chancre	软下疳	chancroid
I73.101		I73.100：	蛀节疔	zhù jié dīng	furuncle on meddle segment of a finger	血栓闭塞性脉管炎	thromboangiitis obliterans
B36.201			蛀毛癣	zhù máo xuǎn	bitten hair tinea	白癣	tinea alba
L29.901		L29.900：	爪风疮	zhǎo fēng chuāng	pruritus	瘙痒症	pruritus
L60.841			爪甲变黑	zhǎo jiǎ biàn hēi	black nail	黑甲	melanonychia;black nail
L60.301		L60.350：	爪甲枯脆	zhǎo jiǎ kū cuì	dry and brittle nail	脆甲症	onychorrhexis
Q84.608			爪甲枯脆	zhǎo jiǎ kū cuì	dry and brittle nail	先天性脆甲	congenital fagilitas unguium
L60.841			爪甲枯黑	zhǎo jiǎ kū hēi	dry and black nail	黑甲	melanonychia;black nail
L60.301			爪枯	zhǎo kū	dry nails	脆甲症	onychorrhexis
Q84.608			爪枯	zhǎo kū	dry nails	先天性脆甲	congenital fagilitas unguium
L70.901			壮疙瘩	zhuàng gē da	acne lump	痤疮	acne
L91.801		D23.L54：	赘肉瘤	zhuì ròu liú	flyshy tumor	皮赘	skin tag;cutaneous tag
D36.－	M95400/0	D36.160：	赘肉瘤	zhuì ròu liú	flyshy tumor	神经纤维瘤	neurofibroma
D36.－	M95400/0	D36.160：	赘痰核	zhuì tán hé	phlegm node tag	神经纤维瘤	neurofibroma
T69.101			涿(瘃)	zhuō(zhú)	chilblain ;frostbite	冻疮	chilblain ;pernio
G56.401			灼痛	zhuó tòng	burning pain;causalgia	灼痛	burning pain
B76.903		B76.000：	着土痒	zhe tǔ yǎng	itch due to contact－dust	皮肤钩虫病	ancylostomiasis of skin
B36.001		B36.000：	紫白癜风	zǐ bái diàn fēng	purple vitiligo;tinea versicolor	花斑癣	tinea versicolor
D69.204		D69.210：	紫斑	zǐ bān	purple macula	紫癜	purpura

主码	附码	皮码	中医病名	汉语拼音病名	英文中医病名	中文病名	英文病名
K13.013		K13.090:	紫唇	zǐ chún	cheilitis	唇炎	cheilitis
A18.433		A18.476:	紫点疮	zǐ diǎn chuāng	papulonecrotic tuberculid	丘疹坏死性结核疹	papulonecrotic tuberculid
D69.204		D69.210:	紫癜	zǐ diàn	purpura	紫癜	purpura
D69.004		D69.010:	紫癜病	zǐ diàn bìng	purpura	过敏性紫癜	allergic purpura
L43.901		L43.310:	紫癜风	zǐ diàn fēng	lichen planus	扁平苔藓	lichen planus
L42.X01		L42.x00:	紫疥	zǐ jiè	pityriasis rosea	玫瑰糠疹	pityriasis rosea
L04.903		L04.920:	紫疥斑	zǐ jiè bān	red – streakded furuncl; eacute superficial lymphangitis;	急性淋巴管炎	acute lymphangitis
A22.001		A22.000:	紫葡萄疔	zǐ pú táo dīng	cutaneous anthrax	皮肤炭疽	cutaneous anthrax
Q38.201		K14.810:	紫舌胀	zǐ shé zhàng	purplish and swollen tongue	巨舌症	macroglossia
A22.001		A22.000:	紫燕疔	zǐ yàn dīng	purplish vesicle; cutaneous anthrax	皮肤炭疽	cutaneous anthrax
A41.904		A41.910:	走黄	zǒu huáng	carbuncle complicated by septicemia	侵袭皮肤败血症	septicaemia affecting skin
A69.106			走马	zǒu mǎ	noma	急性坏死性溃疡性龈炎	acute necrotising ulcerative gingivitis
A69.106			走马疳	zǒu mǎ gān	noma	急性坏死性溃疡性龈炎	acute necrotising ulcerative gingivitis
A69.106			走马牙疳	zǒu mǎ yá gān	noma	急性坏死性溃疡性龈炎	acute necrotising ulcerative gingivitis
L30.301			瘧皮瘧疮	zǒu pí duō chuāng	infectious eczematoid dermatitis	传染性湿疹样皮炎	infectious eczematoid dermatitis
L30.301			走皮瘧	zǒu pí yī	infectious eczematoid dermatitis	传染性湿疹样皮炎	infectious eczematoid dermatitis
L30.301			走皮瘧疮	zǒu pí yī chuāng	infectious eczematoid dermatitis	传染性湿疹样皮炎	infectious eczematoid dermatitis
A18.408		A18.462:	走鼠疮	zǒu shǔ chuāng	scrofuloderma	瘰疬性皮肤结核	scrofuloderma ; tuberculosis cutis lupoma
L02.412			足背发	zú bèi fā	carbuncle on the doruum of foot	足背痈	carbuncle on the doruum of foot
L03.106			足背发	zú bèi fā	pyogenic carbuncle of back of foot	足蜂窝织炎	cellulitis of foot
L02.411			足底疔	zú dǐ dīng	furuncle on sole; sole boil	足部疖	furuncle of the foot
T69.103			足冻疮	zú dòng chuāng	frostbite of foot	足冻疮	frostbite of foot
L03.106			足发背	zú fā bèi	pyogenic carbuncle of back of foot	足背急性化脓性感染	acute suppurative infection of back of foot
B07.X07			足瘊	zú hóu	foot wart	跖镶嵌疣	mosaic plantar warts
B07.X07		B07.x14:	足瘊	zú hóu	foot wart	跖疣	plantar wart
D18.106	M91700/0	D18.100:	足歼病	zú jiān bìng	lymphangiomatosis	淋巴管瘤	lymphangiomatosis
L30.140:			足蚂蚁窝	zú mǎ yǐ wō	foot ant cote	跖汗疱疹	podopompholyx
L30.202			足气疮	zú qì chuāng	sore of foot qi	皮癣菌疹	dermatophytid
L02.412			足痈	zú yōng	foot carbuncle	足部痈	carbuncle of the foot
L02.412			足痈	zú yōng	foot carbuncle	足部痈	carbuncle of the foot
D18.106	M91700/0	D18.100:	足肿	zú zhǒng	swollen foot	淋巴管瘤	lymphangiomatosis
D18.106	M91700/0	D18.100:	足尰	zú zhǒng	swollen foot	淋巴管瘤	lymphangiomatosis
L40.201		L40.200:	镞指疳	zú zhǐ gān	acrodermatitis continua	连续性肢端皮炎	acrodermatitis continua
L71.001		L71.000:	嘴边疮	zuǐ biān chuāng	perioral sore	口周皮炎	perioral dermatitis
K13.001			嘴角疮	zuǐ jiǎo chuāng	sore at the the corner of mouth	传染性口角炎	perlèche ; infectious stomatitis
K13.015			嘴角疮	zuǐ jiǎo chuāng	sore at the the corner of mouth	口角炎	angular cheilitis

主码	附码	皮码	中医病名	汉语拼音病名	英文中医病名	中文病名	英文病名
B37.009		B37.050：	嘴角疮	zuǐ jiǎo chuāng	sore at the the corner of mouth	念珠菌性口角炎	candidal angular cheilitis
L53.809			醉斑	zuì bān	wine erythema	酒红斑	wine erythema
L02.301			坐板疮	zuò bǎn chuāng	furuncle of buttock; glutreal furuncle; seat sores	臀部疖	furuncle of the buttock

四、国际皮肤科手术及医疗操作编码
(Coding of International Skin Surgery and Medical Procedures)

手术码	手术中文名称	手术英文名称
06.71	甲状舌骨囊肿切除术	excision of thyroglossal cyst
06.71	甲状舌骨瘘切除术	excision of thyroglossal fistula
08.11	眼睑活组织检查	biopsy of eyelid
08.20	睑肿瘤切除术	excision of eyelid tumor
08.22	眼睑疣切除术	excision of eyelid verucca
08.36	睑下垂成形术	blepharochalasis lpasty
08.41	热灼法睑外翻修补术	repair of ectropion by thermocauterization
08.41	热灼法睑内翻修补术	repair of entropion by thermocauterization
08.42	缝合法睑外翻修补术	repair of ectropion by suture technique
08.42	缝合法睑内翻修补术	repair of entropion by thermocautesuture technique
08.43	睑外翻修补术伴楔形部分切除术	repair of ectropion with wedge resection
08.43	睑内翻修补术伴伴楔形部分切除术	repair of entropion with wedge resection
08.44	睑外翻修补术伴重睑术	repair of ectropion with lid reconstruction
08.44	睑内翻修补术伴重睑术	repair of entropion with lid reconstruction
08.59	内眦赘皮矫正术	epicanthal plasty
08.63	毛囊移植眼睑重建术	reconstruction of eyelid with hair follicle grafting
08.70	睑成形术	blepharoplasty
08.70	重睑成形术	construction of double eyelid
08.70	切开法重睑成形术	doubling eyelid operation by incision method
08.70	埋线法重睑成形术	doubling eyelid operation by buried suture method
08.70	缝扎法重睑成形术	doubling eyelid operation by suture and ligation method
08.70	眼轮匝肌悬吊术	suspension operation of orbicularis
08.86	下眼睑皱纹切除术	lower eyelid rhytidectectomy
08.87	上眼睑皱纹切除术	upper eyelid rhytidectectomy
08.89	眉提升术	eyebrow lifting
08.89	眉再造术	eyebrow reconstruction
08.89	眼轮匝肌紧缩术	tightening operation of orbicularis
08.89	下睑袋修复术	prosthesis of baggy deformity
08.89	眉毛移植术	eyebrows grafting
08.89	睫毛再造术	eyelashes reconstruction
08.89	文眉	tattooing eyebrow
08.89	洗眉术	washing eyebrow
08.91	电外科拔睫毛术	electrosurgical epiltion of eyelid
08.92	冷冻外科拔睫毛术	cryosurgical epiltion of eyelid
08.99	文眼线	tattooing lid margin
18.01	耳垂穿孔术	piercing of ear lobe
18.01	耳廓穿孔术	piercing of pinna
18.09	耳前脓肿切开术	preauricular abscessotomy
18.12	外耳活组织检查	biopsy of external ear
18.21	耳前囊肿根治性切除术	radical excision of preauricular cyst
18.21	耳前窦道根治性切除术	radical excision of preauricular sinus
18.29	外耳烧灼术	cauterization of external ear
18.29	外耳凝结术	coagulation of external ear
18.29	外耳冷冻术	cryosurgery of external ear
18.29	外耳刮除术	curettage of external ear
18.29	外耳电凝结术	electrocoagulation of external ear
18.29	副耳切除术	excision of preauricular remnant

手术码	手术中文名称	手术英文名称
18.31	耳郭血管瘤切除术	excision of auricle hemangioma
18.31	外耳肿瘤切除术	external ear tumorectomy
18.79	耳后皮肤移植术	postauricular skin grafting
21.22	鼻活体组织检查	biopsy of nose
21.32	鼻穿孔术	piercing of nose
21.85	隆鼻术	augmentation rhinoplasty
21.85	人造植入物隆鼻术	synthetic implant rhinoplasty
21.86	鼻尖成形术	tip rhinoplasty
21.87	鼻翼成形术	ala rhinoplasty
21.89	酒渣鼻切割术	rasacea cutting
21.89	酒渣鼻磨削术	rasacea resurfacing
21.89	鼻赘切除术	rhinophymaectomy
25.99	舌穿孔术	piercing of tongue
27.01	面部脓肿引流术	drainage of facial region absces
27.23	唇活组织检查	biopsy of lip
27.24	口活组织检查	biopsy of mouth
27.42	唇病损广泛切除术	wide excision of lesion of lip
27.43	唇病损或组织其他切除术	other excision of lesion or tissue of lip
27.43	唇血管瘤切除术	lip hemangiomaectomy
27.43	唇肿瘤切除术	lip tumorectomy
27.49	口腔黏膜病损切除术	excision of lesion of oral mucous
27.49	唇瘘管切除术	excision of lip fistula
27.59	文唇	tattooing lip;lip grain
27.59	文唇线	tattooing lipline;llipline grain
27.59	唇穿孔术	piercing of lips
29.20	鳃裂囊肿切除术	excision of branchial cleft cyst
29.52	鳃裂瘘闭合术	closure of branchial cleft fistula
40.11	淋巴结构活组织检查	biopsy of lymphatic structure
40.29	水囊状淋巴管切除术	excision of cystic hygrome
40.29	淋巴管瘤切除术	excision of lymphangiom
40.29	单纯淋巴结切除术	simple lymphadenctomy
49.03	肛门皮赘切除术	excision of perianal skin tags
49.23	肛门活组织检查	biopsy of anus
49.32	肛门病损烧灼术	cauterization of lesion of anus
49.39	肛门尖锐湿疣切除术	excision of condyloma acuminatum of anus
49.39	肛门尖锐湿疣冷冻术	condyloma acuminatum of anus by cryosurgery
49.39	肛门尖锐湿疣烧灼术	condyloma acuminatum of anus by cauterization
58.39	尿道尖锐湿疣烧灼术	condylomata acuminata of urethra by cauterization
58.39	尿道尖锐湿疣冷冻术	condylomata acuminata of urethra by cryosurgery
60.97	前列腺射频热疗	prostate radiofrequency thermotheray
60.99	前列腺药物输注	prostate medicine infusion
61.11	阴囊活组织检查	biopsy of scrotum
61.30	象皮肿病变组织切除植皮术	elephantiasic tissue excision and skin grafing
61.30	阴囊佩吉特病切除术	excision of scrotal Paget's disease
61.30	阴囊佩吉特病 Mohs 切除术	scrotal Paget's disease Mohsectomy
61.30	阴囊病损切除术	excision of scrotal lesion
61.30	部分阴囊切除术	partial scrotectectomy of scrotum
61.30	阴囊病损电灼术	lesion of scrotum by electrocautery
61.30	阴囊象皮病复位术	reduction of elephantiasis of scrotum
64.00	包皮环切术	circumcision
64.11	阴茎活组织检查	biopsy of penis
64.20	阴茎佩吉特病 Hohs 切除术	penile Paget's disease Mohsectomy
64.20	阴茎佩吉特病切除术	excision of penile Paget's disease
64.99	阴茎病损电灼术	electrocautery of lesion of penis
64.99	阴茎病损微波烧灼术	microwave cauteriztion of lesion of penis

手术码	手术中文名称	手术英文名称
64.99	阴茎病损冷冻术	cryosurgery of lesion of penis
64.99	阴茎病损激光烧结术	laser cauteriztion of lesion of penis
64.99	阴茎美容术	aesthetic penis surgery
67.32	子宫颈病损烧灼术	cauterization of lesion of cervix
67.33	子宫颈病损冷冻术	cryosurgery of lesion of cervix
70.33	阴道病损烧灼术	cauterization of lesion of vagina
70.33	阴道病损冷冻术	cryosurgery of lesion of vagina
70.76	处女膜修复术	hymen repair
70.79	阴道紧缩术	vaginal tightening surgery
71.11	女阴活组织检查	biopsy of vulvar
71.31	女阴肿瘤切除术	pudendum tumorectomy
71.32	女阴佩吉特病切除术	excision of vulval Paget's disease
71.91	阴毛美容术	aesthetic pubes surgery
71.92	阴唇美容术	aesthetic labia surgery
82.04	掌间隙切开术伴引流术	incision with drainage of lalmar space
82.04	掌鱼际间隙切开术伴引流术	incision with drainage of thenar space
82.25	手皮肤磨削术	dermabrasion of hand
82.26	手皮附属物结扎术	ligation of dermal appendage of hand
82.29	手部瘢痕松解术	hand scartomy
82.92	手黏液囊抽吸	aspiration bursa of hand
82.94	手黏液囊治疗性物质注射	injection of therapeutic substance into bursa of hand
83.96	黏液囊治疗性物质注射	injection of therapeutic substance into bursa
85.11	闭合性[经皮][针吸]乳房活组织	closed [percutaneous][needle] biopsy of breast
85.12	开放性乳房活组织检查	open biopsy of breast
85.24	副乳头切除术	excision of accessory nipple
85.24	异位乳房组织切除术	excision of ectopic breast tissue
85.25	乳头切除术	excision of nipple
85.30	乳房缩小成形术	reductive mammoplasty
85.50	乳房增大成形术	augmentation mammoplasty
85.51	单侧充注型乳房植入术	unilateral inflatable breast prosthetic implantation
85.52	双侧充注型乳房植入术	bilateral inflatable breast prosthetic implantation
85.53	单侧硅凝胶乳房植入术	unilateral silicone gel filled breast prosthetic implantation
85.54	双侧硅凝胶乳房植入术	bilateral silicone gel filled breast prosthetic implantation
85.86	乳头移位术	transposition of nipple
85.87	乳头成形术	nipple plasty
85.89	乳头再造术	nipple – areika reconstruction
85.89	乳房美容术	breast cosmesis
85.93	乳房植入物修正术	revision of breast
85.94	乳房植入物去除术	removal biopsy of breast
85.95	乳房组织扩张器植入	insertion of breast tissue expander
85.96	乳房组织扩张器去除	removal of breast tissue expander
86.01	甲脓肿抽吸术	aspiration of abscess of nail
86.01	皮肤脓肿抽吸术	aspiration of abscess of skin
86.01	皮下组织脓肿抽吸术	aspiration of abscess of subcutaneous
86.01	甲血肿抽吸术	aspiration of hematoma of nail
86.01	皮肤血肿抽吸术	aspiration of hematoma of skin
86.01	皮下组织血肿抽吸术	aspiration of hematoma of subcutaneous
86.01	甲血清肿抽吸术	aspiration of seroma of nail
86.01	皮肤血清肿抽吸术	aspiration of seroma of skin
86.01	皮下组织血清肿抽吸术	aspiration of seroma of subcutaneous
86.02	皮肤病损充填物质注射	skin lesion injection of filling material
86.02	皮肤缺损充填物质注射	skin defect injection of filling material
86.02	皮肤病损充填物质置入	skin lesion insertion of filling material
86.02	皮肤缺损充填物质置入	skin defect insertion of filling material
86.02	文身术	tattooing

手术码	手术中文名称	手术英文名称
86.03	藏毛窦切开术	incision of pilonidal sinus
86.03	藏毛囊肿切开术	incision of pilonidal cyst
86.04	刮除术	curettage
86.04	跖疣刮除术	curettage of plantar wart
86.04	传染性软疣刮除术	curettage of molluscum contagiosum
86.04	寻常疣刮除术	curettage of verruca vulgaris
86.04	化脓性肉芽肿刮除术	curettage of granuloma pyogenicum
86.04	外伤性表皮囊肿刮除术	curettage of traumatic epidermal cyst
86.04	血管球瘤刮除术	curettage of glomangioma
86.04	痤疮粉刺去除术	removal of acne
86.04	皮肤和皮下组织切开术	skin and subcutisectomy
86.05	皮肤和皮下组织异物切开术伴去除术	incision with removal of foreign body from skin and subcutneous tissue
86.05	皮肤扩张器去除术	removal of expander from skin
86.05	皮肤软组织扩张器去除术	removal of expander from skin soft tissue
86.05	去除文身	tattooing tattoo;tattoo removal
86.09	皮肤窦道探查术	exploration of skin sinus tract
86.09	表浅凹窝探查术	exploration of superficial fossa
86.09	毛囊凹陷探查术	exploration of undercutting of hair follicle
86.11	皮肤活组织检查	biopsy of skin
86.11	皮肤手术活组织检查	biopsy of skin operations
86.11	皮肤钻取活组织检查	biopsy of skin punch
86.11	皮肤和皮下组织活组织检查	biopsy of skin and subcutaneous tissue
86.21	皮肤和皮下组织切除术	excision of skin and subcutaneous tissue
86.21	藏毛囊肿切除术	excision of pilonidal cyst
86.21	藏毛窦切除术	excision of pilonidal sinus
86.22	皮肤清创术	skin wound cleanness
86.22	坏死组织清创术	excision debridement of devitalized tissue
86.22	坏死物清创术	excision debridement of necrosis
86.22	腐肉清创术	excision debridement of sough
86.23	指甲去除术	removal of nail
86.23	趾甲去除术	removal of toenail
86.23	甲床去除术	removal of nail deb
86.23	甲褶去除术	removal of nail fold
86.23	甲下外生骨疣刮除术	curettage of subungual exostosis
86.24	皮肤化学剥脱术	skin chemical peeling;chemical exfoliation
86.24	皮肤化学剥脱除皱术	skin chemical exfoliation rhytidectomy
86.24	果酸换肤术	resurfacing
86.25	皮肤磨削术	dermabrasion
86.25	激光皮肤磨削术	laser skin resurfacing
86.25	无瘢痕皮肤磨削术	scar - free skin resurfacing
86.25	无焦痂分层皮肤磨削术	layer by layer eschar - free skin resurfacing
86.25	无焦痂单层皮肤磨削术	single layer eschar - free skin resurfacing
86.25	微晶皮肤磨削术	dermabrasion by microcrystal
86.26	皮附属物结扎术	ligation of dermal appendage
86.27	甲清创术	debridement of nail
86.27	甲床清创术	debridement of nail deb
86.27	甲褶清创术	debridement of nail fold
86.28	刷洗清创术	debridement of brushing
86.28	冲洗(高压下)清创术	debridement of irrigation(under pressure)
86.28	擦洗清创术	debridement of scrubbing
86.28	洗涤清创术	debridement of washing
86.28	蛆清创疗法	maggol therapy
86.30	电灼术	electrocautery
86.30	皮肤双极电灼术	skin bipolar [electric] cautery
86.30	皮肤单极电灼术	skin monopolar [electric] cautery

手术码	手术中文名称	手术英文名称
86.30	皮肤单极电凝术	skin monopolar coagulation
86.30	皮肤双极电凝术	skin bipolar coagulation
86.30	皮肤激光切割术	skin by laser incisional surgery
86.30	皮肤激光烧灼术	skin by laser cauterization
86.3	皮肤微波烧灼术	skin by microwave cauterization
86.30	皮肤电离子切割术	skin by incisional eletroion
86.30	皮肤电离子烧灼术	skin by cauterization eletroion
86.30	皮肤冷冻手术	skin cryosurgery
86.30	皮下组织病损切除术	subcutis disease
86.30	激光疗法	Laser therapy
86.30	氦氖激光疗法	helium – neon laser therapy；He – Ne laser therapy
86.30	连续式二氧化碳激光疗法	continuous carbon dioxide laser therapy
86.30	脉冲式二氧化碳激光疗法	pulsed carbon dioxide laser therapy
86.30	掺钕钇铝石榴子石激光疗法	neodymium – doped yttrium aluminum garnet laser therapy
86.30	掺铒钇铝石榴石子激光疗法	erbium – doped yttrium aluminum garnet laser therapy
86.30	染料激光疗法	dye laser therapy
86.30	Q 开关红宝石激光疗法	Q – switched ruby laser therapy
86.30	半导体激光疗法	semi – conductor laser therapy
86.30	紫翠玉（蓝）宝石激光疗法	alexandrite（blue）sapphire laser therapy
86.30	鲜红斑痣激光去除术	laser removal of naevus flammeus
86.30	太田痣激光去除术	laser removal of Ota's naevus
86.30	黑素细胞痣激光去除术	laser removal of melanocytic naevus
86.30	雀斑激光去除术	laser removal of freckles
86.30	黑子激光去除术	laser removal of lentigo
86.30	蜘蛛痣激光去除术	laser removal of spider naevus
86.30	毛细血管扩张激光去除术	laser removal of telangiectasia
86.30	激光换肤术	laser resurfacing
86.40	腋臭剥离术	underarm odour decollement
86.40	汗腺肿瘤切除术	sweat glands tumorectomy
86.40	小汗腺螺旋腺瘤切除术	eccrine spiradenomaectomy
86.40	皮肤病损切除术	excision of skin lesion
86.40	皮肤钙质沉着切除术	excision of calcinosis cutis
86.40	乳头状皮炎病损切除术	excision of lesion of papillaris dermatitis
86.40	腋臭切除术	excision of underarm odour
86.40	表皮囊肿切除术	excision of epidermal cyst
86.40	脂肪瘤切除术	lipomaectomy
86.40	皮肤恶性肿瘤切除术	excision of malignant cutaneous tumor
86.40	鳞状细胞癌切除术	excision of squamous cell carcinoma
86.40	鳞状细胞癌莫斯切除术	squamous cell carcinoma Mohsectomy
86.40	鲍恩病切除术	excision of Bowen's disease
86.40	鲍恩病莫斯切除术	Bowen's disease Mohsectomy
86.40	脂溢性疣切除术	seborrheic verrucaectomy
86.40	血管瘤切除术	hemangiomaectomy
86.40	足修治术	foot repair technique
86.40	跖疣修治术	plantar wart repair technique
86.40	鸡眼修治术	clavus repair technique
86.40	胼胝修治术	callus repair technique
86.40	毛细血管扩张切割术	telangiectasia cutting
86.40	斑秃划痕术	alopecia areata nick
86.40	放射性皮炎病损切除术	excision of lesion of radiodermatitis
86.40	纤维组织细胞瘤切除术	excision of fibrohistiocytoma
86.40	角化棘皮瘤切除术	excision of keratoacanthoma
86.40	疣状痣切除术	excision of verrucous naevus
86.40	巨痣切除术	excision of giant neaevus
86.40	痣切除术	neaevusectomy

手术码	手术中文名称	手术英文名称
86.40	毛痣切除术	excision of hair naevus
86.40	皮脂腺痣切除术	excision of sebaceus naevus
86.40	结缔组织痣切除术	excision of connective tissue naevus
86.40	皮肤淀粉样变磨削术	amyloidosis cutis resurfacing
86.40	白癜风磨削术	vitiligo resurfacing
86.40	汗孔角化病磨削术	porokeratosis resurfacing
86.40	意外粉粒沉着磨削术	accidental tattoos resurfacing
86.40	痣磨削术	naevus resurfacing
86.40	疤痕磨削术	scar resurfacing
86.40	颜面粟粒性狼疮疤痕磨削术	lupus miliaris faciei scar resurfacing
86.40	基底细胞癌莫斯切除术	basal cell carcinoma Mohsectomy
86.40	基底细胞癌切除术	excision of basal cell carcinoma
86.40	皮肤病损根治性切除术	radical excision of skin lesion
86.51	头皮再植术	replantatilon of scalp
86.60	植皮术	skin grafting
86.60	皮片移植术	free skin grafting
86.60	内嵌植皮术	inlay skin grafting
86.60	外嵌植皮术	onlay skin grafting
86.60	重叠植皮术	overlapping skin grafting
86.60	隧道植皮术	tunnel skin grafting
86.60	种子植皮术	seed skin grafting
86.60	延期移植术	delayed skin grafting
86.60	皮瓣移植术	skin flap grafting
86.60	真皮移植术	dermis grafting
86.60	游离植皮术	free skin grafting
86.61	手全层植皮术	full – thickness skin graft to hand
86.62	手其他植皮术	other skin graft to hand
86.63	其他部位全层植皮术	full – thickness skin graft to other sites
86.64	腋毛移植术	axillary grafting
86.64	头发移植术	hair grafting
86.64	睫毛移植术	eyelashes grafting
86.64	阴毛移植术	pubic hair grafting
86.64	激光毛发移植术	laser hair transplantation
86.65	异体植皮术	heterograft to skin
86.65	猪皮植皮术	pigskin grafting
86.66	自体表皮移植术	auto – epidermal grafting
86.66	供体羊膜植皮术	amnionic membrane from donor skin grafting
86.66	供体植皮术	skin from doner grafting
86.66	白癜风植皮术	vitiligo skin grafting
86.66	白癜风表皮移植术	vitiligo epidermal grafting
86.66	白癜风表皮细胞悬液移植术	vitiligo epidermal cell grafting
86.66	白癜风自体黑素细胞移植术	vitiligo auto – melanocyte grafting
86.66	白癜风异体黑素细胞移植术	vitiligo foreign – melanocyte grafting
86.67	皮肤再生移植术	dermal regenerative grafting
86.67	人工植皮术	artificial skin grafting
86.67	创建"真皮"移植术	creation of "neodermis" grafting
86.67	脱细胞处理异体真皮移植术	decellularized allodermis grafting
86.67	体被矩形植入术	integumentary matrix implants
86.67	皮肤全层假体植入术	prosthetic implant of dermal layer of skin
86.67	皮肤再生皮肤层移植术	regennerate dermal layer of skin grafting
86.67	表皮细胞移植术	epidermis cell of grafting
86.69	脂肪移植术	fat grafting
86.69	脂肪颗粒移植术	fat franule grafting
86.69	真皮脂肪移植术	dermis – fat grafting
86.69	趾甲移植术	toe nail grafting

手术码	手术中文名称	手术英文名称
86.69	趾甲部分移植术	partial toe nail grafting
86.69	趾甲全部移植术	total toe nail grafting
86.69	趾甲复合移植术	compound toe nail grafting
86.69	黏膜移植术	mucosa fat grafting
86.69	脂肪颗粒注射移植术	fat granule injection grafting
86.81	面部松弛修补术	repair for facial weakness
86.82	面部除皱术	facial rhytidectomy
86.82	前额皱纹切除术	forehead rhytidectomy;forehead lifting
86.82	颞部皱纹切除术	temporal rhytidectomy;temporal lifting
86.82	面颈除皱术	faciocervical rhytidectomy;faciocervical lifting
86.82	手部皱纹切除术	hand rhytidectomy
86.82	软组织提紧术	soft tissue tightening
86.82	面提升术	faec lift
86.83	肿胀脂肪吸除术	tumescent liposuction
86.83	脂肪切除术	lipectomy
86.83	减脂术	defatting
86.83	脂肪抽吸术	suction lipetomy;liposuction
86.83	颏下脂肪切除术	submental lipectomy
86.83	腹壁(下垂)脂肪组织减少术	reduction of adipose tissue of abdominal wall(pendulous)
86.83	臂(蝙蝠翼状)脂肪组织减少术	reduction of adipose tissue of arms(bendulous)
86.83	臀脂肪组织减少术	reduction of adipose tissue of buttock
86.83	大腿(转子脂肪过多症)脂肪组织减少术	reduction of adipose tissue of thighs(trochateric lipomatosis)
86.84	瘢痕疙瘩切除术	keloidectomy
86.84	皮肤瘢痕松解术	skin scartomy
86.85	并指(趾)矫正术	correction of syndactyly
86.86	甲成形术	onychoplasty
86.89	除皱术	rhytidectomy;lifting
86.89	内窥镜面部除皱术	endoscopic face rhytidectomy
86.89	笑靥成形术	dimple formation;dimple - plasty
86.89	脐穿孔术	piercing of umbilical
86.91	供体部位皮肤切除术伴闭合术	excision of skin with closure of donor site
86.92	脱毛术	epilation;depilation
86.92	电解脱毛术	electrolytic depilation
86.92	激光脱毛术	laser hair epilation
86.92	腋臭拔毛术	underarm odour depilation
86.93	皮肤扩张术	skin expansion
8693	组织扩张器植入	insertion of tissue expander
90.51	血细菌涂片显微镜检查	microscopic examination of blood of bacterial smear
90.51	血细菌培养显微镜检查	microscopic examination of blood of culture
90.51	血培养和敏感试验显微镜检查	microscopic examination of blood of culture and sensitivity
90.51	寄生虫学血显微镜检查	microscopic examination of blood of parasitology
90.51	毒理学血显微镜检查	microscopic examination of blood of toxicology
90.51	梅毒螺旋体显微镜检查	microscopic examination of spirochaeta pallida
90.51	梅毒螺旋体暗视野显微镜检查	dark - field microscopy examination of treponema pallidum
90.51	梅毒螺旋体荧光染色显微镜检查	staining microscopy examination of treponema pallidum
90.51	梅毒螺旋体组织切片显微镜检查	biopsy microscopy examination of treponema pallidum
91.61	毛发显微镜检查	microscopic examination of hair
91.61	毛发真菌显微镜检查	microscopic examination of hair fungal
91.61	毛发真菌培养显微镜检查	microscopic examination of hair fungal culture
91.61	毛发真菌培养和敏感试验显微镜检查	microscopic examination of skin fungal culture and sensitivity
91.62	指(趾)甲显微镜检查	microscopic examination of nail
91.62	甲真菌显微镜检查	microscopic examination of nail fungal
91.62	甲真菌培养显微镜检查	microscopic examination of nail fungal culture
91.62	甲真菌培养和敏感试验显微镜检查	microscopic examination of skin fungal culture and sensitivity
91.63	皮肤显微镜检查	microscopic examination of skin

手术码	手术中文名称	手术英文名称
91.63	皮肤真菌显微镜检查	microscopic examination of skin fungal
91.63	皮肤真菌培养检查	microscopic examination of skin fungal culture
91.63	皮肤真菌培养和敏感试验显微镜检查	microscopic examination of skin fungal culture and sensitivity
91.63	皮肤寄生虫学显微镜检查	microscopic examination of skin parasitology
91.63	皮肤蠕形螨显微镜检查	microscopic examination of skin demodicid
91.63	皮肤疥螨显微镜检查	microscopic examination of skin scabies
91.63	阴虱检查	examination of pediculosis pubis
91.63	皮肤切刮涂片麻风杆菌检查	skin check by painting film M. leprae
91.63	淋球菌检查	examination of neisseria gonorrhoeae
91.63	衣原体涂片显微镜检查	smear microscopy examination of chlamydia
91.19	衣原体抗原检查	examination of clearview chlamydia
91.19	衣原体免疫荧光检查	examination of chlamydia immunofluorescence
91.19	皮肤直接免疫荧光检查	examination of skin direct immunofluorescence
91.19	皮肤间接免疫荧光检查	examination of skin indirect immunofluorescence
91.19	补体结合免疫荧光检查	examination of complement – linked immunosorbent
91.19	斑贴试验	patch test
91.19	划破试验	scratch test
91.19	皮内试验	intracutaneous test
91.19	挥发性变应原(空气播散)试验	volatile should change the original (vir disseminated) test
91.19	变应原检测体外试验	in vitro allergen test
91.19	玻片压诊法检查	slide pressing law
91.19	皮肤划痕试验	skin scratch tests
91.19	皮肤紫外线最小红斑量测定	minimal erythemal dose(MED)
91.19	滤过紫外线检查	UV filtering inspection
91.19	组胺试验	histamine test
91.19	出汗试验	sweating test
91.19	立毛肌试验	pilomotor muscle test
91.19	非梅毒螺旋体抗原试验	
91.19	梅毒螺旋体抗原试验	treponema pallidum antigen test
91.19	醋酸白(甲苯胺蓝)试验	white acetate (toluidine blue) test
91.19	卟啉检查	porphyrin inspection
91.19	尿液尿卟啉检查	urine uroporphyrinogen inspection
91.19	尿液尿胆原检查	urine urobilinogen inspection
91.19	粪卟啉检查	fecal porphyrin inspection
91.19	红细胞中卟啉检查	RBC porphyrin inspection
91.19	红细胞中卟啉荧光镜计数检查	erythrocyte count porphyrin fluorescence microscopy inspection
91.19	红斑狼疮细胞检查	lupus erythematosus cell inspection
92.21	表浅放射治疗	superficial radiation
92.32	钴 60 放射治疗	Cobalt 60 radiation
93.33	水疗	hydrotherapy
93.33	硫磺浴	sulfur bath
93.33	药浴	medicated bath
93.33	中药蒸汽浴	Chinese traditional medicine vapor bath
93.35	针刺疗法	acupuncture therapy
93.35	针刺伴艾灸	acupuncture with smouldering moxa
93.35	热敷	hot compress
93.35	热疗	hyperthermia
93.35	红外线放射治疗	infrared irradiation
93.35	灸术	moxibustion
93.35	石蜡浴疗法	paraffin bath therapy
93.39	其他物理治疗	other physical therapy
93.39	超声美容术	ultrasonic cosmesis
93.39	低频电疗美容术	low frequency electrotherapy cosmesis
93.39	高频电疗美容术	high frequency electrotherapy cosmesis
93.39	超声吸脂术	ultrasonic liposuction

手术码	手术中文名称	手术英文名称
93.39	电子脂肪分解术	electrolipolysis
93.39	光子嫩肤术	photonrejuvenation
99.12	脱敏疗法	desensitization
99.14	丙球蛋白注射	injection of gamma globulin
99.23	可的松注射	injection of cortisone
99.24	曲安奈德注射	injection of triamcinolone acetonide
99.24	复方二倍他米松(得宝松)注射	injection of compound betamethasone
99.29	肉毒毒素注射	injection of botulinum toxin
99.82	紫外线光疗法	ultraviolet light therapy
99.82	紫外线 A1 光疗法	ultraviolet A1(UVA1)light therapy
99.82	紫外线 B 光疗法	ultraviolet B(UVB)light therapy
99.82	紫外线 NB－B 光疗法	narrow band ultraviolet B(NB－UVB)light therapy
99.82	紫外线 A 光化学疗法	ultraviolet A photochemotherapy
99.82	紫外线 B 光化学疗法	ultraviolet B photochemotherapy
99.82	紫外线 C 光化学疗法	ultraviolet C photochemotherapy
99.83	蓝光疗法	blue light therapy
99.88	体外光化学疗法	extracorporeal photochemotherapy
99.99	水蛭疗法	leech therapy

五、国际遗传性皮肤病与基因
(International Genodermatosis and Gene)

主码	附码	皮码	中文病名	英文病名	基因位点	序号	基因位置
B07.X08			疣状表皮发育不良	epidermodysplasia verruciformis	17q25	226400	605828 *EV1*,*EVER1*
C43.901	M87200/3		皮肤恶性黑素瘤	cutaneous malignant melanoma	1p36	155600	155600 *CMM*,*MLM*,*DNS*
			皮肤恶性黑素瘤Ⅱ	cutaneous malignant melanoma Ⅱ	9p21	155601	600160 *CDKN2A*,*MTS1*,*P16*,*MLM*,*CMM2*
C43.905			黑素瘤及神经系统肿瘤综合征	melanoma and neural system tumour syndrome	9p21	155755	600160 *CDKN2A*,*MTS1*,*P16*,*MLM*,*CMM2*
C43.908			胰腺癌/黑素瘤综合征	pancreatic cancer/melanoma syndrome	9p21	606719	600160 *CDKN2A*,*MTS1*,*P16*,*MLM*,*CMM2*
C44.-	M80900/3	C44.L21:	基底细胞癌	basal cell carcinoma	5q13.3	139150	139150 *RASA1*,*GAP*,*CMAVM*,*PKWS*
			基底细胞癌	basal cell carcinoma	9q31	132800	132800 *MSSE*,*ESS1*
C44.-			体表烧伤瘢痕性鳞状细胞癌	somatic burn scar - related squamous cell carcinoma	10q24.1	601859	134637 *TNFRSF6*,*APT1 FAS*,*CD95*
C94.302	M99000/3		肥大细胞增生症斑驳病伴血液病	piebaldism mastocytosis with associated haematological disorder	4p12	164920	164920 *KIT*,*PBT*
C95.909			多发性咖啡牛奶色素斑伴白血病	multiple cafe - au - lait spots with leukemia	2p22 - p21	114030	609309 *MSH2*,*COCA1*,*FCC1*,*HNPCC1*
D18.-	M87110/0		球静脉异形	glomuvenous malformations	1p22 - p21	138000	601749 *GLML*,*GVM*,*VMGLOM*
D18.1	M91740/1		淋巴管平滑肌瘤病	lymphangioleiomatosis	9q34	606690	605284 *TSC1*,*LAM*
			体表淋巴管平滑肌瘤病	somatic lymphangioleiomyomatosis	16p13.3	606690	191092 *TSC2*,*LAM*
D23.-	M81010/0		伯特-霍格-杜布综合征	Birt - Hogg - Dubé syndrome	17p11.2	135130	BHD
D23.-	M82000/0	D23.L33:	家族性圆柱瘤病	familial cylindromatosis		132700	*CYLD1*
D23.901	M81000/0		家族性多发性毛发上皮瘤	familial multiple trichoepithelioma	9p21	601606	601606 *MFT*,*TEM*
D36.-	M95600/0	D36.150:	神經鞘瘤病	neurolemmomatosis	22q12.2	101000	607379 *NF2*
D48.515		D48.560:	考登病	Cowden's disease	10q23.31	158350	601728 *PTEN*,*MMAC1*
D48.902			默尔-托尔综合征	Muir - Torre syndrome	2p22 - p21	158320	609309 *MSH2*,*COCA1*,*FCC1*,*HNPCC1*
D61.001		D61.010:	范科尼贫血,A 群完全型	Fanconi's anaemia, complementation group A	16q24.3	227650	609309 *MSH2*,*COCA1*,*FCC1*,*HNPCC1*
			范科尼贫血,B 群完全型	Fanconi's anaemia, complementatation group B	13q12.3	227660	600185 *BRCA2*,*FANCB FANCD1*
			范科尼贫血,B 群完全型	Fanconi's anaemia, complementation group B	Xp22.31	300514	300515 *FAAP95*,*FAAP90*,*FLJ34064*,*FANCB*
			范科尼贫血,D1 群完全型	Fanconi's anaemia complementaion group D1	13q12.3	605724	600185 *BRCA2*,*FANCB FANCD1*
			范科尼贫血,E 群完全型	Fanconi's anaemia, complementation group E	6p22 - p21	600901	600901 *FANCE*,*FACE*
			范科尼贫血,F 群完全型	Fanconi's anaemia, complementation group F	11p15	603467	603467 *FANCF*
			范科尼贫血,G 群完全型	Fanconi's anaemia, complementation group G	9p13	602956	602956 *XRCC9*,*FANCG*
D72.107		D72.120:	特发性嗜酸粒细胞增多综合征	idiopathic hypereosinophilic syndrome	4q12	607685	173490 *PDGFRA*

主码	附码	皮码	中文病名	英文病名	基因位点	序号	基因位置
D76.102			家族性噬血细胞性淋巴组织细胞增生症Ⅱ	familial haemophagocytic lymphohistocytosis Ⅱ	10q22	603553	170280 *PRF1*, *HPLH2*
D81.201		D81.210:	奥门综合征	Omenn syndrome	11p13	603554	179615 *RAG1*
					11p13	603554	179616 *RAG2*
					10p	603554	605988 *ARTEMIS*, *SCIDA*
D82.001		D82.000:	维斯科特－奥尔德里奇综合征	Wiskott－Aldrich syndrome	Xp11.23－p11.22	301000	300392 *WAS*, *IMD2*, *THC*
D82.201			软骨毛发发育不全	cartilage－hair hypoplasia	9p21－p12	250250	157660 *RMRP*, *PMRPR*, *CHH*
D82.301			自体免疫性淋巴增生综合征	autoimmune lympho－proliferative syndrome	10q24.1	601859	134637 *TNFRSF6*, *APT1 FAS*, *CD95*
D82.401		D82.400:	高 IgE 综合征	Hyper－IgE syndrome	4q21	147060	147060 *HIES*
D84.110			穆克尔－韦尔斯	Muckle－Wells syndrome		120100	606416 *CIAS1*, *FCU*, *FCAS*, *NALP3*, *PYPAF1*
D84.118		D84.110:	X 连锁家族性血管神经性水肿	angioneurotic oedema, hereditary, X－linked	chr X	300268	300268 *HAEX*, *HAE3*
			遗传性血管性水肿	hereditary angio－oedema,	11q11－q13.1	106100	606860 *C1NH*, *HAE1*, *HAE2*
D84.802			格雷塞尔综合征Ⅰ型	Griscelli's synerome type Ⅰ	15q21	214450	160777 *MYO5A*, *MYH12*, *GS1*
D84.803			格雷塞尔综合征Ⅱ型	Griscelli's synerome type Ⅱ	15q21	607624	603868 *RAB27A*, *RAM*, *GS2*
D84.811			希梅克免疫－骨发育不良	Schimke immuno－osseous dysplasia		162200	
D84.812			T 细胞免疫缺陷症，先天性秃发及甲营养不良	T－cell immunodeficiency, congenital alopecia, and nail dystrophy		601705	
E22.003		E22.000:	肢端肥大症	acromegaly	16p13.3	102200	182455 *SSTR5*
E34.802		E34.860:	哈钦森－吉尔福特早老症	Hutchinson－Gilford progeria	1q21.2	176670	
E34.804		E34.820:	维尔纳综合征	Werner's syndrome		277700	604611 *RECQL2*, *RECQ3*, *WRN*
E70.101		E70.000:	苯丙酮尿症	phenylketonuria, PKU	12q24.1	261600	*PAH*, *PKU1*
E70.324			高酪氨酸血症Ⅱ型	tyrosinaemia type Ⅱ	16p22.1－q22.3	276600	276600 *TAT*
			高酪氨酸血症Ⅲ型	tyrosinaemia type Ⅲ	12q24－qter	276710	609695 *HPD*
		E70.314:	眼皮肤白化病Ⅱ型	oculocutaneous albinism type Ⅱ	15q11.2－q12	203200	203200 *OCA2*, *P*, *PED*, *D15S12*, *BOCA*
E70.201			高酪氨酸血症Ⅰ型	tyrosinaemia type Ⅰ	15q23－q25	276700	*FAH*
E70.206		E70.210:	黑酸尿症	alkaptonuria	3q21－q23	203500	
E70.301		E70.300:	先天性色素缺乏	achromia congenitalis			
E70.305			白化病，棕色眼皮	albinism, brown oculoutaneous	15q11.2－q12	203200	203200 *OCA2*, *P*, *PED*, *D15S12*, *BOCA*
			眼皮肤白化病Ⅳ型	oculocutaneous albinism type Ⅳ	5p	606574	606202 *MATP*, *AIM1*
			棕色白化病	brown albinism	9p23	203290	115501 *TYRP1*, *CAS2*, *GP75*
E70.306			暗红色白化病	rufous albinism	9p23	278400	115501 *TYRP1*, *CAS2*, *GP75*
E70.316		E70.320:	华滕伯格综合征	Waardenburg's syndrome		193150	
			华滕伯格综合征/白化病二基因	Waardenburg syndrome/albinism, digenic	11q14－q21	103470	606933 *TYR*
			华滕伯格综合征/眼白化病二基因	Waardenburg'syndrom/ocular albnism, digenic	3p14.1－p12.3	103470	156845 *MITR*, *WS2A*
			华滕伯格综合征Ⅰ型	Waardenburg's syndrome type Ⅰ	2q35	193500	606597 *PAX3*, *WS1*, *HUP2*, *CAHS*

主码	附码	皮码	中文病名	英文病名	基因位点	序号	基因位置
			华滕伯格综合征 2B 型	Waardenburg's syndrome type 2B	1p21 – p13.3	600193	600193 *WS2B*
			华滕伯格综合征 Ⅱ A 型	Waardenburg's sndrome type Ⅱ A	3p14.1 – p12.3	193510	156845 *MITR*, *WS2A*
			华滕伯格综合征 Ⅱ C 型	Waardenburg's syndrome type Ⅱ C	8p23	606662	606662 *WS2C*
			华滕伯格综合征 Ⅲ 型	Waardenburg's syndrome type Ⅲ	2q35	148820	606597 *PAX3*, *WS1*, *HUP2*, *CAHS*
			华滕伯格综合征 Ⅳ 型（Waardenburg – Hirschsprung 病）	Waardenburg's syndrome type Ⅳ		277580	*SOX10*, *EDN3*, *EDNRB*
E70.317			内特尔希普 – 福尔斯型眼白化病	Nettleshop – Falls type ocular albinism	Xp22.3	300500	300500 *OA1*
			内特尔希普 – 福尔斯型眼白化病	Nettleshop – Falls type ocular albinism	Xp22.3	300650	300650 *OASD*
E70.320			眼白化病，常染色体隐性	ocular albinism, autosomal recessive		203200	203200 *OCA2*, *P*, *PED*, *D15S12*, *BOCA*
E70.323			眼皮肤白化病 Ⅰ A 型	oculocutaneous albinism type Ⅰ A	11q14 – q21	203100	606933 *TYR*
			眼皮肤白化病 Ⅰ B 型	oculocutaneous albinism type Ⅰ B	11q14 – q21	606952	606933 *TYR*
E70.325		E70.318：	类白化病	albinoidism	?	126070	
E70.326		E70.340：	谢迪埃克 – 赫加希综合征	Chédiak – Higashi syndrome	1q42 – q42.2	214500	606897 *CHS1*, *LYST*
E70.328		E70.358：	蒂策综合征	Tietze's syndrome[Ⅰ]	3p14.1 – p12.3	103500	156845 *MITR*, *WS2A*
E70.329		E70.360：	赫曼斯基 – 普德拉克综合征	Hermansky – Fudlak syndrome	3q24	203300	606118 *HPS3*
			赫曼斯基 – 普德拉克综合征	Hermansky – Fudlak syndrome	chr5	608233	603401 *AP3B1*, *ADTB3A*, *HPS2*
			赫曼斯基 – 普德拉克综合征	Hermansky – Fudlak syndrome	10q23.1	203300	604982 *HPS1*
			赫曼斯基 – 普德拉克综合征	Hermansky – Fudlak syndrome	22q11.2 – q12.2	203300	606682 *HPS4*
E70.330		E70.380：	克罗斯综合征	Cross's syndrome		257800	
E72.004		E72.020：	哈特纳普病	Hartnup's disease	5q15	234500	608893 *SLC6A19*, *HND*
E72.503			高氨血伴低鸟氨酸血、低瓜氨酸血、低精氨酸血和低脯氨酸血症	Hyperammonemia with hypoornithinemia, hypocitrullinemia, hypoargininemia, and hypoprolinemia		138250	*PYCS*, *GSAS*
E74.002			糖原贮积病	glycogen storage disease Ⅲ aglycogen storage disease ⅢB	1p21	232400	*232400 AGL*, *GDEA*
E75.201		E75.220：	戈谢病	Gaucher's disease	1p21	606463	606463 *GBA*
E75.203		E75.230：	尼曼 – 皮克病	Niemann – Pick disease		257200	
			尼曼 – 皮克病 A 型	Niemann – Pick disease type A		257200	607608 *SMPD1*, *NPD*
			尼曼 – 皮克病 B 型	Niemann – Pick disease type B		607616	607608 *SMPD1*, *NPD*
			尼曼 – 皮克病 C1 型	Niemann – Pick disease type C1	18q11 – q12	257220	607623 *NPC1*, *NPC*
			尼曼 – 皮克病 C2 型	Niemann – pick disease type C2	14q24.3	607625	601615 *NPC2*, *HE1*
			尼曼 – 皮克病 D 型	Niemann – Pick disease type D	18q11 – q12	257220	607623 *NPC1*, *NPC*
E75.205		E75.250：	法布里病	Fabry's disease	Xq22	301500	301500 *GLA*
E75.206			X 连锁鱼鳞病/胎盘类固醇硫酸酯酶缺乏	ichthyosis, X – linked/placental steroid sulphatase deficiency	Xp22.32	308100	308100 *STS*, *ARSC1*, *ARSC1*, *SSDD*
			硫酸酯酶缺乏	sulfatase deficiency	3p26	272200	607939 *SUMF1*, *FGE*

主码	附码	皮码	中文病名	英文病名	基因位点	序号	基因位置
E75.207			法伯脂肪肉芽肿	Farber lipogranulomatosis	8p22 – p21.3	228000	*ASAH*, *AC*
E75.511			谷甾醇血症	Sitosterolemia		210250	605459 *ABCG5*
			谷甾醇血症	Sitosterolemia		210250	605460 *ABCG8*
E75.601		E75.540:	钱林–多尔夫曼综合征	Chanarin – Dorfman syndrome	3p21	275630	604780 *ABHD5*, *CGI58*, *IECN2*, *NCIE2*
E76.001			黏多糖贮积症 IH 型	mucopolysaccharidosis type IH; MPS IH		252800	607014 *IDUA*, *IDA*
E76.002		E76.020:	黏多糖贮积症 IH/S 型	mucopolysaccharidosis type IH/S; MPS IH/S		252800	607015 *IDUA*, *IDA*
E76.003			黏多糖贮积症 IS 型	mucopolysaccharidosis type IS; MPS IS		252800	607016 *IDUA*, *IDA*
E76.101			黏多糖贮积症 II 型	mucopolysaccharidosis type II; MPS II	Xq28	309900	309900 *GUSB*, *MPS7 IDS*, *MPS2*, *SIDS*
E76.201			黏多糖贮积症 VII 型	mucopolysaccharidosis type VII; MPS VII	7q21.11	253220	253220 *GUSB*, *MPS7*
E76.204			黏多糖贮积症 IV A 型	mucopolysaccharidosis type IV A; MPS IV A		263000	253000 *GALNS*, *MPS4A*
E76.205			黏多糖贮积症 IV B 型	mucopolysaccharidosis type IV B; MPS IV B	3p21.33	253010	*GLB1*
E76.206		E76.220:	黏多糖贮积症 III	mucopolysaccharidosis type III; MPS III	17q25.3	253230	
E76.207			黏多糖贮积症 III A 型	mucopolysaccharidosis type III A; MPS III A	17q25.3	252900	605270 *SGSH*, *MPS3A*, *SFMD*
E76.208			黏多糖贮积症 III B 型	mucopolysaccharidosis type III B; MPS III B		252920	609701 *NAGLU*
E76.209			黏多糖贮积症 III C 型	mucopolysaccharidosis type III C; MPS III C		252930	*MPS3C*
E76.210			黏多糖贮积症 III D 型	mucopolysaccharidosis type III D; MPS III D		252940	607664 *GNS*, *G6S*
E76.211		E76.230:	黏多糖贮积症 VI 型	mucopolysaccharidosis type VI; MPS VI	5q11 – q13	253200	*ARSB*, *MPS6*
E77.102			岩藻糖苷贮积症	fucosidosis	1p34	230000	FUCA1
E77.104			天门冬酰氨酸葡萄糖胺尿症	aspartylglycosaminuria		208400	*AGA*
E77.803			坎扎基综合征	Kanzaki's syndrome	22q11	104170	609242 *NAGA*
E78.206			高脂蛋白血症 III 型	hyperlipoproteinemia type III	19q13.2	107741	*APOE*, *AD2*
E78.207		E78.240	家族性混合性高胆固醇血症	familial combined hypercholesterolemia		144250	
E78.303			高脂蛋白血症 Ib 型	hyperlipoproteinemia type Ib	19q13.2	207750	608083 *APOC2*
			家族性脂蛋白酶缺乏症	familial lipoprotein lipase deficiency	8p22	238600	609708 *LPL*, *LIPD*
E78.304			家族性高胆固醇血症	familial hypercholesterolemia	7p15	143890	604088 *GSBS*
E78.402			高甘油三酸酯血症，易感性	Hypertriglyceridemia, susceptibility	8q11 – q13	145750	603937 *RP1*, *ORP1*
E78.504			家族性复合高脂血症	familial combined hyperlipidemia	8p22	144250	609708 *LPL*, *LIPD*
			家族性高脂蛋白血症 V 型	familial hyperlipoproteinemia type V		238400	
			家族性前 CⅡ缺乏症	familial apo – CⅡ deficiency	19q13.2	207750	
E78.608		E78.660:	丹吉尔病	Tangier's disease		205400	600046 *ABCA1*, *ABC1*, *HDLDT1*, *TGD*
E78.806		E78.810:	类脂蛋白沉积症	lipoid proteinosis	1q21	247100	602201 *ECN1*
E79.101		E79.100:	莱施–尼汉综合征	Lesch – Nyhan syndrome	Xq26 – q27.2	300322	308000 *HPRT1*, *HPRT*
E80.001		E80.020:	先天性红细胞生成性卟啉病	congenital erythropoietic porphyria	10q25.2 – q26.3	263700	606938 *UROS*
E80.003		E80.010:	红细胞生成性原卟啉病	erythropoietic protoporphyria	18q21.3	177000	177000 *FECH*, *FCE*
E80.203			粪卟啉病	coproporphyria	3q12	121300	121300 *CPO*
E80.205		E80.210:	急性间歇性卟啉病	acute intermittent porphyria	11q23.3	176000	176000 *HMBS*, *PBGD*, *UPS*

主码	附码	皮码	中文病名	英文病名	基因位点	序号	基因位置
E80.207		E80.282:	隐性红细胞生成性原卟啉病伴肝衰竭	recessive erythropoietic protoporphyria with liver failure	18q21.3	177000	177000 *FECH*, *FCE*
E80.208		E80.230:	变异性卟啉病	porphyria variegata	1q22	176200	600923 *PPOX*
					6p21.3	176200	235200 *HFE*, *HLA-H*, *HFE1*
			迟发性皮肤卟啉病/肝红细胞生成性卟啉病	porphyria cutanea tarda/hepatoerythropoietic porthyria	1p34	176100	176100 *UROD*
			急性间歇性非微红变异性卟啉病	acute intermittent nonerythroid variant porphyria	11q23.3	176000	609806 *HMBS*, *PBGD*, *UPS*
E83.002		E83.010:	门克斯病	Menkes disease	Xq12-q13	309400	300011 *ATP7A*, *MNK*, *MK*, *OHS*
E83.101		E83.110:	血色素沉积症	hemochromatosis		176200	235200 *HFE*, *HLA-H*, *HFE1*
			血色素沉积症Ⅲ型	hemochromatosis type Ⅲ	7q22	604250	604720 *TFR2*, *HFE3*
			血色素沉积症Ⅳ型	hemochromatosis type Ⅳ	2q32	606069	604653 *SLC40A1*, *SLC11A3*, *FPN1*, *IREG1*, *HFE4*
E83.201		E83.210:	肠病性肢端皮炎	acrodermatitis enteropathica	8q24.3	201100	607059 *SLC39A4*, *ZIP4*
E88.110			家族性部分脂肪萎缩伴面颈脂肪减少	familial partial lipodystrophy with decreased subcutaneous fat of face and neck	4p15.1	604517	604517 *PPARGC1*
			家族性部分脂肪营养不良	familial partial lipodystrophy	1q21.2	151660	150330 *LMNA*
G11.301		G11.310:	共济失调毛细血管扩张	ataxia-telangiectasia lymphoma	11q22.3	208900	607585 *ATM*, *ATA*, *AT1*
			共济失调性类毛细血管扩张病	ataxia telangiectasia-like disorder	11q21	604391	600814 *MRE11A*, *MRE11*, *ATLD*
G60.101		G60.100:	雷夫叙姆病，婴儿型	Refsum's disease, infantile form	8p21.1	266510	170993 *PXMP3*, *PAF1*, *PMP35*, *PEX2*
			雷夫叙姆综合征	Refsum's syndrome	10pter-p11.2	266500	602026 *PHTH*, *PAHX*
H02.301			淋巴水肿-双行睫综合征	lymphoedema-distichiasis syndrome	16q24.3	153400	602402 *FOXC2*, *FKHL14*, *MFH1*
H02.402			淋巴水肿和眼睑下垂	lymphoedema and ptosis	16q24.3	153000	602402 *FOXC2*, *FKHL14*, *MFH1*
I73.819		I73.820:	红斑性肢痛症	erythermalgia	2q24	133020	603415 *L858H SCN9A S241T*
			红斑性肢痛症	erythermalgia	2q24	133020	604427 *SCN10A*
I78.001		I78.010:	朗迪-奥斯勒-韦伯综合征Ⅰ型	Rendu-Osler-Weber syndrome type Ⅰ	9q34.1	187300	131195 *ENG*, *END*, *HHT1*, *ORW*
			朗迪-奥斯勒-韦伯综合征Ⅱ型	Rendu-Osler-Weber syndrome type Ⅱ	12q11-q14	600376	601284 *ACVRL1*, *ACVRLK1*, *ALK1*, *HHT2*
K13.213		D10.310:	白色海绵状斑痣	white sponge naevus	12q13	193900	123940 *KRT4*, *CYK4*
			白色海绵状斑痣	white sponge naevus	17q21-q22	193900	148065 *KRT13*
L12.901		L12.900:	类天疱疮，易感性	pemphigoid, susceptibility	6p21.3	142857	142857 *HLA-DR1B*
L20.901		L20.900:	特应性皮炎，易感性	atopic dermatitis, susceptibility	1q21	603165	605803 *ATOD2*
					3q21	603165	603165 *ATOD1*
					5q31-q33	603165	605845 *ATOD6*
					13q12-q14	603165	605844 *ATPD5*
					17q25	603165	605805 *ATOD4*
					20p	603165	605804 *ATOD3*

主码	附码	皮码	中文病名	英文病名	基因位点	序号	基因位置
					1q21	605803	*ARNT*
L40.901		L41.900:	银屑病，易感性	psoriasis, susceptibility	1q21	177900	603935 *PSORS4*
					3q21	177900	604316 *PSORS5*
					4p	177900	601454 *PSDORS3*
					6p21.3	177900	177900 *PSOR1*
					17q25	177900	602723 *PSORS2*, *PSS1*
					17q25	177900	602723 *PSORS2*, *PSS1*
					19p13	177900	605364 *PSORS6*
					1p	177900	605606 *PSORS7*
L44.201		L44.200:	条纹状角化病	striate keratoderma	12q13	148700	139350 *KRT1*
L60.501		L60.500:	黄甲综合征	yellow nail syndrome	16q24.3	153300	602402 *FOXC2*, *FKHL14*, *MFH1*
L60.825			立性趾甲营养不良	isolated toenail dystrophy	3p21.3	607523	120120 *COL7A1*
L63.002		L63.100:	普秃	alopecia universalis	8p21.2	203655	602302 *HR*, *AU*
L66.206			秃发性棘状毛囊角化病	keratosis follicularis spinulosa decalvans	Xp22.2 – p22.13	308800	308800 *KFSD*
L70.836			PAPA 综合征	PAPA syndrome	15q24 – q25.1	604416	606347 *CD2BP1*, *PSTPIP1*, *PSTPIP*
L72.201		L72.200:	多发性皮脂腺囊肿	steatocystoma multiplex	17q12 – q21	184500	148069 *KRT17*, *PC2*, *PCHC1*
L80.X01			白癜风，易感性	vitiligo, susceptibility	6p21.3	193200	193200 *VTLG*
L81.301			咖啡牛奶点	café au lait spots	11q11.2	193520	
L81.432			甲缺如伴奇异曲侧色素沉着	anonychia with bizarre flexural pigmentation		106750	
L83.X04			克鲁宗综合征伴黑棘皮病	Crouzon's syndrome with acanthosis nigricans	4p16.3	134934	134934 *FGFR3*, *ACH*
L83.X09			抗胰岛素糖尿病伴黑棘皮病	insulin – resistant diabetes mellitus with acanthosis nigricans	19p13.2	147670	147670 *INSR*
L85.105		L85.150:	贝赞克斯综合征	Bazex syndrome	Xq24 – q27	301845	301845 *BZX*
L85.106		Q82.858:	对称性进行性红斑角化病	symmetrical progressive erytherokeratoderma	1q21	602036	152445 *LOR*
L85.801		D23.L71:	自愈性鳞状上皮细胞瘤	self – healing squamous epithelioma Ⅰ	9q31	132800	132800 *MSSE*, *ESS1*
L85.817			局灶性角皮症伴口腔白色角化病	focal keratoderma with leukokeratosis	17q12 – q21		
L85.819			萎缩性毛发角化病[审]	keratosis pilaris atrophicans	Xp22.13 – 22.2		
L87.818			弹力纤维假黄瘤，常染色体显性	pseudoxanthoma elasticum, autosomal dominant	16p13.1	177850	603234 *ABCC6*, *ARA*, *ABC34*, *MLP1*, *PXE*
			弹力纤维假黄瘤，常染色体隐性	pseudoxanthoma elasticum, autosomal recessive	16p13.1	264800	603234 *ABCC6*, *ARA*, *ABC34*, *MLP1*, *PXE*
L90.828		Q80.020:	秃发性毛发角化症	keratosis pilaris decalvans		604093	
L90.833			枕骨角综合征	occipital horn syndrome	Xq12 – q13	304150	300011 *ATP7A*, *MNK*, *MK*, *OHS*
L98.003			婴儿体表毛细血管瘤	infantile somatic capillary haemangioma	5q35.3	602089	136352 *FLT4*, *VEGFR3*, *PCL*
M89.402		M89.490:	厚皮性骨膜病	pachydermoperiostosis		167100	
M89.403			短身材伴骨化过度症并发关节周围纤维化	short stature with pleonosteosis and periarticular fibrosis		151200	

主码	附码	皮码	中文病名	英文病名	基因位点	序号	基因位置
P83.806			新生儿暂时大疱性表皮松解症	transient bullous dermolysis of newborn	3p21.3	131705	120120 *COL7A1*
Q17.807			耳聋伴耳孔	deafness and ear pits		125100	
Q27.305			毛细血管畸形－动静脉畸形	capillary malformation – arteriovenous malformation		608354	139150 *RASA1*, *GAP*, *CMAVM*, *PKWS*
Q28.805			多发性皮肤粘膜静脉异常（VMCM）	multiple cutaneous and mucosal venous malformations		600195	600221 *TEK*, *TIE2*, *VMCM*
Q28.807			皮肤小静脉畸形伴脑毛细血管畸形	hyperkeratotic cutaneous capillary – venous malformations associated with cerebral capillary malformations; HCCVM	7q11.2 – q21	116860	604214 *CCM1*, *CAM*, *KRIT1*
Q35.801			腭侧裂粘连综合征	cleft palate – lateral synechia syndrome		119550	
Q37.902			罗塞利－古利内蒂综合征	Rosselli – Gulienetti syndrome	11q23 – q24	225000	600644 *HVEC*, *PVRL1*, *PVRR1*, *PRR1*, *ED4*, *OFC7*
Q38.004			唇/腭裂外胚层发良不良综合征	cleft lip/palate ectodermal dysplasia syndrome	11q23 – q24	225000	600644 *HVEC*, *PVRL1*, *PVRR1*, *PRR1*, *ED4*, *OFC7*
Q38.004			范·德沃德综合征	van der Woude syndrome	1q32 – q41	119300	607199 *IRF6*, *VWS*, *LPS*, *PIT*, *PPS*, *OFC6*
Q68.102			杵状指和趾	clubbing of fingers and toes		119900	
Q68.814			肩峰凹窝	acromial dimples		102350	
Q68.815			CINCA 综合征	CINCA syndrome	1q44	607115	606416 *CIAS1*, *FCU*, *FCAS*, *NALP3*, *PYPAF1*
Q75.004			杰克森－韦斯综合征	Jackson – Weiss syndrome	10q26	123150	176943 *FGFR2*, *BEK*, *CFD1*, *JWS*
Q75.101			克鲁宗综合征	Crouzon's syndrome	10q26	123500	176943 *FGFR2*, *BEK*, *CFD1*, *JWS*
Q75.809			颅－外胚层发育不良	cranio – ectodermal dysplasia		218330	
Q76.105			毛发－眼－皮肤－椎骨综合征	tricho – oculo – dermo – vertebral syndrome		601701	
Q77.301			X 连锁显性点状软骨发育不良	X – linked dominant chondrodysplasia punctata	Xp11.23 – p11.22	302960	300205 *EBP*, *CDPX2*, *CPXD*, *CPX*
Q77.302		Q77.300：	点状软骨发育不良，X 连锁隐性	chondrodysplasia punctata, X – linked recessive	Xp22.3	302950	300180 *ARSE*, *CDPX1*, *CDPXR*
Q77.304			髋肩关节点状软骨发育不良Ⅲ型	rhizomelic chondrodysplasia punctata type Ⅲ	2q31	600121	603051 AGPS, ADHAP
Q77.601			埃利斯－范可勒韦德综合征	Ellis – Van Creveld syndrome	4p16	225500	604831 *EVC*
Q77.801			多发性骨骺发育不良	multiple epiphyseal dysplasia	1p33 – p32.2	120260	600204 *COL9A2*, *EDM2*
Q77.802			多发性骨骺发育不良并发近视和耳聋	multiple epiphyseal dysplasia with myopia and deafness	12q13.1 – q13.2	132450	120140 *COL2A1*
Q78.001			成骨不全Ⅰ型	osteogenesis imperfecta type Ⅰ	17q31 – q22	166200	120150 *COL1A1*
			成骨不全Ⅱ型	osteogenesis imperfecta type Ⅱ	17q31 – q22	166210	120150 *COL1A1*
			成骨不全Ⅲ型	osteogenesis imperfecta type Ⅲ	17q31 – q22	259420	120150 *COL1A1*
			成骨不全Ⅳ型	osteogenesis imperfecta type Ⅳ	17q31 – q22	166220	120150 *COL1A1*
			成骨不全三联症	osteogenesis imperfecta, three clinical forms	7q21.1	166200	120160 *COL1A2*
			成骨不全三联症	osteogenesis imperfecta, three clinical forms	7q22.1	166210	120160 *COL1A2*
			成骨不全三联症	osteogenesis imperfecta, three clinical forms	7q22.1	259420	120160 *COL1A2*

主码	附码	皮码	中文病名	英文病名	基因位点	序号	基因位置
Q78.101			奥尔布赖特遗传性骨营养不良	Albright hereditary osteodystrophy	19p13.3	300800	139320 *GNAS*, *GNAS1*, *GPSA*, *POH*, *PHP1B*, *PHP1A*, *AHO*
			麦丘恩-奥尔布赖特综合征	McCune-Albright syndrome	20q13.2	174800	139320 *GNAS*, *GNAS1*, *GPSA*, *POH*, *PHP1B*, *PHP1A*, *AHO*
Q78.201			骨硬化病	osteopetrosis	17q21.31-q22	166710	120150 *COL1A1*
Q78.803			腘窝翼状胬肉	popliteal pterygium syndrome	1q32-q41	119500	607199 *IRF6*, *VWS*, *LPS*, *PIT*, *PPS*, *OFC6*
Q78.804			SCARF 综合征	SCARF syndrome		312830	
Q78.805			脑-眼-面-骨骼综合征	cerebro-oculo-facio-skeletal syndrome	19q13.2-q13.3	214150	126340 *ERCC2*, *EM9*
Q79.601		Q82.817:	埃勒斯-当洛斯综合征	Ehlers-Danlos syndrome due to tenascin X deficiency	6p21.3	606408	600985 *TNXB*, *TNX*, *TNXB1*
			埃勒斯-当洛斯综合征,活动过度型	Ehlers-Danlos syndrome, hypermobility type	6p21.3	606408	600985 *TNXBS*, *TNXB2*
			埃勒斯-当洛斯综合征,缺乏症	Ehlers-Danlos due to tenascin X deficiency	6p21.3	606408	600985 *TNXBS*, *TNXB2*
			埃勒斯-当洛斯综合征Ⅰ型	Ehlers-Danlos syndrome type Ⅰ; EDS Ⅰ	2q31	130000	120190 *COL5A2*
			埃勒斯-当洛斯综合征Ⅰ型	Ehlers-Danlos syndrome tyoe Ⅰ; EDS Ⅰ	9q34.2-q34.3	130000	120215 *COL5A1*
			埃勒斯-当洛斯综合征Ⅰ型	Ehlers-Danlos syndrome tyoe Ⅰ; EDS Ⅰ	17q21.31-q22	130000	120150 *COL1A1*
			埃勒斯-当洛斯综合征Ⅱ型	Ehlers-Danlos syndrome type Ⅱ; EDS Ⅱ	9q34.2-q34.3	130010	120215 *COL5A1*
			埃勒斯-当洛斯综合征Ⅲ型,活动过度型	Ehlers-Danlos syndrome type Ⅲ, hypermobility type; EDS Ⅲ	2q31	130020	120180 *COL3A1*
			埃勒斯-当洛斯综合征Ⅳ型,血管型	Ehlers-Danlos syndrome type Ⅳ, vascular type; EDS Ⅳ	2q31	130050	120180 *COL3A1*
			埃勒斯-当洛斯综合征Ⅵ型,脊柱后侧凸型	Ehlers-Danlos syndrome type Ⅵ; EDS Ⅵ	1p36.3-p36.2	225400	153454 *PLOD*, *PLOD1*
			埃勒斯-当洛斯综合征ⅦA2型,关节松弛型	Ehlers-Danlos syndrome type ⅦA2; EDS ⅦA2	7q21.1	130060	120160 *COL1A2*
			埃勒斯-当洛斯综合征ⅦC型,皮肤脆裂症型	Ehlers-Danlos syndrome type ⅦC; EDS ⅦC	5q23	225410	604539 *ADAMTS2*, *NPI*
			埃勒斯-当洛斯综合征Ⅶ型	Ehlers-Danlos syndrome type Ⅶ; EDS Ⅶ	17q21.31-q22	130060	120150 *COL1A1*
			埃勒斯-当洛斯综合征Ⅹ型	Ehlers-Danlos syndrome type Ⅹ; EDS Ⅹ	2q34	225310	135600 *IDDM13*
			早老样埃勒斯-当洛斯综合征	progeroid form Ehlers-Danlos syndrome	5q35.2-q35.3	130070	604327 *B4GALT7*, *XGALT1*, *XGPT1*
Q79.602			皮肤-软骨-角膜发育不良	dermochondrocorneal dystrophy		221800	
Q79.604			皮肤脆弱综合征	skin fragility syndrome	1q32	604536	601975 *PKP1*
Q80.001		L40.000:	寻常性鱼鳞病	ichthyosis vulgaris	1q21	146700	135940 *FLG*
Q80.101		Q80.100:	X 连锁隐性鱼鳞病	X-linked recessive ichthyosis	Xp22.32	308100	*STS*, *ARSC1*, *ARSC*, *SSDD*
Q80.201		Q80.200:	板层状鱼鳞病	lamellar ichthyosis		146750	
			板层状鱼鳞病,常染色体隐性	lamellar ichthyosis, autosomal recessive	14q11.2	242300	190195 *TGM1*, *ICR2*, *LI1*
			板层状鱼鳞病Ⅱ型	lamellar ichthyosis type Ⅱ	2q34	601277	607800 *ABCA12*, *ICR2B*, *LI2*
			板层状鱼鳞病隐性Ⅲ型	lamellar ichthyosis type Ⅲ	19p12-q12	604777	604777 *LI3*

主码	附码	皮码	中文病名	英文病名	基因位点	序号	基因位置
			板层状鱼鳞病隐性V型	lamellar icthyosis type V	17p13.2 – p13.1	606545	606545 *LI5*
Q80.204			自愈性胶体婴儿	self – healing colloid baby	14q11.2	242300	190195 *TGM1*, *ICR2*, *LI1*
Q80.224			先天性非板层状及非红皮病样鱼鳞病	ichthyosis non – lamellar and non – erythrodermic, congenital	19p13.2 – p13.1	604781	604781 *INLNE*
Q80.302			西门子大疱性鱼鳞病	ichthyosis bullosa of Siemens	11q12 – q13	146800	600194 *KRT2A*, *KRT2E*
Q80.401			丑角样鱼鳞病	harlequin ichthyosis	2q34	242500	607800 *ABCA12*, *ICR2B*, *LI2*
Q80.802			角膜炎 – 鱼鳞病 – 耳聋	keratitis – ichthyosis – deafness	13q11 – q12	148210	121011 *GJB2*, *CX26*, *DFNB1*, *PPK*, *DFNA3*, *KID*, *HID*
Q80.804			环形鱼鳞病伴表皮松解角化过度症	cyclic ichthyosis with epidermolytic hyperkeratosis	12q13	607602	139353 *KRT1*
			无大疱性先天性鱼鳞病样红皮病Ⅰ	congenital ichthyosiform erythroderma, non – bullous, Ⅰ	17p13.1	242100	607206 *ALOXE3*
			无疱性鱼鳞病样红皮病	nonbullous ichthyosis erythroderma	17p13.1	242100	603741 *ALOX12B*
			无疱性鱼鳞病样红皮病	nonbullous ichthyosis erythroderma	17p13.1	242100	607206 *ALOXE3*
Q80.805			大疱性鱼鳞病样红皮病	bullous ichthyosis erythroderma	17q21 – q22	113800	148080 *KRT10*
			先天性鱼鳞病样红皮病	ichthyosiform erythroderma, congenital	14q11.2	242100	190195 *TGM1*, *ICR2*, *LI1*
Q80.806			毛囊性鱼鳞病伴秃发及畏光	ichthyosis follicularis with alopecia and photophobia		308205	
Q80.807			类豪猪状鱼鳞病伴耳聋	hystrix – like ichthyosis with deafness	13q11 – q12	602540	121011 *GJB2*, *CX26*, *DFNB1*, *PPK*, *DFNA3*, *KID*, *HID*
			豪猪状鱼鳞病, Gurth – Macklin型	ichthyosis hystrix, Gurth – Macklin type		146590	139353 *KRT1*
Q80.820			脱皮综合征	skin peeling syndrome		270300	
Q80.821			沃温克尔综合征	Vohwinkel's syndrome	13q11 – q12	124500	121011 *GJB2*, *CX26*, *DFNB1*, *PPK*, *DFNA3*, *KID*, *HID*
			沃温克尔综合征伴鱼鳞病	Vohwinkel's syndrome with ichthyosis	1q21	604117	152445 *LOR*
Q80.824			先天性非板层状并发非红皮病样鱼鳞病	congenital non – lamellar and non – erythrodermic ichthyosis	19p13.2 – p13.1	604781	604781 *INLNE*
Q80.827			CHILD 综合征	CHILD syndrome	Xq28	308050	300275 *NSDHL*
Q80.828			角质溶解性冬季红斑	keratolytic winter erythema	8p23 – p22	148370	KWE
Q80.829		Q80.870:	内瑟顿综合征	Netherton's syndrome	5q32	256500	605010 *SPINK5*, *LEKTI*
Q81.001		Q81.000:	单纯型隐性大疱性表皮松解症	epidermolysis bullosa simplex recessive	17q12 – q21	601001	148066 *KRT14*
Q81.002		Q81.030:	手足大疱性表皮松解症	hands and feet epidermolysis bullosa	17q11 – qter	131800	147557 *ITGB4*
			韦伯 – 科凯恩型单纯性大疱性表皮松解症	Weber – Cockayne type epidermolysis bullosa simplex	12q13	131800	148040 *KRT5*, *DDD*
			韦伯 – 科凯恩型单纯性大疱性表皮松解症	Weber – Cockayne type epidermolysis bullosa simplex	17q12 – q21	131800	148066 *KRT14*
Q81.003			奥格纳型大疱性表皮松解症	Ogna type epidermolysis bullosa	8q24	131950	131950 *EBS1*

主码	附码	皮码	中文病名	英文病名	基因位点	序号	基因位置
Q81.007			致死性棘层松解性大疱表皮松解症	lethal acantholytic epidermolysis bullosa	6p24	609638	125647 *DSP*, *KPPS2*, *PPKS2*
Q81.009		Q81.010:	克布纳型单纯性大疱性表皮松解症	Köbner type epidermolysis bullosa simplex	12q13	131900	148040 *KRT5*, *DDD*
Q81.009		Q81.010:	克布纳型单纯性大疱性表皮松解症	Köbner type epidermolysis bullosa simplex	17q12 - q21	131900	148066 *KRT14*
Q81.010			单纯性大疱性表皮松解症伴斑点状色素沉着	epidermolysis bullosa simplex with mottled pigmentation	12q13	131960	148040 *KRT5*, *DDD*
Q81.101			赫利茨型交界型大疱性表皮松解症	Herlitz type junctional epidermolysis bullosa	1q25 - q31	226700	150292 *LAMC2*, *LAMNB2*, *LAMB2T*
			赫利茨型交界型大疱性表皮松解症	Herlitz type junctional epidermolysis bullosa	18q11.2	226700	600805 *LAMA3*, *LOCS*
Q81.206			常染色体显性营养不良性大疱性表皮松解症	epidermolysis bullosa dystrophica, autosomal dominant	3p21.3	131750	120120 *COL7A1*
			常染色体隐性型营养不良型大疱性表皮松解症	autosomal recessive epidermolysis bullosa dystrophic	3p21.3	226600	120120 *COL7A1*
Q81.21			单纯性大疱性表皮松解症伴黏膜营养不良	muscular dystrophy with epidermolysis bullosa simplex	8q24	226670	601282 *PLEC1*, *PLTN*
Q81.210			门克斯-达克斯综合征	Mendes da Costa syndrome	Xq27.3 - qter	302000	
Q81.211			胫前大疱性表皮松解症	pretibial epidermolysis bullosa	3p21.3	131850	120120 *COL7A1*
Q81.217			痒疹型大疱表皮松解症	epidermolysis bullosa pruriginosa	3p21.3	604129	120120 *COL7A1*
Q81.804			道林-米亚单纯型大疱性表皮松解症	Dowling - Meara type epidermolysis bullosa simplex	12q13	131760	148040 *KRT5*, *DDD*
			道林-米亚单纯型大疱性表皮松解症	Dowling - Meara type epidermolysis bullosa simplex	17q12 - q21	131760	148066 *KRT14*
Q81.805			泛发性萎缩性良性大疱性表皮松解症	generalized atrophic benign epidermolysis bullosa	1q25 - q31	226650	150292 *LAMC2*, *LAMNB2*, *LAMB2T*
					1q32	226650	150310 *LAMB3*
					10q24.3	226650	113811 *COL17A1*, *BPAG2*
					17q11 - qter	226650	147557 *ITGB4*
					18q11.2	226650	600805 *LAMA3*, *LOCS*
Q81.808			交界型大疱性表皮松解症伴幽门闭锁	junctional epidermolysis bullosa with pyloric atresia	17q11 - qter	226730	147557 *ITGB4*
			交界型大疱性表皮松解症伴幽门狭窄	junctional epidermolysis bullosa with pyloric stenosis	chr2	226730	147556 *ITGA6*
Q81.809			反转型交界型大疱表皮松解症	junctional epidermolysis bullosa inversa	1q31	226450	226450 *EBR2A*
Q81.811		Q81.850:	交界型大疱性表皮松解症	junctional epidermolysis bullosa	1q32	226700	150310 *LAMB3*
Q82.001			遗传性淋巴水肿Ⅰ型	hereditary lymphoedema type Ⅰ	5q35.3	153100	136352 *FLT4*, *VEGFR3*, *PCL*
			遗传性淋巴水肿Ⅱ型	hereditary lymphoedema type Ⅱ	16q24.3	153200	602402 *FOXC2*, *FKHL14*, *MFH1*

主码	附码	皮码	中文病名	英文病名	基因位点	序号	基因位置
Q82.101		Q82.100：	着色性干皮病，D 组	Xeroderma pigmentosum, group D	19q13.2 – q13.3	278730	126340 *ERCC2*, *EM9*, *XPD*
			着色性干皮病 A	xeroderma pigmentosa A; XPA	9q22	278730	XPA
			着色性干皮病 A	xeroderma pigmentosa A; XPA	9q22.3	278700	*XPA*
			着色性干皮病 B	xeroderma pigmentosa B; XPB	2q21	133510	XPB/ERCC3
			着色性干皮病 C	xeroderma pigmentosa C; XPC	3p25	278720	*XPC*, *XPCC*
			着色性干皮病 D	xeroderma pigmentosa D; XPD	19q13.2 – q13.3	278730	126340 *XPD/ERCC2*
			着色性干皮病 E	xeroderma pigmentosa E; XPE	11q12 – q13	278740	600045 *DDB1 DDB2*
			着色性干皮病 F	xeroderma pigmentosa F; XPF		278760	133520 *ERCC4*, *XPF*
			着色性干皮病 G	xeroderma pigmentosa G; XPG	13q13	278780	*XPG*
			着色性干皮病变异型	xeroderma pigmentosa XP 变异型	6p21.1	278750	*POLh*
Q82.104		Q82.120：	德·桑克蒂斯 – 凯基奥内综合征	De Sanctis – Cacchione syndrome	10q11	278800	133540 *ERCC6*, *CKN2*, *COFS*, *CSB*
					10q11	609413	133540 *ERCC6*, *CKN2*, *COFS*, *CSB*
Q82.207	M97410/3		肥大细胞增生症伴血液病	mastocytosis with associated haematological disorder	4p12	164920	164920 *KIT*, *PBT*
Q82.301		Q82.300：	色素失调症	xeroderma pigmentosum	1q42	173870	173870 *ADPRT*, *PPOL*
			色素失调症，变异型	xeroderma pigmentosum, variant type	6p21.1 – p12	278750	603968 *POLH*, *XPV*
			色素失调症Ⅱ型	incontinentia pigmenti, type Ⅱ	Xq28	308300	300248 *IKBKG*, *NEMO*, *FIP3*, *IP2*
			色素失调症 A 组	xeroderma pigmentisum, group A	9q22.3	278700	278700 *XPA*
			色素失调症 B 组	xeroderma pigmentosum, group B trichothiodystrophy	2q21	133510	133510 *ERCC3*, *XPB*
			色素失调症 C 组	xeroderma pigmentosum, group C	3p25	278720	278720 *XPC*, *XPCC*
			色素失调症 D 组	xeroderma pigmentosum, group D	19q13.2 – q13.3	278730	126340 *ERCC2*, *EM9*
			色素失调症 E 组，DDB 阴性亚型	xeroderma pigmentosum, group E, DDB – negative subtype	11p12 – p11	278740	600811 *DDB2*
			色素失调症 E 组亚型Ⅱ	xeroderma pigmentosum, group E, subtype Ⅱ	11q12 – q13	278740	600045 *DDB1*
			色素失调症 F 组	xeroderma pigmentosum, group F	16p13.3 – p13.13	278760	133520 *ERCC4*, *XPF*
			色素失调症 G 组	xeroderma pigmentosum, group G	13q33	278780	133530 *ERCC5*, *XPG*
Q82.302			遗传性对称性色素异常症	hereditary symmetrical dyschromatosis	1q21.3	127400	601059 *ADAR*, *DRADA*, *DSH*, *DSRAD*
Q82.303			伊藤无色性色素失禁症	incontinentia pigmenti achromians of Ito		300337	
Q82.403			无汗性外胚层发育不良Ⅰ	anhidrotic ectodermal dysplasia Ⅰ	Xq12 – q13.1	305100	300451 *ED1*, *EDA*, *HED*
Q82.405			无汗性外胚层发育不良，淋巴水肿及免疫缺陷	anhidrotic ectodermal dysplasia, lymphoedema and immunodeficiency	Xq28	300301	300248 *IKBKG*, *NEMO*, *FIP3*, *IP2*
Q82.408			拉普 – 霍奇金综合征	Rapp – Hodgkin syndrome	3q27	129400	603273 *TP73L*, *TP63*, *KET*, *EEC3*, *SHFM4*, *LMS*, *RHS*, *OFC8*
Q82.409		Q82.882：	少汗性外胚层发育不良，常染色体隐性	hypohidrotic ectodermal dysplasia, autosomal recessive	2q11 – q13	224900	*EDAR*, *DL*, *ED3*, *EDA3*
			少汗性外胚层发育不良，染色体显性	hypohidrotic ectodermal dysplasia, autosomal dominant	2q11 – q13	129490	604095 *EDAR*, *DL*, *ED3*, *EDA3*

主码	附码	皮码	中文病名	英文病名	基因位点	序号	基因位置
Q82.8			局灶性非表皮松解性掌跖角化病	focal non - epidermolytic palmoplantar keratoderma	chr 17q12 - q21	600962	148067 *KRT16*
Q82.8			玛格丽塔岛屿状外胚层发良不良	ectdermal dysplasia, Margarita lsland type	11q23 - q24	225060	600644 *HVEC*, *PVRL1*, *PVRR1*, *PRR1*, *ED4*, *OFC7*
Q82.8			免疫缺陷伴少汗性外胚层发育不良	hypohidrotic, ectodermal dysplasia, with immune deficiency	Xq28	300291	300248 *IKBKG*, *NEMO*, *FIP3*, *IP2*
Q82.8			纳克索斯岛病	Naxos disease	chr 17q21	601214	173325 *JUP*, *DP3*, *PDGB*
Q82.8			肖夫 - 舒尔茨 - 帕索格综合征	Schöpf - Schulz - Passarge syndrome		224750	
Q82.8			有汗性外胚层发育不良Ⅱ	hidrotic ectodermal dysplasia Ⅱ	13q12	129500	604418 *GJB6*, *CX30*, *DFNA3*, *HED*, *ED2*
Q82.804			扩张型心肌病伴羊毛发和皮肤角化症	dilated cardiomyopathy with woolly hair and keratoderma	6p24	605676	125647 *DSP*, *KPPS2*, *PPKS2*
Q82.806			胼胝伴食管癌	tylosis with oesophageal cancer	17q25	148500	148500 *TOC*, *TEC*
Q82.808		Q82.852:	罗特蒙德 - 汤姆森综合征	Rothmund - Thomson syndrome	8q24.3	268400	603780 *RECQL4*, *RTS*, *RECQ4*
					8q24.3	268400	603780 *RECQL4*, *RTS*, *RECQ4*
Q82.809			慢性家族性良性天疱疮	chronic familial benign pemphigus	3q21 - q24	169600	604384 *ATP2C1*, *BCPM*, *HHD*
Q82.809			休里茨综合征	Huriez syndrome	4q23	181600	181600 *TYS*, *HRZ*
Q82.810			先天性角化不良	dyskeratosis congenita Ⅰ	Xq28	305000	300126 *DKC1*, *DKC*
			先天性角化不良,常染色体显性	dyskeratosis congenita, autosomal dominant	3q21 - q28	127550	602322 *TERC*, *TRC3*, *TR*
Q82.812			皮肤松弛症,常染色体显性	cutis laxa, autosomal dominant	7q11.2	123700	130160 *ELN*
			皮肤松弛症,常染色体显性	cutis laxa, autosomal dominant	14q32.1	123700	604580 *FBLN5*
			皮肤松弛症,常染色体隐性	cutis laxa, autosomal recessive	14q32.1	219100	604580 *FBLN5*
			皮肤松弛症,马方样婴儿型	cutis laxa, marfanoid neonatal type	7q31.1 - q31.3	150240	150240 *LAMB1*
			皮肤松弛症,隐性Ⅰ型	cutis laxa recessive type Ⅰ	5q23.3 - q31.1	219100	163455 *LOX*
Q82.813			马歇尔综合征	Marshall syndrome	1p21	120280	154780 *COL11A1*, *STL3*
			新生儿型皮肤松弛症	Cutis laxa, neonatal	Xq12 - q13	300011	*ATP7A*, *MNK*, *MK*, *OHS*
Q82.826			布卢姆综合征	Bloom's syndrome	13q26.1	210900	604610 *RECQ2*, *BLM*, *BS*, *RECQL3*
Q82.828			掌跖角化病伴耳聋	keratoderma palmoplantar with deafness	13q11 - q12	148350	121011 *GJB2*, *CX26*, *DFNB1*, *PPK*, *DFNA3*, *KID*, *HID*
Q82.830			柯里·琼斯综合征	Curry Jones syndrome		601707	
			威利阿姆斯 - 伯里恩综合征(多种畸形)	Williams - Beuren syndrome	7q11.23	194050	601679 *GTF2I*, *BAP135*, *WBS*
			威利阿姆斯 - 伯里恩综合征(多种畸形)	Williams - Beuren syndrome	7q11.23	194050	604318 *GTF2IRD1*, *GTF3*, *MUSTRD1*, *WBS*
Q82.831			皱皮综合征	wrinkly skin syndrome	2q32	278250	278250 *WSS*
Q82.833			巴萨恩综合征	Basan's syndrome		129200	
Q82.835			博斯尼亚型掌跖角化症	Bothnia type palmoplantar keratoderma	12q11 - q13	600231	600231 *PPKB*
Q82.836			表皮松解性掌跖角化病	epidermolytic palmoplantar keratoderma	17q12 - q21	144200	607606 *KRT9*, *EPPK*
					chr 17q12 - q21	144200	607606 *KRT9*, *EPPK*

主码	附码	皮码	中文病名	英文病名	基因位点	序号	基因位置
Q82.836			非表皮松解性掌跖角化病	non-epidermolytic palmoplantar keratoderma	12q13	600962	139353 *KRT1*
					17q12-q21	600962	148067 *KRT16*
Q82.839		Q82.834:	迈尔德病	Mel da's disease	8qter	248300	606119 *SLURP1*, *MDM*
Q82.844			掌跖角化病伴食管癌	palmoplantar keratoderma with esophageal carcinoma	17q23	148700	
Q82.855			坎图综合征	Cantu's syndrome		114620	
Q82.859		Q82.859:	变异性红斑角化病	variable erythrokeratoderma	1p35.1	133200	603324 *GJB3*, *CX31*, *DFNA2*
			变异性红斑角化病伴匐行性环形红斑	erythrokeratoderma variabilis with erythema gyratum repens	1p35.1	133200	605425 *GJB4*, *CX3*
Q82.860			海默-芒克综合征	Haim-Munk syndrome	11q14.1-q14.3	245010	602365 *CTSC*, *CPPI*, *PALS*, *PLS*, *HMS*, *JPD*
			帕皮永-勒菲弗综合征	Papillon-Lefèvre syndrome	11q14.1-q14.3	245000	602365 *CTSC*, *CPPI*, *PALS*, *PLS*, *HMS*, *JPD*
Q82.862			条纹状掌跖角化病	keratosis palmoplantaris striata	12q13	148700	139353 *KRT1*
			条纹状掌跖角化病Ⅰ	keratosis palmoplantaris striata Ⅰ	18q12.1-q12.2	148700	125670 *DSG1*
			条纹状掌跖角化病Ⅱ	keratosis palmoplantaris striata Ⅱ	6p24	125647	125647 *DSP*, *KPPS2*, *PPKS2*
			条纹状掌跖角化病Ⅲ	keratosis palmoplantaris striata Ⅲ	12q13	607654	139350 *KRT1*
Q82.865			表皮松解性角化过度病	epidermolytic hyperkeratosis	12q13	113800	139353 *KRT1*
Q82.869		Q82.872:	疣状肢端角化病	acrokeratosis verruciformis	12q23-q24.1	101900	108740 *ATP2A2*, *ATP2B*, *DAR*
Q82.871		Q82.868:	达里耶病	Darier's dusease	12q23-q24.1	124200	108740 *ATP2A2*, *ATP2B*, *DAR*
		Q82.802:	基底细胞痣综合征	basal cell naevus syndrome	9q22.3	109400	601309 *PTCH*, *NBCCS*, *BCNS*, *HPE7*
					9q31	109400	109400 *NBCCS*, *BCNS*
Q82.875			金德勒综合征	Kindler's syndrome	20p13		KIND1
Q82.881			局灶性面部皮肤发育不良	focal facial dermal dysplasia		136500	
Q82.885			播散性浅表性光化性汗孔角化病	disseminated superficial actinic porokeratosis	12q23.2-q24.1	175900	175900 *DSRP1*
			播散性浅表性光化性汗孔角化病Ⅱ	disseminated superficial actinic porokeratosis Ⅱ	15q25.1-q26.1	607728	607728 *DSAP2*
Q82.886			点状汗孔角化病	punctate porokeratosis		148600	
Q84.101			念珠状发	monilethrix	12q13	158000	602153 *KRTHB1*, *HB1*
			念珠状发	monilethrix	12q13	158000	601928 *KRTHB6*, *HB6*
Q84.110			皮肤脆弱-羊毛状发综合征	skin fragility-woolly hair syndrome	6p24	607655	125647 *DSP*, *KPPS2*, *PPKS2*
Q84.116			CHNAD 综合征	CHNAD syndromes		214350	
Q84.123			伴丘疹性损害秃发	atrichia with papular lesions	8p21.2	209500	602302 *HR*, *AU*
		Q84.160:	毛发低硫营养不良	trichothiodystrophy	2q21	133510	133510 *ERCC3*, *XPB*
					19q13.2-q13.3	601675	126340 *ERCC2*, *EM9*, *XPD*
		Q84.160:	毛发低硫营养不良,完全型 A 组	Trichothiodystrophy, complementation group A	6p25.3	601675	608780 *TGF2H5*, *TTDA*, *TFB5*, *C6orf175*
Q84.201		Q84.210:	全身性先天性多毛症	generalized cognenital hypertrichosis	Xq24-q27.1	307150	307150 *HTC2*, *HCG*, *CGH*
Q84.208			头皮单纯性少毛症	hypotrichosis simplex of scalp	6p21.3	146520	146520 *HTSS*

主码	附码	皮码	中文病名	英文病名	基因位点	序号	基因位置
Q84.219		Q84.230:	玛丽·昂纳型少毛症	Msrie Unna type hypotrichosis,	8p21	146550	146550 *MUHH*
Q84.222			先天性少毛症伴青少年斑状营养不良	congential hypotrichosis with juvenile macular dystrophy	16q22.1	601553	114021 *CDH3*, *CDHP*, *PCAD*, *HJMD*
Q84.401			巴特-庞弗里综合征	Bart-Pumphrey syndrome	13q11-q12	149200	121011 *GJB2*, *CX26*, *DFNB1*, *PPK*, *DFNA3*, *KID*, *HID*
Q84.502		Q84.530:	杰克逊-劳勒综合征	Jackson-Lawler syndrome	17q12-q21	167210	148069 *KRT17*, *PC2*, *PCHC1*
Q84.503		Q84.520:	杰达斯索恩-列文道斯基综合征	Jadasssohn-Lewandowsky syndrome	17q12-q21	167200	148067 *KRT16*
			先天性厚甲 I 型	pachyonychia congenita type I	12q13	167200	148041 *KRT6A*
Q84.504		Q84.530:	先天性厚甲 II 型	pachyonychia congenita type II	12q13	167210	148042 *KRT6B*
					17q12-q21	167210	148067 *KRT16*
Q84.616			喉-甲-皮肤综合征	laryngo-onycho-cutaneous syndrome	18q11.2	245660	
Q84.619			威特科普综合征	Witkop syndrome	4p16.1	189500	142983 *MSX1*, *HOX7*, *HYD1*, *OFC5*
Q84.622			耳-甲-腓骨综合征	oto-onycho-peroneal syndrome		259780	
Q84.622			普费弗综合征	Pfeiffer's syndrome	10q26	101600	176943 *FGFR1*, *FGFR2*, *BEK*, *CFD1*, *JWS*
Q84.811			灶性皮肤发育不全	local dermal hypoplasia		305600	
Q84.812			先天性头皮缺乏伴远端肢体异常	congenital scalp defests with distal limb anomalies		100300	
Q84.816			巴托型营养不良性大疱性表皮松解症	Bart type epidermolysis bullosa dystrophica	3p21.3	132000	120120 *COL7A1*
Q84.817			小眼-巩角膜伴皮肤发育不全	microphthalmia, sclerocornea and with linear skin defects	Xp22.31	309801	309801 *MLS*, *MIDAS*
Q84.822			约翰森-布利扎德综合征	Johanson-Blizzard syndrome	15q15-q21.2	243800	605981 *UBR1*, *JBS*
Q85.001			神经纤维瘤 I 型伴白血病	Neurofibromatosis type I with leukemia	2p22-p21		609309 *MSH2*, *COCA1*, *FCC1*, *HNPCC1*
			神经纤维瘤病 I	neurofibromatosis type Ⅰ	17q11.2	193520	162200 *NF1*, *VRNF*, *WSS*, *NFNS*
			神经纤维瘤病 II	neurofibromatosis II	22q12.2	101000	607379 *NF2*
Q85.007			沃森综合征	Watson's syndrome	17q11.2	193520	162200 *NF1*, *VRNF*, *WSS*, *NFNS*
Q85.010:			神经纤维瘤病,家族脊髓型	Neurofibromatosis, familial spinal	17q11.2	162210	162200 *NF1*, *VRNF*, *WSS*, *NFNS*
Q85.011			神经纤维瘤病-努南综合征	neurofibromatosis-Noonan synderome Ⅰ	17q11.2	601321	162200 *NF1*, *VRNF*, *WSS*, *NFNS*
Q85.101	M95400/1		结节性硬化症 Ⅰ	tuberous sclerosis Ⅰ	9q34	191100	605284 *TSC1*, *LAM*
			结节性硬化症 Ⅱ	tuberous sclerosis Ⅱ	16p13.3	191100	191092 *TSC2*, *LAM*
Q85.102			婴儿严重多囊肾病伴结节性硬化症	infantile severe polycystic kidney disease with tuberous sclerosis	16p13.3	600273	600273 *PKDTS*
Q85.801			波伊茨-耶格综合征	Peutz-Jeghers syndrome	19p13.3	175200	602216 *STK11*, *PJS*, *LKB1*
Q85.815			内格利-弗朗西丝切特-杰达索恩综合征	Naegeli-Franceschetti-Jadassohn syndrome	16q11.2-q21	161000	*NFJ*
Q85.820			道林-德格斯病	Dowling-Degos disease	12q13	179850	148040 *KRT5*, *DDD*
Q85.821			克朗克海特-卡纳特综合征	Cronkhite-Canada syndrome		175500	

主码	附码	皮码	中文病名	英文病名	基因位点	序号	基因位置
Q85.823			网状色素性皮病	dermatopathia pigment reticularis		125595	
Q85.826			卡尼综合征Ⅰ型	Carney complex type Ⅰ	17q23 – q24	160980	188830 *PRKAR1A*, *TSE1*, *CNC1*, *CAR*
Q87.004			FG 综合征	FG syndrome		305450	FGS1
Q87.006			薛斯 – 柯仁综合征	Saethre – Chotzen syndrome		101400	601622 *TWIST*, *ACS3*, *SCS*
Q87.007			阿佩特综合征	Apert's syndrome	10q26	101200	176943 *FGFR2*, *BEK*, *CFD1*, *JWS*
Q87.020			口 – 面 – 指综合征Ⅰ型	oral – facial – digital syndrome type Ⅰ; OFD – Ⅰ		300170	311200 *OFD1*, *CXorf5*
Q87.021			口 – 面 – 指综合征Ⅱ型	oral – facial – digital syndrome type Ⅱ; OFD – Ⅱ		252100	
Q87.022			口 – 面 – 指综合征Ⅲ型	oral – facial – digital syndrome type Ⅲ; OFD – Ⅲ		258850	
Q87.023			口 – 面 – 指综合征Ⅳ型	oral – facial – digital syndrome type Ⅳ; OFD – Ⅳ		258860	
Q87.025			毛发 – 牙 – 骨综合征	tricho – dento – osseous syndrome		190320	600525 *DLX3*, *TDO*
Q87.026			比尔 – 史蒂文森回状颅皮综合征	Beare – Stevenson cutis gyrata syndrome	10q26	123790	176943 *FGFR2*, *BEK*, *CFD1*, *JWS*
Q87.028			肢端肥大伴回状颇皮及角膜白斑	acromegaloid phenotype with cutis verticus gyrata and cornealleucoma		102100	
Q87.029			泪腺 – 耳 – 牙 – 指综合征	lacrimo – auriculo – dental – digital (LADD) syndrome		149730 149730	134934 *FGFR3*, *ACH* 602115 *FGF10*
Q87.037			骨 – 腭 – 指综合征Ⅱ型	Otopalatodigital syndrome type Ⅱ	Xq28	304120	300017 *FLNA*, *FLN1*, *ABPX*, *NHBP*, *OPD1*, *OPD2*, *FMD*, *MNS*
			骨 – 腭 – 指综合征Ⅰ型	Otopalatodigital syndrome type Ⅰ	Xq28	311300	300017 *FLNA*, *FLN1*, *ABPX*, *NHBP*, *OPD1*, *OPD2*, *FMD*, *MNS*
Q87.040			口 – 面 – 指综合征	oral – facial – digital syndrome, OFD	Xp22.3 – p22.2	311200	300170 *OFD1*, *CXORF5*
Q87.101		Q87.110:	科凯恩综合征ⅠB型	Cockayne's syndrome type ⅠB	chr5	216400	216400 *CKN1*
			科凯恩综合征ⅡB型	Cockayne's syndrome type ⅡB	10q11	133540	133540 *ERCC6*, *CKN2*, *COFS*, *CSB*
Q87.102			杜布威茨综合征	Dubowitz's syndrome		223370	
Q87.105			努南综合征Ⅰ	Noonan's syndrome Ⅰ	12q24.1	163950	176876 *PTPN11*, *PTP2C*, *SHP2*, *NS1*
Q87.106			普拉德 – 威利综合征	Prader – Willi syndrome		176270 176270	182279 *SNRPN* 602117 *NDN*
Q87.109			塞克尔综合征	Seckel's syndrome		210600	601215 *ATR*, *FRP1*, *SCKL*
Q87.112			奥斯科格 – 斯科特综合征	Aarskog – Scott syndrome		305400 100050	300546 *FGD1*, *FGDY*, *AAS*
Q87.114			拉西尔 – 西尔弗综合征	Russell – Silver syndrome	11p15.5	180860 180860	103280 *H19*, *D11S813E*, *ASM1*, *BWS* *SRS*, *RSS*
Q87.115			安杰尔曼综合征	Angelman syndrome	15q11 – q13 Xq28	105830 105830	601623 *UBE3A*, *ANCR* 300005 *MECP2*, *RTT*, *PPMX*, *MRX16*, *MRX79*, *AUTSX3*
Q87.117		Q87.136:	舍格伦 – 拉松综合征	Sjögren – Larsson syndrome	17p11.2	270200	270200 *ALDH3A2*, *ALDH10*, *SLS*, *FALDH*
Q87.118		Q87.170:	科尼利亚 – 德郎格综合征	Cornelia de Lange syndrome	5p13.1	122470	608667 *NIPBL*, *CDLS*

主码	附码	皮码	中文病名	英文病名	基因位点	序号	基因位置
Q87.201			甲髌综合征伴外角青光眼	nail – patella syndrome with open – angle glaucoma	9q34.1	137750	602575 *LMX1B*, *NPS1*
Q87.202		Q87.210:	克利佩尔 – 特农纳综合征	Klippel – Trenaunay syndrome		149000	608464 *VG5Q*, *HUS84971*, *FLJ10283*
Q87.203			鲁宾斯坦 – 泰必综合征	Rubinstein – Taybi syndrome	16q13.3	180849	600140 *CREBBP*, *CBP*, *RSTS*
Q87.206		Q87.410:	先天性挛缩性蛛状指症	congenita contractural arachnodactyly		121050	*FBN2*, *CCA*
Q87.207			斯蒂克勒综合征 Ⅰ 型	Stickler's syndrome type Ⅰ	12q13.1 – q13.2	108300	120140 *COL2A1*
Q87.207			斯蒂克勒综合征 II 型	Stickler syndrome type II	1p21	120280	604841 *COL11A1*, *STL2*
Q87.208		Q87.230:	甲髌综合征	nail – patella syndrome	9q34.1	161200	602575 *LMX1B*, *NPS1*
Q87.401		Q87.400:	马方综合征	Marfan's syndrome	15q21.1	154700	134797 *FBN1*, *MFS1*
Q87.401		Q87.400:	马方综合征，非典型	Marfan syndrome, atypical	7q21.1	130060	120160 *COL1A2*
Q87.402			施普林特兹 – 戈尔德伯格综合征	Shprintzen – Goldberg syndrome		182212	134797 *FBN1*, *MFS1*, *WMS*
Q87.502			变异形加德纳病	variant form Gardner's disease	10q22.1	176801	176801 *PSAP*, *SAP1*
			加德纳综合征	Gardner's syndrome	5q21 – q22	175100	175100 *APC*, *GS*, *FPC*
Q87.506			萨拉莫综合征	Salamon syndrome		278200	
Q87.803			毛发 – 鼻 – 指/趾综合征 Ⅰ 型	tricho – rhino – phalangeal syndrome type Ⅰ	8q24.12	190350	604386 *TRPS1*
Q87.804			兰格 – 吉戴恩综合征	Langer – Giedion syndrome	8q24.11 – q24.13	150230	*LGCR*, *LGS*, *TRPS2*
Q87.805			毛发 – 鼻 – 指/趾综合征 Ⅲ 型	tricho – rhino – phalangeal syndrome type Ⅲ	8q24.12	190351	604386 *TRPS1*
Q87.806			贝克威思 – 威迪曼综合征	Beckwith – Wiedemann syndrome	11p15.5	130650	600856 *CDKN1C*, *KIP2*, *BWS*
					11p15.5	130650	103280 *H19*, *D11S813E*, *ASM1*, *BWS*
Q87.807			斑纳扬 – 佐纳纳综合征	Bannayan – Zonana syndrome		153480	*PTEN*
Q87.808			多尔综合征	DOOR syndrome		220500	
Q87.809			马里内斯科 – 舍格伦综合征	Marinesco – Sjögren syndrome		248800	
Q87.813			GAPO 综合征	GAPO syndrome		230740	
Q87.818			弗赖恩 – 埃尔德综合征	Flynn – Aird syndrome		136300	
Q87.821			科芬 – 西里斯综合征	Coffin – Siris syndrome	Xp22.1 – p22.2	135900	*RSK2*, *RPS6KA3*
Q87.827			海 – 韦尔斯综合征	Hay – Wells syndrome	3q27	106260	603273 *SHFM4*, *LMS*
Q87.828			ECC 综合征 Ⅲ	ECC syndrome Ⅲ	3q27	604292	603273 *TP73L*, *TP63*, *KET*, *EEC3*
			EEC 综合征 Ⅰ	EEC syndrome Ⅰ	7q11.2 – q21.3	129900	129900 *EEC1*
			EEC 综合征 Ⅱ	EEC syndrome Ⅱ	chr19	602077	602077 *EEC2*
Q87.831			角化病伴线粒体突变性听力损害	keratoderma with hearing impairment by mitochondrial mutation	?	590080	
Q87.832			科芬 – 劳里综合征	Coffin – Lowry syndrome	Xp22.2 – p22.1	303600	300075 *RPS6KA3*, *RSK2*, *MRX19*
Q87.838			ADULT 综合征	ADULT syndrome	3q27	103285	603273 *TP73L*, *TP63*, *KET*, *EEC3*
Q87.839			头皮 – 耳 – 乳头综合征	scalp – ear – nipple syndrome		181270	
Q87.840			薛基尔 – 吉戴恩综合征	Schinzel – Giedion syndrome		269150	
Q87.841			LEOPARD 综合征	LEOPARD syndrome	12q24.1	115150	176876 *PTPN11*, *PTP2C*, *SHP2*, *NS1*
Q89.302			卡塔格内综合征	Kartagener's syndrome	5p15 – 14, p21 – 13		DNAI19, DNAH5

六、西医皮肤病定义/释义
(Definition and Explaination on Skin Diseases of Western Medicine)

主码	附码	中文病名	繁体病名	英文病名
A04.812		肠杆菌属感染皮肤表现	腸桿菌屬感染皮膚表現	cutaneous manifestations of enterobacteria infection
		肠杆菌属系革兰阴性杆菌,属条件致病菌,当机体免疫力低下时发生感染,多发生于腹部和会阴部,表现为皮肤组织水肿、缺血,累及肌肉,形成有捻发音蜂窝织炎,坏疽,伴全身中毒症状。		
A06.302		阿米巴瘤	阿米巴瘤	amoeboma
		阿米巴病局部发炎产生的瘤样物质。		
A06.701		阿米巴性皮肤溃疡	阿米巴性皮膚潰瘍	amoebic ulcer cutis
		溶组织阿米巴所致的皮肤溃疡。		
A06.702		皮肤阿米巴病	皮膚阿米巴病	cutaneous amebiasis
		溶组织阿米巴侵犯皮肤、黏膜而引起的疾病。		
A06.802†	N51.201*	阿米巴性龟头炎	阿米巴性龜頭炎	amoebic balanitis
		阿米巴滋养体引起的龟头炎。		
A06.810†	N77.102*	阿米巴性女阴阴道炎	阿米巴性女陰及陰道炎	amoebic vulvovaginitis
		阿米巴滋养体引起的女阴及阴道炎。		
A18.109†	N51.802*	阴茎结核疹	陰莖結核疹	penile tuberculid
		发生于阴茎及冠状沟边缘的结核疹,可形成小溃疡,常可自然吸收。		
A18.401		面部播散性粟粒状狼疮	顏面播散性粟粒狀狼瘡	lupus miliaris disseminatus faciei
		丘疹状的皮疹,累及成人颜面的中央部,常自然痊愈,有瘢痕。有人认为它是一种结核疹,但无确切的结核证据。组织病理虽有结核样改变,但病程有自限性,抗结核治疗无效。故有人认为与结核无关,其真正病因尚不明。		
A18.407		皮肤及皮下组织结核	皮膚及皮下組織結核病	cutaneous and subcutaneous tuberculosis
		结核杆菌引起的慢性皮肤及皮下组织结核。		
A18.408		皮肤结核病	皮膚結核病	tuberculosis cutis;cutaneous tuberculosis
		结核杆菌引起的慢性皮肤结核。有外因性(自体接种)和内因性(现有感染的扩散)感染,或由淋巴或血行感染。		
A18.410		原发性皮肤结核	原發性皮膚結核病	tuberculosis cutis primaria; primary cutaneous tuberculosis
		是结核杆菌侵入原无结核感染的机体,使无结核免疫力的机体发生第一个皮肤损害。本病罕见,常发生于幼儿的面部、四肢及外生殖器。		
A18.411		寻常狼疮	尋常狼瘡	lupus vulgaris
		皮肤结核型狼疮,是结核菌素反应阳性患者再次感染后产生的皮肤结核病。最常累及颜面,尤其是鼻、颊和结膜。主要发生于女性,典型表现是正常皮肤出现红棕色斑及深部小结;透照法检查呈黄棕色(苹果酱状),病损向周围延伸,中央萎缩,受累软骨进行性破坏。		
A18.411		肿胀性寻常狼疮	腫脹性尋常狼瘡	lupus vulgaris tumidus
		寻常狼疮之变型,病损呈局限性软性水肿性斑点,有点像瘢痕疙瘩。		
A18.414		疣状皮肤结核	疣狀皮膚結核病	tuberculosis of verrucosa cutis; warty tuberculosis
		结核杆菌外源性再次感染有免疫力的机体,使其产生局限性疣状皮肤结核。		
A18.416		瘰疬性苔藓	腺病性苔癬;結核性苔癬	lichen scrofulosorum
		结核杆菌引起儿童躯干发生的散在性苔藓样毛囊性丘疹。		
A18.421		瘰疬性痤疮	結核病性痤瘡	acne scrofulosorum
		结核杆菌引起的小腿及臀部的痤疮样皮疹,可发生丘疹、坏死、结痂、瘢痕等损害,慢性经过。		
A18.425		原发性结核性甲沟炎	原發性結核性甲溝炎	primary tubercular paronychia
		结核杆菌引起的甲沟炎症。		
A18.426		播散性粟粒性皮肤结核	播散性粟粒性皮膚結核病	tuberculosis cutis miliaris disseminate
		常见于婴儿或幼儿,身体抵抗力差时大量结核杆菌侵入血流后引起的急性粟粒性结核的一种表现。特征为急性泛发性皮疹,为无痛、棕红色尖锐的丘疹,坏死后可形成无数细小的环形溃疡,边缘发红质硬,苍白的肉芽肿,上覆浆液脓性渗出物。		
A18.428		匍行性蕈状结核	匍行性蕈狀結核病	tuberculosis fungosa serpiginosa
		结核杆菌内源性或外源性接种到皮肤而引起的慢性结核性皮肤感染。主要发生于结核菌素阴性的老人。		

主码	附码	中文病名	繁体病名	英文病名
A18.430		腔口皮肤结核	腔口皮膚結核病	orificial tuberculosis;tuberculosis cutis orificialis
		发生于鼻、口、肛门、尿道口和阴道的皮肤黏膜交界处,以及口腔和舌黏膜的皮肤结核。		
A18.431		结核疹	結核疹	tuberculide
		皮肤反复发疹,通常以自行消失为特点。有人认为是对活动性结核病灶经血行蔓延到皮肤的结核杆菌或其抗原所发生的局限性过敏反应。		
A18.433		丘疹坏死性结核疹	丘疹壞死性結核疹	papulonecrotic tuberculid
		对称发生的无症状性丘疹簇,连续分批发生,自行愈合,伴有浅表的凹陷瘢痕,发生于婴幼儿和青年的四肢伸侧。		
A18.434		巴津病	巴辛氏病	Bazin's disease
		血源性皮肤结核较常见的一种,多见于青年女性。小腿中下部屈侧皮下结节,暗红色或青紫色,2~3cm 大小,偶而破溃、溃疡。		
A18.435		结核性树胶肿	結核性樹膠腫	tuberculous gumma
		皮下结节波动,流脓,形成潜行性溃疡和窦道。系结核菌原发感染灶经血行扩散所致,发生于抵抗力减低或免疫缺乏时,尤其在儿童。		
A18.437		瘰疬性皮肤结核	皮膚瘰癧;腺病疮;皮膚腺病	scrofuloderma
		好发于颈部,其次是腋下、腹股沟及上胸部,可见结节、溃疡、瘘管及瘢痕带状分布的多形损害的皮肤结核。		
A20.901		鼠疫	鼠疫	plague
		鼠疫杆菌引起的一种严重急性或慢性地方性和流行性畜疫,在全球范围内呈地方性和流行性发病。可在动物与人之间和人与人之间传播。		
A21.901		土拉菌病	土拉倫斯菌病	Tularemia
		土拉巴斯德菌所致的一种急性发热性传染病,其临床症状因不同类型而定,主要有发热,皮肤溃疡,局部淋巴结肿大,呼吸道症状,黏膜出血和溃疡及毒血症等。		
A21.902		累及皮肤土拉菌病	累及皮膚土拉菌病	cutaneous involvement tularaemia
		发生于手指和颈部土拉菌病,表现为丘疹、结节、无痛性坚硬溃疡、瘢痕,伴淋巴管炎和淋巴结炎。		
A22.001		皮肤炭疽	皮膚炭疽	cutaneous anthrax
		炭疽杆菌感染皮肤浅表伤或擦伤所致。皮损好发手、前臂、面、颈、肩背等暴露部位,皮损以丘疹、脓血性大疱、破溃、坏死,最后形成炭末样黑色干痂为特征,故名炭疽。		
A22.901		炭疽	炭疽熱	anthrax
		炭疽杆菌引起的一种人畜共患的急性传染病。		
A23.901		布鲁菌病	布魯菌病	Brucellosis
		布鲁菌属引起的急性传染病。临床上以发热、肝脾肿大和皮损为主要表现。		
A23.904		皮肤布鲁菌病	皮膚布魯菌病	Brucellosis of skin
		直接接触病畜布鲁菌抗原,产生高过敏反应,短时内出现瘙痒、红斑和风团,2 天内出现毛囊性丘疹、水疱或脓疱,愈后留疤。相隔接触较远部位可有多形红斑,外伤感染布鲁菌则引起无痛性溃疡。		
A24.001		鼻疽	鼻疽	Glanders
		马、骡等动物感染鼻疽假单胞菌所引起的一种罕见的传染病。偶然传染给人类,引起以淋巴管增厚为特征的较慢性和全身性淋巴型马鼻疽。		
A24.301		皮肤类鼻疽	皮膚類鼻疽	melioidosis of the skin
		原发损害在皮肤的类鼻疽,表现局部脓肿、淋巴管炎、淋巴结炎和败血症。		
A24.401		类鼻疽	類鼻疽	Melioidosis
		类鼻疽假单胞菌所引起的传染病,主要发生于啮齿动物,特别是鼠类,偶然传染给人类。主要见于东南亚的一种好发于肺部及其他脏器的全身性感染,皮肤上常表现为脓肿。		
A25.001		螺旋菌鼠咬热	螺旋菌鼠咬熱	spirillum minor rat - bite fever
		小螺旋菌引起的一种急性、复发性和发热性疾病。被带菌动物咬伤 2 周后发病,在伤口部位反复发炎或呈下疳状溃疡,有局部淋巴结炎和全身斑疹,伴有发热等全身症状。		
A25.101		链杆菌性鼠咬热	鏈桿菌性鼠咬熱	streptobacillary rat bite fever
		念珠状链杆菌引起的疾病,人被带菌动物咬伤或食入带病原体的食品被感染而发病。表现为全身感染症状,四肢出现斑疹、紫癜或脓疱,半数患者伴关节炎。		
A25.901		鼠咬热	鼠咬熱	rat bite fever
		被鼠和其他啮齿动物咬伤后,发生小螺旋菌和念珠状链杆菌两种不同的传染病。		
A26.001		皮肤类丹毒	皮膚類丹毒	cutaneous erysipeloid
		类丹毒局限型,初发于手指,局部红点,继则肿胀,向外漫延,出现特征性紫红色或青红色斑,略有光泽,边缘清楚,稍微高起,色泽较深,中央较平,色淡。全身型皮疹泛发,与局限者相同,炎症更明显。		
A26.901		类丹毒	類丹毒	erysipeloid
		猪丹毒杆菌侵入皮肤伤口后,引起丹毒样皮损的急性感染性皮肤病。为一种人畜共患疾病。		
A27.001		黄疸出血性钩端螺旋体病	黃疸出血性鉤端螺旋體病	leptospirosis icterohaemorrhagica
		为损害肝脏病变,表现黄疸、出血、尿闭及神志不清等全身症状。		

主码	附码	中文病名	繁体病名	英文病名
A27.901		钩端螺旋体病	鉤端螺旋體病	leptospirosis
		急性、热性、二相性疾病。表现为突然发热、寒战、头痛、结膜充血和肌肉酸痛,常伴肝炎、肾炎、胃肠炎和不同程度的脑膜炎。		
A27.905		皮肤钩端螺旋体病	皮膚鉤端螺旋體病	cutaneous involvement leptospirosis
		表现为皮肤黄染,轻者柠檬色,重者深橙色,皮肤黏膜瘀点,以胸部较多。		
A28.002		累及皮肤败血性巴斯德拉菌感染	累及皮膚敗血性巴斯德拉菌感染	cutaneous involvement Pasteurella multocida infection
		巴斯德拉菌感染菌引起以累及皮肤感染为主的疾病。		
A28.102		猫抓病	貓抓病	cat - scratch disease
		通过猫抓传播,由衣原体引起的急性感染性疾病,其特征为开始在接种部位出现丘疹或脓疱,以后局部淋巴结肿大,伴发热、全身不适等症状。		
A30.001		未定类麻风	未定型麻風	indeterminate leprosy
		各型麻风的早期表现,皮肤裸露部有单个或多个斑点,边界不清,无或有轻度感觉障碍,浅色或红色,无组织学特征。斑点可自行消退或发展为较确定的麻风类型。		
A30.101		结核样型麻风	類結核型麻風	tuberculoid leprosy
		细胞免疫力很强,皮损少,边缘清楚,皮肤切刮涂片查抗酸杆菌一般为阴性,麻风菌素皮肤试验晚期反应为阳性。		
A30.301		中间界线类麻风	中間界線類麻風	midborderline leprosy
		免疫学上一种不稳定型麻风,是结核型麻风和瘤型麻风之间的过度阶段,具有两型的临床表现及组织学特征,通过逆转反应,瘤型可发展为结核样型;通过降级反应也可转化为瘤型。		
A30.401		偏瘤型界线类麻风	偏瘤型界線類麻風	borderline lepromatous leprosy;BL
		是界限性麻风向瘤型麻风发展的一种亚型。		
A30.501		瘤型麻风	麻風型麻風	lepromatous leprosy;LL
		免疫力弱,皮损小而多,边缘不清,皮肤切刮涂片查抗酸杆菌为阳性。		
A30.802		麻风反应Ⅱ型	麻風反應第二型	lepra reaction type Ⅱ
		以麻风结节性红斑为主,系麻风杆菌抗原和相应抗体相结合的免疫复合物反应,主要发生在多菌型(BL 和 LL)患者。		
A30.803		组织样麻风瘤	組織樣麻風瘤	histoid leproma
		含有大量的麻风分支杆菌的浅表肉芽肿结节,为瘤型麻风的特征性损害。		
A30.804		麻风结节性红斑	麻風性結節性紅斑	erythema nodosum leprosum
		瘤型麻风病人化疗期间发生的复发性阿瑟(Arthus)样麻风反应,有时见于边缘型,个别自发的。组织学上常为血管炎。临床上表现为分批出现小红斑,疼痛性皮肤结节或斑块,可伴有严重全身症状及内脏反应。		
A30.805		麻风反应Ⅰ型	麻風反應第一型	lepra reaction type Ⅰ
		属迟发型超敏反应,主要发生于免疫状态不稳定的界线类麻风(BD、BL)患者。		
A30.901		麻风	麻風;癩病	leprosy
		麻风分枝杆菌引起的一种慢性传染性疾病,主要侵犯皮肤、黏膜和周围神经,少数情况下可侵犯深部组织和内脏器官。		
A31.004		細胞内分枝杆菌感染	細胞内分枝桿菌感染	*Mycobacterium intracellulare* infection
		为一类生长缓慢,非光照产色菌。在鸟类和家禽可致结核,与人体肺部疾病、儿童淋巴结炎以及艾滋病患者的严重全身性疾病有关。		
A31.005		堪萨斯分枝杆菌皮肤感染	堪薩斯分枝桿菌皮膚感染	skin infections due to *Mycobacterium Kansasii*
		为一生长缓慢、光照产色菌,本菌为人体结核样病的致病菌,常可在人肺分泌物或结节中分离获得。感染的范围在免疫力差患者之间有显著的增加。		
A31.102		游泳池肉芽肿	游泳池肉芽腫	swimming pool granuloma
		在游泳池内擦伤后被海鱼分枝杆菌所感染,组织学和临床学上类似结核病,特征为杆菌侵入伤口处发生淡红色的丘疹和脓疱,可能增大而破裂,在表面上结一层淡褐色痂,一般在数月至两年内自愈。		
A31.103		分枝杆菌性溃疡	分枝桿菌潰瘍	Mycobacterial ulcer
		溃疡分支杆菌引起的皮肤感染,表现为小硬无痛的可移动的皮下小结,可扩大有波动感,进而成为溃疡,边缘潜行。主要发生在乌干达和扎伊尔,亦见于中非、东南亚和澳洲大多数国家,有时见于中美洲和南美洲。		
A31.803		龟分枝杆菌感染	龜鼈結核桿菌感染	*Mycobacterium chelonei* infection
		为一种生长迅速,非光照产色的条件致病菌。存在于土壤并可从痰和全身的软组织脓肿中找到。本菌可致滑膜病变、臀部脓肿以及多种器官的严重病变。		
A31.805		偶发分枝杆菌感染	偶然分枝桿菌感染	*Mycobacterium fortuitum* infection; *Mycobacterium minetti* infection; *Mycobacterium giae* infection
		为一种生长迅速,非光照产色菌,有潜在致病性,可产生肺和骨或损伤的软组织病变。		
A31.806		嗜血分枝杆菌感染	嗜血分枝桿菌感染	*Mycobacterium haemophilum* infection

主码	附码	中文病名	繁体病名	英文病名
		为一种致病性非光照产色菌，其生成需氯化血红素，与免疫抑制患者的皮肤溃疡性病变及肺和关节的疾病有关。		
A31.809		牛分枝杆菌感染	牛分枝桿菌感染	*Mycobacterium bovis* infection
		致病力强，原由牛的结核结节中分离而得，可引起人和低等动物的结核病。在人，本病常为饮用感染此菌的牛奶的儿童。		
A31.903		分枝杆菌病	分枝桿菌病	mycobacteriosis; mycobacterial diseases
		分枝杆菌引起的疾病。该术语通常局限于指不同于由结核杆菌所致疾病的感染。这些感染的发病率与免疫力之间有显著的差别。		
A36.301		皮肤白喉	皮膚白喉	cutaneous diphtheria
		白喉杆菌引起的一种感染性皮肤病。急性患者常先患喉部或其他部位的白喉，而慢性患者一般只有皮肤症状。表现为覆有灰白色假膜的溃疡。		
A38.x01		猩红热	猩紅熱	scarlet fever
		A 族溶血性链球菌引起的急性呼吸道传染病。其临床特征有发热、咽炎、草莓舌、全身性弥漫性红色皮疹、疹退后片状脱皮。少数患儿在病后 2～3 周发生风湿热或急性肾小球肾炎。		
A39.401		暴发型脑膜炎球菌血症	猛暴性脑膜炎球菌血症	fulminating meningococcemia
		脑膜炎双球菌引起的败血症，短期内(12 小时)出现遍及全身广泛瘀点、瘀斑，融合成大片皮下出血或继以坏死。		
A42.001		肺放线菌病	肺放線菌病	pulmonary actinomycosis
		放线菌的吞入、直接蔓延或播散感染肺部，累及肺门、肺底和肺实质、胸壁、窦道，排泄物中有典型的硫磺颗粒。		
A42.103		腹部放线菌病	腹部放線菌病	abdominal actinomycosis
		吞入放线菌或外伤侵入引起腹部感染，累及回盲部，临床类似阑尾炎，腹部形成肿块、窦道，排泄物中有典型的硫磺颗粒。		
A42.201		颈面部放线菌病	頸面部放線菌病	cervicofacial actinomycosis
		好发于颈面交界部位及下颌角、牙槽嵴。以逐渐发展的肿块、脓肿、窦道，排出硫磺颗粒为特征。可波及肩、胸、颅等处，甚至造成骨质破坏。		
A42.804		葡萄孢霉菌病	葡萄狀菌病	botryomycosis; actinophtosis
		又称葡萄球菌性放线菌病，是一种以少见的皮肤和皮下组织慢性、化脓性、肉芽肿性损害为主的疾病。脓液中含有颗粒样物质，类似于放线菌病，所以归于放线菌类疾病中，但实际上两者的病原菌完全不同。		
A42.901		放线菌病	放線菌病	actinomycosis
		主要由厌氧放线菌所引起慢性化脓性肉芽肿性损害。好发于面颈部、胸部和腹部，可向临近组织蔓延。损害常常破溃形成窦道，萎缩性瘢痕，脓性分泌物中可排出由放线菌组成的硫磺颗粒。		
A43.001†	J99.802*	肺奴卡菌病	肺奴卡菌病	pulmonary nocardiosis
		75%感染奴卡菌的病人有肺部感染，呈急性或慢性起病，以后呈慢性病程。		
A43.101		皮肤诺卡菌病	皮膚諾卡菌病	cutaneous nocardiosis
		患者有皮肤外伤史和泥土的接触史。皮损感染奴卡菌后表现为脓疱、慢性窦道、疣状结节，或表现泛发性脓疱疹、坏疽性皮炎、痛性皮下结节、化脓性皮肤溃疡等。其炎症反应比孢子丝菌病严重。		
A43.901		诺卡菌病	土壤絲菌病	nocardiosis
		诺卡菌所致的一种急性或慢性化脓性或肉芽肿性病变。病原菌多为外伤进入皮肤或经呼吸道吸入引起感染，播散性预后不良。		
A44.001		奥罗亚热	Oroya 熱	Oroya fever
		杆状巴尔通体感染引起的急性致死性高热，伴急性溶血性贫血。		
A44.003		卡里翁病	Carrion 氏病	Carrion's disease
		杆状巴尔通体感染引起的疾病，由白蛉的静脉属，特别是疣状静脉属白蛉传播。仅见秘鲁的一些山谷、厄瓜多尔和哥伦比亚。		
A44.101		秘鲁疣	秘魯疣	verruga peruana
		感染后引起血管瘤样水疱，造成慢性良性皮肤损害。有深色素边界。		
A44.801		杆菌性血管瘤病	桿菌性血管瘤病	bacillary angiomatosis
		巴尔通体科菌属感染引起的一种反应性血管增生，最常见的病原体是杆菌性巴尔通氏体和五日热立克次体。		
A44.901		巴尔通体病	巴爾通體病	bartonellosis
		通过白蛉媒介由杆菌形巴尔通原生体感染引起的一种传染病。		
A46.x01		丹毒	丹毒	erysipelas
		A 族 β 型溶血链球菌感染所致的皮肤和皮下组织内淋巴管网及其周围软组织急性炎症。		
A46.x03		坏疽性丹毒	壞死性丹毒	erysipelas gangrenous
		炎症深达皮下组织，迅速发生皮肤坏疽，常伴有全身中毒症状的丹毒。		
A46.x07		新生儿丹毒	新生兒丹毒	neonatal erysipelas

主码	附码	中文病名	繁体病名	英文病名
		新生儿(为出生至28天内婴儿)感染的丹毒。		
A46.x10		面部丹毒	面部丹毒	facial erysipelas
		发生于面部的丹毒。		
A46.x11		下肢丹毒	下肢丹毒	erysipelas of lower limb
		发生于下肢的丹毒。		
A48.001		气性坏疽	氣性壞疽	gas gangrene
		梭状芽胞杆菌所致的进行性肌坏死或肌炎,并有水肿和产气现象。		
A48.101		军团病	退伍軍人症	legionnaires' disease; legionellosis
		由军团菌属各种细菌而引起的感染。		
A48.301		中毒性休克综合征	毒性休克徵候群	toxic shock syndrome
		一种发热、出疹、低血压、肢端脱屑和多系统损害的疾病。		
A48.801		鼻硬结病	鼻硬結病	rhinoscleroma
		鼻硬结克雷伯菌引起的慢性接触性传染病。以鼻部和上呼吸道发生浸润性肉芽肿,终于引起硬化畸形和阻塞为特征。		
A48.803		坏死性杆菌病	壞死性桿菌病	necrobacillosis
		厌氧的革兰阴性坏死杆菌引起皮肤坏死、脓肿和大疱。多由外伤所致。		
A48.807†	N51.201*	绿脓杆菌性龟头炎	綠膿桿菌性龜頭炎	Pseudomonas aeruginosa balanitis
		绿脓杆菌引起的龟头炎。		
A48.816		腋毛棒状杆菌病	腋毛棒狀桿菌病	Corynebacteriasis axillaris
		纤细棒状杆菌引起的腋毛和阴毛浅表性感染。主要症状为毛干上形成具有颜色的结节。		
A48.818		皮肤绿脓杆菌感染	皮膚綠膿桿菌感染	cutaneous Pseudomonas aeruginosa infection
		绿脓杆菌为革兰阴性杆菌,广泛存在于潮湿自然环境中,在皮肤有损伤或机体抵抗力低时可引起皮肤感染或内脏感染。		
A48.821		大疱性远端指炎	水疱性遠端指炎	blistering distal dactylitis
		是一种少见的手指掌面水疱性皮肤病,由A组β型溶血性链球菌所引起的感染。		
A48.823†	M72.5*	坏疽性筋膜炎	壞死性肌膜炎	necrotizing fasciitis
		皮肤损伤后或手术所致的皮肤及筋膜的感染,导致皮下血管血栓形成而引起皮肤及筋膜坏死。		
A48.824		类热带溃疡	類熱帶潰瘍	tropicaloid ulcer
		是一种接触传染引起的感染性皮肤病,由蕈样棒状杆菌引起。		
A49.202		流感嗜血杆菌性蜂窝织炎	流感嗜血桿菌性蜂窩組織炎	Haemophilus influenzae cellulitis
		由流感嗜血杆菌感染引起的疾病,特征性皮肤表现为境界不甚清楚的紫红色蜂窝织炎,主要发生于3岁以下婴幼儿的面部。		
A50.101		早期先天性隐性梅毒(无临床表现)	早期先天性隱性梅毒(無臨床表現)	early congenital latent syphilis (without manifestations)
		出生后两年内,没有临床表现而血清学阳性,脑脊液试验阴性梅毒。		
A50.201		早期先天性梅毒	早期先天性梅毒	early congenital syphilis
		出生后两年内先天性梅毒。		
A50.403		幼年脊髓痨	幼年脊髓痨	juvenile tabes dorsalis
		患先天梅毒的婴儿中发生的脊髓痨。		
A50.601		隐性晚期先天性梅毒	潛伏性晚期先天性梅毒	latent late congenital syphilis
		指出生二年或二年以后,无临床表现,血清反应阳性,脑脊液试验阴性梅毒。		
A50.701		晚期先天性梅毒	晚期先天性梅毒	late congenital syphilis
		指出生后两年或以上梅毒。		
A51.202		梅毒性横痃	梅毒横痃	bubo syphilitica
		梅毒下疳后出现的无痛性无起伏、坚硬的淋巴结病。		
A52.116		晚期脊髓痨	晚期脊髓痨	late tabes dorsalis
		实质性神经梅毒,一种缓慢的脊髓背柱、脊神经后根以及脊神经节的变性,梅毒感染后15~20年出现。特征为发作性剧痛、尿失禁、共济失调、位置和振动感觉障碍、视神经萎缩、张力减退、反射亢进和营养关节变性。		
A52.301		神经梅毒	神經梅毒	neurosyphilis
		苍白密螺旋体感染人体后出现的大脑、脑膜或脊髓损害的一组临床综合征,是晚期梅毒全身性损害的重要表现。		
A52.708†	I98.802*	晚期梅毒性淋巴结炎	晚期梅毒性淋巴結炎	late syphilitic 1ymphadenitis
		梅毒性无触痛性无起伏、坚硬的局部淋巴结炎。		
A52.801		晚期隐性梅毒	晚期隱性梅毒	late latent syphilis
		指感染后二年以上无临床表现而血清反应阳性、脑脊液试验阴性的后天性梅毒。		

主码	附码	中文病名	繁体病名	英文病名
A53.901		梅毒	梅毒	syphilis
		苍白螺旋体(梅毒螺旋体)引起的一种慢性、全身性的性传播感染疾病,可分为后天获得性梅毒和胎传梅毒(先天性梅毒)。		
A54.302†	H13.101*	淋球菌性结膜炎	淋球菌性結膜炎	gonococcal conjunctivitis
		淋球菌感染引起的疾病,表现为结膜、眼睑高度水肿及大量脓性分泌物。		
A54.304		淋球菌性眼感染	淋球菌性眼感染	gonococcal infection of eye
		淋球菌感染眼引起的眼疾病。		
A54.306		新生儿淋球菌性眼炎	新生兒淋菌性眼炎	ophthalmia neonatorum due to gonococcus
		新生儿通过受染阴道累及,表现双侧性淋球菌性结膜炎。		
A54.401†	M01.301*	淋球菌性关节炎	淋球菌性關節炎	gonococcal arthritis
		继发于淋病的一种淋菌性关节炎,以游走性多关节炎为特征,一个或两个关节受累,通常与皮肤红斑病灶及腱鞘炎有关。		
A54.901		淋病	淋病	gonorrhea
		淋病奈瑟菌(淋球菌)感染所引起的性传播感染疾病,其最常见的表现是泌尿生殖系统的化脓性炎症。在临床上,淋病包括有症状的、无症状的泌尿生殖系统的淋球菌感染,眼、咽、皮肤、直肠、盆腔等部位的感染,以及血行播散性感染。		
A55.x01		性病性淋巴肉芽肿	性病性淋巴肉芽腫	lymphogranuloma venereum;LGV
		沙眼衣原体(血清型 L1、L2、L2a)引起的性传播感染性经典性病。表现为外生殖器溃疡,腹股沟淋巴结化脓、破溃,晚期外生殖器象皮肿和直肠狭窄等。中国尚未发现经实验室确诊的性病性淋巴肉芽肿病例。		
A57.x01		软下疳	軟下疳	chancroid;ulcus molle;soft sore
		杜克雷嗜血杆菌引起的性传播感染疾病,表现为急性、多发性、疼痛剧烈、质地柔软的阴部溃疡,伴腹股沟淋巴结肿大、化脓及破溃为特征的一种经典性病。主要通过性接触传播。中国尚未发现经实验室确诊的软下疳病例。		
A58.x01		腹股沟肉芽肿	腹股溝肉芽腫	granuloma inguinale
		又称杜诺凡病,是由肉芽肿荚膜杆菌感染引起的腹股沟、生殖器部位慢性肉芽肿性疾病。		
A59.001†	N37.001*	滴虫性尿道炎	滴蟲性尿道炎	trichomonal urethritis
		阴道毛滴虫引起的尿道炎。		
A59.002†	N77.102*	滴虫性阴道炎	滴蟲性陰道炎	trichomonal vaginitis
		阴道毛滴虫引起的一种炎症性疾病,主要传播途径是性行为,也可通过间接传播。		
A59.007	N48.101	滴虫性龟头包皮炎	滴蟲性龜頭包皮炎	trichomanal balanoposthitis
		毛滴虫引起的龟头包皮炎。		
A59.901		滴虫病	滴蟲病	Trichomoniasis
		感染毛滴虫引起的疾病。		
A60.003		生殖器疱疹	生殖器疱疹	genital herpes
		单纯疱疹病毒(HSV)感染泌尿生殖器及肛周皮肤黏膜而引起的一种慢性、复发性、难治性的性传播感染疾病。导致生殖器疱疹的病毒有两种类型:HSV-II 型和 HSV-I 型。多数是由 HSV-II 型引起。		
A60.005		原发性生殖器疱疹	原發性生殖器疱疹	primary genital herpes
		既往无单纯疱疹病毒感染,为第一次感染单纯疱疹病毒而出现症状者。		
A60.006		亚临床感染生殖器疱疹	亞臨床感染生殖器疱疹	subclinical infectious genital herpes
		无临床症状和体征的单纯疱疹病毒感染。但存在无症状排毒,可有传染性。		
A60.007		复发性生殖器疱疹	復發性生殖器疱疹	recurrent herpes genitalis
		首次复发多出现在原发感染后 1~4 个月。复发的频率个体差异很大,平均每年 3~4 次,有达数十次者。		
A63.001		尖锐湿疣	尖圭濕疣	condyloma acuminatum; CA; pointed condyloma; condylomata acuminate
		又称生殖器疣或性病疣,是一种由人类乳头瘤病毒(HPV)引起并通过性传播感染的黏膜增生性病变。可感染肛周生殖器部位的常见的 HPV 有 30 多型,多数感染无症状或为亚临床感染,临床上可见的尖锐湿疣 90% 以上由 HPV6 型或 11 型引起,表现尖刺状,表面潮湿,故而得名。		
A63.002		巨大尖锐湿疣	巨大尖圭濕疣	giant condyloma acuminatum
		以往认为是一种巨大的尖锐湿疣,实际上是一种低度恶性高分化疣状癌。好发于龟头包皮上,也可见于女阴及肛周,早期酷似尖锐湿疣,但损害向深部穿透,产生许多瘘管通向尿道,并从中排出脓液及尿。		
A65.001		非性病性梅毒	非性病性梅毒	bejel;nonvenereal syphilis
		地方性苍白螺旋体引起非性病性密螺旋体病,主要发生于半游牧部落,见于北非、亚洲西南部和地中海东部的干旱地区。主要发生在儿童,通过皮肤接触、接吻以及使用被污染的水容器而传播。皮肤、口腔黏膜和骨骼为主要受累器官。		
A66.301		雅司病角化过度症	雅司角化過度病	hyperkeratosis of yaws
		以角化过度为特征的雅司病,足底有裂缝和溃疡,较少侵犯手掌。		

主码	附码	中文病名	繁体病名	英文病名
A66.901		雅司病	雅司病	yaws;pian in yaws
		雅司螺旋体接触传染而引起的热带性地方病,以儿童和青年多见。在临床上,其皮肤损害酷似梅毒,但不累及心脏和中枢神经系统等重要器官和组织。		
A67.001		早期品他病	早期品他病	early pinta
		早期品他病发生于接种后7~60天内。表现为红色浸润性斑块。梅毒非螺旋体试验阴性。		
A67.102		中期品他病	中期品他病	intermediate pinta
		中期品他病发生于感染后5个月至1年以后,鳞屑性丘疹,类似银屑病等,表现色素沉着。梅毒非螺旋体试验阳性。		
A67.201		晚期品他病	晚期品他病	late phase pinta
		晚期品他病为皮肤变色期,变成色素脱失斑,梅毒血清学试验阳性。		
A67.901		品他病	品他病	pinta
		品他螺旋体引起的疾病,是一种慢性、非性病性、接触感染性疾病,以色素异常和角化过度为特征。流行于美洲。		
A68.901		回归热	回歸熱	relapsing fever; miana; kimputu; hunger plague; reccurent fever
		回归热螺旋体引起的急性传染病。一类为流行性回归热,又称虱传回归热;另一类为地方性回归热,又称蜱传回归热。		
A69.001		坏疽性口炎	壞疽性口炎	gangrenous stomatitis;noma
		螺旋体及奋森梭形杆菌引起的口腔坏疽性病变。营养不良尤其是蛋白质缺乏者易患本病。		
A69.002		生殖器梭菌螺旋体病	生殖器梭菌螺旋體病	genital fusospirochetosis
		是由梭状螺旋体感染的皮肤病。梭状螺旋体是一种腐物寄生菌,可寄生在健康妇女的阴垢中,有时引起女阴感染。也可引起男性生殖器感染。		
A69.105		奋森咽峡炎	文生氏咽峽炎	Vincent's angina
		螺旋体及奋森梭形杆菌引起的口腔黏膜的一种溃疡性急性感染。		
A69.106		急性坏死性溃疡性龈炎	急性壞死性潰瘍性齦炎	acute necrotising ulcerative gingivitis
		一种进行性疼痛性感染,特征为牙间乳头上出现漏斗状病损,上覆伪膜性腐肉,周围绕以线状红斑。亦可出现口臭、唾液增多及自发性牙龈出血。病因不详,但有梭形菌螺旋体以及其他微生物存在,许多权威认为,本病是原有牙龈疾病或营养缺乏等易感因素的基础上,由几种细菌共同引起的。		
A69.201		莱姆病	Lyme 病	Lyme disease
		20世纪70年代在美国发现的人畜共患的自然疫源性疾病,病原体为布氏疏螺旋体,蜱叮咬是传播的主要途径。初期慢性游走性红斑为典型的标志,以后可发现神经系统损害、心脏损害、关节炎等。		
A69.202		慢性游走性红斑	慢性遊走性紅斑	erythema chronicum migrans
		系螺旋体感染所致,蜱为主要传播媒介。可为莱姆病的皮肤表现。		
A70.x01		鹦鹉热	鸚鵡熱	psittacosis;parrot fever
		鹦鹉衣原体所致鸟类及禽感染,传染给人而致病。		
A74.901		衣原体感染	衣原體感染	chlamydial infection
		沙眼衣原体引起的性传播感染性疾病,可累及眼、生殖道和其他脏器,也可导致母婴传播。		
A79.101		立克次体痘	立克次體痘疹	rickettsial pox
		螨立克次体引起的自限性轻症热性疾病,通过家鼠的一种外寄生物血红异皮刺螨传播,主要特点是存在焦痂样原发皮肤损害、全身丘疹水疱样疹、头痛和背痛。		
A90.x01		登革热	登革熱	dengue fever
		虫媒病毒B组登革热病毒所致的急性、发热性传染病,其特征为发热、关节痛、皮疹及白细胞减少。		
A92.301		西尼罗河热	西尼羅河熱	West Nile fever
		虫媒病毒中的西罗河病毒所致。见于中东地区,临床特点是发热、淋巴结肿大和发疹。		
A93.101		白蛉热	白蛉熱	sandfly fever;phlebotomus fever
		白蛉病毒组的病毒所致急性传染病。其特点是初起为瘙痒性丘疹,出现全身症状,面颈部出现猩红热样皮疹。		
A96.001		阿根廷出血热	阿根廷出血熱	Argentinian hemorrhagic fever
		虫媒病毒 Junin 病毒所致的出血热。		
A96.101		玻利维亚出血热	玻利維亞出血熱	Bolivian hemorrhagic fever
		虫媒病毒 Machupo 病毒所致的出血热。		
A99.x01		病毒性出血热	病毒性出血熱	viral hemorrhagic fever
		是一组虫媒病毒所引起的自然疫源性疾病,以发热、出血和休克为主要临床特征。		
B00.001		卡波西水痘样疹	Kaposi 氏水痘樣疹	Kaposi's varicelliform eruption
		在原有特应性皮炎或湿疹等基础上感染单纯疱疹、柯萨奇病毒或牛痘病毒而发生的一种病毒性皮肤病。在皮疹区及其周围皮肤出现脐窝状水疱、脓疱,伴有全身症状。		

主码	附码	中文病名	繁体病名	英文病名
B00.002		疱疹性湿疹	疱疹性濕疹	eczama herpeticum
		在原有特应性皮炎或湿疹等基础上感染单纯疱疹而引起的疾病。		
B00.102		唇单纯疱疹	唇單純疱疹	herpes simplex labialis
		唇部、口角及鼻孔簇集性小疱、糜烂、渗液、结痂。		
B00.103		面单纯疱疹	顏面單純疱疹	herpes simplex facialis
		面部的单纯疱疹。		
B00.202		疱疹性咽峡炎	疱疹性咽峽炎	herpangina
		数型柯萨奇及埃可病毒引起的皮肤病。好发于儿童,咽部出现细小的丘疹性水疱及溃疡。		
B00.204		疱疹性龈口炎	單純疱疹性齦口炎	herpetic gingivostomatitis
		单纯疱疹病毒Ⅰ所致。多见于儿童,在颊、舌及咽部发生水疱、破溃、溃疡,齿龈红肿。可伴有全身症状。		
B00.301†	G02.001*	疱疹性脑膜炎	疱疹性腦膜炎	herpetic meningitis
		多在疱疹发病后1周发病,表现为与其他病毒性脑膜炎相似的症状。		
B00.402†	G05.101*	疱疹性脑炎	疱疹性腦炎	herpetic encephalitis
		单纯疱疹病毒引起的病毒感染性疾病,累及大脑颞叶、额叶及边缘系统,引起脑组织出血性坏死和/或变态反应性脑损害。		
B00.702		播散性单纯疱疹	播散性單純疱疹	disseminated herpes simplex
		见于6个月至3岁儿童和免疫力低下者,全身泛发性疱疹,并发病毒血症、脑炎、肝炎等内脏疱疹感染。		
B00.805		格斗者疱疹	格鬥者疱疹	herpes gladiatorum
		与感染单纯疱疹的运动员接触时传染的单纯疱疹。		
B00.806		疱疹性须疮	疱疹性鬚瘡	herpetic sycosis
		疱疹发生后,病人刮胡须,刮剃区出现毛囊炎且慢慢扩张,伴小水疱。		
B00.807		内脏单纯疱疹	內臟單純疱疹	visceral herpes simplex
		发生于内脏的疱疹,皮肤有或无临床表现的单纯疱疹。		
B00.808		接种性单纯疱疹	接種性單純疱疹	inoculating herpes simplex
		单纯疱疹病毒直接接种于擦伤或正常皮肤所致的单纯疱疹。		
B00.811†	L99.801*	疱疹病毒性瘭疽	疱疹病毒性指/趾端化膿	herpesviral whitlow
		手指末节的一种原发性单纯疱疹感染。表现为剧痒和疼痛,随后形成深的融合性水疱并对许多组织产生破坏作用,患者可伴有全身症状。通常接触患者病损传染,患原发性疱疹性龈口炎时咬指甲也会引起自身传染。		
B00.901		EB病毒感染	EB病毒感染	Epstein – Barr virus infection
		感染EB病毒,引起面部及前臂发生环状肉芽肿相似的皮疹,呈散在或融合,边缘红色或黄色。		
B00.902		单纯疱疹	單純疱疹	herpes simplex
		单纯疱疹病毒感染引起的病毒性皮肤病,主要侵犯颜面和生殖器的皮肤和黏膜,以簇集小水疱为特征。		
B01.101†	G05.101*	水痘脑炎	水痘腦炎	varicella encephalitis
		感染水痘1周后出现头痛、呕吐、有时昏迷等脑受累症状。		
B01.201†	J17.101*	水痘肺炎	水痘肺炎	varicella pneumonia
		主要发生于成人水痘及新生儿水痘以及免疫功能障碍者。临床恢复迅速,X线改变常持续6~12周,偶有死亡报道。		
B01.801		出血性水痘	出血性水痘	hemorrhagic varicella
		出血性水痘少见,有高热及严重的全身症状,全身有泛发性出血性水疱。		
B01.802		大疱型水痘	水疱型水痘	bullous varicella
		通常见于2岁以下儿童的水痘,为成批出现2~7cm大小的大疱。		
B01.805		成人水痘	成人水痘	adult varicella
		成人水痘较小儿症状重,前驱期长、高热,全身症状显著,皮疹数量较多。		
B01.806		罗伊综合征	Reye 徵候群	Reye syndrome
		疾病的发生与B型流感和水痘等病毒感染的流行相关,表现为急性脑病及肝脂肪变性、肝肿大、肝功异常。		
B01.901		水痘	水痘	varicella;chickenpox
		水痘-带状疱疹病毒引起的急性、具有高度传染性发疹性疾病。以皮肤黏膜上分批出现水疱且伴有轻度全身症状为特征。		
B02.001†	G05.102*	带状疱疹性神经根脊髓炎	帶狀疱疹性神經根脊髓炎	zoster neuroradicular myelitis;zoster root myelitis
		当病毒由脊髓后根神经节侵入交感神经和副交感神经时的内脏神经时,引起相应内脏症状。		
B02.101†	G02.001*	带状疱疹性脑膜炎	帶狀疱疹性腦膜炎	zoster meningitis
		水痘-带状疱疹病毒本身直接从脊髓神经前后根向上侵犯到中枢神经系统,发生变态反应所致脑神经病变。		

主码	附码	中文病名	繁体病名	英文病名
B02.201†	G53.101*	带状疱疹性多颅神经麻痹	帶狀疱疹性多對腦神經麻痹	paralysis of multiple cranial nerves due to herpes zoster
		水痘－带状疱疹病毒侵犯颅神经引起受累神经麻痹。		
B02.202†	G53.005*	带状疱疹后坐骨神经痛	帶狀疱疹後坐骨神經痛	sciatica post herpes zoster
		坐骨神经受水痘－带状疱疹病毒感染引起持续 1 月以上的神经痛。		
B02.203†	G53.001*	带状疱疹性神经根炎	帶狀疱疹性神經根炎	neuroradiculitis of herpes zoster
		受水痘－带状疱疹病毒感染神经可引起肌无力或相应部位的皮肤发生麻痹。		
B02.204†	G53.002*	拉姆齐·亨特综合征	Ramsay－Hunt 氏徵候群	Ramsay－Hunt syndrome
		膝状神经节受累同时侵犯面神经的运动和感觉神经时，出现面瘫、耳痛及外耳道疱疹三联征。		
B02.205†	G53.003*	带状疱疹后三叉神经痛	帶狀疱疹後三叉神經痛	postherpetic trigeminal neuralgia
		受水痘－带状疱疹病毒感染三叉神经支配区持续一月以上疼痛。		
B02.206	G53.000*	带状疱疹后膝状神经节炎	帶狀疱疹後膝狀神經節炎	postherpetic geniculate ganglionitis
		面神经受累，表现为面瘫、耳壳及外耳道疱疹，耳和乳突疼痛，内耳功能障碍。		
B02.209		带状疱疹性运动性麻痹	帶狀疱疹性運動性麻痹	motor paralysis due to herpes zoster
		带状疱疹发病于发疹期或稍后，麻痹肌肉与受累神经一致。		
B02.211†	G53.004*	带状疱疹后神经痛	帶狀疱疹後神經痛	postherpetic neuralgia
		神经痛持续 1 个月以上的带状疱疹。		
B02.301†	H58.801*	眼带状疱疹感染	眼帶狀疱疹感染	ophthalmic zoster infection
		感染多见于老年人，症状严重，疼痛剧烈，可累及角膜、结膜、全眼球。		
B02.302†	H13.101*	带状疱疹性眼炎	帶狀疱疹性眼炎	zoster ophthalmia
		表现为全眼球炎或失明的带状疱疹。		
B02.303†	H03.101*	眼睑带状疱疹	眼瞼帶狀疱疹	blepharal herpes zoster
		表现为疱疹和眼睑下垂的带状疱疹。		
B02.305†	H19.202*	带状疱疹性角膜结膜炎	帶狀疱疹性角膜結膜炎	zoster keratcojunctivitis
		水痘－带状疱疹病毒引起的角膜结膜炎症。		
B02.306†	H19.201*	带状疱疹性角膜炎	帶狀疱疹性角膜炎	zoster keratitis
		水痘－带状疱疹病毒引起的角膜炎。		
B02.701		播散性带状疱疹	播散性帶狀疱疹	disseminated herpes zoster
		水痘－带状疱疹病毒经血液播散产生广泛性水痘样疹并侵犯肺和脑等器官。在感染的皮节以外有 20 个以上的皮损即可确立诊断。		
B02.801†	H62.101*	耳带状疱疹	耳部帶狀疱疹	herpes zoster oticus
		水痘－带状疱疹病毒侵犯面神经及听神经所致，表现为外耳道和鼓膜疱疹。		
B02.901		带状疱疹	帶狀疱疹	herpes zoster
		水痘－带状疱疹病毒引起的急性疱疹性皮肤病。以沿单侧周围神经分布的簇集性小水疱为特征，常伴明显的神经痛。		
B02.904		出血性带状疱疹	出血性帶狀疱疹	hemorrhagic herpes zoster
		以出血性临床症状为主要表现的带状疱疹。		
B02.905		大疱性带状疱疹	水疱性帶狀疱疹	bullous herpes zoster
		以大疱为主要临床症状表现的带状疱疹。		
B02.906		顿挫性带状疱疹	頓挫型帶狀疱疹	abortive herpes zoster
		临床上皮肤仅出现红斑、丘疹，不出现典型水疱的带状疱疹。		
B02.907		坏疽性带状疱疹	壞疽型帶狀疱疹	gangrenous herpes zoster
		见于老年人和免疫力低下的患者，皮损坏死，愈后留疤的带状疱疹。		
B02.908		内脏带状疱疹	内臟帶狀疱疹	visceral herpes zoster
		水痘－带状疱疹病毒由脊髓后根神经节侵及交感神经与副交感神经的内脏神经纤维，引起受累神经支配的胃、肠、膀胱、腹膜、胸膜等发生相应病变。		
B02.909		无疹性带状疱疹	無疹性帶狀疱疹	sine exanthemata herpes zoster
		见于免疫功能较强者，临床上无皮疹表现，仅有受累神经支配区的疼痛。		
B03.x01		天花	天花	variola major;smallpox
		天花病毒引起的一种烈性传染病，主要发生脐凹水疱及脓疱。已在全球消灭。		
B04.x01		猴痘	猴痘	monkey pox
		猴痘系人感染猴天花病毒所引起的似天花样疾病，人亦可直接传播。		
B05.802		非典型麻疹综合征	非典型麻疹徵候群	atypical measles syndrome
		接种麻疹疫苗若干年后，血中抗体水平下降，再感染自然麻疹病毒而引发的一种特殊表现。冬春季散发于 10～24 岁年轻人，无传染性。		

主码	附码	中文病名	繁体病名	英文病名
B05.901		麻疹	麻疹	measles;morbilli
		传染性极强的急性病毒性传染病,常见于儿童。临床上以发热、上呼吸道炎、结膜炎、口腔黏膜斑(Koplik斑)及全身丘疹为特征。		
B06.901		风疹	风疹	Rubella
		风疹病毒引起的急性病毒性传染病,以红色斑丘疹,枕后、颈、耳后的淋巴结肿大,伴低热等轻微全身症状为特征。		
B07.x01		扁平疣	扁平疣	verruca plana;plane warts
		人类乳头瘤病毒引起的略微隆起的、顶端扁平的良性光滑丘疹。		
B07.x02		病毒性疣	病毒性疣	viral warts
		人类乳头瘤病毒引起的新生物。		
B07.x03		寻常疣	尋常疣	verruca vulgaris;common warts
		人类乳头状瘤病毒引起的一种良性鳞状细胞乳头状瘤病变。		
B07.x04		疣	疣	wart;verruca
		人类乳头瘤病毒感染所引起的常见、传染性乳头状瘤。		
B07.x06		丝状疣	絲狀疣	filiform warts
		好发于眼睑、颈、颏部等处的丝状突起。		
B07.x07		跖疣	蹠疣	plantar wart;verruca plantaris
		足底发生的一种由人类乳头状瘤病毒引起的良性上皮增生。以形成厚的角化过度病变为特征。		
B07.x08		疣状表皮发育不良	疣樣表皮發育異常	epidermodysplasia verruciformis
		为一种泛发疣,其发病可能与细胞免疫缺陷有关,皮损分离出 HPV,易演变成上皮癌。		
B07.x09		甲下疣	甲下疣	hyponychial wart
		发生于甲下的寻常疣。		
B07.x10		甲周疣	指/趾甲周圍疣	periungual warts;perionychial wart
		发生于甲周围的寻常疣。		
B07.x11		掌疣	手掌疣	palmar wart
		发生于手掌的寻常疣。		
B07.x12		手疣	手疣	hand warts
		发生于手背的寻常疣。		
B08.002		牛痘	牛痘	vaccinia;cowpox
		牛的天花病毒引起牛乳头及乳房的急性感染。通过接触传染给人。		
B08.003		挤奶者结节	擠奶員結節	Milker's nodules
		因接触痘病毒感染的乳牛而引起的一种病毒性皮肤病。特征为硬而界限清楚的结节。		
B08.004		牛丘疹性口腔炎	牛丘疹性口腔炎	bovine papular stomatitis
		牛丘疹性口腔病毒所致,由病牛传染给人。		
B08.005		羊痘	羊痘	orf
		羊感染了病毒后,皮肤发生化脓性炎症,人接触后被传染的一种人畜共患的病毒性皮肤病。		
B08.101		传染性软疣	傳染性軟疣	molluscum contagiosum
		软疣病毒所致的病毒性传染病,发生于皮肤黏膜,以圆顶样光泽、中心有脐窝的半球形丘疹,能挤出乳酪样软疣小体为其特征。		
B08.201		婴儿玫瑰疹	嬰兒玫瑰疹	roseola infantum
		又称幼儿急疹。是人类疱疹病毒 6 型导致的婴幼儿期发疹性热病,特点是持续高热 3～5 天,热退疹出。		
B08.301		传染性红斑	感染性紅斑	erythema infectiosum
		又称第五病。可能是由人细小病毒 B19 引起的一种皮肤病。双面颊出现蝶形红斑,外观呈特征性"拍打性面颊",后出现红斑丘疹累及躯干和四肢,最后皮疹退,病损中心消失,留下花边样图案。		
B08.401		手足口病	手足口病	hand - foot - mouth disease;hand,foot and mouth disease
		是以手、足和口腔发生水疱为特征的一种儿童病毒性皮肤病。主要是柯萨奇病毒、埃可病毒以及肠道病毒感染引起。可通过消化道和呼吸道传播。		
B08.802		足口病	口蹄病	foot and mouth disease
		经接触动物口蹄病病畜或食用病奶传染给人,发生口腔和手足疱疹。口蹄病是侵犯牛、羊、猪类家畜的病毒性烈性传染病。		
B08.804		亚巴痘病毒病	亞巴痘病毒病	Yaba pox virus disease
		人感染亚巴病毒所致的疾病,人被病猴抓伤感染后出现结节。		
B08.806		它纳河痘	它納痘	tanapox
		发生在肯尼亚和扎伊尔它纳河流域的一种病毒性疾病,猴感染痘病毒后,经蚊传染给人,以发热和肢体上出现一两处水疱性丘疹损害为特征。		

主码	附码	中文病名	繁体病名	英文病名
B17.801		肝炎皮肤表现	肝炎皮膚表現	skin manifestation of hepatitis
		肝炎病毒在皮肤上的表现，甲、乙、丙、丁肝炎在皮肤上各有特征。		
B24.x01		获得性免疫缺陷综合征	後天免疫不全徵候群	acquired immune deficiency syndrome; AIDS
		简称艾滋病，是由人类免疫缺陷病毒感染引起的以严重免疫缺陷为主要特征的性传播感染疾病，导致各种条件致病菌和恶性肿瘤的发生。		
B25.802		人类疱疹病毒6感染	人類疱疹病毒第6型感染	human herpesvirus 6 infection
		人类疱疹病毒6感染所致，表现为婴儿玫瑰疹，成人出现病毒疹，自限性肝炎。多数感染无症状。感染导致病毒在体内终生存在。		
B25.803		人类疱疹病毒7感染	人類疱疹病毒第7型感染	human herpesvirus 7 infection
		人类疱疹病毒7感染所致，临床症状与人类疱疹病毒6感染相似。		
B25.804		人类疱疹病毒8感染	人類疱疹病毒第8型感染	human herpesvirus 8 infection
		人类疱疹病毒8感染所致的疾病。		
B25.806		疱疹B病毒感染	疱疹B型病毒感染	herpes B virus infection
		B病毒是亚洲猿猴的一种良性传染病。其病原体与人类疱疹病毒相似。由病猴传染给人，发生单纯疱疹样损害。		
B25.901		巨细胞病毒感染	巨細胞病毒感染	cytomegaloviral disease
		巨细胞病毒所致的疾病，主要发生于婴儿，表现为肝脾肿大、黄疸及皮内出血。多为宫内感染，亦可为后天获得。		
B27.901		传染性单核细胞增多症	感染性單核血球病	infectious mononucleosis
		E-B病毒感染所引起的疾病，其特点为发热、淋巴结肿大、脾肿大、淋巴细胞增多及非典型淋巴细胞，有异嗜性抗体。		
B34.101		埃可病毒感染	艾可病毒感染	echovirus infectious
		埃可病毒引起的发疹性疾病。		
B34.102		柯萨奇湿疹	克沙奇性濕疹	eczema coxsackium
		在特应性皮炎的基础上，感染了柯萨奇病毒A16而致病。原发病处皮疹增多，并泛发全身。		
B34.103		柯萨奇病毒感染	克沙奇病毒感染	Coxsackie virus infection
		感染柯萨奇病毒A组或B组，发生红斑、丘疹、疱疹，并不同程度伴全身症状。		
B34.104		副猩红热	副猩紅熱	parascarlatina
		与麻疹、猩红热、风疹一样均感染儿童，又称第四病。可能是柯萨奇－埃可病毒所致的发疹性疾病，表现猩红热样皮疹。		
B34.105		传染性水疱病	感染性水疱病	infectious vesicular disease
		发生于猪的一种病毒性传染病。人与病猪直接或间接接触而传染，发生与猪传染性水疱病相似的水疱。		
B34.302		丘疹紫癜性长袜与手套综合征	丘疹紫癜性長襪與手套徵候群	papular purpuric "gloves et socks" syndrome
		可能为细小病毒所致。其特征为手、足轻度水肿和红斑，伴有紫癜，皮损可扩展至腕及踝部，呈手套及短袜状分布，故名。		
B34.802		小核糖核酸病毒感染	小核醣核酸病毒感染	picornavirus infection
		小核糖核酸病毒是RNA病毒中最小的病毒，有肠道病毒、鼻病毒、心脏病毒、口蹄疫病毒，分别感染人引起不同的疾病。		
B35.001		脓癣	頭膿癬	kerion
		多由羊毛状小孢子菌、石膏样小孢子菌等致病，引起皮肤的变态反应，产生脓癣。典型损害是化脓性毛囊炎，形成暗红色境界清楚的浸润性红色斑块，脓肿破溃后可有多个蜂窝状排脓小孔，愈后留疤。		
B35.002		头癣	頭癬	tinea capitis
		累及头皮和头发的皮肤癣菌感染。该病好发于儿童，可通过理发用具和接触传染。		
B35.003		须癣	鬚癬	tinea barbae; beard ringworm
		面颈、胡须部位皮肤和须毛的皮肤癣菌感染。儿童有时可感染眉毛。		
B35.005		面癣	顏面癬	tinea faciei; ringworm of the face
		面部除须区以外的癣，皆为红色轻度鳞屑斑疹性损害，境界不清，无典型的癣类外观，依靠真菌镜查和培养确诊。		
B35.101		甲癣	甲癬	tinea unguium
		特指由皮肤癣菌所致的甲感染。		
B35.102		甲真菌病	甲黴菌病；甲真菌病	onychomycosis
		泛指皮肤癣菌、酵母菌和各种其他霉菌所致的甲感染。		
B35.103		黑色甲下甲真菌病	黑色甲下甲黴菌病	black subungual onychomycosis
		由甲远端开始，向全甲蔓延，黑色，甲板增厚。多由其他真菌或念珠菌引起。		
B35.104		全营养不良性甲真菌病	全營養不良性甲黴菌病	total dystrophic onychomycosis

主码	附码	中文病名	繁体病名	英文病名
		是各类甲真菌病发展的最终结局，真菌侵犯整个甲板，甲结构完全丧失，甲母质和甲床呈乳头瘤样改变，其上覆盖不规则角化团块。		
B35.105		远端及侧位甲下甲真菌病	遠端及側位甲下甲黴菌病	distal and lateral subungual onychomycosis
		是最常见类型。从远端发生，侵入甲下甲床，再由此侵入甲下甲板，破坏甲下甲板甲角质，甲侧缘脱屑，甲床下角质增生、增厚，外观混浊。可呈甲分离、树桩状残甲、甲肥厚。		
B35.106		近端甲下甲真菌病	近端甲下甲黴菌病	proximal subungual onychomycosis
		主要见于念珠菌性甲沟炎常从甲沟近端甲或侧缘皱襞开始发生。引起甲皱襞红肿、疼痛，肿胀使甲小皮与甲板分离。		
B35.107		浅表性白色甲真菌病	表淺性白色甲黴菌病	superficial white onychomycosis
		90%由须癣菌趾间变种所致。直接侵入甲板表层，由小点状扩大至云雾状混浊，甲板表面凹凸不平或变形。		
B35.109		内在型甲真菌病	Endonyx 型甲黴菌病	endonyx onychomycosis
		真菌穿过甲角质层，形成奶白色斑片，无甲下角化过度或甲分离。还有真菌丝在甲内形成团块，称皮肤癣菌瘤。		
B35.201		手癣	手癬	hand ringworm; tinea of hands; tinea manuum
		皮肤癣菌侵犯指间、手掌、掌侧平滑皮肤引起的感染。		
B35.301		足癣	脚癬	tinea pedis; foot ringworm
		足趾间、足跖、足跟、足侧缘的皮肤癣菌感染。		
B35.303		鳞屑角化型足癣	鱗屑角化性足癬	squamous keratotic tinea pedis
		累及足跖部，呈弥漫性皮肤粗糙、增厚、干燥、皲裂。		
B35.401		体癣	體癬	tinea corporis; ringworm of body
		发生于除头皮、毛发、掌跖和甲以外其他部位的皮肤真菌感染。		
B35.501		叠瓦癣	疊瓦癬	tinea imbricata; tokelau
		同心性毛癣菌引起的，见于热带、亚热带的一种浅部真菌感染。主要累及光滑皮肤，其特点为形成同心环的广泛的鳞屑性斑片，同心环和鳞屑重叠，似屋顶盖瓦样皮损。		
B35.601		股癣	股癬	tinea cruris; ringworm of groin; jock itch
		腹股沟、会阴、肛周和臀部的皮肤癣菌感染。		
B35.802		毛癣菌性肉芽肿	毛癬菌性肉芽腫	trichophytic granuloma
		为特殊表现的体癣，临床表现为深在的脓肿，类似痈和脓癣，结痂，表面毛孔扩大可挤出脓液。		
B35.901		黄癣	黃癬	favus; tinea favosa
		许兰毛癣菌引起，侵犯头发，表现为黄癣痂，硬发从中穿出，有鼠臭味，愈后留疤。还可侵犯身体其他部位。累及甲称甲黄癣；侵犯光滑皮肤称为体黄癣；侵犯呼吸道、消化道称内脏黄癣。		
B35.902		皮肤真菌病	皮膚黴菌病	dermatomycosis
		皮肤真菌引起的皮肤角质层、毛发和甲板的感染。简称癣。		
B36.001		花斑癣	花斑癬	tinea versicolor
		又名汗斑，是马拉色菌侵犯皮肤角质层所致的浅表真菌感染。		
B36.101		黑点癣	黑點癬	black dot ringworm; black dot tinea
		主要由紫色毛癣菌和断发毛癣菌引起，菌丝在发内，孢子较大，排成链状，充满整个毛发，发脆弱，刚出头皮即断，在毛囊口留下残发，呈黑色小点，故名黑点癣。		
B36.102		掌黑癣	手掌黑癬	tinea nigra palmaris
		浅表性无症状的角质层真菌感染。其临床特征为棕至黑色无鳞屑的斑疹，此病最常见于手掌，但也可见于足跖或其他处皮面上。		
B36.201		白癣	白癬	tinea alba; white ringworm
		多见于儿童，由犬小孢子菌和石膏样小孢子菌引起。初起为白色鳞屑，病发根部有一白套样菌鞘是本病特点，病发长出发根易断，不破坏毛囊，故不留疤。如侵犯光滑皮肤，则呈湿疹样或糠疹样皮损。		
B36.202		白色毛结节菌病	白色毛結病；白色毛幹結節病	white piedra
		毛孢子菌引起的毛发感染，病变结节较软，白色至淡棕色，可逐渐破坏毛发。		
B36.301		黑色毛结节菌病	黑砂毛	black piedra
		毛孢子菌或何德毛结节菌属引起的毛发感染，病变结节状如砂粒，甚坚硬，棕至黑色，大小不一，可使毛干折断。		
B36.801		马拉色菌感染	馬拉色菌感染	infection of Malassezia
		马拉色菌引起的一组皮肤、甲、毛囊的病变。		
B36.802		马拉色菌系统性感染	馬拉色菌系統性感染	systemic infection of Malassezia
		马拉色菌引起的系统感染，主要见于免疫低下的患者，人体插入导管检查和治疗的并发症。		
B36.803		马拉色菌甲	馬拉色菌甲	Malassezia nail
		糠秕马拉色菌引起的甲病变，表现为甲下角化过度、甲分离、甲远端及侧缘白黄色或棕色。		

主码	附码	中文病名	繁体病名	英文病名
B36.804		马拉色菌毛囊炎	馬拉色菌毛囊炎	Malassezia folliculitis
		糠秕马拉色菌引起的以瘙痒性、毛囊性丘疹和脓疱为特征的慢性毛囊性疾病。		
B36.805		马拉色菌龟头包皮炎	馬拉色菌龜頭包皮炎	Malassezia balanoposthitis
		糠秕马拉色菌引起的龟头包皮感染。		
B36.806		毛孢子菌病	毛髮芽孢菌病	trichosporosis
		毛孢子菌属可引起毛发、指甲、皮肤以及系统感染。		
B36.807		毛结节菌病	毛幹結節病;毛孢子菌病	piedra
		毛孢子菌引起的毛发感染,其特征为有硬的、不规则的结节,其中包括真菌体等沿毛干凝成坚硬的结节。此外,受累胡须、腋毛、阴毛等也可发生结节。		
B36.808		系统性毛孢子菌病	系統性毛髮芽孢菌病	systemic trichosporosis
		多继发于原有基础疾病,侵犯内脏器官,导致相关器官的损害。皮损多为紫癜性丘疹、结节、坏死、溃疡、结痂等。		
B36.904		耳真菌病	耳真菌病;耳黴菌病	otomycosis;tinea auricularis
		真菌引起的急性、亚急性、慢性耳郭及外耳道感染。		
B37.001		鹅口疮	鵝口瘡	thrush
		又名雪口病,为白色念珠菌感染所致的口炎。多见于新生儿、营养不良、腹泻、长期使用广谱抗生素或醣皮质激素的患儿。新生儿多由产道感染或因哺乳时乳头不洁及污染的乳具感染。		
B37.005		口腔念珠菌病	口腔念珠菌病	oral candidiasis
		发生于口腔念珠菌感染的总称。		
B37.006		慢性萎缩性念珠菌病	慢性萎縮性念珠菌病	chronic atrophic candidiasis
		又称假牙口炎,是一种托牙支撑部位下面黏膜红斑萎缩性疾病。		
B37.008		念珠菌性白斑	念珠菌性白斑	candidal leukoplakia
		又称慢性增生性念珠菌病,见于吸烟者或物理刺激所致,好发为颊黏膜,可见白色斑块。		
B37.009		念珠菌性口角唇炎	念珠菌性口角唇炎	candidal angular cheilitis
		多见于营养不良或维生素缺乏患者的口腔局部病变,表现为口角及唇糜烂、渗液、结痂、皲裂,有灼痛感。		
B37.101†	J99.801*	肺念珠菌病	肺念珠菌病	pulmonary candidiasis;pneumonomoniliasis
		感染系从口腔直接蔓延或经血行播散而来,临床表现为肺炎或类似肺结核空洞形成。		
B37.201		皮肤念珠菌病	皮膚念珠菌病	cutaneous candidiasis
		念珠菌引起的表皮、毛囊、甲和甲沟的感染,由于发病部位及发病组织不同,临床表现各异。		
B37.203		念珠菌性擦烂	念珠菌性對磨疹	candidal intertrigo
		累及光滑皮肤相互直接摩擦部位,皮疹呈红斑、丘疹、小水疱、糜烂等。		
B37.204		慢性黏膜皮肤念珠菌病	慢性黏膜皮膚念珠菌病	chronic mucocutaneous candidiasis
		多幼年发病,慢性经过,可侵犯黏膜及皮肤,一般不侵犯内脏。表现为疣状增殖、疣状结节,去痂后基底潮红,呈疣状糜烂面。可有免疫或内分泌异常。		
B37.205		局限性角化过度性念珠菌病	限界性角化過度性念珠菌病	localized hyperkeratotic candidiasis
		手掌角化过度,又称手念珠菌病;婴儿型前额脱屑、疣状增殖。		
B37.206		丘疹型皮肤念珠菌病	丘疹型皮膚念珠菌病	papular form of cutaneous candidiasis
		系一种好发于婴幼儿颈、肩、背等部,皮损以播散性淡红色扁平小丘疹为特征的常见皮肤念珠菌病。		
B37.208		指间念珠菌病	指間念珠菌病	interdigital candidiasis
		多见于长期接触水者的第3、4、5指/趾间,呈红斑、浸渍发白、糜烂。		
B37.209		甲念珠菌病	甲念珠菌病	nail candidiasis
		往往并发念珠菌性甲沟炎,表现为甲肥厚,纵横沟纹,凹凸不平,甲分离,呈淡褐色或白色。		
B37.210		念珠菌性甲沟炎	念珠菌性甲溝炎	candidal paronychia;paronychia due to candidiasis
		由念珠菌引起的甲沟炎症。多发生于浸水工作者或糖尿病患者,典型皮损为甲沟潮红水肿,边界不清,触之柔软,呈海绵状,痒痛或压痛。		
B37.211		皮肤念珠菌性肉芽肿	皮膚念珠菌性肉芽腫	cutaneous candidal granuloma
		属于一种特殊深在型皮肤念珠菌病,病变处有增殖、结节、溃疡或肉芽肿形成。		
B37.213		霍尔斯－罗特曼肉芽肿	Hallser－Rothman 肉芽腫	Hauser－Rothman granuloma
		长期发病,逐渐加重,表现为鹅口疮,口角糜烂长期不愈,面部、头部有结痂增殖如疣状物;甲廓肿胀及甲板增厚。		
B37.214		罗斯－布施克肉芽肿	Russe－Buschke 氏肉芽腫	Russe－Buschke granuloma
		临床表现类似瘰疬性皮肤结核,皮损局限,亦可泛发,有脓疱、结节、斑块边缘增殖性溃疡。		
B37.302†	N77.102*	念珠菌性女阴阴道炎	念珠菌性女外陰陰道炎	candidal vulvovaginitis
		由白念珠菌引起,适合念珠菌生长时才发病,故多见于糖尿病及大量接受雌激素治疗者,长期应用抗生素,穿紧身化纤内裤等因素。以凝乳状或豆渣样白带,外阴瘙痒为主要表现。		
B37.302†	N77.102*	女阴念珠菌病	女外陰念珠菌病	candidiasis of vulva;vulvar candidiasis

主码	附码	中文病名	繁体病名	英文病名
		女阴感染念珠菌，以女性瘙痒明显、类似擦烂红斑为特征。		
B37.401†	N37.002*	泌尿道念珠菌感染	泌尿道念珠菌感染	urinary monilial infection
		上行感染如导尿或器械检查或血行播散所致，表现为尿道炎、膀胱炎、肾盂肾炎等泌尿系统疾病。		
B37.403†	N51.201*	念珠菌性龟头包皮炎	念珠菌性龜頭包皮炎	candidal balanoposthitis
		由念珠菌引起的感染，阴茎龟头及包皮弥散性潮红，丘疱疹或小脓疱、糜烂、乳酪样斑片伴瘙痒。		
B37.501†	G02.101*	念珠菌性脑膜炎	念珠菌性腦膜炎	candidal meningitis
		多见于儿童与衰弱患者，常由呼吸道或消化道播散而来，表现与细菌性脑膜炎类似。病程慢性，颅压增高现象不明显。		
B37.601†	I39.801*	念珠菌性心内膜炎	念珠菌性心内膜炎	candidal endocarditis
		多为手术后2个月内发生，临床症状与体征与细菌性心内膜炎相似。		
B37.701		念珠菌性败血症	念珠菌性敗血症	candidal septicaemia
		见于免疫力极度低下者，血行播散所致，与细菌性败血症症状相似。		
B37.801		播散性念珠菌病	播散性念珠菌病	disseminated candidiasis
		经血行播散所致，表现为：①念珠菌血症，血培养阳性，无器官受累；②急性播散性念珠菌病，主要为皮损和内眼炎及内脏器官感染；③慢性播散念珠菌病，隐匿发病，肝脾受累。		
B37.802		肠道念珠菌病	腸道念珠菌病	enteric candidiasis
		口腔念珠菌上行或血行播散所致，表现为念珠菌性肠炎、食管炎、腹膜炎。		
B37.803		呼吸道念珠菌感染	呼吸道念珠菌感染	respiratory monilial infection
		口腔念珠菌下行或血行播散所致，表现为肺、支气管病变。		
B37.804		脑念珠菌感染	腦念珠菌感染	monilial infection of brain
		口腔念珠菌上行或血行播散所致，表现为脑炎、脑膜炎。		
B37.805		支气管念珠菌病	支氣管念珠菌病	candidal bronchitis
		口腔念珠菌下行或血行播散所致，表现为支气管炎。		
B37.808		肛周念珠菌病	肛門周圍念珠菌病	perianal candidiasis
		发生于肛周的念珠菌病，表现为局部红斑、瘙痒。		
B37.809		念珠菌性痤疮	念珠菌性痤瘡	candidal acne
		好发于口周，可累及颊部和颈部，20～30岁女性多见，皮损为较大的脓疱，与毛囊口一致，有脱屑或结痂，群集的小丘疹，常与寻常痤疮并存。		
B37.810		念珠菌性角膜炎	念珠菌性角膜炎	candidal keratitis
		发生于角膜的念珠菌病，表现为眼疼痛、畏光、眼红、视力模糊，角膜溃疡，严重者可致角膜穿孔、失明。		
B37.811		念珠菌性舌炎	念珠菌性舌炎	candidal glossitis
		是念珠菌感染引起的舌体的一种慢性炎症性病变。表现为正中菱形舌炎、黑毛舌和毛状白斑。		
B37.812		念珠菌性须疮	念珠菌性鬚瘡	candidal sycosis
		主要发生于成人，多有发病前局部使用高效糖皮质激素史，皮损形态类似细菌性毛囊炎，好发于胡须及阴部。		
B37.813		子宫念珠菌病	子宮念珠菌病	uterus candidiasis
		一般认为是病原菌经母亲生殖道上行感染所致，表现为婴儿脐带的多发的黄白色小病灶或先天性念珠菌病的特征。		
B37.814		骨骼念珠菌病	骨骼念珠菌病	skeletal candidiasis
		血行播散或关节腔注射糖皮质激素和植入人工关节所致。表现为骨髓炎、关节炎。		
B37.815		肌念珠菌病	肌肉念珠菌病	muscle candidiasis
		表现为肌压痛，常见于热带念珠菌病。		
B37.816		抗生素使用后念珠菌病	抗生素使用後念珠菌病	past - antibiotic candidiasis
		应用抗生素后的继发双重感染，表现为皮肤黏膜、口腔、内脏念珠菌感染。		
B37.817		系统性念珠菌病	系統性念珠菌病	systemic candidiasis
		血行播散所致，表现为系统性感染产生的相应临床症状。		
B37.901		念珠菌病	念珠菌病	candidiasis; candidosis; moniliasis
		白念珠菌或其他念珠菌引起的皮肤、黏膜、组织和及脏器的急性或慢性炎症、化脓性或肉芽肿性病变。原发性念珠菌病由于接触致病性强的白色念珠菌引起，继发性念珠菌病是由于体内平衡失调和各种原因引起的免疫功能低下时发病。		
B38.101		慢性肺球孢子菌病	慢性肺球孢子菌病	chronic pulmonary coccidioidomycosis
		约5%的肺部感染者残留有肺球孢子菌病后遗症状。慢性进行性肺炎常常发生在非衰弱或非免疫抑制的病人中，类似于结核病的表现。免疫抑制的病人有急性肺炎发作。		
B38.901		球孢子菌病	球孢子菌病	coccidioidomycosis
		是由粗球孢子菌感染引起的疾病。病原菌经呼吸道吸入，在正常个体中引起轻度而短暂的肺部感染，但也可进一步导致肺部进行性感染或全身播散性感染。流行于美国的西南部及中南美洲，是一种地方性真菌病。		

主码	附码	中文病名	繁体病名	英文病名
B39.301		播散性荚膜组织胞浆菌病	播散性莢膜組織胞漿菌病	disseminated histoplasmosis capsulati
		荚膜组织胞浆菌侵犯全身各脏器,最常受累的是肺,有显著的全身症状。		
B39.302		播散性皮肤组织胞浆菌病	播散性皮膚組織胞漿菌病	disseminated cutaneous histoplasmosis
		是一种进行性、致死性的疾病,尤其发生于T细胞介导的免疫缺陷者。在皮肤、淋巴结、骨、肠及腹腔播散发病,也可播散至肝、脾,甚至全身,急性进展致死。		
B39.501		非洲组织胞浆菌病	非洲組織胞漿菌病	African histoplasmosis
		是组织胞浆菌的一个类型,其特征是皮肤、皮下组织和骨骼的肉芽肿及化脓性损害。广泛播散的感染波及肝脾及其他器官表现为一种发热性、消耗性疾病。		
B39.901		组织胞浆菌病	組織胞漿菌病	histoplasmosis
		荚膜组织胞浆菌引起的一种深部真菌病,以侵犯单核-巨噬细胞系统或肺部为主,可累及全身各脏器;杜氏组织胞浆菌则以侵犯皮肤或骨骼为主,不累及肺部。		
B40.001		急性肺芽生菌病	急性肺芽生黴菌病	acute pulmonary blastomycosis
		多数无症状,往往波及其他器官才表现为急性肺部感染,类似流感,胸片无特异性。		
B40.101		慢性肺芽生菌病	慢性肺芽生黴菌病	chronic pulmonary blastomycosis
		由急性迁延而来,临床表现与肺结核相似,胸片体征明显。		
B40.301†	J99.801*	芽生菌样脓皮病	芽生黴菌病樣膿皮病	blastomycosis-like pyoderma
		是一种表现为增殖反应的类似芽生菌病的慢性增殖性脓皮病,典型损害为疣状增生性斑块,边缘呈疣状,轻度隆起,有脓性分泌物及脓痂,痂下常有脓肿。致病菌多为金黄色葡萄球菌和链球菌。		
B40.303		皮肤芽生菌病	皮膚芽生黴菌病	cutaneous blastomycosis
		多由播散性芽生菌病引起,好发于面部、上肢、颈部和头皮,呈无痛性,边界不规则隆起的疣状损害或溃疡。		
B40.701		播散性芽生菌病	播散性芽生黴菌病	disseminated blastomycosis
		原发肺病不消退即可致全身疾病如全身消耗性疾病,全身各脏器均可受累。		
B40.901		芽生菌病	芽生黴菌病	blastomycosis
		皮炎芽生菌引起的化脓性肉芽肿性疾病。原发感染为肺部,可播散至其他组织和器官,尤其是皮肤和骨骼。		
B41.902		副球孢子菌病	巴西副球孢子菌病	paracoccidioidomycosis
		巴西副球孢子菌引起的感染,正常人吸入病原菌后引起良性短暂的肺部感染,以后病原菌再次活跃导致肺部和其他器官的慢性感染,尤其是皮肤黏膜。该病流行于拉丁美洲,是一种地方性真菌病。		
B42.001†	J99.801*	肺孢子丝菌病	肺孢子絲菌病	pulmonary sporotrichosis
		是一种不常见的慢性感染,通常发生于吸入孢子后,有时伴有肺门淋巴结肿大,非特异性肺病变,影像学为肺上叶空洞。		
B42.102		固定型皮肤孢子丝菌病	固定型皮膚孢子絲菌病	fixed type cutaneous sporotrichosis
		皮疹固定于初发部位,并不侵犯附近淋巴管,延淋巴管走行,呈串珠状,无自觉症状,皮损可呈多形态,无特异性。		
B42.103		淋巴皮肤型孢子丝菌病	淋巴皮膚型孢子絲菌病	lymphatic cutaneous sporotrichosis
		好发于暴露部位,延淋巴走行分布的特征性串珠样结节。		
B42.701		播散性孢子丝菌病	播散性孢子絲菌病	disseminated sporotrichosis
		通常见于伴有基础性疾病和易感素质的个体,一般认为是由于原发于皮肤或肺部的感染病灶通过淋巴管或血源传播所致。可见多数的丘疹或结节分布于患者的全身各处。		
B42.801†	M01.601*	关节炎型孢子丝菌病	關節炎型孢子絲菌病	arthritis sporotrichosis
		大多数病例来自于邻近皮下组织或关节的感染,有些病例为血源性播散。侵犯长骨和关节。		
B42.901		孢子丝菌病	孢子絲菌症	sporotrichosis
		申克孢子丝菌引起的皮肤、皮下组织和周围淋巴系统亚急性和慢性感染,偶尔累及骨骼和内脏,甚至引起播散性感染。		
B43.002		皮肤着色芽生菌病	皮膚產色黴菌病	chromoblastomycosis of skin
		暗色孢科真菌引起的慢性、多表现为疣状损害的皮肤和皮下组织感染。		
B43.901		着色芽生菌病	產色黴菌病	chromoblastomycosis
		由暗色真菌引起的皮肤及皮下组织的慢性肉芽肿性疾病。		
B44.001†	J99.801*	侵袭性肺曲霉病	侵襲性肺麴菌病	invasive pulmonary aspergillosis
		主要由烟曲菌引起。在慢性病患者免疫力降低时才发病,大量吸入才能引起急性气管-支气管炎或肺炎。常继发于原有肺疾病。		
B44.701		播散性曲霉病	播散性麴菌病	disseminated aspergillosis
		曲霉血行播散所致,主要侵犯胃肠道、肝和肾,多数病人可无症状,40%~50%死亡病例中可检出有胃肠道感染。		
B44.802		皮肤曲霉病	皮膚麴菌病	cutaneous aspergillosis
		原发性曲霉病在受损皮肤直接种植引起,表现为红斑、坏死性溃疡、增殖性丘疹、结节和皮下脓肿。继发性血行播散至皮肤。		

主码	附码	中文病名	繁体病名	英文病名
B44.803†	H62.201*	曲霉菌性耳真菌病	麴菌性耳黴菌病	otomycosis due to aspergillus spp.
		曲霉侵犯耳引起听力部分丧失、耳鸣和眩晕、疼痛、化脓,甚至坏死性外耳道炎。		
B44.901		曲霉病	麴菌病	aspergillosis
		曲霉菌主要经呼吸道吸入侵犯肺部,也可侵犯皮肤、黏膜;严重者可发生败血症,病菌随血行播散至全身,使其他系统和组织受损。		
B45.001†	J99.801*	肺隐球菌病	肺隱球菌病	pulmonary cryptococcosis
		肺是新型隐球菌的主要侵入途径,因吸入隐球菌孢子而引起原发性肺隐球菌病。		
B45.101†	G02.101*	新型隐球菌性脑膜脑炎	新型隱球菌性腦膜腦炎	meningoencephalitis of cryptococcus neoformans
		新型隐球菌引起的中枢神经隐球菌病。除脑膜受累外,尚有脑实质损害,因其受累部位不同而有相应部位的症状和体征。		
B45.102†	G02.102*	隐球菌性脑膜脑炎	隱球菌性腦膜腦炎	cryptococcus meningoencephalitis
		除脑炎外,还可累及脑实质,出现相应脑病灶损害征象。		
B45.103†	G05.201*	隐球菌性脑炎	隱球菌性腦炎	cryptococcus encephalitis
		除脑膜受累外,脑实质亦受累,因受累部位不同而出现相应症状,如偏瘫、失语、癫痫发作等。		
B45.201		皮肤隐球菌病	皮膚隱球菌病	cryptococcosis of skin;cutaneous cryptococcosis
		多由肺隐球菌播散而起,大多为继发损害;外伤所致,为原发皮肤隐球菌病。皮损呈特异性和多形性,包括丘疹、结节、斑块、水疱、溃疡、瘘管、疣状乳头状增殖。		
B45.901		隐球菌病	隱球菌病	cryptococcosis
		隐球菌(主要为新型隐球菌)引起的,主要累及肺和脑的急性、亚急性和慢性感染,肺部感染后可播散到皮肤、黏膜、骨和内脏等。原发或继发感染。		
B46.001†	J99.801*	肺毛霉病	肺毛黴菌病	pulmonary mucormycosis
		毛霉自呼吸道侵入肺所致,大多为肿瘤患者,表现进行性非特异性支气管炎和肺炎。		
B46.101†	G99.801*	鼻脑毛霉病	鼻腦毛黴菌病	rhinocerebral mucormycosis
		毛霉始于鼻旁窦然后波及眼眶、面部、腭部和/或大脑的感染,是一种急性、进展迅速而凶险的感染。腭感染形成黑色坏死性损害,此为最具重要诊断价值的体征。		
B46.201		胃肠毛霉病	胃腸毛黴菌病	gastrointestinal mucormycosis
		可能是摄入污染了毛霉真菌孢子的食物所致,原发以婴幼儿、儿童多见,出现消化道症状。		
B46.301		皮肤毛霉病	皮膚毛黴菌病	cutaneous mucormycosis;mucormycosis of skin
		原发性感染由外伤或手术引起,继发感染多来自鼻、脑、肺或其他部位的毛霉感染。皮肤损害形态多样,如红斑、丘疹、斑块、脓疱、溃疡、焦痂和坏死等。		
B46.401		播散性毛霉病	播散性毛黴菌病	disseminated mucormycosis
		常见于伴有中性粒细胞减少的肺部感染病人,其次是经胃肠道、烧伤处和其他皮损播散。表现为脑、脾、心、肾和骨髓等受累。		
B46.501		毛霉病	毛黴菌病	mucormycosis
		毛霉目中某些菌种引起的一组感染性疾病,一般呈急性快速发展,少数为慢性发展。可累及鼻、脑、肺、胃肠道、皮肤等器官。其共同特征是血管壁破坏,血栓形成,周围组织梗塞,产生黑色坏死性损害。多数患者有严重的基础疾病。		
B46.801		虫霉病	蟲黴菌病	entomophthoromycosis
		由接合菌纲虫霉目真菌引起的疾病。主要表现为皮下组织和黏膜下层慢性炎症或肉芽肿性感染。		
B46.901		接合菌病	接合黴菌病	zygomycosis
		接合菌门真菌引起的人或动物的传染病。此种病的名称有时不一致,除基本术语——接合菌外,还包括毛霉菌病和虫霉菌病。		
B47.001		真菌性足菌肿	真足菌腫	eumycetoma
		真菌引起的足菌肿。		
B47.102		放线菌性足菌肿	放線菌性足菌腫	actinomycetoma
		放线菌引起的足菌肿。		
B47.103		奴卡菌性足菌肿	土壤絲菌性足菌腫	nocardial mycetoma
		奴卡菌引起的一组临床综合病变。多发生在足部,也可在其他部位,累及皮下组织、筋膜和骨骼,有典型的假性肿瘤、窦道及瘘管、白色或黄色颗粒。可引起内脏感染。在非洲常见。		
B47.901		足菌肿	足菌腫	mycetoma
		又称马拉杜足。因首先发现于印度南部马拉杜地区而得名。是一种由真菌、放线菌及细菌引起的皮肤、皮下组织和骨骼的慢性肉芽肿性感染。感染最常累及足部,偶而也可侵犯手和身体其他部位,其三个突出的典型特征性损害为:①限局性皮肤肿胀、变形;②窦道形成;③颗粒状物通过窦道排出。按 mycetoma 原意应称之为菌肿病,但因其最早常侵犯足部,加之我国最初即称之为足菌肿,故一致延用此名称。		
B48.001		瘢痕疙瘩性芽生菌病	疤痕性芽生菌病	keloidal blastomycosis
		又称罗伯真菌病,由罗伯罗伯(Loboa loboi)菌引起的一种专门侵犯皮肤和皮下组织而不累及内脏的慢性真菌病。其临床特点是疣状或结节状,甚至肿瘤样的瘢痕疙瘩状损害。		

主码	附码	中文病名	繁体病名	英文病名
B48.102		鼻孢子菌病	鼻芽孢菌症	rhinosporidiosis
		是一种少见且病因有些不清的疾病，直到近期才归于西伯鼻孢子菌。引起的黏膜、皮肤组织慢性肉芽肿性感染，导致息肉样损害。近期病原体才被第一次培养出来，并且分子生物学显示其可能属于水生原生物或蓝细菌的一种异常进化支，其病原体被命名为铜绿色微囊藻。		
B48.202		波氏阿利什利霉病	波伊得黴樣菌病	allescheriasis boydii
		波氏假性阿利什霉引起的一种累及多脏器的真菌病。病原菌主要通过吸入和创伤两种途径感染人类，80%以上引起足菌肿，也可侵犯肺、骨、关节、脑、眼、皮肤及皮下等器官，临床表现形式类似于曲霉病引起的感染。多见于有免疫抑制的患者，最近在艾滋病患者中发现假性阿利什霉病。在免疫抑制患者，可引起致死性的播散感染。		
B48.302		地霉病	地黴病	geotrichosis
		白地霉（念珠地丝菌）引起的真菌病，侵犯皮肤黏膜和内脏。		
B48.801		链格孢菌病	交替菌病	alternariosis
		链格孢菌为机会致病菌，一般对人类无致病性，但偶而引起皮肤感染，表现丘疹结节性或赘生性带痂的溃疡。		
B48.802		暗色丝孢霉病	暗色絲孢菌病	phaeohyphomycosis
		暗色孢科真菌引起的皮肤、皮下组织和内脏的感染。		
B48.803		帚霉病	帚黴菌病	scopulariopsidosis
		由帚霉属中的一些种感染引起的疾病，可侵犯皮肤、黏膜、皮下组织、内脏、甲、鼻窦等。		
B48.804		根毛菌病	酒麴菌病	rhizoposis
		是由根毛霉菌引起的皮肤真菌感染。		
B48.805		镰刀菌病	鐮刀黴菌病；新月黴菌病	fusaridiosis;fusariomycosis fusariosis
		是由一组条件致病性镰刀菌引起的皮肤、眼及内脏器官感染。在人类中，它是机会致病菌，感染可局限，也可播散。		
B48.806		马尔尼菲青霉病	馬爾尼菲青黴菌病	penicilliosis marneffei
		马内菲青霉引起，主要侵犯单核-巨噬细胞系统，是东南亚和我国南方的一种地域性真菌感染性疾病。		
B48.807		嗜皮菌病	嗜皮菌病	dermatophilosis
		在动物中间的一种化脓性渗出性皮炎，极具传染性。家畜感染后会产生皮毛脱落和瘢痕。人接触病畜后感染，病原菌为放线菌类的刚果嗜皮菌。		
B48.808		透明丝孢霉病	透明菌絲黴菌病	hyalohyphomycosis
		由透明丝孢霉中的一些真菌引起的深部真菌病。		
B48.809		担子菌病	擔子菌病	basidiomyosis
		担子菌纲中的一些真菌引起的感染。吸入孢子引起过敏反应非常常见。		
B48.810		红酵母病	紅酵母病	rhodotorulosis
		是由红酵母菌导致的人类感染，非常罕见，虽然也有关于其他种导致人类感染的报道，但只有深红酵母被肯定能感染人类。		
B48.811		酿酒酵母感染	釀酒酵母菌感染	saccharomyces cerevisiae infection
		酿酒酵母属引起的机会性感染疾病，多继发于严重的基础疾病，可引起深部感染和败血症。		
B48.812		不育大孢子菌病	不育大孢子菌病	adiaspiromycosis
		是由伊蒙氏菌属引起的一种人和动物的肺真菌病。本病独特，大多报告人类病例只是在肺内发现一个大孢子，疾病通常自限。免疫抑制病人或曾暴露在真菌严重污染的灰尘中易于发生严重播散性感染。		
B48.813		耳霉病	耳黴菌病	conidiobolomycosis
		发生于鼻黏膜下鼻甲部位，出现鼻窦炎等鼻部受累症状，皮肤组织红肿、坚硬，与下方组织粘连紧密，可累及前额、鼻、颊部和上唇，可致面部毁容。		
B48.814		蛙粪霉病	蛙糞霉病	basidiobolomycosis
		蛙粪霉菌引起的一种综合征。主要侵犯皮下组织，但间或可以波及深部组织结构。		
B48.816		原藻性鹰嘴黏液囊炎	原藻性鷹嘴黏液囊炎	protothecal olecranon bursitis
		大多由外伤所致，为持久性鹰嘴滑囊炎，伴疼痛及软组织肿胀。		
B48.817		原藻病	原藻病	protothecosis
		一些原藻属的菌所引起的感染，多见于人类、家畜或野生动物。病变可呈皮肤、皮下甚至系统性感染。		
B48.818		皮肤原藻病	皮膚原藻病	protothecosis of skin;cutaneous phycomycosis
		原藻菌的皮肤感染，表现为皮肤和皮下结节、结痂性丘疹、溃疡，甚少引起肉芽肿性皮疹。		
B48.819		顶孢霉病		acremonosis
		由顶孢霉属的一些种所引起的疾病，最常见由贝氏顶孢霉（A. butyri）所引起的树胶肿或脓肿性病变。其中一些顶孢霉还可引起真菌中毒症。		
B49.x13†	H49.201*	角膜真菌病	角膜黴菌病	keratomycosis
		是一种由真菌致病的化脓性角膜炎，多见于体力劳动者，特别是农业劳动者。		

主码	附码	中文病名	繁体病名	英文病名
B49. x33		真菌毒素中毒症	黴菌毒素中毒症	mycotoxicosis
		人或牲畜食用了带毒食物或饮料即可引起中毒及某些慢性疾病。		
B49. x34		皮肤真菌感染	皮膚黴菌感染	fungus infection of skin
		泛指真菌感染皮肤。		
B49. x35		变态反应性支气管肺曲霉病		allergic brochopulmonary aspergillosis
		曲霉孢子引起的"以肺部嗜酸性粒细胞增多"即肺部浸润、外周血中嗜酸性粒细胞增多为特征的一种疾病。		
B49. x36		外源性变态反应性肺泡炎		allergic extrinsic aloveolities
		吸入环境中真菌或动、植物的有机粉尘引起肺泡及小气道炎症或类似结节病的肉芽肿病理改变的变态反应性疾病。		
B55.001		内脏皮肤黑热病	內臟皮膚利什曼病	visceral affecting skin leishmaniasis
		在世界的不同地区由杜氏利什曼原虫三个亚种之一所致慢性(如不治疗)高度致死性传染病。原虫存在于全身网状内皮系统的细胞中,尤其是肝、脾、骨髓、淋巴结和皮肤的网状内皮细胞中。常见的特征为肝脾肿大,不规则发热、寒颤、呕吐、消瘦、贫血、白细胞减少,高丙种球蛋白血症及皮肤呈土灰色。		
B55.002		黑热病后皮肤黑热病	黑熱病後皮膚萊什曼病	post kala - azar dermal leishmaniasis
		与内脏利什曼病相关的一种病症。特征是在面部,有时在四肢和躯干出现浅色素性或红色斑疹。面部的损害渐成丘疹或结节,与瘤型麻风相似。		
B55.101		皮肤黑热病	皮膚萊什曼病	cutaneous leishmaniasis; leishmaniasis of skin
		通过白蛉叮咬感染上热带利什曼原虫而引起的一种地方性黑热病,特征为出现单个或多个丘疹,继而发展为结节,破溃后形成无痛性溃疡,愈合后留有凹陷瘢痕。		
B55.102		弥漫性皮肤黑热病	瀰漫性皮膚萊什曼病	leishmaniasis of skin diffuse
		是一种瘤型麻风样的全身性黑热病,近亦在墨西哥、巴西、埃塞俄比亚和日本发现,认为是巴西和热带黑热病的变种。		
B55.104		原发性黑热病	原發性皮膚萊什曼病	primary dermal leishmaniais
		通过中华白蛉的叮咬将杜氏利什曼原虫带进皮肤,侵犯网状内皮系统产生红斑、结节和肿块的皮疹,而无内脏黑热病。本病可根据发现地区引起原虫的不同加以区分。		
B55.201		皮肤黏膜黑热病	黏膜皮膚萊什曼病	mucocutaneous leishmaniasis
		主要发生于中美洲的由白蛉传播的巴西利什曼原虫引起的皮肤黏膜溃疡性损害。		
B55.901		黑热病	萊什曼病	leishmaniasis
		利什曼原虫所致的感染。主要分为皮肤型、黏膜皮肤型和内脏型。		
B56.901		非洲锥虫病	非洲錐蟲病	African trypanosomiasis
		流行于非洲,限于沿赤道的南北纬度15度以内的地区内。在东非,由罗德西锥虫所致,吸血的采采蝇可传播此病。以全身性发疹,呈多形红斑样,伴瘙痒感为特征。		
B57.201		美洲锥虫病	美洲錐蟲病	chagoma; American trypanosomiasis
		流行于美洲大陆的一些国家,由枯氏锥虫引起,通过椎蝽属昆虫传播此病。通过黏膜或皮肤上的损伤致病。偶而咬伤成为病原虫的入口。以瘙痒性红斑、心肌炎为特征。		
B58.802		皮肤弓形虫病	皮膚弓漿體原蟲病	toxoplasmosis of skin
		弓形体寄生在皮肤内,表现为泛发性斑疹、斑丘疹、丘疹、结节和树胶肿,以及紫癜性损害,并伴全身症状。		
B58.901		弓形虫病	弓漿體原蟲病	toxoplasmosis
		鼠弓形体引起的一种动物和人类的一种传播很广的急性或慢性传染病。		
B64. x02		海水浴者皮疹	海水浴者皮疹	sea bather's eruption
		发生在海水浴或海滨游泳后出现的一种以炎性丘疹性损害为特征的皮肤病。		
B65.201		血吸虫病	血吸蟲病;住血吸蟲病	bilharziasis; schistosomiasis
		血吸虫寄生人体引起的寄生虫病。		
B65.301		血吸虫尾蚴皮炎	血吸蟲尾蚴皮膚炎	schistosomal cercarial dermatitis
B65.301		血吸虫尾蚴侵入人体皮肤引起的以瘙痒性丘疹为主要特征的急性炎症性皮肤病。		
B66.402†	J99.801*	肺吸虫病	肺肝蛭病	lung fluke disease; pulmonary distomiasis
		肺吸虫(又称并殖吸虫)寄生人体所致的慢性地方性寄生虫病,临床以咳嗽、胸痛、咯血为主要症状。除入侵人肺外,还可侵袭脑、皮下和胸腹腔等多处部位并出现相应症状。		
B67.909		皮肤包虫病	皮膚包蟲病	echinococcosis of skin
		棘球蚴寄生在皮下组织,引起大小不一囊肿。		
B68.902		绦虫性皮病	絛蟲性皮膚病	dermatosis due to tapeworm
		绦虫寄生皮肤引起的疾病,包括带绦虫、膜壳绦虫、棘球绦虫和裂头绦虫。		
B69.804		皮肤猪囊尾蚴病	皮膚豬囊尾幼蟲病	cysticercosis of skin
		猪绦虫蚴(蠕)虫(囊尾蚴)寄生于人体的皮下组织、肌肉引起的无痛性结节性皮肤病,蚴虫死后发生钙化,X线可见阴影。		

主码	附码	中文病名	繁体病名	英文病名
B69.901		囊虫病	囊尾幼蟲病	cysticercosis
		猪囊虫寄生在人体肌肉、脑、眼、心、肝、肺及其他器官，引起受累器官病变，其影响生理功能的情况取决于包囊所在的部位和数量。		
B70.101		裂头蚴病	裂頭幼絛蟲病	sparganosis
		曼氏迭宫绦虫的蚴（蠕）虫裂头蚴寄生人体引起的一种少见寄生虫病。		
B70.102		皮肤裂头蚴病	皮膚裂頭幼絛蟲病	sparganosis of skin
		裂头蚴寄生在皮下组织内形成结节，见于躯干、下肢和小腿等处。		
B72.x01		龙丝虫病	麥地那虫病	dracunculosis
		龙线虫引起的一种慢性感染。见于非洲热带地区及西亚、南亚一些国家。移行皮下可引起强烈变态反应。		
B73.x01		盘尾丝虫病	蟠尾絲蟲病	onchocerciasis
		盘尾丝虫感染引起的一种丝虫病。主要见于非洲、中美洲及美洲北部一带。		
B73.x02		盘尾丝虫皮炎	蟠尾絲蟲皮膚炎	onchodermatitis
		典型皮肤表现为围绕成虫形成的皮下结节性损害，多见于下肢，并伴以皮肤黑素沉着、增厚、粗糙、浮肿、剧烈瘙痒、皮肤萎缩和局部淋巴结肿大。		
B74.001		班氏吴策丝虫病	班氏吳策絲蟲病	filariasis due to Wuchereria bancrofti
		斑克罗夫特氏吴策线虫感染引起的丝虫病。寄生在淋巴系统中，主要见于下肢、阴囊和腹股沟等处。引起淋巴管炎、象皮肿及阴囊淋巴管曲张等。		
B74.101		马来（布鲁格）丝虫病	馬來（布魯格）絲蟲病	filariasis due to Brugia Malayi
		马来布鲁线虫感染引起的丝虫病。寄生于上下肢浅部淋巴系统，多见于下肢淋巴管炎和象皮肿。		
B74.301		罗阿丝虫病	羅阿絲蟲病	loiasis；loa loa
		罗阿丝虫感染引起的丝虫病，仅见于西非及中非洲和苏丹一带的森林地区。成虫在皮下、结膜和内脏中移行，可出现游走性局限性水肿。		
B74.401		棘唇虫病	棘唇蟲病	acanthocheilonemiasis；dipetalonemiasis
		唇线虫引起的寄生虫病。成虫寄生在体腔、肠系膜及腹膜后组织。可见皮肤及皮下组织肿胀、风团，伴瘙痒。主要流行于非洲、中南美洲及新几内亚等热带地区。		
B75.x01		旋毛虫病	旋毛蟲症	trichinosis
		通过进食含有旋毛虫蚴（蠕）虫包囊的生或未煮熟猪肉引起的一种寄生虫病。		
B76.902		钩虫病	鉤蟲病	hookworm disease
		钩虫寄生于人体所引起的疾病。临床以贫血、营养不良、胃肠功能紊乱为主要表现。轻者可无任何症状，严重者可影响小儿生长发育。		
B76.903		皮肤钩虫病	皮膚鉤蟲病	ancylostomiasis of skin
		钩蚴侵入皮肤可出现局部瘙痒性小丘疹、匍形丘疹或小疱疹，由于搔抓可能导致继发感染。		
B76.905		皮肤蚴（蠕）虫移行症	皮膚蚴（蠕）蟲移行症	cutaneous larva migrans
		通常因线虫的蚴（蠕）虫移行于皮内引起的曲折线形损害。		
B77.901		蛔虫病	蛔蟲病	ascariasis
		似蚓蛔线虫简称蛔虫，寄生人体称蛔虫病，是小儿最常见的一种肠道寄生虫病，它不仅影响小儿的食欲、肠道功能和生长发育，而且并发症多见，严重者可危及生命。可引起荨麻疹和血管性水肿。		
B78.101		类圆线虫皮肤移行症	擬圓蟲皮膚移行症	strongyloidiasis affecting skin
		感染蚴（蠕）虫钻进皮肤而致病，表现为红斑、红色风团，有时为小的丘疹和线性风团，感觉剧痒。		
B78.701		播散性类圆线虫病	播散性擬圓蟲病	disseminated strongyloidiasis
		粪类圆线虫引起肺、肠、心脏等内脏感染，可引起受累器官的相应临床症状。		
B78.901		类圆线虫病	擬圓蟲病	strongyloidiasis
		粪类圆线虫感染引起的寄生虫病，偶有其他种类圆线虫所致。		
B80.x01		蛲虫病	蟯蟲病	enterobiasis；oxyuriasis
		蠕形住肠线虫又称蛲虫，是寄生幼儿期人体的常见病。其临床特征为肛门周围和会阴部瘙痒、睡眠不安。		
B83.001		弓蛔虫病	弓蛔蟲病	toxocariasis
		主要感染狗弓蛔虫，少数感染猫弓蛔虫所致。多无症状，持久性嗜酸粒细胞增高可能是主要表现。		
B83.003		内脏蚴（蠕）虫移行症	內臟幼蟲移行症	visceral larva migrans
		线虫的蚴（蠕）虫在内脏中移行引起的疾病。		
B83.101		腭口线虫病	頜口蟲病	gnathostomiasis
		是内脏游走线虫病的一种，由刺腭口线虫感染引起。在肝内移行产生广泛的肝损害，在皮下组织和肌肉移行，产生复发性游走性局限性水肿或斑块，色鲜红，有明显炎症。在表皮产生匐行疹。		
B85.001		头虱病	頭蝨病	pediculosis capitis
		寄生头部的虱叮咬而引起的虱病。		
B85.101		体虱病	體蝨病	pediculosis corporis
		体虱寄生于衣被处，叮咬皮肤而引起的虱病。		

主码	附码	中文病名	繁体病名	英文病名
B85.201		蓝斑点(虱病)	藍斑點(虱病)	maculae caeruleae (phthiriasis)
		虱叮咬皮肤产生的斑点。		
B85.201		虱病	蝨咬症	pediculosis
		头虱、体虱和阴虱所引起的动物传染性皮肤病。		
B85.301		阴虱病	陰蝨病	pediculosis pubis
		阴虱叮咬而引起的瘙痒性皮肤病,通常经过密切的性接触而传播。也可通过患者所用的床单、衣物、毛巾等间接传播。具有宿主特异性,通常寄生在人体阴部或肛周的体毛上,偶可侵犯腋毛、睫毛和眉毛。通过吸食人血生存。		
B85.302†	H03.001*	睑虱病	睫蝨病	pediculosis palpebrarum
		阴虱或头虱寄生于睫毛,叮咬皮肤而引起的虱病。		
B86.x01		疥疮	疥瘡	scabies
		疥螨寄生于人体皮肤表皮内引起的接触性传染性皮肤病,通过人体直接密切接触或衣物等间接接触而传染,易在集体人群中流行。		
B86.x02		疥疮后肉芽肿	疥瘡後肉芽腫	granulomes post - scabies
		疥疮后发生肉芽肿损害。		
B86.x03		疥疮后瘙痒症	疥瘡後搔癢症	pruritus after scabies
		感染疥疮后经治愈后仍然持续瘙痒。		
B86.x04		疥疮继发感染	疥瘡繼發感染	scabies secondary infection
		感染疥疮由于搔抓继发感染。		
B86.x05		养猪者瘙痒	養豬者搔癢	pig handler's itch
		人接触感染疥螨的猪后发生的一种流行性急性疥疮,与一般疥疮不同,查不到疥疮隧道,当脱离受感染的猪2~3周自愈。		
B86.x06		结痂性疥疮	結痂性疥瘡	crusted scabies
		发生于免疫力低下者,其特点是皮肤干燥、结痂,感染化脓严重,尤以指/趾端有大量银屑病样鳞屑,指甲变形,手掌角化过度,毛发干枯,头皮和面厚积鳞屑和化脓性结痂,伴特殊臭味。		
B86.x07		结节性疥疮	結節性疥瘡	nodular scabies
		感染疥螨后,男性阴茎、阴囊发生的结节。		
B86.x08		疥疮后湿疹	疥瘡後濕疹	post - scabietic eczema
		感染疥螨后,由于搔抓、刺激和过敏反应引起湿疹。		
B86.x09		动物疥疮	動物疥瘡	animal scabies
		病原体为疥螨,可感染马、牛、羊、猪、狗和猫等动物,表现为深抓痕、脱毛、表皮增厚和脱屑,还可继发感染,并成为人疥疮的传染源。		
B87.001		皮肤蝇蛆病	皮膚蠅蛆病	myiasis cutis; cutaneous myiasis
		蝇的蚴(蠕)虫寄生在人体皮下组织内而引起的皮肤炎症反应。		
B87.002		蝇蛆病移行症	蠅蛆病移行症	creeping myiasis
		蝇蛆钻入人体时,出现水肿性隆起,一端有水疱,产生荨麻疹样反应,并伴全身反应。		
B87.101		伤口蝇蛆病	傷口蠅蛆病	myiasis of wound
		雌蝇产卵或蚴(蠕)虫寄生创口组织内而引起的疾病。		
B87.201		眼蝇蛆病	眼蠅蛆病	ocular myiasis
		雌蝇产卵或蚴(蠕)虫寄生在眼而引起的疾病。		
B87.302		鼻咽蝇蛆病	鼻咽蠅蛆病	nasopharyneal myiasis
		雌蝇产卵或蚴(蠕)虫寄生在鼻而引起的疾病。		
B87.401†	H94.801*	耳蝇蛆病	耳蠅蛆病	aural myiasis
		雌蝇产卵或蚴(蠕)虫寄生在耳而引起的疾病。		
B87.801		生殖泌尿道蝇蛆病	生殖泌尿道蠅蛆病	genitourinary myiasis
		蝇蚴(蠕)虫钻入生殖泌尿道而引起的疾病。		
B87.802		肠道蝇蛆病	腸道蠅蛆病	intestinal myriasis
		由于吃入含蝇卵或蚴(蠕)虫的腐烂水果或食物而发生,也可在野外大便或睡眠时,蝇在肛门附近下卵或产下蚴(蠕)虫,钻入肠内而致病。		
B87.901		蝇蛆病	蠅蛆病	myiasis
		蝇的蚴(蠕)虫寄生在人体或动物的组织或器官中而引起的一种寄生虫病。对宿主的局部或整个机体都带来一定的危害性。		
B88.002†	L99.802*	螨皮炎(荨麻疹样)	蟎蟲皮膚炎(蕁麻疹樣)	acarodermatitis (urticarioides)
		凡因螨类叮咬或接触其分泌物而引起的皮炎,通称为螨皮炎。		
B88.004		鸡螨皮炎	雞皮刺螨叮咬	dermanyssus gallinae dermatitis
		鸡螨侵袭人体引起皮炎。发生于养鸡者,以剧烈瘙痒、水肿性丘疹为特征。		

主码	附码	中文病名	繁体病名	英文病名
B88.012		革螨皮炎	虫穴蜉皮膚炎	gamasid dermatitis
		革螨类叮咬皮肤吸血，引起皮炎和瘙痒。		
B88.013		蠕形螨病	蠕形蟲病	demodicidosis
		又称毛囊虫病。蠕形螨是一种永久性寄生螨，由于宿主个体差异，从而影响毛囊蠕形螨的环境，致使人体对螨的感染表现出不同反应，即一部分人可表现出临床症状，如酒渣鼻、痤疮、脓疱、色素沉着、粟粒狼疮和花斑癣样特征，而一部分则不表现任何症状。		
B88.014		禽螨皮病	禽螨皮膚病	dermatosis due to bird mites
		囊禽刺螨叮咬皮肤吸血，表现为水肿性红斑、丘疹、风团，有奇痒。		
B88.015†	L99.802*	恙螨皮炎	恙蟲病	trombiculosis
		恙螨属叮咬皮肤引起皮炎，过度敏感者，引起丘疱疹、淋巴结肿大，伴低热和全身不适。还可传播恙虫病。		
B88.016†	L99.802*	洋葱螨皮炎	洋蔥螨皮膚炎	onion mite dermatitis
		洋葱螨寄生于腐烂洋葱，人若与之接触，可致洋葱螨皮炎。		
B88.018†	L99.802*	鼠螨皮炎	鼠螨皮膚炎	mouse mite dermatitis
		鼠螨叮咬人体可引起的炎症反应，还可传播地方性斑疹伤寒的立克次体。		
B88.101		潜蚤病	砂蚤膿疹	tungiasis
		潜蚤寄生在人体皮下引起的寄生虫病。主要分布在中南美洲和赤道非洲，已传入亚洲。		
B88.802	L99.802*	鸡扁虱皮炎	雞扁蝨皮膚炎	dermatitis due to chicken flatlouse
		鸡扁虱叮咬皮肤引起的炎症反应。		
B88.803	L99.802*	蠓皮炎	蠅皮膚炎	heleidae dermatitis
		蠓叮咬皮肤引起的皮炎，多发生于对它缺乏免疫力的人，农村、山区以及当地居民很少发病。		
B88.807	L99.802*	蚰蜒皮炎	蚰蜒皮膚炎	thereuonema tuberculata dermatitis
		蚰蜒接触皮肤，其头部的毒颚及毒爪内毒腺迅速释放毒素引起皮肤炎症。		
B88.809	L99.802*	蛾茧皮炎	蝶蛾茧皮膚炎	moth cocoon dermatitis
		皮肤直接接触蛾茧后发生的皮炎，以成片潮红肿胀、起疱伴痒感为特征。		
B88.814		蜱叮咬	壁蝨叮咬	tick bite
		蜱类刺蜇人、畜时，其口器刺入后固定于宿主皮肤内，发现后如直接拔除易使其假头断落于宿主皮内。有些蜱类分泌毒性物质和毒性物质。局部可产生瘀点、瘀斑、丘疹、水肿性风团、结节。还可引起蜱瘫病、蜱咬热。		
B88.815	L99.802*	椎猎蝽皮炎	椎猎蝽皮膚炎	triatoma rubrofasciate dermatitis
		椎猎蝽叮咬皮肤引起的炎症反应。可传播美洲锥虫病。		
C43.-	M87200/3	黑素瘤	黑色素瘤	melanoma
		简称恶黑。皮肤及其他器官的黑素细胞发生的一种高度恶性的肿瘤。单独使用时，指恶性黑素瘤。		
C43.001	M87200/3	唇恶性黑素瘤	唇惡性黑色素瘤	malignant melanoma of lip
		发生于唇的恶性黑素瘤。		
C43.101	M87200/3	眼睑(包括眦)恶性黑素瘤	眼瞼(包括眥)惡性黑色素瘤	malignant melanoma of eyelid(including canthus)
		发生于眼睑(包括眦)的恶性黑素瘤。		
C43.202		耳及外耳道恶性黑素瘤	耳及外耳道惡性黑色素瘤	malignant melanoma of ear and external auricular canal
		发生于耳及外耳道的恶性黑素瘤。		
C43.301	M87200/3	鼻黑素瘤	鼻黑素色瘤	melanoma of nose
		发生于鼻的恶性黑素瘤。		
C43.302	M87200/3	面部皮肤黑素瘤	面部皮膚黑色素瘤	melanoma of skin of face
		发生于面部的恶性黑素瘤。		
C43.401	M87200/3	颈恶性黑素瘤	頸惡性黑色素瘤	malignant melanoma of neck
		发生于颈的恶性黑素瘤。		
C43.402	M87200/3	头皮恶性黑素瘤	頭皮惡性黑色素瘤	malignant melanoma of scalp
		发生于头皮的恶性黑素瘤。		
C43.505		肛门边缘恶性黑素瘤	肛門邊緣惡性黑色素瘤	malignant melanoma of anal margin
		发生于肛门边缘的恶性黑素瘤。		
C43.507	M87200/3	肛周皮肤恶性黑素瘤	肛周皮膚惡性黑色素瘤	malignant melanoma of perianal skin
		发生于肛周皮肤的恶性黑素瘤。		
C43.508	M87200/3	乳房皮肤恶性黑素瘤	乳房皮膚惡性黑色素瘤	malignant melanoma of skin of breast
		发生于乳房皮肤的恶性黑素瘤。		
C43.509	M87200/3	躯干恶性黑素瘤	軀幹惡性黑色素瘤	malignant melanoma of trunk

主码	附码	中文病名	繁体病名	英文病名
		发生于躯干的恶性黑素瘤。		
C43.601	M87200/3	上肢(包括肩)恶性黑素瘤	上肢(包括肩)惡性黑素瘤	malignant melanoma of upper limb (including shoulder)
		发生于上肢(包括肩)的恶性黑素瘤。		
C43.602	M87200/3	手指恶性黑素瘤	手指惡性黑色素瘤	malignant melanoma of digit
		发生于手指的恶性黑素瘤。		
C43.701	M87200/3	下肢(包括髋)恶性黑素瘤	下肢(包括髖)惡性黑色素瘤	malignant melanoma of lower limb(including hip)
		发生于下肢(包括髋)的恶性黑素瘤。		
C43.901	M87800/3	恶性蓝痣	惡性藍色母斑	malignant blue nevus
		在原有蓝痣或太田痣的基础上发生,也可一开始即为恶性蓝痣。损害表浅可破溃,亦可向下侵犯,呈大的蓝色结节。可侵犯局部淋巴结或全身广泛转移。		
C43.901	M87420/3	恶性雀斑样痣黑素瘤	惡性小痣樣惡性黑色素瘤	lentigo maligna melanoma; lentigo maligna malignant melanoma; LMM
		为黑素瘤的一型,由恶性雀斑样痣发生侵袭性生长而来,常在原有恶性雀斑样痣的基础上发生黑素结节。		
C43.901	M87450/3	结缔组织增生性黑素瘤	結締組織增生性黑色素瘤	desmoplastic melanoma
		是梭形细胞黑素瘤,其恶性细胞被纤维间质的胶原纤维所分离,显示有不同程度的细胞异型性、富细胞性和间质纤维化,常伴有交界成分。亲神经性是其常见的伴发特点(至少见于30%病例),如果出现这种特点,则称之为纤维增生性亲神经性黑素瘤。亲神经性可以表现为神经周或神经内浸润,常超出硬化性成分的范围。结缔组织增生性黑素瘤可以是某种类型黑素瘤复发的表现,偶尔为转移所致。		
C43.901	M87210/3	结节性恶性黑素瘤	結節性惡性黑色素瘤	nodular malignant melanoma
		是一种处于垂直生长的恶性黑素瘤亚型。		
C43.901	M87200/3	皮肤恶性黑素瘤	皮膚惡性黑色素瘤	malignant melanoma of skin; malignant cutaneous melanoma
		皮肤黑素细胞发生的一种高度恶性的皮肤肿瘤。包括一大类具有各自独特临床、形态学和遗传学特点的恶性肿瘤。		
C43.901	M87610/3	起源于巨大先天性痣的黑素瘤	起源於巨大先天性痣的黑色素瘤	melanoma arising in giant congenital nevi
		起源于巨大先天性痣的表皮或真皮成分的恶性黑素细胞增生性病变,伴有转移和致死的危险性。		
C43.901	M87430/3	浅表扩散性黑素瘤	表淺蔓延型黑色素瘤	superficial spreading melanoma; SSM
		为黑素瘤亚型,以水平生长期为其特点,表现为大的肿瘤性黑素细胞在鳞状上皮之间呈铅弹样或佩吉样播散,但在真皮内亦见上述表现。关于SSM是否真的与其他类型黑素瘤不同以及它们之间的不同是否仅仅在于表皮结构的不同,目前尚有争议。		
C43.901	M87300/3	无色素黑素瘤	無黑色素性黑色素瘤	amelanotic melanoma
		偶而色素可以完全缺如的黑素瘤,常见于面部,也可见于身体其他部位,呈现无明显黑素瘤性组织病理学特点。免疫组化及电镜可证实诊断。		
C43.901	M87440/3	肢端雀斑样痣黑素瘤	肢端小痣樣黑色素瘤	acral lentiginous melanoma; ALM
		一种独特类型的皮肤黑素瘤,见于手掌、足底和甲下区,在组织学上有一定特点。		
C43.901	M87200/3	痣样黑素瘤	痣樣黑素瘤	nevoid melanoma
		皮肤恶性黑素瘤的一个亚型,其特点是当病变由小细胞构成时,其很多组织学特点相似于混合痣或皮内痣;当瘤细胞为中等大小或大细胞时,似斯皮茨痣,由于这类病变累及真皮并有转移潜能,因此不认为其是非典型性痣,而是黑素瘤。		
C43.904	M90440/3	软组织黑素瘤	軟組織黑色素瘤	melanoma of soft tissues
		发生于年轻人的具有黑素细胞分化特点的软组织肉瘤,典型病变累及肌腱和腱膜。		
C43.906	M87200/3	黏膜恶性黑素瘤	黏膜惡性黑色素瘤	mucosal malignant melanoma
		发生黏膜的黑素瘤,呈多灶性,表现深色不均匀色素沉着。早期黑素瘤与黑变病难以鉴别。		
C43.909		甲下黑素瘤	甲下黑色素瘤	subungual melanoma
		发生于甲下黑素瘤。甲下早期阶段有时表现为境界清楚的、色素性纵条,累及甲后襞的甲周色素播散。在病变早期可以缺如色素改变,导致误诊。		
C43.910		家族性皮肤黑素瘤	家族性皮膚黑色素瘤	familial cutaneous melanoma
		家族性皮肤黑素瘤指家族同系血亲三代以内至少有2人患黑素瘤,其遗传易感性由*CDKN2A*和*CDK4*的胚系突变所致。		
C44. -	M85600/3	腺鳞癌	腺鱗癌	adenosquamous carcinoma
		鳞状细胞癌的少见亚型,起自与汗腺端口有关的多潜能细胞,以黏液分泌腺形成为特征。		
C44. -	M80920/3	瘢痕性基底细胞癌	瘢痕性基底細胞癌	cicatricial basal cell carcinoma
		常见于面颈部的瘢痕样、毛细血管扩张的、边界模糊的乳白色病变,特征为组织学上以致密的玻璃样化水肿组织的基底细胞束,常向外扩展。		

主码	附码	中文病名	繁体病名	英文病名
C44. –	M80900/3	结节溃疡性基底细胞癌	結節潰瘍性基底細胞癌	nodulo – ulcerative basal cell carcinoma
		最常见的基底细胞癌,多发生于面部,呈一个或几个小的、蜡质的、半透明结节,边缘卷起,可发生溃疡、结痂和出血,向外侧扩展或向深处浸润。		
C44. –	M80900/3	浅表性基底细胞癌	淺表性基底細胞癌	superficial basal cell carcinoma
		基底细胞癌亚型。表现为片状红斑,常常多发,直径数毫米到超过10cm。呈现为具有清晰珍珠样边缘或者是有接触性出血史的中心浅表糜烂。衰退区域表现为苍白片块或纤维化,常发生于躯干。		
C44. –	M80900/3	基底细胞癌	基底細胞癌	basal cell carcinoma;GCC
		由多潜能基底样细胞异常增生而形成的、可向表皮或附属器分化的低度恶性皮肤肿瘤。以小叶、圆柱、缎带或条索状增生为特征。		
C44. –	M80900/3	微结节性基底细胞癌	微結節性基底細胞癌	micronodular basal cell carcinoma
		基底细胞癌亚型。表现为隆起或扁平浸润性肿瘤。背部为常见部位。		
C44. –	M80900/3	结节性基底细胞癌	結節性基底細胞癌	nodular basal cell carcinoma
		基底细胞癌亚型。表现为隆起的珍珠样结节,伴有毛细血管扩张,但也可以成为溃疡和囊性。内生结节可以表现为扁平硬化病变,出血性病变类似血管瘤,而色素性病变可以类似黑素瘤。常发生于头部。		
C44. –	M80920/3	浸润型基底细胞癌	浸潤型基底細胞癌	infiltrating basal cell carcinoma
		基底细胞癌亚型。由浸润真皮胶原束之间的基底细胞细线、条索、圆柱组成,可以伸展到深层组织。		
C44. –	M80930/3	平库斯纤维上皮瘤	Pinkus 纖維上皮細胞瘤	fibroepithelioma of Pinkus
		基底细胞癌亚型,以独特的临床病理表现和惰性行为为特征。		
C44. –	M80900/3	角化性基底细胞癌	角化性基底細胞癌	keratotic basal cell carcinoma
		基底细胞癌亚型。以肿瘤为中心出现明显的角化为特征。		
C44. –	M80940/3	基底鳞状细胞癌	基底鱗狀細胞癌	basosquamous cell carcinoma
		基底细胞癌亚型。用于描述伴有鳞状分化的基底细胞癌。		
C44. –	M80920/3	囊性基底细胞癌	囊性基底細胞癌	cystic basal cell carcinoma
		基底细胞癌亚型。肿瘤巢近中心处出现一个或多个大小不等的囊腔。有时贴近中央空腔的细胞之间黏液增加。		
C44. –	M80900/3	色素性基底细胞癌	色素性基底細胞癌	pigmented basal cell carcinoma
		基底细胞癌亚型。黑素细胞分散贯穿在肿瘤巢中,而噬黑素细胞存在于间质中。色素沉着可发生在几种亚型,包括结节型、微结节型、角化型。临床上易误诊为恶性黑素瘤。		
C44. –	M80700/3	鳞状细胞癌	鱗狀細胞癌	squamous cell carcinoma
		简称鳞癌。为起源于表皮(或黏膜)角质形成细胞的一种恶性肿瘤,其组成细胞显示不同程度的鳞状上皮分化。皮肤鳞状细胞癌起源于暴露于阳光或有先期病变的部位。		
C44. –	M80740/3	梭形细胞鳞状细胞癌	梭形細胞鱗狀細胞癌	spindle – cell squamous cell carcinoma
		鳞状细胞癌的一种不常见亚型,显示明显的梭形细胞形态。		
C44. –	M80750/3	腺样鳞状细胞癌	腺樣鱗狀細胞癌	adenoid squamous cell carcinoma
		皮肤鳞状细胞癌的一种组织学亚型,组织学定义为细胞间桥疏松造成棘层松解。		
C44. –	M80510/3	疣状癌	疣狀癌	verruous carcinoma
		是一种少见的高分化鳞状细胞癌,具有低度恶性潜能。缓慢生长侵蚀性的外生性新生物,呈乳头状或疣状。		
C44. –	M80750/3	假血管型鳞状细胞癌	假血管型鱗狀細胞癌	pseudovascular squamous cell carcinoma
		鳞状细胞癌的一种侵袭性亚型,因棘层松解形成血管肉瘤样区域		
C44. –	M83900/3	微囊性附属器癌	微囊性附屬器癌	microcystic adnexal carcinoma
		向一种导管分化的、以局部浸润和破坏为主的低度恶性腺癌,转移能力很低。		
C44. –	M84020/3	小汗腺汗孔癌	汗腺汗孔癌	eccrine porocarcinoma
		是一种与汗腺导管有关的、显示有表皮和真皮内导管分化的恶性肿瘤。		
C44. –	M81400/3	恶性螺旋腺瘤	惡性螺旋腺瘤	malignant spiradenoma
		良性螺旋腺瘤恶变而来的一种恶性附属器肿瘤。		
C44. –	M84800/3	黏液癌	原發性皮膚黏液癌	mucinous carcinoma
		原发性皮肤黏液癌比较罕见,主要见于中老年人,但也有例外。虽然黏液癌的特点是呈局灶破坏性生长并有转移至区域淋巴结和远隔部位的潜能,但一般呈慢性经过,以多次局部复发为主。从其他器官,尤其是从乳腺和胃肠道转移到皮肤的黏液癌在组织学上与黏液癌无法区分。		
C44. –	M82000/3	腺样囊性癌	腺樣囊狀癌	adenoid cystic carcinoma
		是一个组织学起源有争议的肿瘤,特点是形成筛状结构,常有神经周围浸润。		
C44. –	M84010/3	顶泌汗腺癌	頂漿腺癌	apocrine carcinoma
		呈大汗腺分化的恶性肿瘤。虽然也曾提出过腺样囊性癌、汗腺癌、螺旋腺癌、恶性圆柱瘤和微囊性附属器癌可能为大汗腺起源,但都未得到证实,所以大汗腺癌被单独列出。		
C44. –	M85420/3	乳房外佩吉特病	乳房外柏哲德氏病	extramammary Paget's disease

主码	附码	中文病名	繁体病名	英文病名
		累及大汗腺分布区域皮肤的脱屑性红斑，主要见于男性和女性外生殖器，大多数病例表现为大汗腺原位癌，复发率高，可以侵犯真皮并具有转移潜能。部分是深部组织恶性肿瘤的皮肤表现，其临床和组织学特点与不伴深部恶性肿瘤者无法区分。		
C44. -	M88040/3	上皮样肉瘤	上皮樣肉瘤	epithelioid sarcoma
		独特的分类未明的肉瘤，在形态上主要由上皮样细胞构成，主要见于青少年和年轻人，可能被误诊为良性病变，特别是良性肉芽肿病变。		
C44. -	M80900/3	腺样基底细胞癌	腺樣基底細胞癌	adenoid basal cell carcinoma
		细线状排列的基底细胞构成网状形态。常出现间质黏液。		
C44. -		基底细胞癌伴附属器分化	基底細胞癌伴附屬器分化	basal cell carcinoma with adnexal differentiation
		以组织学中出现附属器分化为特征的基底细胞癌。		
C44. -	M80900/3	侵蚀性溃疡	侵蝕性潰瘍	rodent ulcer
		皮肤的一种溃疡性基底细胞癌。		
C44. -		热相关癌	熱併發癌	heat - associated carcinoma
		由于热刺激引起的癌，见于印度和中国热炕、火炉的长期刺激引起的大腿和腹部鳞状细胞癌。		
C44. -	M82110/3	管状癌	管狀癌	tubular carcinoma
		是与管状腺瘤相对应的恶性肿瘤，其特点是肿瘤细胞呈大汗腺分化并伴显著小管结构。		
C44.901	M89400/3	恶性皮肤混合瘤	惡性皮膚混合瘤	malignant mixed tumour of skin
		是一种极为罕见的皮肤附属器癌，生物学行为具有高度侵袭，易发生转移。尽管恶性混合瘤的组织学诊断主要是根据肿瘤的双相性特点，而非肿瘤是否由残存的良性混合瘤与癌混合组成，恶性混合瘤仍被视为良性混合瘤所对应的恶性型。		
C44.901		焦油癌	焦油癌	tar cancer
		由于煤焦油烟雾的炎性刺激或煤焦油在皮肤上的刺激作用所引起的癌。		
C44.901	M81100/3	毛母质癌	毛髮基質癌；毛母質癌	pilomatrix carcinoma
		是与毛母质瘤相对应的恶性肿瘤。		
C44.901	M82470/3	梅克尔细胞癌	Merkel 氏細胞癌	Merkel cell carcinoma
		中老年人的皮肤暴露部位发生的生长迅速的恶性或皮下组织肿瘤。呈上皮和神经内分泌分化的原发性皮肤肿瘤，肿瘤细胞与梅克尔细胞有相似的形态学、免疫组织化学和超微结构特点，但在组织起源上的直接关联尚未得到证实。		
C44.901	M92600/3	皮肤骨外尤因肉瘤	皮膚骨外尤恩氏肉瘤	cutaneous extraskeletal Ewing sarcoma
		起源于骨髓的间充质细胞，神经外胚层分化程度较低。以小圆细胞含糖原为特征的恶性骨肿瘤。好发年龄为儿童。		
C44.901	M91200/3	皮肤血管肉瘤	皮膚血管肉瘤	cutaneous angiosarcoma
		血管肉瘤是源于血管内皮细胞恶性肿瘤，该术语为总称，可用来指导特异性组织亚型，通常指血管肉瘤。发生于皮肤的血管肉瘤即为皮肤血管肉瘤。目前鉴别淋巴管肉瘤和血管肉瘤可能存在困难。		
C44.901	M84100/3	皮脂腺癌	皮脂腺癌	sebaceous carcinoma
		细胞学和组织学上只有皮脂腺分化的恶性肿瘤。		
C44.903	M84000/3	汗腺癌	汗腺癌	sweat gland carcinoma
		是汗腺瘤所对应的恶性型。		
C44.905		佩吉特病	柏哲德氏病	Paget's disease
		临床表现类似湿疹的皮肤癌，故又名湿疹样癌。为表皮内腺癌，其特点是体积较大的异型性浅染细胞呈单个或小簇状散在分布于表皮内。		
C44.906	M84080/3	侵袭性指/趾乳头状腺瘤	侵入性肢端乳突狀腺瘤	aggressive digital papillary adenoma
		是一种不常见的恶性附属器肿瘤，有复发和转移潜能。		
C44.907	M80920/3	硬斑性基底细胞癌	硬斑性基底細胞癌	morphoeic basal cell carcinoma
		基底细胞癌亚型。肿瘤细胞巢和条带嵌入致密纤维间质中。原骨胶原基因表达增加，此外，平滑肌 α - 肌动蛋白常出现在间质中。表现为坚硬的苍白斑片，具有略发光的表面和模糊的边界。		
C46.001	M91400/3	卡波西肉瘤	卡波西氏肉瘤	Kaposi's sarcoma
		具有局部侵袭性内皮细胞肿瘤，病理上均一致表现为血管性增生，典型病变表现为皮肤多发性斑点状、斑块状或结节状病损，也可累及黏膜、淋巴结内脏器官。病因不明，可能与基因易感性、地理因素及病毒感染如人类疱疹病毒 8 型等有关。		
C49. -	M88300/1	非典型纤维组织细胞瘤	非典型纖維組織細胞瘤	atypical fibrous histiocytoma
		皮肤纤维瘤的一种变型，是根据临床和组织病理命名的一种皮肤肿瘤。		
C49. -	M88500/3	脂肪肉瘤	脂肪肉瘤	liposarcoma
		起源于脂肪细胞和向脂肪分化的不同阶断的间叶细胞的一种恶性肿瘤。		
C49. -	M93640/3	婴儿色素性神经外胚层瘤	嬰兒色素性神經外胚層腫瘤	melanotic neuroectodermal tumour of infancy

主码	附码	中文病名	繁体病名	英文病名
		常发生在上颌的前部。通常见于小于6个月的婴儿。表现为口腔的色素团块。也有报告发生于前囟、肩部、附睾和纵隔者。		
C49. -	M91500/0	血管外皮细胞瘤	血管周皮細胞瘤	hemangiopericytoma
		源于血管外皮细胞,富含梭状细胞和血管瘤网。良性或恶性,常发生在下肢和腹膜后。		
C49. -	M91300/1	血管内皮瘤	血管內皮瘤	hemangioendothelioma
		内皮细胞衍生的肿瘤血管内增生。		
C49. -	M91300/1	血管内乳头状血管内皮瘤	血管內乳突狀血管內皮瘤	endovascular papillary angioendothelioma
		良性血管肿瘤,多为头颈或指部单发结节,特征为内皮细胞增生形成乳头状结节,其下纤维基质常类似血管肉瘤。		
C49. -	M88300/1	非典型纤维黄瘤	非典型纖維黃色瘤	atypical fibroxanthoma
		常发生于老年白人,由于太阳照射到的面部和颈部产生的一种小结节皮肤肿瘤,含有类似组织细胞和成纤维细胞,有时被认为与良性或恶性皮肤纤维瘤有关或者是他们的一个亚型。		
C49. -	M91360/1	梭形细胞血管瘤	梭狀細胞血管瘤	spindle cell hemangiooma
		是一种良性血管肿瘤,由海绵状血管和卡波西肉瘤样梭形细胞血管区密切混合组成。		
C49. -	M91300/1	反应性血管内皮瘤病	反應性血管內皮瘤病	reactive angioendotheliomatosis
		是一种少见情况,与多统性疾病有关,通常局限于皮肤,以多灶性真皮毛细血管增生为特征。		
C49. -	M91700/3	淋巴管肉瘤	淋巴管肉瘤	lymphangiosarcoma
		淋巴管之恶性肿瘤,常在慢性淋巴水肿的肢体部出现。		
C49. -	M88900/3	皮肤平滑肌肉瘤	皮肤平滑肌肉瘤	cutaneous leiomyosarcoma
		皮肤(真皮)平滑肌肉瘤是起自真皮平滑肌细胞的恶性肿瘤。		
C49. -	M88100/3	纤维肉瘤	纖維肉瘤	fibrosarcoma
		由纤维母细胞及其产生的数量不等的胶原构成的恶性肿瘤,典型病例有鲭鱼骨样结构。		
C49. -	M88110/3	黏液纤维肉瘤	黏液纖維肉瘤	myxofibrosarcoma
		包括一系列纤维母细胞性病变,有不同程度的黏液样间质,多形性,并有独特的曲线形血管。		
C49. -	M88300/3	恶性纤维组织细胞瘤	惡性纖維組織細胞瘤	malignant fibrohistiocytoma
		又称纤维黄色肉瘤,好发于四肢、躯干和腹膜后区,是一种未分化多形肉瘤,中老年常见,青年少见。		
C49. -	M89000/3	横纹肌肉瘤	横紋肌肉瘤	rhabdomyosarcoma
		具有骨骼肌的表型和生物学特征的一种原始的恶性软组织肉瘤。		
C49. -	M91300/1	卡波西样血管内皮瘤	Kaposi 樣血管內皮瘤	Kaposiform hemangioendothelioma
		具有局部侵袭性的、由不成熟血管构成的肿瘤,主要含有卡波西肉瘤样束状梭形细胞结构。		
C49. -	M91300/1	网状血管内皮瘤	網樣血管內皮瘤	retiform hemangioendothelioma
		是一种具有局部浸润性的罕见转移型血管病变,含有独特的、衬覆特征性鞋钉状内皮细胞的分支状血管。此肿瘤似乎和乳头状淋巴管内血管内皮瘤密切相关。		
C49. -	M91300/1	乳头状淋巴管内血管内皮瘤	乳突狀淋巴管內血管內皮瘤	papillary intralymphatic angioendothelioma
		是一种具有局部浸润性的罕见转移型血管病变,以淋巴管腔隙和乳头状内皮细胞增生为特征。此肿瘤似乎和网状型血管内皮瘤密切相关。		
C49. -	M91300/1	混合性血管内皮瘤	混合性血管內皮瘤	composite hemangioendothelioma
		是一种局限侵袭性的、罕见转移型、有血管分化的肿瘤,由组织表现良性、中间性和恶性的成分混合构成。		
C49. -	M91300/1	皮肤上皮样血管内皮瘤	皮膚上皮樣血管內皮瘤	cutaneous epitheloid hemangioendothelioma
		以血管为中心的血管肿瘤,有转移性潜能,由排列成短条索和巢状结构的上皮样内皮细胞构成,细胞周围有独特的黏液玻璃样间质。		
C49. -	M91200/3	上皮样血管肉瘤	上皮樣血管肉瘤	epithelioid angiosarcoma
		是一种恶性肿瘤,肿瘤细胞在一定程度上具有正常内皮细胞的形态和功能特点。		
C49.905	M88230/3	隆突性皮肤纤维肉瘤	隆凸性皮膚纖維肉瘤	dermatofibrosarcoma protuberans
		真皮和皮下间叶性肿瘤,通常认为是浅表的低度恶性肉瘤。		
C50.003	M85400/3	乳房佩吉特病	乳房柏哲德氏病	mammary Paget's disease
		乳晕的湿疹样病变,几乎所有病例均由深部的乳腺原位或浸润性癌播散而来。		
C50.801		铠甲状癌	胸甲狀癌	cancer en cuirasse
		皮肤症状为胸部大面积变厚、硬结形似铠甲的癌症,常由原始胸部病变转移所致。		
C51.902	M85420/3	女阴佩吉特病	外陰柏哲德氏病	vulvar Paget's disease
		发生于女阴的佩吉特病。		
C52.x02		女阴恶性黑素瘤	外陰惡性黑色素瘤	malignant melanoma of vulva
		常来自结合痣和复合痣,任何年龄均可发生,多见于小阴唇、阴蒂,特征是病灶稍隆起,有色素沉着,结节状或表面有溃疡;常诉女阴瘙痒、出血、色素沉着范围扩大。		
C62. -	M90800/1	畸胎瘤	畸胎瘤	teratoma

主码	附码	中文病名	繁体病名	英文病名
		衍生于多能细胞的生殖细胞瘤，由来自三个胚层中的一层或一层以上的不同类型的组织成分构成，最常见于成人的卵巢和睾丸及儿童的骶尾区。畸胎瘤从良性转为恶性。		
C79.203		皮肤转移癌	皮膚轉移癌	metastatic carcinoma of skin
		身体其他部位肿瘤经不同途径传播至皮肤上，通常见于肿瘤晚期，预后不佳。		
C79.204		玛丽·约瑟夫结节	瑪麗約瑟夫小結節	Sister Mary Joseph's nodule
		脐部皮下组织深部的小结节，与转移性腹腔内癌有关。		
C79.205		黑素瘤皮肤内转移	黑色素瘤皮膚內轉移	intransit metastasis in skin due to melanoma
		持续性黑素瘤指残存的未完全切除的原发恶性黑素瘤呈持续性生长，可以是表皮内成分或真皮内的浸润成分，也可以两种成分兼有，黑素瘤"局部复发"的一种形式，另一种形式为局部转移所致。		
C81.901	M96500/3	霍奇金病	何傑金氏症	Hodgkin's disease
		是一种以炎症背景中出现肿瘤性大B细胞为特征的肿瘤。根据其形态和表型分为两大类：①结节性淋巴细胞为主型霍奇金淋巴瘤和经典型霍奇金淋巴瘤；②以多形性、炎症浸润性背景上找到R-S细胞为特征，伴毛细血管增生和不同程度纤维化。		
C82.703	M96923/3	继发性皮肤滤泡中心性淋巴瘤	繼發性皮膚濾泡中心細胞性淋巴瘤	secondary cutaneous follicular center lymphoma
		较常表现为不连续的皮肤多发病变。肿瘤性细胞强烈表达CD 10和Bc12，多数病例显示t（14；18）易位。		
C82.902	M96900/3	皮肤滤泡中心淋巴瘤	皮膚濾泡中心淋巴瘤	cutaneous follicular center lymphoma
		是肿瘤性滤泡中心细胞构成的淋巴瘤，常为小裂和大裂细胞（中心细胞）混合组成，也有核仁突出的少数大无裂细胞（中心母细胞）。各滤泡和弥漫性病变的生长形态可以不同。		
C83.302	M95930/3	网状细胞肉瘤	網狀細胞肉瘤	reticulum cell sarcoma
		恶性淋巴细胞构成的骨内肿瘤性病变。		
C83.307		弥漫性大B细胞淋巴瘤，腿型	彌漫性大B細胞淋巴瘤，腿型	diffuse large B-cell lymphoma, leg-type
		老年女性多发，表现快速增长的多发肿瘤，常见于腿部。		
C83.308	M96800/3	播散性大B细胞淋巴瘤	播散性大B細胞淋巴瘤	disseminated large B-cell lymphoma
		皮肤原发弥漫大B细胞淋巴瘤（是由大的转化性B细胞弥漫生长形成的肿瘤，没有明显的中心细胞。		
C83.309		富于T细胞/组织细胞的大B细胞淋巴瘤		T-cell/histocyte-rich large B-cell lymphoma
		是大B细胞淋巴瘤的特殊形态变异型		
C83.402	M96840/3	B免疫母细胞性恶性淋巴瘤	B免疫母細胞性惡性淋巴瘤	B-immunoblastic malignant lymphoma
		又称前体B淋巴细胞白血病/淋巴瘤。来自B细胞前体细胞的恶性肿瘤，主要表现为骨髓和外周血疾病（白血病）		
C83.403	M96840/3	T淋巴母细胞性淋巴瘤	T淋巴母細胞性淋巴瘤	T-lymphoblastic lymphoma
		又称前体T淋巴细胞白血病/淋巴瘤。来自T细胞前体细胞的恶性肿瘤，主要表现为骨髓和外周血疾病（白血病）		
C83.701	M96870/3	伯基特淋巴瘤	伯基特氏淋巴瘤	Burkitt's lymphoma
		是一种成熟B细胞瘤，由相对一致中等大小的转化B细胞组成，具有C-MYC易位。		
C83.804	M96730/3	套细胞淋巴瘤	套細胞淋巴瘤	mantle cell lymphoma
		是一种B细胞淋巴瘤，几乎总是有细胞周期蛋白D1过表达，既可以由类似中心细胞的小淋巴细胞组成，也可以表现为类似淋巴母细胞或大B细胞的母细胞亚型。没有典型的中心母细胞和副免疫母细胞。		
C84.003		肉芽肿前疹	黴菌感染前期疹	premycotic eruptions
		为蕈样肉芽肿前期损害，组织学图像缺少特异性。		
C84.004		斑片性蕈样肉芽肿	斑片性蕈狀肉芽腫	patch mycosis fungoides
		为蕈样肉芽肿的红斑期损害。诊断通常依靠特异的组织学标准来综合判断。		
C84.008		肿瘤期蕈样肉芽肿	腫瘤期蕈狀肉芽腫	tumour stage mycosis fungoides
		为蕈样肉芽肿的肿瘤期，大约25%进展期病例可以转化成CD30阳性或阴性大T细胞淋巴瘤，是母细胞数量超过25%。		
C84.011		肉芽肿性皮肤松弛症	肉芽腫性鬆皮膚弛狀	granulomatous slack skin; GSS
		临床特征性的表现为大的皮肤皱褶区域发生的松弛性皮肤病变，组织学表现为小淋巴细胞和散在多核巨细胞形成的肉芽肿性病变，巨细胞的核呈花环状排列。		
C84.101	M97010/3	塞扎里综合征	西紮利徵候群	Sézary syndrome
		是一种少见类型的原发性皮肤T细胞淋巴瘤，以瘙痒、红皮病和淋巴结肿大临床三联症，血液受累及预后差为特征。诊断标准包括使用分子学或细胞学方法显示外周血中有T细胞克隆；CD4+细胞扩增；导致CD4与CD8的比值>10；免疫表型异常，缺少T细胞抗原表达。常见外周血白细胞多达30×10^9/L。周围血可见深脑回状辅助T细胞（塞扎里细胞），绝对数大于10%为诊断标准。		
C84.302	M97170/3	结外鼻型NK/T细胞淋巴瘤	結外鼻型NK/T細胞淋巴瘤	extranodal nasal type NK/T-cell lymphoma

主码	附码	中文病名	繁体病名	英文病名
		是一种 EBV 阳性的结外淋巴瘤，可以是小细胞、中等细胞或大细胞，通常具有 NK 细胞表型，少数可以具有细胞毒性 T 细胞亚型。皮肤是第二常见部位，位居鼻腔/鼻咽之后，皮肤受累可以是疾病的原发或继发表现。		
C84.408	M97020/3	外周性 T 细胞淋巴瘤	外圍性 T 細胞淋巴瘤	peripheral T－cell lymphoma
		是一组不能归入现有 T 细胞淋巴瘤/白血病亚型的 T 细胞淋巴瘤。有三种暂定的类型：皮肤 γ/δ T 细胞淋巴瘤，皮肤原发侵袭性亲表皮 CD8 阳性细胞毒性 T 细胞淋巴瘤和皮肤原发小－中等 CD4 阳性 T 细胞淋巴瘤。		
C84.410	M97180/3	CD30 阳性间变性大 T 细胞皮肤淋巴瘤	CD30 陽性退行發育性大 T 細胞皮膚淋巴瘤	CD－30 positive anaplastic large T－cell cutaneous lymphoma
		多形性、间变性或具有免疫母细胞形态的非典型大淋巴细胞形成的肿瘤，75% 的肿瘤细胞表达 CD30 抗原。皮肤原发 ALC L 和淋巴结原发 ALC L 是不同的临床群体，他们有相似的形态学和免疫表型特征，但是发病年龄、遗传学特征、病因和预后却不同。		
C84.415	M97050/3	血管免疫母细胞性 T 细胞淋巴瘤	血管免疫母細胞性 T 細胞淋巴瘤	angioimmunoblastic T－cell lymphoma
		发生皮肤病变，通常表现为广泛的斑丘疹，类似病毒性皮疹、药物疹、风疹、紫癜、红斑性鳞状斑块、痒疹、红皮病、糜烂和坏死性病变。主要发生在中年或老年患者，没有性别倾向。组织学以非特异性浅表性血管周侵犯为特征。		
C84.502	M97000/3	原发性皮肤 T 细胞淋巴瘤	原發性皮膚 T 細胞淋巴瘤	primary cutaneous T－cell lymphoma
		曾称蕈样霉菌病，常见者为蕈样肉芽肿。是 T 细胞（特别是 T 辅助细胞亚群）起源的一种皮肤原发性淋巴瘤。临床逐步从斑片进展成斑块，再进展为瘤块，具有独特的组织学（早期除外）、表型和基因型特征。		
C84.503		原发性皮肤 CD8 阳性亲表皮性细胞毒性 T 细胞淋巴瘤	原發性皮膚 CD8 陽性親表皮性細胞毒性 T 細胞淋巴瘤	primary cutaneous CD8 positive epidermotropic cytotoxic T－cell lymphoma
		是以 αβ 源性、CD8 阳性、细胞毒性 T 细胞侵袭表皮为特征的皮肤 T 细胞淋巴瘤，多数病例具侵袭性行为。		
C84.504		皮肤 γ/δ T 细胞淋巴瘤	皮膚伽瑪/δ T 細胞淋巴瘤	cutaneous gamma/delta T－cell lymphoma
		是由成熟活化的细胞毒性 γ/δ T 细胞克隆性增生形成的淋巴瘤。这一组病例包括具有 γ/δ 表型的皮下脂膜炎样 T 细胞 淋巴瘤。		
C84.505		母细胞性 NK 细胞性淋巴瘤	母細胞性 NK 細胞性淋巴瘤	blastic NK cell lymphoma
		是一种临床侵袭性淋巴瘤，多见皮肤受累和白血病样播散。起初认为母细胞形态和 CD56 表达提示来源于 NK 细胞前体。新近研究提示来源于树状突细胞前体，“CD4＋、CD56＋血液皮肤肿瘤”一词对此有所反映。		
C84.506		皮肤原发小－中等 CD4 阳性 T 细胞淋巴瘤		primary cutaneous small－medium CD4 positive T－cell lymphoma
		主要由小－中等大 CD4 阳性多形性 T 细胞组成的皮肤 T 细胞淋巴瘤，临床特点不同于蕈样肉芽肿病，多数病例预后好。		
C84.507		皮肤外周 T 细胞淋巴瘤，非特定型		primary cutaneous PTL，unspecified
		专指来源于成熟转化的 T 细胞而不能归入现有类型的皮肤 T 细胞淋巴瘤。因此，该病的诊断要除外其他类型的 T 细胞淋巴瘤，包括上述三种暂定类型。此外，由于瘤块期蕈样肉芽肿病组织学形态变异很大，要通过完整的临床检查和准确的临床病史除外蕈样肉芽肿病。		
C84.508	M97080/3	皮下脂膜炎样 T 细胞淋巴瘤	皮下脂層炎樣 T 細胞淋巴瘤	subcutaneous panniculitis like T－cell lymphoma；SPTCL
		是一种 T 细胞淋巴瘤，脂肪细胞小叶有花边样浸润，酷似脂膜炎，浸润细胞由大和小的淋巴细胞构成，细胞呈非典型性，核碎裂明显，核分裂象常见。		
C84.509		种痘样皮肤 T 细胞淋巴瘤	種痘樣皮膚 T 細胞淋巴瘤	hydroa－like cutaneous T－cell lymphoma
		是一种少见的累及儿童的 EBV 相关性淋巴瘤，来源干细胞毒性 T 细胞或 NK 细胞。以皮肤水疱丘疹为特征，临床类似牛痘的水疱。		
C85.101	M96700/3	小淋巴细胞性 B 细胞淋巴瘤	小淋巴細胞性 B 細胞淋巴瘤	small lymphocytic B－cell lymphoma
		是一种成熟 B 细胞淋巴瘤，由 CD5＋、CD23＋、细胞周期蛋白 D1－的小 B 细胞组成，具有相对圆形的细胞核和团块状染色质。在淋巴结，常有少数原淋巴细胞和副免疫母细胞形成的增生中心。		
C85.104	M96990/3	皮肤边缘区 B 细胞淋巴瘤	皮膚邊緣區 B 細胞淋巴瘤	cutaneous marginal zone B cell lymphoma
		由小 B 细胞组成的惰性淋巴瘤，包括边缘区（中心细胞样）、单核细胞样、浆样淋巴细胞和浆细胞。被认为是常累及黏膜部位（黏膜相关淋巴组织，HALT）的结外边缘区 B 细胞淋巴瘤的一部分。皮肤原发免疫细胞瘤、皮肤原发浆细胞瘤、伴有单形性浆细胞的滤泡状淋巴组织增生被看做是 MZL 的变型。		
C85.105	M95900/3	皮肤 B 细胞淋巴瘤	皮膚 B 細胞淋巴瘤	cutaneous B cell lymphoma
		皮肤淋巴瘤中以 B 淋巴细胞瘤样增生为特征的一类独特淋巴瘤。		
C85.704		佩吉特样网状细胞增生症	柏哲德氏樣網狀細胞增生症	pagetoid reticulosis

主码	附码	中文病名	繁体病名	英文病名
		是一种原发性T细胞淋巴瘤，表现为孤立的、生长缓慢的银屑病样痂皮或角化过度型斑片或斑块，通常位于肢体远端。组织学特点是由小－中等淋巴细胞浸润造成的表皮海绵状解离，淋巴细胞免疫表型与多数蕈样肉芽肿病相同。		
C85.705	M96800/3	血管内大B细胞淋巴瘤	血管内大B細胞淋巴瘤	intravascular large B cell lymphoma
		是一种累及多器官的少见疾病，也可以累及皮肤。这种结外弥漫大B细胞淋巴瘤亚型，以中小血管（尤其是毛细血管和毛细血管后静脉）腔内出现大淋巴细胞为特征。皮肤是常见的发病部位，多数病人在诊断时已经出现系统性疾病。		
C85.906		淋巴瘤	淋巴瘤	lymphoma
		泛指淋巴样组织任何肿瘤，常与其他名词联用。本词单独使用时，系指恶性淋巴瘤。		
C88.001	M97610/3	巨球蛋白血症	巨球蛋白血症	macroglobulinemia
		以血浆内巨球蛋白增加和紫癜性损害为特征，病因未明。		
C90.001	M97320/3	骨髓瘤病	骨髓瘤病	myelomatosis
		常见于骨髓的细胞所组成的肿瘤。		
C90.005		卡勒病	Kahler 氏病	Kahler's disease
		骨髓浆细胞的一种恶性肿瘤，其特征为异常浆细胞（或称骨髓瘤细胞）增生并侵犯骨骼、软组织、淋巴结、肝、脾或其他器官等。		
C90.101	M98300/3	浆细胞性白血病	漿細胞性白血病	plasma cell leukemia
		外周血液中以浆细胞主为的一种罕见白血病。常连同多发性骨髓瘤一起出现或为骨髓瘤病的变种。		
C90.201	M97310/3	浆细胞瘤	漿細胞瘤	plasmacytoma
		由不同分化程度的浆细胞组成的一种恶性肿瘤。		
C90.206		孤立性骨髓瘤	孤立性骨髓瘤	solitary myeloma
		常只有单个皮肤肿瘤而无骨髓受累的证据，血清免疫球蛋白不增加，尿中无凝溶蛋白。		
C91.502	M95900/3	成人T细胞淋巴瘤/白血病	成人T細胞淋巴瘤/白血病	adult T－cell lymphoma/leukaemia；ATLL
		是由Ⅰ型人类T细胞白血病病毒引起的成熟性CD4阳性T细胞恶性肿瘤。特征是循环中有多形的恶性淋巴细胞、皮肤炎症、淋巴腺病、肝脾肿大 、高钙血症和溶骨性病变，病程可呈急性或慢性。		
C92.105	M98630/3	慢性髓样白血病的皮肤白血病性浸润	慢性髓樣白血病的皮膚血癌細胞浸潤	leukaemic infiltration of skin chronic myeloid leukaemia
		是髓性前体细胞构成的异质性恶性病变，以外周血和骨髓中母细胞增多为特征。皮肤明确受累是肿瘤细胞直接浸润皮肤的结果。		
C94.301	M99000/3	肥大细胞白血病	肥大細胞白血病	mast－cell leukemia
		是一型罕见白血病，特点是外周血液中存在大量肥大细胞。		
C95.908	M98000/3	皮肤白血病	皮膚白血病	leukemia cutis
		白血病是一类造血干细胞的克隆性的恶性疾病。其克隆的白血病细胞失去进一步分化成熟的能力而停滞在细胞发育阶段。在骨髓和其他造血组织中白血病细胞大量积聚，并浸润其他血管和组织，而正常造血受抑制。白血病的皮肤表现为皮肤白血病。		
C96.001	M97220/3	莱特尔－西韦病	Letterer－Siwe 氏病	Letterer－Siwe disease
		是朗格汉斯细胞组织细胞增生症最严重的播散型。累及出生后第一年的儿童，但是成人也有病例报道。		
C96.101		皮肤恶性组织细胞增生症	皮膚惡性組織細胞增生症性	cutaneous malignant histiocytosis
		以皮肤损害为首发或主要症状的恶性组织细胞增生病。		
C96.104		组织细胞性髓性网状细胞增生症	組織細胞髓性網狀細胞增生症	histiocytic medullary reticulosis
		常染色体隐性遗传性状传递的一种致命性遗传病，特点为贫血、颗粒细胞减少、嗜血细胞极度增多、各器官中组织细胞弥散性增多，以及肝、脾和淋巴结肿大。		
C96.204	M97420/1	系统性肥大细胞增多症	系統性肥大細胞增生症	systemic mastocytosis
		肥大细胞积聚于身体内脏器官，症状和体征完全依赖于受累脏器和肥大细胞所释放介质的质和量，可引起皮肤瘙痒、潮红，甚至恶心、呕吐、心动过速、昏厥、休克等全身症状。		
C96.301	M97230/3	皮肤真性组织细胞性淋巴瘤	皮膚真性組織細胞性淋巴瘤	cutaneous genuine histiocytic lymphoma
		真性组织细胞淋巴瘤系原发性恶性组织细胞性淋巴瘤，瘤细胞具有组织细胞酶细胞化学、免疫学和超微结构的特征。皮肤真性组织细胞性淋巴瘤是指以皮肤损害为初发或突出表现的真性组织细胞淋巴瘤。		
D03.901	M87420/2	恶性雀斑样痣	惡性小痣	lentigo maligna
		原位恶性黑素瘤的一种表现形式，常见于老年人日光暴露部位皮肤，主要位于面部，少数发生于面部以外区域如颈部、上背部和前臂，组织学特点是非典型性黑素细胞沿真皮表皮交界处呈线状或巢状增生，下延至毛囊壁和汗腺导管，并伴有严重的日光性损伤，表现为表皮萎缩和日光性弹力纤维增生。		
D04.902		鲍恩病	波文氏病	Bowen's disease
		表皮内鳞状细胞原位癌，以持久性，略隆起的红色鳞屑性斑块为特征。		
D04.903		鲍恩样丘疹病	波文樣丘疹病	bowenoid papulosis

主码	附码	中文病名	繁体病名	英文病名
		由具有高危型致癌 HPV 病毒 HPV16、18、33、51 感染所致，表现为生殖器部位发生多发性疣状丘疹或斑片，良性经过，可自行消退，而组织学类似于鲍恩病中所见的表皮全层异型增生。		
D07.103	M80800/2	女阴凯拉增生性红斑	女陰凱瑞氏增生性紅斑	erythroplasia of Queyrat of vulva
		发生于女阴的增生性红斑。		
D07.104	M80770/2	女阴上皮内肿瘤	女陰上皮內腫瘤	vulvar intraepithelial neoplasia;VIN
		一组女阴病变的病理学诊断名称。包括女阴鳞状细胞上皮内瘤样病变和女阴非鳞状细胞上皮内肿瘤样病变。		
D07.402	M80800/2	凯拉增生性红斑	凱瑞氏增生性紅斑	erythroplasia of Queyrat
		是一种罕见的癌前期病，其特点是在龟头或包皮上发生限局性湿润发亮的红色斑块。发展缓慢，日久可发展为上皮样癌。		
D17. -	M88810/0	脂肪母细胞瘤	脂母細胞瘤	lipoblastoma
		有分叶结构的局灶性肿瘤，肿瘤组织相似于胎儿脂肪组织。		
D17. -	M88500/0	脂肪瘤	脂肪瘤	lipoma
		成熟白色脂肪细胞构成的有包囊的良性脂肪瘤，柔软呈橡皮状，通常为躯干、项部及前臂下组织的孤立损害，有时也可发生在深部软组织。		
D17. -	M88620/0	软骨样脂肪瘤	軟骨樣脂肪瘤	chondroid lipoma
		新近认识的一种独特的良性脂肪组织肿瘤，含有脂肪母细胞、成熟脂肪和软骨样基质，非常相似于黏液样脂肪肉瘤和骨外黏液样软骨肉瘤。		
D17. -	M88570/0	梭形细胞脂肪瘤	梭形細胞脂肪瘤	spindle cell lipoma
		与多形性脂肪瘤是同一组织学类型的极端表现，为境界清楚的皮下结节，典型病变常位于男性颈部和背部，由良性梭形细胞、核深染的圆形细胞、多核巨细胞和绳索状胶原混合构成。		
D17. -	M88610/0	血管脂肪瘤	血管性脂肪瘤	angiolipoma;hemangiolipoma
		明显包膜的分叶状脂肪组织肿瘤，由脂肪细胞和薄壁小血管交织在一起构成的皮下结节，小血管内常有纤维素性血栓，常有疼痛。		
D17.901	M88500/0	脂肪瘤病	脂肪瘤病	lipomatosis
		成熟的脂肪组织过度增长，发生在多种疾病背景下，可累及身体不同部位。		
D17.909	M88810/0	脂肪母细胞瘤病	脂母細胞瘤病	lipoblastomatosis
		黏液质里的胚胎成脂细胞和成熟脂肪细胞混合而成良性脂肪，瘤细胞排列成小叶状，多见于儿童。		
D17.910	M88800/0	蛰伏脂肪瘤	蟄伏脂肪瘤	hibernoma
		是一种罕见的良性脂肪组织肿瘤，由不同比例的棕色脂肪和白色脂肪混合构成，至少一部分是胞颗粒状、含多个胞质空泡的棕色脂肪细胞。主要位于颈部和腋窝淋巴结，周围的残余脂肪组织不应诊断为蛰伏脂肪瘤。		
D17.912	M88500/0	神经脂肪瘤病	神經脂肪瘤病	neurolipomatosis -
		脂肪组织和纤维组织浸润神经外膜，并在神经束之间和周围生长，因此使受累神经增粗。		
D18. -	M91200/0	血管瘤	血管瘤	angioma;hemangioma
		一种肿瘤，其细胞有形成血管和淋巴管的倾向，即由血管和淋巴管组成的肿瘤。		
D18. -	M91750/0	海绵状血管淋巴管瘤	海綿狀血管淋巴管瘤	cavernous hemolymphangioma
		同时累及淋巴管和血管的混合性血管瘤。		
D18. -		匐行性血管瘤	匐行性血管瘤	angioma serpiginosum
		全身性原发性毛细血管扩张，特征是出现许多铜色到鲜红色的微小血管瘤点，周围形成新的点并扩大，但中央处的点消失，从而呈环状或匐行性排列，常发生于下肢。		
D18. -	M88410/1	浅表性血管黏液瘤	表淺性血管黏液瘤	superficial angiomyxoma
		一种包含毛细血管样血管的绒毛膜血管瘤，可扩展到脐带内，往往含有黏液组织，这种黏液组织类似正常脐带中的黏液组织。		
D18. -	M91740/1	淋巴管肌瘤病	淋巴管肌瘤病	lymphangiomyomatosis
		为育龄妇女一种进行性疾病，特征是肺、淋巴和胸导管呈结节性、弥漫性和间质性平滑肌增生。		
D18. -	M91220/0	微静脉血管瘤	微細靜脈血管瘤	microvenular hemangioma
		是一种获得性缓慢生长的无症状病变，具有血管瘤外形。		
D18. -	M91311/0	丛状血管瘤	簇集性血管瘤	tufted angioma;plexiform angioma
		是一种少见的获得性良性血管肿瘤，以缓慢的隋性生长为特征。		
D18. -	M91210/0	海绵状血管瘤	海綿狀血管瘤	cavernous hemangioma;cavernous angioma
		直到近些年，“海绵状血管瘤”才用来专指静脉异常。这些病变也被误认为肿瘤，而事实上是血管畸形。由生长缓慢的、血流动力学不活跃的血管畸形组成，在出生时出现，一生中缓慢进展。有些病例形成一系列局限性静脉畸形，包括蓝色的毛细血管海绵状泡、“海绵状”病变（其中静脉腔由毛细血管连接）、局部囊状异常（静脉与静脉连接）和弥漫性静脉扩张。许多明显局限和浅表的静脉病变会合并静脉扩张以及深层的静脉异常。		
D18. -	M87110/0	血管球瘤	脈絡球血管瘤	glomus tumor;glomangioma

主码	附码	中文病名	繁体病名	英文病名
		极端疼痛的蓝红色化学感受组织瘤,发生在小球形动静脉吻合处(球腺),由与正常血管球小体中修饰的平滑肌细胞非常类似的细胞构成的间叶肿瘤。各处皮肤皆可发生,但以手指和足趾远端特别是甲下为多,另可见于胃和鼻腔。		
D18. –	M91420/0	疣状血管瘤	疣狀血管瘤	verrucous hemangioma
		是一种少见的血管瘤类型,具有毛细血管或海绵状血管瘤特征。出生时或在儿童早期就很明显,以后增大伴有过度角化。		
D18. –	M91250/0	上皮样血管瘤	上皮樣血管瘤	epithelioid hemangioma
		良性的皮肤或皮下肿瘤,是不成熟血管和慢性炎症细胞的局限性混合增生,炎症细胞中常有嗜酸性粒细胞。内皮细胞具有独特的上皮样或组织细胞样形态,具有丰富的嗜酸性胞浆。		
D18. –	M88410/1	侵入性血管黏液瘤	侵入性血管黏液瘤	aggressive angiomyxoma
		含有许多血管的黏液瘤。		
D18.003		甲下血管球瘤	甲下血管球瘤	subungual glomus tumor
		甲下血管瘤,以甲下可见蓝色小的损害,受压后发生急性、尖锐、剧烈的放射性疼痛为特征。		
D18.004		静脉湖	靜脈湖	venous lakes
		好发于老年人暴露部位,损害为形状稍不规则的丘疹,直径 1 ~ 5mm。深蓝至黑色,有时似血疱,挤压可排空。		
D18.004	M91310/0	皮肤毛细血管瘤	皮膚微血管性血管瘤	capillary angioma of skin
		是一种良性毛细血管增生,特征为围生期或先天发病,在第一年迅速增生,之后自行消退。强烈表达 *GLUT*1。		
D18.004	M91200/0	全身性血管瘤病	全身性血管瘤病	universal angiomatosis
		是一种弥漫性血管瘤,累及身体大片连续区域,或者垂直蔓延累及多个组织平面(如皮肤、皮下、肌肉和骨),或者穿过肌肉分隔累及相似的组织(如多个肌肉)。血管瘤病诊断需结合临床和病理所见。		
D18.030	M91210/0	窦状血管瘤	竇狀血管瘤	sinusoidal hemangioma
		是一个良性血管肿瘤,其中海绵状血管腔出现在界限清楚的小丘疹或结节中。为较小的海绵状血管瘤。多数医生将海绵状血管瘤一词用于较大的、边界不清的发生在婴儿的病变。		
D18.040	M91200/0	平头钉样血管瘤	平頭釘樣血管瘤	hobnail hemangioma
		良性血管增生,特征为真皮内管腔不规则的血管呈楔形增生,浅表部分的内皮细胞具有靴钉样形态。		
D18.043	M91230/0	动静脉血管瘤	動靜脈性血管瘤	arteriovenous hemangioma
		良性、无症状血管增生,以存在动静脉分流为特征。		
D18.103	M91720/0	海绵状淋巴管瘤	海綿狀淋巴管瘤	cavernous lymphangioma
		深部淋巴管瘤,由海绵状淋巴腔构成,常发生在颈部或腋下。		
D18.106	M91700/0	淋巴管瘤	淋巴管瘤	lymphangioma
		良性肿瘤,为淋巴系统先天畸形,由新形成的含淋巴管空腔和管道所构成。		
D18.106	M91700/0	淋巴管瘤病	淋巴管瘤病	lymphangiomatosis
		是淋巴管弥漫性增生,可以累及骨、实质器官、软组织和皮肤的疾病。		
D18.107		囊性淋巴管瘤	囊性淋巴管瘤	cystic lymphangioma
		囊性淋巴管瘤瘤体通常非常大,长于颈部,由大的多房性薄壁组成。		
D18.109	M91700/0	单纯性淋巴管瘤	單純性淋巴管瘤	simple lymphangioma
		小淋巴管构成的淋巴管瘤,易发生在头、颈和腋部,有时也发生在内脏。浅表病损微微隆起,有时呈小叶状,深部病损边界明显,可压缩,呈灰红色。		
D18.120	M91700/0	局限性淋巴管瘤	限界性淋巴管瘤	lymphangioma circumscriptum
		累及真皮浅层淋巴管的一种畸形,最常发生在肢体上部,如腋襞,特别是口腔黏膜。称为浅表淋巴管畸形可能更恰当。		
D18.125	M88940/0	进行性淋巴管瘤	進行性淋巴管瘤	progressive lymphangioma
		是一种良性、局限性、生长缓慢的肿瘤,由真皮和皮下相互连接的薄壁管腔组成。		
D21. –	M91200/0	马森假性血管肉瘤	Masson 氏假血管肉瘤	Masson's pseudoangiosarcoma
		内皮细胞呈乳头状增生,多见于四肢与头皮无症状的小结节,呈肤色或血管瘤色。		
D21. –	M88900/0	毛发平滑肌瘤	毛髮平滑肌瘤	pilar leiomyoma
		来自立毛肌的良性肿瘤。		
D21. –	M89000/0	横纹肌间瘤性间质错构瘤	横紋肌瘤性間質錯構瘤	rhabdomyomatous mesenchymal hamartoma
		先天性、常常为息肉状的单发或多发病变,通常发生在头部近中线处。真皮内含有骨骼肌纤维。		
D21. –	M89000/0	横纹肌瘤	横紋肌瘤	rhabdomyoma
		是一种有骨骼肌分化的间叶组织良性肿瘤,分为心脏和心脏外肿瘤外两种类型。心脏外横纹肌瘤按照分化程度进一步分为成人型和胎儿型,好发于头颈部。罕见发生于生殖道。		
D21. –	M88940/0	血管平滑肌瘤	血管性平滑肌瘤	angioleiomyoma;angiomyoma

主码	附码	中文病名	繁体病名	英文病名
		源于血管平滑肌，常为孤立的结节性肿瘤，常有疼痛，肿瘤内成熟的平滑肌束位于血管周围或穿插分布于血管之间。本瘤与肌外皮细胞瘤和肌纤维瘤构成形态上连续的谱系。		
D21.904		腱鞘巨细胞瘤	腱鞘巨大細胞瘤	giant cell tumour of tendon sheath
		腱鞘发生的一种良性瘤样损害，为分离的黄色小结节，以腕、指或踝、趾等处最为常见，病损中富含噬脂细胞，并有多核巨细胞。		
D21.906	M88110/0	浅表性肢端纤维黏液瘤	表淺性肢端纖維黏液瘤	superficial acral fibrqmyxoma
		发生于肢端含有纤维组织的黏液瘤。		
D22. -	M87203/0	毛痣	毛痣	nevus pilous
		黑素细胞痣伴有大量粗毛。		
D22. -	M87220/0	气球状细胞痣	氣脹細胞母斑	balloon cell nevus;balloon cell nevus
		真皮内的痣，通常为褐色斑块，周围有细致的黄色晕轮。由具有苍白细胞浆的气球样细胞构成，细胞浆包含有变化的黑素颗粒形成的大液泡。		
D22. -	M87400/0	交界痣	交界部母斑	junctional nevus
		痣细胞巢局限于真皮与表皮的交界处。临床上表现为小的、稀疏、扁平或略微高起的斑疹。		
D22. -	M87610/0	巨大色素痣	巨型色素性母斑	giant pigmented nevus
		大深色素毛痣类的任何一种，出生时即有，常为双侧对称，好发于胸部、背上部和双肩(着泳衣处)以及上下肢末端，多与其他皮肤和皮下病损、神经纤维瘤病、其他发育异常以及软脑脊膜黑素过多有关，也可为发生黑素瘤的诱因。		
D22. -	M87200/0	先天性黑素细胞痣中的增生性结节	先天性黑素細胞痣中的增生性結節	proliferative nodule in congenital melanocytic nevus
		是位于较大(深部)先天性黑素痣中的非典型性黑素细胞增生，主要见于新生儿。		
D22. -	M87900/0	细胞性蓝痣	細胞性藍色痣	cellular blue nevus
		后天性真皮/皮下色素性肿瘤，细胞非常丰富，呈膨胀性生长。		
D22. -	M87600/0	混合痣	合併痣	compound nevus
		为皮内痣与交界痣同时存在。是先天性或后天性、含有两种或两种以上不同类型黑素细胞痣成分的黑素细胞痣。当黑痣色素加深、变大，或有瘙痒不适或疼痛时，可能为恶变。		
D22. -		迈耶森痣	Meyerson 氏母斑	Meyerson nevus
		痣周围包绕湿疹样晕的良性交界性、混合性或皮内痣。		
D22. -	M87200/0	假性黑素瘤	假黑色素瘤	pseudomelanoma
		因切除不全而持续存在(复发)的良性混合性或皮内黑素细胞痣。		
D22. -	M87700/0	斯皮茨痣	史必茨痣	Spitz nevus
		大的梭形和卵圆形或大的圆形(上皮样)黑素细胞增生性病变，起于表皮，然后进入混合性或真皮内生长期，这点有助于与一些蓝痣的鉴别，后者病变从一开始就完全位于真皮。		
D22. -	M87720/0	里德梭形细胞痣	里德梭形細胞痣	spindle cell nevus of Reed
		良性黑素细胞痣，临床上病变颜色很深，病理组织学上为梭形黑素细胞增生。		
D22. -	M87230/0	晕痣	光暈痣(母斑)	halo nevus
		小的境界清楚的对称性丘疹样色素性病变，外观似普通的良性混合痣，周围环绕对称性脱色素区，似“光晕”。组织学特点为真皮痣细胞之间有大量淋巴细胞浸润，痣周围的表皮色素缺失。一些伴有与晕痣相似的淋巴细胞反应的痣在临床和组织学上并没有显著的脱色素晕。		
D22. -	M87800/0	蓝痣	藍色母斑	blue nevus
		一种良性痣，孤立的深蓝色到黑色，不是很坚硬的，圆形，轮廓分明的结节。常位于真皮内的良性黑素细胞病变，以色素性树突状梭形黑素细胞为特点，少数为上皮样黑素细胞，黑素细胞常被宽带状胶原纤维分隔。		
D22. -	M87300/0	无色素痣	無色素母斑	nonpigmented nevus; amelanotic nevus; achromic nevus
		出生时或出生后不久发生，损害为一致性不完全脱色，与白癜风不同之处为色素减退不完全，形状不规则。组织病理是基底层色素细胞正常，多巴反应减弱。		
D22. -	M87201/0	黑素细胞痣	黑色素細胞母斑(痣)	melanocytic nevus
		黑素细胞起源的良性肿瘤，后天获得或先天遗传的肿块，由痣细胞巢构成。表现为黄褐色至深褐色小斑疹或丘疹，边界轮廓分明，为圆形。		
D22. -	M87500/0	皮内痣	皮内母斑	intradermal nevus
		痣细胞位于表皮下、真皮层，生长后可高出皮面。表面光滑，可存有毛。较稳定，很少见到恶变。		
D22.003		甲下痣	甲下痣	subungual nevus
		甲板下面一褐色纵行条带。		
D22.102		眼睑(包括眦)黑素细胞痣	眼瞼(包括眥)黑素細胞痣	melanocytic nevi of eyelid(including canthus)
		眼附近发生痣的损害，可伴有虹膜色素细胞肿瘤。		
D22.304	M87240/0	鼻部纤维性丘疹	鼻部纖維性丘疹	fibrous papule of nose
		鼻部纤维血管肿瘤，病理示具有真皮浅层明显的血管增生及真皮深部 CD34 反应性梭形细胞。		

主码	附码	中文病名	繁体病名	英文病名
D22.305		颧部褐青色痣	顴部褐青色母斑	nevus fuscocaeruleus zygomaticus
		颧部散在的色素斑点,直径1~3mm,灰褐、灰蓝或深褐色,双侧对称分布,不累及眼及上腭,病理改变为真皮上部有较少的黑素细胞。		
D22.306		太田痣	太田氏母斑	nevus of Ota;Ota's nevus
		是一种波及三叉神经眼支(包括结膜)和上颌支分布区域皮肤和黏膜的灰蓝色斑。组织学特点为真皮黑素细胞呈梭形,散布于胶原束间,含有不等量的色素。		
D22.508		伊藤痣	依藤氏母斑	nevus of Ito;nevus of Ito
		位于肩部,分布于外侧臂丛和锁骨后上神经支配区的褐青色斑。组织学特点为真皮黑素细胞呈梭形,散布于胶原束间,含有不等量的色素。		
D22.509		蒙古斑	蒙古斑	Mongolian spot
		又称胎记,位于下背部的真皮黑素细胞增生症,其特点是真皮网状层有散在色素性树突状黑素细胞。		
D22.702		足底痣		foot nevus
		发生于足跖部的黑素细胞增生性病变。		
D22.901		深部穿通痣	深入性母斑	deep penetrating nevus
		是一种独特的深在性色素性病变,其特点与蓝痣和斯皮茨痣有重叠。		
D23. -	M91800/0	皮肤骨瘤	皮膚骨瘤	osteoma cutis
		可能源于移位异性胚芽细胞,认为是结缔组织、软骨、脂肪组织和骨组织均起源于多能分化的间叶组织。		
D23. -	M91600/0	血管纤维瘤	血管纖維瘤	angiofibroma
		以纤维组织和血管增生为特点的病变,常出现一个或多个肉色小丘疹,尤其出现在面部。		
D23. -	M91410/0	局限性血管角化瘤	限界型血管角化瘤	angiokeratoma circumscriptum
		主要发生于女性婴幼儿的一种病变,特点是单侧出现丘疹和小结节,可合并成斑,一般形成小块,呈线状结构。		
D23. -	M91410/0	孤立性血管角化瘤	孤立性血管角化瘤	solitary angiokeratoma
		表现为深蓝色疣状小丘疹的血管角质瘤,常单个出现在下肢上,儿童和青少年常见。		
D23. -		米贝利血管角化瘤	米貝利氏血管角化瘤	angiokeratoma of Mibelli
		发生于儿童或青少年的一种病变,特点是分散或聚集的红紫色软血管性丘疹对称分布在手指、脚趾、肘和膝部,之后成为角化过度。许多病例与冻疮、冷冻过敏有关。		
D23. -	M84070/0	发疹性汗腺腺瘤	發疹性汗腺腺瘤	eruptive hidroadenoma
		表现为大量进行性分批出现的皮疹型汗腺腺瘤,好发于年青人的躯干前部和腹部。		
D23. -	M91010/0	毛囊瘤	毛囊瘤	trichofolliculoma
		良性肿瘤,常为单发的圆形结节性损害,中央有孔,常含有绒毛样毛丛,多见于头或颈部,发生于一个毛囊,组织学特征为大量的发育不全的毛囊辐射到中央角质囊腔内。		
D23. -	M81000/0	结缔组织增生性毛发上皮瘤	結締組織增生性毛囊上皮瘤	desmoplastic trichoepithelioma
		良性、孤立白色坚硬的小结节,中间有非溃疡性凹陷,常发生于青年到中年女性的面部,以基底细胞样细胞和表皮囊肿浸润纤维化基质为特征。		
D23. -	M88100/0	纤维瘤	纖維瘤	fibroma
		主要由纤维组织或完全成熟的结缔组织组成的肿瘤。		
D23. -	M88320/0	甲周纤维瘤	指/趾甲周圍纖維瘤	periungual fibroma
		多个光滑、坚固、突出的小结之一,组织学上表现为血管纤维瘤,发生在甲褶,被认为是诊断结节性硬化症的典型症状。		
D23. -	M80700/0	棘皮瘤	棘皮瘤	acanthoma
		表皮上皮细胞的良性肿瘤。增生的上皮细胞显示正常的表皮角化,或大范围的异常角化,包括表皮松解型角化过度,角化不良伴棘层松解,或仅有棘层松解。		
D23. -	M84040/0	小汗腺汗囊瘤	汗腺汗囊瘤	eccrine hidrocystoma
		汗腺导管的良性增生,是小汗腺导管的潴留性囊肿性扩张。		
D23. -	M84020/0	顶泌汗腺汗囊瘤	頂漿腺汗囊瘤	apocrine hidrocystoma
		汗腺导管的良性增生,是起源于大汗腺分泌细胞的囊腺瘤。		
D23. -	M84070/0	汗管瘤	汗管瘤	syringoma
		良性附属器小肿瘤,几乎总为多发性。肿瘤由位于致密硬化性间质内的汗腺上皮(可能为小汗腺)构成。		
D23. -	M84020/0	汗孔瘤	汗孔瘤	poroma
		向终末汗腺导管分化的良性附属器肿瘤。尽管汗孔瘤既往被视为小汗腺性肿瘤,实际上既可以呈小汗腺、也可以呈大汗腺分化。		
D23. -	M84020/0	顶泌汗腺汗孔瘤	頂漿腺汗孔瘤	apocrine poroma
		呈大汗腺分化的汗孔瘤。		
D23. -	M84010/0	小汗腺汗管纤维腺瘤	汗腺汗管纖維腺瘤	eccrine syringofibroadenoma

主码	附码	中文病名	繁体病名	英文病名
		汗管纤维腺瘤是一种少见的良性小汗腺肿瘤，由互相交错的上皮细胞带和纤维血管性间质构成。首先由Mascaro 报道。多发性病变称为小汗腺汗管纤维瘤病		
D23. –	M84000/0	汗腺腺瘤	汗腺腺瘤	hidradenoma
		良性附属器肿瘤，与汗孔瘤关系非常密切，伴有限程度的导管分化。尽管既往认为系小汗腺来源，近来有证据表明汗腺腺瘤既可以是小汗腺性也可以为大汗腺性。		
D23. –	M84030/0	螺旋腺瘤	螺旋腺瘤	spiradenoma
		小汗腺或大汗腺分化的良性皮肤肿瘤，形态学上与圆柱瘤有显著重叠。		
D23. –	M82000/0	圆柱瘤	圓柱瘤	cylindroma
		是一种相对未分化的良性附属器肿瘤，光镜下呈马赛克样结构特点。圆柱瘤常与螺旋腺瘤以杂合体形式出现，称为圆柱螺旋腺瘤或螺旋腺圆柱瘤。		
D23. –	M82630/0	管状乳头状腺瘤	管狀乳頭狀腺瘤	tubular papillary adenoma
		呈大汗腺分化的良性皮肤附属器肿瘤，一般发生于妇女头部，见于各年龄段。		
D23. –	M81490/0	管状腺瘤	管狀腺瘤	tubular adenoma
		又称大汗腺腺瘤，是一种呈大汗腺分化的良性皮肤附属器肿瘤，一般发生于妇女头部，见于各年龄段。		
D23. –	M84050/0	乳头状汗腺腺瘤	乳突狀汗腺腺瘤	hidradenoma papilliferum；papillary hidradenoma
		良性囊性和乳头状肿瘤，几乎总发生于中年妇女的外阴和肛周。		
D23. –	M89400/0	皮肤混合瘤	皮膚混合瘤	mixed tumour of skin
		上皮和间质两种成分构成的良性皮肤附属器肿瘤，组织学表现形式多样，相似于涎腺混合瘤，但无局部复发潜能。		
D23. –	M80200/0	增生性毛根鞘瘤	增生性外毛根鞘瘤	proliferative trichilemmoma tumour
		是一种显示有相似于毛囊峡部外毛根鞘分化的囊实性肿瘤。		
D23. –	M81101/0	毛母质瘤	毛母質瘤	pilomatricoma
		是一种比较常见的良性皮肤附属器肿瘤，向毛母质、正常毛囊的内根鞘和毛皮质分化。		
D23. –	M81020/0	毛根鞘瘤	外毛根鞘瘤	trichilemmoma
		毛囊漏斗部的良性增生性病变，常见于成年人面部。多发性外毛根鞘瘤可能与考登病有关。		
D23. –	M81000/0	巨大孤立性毛发上皮瘤	巨大孤立性毛髮上皮瘤	giant solitary trichoepithelioma
		孤立存在的毛囊分化的错构瘤，一般发生于成年人。		
D23. –	M81010/0	伯特 – 霍格 – 杜布综合征	Birt – Hogg – Dubé 徵候群	Birt – Hogg – Dubé syndrome
		常染色体遗传性综合征，基因位点 17q11.2。累及肺和肾，常表现为特殊组织学类型。临床表现为毛囊瘤、毛盘状瘤、软垂瘤三联征。		
D23. –	M83910/0	毛盘瘤	毛盤瘤	trichodiscoma
		是一种向毛囊外套层分化的良性附属器错构瘤在不同阶段的表现，纤维毛囊瘤代表病变的早期阶段，而毛盘瘤为病变发展的晚期阶段。		
D23. –	M84100/0	囊性皮脂腺肿瘤	囊性皮脂腺腫瘤	cystic sebaceous tumour
		是体积较大、形态独特的肿瘤，几乎总是伴发于默尔 – 托尔综合征。		
D23. –	M88900/0	皮肤肌纤维瘤	皮膚肌纖維瘤	dermatomyofibroma
		独特的生物学良性的皮肤纤维母细胞/肌纤维母细胞增生，主要发生在女性患者。		
D23. –	M88320/0	多形性纤维瘤		pleomorphic fibroma
		良性息肉状或圆顶型皮肤肿瘤，具有细胞学异型的纤维组织细胞。		
D23. –	M88200/0	弹性纤维瘤	彈力纖維瘤	elastofibroma
		是一种罕见的、良性、生长缓慢的变性假瘤，典型病变通常发生于肩胛下，是特殊的胶原纤维增生和异常弹力纤维聚集体。		
D23. –	M92200/0	软组织软骨瘤	軟組織軟骨瘤	soft tissue chondroma
		发生在骨外和滑膜外部位的良性软组织肿瘤，主要由成人型玻璃样软骨构成，除骨外、纤维性/或黏液样间质外无其他分化。		
D23. –	M89820/0	透明细胞肌上皮瘤	明亮細胞肌上皮瘤	clear cell myoepithelioma
		由透明丝孢霉一些真菌引起的深部真菌病。		
D23. –	M91600/0	巨细胞血管纤维瘤	巨大細胞血管纖維瘤	giant cell angiofibroma
		不复发的良性肿瘤，含有多核巨细胞性间质细胞和扩张的血管，可能属于孤立性纤维性肿瘤类型内。		
D23. –	M81000/0	毛发上皮瘤	毛髮上皮瘤	trichoepithelioma
		起源于多潜能细胞，向毛母细胞，即毛、皮脂腺、大汗腺胚芽或简而言之为毛胚芽分化的良性肿瘤，很多病例还可见较成熟的毛囊分化。特征为光滑、肉色、囊性或硬性结节或丘疹。		
D23. –	M88320/0	皮肤纤维瘤	皮膚纖維瘤	dermatofibroma
		是一种红斑转褐色小结状的良性局限瘤。病理示边界不清的、主要位于真皮的病变，以不等量的梭形和/或圆形细胞为特征，混有不等量的炎症细胞和随意分布的粗大胶原束。可以出现不同程度的表皮、黑素细胞和毛囊皮脂腺增生。		

主码	附码	中文病名	繁体病名	英文病名
D23. -	M88230/0	硬化性纤维瘤	硬化性纖維瘤	sclerosing fibroma
		良性软组织肿瘤，由排列成编席状的嗜酸性胶原束组成。		
D23. -	M91410/0	血管角化瘤	血管角化瘤	angiokeratoma
		是获得性血管病变，来自先前真皮乳头层血管的扩张，伴有表皮角化过度。有孤立型、弥漫型、米贝利型、福代斯型四种临床亚型。		
D23.402		颈部皮肤良性肿瘤	頸部皮膚良性腫瘤	benign tumour of skin of neck
		泛指颈部出现的皮肤良性肿瘤。		
D23.403		颈部纤维瘤病	頸部纖維瘤病	fibromatosis colli
		为3～4岁时颈部开始出现皮下肿块，波及胸锁乳突肌的下1/3部位。		
D23.901	M80110/0	皮脂腺上皮瘤	皮脂腺上皮瘤	sebaceous epithelioma
		皮脂腺分化的良性附属器肿瘤，特点是由多个边缘光滑的小叶和囊腔构成，其中主要成分为未成熟的皮脂腺细胞，并杂乱散布有成熟的皮脂腺细胞。		
D23.901	M84100/0	皮脂腺腺瘤	皮脂腺腺瘤	sebaceous adenoma
		基底细胞样细胞和高度分化的皮脂腺细胞构成的一种小肿瘤。一般发生在老年男性面部或头部的不常见的良性、黄色、孤立局限的小结。		
D23.911	M88900/0	皮肤平滑肌瘤	皮膚平滑肌瘤	leiomyoma cutis
		源于皮肤和皮下组织平滑肌纤维的一种肿瘤，可单发或多发。常由立毛肌的病损发生。		
D28.003	M91410/0	女阴血管角化瘤	女陰血管角化瘤	angiokeratoma of vulva
		发生于女阴的小血管丘疹和小结节。		
D28.004		女阴痣		nevus of vulva
		位于女性会阴部和外生殖器的黑素细胞痣，即女阴痣，包括各种类型的痣，同时伴有不同程度的交界处异常改变。		
D29.002		珍珠样阴茎丘疹	珍珠樣陰莖丘疹	pearly penile papules
		为生理发育的变异，表现为环绕阴茎冠状沟呈串珠样排列小珍珠状丘疹。对健康无影响。		
D29.402	M91410/0	阴囊血管角化瘤	陰囊血管角化瘤	angiokeratoma of scrotum; scrotal angiokeratoma
		发生于老年男子的一种病变，许多可引起角化病的小血管丘疹沿阴囊表面静脉分布，但阴茎、腹股沟和大腿上罕见。许多病例与某些静脉阻塞病史有关。		
D29.901		男性外生殖器痣		male genital organ external nevus
		发生于男性外生殖器的黑素细胞痣，包括各类型的痣，同时伴有不同程度的交界处异常改变。		
D31.001	M87200/0	结合膜色素痣	結合膜色素母斑	pigmented nevus of conjunctiva
		位于结合膜的痣，有的痣位于上下眼睑结合膜。组织学显示与痣细胞痣相似。		
D36. -	M95620/0	神经鞘黏液瘤	神經髓鞘黏液瘤	nerve sheath myxoma
		包括一组神经中胚叶肿瘤，其特点是神经鞘细胞增生，伴多少不等的黏液瘤样间质。可进一步分为"经典"型和"细胞"型。		
D36.114	M95700/0	皮肤神经瘤	皮膚神經瘤	neuroma cutis; cutaneous neuroma
		既往无创伤史的自发性神经纤维增生。		
D36.117	M95800/0	阿布里科索夫瘤	Abrbkossoff 氏瘤	Abrikossoff's tumour
		包括细胞学相似但病因和临床表现各异的一大类病变。其特点是胞浆呈嗜酸性颗粒状的大细胞增生。常见于皮肤的、有直接或间接外周神经鞘相关证据的类型。		
D38.501	M95050/1	鼻胶质瘤	鼻膠質瘤	nasal glioma
		在鼻腔内由异位神经组织构成的团块。		
D45.x01	M99500/1	真性红细胞增多症	真性紅血球增生症	polycythemia vera; erythremia
		克隆性红细胞增多为主的骨髓增生性疾病。		
D47.001	M97400/1	肥大细胞瘤	肥大細胞瘤	mastocytoma
		主要见于儿童，出生后1个月内发生，隆起棕色或黄褐色斑块或单个结节，于年内多数消退。		
D47.301		特发性出血性血小板增多症	特發性出血性血小板增多	idiopathic hemorrhagic thrombocythemia
		因血小板持续性增多($>1\,000\times10^9$/L)，临床上出现出血、血栓形成的一种少见病。		
D48.513	M87270/0	非典型痣综合征	非典型痣徵候群	atypical nevus syndrome
		为色泽、边界和大小不定的孤立性或多发性痣，常位于躯干上部和四周，散发性或家族性，可以进展为恶性黑素瘤。		
D48.514		发育不良性痣	發育異常母斑	dysplastic nevus
		后天性非典型性痣，色泽、边界和大小不定的孤立性或多发性痣，表皮内黑素细胞发育不良。常位于躯干上部和四肢，可以为散发性或家族性，可以进展为恶性黑素瘤。		
D48.515	81020/0	泛发性毛囊错构瘤	廣泛性毛囊錯構瘤	generalized follicular hamartoma

主码	附码	中文病名	繁体病名	英文病名
		常染色体显性遗传病，由位于 10q23 上的肿瘤抑制基因 *PTEN* 发生胚系突变所致。伴有年龄相关的外显性和多变的表现特点是出现起于各胚层的多发性错构瘤，伴有发生多器官系统良恶性肿瘤的高度危险性，如皮肤、乳腺和甲状腺。		
D48.517	M88210/1	硬纤维瘤	硬纖維瘤	desmoma
		起源于肌腱膜的良性瘤样组织增生性疾病，而非真性肿瘤。具有进行性局部浸润肌肉及周围软组织特点。		
D59.101		冷凝集素病	冷凝集素病	cold agglutinin disease; cold agglutinins
		冷凝集素在低温时引起肢体末端血管内红细胞凝集，发生皮肤微循环阻塞，或伴有轻度溶血性贫血为特征的一种自身免疫性疾病。		
D59.502		阵发性睡眠血红蛋白尿	陣發性睡眠血紅蛋白尿	paroxysmal sleeping hemoglobinuria
		红细胞的获得性缺陷引起的对激活补体异常敏感的一种慢性血管内溶血。临床表现以与睡眠有关的、间歇发作的血红蛋白尿为特征，可伴有全血细胞减少或反复血栓形成。		
D61.001		范科尼综合征	Fanconi 氏徵候群	Fanconi's syndrome
		临床上表现为弥漫性皮肤色素改变、拇指缺如、桡骨发育不全、严重的再生障碍性贫血、血小板减少、视网膜出血、斜视、全身反射亢进和睾丸发育不全。		
D65.x01		播散性血管内凝血	播散性血管內凝血	disseminated intravascular coagulation; DIC
		发生在许多疾病基础上，由致病因素激活凝血系统，导致全身微血栓形成和继发性纤溶亢进的综合征。		
D65.x05		暴发性紫癜	猛暴性紫斑症	purpura fulminans
		罕见的急性、严重、常致死亡的皮肤出血性梗塞和坏死，发生在各种感染，特别是 A 型链球菌感染的病程中或紧随感染之后。		
D68.001		血管性血友病	血管血友病	angiohemophilia
		常染色体遗传性出血性疾病，多为显性遗传。以自幼发生的出血倾向、出血时间延长、血小板黏附性降低、瑞斯托霉性诱导的血小板聚集缺陷及血浆 vWF 抗原缺乏或结构异常为特点。		
D68.903		凝血障碍性青肿/紫癜	凝血障礙性青腫/紫斑症	bruising/purpura due to coagulation disorder
		各种原因引起凝血障碍，出血时间长，且很严重，可发生广泛出血。		
D69.001		变应性血管炎	過敏性血管炎	allergic vasculitis
		主要累及真皮浅层小血管及毛细血管的过敏性、炎症性，并以嗜中性粒细胞浸润和其核破碎为病理特征的血管炎。常见致敏原为药物或化学品，发病机制主要与Ⅲ型变态反应有关。皮损多形性，表现为斑丘疹、丘疹、紫癜、瘀斑、结节、溃疡等，病程慢性，常反复发作。		
D69.002		腹型紫癜	腹型紫斑症	abdominal purpura
		除皮肤紫癜外，因消化道黏膜脏层毛细血管受累，而产生一系消化道症状及体征，如恶心、呕吐、呕血、腹泻或黏液便、便血等。		
D69.003		关节炎型紫癜	關節炎性紫斑症	arthrotic purpura
		除皮肤紫癜外，因关节部位血管受累出现关节肿胀、疼痛、压痛及功能障碍等表现。多发生于膝、踝、肘、腕等大关节，呈游走性，反复发作性，经数日而愈，不遗留关节畸形。		
D69.004		过敏性紫癜	過敏性紫斑症	allergic purpura
		循环 IgA 免疫复合物所引发，临床表现为臀部和下肢可触及性皮肤瘀斑、腹部疼痛、关节酸痛及肾损害等症状的综合征。		
D69.005†	N08.201*	过敏性紫癜性肾炎	過敏性紫斑性腎炎	allergic purpura nephritis
		在皮肤紫癜基础上，因肾小球毛细血管炎性反应而出现血尿、蛋白尿、管形尿，偶见水肿、高血压及肾衰竭等表现。主要表现为肾炎的紫癜。		
D69.006		单纯型紫癜	單純型紫癜	purpura simplex
		主要表现为皮肤紫癜，紫癜大小不一，初呈深红色，按之不褪色，可融合成片或略高出皮肤表面，呈出血性丘疹或小型荨麻疹，严重者可融合成大血疱，中心呈出血性坏死。主要局限于四肢，尤其是下肢和臀部，躯干极少受累及。		
D69.007		中毒性紫癜	毒性紫斑	toxic purpura
		一些物质进入体内后，产生以紫癜为主要症状的中毒表现。		
D69.008		药物性紫癜	藥物誘發性紫斑	drug - induced purpura; purpura due to drug
		药物引起小血管炎症，发生紫癜。		
D69.201		单纯性紫癜	單純性紫斑症	purpura simplex
		通常为查不出原因的轻型紫癜，凝血试验、血小板均无异常。也包括轻度出血倾向的紫癜。		
D69.202		老年性紫癜	老年性紫斑	senile purpura
		见于老年人发生的紫癜，为大面积、境界清楚、直径 1～5cm 紫红色瘀斑，多见于前臂伸侧，也可发生于双手。		
D69.203		毛细血管扩张性环状紫癜	微血管擴張性環狀紫斑	purpura annularis telangiectodes
		好发于下肢，初为毛囊周围毛细血管扩张和出血，渐扩展成环状，中央遗留色素沉着和萎缩，状如树干的横段面。		
D69.204		紫癜	紫斑症	purpura

主码	附码	中文病名	繁体病名	英文病名
		紫癜是红细胞外渗出血管，在皮肤黏膜内出血的总称。细小（小于3mm）浅表者称瘀点，较大较深者称瘀斑或瘀血，血液堆积于组织内肿胀而有波动者称为血肿。皮疹与皮面平或稍隆起，一般为紫色，真皮深部出血为青色，随着外渗血红蛋白变化，可依次产生红、紫、蓝、棕、黄色，最后消退。		
D69.205		抗凝剂伴发紫癜	抗凝血劑併發紫斑症	purpura with anticoagulant
		使用抗凝剂引起凝血障碍，引起紫癜发生。		
D69.206		原发性淀粉样变紫癜与多发性骨髓瘤性紫癜	原發性類澱粉性紫斑與多發性骨髓瘤性紫斑症	purpura of primary amyloidosis and purpura of multiple myeloma
		除有典型的皮肤黏膜损害外，可见瘀点瘀斑，多在轻伤后发生，并可伴内脏出血。		
D69.208		血小板增多性紫癜	血小板增多性紫斑	thrombocythemic purpura
		是以血小板增多（$>1000\times10^9/L$），伴有皮肤黏膜反复自发性出血为特征的一种病征。		
D69.209		蓝莓松饼状婴儿	藍莓鬆餅狀嬰兒	blueberry muffin baby
		皮疹由泛发性、直径1～7mm的硬结性丘疹组成，呈深蓝色到紫红色，压不退色，持久性、圆形或椭圆形、半球形。好发于头、颈和躯干。		
D69.210		黑色萎缩	黑色萎縮症	black atrophy;atrophie noire
		皮损为局限性、境界明显的蓝黑色色素斑，好发于踝部，在色素斑内见到数目不等的溃疡。		
D69.211		加德纳－戴蒙德综合征	Gardner－Diamond 氏徵候群	Gardner－Diamond syndrome
		多见于中青年女性的局部紫癜反应，为单个或多个自发性慢性复发性的疼痛性瘀斑，出现于身体无意外或不足以引起的创伤的部位，可能因情绪紧张而发生，患者通常表现某些精神障碍。病因系对红细胞成分的自体敏感性；但也有人认为系身心或人为的原因。		
D69.212		湿疹疹样紫癜	濕疹樣紫斑	eczematid like purpura
		多见于成年男性，春秋季节发病，先发于踝部周围及足背处，为点状红斑性及紫癜性斑疹，呈橘黄色，有剧烈瘙痒，皮疹向上延伸到除手掌和面部以外的整个全身。		
D69.214		糖皮质激素性紫癜	醣皮質類固醇性紫斑	glucocorticoid－induced purpura
		见于大量、长期使用糖皮质激素的患者，毛细血管脆性增加，轻微的外伤即可发生紫癜，同时伴库欣综合征的临床表现。		
D69.303		特发性血小板减少性紫癜	特發性血小板減少性紫斑症	idiopathic thrombocytopenic purpura
		又称自身免疫性血小板减少性紫癜，系血小板免疫性破坏，外周血中血小板减少的出血性疾病。以广泛皮肤、黏膜或内脏出血、血小板减少，骨髓巨核细胞发育、成熟障碍，血小板生存时间缩短及抗血小板自身抗体出现为特征。		
D69.405		血小板减少性紫癜	血小板減少性紫斑症	thrombocytopenic purpura
		血小板减少而引起的紫癜。		
D69.406		原发性血小板减少性紫癜	原發性血小板減少性紫斑症	primary thrombocytopenic purpura
		大多为老年人发病，有血管退行变，加上活化的血小板产生血栓素，致血小板强烈聚集及释放反映，形成微血管栓塞和血栓形成，其远端梗塞、坏死、出血。		
D69.501		继发性血小板减少性紫癜	繼發性血小板減少性紫斑症	secondary thrombocytopenic purpura
		因使用某些药物、化学物质，或因感染和患其他疾病引起血小板减少所致的紫癜。		
D69.503		药物性血小板减少性紫癜	藥物引發血小板減少性紫斑症	thrombocytopenic purpura due to drug
		使用药物引起血小板减少而发生的紫癜。		
D69.505		卡萨巴奇－梅里特综合征	Kasabach－Merritt 氏徵候群	Kasabach－Merritt syndrome
		出生后即发生，特征为皮肤巨大血管瘤和血小板减少性出血。		
D69.808		多发性骨髓瘤性紫癜	多發性骨髓瘤性紫斑症	purpura of multiple myeloma
		浆细胞异常增生的恶性肿瘤。骨髓内有异常浆细胞的增殖，引起骨骼破坏，血清出现单克隆免疫球蛋白，正常的多克隆免疫球蛋白合成受抑制，尿内出现本周蛋白，最后导致贫血、紫癜和肾功能衰竭。		
D69.811		黑踵病	足跟瘀斑	black heel
		发生于一侧或两侧足跟的无症状性蓝黑色或黑色斑点。往往起源于外伤，多见于球类运动员和青少年。		
D70.x07		周期性嗜中性粒细胞减少症	週期性嗜中性球減少症	cyclic neutropenia
		复发性原始粒细胞生成缺陷，偶尔为常染色体显性遗传。病因不明。以口腔溃疡、坏死，皮肤感染，伴全身不适、败血症，γ球蛋白及备解素低于正常为特征。		
D71.x01		慢性肉芽肿病	慢性肉芽腫病	chronic granulomatous disease;CGD
		罕见的由吞噬细胞功能障碍导致全身性反复感染的遗传性疾病。		
D72.106		面上部慢性红斑性水肿	上顏面慢性紅斑性水腫	chronic erythematous edema of the upper face
		以前额水肿性浸润和散在性红斑及眼周水肿为主要特征的慢性皮肤病。		
D72.107		嗜酸细胞增多综合征	嗜伊紅血球增多徵候群	hypereosinophilic syndrome
		是一组病因不明，以血液和/骨髓嗜酸粒细胞持续增多，组织中大量嗜酸性粒细胞浸润为特征的疾病。分为骨髓增殖型和淋巴细胞型。特征为瘙痒性红斑或斑丘疹，并可有风团、水肿和出血。患者可有心、肺、肝、脾、淋巴结和神经系统等损害。		

主码	附码	中文病名	繁体病名	英文病名
D72.108		嗜酸细胞增多伴发作性血管性水肿	嗜伊紅球增多併發作性血管性水腫	episodic angioedema with eosinophilia
		反复发作性血管性水肿和荨麻疹的患者伴有发热，末梢血嗜酸粒细胞计数增多和真皮嗜酸粒细胞浸润，血清中白介素V等细胞因子水平增高。		
D76.003		Mignon 骨嗜酸细胞性肉芽肿	Mignon 氏骨嗜伊紅球性肉芽腫	Mignon eosinophilic granuloma
		多见于2~5岁儿童发病，主要表现为单个或多个骨骼损害，X线检查为穿凿性破坏区，皮肤损害为泛发性结痂性丘疹或浸润性斑块。		
D76.004		嗜酸[细胞]性肉芽肿	嗜伊红球性肉芽腫	eosinophilic granuloma
		最常见的受累部位是骨。皮肤病变不常见，出现临床不明显的真皮深层或皮下结节。		
D76.009	M97510/1	朗格汉斯细胞组织细胞增生症	蘭格罕氏細胞組織細胞增生病	Langerhans´cell histiocytosis
		是一种伴有系统性播散的克隆性疾病，以具有朗格汉斯细胞形态学和表型标记物的树状突细胞增生为特征，电镜下可见具有 Birbeck 颗粒，表达 CD1a 和 S 100。一组三个疾病组成，都有组织细胞呈新生物性增殖、肉芽肿反应和继发性黄瘤的临床表现。		
D76.011		慢性特发性组织细胞增生症	慢性特發性組織細胞增多症	chronic idiopathic histiocytosis
		典型的三联症包括溶骨性颅骨病变(100%)、垂体机能减退引发的尿崩症(50%)和突眼(10%)。		
D76.012		先天性自愈性网状组织细胞增生症	先天性自癒性網狀組織細胞增生症	congenital self – healing reticulohistiocytosis
		仅累及皮肤，表现为丘疹、结节或可溃疡的先天性、自行可消退的一种朗格汉斯细胞型组织细胞增生症。		
D76.103		组织细胞吞噬性脂膜炎	組織細胞吞噬性脂層炎	histiocytic cytophagic panniculitis
		吞噬性组织细胞浸润引起的脂膜炎。其特征是全身触痛性多发性皮下结节，伴高热、肝脾肿大、出血等，组织病理示组织细胞吞噬血液成分形成豆袋细胞。		
D76.305		未定类细胞组织细胞增生症	未定類細胞組織細胞增生症	indeterminate cell histiocytosis
		是由所谓“不确定型细胞”(皮肤独特的树枝状突细胞)构成的一种增生性皮肤疾病。组织学、超微结构和抗原特征类似朗格汉斯细胞，但是没有 Birbeck 颗粒。		
D76.310		血管瘤样纤维组织细胞瘤	血管瘤樣纖維組織細胞瘤	angiomatoid fibrous histiocytoma
		一般发生于儿童和年轻人，具有部分肌样表型，转移型潜能低。		
D76.311	M88300/0	上皮样纤维组织细胞瘤	上皮樣纖維組織細胞瘤	epithelioid fibrous histiocytoma
		皮肤纤维瘤亚型，发生在上肢和躯干，表现为皮肤色或红褐色质硬、外生性丘疹。		
D76.312		遗传性进行性黏蛋白组织细胞增生症	遺傳性進行性黏液性組織球增生症	hereditary progressive mucinous histiocytosis
		可能为常染色体显性遗传，是一种非脂性、皮肤非朗格汉斯组织细胞增生症，无症状但缓慢进展，组织病理示真皮上层有组织细胞浸润产生大量的异染性黏蛋白样物质。		
D76.316		丛状纤维组织细胞瘤	叢狀纖維組織細胞瘤	plexiform fibrous histiocytoma; plexiform fibrohistiocytic tumour
		发生于儿童、青少年和年轻人的间叶性肿瘤，以纤维组织细胞形态多结节生长方式为特征。		
D76.317	M88340/1	巨细胞纤维母细胞瘤	巨大細胞纖維母細胞瘤	giant cell fibroblastoma
		隆突性皮肤纤维肉瘤的一种组织学亚型，主要累及儿童。		
D76.321		网状组织细胞瘤	網狀組織細胞瘤	reticulohistiocytoma
		以皮肤黏膜结节、关节炎及组织病理上显示多核组织细胞性巨细胞为特征。		
D76.323		网状组织细胞肉芽肿	網狀組織細胞肉芽腫	reticulohistiocytic granuloma
		为限局性网状组织细胞瘤，呈孤立性皮肤结节，不伴关节炎。		
D76.324		良性头部组织细胞增生症	良性頭部組織細胞增生症	benign cephalic histiocytosis
		是一种局限于皮肤的自愈性、非脂质的组织细胞增生症。		
D76.325		家族性天蓝色组织细胞增生症	家族性天藍色組織細胞增生症	familial sky – blue histiocytosis
		家族性遗传性综合征或作为获得性继发性或系统性浸润性病变过程。具特征性诊断性是一种含有胞浆颗粒的组织细胞性细胞，染色呈蓝色或蓝绿色，故而得名。临床上，可从血小板减少性轻微紫癜的良性过程到进行性肝硬化、肝机能衰竭乃至死亡。		
D76.326		泛发性发疹性组织细胞瘤	廣泛性發疹性組織細胞瘤	generalized eruptive histiocytoma
		为一种丘疹性、非脂质性、自愈性组织细胞增生症。		
D76.327		窦组织细胞增生症伴巨大淋巴结病	竇性組織細胞增生症併巨大淋巴病變	sinus histiocytosis with massive lymphadenopathy
		是一种病因不明的反应性病变，以组织细胞增生为特征，常显示吞噬淋巴细胞现象。此病可以酷似淋巴瘤，常有淋巴结外受累。		
D76.328		渐进性坏死性黄色肉芽肿	漸進壞死性黃色肉芽腫	necrobiotic xanthogranuloma

主码	附码	中文病名	繁体病名	英文病名
		发生在真皮和皮下组织以渐进坏死肉芽肿为特征、病情缓慢的一种罕见疾病。临床上以硬的黄红色斑块、萎缩和毛细血管扩张，病理上以坏死性肉芽肿为特征。		
D76.329		幼年黄色肉芽肿	幼年黃色肉芽腫	juvenile xanthogranuloma
		是一种良性、自愈性、非朗格汉斯组织细胞增生症，最常见于婴儿和儿童。其特征为皮肤和其他器官出现黄色无症状丘疹和/或结节，由含不同程度脂质的巨噬细胞浸润所组成，不具有代谢性疾病。		
D80.601		高 IgD 综合征	高 IgD 徵候群	hyperimmunoglobulinemia D syndrome
		复发性高热，伴有腹部症状、腹泻、呕吐、头痛和关节痛，皮损包括红斑、斑块、丘疹、荨麻疹样损害和红色结节，血清高 IgD 是其特征。		
D82.001		维斯科特－奥尔德里奇综合征	Wiskott－Aldrich 氏徵候群	Wiskott－Aldrich syndrome
		仅发生于小男孩，基因位点在 X 染色体短臂的近端（Xp22－23）。表现类似特应性皮炎的慢性湿疹性皮炎；对复发性感染的易患性增高，如脓皮病或化脓性中耳炎；伴有肝脾肿大的血小板减少性紫癜三联征。		
D82.201		免疫缺陷伴短肢侏儒	免疫缺陷併短肢侏儒	immunodeficiency with short－limb dwarfism
		又称软骨毛发发育不全。呈常染色体显性遗传，表现为短肢侏儒、多发性骨骼畸形、毛发稀疏和免疫异常。		
D82.401		高 IgE 综合征	高 IgE 徵候群	hyperimmunoglobulinemia E syndrome; hyper－IgE syndrome
		临床上包括特应性皮炎、复发性化脓感染（多见于肺部和皮肤），血清 IgE、IgD 水平升高，出现抗葡萄菌性 IgE 抗体，以及嗜酸粒细胞增多。		
D82.401		乔布综合征	Job 氏徵候群	Job's syndrome
		乔布综合征是高 IgE 综合征的亚型。		
D82.402		白细胞黏附分子缺陷病	白血球粘著分子缺陷病	leukocyte adherence molecule deficiency
		罕见的常染色体隐性遗传病，由于白细胞移行受阻导致反复的细菌与真菌感染和脓液形成的能力减弱。		
D84.004		特发性 CD4＋淋巴细胞缺乏症	特發性 CD4＋淋巴細胞缺乏症	idiopathic CD4＋ lymphocyte deficiency
		由于特发性 CD4＋淋巴细胞缺乏导致机会性感染而死亡。		
D84.109		获得性血管性水肿	後天性血管性水腫	acquired angioedema
		好发组织疏松部位，表现为局部肿胀，边界不清，呈红色或淡红色，表面光亮，触之有弹性。常伴发荨麻疹，偶发喉头水肿。		
D84.110		遗传性家族性荨麻疹综合征	遺傳性家族性蕁麻疹徵候群	hereditary familial urticaria syndrome
		常染色体显性遗传性疾病，以荨麻疹、耳聋、四肢痛和淀粉样沉积为特征。		
D84.111		遗传性喉荨麻疹	遺傳性喉蕁麻疹	hereditary urticaria of larynx
		以 C1 抑制物缺陷或功能不全为特征，发生在喉部的常染色体显性遗传性疾病。		
D84.112		获得性 C1 缺陷与血管性水肿	後天性 Cl 缺陷與血管性水腫	acquired Cl deficiency and angioedema
		以 C1 抑制物缺陷或功能不全为特征的血管性水肿，多为良、恶性肿瘤和自身免疫性疾病引起。		
D84.113		免疫介导性荨麻疹	免疫介導性蕁麻疹	immune mediated urticaria
		由于超敏反应即变态反应所引起的荨麻疹，包括抗原物质的刺激和机体反应性两方面，可以是 IgE 依赖性，包含特应性和非特应型；也可以是非 IgE 依赖性包括细胞毒性型和免疫复合物型。		
D84.118		遗传性血管性水肿	遺傳性血管性水腫	hereditary angioedema
		常染色体显性遗传病。其原因是血清中 C1 胆碱酯酶的抑制剂缺乏或功能不全，C4 和 C2 减少，导致补体系统活化，释放激肽酶，引起局部血管通透性增加，血管外体液潴留，造成反复发作的急性局限性血管性水肿。		
D84.901		免疫缺陷病	免疫缺乏病	immunodeficiency
		免疫系统的器官、细胞、分子等构成成分存在缺陷，免疫应答发生障碍，导致一种或多种免疫功能缺损的病症。临床特征为抗感染功能低下，容易发生反复而严重的感染，同时可伴有自身稳定和免疫监视功能的异常，使发生自身免疫的疾病、过敏性疾病和恶性肿瘤的机率增高。		
D84.902		继发性免疫缺陷病	繼發性免疫缺乏病	secondary immunodeficiency diseases
		某些疾病和物理、化学因子可引起继发性免疫系统暂时的或持续的损害，导致免疫功能减退和异常。		
D86.902		肉样瘤病	類肉瘤病；肉瘤樣症	sarcoidosis
		又称结节病。多系统器官受累的肉芽肿性疾病。常侵犯肺、双侧肺门淋巴结，临床上 90% 有肺的改变，其次是皮肤和眼的病变，浅表淋巴结、肝、脾、肾、骨髓、神经系统、心脏等几乎全身每个器官均受累。为自限性疾病。		
D89.002		高球蛋白血症性紫癜	高球蛋白血症性紫斑症	purpura hyperglobulinemia
		以血浆中多克隆 γ 球蛋白异常增高、直立性紫癜伴色素沉着为特征。		
D89.103		冷球蛋白血症伴股臀皮肤损害	冷球蛋白血症性股臀皮膚病灶	cryoproteinemia associated with femoro－gluteal cutaneous lesions
		长期暴露于寒冷环境引起的血管异常反应，造成股臀部皮肤多种损害的一种皮肤病。		

主码	附码	中文病名	繁体病名	英文病名
D89.104		冷球蛋白血症性紫癜	冷凝球蛋白血症性紫斑症	purpura cryoglobulinemia
		冷球蛋白病变引起的紫癜,常在遇冷时发生。		
D89.107		冷球蛋白血症	冷球蛋白血症	cryoglobulinemia
		在低温条件下,由于冷球蛋白沉积,引起血流障碍而产生一系列皮肤和全身系统症状。		
D89.108		冷纤维蛋白原血症	冷纖維蛋白原血症	cryofibrinogenemia
		血浆(不是血清)中存在冷沉淀的纤维蛋白原为特征的一种少见疾病。同时沉淀的尚有纤维蛋白和纤维蛋白原及其降解产生物、某些凝血因子和其他蛋白质。		
D89.109		冷超敏性皮病	冷過敏性皮膚病	dermatoses with cold hypersensitivity
		皮肤寒冷环境的异常反应。		
D89.901		POEMS 综合征	POEMS 徵候群	POEMS syndrome
		由英文名的各名词词头组合而成:多神经病、器官增大、内分泌病、M 蛋白、皮肤改变。皮肤表现为增厚、色素沉着、多毛、多汗、雷诺现象、硬肿等,多伴有浆细胞恶病质变化和其他系统症状。		
E00.901		呆小病	呆小症	cretinism
		好发于严重甲状腺肿流行地区。病人自小生长发育迟缓、智力低下,有的可有耳聋等症状。		
E03.807		弥漫性黏液性水肿	瀰漫性黏液水腫	diffuse myxedema
		由于甲状腺素的缺乏,使面部皮肤呈蜡样肿胀。常伴有内脏系统病变。		
E03.906		胫前黏液性水肿	脛前黏液性水腫	pretibial myxedema
		胫前出现坚实的非可凹的黄色蜡样水肿性斑块或结节,常伴有甲状腺机能亢进等。		
E03.907		甲状腺功能减退性皮肤征	甲狀腺功能減退性皮膚症	skin signs of hypothyroidism
		甲状腺功能减退症是由多种原因引起的 TH 合成、分泌或生物效应不足所致的一组内分泌疾病。表现为皮肤苍黄、干燥,毛发稀少,面部黏液水肿,眼睑浮肿。		
E05.901		甲状腺功能亢进症	甲狀腺機能亢進症	hyperthyroidism
		指由于内源性甲状腺素过多所导致的一种临床征候群。		
E14.501		糖尿病性坏疽	糖尿病性壞疽	diabetic gangrene
		发生在糖尿病人中的湿性坏疽。		
E14.509		糖尿病性神经溃疡	糖尿病性神經病變性潰瘍	neuropathic ulcer due to diabetes
		伴发糖尿病发生的溃疡,往往出现在下肢。		
E14.619		糖尿病性皮病	糖尿病性皮膚病	diabetic dermatosis
		糖尿病的几种皮肤表现之任何一种,其特征是胫前部丘疹、溃疡、着色斑点或瘢痕损害。		
E14.622		阿查德 - 提尔斯综合征	Achard - Thiers 氏徵候群	Achard - Thiers syndrome
		妇女闭经后的一种糖尿病、多毛症及其他男性化特征的综合征,系肾上腺分泌雄性激素过多所致。		
E20.901		甲状旁腺功能减退	甲狀旁腺功能減退	hypoparathyroidism
		甲状旁腺素(PTH)产生减少和/或效应不足而引起的一组临床徵候群。其特点是手足搐搦、癫痫样发作,低钙血症和高磷血症。		
E22.003		肢端肥大症	肢端肥大症	acromegaly
		脑下垂体前叶分泌过多生长激素产生的内分泌疾病,引起内分泌紊乱和骨骼肥大。		
E24.201		药物性库欣综合征	藥物引發性庫欣氏徵候群	drug - induced Cushing's syndrome
		应用大量糖皮质激素而引起的库欣综合征。		
E24.301		异位性促肾上腺皮质激素综合征	異位性促腎上腺皮質荷爾蒙徵候群	ectopic ACTH syndrome
		垂体以外的癌瘤分泌 ACTH,使肾上腺皮质增生并分泌过量的皮质醇库欣综合征		
E24.901		库欣综合征	庫欣氏徵候群	Cushing's syndrome
		由多种原因引起肾上腺分泌过多糖皮质激素所引起的疾病,主要表现为向心性肥胖、满月脸、多血质外貌、皮肤紫纹、痤疮、高血压和骨质疏松等。		
E25.006		先天性肾上腺皮质增生症	先天性腎上腺皮質增生症	congenital adrenal hyperplasia
		是一组因肾上腺皮质激素合成途径中酶缺陷引起的疾病,都是常染色体隐性遗传病。		
E27.101		艾迪生病	愛迪生氏病	Addison's disease
		肾上腺皮质功能减退性疾病,是糖皮质激素和盐皮质激素分泌不足,在皮肤、黏膜出现色素沉着,乏力、体重减轻,并伴有消化、循环、内分泌系统及糖代谢功能紊乱等病变。		
E27.104		艾迪生病性皮肤征	愛迪生氏病所致皮膚症	cutaneous signs due to Addison's disease
		艾迪生病引起的皮肤色素沉着等病变,尚未累及全身内脏器官。		
E28.002		自身免疫性雌激素皮炎	自體免疫性動情素皮膚炎	autoimmune estrogen dermatitis
		周期发生的皮肤病,由雌激素代谢紊乱所致,表现为瘙痒、湿疹性丘疹、荨麻疹等。		
E28.003		自身免疫性孕酮皮炎	自體免疫黃體激素皮膚炎	autoimmune progesterone dermatitis
		与月经周期有关而出现的皮疹,是体内孕酮或代谢产物发生的一种自身免疫性反应,表现为痛经疹、紫癜、周期性口腔溃疡等。		

主码	附码	中文病名	繁体病名	英文病名
E28.004		孕酮性荨麻疹	黃體酯酮性蕁麻疹	progesterone urticaria
		体内孕酮自身免疫反应而发生的荨麻疹。发生在月经前期或中期，注射黄体酮可诱发或加剧风团的发生，抑制排卵或口服避孕药可阻断发病。黄体酮皮内试验阳性。		
E28.307		大维综合征	David 氏徵候群	David's syndrome
		卵巢激素缺乏性疾病，引起牙龈出血和紫癜。		
E34.001		类癌综合征	類癌徵候群	carcinoid syndrome
		含嗜银颗粒的嗜铬细胞恶变，其癌体及其转移灶分泌的活性物质引起内分泌 - 代谢综合征。临床以阵发性皮肤潮红、腹痛腹泻、哮喘样发作和心脏瓣膜病变等为特征。		
E34.503		雄激素依赖性综合征	雄激素依賴性徵候群	androgen - dependent syndrome
		是患有各种肾上腺的病变，雄激素分泌旺盛，导致痤疮发生，并伴其他内分泌紊乱的临床症状。		
E34.802		婴儿早老症	嬰兒早衰症	progeria infantilis
		以发育迟缓、至婴儿期就发生进行性老年性退行性变，脱发和全身皮肤肌肉萎缩为特征，可见大头伴头皮静脉曲张，全身动脉硬化发生率高。		
E34.803		肢端早老症	肢端早衰症	acrogeria
		少见的真皮及皮下组织发育缺陷病，皮肤表现早老，手足背最明显，掌跖比正常薄。		
E34.804		成人早老症	成人早衰症	progeria of adult
		常染色体隐性遗传不稳定的综合症，由 WRN 基因突变所致。患者可在 10～30 岁发生早老性面容，非肿瘤性疾病的危险性增加。最常见的死因为恶性肿瘤和动脉硬化性心血管疾病，可有家族史。		
E34.805		矮妖精貌病	小精靈症；矮怪病	leprechaunism
		罕见的致死性的家族性疾病，特征为体格和智力发育迟缓，奇特面容（眼距宽、耳郭低、多毛症），内分泌紊乱。		
E43.x04		蛋白质缺乏性水肿	蛋白質缺乏性水腫	oedema due to hypoproteinaemia
		蛋白质缺乏导致的水肿。		
E46.x02		蛋白质性营养不良	蛋白性營養不良	protein malnutrition
		主要由蛋白质缺乏引起消瘦、水肿以及生长发育障碍。		
E50.901		维生素 A 缺乏症	維生素 A 缺乏症	hypovitaminosis A
		又名蟾皮病，临床表现为皮肤干燥粗糙，毛囊角化性丘疹、夜盲、眼干和角膜软化。		
E51.104		维生素 B_1 缺乏症	維生素 B_1 缺乏症	avitaminosis B_1；vitamin B_1 deficiency
		又称脚气病。多见于以米食地区，缺乏维生素 B_1 引起消化系统、神经系统和心血管系统的病变。		
E52.x06		烟酸缺乏症	菸草（鹼）酸缺乏症	nicotinic acid deficiency；pellagra
		由烟酸缺乏引起的皮肤病，其典型临床表现为皮炎、腹泻、痴呆三联征。		
E53.001		维生素 B_2 缺乏症	維生素 B_2 缺乏症	hypovitaminosis B_2；vitamin B_2 deficiency
		由于体内维生素 B_2 缺乏，导致以阴囊炎、唇炎、舌炎和口角炎为主要表现的疾病。		
E53.101		维生素 B_6 缺乏症	維生素 B_6 缺乏症	avitaminosis B_6；vitamin B_6 deficiency
		维生素 B_6 缺乏所引起的疾病，皮肤表现为脂溢性皮炎样改变，并伴有唇炎、舌炎、口腔炎和舌乳头肥大。可有嗜睡、精神错乱和神经病变。		
E53.801		维生素 B_{12} 缺乏症	維生素 B_{12} 缺乏症	avitaminosis B_{12}；vitamin B_{12} deficiency
		由于维生素 B_{12} 缺乏所致的贫血、神经系统和皮肤黏膜病变的疾病。		
E53.802		叶酸缺乏症	葉酸缺乏症	folic acid deficiency；folate deficiency
		叶酸缺乏引起的疾病，皮肤表现为舌炎、舌溃疡、唇炎、阴道炎，暴露部位皮肤和掌纹处灰褐色色素沉着，足跖处斑点处色素沉着，脂溢性皮炎。		
E54.x02		维生素 C 缺乏症	維生素 C 缺乏症	vitamin C deficiency；hypovitaminosis C
		又称坏血病，全身有出血倾向，尤以皮肤、黏膜、牙龈出血为主要临床表现，伴成骨障碍。		
E55.901		维生素 D 缺乏症	維生素 D 缺乏症	avitaminosis D；vitamin D deficiency
		儿童体内维生素 D 不足致使钙、磷代谢失常，以正在生长的骨骺端软骨板不能正常钙化、造成骨骼病变为特征。使成熟骨矿化不全则表现为骨质软化症。		
E56.101		维生素 K 缺乏症	維生素 K 缺乏症	avitaminosis K；vitamin K deficiency
		获得性、复合性出血性疾病，存在引起维生素 K 缺乏的基础疾病，出血倾向、凝血因子 FⅩ、FⅨ、FⅦ缺乏或减少为其特征。		
E56.802		维生素 H 缺乏症	維生素 H 缺乏症	avitaminosis H；vitamin H deficiency
		生物素缺乏引起的疾病，表现为皮炎，口周、面部及腹股沟特征性红斑和糜烂、秃发，神经系统症状。		
E60.x01		锌缺乏症	鋅缺乏症	zinc deficiency
		缺锌引起的疾病，主要表现为食纳差，生长发育迟缓、免疫机能低下，青春期缺锌致性成熟障碍。		
E61.101		铁缺乏症	鐵缺乏症	iron deficiency
		铁缺乏引起的疾病，主要表现为舌炎、口角炎、反甲、毛发稀少，吞咽困难。		
E63.001		必需脂肪酸缺乏症	必需脂肪酸缺乏	essential fatty acid（EFA） deficiency

主码	附码	中文病名	繁体病名	英文病名
		见于出生体重过低婴儿、消化道疾病等，表现为皮炎、脱发、伤口愈合差、生长迟缓。		
E66.902		肥胖症	肥胖症	obesity; adiposis
		体内脂肪堆积过多和/或分布异常，体重增加，是遗传因素和环境因素共同作用的结果。		
E67.001		维生素 A 过多症	維生素 A 過多症	hypervitaminosis A
		又称维生素 A 中毒。是因大量摄入维生素 A 或动物肝导致皮肤、毛发、骨和中枢神经系统的中毒性病变。		
E67.101		高胡萝卜素血症	高胡蘿蔔素血症	hypercarotenaemia
		在高胡萝卜血症的情况下，皮肤颜色黄染，最严重的部位包括手掌、脚掌、耳后，进食含高胡萝卜食物或继发于高脂血症等疾病所致。		
E67.102		番茄红素血症	番茄紅素血症	lycopenemia
		过量进食某些红色食物，如番茄、甜菜等，皮肤表现色泽变淡红和红色。见于素食和偏食者。		
E67.201		大剂量维生素 B_6 综合征	大劑量維生素 B_6 徵候群	megavitamin B_6 syndrome
		服用大量维生素 B_6 所致，表现为皮下水疱性皮病以及周围感觉神经病变。		
E67.301		维生素 D 过多症	維生素 D 過多症	hypervitaminosis D
		大量应用维生素 D 所致，损害肾、消化、神经系统和心血管系统。		
E70.101		苯丙酮尿症	苯丙酮尿症	phenylketonuria; PKU
		常染色体隐性遗传的苯丙氨酸代谢障碍病。其特点是智力缺陷、癫痫发作、尿中出现苯丙氨酸，皮肤、头发和眼睛色素变浅，假性硬皮病和皮炎。		
E70.104		高苯丙酮酸血症Ⅱ型	高苯丙酮酸血症Ⅱ型	hyperphenylalaninaemia type Ⅱ
		肝酪氨酸转氨酶缺陷所致的眼综合征，临床表现为酪氨酸晶体潴留，沉积于表皮犹如掌跖角化病，沉积于角膜则犹如疱疹样溃疡，常有智力迟钝。		
E70.201		高酪氨酸血症Ⅰ型(肝肾)	高酪氨酸血症Ⅰ型(肝腎)	tyrosinaemia type Ⅰ(hepatorenal)
		酪氨酸过多及琥珀酰乙酰丙酮和琥珀酰丙酮潴积，使一些肝酶和肾小管功能受到抵制。表现为肝肾病变。		
E70.202		褐黄病	赭色病	ochronosis
		黑尿酸症产生的临床症状，由于大量的尿黑酸在身体组织中贮积，导致皮肤色素沉着，出现蓝色或斑点状棕色斑疹。		
E70.206		黑酸尿症	黑酸尿症	alkaptonuria
		常染色体隐性氨基酸代谢遗传病，由于肾肝缺乏尿黑酸氧化酶所致尿黑酸积累。以尿中黑尿酸浓度增加，褐黄病和关节炎为特征。		
E70.207		外源性褐黄病	外源性褐黃病	exogenous ochronosis
		局部外用酚的中间产物氢醌、苯酚、苦味酸和间苯二酚所致褐黄病。多见于使用劣质化妆品。氢醌能在局部特异性的抑制尿黑酸氧化酶，导致使用氢醌部位的组织中胶原纤维有尿黑酸的积聚。		
E70.301		白化病	白化病	albinism
		常染色体隐性遗传或 X－连锁隐性遗传病。一些先天性氨基酸病的通称，由于眼和皮肤色素细胞受累，引起眼、皮肤和毛发黑素过少或缺如。		
E70.305		眼皮肤白化病Ⅳ型	眼皮膚白化病Ⅳ型	oculocutaneous albinism type Ⅳ
		一种眼皮肤酪氨酸酶阳性白化病，见于黑皮肤人群，其色素沉着缺乏，但畏光程度酪氨酸酶阳性 OCA 低些，也存在视网膜红反射和眼球震颤，视力轻度下降。		
E70.306		黄色突变眼皮肤白化病	黃色突變眼皮膚白化病	yellow mutant(ym) oculocutaneous albinism
		常染色体隐性遗传眼皮肤白化病，特征为黄皮肤、黄发、眼严重异常；出生时为白发、白皮肤，婴儿期着色，眼球震颤一直持续到成人，虹膜透照可发现车轮效应。眼底着色浅或无色，斑点反应无色或很少。		
E70.317		内特尔希普－福尔斯型眼白化病	Nettleshop－Falls 型眼白化病	Nettleshop－Falls type ocular albinism
		X 连锁的眼白化病。		
E70.318		内特尔希普眼白化病	Nettleshop 白化病	Nettleshop ocular albinism
		X 连锁的眼白化病，标准的白化病，杂合子男性虹膜色素沉着减少，且有眼球震颤、头部倾斜、畏光、视力下降、视斜等症状，眼基底无色，脉络膜管突出。杂合子女性虹膜半透明，眼基底因莱昂现象而出现色素沉着镶嵌式，且有眼球震颤及畏光。		
E70.320		眼皮肤白化病	眼皮膚白化病	oculocutaneous albinism
		有 10 种类型，各型具有不同的发生率及基因、生化、临床特征，共同特征是眼皮肤、头发和眼的黑素细胞有不同程度的减少，并表现发育不全、畏光、眼球震颤及视力下降。		
E70.323		眼皮肤白化病Ⅰ型	眼皮膚白化病Ⅰ型	oculocutaneous albinism type Ⅰ
		头发、皮肤和眼缺乏色素细胞的缺陷性遗传病，症状为终身白发、粉红色皮肤并易患肿瘤、无色痣或雀斑，眼呈灰或蓝色，眼底红光反射突出，严重的眼球震颤，畏光、视力下降。		
E70.324		眼皮肤白化病Ⅱ型	眼皮膚白化病Ⅱ型	oculocutaneous albinism type Ⅱ
		常染色体隐性遗传，由位于 16q22.1－22.3 酪氨酸酶基因突变所致。患者的皮肤色素多种多样，从几乎正常的色素到几乎没有色素。		
E70.326		谢迪埃克－赫加希综合征	Chédiak－Higashi 氏徵候群	Chédiak－Higashi syndrome

主码	附码	中文病名	繁体病名	英文病名
		常染色体隐性遗传，其基因位点1q42－q42.2。是一种进行性、变性、致死性小儿家族性疾病，其特点是儿童早期出现部分眼皮肤白化病、皮肤与肠道感染以及含有巨大嗜苯胺蓝的白细胞。临床上表现为金色稀疏头发，眼白化病伴眼球震颤和畏光。		
E70.327		斑驳病	斑狀白化症	piebaldism
		少见的以色素减少为特征的常染色体显性遗传性皮肤病，是由于各种原因累及黑素细胞并使其在胚胎期不能迁移至皮肤或不能分化为黑素细胞所致。		
E70.331		沃登伯格综合征	Waardenburg 氏徵候群	Waardenburg's syndrome
		常染色体显性遗传的色素失调症。临床表现有白色额发、色素减退斑、单侧或双侧性耳聋、内眦移位、鼻梁宽、虹膜异色和融合的眉毛为特征。		
E72.003		胱氨酸尿症	胱胺酸尿症	cystinuria
		罕见的氨基酸代谢紊乱的先天性疾病。		
E72.004		哈特纳普病	Hartnup 氏病	Hartnup's disease
		常染色体隐性遗传病。表现为暴露部位陪拉格样皮炎、光敏感、小脑共济失调和持久性氨基酸尿等。		
E72.101		高半胱氨酸尿症	高半胱胺酸尿症	homocysteinuria
		为胱硫醚合成酶缺陷所致。表现智力和生长缺陷、骨骼畸形、毛发稀疏等。		
E72.203		精氨琥珀酸性血症	阿金氨琥珀酸血症	argininosuccinic acidemia
		精氨琥珀酸酶的缺陷引起的代谢性疾病，表现为毛发损害，其他可见智力迟钝、惊厥、肝病等。		
E72.204		瓜氨酸血症	西瓜氨基酸血症	citrullinemia
		精氨酸琥珀酸合成酶缺乏的常染色体显性遗传病。表现为新生儿口周、下腹部、尿布区和臀部糜烂、鳞屑性红斑和斑块。		
E72.502		脯氨酸肽酶缺乏性下肢溃疡	脯氨酸肽酶缺乏誘發之下肢潰瘍	leg ulcer due to prolidase deficiency
		常染色体隐性遗传病，常累及皮肤、眼、耳、鼻、咽、骨关节和中枢神经系统。		
E72.503		高氨血伴低鸟氨酸血、低瓜氨酸血、低精氨酸血和低脯氨酸血症	高氨血伴低鳥氨酸血、低瓜氨酸血、低精氨酸血和低脯氨酸血症	Hyperammonemia with hypoornithinemia, hypocitrullinemia, hypoargininemia, and hypoprolinemia
		多种原因引起的代谢性疾病。引起高氨血伴低鸟氨酸血、低瓜氨酸血、低精氨酸血和低脯氨酸血症，以关节、皮肤弹性过度、白内障、智力迟滞为特征。		
E72.901		泛发性氨基酸尿症	廣泛性氨基酸尿症	generalized aminoaciduria
		是指一组由于氨基酸代谢过程中酶的特异性缺陷，使血中该氨基酸积聚或由于肾小管不能有效吸收某些氨基酸，最终导致尿中出现异常氨基酸的疾病。		
E74.002		糖原贮积病	肝醣貯積病	glycogen storage disease; glycogenosis
		先天性酶缺陷所造成的糖原代谢障碍性疾病。		
E74.006		糖原贮积病Ⅰ型	醣原質病Ⅰ型	glycogenosis type Ⅰ
		葡糖－6－磷酸酶缺陷所造成的先天性糖原代谢障碍性疾病，表现为矮身材、肝肿大和低血糖。		
E74.009		糖原贮积病Ⅱ型	醣原質病Ⅱ型	glycogenosis type Ⅱ
		α－1－,4－葡糖苷酶缺陷所造成的先天性糖原代谢障碍性疾病，表现为肌张力低，心脏扩大。		
E74.010		糖原贮积病Ⅵ型	醣原質病Ⅵ型	glycogenosis type Ⅵ
		肝磷酸化酶缺陷所造成的先天性糖原代谢障碍性疾病，表现为轻度低血糖、生长迟缓和肝肿大。		
E75.201		戈谢病	Gaucher 氏病	Gaucher's disease
		先天性脂质代谢障碍性疾病，临床上以肝脾肿大、骨质疏松、出现戈谢细胞为特征。		
E75.203		尼曼－皮克病	Niemann－Pick 氏病	Niemann－Pick disease
		先天性溶酶体脂质贮积病，属常染色体隐性遗传，由于神经鞘磷脂酶的先天缺陷，导致神经鞘磷脂在体内贮积。临床上以消瘦、肝脾肿大为特征。在中东犹太人种中发病率较高。		
E75.205		弥漫性躯体性血管角化瘤	瀰漫性軀體血管角化瘤	angiokeratoma corporis diffusum
		神经酰胺己糖在皮肤和内脏积累，导致广泛分布的点状毛细血管扩张性血管丘疹，伴血管运动障碍、心血管改变和肾脏损害。		
E75.206		硫酸酯酶缺乏症	硫酸酯酶缺乏症	sulfatase deficiency
		常染色体隐性遗传病，由于硫酸酯酶不足或缺如所导致的异常。表现为类固醇硫酸酯酶缺乏、黏多糖病和异染性脑白质营养不良三病的重叠症状		
E75.207		播散性脂肪肉芽肿病	播散性脂質肉芽腫病	disseminated lipogranulomatosis
		为一种婴儿致死性脂肪滞留性疾病。系先天性代谢紊乱所致，大多死于婴儿期，可能为常染色体隐性遗传。		
E75.504		黄瘤	黃色瘤	xanthoma
		含脂质的组织细胞或巨噬细胞在真皮或肌腱等处聚集而形成的黄色或橙色的丘疹、结节或斑块。		
E75.505		脑腱黄瘤病	腦腱性黃色瘤病	cerebrotendinous xanthomatosis

主码	附码	中文病名	繁体病名	英文病名
		常染色体隐性遗传病。血浆和组织中均显胆固醇水平增高,可能系胆汁酸合成有缺陷所致。特征为肌腱、脑白质和肺部发生黄瘤。		
E75.508		黄皮症	黃膚症(黃變病)(黃變症)	xanthosis
		出现淡黄色色素沉着的变性。		
E75.509		腱黄瘤	腱黃色瘤	xanthoma tendinosum
		跟腱、手足背的伸肌腱可见质地坚实的丘疹或结节。伴脂蛋白异常。		
E75.601		脂质贮积病	脂肪貯存疾病	lipid storage disease
		罕见的常染色体隐性遗传病,是由于主要的细胞磷脂特别是三酰甘油衍生的二酰甘油的合成与降解速率的调节缺陷所致。以鱼鳞病样皮疹、肌病和空泡化的白细胞为特征。		
E76.001		黏多糖贮积症 IH 型	黏多醣貯積病 IH 型	mucopolysaccharidosis type IH;MPS IH
		常染色体隐性遗传的黏多糖代谢障碍性疾病。由于 α-L-艾杜糖醛甘酸酶缺陷所致。以精神发育迟缓、肝脾肿大、脐和腹股沟疝、幼稚生殖器、角膜混浊和皮肤异常为特征。		
E76.002		黏多糖贮积症 IH/S 型	黏多糖貯積症 IH/S 型	mucopolysaccharidosis type IH/S
		常染色体隐性遗传的黏多糖代谢障碍性疾病。由于 α-L-艾杜糖醛甘酸酶缺陷所致。以眼病变、骨骼病变和丑陋面容为主要特征。		
E76.003		黏多糖贮积症 IS 型	黏多醣貯積病 IS 型	mucopolysaccharidosis type IS;MPS IS
		常染色体隐性遗传的黏多糖代谢障碍性疾病。由于 α-L-艾杜糖醛甘酸酶缺陷所致。以眼病变、心血管病变、骨骼病变、丑陋面容为主要特征。		
E76.004		胡勒尔-沙伊综合征	Hurler-Scheie 氏徵候群	Hurler-Scheie syndrome
		常染色体隐性遗传的黏多糖代谢障碍性疾病。介于胡勒尔和沙伊综合征之间,由艾杜糖醛甘酸酶缺陷所致,突变特点为小颌症、智力迟缓、侏儒。		
E76.101		黏多糖贮积症 II 型	黏多醣貯積病 II 型	mucopolysaccharidosis type II;MPS II
		X 连锁隐性遗传,缺乏艾杜糖醛酸硫酸酯酶引起的疾病。肩胛下角卵石花纹皮损是惟一肯定的有诊断价值的皮肤变化。		
E76.201		黏多糖贮积症 VII 型	黏多醣貯積病 VII 型	mucopolysaccharidosis type VII;MPS VII
		常染色体隐性遗传的黏多糖代谢障碍性疾病。由于 β-葡糖醛酸酶缺陷所致。以智能低下、丑陋面容、骨骼病变等为主要特征。		
E76.204		黏多糖贮积症 IV A 型	黏多醣貯積病 IV A 型	mucopolysaccharidosis type IV A;MPS IV A
		常染色体隐性遗传病,半乳糖胺-6-硫酸盐硫酸脂酶缺乏所致。以侏儒症、下颌前突、角膜混浊、耳聋、进行性脊柱后突、平足和膝外翻为主要特征。		
E76.205		黏多糖贮积症 IV B 型	黏多醣貯積病 IV B 型	mucopolysaccharidosis type IV B;MPS IV B
		常染色体隐性遗传病,是 β-半乳糖苷酶缺陷所致。		
E76.206		黏多糖贮积症 III 型	黏多醣貯積病 III 型	mucopolysaccharidosis type III;MPS III
		常染色体隐性遗传病,是半乳糖苷酶缺陷所致。		
E76.207		黏多糖贮积症 III A 型	黏多醣貯積病 III A 型	mucopolysaccharidosis type III A;MPS III A
		常染色体隐性遗传病,是类肝素 N-硫酸酯酶缺陷所致。以智能低下为主要特征。		
E76.208		黏多糖贮积症 III B 型	黏多醣貯積病 III B 型	mucopolysaccharidosis type III B;MPS III B
		常染色体隐性遗传病,是 N-乙酰-α-D 氨基葡糖苷酶缺陷所致。		
E76.209		黏多糖贮积症 III C 型	黏多醣貯積病 III C 型	mucopolysaccharidosis type III C;MPS III C
		常染色体隐性遗传病,是乙酰辅酶 A:氨基葡糖苷 α-N-乙酰转移酶缺陷所致。		
E76.210		黏多糖贮积症 III D 型	黏多醣貯積病 III D 型	mucopolysaccharidosis type III D;MPS III D
		常染色体隐性遗传病,是 N-乙酰-α-D 氨基葡糖苷-6-硫酸酯酶缺乏所致。		
E76.211		黏多糖贮积症 VI 型	黏多醣貯積病 VI 型	mucopolysaccharidosis type VI;MPS VI
		常染色体隐性遗传病,是芳香硫酸酯酶缺陷所致。以丑陋面容、骨骼病变和眼病变等为主要特征。		
E76.301		黏多糖贮积症	黏多醣貯積病	mucopolysaccharidosis;MPS
		是一组由于酶缺陷造成的酸性黏多糖分子(氨基葡聚糖)不能降解的溶酶体贮积症。影响髋骨、关节、肝、脾、眼、耳、皮肤、牙、心血管、呼吸和中枢神经系统。		
E77.101		黏脂贮积症 I 型	黏脂貯積病 I 型	mucolipidosis type I
		Ⅱ型唾液酸苷酶缺乏引起血管角化瘤,伴智力延迟、肌阵挛、小脑共济失调、骨骼异常和粗糙面容。		
E77.102		岩藻糖苷贮积症	岩藻醣血症	fucosidosis
		岩藻糖苷代谢紊乱所致,临床上出现血管角化瘤,伴面部皮肤粗糙、增厚、智力发育严重延迟、虚弱、痉挛和癫痫发作。		
E77.103		甘露糖苷贮积症	甘露糖苷貯積症	mannosidosis
		常染色体隐性遗传的糖蛋白代谢疾病。表现为血管角化瘤,伴智力迟钝及周围神经病变等。		
E78.104		高脂蛋白血症 IV 型	高血脂蛋白症 IV 型	hyperlipoproteinemia type IV
		可能是由于过量摄入碳水化合物,引起脂蛋白积聚的疾病。家族中常为孟德尔显性遗传,临床上主要为发疹性黄瘤,大多肥胖,少数嗜酒,常合并动脉硬化、脂血症视网膜炎。		

主码	附码	中文病名	繁体病名	英文病名
E78.201		扁平黄瘤	扁平黃色瘤	xanthoma planum; plane xanthoma
		颈、躯干、肩背和腋下淡黄色或橘黄色扁平或稍隆起的斑块，常与其他黄瘤伴发。		
E78.202		播散性黄瘤	播散性黃色瘤	xanthoma disseminata
		罕见的血内脂蛋白正常的组织细胞性黄瘤病，以广泛的皮肤黄瘤伴尿崩症，无系统性脂质代谢障碍为特征。		
E78.204		结节性黄瘤	結節性黃色瘤	xanthoma tuberosum; tuberous xanthoma
		好发于四肢伸侧，尤其是肘膝关节，皮损为淡黄色或橘黄色的丘疹、结节或斑块，合并胆固醇、甘油三酯异常，可发生动脉粥样硬化性心脏病。		
E78.206		高脂蛋白血症 III 型	高血脂蛋白症 III 型	hyperlipoproteinemia type III
		常有家族史，可能为多基因遗传。多数有黄瘤表现，冠状动脉病变和周围动脉闭塞疾病。		
E78.207		结节发疹性黄瘤	結節發疹性黃色瘤	tubero - eruptive xanthoma
		发生出疹性黄瘤病损，常与已存在的结节性黄瘤病损有关，并趋向融合，通常与Ⅲ型高脂蛋白血症并发。		
E78.209		发疹性黄瘤	發疹性黃色瘤	eruptive xanthoma
		四肢伸侧、臀部等突然出现黄色或棕黄色米粒大小丘疹，周围绕以红晕，多成批出现，血中甘油三酯增高。		
E78.211		掌黄瘤	手掌黃色瘤	palmar xanthoma
		掌跖和指屈侧皱褶处线状分布的黄色或橘黄色稍隆起的结节或斑块，可有剧痒和形成溃疡，伴胆固醇血症及高甘油三酯血症。		
E78.212		黄瘤病	黃色瘤病	xanthomatosis
		由于脂质沉积引起皮肤或肌腱形成黄色丘疹、结节或斑块的黄瘤病，多伴血脂增高、动脉粥样硬化和心血管疾病。		
E78.213		弥漫性扁平黄瘤病	彌漫性扁平黃色瘤病	diffuse plane xanthomatosis
		以全身扁平黄瘤皮损，常合并多发性骨髓瘤为特征的黄瘤病。		
E78.303		高脂蛋白血症 I 型	高血脂蛋白症 I 型	hyperlipoproteinemia type I
		脂蛋白脂酶所致的常染色体隐性遗传病。在年幼时发病，有反复发作的腹痛、肝脾肿大和黄瘤，同时可有视网膜脂血症及胰腺炎。		
E78.304		高脂蛋白血症 II 型	高血脂蛋白症 II 型	hyperlipoproteinemia type II
		可能为不完全性常染色体显性遗传病。除有皮肤黄瘤外，尚有血管并发症，可有内脏脂质沉积。		
E78.501		高脂蛋白血症	高血脂蛋白症	hyperlipoproteinemia
		血脂升高的同时，其相应的脂蛋白也升高，称高脂蛋白血症；仅血浆脂质高出正常范围称为高脂血症。		
E78.504		高脂蛋白血症 V 型	高脂蛋白血症 V 型	hyperlipoproteinemia type V
		常有发疹性黄瘤，偶见结节性黄瘤。继发型常由糖尿病、胰腺炎、使用雌激素和酒精中毒引起。		
E78.608		丹吉尔病	Tangier's 病	Tangier's disease
		在摩洛哥丹吉尔岛首先发现而得名。由 α - 脂蛋白缺陷所致的家族性疾病，多为常染色体隐性遗传。以血浆脂蛋白异常和胆固醇酯在皮肤和网状内皮系统的沉积为特征。		
E78.806		类脂蛋白沉积症	類脂蛋白沉積症	lipoid proteinosis
		罕见的常染色体隐性遗传代谢失调病，是一种透明蛋白样物质沉积于皮肤、黏膜、脑及其他内脏器官。组织病理有透明蛋白样物质沉积，PAS 染色强阳性。		
E78.808		网状组织细胞增生症	網狀組織細胞增生症	reticulohistiocytosis
		代表一组少见的临床病种，从孤立型皮肤病变到广泛的皮肤病变不伴有系统受累，再到多中心性网状组织细胞增生症伴有系统受累。所有这些情况下的皮肤病变，显示了相同的组织学形态，其特征为多量单核或多核巨噬细胞，具有丰富的嗜酸性、均质或细颗粒状胞浆，产生一种毛玻璃样形态。		
E80.001		先天性红细胞生成性卟啉病	先天性紅細胞生成性紫質沈著病	congenital erythropoietic porphyria
		罕见的遗传性疾病。临床上有严重残毁性光敏性皮损、溶血性贫血和脾肿大。		
E80.003		红细胞生成性原卟啉病	紅血球生成性原紫質病	erythropoietic protoporphyria
		常染色体隐性遗传病，表现为光敏性皮炎。		
E80.005		红细胞生成粪卟啉病	紅血球生成性糞紫質病	erythropoietic coproporphyria
		表现为光敏性皮炎，红细胞粪卟啉水平升高，红细胞原卟啉水平也增加并有少量尿卟啉。		
E80.101		迟发性皮肤卟啉病	遲發性皮膚紫質病	porphyria cutanea tarda
		以光敏感性和脆性增加为特征的卟啉代谢病，是卟啉病中最常见的一种。		
E80.201		卟啉病	紫質病；紫質沈著病	porphyria
		卟啉病是血红素生物合成中间产物积聚引起的一组以光敏感性皮肤损害为主要表现的疾病。表现为在暴露部位发生红斑、水疱、瘢痕、血疱、多毛和色素沉着等，可伴有腹痛、溶血性贫血、多发性神经炎、结膜炎等，血尿粪检查可确诊。		
E80.203		遗传性粪卟啉病	遺傳性糞紫質病	hereditary coproporphyria
		常染色体隐性遗传病。是粪卟啉原Ⅲ氧化酶有缺陷，急性发病期有腹痛、呕吐、多神经精神障碍。		

主码	附码	中文病名	繁体病名	英文病名
E80.205		急性间歇性卟啉病	急性間歇性紫質病	acute intermittent porphyria; AIP
		常染色体显性遗传病，表现腹痛、暗黑色尿和神经系统症状的经典三联征。		
E80.207		肝性红细胞生成性卟啉病	肝性紅血球生成性紫質病	hepatoerythropoietic porphyria
		可能是常染色体隐性遗传病。有光敏性皮炎的表现，可有肝功能异常和肝组织学改变，其生化缺陷是铁螯合酶及尿卟啉原脱羧酶缺乏。		
E80.208		变异性卟啉病	多樣性紫質病	porphyria variegata
		具有迟发性皮肤卟啉病类似的皮疹，兼有急性间歇性卟啉病的特征。		
E80.210		假性卟啉病	假紫質病	pseudoporphyria
		药物诱发的假性卟啉病表现为曝光部位的大疱性损害，在临床病理上两者相似，停可疑致敏药物症状自然消退。最常见的致敏药物有四环素、氨苯砜等。		
E80.302		过氧化氢酶缺乏症	無過氧化氫酶	acatalasia
		过氧化氢酶先天性缺乏的一种常染色体隐性遗传病，主要发生在日本和瑞士。一般无症状，但日本的病例中大约有50%有以包括牙龈及其有关的口内组织反复感染等为特征的综合征，称为竹原综合征。		
E83.001		肝豆状核变性	肝豆狀核之退化	hepatolenticular degeneration
		常染色体遗传的铜代谢紊乱性疾病。有进行性、致死性的肝脏和中枢神经系统变性。以不同程度的肝细胞损害和角膜有铜盐沉着环（K-F环）为其特征。		
E83.002		门克斯病	門克氏病	Menkes's disease
		X连锁隐性遗传病。由于铜结合蛋白和金属硫的吸收、分布和代谢异常，血清铜蓝蛋白缺乏，赖氨酸氧化酶活性降低，导致毛发形成不良，呈玻璃丝样，可伴有身体和智力发育迟缓。		
E83.101		血色素沉积症	血色素沈著病	hemochromatosis
		罕见的铁代谢紊乱疾病。尤其是肝、心、胰、脾及皮肤，引起该处脏器组织纤维增生，结构破坏、功能丧失。临床表现为皮肤色素沉着、肝硬化、糖尿病以及心力衰竭等。		
E83.201		肠病性肢端皮炎	腸病性肢端皮膚炎	acrodermatitis enteropathica
		发生于婴幼儿期，因锌吸收障碍所致常染色体隐性遗传病，以腔口与肢端皮炎、脱发、腹泻、情感淡漠和生长迟缓为特征。		
E83.502		低钙血症	低鈣血症	hypocalcemia
		甲状旁腺损伤或特发性萎缩，致使甲状旁腺激素水平降低引起皮肤、神经、肌肉综合性疾病。		
E85.001		家族性地中海热	家族性地中海型發熱病	familial Mediterranean fever
		常见于地中海区域和亚美尼亚人中，是一种常染色体显性遗传病。以反复自限性发热、浆膜炎和滑膜炎、受累组织有大量中性粒细胞浸润为特征。		
E85.201		家族遗传性系统性皮肤淀粉样变病	家族遺傳性系統性皮膚澱粉樣變性症	heredofamilial systemic amyloidosis affecting skin
		淀粉样蛋白沉积，主要累及心脏、肾脏、周围神经及皮肤等遗传的淀粉样变病。		
E85.301		继发性系统性淀粉样变病	繼發性系統性澱粉樣變性症	secondary systemic amyloidosis
		继发于慢性炎症、慢性皮肤病、结缔组织病等。		
E85.409†	L99.001*	肛门骶骨部皮肤淀粉样变病	肛門骶骨部皮膚澱粉樣變性症	ano-sacral cutaneous amyloidosis
		肛门骶骨部角化过度性色素沉着，暗褐色，以肛门为中心放射状排列，似斑马状色素条纹。		
E85.409†	L99.001*	继发性皮肤淀粉样变病	繼發性皮膚澱粉樣變性症	secondary cutaneous amyloidosis
		沉积的纤丝物质属AA型，是慢性感染性或慢性非感染性炎症，也可能与一些非淋巴系统肿瘤和非免疫球蛋白引起的淋巴瘤一起发生。		
E85.409†	L99.001*	结节性淀粉样变病	結節性澱粉樣變性症	nodular amyloidosis
		单发或多发结节，皮疹为黄色或皮肤色，位于头、面、躯干和四肢，自觉瘙痒。		
E85.409†	L99.001*	结节性萎缩性皮肤淀粉样变病	結節性萎缩性澱粉樣變性症	nodular atrophic cutaneous amyloidosis
		发生于四肢或躯干的结节，棕色或金黄色，表面皮肤萎缩和松弛，中心指压见疝样过度凹陷，易被提起，有柔软感。		
E85.409†	L99.001*	皮肤淀粉样变病	皮膚澱粉樣變性症	amyloidosis cutis
		淀粉样蛋白仅沉积于皮肤中，并引起一定功能障碍，而其他器官并无损害的疾病。表现为奇痒，可为原发性疾病的一个特征或是继发性淀粉变性。		
E85.409†	L99.001*	色素异常性皮肤淀粉样变病	皮膚異色病樣澱粉樣變性症	poikiloderma-like cutaneous amyloidosis
		常染色体隐性遗传病。有皮肤萎缩、毛细血管扩张，色素沉着和色素减退，并有苔藓样丘疹、水疱等损害。		
E85.409†	L99.001*	原发性系统性淀粉样变性病	原發性系統性澱粉樣變性症	primary systemic cutaneous amyloidosis
		淀粉样蛋白广泛沉积于间质组织、心、肝、肾、胃肠道等多种脏器，均有不同程度损伤。		
E85.418		苔藓样淀粉样变病	苔癬樣澱粉樣變性症	lichen amyloidosis
		多见于中年，两性均受累，皮损多对称分布在双小腿胫前，其次在臂外侧、腰、背和大腿。		
E85.420		局限性淀粉样变病	限界性澱粉樣變性症	localized amyloidosis

主码	附码	中文病名	繁体病名	英文病名
		淀粉样蛋白仅沉积于某一器官，并引起功能障碍。		
E85.421		混合性淀粉样变病	混合性澱粉樣變性症	mixed amyloidosis
		好发于中年以上妇女，主要位于背部肩胛间区，亦可位于四肢及躯干及四肢，皮疹为褐色或紫褐色色素沉着，由点状色素斑聚合而成，呈网状或波纹型。		
E85.422		斑状淀粉样变病	斑狀澱粉樣變性症	macular amyloidosis
		背上部、乳房、臀部和大腿等处出现不明显、有时伴有瘙痒的棕灰色斑疹。		
E85.901		淀粉样变病	澱粉樣變性症	amyloidosis
		淀粉样蛋白沉积于组织或器官中，并引起不同程度的功能障碍。		
E88.002		a1－抗胰蛋白酶缺乏症	a1－抗胰蛋白酶缺乏症	a1 – antitrypsin deficiency
		a1－抗胰蛋白酶缺乏引起的代谢性疾病，以肺部和肝脏病变为特征，常有皮肤脂膜炎、血管病变、肾脏肾小球肾炎等临床表现。		
E88.103		脂肪营养不良	脂肪失養症	lipodystrophy
		为一组脂肪发育不良的疾病，可分为全身性和局限性。		
E88.109		胰岛素性脂肪萎缩	胰島素性脂肪萎縮	insulin fat atrophy
		反复注射胰岛素的局部出现的脂肪萎缩。		
E88.111		婴儿腹部远心性脂肪营养不良	嬰兒腹部遠心性脂肪失養	lipodystrophia centrifugalis abdominalis infantilis
		病因不明的一种皮肤与皮下脂肪炎症。婴幼儿发病，男性多见，腹部出现凹陷性萎缩斑。		
E88.115		先天性泛发性脂肪营养不良	先天性廣泛性脂肪失養	congenital generalized lipodystrophy
		罕见的先天性遗传病，表现为脂肪萎缩，全身脂肪消失，伴肝大，高血脂和骨生长过速，以后发生糖尿病。		
E88.201		痛性肥胖病	痛性肥胖症	adiposis dolorosa
		以痛性的皮下脂肪瘤样硬块，伴以红斑，性腺功能减退和情绪不稳为特征。多见于肥胖绝经妇女。		
E88.205		痛性压力性足部丘疹	痛性壓力性足部丘疹	painful piezogenic pedal papule
		站立与负重引起足跟非负重部位出现柔软的10～40个数毫米大小皮色丘疹，伴有疼痛。		
F06.x01		寄生虫恐怖症	寄生蟲恐懼症	parasitophobia
		对寄生虫怀有强烈恐惧为特征的一种神经官能症。		
F45.201		疑病症	疑病症	hypochondria
		对自身的健康状况或身体的某些功能过分关注，以致怀疑患了某种疾病或精神疾病，而实际健康状况并不相符；且医生的解释或客观检查的正常结果不足以消除患者疑病观念，因而到处求医。		
F45.202		疾病恐怖症	疾病恐懼症	pathophobia
		神经功能障碍性皮肤病，患者以对某些特殊的疾病怀有强烈恐惧为特征的一种神经官能症。病因不明。		
F45.203		身体变形症	身體變形症	body dysmorphic disorder
		认为自己某处身体部位丑陋的妄想的神经功能障碍性疾病。		
F45.207		臭汗恐怖症	汗臭恐怖症	bromidrosiphobia
		患者坚信自己身上有难闻的气味以致让他人躲开的神经官功症，患者不能接受相反的观点。		
F45.208		麻风恐怖症	痲瘋恐怖症	leprophobia
		对麻风怀有强烈恐惧为特征的一种神经官能症。		
F45.209		疥疮恐怖症	疥瘡恐怖症	scabiophobia
		对疥疮有强烈恐惧为特征的一种神经官能症。		
F45.210		梅毒恐怖症	梅毒恐怖症	syphilophobia
		对梅毒怀有强烈恐惧为特征的一种神经官能症。		
F45.211		螨恐怖症	恙恐怖症	acarophobia
		对螨或昆虫、蠕虫等细小生物或非生物体怀有强烈恐惧为特征的一种神经官能症。有时伴有寄生虫在皮下爬行的畏惧感。		
F45.212		性病恐怖症	性病恐怖症	venereophobia
		对性病怀有强烈恐惧为特征的一种神经官能症。		
F45.805		皮肤神经症	皮膚神經症	cutaneous neurosis
		以患者采用损伤自身皮肤的方法获取快感久而成习为特征神经功能障碍性皮肤病。		
F45.840		精神性多汗症	精神性多汗症	psychogenic hyperhidrosis
		由于受情绪刺激，乙酰胆碱分泌增多而产生的多汗。		
F50.001		神经性厌食症	神經性厭食症	anorexia nervosa
		个体通过节食等手段，有意造成并维持体重明显低于正常标准为特征的进食障碍。可造成营养不良等后果，多见于青少年女性，可有间歇发作的暴饮暴食。		
F50.201		神经性贪食症	神經性貪食症	bulimia nervosa
		发作性的、不可抗拒的摄食欲望和行为，一餐可摄入大量食物，食后以呕吐、导泻、利尿、禁食或过度运动等方法抵消体重增加的临床综合征。		

主码	附码	中文病名	繁体病名	英文病名
F63.301		拔毛癖	拔毛髮癖	trichotillomania;hair pulling
		强烈支配欲望下拔出毛发为特征的神经官能症。		
F63.302		断毛发癖	斷毛髮癖	trichokryptomania
		强迫支配欲望下剪断毛发为特征的神经官能症。		
F98.302		食毛癖	吞髮症	trichophagy;trichophagia
		强烈支配欲望下吞食毛发为特征的神经官能症。		
F98.402		神经病性纠发	神經病性扭曲髮	pinca neuropathica
		强迫性神经官能症,其毛发症状主要局限于头皮部,表现为卷曲、成环、纠缠,呈地毯状或蓬乱状。		
F98.802		咬甲癖	咬指甲癖;咬甲癖	onychophagia;nail – biting
		用嘴咬指甲,可引起甲变形,一般咬甲尖后形成短的不规则甲,但无甲凹陷的一种常见的强迫行为。		
F98.803		捻皮癖	捻皮癖	dermatothlasia
		患者不自主地去摩擦或捻挟自身皮肤以造成伤害的皮肤神经官能症。		
F98.804		剔甲癖	剔甲癖	onychotillomania
		患者不停地挖甲或者试图将他们从手指上剔掉的一种强迫性神经官能症		
G11.301		共济失调毛细血管扩张	微血管擴張性運動失調	ataxia telangiectasia
		常染色体隐性遗传病,ATM 基因位于染色体 11q22.3。表现为小脑性共济失调、眼皮肤毛细血管扩张、免疫缺陷、肿瘤和窦肺感染。		
G51.201		梅尔克松 – 罗森塔尔综合征	Melkersson – Rosenthal 氏徵候群	Melkersson – Rosenthal syndrome
		常染色体显性遗传病,以面瘫、水肿、皱襞舌为特征。		
G51.801		面部偏侧萎缩	面部單側(半面)萎縮	facial hemiatrophy
		单侧面部包括皮肤、皮下组织甚至肌肉、骨骼的进行性萎缩。		
G56.001		腕管综合征	腕道徵候群	carpal tunnel syndrome
		正中神经在腕管内受压而出现的一组症状和体征。		
G56.401		灼痛	灼痛	burning pain;causalgia
		周围神经不完全性损伤,引起局部皮肤表面剧烈持久的烧灼感觉。		
G57.101		股外侧皮神经综合征	股外側皮神經徵候群	lateral cutaneous nerve of thigh syndrome
		感觉异常,可同时伴有大腿前侧皮肤的持久性麻木和周期性皮肤暂时烧灼痛或刺痛的发作。此处皮肤由外侧股神经支配。		
G60.101		雷夫叙姆综合征	Refsum 氏徵候群	Refsum's syndrome
		常染色体隐性遗传病,基因位点 10 号染色体,因植烷酸 A 羟化酶缺陷所致。特征是非典型色素性视网膜炎、小脑共济失调、神经性耳聋和各种心电图异常的鱼鳞病。		
G71.102		营养不良性肌强直病	失養性肌強直	dystrophia myotonica
		肌强直表现为骨骼肌收缩后不能立即松弛,肌强直时肌电图出现连续高频后放电现象。		
G90.103		遗传性自主感觉性神经病Ⅲ型	遺傳性感覺自主神經病變Ⅲ型	hereditary sensory autonomic neuropathy type Ⅲ;HSAN Ⅲ
		是一种少见的遗传性疾病,主要表现为皮肤内脏自主神经系统的调节功能失常,即自主运动和躯体感觉功能的联合缺陷。		
G90.803		反射性交感神经营养不良症	反射性交感神經失養症	reflex sympathetic dystrophy
		外周神经损伤后出现烧灼痛、疼痛过敏和组织萎缩。常发生在一侧上肢,运动或摩擦可加重此症状。患肢皮肤有光泽,感觉冰冷,大量出汗,并常开裂。放射学检查可见骨质疏松。其他皮肤症状包括毛囊炎、蜂窝织炎、糜烂、水肿、毛细血管扩张、色素沉着、水疱和溃疡。		
G95.001		脊髓空洞症	脊髓空洞症	syringomyelia
		慢性进行性脊髓变性疾病,典型临床表现是节段性分离感觉障碍、病变节段支配区肌萎缩及营养障碍。		
H01.106		眼睑接触性皮炎	眼瞼接觸性皮膚炎	contact dermatitis of eyelid
		眼睑接触刺激物引起的刺激性接触性皮炎。		
H01.107		眼睑变应性皮炎	眼瞼過敏性皮膚炎	allergic dermatitis of eyelid
		眼睑接触变应原引起的变应性接触性皮炎。		
H02.301		眼睑松弛症	眼瞼鬆垂	blepharochalasis
		属常染色体显性遗传,是因眼睑弹性组织先天发育缺陷所致。		
H02.401		睑下垂	眼瞼下垂	ptosis of eyelid
		由于细胞间组织萎缩引起的眼睑皮肤松弛。		
H02.601		睑黄斑瘤	眼瞼黃斑瘤	palpebral xanthelasma
		好发眼睑内眦部,常对称分布,皮损为扁平柔软的黄色斑块,常与其他型黄瘤伴发,也可伴血脂异常。		
H02.808		眼睑黑变病	眼瞼黑變症	melanosis of eyelid
		眼睑色素性病变,其特点是表皮/上皮基底层过度色素沉着伴有黑素细胞数目轻度增加。		

主码	附码	中文病名	繁体病名	英文病名
H02.820		眼睑血管性水肿	眼瞼血管性水腫	angioedema of eyelid
		发生于眼睑的血管性水肿。		
H20.803		伏格特－小柳综合征	Vogt－Koyanagi 氏徵候群	Vogt－Koyanagi syndrome
		很少见的疾病，以显著的双侧性葡萄膜炎、对称性白癜风、秃发、白发、听觉障碍为特征。		
H61.002		慢性结节性耳轮软骨皮炎	慢性耳輪結節性軟骨皮膚炎	chondrodermatitis nodularis chronica helicis; chondrodermatitis nodularis of helix
		是一种真皮良性炎症性和退行性疾病，损害为境界清楚、质地坚实的卵圆形或球形小结节，伴有压痛或无疼痛。		
H61.003		对耳轮弹性组织结节	對耳輪彈力纖維變性結節	elastotic nodules of antihelix
		其损害为白色或淡红色半透明状小结节，互相聚集，好发于对耳轮，单侧或双侧发病，有时皮肤呈橘皮色外观。		
H61.004		耳郭假囊肿	耳郭假囊腫	pseudocyst of auricle
		发生于耳软骨内的囊肿样病变。		
I00.x02		风湿热	風濕熱	rheumatic fever
		反复发作的急性或慢性非化脓性的周身性结缔组织病。主要侵犯心脏和关节，其他脏器如脑、皮肤、浆膜、血管等均可受累。临床上多表现为关节炎、心脏炎、环形红斑、舞蹈病。		
I00.x04†	L54.001*	急性风湿热性边缘性红斑	急性風濕熱性邊緣性紅斑	erythema marginatum in acute rheumatic fever
		多见于儿童，是风湿病症状之一。		
I70.207		动脉粥样硬化性坏疽	動脈粥樣硬化性壞疽	atherosclerotic gangrene
		由动脉硬化引起的坏疽。		
I70.208		缺血性小腿溃疡	缺血性小腿潰瘍	ischaemic leg ulcer
		由于各种原因致供应小腿部皮肤的动脉阻塞而侧循环尚未建立所引起的皮肤坏死性溃疡。		
I70.211		高血压缺血性溃疡	高血壓缺血性潰瘍	hypertensive ischemic ulcer
		作为长期存在的血管疾病的一部分，由小动脉闭塞所致的一种皮肤梗死表现，尤其好发于 50 岁~70 岁的女性，于腿或踝部出现一种红色的痛性斑块，破溃成为浅表性溃疡，四周绕以紫癜样红斑带。		
I70.212		动脉粥样硬化性溃疡	動脈粥樣硬化性潰瘍	atherosclerotic ulcer
		动脉粥样硬化所致的内膜缺失，往往造成血栓或栓子，形成溃疡。		
I70.902		闭塞性动脉硬化症	閉塞性動脈硬化	arteriosclerosis obliterans
		主要是指周围动脉粥样硬化病变引起管腔狭窄或闭塞，最终导至局部供血不足的各种症状和体征的一种非炎症性血管疾病。		
I73.001		雷诺病	雷諾氏病	Raynaud's disease
		寒冷、情绪激动或其他影响因素而引起细小动脉痉挛，使皮肤出现苍白、青紫，至转暖后呈潮红之颜色改变，伴疼痛和感觉异常的血管功能障碍性疾病。		
I73.001		雷诺现象	雷諾氏現象	Raynaud's phenomenon
		雷诺现象是继发于其他疾病或因素而致病，表现为雷诺病的临床症状。		
I73.002		死指	死指	digitus mortus; acroasphyxia
		一种麻木的花斑状手指，见于手足发绀者。		
I73.101		血栓闭塞性脉管炎	閉塞性血栓性脈管炎	thromboangitis obliterans
		主要是累及中、小动脉和静脉的慢性复发性、节段性非感染性炎症和管腔内血栓形成，以致进行性狭窄和或闭塞而产生严重症状和体征的慢性疾病。		
I73.809		肢端发绀症	肢端紫紺症	acrocyanosis
		是一种持久性、对称性、花斑状、遇冷加剧的以皮肤青紫发绀，温暖后能缓解为特征的皮肤病，常发生于手、足、指、趾，有时可累及面部。		
I73.810		红绀症	紅紺症	erythrocyanosis
		是真皮乳头层内静脉丛血管扩张瘀血引起的一种循环障碍病。好发于年轻妇女，以小腿皮肤呈紫色、轻度肿胀为特征。		
I73.811		小腿红绀症	小腿紅紺症	erythrocyanosis crurum puellarum
		是肢端发绀症的一种异型，由于长期暴露在寒冷，小腿发绀肿胀。常见女孩和青年妇女，穿短裙是诱发因素。		
I73.812		易青紫综合征	易瘀傷徵候群	easy bruising syndrome
		有的年轻妇女容易挫伤，产生青紫皮肤，血凝及血小板正常。		
I73.813		打猎反应	打獵反應	hunting reaction
		寒冷引起的皮肤血管反应为主的综合征。		
I73.814		阵发性手指血肿	陣發性手指血腫	paroxysmal finger hematoma
		手指和手掌的掌面自发性灶性出血，有明显暂时局部疼痛，随后很快发生肿胀和局部蓝色改变，皮损可在数天内恢复。		
I73.818		紫趾综合征	紫趾徵候群	purpuric toe syndrome

主码	附码	中文病名	繁体病名	英文病名
		两足足趾皮肤发紫，自觉烧灼痛、触之发凉为特征的一种少见病。		
I73.819		红斑性肢痛症	肢端紅痛症	erythromelalgia
		阵发性血管扩张性周围自主神经疾病。多发生于两足，以灼痛、皮肤潮红、疼痛、局部温度升高、脉跳有力为特征。		
I73.820		洛伊斯病	Lowis 病	Lowis disease
		真性红细胞增多症及动脉硬化所引起的局限性皮肤灼伤感。		
I73.822		马歇尔－怀特综合征	Marshall－White 氏徵候群	Marshall－White syndrome
		包括比尔贫血斑、失眠和心动过速，苍白斑比周围粉红色皮肤温度低，特征是用血压计的袖带绷紧臂动脉后在前臂和手部出现大理石样斑点，当手放低一段时间后这种现象更加明显。		
I74.203		小鱼际锤打综合征	小魚際錘打徵候群	hypothenar hammer syndrome
		外力作用使尺动脉的手掌浅表分枝受到压迫损害，导致血管病变，引起指端缺血的临床症状。		
I77.003		获得性动静脉瘘	後天性動靜脈瘻管	acquired arteriovenous fistula
		大多由创伤引起，故又称损伤性动静瘘。动脉和静脉之间出现不经过毛细血管网的异常短路通道。		
I77.605		血管炎	血管炎	vasculitis
		一组根据病理和临床特点而分类的疾病综合征，共同病理基础是大小不等的动脉、静脉、微血管管壁或其周围有炎症性改变，使管腔变窄、循环受阻、受累器官出现功能障碍。		
I78.001		遗传性出血性毛细血管扩张	遺傳性出血性毛細血管擴張症	hereditary hemorrhagic telangiectasia
		常染色体显性遗传病，以皮肤黏膜小簇状的毛细血管扩张，内脏小血管异常扩张、伴鼻出血和便血为特征的血管结构异常性皮肤病。		
I78.101		蜘蛛痣	蜘狀痣	spider nevus; nevus araneus
		特发性毛细血管扩张症，因皮肤浅丛动脉扩张和分支而引起，一般认为是由于机体雌激素分泌过多所致。表现为由一个中央搏动的点和对称性放射形的伪足组成，形似蜘蛛，中央加压时，伪足消失，解除压力后，伪足又复出现。		
I78.105	M91200/0	老年性血管瘤	老年性血管瘤	senile angioma
		真皮浅层的一个良性、获得性、界限清楚的扩张毛细血管和小静脉集聚。表现为躯干和四肢鲜红色至紫色的光滑圆顶状病变。		
I78.801		毛细血管扩张	微血管擴張	telangiectasia
		皮肤或黏膜表面的毛细血管、细静脉和细动脉持久性扩张，形成红色或紫红色斑状、点状、线状或星网状损害，其分布可局限性、广泛性、节段性或单侧性，发病持久不变，或缓慢增多，多无自觉症状。		
I78.806		弥漫性静脉扩张症	瀰漫性靜脈擴張症	diffuse phlebectasia
		新生儿皮肤弥漫性静脉扩张，有时出现静脉湖或紫癜。		
I78.807		恶性萎缩性丘疹病	惡性萎縮性丘疹病	malignant atrophic papulosis
		是皮肤－肠道或其他器官的细小动脉内膜炎后血栓形成的疾病。		
I78.810		单侧痣样毛细血管扩张	單側痣樣微血管擴張	unilateral nevoid telangiectasia
		皮肤表现为单侧毛细血管扩张，大部分点状、星状和线状，尚可累及口腔黏膜。可为先天性，但多数为后天性。		
I78.811		泛发性特发性毛细血管扩张	廣泛性本態性微血管擴張	generalized essential telangiectasia
		以四肢、躯干大面积小静脉和毛细血管扩张不伴其他皮肤损害为特征的血管性疾病。		
I78.816		斑状白色萎缩症	板塊狀白色萎縮症	atrophie blanche en plaque
		临床特征是下肢早期出现限局性疼痛性紫癜样皮损，经常发生溃疡，且愈合较慢。溃疡愈后可留下小的、星状、白色瘢痕，可以出现毛细血管扩张、含铁血黄素沉着和葡萄状青斑。		
I78.817		青斑样皮炎	青斑狀皮炎	livedoid dermatitis
		栓塞（梗死）可致暂时性或长期局部缺血，常由臀部注射药物引起突发性动脉栓塞所致。		
I80.802		前胸壁浅表血栓性静脉炎	前胸壁表淺血栓性靜脈炎	superficial thrombophlebitis of anterior chest wall
		主要发生女性胸部的前、侧壁突然出现索条状静脉血栓形成的浅表性血栓性静脉炎。		
I80.901		静脉炎	靜脈炎	phlebitis
		静脉的炎症，特征为静脉壁浸润和血栓形成，表现为患部水肿、僵硬和疼痛。		
I80.902		血栓性静脉炎	血栓性靜脈炎	thrombotic phlebitis; thrombophlebitis
		静脉管腔内血栓形成伴管壁急性炎症性静脉疾病。		
I82.101		游走性血栓性静脉炎	遊走性血栓性靜脈炎	thrombophlebitis migrans
		血栓静脉炎的少见型，侵犯全身大小静脉，有游走复发的特点。		
I82.808		淤积性皮下硬化	鬱血性皮下硬化	stasis hypodermosclerosis
		因下肢静脉曲张、血液淤滞、皮下纤维组织增生，导致局部硬化的疾病。		
I82.809		腋静脉血栓形成	腋靜脈血栓形成	axillary vein thrombosis
		各种因素的综合作用，特别是血流缓慢和高凝状态，形成腋静脉血栓。		

主码	附码	中文病名	繁体病名	英文病名
I83.002		淤积性溃疡	鬱血性潰瘍	stasis ulcer
		由于静脉血流瘀滞或供血不足而导致的踝部溃疡形成。		
I83.003		静脉曲张性小腿溃疡	靜脈曲張性小腿潰瘍	varicose leg ulcer
		因静脉曲张引起的溃疡,常发生在内踝上部和小腿内侧下 1/3 处。继发于外伤的溃疡不高于膝。		
I83.004		静脉曲张溃疡伴湿疹	靜脈潰瘍伴濕疹	varicose veins ulcer with eczema
		静脉曲张引起的溃疡,病变周围伴发湿疹。		
I83.104		淤积性湿疹	鬱血性濕疹	stasis eczema
		由于下肢静脉曲张等使下肢发生血液循环障碍、静脉淤血,导致毛细血管壁通透性增加,产生水肿、组织局部缺氧、营养不良等,引起小腿湿疹样表现。皮损易继发溃疡,常经久不愈。		
I83.202		静脉炎后下肢溃疡	靜脈炎後下肢潰瘍	postphlebitic leg ulcer
		静脉炎后引起的下肢溃疡。		
I83.903		静脉曲张	靜脈曲張	varicosis; venous varicosity
		较大的浅静脉干及其分支因静脉压增高而产生扩张、延长和扭曲,是发生于中年人的一种常见病。		
I83.904		静脉曲张综合征	靜脈曲張徵候群	varicose syndrome
		包括静脉曲张、郁积性静脉炎、瘀滞性皮炎、静脉机能不全、小腿静脉性溃疡、瘀滞性皮下硬化症的一组血管性疾病。		
I84.501		外痔	外痔	external hemorrhoids
		直肠一静脉丛形成,位于齿状线一方,表面为肛管皮肤所覆盖。		
I84.602		肛门皮赘	肛門皮贅(懸垂物)	anal skin tags
		结缔组织形成的肛门皮垂。		
I86.001		舌下静脉曲张	舌下靜脈曲張	sublingual varices; sublingual varicosis
		静脉膨大而弯曲的一种疾病,发生于舌下者,称舌下静脉曲张;发生在舌体部称舌静脉曲张。		
I87.001		静脉炎后综合征	靜脈炎後徵候群	postphlebitic syndrome
		血栓静脉炎后,静脉压大大增高,传至静脉系统,引起大小静脉扩张所造成损害。		
I87.202		静脉机能不全	靜脈機能不全	venous insufficiency
		毛细血管压升高和正常血循环动力发生紊乱时产生的病变。		
I87.203		淤积性紫癜	鬱血性紫斑	stasis purpura
		静脉功能不全、长期站立或久坐的小腿浮肿及紫癜性损害。		
I87.204		假卡波西肉瘤	假卡波西氏肉瘤	pseudo – Kaposi sarcoma
		单侧亚急性或慢性皮炎,并常伴有炎性色素沉着,亦可发生潜在性动静脉瘘。临床上及组织学上极类似卡波西肉瘤。		
I89.004		淋巴水肿	淋巴水腫	lymphoedema
		继发于淋巴管阻塞或淋巴结疾患,过量淋巴液积聚造成软组织肿胀,表现为局限性非凹陷性水肿,并以质地坚硬与表皮增生为特征。		
I89.016		淋巴水肿性角化病	淋巴水腫性角皮症	lymphoedematous keratoderma
		为丝虫病或多种原因引起的淋巴水肿后期皮肤出现的角化增生,呈疣状损害的皮肤病。		
I89.017		乳糜性淋巴水肿	乳糜性淋巴水腫	chylous lymphedema
		特点是淋巴干严重闭锁不全使乳糜从正常途径反流而发生不同的临床表现,常见的是在股部出现含乳糜的疱,也可在阴道内、胸腔、腹腔和阴囊排出乳糜液。		
I89.018		炎性淋巴水肿	發炎性淋巴水腫	inflammatory lymphedema
		炎症反应由复发性急性蜂窝织炎和淋巴管炎引起,寒战、高热和严重的受累肢体肿胀、潮红,持续 1 ~ 4 天。当合并丝虫病时,导致橡皮肿。		
I89.019		早发性淋巴水肿	早發性淋巴水腫	lymphedema praecox
		9 ~ 25 岁女性原发性疾病,特征为下肢肿胀或水肿。		
I89.020		继发性淋巴水肿	繼發性淋巴水腫	secondary lymphedema
		一些恶性肿瘤累及淋巴结时可产生淋巴阻塞和水肿。		
I89.101		淋巴管炎	淋巴管炎	lymphangitis
		病菌侵入淋巴管所致,可能发生在身体各部位。		
I89.818		皮病性淋巴结病	皮病性淋巴腺病變	dermatopathic lymphadenopathy
		黑皮病、各种慢性红皮病和全身性神经性皮炎并发局部淋巴结病。		
I97.201		乳腺术后淋巴水肿	乳房切除術後淋巴水腫	postmastectomy lymphedema
		乳房切除后产生慢性淋巴水肿。		
K06.801		巨细胞性牙龈瘤	巨大細胞性齦瘤	giant cell epulis
		是一种由充盈的毛细血管、基质细胞和"牙龈瘤型"巨细胞组成的增生性牙齿龈损害疾病。		
K12.001		阿弗他口炎	口瘡性口炎	aphthous stomatitis

主码	附码	中文病名	繁体病名	英文病名
		原因不明的复发性疾病，特征为口腔黏膜上出现一个或多个圆形或椭圆形溃疡，覆盖着带有灰色纤维性渗透物，围绕鲜红色的晕轮，损害往往持续7~14天，然后痊愈而无瘢痕。		
K12.003		口疮	口瘡	aphthae
		口腔黏膜复发性、单发或多发的、孤独的、圆或椭圆形浅表性溃疡，伴剧烈的自发性烧灼样疼痛，过程呈自限性，一般7~10天而愈。		
K12.007		复发性坏死性黏膜腺周炎	復發性壞死性黏膜周圍腺炎	periadenitis mucosa necrotica recurrens
		口腔的一种疾病，过去曾认为是一种独立疾病，但现在认为是一种更严重的口疮性口炎，其特征为反复发作的口疮性损害，开始为小硬节，然后形成溃疡，愈后形成瘢痕。反复发作后，口腔黏膜形成许多萎缩性瘢痕，此病常累及唇及唇膜面颊、舌、腭和前扁桃腺体，但也可影响咽、喉和生殖器。		
K12.013		口疮性溃疡	口瘡性潰瘍	aphthous ulcers
		复发性口炎所见的一种溃疡性损害。		
K12.106		口炎	口炎	stomatitis
		口腔黏膜的炎症，多见于婴幼儿，可单独发生，亦可继发于全身疾病。常由细菌、病毒、真菌或螺旋体等感染引起。		
K12.107		溃疡性口炎	潰瘍性口炎	ulcerative stomatitis
		链球菌、金黄色葡萄球菌、肺炎链球菌、绿脓杆菌或大肠杆菌等感染引起的口腔炎症。多见于婴幼儿，常发生于急、慢性感染，长期腹泻等机体抵抗力降低时，口腔不洁更利于细菌繁殖而致病。		
K12.112		水疱性口炎	水疱性口炎	vesicular stomatitis
		侵犯口腔黏膜和唇的单纯疱疹，特征为形成黄色小水疱，水疱破裂后生凹凸不平的痛性溃疡，覆以一层灰膜，周围绕以一圈红晕。		
K12.116		增殖性化脓性口炎	增殖性化膿性口炎	pyostomatitis vegetans
		一种少见的综合征，为口腔化脓性乳头瘤性病变，伴发胃肠功能紊乱。		
K12.117		烟碱性口炎	尼古丁口炎	nicotinic stomatitis
		口腔黏膜白斑病的一个变型，常见于吸烟者，尤以好用烟斗吸烟者为甚，特征为腭部多发性灰白色小结或为中央有红点的丘疹，系副唾腺口扩张，后期可发生上皮增厚、角化和皱纹，伴有裂缝发生。		
K12.215		牙源性皮瘘管	牙源性皮竇道	odontogenic cutaneous draining sinus tract
		系牙齿化脓性炎症发生脓疡，从皮肤开口排出，形成皮肤肉芽肿或瘘孔的疾病。		
K13.001		传染性口角炎	傳染性口角炎	perlèche
		口角部位发生的一种慢性、对称性、感染性浸渍、糜烂、皲裂现象。因常无明显的炎症充血症状，故又称口角症。		
K13.015		口角唇炎	口角炎	angular cheilitis
		不同因素所致的口角部位的皮肤及其临近黏膜的急性或慢性炎症。		
K13.018		剥脱性唇炎	剝落性唇炎	exfoliative cheilitis
		以唇红缘持续性脱屑为特征的慢性浅表性炎症性疾病。		
K13.019		肉芽肿性唇炎	肉芽腫性唇炎	granulomatous cheilitis; cheilitis granulomatosa
		唇部反复或慢性肿胀肥厚，终至巨唇。		
K13.030		变应性接触性唇炎	過敏性接觸性唇炎	allergic contact cheilitis
		唇黏膜及其周围皮肤因接触变应原引起变应性接触性皮炎。		
K13.034		接触性唇炎	接觸性唇炎	contact cheilitis
		唇黏膜及其周围皮肤因接触某些物质引起的接触性皮炎。		
K13.038		腺性唇炎	腺性唇炎	cheilitis glandularis
		以唇部异位唾液腺的增大和继发性炎症性改变为特征的唇炎。		
K13.040		浆细胞性唇炎	漿細胞口唇炎	plasma cell cheilitis
		唇部的一种炎症性疾病，组织学上几乎全部为浆细胞浸润。		
K13.041		唇白斑	唇白斑	leukoplakia of lip
		发生于唇的白斑，可能与局部刺激及维生素缺乏等有关。		
K13.202		口腔白斑	口黏膜白斑	oral leukoplakia
		发生于口腔的白斑，伴浸润、肥厚、表面粗糙，间有网状或条纹状色素沉着。		
K13.202		口腔黏膜白斑	口腔黏膜白斑	leukoplakia of oral mucous membrane
		口腔黏膜的白色丘疹或斑片，不具有其他疾病的临床和病理特征。		
K13.213		白色海绵状斑痣	白色海棉樣痣	white sponge nevus
		良性先天性常染色体显性遗传病，黏膜特别是口腔黏膜过度生长呈白色海绵样，有灰白色、质软、时有沟襞状易破的病损，在青春期或成年期最严重，不进一步发展。		
K13.301		口腔毛状黏膜白斑	口腔毛狀黏膜白斑	oral hairy leukoplakia
		人乳头瘤病毒或E-B等病毒感染所致。舌呈起皱或毛状的白色斑块。		
K13.405		疣状黄瘤	疣狀黃色瘤	verruciform xanthoma

主码	附码	中文病名	繁体病名	英文病名
		为一种罕见病，以好发于口腔的疣状黄瘤为特征。		
K13.406		口腔黏膜裂隙性肉芽肿	口腔黏膜裂隙性肉芽腫	oral mucous granuloma fissuratum
		又称裂缝龈瘤，发生在口腔齿槽缘部位，往往是戴不合适的假牙所致。		
K13.501		口腔黏膜下纤维化	口腔黏膜下纖維化	oral submucous fibrosis
		发生在口腔腭部、颊部和咽部黏膜下层纤维组织增生的一种病变，病因不明。		
K13.602		口腔局灶性上皮增生症	口腔局部性上皮增生	oral focal epithelial hyperplasia
		为一种少见的过度增生良性口腔黏膜疾病，是由于人类乳头瘤病毒13、32型感染所致。		
K13.738	M80500/1	口腔菜花样乳头状瘤病	口腔鮮紅色乳突狀瘤病	oral florid papillomatosis
		口腔黏膜的一种弥漫性乳头瘤病，可延及咽、喉以及气管等部黏膜，病因不明，可能系病毒感染所致。		
K13.739		口腔黑变病	口腔黑變症	oral melanosis
		口腔色素性病变，其特点是表皮/上皮基底层过度色素沉着伴有黑素细胞数目轻度增加。		
K14.006		舌炎	舌炎	glossitis
		泛指舌部的慢性、非特异性炎症，以舌面成片地发红及光滑为特征。系统性疾病的口腔表现。		
K14.009		默勒舌炎	Moeller 氏舌炎	Moeller glossitis
		舌边缘乳头炎症或溃疡。		
K14.101		地图舌	地圖舌	geographic tongue; geographical tongue
		是一种浅表、地图状、慢性丝状乳头剥脱性炎症。		
K14.201		正中菱形舌炎	正中菱形舌炎	median rhomboid glossitis
		本病不是炎症性疾病，而是一种发育异常的遗痕，在舌背人字沟前方有呈菱形的、杏仁大的光滑无乳头区。当机体抵抗力低时，易出现炎症反应，故称正中菱形舌炎；位于舌背人字沟前方中线乳头萎缩的菱形损害，又称舌中心乳头萎缩；在舌背中央有结节隆起，又称正中菱形舌结节。		
K14.301		黑毛舌	黑毛舌	black hairy tongue
		丝状乳头过度增生，其角化部分不脱落而形成绒毛状苔，呈黑色、青黑色或褐色，故名。		
K14.308		毛舌	毛舌	hairy tongue
		舌的一种良性病变，舌因线形乳头肥大而使舌背如披毛皮，增长的舌乳头有黄白、棕或黑色等，其颜色取决于所染物质如烟、食物或药。		
K14.402		萎缩性舌炎	萎縮性舌炎	atrophic glossitis
		又称光面舌，由于丝状乳头萎缩导致舌面光滑无苔，呈暗红色。可能与一些全身疾病有关。		
K14.501		裂纹舌	龜裂舌	fissured tongue
		舌体较正常为大，舌肌柔软，表面有纵横交叉的裂沟，沟的排列方向有的似叶脉，有的似脑纹，有的更似阴囊的纹理。		
K14.601		舌痛	舌痛	glossodynia; glossalgia
		自觉舌前半部，尤其是舌尖及舌缘处有灼热和疼痛感，由于患者的感受不同，有的以痛为主，有的以灼热为主，有的两种感觉皆有，故可分别称为舌痛症、舌热症与舌灼痛。三者实为一病，故统一称为舌痛，只是在感觉的性质和程度上有差异，有时三种感觉可不同程度地存在于同一患者中。		
K14.810		巨舌	巨舌	macroglossia
		口腔疾病引起舌异常肿大。		
K14.823		强直舌	僵直性舌	ankyloglossia
		由舌系带发育异常短小引发，可引起说话困难、牙周病。		
K14.824		鱼子酱样舌	魚子醬樣舌	caviar tongue
		舌炎的一种，大部分舌面呈现牛肉样外观，有小溃疡，口腔黏膜可能被累及。		
K60.403		直肠皮肤瘘	直腸皮膚瘻管	rectum to skin fistula
		直肠通向皮肤表面的一个开口。		
K90.101		热带口炎性腹泻综合征	熱帶口炎性腹瀉徵候群	tropical sprue syndrome
		合并于热带性口炎的腹泻的综合征。		
K90.802†	M14.801*	惠普尔综合征	惠柏爾氏徵候群	Whipple's syndrome
		发生于中年男性，有发热、体重减轻、脂痢、关节炎、类脂型肠系膜炎等症状，病情加重而死亡。		
L00.x01		新生儿脓疱病	新生兒膿痂疹	impetigo neonatorum
		是发生于新生儿的一种大疱性脓疱病，发病急骤，传染性强，在婴儿室、哺乳室，常可造成流行。		
L00.x05		葡萄球菌性烫伤样皮肤综合征	葡萄球菌性燙傷樣皮膚徵候群	staphylococcal scalded skin syndrome; SSSS
		凝固酶阳性、噬菌体Ⅱ组71型金葡菌所产生表皮毒素引起的感染性皮肤病。表现为全身泛发性红斑、松弛性大疱及大片表皮剥脱为特征的急性严重皮肤感染。		
L00.x06		大疱性脓疱病	水疱性膿痂疹	bullous impetigo
		噬菌体Ⅱ组71型金葡菌所致的皮肤脓疱性感染。		
L01.001		脓疱病	膿痂疹	impetigo

主码	附码	中文病名	繁体病名	英文病名
		常见的、可传染的皮肤化脓性感染。主要由葡萄球菌、链球菌感染所致。其特征为发生丘疹、水疱或脓疱，易破溃而结痂。		
L01.004		葡萄球菌性脓疱病	葡萄球菌性膿痂疹	staphylococcal impetigo
		葡萄球菌所致的皮肤化脓性感染。		
L01.005		链球菌性脓疱病	鏈球菌性膿痂疹	streptococcal impetigo
		链球菌所致的皮肤化脓性感染。		
L01.007		伯克哈特脓疱病	伯克哈特膿痂疹	Buckhart's impetigo
		浅表性毛囊口炎，其病原菌多为金黄色葡萄球菌，有时为白色葡萄球菌。常因虫咬、搔抓或其他皮肤损伤而诱发。		
L01.008		婴儿肢端脓疱病	嬰兒肢端膿疱病	infantile acropustulosis
		发生于婴儿手足，表现为瘙痒丘疹及脓疱的炎症性皮肤病。细菌培养阴性。		
L01.102		急性泛发性发疹性脓疱病	急性廣泛性發疹性膿疱病	acute generalized exanthematous pustulosis；AGEP
		是一种自限性的皮肤病，大多由药物引起，用药 1～2 天后，全身泛发性红斑、毛囊性脓疱。与发热、淋巴细胞增多症、中性粒细胞增多症有关，接受大剂量抗肿瘤药物和细胞移植的患者易发生此类皮肤病。		
L02.901		疖病	癤病	furunculosis
		数目较多的疖，且反复发作、经久不愈。		
L02.903		疖	癤	furuncle；boils
		单个毛囊深部及周围组织的化脓性炎症。		
L02.904		脓肿	膿瘍	abscess
		组织器官或腔隙中因化脓而致脓液局部聚集。		
L02.907		痈	癰	carbuncle
		多个相邻毛囊及毛周围炎症相互融合而形成的皮肤深层感染。		
L03.001		甲沟炎	甲溝炎	perionychia
		甲周围皮肤皱襞的一种炎症。可由细菌如葡萄球菌、链球菌等，或真菌如念珠菌等引起。		
L03.003		甲周炎	指/趾甲周圍炎	periungual infection
		指甲周围组织炎症。		
L03.007		指甲沟炎	指甲溝炎	paronychia of finger；unguis paronychia
		手指甲周围皮肤皱襞一种炎症。		
L03.008		趾甲沟炎	趾甲溝炎	paronychia of toe；unguis valleculitis
		脚趾甲周围皮肤皱襞一种炎症。		
L03.203		面部蜂窝织炎	顏面部蜂窩組織炎	cellulitis of face
		主要侵犯颊部或眶部组织，其他部位亦可受累，可由邻近或远隔部位的病灶播散而来，特征为发炎部位硬，发蓝或紫红色，触痛，边界不清，边缘水肿，常伴发热，局部疼痛和菌血症。		
L03.901		蜂窝织炎	蜂窩組織炎	cellulitis
		是由溶血性链球菌或金黄色葡萄球菌引起的皮肤和皮下组织的急性弥漫性化脓性感染。局部外伤、循环不良、溃疡、挤压疖肿等可为诱发因素。表现为无明显边缘的水肿、温热和压痛区。		
L04.903		急性淋巴管炎	急性淋巴管炎	acute lymphangitis
		由细菌感染（β－溶血性链球菌最常见）扩散到淋巴管所致，沿淋巴管走向呈现疼痛的皮下红线，皮下深层急性淋巴管炎呈现条索形触痛区。		
L04.904		急性淋巴结炎	急性淋巴腺炎	acute lymphadenitis
		急性化脓性炎症，炎症加重时可向周围组织扩展；感染的毒性产物进入血流，可引起全身性炎症反应。		
L05.905		先天性背部皮肤窦道	先天性背部皮膚竇	dorsal dermal sinuses of congenital origin
		神经管与表面嵌入的皮肤未能分开所引起的先天性疾病，可见于各个神经节段，但最常见于尾部或其附近的窦道。		
L08.001		脓疱性细菌疹	膿疱性細菌疹	pustular bacterid
		其特点是在手掌、足跖发生对称性簇集的脓疱，但脓液不含细菌。		
L08.003		脓皮病	膿皮症	pyoderma
		皮肤的任何化脓性疾病。		
L08.009		面部脓皮病	顏面膿皮症	pyoderma faciale
		发生于面部的急性炎症性、穿凿性、化脓性结节，好发于青年女性。		
L08.010		慢性乳头状溃疡性脓皮病	慢性乳突狀潰瘍性膿皮症	pyoderma chronica papillaris et exulcerans
		一种慢性感染性皮肤病，以乳头状或疣状增生及瘘管溃疡为特征。		
L08.011		手足浅表性大疱性脓皮病	手足表淺性水疱性膿皮症	superficial bullous pyoderma of hand or foot
		发生掌跖部的一种大疱性脓疱病。其病原菌多为葡萄球菌，有时亦为链球菌。		
L08.012		下疳样脓皮病	下疳樣膿皮症	chancriform pyoderma
		临床上发生纽扣状浅表脓皮病，很似梅毒性下疳，病损处培养出金黄色葡萄球菌。		

主码	附码	中文病名	繁体病名	英文病名
L08.101		棒状杆菌癣样红斑	棒狀桿菌癬樣紅斑	dermatomycoid erythema corynebacteris
		以往称为红癣,为症状性诊断。已经明确由微细棒状杆菌引起的皮肤角质层轻微感染性疾病,多发生于间擦部位。		
L08.811		增生性脓皮病	增殖性膿皮症	pyoderma vegetans
		主要累及皱褶处皮肤,表现为乳头状或疣状增殖,表面常有脓性分泌物及结痂,四周散布水疱或脓疱,有恶臭。		
L08.818		深脓疱疮	臁瘡	ecthyma
		又称臁疮。其炎症较脓疱病深,形成坏死和溃疡,愈后留有瘢痕和色素沉着。与中医臁疮不同,中医臁疮为小腿慢性溃疡,为避免两者相混淆,主用名以深脓疱疮为妥。		
L08.820		革兰阴性菌毛囊炎	革蘭氏陰性菌毛囊炎	Gram - negative folliculitis
		主要是由于在痤疮的基础上长期应用抗生素而引起的重复感染,突然加重,出现毛囊炎。一般由肠杆菌、克雷白杆菌或变形杆菌引起。前两种细菌感染会引起常发于鼻孔周围的表皮脓疱,而发于背部的深部小疖则与变形杆菌有关。		
L08.930		职业性感染性皮肤病	職業性感染性皮膚病	occupational infective skin diseases
		接触某些细菌、病毒等微生物引起的皮肤炭疽、类丹毒、挤奶员结节等职业性皮肤损害。		
L10.001		寻常型天疱疮	尋常性天疱瘡	pemphigus vulgaris
		最常见的严重天疱疮,发生于40~60岁年龄,特征为出现在皮肤和黏膜基底层上方的松弛性水疱,始发于局部,后累及全身。形成大片、渗出、剥脱的皮面,棘层松解征阳性,严重的患者引起败血症、恶病质和电解质紊乱而致命。		
L10.101		增生型天疱疮	增生性天疱瘡	pemphigus vegetans
		一种变异的天疱疮。特征为增生性疣状肉芽形成,有时在其周围有脓疱,似由剥露的大疱而起,有融合成斑块的趋向。		
L10.201		落叶型天疱疮	落葉性天疱瘡	pemphigus foliaceus
		一种慢性、全身性、表浅水疱性和脱屑性的皮疹。通常发病于40~50岁期间,特征为水疱表浅、结痂、脱屑。遍及全身呈剥脱性皮炎状,棘层松解征阳性。		
L10.401		红斑型天疱疮	紅斑性天疱瘡	pemphigus erythematosus
		一种变异的天疱疮。组织学上似落叶型天疱疮,为表皮浅层棘层松解,临床特征为在患者的鼻、面颊和耳部可发现红斑狼疮状的红斑,同时可在身体其他部位发现皮脂溢出状的皮损,免疫荧光研究可见红斑狼疮与红斑性天疱疮同时存在。		
L10.501		药物性天疱疮	藥物所致天疱瘡	pemphigus due to drug;drug induced pemphigus
		是指长期服用某些药物使表皮棘层松解或表皮内裂隙,停可疑致敏药物,可自然恢复。引起的药物有青霉胺、利福平、氨基比林等。		
L10.801		疱疹样天疱疮	疱疹性天疱瘡	pemphigus herpetiformis
		有学者认为是一种天疱疮的亚型,其特点是皮肤损害类似疱疹样皮炎,组织病理为嗜酸粒细胞海绵形成和免疫病理检查符合天疱疮的改变。		
L10.803		副肿瘤性天疱疮	副腫瘤性天疱瘡	paraneoplastic pemphigus
		是一种特殊类型天疱疮,与肿瘤伴发,在临床上和病理上有特征性表现。		
L10.804		IgA天疱疮	IgA型天疱瘡	IgA pemphigus
		是一种少见的瘙痒性水疱、脓疱性皮肤病,以棘细胞间IgA沉积和中性粒细胞在表皮内浸润为特征。		
L10.901		天疱疮	天疱瘡	pemphigus
		是一组由表皮细胞松解引起的自身免疫性慢性大疱性皮肤病。其特点是在皮肤及黏膜上出现松弛性水疱或大疱,疱易破留下糜烂面,棘细胞松解症阳性,组织病理为表皮内水疱,血清中和表皮细胞间存在IgG型的抗桥粒芯糖蛋白抗体(天疱疮抗体)。		
L11.102		暂时性棘层松解性皮病	暫時性棘層鬆解性皮膚病	transient acantholytic dermatosis
		中青年男性好发,于颈、胸背上部发生红棕色水肿性丘疹或丘疱疹,日晒后皮疹加剧,病理见局灶性棘突细胞松解为特征的皮肤病。		
L11.810		良性丘疹性暂时性棘层松解性皮病	良性丘疹性暫時性棘層鬆解性皮膚病	benign papular transient acantholytic dermatosis
		发生于中年人的一种自限性丘疹水疱性疾病,好发于躯干部,其组织学示毛囊角化病或良性家族性天疱疮,可能是对光化损伤的一种皮肤反应。		
L12.001		大疱性类天疱疮	水疱性類天疱瘡	bullous pemphigoid
		好发于老年人的自身免疫性慢性大疱性皮肤病,其特点是皮肤上出现紧张性水疱或大疱,血清中和基底膜处存在IgG型的抗基底膜带抗体。		
L12.101		瘢痕性类天疱疮	疤痕性類天疱瘡	cicatricial pemphigoid
		是一种主要侵犯黏膜,尤其是眼结膜处的慢性表皮下大疱性皮肤病,水疱消退后留下永久性瘢痕。		
L12.204		幼年类天疱疮	幼年型類天疱瘡	juvenile pemphigoid

主码	附码	中文病名	繁体病名	英文病名
		发生于儿童,50%病例小于5岁,偶见出生数周的婴儿,男孩发病较多,皮损好发于颜面及外阴部。病因不明,一般认为系自身免疫性疾病。		
L12.301		获得性大疱性表皮松解症	後天性水疱性表皮鬆解症	epidermolysis bullosa acquisita; acquired epidermolysis bullosa
		自身免疫性表皮下大疱性皮肤病,好发于中老年人,其特点是皮肤受轻微外伤后出现紧张性水疱,愈后留有瘢痕,IgG和C3基底膜带呈线状沉积。		
L12.803		透明板深层类天疱疮	深層透明板類天疱瘡	deep lamina lucida pemphigoid
		由IgG介导的表皮下大疱性皮肤病,循环自身抗体仅与透明板深层分子量10.5万的抗原反应,有别于大疱性类天疱疮。		
L12.810		多形性类天疱疮	多形性類天疱瘡	pleomorphous pemphigoid
		特点是皮肤损害类似疱疹样皮炎而直接免疫荧光检查发现又与类天疱疮相似的一种少见皮肤病。		
L13.001		疱疹样皮炎	疱疹樣皮膚炎	dermatitis herpetiformis
		自身免疫性慢性、复发性水疱性皮肤病。为对称性分布的以张力性厚壁小水疱为主的多形性皮疹,瘙痒剧烈,多伴有谷蛋白敏感性肠病,组织病理为表皮下水疱,真皮乳头层有颗粒状IgA与C3沉积,血清中检测到抗组织谷胺酰胺转移酶抗体。		
L13.102		角层下脓疱性皮病	角質層下膿疱性皮膚病	subcorneal pustular dermatosis
		慢性良性复发性皮肤病,主要累及皱褶部及肢体屈面的浅表脓疱。可能与感染、精神创伤、代谢或内分泌障碍有关。		
L13.102		线状IgA皮病	線狀IgA皮膚病	linear IgA dermatosis
		类似疱疹样皮炎或类天疱疮,表现为表皮下疱,而直接免疫荧光检查发现这类疾病的表皮基底膜带呈线状IgA沉积,对氨苯砜反应好。		
L13.807		儿童线状IgA病	兒童線狀IgA病	Linear IgA disease of childhood
		多发于学龄前儿童,皮肤损害类似疱疹样皮炎或类天疱疮,而IgA沉积于表皮基底膜带为特征。		
L13.808		成人线状IgA病	成人線狀IgA病	linear IgA disease of adulthood
		发生于成人,皮肤损害类似疱疹样皮炎或类天疱疮,而IgA沉积于表皮基底膜带为特征。		
L20.806		婴儿湿疹	嬰兒濕疹	infantile eczema;eczema infantum
		发生在1~2岁以下婴幼儿中的湿疹,其发病可能与母亲食蛋白质食物、小儿消化功能障碍以及吸入或食入变应原等有关。部分患儿发病与遗传过敏体质有关,实为婴儿期特应性皮炎。		
L20.901		特应性皮炎	異位性皮膚炎	atopic dermatitis;AD
		以剧烈瘙痒、皮肤干燥和皮疹为特征的慢性、复发性、炎症性皮肤病。常有个人或家族特应过敏史,部分患者IgE升高。		
L21.001		头皮糠疹	頭皮糠疹	pityriasis capitis
		头皮有小的薄片状糠状鳞屑脱落。可干燥或稍带油性。		
L21.002		皮脂缺乏症		asteatosis
		因皮脂分泌减少或缺乏造成皮肤干燥,常为单纯性鱼鳞病样表现。多为继发性。		
L21.004		头部脂溢性皮炎	頭部脂漏性皮膚炎	seborrhoeic dermatitis of scalp
		发生于头部的脂溢性皮炎。		
L21.901		皮脂溢出	脂漏	seborrhea
		皮脂腺功能亢进,主要表现为头皮多脂、滑腻发亮,脱屑较多。		
L21.901		脂溢性皮炎	脂漏性皮膚炎	seborrheic dermatitis
		发生于皮脂腺分布较丰富处的一种慢性皮肤炎症,表面为暗红色丘疹及斑片,表面覆油腻性鳞屑和痂皮,伴不同程度瘙痒。可能与免疫、遗传、雄性激素、精神因素、环境因素及某些微生物如马拉色菌等感染有关。		
22.x01		尿布皮炎	尿布皮膚炎	diaper dermatitis;napkin dermatitis
		粪便中的细菌分解湿尿布上尿而产生氨,刺激臀部、外阴、股部发生红斑、丘疹、丘疱疹或糜烂的接触性皮炎。		
L23.001		金属变应性接触性湿疹	金屬過敏性接觸性濕疹	allergic contact eczema due to metal
		接触金属中的刺激和/或致敏性物质引起的变应性接触性湿疹。		
L23.002		镍变应性接触性皮炎	鎳過敏性接觸性皮膚炎	nickel allergic contact dermatitis
		接触镍中的刺激和/或致敏性物质引起的变应性接触性皮炎。		
L23.003		铬酸盐变应性接触性皮炎	鉻酸鹽過敏性接觸性皮膚炎	chromate allergic contact dermatitis
		接触铬酸盐刺激和/或致敏性物质引起的变应性接触性皮炎。		
L23.101		塑料用胶或树脂系统性变应性接触性皮炎	塑膠用膠或樹脂系統性過敏性接觸性皮膚炎	plastic glue or resin systemic allergic contact dermatitis
		接触塑料用胶或树脂中的刺激和/或致敏性物质引起的系统性变应性接触性皮炎。		
L23.201		化妆品变应性接触性皮炎	化妝品過敏性接觸性皮膚炎	cosmetic allergic contact dermatitis
		接触化妆品中的刺激和/或致敏性物质引起的变应性接触性皮炎。		
L23.301		药物变应性接触性皮炎	藥物過敏性接觸性皮膚炎	allergic contact dermatitis due to drugs

主码	附码	中文病名	繁体病名	英文病名
		接触药物中的刺激和/或致敏性物质引起的变应性接触性皮炎。		
L23.401		染料变应性接触性皮炎	染料過敏性接觸性皮膚炎	allergic contact dermatitis due to dye
		接触染料中的刺激和/或致敏性物质引起的变应性接触性皮炎。		
L23.501		砌砖工变应性痒病	砌磚工過敏性癢病	bricklayer's allergic itch
		接触水泥中的刺激和/或致敏性物质引起的变应性痒病。		
L23.502		橡胶皮炎	橡膠皮膚炎	rubber dermatitis
		接触橡胶中的刺激和/或致敏性物质引起接触性皮炎，表现为手皮肤干燥、粗糙、角化皲裂、色素沉着或色素减退、指甲变形脱落。		
L23.503		农用化学品变应性接触性皮炎	農用化學品過敏性接觸性皮膚炎	agrochemical allergic contact dermatitis
		接触农用化学品中的刺激和/或致敏性物质引起的变应性接触性皮炎。		
L23.504		塑料变应性接触性皮炎	塑膠過敏性接觸性皮膚炎	plastic allergic contact dermatitis
		接触塑料中的刺激和/或致敏性物质引起的变应性接触性皮炎。		
L23.601		面包师变应性痒病	麵包師過敏性癢病	baker's allergic itch
		接触面食中的变应原引起的面包师变应性痒病。		
L23.701		报春花类植物变应性接触性皮炎	報春花類植物過敏性接觸性皮膚炎	primrose allergic contact dermatitis
		接触报春花类植物中的刺激和/或致敏性物质引起的变应性接触性皮炎。		
L23.702		菊科植物变应性接触性皮炎	菊科植物性接觸性皮膚炎	compositae allergic contact dermatitis
		接触菊科植物中的刺激和/或致敏性物质引起的变应性接触性皮炎。		
L23.703		百合科植物变应性接触性皮炎	百合科植物過敏性接觸性皮膚炎	liliaceae allergic contact dermatitis
		接触百合科植物刺激和/或致敏性物质引起的变应性接触性皮炎。		
L23.704		火草变应性接触性皮炎	火草過敏性接觸性皮膚炎	senecio jacobaea allergic contact dermatitis
		接触火草中的刺激和/或致敏性物质引起的变应性接触性皮炎。		
L23.705		植物变应性接触性皮炎	植物過敏性接觸性皮膚炎	plant allergic contact dermatitis
		接触植物中的刺激和/或致敏性物质引起的变应性接触性皮炎。		
L23.706		苔藓类和地衣类变应性接触性皮炎	苔癬類及地衣類過敏性接觸性皮膚炎	lichens and liverworts allergic contact dermatitis
		接触苔藓类和地衣类中的刺激和/或致敏性物质引起的变应性接触性皮炎。		
L23.802		气传接触性皮炎	空氣傳播的接觸性皮膚炎	airborne contact dermatitis
		接触空气中的刺激和/或致敏性物质引起的接触性皮炎。		
L23.901		过敏性皮炎	過敏性皮膚炎	allergic dermatitis
		泛指由于不明原因引起全身泛发性、对称性、发疹性的急性皮肤炎症反应。其病因可能与感染、食物或药物等因素引起的过敏反应有关，但临床一般不易确定病因，病程多是急性经过，经恰当治疗皮疹很快消退，但不当处理可使病程迁延。		
L23.904		职业性变应性接触性皮炎	職業性過敏性接觸性皮膚炎	occupational allergic contact dermatitis
		直接或间接接触变应原引起的变应性接触性皮炎。		
L24.002		洗涤剂和潮湿工作刺激性接触性皮炎	洗滌及潮濕工作刺激性接觸性皮膚炎	detergents and wet work irritant contact dermatitis
		接触洗涤剂中的刺激物和在潮湿环境下工作引起的刺激性接触性皮炎。		
L24.101		油及油脂刺激性接触性皮炎	油及油脂刺激性接觸性皮膚炎	irritant contact dermatitis due to oils and greases
		接触油及油脂中的刺激物引起的刺激性接触性皮炎。		
L24.201		氯化物刺激性接触性皮炎	氯化物刺激性接觸性皮膚炎	irritant contact dermatitis due to chlorocompound
		接触氯化物中的刺激物引起的刺激性接触性皮炎。		
L24.202		环已烷刺激性接触性皮炎	環已烷刺激性接觸性皮膚炎	irritant contact dermatitis due to cyclohexane
		接触环已烷中的刺激物引起的刺激性接触性皮炎。		
L24.203		酯刺激性接触性皮炎	酯刺激性接觸性皮膚炎	irritant contact dermatitis due to ester
		接触酯中的刺激物引起的刺激性接触性皮炎。		
L24.204		乙二醇刺激性接触性皮炎	乙二醇刺激性接觸性皮炎	irritant contact dermatitis due to glycol
		接触乙二醇中的刺激物引起刺激性接触性皮炎。		
L24.205		烃刺激性接触性皮炎	碳氫類刺激性接觸性皮膚炎	irritant contact dermatitis due to hydrocarbon
		接触烃中的刺激物引起的刺激性接触性皮炎。		
L24.206		酮刺激性接触性皮炎	酮刺激性接觸性皮膚炎	irritant contact dermatitis due to ketone
		接触酮中的刺激物引起的刺激性接触性皮炎。		

主码	附码	中文病名	繁体病名	英文病名
L24.207		丙酮刺激性接触性皮炎	丙酮刺激性接觸性皮膚炎	irritant contact dermatitis due to acetone
		接触丙酮中的刺激物引起的刺激性接触性皮炎。		
L24.209		甲苯刺激性接触性皮炎	甲苯刺激性接觸性皮膚炎	irritant contact dermatitis due to toluene
		接触甲苯中的刺激物引起刺激性接触性皮炎。		
L24.210		四氯乙烯刺激性接触性皮炎	四氯乙烯刺激性接觸性皮膚炎	irritant contact dermatitis due to tetrachlorethylene
		接触四氯乙烯中的刺激物引起刺激性接触性皮炎。		
L24.211		涂料溶剂刺激性接触性皮炎	塗料溶劑刺激性接觸性皮膚炎	irritant contact dermatitis due to paint solvents
		接触溶剂中的刺激物引起刺激性接触性皮炎。		
L24.212		石油产品刺激性接触性皮炎	石油產品刺激性接觸性皮膚炎	irritant contact dermatitis due to petroleum products
		接触石油产品中的刺激物引起的刺激性接触性皮炎。		
L24.213		溶剂刺激性接触性皮炎	溶劑刺激性接觸性皮膚炎	irritant contact dermatitis due to solvents
		接触溶剂中的刺激物引起的刺激性接触性皮炎。		
L24.215		醇类刺激性接触性皮炎	醇類刺激性接觸性皮膚炎	irritant contact dermatitis due to alcohols
		接触醇类中的刺激物引起刺激性接触性皮炎。		
L24.301		化妆品刺激性接触性皮炎	化妝品刺激性接觸性皮膚炎	irritant contact dermatitis due to cosmetics
		化妆品接触皮肤引起的刺激性接触性皮炎。		
L24.401		药物接触皮肤刺激性接触性皮炎	藥物接觸皮膚刺激性接觸性皮膚炎	irritant contact dermatitis due to drugs in contact with skin
		药物接触皮肤引起的刺激性接触性皮炎。		
L24.501		腐蚀剂类刺激性接触性皮炎	腐蝕劑類刺激性接觸性皮膚炎	caustics irritant contact dermatitis
		腐蚀剂类接触皮肤而引起的刺激性接触性皮炎。		
L24.502		水泥刺激性接触性皮炎	水泥刺激性接觸性皮膚炎	cement irritant contact dermatitis
		水泥接触皮肤引起的刺激性接触性皮炎。		
L24.601		食物接触皮肤刺激性接触性皮炎	食物接觸皮膚刺激性接觸性皮膚炎	irritant contact dermatitis due to food in contact with skin
		皮肤接触食物引起的刺激性接触性皮炎。		
L24.602		面包师刺激性痒病	麵包師刺激性癢病	baker's irritant itch
		面食接触皮肤而导致的刺激性痒病。		
L24.701		接触植物刺激性接触性皮炎	接觸植物刺激性接觸性皮膚炎	contact with plant irritant contact dermatitis
		皮肤接触植物引起的刺激性接触性皮炎。		
L24.802		隐翅虫皮炎	隱翅蟲皮膚炎	paederus dermatitis
		隐翅虫毒素及刺激物接触皮肤引起的皮肤炎症。		
L24.804		斑蝥皮炎	斑蝥皮膚炎	blister beetle dermatitis
		斑蝥毒素和刺激物接触皮肤而导致的局部炎症反应，严重者产生全身中毒症状。		
L24.805		铬酸盐刺激性接触性皮炎	鉻酸鹽刺激性接觸性皮膚炎	chromate irritant contact dermatitis
		铬酸盐接触皮肤而导致的刺激性接触性皮炎。		
L24.901		累积刺激性接触性皮炎	累積刺激性接觸性皮膚炎	cumulative irritant contact dermatitis
		重复刺激皮肤，累加作用而引起的刺激性接触性皮炎。		
L24.901		累积损伤刺激性接触性皮炎	累積損傷刺激性接觸性皮膚炎	irritant contact dermatitis due to cumulative insult
		重复刺激皮肤造成皮肤损伤，累加作用而引起的刺激性接触性皮炎。		
L24.901		职业性刺激性接触性皮炎	職業性刺激性接觸性皮膚炎	occupational irritant contact dermatitis
		直接或间接接触职业刺激物引起的刺激性接触性皮炎。		
L24.902		刺激性接触性皮炎	刺激性接觸性皮膚炎	irritant contact dermatitis
		直接或间接接触刺激物引起的刺激性接触性皮炎。		
L24.902		急性刺激性接触性湿疹	急性刺激性接觸性濕疹	acute irritant contact eczema
		直接或间接接触强刺激物，如强酸和强碱等，短时间即时发病。		
L24.902		慢性刺激性接触性湿疹	慢性刺激性接觸性濕疹	chronic irritant contact eczema
		直接或间接长期接触弱刺激物，较长时间后发病，如洗涤剂所引起的湿疹。		
L25.001	Y56.802	化妆品皮炎	化妝品皮膚炎	cosmetic dermatitis
		化妆品引起的刺激性或变应性接触性皮炎。		

主码	附码	中文病名	繁体病名	英文病名
L25.104		清洁剂接触性皮炎 清洁剂外用引起的刺激性或变应性接触性皮炎。	清潔劑接觸性皮膚炎	cleaning agents contact dermatitis
L25.105		润滑剂接触性皮炎 润滑剂外用引起的刺激性或变应性接触性皮炎。	潤滑劑接觸性皮膚炎	lubricant contact dermatitis
L25.106		保护剂接触性皮炎 保护剂外用引起的刺激性或变应性接触性皮炎。	保護劑接觸性皮膚炎	protective agents contact dermatitis
L25.107		光敏剂接触性皮炎 光敏剂外用经日光照射皮肤引起的接触性皮炎。	光过敏接觸性皮膚炎	photosensitization agents contact dermatitis
L25.108		腐蚀剂接触性皮炎 腐蚀剂外用引起的刺激性或变应性接触性皮炎。	腐蝕劑接觸性皮膚炎	caustic agents contact dermatitis
L25.110		脱毛剂接触性皮炎 脱毛剂外用引起的刺激性或变应性接触性皮炎。	脫毛劑接觸性皮膚炎	depilatory agents contact dermatitis
L25.111		防晒剂接触性皮炎 防晒剂外用引起的刺激性或变应性接触性皮炎。	防曬劑接觸性皮膚炎	sunscreens agents contact dermatitis
L25.112		着色剂接触性皮炎 着色剂外用引起的刺激性或变应性接触性皮炎。	著色劑接觸性皮膚炎	pigmenting agents contact dermatitis
L25.113		除臭剂接触性皮炎 除臭剂外用引起的刺激性或变应性接触性皮炎。	除臭劑接觸性皮膚炎	deodorization agents contact dermatitis
L25.114		脱色剂接触性皮炎 脱色剂外用引起的刺激性或变应性接触性皮炎。	脫色劑接觸性皮膚炎	decolorants agents contact dermatitis
L25.115		减肥剂接触性皮炎 减肥剂外用引起的刺激性或变应性接触性皮炎。	減肥劑接觸性皮膚炎	weight reduction agents contact dermatitis
L25.116		抗真菌剂接触性皮炎 抗真菌剂外用引起的刺激性或变应性接触性皮炎。	抗黴菌劑接觸性皮膚炎	antifungal agents contact dermatitis
L25.117		抗感染剂接触性皮炎 抗感染剂外用引起的刺激性或变应性接触性皮炎。	抗感染劑接觸性皮膚炎	antiinfective agents contact dermatitis
L25.118		抗结核药接触性皮炎 抗结核药外用引起的刺激性或变应性接触性皮炎。	抗結核藥接觸性皮膚炎	antituberculotics contact dermatitis
L25.119		抗麻风药接触性皮炎 抗麻风药外用引起的刺激性或变应性接触性皮炎。	抗痲瘋藥接觸性皮膚炎	antileprotics contact dermatitis
L25.120	Y41.501	抗病毒剂接触性皮炎 抗病毒剂外用引起的刺激性或变应性接触性皮炎。	抗病毒劑接觸性皮膚炎	antiviral agents contact dermatitis
L25.121	Y41.401	抗寄生虫剂接触性皮炎 抗寄生虫剂外用引起的刺激性或变应性接触性皮炎。	抗寄生蟲劑接觸性皮膚炎	antiparasitics agents contact dermatitis
L25.122		消炎药接触性皮炎 消炎药外用引起的刺激性或变应性接触性皮炎。	消炎藥接觸性皮膚炎	anti – inflammatory drugs cont – act dermatitis
L25.123		止痒药接触性皮炎 止痒药外用引起的刺激性或变应性接触性皮炎。	止癢藥接觸性皮膚炎	antipruritics drugs contact dermatitis
L25.124		收敛剂接触性皮炎 收敛剂外用引起的刺激性或变应性接触性皮炎。	收斂劑接觸性皮炎	astrictive contact dermatitis
L25.125		凡士林皮炎 凡士林外用引起的刺激性或变应性接触性皮炎。	凡士林皮膚炎	petrolatum dermatitis
L25.126		灌肠剂接触性皮炎 使用灌肠剂引起的刺激性或变应性接触性皮炎。	灌腸劑接觸性皮膚炎	enema agents contact dermatitis
L25.127	Y49.301	氯丙嗪皮炎 氯丙嗪外用引起的刺激性或变应性接触性皮炎。	氯丙嗪皮膚炎	chlorpromazine dermatitis
L25.128		角质分离剂接触性皮炎 角质分离剂外用引起的刺激性或变应性接触性皮炎。	角質分解劑接觸性皮膚炎	keratolytics contact dermatitis
L25.129		角质促成剂接触性皮炎 角质促成剂外用引起的刺激性或变应性接触性皮炎。	角質促成劑接觸性皮膚炎	keratoplastics contact dermatitis
L25.130		治疗毛发药接触性皮炎 治疗毛发药外用引起的刺激性或变应性接触性皮炎。	治療毛髮藥接觸性皮膚炎	hair treatment drugs contact dermatitis
L25.131	Y42.003	糖皮质激素类药接触性皮炎 糖皮质激素类药外用引起的刺激性或变应性接触性皮炎。	醣皮質激素類藥接觸性皮炎	glucocorticoid drugs contact dermatitis
L25.132		性激素类药接触性皮炎	性荷爾蒙類藥接觸性皮膚炎	sex hormones drugs contact dermatitis

主码	附码	中文病名	繁体病名	英文病名
		性激素类药外用引起的刺激性或变应性接触性皮炎。		
L25.133	Y43.002	抗过敏类药接触性皮炎	抗過敏類藥接觸性皮膚炎	antiallergics drugs contact dermatitis
		抗过敏类药外用引起的刺激性或变应性接触性皮炎。		
L25.134		免疫调节药接触性皮炎	免疫調節藥接觸性皮膚炎	immunoregulation drugs contact dermatitis
		免疫调节药外用引起的刺激性或变应性接触性皮炎。		
L25.135		维生素类药接触性皮炎	維生素類藥接觸性皮膚炎	vitamins drugs contact dermatitis
		维生素类药外用引起的刺激性或变应性接触性皮炎。		
L25.136		维A酸类药接触性皮炎	維他命A酸類藥接觸性皮膚炎	tretinoins drugs contact dermatitis
		维A酸类药外用引起的刺激性或变应性接触性皮炎。		
L25.137		抗肿瘤类药接触性皮炎	抗腫瘤類藥接觸性皮膚炎	antineoplastics drugs contact dermatitis
		抗肿瘤类药外用引起的刺激性或变应性接触性皮炎。		
L25.138		杀精子药接触性皮炎	殺精子藥接觸性皮膚炎	spermicides contact dermatitis
		使用杀精子药引起的刺激性或变应性接触性皮炎。		
L25.139		中药制剂接触性皮炎	中藥製劑接觸性皮膚炎	Chinese traditional medicine agents contact dermatitis
		中药制剂外用引起的刺激性或变应性接触性皮炎。		
L25.140		药剂辅料接触性皮炎	藥劑輔料接觸性皮膚炎	medicinal preparations contact dermatitis
		药剂辅料外用引起的刺激性或变应性接触性皮炎。		
L25.141		敷面纸剂接触性皮炎	敷面紙劑接觸性皮膚炎	facing paper agents contact dermatitis
		使用敷面纸剂引起的刺激性或变应性接触性皮炎。		
L25.201		染发剂皮炎	染髮皮膚炎	dermatitis due to hair dye; dyeing hair - induced dermatitis
		是由于在染发过程中接触染发药水而引起的皮炎，主要发病者为接触药染剂的染发者、理发师和美容师，发病部位主要限于头皮及周围皮肤或手部。最常见的致敏化学物质为对苯二胺。		
L25.202		染料接触性皮炎	染料接觸性皮膚炎	contact dermatitis due to dye
		使用染料引起的刺激性或变应性接触性皮炎。		
L25.203		油彩皮炎	油彩皮膚炎	grease paint dermatitis
		演员使用油彩化妆而导致的皮肤炎症反应。		
L25.301		汞接触性皮炎	汞接觸性皮膚炎	mercury contact dermatitis
		汞外用引起的刺激性或变应性接触性皮炎。		
L25.302		甲醛树脂皮炎	甲醛樹脂皮膚炎	formaldehyde resins dermatitis
		甲醛树脂外用引起的刺激性或变应性接触性皮炎。		
L25.303		磷皮炎	磷皮膚炎	phosphorus dermatitis
		磷外用引起的刺激性或变应性接触性皮炎。		
L25.305		氢氟酸皮炎	氫氟酸皮膚炎	hydrofluoric acid dermatitis
		氢氟酸外用引起的刺激性或变应性接触性皮炎。		
L25.306		化学品接触性皮炎	化學品接觸性皮膚炎	chemicals contact dermatitis
		使用化学品引起的刺激性或变应性接触性皮炎。		
L25.307		溶剂类接触性皮炎	溶劑類接觸性皮膚炎	solvents contact dermatitis
		使用溶剂类物质引起的接触性皮炎。		
L25.308		农药皮炎	殺蟲劑皮膚炎	pesticide dermatitis
		接触农药，因农药的毒性物质和刺激物对人体刺激引起的皮炎。		
L25.309		松节油皮炎	鬆節油皮膚炎	turpentine dermatitis
		从事与松节油相关工作而引起的接触性皮炎。其主要表现为手部皮肤干燥、皲裂、丘疹、水疱、结痂、糜烂，伴有剧痒，可累及面、颈及鼻等，并可吸收中毒，产生全身反应。		
L25.310		黏合剂皮炎	膠黏劑皮膚炎	adhesive dermatitis
		使用黏合剂引起的刺激性或变应性接触性皮炎。		
L25.312		乙酰氯化物皮炎	乙醯氯化物皮膚炎	dermatitis due to acetyl chloride compounds
		使用乙酰氯化物引起的刺激性或变应性接触性皮炎。		
L25.313		碳氢化合物皮炎	碳氫化合物皮膚炎	hydrocarbon dermatitis
		使用碳氢化合物引起的刺激性或变应性接触性皮炎。		
L25.314		油漆皮炎	油漆皮膚炎	paint dermatitis
		使用油漆引起的刺激性或变应性接触性皮炎。		
L25.315		催泪气皮炎	催淚氣皮膚炎	tear gas dermatitis

主码	附码	中文病名	繁体病名	英文病名
		接触催泪气引起的刺激性或变应性接触性皮炎。		
L25.316		沥青皮炎	瀝青皮膚炎	asphalt dermatitis
		接触沥青引起的刺激性或变应性接触性皮炎。		
L25.317		百慕大群岛耐火海绵皮炎	百慕達群島耐火海綿皮膚炎	Bermuda fire sponge dermatitis
		接触百慕大群岛耐火海绵引起的刺激性或变应性接触性皮炎。		
L25.318		石油皮炎	石油皮膚炎	petroleum dermatitis
		接触石油引起的刺激性或变应性接触性皮炎。		
L25.319		酚皮炎	酚皮膚炎	phenol dermatitis
		接触酚引起的刺激性或变应性接触性皮炎。		
L25.401		蛋白质接触性皮炎	蛋白質接觸性皮膚炎	protein contact dermatitis
		接触异体蛋白质引起的刺激性或变应性接触性皮炎。		
L25.501		植物性接触性皮炎	植物性接觸性皮膚炎	plant contact dermatitis
		接触植物引起的刺激性或变应性接触性皮炎。		
L25.502		灌木皮炎	灌木皮膚炎	bush dermatitis
		接触灌木引起的刺激性或变应性接触性皮炎。		
L25.503		腰果壳油皮炎	腰果殼油皮膚炎	cashew nutshell oil dermatitis
		腰果壳油引起的刺激性或变应性接触性皮炎。		
L25.504		海草皮炎	海草皮膚炎	dermatitis caused by seaweed
		接触海草引起的刺激性或变应性接触性皮炎。表现为瘙痒和灼痛,疱疹或湿疹样皮炎。		
L25.505		花粉皮炎	花粉皮膚炎	pollen dermatitis
		接触花粉引起的刺激性或变应性接触性皮炎。		
L25.506		蔬菜皮炎	蔬菜皮膚炎	vegetable dermatitis
		接触蔬菜引起的刺激性或变应性接触性皮炎。		
L25.507		辣椒辣素皮炎	辣椒辣素皮膚炎	capsaicin dermatitis
		接触辣椒刺激物或变应原引起的刺激性或变应性接触性皮炎。		
L25.509		豚草皮炎	豚草皮膚炎	ragweed dermatitis
		接触豚草引起的刺激性或变应性接触性皮炎。		
L25.510		漆树皮炎	漆樹性皮膚炎	rhus dermatitis
		由于接触漆树属植物(毒叶藤、有毒栎、毒肤杨)而引起的变应性接触性皮炎。此类植物含有漆酚这种有效力的皮肤致敏剂。		
L25.511		稻农皮炎	稻農皮膚炎	rice farmer dermatitis
		农民在水稻播种、田间管理、收割过程中所发生的一种皮炎。		
L25.512		芝麻皮炎	芝麻皮膚炎	sesame seed dermatitis
		接触芝麻引起的刺激性或变应性接触性皮炎。		
L25.513		毒葛皮炎	毒葛皮膚炎	toxicodendron dermatitis
		接触毒葛引起的刺激性或变应性接触性皮炎。		
L25.514		菜农皮炎	菜農皮膚炎	vegetable - farmer's dermatitis
		菜农在蔬菜种植、栽培、采摘过程中发生的一种皮炎。		
L25.515		麦收皮炎	麥收皮膚炎	wheat - harvest dermatitis
		农民因天气炎热收割和麦刺激而引起的皮炎。		
L25.516		海藻皮炎	海藻皮膚炎	seaweed dermatitis
		接触海藻引起的刺激性或变应性接触性皮炎。		
L25.801		昆虫皮炎	昆蟲皮膚炎	insect dermatitis
		由于某些昆虫含毒素的刺激毛所引起的一种短暂的局限性或广泛性皮炎,可伴有严重的结膜炎、瘙痒等,其临床表现可随着有关昆虫的种类和接触强度的变化而变化。		
L25.803		系统性接触性皮炎	系統性接觸性皮膚炎	systemic contact dermatitis
		已具有接触致敏的个体,当接触半抗原通过口服、透皮、静脉注射或吸入进入机体到达皮肤而发生的一种炎症性皮肤病。		
L25.804	W88.001	职业性放射性皮炎	職業性放射性皮膚炎	occupational radiation dermatitis
		接触各种类型电离辐射(α、β、γ、X 射线、电子、质子)照射引起的皮肤黏膜损伤。		
L25.805		工业性皮炎	工業性皮膚炎	industrial dermatitis
		工人在劳动过程中引起广义的职业性皮炎。		
L25.806		颜面复发性皮炎	顏面再發性皮膚炎	facial recurrent dermatitis
		女子颜面部复发性鳞屑红斑性皮炎,在春秋季容易反复发生。		
L25.807		家庭主妇皮炎	家庭主婦皮膚炎	housewife dematitis

主码	附码	中文病名	繁体病名	英文病名
		家庭主妇长期接触污物和化学清洗剂所导致的皮炎。		
L25.809		月经垫皮炎	月經墊皮膚炎	sanitary pad dermatitis
		女性使用月经垫因刺激和变态反应所致的炎症反应。		
L25.810		职业性浸渍及糜烂	職業性浸軟及糜爛	occupational maceration and erosion
		长期浸水作业引起的皮肤乳白色肿胀、起皱与糜烂。		
L25.811		理发师皮炎	理髮師皮膚炎	Barber's dermatitis
		从事理发、美发、护发职业过程中发生的皮肤炎症反应。		
L25.813		小提琴手颈部皮炎	小提琴手頸部皮膚炎	dermatitis of neck of violinists
		又称 Fiddler 颈项,以发生小提琴手颈部一种痤疮样皮损为特征。		
L25.814		潜水装皮炎	潛水裝皮膚炎	diving - suit dermatitis
		衣着潜水装,因密闭不透气,刺激物和变应原引起的皮肤炎症反应。		
L25.821		屠宰屋湿疹	屠宰屋濕疹	slaughter house eczema
		常发生在屠宰场及清洗猪内脏的工人。先在手指间发病,渐发展至指侧,有自限性,再接触可复发的职业性皮肤病。		
L25.829		黑色皮肤划痕症	黑色皮膚劃痕症	black dermatographism
		来自珠宝被各种撒粉磨损的金属微粒之沉积的所致的黑色或浅绿色皮肤条纹。		
L25.833	X25.901	毛虫皮炎	毛蟲皮膚炎	caterpillar dermatitis
		毛虫的毒毛或毒刺刺伤或接触皮肤后,其上毒液引起的瘙痒性、炎症性皮肤病。		
L25.834		桑毛虫皮炎	桑毛蟲皮膚炎	Euproctis similis dermatitis; porthesia similis dermatitis
		桑毛虫毒毛刺伤或接触皮肤引起皮肤剧痒、红斑、风团等,侵入眼部引起结膜炎,侵入鼻腔或吸入引起支气管炎或哮喘,偶有低热和全身症状。		
L25.835		松毛虫皮炎	鬆毛蟲皮膚炎	Dendrolimus dermatitis
		松毛虫毒毛刺伤或接触皮肤引起皮炎及关节炎等。		
L25.836		茶毛虫皮炎	茶毛蟲皮膚炎	Euproctis pseudoconspersa dermatitis
		茶毛虫毒毛刺伤或接触皮肤而引起的皮炎。		
L25.901		接触性皮炎	接觸性皮膚炎	contact dermatitis
		皮肤和黏膜因单次或多次接触外源性某些刺激性或致敏性物质,接触部位发生的急性或慢性炎症反应。能引起接触性皮炎的物质很多,主要有动物性、植物性和化学性三种。		
L25.905		职业性皮炎	職業性皮膚炎	occupational dermatitis
		广义的职业因素引起的皮炎。		
L26.x01		剥脱性皮炎	剝落性皮膚炎	exfoliative dermatitis
		一种广泛累及皮肤的鳞屑状红斑性皮炎,其发生乃是一个对原有的皮肤病的继发性或反应过程,或是一种原发性或自发性疾病。常伴有毛发和指甲脱落、手掌和脚掌过度角化、瘙痒、有时伴有严重而又使人虚弱的继发性生理效应。		
L26.x02		奥富吉丘疹性红皮病	太藤丘疹性红皮病	Ofuji papuloerythroderma; papuloerythroderma Ofuji
		奥富吉等于 1984 年在日本报道的一种新的疾病,其特征是泛发性瘙痒性红褐色丘疹,但不累及皮肤皱褶处,并伴有嗜酸性粒细胞增多。		
L27.003		药疹	藥疹	drug eruption
		药物通过各种途径进入人体后引起的皮肤、黏膜的炎症反应,严重者尚可累及身体其他系统。		
L27.004		锑皮炎	銻皮膚炎	antimonials dermatitis
		在治疗血吸虫治疗期间,将 30 天疗程缩短至 7、5、3 天,出现的毒性反应。		
L27.012		药物性毛发改变	藥物誘發性毛髮改變	drug - induced hair changes
		抗肿瘤药物可引起脱发,糖皮质激素半数人可致脱发,但又在背部、上臂等部位引起毳毛增多。米诺地尔致毛发增多。女用雄激素可致毛发及胡须增多。		
L27.013		药物性色素异常	藥物誘發性色素異常	drug - induced pigmentation abnormalities
		药物引起色素沉着和色素减退或脱失,以前者多见。发生机制有由于炎症引起色素沉着,但较多的由于药物在皮肤黏膜上的沉积所致。		
L27.014		血清病样药疹	血清病樣藥疹	serum sickness like drug eruption
		首次注射异种抗血清而产生循环免疫复合物,再次注射,可在 6~12 天后发病。表现为发热、荨麻疹、关节痛和淋巴结肿大。这是血液循环中抗原-抗体复合物引起的Ⅲ型反应。		
L27.035		职业性药疹样皮炎	職業性藥疹樣皮膚炎	occupational drug eruptionform dermatitis
		接触三氯乙烯等化学物后引起的皮肤、黏膜炎性反应,严重时伴发热和内脏病变。		
L27.040		治疗矛盾型反应	治療矛盾型反應	therapeutic paradox reactions

主码	附码	中文病名	繁体病名	英文病名
		治疗性休克反应，以梅毒而论，它只发生在晚期梅毒或心血管梅毒，未做准备注射青霉素或砷剂治疗后的局部反应，心脑局部肿胀产生休克反应。		
L27.043		细胞因子不良反应	細胞因數不良反應	adverse reactions to cytokines
		细胞因子治疗中引起皮肤毒性反应，包括在注射部位引起炎症及皮肤溃疡，在全身引起泛发性红斑等。常发生在用药1周后。		
L27.054		药物性假性淋巴瘤	藥物誘發性假性淋巴瘤	drug - induced pseudolymphoma
		药物诱发相似于蕈样肉芽肿等淋巴瘤的炎性皮肤损害。出现的角质形成细胞坏死及真皮水肿，有助于和真性淋巴瘤相区别，主要致敏药物有抗惊厥药、磺胺类、氨苯砜及抗抑郁药，停可疑致敏药物后皮疹自然消退。		
L27.101		固定性药疹	固定藥物疹	fixed drug eruption
		在同一部位复发的药疹。药物产生过敏后表现为首次发病的皮肤，黏膜红斑、水疱、糜烂，甚至溃疡，继而形成经久不退的色素沉着，再次用药，同一部位发病。		
L27.103		溴疹	溴疹	bromoderma
		溴化物常引起毛囊性炎性丘疹或脓疱，酷似痤疮。好发于面部蝶形区及其他有毛部位。发疹与剂量无关。		
L28.001		苔藓化	苔癬化	lichenification
		由于长期摩擦或抓挠皮肤，致使表皮增厚，正常皮纹更为明显，皮肤呈皮革样外观，这一病变可出现于外观正常的皮肤，也可发生在另一有搔痒性皮肤病变的部位。		
L28.002		局限性神经性皮炎	限界性神經性皮膚炎	localized neurodermatitis
		发生于局部的神经性皮炎。		
L28.004		神经性皮炎	神經性皮膚炎	neurodermatitis
		常见的慢性皮肤神经功能障碍性皮肤病，以阵发性瘙痒和菱形、多角形、发亮的扁平丘疹，有明显的苔藓化为特征。		
L28.005		颈部局限性神经性皮炎	頸部限界性神經性皮膚炎	localized neurodermatitis of neck
		发生于颈部的神经性皮炎。		
L28.006		渗出性神经性皮炎	滲出性神經性皮膚炎	exudative neurodermatitis
		多发生于绝经期妇女，以面部和四肢伸侧出现急性湿疹样皮损为特点。		
L28.101		结节性痒疹	結節性癢疹	prurigo nodularis; nodular prurigo
		是一种慢性少见皮肤病，以剧痒疣状结节性损害为特征，分布于四肢，以小腿伸侧为多的皮肤病。多见于中年女性。		
L28.201		丘疹性荨麻疹	丘疹性蕁麻疹	papular urticaria; urticaria papulosa
		发生在儿童及青少年的鲜红色风团性丘疹性皮肤病，伴剧烈瘙痒，发病多与动物叮咬有关。		
L28.202		职业性痒疹	職業性癢疹	occupational prurigo
		螨、尾蚴等生物性因素引起的丘疹性荨麻疹样损害。		
L28.203		慢性痒疹	慢性癢疹	chronic prurigo
		特征是丘疹样痒疹、苔藓和湿疹斑块、局部淋巴结肿大和嗜酸性粒细胞增多。		
L28.204		单纯性痒疹	單純性癢疹	prurigo simplex
		主要发生在青壮年，女性为多。丘疹小数目多，分布在四肢近端，伸屈侧同时受累，大腿内侧为好发部位。		
L28.209		痒疹	癢疹	prurigo
		一组以风团样丘疹、结节、奇痒为特征的急慢性瘙痒性皮肤病。		
L28.210		黑布拉痒疹	Hebra's 癢疹	Hebra's prurigo; prurigo hebra
		一般发生于周岁末的婴儿，常发生在丘疹性荨麻疹或荨麻疹后，以风团样丘疹以及丘疱疹，继而形成干性小丘疹、皮肤增厚和色素沉着为特征。好发四肢伸侧，头皮和躯干受累。		
L28.211		色素性痒疹	色素性癢疹	prurigo pigmentosa
		瘙痒性炎症性发疹，遗留网状色素沉着的皮肤病。		
L29.001		肛门瘙痒症	肛門搔癢症	pruritus ani; anal itch
		肛门部位的慢性剧烈瘙痒。		
L29.101		阴囊瘙痒症	陰囊搔癢症	pruritus scroti; scrotal pruritus
		阴囊部位的剧烈瘙痒。		
L29.201		女阴瘙痒症	女陰搔癢症	pruritus vulvae
		多由女阴各种不同病变所致，但也可发生于女阴完全正常者。当瘙痒严重时，患者多坐卧不安，以致影响生活和工作。		
L29.801		老年瘙痒症	老年搔癢症	senile pruritus
		常见病因是皮肤腺体功能减退所致的皮肤萎缩、干燥粗糙、脱屑，引起老年人的瘙痒。		
L29.806		遗传性局限性瘙痒症	遺傳性限界性搔癢症	hereditary localized pruritus
		X性连锁显性遗传病，女性多见，在30岁左右发病，多为肩胛骨下方局限性瘙痒，引起反复搔抓。		
L29.807		痒点	癢點	itchy points

主码	附码	中文病名	繁体病名	英文病名
		以皮肤局限性点状剧痒为特征的皮肤病。可能是神经官能症的一种皮肤表现。发病似只限于成人。		
L29.809		夏季瘙痒症	夏季搔癢症	pruritus aestivalis
		常因气候炎热所致瘙痒。		
L29.810		冬季瘙痒症	冬季搔癢症	pruritus hiemalis
		主要发生在冬季的瘙痒,为全身瘙痒,且以手臂和胫部最重。皮肤干燥,可见泛发性细小鳞屑。		
L29.811		职业性皮肤瘙痒症	職業性皮膚搔癢症	occupational skin pruritus
		与职业接触有明确因果关系的其他职业性皮肤病,如接触玻璃纤维、铜屑以及多种化学物的粉尘或气体引起的皮肤瘙痒症		
L29.817		水源性瘙痒症	水因性搔癢症	aquagenic pruritus
		接触水后引起或加重瘙痒。		
L29.820		尿毒症性瘙痒症	尿毒性搔癢症	uraemic pruritus
		慢性肾功能衰竭引起的全身性皮肤瘙痒,与其他内科和皮肤疾病无关。		
L29.901		瘙痒症	搔癢症	pruritus
		仅有皮肤瘙痒而无原发性皮损表现的症状。		
L30.001		钱币状湿疹	錢幣狀濕疹	nummular eczema
		通常发生于小腿、手背、臂部伸面。损害为散在性、钱币状、红斑性、水肿性、水疱性、结痂的斑片,直径5~50mm或大如手掌,外伤可引起皮损。		
L30.101		汗疱疹	汗疱疹	pompholyx
		一种发生于掌跖、指/趾屈侧、指/趾间皮肤的复发性水疱性皮肤病,常伴手足多汗。		
L30.103		剥脱性角质松解症	剝落性角質溶解	exfoliative keratolysis
		掌跖部角质层浅表性剥脱性皮肤病,常伴出汗功能不良。		
L30.104		幼年跖皮病	幼年型足蹠皮膚病	juvenile plantar dermatosis
		发生于幼儿,表现为足底干燥、角化过度,病程慢性伴间歇性发作和缓解。		
L30.201		自身敏感性皮炎	自體敏感性皮膚炎	autosensitization dermatitis
		在某种皮肤病变基础上,由于处理不当或理化因素刺激,使自身组织产生的某种物质敏感性增高导致局部炎症发展至更广泛的或远处的皮炎。		
L30.202		癣菌疹	皮癬疹	dermatophytid
		皮肤癣菌及其代谢产物通过血液循环引起病灶外多形性皮损的变态反应。		
L30.203		念珠菌疹	念珠菌疹	candidid
		念珠菌患者在患病时由于机体 对念珠菌产生变态反应而出现皮疹,这种皮疹真菌检查阴性,而用白念珠菌提取物做试验,可以证实这种反应属于迟发性变态反应。		
L30.205		附发疹疹	復發疹	id eruption
		原发感染灶的过敏物引起的皮肤局限性、无菌性继发皮疹,损害的形态学和部位有所不同。		
L30.301		传染性湿疹样皮炎	感染性濕疹性皮膚炎	infectious eczematoid dermatitis
		多发生在有传染性分泌物的病灶周围,脓性分泌物或渗出物刺激周围皮肤出现湿疹样改变。		
L30.401		擦烂性湿疹	對磨性濕疹	intertriginous eczema
		皮肤皱褶部位由于湿热、出汗、潮湿引起角质层浸渍,活动时皮肤相互摩擦而产生浅表性炎症。		
L30.501		单纯糠疹	單純糠疹	pityriasis simplex
		好发于儿童面部的浅表性鳞屑性色素减退斑,可自行消退。		
L30.805		干燥性湿疹	乾性濕疹	xerotic eczema
		表现为皮肤发红、干性鳞屑和细小裂隙,如裂开的陶瓷或干涸湖泊或水池床底的泥土。常见于老年的胫前、臂伸侧和胁部。		
L30.808		营养缺乏性湿疹	營養缺乏性濕疹	nutritional deficiency eczema
		表现为局限性、鳞屑性、增厚的斑片,有钱币状湿疹、脂溢性皮炎和神经性皮炎的一些特点。常见于嗜酒者,可以发现维生素和微量元素缺乏的表现。		
L30.809		泛发性裂纹状湿疹	廣泛性裂紋狀濕疹	generalized craquelé eczéma
		泛发全身的干燥性湿疹,症状更加明显。		
L30.815		角化过度性掌湿疹	手掌過度角化性濕疹	hyperkeratotic palmar eczema
		临床上表现为掌部易受刺激或过敏,常见损害有鳞屑、皲裂和角化过度斑。		
L30.901		回肠造口周围湿疹	迴腸造口周圍濕疹	circumileostomy eczema
		回肠造口术后周围皮肤发生湿疹化和自身敏感性所引起的疾病。		
L30.901		皮炎	皮膚炎	dermatitis
		各种内外原因所致的皮肤炎症反炎。L20-L30皮炎及湿疹术语可等同交换使用		
L30.901		脐湿疹	臍濕疹	umbilical eczema
		可见脐部潮湿、少许渗液。		
L30.901		乳房湿疹	乳房濕疹	breast eczema

主码	附码	中文病名	繁体病名	英文病名
		包括乳头、乳晕、皮肤和乳房皱褶部位皮损。		
L30.901		乳头湿疹	乳頭濕疹	nipple eczema
		表现乳头为潮湿型,伴有渗液和结痂,并出现疼痛性皲裂。		
L30.901		手湿疹	手部濕疹	hand eczema
		指主要发生在手部不累及或很少累及身体其他部位的病变。病因复杂,复发率高,治疗困难。		
L30.902		指尖湿疹	指尖濕疹	fingertip eczema
		可累及单个或多个及所有指腹。皮肤干燥、开裂,有时因皲裂而疼痛。通常与职业有关。		
L30.902		急性湿疹	急性濕疹	acute eczema
		由于表皮细胞和真皮炎性浸润发生严重渗出而产生红斑、红肿,并不断渗出和起疱,而后结痂形成鳞屑。		
L30.902		亚急性湿疹	亚急性濕疹	subacute eczema
		特点是皮疹的水肿、渗出反应减轻,仍然有新发的红斑、丘疹、丘疱疹、水疱,出现较多的糜烂面,并有结痂和脱屑。		
L30.902		慢性湿疹	慢性濕疹	chronic eczema
		表现为皮肤苔藓化或皮肤肥厚,或两者兼有,体征为色素沉着过度或色素减退,或两者兼有。		
L30.902		湿疹	濕疹	eczema
		一类内外因素引起真皮及表皮炎症,为迟发性变态反应。急性期以丘疱疹为主,慢性期以表皮肥厚和苔藓样变为主的瘙痒性皮肤病。		
L40.060		湿疹样银屑病	濕疹性乾癬	eczematous psoriasis
		一种表现为钱币状湿疹或慢性手部皮炎,数年后发展成典型的银屑病,另一种为银屑病患者身上同时有湿疹样表现的损害,单独检查时不能确诊为银屑病。		
L40.102		疱疹样脓疱病	疱疹樣膿痂疹	impetigo herpetiformis
		好发于妊娠期妇女的罕见病,以在红斑基底上发生浅表性、群集的无菌性脓疱为特征。常伴有系统性疾病。可能因化脓感染,妊娠期产生的毒素引起。也可能与内分泌系统紊乱有关,还可能是银屑病的一种异型。		
L40.201		连续性肢端皮炎	連續性肢端皮膚炎	acrodermatitis continua
		原因不明的慢性、复发性皮肤病。好发于指/趾部,常在外伤后发病。		
L40.301		掌跖脓疱病	掌蹠膿疱症	palmoplantar pustulosis
		发病原因不明,仅发于掌跖,以红斑基础上发生的成簇无菌性表皮内脓疱为特征的慢性复发性皮肤病。		
L40.501†	M07.301*	关节病性银屑病	關節病型乾癬	psoriasis arthropathica
		发生骨关节系统慢性炎症性疾病的银屑病,其临床特点包括银屑病患者发生的关节炎、远端指间关节炎、非对称性或对称性多关节炎,以及中轴或脊柱关节炎等。		
L40.802†	N08.801*	银屑病性肾炎	乾癬性腎炎	psoriatic nephritis
		银屑病患者可有肾损害,先发于银屑病,肾损害发生在银屑病发展加重时,银屑病好转或痊愈时肾病也随之好转或痊愈,两者关系密切。		
L40.805		光敏性银屑病	光過敏性乾癬	photosensitive psoriasis
		银屑病于夏季发病或加重,冬季缓解,晒日光后可产生光敏性银屑病。		
L40.808		银屑病性甲病、厚皮、骨膜炎	乾癬性甲病、厚皮、骨膜炎	psoriatic onychopathy dermoperiostitis
		由 Fournie 于 1989 年首次报告,以末指/趾节甲病、软组织增厚、指/趾骨膜及骨质损害为特征。现被认为是银屑病性关节炎的一种类型。		
L40.811	L62.801*	甲银屑病	指甲乾癬	nail psoriasis
		银屑病甲损害有凹窝、沟纹和横向凹陷、甲板碎裂或表面粗糙或光滑的白甲、甲松离等。		
L40.901		银屑病	乾癬	psoriasis
		多基因遗传决定的、多环境因素刺激诱导的免疫异常慢性、复发性、炎症性、增生性皮肤病。		
L41.101		滴状副银屑病	雨滴狀類乾癬	guttate parapsoriasis;parapsoriasis guttata
		慢性棕至红棕色斑状鳞屑皮疹,主要分布于躯干,组织学特征是表皮改变和血管周围淋巴细胞浸润。		
L41.201	M97180/1	淋巴瘤样丘疹病	淋巴瘤樣丘疹症	lymphomatoid papulosis
		是一种慢性、反复发作的、淋巴组织增生性皮肤疾病,具有可自行消退的丘疹、结节性皮肤病变,在多形性炎症背景中有异型淋巴细胞。		
L41.301		小斑块副银屑病	小板塊狀類乾癬	small plaques parapsoriasis
		表现为小斑片,略呈红斑,延皮纹分布,淋巴细胞多表达 CD4,有些表达 CD8。预后良好。		
L41.401		大斑块副银屑病	大板塊狀類乾癬	large plaques parapsoriasis
		是恶性前炎症性疾病,有进展成蕈样肉芽肿的趋势。有些学者认为这是一种早期的皮肤 T 细胞淋巴瘤。		
L41.901		副银屑病	類乾癬	parapsoriasis
		包括一组病因不明的疾病,其特征是鳞屑性斑片或稍微隆起的斑块,类似银屑病的表现,故又称类银屑病。		
L42.x01		玫瑰糠疹	玫瑰糠疹	pityriasis rosea

主码	附码	中文病名	繁体病名	英文病名
		可能为病毒感染所致的炎症性皮肤病，典型皮损为覆有领圈状糠状鳞屑玫瑰色斑疹，呈皱纹纸状，与皮纹长轴一致，有先发母斑，病程为自限性。		
L43.001		肥厚性扁平苔藓	肥厚性瘢痕	hypertrophic lichen planus
		扁平苔藓呈疣状，上面覆盖有一层厚鳞屑。好发于胫部，但任何部位均可发生。		
L43.101		大疱性扁平苔藓	水疱性扁平苔癬	bullous lichen planus
		在扁平苔藓上出现一些大疱，作为全身性丘疹的一部分，也可出现在正常的皮肤上。		
L43.301		热带扁平苔藓	熱帶扁平苔癬	lichen planus tropicus
		发生于热带或亚热带地区的光化性扁平苔藓。特别易见于东方血统的儿童和年青人，特征是呈现有色素沉着、皮肤变色的环形肉芽肿样的丘疹。		
L43.809		红斑性扁平苔藓	紅斑性扁平苔癬	lichen planus erythematosus
		一种不常见的扁平苔藓，特征是呈现柔软、非瘙痒性，略呈红色或紫色的斑疹。		
L43.810		光化性扁平苔藓	日光性扁平苔癬	actinic lichen planus
		光化性扁平苔藓是长期日光曝晒诱发的苔藓样皮疹。		
L43.817		环状扁平苔藓	環狀扁平苔癬	annular lichen planus;lichen planus annularis
		丘疹聚集形成环状病变的一种扁平苔藓，尤见于生殖器、躯干下方、嘴唇和口腔内。		
L43.819		萎缩性扁平苔藓	萎縮性扁平苔癬	lichen planus atrophicus;atrophic lichen planus
		在原先扁平苔藓病变的中心萎缩，最终导致皮肤上出现萎缩性白色斑点，斑点聚集形成乳白色或紫色小斑，并有红斑状的边缘。		
L43.821		毛囊性扁平苔藓	毛囊性扁平苔癬	follicular lichen planus
		皮损可单独发生或伴丘疹性扁平苔藓。		
L43.830		女阴-阴道-牙龈综合征	外陰-陰道-牙齦徵候群	vulvo-vaginal-gingival syndrome
		以糜烂和脱屑为特征，外阴阴道、牙龈黏膜性扁平苔藓征候群。		
L43.833		糜烂性阴道扁平苔藓	糜烂性阴道扁平苔癬	erosive vagina lichen planus
		阴道黏膜脆性增加和明显红斑、脱屑的扁平苔藓。		
L43.901		扁平苔藓	扁平苔癬	lichen planus
		是一种原因不明的慢性炎症性皮肤黏膜疾病，典型皮疹为多角形，凹陷，顶部扁平呈紫色，有光泽，表面可见淡白色条纹或点斑(Wickham's striae)，多形态损害，好发于四肢，可累及口腔、生殖器黏膜。		
L43.905		甲扁平苔藓	甲扁平苔癬	lichen planus of nail
		甲板变薄、不规则纵向沟嵴、甲翼状胬肉、甲床萎缩、甲板松离、甲下角化及甲下色素沉着等。		
L43.906		口腔扁平苔藓	口腔扁平苔癬	oral lichen planus
		影响皮肤和黏膜表面的炎症性疾病。皮损局限于舌和唇，多见于颊黏膜，树枝状表现为诊断依据。		
L44.001		毛发红糠疹	毛孔性紅糠疹	pityriasis rubra pilaris
		是一种以皮肤弥漫性红斑、圆锥形毛囊角化性丘疹，中央有黑色角栓，可密集成片，表面伴糠状鳞屑，伴掌跖角化过度为特征的慢性炎症性皮肤病。典型病理示交替出现的角化过度和角化不全，毛囊口角化过度尤其显著。		
L44.101		光泽苔藓	光澤苔癬	lichen nitidus
		是一种病因不明的慢性炎症性皮肤病。其特征为微小、正常肤色有光泽的多角形或圆形平顶丘疹，常具有群集性但不融合。		
L44.201		条纹状苔藓	線狀苔癬	lichen striatus
		以线状排列的多角形丘疹为典型皮损的慢性、炎症性、自限性皮肤病。		
L44.301		念珠状红苔藓	念珠樣紅苔癬	lichen ruber moniliformis
		是一种以红色苔藓角化性丘疹和斑块伴黏膜受累为主要特征的慢性角化性皮肤病。		
L44.401		儿童丘疹性肢端皮炎	兒童丘疹性肢端皮膚炎	papular acrodermatitis of childhood
		小儿病毒感染后表现肢端较均一的丘疹、丘疱疹，可伴有浅表淋巴结肿大。常为乙肝病毒引起的皮肤炎症。皮损可能与乙肝病毒的抗原抗体复合物有关。		
L44.801		石棉状糠疹	石棉樣糠疹	pityriasis amiantacea
		头皮的非真菌病，以发生于头皮、厚积的、类似石棉状银白色的鳞屑为特征的皮肤病。病因不明，可能为皮脂溢出的干性型而有退行性变、毛囊角化所致，也可能由脂溢性皮炎或银屑病的继发感染所致。		
L44.803		小棘苔藓	棘狀苔癬	lichen spinulosus
		又称小棘毛发苔癣。以毛囊角化性丘疹伴角质性突起，聚集成片为特征。常发生在儿童的颈、臀、股等部位。		
L44.804		金黄色苔藓	金黄色苔癬	lichen aureus
		罕见的、突然发生、由密集的金黄色或铁锈色苔藓样丘疹组成的斑片，酷似新近损伤。		
L50.001		变应性荨麻疹	過敏性蕁麻疹	allergic urticaria
		仅发作1次，持续数小时到数天，最长不过6周。		
L50.002		组胺释放性荨麻疹	組織胺釋放性蕁麻疹	urticaria due to histamine liberators

主码	附码	中文病名	繁体病名	英文病名
		组胺直接注射于皮肤可引起荨麻疹，也可因各种原因导致体内产生较多组胺引起荨麻疹。		
L50. 201		热性荨麻疹	熱性蕁麻疹	thermal urticaria;heat urticaria
		皮肤受热后发生的荨麻疹。运动、情绪波动和皮内注射乙酰胆碱却不发病。获得性热性荨麻疹患者以装有45℃温水放在皮肤上，约数分钟即出现风团，持续1小时自行消退；先天性热性荨麻疹，为常染色体显性遗传，45℃温水接触皮肤要到1～2小时发病，持续12～14小时，被动转移试验阴性。		
L50. 202		寒冷性荨麻疹	冷因性蕁麻疹	cold urticaria
		接触冷风、冷水或冷物后，暴露部位或接触部位产生风团或斑块状水肿，严重时产生全身症状。		
L50. 204		家族性寒冷性荨麻疹	家族性寒冷性蕁麻疹	familial cold urticaria
		常染色体显性遗传病，出生不久或早年发病，皮疹可反复出现，寒冷为诱发因素。表现为发热、关节痛和白细胞增多，呈红斑灼热性丘疹和斑疹。		
L50. 302		皮肤划痕性荨麻疹	皮膚劃痕性蕁麻疹	dermographic urticaria
		表现为用手搔抓或用钝器划过皮肤后，沿划线出现条状隆起，伴瘙痒，不久后可自行消退。		
L50. 401		震动性荨麻疹	震動性蕁麻疹	vibratory urticaria
		因震动刺激皮肤而引起血管性水肿，长期受职业刺激也可引起血管性水肿。		
L50. 402		压迫性荨麻疹	壓力性蕁麻疹	pressure urticaria
		身体受压部位，如掌、跖、臀、上肢等处受一定压力后发生红斑、水肿，伴痒感，8～72小时后可自行消退，为水肿发生于真皮深部的一种少见类型的荨麻疹。		
L50. 501		胆碱能性荨麻疹	膽鹼激性蕁麻疹	cholinergic urticaria
		多见于青年，主要由于运动、受热、情绪紧张、进食热饮或乙醇后，身体温度上升，促使乙酰胆碱作用于肥大细胞而发病。		
L50. 601		接触性荨麻疹	接觸性蕁麻疹	contact urticaria
		皮肤接触物质后在接触部位发生风团，合并红斑、肿胀，伴瘙痒、灼热、刺痛。急性时与接触性皮炎相似，反复发作时与慢性湿疹相似。多合并特应性皮炎、哮喘或其他过敏性反应。		
L50. 802		慢性荨麻疹	慢性蕁麻疹	chronic urticaria
		皮损反复发作超过6周以上，风团时多时少，反复发作，常达数月至数年之久。		
L50. 803		周期复发性荨麻疹	週期復發性蕁麻疹	recurrent periodic urticaria
		长于6周以上的荨麻疹，间隔数日或若干日缓解。		
L50. 806		大疱性荨麻疹	水疱性蕁麻疹	bullous urticaria
		大疱与典型的风团重叠。		
L50. 808		血管性水肿伴荨麻疹	血管性水腫併發蕁麻疹	angio - oedema with urticaria
		血管性水肿伴发荨麻疹。		
L50. 810		水源性荨麻疹	水因性蕁麻疹	aquagenic urticaria
		接触35℃～36℃水或常温水后在毛囊周围引起细小的风团，瘙痒比较剧烈，数小时后风团可消退，但无毛的掌跖不发病。有研究表明其乙酰甲胆碱检验和被动试验阴性。		
L50. 901		荨麻疹	蕁麻疹	urticaria
		皮肤、黏膜小血管扩张及渗透性增加而产生的一种一过性局限性水肿反应。		
L51. 001		非大疱性多形红斑	非水疱性多形性紅斑	nonbullous erythema multiforme
		损害相对较轻，有时仅发疹而无全身症状，或于发疹前有低热、轻度不适、咽痛等。		
L51. 201		中毒性表皮坏死松解症	中毒性表皮壞死鬆解症	toxic epidermal necrolysis
		主要表现为大片表皮炎症，红斑、水疱，继之松解坏死和剥脱的一组综合征。		
L51. 202		大疱性表皮坏死松解型药疹	水疱性表皮鬆解型藥物疹	drug eruption of epidermolysis bullosa form
		明确由药物引起的重型药疹，表现为坏死性表皮松解症。		
L51. 802		单纯疱疹感染性多形红斑	單純疱疹感染性多形性紅斑	erythema multiforme due to herpes simplex infection
		皮损一般出现在疱疹发生后1～3周，平均10天，复发次数增多，病情逐渐减轻。		
L51. 901		多形红斑	多形性紅斑	erythema multiforme
		因对感染因素或药物发生超敏反应而导致的急性、自限性皮肤疾病。皮疹表现多形性，包括斑丘疹或特征性靶样损害，好对称分布于四肢远端，伴黏膜损害，可复发。目前认为是发生于皮肤小血管炎的变态反应。		
L52. x01		结节性红斑	結節性紅斑	erythema nodosum
		发生于真皮深层中小血管的炎症性疾病。以下肢小腿胫前部成紫红色的炎性疼痛性结节，经2～6周后色素沉着而消退，不留瘢痕或萎缩。		
L52. x02		硬红斑	硬結性紅斑	erythema induratum
		脂膜炎的一种，组织学上表现为出现肉芽肿、血管炎和干酪样坏死。分为结核型和血管炎型。		
L53. 001		中毒性红斑	毒性紅斑	toxic erythema
		通常指一些尚不清楚的全身性或局限性红斑损害，是一组血管反应性疾患。		
L53. 101		环形红斑	迴紋狀紅斑	erythema gyratum

主码	附码	中文病名	繁体病名	英文病名
广义上出现的症状，是各种不同原因引起真皮炎症反应性血管扩张充血和细胞浸润在皮肤上的一种表现。				
L53.102		风湿性环状红斑	風濕性環狀紅斑	erythema annulare rheumaticum
		风湿病症状之一。伴有其他风湿病损害。		
L53.103		离心性环形红斑	遠心性環狀紅斑	erythema annulare centrifugum
		是一种原因不明的皮肤病，表现为环形或孤形红斑，表面有或无鳞屑，红斑倾向外周扩展而中央消退。		
L53.202		边缘性红斑	邊緣性紅斑	erythema marginatum
		风湿病症状之一，表现为边缘隆起的红斑，伴有其他风湿病损害。		
L53.302		斯特里姆佩尔持久性小回状红斑	Strempel 持久性小回狀紅斑	Strempel erythema gyratum persistens
		主要发生在躯干部，由小丘疹外延形成环形红斑，由红变紫，外缘平滑，内缘有鳞屑，边缘有水疱，愈后留下色素沉着。		
L53.303		持久性图状红斑	持久性圖狀紅斑	erythema figuratum persistens
		显性遗传性皮肤病，可能与感染、虫咬、肿瘤等引起的人体过敏有关。其特点是反复出现红斑，一年可复发几次，口腔黏膜可受累，有的伴先天性眼球震颤及智力发育迟钝。		
L53.304		持久性回状红斑	持久性迴紋狀紅斑	erythema gyratum repens
		以皮疹排列成一种奇异的木板样花纹为特征，是一种独特的临床综合征。		
L53.801		掌红斑	掌紅斑	erythema palmare; palmar erythema
		发生于鱼际、小鱼际及指尖，弥漫性或斑状红斑。可分为原发性或继发性。		
L53.806		复发性疼痛性红斑	復發性疼痛性紅斑	recurrent painful erythema
		皮损为四肢伸侧疼痛性水肿性红斑，不形成环状，反复发作。		
L53.807		猩红热样红斑	猩紅熱樣紅斑	scarlatiniform erythema
		一种急性全身性红斑，类似猩红热。		
L53.809		酒红斑	酒紅斑	wine erythema
		食用含酒精的食物或饮料后引起的全身性皮肤发疹，常见原因为饮酒发生的红斑。		
L53.812		遗传性掌红斑	遺傳性手掌紅斑	erythema palmaris hereditarum
		呈显性遗传特征，不伴其他疾病仅表现掌红斑。		
L53.813		坏死松解性游走性红斑	壞死溶解性遊走狀紅斑	necrolytic migratory erythema
		以反复发生游走坏死松解性红斑、口炎、体重减轻、糖尿病为特征，常伴发分泌高血糖素的 α 胰腺细胞肿瘤。		
L53.901		红斑	紅斑	erythema
		毛细血管充血引起的皮肤发红，可有多种原因，常在其前面加修饰词。		
L53.902		红皮病	紅皮症	erythroderma
		多种皮肤病、系统性疾病或药物引起的形态学表现，累及 90% 以上体表面积的弥漫性红斑。一指全身性广泛性发红，二指剥脱性皮炎。		
L53.903		脱屑性红皮病	脫屑性紅皮症	erythroderma desquamativum
		好发于 3 周至 2 个月的新生儿，以显著红斑和鳞屑的剥脱性皮炎为特征。		
L53.907		炎性红斑	發炎性紅斑	inflammation erythema
		皮肤炎症表现的红斑症状。		
L56.001		光毒性皮炎	光毒性皮膚炎	phototoxic dermatitis
		一定强度的光能直接作用于具有一定浓度光敏物质的皮肤所引起的急性炎症反应。		
L56.002		日光性白斑	日光性黏膜白斑	sunlight – induced leukoplakia
		某些人经长期日光照晒后，皮肤上出现点状白斑。		
L56.101		光变应性药疹	光過敏性藥物疹	photoallergic drug eruption
		仅少数人发病，用药后有一定潜伏期，表现曝光部位出现湿疹样皮损，同时累及非曝光部位，病程较长。		
L56.201		接触光毒性皮炎	接觸性光毒性皮膚炎	contact phototoxic dermatitis
		一定强度的光能直接作用于具有一定浓度光敏物质的皮肤所引起的急性、炎症性、局限性反应。		
L56.202		光毒性焦油皮炎	焦油引起之光毒性皮膚炎	phototoxic tar dermatitis
		接触焦油经光照射引起的炎症反应。		
L56.203		植物光皮炎	植物性日光皮膚炎	phytophotodermatitis; photodermatitis due to plant
		是由于过多服食或接触含有光敏物质的植物，并暴露于一定剂量的光线照射后发生的急性光毒性皮肤炎症反应。引起光皮炎的光线主要是长波紫外线（UVA）波段，另外可见光和中波紫外线（UVB）中的某些波段也可致病。		
L56.204		草地皮炎	草地皮膚炎	grass dermatitis; meadow dermatitis
		由于接触牧草，通常为龙牙草，然后又接触日光而引起的植物光照性皮炎，表现为奇特的排列成线状或条纹状小疱疹和大疱疹，愈合后伴有重残留的黑皮病。		
L56.205		香料皮炎	香水皮膚炎	berloque dermatitis

主码	附码	中文病名	繁体病名	英文病名
		由于连续接触科隆香水、香料或其他含有香柠檬油的化妆品，然后又接触阳光而引起的光毒性皮炎。		
L56.301		日光性荨麻疹	日光性蕁麻疹	solar urticaria
		常由中波、长波紫外线或可见光引起，以波长300nm左右的紫外线最敏感。风团发生于暴露部位的皮肤，自觉瘙痒和刺痛。严重者出现全身症状。		
L56.401		多形性日光疹	多形性日光疹	polymorphic sunlight eruption
		获得性、特发性、间歇性反复发作的光敏性皮肤病。是皮肤对日光照射的一种迟发性变态反应。		
L56.402		夏令痒疹	夏令癢疹	summer prurigo; prurigo aestivalis
		发生于青春期前儿童，损害以丘疹、结节为主的特发性光敏性皮肤病。		
L56.802		肱桡部夏令瘙痒症	肱橈部夏令搔癢症	brachioradial summer pruritus
		多见于在室外工作的中年人，长期受日晒后于肘外侧面出现严重瘙痒，夜晚加重，有自限性，		
L56.803		泥螺日光性皮炎	泥螺日光性皮膚炎	bullactophotodermatitis; bullacta – solar dermatitis
		进食泥螺再经日光照射后发生于面、手等暴露部位的一种光感性皮炎。部分患者可伴以瘀斑、水疱和血疱。		
L56.805		夏季皮炎	夏季皮膚炎	dermatitis aestivalis
		在夏季持续高温、闷热环境下所发生的以四肢伸侧小丘疹为主的皮肤病。		
L56.806		外源性光感性皮炎	外源性光敏感性皮膚炎	exogenous photosensitizing dermatitis
		暴露某些外来的光敏物和光线后发生的一组皮肤反应。即外源性光敏物经皮肤接触或内服吸收到达皮肤，皮肤吸收了一定能量和一定波长的光线而发病。		
L56.807		青少年春季疹	幼年春季疹	juvenile spring eruption
		在早春季节发病，主要见于青少年男性耳郭曝光区的成群丘疹和水疱性损害。		
L56.808		光变应性接触性皮炎	光過敏性接觸性皮膚炎	photoallergic contact dermatitis
		接触某些光敏性物质再经一定波长光线照射所引起的一种免疫反应。有一定潜伏期。		
L56.809		化妆品光感性皮炎	化妝品引起之光敏感性皮膚炎	photosensitive dermatitis induced by cosmetics
		化妆品中某些成分和光线共同作用引起的光毒性或光变应性皮炎。		
L56.812		蔬菜日光性皮炎	蔬菜日光性皮膚炎	vegetable – solar dermatitis
		进食某些蔬菜再经日光照射后发生于面、手等暴露部位的一种光感性皮炎。主要表现为实质性水肿，部分患者可伴以瘀斑和水疱。		
L56.816		牛痘样水疱病	種痘樣水疱病	hydroa vacciniforme
		表现为幼年发病，光敏感，在暴露部位发生红斑、水疱、糜烂、结痂和点状凹陷性瘢痕，青春期可自愈。		
L56.817		光甲剥离症	光甲剝離	photo – onycholysis
		应用去甲金霉素或四环素治疗或补骨脂等光感性药物，经日光照射而引起的甲分离。		
L56.818		夏令水疱病	夏令水疱病	hydroa aestivale
		可能是牛痘样水疱病的轻型，愈后不留瘢痕。		
L57.003		日光性角化病	日光性角化症	solar keratosis
		阳光损害皮肤发生的一种常见表皮内瘤，以上皮细胞不同程度的非典型增生为特征。是最常见的癌前皮肤病变。紫外线是主要诱发因素。		
L57.101		光化性类网状细胞增生症	日光性網狀細胞類瘤	actinic reticuloid; AR
		慢性良性顽固性光敏性疾病，表现持久发作的慢性皮炎和湿疹性损害。		
L57.304		西瓦特皮肤异色病	西瓦特氏多形皮膚萎縮症	Civatte poikiloderma; poikiloderma of Civatte
		主要发病于日晒地区绝经期妇女，皮损分布于面、颈和上胸部，为红棕色网状色素沉着，伴萎缩白斑的毛细血管扩张。		
L57.501		光化性肉芽肿	日光性肉芽腫	actinic granuloma; granuloma actinic
		慢性日光性损伤导致肉芽肿的一种疾患。		
L57.801		日光皮炎	日光性皮膚炎	solar dermatitis
		皮肤对日光照射产生的一种急性炎症反应。于暴晒处发生红斑、水肿，甚至水疱，常发生初夏期间皮肤被晒黑之前。		
L57.803		光化性唇炎	日光性唇炎	actinic cheilitis
		对光线过敏的唇部一种湿疹性改变，常因光线照射诱发而加重。		
L57.804		慢性光化性皮炎	慢性日光性皮膚炎	chronic actinic dermatitis
		见于光敏部位的一组慢性皮炎和湿疹性疾病，包括光敏性湿疹、慢性光敏性皮炎、持久性光反应和光化性类网织细胞增生症等。多见于中老年男性，主要累及光暴露部位，有时也累及遮盖部位，甚至发生红皮病。		
L57.807		获得性胶样粟丘疹	后天性膠様粟丘疹	acquired colloid milium
		皮肤结缔组织的一种退行性改变，以曝光皮肤产生带黄色透明丘疹或斑块为特征。		
L57.808		星状自发性假瘢痕	星狀自發性假疤痕	stellate spontaneous pseudoscars

主码	附码	中文病名	繁体病名	英文病名
		见于长期从事户外工作者在暴露部位如前臂伸侧、手背等发生星状的、轻度萎缩凹陷的色素减退的瘢痕样损害。		
L57.810		群聚性眶周粉刺	群聚性眼眶週圍粉刺	grouped periorbital comedones
		是一种伴有囊肿、黑头粉刺的结节性弹性组织变性病，或结节性弹力变性性痤疮。见于户外工作者。		
L57.811		农民皮肤	農夫皮膚	farmer's skin
		又名海员皮肤。海员或农民等经长期日晒，在颜面、颈等暴露部位皮肤发生慢性日光性损害。		
L57.812		日光性弹性组织病	日光性彈性纖維變性	solar elastosis
		由于长期暴晒日光引起皮肤退行性改变的一组疾病，表现为皮肤缺乏弹性、变薄、起皱、脱屑、色素沉着等。		
L57.813		项菱形皮肤	项部菱樣皮	cutis rhomboidalis nuchae
		常年日晒所致的光化弹性组织变性，主要见于野外工作的男子，患者颈背后皮肤增厚，坚硬如革，色黄，起皱，呈长菱形。		
L59.001		火激红斑	火逼性紅斑	erythema ab igne
		皮肤长期暴露、接触不足以引起烧伤的高温环境下，而引起的红斑、网状毛细血管扩张和色素沉着性改变。		
L59.802		职业性电光性皮炎	職業性電光性皮膚炎	occupational electroflash dermatitis
		接触人工紫外线光源（电焊等）引起的急性皮炎。		
L60.001		嵌甲	嵌甲症	unguis incarnatus; onyxis; ingrowing nail
		甲边缘过度生长嵌入甲皱襞，引起疼痛和炎症反应，甲缘部分作为异物刺激，可致大量肉芽组织增生。		
L60.001		趾嵌甲	趾嵌甲症	ingrowing toenail
		趾嵌甲最常见，主要见于蹞趾。		
L60.101		甲松离	甲松離	onycholysis
		甲板自发性松离，常开始游离缘，再向近端延伸。极少累及两侧，损害不超过此限。		
L60.201		甲弯曲	彎甲	onychogryphosis
		甲板增厚延长弯曲，形如钩，如鸟爪状或公羊角。		
L60.202		反甲	凹狀甲	koilonychia
		甲板萎缩变薄，中央凹陷，边缘上翻如匙状。是铁代谢障碍所致，也可是因职业接触机械化学因素如碱性物质或矿物油类等引起，还可是继发于甲状腺功能亢进或甲状腺功能低下、雷诺病等疾病。		
L60.301		脆甲症	脆甲	onychorrhexis
		甲母质长期病变所致，表现甲板松脆，严重时可致残毁甲。		
L60.302		甲肥厚	厚甲	pachyonychia; nail hypertrophy
		甲明显肥厚变硬，失去光泽。		
L60.303		甲营养不良	甲失養	nail dystrophy
		又称20甲营养不良。甲变成乳白色、变薄、无光泽、易脆，并出现纤细的纵嵴。可为特发性或继发性。		
L60.304		正中甲营养不良	正中指甲失養	median nail dystrophy
		个别甲的甲中线处纵向裂开或甲中部管状沟槽形成，甲裂出现在甲小皮，类似冷杉树，推测为外伤所致。		
L60.305		粗糙甲	粗糙甲	trachyonychia
		甲表现粗糙，凹凸不平，甲呈灰色，无光泽，质脆，其游离端裂开。		
L60.307		软甲	軟爪甲	hapalonychia; soft nails
		甲板较正常变薄（厚度 < 0.5mm），且白而软，甲游离缘易弯曲或破裂，导致畸形裂痕，有的甲呈头半透明，有淡色蓝晕，即为“蛋壳甲”。见于营养不良和身体衰弱。		
L60.401		博氏线	波氏線	Beau's lines
		始于母质的甲上横沟，随甲的生长向远端发展，系甲床功能暂时停止所致，可源于所有全身性疾病或重要损伤。		
L60.501		黄甲综合征	黄甲徵候群	yellow nail syndrome
		特征为甲板增厚，变成黄色或黄绿色，通常与全身疾病有关，最常见的为淋巴水肿和呼吸功能受阻。		
L60.502		黄甲	黄甲	yellow nail
		甲呈黄色，见于银屑病、甲真菌病等。		
L60.801		甲下角化过度	甲下角化過度	subungual hyperkeratosis
		甲床组织增厚，可达1～5mm，为污褐色之角质层，常使甲板抬高，甲板混浊，粗糙。		
L60.802		甲下出血	甲下出血	subungual hemorrhage
		外伤或出血性疾病所致甲下出血。		
L60.803		点状白甲	點狀白甲	punctate leuconychia
		甲呈点状白色，可见于正常人。		
L60.805		绿甲	綠甲	green nail
		甲呈绿色，是当甲松离时，松离区可出现绿色，为铜假单胞菌感染所致。		
L60.807		职业性指甲改变	職業性指甲改變	occupational nail change

主码	附码	中文病名	繁体病名	英文病名
		长期接触碱类物质、矿物油及物理因素等引起的平甲、匙甲、甲剥离等甲损害。		
L60.809		特里甲	特里甲	Terry's nail
		甲的远端处呈现粉红色，而整个甲板或甲近端因甲床改变而呈白色，见于肝硬化、慢性充血性心力衰竭和高龄者。		
L60.810		长甲	長甲	dolichonychia
		正常甲长度与宽度比值是1±0.1，如大于此值即为长甲，多见于先天疾病。		
L60.811		短甲	短甲	short nail
		甲横径比直径大，见于综合征症状之一和甲状旁腺功能亢进。		
L60.812		小甲	小甲	microonychia
		甲异常小，可累及单个或数个。		
L60.813		薄甲	薄甲	thin nail
		甲母质萎缩引起，表现为甲变薄、长度缩短。		
L60.814		异位甲	異位甲	ectopic nail; onychoheterotopia
		甲基质损伤后，一小部分甲基质可在甲皱外长出来。		
L60.815		脱甲病	脫甲病	onychomadesis
		甲板由甲根开始逐渐分离，终于完全脱落。继发于外伤、炎症。		
L60.817		甲折断	甲折斷	onychoclasis
		甲折断为外伤所致。		
L60.818		甲萎缩	甲萎縮	onychoatrophy; nail atrophy
		甲板变薄且小，各种原因所致甲的部分或全部萎缩。		
L60.819		点凹甲	點狀凹陷甲	pitted nail
		各种病因所致甲针尖大小点状凹陷。		
L60.820		甲纵裂	甲縱裂	longitudinal split of nail
		甲的纵向裂开。		
L60.821		甲分裂	爪甲裂開	onychoschizia
		远端（游离缘）甲板的多层分裂。		
L60.822		球拍状甲	球拍狀指甲	racket nails
		常染色体显性遗传病。表现为甲一侧或双侧拇指，其末端变宽变平，甲面也变平，远端指趾骨缩短。		
L60.823		扁平甲	扁平甲	platonychia
		甲异常扁平而宽。		
L60.824		嵴甲	嵴甲	ridged nail
		甲表面的纵向嵴状突起。		
L60.825		儿童期甲营养不良	兒童期甲失養	dystrophy of nails in childhood
		蹞趾甲像钩甲，常于幼年发病，改变为永久性。		
L60.826		油斑	油斑	oil patch
		见于甲床有局限性渗出性炎症损害。变性是由于血清样液进入甲下角质所致。		
L60.827		甲下胬肉	甲下翼狀贅肉	subungual pterygium
		甲上皮不正常的向前生长，覆盖萎缩或缺如的甲板。		
L60.828		米斯甲	Mees 氏甲	Mees's nail
		指甲出现单条或多条白色横纹，是无机砷中毒的一项特征，也见于其他疾病。		
L60.829		甲缘逆剥	甲緣逆剝	hang nail
		指甲小皮的过度伸展，造成分裂，近端或两端甲缘被撕裂而成三角形或圆锥形剥离。		
L60.831		甲纵沟	甲縱溝	longitudinal furrow of nail
		甲纵向沟纹。		
L60.833		甲层裂	層層裂開	splitting into layers; lamellar dystrophy
		甲板远端游离缘分裂成多层，常见使用指甲油女性，是角质内聚力丧失的表现，可能是脱水所致。		
L60.834		甲纹	甲紋	striations of nail
		甲呈纹状，见于正常人，年轻时较轻，随年龄增长而变明显。		
L60.837		钳形甲	鉗形甲	pincer nail
		甲两侧边缘逐渐向对侧延伸，挤压甲床和下面的皮肤，状如钳。		
L60.838		甲下血肿	甲下血腫	subungual hematoma
		见于外伤和挤压或血液病引起的甲下血种。		
L60.840		灰甲	灰甲	gray nail
		甲呈灰色。为慢性汞中毒的表现。		
L60.841		黑甲	黑色素甲	melanonychia; black nail

主码	附码	中文病名	繁体病名	英文病名
		甲板呈黑色或棕色而其他方面正常。为损伤或全身疾病所致。		
L60.842		蓝甲	藍甲	blue nail
		甲呈蓝色,银质沉着症患者的甲半月可见特异性暗蓝色。		
L60.843		褐甲	褐甲	brown nail
		甲呈褐色,是由于细胞抑制剂所致及X线照射引起。		
L60.846		红半月甲	紅半月甲	red half – moon nail
		呈红半月状颜色,见于斑秃等疾病。		
L60.847		甲变色	甲變色	nail discoloration
		甲变成各种颜色,多由系统疾病、药物、染料等引起。		
L60.848		红甲	紅甲	red nail
		甲呈红色,见于红细胞增多症,甲床呈暗红色。一氧化碳中毒为樱桃红色。		
L60.849		甲良性肿瘤	甲良性肿瘤	benign tumour of nails
		甲良性肿瘤系指发生于甲的良性肿瘤,如甲囊肿、甲下外生骨疣等。		
L60.850		表皮芽	表皮芽	epidermal buds
		表皮芽通常很小,一般无自觉症状。		
L60.853		甲恶性肿瘤	甲恶性肿瘤	malignant tumour of nails
		发生于甲的恶性肿瘤。		
L60.854		马尔克线	馬爾克氏線	Muehrcke's line
		马尔克线为双侧同时出现狭窄白色横带,是慢性低蛋白血症的表现之一。		
L60.855		后天性无甲	後天性無甲	acquired anonychia
		外伤、炎症或疾病是引起无甲畸形的主要原因。		
L60.856		化妆品甲损伤	化妝品甲損傷	nail damage induced by cosmetics
		长期应用化妆品引起的甲剥离、甲软化、甲变脆及甲周皮炎等。		
L60.857		人工指甲	人工指甲	nail artefacts
		人为因素引起甲的形状改变。		
L60.858		化学药品性甲损伤	化學藥品性甲損傷	nail damage caused by chemical agents
		接触化学药物致甲损伤。		
L60.859		药物性白甲	藥物誘發性白甲	drug – induced leuconychia
		应用依米丁与细胞抑制性药物后发生白甲。		
L60.860		普卢默甲	普卢默甲	Plummer nail
		甲端向上弯曲,见于甲状腺毒性或其他甲剥离。		
L60.861		"人"字形甲	"人"字形甲	chevron nail;herringbone nail
		"人"字形甲为儿童出现脊状隆起性改变。隆起自近端甲皱襞开始,并呈"人"形延弯曲延伸到远端。		
L60.862		杵状甲	杵狀甲	clubbing of nails;hippocrafic nails
		专指获得性畸形的甲。甲延纵横两个方面膨大、弯曲并呈弓状曲面,状如表壳上的玻璃。		
L60.863		裂片形出血	裂片形出血	splinter hemorrhage
		甲下线状出血,是由于甲床终末血管的栓塞、外伤和一些内科疾病引起。		
L60.864		内源性甲变色	内源性甲變色	endogenous nail discolouration
		内源性甲变色由药物引起,刮削甲板颜色不变。		
L60.865		甲胬肉	甲翼狀贅肉	pterygium unguis;pterygium of nail
		为甲小皮超过甲板近端的不正常延伸。可能由外周循环障碍所致。有些患者伴有外胚层发育异常,有时可与扁平苔藓、肉样瘤病等并发。		
L60.866		对半甲	對半甲	half – and – half nail
		表现为甲近端部分为白色,而远端部分为红色、粉红色或棕色,两者界限清楚。多见于肾病患者。		
L60.867		甲板着色	甲板著色	staining of nail plate
		染料和药物引起甲板着色,外源性染色刮甲板数次,若未完成渗透甲板,染色可刮除。		
L60.868		甲反向胬肉		pterygium inversum unguls
		以甲床远端与甲板腹侧面粘连特征,可为先天性或获得性。		
L60.882		白甲	白甲	leukonychia;white nail
		甲部分或全部变白,累及甲板或甲板下,可为遗传性、生理性、继发性。		
L60.901		甲病	甲病	nail disorder
		甲床、甲板和甲周围病变的总称。		
L63.001		全秃	全頭禿	alopecia totalis
		头发全部脱光。		
L63.002		普秃	全身禿	alopecia universalis

主码	附码	中文病名	繁体病名	英文病名
		眉毛、胡须、腋毛、阴毛和全身毳毛均脱落。		
L63.201		匐形性秃发	匐形狀禿髮	ophiasis
		局限性脱发的一种，累及头皮颞缘和枕缘，形成一条连续和带状脱发区。		
L63.901		斑秃	圓禿	alopecia areata
		骤然发生的局限性斑片状的毛发脱落，病变处头皮外观正常，无炎症及自觉症状，呈圆形或椭圆形。		
L64.001		药物性雄激素性脱发	藥物性雄性禿	drug induced androgenic alopecia
		使用过多的雄激素药物，引起的雄激素药源性脱发。		
L64.801		男性雄激素性脱发	男性雄性基因禿	male androgenetic alopecia
		是一种雄激素依赖性的遗传性男性毛发脱落，为常染色体显性遗传伴有可变的外显率。		
L64.802		女性雄激素性脱发	女性雄性激素禿髮	female androgenetic alopecia; androgenetic alopecia in women
		由于雄激素的过量的女性毛发脱落，遗传也是一个重要原因。		
L64.901		雄激素性脱发	雄性激素禿髮	androgenetic alopecia
		曾称早秃、脂溢性脱发等。成人过早发生了头顶或/和前额进行性头发脱落，以前发缘逐渐后退、头顶部头发稀薄直至除发缘外整个头部头发全部脱落为主要表现。可能与遗传、雄激素代谢障碍、皮脂分泌旺盛有关。		
L65.001		休止期脱发	休止期落髮	telogen effluvium
		多种因素引起的一定比例的生长期头发快速向休止期过渡，从而引起弥漫性脱发。		
L65.101		生长期脱发	生長期落髮	anagen effluvium
		许多毒性化学物质和物理因素作用于生长期毛囊，影响毛基质生成，而引起的弥漫性大量脱发。		
L65.201		黏蛋白性秃发	黏液性禿	alopecia mucinosa
		是一种炎症性疾病，临床上以浸润性斑块、伴有鳞屑和秃发，组织学上以酸性黏多糖在皮脂腺和外毛根鞘积聚为特征。		
L65.801		弥漫性脱发	彌漫性脫髮	diffuse alopecia
		头部广泛性脱发，伴有全身疾病或遗传因素所致。		
L65.801		弥漫性药物性脱发	彌漫性藥物性脫髮	diffuse alopecia due to drug
		由药物引起的短暂性弥漫性脱发，如抗肿瘤药和铊等。		
L65.802		老年性脱发	高年禿	alopecia senilis
		中年以后，新生的毛发数量日渐减少，休止期的毛发数量逐渐增多，头发逐渐稀疏减少和色素脱失。		
L65.803		绝经期脱发	更年期禿	climacteric alopecia
		女性绝经期因雌激素大量减少，体内激素水平发生变化，导致大量脱发。		
L65.804		内分泌性脱发	內分泌性禿	endocrinologic alopecia
		许多内泌性疾病可以伴发脱发。见于甲状腺、甲状旁腺、垂体、肾上腺疾病。		
L65.805		化妆品毛发损害	化妝品引起毛髮損傷	hair damage induced by cosmetics
		应用化妆品后出现的毛发干枯、脱色、折断、分叉、变形或脱落（不包括以脱毛为目的特殊用途化妆品）。		
L65.807		神经性脱发	神經性禿髮	neurologic alopecia
		神经病变导致脱发。见于脑外伤、脑肿瘤。		
L65.808		生理性脱发	生理性禿髮	physiological alopecia
		属于自然脱发，为头发不断地生长、脱落、再生。		
L65.809		营养不良性脱发	營養不良性脫髮	alopecia due to malnutrition
		营养缺乏导致的暂时性脱发。见于食糖过量、蛋白质缺乏、微量元素和维生素缺乏。		
L65.810		雌激素缺乏性脱发	雌激素缺乏性禿髮	estrogen deficency alopecia
		雌激素缺乏引起暂时性脱发，见于产后、口服避孕药、绝经期。		
L65.811		代谢性障碍性脱发	代謝性障礙性禿髮	alopecia of metabolic origin
		代谢障碍导致的脱发，见于氨基酸、胱氨酸等代谢紊乱疾病。		
L65.812		感染后弥漫性秃发	感染後彌漫性禿髮	post - infective diffuse alopecia
		为继发性秃发，见于头皮炎症后毛囊破坏引起的秃发。		
L65.813		中毒性弥漫性脱发	中毒性彌漫性禿髮	toxic diffuse alopecia
		外源性毒性物质引起的脱发。		
L65.814		热梳秃发	熱燙性禿髮	hot comb alopecia
		主要累及黑种人妇女。表现为头顶部瘢痕性秃发，通常由于使用热梳、化学松弛剂和电烫药水。		
L65.815		压力性秃发	壓力性禿髮	alopecia due to pressure; pressure alopecia
		是头皮某上部位经常局限性地受压所致。见于婴儿枕部、麻醉者、瘫痪卧床者。		
L65.816		松动性生长期毛发综合征	疏鬆生長期毛髮徵候群	loose anagen hair syndrome
		毛干和内、外毛根鞘的粘着而引起的生长期头发松动为特征的疾病。		

主码	附码	中文病名	繁体病名	英文病名
L65.817		牵拉性秃发	牽引性禿髮	traction alopecia
		由于过度牵拉引起的脱发。		
L65.818		外伤性秃发	損傷性禿髮	traumatic alopecia
		由于外伤破坏毛囊,引起的永久性秃发。如拔发、牵引、摩擦或其他物理因素引起的秃发。		
L65.903		少毛症	稀毛症	hypotrichosis
		比正常毛发少而稀。		
L65.904		脱发	脱毛症;禿(髮)	alopecia
		又称秃发,两者汉语上有差别。毛发大量脱落,可长出新发的为脱发;指很少或没有毛发,毛囊破坏或先天性毛囊发育缺陷所致的毛发缺如或稀疏,不可逆或不能长出的为秃发。		
L65.907		非瘢痕性脱发	非疤痕性禿髮	nonscarring alopecia
		相对瘢痕性脱发而言。		
L66.001		假性斑秃	假斑狀禿髮	pseudopelade;pseudoalopecia areata
		是一种无明显炎症的慢性进行性瘢痕性秃发,为永久性。		
L66.102		假性斑秃-毛发角化病综合征	假性斑禿-毛孔角化徵候群	pseudopelade-keratosis pilaris syndrome
		以假性斑秃、毛发扁平苔藓、毛周角化为特征的综合征。		
L66.201		秃性毛囊炎	禿性毛囊炎	decalvans folliculitis
		破坏性、留有永久秃发的毛囊炎。		
L66.202		鼻毛假性毛囊炎	鼻毛假毛囊炎	pseudofolliculitis vibrissa
		是假性毛囊炎的一种,好发于爱剪修鼻毛及鼻毛有卷曲倾向者。修剪后的断毛反向生长入毛囊下或毛囊相邻的组织,导致炎症性的异物反应。		
L66.203		穿通性毛囊炎	穿孔性毛囊炎	perforating folliculitis
		鼻腔内毛囊的炎症,有脓疮形成和毛囊破坏,导致炎症通过组织蔓延到外表现。		
L66.206		秃发性棘状毛囊角化病		
		面部、四肢和躯干毛囊角化,头皮和眉毛瘢痕性秃发。		
L66.301		头部脓肿性穿掘性毛囊周围炎	頭部膿腫性穿通性毛囊周圍炎	perifolliculitis capitis abscedens et suffodiens
		是一种少见的头顶慢性化脓性疾病。患者常伴发聚合性痤疮及化脓性汗腺炎。发病机制不甚明了,皮损中虽可培养到金黄色葡萄球菌等,但培养也可阴性,可能为感染后机体对自身组织的一种特异性反应。		
L66.401		网状红瘢性毛囊炎	網狀紅斑毛囊炎	folliculitis ulerythematosa reticulata
		常染色体显性遗传病,以面部大量成群的虫蚀状的萎缩性凹窝,彼此间由狭小的小嵴分隔,皮肤形成筛孔状或蜂窝状的表面为特征。		
L66.801		小斑片状秃发	小斑性禿髮	alopecia parvimaculata
		突发多发性小的不规则形、多角形或线形斑片状秃发。有的可再生头发,有的则就留有永久性瘢痕。病因不明。		
L66.802		萎缩性秃发	萎縮性禿髮	atrophic alopecia
		萎缩性皮肤病常伴毛囊破坏,导致不可逆的秃发。		
L66.804		脂肿性秃发	脂水腫性禿髮	lipoedematous alopecia
		是一种罕见的以头皮疼痛、感觉异常或瘙痒、秃发和头皮增厚为主症的综合征。仅见于黑种人妇女。		
L66.805		职业性毛发改变	職業性毛髮改變	occupational hair change
		接触矿物油、沥青等引起的毳毛折断或增生等毛发异常。		
L66.901		瘢痕性秃发	疤痕性禿髮	cicatricial alopecia
		各种原因引起的毛囊破坏,从而产生永久性秃发。		
L67.001		结节性脆发症	結節性脆髮症	trichorrhexis nodosa
		发干上有似白色结节,实际上是毛发干皮质折断裂成细丝的部位,使毛发脆弱以至在这些结节处折断。留下扫帚柄状或刷子状残端。通常由电吹风引起。黑种人发生于发干近端,白种人和亚洲人发生于发干顶端。		
L67.101		发色变异	毛髮顏色改變	hair colour change
		一个人身上发生不同的毛发颜色。		
L67.103		白发症	白髮症	poliosis
		指头发全部或部分变白,原因不清,可能是毛球部黑素细胞代谢障碍所致。分先天性和后天性两种。		
L67.103		灰发症	灰髮	canities
		黑白过度色的头发。		
L67.103		获得性局限性白发	後天性局限性白髮症	acquired poliosis circumscripta
		为获得性白发,见于白癜风、斑秃、头皮炎症。		
L67.103		局限性白发	限界性白髮	localized poliosis

主码	附码	中文病名	繁体病名	英文病名
		相邻的一群毛囊黑素缺乏或减少所引起的白发。可有遗传性或后天性两种。通常见于综合征的伴发症状。		
L67.103		老年性白发	老年性白髮	poliosis senilis
		是一种老年退化现象，由于皮肤中的多巴阳性黑素细胞减少所致。		
L67.104		黄发	黃髮	yellow hair
		各种疾病形成的黄色发。		
L67.105		棕发	棕髮	brown hair
		各种疾病形成的棕色发。		
L67.106		白眉毛	白毛症	poliosis eyebrow
		各种病因引起的眉毛全部或部分变白。		
L67.107		白睫毛	白睫毛	poliosis eyelashes
		各种病因引起的睫毛全部或部分变白。		
L67.108		早年灰白发	甲發性白髮	premature greying
		青少年的过早头发全部或部分变白。见于营养不良、精神紧张、慢性疾病及遗传因素。		
L67.802		代谢性疾病毛干异常	代謝性疾病毛幹異常	abnormalities of hair shaft in the metabolic diseases
		吸收障碍和营养不良引起，多见于各种代谢障碍综合征，以毛发细、稀、干燥、脆、无光泽为特征。		
L67.805		感叹号状发	驚歎號狀毛	exclamatory pointed hair
		毛发拔出时其毛球已萎缩变细，是斑秃的特征。		
L67.807		假性环纹发	假環髮	pseudopili annulati
		形似环状发，也有正常的颜色和淡色交替带，但非毛干发育异常而系外来的影响所致。		
L67.809		管状发鞘	管狀毛发圓柱	tubular hair cast
		毛干上有淡白色至黄色、半透明的管状物，管状物由上皮细胞和角质碎屑团块组成，突出头皮 1～3mm，可沿毛干上下移动，可能与毛发长期受到机械刺激（牵拉）有关。		
L67.810		泡沫状发	氣泡狀毛髮	bubble hair
		一种新型毛干异常，可能与外源性损伤有关。可见头部有局限性发脆区，发柔软，呈丛状，似烧焦状，甚干燥，头皮正常。		
L67.811		间歇性毛囊发育不良	間歇性毛囊發育不良	intermittent dysplasia of hair follicle
		毛间歇性病变导致进行性的发干变脆、未发现生化异常。		
L67.815		波尔－平库斯标志	Pohl－Pinkus 標誌	Pohl－Pinkus marks
		继发于感染、营养不良等系统性疾病的毛干狭窄，相似于指甲 Beau 线。		
L67.816		毛缠结及鸟窝状发	毛纏結及鳥窩狀髮	tangling and bird's nest hair
		头发缠绕在一起不易梳开，呈鸟窝状。多为物理性和化学性损伤所致。		
L67.817		小棘毛壅症	小棘狀毛壅症	trichostasis spinulosa
		发生于皮脂腺丰富处，以成簇的毳毛包埋在角化的毛囊内，形成黑色的角质栓。		
L67.820		分叉发	雙叉毛	pili bifurcati
		发干分裂成两平行支，而后又联合为一的毛干异常。		
L67.822		套叠性脆发症	套疊性脆髮症	trichorrhexis invaginata
		常染色体隐性遗传。可见毛发稀疏、干燥、无光泽、质脆，呈竹节状，在竹节处有套叠，毛发低于 4cm。		
L67.823		毛发纵裂病	髮縱裂症	trichoptilosis
		毛发末端裂成数条细丝，犹如羽毛样，故又名羽状脆发症。		
L67.825		软发	毛髮軟化	trichomalacia
		由外伤或拔发毛癖所致的毛干异常。		
L67.826		脆发	脆髮	fragile hair
		毛发斜裂或横断，常继发于美容损伤。		
L67.827		毛发营养不良	毛髮營養不良	hair dystrophy; trichodystrophy; hair malnutrition
		常表现为伴有折断和无光泽的头发。可为先天性和后天性。先天性为代谢性或伴毛发疾病的综合征。		
L67.828		裂发症	裂发症	trichoschisis
		发干横断，并有异常的显微镜下双折射现象。		
L68.001		男性多毛症	男性多毛症	male hirsuties
		发生于男性毛发过多，与女性相对应的多毛症。		
L68.002		医源性多毛症	醫源性多毛症	iatrogenic hirsutism
		应用某些药物引起的多毛症，躯干、四肢、面部等广泛部位多毛。该毛比胎毛粗、比终毛细，处于两者之间，长可达 3cm。停药后 6 个月至 1 年可恢复正常。主要为应用糖皮质激素、苯妥英钠、补骨脂素、米诺地尔、环胞素等引起。		

主码	附码	中文病名	繁体病名	英文病名
L68.003		内分泌性多毛症	內分泌性多毛症	endocrine hirsutism
		内分泌疾病可引起多毛症，如甲状腺功能减退、甲状腺功能亢进、脑垂体或间脑、肾上腺功能亢进等。		
L68.004		药物性女性多毛症	藥物性女性多毛症	hirsutism due to drug
		使用足量的雄激素、糖皮质激素、含从19－去甲睾酮衍生而来的口服避孕药可引起妇女多毛症。		
L68.101		获得性毳毛增生症	後天性胎毛性多毛症	acquired hypertrichosis lanuginosa
		后天性的物理性质像胎毛的毳毛增多，表现为毛粗、硬、长、密。常伴同肿瘤或继发严重疾病。		
L68.201		局限性多毛症	局限性多毛症	hypertrichosis localised
		属获得性多毛症，许多刺激和炎症可以引起局部毛发生长。		
L68.202		骶尾部毛痣	骶尾部毛痣	sacrococcygeal nevus pilous
		属于痣样多毛症的一种类型，常伴有脊椎裂，临床上表现腰骶部长出一簇黑毛。		
L68.301		多毛症	多毛症	hypertrichosis; polytrichia
		是身体任何部位毛发过多生长的一种疾病。病因复杂，通常分先天性和获得性两种。先天性多毛症常与遗传和种族有关；获得性多毛症可分为全身性多毛症和局限多毛症两种，前者与内分泌疾病有关，后者与局部病变有关。		
L68.302		多双生毛	多生双毛	pili multigemini
		一个毛囊的外毛根鞘内生出多根(2～8根)毛，但其外毛根鞘在结构上无异常。主要见于面部和胡须部。		
L68.801		特发性多毛症	特發性多毛症	idiopathic hypertrichosis
		除表现为多毛外，查不出其他内分泌疾病和其他引起多毛症的疾病。		
L68.803		症状性多毛症	症狀性多毛症	symptomatic hypertrichosis
		全身性疾病可以表现为多毛或以多毛为其主要的临床症状。主要由内分泌疾病等引起，多表现为全身性多毛，伴性征异常。少数多毛为一些遗传性综合征的临床症状之一，多表现为局部性多毛，伴其他畸形。		
L68.804		女性多毛症	女性多毛症	hirsutism; female polytrichia
		妇女在雄激素依赖部位如上唇、颏、耳前部、胸、腹及大腿前侧部位，部分或完全过多过密的粗毛生长，称为性征异常。多由雄激素引起，多毛程度和广泛度取决于雄激素的含量和毛囊对雄激素的反应能力。		
L68.805		女性生须	婦女生鬚	pogoniasis
		见于女性唇部长出男性样胡须，但不及男性胡须长和粗。		
L70.001		粉刺	粉刺	comedo
		粉刺的非炎性损伤。扩张的毛囊孔内的皮质和角质蛋白栓，其内常有痤疮丙酸杆菌、白色葡萄球菌和卵状糠状癣菌。		
L70.002		脓疱性痤疮	膿疱性痤瘡	pustular acne
		以毛囊中心化脓的为特征的痤疮。		
L70.003		囊肿性痤疮	囊狀痤瘡	cystic acne
		表现以囊肿为主要表现的痤疮，囊肿内容物为角质蛋白和皮脂以不同比例组成的混合物。		
L70.004		寻常痤疮	尋常性痤瘡	acne vulgaris; common acne
		发生于毛囊皮脂腺的慢性炎症性疾患，好发于青少年的面部、胸背等处，表现为粉刺、丘疹、脓疱、结节、囊肿等。		
L70.005		硬结性痤疮	硬結性痤瘡	acne indurata
		由丘疹性痤疮发展而来的位置深，并可由破坏性病变导致严重的瘢痕。		
L70.006		白头粉刺	白頭粉刺	white comedo
		表现为白头的粉刺。		
L70.008		黑头粉刺	黑头粉刺	black comedo
		表现为黑头的粉刺。		
L70.009		粉刺性痤疮	粉刺性痤瘡	comedonal acne
		常发生在痤疮的早期，表现为粉刺性损害。		
L70.101		聚合性痤疮	聚合性痤瘡	acne conglobata
		多形性损害，表现为脓肿、囊肿、瘢痕、瘢痕疙瘩集簇发生，好发于背部、臀部和胸部。		
L70.201		痘样痤疮	痘瘡樣痤瘡	acne varioliformis
		一种罕见的痤疮，由毛囊性脓疱疹构成，可遗留痘疮样疤痕，常局限于额部和头皮处，也许属于深部型粟粒性坏死性痤疮。		
L70.202		粟粒坏死性痤疮	粟粒性壞死性痤瘡	acne necrotica miliaris
		发生于头皮一种罕见慢性毛囊炎，主要见于成年人，由此形成可因搔抓而破坏的细小、浅表的脓疱。		
L70.301		热带痤疮	熱帶性痤瘡	acne tropica
		发生于热带地区的寻常痤疮，其特征为出现大而疼痛的囊肿、结节和脓肿、进而形成聚合性脓肿，导致瘢痕形成，多发生于背、颈、臀部、腿和上臂等处。面部则常幸免，易发生于早年曾患寻常痤疮者。		
L70.401		新生儿痤疮	新生兒痤瘡	neonatal acne

主码	附码	中文病名	繁体病名	英文病名
		一般发生于出生 3 个月内的男性婴儿的一种寻常痤疮，主要特征为面部出现丘疹、脓疱以及开放和闭合性粉刺。患儿青春期可能发生更严重的痤疮。		
L70.402		婴儿痤疮	嬰兒痤瘡	infantile acne
		1 岁以内婴儿所患的痤疮。主要表现为粉刺、丘疹、脓疱；偶有结节、囊肿。部分患者持续 1 年以上，与性激素异常有关。		
L70.803		职业性痤疮	職業性痤瘡	occupational acne
		指接触煤焦油、页岩油、天然石油及其高沸点分馏产品与沥青等引起的油痤疮；接触某些卤代芳烃、多氯酚及聚氯乙烯热解物等引起的氯痤疮。		
L70.805		丘疹性痤疮	丘疹性痤瘡	acne papulosa
		寻常痤疮的一种，其损伤为无数炎症性丘疹，常发展成硬结性痤疮。		
L70.807		坏死性痤疮	壞死性痤瘡	acne necrotica
		深在的丘疹性、毛囊性、脓疱性发疹，通常累及成人的头皮、前额和颞颥部，偶可累及颊部、鼻部和躯干。		
L70.808		剥脱性痤疮	搔抓性痤瘡	excoriated acne
		通常见于少女和少妇的一种浅表型痤疮，原因为以常剔除，挤捏细小、轻微甚至并不存在的面部损害的强迫性神经质习性，而由此留下伤痕。		
L70.809		瘢痕疙瘩样痤疮	蟹足腫性痤瘡	acne keloidalis
		痤疮或痤疮样毛囊样疾病，其毛囊皮脂腺或其周围有化脓性炎症，结果引起瘢痕疙瘩。		
L70.811		萎缩性痤疮	萎縮性痤瘡	acne atrophica; atrophic acne
		皮肤小丘疹消失后，遗留的萎缩性凹陷和瘢痕的痤疮。		
L70.812		药物性痤疮	藥物性痤瘡	acne due to drug
		长期过量使用阿米庚酸等药物引起的痤疮。		
L70.814		糖皮质激素性痤疮	醣皮質類固醇引起之痤瘡	glucocorticoid – induced acne
		糖皮质激素全身使用、外用、封包后，在局部发生的痤疮样皮损。		
L70.815		碘疹	碘疹	iododerma
		碘化物可引起多种皮疹，以痤疮样皮疹、毛囊炎性脓疱、大疱、结痂、紫癜、炎性结节为特征。		
L70.816		氯痤疮	氯痤瘡	chloracne
		过多接触氯化物所致的皮肤损害。表现为粉刺、丘疹、脓疱、结节和囊肿，愈后留下凹陷性瘢痕。		
L70.817		接触性痤疮	接觸性痤瘡	contact acne
		由于皮肤接触某些毒性物质及工业生产时产生的烟雾而引起的皮肤痤疮样皮疹。		
L70.818		麦当劳痤疮	McDonal 痤瘡	McDonal acne
		食入过多麦当劳，因脂肪过多而引起。		
L70.819		妇女壮年期痤疮	婦女壯年期痤瘡	postadolesent acne in women
		发生于 45 岁以上妇女，多由青年痤疮延续而来，表现为白头粉刺、丘疹、脓疱，常伴有经前紧张综合征，是雌激素减少，雄激素相对增多所致，被认为是内源性寻常型痤疮。		
L70.820		经前期痤疮	月經前痤瘡	premenstrual acne
		行经前（偶尔为后）出现的痤疮，其发生具有自然周期性。		
L70.821		唇膏性痤疮	唇膏性痤瘡	lip balm acne
		唇膏引起粉刺性损害，在使用唇膏部位唇红缘出现成排的黑头粉刺或白头粉刺。		
L70.822		润发油性痤疮	髮油所致痤瘡	pomade acne
		寻常痤疮的一种，多见于使用油性润滑剂修饰头皮和面须的黑人，特点为前额、颞部、面颊和下颌等处出现闭合性粉刺。		
L70.824		夏季痤疮	夏季痤瘡	acne aestivalis
		夏季或在阳光中度假后发生的以角化丘疹出现为特征的痤疮。为多形性日光疹的一个类型。		
L70.825		机械性痤疮	機械性痤瘡	acne mechanica
		对皮肤造成损伤的机械性因素致使原有痤疮损害加剧，如因颏带、衣着、矫形夹、背包、坐椅、汽车坐椅等因素造成的磨损、牵拉、压迫和夹等作用所致。		
L70.830		暴发性痤疮	猛爆性痤瘡	acne fulminans
		一种罕见的极端严重的囊肿性痤疮，主要见于少男，其特点为结节性和囊肿性损害高度发炎，并因化脓变性而致溃疡形成，发热，体重减轻、贫血、白细胞增多、血沉加速和多关节炎。		
L70.831		油痤疮	油痤瘡	oil acne
		接触各种油类引起的痤疮和毛囊炎。		
L70.832		焦油痤疮	焦油痤瘡	tar acne
		接触焦油所致的痤疮。		
L70.833		化妆品痤疮	化妝品性痤瘡	acne induced by cosmetics
		经一定时间接触化妆品后，在局部发生的痤疮样皮损。		
L70.835		痘疮样坏死性痤疮	痘瘡樣壞死性痤瘡	acne necrotica varioliformis

主码	附码	中文病名	繁体病名	英文病名
		前额小丘疹、脓疱、中度坏死、留下萎缩性瘢痕。		
L70.836		PAPA 综合征	PAPA 徵候群	PAPA syndrome
		具有化脓性关节炎、坏疽性脓皮病、严重的囊肿性痤疮,符合常染色体显性遗传,为基因发生突变引起。		
L70.901		Ⅰ°痤疮	Ⅰ°痤瘡	Ⅰ°acne
		散发至多发的黑头粉刺,可伴散在分布的炎性丘疹。		
L70.901		Ⅱ°痤疮	Ⅱ°痤瘡	Ⅱ°acne
		Ⅰ°痤疮加面部炎症性皮损数目增多,出现浅在性脓疱。		
L70.901		Ⅲ°痤疮	Ⅲ°痤瘡	Ⅲ°acne
		Ⅱ°痤疮加深在性脓疱,分布于颜面、颈部和胸背部。		
L70.901		Ⅳ°痤疮	Ⅳ°痤瘡	Ⅳ°acne
		Ⅲ°加结节、囊肿,伴瘢痕形成,发生于上半身和臀部。		
L70.901		痤疮	痤瘡	acne
		发生于毛囊皮脂腺的慢性炎症性疾患;与雄激素、皮脂分泌增多、毛囊皮脂腺导管异常角化、痤疮丙酸杆菌增殖及遗传等因素有关。好发于青少年的面部、胸背等处,表现为粉刺、丘疹、脓疱、结节、囊肿等。		
L71.001		口周皮炎	口圍皮膚炎	perioral dermatitis
		周期性发作,原因不明,位于鼻唇沟、上唇、颏、鼻等处的炎症性皮肤病。口唇周围有一圈正常皮肤。		
L71.805		糖皮质激素性酒渣鼻	醣皮質類固醇誘發之酒渣	glucocorticoid – induced rosacea
		应用糖皮质激素所致的酒渣鼻。		
L71.809		肉芽肿性酒渣鼻	肉芽腫性酒渣	granulomatous rosacea
		特殊类型的酒渣鼻,其临床特点为在颜面发生淡红色或黄褐色丘疹,皮肤潮红充血。		
L71.810		罗姆博综合征	Rombo 氏徵候群	Rombo's syndrome
		常染色体隐性遗传病。具有颗粒状皮肤、多发性基底细胞癌、毛发上皮瘤、稀毛症和特殊的手足发绀等特征。		
L71.901		酒渣鼻	酒渣	rosacea
		以鼻部及其周围潮红,上起丘疹、脓疱及毛细血管扩张,形似酒渣为特征的皮肤病。病因不清,可能与遗传、胃肠功能紊乱、胃酸减少引起消化不良和幽门杆菌所致的感染、高血压、精神因素、日光,冷热刺激及毛囊蠕形螨感染等有关。		
L72.001		表皮囊肿	表皮囊腫	epidermal cyst
		一种来自表皮或毛囊上皮的良性囊肿,由上皮被围入真皮形成囊状而成,其中充满角蛋白,混有不等量的富含脂质的碎屑。		
L72.002	M90841/0	皮样囊肿	皮樣囊腫	dermoid cyst
		通常出生时即存在,代表胚胎发育紊乱,一般沿胚胎融合线发生,位于背中线、腹中线和鳃裂,好发于头部和颈部,囊肿内衬有复层鳞状上皮,并含有皮肤附属物,包括毛发等。		
L72.122		毛囊漏斗肿瘤	毛囊漏斗腫瘤	follicular infundibulum tumour
		是一种毛囊源性良性上皮性肿瘤。		
L72.201		多发性皮脂腺囊肿	多發性皮脂腺囊腫	steatocystoma multiplex
		系一种错构瘤。常有家族史,可能为常染色体显性遗传。但有些为非遗传方式。		
L72.803		表皮包涵囊肿	表皮包涵性囊腫	epidermal inclusion cyst
		为多数起源于沿胚胎融合线的底层上皮细胞而成的囊肿性损害,见于颈及躯干部,表现为界线清晰、可推动的囊肿。		
L72.804		福代斯病(口腔)	福代斯氏病(口腔)	Fordyce's disease(mouth)
		是皮脂腺异位,错生在唇颊黏膜上而形成无主观症状的一种慢性皮脂腺性疾病。		
L72.811		粟丘疹	粟丘疹	milium;milia
		起源于表皮或附属器的良性肿物或潴留性囊肿。		
L73.002		项部瘢痕疙瘩性毛囊炎	項部蟹足腫性毛囊炎	folliculitis keloidalis nuchae
		发生于项部发际处的一种慢性毛囊性炎症疾病。以瘢痕疙瘩样增生伴毛囊炎为其特征。病原菌多为金黄色葡萄球菌、白色葡萄球菌或链球菌。本病的发生与个体素质有一定关系。		
L73.101		须部假性毛囊炎	鬚部假毛囊炎	pseudofolliculitis barbae
		局限于胡须的毛囊炎和毛囊周围炎。		
L73.102		嵌毛	嵌毛	ingrowing hair
		毛发长出皮后又返回弯曲穿入皮内,如同向肉内生长的毛发。		
L73.103		反生毛	反屈毛	pili recurvati
		在黑发和发色较深的男子中,特别是有卷发的黑人中,胡须斜着长出,并反向皮肤生长。可引起炎性异物反应。		
L73.201		化脓性汗腺炎	化膿性汗腺炎	hidradenitis suppurativa
		好发于腋部和会阴部的顶泌汗腺慢性化脓性炎症。		

主码	附码	中文病名	繁体病名	英文病名
L73.802		寻常性须疮	尋常性鬚瘡	sycosis vulgaris
		发生于男子胡须部的化脓性毛囊炎，如破坏毛囊，临床上出现瘢痕者称狼疮样须疮。		
L73.803		小腿慢性毛囊炎	小腿慢性毛囊炎	chronic folliculitis of legs
		主要见于印度，好发于男性青年，病原菌为金黄色葡萄球菌，其特点为在小腿及股部突然发生很多深浅不一的毛囊性脓疱，病程慢性，无全身症状，有时可有高丙球蛋白血症，治疗不易收效。		
L73.805		细菌性毛囊炎	细菌性毛囊炎	bacterial folliculitis
		整个毛囊细菌感染发生的化脓性炎症。其病原菌主要是葡萄球菌，有时亦可分离出表皮葡萄球菌。不清洁、搔抓及机体抵抗力下降可为本病的诱因。		
L73.808		多发性汗腺脓肿	多發性汗腺膿瘍	multiple sweat gland abscesses
		金黄色葡萄球菌引起的外泌汗腺的化脓性炎症。		
L73.810		特发性复发性掌跖汗腺炎	特發性復發性掌蹠汗腺炎	idiopathic relapsing palmoplantar hidradenitis
		好发于儿童和年轻人的跖部，偶见于掌部的痛性红色斑块和结节的疾病。		
L73.901		毛囊炎	毛囊炎	folliculitis
		原发于毛囊部的急性、亚急性或慢性炎症。		
L74.003		红痱	紅色汗疹	miliaria rubra
		汗液在表皮螺旋形的汗管处溢出所致。		
L74.102		白痱	白色汗疹	miliaria alba
		汗液在角质层或角质层下汗管溢出。		
L74.201		脓疱性痱	膿疱性汗疹(痱子)	miliaria pustulosa
		多由红痱发展而来，皮损为针尖大小浅脓疱或脓疱性丘疹，细菌培养常无细菌生长。		
L74.202		封包性痱	閉塞性汗疹	occlusion miliaria
		不当封包形成的痱。		
L74.203		深部痱	深部汗疹	miliary profunda
		阻塞的汗管在真皮－表皮交界处破裂，表皮汗管常被反复发作的红痱破坏，使汗液阻塞在真皮内而发生病变。		
L74.301		痱	汗疹	miliaria
		汗孔闭塞导致皮肤汗液潴留的一组疾病。		
L74.401		无汗症	無汗症	anhidrosis
		皮肤表面无汗。		
L74.402		汗腺功能障碍性无汗症	汗腺功能障礙性無汗症	anhidrosis due to anaphoresis
		见于先天性无汗腺或汗腺完全破坏。		
L74.403		神经性无汗症	神經性無汗症	neural anhidrosis
		常见完全无汗，复发性肢端溃疡，并且出生时即发病。肢端感觉减退，触觉存在。		
L74.404		粟粒疹后少汗症	痱子後少汗症	postmiliarial hypohidrosis
		粟粒疹之后，有时可达严重程度而使患者因热而不能正常工作。		
L74.405		热带出汗不良	熱帶出汗不良	tropical dyshidrosis
		不适应热带气候引起持久性汗孔闭塞，造成少汗以致躯干热量不能散发，在夏季无法耐受。		
L74.406		少汗症	少汗症	hypohidrosis
		皮肤表面少汗。		
L74.802		血汗症	血汗症	hematohidrosis
		常伴发出血性疾病，为血液或血液色素混在汗液内由汗液排出形成特殊的红色汗液，与汗腺无关。		
L74.803		鼻红粒病	鼻紅粒病	granulosis rubra nasi
		病因不明，大多有遗传倾向。主要发生于鼻，也可累及颊、上唇和颏部，可见红斑、针头大小圆形尖顶丘疹，玻片压之可消失，伴局部多汗。		
L75.001		臭汗症	臭汗症	bromhidrosis;fetid sweat
		汗腺分泌液有特殊的臭味或汗液被细菌分解，产生脂肪酸释放出的臭味。分为全身性臭汗症和局限性臭汗症(腋臭和足臭)，多与遗传有关。		
L75.002		足跖臭汗症	足蹠臭汗症	plantar bromhidrosis
		发生于足部的臭汗症。		
L75.101		色汗症	色汗症	chromhidrosis
		为少见疾病，顶泌汗腺的功能失调，并在产生色素的细菌作用下，分泌大量色素脂褐质；小汗腺色汗症主要由药物、染料引起，如注射美蓝可使汗液呈青色，碘化钾呈淡红色等。		
L75.202		福克斯－福代斯病	福斯－佛代斯氏病	Fox－Fordyce disease
		常有瘙痒的慢性疾病，主要见于妇女，特征是顶泌汗腺区发生小的毛囊性丘疹，尤其是腋下和阴阜，是由于受累顶泌腺管表皮、顶泌管和相邻真皮改变所致。		
L75.800		假色汗症	假色汗症	pseudochromhidrosis

主码	附码	中文病名	繁体病名	英文病名
		人为造成的色汗症，颜（染）料涂入皮肤或皮肤接触颜（染）料所致，如着色衣物的染色。		
L75.802		尿汗症	尿汗症	uridrosis
		见于尿毒症患者，代谢产物尿素物质不能从尿中排出，改从皮肤排出，呈氨味，可见尿素颗粒。		
L80.x01		白癜风	白癜風；白斑	vitiligo
		常见的色素脱失性皮肤黏膜疾病，表现为局限性或泛发性色素完全脱失。是由于皮肤和毛囊的黑素细胞内酪氨酸酶系统的功能的减退、丧失而引起。		
L80.x02		蓝色白癜风	蓝色白癜风	blue vitiligo
		在经某些药物（如博来霉素、叠氮胸苷等）治疗的过程中，此时存在的白癜风皮损中大部分白斑呈蓝色调。		
L80.x03		五色白癜风	五色白斑	pentachrome vitiligo
		未经治疗患者的皮肤上同时观察到白、褐、棕黄、深褐和黑色五种不同的颜色。		
L80.x04		眼－皮肤－脊椎－耳综合征	眼－皮膚－脊椎－耳徵候群	oculo – dermo – vertebral – acoustic syndrome
		发生单侧性的视网膜退化、面部同侧性白癜风和白发、耳聋。		
L80.x05		豹斑状白斑	豹斑狀白斑	leopard vitiligo
		典型的鱼鳞病皮损中兼有广泛豹斑状点状色素脱失，如豹斑状，在豹斑状处毛发变白。有家族史。		
L80.x06		斑秃后白斑	圓禿後白斑	post – alopecia areata leukoderma
		斑秃区皮肤及毛发均可为白色，白癜风与斑秃可同时发生其发病机制、病程、病理及治疗方面两者有诸多相似之处。		
L81.001		炎症后过度黑变病	發炎後黑色素過度沈著症	postinflammatory hypermelanosis
		继发急性或慢性炎症过程之后出现的过度皮肤色素沉着。		
L81.101		黄褐斑	肝斑	chloasma
		是以面部获得性、对称性蝶形黄褐色斑片为特征的常见色素性皮肤病，以女性多见。病因较复杂，与内分泌、妊娠、药物（苯妥英钠、口服避孕药）、系统性疾病如肝病等有关。日光暴晒、劣质化妆品可诱发本病。		
L81.201		雀斑	雀斑	freckles；ephelides；ephelis
		好发于面部的常染色体显性遗传病，表皮黑素颗粒增多，面部呈黄褐色色素斑点，5岁以后开始出现。致病基因位点4q32－q34。		
L81.301		咖啡牛奶斑	咖啡牛奶斑	Café – au – lait macule；café – au – lait patch
		多见于躯干部的淡褐色或咖啡牛奶色斑点，大小不等，形状不一，但多为卵圆形，边界清楚，表面光滑，起病于新生儿或幼儿期。为独立疾病或伴发其他遗传性疾病。		
L81.401		黑化病	黑變症	melanism
		可能为常染色体遗传病。表现为皮肤过度色素沉着，可自幼发生，并不断加深，弥漫分布，至5～6岁时停止。		
L81.403		进行性肢端黑变病	進行性肢端黑變症	progressive acromelanosis
		表现为所有指趾背侧皮肤弥漫性色素沉着，其面积不断扩大，颜色加深，4～5岁波及会阴、四肢、头颈等部位。伴有癫痫样发作。		
L81.408		全身性色素异常症	全身性色素異常症	dyschromatosis universalis
		常染色体显性遗传性皮肤病，在1～2岁时开始出现色素斑，色素斑中间有色素减退。皮损遍及全身，以腹部最明显，但面部不波及。		
L81.410		泛发性黑变病	廣泛性黑變症	generalized melanosis
		泛发性色素性病变，其特点是表皮/上皮基底层过度色素沉着伴有黑素细胞数目轻度增加。		
L81.411		眶周过度色素沉着	眼眶周圍色素過度沈著	periorbital hyperpigmentation
		获得性色素沉着，成年起病，表现为双眼上下睑灰褐色色素沉着，少数累及眉部和颊部，无自觉症状。		
L81.412		里尔黑变病	Riehl氏黑變症	Riehl's melanosis
		是发生于面部等暴露部位为主的青灰色或灰褐色色素沉着病。病因复杂，发病机制尚不清楚。长期焦油及其衍生物可以发病。此外，皮肤炎症以及日光暴晒亦是重要诱因。		
L81.413		焦油黑变病	焦油黑變症	tar melanosis
		长期暴露焦油及其衍生物引起的局部皮肤炎症性和色素过多性疾病。		
L81.414		职业性黑变病	职业性黑變症	occupational melanosis
		长期接触煤焦油及矿物油，橡胶成品及其添加剂，某些颜（染）料及其中间体等引起的慢性皮肤色素沉着。		
L81.416		摩擦黑变病	摩擦黑變症	friction melanosis
		长期反复机械刺激所致局部皮肤的网状色素沉着性损害。		
L81.417		面部毛囊红斑黑变病	顏部毛囊紅斑黑變症	erythromelanosis follicularis faciei
		主要见于中青年男性耳前下部及耳后、颈侧部的毛囊性红斑性色素沉着病。		
L81.419		阴茎黑变病	陰莖黑變症	penile melanosis
		阴茎色素性病变，其特点是表皮/上皮基底层过度色素沉着伴有黑素细胞数目轻度增加。		
L81.420		女阴黑变病	外陰黑變症	vulvar melanosis
		女阴色素性病变，其特点是表皮/上皮基底层过度色素沉着伴有黑素细胞数目轻度增加。		

主码	附码	中文病名	繁体病名	英文病名
L81.427		先天性弥漫性皮肤色素斑	先天性瀰漫性皮色斑駁	congenital diffuse mottling of skin
		常染色体显性遗传病。系出生时即有泛发的网状色素沉着,伴有牛奶咖啡斑和严重的面部色素斑,未见其他先天畸形。		
L81.428		家族性进行性过度色素沉着	家族性進行性過度色素沈著	familial progressive hyperpigmentation
		常染色体显性遗传病,患者出生时或出生后即有弥漫性色素沉着斑,随着年龄增长而扩大。		
L81.429		斑痣	扁平母斑	nevus spilus
		表面光滑、黄褐色至棕色、斑状、表皮的黑素细胞痣,散发出更小的深色斑。		
L81.433		神经皮肤综合征	神經皮膚徵候群	neurocutaneous syndrome
		源于外胚层组织的器官发育异常引起的疾病。病变不仅累及神经系统、皮肤和眼,还可累及中胚层、内胚层器官如心、肺、骨、肾和胃肠等。临床特点为多系统、多器官受损。		
L81.434		内源性非黑素色素沉着	內源性非黑素色素沈著	endogenous non – melanin pigmentation
		体内许多物质过剩或以异常形态或部位存在时,均可影响皮肤颜色,引起色素沉着。		
L81.435		特发性多发性斑状色素沉着	特發性多發性斑狀色素沈著	idiopathic multiplex pigmentation maculosa
		原因不明的好发于青年人躯干部的多发性色素沉着。		
L81.436		外源性色素沉着	外源性色素沈著	exogenous pigmentation
		由于工业或医药方面的接触,各种化学物质可以进入机体,从而造成皮肤的颜色变化。		
L81.437		多发性斑状色素沉着症	多發性斑狀色素沈著症	pigmentation macularis multiplex
		皮损为泛发的色素沉着过度以及不同程度的较浅色的区,类似“雨滴现象”或“水磨石外观”。		
L81.438		泛发性黑子病	廣泛性小痣病	generalized lentiginosis
		通常有多数黑子,从婴儿期开始,间歇出现,逐渐增多。病因不清,但大多数患者与遗传无关。		
L81.439		木村网状肢端色素沉着	北村氏網狀肢端色素沈著症	reticular acropigmentation of Kitamura
		肢端网状色素沉着,可累及掌、颈侧、躯干等处皮肤。		
L81.443		色素性玫瑰疹		roseola pigmentosa
		青年躯干、四肢近端逐渐发展玫瑰色、淡褐色、黑褐色色素沉着斑,多年不消退。		
L81.447		营养缺乏性色素异常	營養缺乏所致的色素性病灶	pigmented lesion due to nutrition deficiency
		营养及维生素缺乏引起的色素沉着斑。		
L81.448		着色性类干皮病	色素性幹皮樣病	pigmented xerodermoid
		临床表现类似干皮病,30～40岁起病。		
L81.449		单侧性黑子病	單側性小痣病	unilateral lentiginosis
		黑子出现于身体的一侧,呈带状分布,部分患者可伴有神经异常。		
L81.451		发疹性黑子病	發疹性小痣病	eruptive lentiginosis
		通常见于青少年,数周内发生大量黑子,开始是毛细血管扩张,继而迅速发生色素沉着。		
L81.452		黑子	小痣	lentigo
		又称雀斑痣、雀斑样痣,我国古代医书中称黑子或黑子痣。皮损为褐色或黑褐色的圆形斑点,直径1～2mm,表皮与真皮交界处黑素细胞增多,临床上常见,有时是某些遗传性综合征的特征之一。		
L81.453		单纯性黑子	單純小痣	lentigo simplex; simple lentigines
		多发生于幼年,损害常为少数散在分布的针尖至粟米大斑点,呈一致的棕至黑色,不限于曝光部位。		
L81.454		老年性黑子	老年性小痣	lentigo senilis
		又称老年性雀斑样痣,面颈、手背等光暴露区的褐色至褐黄色色素斑,米粒至钱币大,无自觉症状。		
L81.455		面中部黑子病	面中部小痣病	centrofacial lentiginosis
		常染色体显性遗传的罕见综合征。1岁以内在面部中心水平线上出现小的褐黑色斑点,逐渐增多至8～10岁,伴身体发育缺陷。		
L81.456		PUVA 黑子	PUVA 雀斑樣痣	PUVA lentigines
		PUVA 治疗或 UVA 照射引起的色素沉着性疾病,其发生与照射累积量有关。		
L81.502		老年性白斑	老年性白皮症	senile leukoderma
		老年退化现象,由于皮肤中的多巴阳性黑素细胞数目减少所致圆形白斑点。		
L81.506		深肤色人种色素减退斑纹	深膚色人種色素減退斑紋	hypopigmented markings in dark – skinned people
		又称色素分界线,皮肤较深和较浅的界线,即皮肤色沉着斑的突然转变处。		
L81.507		黏膜白斑	黏膜白斑	leukoplakia
		发生于口唇、口腔、外阴黏膜的角化性脱色性病变。可能与局部刺激、雌激素水平减低及维生素缺乏等有关。		
L81.508		热带浅色斑	熱帶減色斑	macular tropical hypochromia
		热带减色斑在是在热带地区相当常见的一种疾病,以成群、大小不一致的小减色斑为特征。		
L81.509		职业性白斑	職業性白皮症	occupational leukoderma
		长期接触苯基酚或烷基酚类化合物引起的皮肤色素脱失斑。		

主码	附码	中文病名	繁体病名	英文病名
L81.510		炎症后色素减退	發炎後黑色素減少	postinflammatory hypopigmentation
		发炎部位皮肤的继发性色素减少,见于多种炎症性皮肤病。		
L81.511		获得性黑素减少症	後天性黑色素減少症	acquired hypomelanosis
		本组疾病不是由于原发性黑素细胞功能缺陷所致的色素减少,而是后天性获得性色素减少性疾病。		
L81.512		对称性进行性白斑	對稱性進行性白皮症	symmetrical progressive leucopathy; symmetrical progressive leukoplakia
		见于年轻人,为点状皮肤色素脱失斑,对称发生于小腿前面,较少出现在腹部及肩胛之间。		
L81.601		皮肤异色病	皮膚異色病	poikiloderma
		皮肤萎缩伴明显毛细血管扩张及网状色素沉着。有先天性和继发性。		
L81.602		特发性滴状色素减少症	特發性滴狀黑色素減少症	idiopathic guttate hypomelanosis
		一种原因不明的多发性滴状色素减退斑。		
L81.701		进行性色素性紫癜性皮病	進行性色素性紫斑樣皮膚病	progressive pigmented purpuric dermatosis
		常不对称地发生在小腿伸面不规则的针头或针尖大小红点,似撒的胡椒面的点状损害,形成大小、形状不一的斑片,周围留下色素沉着。		
L81.706		色素性紫癜性苔藓样皮炎	色素性紫斑性苔蘚樣皮膚炎	pigmented purpuric lichenoid dermatitis
		是一种病因不明的慢性疾病,常发生于小腿,以红棕色小丘疹性紫癜,相互融合成为边界不清的苔藓样斑片。		
L81.708		色素性紫癜性皮病	色素性紫斑性皮膚病	pigmentary purpuric dermatosis
		一组由淋巴介导的红细胞外渗所致的疾病。有三种临床类型,多种症状可重叠发生。		
L81.801		文身	紋身;刺青	tattoo
		外来不溶性的色素机械地引入真皮,产生一种永久性色素斑。		
L81.802		持久性色素异常性红斑	持久性色素異常性紅斑	erythema dyschromicum persistens
		是一种无症状的、缓慢扩大性红斑,遗留灰色色素沉着为特征的皮肤病。		
L81.803		汞色素沉着	汞色素沈著	mercury pigmentation
		长期外用含汞化妆品、消炎剂,引起的局部皮肤青灰色色素性皮肤病。一般见于面、颈部,在眼睑、鼻唇皱褶部着色尤明显。患者斑贴试验阳性。组织象示真皮上部有不规则的褐黑色颗粒。		
L81.804		金属性变色	金屬性變色	metallic discoloration
		某些金属化合物作为药品长期使用或职业接触,通过各种途径沉积于皮肤,引起皮肤变色。		
L81.805		金质沉着症	金沈著症	chrysiasis
		金质沉着症的一种表现,即在面部、眼睑及躯体暴露于阳光的部位,出现持久性、弥漫性蓝灰色或淡紫色色素沉着。		
L81.807		铋色素沉着	鉍色素沈著	bismuth – induced pigmentation
		多发生于用以治疗梅毒使用鉍剂之后数年,面手部较明显并可累及巩膜、口腔,且在齿龈黏膜边缘产生一灰蓝或黑色的线纹,颇为特殊,杯为鉍线。		
L81.810		色素性颊周红变症	色素性頰圍紅變症	erythrose péribuccale pigmentaire; pigmented péribuccale erythema
		布罗克命名的一种斑片性面部黑皮病,见于中年妇女的颊口周围皮肤,表现为既有红斑又有弥漫性褐色色素沉着,唇红缘周围可见一狭窄正常皮肤,境界鲜明。目前多认为与化妆品中的光过敏有关。		
L81.811		职业性皮肤色素变化	職業性皮膚色素變化	occupational cutaneous pigmenti change
		职业因素引起的色素异常改变。		
L81.812		化妆品皮肤色素异常	化妝品皮膚色素異常	skin discolouration induced by cosmetics
		接触化妆品的局部或其邻近部位发生的慢性色素异常改变,或在化妆品接触性皮炎、光感性皮炎消退后局部遗留的皮肤色素沉着或色素脱失。		
L81.815		银质沉着症	銀沈著病	argyria
		由于长期连续用银盐使皮肤、结膜和内部器官永久性变为灰色。		
L81.816		铁盐文身	鐵鹽紋身	iron salt tattoo
		外用硫酸亚铁或氯化铁溶液治疗皮炎数月后,引起红棕色色素沉着,可永久存在。		
L81.817		文身色素沉着	紋身色素沈著	tattoo pigmentation
		文身不当所致文身处范围扩大,文身处外片状色素沉着。		
L81.818		意外性文身	意外性紋身	accidental tattoo
		因职业及各种意外事件,异物溅入正常皮肤或随外伤进入皮肤,引起皮肤的各种色素沉着。		
L81.901		皮肤黑变病	皮膚黑變症	dermatomelanosis
		皮肤色素性病变,其特点是表皮/上皮基底层过度色素沉着伴有黑素细胞数目轻度增加。		
L82.x02		脂溢性角化病	脂漏性角化症	seborrhoeic keratosis
		较常见于老年人良性的表皮角质形成细胞成熟迟缓所致的良性肿瘤。病因不明,有人认为与遗传因素有关,亦有人提出可能与病毒感染有关。		

主码	附码	中文病名	繁体病名	英文病名
L82. x06		皮脂腺增生	皮脂腺增生	sebaceous hyperplasia
		是皮肤内正常皮脂腺增生,属良性病变。病因不明。		
L82. x07		皮脂腺痣	皮脂腺痣	sebaceous nevus
		先天性限局性增生的良性皮肤附属器肿瘤,主要成分为皮脂腺。		
L82. x08		黑色丘疹性皮病	黑色丘疹性皮膚病	dermatosis papulosa nigra
		见于非洲后裔的一种角化性皮肤病,表现为面部多发性脂溢性角化。		
L82. x09		灰泥角化病	灰泥角化症	stucco keratosis
		多见于40岁以上皮肤干燥之男性,多表现为多发性灰色至棕色的浅表角化损害,见于足背、手背、踝和前臂,外观似灰泥粘贴在皮肤表面。某些权威认为是脂溢性角化病的一种变异型。		
L82. x10		浅色脂溢性角化病	淺色脂漏性角化症	hypochromic seborrheic keratosis
		脂溢性角化病一种较轻的异型,表现为浅色角化性丘疹,有些表现呈卵石状。		
L82. x11		疣状角化不良瘤	疣狀角化不良瘤	warty dyskeratoma
		良性丘疹、结节状病变,特点是鳞状上皮内生性增生,通常发生在毛囊皮脂腺相关部位,显示明显的棘层松解性角化不良。		
L82. x12		功能性家族性面部皮脂腺增生症	功能性家族性面部皮脂腺增生症	functional familial sebaceous hyperplasia of face
		是一种家族性面部皮脂腺高度增殖的综合征。		
L82. x14		莱泽－特雷拉特综合征	Leser－Trélat 氏徵候群	Leser－Trélat syndrome
		是一种多发性、瘙痒性、脂溢性角化病伴恶性肿瘤的综合征。		
L83. x01		黑棘皮病	黑棘皮症	acanthosis nigricans
		以皮肤色素增加、天鹅绒样增厚、角化过度、疣状增殖为特征的少见皮肤病。好发于颈、腋、腹股沟等皮肤皱褶处。		
L83. x02		假性黑棘皮病	假黑棘皮症	pseudoacathosis nigricans
		又称肥胖性黑棘皮病。25～60岁黑皮肤肥胖者好发,皮损为皮色素斑和天鹅绒状增厚,多发生于皱褶部,伴有多发性皮赘。		
L83. x03		药物性黑棘皮病	藥物性黑棘皮病	drug－induced acanthosis nigricans
		由药物引起的黑棘皮病,如糖皮质激素、胰岛素等。		
L83. x05		综合征性黑棘皮病	徵候群性黑棘皮病	syndromical acanthosis nigricans
		综合征性黑棘皮病为某些综合征在皮肤的表现之一。		
L83. x06		痣样黑棘皮病	痣樣黑棘皮病	nevoid acanthosis nigricans
		认为是不规则常染色体显性遗传病。发生于出生时、儿童期或青春期,大多持续单侧发疹,逐渐扩大,经一段时间后保持稳定或自然消退。		
L83. x07		恶性黑棘皮病	惡性黑棘皮病	malignant acanthosis nigricans
		皮损常由肿瘤诱发,大部分先于恶性肿瘤出现。皮疹发展迅速而严重,可累及四肢,色素更显著,有掌跖或全身广泛的角化过度。毛发脱落,眼及唇周围可见疣状或乳头瘤状增殖。		
L83. x08		良性黑棘皮病	良性黑棘皮症	benign acanthosis nigricans
		为不伴恶性肿瘤的黑棘皮病,临床症状较轻微,肢端和黏膜很少受累。		
L83. x09		抗胰岛素糖尿病伴黑棘皮病	抗胰島素糖尿病伴黑棘皮病	insulin－resistant diabetes mellitus with acanthosis nigricans
		黑棘病伴发糖尿病,有泛发性完全性脂肪缺乏。		
L83. x10		黑素棘皮瘤	黑色素棘皮瘤	melanoacanthoma
		上皮细胞和黑素细胞混合性增生。被认为是一种脂溢性角化病。口腔黏膜黑色棘皮瘤与此无关。		
L83. x11		大细胞棘皮瘤	大細胞棘皮瘤	large cell acanthoma
		是一种良性病变,现在认为它是日光性黑子进展成网状脂溢性角化病的一个时期。被认为代表一种特殊类型的日光性角化病、鲍恩病,或者是一个独特群体。		
L83. x12		透明细胞棘皮瘤	明亮細胞棘皮瘤	clear cell acanthoma
		常发生于中年人小腿的微凸半球形红斑和血疹的良性表皮肿瘤,其特征为由富含糖原的透明/浅染细胞为特征。		
L83. x13		毛鞘棘皮瘤	毛鞘棘皮瘤	pilar sheath acanthoma
		是一种向终末部毛囊,即漏斗部和峡部分化的毛囊肿瘤(漏斗部表皮延伸而来,与峡部相连,两者均为毛鞘的一部分)。是常发生于中年人上唇的一种无症状病变。		
L83. x14		融合性网状乳头瘤病	融合性網狀乳突瘤病	confluent and reticulated papillomatosis
		进行性、瘙痒性乳头瘤病,可能是一种遗传性皮肤病。胸部、躯干和其他部位可见小乳头,位于病损中央往往融合,边缘呈网状。		
L83. x15	M80500/0	皮肤乳头瘤病	皮膚乳頭瘤病	cutaneous papillomatosis
		表皮乳头样的上皮增生所致,同时向表皮下乳头状延伸。皮肤有色素的疣状或乳头状丘疹。可有瘙痒。好发于双乳间。		

主码	附码	中文病名	繁体病名	英文病名
L84.x01		鸡眼	雞眼	clavus;corns;heloma
		足部皮肤局限性圆锥形鸡眼状角质增生性损害,其发病与局部长期机械性摩擦、压迫、足部畸形骨刺等有关。		
L84.x02		胼胝	胼胝	callus;callosity
		手足长期受压和摩擦,引起局限性扁平状角质增生性损害。		
L85.001		获得性鱼鳞病	後天性魚鱗癬	acquired ichthyosis
		通常在成年时出现,并且与系统疾病有关,包括恶性肿瘤、结节病等,也可能与使用某些药物有关。		
L85.004		圆形糠疹	圓形糠疹	pityriasis rotunda
		显著的四肢和躯干的完整的圆形或椭圆形暗褐色或淡褐色鳞屑性斑片,自觉症状轻微为特征。		
L85.101		角化病	角皮症	keratoderma
		泛指任何角质增生性疾病。		
L85.102		绝经期角化病	更年期角皮症	climacteric keratoderma
		妇女绝经期发生的一种掌跖皮肤角化病,可见掌跖角质增厚、皲裂。		
L85.105		贝赞克斯综合征	Bazex 氏徵候群	Bazex's syndrome
		是一种伴发内脏恶性肿瘤,以手、足、鼻、耳等末端部位的紫红色斑伴角化为特征的少见皮肤病。		
L85.801	M87010/1	角化棘皮瘤	角化棘皮瘤	keratoacanthoma
		是一种鳞状细胞增生性肿瘤,主要发生在具有毛发的皮肤。尽管具有独特的临床和组织学特征,有人将它看做是鳞状细胞癌的一种亚型。		
L85.802		皮角	皮角	cutaneous horn;cornu cutaneum
		皮角为症状性诊断,多发生于某些皮肤病的基础上,为局灶性角质增生物,形似动物的角,高度往往大于直径或至少为其一半。		
L85.803		表皮松解性棘皮瘤	表皮鬆解性棘皮瘤	epidermolytic acanthoma
		表现为一个或多个不连续病变并显示表皮松解型角化过度组织学特征的良性肿瘤。		
L85.804		多发性角化棘皮瘤	多發性角化棘皮瘤	multiple keratoacanthoma
		常染色体显性遗传病,基因位点 9q22 - q31。临床和组织学表现同单发型。好发于青春期或年轻人,分布更为广泛。		
L85.805		棘层松解性棘皮瘤	棘層鬆解性棘皮瘤	acantholytic acanthoma
		良性表皮肿瘤。病变显示特征性的棘层松解显微镜下特征,类似于毛囊角化病所见		
L85.806		发疹性角化棘皮瘤	發疹性角化棘皮瘤	eruptive keratoacanthoma
		全身出现无数圆顶皮色丘疹,但掌跖正常。好发于浅色皮肤的中年人。		
L85.807		孤立性角化棘皮瘤	孤立性角化棘皮瘤	solitary keratoacanthoma
		表现为紧硬的红斑性丘疹,迅速生长圆顶的皮色小结节,有一个充满角质的脐形中心,缓慢消退,留下小瘢痕。见于中年人,尤其是男性白种人,发生在皮肤暴露部位,尤以面、颈、手背和臂部多见。		
L85.808		离心性周边性角化棘皮瘤	離心性周邊型角化棘皮瘤	keratoacanthoma centrifugum marginatum
		表现为进展性向外周生长,同时中心愈合的棘皮瘤。		
L85.810		甲下角化棘皮瘤	甲下角化棘皮瘤	subungual keratoacanthoma
		是一种破坏性病变,使得指/趾骨远端产生压力性侵蚀。很少自行消退。		
L85.814		腋窝颗粒状角化不全病	腋窩顆粒狀角化不全症	axillary granular parakeratosis
		腋窝有对称性或不对称性瘙痒性色素沉着斑或鲜红色斑片,具有特征性组织病理改变。		
L85.816		进行性指掌角皮症	進行性指掌角皮症	keratodermia tylodes palmaris progressiva
		多见于年轻女性,好发于指屈面及掌前 1/3,皮肤干燥、伴碎玻璃样浅表裂纹及少量角化性鳞屑。		
L85.818		触染性毛囊角化病	傳染性毛囊角化症	keratosis follicularis contagiosa
		本病常集体发生于儿童,表现为分布广泛的毛囊性丘疹、角质栓、皮肤干燥粗糙,多见于背部、肩部和肢体伸侧。		
L85.819		毛发角化病	毛孔角化症	keratosis pilaris
		常染色体显性遗传慢性毛囊角化性皮肤病,由毛囊的角质栓所引起的群集、漏斗状微小角栓与毛囊一致的角化性丘疹。		
L85.819		萎缩性毛发角化病	萎縮性毛孔角化症	keratosis pilaris atrophicans
		先天性遗传性缺陷病,主要表现为角化异常。		
L85.820		面部红色毛发角化病	顏面紅色毛孔角化症	keratosis pilaris rubra faciei
		常染色体显性遗传病,儿童期眉毛、颊发生的持久性红斑和小的毛囊性丘疹,消退时留下小凹性瘢痕和萎缩性秃发。		
L85.821		扁平苔藓样角化病	扁平苔蘚様角化症	lichen planus - like keratosis
		皮肤的一种良性病变,代表经历免疫性消退的日光性黑子、脂溢性角化病、大细胞棘皮瘤或其他表皮增生性病变。		
L85.822		摩擦性苔藓样疹	摩擦性苔癬樣疹	frictional lichenoid eruption

主码	附码	中文病名	繁体病名	英文病名
		学龄前儿童在夏秋季的多发性皮肤病，表现为暂时性外伤性非特异性炎性反应，手背部散在丘疹，可呈轻度苔藓样变。		
L85.824		肢端角化弹性组织病	肢端角化彈力組織變性症	acrokeratoelastosis
		常染色体显性遗传病。表现为掌跖侧缘、拇指及示指连线上等处椭圆形半透明的角化性淡黄色丘疹，质硬。		
L85.825		局灶性肢端角化过度病	局部肢端角化過度症	focal acral hyperkeratosis
		常染色体显性遗传病，表现为局灶性肢端角化过度。		
L85.828		多发性微指状角化过度病	多發性微指狀角化過度症	multiple minute digitate hyperkeratosis
		常染色体显性遗传病，10～30 岁发病，胸背部、面、四肢微指状角化性丘疹，扁平或半球状角化性丘疹。		
L85.829		角化不全病	角化不全	parakeratosis
		角蛋白形成异常或形成不良，是很多炎症性皮肤病的一个表现。		
L85.830		光泽性角化不全病	光澤性角化不全	parakeratosis brilliante
		损害表现为光滑发亮的小斑疹，主要分布在身体上部，尤其是锁骨上和前胸部。组织学如黑棘皮病。		
L85.831		颊周色素性角化不全病	頰周色素性角化不全	parakeratosis pigmentogene peribuccale
		主要发生在女性的口周、下颌、鼻唇沟，表现为红斑、轻度鳞屑，伴色素异常。		
L85.832		脓疱性角化不全病	膿疱性角化不全	parakeratosis pustulosa
		常见于儿童，尤其是女孩。甲周围皮肤，呈湿疹样皮炎或脓皮病样改变，伴甲下角化过度和甲游离缘增厚。		
L85.833		痂性角化不全病	堆痂性角化不全	parakeratosis scutularis
		皮损为黄白色或淡红色的蛎壳状或环状结痂性损害。分布在小腿，有时头皮受累。		
L85.834		肢端纤维角化瘤	肢端纖維角化瘤	acral fibrokeratoma
		发生在肢端的良性纤维性肿瘤，常伴有表皮增生。		
L85.835		焦油角化病	焦油角化症	tar keratosis
		接触焦油引起的一种角化病，有时可发展成角化棘皮瘤或表皮内鳞状细胞癌或基底细胞癌。		
L85.836		乳房下颗粒性角化不全病	乳房下顆粒性角化不全病	submammary granular parakeratosis
		是一个由外来因素引起的点状角化过度，颗粒性角化不全是一组病理变化，其临床表现为多发性的棕色的角化过度性的丘疹。		
L85.836		砷角化病	砷剂角化症	arsenical keratosis
		癌前病变，发生在治疗性、环境性或职业性砷暴露后的患者。砷集中在多种组织中，包括皮肤、毛发和指甲，表现为疣状角化性丘疹，伴发或不伴发掌跖角化症。		
L85.839		指厚皮症	指/趾部厚皮症	pachydermodactyly
		两手手指近端指节或指间关节背面及两侧有持久性质硬的肿胀，致手指呈纺锤状。		
L85.840		职业性角化过度及皲裂	職業角化過度及龜裂	occupational hyerkeratosis and fissure
		接触有机溶剂和碱性物质以及机械性摩擦等引起的皮肤粗糙、增厚与裂隙。		
L85.841		职业性疣赘	職業性腫瘤	occupational neoplasm
		长期接触沥青、煤焦油、页岩油及高沸点馏分矿物油等在接触部位引起的扁平疣样、寻常疣样及乳头瘤样皮损，以及接触石棉引起的石棉疣。		
L85.842		PUVA 角化病	PUVA 角化症	PUVA keratosis
		PUVA 治疗反应引起的一种角化病。		
L85.847		裂隙棘皮瘤	皸裂性棘皮瘤	acanthoma fissuratum
		多发生于耳郭后、鼻两侧或鼻背部，一般系眼镜架或镜脚压迫所致。以淡红至暗红小结节，可逐渐增大，中央有沟纹或皲裂为特征。		
L87.001		毛囊及毛囊旁角化过度病	毛囊及毛囊邊過度角化症	hyperkeratosis follicularis et parafollicuaris
		是一种少见的、具有特殊形态的毛囊性疾病，表现为中央有锥形角栓的角化过度性丘疹，可位于毛囊，也可位于毛囊外。好发于四肢伸侧。具有独特的组织学表现——贯穿到真皮的角化性栓塞。		
L87.102		反应性穿通性胶原病	反應性穿孔性膠原蛋白病	reactive perforating collagenosis
		是一种以真皮胶原通过表皮排出为特点的穿通性胶原病。分遗传性或获得性两种。		
L87.201		匐行性穿通性弹性组织病	匐行性穿通性彈力纖維變性	elastosis perforans serpiginosa
		是一种罕见的穿通性皮肤病，真皮乳头中的弹性纤维从脐状丘疹中排出，在皮肤上形成特征性的弓形或匐行性改变。		
L87.814		柠檬色皮肤	檸檬色皮膚	citrine skin of Milian
		对慢性日光照射最普遍的反应，表现为日光曝光部位呈黄色增厚，多皱褶。		
L87.825		炎症后弹性组织松解症	發炎後彈力纖維分解症	postinflammatory elastolysis
		原因不明的一种罕见的慢性皮肤病，以小儿面部小丘疹和斑块逐渐变软、变薄，无弹性，松弛萎缩，似老年皮肤。		
L87.826		弹性假黄瘤样真皮乳头层弹性组织溶解症	彈性假黃瘤樣真皮乳頭層彈性組織溶解症	pseudoxanthoma elasticum – like papillary dermal elastolysis
		是一种临床上表现为弹性纤维假黄瘤改变，病理呈真皮乳头层弹力纤维网完全消失的皮肤病。		

主码	附码	中文病名	繁体病名	英文病名
L87.828		真皮中部弹性组织溶解症	真皮中層彈性組織溶解症	middermal elastolysis
		为一少见、后天性、特发性非炎症性皮肤病,其组织病理特征为真皮中部组织内弹性纤维消失,不伴任何炎症性浸润。		
L87.832		尼龙刷斑状淀粉样变病	尼龍刷斑狀澱粉樣變性症	nylon brush macular amyloidosis
		长期应用尼龙刷、尼龙巾机械摩擦或搔抓引起的色素沉着。		
L87.836		伪指节垫	假指節墊	false knuckle pads
		机械因素(通常为工作)诱发的胼胝而无皮肤结缔组织的原发性变化。		
L88.x01		坏疽性脓皮病	壞疽性膿皮症	gangrenous pyoderma
		表现为破坏性、坏死性、非感染性的皮肤溃疡,临床上还出现疖样结节、脓疱或出血性大疱。本病应属于血管炎。		
L89.x01		褥疮	褥瘡	bed - sore
		身体局部长期受压,使血液循环发生障碍,引起皮肤及皮下组织因缺血而导致的水疱、溃疡和坏疽。		
L89.x05		计算机掌	電腦掌	computer palms
		长期使用计算机鼠标垫机械摩擦引起的掌部皮肤增生、肥厚。		
L90.001		硬化性萎缩性苔藓	硬化性萎縮性苔癬	lichen sclerosus et atrophicus
		病因未明确的少见病,表现为外阴及肛周多数境界清楚的乳白色或淡红色多角形扁平硬性丘疹,带有滤泡样黑色角栓,晚期出现明显萎缩,真皮上层胶原硬化,皮损因之发硬。		
L90.101		施韦宁格-布齐皮肤松弛症	施韋甯格-布齊氏皮膚鬆弛症	Schweninger - Buzzi anetoderma
		无任何前驱性炎症而发生的进行性原发性皮肤松垂,特征是突发出现大量蓝色白斑,其中有些白斑呈隆突状,多见于妇女。		
L90.301		进行性特发性皮肤萎缩	進行性特發性皮萎縮	progressive idiopathic atrophoderma
		表现为界限清楚的大区域皮肤变薄、萎缩,常呈灰棕色,伴浅表血管显露。		
L90.401		慢性萎缩性肢端皮炎	慢性萎縮性肢端皮膚炎	acrodermatitis chronica atrophicans
		弥漫性慢性特发性病变,通常只限于肢体皮肤,仅见于北欧、中欧和东欧,妇女最常见,开始为潮红、水肿、瘙痒,随即硬化、萎缩。		
L90.502		瘢痕	疤痕	scar
		由致密纤维组织构成的瘢痕,直接由肉芽组织衍变而来。		
L90.601		萎缩纹	萎縮紋	striae atrophicae
		好发于人的胸腹部及四肢近端,初期为淡红色条纹,久后转为淡白色。因弹性纤维断裂所致。		
L90.801		老年性皮肤萎缩	老年性皮膚萎縮	senile cutaneous atrophy
		老年人皮肤发生萎缩、变性,表现为皮肤皱缩、失去弹性、色素变化。瘙痒和疣状损害以及汗腺、皮脂腺、毛发减少和功能减退。		
L90.803		斑状萎缩	斑狀萎縮	macular atrophy;atrophia maculosa
		是一种界限性皮肤松弛、柔软、菲薄伴细致皱纹、略微凹陷或呈袋状突起的皮肤萎缩。由于真皮结缔组织萎缩所致。		
L90.806		局部全层萎缩	局部全層萎縮	local panatrophy
		非局限性硬皮病或其他硬化性病变引起的局限性皮肤、皮下组织及肌肉的萎缩。		
L90.810		颈部假皮萎缩	假頸部皮膚萎縮症	pseudoatrophoderma colli
		无症状的、慢性的条纹状色素沉着和色素减退伴皮肤萎缩,主要累及颈部。		
L90.811		全身偏侧萎缩	全身偏側萎縮	total hemiatrophy
		一侧面部与颈部合并同侧躯体皮肤、皮下组织甚至肌肉、骨骼萎缩。		
L90.812		交叉偏侧萎缩	交叉偏側半身萎縮	crossed hemiatrophy
		一侧面部或对侧皮肤、皮下组织甚至肌肉、骨骼萎缩。		
L90.813	Y42.000	糖皮质激素性皮肤萎缩	醣皮質激素性皮膚萎縮	cutaneous atrophy due to glucocorticoid
		全身用药和局部使用大量或含氟的糖皮质激素引起皮肤萎缩。呈皮肤变薄、微凹陷,蓝红色。		
L90.814	Y42.000	糖皮质激素注射性皮下萎缩	類固醇局部注射引起皮下組織萎縮	subcutaneous atrophy caused by glucocorticoid injectlon
		糖皮质激素局部注射导致的皮肤萎缩。表现为注射部位皮肤萎缩,呈皮肤变薄、微凹陷,蓝红色。严重者可发生瘀斑、溃疡、脓肿。		
L90.828		秃发性毛发角化病	禿性毛孔角化症	keratosis pilaris decalvans
		可能为X连锁隐性遗传病,以面、头皮和躯干毛囊性角栓,伴瘢痕性秃发为特征。		
L90.831		毛囊性皮肤萎缩	毛囊性皮膚萎縮	follicular atrophoderma
		是一种少见的常染色体显性遗传病。特点为成片群集的毛囊口凹陷性萎缩。		
L90.832		半环性脂肪萎缩	半圓性脂肪萎縮	lipoatrophia semicircularis

主码	附码	中文病名	繁体病名	英文病名
		原因不明，局部慢性压力可能是一种因素。常见于上臂、股或踝，表现为围绕体呈带状凹陷，似绳索勒束形成，其远端可出现水肿。		
L90.901		皮肤萎缩	皮膚萎縮	cutaneous atrophy；atrophoderma
		萎缩是指发育正常的组织部分或全部减少，与先天性发育不全或缺陷完全不同。在临床上表现为皮肤变薄，表面平滑有光泽，起皱纹，失去弹性，毛发稀少或缺如，手指触之感干燥、柔软。		
L90.902		皮肤松弛症	皮膚鬆弛症	anetoderma
		弹性组织变性离解而引起的一种皮肤病，多在青春期发生，表现为开始血管性水肿，以后松弛的皮肤折叠可覆盖面部和躯干的大部分，也可限于身体皱襞部位和颈侧。		
L91.001		瘢痕疙瘩	蟹足腫；疤痕疙瘩	keloid
		皮肤损伤导致皮肤内结缔组织过度增生所引起的良性皮肤肿瘤。患者多具有瘢痕体质，以超越原有伤口界限的隆起性瘢痕，形成质硬、形状不规则、增厚、肥大、纤维性粉红色的赘生物为特征。		
L91.003		肥厚性瘢痕	肥厚性瘢痕	hypertrophic scar
		不超越原有的损伤区域的隆起的瘢痕。因此，与瘢痕疙瘩有密切关系，都是伤口愈合异常形成过多的纤维组织。		
L91.801		皮赘	皮贅；垂疣	skin tag；cutaneous tag
		是一种带蒂的良性肿瘤，常见于中老年妇女。		
L91.803		获得性回状头皮	後天性回狀顱皮	acquired cutis verticis gyrata
		先由颅皮或全身发生某种疾病，其后颅皮发生肿厚，表现为条状肿厚及褶皱，有如脑回状，故名回状头皮。是炎症、创伤、肿瘤或增生性疾病的结果。		
L91.804		假上皮瘤样增生	假上皮瘤樣增生	pseudoepitheliomatous hyperplasia
		良性上皮性增生。发生于某些疾病，特别是肉芽肿炎性反应、溃疡形成以及某些肿瘤。		
L92.001		环状肉芽肿	環狀肉芽瘤	granuloma annulare
		发生于真皮或皮下组织以环状丘疹或结节性损害为特征的慢性皮肤病。组织病理示灶性胶原纤维变性和肉芽肿形成。		
L92.002		穿凿性环状肉芽肿	穿孔性環狀肉芽瘤	perforating granuloma annulare
		为浅表性丘疹，破溃后排出蛋白状液体，常位于四肢和双手。		
L92.003		泛发性环状肉芽肿	廣泛性環狀肉芽瘤	generalized granuloma annulare
		皮疹为半透明苔藓样丘疹，主要分布于躯干和四肢，见于中老年人。		
L92.004		皮下环状肉芽肿	皮下環狀肉芽瘤	subcutaneous granuloma annulare
		为浸润较深的结节，可见于头皮、掌、臀和小腿部位。		
L92.101		类脂质渐进性坏死	類脂質漸進性壞死	necrobiosis lipoidica
		发生于胫前的大片硬皮病样斑块为特征的皮肤病，多见于妇女，部分患者伴糖尿病。		
L92.103		进行性慢性盘状肉芽肿病	進行性慢性盤狀肉芽腫病	granulomatosis disciformis chronica et progressiva
		临床上像无糖尿病者类脂质渐进性坏死（某些权威认为是它的变异型），特征为在耳背、前臂和胫部，有时在面部，发生斑样，光滑，明显分界的淡黄色肉芽肿，有向周围扩大的倾向。		
L92.202		面部肉芽肿	顏面肉芽瘤	granuloma faciei
		是原因不明、少见的面部呈现棕色浸润性的丘疹、斑块和结节为特征的良性疾患。		
L92.303		异物反应	異物反應	foreign body reaction
		异物的注射或植入皮肤内引起的变应性或非炎症性异物反应；体内形成的一些物质沉积于真皮或皮下组织时亦可导致非炎症性异物反应，即内源性异物反应。		
L92.817		文身肉芽肿	紋身肉芽腫	tattoo granuloma
		文身涂料可在文身后数月至数年引起肉芽肿。		
L92.818		系统性弹性组织溶解性肉芽肿病	系統性彈力纖維分解性肉芽腫病	systemic elastolytic granulomatosis
		可能是环状弹性组织溶解性巨细胞肉芽肿和肉样瘤谱系中一个少见的疾病。		
L92.820		木异物肉芽肿	木異物肉芽腫	wood foreign body granuloma
		因组织中存在木异物而发生的肉芽肿。		
L92.821		植物肉芽肿	植物肉芽腫	plant granuloma
		因组织中存在植物而发生的肉芽肿。		
L92.822		铍肉芽肿	鈹肉芽腫	beryllium granuloma
		因组织中存在铍而发生的慢性局部非干酪化结节病样肉芽肿反应，往往发展至纤维化和透明化。		
L92.823		淀粉肉芽肿	澱粉肉芽腫	starch granuloma
		因组织中存在淀粉而发生的肉芽肿。		
L92.824		锆肉芽肿	鋯肉芽腫	zirconium granuloma
		一种肉芽肿性丘疹，由淡褐色红色丘状有光泽的病变构成，表示锆离子或其盐类的过敏反应。这些物质可能是某些止汗药和除臭药，以及用于治疗毒藤洗液的成份。		

主码	附码	中文病名	繁体病名	英文病名
L92.825		海胆肉芽肿	海膽肉芽腫	sea urchin granuloma
		海胆刺伤皮肤引起的肉芽肿。		
L92.826		仙人掌肉芽肿	仙人掌肉芽腫	cactus granuloma
		仙人掌刺伤皮肤引起的肉芽肿。		
L92.827		皮下脂肪性肉芽肿病	皮下脂肪肉芽腫病	lipogranulomatosis subcutanea
		为特异性局限性脂膜炎，其特征为四肢和躯干有不成群的皮下结节，伴有脂肪细胞坏死，噬脂肉芽肿和囊肿形成，有自愈倾向，无全身症状和内脏病变。		
L92.828		婴儿臀部肉芽肿	嬰兒臀部肉芽瘤	granuloma gluteale infantum; infantile gluteal granuloma
		发生在婴儿尿布区的臀部的皮肤病。临床特征为血管瘤样或血肿样卵圆形结节，组织病理示角化过度和棘皮病，伴有多形核白细胞浸润并混有浆细胞、组织细胞和巨噬细胞，分布于全部真皮内，常能自愈。		
L92.829		多形性肉芽肿	多形性肉芽腫	granuloma multiforme
		主要见于尼日利亚东部某些农村的地方病。损害形态呈奇异的地图状，常有多环形边缘。		
L92.831		石蜡瘤	石蠟瘤	paraffinoma
		机体对异物反应的一种特殊类型，多为油类（石蜡）物质注入人体内不能溶解吸收而产生的结节或肿块。		
L92.832		硅肉芽肿	矽肉芽腫	silica granuloma
		硅粒引起的肉芽肿。		
L92.901		肉芽肿	肉芽腫	granuloma
		肉芽肿形成是各种感染或非传染性病原引起的一种慢性炎症性反应。指单核/巨噬细胞呈局限性聚集。肉芽肿常有不等量的其他细胞混合存在，如淋巴细胞、浆细胞、中性粒细胞和肥大细胞。肉芽肿可以多种方式分类，如感染性和非感染性肉芽肿。一般较公认的分类为：①结节病性肉芽肿；②结核样肉芽肿；③化脓性肉芽肿；④渐进坏死性肉芽肿；⑤弹力纤维松解性肉芽肿。		
L93.001		红斑狼疮	紅斑性狼瘡	lupus erythematosus; LE
		多见于青年女性、临床表现多样、可仅表现为皮肤黏膜损害，亦可累及全身多脏器的自身免疫性结缔组织病。		
L93.002		盘状红斑狼疮	盤狀紅斑性狼瘡	discoid lupus erythematosus; DLE
		红斑狼疮的一种类型，特征是盘状皮肤斑，呈不同程度的水肿、红斑、鳞屑，毛囊角栓（地毯钉现象）和红斑边缘皮肤萎缩。		
L93.101		皮肤型红斑狼疮	皮膚紅斑性狼瘡	cutaneous lupus erythematosus
		红斑狼疮的一种类型，皮肤可以是本型的唯一受累器官，也可为其他系统受累前的表现。		
L93.102		亚急性皮肤型红斑狼疮	亞急性皮膚紅斑性狼瘡	subacute cutaneous lupus erythematosus; SCLE
		红斑狼疮的一种类型，特征是广泛性、对称性，浅表不留瘢痕的病变，在病变消退后，可留下自限性低色素沉着和毛细血管扩张。		
L93.202		急性皮肤型红斑狼疮	急性皮膚紅斑性狼瘡	acute cutaneous lupus erythematosus
		红斑狼疮的一种类型，表现为面部蝶形红斑、伴有或不伴有水肿的全身性红斑，少数在暴露部位可发生水疱或大疱。		
L93.203		深在性红斑狼疮	深部性紅斑性狼瘡	lupus erythematosus profunda
		又称狼疮性脂膜炎。皮肤红斑狼疮的一种罕见慢性型，特征为深部真皮与皮下炎性损害，在头、上臂、臀和大腿产生深的坚硬的小结，常无表面的变化，愈后留下深的凹陷。		
L93.204		肿胀性红斑狼疮	腫脹性紅斑性狼瘡	lupus erythematodes tumidus
		为盘状或系统性红斑狼疮的变异型，其皮损为隆起的紫红色或棕红色斑。		
L93.205		疣状红斑狼疮	疣狀紅斑性狼瘡	lupus erythematodes verrucosus
		盘状红斑狼疮的一型，特征是疣状角化过度的病灶，可认为角化棘皮瘤或肥大的扁平苔藓。		
L93.206		冻疮样红斑狼疮	凍瘡樣紅斑性狼瘡	chilblain lupus erythematosus
		为红斑狼疮的慢性持续型，常累及指尖、鼻、耳、手、小腿后侧和足跟，由于寒冷引起的继发性小血管损害所致。起初类似冻疮，也可酷似结节病，但最后外观呈盘状红斑狼疮。		
L94.202		皮肤钙质沉着症	皮膚鈣質沈著症	calcinosis cutis
		沉着在组织中的不溶性钙盐所产生的结节或斑块。		
L94.205		皮肤骨化症	皮膚骨化症	osteosis cutis
		源自间充质细胞的一种肿瘤，肿块发生于指趾或掌跖部皮肤，坚实，可推动，直径鲜有超过3cm的，无自觉症状。		
L94.208		营养不良性钙质沉着症	失養性鈣質沈著症	calcinosis dystrophica
		钙盐沉积于有损伤的皮肤或组织，而血清钙、磷正常。		
L94.217		全身性钙质沉着症	全身鈣質沈著症	calcinosis universalis
		全身钙、磷代谢异常，引起钙盐沉着于皮肤、皮下组织、内脏器官。		
L94.218	M88100/0	钙化性纤维性假瘤	鈣化性纖維性假瘤	calcifying fibrous pseudotumour
		罕见的良性纤维性病变，一般见于儿童和青年。肿瘤细胞稀少，含有纤维母细胞，致密胶原、砂砾体性及萎缩性钙化及斑片状淋巴浆细胞浸润。		

主码	附码	中文病名	繁体病名	英文病名
L94.401		戈特龙丘疹	Gottron 氏丘疹	Gottron's papules
		位于指关节背侧、顶部扁平青紫色丘疹，其中心发生萎缩并伴有色素减退和毛细血管扩张。		
L94.501		血管萎缩性皮肤异色病	血管性皮膚萎縮異色症	poikiloderma vasculare atrophicans
		是某些疾病某一阶断的临床表现，其特征是混杂的色素沉着和色素减退、毛细血管扩张和皮肤进行性萎缩。		
L94.601		箍指病	自發性斷指	ainhum
		主要发生在非洲黑种人中，中国罕见。表现为围绕趾/指部尤其是第5趾的线状沟槽，最终导致远端趾/指自然脱落。ainhum 来源于东非语言，为锯开之意。		
L94.604		遗传性残毁性角化病	遺傳性斷肢性角化症	hereditarian mutilating keratosis
		常染色体隐性遗传病，连接蛋白26基因突变导致耳聋，兜甲蛋白基因突变的表型多伴发鱼鳞病。		
L94.605		假性断指/趾症	假自發性斷趾	pseudoainhum
		与箍指病相似，指继发于各种疾病或为一种先天性外胚层缺陷所致。		
L94.801		反应性结节性增生症	反應性結節性增生	reactive nodular hyperplasia
		皮肤或黏膜的良性纤维性结节性增生性疾病。		
L94.804		硬肿病	硬腫病	scleroedema
		以突然发生对称性皮肤弥漫性非凹陷性肿胀、发硬为特征的少见病，多发生于感染性疾病之后，经过数月或数年多可自行缓解。		
L95.101		持久性隆起性红斑	持久性隆起性紅斑	erythema elevatum diutinum
		肢体伸面发生的持久性红色、紫色及带黄色的丘疹、斑块与结节，常对称分布。		
L95.801		结节性血管炎	結節性血管炎	nodular vasculitis
		一种病因不明的慢性血管炎，主要见于中青年妇女，发生在小腿部位，特征为有疼痛的淡紫色小结节病损，可形成溃疡遗留瘢痕或消退而遗留萎缩性凹陷，到晚期皮下脂肪为纤维变性与萎缩。		
L95.803		获得性特发性网状青斑	後天性特發性網狀青斑	acquired idiopathic livedo reticularis
		较大理石皮肤重，可见冷性网状斑纹、溃疡、瘀斑、出血性丘疹。继发于某些潜在疾病。		
L95.805		继发性网状青斑	繼發性網狀青斑	secondary livedo reticularis
		多继发血管性疾病、血管内闭塞及其他疾病（梅毒等）。呈不对称块状分布，与其伴发的疾病偕发，大多表现为血液黏度的改变，栓塞形成或血管疾病。		
L95.807		显微镜下可见的多血管炎	顯微多血管炎	microscopic polyangitis
		是毛细血管、微动脉、微静脉、小血管坏死性血管炎，受累的常是肾小球，其次是肺，毛细血管壁常没有或仅有少许的免疫复合物沉积。		
L95.808		脓疱性血管炎	膿疱性血管炎	pustular vasculitis
		呈现伴红斑或紫斑的无菌性脓疱，在脓疱下真皮内，组织病理学可见血管炎改变的一组疾患。		
L95.809		乌尔巴赫综合征	Urbach 氏徵候群	Urbach's syndrome
		目前认为是持久性隆起性红斑亚型，皮疹发生脂质沉着的一种继发变化。		
L95.811		荨麻疹性血管炎	蕁麻疹性血管炎	urticarial vasculitis
		血管炎性疾病，临床特征为持续时间长的疼痛性风团样皮疹、低补体血症、关节炎及腹部或胸部疼痛，有些病例有肺、肾损害，愈后留有炎症性色素沉着，组织学上为白细胞破碎性血管炎。		
L97.x02		足溃疡	足潰瘍	foot ulcer
		由于足底感觉缺失，反复损伤导致的一种深在的神经营养性溃疡，见于糖尿病和麻风病人。		
L98.001		化脓性肉芽肿	化膿性肉芽腫	granuloma pyogenicum
		后天性、良性生长迅速的外生性结节、溃疡、息肉状病变，但到一定程度即停止。		
L98.003		婴儿体表毛细血管瘤	嬰兒軀體微血管瘤	infantile somatic capillary hemangioma
		最常见的血管瘤，由大量聚集在一起的毛细血管组成，这些血管被少量的结缔组织基质所包被，并被分割成小块，与正常的毛细血管相连。为一紫色海绵状块，由结缔组织和大量扩张的脉管组成，含有大量血液。		
L98.101		神经官能性表皮剥脱	神經官能性表皮剝傷	neurotic excoriations
		无意识的强迫性的挖掘、搔抓或摩擦自身皮肤的习惯所致。主要见于女性，任何年龄均可发生，最严重和最顽固的病例年龄在30～50岁。		
L98.102		人为皮炎	人為皮膚炎	factitious dermatitis; factitial dermatitis
		有意识造成的皮肤损害，皮损可由机械方法、化学刺激物和腐蚀剂造成，类似其他皮肤病，但通常有很明显的边界清楚的奇特外观。可发生任何年龄，以青年女性或中年较多。		
L98.105		人为淋巴水肿	人為淋巴水腫	factitious lymphoedema
		人为地造成淋巴管阻塞，静脉炎后综合征和手术伤及臂丛神经，发生淋巴水种。		
L98.106		精神性紫癜	精神性紫斑	psychogenic purpura
		人为因素造成的一种紫癜性损害。		
L98.120		人为皮肤症	人為皮膚炎	cutaneous artefact
		神经功能障碍性皮肤病，患者以采用损伤自身的方法获取快感久而成特征，多见于儿童和少年。		
L98.203		急性发热性嗜中性皮病	急性發熱性嗜中性球皮膚病	acute febrile neutrophilic dermatosis

主码	附码	中文病名	繁体病名	英文病名
		以发热、疼痛性隆起性红斑及假水疱样损害为临床表现，外周血中性粒细胞增多，组织学上真皮内有较多中性粒细胞浸润的疾病。可能为细菌感染或药物所致的变态反应。		
L98.204		类风湿嗜中性皮病	類風濕嗜中性球皮膚病	rheumatoid neutrophilic dermatosis
		是严重的类风湿关节炎，以真皮中性粒细胞浸润为特征的一种皮肤表现。		
L98.303		嗜酸[细胞]性蜂窝织炎	嗜伊紅球性蜂窩組織炎	eosinophilic cellulitis
		为病因不明、反复发作、初起呈蜂窝织炎样、以后呈肉芽肿性皮炎样的损害，常伴嗜酸粒细胞增多的疾病。		
L98.405		皮肤神经营养性溃疡	皮膚神經營養性潰瘍	skin neurotrophic ulcer
		组织因其支配的神经功能障碍引起的溃疡，如感觉性神经病。		
L98.413		梅勒尼协同性坏疽	Melency 氏協同性壞疽	Melency's synergistic gangrene
		手术或外伤后发生的进行性皮肤坏疽性溃疡。是需氧溶血性金黄色葡萄球菌和微需氧链球菌以及革兰阴性菌的协同作用引起的皮肤坏疽。		
L98.414		职业性皮肤溃疡	職業性皮膚潰瘍	occupational cutaneous ulcers
		接触六价铬、可溶性铍盐等化合物引起的"鸟眼型溃疡"。		
L98.415		三叉神经营养性溃疡	三叉神經失養性潰瘍	trigeminal trophic ulcer
		受三叉神经支配的皮肤，有时包括黏膜在内，感觉缺乏而产生营养性溃疡等病变。继发于第五颅神经传导痛觉和温度觉纤维通路上任何部位的损伤。		
L98.416		足穿通性溃疡	足部穿孔性潰瘍	perforating ulcer of foot
		发生于足部的一种慢性营养不良性、溃疡性疾病。常继发于神经系统疾病、动脉硬化、糖尿病等。		
L98.419		沙漠疮	沙漠潰瘍	desert sore
		流行于中东、澳洲、非洲及缅甸沙漠地带的一种溃疡性疾病。		
L98.422		热带溃疡	熱帶性潰瘍	tropical ulcer
		多分布于热带和亚热带区域，特别是潮湿的热带。为慢性、进行性、带腐肉的溃疡，常发生于下肢，可向深部伸展，累及肌肉、肌腱、骨膜和骨骼，在损害处常有许多螺旋体、梭形杆菌和其他细菌。		
L98.423		外伤性溃疡	外傷性潰瘍	traumatic ulcer
		外伤引起的溃疡。		
L98.424		马若林溃疡	Marjolin 潰瘍	Marjolin's ulcer
		烧伤瘢痕继发鳞状细胞癌和基底细胞癌。在烧伤 2～3 个月发生的癌为急性烧伤瘢痕癌；在烧伤 10～70 年发生的癌为迟发性烧伤瘢痕癌。		
L98.501		皮肤灶性黏蛋白沉积症	皮膚局部黏液素病	cutaneous focal mucinosis
		特殊的纤维细胞使结缔组织产生过多的黏蛋白，形成局限性肿大，临床上以丘疹和结节为特征。		
L98.503		肢端持续性丘疹性黏蛋白沉积症	肢端持續性丘疹黏液素病	acral persistent papular mucinosis
		发生于肢端，表现为丘疹的黏蛋白病。		
L98.504		婴儿皮肤黏蛋白沉积症	嬰兒皮膚黏液素病	cutaneous mucinosis of infancy
		出生时即发生的黏蛋白沉积症。临床上以皮肤出现白色小丘疹，病理上真皮乳头层显示黏蛋白沉积为特征。		
L98.505		红皮病性毛囊性黏蛋白沉积症	紅皮病性毛囊黏液素病	erythrodermic follicular mucinosis
		在红皮病的基础上，出现毛囊性丘疹、嗜酸性粒细胞增多，外周血中见异形"活化"T 细胞。毛囊性丘疹活检证实为毛囊性黏蛋白病。		
L98.507		伴系统性红斑狼疮丘疹结节性黏蛋白沉积症	伴系統性紅斑狼瘡丘疹結節性黏液素病	papulondoular mucinosis associated with systemic lupus erythematosus
		在系统性红斑狼疮的基础上出现丘疹和结节，病理检验表现为两种疾病的组织特点。		
L98.512		黏液水肿性苔藓	黏液水腫性苔癬	lichen myxedematosus
		为一组以皮肤中成纤维细胞增殖和酸性黏多糖过度沉积、表现为局限性或全身性苔藓样丘疹及硬皮病样改变为特征的皮肤黏蛋白沉积。		
L98.513		REM 综合征	REM 徵候群	REM syndrome
		为一种以躯干部网状红斑，真皮中见黏蛋白和圆细胞浸润为特征的黏蛋白沉积症。		
L98.803		皮肤淋巴细胞瘤	皮膚淋巴細胞瘤	lymphocytoma cutis
		皮肤网状组织的一种炎症反应性疾病，其特征为好发于面部的丘疹和结节，组织象常显示淋巴滤泡样结构。		
L98.804		手术后皮下瘘	術後皮下瘻管	postsurgery subcutaneous fistula
		由手术和炎症引起的皮下组织通向皮外的异常通道。		
L98.805		皮肤淋巴组织样增生	皮膚淋巴組織樣增生	cutaneous lymphoid hyperplasia
		在临床和组织学上类似恶性淋巴瘤的几种良性皮肤病，包括皮肤淋巴细胞瘤、皮肤淋巴细胞浸润和虫咬反应。		
L98.808		瘘	瘻管	fistula
		一种异常的通道，通常位于两个及内脏器官下之间，或从一内脏器官通向体表。		

主码	附码	中文病名	繁体病名	英文病名
L98.810	M97660/1	淋巴瘤样肉芽肿病	淋巴瘤樣肉芽腫症	lymphomatoid granulomatosis
		是一种累及淋巴结外的血管中心性和血管破坏性淋巴组织增生性疾病。皮肤和多器官受累，其特征由EBV 阳性的 B 细胞组成，混杂有许多甚至是占优势的 T 细胞，血管周围的炎症和肉芽肿形成。		
L98.822		皮肤假性淋巴瘤	皮膚假性淋巴瘤	pseudolymphoma of skin; cutaneous pseudolymphoma
		是一种反应性多克隆淋巴增生性病变，由 T 细胞或 B 细胞组成，可以局限也可以播散。致病因素（例如药物）去除后或非激进治疗后可以自愈。		
L98.823		职业性皮肤癌	職業性皮膚癌	occupational skin cancer
		接触煤焦沥青、煤焦油、页岩油、无机砷和电离辐射等引起的鳞状细胞癌、基底细胞癌等皮肤肿瘤。		
L98.824		木村病	木村氏病	Kimura's disease
		是一种好发于青年男子面、颈、腋窝、肘窝、腹股沟等处，特别是从颊到腮腺部，单发或多发性皮下肿块，组织病理示皮下组织有淋巴滤泡样结构，显著的嗜酸粒细胞浸润，外周血嗜酸粒细胞增加的原因不明的、预后良好的慢性反应性疾病。		
L98.825		皮肤淋巴细胞浸润症	皮膚淋巴細胞浸潤症	lymphocytic infiltration of skin
		以紫红色或黄红色浸润性斑块，好发于面部，病理上以真皮淋巴细胞浸润，不形成淋巴样滤泡为特征。		
L98.827		渗出性盘状苔藓样皮炎	滲出性盤狀苔蘚樣皮膚炎	exudative discoid and lichenoid dermatitis
		为一种以渗出和盘状、苔藓样、浸润及风团等表现为特征的慢性多形性少见皮肤病。40 ~ 60 岁男性特别是有神经质的犹太人较为多见，妇女和青少年亦可受累。		
M02.301		莱特尔综合征	Reiter 氏徵候群	Reiter's syndrome
		又称反应性关节炎。莱特尔综合征原指泌尿生殖系感染或痢疾后发生的“关节炎、结膜炎、尿道炎综合征”。反应性关节炎则定义为由关节外感染因子触发的炎症性关节病。目前两名已通用，定义为发生于尿道炎、宫颈炎和/或腹泻后的炎症性、非寡关节炎，可伴有结膜炎、虹膜炎或皮肤、黏膜损害等关节外表现。即无论是单独的关节炎，抑或同时存在关节外表现，均称之为反应性关节炎或莱特尔综合征。		
M05.201		类风湿性血管炎	類風濕動脈炎	rheumatoid arteritis
		可出现在患者的任何系统。查体可见指甲下或指端出现小血管炎，少数引起局部组织的缺血坏死。在眼造成巩膜炎，严重者因巩膜软化而影响视力。		
M06.101		成人斯蒂尔病	成人史帝氏病	adult Still's disease
		是一种临床综合征，好发于 30 ~ 40 岁人群，女性多见。具有间歇发热、变应性皮疹、关节痛、淋巴结肿大、肝脾肿大、血象白细胞计数增高、血培养阴性、抗生素治疗无效、糖皮质激素可使症状缓解。		
M06.301		类风湿结节	類風濕性結節	rheumatoid nodules
		较特异的皮肤表现，出现在 20% ~ 30% 的患者，多位于关节隆突部及受压部位的皮下，如前臂伸面、肘鹰嘴突附近、枕、跟腱等处。其大小不一，结节直径由数毫米到数厘米、质硬、无压痛、对称性分布。		
M08.202		幼年斯蒂尔病	幼兒史帝氏病	Still's disease juvenile
		见于 16 以下儿童，发生 1 个和 1 个以上的关节炎，持续 6 周以上，在排除其他原因如感染、外伤引起者。		
M10.001		痛风石	痛風石	gouty tophus
		痛风特征性损害。因尿酸盐沉积而出现的慢性异物样反应，形成异物结节，引起轻度慢性炎症反应。结石呈红、黄或乳白色，破溃流出白垩样物质。		
M10.901		痛风	痛風	gout
		长期嘌呤代谢紊乱和/或尿酸排泄减少，血尿酸增高引起的组织损伤的一组异质性疾病。临床特点为高尿酸血症及尿酸盐结晶沉积所致的特征性急性关节炎、痛风石、间质性肾炎，严重者呈关节畸形及功能障碍。		
M12.301		复发性风湿病	復發性風濕病	palindromic rheumatism
		长期反复急性发作的关节炎，关节无变形或障碍，也无血清学异常。		
M19.806		幼年家族性特发性骨关节病	幼年家族性特發性骨关节病	juvenile familial idiopathic osteoarthropathy
		本病有明显的家族性，可能为常染色体显性遗传，有不同的表现率或外显率。表现为关节有间歇性弥漫性肿胀和疼痛，有时关节腔可积液，约半数患湿疹或脂溢性皮炎，手足多汗。		
M30.001		结节性多动脉炎	結節性多動脈炎	polyarteritis nodosa
		以坏死性血管炎为特征，侵犯肌性动脉如肝动脉、冠状动脉和皮下组织动脉，有时也累及相邻静脉。分为以皮肤表现为主的良性皮肤型，以内脏损害为主的内脏型。		
M30.101		变应性肉芽肿性血管炎	過敏性肉芽腫性血管炎	allergic granulomatous angitis
		是在哮喘反复发作后出现肉芽肿性血管炎以及组织和血液内嗜酸细胞增多为特征的一种罕见的多系统损害疾病。		
M30.301		川崎病	川崎氏病	Kawasaki disease
		又称急性发热性黏膜皮肤淋巴结综合征。可能是多种病毒感染及与变态反应有关的疾病，表现为婴儿和儿童易激惹、发热，伴有多形红斑样、猩红热样或麻疹样皮疹，胃炎和唇炎，有手足水肿、结膜充血和颈部淋巴结肿大，1 ~ 2 周后，指甲头从甲周开始脱屑。成人也可发病。		
M31.101		血栓性血小板减少性紫癜	血栓性血小板減少性紫斑症	thrombotic thrombocytopenic purpura
		表现为血小板减少、溶血性贫血、肾脏病变、发热和中枢神经系统的病变五联征。		

主码	附码	中文病名	繁体病名	英文病名
M31.201		致死性中线肉芽肿	致死性中線肉芽腫	lethal midline granuloma
		发生于面部中央如鼻、鼻窦、上腭或咽部的进行性、破坏性非特异性肉芽肿性溃疡性疾病。		
M31.205		坏疽性肉芽肿	壞疽性肉芽腫	gangrenous granuloma
		开始在鼻黏膜形成增生性肉芽，并累及附近组织很快转为坏死性肉芽肿。		
M31.301		韦格纳肉芽肿病	韋格勒氏肉芽腫病	Wegener's granulomatosis
		组织学改变为小动脉、小静脉及毛细血管的肉芽肿性炎症和坏死。特点为上、下呼吸道坏死性肉芽肿，泛发性中等大及小血管炎，局灶坏死性肾小球肾炎。		
M31.401		高安动脉炎	高安氏動脈炎	Takayasu's arteritis
		主动脉分支的大血管的慢性、多发性、非特异性炎症，造成罹患动脉狭窄或闭塞。累及主动脉弓及其分支称为主动脉弓综合征，累及锁骨下动脉而造成桡动脉无脉症称为无脉症。青年女性多发，发病年龄多在15~25岁。皮肤表现为毛发脱落、皮肤和附属器萎缩、伴有下方肌肉萎缩，偶而有皮肤坏死和肉芽肿性血管炎。		
M31.601		巨细胞性动脉炎	巨大細胞性動脈炎	giant cell arteritis
		原因不明的中动脉与大动脉血管炎，常累及一个或多个颈动脉分支，尤其是颞动脉，因此又称颞动脉炎。特征是坏死性全动脉炎伴肉芽肿和巨细胞动脉炎，可导致单侧头痛和颞动脉或枕动脉部位的头皮的剧烈触痛。通常有发热、贫血和血沉增快。也可累及其他血管。		
M32.001		药物性狼疮	藥物誘發性狼瘡	drug - induced lupus; DIL
		由肼苯哒嗪、D-青霉胺、氯丙嗪所引起的系统性红斑狼疮样损害，停药后常消退。		
M32.901		系统性红斑狼疮	系統性紅斑性狼瘡	systemic lupus erythematosus; SLE
		自身免疫性结缔组织病之一，由于体内有大量致病性自身抗体和免疫复合物，造成组织损伤，临床上可出现多系统和脏器损害的症状。		
M33.001		幼年皮肌炎	幼年皮肌炎	juvenile dermatomyositis
		发生在16岁以下青少年的皮肌炎，与成人皮肌炎相似，但有其特殊性，即血管炎、异位钙化、脂肪代谢紊乱、皮疹及肌无力常同时发生。		
M33.101		皮肌炎	皮肌炎	dermatomyositis
		自身免疫性结缔组织病之一，是一种横纹肌呈坏死性病变的炎症性肌炎，其特征是无明显前驱症状、水肿、皮炎和肌肉炎症和退行性病变，也可出现红斑、毛细血管扩张、色素沉着和间质性钙质沉着。		
M33.103		异色性皮肌炎	皮膚異色性皮肌炎	poikilodermatomyositis
		异色性皮肌炎有特征性皮肤表现。		
M33.201		多发性肌炎	多發性肌炎	polymyositis
		多种原因引起的以骨骼肌间质性炎性改变和肌纤维变性为特征的综合征。病变局限于肌肉者称多发性肌炎。		
M33.201		多发性皮肌炎	多發性皮肌炎	dermatopolymyositis
		累及皮肤和肌肉的皮肌炎。		
M33.202†	J99.103*	多肌炎伴肺间质纤维化	多發性肌炎伴肺間質纖維化	polymyositis with pulmonary interstitial fibrosis
		皮肌炎伴肺间质纤维化病变。		
M33.204		无肌病性皮肌炎	無肌病性皮肌炎	amyopathic dermatomyositis
		仅有皮肤损害而无肌肉损害的皮肌炎。		
M34.001		弥漫性皮肤型系统性硬皮病	彌漫性皮膚型系統性硬化病	diffuse cutaneous type systemic sclerosis
		侵犯全身皮肤的硬皮病。		
M34.101		CREST 综合征	CREST 徵候群	CREST syndrome
		是系统性硬皮病的一个亚型，表现为钙盐沉着(E)、雷诺现象(R)、食管功能异常(E)、指端硬化(S)、毛细血管扩张综合征(T)。有全部表现者称 CREST 综合征；无食管功能异常(E)表现者称 CRST 综合征。		
M34.207		全氯乙烯、三氯乙烯、有机溶剂性硬皮病样损害	全氯乙烯、三氯乙烯、有機溶劑性硬皮病樣病灶	scleroderma - like lesions resulting from perchlorethylene, trichlorethylene and organic solvents
		全氯乙烯、三氯乙烯、有机溶剂引起的硬皮病样损害。		
M34.901		系统性硬皮病	系統性硬化症	systemic scleroderma; SSc
		除可有皮肤损害外，亦可侵犯内脏各器官，以关节、肺、食管多见的硬皮病。		
M34.902		硬皮病	硬皮病；鞏皮病	scleroderma
		以局限性或弥漫性皮肤和/或内脏炎症、变性、增厚和纤维化进而硬化和萎缩为特征的结缔组织病。		
M35.001		干燥综合征	乾燥徵候群	sicca syndrome; Sjögren syndrome
		是舍格伦在1933年报告的一种干燥性角膜结膜炎、口腔干燥和类风湿性关节炎的三联征，为慢性自身免疫性疾病，同时可累及其他内脏器官。		
M35.002		继发性干燥综合征	繼發性乾燥徵候群	secondary sicca syndrome
		继发于硬皮病、类风湿性关节炎、系统性红斑狼疮和多发性肌炎等其他结缔组织病的口眼干燥。		
M35.003†	H19.303*	干燥性角膜结膜炎	乾燥性角膜結膜炎	keratoconjunctivitis sicca
		外分泌腺被淋巴细胞破坏，泪腺分泌的黏蛋白减少。表现为眼干涩、异物感、少泪等症状，严重者哭时无泪，部分患者有眼睑反复感染、结膜炎、角膜炎。		

主码	附码	中文病名	繁体病名	英文病名	
M35.004†	J99.102*	干燥综合征肺病变	乾燥徵候群肺病變	lung change in sicca syndrome	不同程度的呼吸系统受累的干燥综合征。
M35.005†	G73.702*	干燥综合征性肌病	乾燥徵候群肌病變	myopathy in sicca syndrome; mascular disease in sicca syndrome	累及肌肉产生的运动障碍和变形的干燥综合征。
M35.101		混合性结缔组织病	混合性結締組織病	mixed connective tissue disease; MCTD	临床上具有系统红斑狼疮、系统性硬皮病、多发性肌炎/皮肌炎及类风湿性关节炎等疾病的混合表现，血清中有极高滴度的斑点型抗核抗体和抗核蛋白抗体的结缔组织病。
M35.102		重叠综合征	重疊徵候群	overlap syndrome	患者同时出现两种或两种以上的结缔组织病的特征，并且均能满足其诊断标准的一组特殊的结缔组织病。也可是结缔组织病及其近缘病与其他免疫性疾病的重叠。
M35.201		白塞综合征	貝塞特氏徵候群	Behcet's syndrome	以血管炎为病理基础的多系统疾病。以口腔溃疡、外阴溃疡、眼炎、生殖器及皮肤损害为临床特征，还可累及关节、中枢神经系统、血管、呼吸、胃肠道和泌尿生殖系统。
M35.201†	N77.801*	白塞综合征性女阴溃疡	貝塞特氏徵候群性外陰潰瘍	ulcer due to vulva Behcet's syndrome	主要表现为女阴溃疡的白塞综合征。
M35.401		嗜酸[细胞]性筋膜炎	嗜伊紅球性肌膜炎	eosinophilic fasciitis	少见的主要以筋膜发生弥漫性肿胀、硬化为特征的皮肤疾患，临床上以四肢硬肿为主要表现，很少累及内脏，部分患者外周血嗜酸性粒细胞增多。
M35.802†	M79.008*	成纤维细胞性风湿病	纖維母細胞性風濕病	fibroblastic rheumatism	主要发生在法国，任何年龄均可发病，男女发病率相同。急性起病，表现为对称性关节炎和皮下结节。
M62.809		良性咀嚼肌肥大	良性咀嚼肌肥大	benign masticatory muscle hypertrophy	病因不明的咀嚼肌肿大，咀嚼肌包括咬肌、翼状肌、颞肌等，单独或全部发生肿大。
M67.401		腱鞘囊肿	腱鞘囊腫	ganglion; ganglion cyst	滑膜下滑液或炎症渗出液积聚而形成的囊肿，为限局性真皮黏液沉积形成假囊肿，与下面关节腔有联系。
M67.402		皮肤黏液样囊肿	皮膚黏液樣囊腫	cutaneous myxoid cyst	限局性真皮黏液沉积形成假囊肿，代表纤维母细胞产生的黏蛋白增多。
M71.301		指/趾黏液样囊肿	指/趾黏液樣囊腫	digital myxoid cyst	远端指间关节内侧或外侧结节，含局灶性黏液性退化的真皮胶原，因无上皮囊壁，不属于真性囊肿，且不与其下的滑液囊腔相通。
M72.003		掌腱膜纤维瘤病	手掌筋膜纖維瘤病	palmar fascial fibromatosis	常染色体显性遗传病，一侧掌部腱膜上出现一个孤立结节，纤维化继续发展则明显地限制手指的伸直。
M72.101		指节垫	指節墊	knuckle pads	整个皮肤肥厚引起的手指关节背面局限性增厚，无特别主觉症状，常有家族史，属常染色体显性遗传。
M72.202		足跖纤维瘤病	足蹠纖維瘤病	plantar fibromatosis	累及跖腱膜的纤维瘤，表现为单个或多个结节状肿胀，有时伴有疼痛，但通常不伴有挛缩。
M72.203	M88260/0	血管肌纤维母细胞瘤	血管肌纖維母細胞瘤	angiomyofibroblastoma	界限清楚的良性肌纤维母细胞性肿瘤，多见于女性，一般位于盆腔会阴区，尤其外阴部位，由该解剖部位独特的间质细胞构成。在形态上可与富于细胞性血管纤维瘤有重叠。
M72.204	M88100/0	结缔组织增生性纤维母细胞瘤	結締組織增生性纖維母細胞瘤	desmoplastic fibroblastoma	一种罕见的细胞稀少的良性肿瘤，主要见于成年男性，以致密胶原和主要为星形分化良好的纤维母细胞构成，可有黏液样间质为特征。
M72.301		结节性筋膜炎	結節性肌膜炎	nodular fasciitis	是一种形成肿物的纤维增生性病变，一般发生在皮下组织。由纤维母细胞/肌纤维母细胞构成，结构疏松似组织培养样生长方式。血管内筋膜炎和颅骨筋膜炎有相似的组织学表现，病变分别累及血管腔和颅骨及其软组织。
M72.508		缺血性筋膜炎	缺血性筋膜炎	ischaemic fasciitis	是一种独特的假肉瘤性纤维母细胞增生性病变，典型病变发生在骨突起部位，一般见于活动不便的患者。
M72.801		腱膜纤维瘤	腱膜纖維瘤	aponeurotic fibroma	是一种不常见的位于肌腱附近的良性纤维性小结节，大多见于成年男性手部。
M72.802	M88100/0	钙化性腱膜纤维瘤	鈣化性腱膜纖維瘤	calcifying aponeurotic fibroma	是一种多发生于儿童手掌和足底的小肿瘤，易局部复发。以钙化灶、栅栏状排列的圆形细胞和放射状排列的纤维母细胞为特征。
M72.805	M88240/1	先天性泛发性纤维瘤病	先天性廣泛性纖維瘤病	congenital generalized fibromatosis	是组织发生有争议的皮肤和软组织肿瘤，婴儿在出生后不久躯干及四肢发生多发性小的皮下结节，伴内脏损害。

主码	附码	中文病名	繁体病名	英文病名
M72.806	M88210/1	侵袭性婴儿纤维瘤病	侵入性嬰兒纖維瘤病	aggressive infantile fibromatosis
		纤维母细胞克隆性增生性病变,位于深部软组织,以浸润性生长和易于局部复发为特征,但不转移。		
M72.807		咀嚼垫	咀嚼墊	chewing pads
		由于咀嚼、吸、拉、擦、磨等因素使手指背面皮肤对称性增厚,结缔组织和表皮局限性增生。		
M72.808		皮下小球细胞病	皮下小球細胞病	subcutaneous spherulocytic disease
		由 Mc Clatchie 等于 1969 年首先报道,并命名为肌小球病,因与肌肉无关,故后又改为皮下小球病。其特征为肉芽肿或纤维性损害,内有囊样结构,含有脂质作用所产生的内体。		
M72.9	M88400/0	黏液瘤	黏液瘤	myxoma
		原始结缔组织细胞及类似于间质组成的良性肿瘤。		
M72.901		婴儿指部纤维瘤病	嬰兒指部纖維瘤病	infantile digital fibromatosis
		是一种罕见的、经常复发的疾病,常见于 1 岁以下婴儿,指/趾部发生坚硬、光滑、粉红或鲜红色结节,其肿块常与皮肤粘连。组织学检查可见纤维结缔组织和大量胶原组成,并含有典型病毒样黑色细胞内包涵物。		
M72.908		幼年透明性纤维瘤病	幼年透明性纖維瘤病	juvenile hyaline fibromatosis
		主要见于婴幼儿的非肿瘤性功能紊乱性疾病,以皮肤、躯体软组织和骨骼肌内有细胞外“玻璃样变物质”沉积并形成瘤样肿瘤为特征。		
M79.301		结节性非化脓性脂膜炎	結節性非化膿性脂層炎	nodular nonsupprative panniculitis
		皮下脂肪层炎性硬结或斑块,伴反复发热,愈后皮肤呈萎缩性凹陷。如损害累及内脏,则全身症状较重。		
M79.306		α1－抗胰蛋白酶缺乏性脂膜炎	阿爾發 1 抗胰蛋白酶缺乏性脂層炎	panniculitis due to alpha 1 anti－trypsin deficiency
		α1－抗胰蛋白酶缺乏可能引起脂肪组织内炎症发生和大量脂肪酸的形成。轻微外伤可诱发脂膜炎的发生。		
M79.802		外伤性脂肪坏死	外傷性脂肪壞死	traumatic fat necrosis
		发生于轻微外伤后,导致皮下脂肪组织局限性坏死反应。		
M79.809		寒冷性脂膜炎	冷因性脂層炎	cold panniculitis
		寒冷损伤局部脂肪组织而引起的局限性脂肪坏死,表现为皮下结节性损害。		
M79.811		人为脂膜炎	人為脂層炎	factitious panniculitis
		在皮下脂肪组织内注射某种不同的有机物质如药物(哌替啶)、油剂(矿物油、石蜡油等)后出现的皮下结节。		
M79.812		嗜酸[细胞]性脂膜炎	嗜伊红球性脂層炎	eosinophilic panniculitis
		具有炎症或免疫反应性疾病的特殊脂膜炎。		
M79.813	Y42.005	糖皮质激素后脂膜炎	醣皮質類固醇後脂層炎	post－glucocorticoid panniculitis
		大量全身糖皮质激素停用后,在颈、上臂和躯干等处发生皮下结节。		
M89.402		厚皮性骨膜病	皮膚骨膜肥厚症	pachydermoperiostosis
		以皮肤增厚折叠、面部与头皮过度褶皱、杵状指和长骨骨膜增生为特征。可能是不同外显率的常染色体显性遗传病。		
M89.403		肢骨纹状肥厚症	肢骨紋狀肥大	melorheostosis
		可能是发育缺陷,表现为皮质致密的骨肥厚,局部皮肤增厚、多毛。		
M94.101		复发性多软骨炎	復發性多軟骨炎	relapsing polychondritis
		是一种复发性、慢性、病因不明的少见病。有人认为是一种与系统血管炎有关的疾病,以耳、鼻、喉、气管和关节软骨组织破坏,代之以结缔组织为特征的罕见的系统性疾病。		
N34.101		非淋菌性尿道炎	非淋菌性尿道炎	nongonococcal urethritis;NGU
		指经性接触传染的有明显尿道炎症,但尿道分泌物中检查不到淋球菌的一组感染性疾病,因女性患者经常表现为宫颈炎和尿道炎症,所以又称为非淋菌性泌尿生殖道炎。		
N48.003		闭塞性干燥性龟头炎	閉塞性乾燥性龜頭炎	balanitis xerotica obliterans
		表现为获得性包茎和复发性龟头炎,包皮发硬,不能回缩。有人认为是发生在此处的硬化萎缩性苔藓或阴茎干枯症。		
N48.101		龟头包皮炎	龜頭包皮炎	balanoposthitis
		包皮炎指包皮及其黏膜面的炎症,包皮及龟头同时累及,称龟头包皮炎。		
N48.104		龟头炎	龜頭炎	balanitis
		指阴茎龟头部位的急性或慢性炎症。全国名词委审定名为阴茎头炎,但习惯仍称为龟头炎。		
N48.105		感染性龟头炎	感染性龜頭炎	infective balanitis
		由微生物感染引起的龟头炎。		
N48.106		坏疽性龟头炎	壞疽性龜頭炎	gangrenous balanitis
		是多种原因造成龟头和供血障碍,加上继发感染引起的龟头崩溃性溃疡性病变,常破坏整个生殖器。		
N48.107		糖尿病性龟头包皮炎	糖尿病性龟头包皮炎	diabetic balanoposthitis
		由糖尿病引起的龟头炎,容易继发念珠菌或细菌性感染。		
N48.108		溃疡性龟头包皮炎	潰瘍性龜頭包皮炎	ulcerative balanoposthitis
		由混合性微生物感染引起的龟头包皮炎,常演变成龟头坏疽性溃疡,犹如口腔组织的走马疳。		

主码	附码	中文病名	繁体病名	英文病名
N48.110		云母状及角化性假上皮瘤性龟头炎	雲母狀及角化性假上皮瘤性龜頭炎	micaceous and keratotic pseudoepitheliomatous balanitis
		表现为龟头部角化过度和浸润肥厚，覆以银白色云母状痂，患处日益失去弹性，日久呈萎缩性改变。组织病理示表皮角化过度，角化不全，呈假上皮瘤样增殖，棘层肥厚，真皮上部炎细胞浸润。		
N48.112		刺激性龟头炎	刺激性龜頭炎	irritant balanitis
		急性龟头炎症，多由刺激引起，主要表现为龟头水肿性红斑，糜烂渗液，严重时出现水疱、大疱、溃疡。可伴有全身症状。		
N48.113		浆细胞性龟头炎	漿細胞性龜頭炎	balanitis plasma cellularis
		一种良性增生性红斑，组织等特征为真皮浆细胞浸润，临床表现为持续性炎症，常侵犯包皮的内皮面及龟头，可演变为单个红斑性、湿润有光泽的病变。		
N48.501		阴茎溃疡	陰莖潰瘍	penile ulcer
		泛指阴茎的溃疡，一般指较轻的阴茎溃疡。		
N48.502		阴茎崩蚀性溃疡	陰莖蝕瘡性潰瘍	phagedena ulcer penis
		阴茎继发性细菌侵袭发生在早已存在的皮肤损害内，或因全身性疾病而抵抗力下降的完整皮肤上，有明显组织破坏的溃疡。		
N48.601		阴茎海绵体硬结症	陰莖海綿體硬結症	induratio penis plastica；plastic induration of penis
		阴茎海绵体间隔纤维组织增生而形成的硬结和斑块，可为一独立疾病，也可能是多发性纤维瘤的一个组成部分，可能与先天遗传有关，遗传方式不清。		
N48.814		阴茎硬化性淋巴管炎	陰莖硬化性淋巴管炎	sclerosing lymphangitis of penis
		多突然发生于20~40岁男性。表现为环绕阴茎冠状沟或背部弯曲的、硬如软骨的条索状物，呈半透明状，不与表面组织粘连，病程自限，1周或数周自愈。偶可形成溃疡。		
N49.801†		富尼埃坏疽	Fournier 氏壞疽	Fournier's gangrene
		阴囊、阴茎或会阴的急性坏疽性感染，病原菌包括革兰阴性菌、肠杆菌和厌氧菌，继发于局部创伤、手术、潜在的泌尿道疾病或远处急性炎症过程。		
N62.x05		男子女性型乳房	男子女乳症	gynaecomastia
		男性乳房大如女性乳房，可为一种局部独立疾病，也可为不同疾病的一种表现。		
N64.002		乳头瘘	乳房瘻管	mammillary fistula
		乳腺导管通向皮外的异常通道，多为外伤或炎症引起。		
N76.003		细菌性阴道病	細菌性陰道病	bacterial vaginosis
		称细菌性是由于阴道内有大量不同的细菌，而乳酸杆菌减少，临床及病理特征无炎症改变并非阴道炎。多无临床症状，有症状者主要表现为阴道分泌物增多，有恶臭味，可伴有轻度女阴瘙痒或烧灼感。		
N76.202		女阴炎	女陰炎	vulvitis
		发生于女阴的炎症。		
N76.601		女阴溃疡	女陰潰瘍	vulvar ulcer
		泛指发生于女阴的溃疡，一般指较轻的女阴溃疡。		
N76.602		急性女阴溃疡	急性女陰潰瘍	ulcus vulvae acutum
		为好发于青年妇女外阴部的一种非性病性、非接触传染性的良性溃疡。发病时可有全身症状，病情发展急剧，倾向于复发。		
N76.603		女阴崩蚀性溃疡	女陰蝕瘡性潰瘍	vulva phagedena ulcer
		女阴继发性细菌侵袭发生在早已存在的皮肤损害内，或因全身性疾病而抵抗力下降的完整皮肤上，有明显组织破坏的溃疡。		
N80.602		皮肤子宫内膜异位症	皮膚子宮內膜異位症	cutaneous endometriosis
		子宫内膜发生在女阴、脐部等皮肤上，行经时发生相应的变化。		
N82.503		阴道皮肤瘘(产后)	陰道皮膚瘻管(產後)	vaginocutaneous fistula(postpartal)
		产伤或手术所致异常通道，漏尿于皮肤，长期浸渍刺激，女阴甚至臀部及大腿内侧常出现皮炎。		
N82.504		女性生殖道皮肤瘘	女性生殖道皮膚瘻管	female genital tract – skin fistulae
		女性生殖道与皮肤间有异常通道，临床上尿瘘最多见。		
N90.302		女阴鳞状上皮细胞增生	女陰鱗狀上皮細胞增生	squamous cell hyperplasia of vulva
		是以女阴瘙痒为主要症状但病因不明的女阴疾病，以往称之为外阴白斑、慢性外阴营养不良。迄今为止，尚无确切证据表明慢性损伤、过敏、局部营养失调或代谢紊乱是导致此病的直接原因，但女阴局部长期处于潮湿状态和阴道分泌物的刺激等解剖生理因素可能与其发病有关。组织病理变化为表皮角化过度和角化不全，棘细胞不规则增生。		
N90.405		女阴干枯症	女陰乾皺症	kraurosis vulvae
		是发生于女阴部的一种萎缩性病变。		
N90.501		女阴萎缩	女陰萎縮	atrophy of vulva
		女阴退行性变，与卵巢功能降低有关。分为原发性、老年性、硬化萎缩性三种。		
N90.502		老年性女阴萎缩	老年性女陰萎縮	senile vulvar atrophy

主码	附码	中文病名	繁体病名	英文病名
		多见于绝经期妇女或作过卵巢切除术者。代表一种生理性改变。		
O26.806		妊娠痒疹	妊娠癢疹	prurigo of pregnancy
		发生于妊娠晚期瘙痒性皮肤病,病因不明,特点是有细小痂皮的表皮脱落性丘疹,主要在四肢伸面,也可见于躯干上部和身体其他部位,病变消退后留下炎症后痕迹,分娩后趋于消失,偶尔再次妊娠时再发。		
O98.101		妊娠合并梅毒	妊娠合併梅毒	pregnancy with syphilis
		见于孕产妇梅毒在 A50 - A53 中的情况。		
O98.201		妊娠合并淋病	妊娠合併淋病	pregnancy with gonorrhoea
		见于在 A54. - 中的情况。		
O98.301		妊娠合并尖锐湿疣	妊娠合併尖圭濕疣	pregnancy with condyloma acuminatum
		见于在 A55 - A64 中的情况。		
O99.708		妊娠类天疱疮	妊娠期類天疱瘡	pemphigoid gestationis
		妇女在妊娠和产褥期发生的瘙痒性多形性皮疹和张力性大疱,病理显示表皮下疱为特点,伴嗜酸性粒细胞浸润,直接免疫荧光显示基底带 C3 沉积。产后缓解,再次妊娠又会复发的一种自身免疫性疾病。		
O99.750		妊娠瘙痒症	妊娠搔癢症	pruritus gravidarum
		妊娠妇女仅有皮肤瘙痒而无原发性皮损的皮肤病。		
P00.801		新生儿红斑狼疮	新生兒紅斑狼瘡	neonatal lupus erythematosus
		常累及患系统性红斑狼疮母亲的婴儿,最常见的特征是类似盘状红斑狼疮所见的皮疹,LE 细胞及抗核抗体暂时性升高,少数患者有血液学异常,肝脾肿大和心包炎。本病为良性自限性,盘状皮肤损害为时短暂。		
P35.001		先天性风疹综合征	先天性德國麻疹徵候群	congenital rubella syndrome
		孕妇在孕早期感染风疹后,病毒可通过胎盘传给胎儿。通过细胞有丝分裂、细胞溶解、胎儿绒毛炎等引起胎儿损伤。可产生:①一过性新生儿期表现;②永久性器官畸形和组织损伤;③慢性或自身免疫引起的晚发症状。这些迟发症状可在生后 2 月至 20 年内发生。		
P35.201		新生儿单纯疱疹	新生兒單純疱疹	neonatal herpes simplex
		新生儿感染单纯疱疹病毒后常在生后 3 ~ 28 天出现症状,侵犯皮肤黏膜、内脏和中枢神经系统。宫内感染单纯疱疹病毒新生儿常出现先天畸形。		
P35.801		先天性水痘	先天性水痘	congenital varicella
		在生产时由母亲传染,母亲生产前患水痘,新生儿表现为水痘;妊娠期母亲感染水痘,新生儿则出现先天畸形。		
P37.504		新生儿念珠菌病	新生兒念珠菌病	neonatal candidiasis
		常发生在出生后 20 天内的新生儿,累及皮肤、口腔、甲,可发展成败血症或系统感染。		
P37.506		新生儿毛霉病		neonatal mucormycosis
		毛霉的新生儿感染,侵犯胃肠道、脑、肺、肝和呼吸道,产生相应的临床症状。有脐炎患者均发生大面积肝坏死。		
P38.x01		新生儿脐炎	新生兒臍炎	omphalitis of newborn
		与脐带相连组织的感染,出现较多分泌物,软组织发红,严重感染时局部肿胀、红斑、触痛、甚至脐部发黑,并可引起败血症等。		
P54.501		新生儿皮肤出血	新生兒皮膚出血	neonatal cutaneous hemorrhage
		维生素 K 缺乏,体内某些维生素 K 依赖凝血因子活力低下引起的自限性出血性疾病。可由产伤引起。		
P83.001		新生儿硬肿病	新生兒硬化病	scleroderma neonatorum
		以皮下脂肪硬化为特征的少见病。常见于早产儿,但患重病的较大幼儿亦可发病。寒冷季节多见。		
P83.101		新生儿中毒性红斑	新生兒毒性紅斑	erythema toxicum neonatorum
		原因不明、发生在出生后 2 周内,以红斑、丘疹、脓疱为特征的短暂性皮肤病。		
P83.200		婴儿急性出血性水肿	嬰兒急性出血性水腫	infantile acute hemorrhagic edema
		免疫复合物所致的白细胞破碎性血管炎。发生于 2 岁以下的儿童,有近期呼吸道感染史或抗生素应用史,突然发生环状或靶形的紫癜样损害,累及面部、耳部和肢端。		
P83.601		新生儿脐息肉	新生兒臍息肉	umbilical polyp of newborn
		肠系膜导管全部或部分持续存在所致,息肉呈鲜红色,有黏性分泌物;与迴肠或膀胱相通的息肉表面可间断出现粪性或尿液性分泌物。		
P83.802		新生儿皮下脂肪坏死	新生兒皮下脂肪壞死症	subcutaneous fat necrosis of newborn
		出生 1 ~ 6 周婴儿的皮下出现结节或硬块,经数周、数月后可自行消退,一般不影响健康。		
P83.809		新生儿暂时性萎缩性红斑	新生兒暫時性萎縮性紅斑	erythema atrophicans transient neonatorum
		罕见的、原因不明的发生在新生儿、伴有萎缩的红斑类皮病。		
P83.810		新生儿紫癜	新生兒紫斑	neonatal purpura; purpura of the newborn
		新生儿期发生的紫癜和出血,原因颇多,多为继发性紫癜。		
P83.814		新生儿脐肉芽肿	新生兒臍肉芽腫	neonatal umbilical granuloma

主码	附码	中文病名	繁体病名	英文病名
		常在脐带脱落后发生。轻度感染者,组织面潮湿,有少许黏液或黏液性渗出物;顽固组织增生者,呈灰红色,表面有血清样脓性分泌物。		
Q05.902		脊髓脊膜膨出	脊髓脊膜膨出	myelomeningocele
		脊髓脊膜膨出所致腰骶部长出一束毛,类似尾巴,因而被误认为尾巴。		
Q07.805		先天性外伤性神经瘤	先天性外傷性神經瘤	congenital traumatic neuroma
		常染色体显性遗传病,出生时即存在,表现在正常指面上长出一个附加的"指"。病理组织显示为神经束。		
Q17.002		副耳	副耳	accessory ear
		主要表现在耳屏前有小的皮色残片或结节。		
Q18.001		鳃裂瘘	鰓裂瘻管	branchial fistula
		由第二鳃沟和第二咽囊不能闭合导致的从颈侧部开向咽的异常通道。		
Q18.002		鳃裂囊肿	鰓裂囊腫	branchial cyst;branchial cleft cyst
		鳃裂发育异常形成囊肿、窦道或中线皮肤中残存软骨。呈线状、蓝色,从颈部耳前向下到颈部,插入胸骨乳突进胸骨。		
Q18.102		先天性耳前瘘管	先天性耳前瘻管	congenital preauricular fistula
		为家族遗传性疾病。发生于耳前区,双侧耳前到外耳有一个浅窝、孔或瘘管的开口,可延伸至中耳。		
Q18.802		颈部瘘管及囊肿	頸部瘻管及囊腫	cervical fistulae and cyst
		单纯或不规则显性遗传病。颈部瘘管是由于第2或第3腮裂闭合不全所致,囊肿则是由于腮裂膜残留所致。		
Q27.306		先天性动静脉瘘	先天性動靜脈瘻	congenital arteriovenous fistula
		起源于血管发育异常,动脉和静脉之间出现不经过毛细血管网的异常短路通道。		
Q27.401		先天性毛细血管扩张性大理石样皮肤	先天性微血管擴張性大理石狀皮斑	cutis marmorata telangiectatica congenita
		可能为常染色体显性遗传,有家族性发病的报道。以静脉扩张、大理石样皮肤、浅表溃疡、蜘蛛痣样毛细血管扩张和逐步消退为特征。		
Q28.804		PHACE 综合征	PHACE 徵候群	PHACE syndrome
		遗传性皮肤病,表现为后凹脑畸形、血管瘤、动脉异常、主动脉缩窄、心脏缺损、眼病变,以首位英文字母命名。		
Q30.802		鼻横沟	鼻橫溝	transverse nasal groove
		是一种可见的家族性缺陷,在10岁左右,鼻部中、下1/3交界处可出现一个淡红色沟纹或一浅沟,至成年期即可消失。主要由于鼻翼及鼻中隔软骨分化发育所致。		
Q38.003		先天性下唇瘘	先天性下唇廔管	congenital fistulas of lower lip
		在唇缘处下唇中央的两边呈双环或裂缝样凹陷,瘘道中央深达5~25mm入唇内。		
Q38.201		先天性巨舌	先天性巨舌	congenital macroglossia
		一种先天性畸形,除舌体巨大外,其他方面正常。		
Q51.814		子宫内缩窄带	子宮內縮窄帶	intra - uterine constriction bands
		由于宫体内羊膜异常所致的发育缺陷,表现为小腿、前臂或指部等处形成的1~3mm宽,2~4mm深的沟纹,沟纹的远端可伴水肿、溃疡。		
Q55.802		先天性生殖器会阴裂缝窦道及囊肿	先天性生殖器會陰裂縫竇及囊腫	congenital sinuses and cyst of genitoperineal raphe
		因腹中线下端融合不完全所致,表现为沿中线缝可出现几厘米长的压痛结节或坚硬的条索。		
Q67.405		先天性半侧面肥大	先天性半側顏面肥大	congenital hemifacial hypertrophy
		病人出生时就已有一侧面部的显著增大,以后成比例生长并较正常侧略快。		
Q68.102		先天性杵状指	先天性杵狀指	congenital clubfinger
		先天性指端畸形,可能与不同外显率及基因表现的常染色体基因有关。可见末节指骨肥大,粗糙的指甲弯曲地覆盖在手指末端。		
Q70.903		并指/趾	併指/趾	syndactyly
		与常染色体显性遗传和X连锁遗传有关,表现为儿童期发病,波及小指,有时波及无名指和中指,引起近端指间关节持久性屈曲。		
Q73.101		海豹肢畸形	海豹肢畸形	phocomelia
		一种特征为肢体近侧部缺如的发育畸形,手或脚由一个是不规则的骨连于躯干上。多由沙立度胺不良反应所致。		
Q75.104		伦兹-马朱斯基综合征	Lenz - Majewski 氏徵候群	Lenz - Majewski syndrome
		主要特征为颅骨干发育异常、生长迟缓、智力障碍、近端指/趾关节粘连、牙釉质形成不良和皮肤松弛。		
Q75.401		下颌面骨发育不全	下頜面骨成骨不全	mandibulofacial dysostosis
		包括反先天愚型睑裂、面颌骨发育不全、巨口、腭穹隆、双侧外耳及内耳异常、颈部发育异常伴长面颊、附属面部裂隙以及骨骼畸形。		
Q77.301		X连锁显性点状软骨发育不良	性聯顯性遺傳點狀軟骨髮育異常	X - linked dominant chondrodysplasia punctata
		X连锁常染色体显性遗传,临床上可以发生管状轻度短缩、脊柱侧凸、白内障和鱼鳞病,以及特殊面容。		

主码	附码	中文病名	繁体病名	英文病名
Q77.601		埃利斯－范可勒韦德综合征	Ellis－Van Creveld 氏徵候群	Ellis－Van Creveld syndrome
		常染色体显性遗传病,在腕骨及指骨的原发中心骨化延迟,但其继发中心过早成熟,因而引起四肢远端逐渐变短,表现为短肢侏儒。		
Q78.001		成骨不全	骨生成不全	osteogenesis imperfecta
		先天遗传性疾病,人体许多部位的成骨细胞和纤维细胞不能正常产生细胞间质,结果引起骨质脆性增加,皮肤变薄,斑状出血、牙齿发育不良,巩膜蓝染,关节活动过度改变。		
Q78.101		多发性骨纤维发育不良	多發性骨纖維發育不良	polyostotic fibrous dysplasia
		以骨纤维性发育异常,局限性色素沉着斑及性早熟为特征的综合征。由 *GNAS1* 基因突变所致。		
Q78.201		骨硬化病	骨質石化病	osteopetrosis
		恶性型为常染色体隐性遗传,良性型为常染色体显性遗传。其基本原因是破骨细胞功能缺陷,使钙化的软骨间质及原始骨小梁重吸收变慢,从而造成骨骼石化。		
Q78.203		播散性豆状皮肤纤维瘤病	播散性豆狀皮膚纖維瘤病	dermatofibromaosis lenticularis disseminata
		常染色体显性遗传病,累及骨与皮肤结缔组织的先天性疾患。		
Q78.403		血管瘤伴软骨发育不良	血管瘤伴軟骨發育不良	hemangiomata with dyschondroplasia
		一种发育障碍,特点是多发性骨性肿块,易累及肢体的长骨和短管状骨,当同时存在皮肤、软组织和内脏的血管瘤时,这种障碍被称为马富奇综合征。		
Q78.603		先天性多发性外生骨疣	先天性多發性外生骨贅	congenital multiple exostosis
		常染色体遗传性疾病,特征为靠近长骨干端出现外生骨疣,为软骨或骨软骨瘤,一般为良性,也有肉瘤样变发生。		
Q78.604		甲下外生骨疣	甲下外生骨贅	subungual exostosis
		覆盖着软骨的骨刺,发生于指/趾端,通常是大脚趾,尤见于女性。		
Q79.601		埃勒斯－当洛斯综合征	Ehlers－Danlos 氏徵候群	Ehlers－Danlos syndrome
		遗传性结缔组织缺陷而引起的疾病。临床特征有皮肤弹性过度、关节过度伸展及血管脆性增加而引起的自发性破裂或受轻微外伤后破裂出血。分为若干型,详见"国际遗传性皮肤病与基因"章。		
Q79.602		家族性皮肤软骨角膜营养不良	家族性皮膚軟骨角膜失養症	familial derma－chondral－corneal dystrophy
		呈常染色体隐性遗传,起于儿童期,皮肤结节位于鼻、耳和手部,伴关节炎和角膜混浊。		
Q80.001		寻常性鱼鳞病	尋常性魚鱗癬	ichthyosis vulgaris
		常染色体显性遗传病,为编码丝聚合蛋白原基因表达缺失或减少所致。特征为四肢外侧和背部出现细小鳞屑,屈侧可幸免,腹部和面部亦可相对幸免,掌跖出现的痕迹和皱褶最为明显。		
Q80.101		X 连锁鱼鳞病	性聯魚鱗癬	X－linked ichthyosis
		X 染色体连锁隐性遗传,由类固醇硫酸酯酶基因缺陷造成的 STS 酶缺乏所致。在出生时或婴儿期即发病,颈后、躯干部和四肢伸侧深褐色鳞屑尤为显著,可以有皮肤外症状。		
Q80.201		板层状鱼鳞病	板層狀魚鱗癬	lamellar ichthyosis
		多为常染色体隐性遗传,以往称非大疱性先天性鱼鳞病样红皮病。出生即发病,新生儿全身被紧束在火棉胶样膜中,膜在出生后 10～15 天内出现裂隙并呈片状脱落,露出全身泛发性层板状鳞屑和不同程度的红皮病。		
Q80.204		自愈性胶体婴儿	自癒性棉膠樣嬰兒	self－healing colloid baby
		较轻的胶样婴儿,可自愈。		
Q80.205		火棉胶样婴儿	棉膠樣嬰兒	colloid baby
		属于几种遗传型的混合型鱼鳞病。出生时婴儿皮肤光亮紧张,如同上过釉,皮肤似一层干燥的火棉胶薄膜,闪闪发光,四肢似医师带的外科手套。		
Q80.401		斑色胎儿	斑色蛇狀胎兒	harlequin fetus
		最严重的常染色体隐性遗传的先天性鱼鳞病,以出生时有全身增厚的盔甲样皮肤为特征,继发眼－耳－口的挛缩异常。患儿的面部表情和三角或菱形样角化过度,嘴因挛缩牵拉而张大,如同小丑角在笑,因此又称丑角样鱼鳞病。		
Q80.802		角膜炎－鱼鳞病－耳聋综合征	角膜炎－魚鱗癬－耳聾徵候群	keratitis－ichthyosis－deafness syndrome
		常染色体隐性遗传或散发性突变所致的角化性皮肤病,表现角膜炎、鱼鳞病和耳聋。		
Q80.805		表皮松解性角化过度型鱼鳞病	表皮鬆解性過度角化魚鱗癬	epidermolytic hyperkeratotic ichthyosis
		常染色体显性遗传的大疱病,高发的自发突变可达到 50%。由不同的角蛋白基因突变所致,患者出生不久即出现水疱和皮肤潮红,并逐渐变成灰色疣状鱼鳞病样损害。		
Q80.806		毛囊鱼鳞病伴秃发及畏光	併禿髮及畏光毛囊魚鱗癬	ichthyosis follicularis with alopecia and photophobia
		可能是 X 染色体连锁隐性基因遗传角化性皮肤病,但常染色体显性遗传的类型也有报告。表现秃发、畏光和呈肉色刺状的泛发性皮肤毛囊突起。		
Q80.807		豪猪状鱼鳞病	豪豬皮樣魚鱗癬	ichthyosis hystrix

主码	附码	中文病名	繁体病名	英文病名
		遗传性疾病，局部表皮松解角化过度，外观呈线性表皮痣状。		
Q80.825		鲁德综合征	Rud 氏徵候群	Rud's syndrome
		出生时即发病，皮肤表现为鱼鳞病样红皮病，伴侏儒、智力低下、性腺发育不全、癫痫、慢性贫血等。		
Q80.827		CHILD 综合征	CHILD 徵候群	CHILD syndrome
		CHILD 综合征是出生时单侧出现鱼鳞病样红皮病或炎性疣状表皮痣，伴同侧肢体发育不全或缺损为特征。		
Q80.828		角质松解性冬季红斑	角質溶解性冬季紅斑	keratolytic winter erythema
		常染色体显性遗传病，伴高外显率。以每年冬季周期性发病，掌跖部位对称分布的红色斑疹为特征。		
Q80.829		回旋形线状鱼鳞病	迴旋形線狀魚鱗癬	ichthyosis linearis circumflexa
		常染色体隐性遗传，出生时发病。特征为游走性全身红皮病和鳞屑，伴有外周的双边状鳞屑和屈侧皮肤过度角化以及掌跖多汗。		
Q80.901		鱼鳞病	魚鱗癬(病)	ichthyosis
		一组以皮肤干燥伴片层鱼鳞状粘着性鳞屑为特征的角化异常性遗传性皮肤病。由于类似鱼皮，故名鱼鳞病。		
Q81.001		单纯型大疱性表皮松解症	單純型水疱性表皮鬆解症	epidermolysis bullosa simplex; EBS
		多为但也有常染色体隐性遗传的报道，是一类角蛋白疾病。水疱发生在表皮内，内脏很少受累。		
Q81.002		韦伯-科凯恩型单纯性大疱性表皮松解症	Weber-Cockayne 氏單純性水疱性表皮鬆解症	epidermolysis bullosa simplex (Weber-Cockayne); EBS-WC
		常染色体显性遗传病，水疱通常由外伤引发，最常见手足、掌跖部，可伴有多汗。		
Q81.003		奥格纳型单纯型大疱性表皮松解症	Ogna 氏單純性水疱性表皮鬆解症	epidermolysis bullosa simplex Ogna
		一般婴儿期发病，水疱以四肢多见，亦可泛发全身，血疱较常见，愈后不留瘢痕，皮下血肿为特征性表现。		
Q81.009		科布纳型单纯型大疱性表皮松解症	Köebner 氏單純型水疱性表皮鬆解症	epidermolysis bullosa simplex (Köebner); EBS-K
		常染色体显性遗传病，2 岁以前发病，外伤引起水疱和糜烂，可泛发全身，愈后不留瘢痕、萎缩。		
Q81.011		单纯大疱性表皮松解症伴肌营养不良	併肌失養性單純性水疱性表皮鬆解症	epidermolysis bullosa simplex with muscular dystrophy; EBS-MD
		常染色体隐性遗传。表皮内水疱，水疱发生在基底细胞最下层半桥粒处。		
Q81.101		赫利茨交界型致死性大疱性表皮松解症	Herlitz 氏交界型致死性水疱性表皮鬆解症	junctional lethal epidermolysis bullosa-Herlitz
		常染色体隐性遗传。以板层素 5 基因的无效突变导致无板层素 5 表达为特征。出生时即泛发水疱，以口、眼和鼻孔周围糜烂，常伴有明显的肥厚性肉芽组织为特征，并累及其他黏膜。多死于败血症。		
Q81.201		营养不良型大疱性表皮松解症	失養性水疱性表皮鬆解症	dystrophic epidermolysis bullosa; DEB
		常染色体显性或隐性遗传，水疱发生在透明板下方的基底膜带内。是一类因锚纤维缺陷而导致的大疱病。水疱愈后出现营养不良性瘢痕，累及皮肤黏膜而形成粟丘疹。		
Q81.206		哈洛漂-西门子隐性营养不良型大疱性表皮松解症	Hallopeau-Siemens 氏隱性失養性水疱性表皮鬆解症	Hallopeau-Siemens epidermolysis bullosa, dystrophic-recessive
		常染色体隐性遗传，一般在出生时即出现泛发性水疱，随后成瘢痕，导致指/趾融合，指端弯曲。黏膜受累导致食管狭窄、尿道与肛门狭窄。儿童期后发病糜烂面可继发侵袭性鳞状细胞癌。		
Q81.206		隐性营养不良型大疱性表皮松解症	隱性失養性水疱性表皮鬆解症	recessive dystrophic epidermolysis bullosa; RDEB
		常染色体隐性遗传，是 *COL7A1* 基因突变通常引起蛋白编码提前终止，导致Ⅶ型胶原缺乏，而提前终止蛋白编码 *COL7A1* 基因突变则通常导致轻度病变。		
Q81.207		显性营养不良型大疱性表皮松解症	顯性失養性水疱性表皮鬆解症	dominant dystrophic epidermolysis bullosa; DDEB
		常染色体显性遗传病，*COL7A1* 基因突变通过显性负相效应起作用。出生时或婴儿期即发病，常见泛发性水疱，随年龄增加而局限。愈后留下瘢痕和萎缩，常见粟丘疹。		
Q81.208		增殖性营养不良型大疱性表皮松解症	增殖性失養性水疱性表皮鬆解症	epidermolysis bullosa vegetans dystrophica
		常染色体显性遗传病，有血性大疱，限发于四肢，愈后留有粟丘疹、增殖性瘢痕，常见甲萎缩。		
Q81.209		神经营养不良型大疱性表皮松解症	神經營養性失養性水疱性表皮鬆解症	epidermolysis bullosa dystrophica neurotrophica
		常染色体隐性遗传，呈外伤性大疱，伴先天性进行性感知性耳聋。		
Q81.210		门克斯·达克斯塔斑疹营养不良型大疱性表皮松解症	Mendes da Costa 氏疹型失養性水疱性表皮鬆解症	epidermolysis bullosa dystrophica, macular type of Mendes da Costa
		X 连锁隐性遗传病，患者均为男性。在 2 个月至 3 岁躯干和四肢出现紧张性大疱，毛发脱落，网状色素沉着，斑状萎缩，有些患者伴发育障碍和智力缺陷。		

主码	附码	中文病名	繁体病名	英文病名
Q81.801†		皮埃尼变异型显性营养不良型大疱性表皮松解症	Pasini 氏變異型顯性失養性水疱性表皮鬆解症	Pasini variant dominant dystrophic epidermolysis bullosa
		常染色体显性遗传病，出生时即发病，水疱泛发全身，以后渐局限，愈后留下瘢痕，自发出现白色丘疹为特征性表现。		
Q81.804†		道林－米亚型疱疹样单纯型大疱性表皮松解症	Dowling－Meara 氏單純性水疱性表皮鬆解症	epidermolysis bullosa simplex herpetiformis(Dowling－Meara);EBS－DM
		常染色体显性遗传病，表现为簇集的疱疹样水疱，并可累及口腔黏膜。		
Q81.805		泛发性萎缩性良性大疱性表皮松解症	廣泛性萎縮性良性水疱性表皮鬆解症	generalized atrophic benign epidermolysis bullosa
		常染色体隐性遗传病。由板层素 5 或者 XⅦ型胶原基因的错义突变所致。		
Q81.808		交界型大疱性表皮松解症伴幽门闭锁	交界型水疱性表皮鬆解症併幽門閉鎖	junctional epidermolysis bullosa with pyloric atresia;JEB－PA
		常染色体隐性遗传病，临床表现为大疱，伴幽门闭锁或狭窄。		
Q81.811		交界型大疱性表皮松解症	交界性水疱型表皮鬆解症	junctional epidermolysis bullosa;JEB
		水疱发生在透明板内或基底膜带中央。		
Q81.831		半桥粒大疱性表皮松解症	半橋粒大疱性表皮鬆解症	hemidesmosomal epidermolysis bullosa
		水疱发生在基底膜带最上层的半桥粒。		
Q81.901		大疱性表皮松解症	水疱性表皮鬆解症	epidermolysis bullosa;EB
		一组较罕见的遗传性大疱病，以物理性损伤后皮肤黏膜起大疱为特征。呈常染色体显性遗传或隐性遗传。皮损好发于手、足、肘、膝、臀等摩擦部位，也可泛发于全身，有的伴有瘢痕、皮肤萎缩、甲营养不良或皮肤外表现，重者可致残或致死		
Q82.001		遗传性淋巴水肿	遺傳性淋巴水腫	hereditary lymphedema
		常染色体显性遗传病，出生时即可发生单侧或双侧无痛性、压之凹陷淋巴水肿，不伴任何其他疾病，持续终生。		
Q82.101		着色性干皮病	著色性乾皮症	xeroderma pigmentosa;XP
		罕见的常染色体隐性遗传病，表现为日光过敏、恐光症、早发性雀斑以及随后在日光照射部位皮肤发生肿瘤性病变，细胞对紫外线和一些化学物质过敏，伴有 DNA 损伤修复缺陷，有些患者有进行性神经变性。在遗传学上具有异质性，患者有 DNA 核苷酸切除修复(NER)障碍，其 7 个 NER 基因中有一个出现异常，而变异型 XP 患者 NER 基因正常，多聚酶基因有异常。		
Q82.102		着色性皮肤萎缩	色素性皮膚萎縮	pigmentosum atrophoderma
		皮肤萎缩为表现的着色干皮病症状。		
Q82.209	M97400/1	泛发性肥大细胞增多症	廣泛性肥大細胞增多症	generalized mastocytosis
		全身皮肤肥厚、苔藓化，外观呈皮革样，伴肥大细胞浸润引起的全身性红皮病和剧烈瘙痒。儿童中，此病常与全身性肥大细胞症有关。		
Q82.210		肥大细胞增多症	肥大細胞增生症	mastocytosis
		肥大细胞增生症包括多数病人具有进展缓慢的皮肤肥大细胞增生症，局限于皮肤，可以自行消退。一组不同种类的疾病，以单克隆肥大细胞在一个或多个器官系统异常增生和累积为特征。		
Q82.211		持久性发疹性斑疹性毛细血管扩张症	持久性斑狀微血管擴張症	telangiectasia macularis eruptiva perstans
		一种罕见类型的肥大细胞病，常累及成人，表现为多发性色素沉着过度的毛细血管扩张症，主要位于躯干，亦可见于四肢。		
Q82.301		色素失调症	色素失禁症	incontinentia pigmenti
		主要累及女性的 X 连锁显性遗传病，可累及皮肤及其附属器、神经系统、眼和牙齿。以皮肤水疱、红斑、丘疹及疣状增生，继之呈漩涡状色素沉着为特征。详细基因位点与致病基因见“国际遗传皮肤病与基因”章。		
Q82.302		遗传性对称性色素异常症	遺傳性對稱性色素異常症	hereditary symmetrical dyschromatosis
		常染色体显性遗传的色素病，由位于 1q21.3 的双链 RNA 特异腺苷脱氨酶基因突变所致。以双侧手足背网状色素沉着和色素减退的混杂斑为特征。		
Q82.303		无色性色素失调症	無色性色素失禁症	incontinentia pigmenti achromicus
		沿 Blaschko 线分布漩涡状色素减退的综合征，非皮肤损害包括神经系统、骨骼、毛发和牙齿等。目前认为它是染色体嵌合所致，伴智力低下和先天畸形的几率高于色素失调症。		
Q82.305		持久性色素失调症及网状色素失调症	持久性色素失禁症及網狀色素失禁症	incontinentia pigmenti persistens and incontinentia pigmenti reticularis
		是色素失调症的异型，X 连锁显性遗传病。自年幼即有褐色斑，至成年色素斑不退，无水疱。		
Q82.401		无汗性外胚层发育不良	無汗性外胚層發育不良	anhidrotic ectodermal dysplasia
		多是 X 连锁隐性遗传基因(Xq11－q12.1)表达。表现毛发稀少、无牙和少或无汗三联征。		
Q82.409		拉普－霍奇金综合征	Rapp－Hodgkin 氏徵候群	Rapp－Hodgkin syndrome
		常染色体隐性遗传，以毛发异常、唇裂和/或腭裂、甲发育异常、龋齿、无牙、颅面异常、少汗、中耳炎和尿道下裂为特征。		

主码	附码	中文病名	繁体病名	英文病名
Q82.501		疣状痣	疣狀痣	verrucous nevus
		由于表皮局限性发育异常所致，肉色到黄褐色，但有时色素沉着深，呈线状、单侧分布模式于肢端。损伤通常跟随长轴。以持续的或中断的螺旋状条纹、带或斑块排列于躯干上。可能与遗传有关。		
Q82.503		结缔组织痣	結締組織母斑	connective tissue nevus
		与常染色体显性遗传有关，真皮局限性结缔组织发育不良。临床上表现为单个或多结节、丘疹、斑块或此等病损不同的组合，由扁平、白色、象牙色、棕黄色丘疹构成，经常有鹅卵石样的表面。		
Q82.506		蓝色橡皮疱样痣	藍色橡皮疱樣母斑	blue rubber bleb nevus
		常染色体显性遗传性痣。其特点为蓝色皮肤血管瘤，中心软而高起，类似橡皮奶头，常有胃肠道各处的血管瘤。		
Q82.512		葡萄酒样痣	酒紅色母斑	port wine nevus
		先天性血管畸形，累及成熟的毛细血管，表现为分界明晰、扁平、形状不规则的斑，淡粉色、橘色、深紫色（焰色痣）。通常在面部和颈部。		
Q82.514	M87610/0	先天性痣	先天性母斑	congenital nevus
		浅表型先天性痣是出生时就有的黑素细胞增生性病变。先天性这个词也用于指那些在临床和组织病理学上呈先天性痣特点，但可能不是出生时即有的病变，这些病变称为迟发性先天性痣。		
Q82.517	M87710/0	黑头粉刺样痣	粉刺母班	nevus comedonicus
		毛囊皮脂腺发育异常，特征为类似开放性粉刺的扩张孔，充满黑色角质栓，病理组织显示发育不全的毛囊、皮质腺和毛鞘囊肿。		
Q82.518	M84060/0	乳头状汗管囊腺瘤	乳突狀汗管囊腺瘤	syringocystadenoma papilliferum
		是一种良性附属器肿瘤，至少有 1/3 的病例伴发于器官样痣如皮脂腺痣。		
Q82.520		贫血痣	貧血性母斑	nevus anemicus
		局限性皮肤血管组织发育缺陷的浅色斑。终生不变，摩擦时浅色斑周围皮肤发红。		
Q82.521		羊毛状发痣	羊毛樣髮痣	woolly hair nevus
		头皮有边界清晰的斑状损害，该处头发颜色、形状、软硬度与周围正常头发不同。		
Q82.522		浅表性脂肪瘤痣	表淺性脂肪瘤母斑	nevus lipomatosus superficialis
		一种结缔组织痣，通常为先天性，组织上特点为出现异位的成熟的脂细胞于真皮中。临床上出现多个或单个柔软、皮肤呈微黄色丘疹、结节或斑块。		
Q82.523		雅达松皮脂腺痣	Jadassohn 氏脂腺母斑	nevus sebaceus of Jadassohn
		一种综合征，特点为头皮、面或颈部单个或线性血管瘤，进行性终生变化。许多病人有神经病症状。在儿童中有黄色或黄褐色蜡状斑块，伴有发育不全的皮脂腺和毛囊或秃发，青春期后斑块浓密及有疣的斑块，经常伴有乳头瘤突出及大量的皮脂腺，乳头表面增生及真皮深层的顶泌腺异位。		
Q82.524		贝克痣	貝克氏母斑	Becker's nevus
		又称色素性毛表皮痣。是一种不规则色素沉着斑，中心部皮肤粗厚，上有粗毛。		
Q82.8		Carvajal – Huerta 综合征		Carvajal – Huerta syndrome
		呈常染色体隐性遗传，由位于 6p24 的桥粒斑蛋白基因突变所致。		
Q82.8		布劳尔综合征	Brauer 氏徵候群	Brauer's syndrome
		常染色体显性遗传病，出生后颞部有瘢痕及萎缩性斑疹，前额中部之下半部有线状纵行凹陷。		
Q82.8		对称性进行性红斑角化病	對稱性漸進性紅斑角皮症	symmetrical progressive erytherokeratoderma
		常染色体显性遗传角化性皮肤病，可不完全外显，好发四肢伸侧、躯干和面部，以非游走性对称性边缘清楚的角化性红斑为特征的一种红斑角化病。		
Q82.8		进行性掌跖角化病	进行性掌跖角皮症	progressive palmoplantar keratoderma
		常染色体遗传性的非表皮松解性弥漫性掌跖角化病变异型，掌跖角化随着年龄的增长而加剧和扩展，偶见指/趾缩窄环和或指/趾自断掉。		
Q82.8		局限性掌跖角化病	限界性掌蹠角皮症	circumscribed palmoplantar keratosis
		遗传性皮肤病，主要为反复摩擦和压迫部位发生局部角化过度。		
Q82.8		弥漫性表皮松解性掌跖角化病	彌漫性表皮鬆解性掌蹠角皮症	diffuse epidermolytic palmoplantar keratoderma; EPPK
		常染色体显性遗传病，由角蛋白 9 或角蛋白 1 基因突变所致。通常在出生后几个月发病，掌跖弥漫性角质增厚，表面光滑，边缘清楚，呈红色条状，通常皮损不会跨越手腕处的分界线。		
Q82.8		弥漫性非表皮松解性掌跖角化病	彌漫性非表皮鬆解掌蹠角皮症	diffuse non – epidermolytic palmoplantar keratoderma; NEPPK
		弥漫性掌跖角化病，呈常染色体显性遗传，由角蛋白 1 突变所致。以掌跖部对称性、弥漫性、边缘清晰的角化过度所致的掌跖增厚为特征。		
Q82.8		面部外胚层发育不良	顏面外胚層發育異常	facial ectodermal dysplasia
		常染色体隐性遗传病，出生后颞部有瘢痕，颏部正中有瘢痕样沟，睫毛缺如或双行睫，眼周围起皱，鼻和颏呈球状突出。		
Q82.8		纳克斯岛病		Naxos disease

主码	附码	中文病名	繁体病名	英文病名
		常染色体隐性遗传，由位于17q21的桥斑珠蛋白基因突变所致。在纳克斯岛首先发现而以地名命名的疾病。		
Q82.8		线状及漩涡状痣样过度黑变病	線狀及漩渦狀痣樣過度黑色素沈著症	linear and whorled nevoid hypermelanosis
		沿着Blaschko线出现漩涡状色素沉着，可伴先天性心脏病、精神障碍和脑麻痹。		
Q82.8		有汗性外胚层发育不良	有汗性外胚層發育異常	hidrotic ectodermal dysplasia
		常染色体显性遗传病，由位于13q11的编码连接蛋白30的*GJB6*基因突变所致，表现掌跖角化伴厚甲、稀毛、耳聋等。		
Q82.8 -		海默 - 芒克综合征	Haim - Munk 徵候群	Haim - Munk syndrome
		帕皮永 - 勒菲弗综合征变异型，除掌跖角化和牙周病外，还有蜘蛛样指/趾、骨端溶骨症和甲变曲。		
Q82.8 -		慢性家族性良性天疱疮	慢性家族性良性天疱瘡	chronic familial benign pemphigus
		染色体显性遗传的慢性水疱病，由位于3q21 - q24的钙依赖性ATP酶基因缺陷所致。临床上以颈、腋、腹股沟反复发作的水疱与糜烂为特征，病理变化是表皮内棘层松解性水疱。		
Q82.8 -		毛囊角化病	毛囊角化症	keratosis follicularis
		常染色体不规则显性遗传散发性皮肤病，是少见的以表皮细胞角化不良为基本病理变化的慢性、丘疹鳞屑性皮肤病。		
Q82.8 -		先天性外胚层发育不良	先天性外胚層發育異常	congenital ectodermal dysplasia
		一组在临床和遗传学方面的异源性皮肤病，基本特征是在胚胎发育过程中有一个或多个皮肤附属器或口腔黏膜发育异常、不完善或者延迟发育。		
Q82.801		遗传性弹性假黄瘤	遺傳性彈力假黃瘤	hereditary pseudoxanthoma elasticum
		是一种先天性遗传性结缔组织病，可侵犯身体的多个器官和系统而产生不同的临床表现。		
Q82.803		掌跖角化病	掌蹠角皮症	palmoplantar keratoderma; PPK
		一组临床表现多样，发病机制各异，具有高度遗传异质性的角化性皮肤病，以掌跖角质增厚为特征。		
Q82.808		先天性皮肤异色病	先天性多形皮膚萎縮症	congenital poikiloderma
		以常染色体隐性遗传为主的异色病。表现为皮肤异色、网状色素沉着、毛细血管扩张和白内障，还可以有智力低下、生长迟缓和皮肤癌变和其他肿瘤的易感性等，可有家族史。其中一部分由RECQL4解旋酶基因的遗传性突变引起。		
Q82.809		休里茨综合征	Huriez 氏徵候群	Huriez's syndrome
		常染色体显性遗传角化性皮肤病，致病基因4q23，表现四肢硬化、掌跖角化，萎缩性皮损处还可发生侵袭性鳞状细胞癌。		
Q82.810		先天性角化不良症	先天性角化不良症	dyskeratosis congenita
		大多数属于X连锁隐性遗传，定位于Xq28。以少见的皮肤萎缩、网状色素沉着、甲营养不良和黏膜白斑为特征。		
Q82.812		皮肤松垂症	皮膚松垂症	cutis laxa
		皮肤弹性纤维形成减少以及弹性硬蛋白形成异常而引起的一种遗传性皮肤病，表现为悬挂呈松弛摇摆的褶襞。常染色体隐性遗传，伴有严重的内脏并发症；呈常染色体显性遗传，基本为良性，有整容的意义；X连锁遗传，多并发畸形。		
Q82.817		鳞状毛囊角化病	鱗狀毛囊角化症	squamous follicular keratosis
		常发生在青年人的腰、臀部，皮损呈淡灰色至褐色的圆形鳞屑，中央有一个与毛囊口一致的黑色小点。有人认为与鱼鳞病可能为同一疾病。		
Q82.819		遗传性硬化性皮肤异色病	遺傳性硬化性多形皮膚異色萎縮症	hereditary sclerosing poikiloderma
		遗传性、广泛皮肤异色和硬化性疾病。		
Q82.820		回状头皮	迴纹狀顱皮	cutis verticis gyrata
		先天性遗传所致，以头皮的折叠和沟纹为特征。		
Q82.822		家族性眶周过度色素沉着	家族性眶周色素過度沈著症	familial periorbital hyperpigmentation
		可能为常染色体显性遗传。儿童起病，表现为眶周过度色素沉着。		
Q82.826		布卢姆综合征	Bloom 氏徵候群	Bloom's syndrome
		染色体隐性遗传，属于染色体断裂综合征中的一种疾病。表现为面部狼疮样红斑、光敏感、皮肤异色症、生长迟缓等，可伴发恶性肿瘤。		
Q82.828		角化病伴耳聋掌跖	伴耳聾掌蹠角皮病	keratoderma palmoplantar with deafness
		常染色体显性遗传角化性皮肤病，由连接蛋白26基因突变和线粒体DNA突变所致，表现为掌跖角化伴耳聋。		
Q82.833		巴马特综合征	Bamatter 氏徵候群	Bamatter's syndrome
		常染色体隐性遗传及X连锁隐性遗传综合征，表现为骨结构不良性老年状皮肤。		
Q82.836		杂色婴儿	雜色嬰兒	particolored infant
		约10%的新生儿发生此良性症状，在早产儿中可能更常见。出生后3周内身体正中线两侧颜色不同，呈苍白或潮红，有明显区别，持续30秒至20分钟。其他无异常。		

主码	附码	中文病名	繁体病名	英文病名
Q82.839		迈尔德岛病	Meleda 島病	Mal de Meleda
		常染色体隐性遗传病,1826 年首先发现于亚得里亚海的迈尔德岛居民。出生即发病,掌跖角化向手足蔓延,呈手套和袜套样,并可累及肘膝,可伴发育不良、多汗、甲病变等。		
Q82.842		遗传性良性上皮内角化不良病	遺傳性良性上皮內角化不良	hereditary benign intraepithelial dyskeratosis
		常染色体显性遗传病,以口腔黏膜出现无症状性白色斑片和结膜紧张性大疱为特征的一种先天性疾病。		
Q82.844		掌跖角化病伴食管癌	掌蹠角皮症伴食道癌	palmoplantar keratoderma with esophageal carcinoma
		常染色体显性遗传病,掌跖角化病伴食管癌,致病基因位点 17q25。		
Q82.845		掌跖皱褶点状角化病	掌蹠皺褶點狀角皮症	keratoderma punctata of palmoplantar creases
		常染色体显性遗传病,以掌跖散在性角化性丘疹为特征,黑人中最常见。		
Q82.847		点状掌跖角化病	點狀掌蹠角化症	punctate palmoplantar keratosis
		常染色体显性遗传角化性皮肤病。致病基因位于 15q22 - q24 和 8q24.13 - q24.21。表现为掌跖部小而多发的刺状角质丘疹或结节,可以遍布全掌跖皮肤,也可以局限于某部位。		
Q82.859		变异性红斑角化病	變異性紅斑角皮症	variable erythrokeratoderma
		常染色体显性遗传病,有不完全外显,由编码连接蛋白 31 和连接蛋白 30.3 的基因突变所致。表现为游走性角化性红斑。		
Q82.860		帕皮永 - 勒菲弗综合征	Papollin - Lèfèvre 氏徵候群	Papollin - Lèfèvre syndrome
		常染色体隐性遗传,由位于 11q14 - q21 的组织蛋白酶 C 基因突变所致。表现掌跖角化伴牙周病。		
Q82.861		钱币状掌跖角化病	錢幣狀掌蹠角化症	nummular palmoplantar keratosis
		常染色体显性遗传病,表现为摩擦部位的痛性胼胝。		
Q82.862		条纹状掌跖角化病	條形掌蹠角化症	keratosis palmoplantaris striata
		常染色体显性遗传病,由位于 18q11 - 12 桥粒芯糖蛋白 1 或位于 6p24 的桥粒基因突变有关。掌或跖角化性丘疹呈线形放射状排列。		
Q82.863		图雷恩多发角化病	Touraine 氏多發性角化症	Touraine's polykeratosis
		常染色体隐性遗传,以弥漫掌跖角化和四肢多发性角化性斑片为特征,常伴以毛发稀疏及甲营养不良等外胚层缺损的表现。		
Q82.864		变异性掌跖角化病	變異性掌蹠角皮症	variable palmoplantar keratoderma
		常染色体显性遗传病,在一个家族中可有不同表现,可呈线状、弥漫性或播散性。		
Q82.866		奥姆斯特德综合征	Olmsted 氏徵候群	Olmsted's syndrome
		少数家系中呈常染色体显性遗传,由角蛋白 5 和角蛋白 14 异常表达所致。表现掌跖角化、腔口角化性肥厚、角膜营养不良、甲营养不良伴耳聋和缺齿。		
Q82.867		持久性豆状角化过度病	持久性豆狀角化過度症	hyperkeratosis lenticularis persistens
		发病较晚(30 ~ 60 岁)的常染色体显性遗传,是一种以足背和四肢形如凸镜面或扁平豆状炎症性丘疹伴掌跖点状小丘疹及凹窝为特征的少见病。		
Q82.869		疣状肢端角化病	疣樣肢端角化症	acrokeratosis verruciformis
		常染色体显性遗传的皮肤病,其特征为患者手足背面以及肘、膝、足弓处出现簇集的赘疣性丘疹,有时伴有掌跖的弥漫性角化过度,常与毛囊角化病并发。		
Q82.871		痣样基底细胞癌综合征	痣樣基底細胞癌徵候群	nevoid basal cell carcinoma syndrome
		是由 PTCH 基因胚系突变引起的遗传性综合征,特点是出现多发性皮肤基底细胞癌和表皮囊肿、颌骨牙源性角化囊肿以及掌跖点状凹陷、硬膜襞钙化、多种肿瘤或错构瘤(卵巢纤维瘤、髓母细胞瘤、肠系膜淋巴囊肿、胚胎性横纹肌瘤等)以及多种发育畸形(肋骨和脊柱畸形、先天性翼状肩胛畸形、头围大、唇和/或腭裂、骨皮质缺损及其他病变)。		
Q82.872		大疱性毛囊病	水疱性毛囊病	bullous follicular disease
		有人认为是慢性家族性良性天疱疮的一部分,属常染色体显性不规则性遗传病,亦有人认为是维生素缺乏所致。		
Q82.878		巴森综合征	Basan 氏徵候群	Basan's syndrome
		常染色体显性遗传综合征,以少汗、毛发异常、龋齿、甲肥厚、猿线和皮肤纹理异常或缺如为特征。		
Q82.882		汗孔角化病	汗孔角化症	porokeratosis
		一组角化萎缩性皮肤病,具有遗传异质性。特征性皮损是一个或多个离心性扩散的斑疹或斑块,中央轻度萎缩,边缘堤状隆起。组织病理上均以鸡眼样层板,即皮肤中央沟内的角化不全柱,柱基底有角化不全细胞,以及颗粒层缺失为特征。		
Q82.884		条纹状汗孔角化病	條紋狀汗孔角化症	striate porokeratosis
		遗传性角化性皮肤病,表现为节段性分布或泛发角化萎缩性皮疹。		
Q82.885		播散性浅表性光化性汗孔角化病	散播性表淺性日光性汗孔角化症	disseminated superficial actinic porokeratosis
		常染色体显性遗传病,发生在曝光部位,由棕色圆锥形丘疹所构成的边缘锐利的角化性环状损害。		

主码	附码	中文病名	繁体病名	英文病名
Q82.886		点状汗孔角化病	點狀汗孔角化症	punctate porokeratosis
		遗传性角化性皮肤病,成年发病,以掌跖棘状角化性丘疹,边缘稍隆起为特征。		
Q82.887		曼托克斯汗孔角化病	Mantoux 氏汗孔角化症	porokeratosis of Mantoux
		病因不明的角化性皮肤病,损害常突然发生在掌、跖、手指的掌侧呈粟粒状半透明的丘疹,缓慢增大,中央有一黑头粉刺样丘疹,几周后消失留下凹陷,可复发。		
Q82.888		米贝利汗孔角化病	Mibelli 氏汗孔角化症	porokeratosis of Mibelli
		常染色体显性遗传病,皮损开始为角化丘疹,边缘向外围逐渐扩展,中心萎缩,形成环形,边缘呈嵴状隆起,其中有狭窄的沟槽,触之粗糙不平为其特征。		
Q82.891		科斯特洛综合征	Costello 氏徵候群	Costello's syndrome
		特点是生长迟缓,面容粗鲁、颈部和掌跖及手指处皮肤累赘,皮肤黑、黑棘皮症和鼻孔乳头状瘤。		
Q83.103		副乳房	副乳	accessory breast
		先天性异常,乳房多于 2 个。		
Q83.201		无乳头	無乳頭	absent nipple
		先天性异常,乳头缺如。		
Q83.301		副乳头	副乳頭	accessory nipple
		先天性异常,乳头多于 2 个。		
Q83.302		乳头乳晕角化过度病	乳頭乳暈過度角化	hyperkeratosis of nipple and areola
		乳头及乳晕皮肤角化过度、色素加深、呈疣状增生的罕见疾病。		
Q84.001		先天性秃发	先天性禿髮	congenital alopecia
		发育性缺陷所引起的头发完全缺如或稀疏。真正先天性无发者极罕见,较常见者为头发稀疏而细小,或出生时毛发正常,出生后不久秃发而不再长。眉毛、睫毛和体毛也可缺如,但较常见的是有阴毛和腋毛和少量的眉毛和睫毛。可单独存在,或合并其他先天性疾病。		
Q84.101		念珠状发	念珠形毛髮	monilethrix
		常染色体显性遗传病,间有隐性遗传。表现为结节间发干脆,易折断。有学者认为本病与氨基酸代谢紊乱有关。		
Q84.103		假性念珠状发	假念珠形毛髮	pseudomonilethrix
		常染色体显性遗传病,外显率高。见于欧洲或南美的印第安人,毛发有不规则分布的结节性"肿胀,"长 0.75~1mm。		
Q84.104		扭转发	扭曲毛	pili torti
		常染色体显性遗传病,2~3 岁后发病。发干扁平,沿长轴扭曲,有闪光或呈珠状,质脆易断,眉毛、睫毛常受累及,伴牙、甲、毛囊病变。可伴发其他综合征。		
Q84.106		羊毛状发	羊毛狀髮	woolly hair
		是整个头发的遗传性变异,头发卷曲。黑种人和某些阿拉伯人天生卷发。有些为遗传性疾病。		
Q84.107		遗传性羊毛状发	遺傳性羊毛狀髮	hereditary woolly hair
		常染色体显性遗传病,头发出生时或幼儿起卷曲,进入成年期卷曲减轻,可伴结节性脆发和扭发。		
Q84.108		家族性羊毛状发	家族性羊毛狀髮	familial woolly hair
		可能为常染色体隐性遗传病。出生时即卷曲,发细、脆、色淡,在 2~3cm 处折断。		
Q84.111		外胚层发育不良伴扭发及并指	外胚層發育不良伴扭曲毛及併指	ectodermal dysplasia with pili torti and syndactyly
		表现为螺旋钻发、头皮瘢痕疙瘩、毛囊栓、毛囊角化、干燥症、湿疹、掌跖角皮症、并指/趾、甲发育不良和眼结膜新血管形成。		
Q84.113		头皮涡纹	頭皮螺旋	scalp whorls
		头皮涡纹俗称头旋,在胎儿 10~12 周形成,因人而异,可为 1 个至多个。		
Q84.116		CHAND 综合征	CHAND 徵候群	CHNAD syndrome
		常染色体隐性遗传,临床表现为卷发(不是羊毛状发)、眼缘粘连和甲发育不良。		
Q84.117		肿块状头皮综合征	塊狀頭皮徵候群	lumpy scalp syndrome
		常染色体遗传病,在出生时头皮表现可多可少、形状不一未覆盖皮肤的肌肉,愈后留下不规则的结缔组织结节。		
Q84.119		蓬发综合征	亂髮徵候群	uncombable hair syndrome
		常染色体显性遗传病,部分患者伴有外胚层发育不良。蓬发一般在婴儿期出现,仅少数在儿童期出现。发病限于头发。		
Q84.123		毛发低硫营养不良	毛髮低硫失養症	trichothiodystrophy
		个别病人为常染色体隐性遗传。其特征为毛发含硫量低下,头发短、稀、裂,扁平如缎带状。偏振光显微镜检查可见黑白带环交替存在,扫描电镜示毛护膜缺如或严重损伤,并常伴有神经外胚层异常。		
Q84.125		秃发伴丘疹性损害	伴丘疹之無毛症	atrichia with papular lesions
		先天性秃发伴明显的丘疹损害,一般泛发全身,可能是无毛基因突变引起的显性遗传病。		

主码	附码	中文病名	繁体病名	英文病名
Q84.201		先天性毳毛性多毛症	先天性胎毛性多毛症	congenital hypertrichosis lanuginosa
		由基因突变所致,属染色体显性遗传。患儿出生即多毛,皮肤被毛处胎毛过多,胎毛不为毳毛和终毛所代替,可长达 10cm 或更长。头发和体毛一样,其直径和质地达不到成人毛发长度。眉毛浓而长,两眉常可连接起来。前额、面部、颈部毛均密而长。有的躯干和四肢均多毛。可伴有齿发育不良,恒齿少或缺如,外耳畸形。		
Q84.205		耳郭多毛症	耳郭多毛症	hypertrichosis of pinna auris
		常染色体显性遗传病,有阳性家族史。耳郭长出长毛,无其他异常。		
Q84.206		痣样多毛症	痣樣多毛症	nevoid hypertrichosis
		局部先天性多毛症一种常见类型,可出生即有或幼年发病,可作为局限性发育缺陷而单独存在,或与其他痣异常并存。其毛的长度、直径和颜色与其生长的部位和患者年龄不相称。		
Q84.207		中节指骨多毛症	中節指多毛症	midphalangeal hypertrichosis
		常染色体显性遗传病,示、中、环和小指中节指骨多毛。		
Q84.208		先天性少毛症	先天性稀毛症	congenital hypotrichosis
		先天性少毛,为某些先天性综合征症状之一。		
Q84.209		肘部多毛症	肘部多毛症	hypertrichosis cubiti
		可能为染色体显性遗传,出生时肘部多毛,到 5 岁时开始退行。		
Q84.210		胎毛存留	胎毛存留	persistent lanugo
		在出生后皮肤上仍留胎儿期细毛,系皮肤无力将之退去所致。		
Q84.212		米舍尔综合征	Miescher 氏徵候群	Miescher's syndrome
		表现为痴愚、糖尿病、多毛症、回状头皮、黑棘皮病的综合征。		
Q84.213		先天性灰发	先天性灰髮	congenital canities
		又称早年白发。指发生在儿童及青年的白发或灰发,常呈家族性发病,多为常染色体显性遗传。		
Q84.214		先天性局限性多毛症	先天性限界性多毛症	localized congenital hypertrichosis
		先天性局限性多毛症常有家族史,表现多种多样,青春期前腋下、阴部、上唇等部位提早长出硬毛的称异时发生;在应该长毳毛的部位长出硬毛的称异位发生。		
Q84.217		先天性眉部瘢痕性红斑	先天性眉部瘢痕性紅斑	congenital ophryogenesul erythema
		局限于眉毛外 1/3 瘢痕性红斑。		
Q84.219		玛丽 - 乌纳型少毛症	Marie Unna 氏稀毛症	Marie - Unna type hypotrichosis
		常染色体显性遗传,以稀毛、体毛短而稀少、雄激素性秃发、瘢痕性秃发为特征。		
Q84.301		先天性无甲	先天性無甲	congenital anonychia
		出生时部分或全部缺甲。见于综合征伴发症状。		
Q84.402		先天性白甲	先天性白甲	congenital leukonychia
		常染色体显性遗传病,表现为出生后即有白甲。		
Q84.501		巨甲	巨甲	megalonychia
		甲异常大,可累及单个或数个,多为先天畸形。		
Q84.502		先天性厚甲	先天性厚甲症	pachyonychia congenita; congenital pachyonychia
		先天性遗传性皮肤病,表现为甲肥厚、掌跖角化、掌跖多汗。		
Q84.503		先天性厚甲 I 型	先天性厚甲症 I 型	pachyonychia congenita type I
		常染色体隐性遗传病,但也有罕见的常染色体显性遗传。是由角蛋白 16 基因和角蛋白 6a 基因突变所致。表现厚甲伴掌跖角化和反复出现的水疱。		
Q84.504		先天性厚甲 II 型	先天性厚甲症 II 型	pachyonychia congenita type II
		常染色体隐性遗传病,但也有罕见的常染色体显性遗传。由角蛋白 17 基因和角蛋白 6b 基因突变所致。除 I 型特征外,还伴胎生牙和皮脂腺囊肿。		
Q84.505		先天性厚甲 III 型	先天性厚甲症 III 型	pachyonychia congenita type III
		除 I 型特征外,还有角膜的黏膜白斑。		
Q84.506		先天性厚甲 IV 型	先天性厚甲症 IV 型	pachyonychia congenita type IV
		迟发型先天性厚甲症,在颈、腰、腋窝、大腿、膝窝和腹部有色素沉着。		
Q84.602		先天性反甲	先天性凹甲	congenital koilonychia
		常染色体显性遗传,家族性发病。甲板萎缩变薄,中央凹陷,边缘上翻如匙状。		
Q84.603		多甲	多指/趾甲	polyunguia
		一个指/趾甲上有两个或更多分离的指/趾甲。		
Q84.607		贝壳甲综合征	殼狀甲徵候群	shell nail syndrome
		甲床及骨质萎缩,呈贝壳状。临床上表现为杵状指。		
Q84.610		环状发	環毛	pili annulati
		常染色体显性遗传病,毛干正常颜色与白色交替呈环状。		
Q84.611		先天性示指甲发育不良	先天性食指甲發育不良	congenital onychodysplasia of index fingers

主码	附码	中文病名	繁体病名	英文病名
		出生时即存在的示甲(单或双侧)受累,甲或半月变形、多甲、无甲、半甲弯曲和排列不齐。		
Q84.615		牙－毛－甲－指－掌综合征	牙－毛－甲－指－掌徵候群	odonto－tricho－ungual－digital－palmar syndrome
		常染色体显性遗传综合征,表现为胎生牙、毛发营养不良、显著的指间襞及横向猿猴样手和甲营养不良。		
Q84.814		先天性皮肤缺乏	先天性皮肤缺乏	congenital skin defect
		先天性皮肤缺陷,是罕见的新生儿疾病,以头顶部中线为好发部位。头顶部一个小疱疹可演变成皮肤和皮肤组织皮肤缺损,甚至很少的情况可穿通到颅内。		
Q84.821		灶性真皮发育不全	灶性真皮發育不全	local dermal hypoplasia
		X 连锁显性遗传病,主要见于女孩。外胚层及中胚层结构发育障碍,特别表现为局限性皮肤和骨骼缺陷。		
Q85.001	M95400/1	神经纤维瘤病	神經纖維瘤病	neurofibromatosis
		由于基因缺陷导致神经嵴发育异常而引起系统损害的常染色体显性遗传病。以多发性神经纤维瘤和色素斑为特征。		
Q85.001	M95400/1	神经纤维瘤病 I	神經纖維瘤病 I	neurofibromatosis I
		基因位点 17q11.2,表现为皮肤色素斑和多发性皮肤结节,并可伴骨骼、口腔损害,内分泌障碍、虹膜错构瘤、肿瘤癌变等。		
Q85.001	M95400/1	神经纤维瘤病 II	神經纖維瘤病 II	neurofibromatosis II
		表现为中枢神经纤维瘤或双侧听神经瘤病,基因位点 22q。		
Q85.101	M95400/1	结节性硬化症	結節性硬化症	tuberous sclerosis
		常染色体显性遗传性神经皮肤综合征,基因位点 9q34 或 16P13.3。典型症状是面部皮脂腺瘤、癫痫发作及智能减退。		
Q85.801		波伊茨－耶格综合征	Peutz－Jeghers 氏徵候群	Peutz－Jeghers syndrome periorificia pigmentation polyposis coli syndrome
		常染色体显性遗传综合征,其特征是皮肤黏膜出现褐黑色斑伴胃肠息肉。		
Q85.803		斯特奇－韦伯综合征	Sturge－Weber 氏徵候群	Sturge－Weber syndrome
		以一侧面部三叉神经分布区内有不规则血管斑痣、对侧偏瘫、偏身萎缩、青光眼、癫痫发作和智能减退为特征。多为散发病例,部分为常染色体显性或隐性遗传。		
Q85.814		小脑视网膜血管瘤病综合征	血管瘤視網膜小腦徵候群	angiomatosis retinae et cerebelli syndrome
		常染色体显性遗传综合征,包括视网膜血管瘤、小脑髓质血管瘤、胰腺囊肿和肾脏肿瘤与囊肿。		
Q85.815		尼格利综合征	Naegeli 氏徵候群	Naegeli's syndrome
		染色体显性遗传综合征,累及皮肤及其附属器,色素沉着呈网状分布,无水疱和疣状损害,还有少汗和点状掌跖角化症。		
Q85.815		念珠状错构瘤	念珠樣錯構瘤	hamartoma moniliformis;moniliform hamartoma
		见于黑皮肤儿童,前额、颞部、鼻部及颈部珍珠状结节,呈线状排列。		
Q85.820		曲侧网状色素异常	曲側部位網狀色素異常	reticular pigmented anomaly of flexures
		常染色体显性遗传病,全身皮肤褶皱部位网状色素沉着斑,可累及广泛皮肤。		
Q85.821		克朗克海特－卡纳达综合征	Cronkhite－Canada 氏徵候群	Cronkhite－Canadn syndrome
		可能为遗传因素,主要表现为胃肠道息肉、色素过度沉着、甲营养不良、广泛性秃发。		
Q85.823		网状色素性皮病	網狀色素性皮膚病變	dermatopathia pigmented reticularis
		网状色素性皮病为常染色体显性遗传病。婴儿期起病,泛发性斑点状棕色色素斑逐渐形成不规则形、细网格性网状色素沉着。		
Q85.826		卡尼综合征	Carney 徵候群	Carney's syndrome
		是一种雀斑病－多发性神经内分泌肿瘤综合征,至少有两种不同的突变引起,特点是表现为多发性较独特的肿瘤,包括黏液瘤和神经鞘瘤、内分泌疾病以及皮肤色素性病变。		
Q85.912	M88900/0	平滑肌瘤	平滑肌瘤	leiomyoma
		起源于平滑肌的良性瘤。		
Q85.913		斑痣性错构瘤病	母斑症	phakomatosis
		任何一种先天性和遗传性的发育异常,共同特征为某些起源于外胚层组织的受累(如中枢神经系统、眼和皮肤),以及在这些组织中发生弥漫性胶质错构瘤。		
Q85.915		婴儿纤维性错构瘤	婴儿纖維性错构瘤	fibrous hamartoma of infancy
		常发生于 3 岁内儿童的界限欠清的良性表浅软组织肿瘤,由交叉梁状排列的致密纤维胶原组织、含不成熟小圆形原始间叶细胞的疏松组织和成熟脂肪,多数位于腋、颈或躯干,表现为坚硬的皮下结节。		
Q87.004		FG 综合征	FG 徵候群	FG syndrome
		X 连锁隐性遗传综合征,表现精神发育迟缓、巨脑、肛门闭锁及其他胃肠道缺陷,运动发育延迟、先天性张力减退、特征性脸及人格、体形矮小、骨骼异常,以及先天性心脏病。		
Q87.006		尖头并指畸形综合征	尖頭併指畸形徵候群	acrocephalic syndactylia syndrome
		一组综合征的共同特点是尖头畸形以及手和足并指/趾,可能为常染色体显性遗传。		
Q87.007		尖头并指畸形综合征 I 型	尖頭併指畸形徵候群 I 型	acrocephalic syndactylia type I

主码	附码	中文病名	繁体病名	英文病名
		常染色体显性遗传综合征，以手足腕跗骨颈椎和颅骨的骨性增生为特征。外貌扭曲，第2、3、4指完全融合成一个骨块，末端1个指甲。		
Q87.008		尖头并指畸形综合征Ⅱ型	尖頭併指畸形徵候群 II 型	acrocephalic syndactylia type Ⅱ
		常染色体显性遗传综合征，伴智力迟钝和短指/趾畸形，颅骨、面发育不全。		
Q87.009		尖头并指畸形综合征Ⅲ型	尖頭併指畸形徵候群 III 型	acrocephalic syndactylia type Ⅲ
		常染色体显性遗传综合征，伴智力缺陷，反复呼吸道感染。		
Q87.010		尖头并指畸形综合征Ⅳ型	尖頭併指畸形徵候群 IV 型	acrocephalic syndactylia type Ⅳ
		常染色体显性遗传综合征，伴眼水肿，先天性心脏病。		
Q87.011		尖头并指畸形综合征Ⅴ型	尖頭併指畸形徵候群 V 型	acrocephalic syndactylia type V
		常染色体显性遗传综合征，特征为拇指及踇趾宽大，第2、3指合并。		
Q87.012		尖头多及并指畸形综合征	尖頭多併指畸形徵候群	acrocephalopolysyndactyly syndrome
		遗传性综合征，表现为尖头畸形、多指/趾。		
Q87.013		尖头多及并指畸形综合征Ⅰ型	尖頭多併指畸形徵候群 I 型	acrocephalopolysyndactyly syndrome type I
		可能为常染色体显性遗传综合征。表现为尖头、拇指及踇趾增大，重复巨拇指，并指/趾。		
Q87.014		尖头多及并指畸形综合征Ⅱ型	尖頭多併指畸形徵候群 II 型	acrocephalopolysyndactyly syndrome type Ⅱ
		常染色体隐性遗传综合征，表现为尖头，额部及枕部平坦，头颅垂直径增大，伴智力缺陷和短指/趾畸形。		
Q87.015		尖头多及并指畸形综合征Ⅲ型	尖頭多併指畸形徵候群 III 型	acrocephalopolysyndactyly syndrome type Ⅲ
		常染色体显性遗传综合征，除尖头并指外，伴胫骨发育不良，腓骨畸形移位。		
Q87.016		尖头多及并指畸形综合征Ⅳ型	尖頭多併指畸形徵候群 IV 型	acrocephalopolysyndactyly syndrome type Ⅳ
		常染色体隐性遗传综合征，指/趾弯曲、屈曲及尺骨偏斜，但智力未受影响。		
Q87.019		眼齿指发育不良	眼牙指發育不全	oculodentodigital dysplasia
		常染色体基因中具不同外率的基因遗传病。其特点是小眼、牙釉质发育不全和并指/趾		
Q87.021		口－面－指综合征Ⅱ型	口－面－指徵候群 II 型	oral－facial－digital syndrome type Ⅱ；OFD－Ⅱ
		常染色体隐性遗传综合征，特征为短指/趾畸形，并指/趾及双侧拇指多并畸形，脑、面、舌、腭及下颌骨异常，可有发作性神经肌肉紊乱。		
Q87.025		毛发－牙－骨综合征	毛髮－牙－骨徵候群	tricho－dento－osseous syndrome
		常染色体显性遗传综合征，患儿出生时全头卷发，伴牙、骨畸形和病变。		
Q87.101		科凯恩综合征	Cockayne 氏徵候群	Cockayne syndrome
		表现为米老鼠面容，即两耳大而高耸，有光敏感、生长迟缓、视网膜变性和进行性耳聋。		
Q87.105		努南综合征	Noonan 氏徵候群	Noonan's syndrome
		常染色体显性遗传综合征。其主要表现为眼距过宽的特征性面容、竖耳、毛颈、矮小体形、隐睾、颈后发际低、心血管异常和肘外翻。		
Q87.109		塞克尔综合征	Seckel 氏徵候群	Seckel's syndrome
		常染色体隐性遗传综合征，特征是成比例的小头，窄长的鸟状脸、钩状鼻、大眼、伴先天愚型睑裂和下颌后缩。		
Q87.112		艾斯科格综合征	Aarskog 氏徵候群	Aarskog's syndrome
		一种X连锁综合征，以眼距增宽、鼻孔朝前、上唇宽、特有的阴囊"围巾"包在阴囊上方及手小为特征。		
Q87.117		舍格伦－拉松综合征	Sjögren－Larsson 氏徵候群	Sjögren－Larsson syndrome
		常染色体隐性遗传综合征，基因位点17p11.2。出生时即有鱼鳞病样红皮病，2～3岁时开始出现痉挛性麻痹，包括四肢僵硬和行动笨拙，伴智力和精神障碍，以及退行性视网膜炎。		
Q87.202		克利佩尔－特农纳－韦伯综合征	Klippel－Trénauney－Weber 氏徵候群	Klippel－Trenaunay－Weber syndrome
		遗传性皮肤病综合征，表现为葡萄酒色痣伴软组织肥大及骨过度生长。		
Q87.206		细长指	细长指	dolichostenomelia
		其特点是手指和脚趾异常细长。		
Q87.206		先天性挛缩性蛛状指症	先天性攣縮性蛛狀指症	congenital contractural arachnodactyly
		一种遗传性骨发育不良。		
Q87.208		甲－髌－肘综合征	甲－髕－肘徵候群	nail－patella－elbow syndrome
		常染色体显性遗传综合征，变异基因位点9q34.1。其特征为髌骨缺如或发育不良，先天性甲营养不良，特征性的三角形甲半月，关节伸展过度、桡骨头异常和出现髂后角等改变。		
Q87.507		吹口哨面容综合征	吹口哨面容徵候群	whistling face syndrome
		病儿总是表现为吹口哨面容，是由于小口、眼内陷、面中部扁平、缺损和鼻孔变形所致。		

主码	附码	中文病名	繁体病名	英文病名
Q87.803		毛发-鼻-指/趾综合征Ⅰ型	毛髮-鼻-指/趾徵候群Ⅰ型	tricho-rhino-phalangeal syndrome typeⅠ
		常染色体显性遗传综合征，主要表现为毛发、颅面及骨骼异常。		
Q87.804		毛发-鼻-指/趾综合征Ⅱ型	毛髮-鼻-指/趾徵候群Ⅱ型	tricho-rhino-phalangeal syndrome typeⅡ
		常染色体显性遗传综合征，主要表现为毛发、颅面及骨骼异常、智力发育迟缓和多发性外生骨疣。		
Q87.805		毛发-鼻-指/趾综合征Ⅲ型	毛髮-鼻-指/趾徵候群Ⅲ型	tricho-rhino-phalangeal syndrome typeⅢ
		常染色体显性遗传综合征，主要表现为毛发、颅面及骨骼异常、所有指/趾骨及掌骨均明显缩短，表现为严重的短肢畸形。		
Q87.806		贝克威斯-威德曼综合征	Beckwith-Wiedemann氏徵候群	Beckwith-Wiedemann syndrome
		是一个复杂的过度生长性疾病，通过基因组印记已明确导致这种疾病的一些基因。表现为脐突出、巨舌和巨人症。		
Q87.811		心-面-皮肤综合征	心-顏面-皮膚徵候群	cardiofaciocutaneous syndrome
		有许多异常表现的先天性疾病，典型特征包括特征性颅面部表现、精神运动与生长延迟、先天性以及缺陷和皮肤毛发异常。		
Q87.816		变形综合征	變形徵候群	proteus syndrome
		临床表现多种多样，包括手足部分巨大、跖部增生过度、血管瘤、脂肪瘤、线状疣状表皮痣、斑状真皮发育不全、巨颅、骨质增生和长骨肥大等。		
Q87.825		SAPHO综合征	SAPHO徵候群	SAPHO syndrome
		表现为滑膜炎-痤疮-脓疱病-骨肥厚-骨髓炎，有时伴有掌跖脓疱病等。		
Q87.827		AEC综合征	AEC徵候群	AEC syndrome
		常染色体隐性遗传综合征，为睑缘黏连、外胚层发育不良、唇裂及(或)腭裂。		
Q87.835		限制性皮病	限制性皮膚病	restrictive dermatoathy
		常染色体隐性遗传病。表现为早熟、面部表情僵硬、小颌、“O”形口、伴糜烂与剥脱的紧绷皮肤以及多关节挛缩。		
Q87.841		LEOPARD综合征	LEOPARD徵候群	LEOPARD syndrome
		又称豹斑综合征。染色体显性遗传综合征，表现为多发性黑子、无症状的心电图传导缺陷、眼距增宽、肺动脉瓣狭窄、生殖器异常、生长迟缓、耳聋，可有家族史。		
Q89.201		甲状舌管瘘	甲狀舌管瘻管	thyroglossal fistula
		损害是His甲状舌骨不完全闭合，引起甲状舌管瘘。		
Q89.202		甲状舌管囊肿	甲狀舌管囊腫	thyroglossal cyst
		损害是His甲状舌骨不完全闭合，引起甲状舌管囊肿。		
Q90.903		唐氏综合征	Down氏徵候群	Down's syndrome
		常染色体畸变，主要表现为智能低下、体格发育迟缓和特殊面容。		
Q96.902		特纳综合征	Turner氏徵候群	Turner syndrome
		又称先天性卵巢发育不全综合征，性染色体畸变所致性腺发育不良。其特征为颈部短毛、枕后发际低下、肘外翻、三角嘴和前额秃顶，有时伴反甲、皮肤松弛、皮肤弹性过度和斑秃。		
Q98.401		克兰费尔特综合征	Klinefelter氏徵候群	Klinefelter's syndrome
		又称先天性睾丸发育不全综合征，病因是多了一条染色体，常见核型为47,XXY、其他尚有48,XXXY、47,XXY/46,XY、47,XXY/46,XX等多种嵌合体。主要特征为性腺发育不良、男性乳房女性化、类无睾症、小或无睾丸以及促性腺激素升高。		
R02.x08		皮肤溃疡伴坏疽	皮膚潰瘍伴壞疽	ulcus cutis with gangrene
		皮肤既有溃疡又有坏疽。		
R02.x14		婴儿坏疽性皮炎	嬰兒壞疽性皮膚炎	dermatitis gangrenosa infantum
		见于2岁以内婴儿，继发水痘、脂溢性皮炎等皮损，突发水疱、脓疱，形成坏死性溃疡，伴高热，常导致死亡。		
R10.202		女阴疼痛症	女陰痛症	vulvodynia
		严重的前庭触痛或阴道插入痛，阴道前庭局限性压迫痛，体检仅见阴道不同程度潮红。		
R20.101		皮肤感觉减退	皮膚感覺減退	hypoesthesia of skin
		皮肤感觉的功能降低，患者的皮肤遭受严重损伤而常不觉知。		
R20.201		皮肤感觉异常	皮膚感覺異常	paraesthesia of skin
		有慢性皮肤症状，却无客观体征。		
R20.302		皮肤感觉过敏	皮膚感覺過敏	hyperaesthesia of skin
		皮肤对某些疾病引起的刺激感受性增高。		
R20.804		感觉异常性背痛	感覺異常性背痛	notalgia paresthetica

主码	附码	中文病名	繁体病名	英文病名
		一种单侧的感觉神经疾病，特征为肩胛下瘙痒、灼痛、疼痛过敏和触痛，常见第二至第六胸椎分布区域。瘙痒部位常见色素斑。		
R20.806		神经肽性肢端感觉异常症	神經肽性肢端感覺異常症	neuropeptidergic acral dysesthesia
		是一种局限于手、足的局限无皮疹的慢性瘙痒性、刺痛性皮肤病，神经精神检查未见异常。病因不清。		
R20.812		头皮感觉异常	頭皮感覺異常	scalp dysesthesia
		头皮感觉瘙痒或短暂痒感，伴触物感痛，却无客观的体征。主要见于中老年女性，病程慢性，抗抑郁药物有效。		
R23.101		网状青斑	網狀青斑	livedo reticularis
		动脉痉挛性疾病，主要是真皮内垂直小动脉发生痉挛，致使毛细血管及小静脉扩张，血流缓慢，血管内缺氧，皮肤出现青紫色网状或树枝状斑纹。		
R23.201		过度潮红	過度臉紅	excessive flushing
		面红或过度潮红现象常因暂时性血管扩张所致。少数患者面红发作次数特别频繁而症状显著，患者诉说有无法控制的惧怕面红，谓之红色恐惧症。		
R25.803		习惯性抽搐畸形	習慣性抽搐畸形	habitual tic deformity
		患者将同手的另一手指放在拇指上，先放在甲皱处，然后在甲板上向前移动，引起甲变形，护皮也与甲分开。		
R52.101		肢痛症	肢痛病	acrodynia
		认为是中毒引起的疾病，发生在儿童，具有容易激动、怕光、粉红色手足伴轻度水肿和多发性神经炎的疾病特征。		
R52.202		皮痛症	皮痛	dermatalgia
		表现为皮肤疼痛而无明显的损害。病因尚不清楚。		
R58.x03		瘀斑	瘀斑	petechiae;ecchymosis
		小出血斑点，比瘀点稍大，在皮肤或黏膜形成不隆起的蓝色或紫色斑，呈圆形或不规则形状。		
R60.101		流行性水肿	流行性水腫	epidemic dropsy
		表现为血管瘤样皮疹、紫癜、呼吸困难、心动过速、腹泻和发热，最多见于印度、非洲和斐济的某些区，是摄入了掺有蓟罂粟油的芥子油。		
R61.002		手掌多汗症	手掌多汗症	palmar hyperhidrosis
		手掌发生的多汗。		
R61.003		头面多汗症	頭顏面多汗症	craniofacial hyperhidrosis
		头面部发生的多汗。		
R61.004		阴部多汗症	私處多汗症	pudendal hyperhidrosis
		阴部发生的多汗。		
R61.005		足多汗症	足多汗症	foot hyperhidrosis
		足部发生的多汗。		
R61.006		情绪性掌跖多汗症	情緒性掌蹠多汗症	palmoplantar emotional hyperhidrosis
		情绪激动、紧张时引起的掌跖部位多汗症。		
R61.007		鼓索鼓膜综合征	索狀鼓膜徵候群	choroda tympanic syndrome
		下颌下腺附近的周围神经纤维损伤后引起的多汗。		
R61.008		味觉性流泪	味覺性流淚	gustatory lacrimation
		气味刺激引起的流泪。		
R61.010		局限性多汗症	限界性多汗症	localised hyperhidrosis
		局部发生的出汗过多。		
R61.011		腋多汗症	腋多汗症	axillary hyperhidrosis
		腋部发生的多汗，可为热源刺激，还有因情感引起的多汗，多于掌跖多汗并发，汗无臭味。		
R61.013		味觉性多汗症	味覺性多汗症	gustatory hyperhidrosis
		食辛辣食物和香味引起的多汗。		
R61.101		病理性髓性多汗症	病理性髓性多汗症	pathologic medullary hyperhidrosis
		常累及一侧的耳前或耳下区域多汗，主要为腮腺损伤或疾病，中枢神经系统疾病，胸交感神经损伤。		
R61.102		代偿性多汗症	代償性多汗症	compensatory hyperhidrosis
		由于某些因素失治后，另一部位的汗腺发生代偿，引起的多汗。		
R61.103		非神经性多汗症	非神經性多汗症	non – neural hyperhidrosis
		腺体对热敏感性显性出汗，药物直接刺激性出汗，以及血管疾病引起的出汗。		
R61.105		髓性多汗症	髓性多汗症	medullary hyperhidrosis
		脊髓疾病如梅毒脊髓痨和脊髓空洞症等引起的多汗。		
R61.107		下丘脑性多汗症	下視丘性多汗症	hypothalamic hyperhidrosis
		下丘脑是中枢神经系统内的主要神经中枢，控制调节出汗，下丘脑疾病可引起多汗。		
R61.108		盗汗	盜汗	night sweats

主码	附码	中文病名	繁体病名	英文病名
		发生在夜间睡眠时的出汗，多因全身疾病引起。		
R61.109		泛发性多汗症	廣泛性多汗症	generalized hyperhidrosis
		全身发生的广泛性多汗。		
R61.901		多汗症	多汗症	hyperhidrosis
		全身或局部皮肤病理性出汗过多。一般分为器质性疾病和功能性失调两种。		
R61.902		出汗过多	出汗過多	excessive sweating
		指生理性正常多汗。		
R68.301		杵状指	杵狀指	clubbing
		杵状指不仅发生于甲，而且见于末端指节，为指骨与甲板的角度大于180°，末端指节软组织呈球形，状如鼓槌，给软组织加压时，这些软组织可活动。多见于后天疾病引起。		
R79.801		抗磷脂综合征	抗磷脂質徵候群	antiphospholipid syndrome
		抗磷脂抗体引起的一种临床征象的总称，其基本特征在于血管病变。		
T14.010		冲浪者结节	衝浪者結節	surfer's nodule; surfer's knots
		发生于冲浪运动员的膝、足骨性突起部和中背部的一种活动性皮下结节，偶而溃疡，系患处与冲浪板经常接触和反复摩擦所致。		
T14.014		摩擦性水疱	摩擦性水疱	frictional blisters
		长期剧烈摩擦或压迫所致的局部水疱或大疱，高温、多汗以及局部皮肤浸渍可为促进因素。		
T14.019		无毒昆虫咬伤		nonvenomous insect bite
		一类无毒昆虫咬伤，引起皮肤炎症、瘙痒。		
T14.020		臭虫叮咬	臭蟲咬	bedbug bite
		臭虫叮咬皮肤引起的皮肤反应。		
T14.021		虻叮咬	虻叮咬	horse flies bite; tabanidae bite
		虻叮刺可引起剧痛，并可产生大片红肿，分泌抗凝物质，刺伤常流血不止。		
T14.022		蚋叮咬	蚋叮咬	gnate bite; Simulium bite
		蚋叮咬皮肤刺入吸血，引起瘙痒、刺痛和皮肤损伤。		
T14.024		蚊叮咬	蚊叮傷	mosquito bite
		蚊叮咬皮肤刺入吸血，引起瘙痒和皮肤损伤，并可传播传染病。		
T14.025		白蛉叮咬	白蛉叮傷	phlebotomus bite; sandfly bite
		白蛉叮咬吸血，引起皮肤瘙痒和刺痛，并可传播黑热病。		
T14.028		跳蚤叮咬	蚤叮咬	flea bite
		蚤叮咬皮肤时，其口器分泌的毒液可刺激皮肤引起炎症反应。		
T14.107		蜘蛛咬伤	蜘蛛咬傷	spider bite
		无毒蜘蛛咬伤引起局部外伤。		
T30.001		烧伤	燒傷	burn
		热力所引起的组织损伤，如火焰、热液、热蒸气、热金属等。		
T30.101		Ⅰ°烧伤	一度燒傷	first degree burn
		仅伤及表皮浅层，生发层健在，再生能力强。表面红斑状、干燥，烧灼感，3～7天脱屑痊愈。		
T30.401		化学烧伤	化學燒傷	chemical burn
		化学物质接触人体后，除立即损伤外，还可继续侵入或被吸收，导致进行性局部损伤或全身性中毒。损害程度除与化学物质的性质有关外，还取取决于剂量、浓度和接触时间的长短。		
T30.406		酸烧伤	酸燒傷	acids burn
		较常见的为强酸（硫酸、盐酸、硝酸）。其共同特点是使组织蛋白凝固而坏死，能使组织脱水，形成水疱、溃疡、皮革样焦痂，一般不向深部侵蚀，但脱痂时间延缓。		
T30.407		碱烧伤	鹼燒傷	alkalis burn
		强碱（氢氧化钾、氢氧化钠等）也可使组织脱水，但与组织蛋白结合成复合物后，能皂化脂肪组织，皂化时可产热，继续损伤组织，碱离子向深处穿透。疼痛较剧，创面可扩大、加深，愈合慢。		
T35.701		冻伤	凍傷	frostbite
		0℃以下气温所致冻伤。受损组织不仅包括皮肤及皮下组织，还包括深部组织，有时造成被感染组织坏疽及脱落。特征是持续性局部缺血、继发性血栓形成以及紫绀。		
T56.203		铬及其化合物皮肤损伤	鉻及其化合物皮膚損傷	chromium and its compounds cutaneous trauma
		主要表现为接触性皮炎、溃疡及黏膜病变，多见于暴露部位。		
T56.702		铍及其化合物皮肤损伤	鈹及其化合物皮膚損傷	beryllium and its compounds cutaneous trauma
		主要表现为接触性皮炎、溃疡及皮肤肉芽肿，多见于暴露部位。全身为肺病变。		
T56.804		镍及其化合物皮肤损伤	鎳及其化合物皮膚損傷	nickel and its compounds cutaneous trauma
		主要表现为接触性皮炎、瘙痒，多见于暴露部位。		
T56.806		钒及其化合物皮肤损伤	釩及其化合物皮膚損傷	vanadium and its compounds cutaneous trauma

主码	附码	中文病名	繁体病名	英文病名
		主要为刺激性皮炎、荨麻疹等，头发及指甲胱氨酸含量降低，舌面出现墨绿色苔是钒中毒的特殊表现。		
T57.004		砷中毒	砷中毒	arsenic intoxication;arsenism
		砷中毒可引起周围神经炎及肺癌及其他内脏肿瘤。		
T57.005		砷及其化合物皮肤损伤	砷及其化合物皮膚損傷	arsenic and its compounds cutaneous trauma
		主要表现为接触性皮炎、皮肤角化、皮肤癌、毛发脱落、脆甲及黏膜炎症等。		
T61.102		鲭亚目鱼中毒	青花魚中毒	scombroid fish poisoning
		食用鲭亚目鱼所产生的毒素（组胺及组胺样化学物），全身出现大片边缘不清的红斑，似晒斑或饮醉酒样红斑，并伴全身症状。		
T63.001	X20.902	毒蛇咬伤	毒蛇咬傷	thanatophidia bite;venomous snake bite
		蛇的毒液通过毒牙导管注入伤口，引起局部和全身中毒症状。蛇毒主要分为神经毒、血液毒和混合毒三种，分别引起相应的症状。		
T63.003		蛇咬伤（无毒）	蛇咬傷（無毒）	snake bite(nonvenomous)
		蛇咬伤后在人体处皮肤留下细小的牙痕，轻度刺痛，有的起小水疱，无全身症状。		
T63.201		蝎蜇伤	蠍螫傷	scorpion sting
		蝎蜇伤人体释放神经性毒素和溶血毒素，表现为伤处剧痛、肿胀、瘀斑、坏疽性坏死。严重者产生全身中毒症状。		
T63.303		蜘蛛咬伤（有毒）		fspider bite(poisonous)
		美洲黑寡妇蜘蛛咬伤所分泌的神经毒引起全身中毒，甚至死亡，南美狼蛛引起组织坏死。		
T63.401		蜂蜇伤	蜂螫傷	bee sting
		蜂的毒刺或毒液进入皮肤引起局部疼痛，出现淤点、丘疱疹、风团及水疱，严重时可出现中毒性休克致死。		
T63.403	X24.901	蜈蚣咬伤	蜈蚣咬傷	centipede bite
		蜈蚣蜇伤时放出毒液可引起皮肤炎症反应。		
T63.407		蚁蜇伤	蟻螫傷	ants sting
		蚁蜇伤皮肤引起的皮肤反应，其唾液有一定刺激性，可产生疼痛、红肿。		
T63.502	X26.906	章鱼咬伤	章魚咬傷	octopus bite
		具毒性的章鱼咬伤，可致大量、持久性出血，肿胀，剧痒，风团。甚或呼吸麻痹而死亡。		
T63.504	X26.908	黄貂鱼咬伤	黃貂魚咬傷	stingray bite
		黄貂鱼刺伤或咬伤，释放毒液引起剧痛、肿胀，类似蜂窝织炎、溃疡，并出现中毒症状，肌肉、呼吸肌麻痹致死。		
T63.506	X26.901	毒鱼刺伤	毒魚刺傷	venomous fishes sting;poisonous fishes sting
		有毒的一类鱼刺伤，可引起剧痛、出血不止，肿胀，坏死，甚至全身中毒而亡。		
T63.602	X26.904	海蜇皮炎	水母皮膚炎	jellyfish dermatitis
		水母有数种，通称海蜇，属于刺胞类水生生物。刺丝囊刺入皮肤释放毒素引起的皮肤炎症。刺丝囊内所含的类蛋白、组胺和麻醉剂等毒素可引起严重的全身反应甚至过敏性休克而致死。		
T63.603		珊瑚割伤	珊瑚割傷	coral cuts
		珊瑚割伤可招致感染和溃疡，愈后留疤，持久瘙痒。		
T63.605	X26.904	刺胞皮炎	刺胞皮膚炎	nematocyst dermatitis
		刺胞包括水母、海葵等等一类水生动物，刺伤皮肤引起急性炎症反应。		
T63.606		海贝皮炎	海貝皮膚炎	marine shell dermatitis
		接触海贝引起的炎症反应。		
T63.607	X26.9	海贝咬伤	海貝咬傷	marine shells bite
		海贝数以万计，其中一部分具一定毒性，咬伤致皮肤损害，其分泌的毒性影响神经肌肉功能。		
T63.609	X26.913	僧帽水母皮炎	僧帽水母皮膚炎	physalia physalis dermatitis
		僧帽水母刺伤皮肤，注入的神经毒液引起瘙痒、剧痛、水肿性红斑、溃疡、坏死。		
T63.610	X26.914	海蝶刺伤	海蝶魚刺傷	sea butterflies sting
		海蝶刺伤皮肤引起斑丘疹损害。		
T63.612	X26.916	海胆刺伤	海膽刺傷	sea urchin sting
		海胆棘刺伤皮肤，注入的毒液引起剧痛及炎性损害或肉芽肿。偶而因全身瘫痪致死。		
T63.613	X26.905	海绵采集者皮炎	海綿採集者皮膚炎	sponge fisherman's dermatitis
		接触海绵引起瘙痒和多形红斑样皮疹。		
T63.614	X26.905	海绵刺伤	海綿刺傷	sponge sting
		海绵刺伤皮肤，释放的毒素可引起蚁走感及痛性痉挛、手部红斑、大疱及化脓性感染。		
T63.616	X26.903	海葵刺伤	海葵刺傷	sea anemones sting
		海葵刺伤所致，皮肤注入毒素引起瘙痒及风团或呼吸麻痹。		
T67.801		电烧伤	電燒傷	electric burns

主码	附码	中文病名	繁体病名	英文病名
		人体直接接触电火花或电源或被雷击所致烧伤。		
T67.802		激光烧伤	雷射燒傷	laser burns
		人体接触激光所致烧伤。		
T67.803		微波烧伤	微波燒傷	microwave burns
		人体接触微波所致烧伤。		
T69.001		战壕足	戰壕足	trench foot
		过去多发生战时，长时间站立1℃～10℃战壕或海船中所引起。导致足部血液循环障碍与细胞凋亡引起的一种非冻伤性损伤。		
T69.002		浸泡足	浸泡足	immersion foot
		多在生产劳动或部队执勤的过程中发生，长时间站在冷水中所致，局部血液循环障碍与细胞凋亡引起的一种非冻伤性损伤。		
T69.003		浸泡手	浸泡手	immersion hand
		手长期浸泡在冷水中所致，局部血液循环障碍引起的手部一种非冻伤性损伤。		
T69.004		寒冷性红斑	冷因性红斑	cold erythema
		是一种罕见的遇寒冷刺激后出现的红斑、疼痛，冷饮可致胃肠道反应等异常反应的遗传性皮肤病。		
T69.101		冻疮	凍瘡	chilblain;pernio
		10℃～0℃气温加以潮湿条件所致末梢部位皮肤损伤，可表现为局限性单纯性红斑、短暂的感觉丧失以及浅表部位水疱、溃疡。		
T69.102		耳郭冻疮	耳郭凍瘡	chilblain of auricle
		发生于耳部冻疮。		
T69.103		足冻疮	足凍瘡	chilblain of foot
		发生于足部的冻疮。		
T69.105		面冻疮	顏面凍瘡	chilblain of face
		发生于面部的冻疮。		
T69.106		鼻冻疮	鼻凍瘡	chilblain of nose
		发生于鼻部的冻疮。		
T69.107		手冻疮	手凍瘡	chilblain of hand
		发生于手部的冻疮。		
T69.802		皲裂	皸裂	rhagades;fissures
		多种原因引起的手足皮肤干燥和皲裂表现，伴有痛感。即可是独立疾病，也可是某些疾病伴发症状。		
T78.202		赫克斯海默反应	Herhxeimer 氏反應	Herxheimer's reaction
		高效药物治疗感染性疾病时发生的局部和全身反应，如青霉素和砷剂治疗二期梅毒时，在用药24小时，一般8～12小时发生高热、头痛、寒战及临床症状显著恶化的一系列不良反应，这是药物杀死病原微生物放出的毒物所致。		
T78.301		血管性水肿	血管性水腫	angioedema
		由食物、吸入物、药物和物理性因素等引起血浆自真皮深部或皮下组织部位的小血管中渗出，进入到周围疏松组织而形成的局限性水肿。		
T78.305		系统性毛细血管渗漏综合征	系統性微血管滲漏徵候群	systemic capillary leak syndrome
		患者反复发生液体从静脉渗入全身各个器官，包括皮肤，接着出现休克样阶断，以及有很高的死亡率。		
T80.601		血清病	血清病	serum sickness
		首次接触异种抗血清或药物而产生循环免疫复合物，再次接触，可在2～4天后发病。有发热、淋巴结肿大、关节痛、蛋白尿和荨麻疹样或麻疹样皮疹，沿手足、四肢伸侧发展。		
T81.505		手术伤口异物肉芽肿	手術傷口異物肉芽腫	operation wound foreign body granuloma
		手术伤口内残留异物而引起的肉芽肿。		
T81.602		手术伤口滑石粉肉芽肿	手術傷口滑石粉肉芽腫	operation wound talc granuloma
		手术伤口内残留滑石粉而引起的肉芽肿。		
T81.815		手术伤口针眼肉芽肿	手術傷口針眼肉芽腫	operation wound stitch granuloma
		手术伤口针眼处发生的肉芽肿。		
T86.001		移植物抗宿主病	移植物抗宿主病	graft－versus－host disease;GVHD
		系组织不相容的免疫活性供体细胞与无免疫活性宿主组织发生免疫反应而引起的疾病。		
T87.301		创伤性神经瘤	外傷性神經瘤	traumatic neuroma
		神经鞘成分的反应性或再生性增生，是神经遭到锐性或钝性物理损伤后机体试图重建神经完整性的一种行为。		
–	Y57.905	药物反应	藥物反應	drug reactions
		药物反应是药物引起的非治疗反应。		

七、中医皮肤病定义/释义

(Definition and Explaination on Skin Diseases of Chinese Medicine)

主码	附码	中医病名	中医汉语拼音病名	中医英文病名
L40.901		白疕	bái bǐ	psoriasis;white crust
		因禀赋素弱,或血虚风燥,湿滞血瘀所致。皮损状如松皮,形如疹疥,搔起白皮的红斑鳞屑性皮肤病。相当于银屑病,俗称牛皮癣。		
L80.X01		白驳风	bái bó fēng	vitiligo;white patch wind
		因气血不和,外受风邪所致。以皮肤见大小不一的白斑,形状不一,并不痒痛为特征的皮肤病。相当于白癜风。		
B36.201		白秃疮	bái tū chuāng	tinea blanca;tinea capitis
		因剃发感染,风热凝滞所致。以头皮覆盖有圆形或不规则的灰白色鳞屑斑片,久则毛发折断为特征的一种癣。相当于白癣。		
L21.901		白屑风	bái xiè fēng	white scaling wind
		因风热血燥,肌肤失养,湿热蕴肤所致。以头部、颜面等处皮肤出现糠状白屑、瘙痒为主要表现的皮肤病。包含于头、面部以白屑为主要表现的一类皮肤病。		
A46.X10		抱头火丹	bào tóu huǒ dān	erysipelas of the head
		生于头面的丹毒。		
J34.001		鼻疔	bí dīng	nasal furunculosis
		生于鼻部的疔疮。		
M35.102		痹病	bì bìng	bi disease;stagnation - syndrome of qi and blood
		以肌肉、筋骨、关节酸痛、麻木、重着、灼热,或关节肿大、僵直、畸形为主要表现的疾病的统称。		
B07.X01		扁瘊	biǎn hóu	verruca plana
		发于颜面、手背、前臂等处皮肤浅表的米粒大小、扁平,稍高起皮面的小疣。相当于扁平疣。		
L02.002		承浆疔	chéngjiāng dīng	furuncle on chéngjiāng point
		生于承浆穴部位的疔疮。		
A46.X04		赤游丹	chì yóu dān	red wandering erysipelas
		于发病部位出现皮肤红肿,形如云片、色赤如丹、游走不定为主要表现的皮肤疾病。		
L02.907		疮疡	chuāng yáng	sore and ulcer
		各种致病因素侵袭人体后引起的体表化脓性疾病。包括痈、疖、脓肿、皮肤溃疡等。		
L02.002		唇疔	chún dīng	lip furuncle
		生于唇部的疔疮。		
K13.019		唇风	chún fēng	lap wind;exfoliative inflammation of lipe
		以唇部红肿、疼痒,日久破裂流水为主要表现的疾病。		
L56.203		大头瘟	dà tóu wēn	infection with swollen head
		感受风热时毒,以头面焮赤肿痛为主要表现的急性外感热病。相当于头面丹毒及头面肿胀炎症。		
E00.901		呆小病	dāi xiǎo bìng	cretinism
		以小儿发育迟缓,身材矮小,特殊外貌,智力迟钝为主要表现的疾病。中西医病名相同。		
A46.X01		丹毒	dān dú	erysipilas;cinnabar toxin
		多先由皮肤、黏膜破损,外受火毒与血热搏结,蕴阻肌肤,不得外泄,致患部鲜红灼热,有如涂丹为特征的急性感染疾病。中西医病名相同。		
A38.X01		丹痧	dān shā	scarlatina;scarlet fever
		因感受痧毒疫疠之邪引起的以发热、咽喉肿痛或伴腐烂、猩红色皮疹、杨莓舌、疹后脱皮为主要表现的急性时行疾病。相当于猩红热。		
H02.003		倒睫拳毛	dǎo jián wiuán máo	trichiasis and entropion
		胞睑筋肉紧束拘挛,出现以胞睫唇内卷,睫毛倒入,内刺眼珠,畏光流泪为主要现的眼病。相当于睑内翻。		
R61.108		盗汗	dào hàn	night sweating
		睡时汗出,醒后汗止的汗出异常症状。常因阴气不足,湿阴气机等所致,痨病、佝偻病和外感温热病恢复期多有盗汗。		
L40.102		登豆疮	dēng dòu chuāng	impetigo herpetiformis
		是以表虚里实,毒热入于营血所致。以皮肤大片潮红,出现群集性帽针头至粟粒大小脓疱为主要表现的皮肤疾病。相似于疱疹样脓疱病。		

主码	附码	中医病名	中医汉语拼音病名	中医英文病名
K14.101		地图舌	dì tú shé	graphic tongue
		舌苔呈不规则的部分剥脱，暴露出舌质的颜色，舌面上有苔处与无苔处的界限清晰，形似地图的舌象。中西医病名相同。		
L02.903		疔疮	dīng chuāng	hard furuncle;rooted furuncle;clove sore
		好发于颜面、四肢，以形小根深，坚硬如钉，肿痛灼热，反应剧烈，易于走黄、损筋伤骨为主要表现的疮疡。		
T35.701		冻疮	dòng chuāng	chilblain
		因寒邪侵袭过久，气血瘀滞所致。手背、足背、耳郭、面颊等部位出现红肿发凉、瘙痒疼痛，甚至皮肤紫暗、溃烂为主要表现的疮疡类疾病。古医书中包括冻疮和冻伤。		
T63.001	X20.902	毒蛇咬伤	dú shé yǎo shāng	venomous snake bite
		毒蛇咬伤引起的中毒类疾病。中西医病名相同。		
R61.001		多汗	duō hàn	hyperhidrosis
		大量汗出的表现。中西医病名相同。		
B37.001		鹅口疮	é kǒu chuāng	thrush
		是由感受邪毒，内因心脾积热，上熏口舌所致。以小儿口腔黏膜、舌头上布生白屑状物，状如鹅口为主要表现的口腔疾病。中西医病名相同。		
B35.201		鹅掌风	é zhǎng fēng	goose – web wind;tinea manuum
		因风湿蕴肤，或血虚风燥所致。以手掌水疱脱屑、粗糙、变厚、干裂皲裂，自觉痒痛为主要表现的癣病类疾病。现代中医界定为手癣。古医书中广义的鹅掌风包含于手掌以干燥、粗裂为主的一类疾病。		
H60.501		耳疮	ěr chuāng	inflammation of externe auditory meatus
		以耳窍疼痛较剧，耳郭拒按，外耳道皮肤弥漫性红肿为主要表现的耳病。		
H60.007		耳疔	ěr dīng	furuncle of external auditory meatus
		生于外耳道，以外耳道局限性红肿、突起，状如粟粒或椒目，耳痛较剧为主要表现的疔疮。		
H60.007		耳疖	ěr jiē	ear furuncle
		以耳道局限性红肿疼痛，隆起如椒目为主要表现的耳病。中西医病名相同。		
L02.101		发际疮	fà jì chuāng	hairline boils
		生于项后发际处的疖病。		
L64.901		发蛀脱发	fà zhù tuō fà	alopecia seborrheica
		因湿热上蒸，或阴虚血弱所致。以头发细软、稀疏、脱落，并有油腻，或为干燥的红黄色鳞屑斑、头皮瘙痒为主要表现的皮肤病。相当于雄激素性脱发(脂溢性脱发)。		
C44. –	M80700/3	翻花疮	fān huā chuāng	carcinoma of skin;luxuriant granulation
		因肝虚血燥，邪毒结聚皮肤，逐渐恶变而成。以生疮溃后胬肉突出，其状如菌，生长迅速，损破后流血不止为主要表现的癌病类疾病。		
L71.101		肥大性酒渣鼻	fei da xing jiu zha bi	rhinophyma
		发于鼻部，以鼻色紫赤，甚则鼻头增大变厚为主要表现的皮肤病。		
B35.901		肥疮	féi chuāng	favus
		因剃发感染，风热化虫所致。是多发生在头部的一种癣，以结黄痂、发秃落为特征。相当于黄癣。		
E66.902		肥胖症	féi pàng zhèng	obesity
		形体发胖壅肿，超乎常人的表现。中西医病名相同。		
L52.X02		腓腨发	féi chuài fā	pyogenic carbuncle of cakf;erythema induratum
		生于小腿肚的痈。		
L52.X02		腓腨疽	féi chuài jū	pyogenic carbuncle of cakf;erythema induratum;
		因湿热邪毒蕴结所致。以小腿肚出现暗红色硬结，可溃烂而久不收口为特征的疮疡类疾病。类似于硬红斑。		
B66.402†	J99.801*	肺吸虫病	fèi xī chóng bìng	paragonimiasis
		感染肺吸虫引起的寄生虫病。中西医病名相同。		
L74.301		痱子	fèi zi	miliaria
		因夏季气温偏高，汗出不畅所致，以皮肤出现针头大小红疹或小疱，灼热瘙痒为主要表现的皮肤疾病。中西医病名相同。		
L70.901		粉刺	fěn cì	acne
		又称肺风粉刺。因肺风、胃热或肝瘀所致。以面及背部见黑头或白头粉刺、丘疹、脓疱、结节、囊肿及疤痕为主要表现的一种毛囊皮脂腺疾病。相当于痤疮。		
L25.203		粉花疮	fěn huā chuāng	cosmetic dermatitis
		因面施脂粉所致。以皮肤红肿、水疱、瘙痒等主要表现的皮肤疾病。包含于油彩皮炎、化妆品皮炎。		
K60.403		粪瘘	fèn lòu	fecal fistula
		直肠与阴道间有瘘道相通，出现粪便从阴道排出为主要表现的疾病。中西医病名相同。		
H01.103		风赤疮痍	fēng chì chuāng yí	vesiculated dermatitis of eyelid

主码	附码	中医病名	中医汉语拼音病名	中医英文病名
		以胞睑皮肤红赤肿痛，起水疱，溃后糜烂胶粘，结痂脱落遗留瘢痕为主要表现的眼病。		
L56.203		风毒证	fēng dú zhèng	wind – toxicity syndrome; syndrome due to wind – toxicity
		风毒侵袭，以突然肌肤水肿、麻痒相兼，疼痛；或起倍瘰风团；或肢体抽搐，牙关紧闭；或头面、口鼻、两眼焮红肿痛，脉浮数等为常见症的证候。		
L42.X01		风热疮	fēng rè chuāng	wind – heat sore; pityriasis rosea
		风热闭塞腠理，伤风化燥所致。以躯干、在腿、内臂等处起周边不整齐鲜红斑，脱屑如糠秕的急性自限性皮肤病。相当于玫瑰糠疹。		
L29.808		风瘙痒	fēng sào yǎng	pruritus due to wind pathogen
		无原发性皮肤损害，而以瘙痒为主要症状的皮肤感觉异常的皮肤病。		
B06.901		风痧	fēng zhěn	rubella
		指外感风痧时毒，蕴于肺脾，发于肌肤而出现的淡红色斑丘疹，症状轻微。好发于 5 岁以下小儿。相当于丙类传染病的风疹。		
T78.301		风水	fēng shuǐ	wind edema
		以突发局限性水肿为主要表现的水肿病。相当于血管性水肿。		
B06.901		风疹	fēng zhěn	rubella
		感染风疹病毒引起的出疹性传染病。中西医病名相同。		
T63.401		蜂螫伤	fēng shì shāng	bee sting
		被蜂螫伤后毒液进入人体内或蜂刺留于皮肤内，局部出现红肿刺痛，甚或有头晕恶心等症的中毒性疾病。中西医病名相同。		
E46.X02		干疳	gān gān	dry malnutrition; chronic infantile malnutrition
		疳病后期，气血虚衰，脾胃衰败者。以皮肤干瘪起皱，骨瘦如柴为主要表现的疳病。相当于蛋白质营养不良类疾病。		
E51.104		干脚气	gān jiǎn qì	weak foot due to dryness
		以枯萎、挛急为主要表现的脚气病。相当于维生素 B_1 缺乏症。		
E40.X01		疳病	gān bìng	dry malnutrition; infantile malnutrition
		指由喂养不当，脾胃受伤，影响生长发育的病程。相当于营养障碍的慢性疾病。		
A63.009		肛门臊疣	gāng mén sāo yóu	itching wart anal
		发生于肛门皮肤黏膜交界处的臊疣。相当于肛门尖锐湿疣。		
L30.864		肛门湿疡	gāng mén shī yáng	eczema of anus; damp – ulcer of anus
		以肛门部皮肤起丘疹、瘙痒、渗液等为主要表现的疾病。相当于肛门湿疹。		
E50.901		高风雀目	gāo fēng què mù	sparrow eye; primary pigmentary degeneration of retina
		以眼外观端好，以夜盲和视野日渐缩窄为主要表现的眼病。相当于维生素 A 缺乏症。		
A54.011		膏淋	gāo lín	stranguria due to chyluria
		以小便浑浊如米泔水或滑腻如膏脂为主要表现的淋证。相当于淋菌性尿道炎。		
E55.901		佝偻病	gōu lóu bìng	rickets; rachitis
		是由先天不足或营养缺乏而致的发育迟缓，骨软变形的疾病。相当于五迟、五软之类的皮肤病。中西医病名相同。		
B76.902		钩虫病	gōu chóng bìng	ancylostomiasis
		感染钩虫引起的寄生虫病。中西医病名相同。		
Q78.604		骨瘤	gǔ liú	osteoma; strny tumor sticking to bone
		以肿块坚硬如石，紧贴于骨为主要表现的瘤病或癌病类疾病。中西医病名相同。		
L52.X01		瓜藤缠	guā téng chán	vine tangling; erythema nodosum
		湿热下注，或瘀久化热所致。小腿起红瘀结节，犹如藤系瓜果绕胫而生为特征的皮肤血管炎性皮肤病。类似于结节性红斑。		
I73.001		寒厥	hán jué	cold syncope; cold limbs
		阳衰寒胜所致的厥证。相当于雷诺症(病)。		
L30.401		汗淅疮	hàn xī chuāng	erythema intertrigo
		因出汗多而久不洗浴，湿热淹淅皮肤所致。以患处皮肤潮红、浸软、糜烂渗液、灼痒为主要表现的皮肤病。相当于间擦疹。		
K14.301		黑苔	hēi tāi	blackish fur; blackish coating
		舌苔呈黑色的舌象。		
L93.002		红蝴蝶疮	hóng hú dié chuāng	red butterfly sore; lupus erythematosus
		是面及手等暴露部位皮肤红斑、鳞屑、萎缩，状似蝴蝶，并可伴有关节疼痛、脏腑损伤等全身病变的系统性疾病。相当于红斑狼疮。		
L04.903		红丝疔	hóng sī dīng	red streked infection; acute lymphangitis; red – thread clove sore

主码	附码	中医病名	中医汉语拼音病名	中医英文病名
		多因手足皮肤损伤,感染邪热火毒,走注经络,呈红丝显露,迅速向上攻窜于手膊或小腿,疼痛发热为主要表现的疔疮。邪毒重者可内攻脏腑,发生"走黄"。本病指急性淋巴管炎。		
M35.201		狐惑[病]	hú huò[bìng]	Behcet's syndrome
		因肝肾阴虚,湿热毒结,或脾肾阳虚所致。以口咽、阴部蚀烂,目赤如鸠眼,小腿结节红斑等为主要表现的皮肤疾病。类似于白塞综合征。		
A52.703	N29.106*	花柳病	huā liǔ bìng	venereal disease
		以排尿困难,尿频尿痛,茎端流出米泔样浊物为主要表现的梅毒。包含于泌尿道梅毒。		
L75.101		黄汗	huáng hàn	yellowish sweating
		汗液发黄,甚则染衣的表现。		
L01.001		黄水疮	huáng shuǐ chuāng	yellow fluid ulcers;impetigo
		一种因毒热郁于皮毛,以生于皮肤的脓疱、结痂、流黄水,浸淫成片为主要表现的皮肤传染病。相当于脓疱疮。		
B35.102		灰指甲	huī zhǐ jiǎ	tinea unguium;greyish nail
		多由鹅掌风日久延及爪甲。以指甲增厚色黑灰,或出现黄白斑点,失去光泽为特征。相当于指甲癣。		
B35.102		灰趾甲	huī zhǐ jiǎ	tinea unguium;greyish nail
		多由脚湿气延及趾甲,以趾甲增厚色黑灰,或出现黄白斑点,失去光泽为特征。相当于趾甲癣。		
B77.901		蛔虫病	huí chóng bìng	ascariasis
		感染蛔虫引起的肠道寄生虫病。中西医病名相同。		
L59.001		火斑疮	huǒ bān chuāng	erythema ab igne
		因长期受温热作用,火毒久炙肌肤所致。以受损皮肤出现持久性暗红色斑点,自觉灼痒为主要表现的皮肤病。相当于火激红斑。		
L13.001		火赤疮	huǒ chì chuāng	red - fire ulcers;dermatitis herpetiformis
		因表虚里实,毒热入营血所致。以皮肤红斑、大疱壁薄,或水疱成群、呈环状排列,瘙痒难忍为主要表现的皮肤病。相似于疱疹样皮炎。		
M33.101		肌痹	jī bì	muscle bi - disease;rheummatism with the muscle involved
		以对称性近端肌肉乏力、疼痛、麻木,或有萎缩,伴眼睑红色癍疹为主要表现的肢体痹类疾病。相当于皮肌炎。		
Q80.901		肌肤甲错	jī fū jiǎ cuò	squamous and dry skin
		全身或局部皮肤干燥、粗糙、脱屑,触之棘,形似鱼鳞的表现。相当于鱼鳞病。		
L84.X01		鸡眼	jī yǎn	clavus
		是因足部长期受挤压或压迫所致,以患处皮厚增生,其根深嵌入肉里,顶起硬结,形似鸡眼,行走挤压时痛甚为主要表现的皮肤病。中西医病名相同。		
C44.001		茧唇	jiǎn chún	lip cancer;cocoon lip
		生于口唇部位,以初起下唇为无痛性局限性硬结,或似乳头、蕈状突出,溃烂后翻花如杨梅为主要表现的恶性肿瘤。相似于唇癌。		
K13.038		茧唇	jiǎn chún	cocoon lip
		因脾胃湿热结聚所致。以唇红部赘生豆粒样物,渗液,结痂增厚,渐至下唇外翻似茧、脱屑,自觉胀痛为主要表现的皮肤疾病。相似于腺性唇炎。		
E51.104		脚气病	jiǎo qì bìng	weak foot
		以腿脚麻木、酸痛、软弱,或挛急、肿胀,或枯萎等为主要表现的疾病。相当维生素 B_1 缺乏症。		
B35.301		脚湿气	jiǎo shī qì	tinea pedis
		又名臭田螺。因湿热下注,或因血虚风燥,兼感染邪毒所致。发生于趾丫,以趾间浸渍糜烂,渗流滋水,角化过度,脱屑,瘙痒等为主要表现的癣病。相当于足癣。		
L02.903		疖	jiē	furuncle;boil
		肌肤浅表部位感受火热毒邪所致。以肌肤浅表部位红肿疼痛,根浅、脓出即愈为主要表现的疮疡类疾病。中西医病名相同。		
L02.901		疖病	jiē bìng	furuncle disease;furunculosis
		因风火湿热邪毒蕴于肌肤所致。以身体一定部位或多处、同时或反复发生多个疖,此起彼伏,日久不愈,治疗往往不能控制其再发为主要表现的疾病。中西医病名相同。		
B86.X01		疥疮	jiè chuāng	scabies
		由疥虫侵袭皮肤所致。以指缝、腕、脐周、阴股部等皮肤发生疱疹、隧道,夜间痒甚,可找到疥虫为主要表现的传染性皮肤病。有干、湿、虫、砂、脓疥之分。中西医病名相同。		
M72.502		筋痹	jīn bì	muscular rheumatism
		以四肢筋脉肿胀、疼痛,渐至肌肉、关节肿胀,皮色暗红,屈伸不利为主要表现的肢体痹类疾病。		
I83.903		筋瘤	jīn liú	nodular varicosity
		以好发于下肢,色暗红、温度稍高、青筋垒垒,盘曲成团块,如蚯蚓聚结为主要表现的静脉曲张性疾病。		
E28.003		经行风疹块	jīng xíng fēng zhěn kuài	rubella during menstruation

主码	附码	中医病名	中医汉语拼音病名	中医英文病名
		以经前、经期出现皮肤起红色疹块，瘙痒异常为主要表现的月经病。		
A54.011		精浊	jīng zhuó	turbid urine; essence turbidity
		是由肾虚或湿热瘀滞等病邪，下注于精室，导致会阴坠胀疼痛，尿液常有精液溢出为主要临床表现的疾病。相当于前列腺炎。		
L04.901		颈痈	jǐng yōng	cervical carbuncle
		生于颈部的痈。		
L71.901		酒渣鼻	jiǔ zhā bí	rosacea
		因肺热胃火等，使血瘀成皶所致。发于鼻准头或鼻两侧，以皮肤潮红、紫赤、丘疹、脓疱，甚则鼻头增大变厚为特征的皮肤病。中西医病名相同。		
L02.907		疽	jū	deep - rooted carbuncle; ulcer; flat abscess; gangrene; subcutaneous ulcer
		患部漫肿无头，皮色不变或晦暗，局部麻木，不热少痛，难于酿脓，属阴症，多为气血亏虚，阴寒凝滞而发。有头疽和无头疽的统称。		
T69.802		皲裂疮	jūn liè chuāng	rhagades
		因寒冷风燥，酸碱侵袭，肌肤血行不畅，肤失濡养所致。以手足出现皮肤粗糙、皲裂、疼痛、裂缝中渗血为主要表现的皮肤疾病。西医称为手足皲裂。		
K12.003		口疮[病]	kǒu chuāng [bìng]	oral aphthae; oral sores
		以心脾积热，或阴虚火旺，灼伤口腔肌膜所致。以口腔内的唇、舌、颊及上腭等处肌膜见单个或多个淡黄色或灰白色豆大的溃疡，周围红晕，表面凹陷，灼热疼痛，反复发作为主要表现的疮疡类疾病。中西医病名相同。		
L04.901		胯腹痈	kuà fù yōng	hip and abdominal carbuncle; acute inguinal pyogenic carbuncle
		生于胯腹部的痈。包含于腹股沟化脓性疾病。		
L08.012		溃疡	kuì yáng	ulcer
		疮面破溃的疮疡。中西医病名相同。		
A48.001		烂疔	làn dīng	gas gangrene; putrefying clove sore
		多由皮肉破损，接触污泥、脏物，感染毒邪所致。以局部焮热肿胀疼痛，皮色暗红，迅速腐烂，稀薄如水，溃后流出臭秽脓液，易并发走黄，可危及生命为主要表现的疔疮。相当于气性坏疽。		
A38.X01		烂喉丹痧	làn hóu dān shā	scarlet fever
		感受时疫引起，以咽喉肿痛糜烂，肌肤丹痧密布为主要表现的急性外感热病。		
A54.002		劳淋	láo lín	stranguria due to overstrain
		以经常腰部酸痛，小便淋沥不已，遇劳即发为主要表现的淋证。相当于慢性淋病。		
L81.412		黧黑斑	lí hēi bān	brownish black macula
		因水不制火，或血弱不华所致。以妇女面部出现大小形状不一的黄褐色或灰黑色斑，不高出皮肤，色枯不泽为主要表现的皮肤疾病。类似于黄褐斑。古医书中包含于面部色素沉着性一类皮肤病。		
I83.003		臁疮	lián chuāng	chronic ulcer of shank; ulcer on tibia
		多由久站或过度负重，而致小腿筋脉横解，青筋显露，瘀停脉络，久而化热，或小腿皮肤破损染毒，湿热下注而成。发生于小腿下三分之一处的皮肤和肌肉间，经久不易收口，相当于下肢慢性溃疡。		
K14.501		裂纹舌		fissured tongue
		舌面上出现明显沟纹的舌象。中西病名相同。		
A54.901		淋病	lìn bìng	stranguria; gonorrhea
		为淋球菌感染引起，以尿频、尿急、尿道刺痛或尿道溢脓，甚至排尿困难为主要临床表现的性传播疾病。中西医病名相同。		
A54.901		淋证	lìn zhèng	stranguria; gonorrhea
		以小便频急，淋沥不尽，尿道涩痛，小腹拘急，痛引腰腹为主要表现的疾病的统称。包含于一类泌尿道炎性疾病。		
A46.X11		流火	liú huǒ	erysipelas of the shank
		生于下肢的丹毒。		
A18.411		流皮漏	liú pí lòu	lupus vulgaris
		又称鸦陷疮。因湿热淤阻，气血亏虚所致。以颜面及身体其他部位出现褐红色小结节，融合成片、结痂出脓、坏死溃疡，愈后形成萎缩性瘢痕为主要表现的皮肤疾病。相当于寻常狼疮。		
L66.301		蝼蛄疖	lóu gū jiē	folliculitis abscedens et suffodiens; mole cricket furuncle
		以肿势虽小，但常一处未愈，他处又发；相联如蝼蛄串穴之状为主要表现的疖。相当于头部脓肿性穿掘性毛囊周围炎。		
A18.437		瘰疬	luǒ lì	scrofula

主码	附码	中医病名	中医汉语拼音病名	中医英文病名
		多因肝郁气滞，痰湿凝聚，或因阴虚火旺，感染痨虫，痰火凝结所致。以颈部缓慢出现豆粒大小圆滑肿块，累累如串珠，不红不痛，溃后脓水清稀，夹有败絮状物，易成瘘管为主要表现的痨病类疾病。相当于颈部淋巴结结核。		
A30.901		麻风	má fēng	leprosy
		感染麻风杆菌引起的传染病，以遍身麻木，皮肤见红斑紫癜，形若蛇皮，脱屑等为特征。中西医病名相同。		
R20.101		麻木	má mù	numbness
		肢体肌肤局限性知觉障碍的表现，“麻”指自觉肌肉内有如虫行感，按之不止；“木”指皮肤无痛痒感觉，按之不知。		
B05.901		麻疹	má zhěn	measles
		感受麻疹疫毒所致，以发热咳嗽，泪水汪汪，唇内颊可见“麻疹黏膜斑”及满身发疹为特征，好发于冬春季节的乙类传染病。中西医病名相同。		
B88.301		蚂蝗咬伤	mǎ huāng yǎo shāng	leech bite
		因蚂蝗叮咬皮肤，损伤血络所致。以局部流血不止和轻微痒痛为主要表现的出血性疾病。蚂蝗侵入鼻孔、阴道等处后，亦可引起该处出血不止为主症。西医称为水蛭咬伤。		
I73.101		脉痹	mài bì	vessel bi - disease; rheumatism with blood vessels involved
		以寸口或趺阳脉伏，血压不对称，患肢疲乏、麻木或疼痛，下肢可见间歇性跛行等为主要表现的肢体痹病类疾病。		
L51.901		猫眼疮	māo yǎn chuāng	sore like cat's eye; erythema multiforme
		因风寒湿热之邪侵及营血所致。多发于春秋季，好发于手足，以皮肤红斑向周围扩展呈环状，中央水疱似猫眼虹彩状为主要表现的急性自限性炎症性皮肤病。相当于多形红斑。		
L65.904		毛发脱落	māo fà tuò luò	loss of hair
		人体的体毛，如头发，也包括眉毛、阴毛及腋毛异常脱落的表现。		
L02.002		眉疔	méi dīng	furuncle on eyebrow
		生于眉部的疔疮。		
L30.843		眉癣疮	méi liǎn chuāng	eyebrow eczama
		发生于眉棱部位的湿疮类皮肤病。相当于眉湿疹。		
A53.901		梅毒	méi dú	syphilis
		感染梅毒螺旋体引起的性传播疾病，以阴部糜烂，外发皮疹，筋骨疼痛，皮肤起核而溃烂，神情痴呆为特征。中西医病名相同。		
F54.X01		面垢	miàn gòu	dirty face
		脸色灰暗，如蒙尘土污垢，洗之不去的表现。相当于皮肤垢着病。		
L81.412		面黧黑	miàn lí hēi	dirkish facial complexion
		面部均匀显露晦黑色，缺少光泽的表现。包含于面部色素沉着一类色素性皮肤病。		
L21.901		面游风	miàn yóu fēng	facial wandering wind; seborrheic dermatitis
		因脾肺湿热，感受风邪所致。以面部皮肤油腻或干燥，结黄痂或起白屑，痒甚为特征的慢性、亚急性炎性皮肤病。类似于脂溢性皮炎。		
Q38.201		木舌	mù shé	rigid swollen tongue
		多见于小儿，以舌体肿胀，木硬满口，不能转为，无疼痛为主要表现的舌体疾病。		
I83.002		内臁疮	nèi lián chuāng	ulcer on inboard tibia; ulcer on medial side of shank
		发于小腿内侧的臁疮。相同于小腿内侧溃疡。		
B08.201		奶麻	nǎi má	roseola infantum
		指哺乳期婴儿感受时行疫毒，发病急，体温高，热退后皮肤出现玫瑰色细散皮疹的疾病。相当于幼儿急疹。		
L30.852		奶癣	nǎi xuǎn	infantile eczema
		指哺乳期婴儿因风湿热邪浸淫皮肤，而以面部出现的湿性或干性皮疹的疾病。相当于婴儿湿疹。		
B69.804		囊虫病	náng chóng bìng	cysticercosis
		感染囊虫引起的寄生虫病。中西医病名相同。		
B80.X01		蛲虫病	náo chóng bìng	oxyuriasis; enterobiasis
		感染蛲虫引起的肠寄生虫病。多见于 1～5 岁小儿，以肛门或外阴部作痒，夜间为甚，见有虫形细小如线头。中西医病名相同。		
L02.103		脑疽	nǎo jū	occipital carbuncle; carbuncle in nape; nicknaned head ulcer
		多因阳亢热极所致。生于项后入发际处，具有红肿热痛，根束顶尖，难脓、难腐、难敛，易致内陷的有头疽。		
M34.902		皮痹	pí bì	skin numbness
		以局部或全身皮肤进行性肿硬、萎缩，严重者可累及脏腑为主要表现的痹病类疾病。相似于硬皮病。		
L84.X02		胼胝	pián zhī	callus

主码	附码	中医病名	中医汉语拼音病名	中医英文病名
		由于手足久受摩擦压迫所致，其特征为皮厚涩而圆短如茧的局限性表皮角质增生的皮肤疾病。中西医病名相同。		
L25.510		漆疮[毒]	qī chuāng [dú]	rhus dermatitis;paint boil
		因禀赋不耐，接触漆毒所致。以接触漆后皮肤红肿、灼痒，甚至起泡为主要表现的过敏性疾病。		
P38.X01		脐湿	qí shī	umbilical dampness
		以新生儿脐带脱落后，脐眼湿润，甚者有水溢出为主要表现的疾病。		
L08.908		脐痈	qí yōng	umbilical carbuncle
		多因心脾湿热、火毒，结于脐中，或因脐部抓搔染毒所致。生于脐部的痈病类疾病。		
A54.011		气淋	qì lin	stranguria due to disturbance of qi
		以小腹胀满较明显，小便艰涩疼痛，尿后余沥不尽为主要表现的淋证。		
D36. -		气瘤	qì liú	tumor due to disorder of qi
		以皮肤间发生单个或多个柔软肿核，按之凹陷，放手凸起，状若有气，皮色如常或有褐色斑为主要表现的瘤病。相当于神经纤维瘤。		
I80.003		青蛇毒	qìng shé dú	superficial thrombophlebitis
		因热湿之邪外侵，以致气血凝滞，脉络滞塞不通而成，呈局部筋脉肿胀色红，灼热疼痛。相当于浅表性血栓性静脉炎。		
L24.802		蠼螋伤	qú sōu shāng	injuried by peaderus
		因隐翅虫毒液沾染皮肤所致。皮肤呈条索状水肿性红斑、疼痛、小脓疱为主要表现的中毒性疾病。相当于隐翅虫皮炎。		
L02.002		颧疔	quán dīng	furuncle on cheek
		生于颧部的疔疮。		
L81.201		雀斑	què bān	freckles
		因肾阴不能荣华于面，或风火郁滞孙络所致。以5岁后儿童面部出现褐色斑点，形似雀卵之色为主要表现的遗传性皮肤病。中西医病名相同。		
B00.902		热疮	rè chuāng	heat sore;herpes simplex
		多因内热炽盛所致。以皮肤黏膜交界处发生成簇水泡、糜烂、溃破、结痂，疼痛相兼为主要表现的急性疱疹性皮肤病。相当于单纯疱疹。		
L95.801		热毒流注	rè dú liú zhù	streaming sore due to noxious
		是因感染邪毒，流窜血络，阻于腠理肌肉之间，出现一处或数处漫肿、微热疼痛的脓肿。		
A54.011		热淋	rè lín	heat stranguria
		以起病急、尿频，尿急，尿道灼热涩痛，尿黄为主要表现的淋证，		
L02.002		人中疔	rénzhōng dīng	furuncle on rénzhōng point
		生于人中穴部位的疔疮。		
O99.708		妊娠疱疹	rèn shēn pào zhěn	bleb during gregnancy
		以孕妇出现皮肤发红起团块或瘢疹、丘疹，伴发热、头痛为主要表现的疾病。		
O99.750		妊娠瘙痒症	rèn shēn sào yǎng zhàng	pruritus during pregnancy
		以妊娠期间出现皮肤发痒，甚则遍及全身为主要表现的疾病。		
O99.706		妊娠紫癜	rèn shēn	purpura during gregnancy
		以孕妇皮下或黏膜出现紫瘢，遍及肢体，甚至出现鼻衄、尿血等为主要表现的疾病。		
L57.801		日晒疮	rì shài chuāng	solar sore
		皮肤因日光曝晒所致。以皮肤出现红斑、丘疹、水疱、脱皮、灼痛和瘙痒为主要表现的皮肤病。相当于日光皮炎。		
D17. -	D17.910;	肉瘤	ròu liú	lipoma
		以皮下肉中生肿块，大如桃、拳，按之稍软，皮色不变，无痛为主要表现的瘤病。相同于脂肪瘤。		
D36. -	M95400/0	肉瘿	ròu yǐng	adenoma of thyroid;fleshy goiter
		以颈前喉结一侧或两侧结块，柔韧而圆，如肉团为主要表现的瘿。相当于甲状腺腺瘤。		
C50.002		乳癌	rǔ ái	mastocarcinoma
		以乳房部结块，质地坚硬，高低不平，病久肿块溃烂，脓血污秽恶臭，疼痛日增为主要表现，发生于乳房的癌病类疾病。		
L30.852		乳头风	rǔ tóu fēng	nipple wind;rhagadia mammae
		又称“乳头破碎”。以乳头、乳晕部位皮肤皲裂，喂奶时痛如刀割为主要表现的疾病。相当于乳头湿疹。		
C50.002		乳岩	rǔ yán	breast carcinoma;mastocarcinoma;mammary rock
		由神志内伤，冲任失调，气滞痰瘀互结而成。乳房部结块，质地坚硬，高低不平，病久肿块溃烂，脓血污秽恶臭，疼痛日增，后期可病灶转移。相当于乳腺癌。		
L89.X01		褥疮	rù chuāng	decubital ulcer;bed sore

主码	附码	中医病名	中医汉语拼音病名	中医英文病名
		又名“席疮”。长期卧床不起的患者，气血运行失畅，肌肤失养，躯体的重压与摩擦染毒而成，多发于尾骶、肘踝、背脊等容易受压部位，以局限性浅表皮肤破损，疮口经久不愈为主要表现的慢性疮疡类疾病。中西医病名相同。		
L73.807		软疖	ruǎn jiē	soft furuncle
		初起无头的疖。		
A63.001		臊疣	sāo yóu	itching wart
		因内蕴湿热，外感邪毒所致。发生于会阴等处皮肤黏膜交界处的疣状突起，呈菜花状，表面湿润，易出血为主要表现，具在传染性的疣类皮肤病。相当于尖锐湿疣。		
L02.907		膻中疽	shān zhōng jū	carbuncle on tanzhang point
		生于膻中穴部位的有头疽。		
T67.801		烧伤	shāo shāng	burn
		受火焰烧灼、热水烫、化学物品及放射性物质侵害皮肤所致疾病。中西医病名相同。		
L02.202		少腹疽	shào fù jū	carbuncle of lower abdomen
		生于少腹部的有头疽。		
K14.006		舌疮	shé chuāng	trongue sore
		舌体表面溃破，出现1个或多个细小溃疡，伴有疼痛的表现。		
D10.101		舌菌	shé jūn	tongue carcinoma
		生于舌部，其状如菌的癌病类疾病。		
K14.601		舌痛	shé tòng	pain in tongue
		舌头疼痛。		
B02.901		蛇串疮	shé chuàn chuāng	snake - like sores; herpes zoster
		是因肝脾内蕴湿热，兼感邪毒所致。以成簇水疱沿身体单侧呈带状分布，排列宛如蛇形，且疼痛剧烈为主要表现的急性疱疹性皮肤病。相当于带状疱疹。		
L08.914		蛇腹疔	shé fù dīng	snake - belly furuncle; furuncle on middle - finger
		生于在指中节掌面，肿如蛇腹的疔疮。相当于手指中节掌面感染。		
Q80.901		蛇皮癣	shé pí xuǎn	ichthyosis; like snake skin lichen
		因血虚风燥，皮肤失去濡养，或为遗传所致。以四肢、躯干皮肤干涩少汗，有蛇皮样鳞屑为主要表现的皮肤病。相当于鱼鳞病。		
L08.914		蛇头疔	shé tóu dīng	snake - head furuncle; furuncle on the tip of the finger
		生在指头顶端的疔疮。表现大如蛇头、红热显著、疼痛剧烈，严重者伴有恶寒发热。相当于指头顶端感染		
L03.001		蛇眼疔	shé yǎn dīng	snake - eye furuncle; felon; snake - eye boil
		生于指甲旁的疔疮。表现为红肿、疼痛、积脓，甚或指甲脱落。相当于急性细菌性甲沟炎。		
L25.833	X25.901	射工伤	shè gōng shāng	euproctis similis injury
		因接触瓦刺虫、刺毛虫虫体上的毒毛所致。以皮肤剧烈瘙痒、红肿，或起水疱为主要表现的中毒性疾病。西医称为毛虫皮炎。		
L28.005		摄领疮	shè lǐng chuāng	nape sores; neurodermatitis of nape
		又称“牛皮癣”。常发于颈项领口之处，皮肤状如牛皮，厚而且坚的慢性瘙痒性皮肤病。相当于颈部神经性皮炎。		
L29.803		身痒	shēn yǎng	pruritus; itching of body
		全身皮肤瘙痒不适的表现。		
L30.901		肾囊风	shèn náng fēng	scrotum wind
		发生于阴囊皮肤湿疮。包含于阴囊湿疹和维生素 B_2 缺乏症。		
T69.802		失荣	shī róng	cervical carcinoma with cachexia; cervical malignant tumour; cachexia
		以生于颈部，晚期致使患者面容憔悴，形体消瘦，犹如树木之枝枯皮焦、失去荣华为主要表现的恶性肿瘤。		
B85.201		虱病	shī bìng	pediculosis; phthiriasis
		被头虱、体虱和阴虱叮咬所致。以皮肤红斑、瘙痒、丘疹为主要表现的皮肤疾病。中西医病名相同。		
L30.901		湿疮	shī chuāng	dampness sore; eczema; dermatitis
		是由禀性不耐，风湿热邪客于肌肤而成。以对称分布，多形损害，发无定处，剧烈瘙痒，反复发作，易于湿烂流津的瘙痒性渗出性皮肤病。包含于湿疹、皮炎。		
E51.104		湿脚气	shī jiǎn qì	weak foot due to dampness
		以腿脚麻木、酸痛、软弱，或挛急、肿胀，或枯茎为主要表现的疾病。		
L02.903		石疖	shí jiē	stone furuncle
		初起有头的疖。		

主码	附码	中医病名	中医汉语拼音病名	中医英文病名
–		石疽	shí jū	stony mass
		因痰凝湿热蕴结，气血瘀滞，日久坚积不散所致。以肌肤结坚硬不消，隐痛或不痛为主要表现，发生于肌肤于的癌病类疾病。		
L02.406		手背发	shǒu bèi fā	pyogenic carbuncle of back of hand; hand phlegmon
		生在手背部的急性化脓性疾病。		
L60.829		手足逆胪	shǒu zú nì lú	hang nail
		又名倒刺。因风邪客于腠理，气血不和所致。以甲际后缘表皮多呈三角形剥离，触之疼痛为主要表现的皮肤疾病。西医称甲缘逆剥。		
B08.101		鼠乳	shǔ rǔ	mouse nipple; molluscum contagiosum
		多发于躯干、四肢，呈粟米、绿豆大小，半球形隆起，中有脐窝，表面光滑，形如鼠乳为主要表现的疣。相当于传染性软疣。		
A20.901		鼠疫	鼠疫	plague
		感染鼠疫杆菌引起的烈性传染病。中西医病名相同。		
B01.901		水痘	shuǐ dòu	varicella; chickenpox
		感染时邪风毒，蕴于肺脾，发于肤表，皮肤出现红色丘疹，中有水疱并形成痂盖为主要表现的痘疹类疾病。中西医病名相同。		
B65.301		水毒	shuǐ dú	water poison; water toxin
		因水毒(血吸虫尾蚴)经皮肤侵入，毒损皮肤所致。以皮肤出现风团皮疹、奇痒，数日内自行消失为主要表现的虫病类疾病。相当于血吸虫尾蚴皮炎。		
T67.801		水火烫伤	shuǐ huǒ tàng shāng	scald and burn
		是因热毒之气炽盛，腐烂皮肉，甚者火毒内攻可现不同脏腑兼证。相当于烧伤。		
T69.002		水渍疮	shuǐ zì chuāng	water – soaking sore
		因长期在水中作业，水湿浸渍所致。以指/趾间皮肤浸渍发白、起皱，瘙痒，甚至糜烂、疼痛为主要表现的皮肤病。包含于浸渍手、浸渍足、稻田皮炎等。		
B74.901		丝虫病	sī chóng bìng	filariasis
		感染丝虫引起的寄生虫病。中西医病名相同。		
L20.901		四弯风	sì wān fēng	wind of four fossae; atopic dermatitis
		因禀性不耐或脾虚湿盛所致。好发于四肢弯曲处，以皮肤干燥肥厚，抓破流津，瘙痒无度为特征的一种慢性皮肤病。相当于特应性皮炎。		
L24.801		松毛虫伤	sōng máo chóng shāng	dendrolimus injury
		因接触松毛虫虫体上的毒毛所致。以皮肤剧烈瘙痒、红肿，或起水疱为主要表现的中毒性疾病。		
E85.409†	L99.001*	松皮癣	sōng pí xuǎn	lichen like pine bark
		因湿热肌肤留滞不去所致。以四肢皮肤丘疹、结节、肥厚，触之硬固，皮色暗褐似松皮，瘙痒为主要表现的皮肤疾病。		
L02.103		锁喉痈	suǒ hóu yōng	throat – locking carbuncle; atretolemic carbuncle
		生于结喉处的急性化脓性疾病。		
L00.X05		溻皮疮	tā pí chuāng	dermatitis exfoliativa neonatorum
		因胎毒蕴结所致。以婴儿全身泛发性红斑、松弛性大疱及大片表皮剥脱，露出鲜红色肉面为主要表现的皮肤病。		
P83.101		胎毒	tāi dú	fetal toxicity syndrome; eruptive fetal disease
		婴儿在胎妊期间禀受自母体的热毒，可成为其出生后易发生疮疹诸病的病因。以皮肤出斑疹，或赤烂、脱皮，或目赤溃烂，或口舌、咽喉赤烂，大便腥臭等为常见症的症候。		
A22.901		炭疽	tàn jū	anthrax
		感染炭疽杆菌引起的人畜共患急性传染病。以皮肤溃烂、焦痂及其周围水肿，偶可见肺、肠、脑病变及毒邪流注为主要表现。中西医病名相同。		
B68.902		绦虫病	tāo chóng bìng	taeniasis
		感染绦虫引起的寄生虫病。中西医病名相同。		
B03.x01		天花	tiān hua	smallpox
		是一种传染性极强、病情险恶的病毒性传染病。又名痘疮、天痘、天行痘等。中西医病名相同，在全球已消灭。		
Q81.901		天疱疮	tiān pào chuāng	pemphigus and pemphigoid
		是由心火脾湿，兼感风热暑湿之邪，薰蒸肌肤而成。以皮肤起燎浆水泡，小如芡实，大如杏核，皮破流津，缠绵不愈为主要表现的大疱性皮肤病。现代中医界定为西医的天疱疮和类天疱疮。古医书中广义的天疱疮包含于所有发生大疱的皮肤病。		
M10.901		痛风	tòng fēng	gout
		以拇趾、跖趾关节、足背、足跟、踝、指、腕等小关节红肿剧痛，反复发作，关节畸形，形成痛风石为主要表现的疾病。中西医病名相同。		

主码	附码	中医病名	中医汉语拼音病名	中医英文病名
R61.010		头汗	tóu hàn	head sweating
		仅头面部或头颈部多汗的表现。		
L28.201		土风疮	tǔ fēng chuāng	local wind sore; urticaria populosa
		因水土不服,感染湿热虫邪所致,以皮肤现丘疹、风团、水疱,乍发乍瘥为主要表现的皮肤疾病。类似于丘疹性荨麻疹。		
L02.405		托盘疔	tuō pán dīng	palmar furuncle; salver boil
		生于手掌中心的疔疮。表现为手心凹陷消失、手背肿胀,肿胀可波及前臂,伴有恶寒发热。相当掌中间隙感染。		
I73.101		脱疽	tuō jū	gangrene of digit; gangrene of finger or toe
		因先天不足,正气衰弱,寒湿之邪侵袭,致瘀阻脉络,气血不畅,甚或痹阻不通而发病。发生于四肢末端,初起肢冷麻木,后期趾节坏死脱落,黑腐溃烂,疮口经久不愈。相当于血栓闭塞性脉管炎和闭塞性动脉硬化症。		
I83.002		外臁疮	wài lián chuāng	ulcer on outboard tibia; ulcer on lateral side of shank
		发于小腿外侧的臁疮。相同于小腿外侧溃疡。		
A63.003		外阴臊疣	wài yīn sāo yóu	itching wart pudendi
		发生于前阴部、龟头冠状沟的臊疣。相当于外阴疣尖锐湿疣。		
L28.101		顽湿聚结	wán shī jù jié	accumulation of lingering dampness; prurigo nodularis
		因风湿聚于肤表,外感风毒或虫咬所致。以四肢散发豆粒大灰褐色坚实结节,瘙痒,抓后有血痂为主要表现的皮肤病。相当于结节性痒疹。		
L02.409		委中毒	wěi zhòng dú	acute pyogenic infection of popliteal fossa; toxin on wěizhōng point
		生于腘窝部委中穴处的痈。		
B24.X01		瘟毒	wēn dú	pestilent toxicity
		瘟疫病邪中具有毒性者,即兼有易在皮肉组织蕴郁的特点,致病可兼见局部病变,如大头瘟之类。		
L40.301		瘑疮	wō chuāng	chronic eczema
		发生于手指端掌面或足背足踝的湿疮类疾病。		
A30.101		乌白癞	wū bái lài	black - white lai
		因湿热瘀毒结于肤表所致。以皮肤部位瘙痒,出现苔癣样或鱼鳞样斑块、表现光滑为主要表现的皮肤疾病。色素沉着为乌癞;色素减退者为白癞。		
L02.907		无头疽	wu tóu jū	blind deep rooted carbuncle; deep carbuncle
		泛指发于骨与关节间,以患部漫肿、皮色不变、疼痛 骨,难消、难溃、难敛、溃后多损伤筋骨为主要表现的疮疡类疾病。		
T63.403	X24.901	蜈蚣螫伤	wú gōng shì shāng	centipede sting
		被蜈蚣螫伤后,毒汁注入人体内所致。局部肿胀疼痛,甚或伴全身中毒症状的中毒性疾病。中西医病名相同。		
T63.201		蝎螫伤	xiē shì shāng	scorpion sting
		被蝎子尾部螫伤,毒液注入人体内所致。局部疼痛,严重者伴恶寒、恶心、呕吐、抽搐等全身症状的中毒疾病。中西医病名相同。		
L91.001		蟹足肿	xiè zú zhǒng	crab feet swelling; keloid
		因创伤后气血瘀滞,或自发而引起。以皮肤上出现高出皮面而坚实的瘢痕疙瘩,形如蟹足为主要表现的皮肤疾病。相当于瘢痕疙瘩。		
L67.108		须发早白	xū fà zǎo bái	premature graying hair
		青少年或中年人的头发、胡须过早变白的表现。		
L30.901		绣球风	xiū qiu feng	scrotal eczema
		因肝经湿热下注,风邪外袭所致。以阴囊皮肤潮红、起疹、湿润或有渗液,剧烈瘙痒,痛如火燎为主要表现的湿疮类疾病。相当于阴囊湿疹。		
H60.502		旋耳疮	xuán ěr chuāng	eczema of ear
		发生于耳根部,以局部潮红、灼热、瘙痒、水泡、糜烂、渗液、结痂为主要表现的湿疮。相同于耳湿疹。		
B35.902		癣	xuǎn	tinea; lichen
		发生在表皮、毛发、指(趾)甲的浅部真菌性皮肤病。		
L81.706		血风疮	xuè fēng chuāng	iching eruption due to wind - heat in blood
		因血虚受风,蕴热化燥,瘀阻经络所致。以下肢及躯干下部出现紫色瘢疹,或融合成片,皮厚如苔藓,瘙痒为主要表现的皮肤病。		
A54.901		血淋	xuè lín	stranguria due to hematuria; blood stranguria
		以溺血而痛为主要表现的淋证。		
D18. -	M91200/0	血瘤	xuè liú	angioma; hemangioma
		以病变局部色泽鲜红或暗紫,或局限性柔软肿块,边界不清,触之如海绵状为主要表现的血管瘤。		

主码	附码	中医病名	中医汉语拼音病名	中医英文病名
B65.201		血吸虫病	xuè bìng	schistosomiasis
		感染血吸虫引起的寄生虫病。		
C44.902	M80002/3	岩	yán	cancer
		以肿块坚硬如石,表面凸凹不平,形如岩石为主要表现的体表恶性肿瘤的统称,即癌。		
L02.002		颜面疔疮	yán miàn dīng chuāng	facial hard furuncle
		感受火热之毒,或因昆虫咬伤,皮肤破损染毒,蕴蒸肌肤,气血凝滞而发生的病变迅速、危险性较大的急性化脓性疾病,相当于颜面部疖和痈。		
A51.303		杨梅疮	yáng méi chuāng	syphilitic skin lesion
		以皮肤红斑脱屑、丘疹结节等为主要表现的梅毒。相当二期皮肤梅毒。		
-	Y57.905	药毒	yào dú	dermatitis medicamentosa
		指因禀赋不耐,药毒内侵所致的皮肤发疹。相当于药物反应。		
L27.003		药毒疹	yào dú zhěn	medicinal poison rash;dermatitis medicamentosa
		又名膏药风。因内服或外敷药物所致,以皮肤瘾疹、水疱、瘙痒等为主要表现的皮肤疾病。		
B76.903		野屎风	yě shǐ fēng	ancylostomiasis of skin
		因接触有钩虫的粪毒,毒损皮肤所致。以足趾或手指间(虫毒侵入处)皮肤出现风团皮疹、奇痒,数日内自行消失为主要表现的虫病类疾病。相当于皮肤钩虫病。		
R61.010		腋汗	yè hàn	axillary sweating
		仅两腋下乃至胁下局部多汗潮湿的表现。		
L73.201		腋痈	yè yōng	axilla carbuncle
		生于腋部的痈。		
A22.001		疫疔	yì dīng	cutaneous anthrax
		生于头面、颈项、手臂等暴露部位,因接触疫畜染毒而发,以初起为虫叮水疱,很快干枯坏死呈脐凹,全身症状明显,可并发走黄为主要表现,有传染性的疔疮。		
A60.003		阴疮	yīn chuāng	sore of vulvae
		生于妇人阴户的疮疡。		
A51.009		阴汗		perineal sweating
		仅外生殖器及其周围局部多汗潮湿的表现。		
B35.601		阴癣	yīn xuǎn	tinea cruris
		因阴部湿热,外感邪毒所致。好发于沟股尾端及臀部、大腿内侧,以皮肤丘疹、水疱、结痂、瘙痒为主要表现的的癣病类疾病。相当于股癣。		
A56.001		阴痒[病]	yīn yǎng bìng	prutitus of vulvae
		因阴部湿热,外感邪毒所致。好发于沟股尾端及臀部、大腿内侧,以皮肤丘疹、水疱、结痂、瘙痒为主要表现的的癣病类疾病。相当于股癣。		
N90.302		阴燥	yīn cáo	vulvae dryness
		以女阴皮肤和黏膜不同程度地变白、粗糙,甚至逐渐萎缩为主要表现的疾病。		
L50.901		瘾疹	yǐn zhěn	hidden rashes;urticaria
		皮肤出现红色或苍白色风团,发无定处,时隐时现,退后不留痕迹为主要表现的过敏性皮肤病。相当于荨麻疹。		
L02.907		痈	yōng	carbuncle
		生于皮肉之间,以局部光软无头,红肿疼痛,结块范围多在6~9cm大小,发病迅速,易肿、易溃、易敛,或有恶寒、发热、口渴等全身症状为主要表现的急性化脓性疾病。中西医病名相同。		
L63.901		油风脱发	yóu fēng tuō fà	alopecia areata
		因风盛血燥,发失所养,或因情志不遂,气血失和所致。以突然头发成圆形片状脱落,头皮光亮而软,无自觉不适为主要表现的皮肤疾病。相似于斑秃。		
B07.X04		疣	yóu	wart;verruca
		发生在皮肤浅表的良性赘生物。		
B07.X03		疣目	yóu mù	warts
		好发于手背、手指、头皮等处皮肤,大如黄豆,粗糙而坚硬,表面呈刺状的疣。相当于寻常疣。		
L88.X01		蝣蜒疮	yóu yán chuāng	malignant pyoderma
		因正虚而毒火稽留分肉之间,或湿热盘踞经隧所致。以肢体出现疱疹或脓疱,溃破成疡,边高中低,边暗中红,附有黄绿色脓液或死肉,状如蝣蜒爬行为主要表现的疮疡类疾病。相似于坏疽性脓皮病。		
L02.907		有头疽	yǒu tóu jū	deep rooed carbucle;tipped carbuncle
		因外感风热、湿热、火毒之邪,气血瘀滞,结聚于肌肤间所致。生于肌肤间,以局部初起皮肤上即有粟粒样脓头,红肿热痛,易向深部及周围扩散,脓头相继增多,溃烂之后状如莲蓬蜂窝,直径超过9cm,甚至超过30cm,易致疮毒内陷为主要表现疮疡类疾病。相当于痈。		
B35.401		圆癣	yuán xuǎn	tinea circinata

主码	附码	中医病名	中医汉语拼音病名	中医英文病名
		发生于面部、躯干及四肢近端光滑皮肤，以疹如钱币有匡廓，瘙痒为特征。相同于体癣。		
P83.822		枕秃	zhěn tū	pillow pald;pald on occiput
		枕部的头发稀少的表现，小儿尤为多见。中西医病名相同。		
L72.121		脂瘤	zhī liú	sebaceous cyst;steatoma
		以皮肤间出现圆形质软的肿块，溃破后可见粉渣样物溢出为主要表现的瘤病。相似于皮脂腺囊肿。		
T14.107		蜘蛛咬伤	zhī zhū yǎo shāng	spider bite
		因有毒蜘蛛咬伤，毒汁进入人体内所致。以局部刺痛或有水肿，可伴恶寒、呕吐、腹痛等全身症状的中毒疾病。中西医病名相同。		
L03.006		肿疡	zhǒng yáng	abscess;swelling sore
		尚未成脓或已成脓而未溃的疮疡。		
L53.801		朱砂掌	zhū shā zhǎng	cinnabar palm
		两手掌大小鱼际处肤色红赤，压之退色，皮肤变薄的表现。相当于掌红斑。		
B36.001		紫白癜风	zǐ bái diàn fēng	purple vitiligo;tinea versicolor
		发生于颈项、躯干、四肢近心端等多汗部位，呈紫白相兼斑片的癣病。相当于花斑癣。		
D69.204		紫癜	zǐ diàn	purpura
		以皮肤黏膜出现紫斑为主要表现的血证。中西医病名相同。		
L43.901		紫癜风	zǐ diàn fēng	lichen planus
		因阴虚内热，或湿热凝滞，复感风邪所致。以皮肤出现紫红色扁平皮疹，瘙痒，可发生于全身各处，常累及口腔为主要表现的皮肤疾病。相当于扁平苔癣。		
A41.904		走黄	zǒu huáng	carbuncle complicated by septicemia
		疔疮火毒炽盛，走散入血，内攻脏腑的一种危急重症。相当于败血症。		
L02.411		足底疔	zú dǐ dīng	furuncle on sole;sole boil
		生于足底部的疔疮。包含于发生于足底的感染。		
L03.106		足发背	zú fā bèi	pyogenic carbuncle of back of foot
		生于在足背部的足背部的急性化脓性疾病。包含于发生于足背部的感染。		
L02.301		坐板疮	zuò bǎn chuāng	furuncle of buttock;glutreal furuncle;seat sores
		生于臀部的疖病。		

八、汉英国际皮肤病名称与分类索引
(Chinese – English Internation Nomenclature and Classification Index of Skin Diseases)

主码	附码	中文病名	繁体病名	英文病名
R61.008		"鳄鱼泪"综合征		crocodile tear syndrome
L60.861		"人"字形甲	"人"字形甲	chevron nail;herringbone nail
L21.004		"摇篮盖"		'cradle cap'
Q91.702		13q 部分三体(q21 – q)综合征	13q 部分三體(q21 – q)徵候群	13q partial (q21 – q) trisomy syndrome
Q92.802		17 环状染色体综合征	17 環狀染色體徵候群	17 ring chromosome syndrome
Q91.304		18p 部分单体综合征	18p 部分單體徵候群	18p partial monosomy syndrome
Q91.303		18 号染色体长臂缺失综合征	18 號染色體長臂缺失徵候群	18 chromosome long arm depletion syndrome
Q91.302		18 三体综合征		18 trisomy syndrome
Q92.805		1q 部分三体综合征	1q 部分三體徵候群	lq partial trisomy(q25 – qter) syndrome
L70.901		Ⅰ°痤疮	Ⅰ°痤瘡	Ⅰ°acne
T30.501		Ⅰ°腐蚀伤	一度腐蝕傷	first degree corrosion
T30.101		Ⅰ°烧伤	一度燒傷	first degree burn
L60.303		20 甲营养不良	20 指甲失養	twenty nail dystrophy
Q90.903		21 三体综合征	21 三體徵候群	21 trisomy syndrome
Q92.801		22 三体综合征	22 三體徵候群	22 trisomy syndrome
L70.901		Ⅱ°痤疮	Ⅱ°痤瘡	Ⅱ°acne
Q92.803		3q 重复/3p 缺失综合征	3q 重複/3p 缺失徵候群	3q"dup"/4p"del" syndrome
L70.901		Ⅲ°痤疮	Ⅲ°痤瘡	Ⅲ°acne
Q96.902		45,X 综合征	45,X 徵候群	45,X syndrome
Q93.401		46XX 综合征	46XX 徵候群	46XX syndrome
Q92.804		4p – 综合征	4p – 徵候群	4p – syndrome
Q92.806		4 号染色体短臂缺乏综合征	4 號染色體短臂缺失徵候群	4 chromosome short arm depletion syndrome
L70.901		Ⅳ°痤疮	Ⅳ°痤瘡	Ⅳ°acne
Q93.401		5p 综合征		5p syndrome
Q93.401		5 号染色体短臂缺失综合征	5 號染色體短臂缺失徵候群	partial deletion of short – arm of 5 chromosome
L27.074		5 – 羟色胺综合征	5 – 羥色胺徵候群	the serotonin syndrome
E88.002		a1 – 抗胰蛋白酶缺乏症	a1 – 抗胰蛋白酶缺乏症	a1 – antitrypsin deficiency
T78.307		ACEI 性血管性水肿	ACEI 致血管性水腫	ACEI – induced angioedema
Q87.838		ADULT 综合征	ADULT 徵候群	ADULT syndrome
Q87.827		AEC 综合征	AEC 徵候群	AEC syndrome
L27.060		A 型药物反应	A 型藥物反應	type A drug reactions
C83.306	M96840/3	B 淋巴母细胞淋巴瘤,非伯基特	B 淋巴母細胞淋巴瘤,非伯基特	B – lymphoblastic lymphoma, non – Burkitt
C83.402	M96840/3	B 免疫母细胞性恶性淋巴瘤	B 免疫母細胞性惡性淋巴瘤	B – immunoblastic malignant lymphoma
C83.402		B 免疫母细胞性淋巴瘤	B 型淋巴母細胞性淋巴瘤	B – immunoblastic lymphoma
C85.105	M95900/3	B 细胞淋巴瘤伴皮肤受累		B – cell lymphoma with skin involvement
L27.061		B 型药物反应	B 型藥物反應	type B drug reactions
A49.103		B 组链球菌感染	B 組鏈球菌感染	group B streptococcal infection
E25.002		C17 羟化酶缺乏症	C17 羥化酶缺陷	C17 – hydroxylase deficiency
D84.103		C1q 缺陷病	C1q 缺陷	C1q deficiency
D84.116		C1r 和 C1s 缺陷病	C1r 及 C1s 缺陷	C1r and C1s deficiency
E25.003		C21 羟化酶缺乏症	C21 羥化酶缺陷	C21 – hydroxylase deficiency
D84.104		C2 缺陷病	C2 缺陷	C2 deficiency
D84.105		C3 缺陷病	C3 缺陷	C3 deficiency
D84.117		C3 受体缺陷病	C3 受體缺陷	deficiencies of C3 receptors
D84.106		C4 缺陷病	C4 缺陷	C4 deficiency
D84.107		C5/C6/C7/C8/C9 缺陷病	C5/C6/C7/C8/C9 缺陷	C5/C6/C7/C8/C9 deficiency
Q82.8		Carvajal – Huerta 综合征		Carvajal – Huerta syndrome
C84.413		CD30 阳性 T 免疫母细胞皮肤 T 细胞淋巴瘤	CD30 陽性 T 免疫母細胞皮膚 T 細胞淋巴瘤	CD – 30 positive T – immunoblastic cutaneous T – cell lymphoma

主码	附码	中文病名	繁体病名	英文病名
C84.414		CD30 阳性大 T 细胞皮肤恶性淋巴瘤	CD30 陽性大 T 細胞皮膚惡性淋巴瘤	CD - 30 positive large T - cell cutaneous malignant lymphoma
C84.411		CD30 阳性多形性大 T 细胞皮肤 T 细胞淋巴瘤	CD30 陽性多形性大 T 細胞皮膚 T 細胞淋巴瘤	CD - 30 positive pleomorphic large T - cell cutaneous T - cell lymphoma
C84.410	M97180/3	CD30 阳性间变性大 T 细胞皮肤淋巴瘤	CD30 陽性退行發育性大 T 細胞皮膚淋巴瘤	CD - 30 positive anaplastic large T - cell cutaneous lymphoma
C84.412		CD30 阴性多形性大 T 细胞皮肤 T 细胞淋巴瘤	CD30 陰性多形性大 T 細胞皮膚 T 細胞淋巴瘤	CD - 30 negative pleomorphic large T - cell cutaneous T - cell lymphoma
Q84.116		CHAND 综合征	CHAND 徵候群	CHNAD syndrome
Q82.511		CHILD 痣	CHILD 母斑	CHILD nevus
Q80.827		CHILD 综合征	CHILD 徵候群	CHILD syndrome
Q68.815		CINCA 综合征	CINCA 徵候群	CINCA syndrome
M34.101		CREST 综合征	CREST 徵候群	CREST syndrome
-	Y57.502	CT 造影剂药物反应	CT 造影劑藥物反應	drug reactions of contrast medium for CT
L27.062		C 型药物反应	C 型藥物反應	type C drug reactions
A41.805		DF - 2 败血症皮肤表现	DF - 2 敗血症的皮膚表現	cutaneous manifestations of DF - 2 septicemia
D84.804		DNA 修复缺陷与免疫缺陷病	DNA 修復缺陷與免疫缺乏	DNA repair defects and immunodeficiency
L27.033		DNA 自身敏感综合征		DNA autosenisitivity syndrome
Q87.808		DOOR 综合征	DOOR 徵候群	DOOR syndrome
L27.033		D 型药物反应	D 型藥物反應	type D drug reactions
B00.901		EB 病毒感染	EB 病毒感染	Epstein - Barr virus infection
B00.901		EB 感染性皮病		dermatosis due to EB infection
Q87.830		ECC 综合征	ECC 徵候群	ECC syndrome
Q87.828		EEC 综合征	EEC 徵候群	EEC syndrome
Q87.806		EMG(脐突出 - 巨舌 - 巨人症)综合征	EMG(臍突出 - 巨舌 - 巨人症)徵候群	EMG(exomphalos - macroglossia - gigantism) syndrome
Q91.302		E - 三体综合征	E - 三體徵候群	E - trisomy syndrome
D48.512		FAMMM 综合征	FAMMM 徵候群	FAMMM syndrome
Q87.004		FG 综合征	FG 徵候群	FG syndrome
Q87.813		GAPO 综合征	GAPO 徵候群	GAPO syndrome
B23.101		HIV 病并发(持续性)泛发性淋巴结病	HIV 病併發(持續性)廣泛性淋巴結病變	HIV disease resulting in (persistent) generalized lymphadenophathy
B21.101		HIV 病并发伯基特淋巴瘤	HIV 病併發伯基特氏淋巴瘤	HIV disease resulting in Burkitt's lymphoma
B22.002		HIV 病并发痴呆	HIV 病併發癡呆	dementia in HIV disease
B21.701		HIV 病并发多发性恶性肿瘤	HIV 病併發多發性惡性腫瘤	HIV disease resulting in multiple malignant neoplasm
B20.101		HIV 病并发杆菌性血管瘤病	HIV 病併發桿菌性血管瘤病	bacillary angiomatosis in HIV disease
B20.001		HIV 病并发结核	HIV 病併發結核病	tuberculosis in HIV disease
B20.201		HIV 病并发巨细胞病毒感染	HIV 病併發巨細胞病毒感染	cytomegalovirus infection in HIV disease
B22.101		HIV 病并发淋巴样间质性肺炎	HIV 病併發淋巴樣間質性肺炎	HIV disease resulting in lymphoid interstitial pneumonitis
B22.001		HIV 病并发脑病	HIV 病併發腦病變	HIV disease resulting in encephalopathy
B22.202		HIV 病并发身体生长受阻	HIV 病併發身體生存不能	HIV disease resulting in failure to thrive
C46.001	M91400/3	HIV 病合并卡波西肉瘤	HIV 病合併卡波西氏肉瘤	Kaposi's sarcoma in HIV disease
B24.x01		HIV 感染	人類免疫缺陷病毒感染	human immunodeficiency virus infection;HIV
B20.901		HIV 皮肤变异性感染	HIV 導致皮膚感染之變異	HIV - modified infection/infestation of skin
B23.801		HIV 阳性患者脂肪营养不良	HIV 阳性患者脂肪失養	lipodystrophy in HIV positive partials
E72.004		H 病		H - disease
Q84.123		IBIDS 综合征		IBIDS syndrome
D69.004		IgA 免疫复合物性血管炎	IgA 免疫複合物性血管炎	IgA immune complex vasculitis
D80.201		IgA 缺乏症	IgA 缺乏症	immunoglobulin A(IgA) deficiency
L10.804		IgA 天疱疮	IgA 型天疱瘡	IgA pemphigus
D80.201		IgA 选择性缺乏症	IgA 选择性缺乏症	selective deficiency of immunoglobulin A(IgA)
L27.060		IgE 依赖型药物反应(Ⅰ型)	IgE 依賴型藥物反應(Ⅰ型)	IgE - dependent drug reactions(type Ⅰ)
D80.301		IgG 亚类选择性缺陷病	選擇性 IgG 亞類缺乏	selective deficiency of immunoglobulin G(IgG) subclasses
D80.401		IgM 选择性缺陷病	選擇性 IgM 缺乏	selective deficiency of immunoglobulin M(IgM)
L40.010		Ⅱ型银屑病(迟发型)	第二型乾癬	psoriasis type Ⅱ (late onset)
D84.807		IPEX 综合征	IPEX 徵候群	IPEX syndrome

主码	附码	中文病名	繁体病名	英文病名
E77.001		I 细胞病		I – cell disease
A30.001		I 型麻风		I leprosy
L40.009		I 型银屑病(早发型)	第一型乾癬	psoriasis type I (early onset)
A48.812		JK 型棒状杆菌脓毒病	JK 型棒狀桿菌敗血病	group JK *Corynebacterium* sepsis
B55.001		kala azar 病	黑熱病	kala azar
C85.703		Ki – 1 淋巴瘤	Ki – 1 淋巴瘤	Ki – lymphoma
C84.414		Ki – 1 阳性 T 细胞淋巴瘤		Ki – 1 positive T – cell lymphoma
Q80.802		KID 综合征		KID syndrome
Q85.826		LAMB 综合征	LAMB 徵候群	LAMB syndrome
Q87.841		LEOPARD 综合征	LEOPARD 徵候群	LEOPARD syndrome
Q93.402		lq 长臂部分三体综合征	lq 長臂部分三體徵候群	1q partial long arm trisomy syndrome
M35.203		MAGIC 综合征	MAGIC 徵候群	MAGIC syndrome
Q84.817		MIDAS 综合征	MIDAS 徵候群	MIDAS syndrome
D76.003		Mignon 骨嗜酸细胞性肉芽肿	Mignon 氏骨嗜伊紅球性肉芽腫	Mignon eosinophilic granuloma
L87.814		Milian 柠檬色皮肤	Milian 檸檬色皮膚	citrine skin of Milian
Q87.104		MULIBREY 侏儒综合征	MULIBREY 侏儒徵候群	MULIBREY nanism syndrome
Q85.826		NAME 综合征	NAME 徵候群	NAME syndrome
L98.827		Oid – Oid 病		Oid – Oid disease
L70.836		PAPA 综合征	PAPA 徵候群	PAPA syndrome
Q28.804		PHACE 综合征	PHACE 徵候群	PHACE syndrome
Q84.218		PHC 综合征	PHC 徵候群	PHC syndrome
D89.901		POEMS 综合征	POEMS 徵候群	POEMS syndrome
O99.709		PUPPP 综合征	PUPPP 徵候群	PUPPP syndrome
L81.456		PUVA 黑子	PUVA 雀斑樣痣	PUVA lentigines
L85.842		PUVA 角化病	PUVA 角化症	PUVA keratosis
L81.456		PUVA 雀斑痣		PUVA lentigines
L29.823		PUVA 治疗后继发瘙痒症	PUVA 治療後搔癢症	pruritus following PUVA therapy
L98.513		REM 综合征	REM 徵候群	REM syndrome
Q87.825		SAPHO 综合征	SAPHO 徵候群	SAPHO syndrome
Q78.804		SCARF(骨骼异常、皮肤松垂、颅狭小、生殖器不明确及延迟、面部异常)综合征	SCARF 徵候群	SCARF(skeletal abnormalities, cutis laxa, craniostenosis, ambiguous genitalia, retardation, facial abnormalities) syndrome
Q78.804		SCARF 综合征	SCARF 徵候群	SCARF syndrome
Q87.204		TAR 综合征	TAR 徵候群	TAR syndrome
P37.101		TORCH 综合征	TORCH 徵候群	TORCH syndrome
C83.403	M96840/3	T 淋巴母细胞性淋巴瘤	T 淋巴母細胞性淋巴瘤	T – lymphoblastic lymphoma
C84.201	M97030/3	T 区淋巴瘤的皮肤表现		cutaneous manifestations in T zone lymphoma
C84.101		T 细胞红皮病	T – 細胞紅皮病	T – cell erythroderma
D84.812		T 細胞免疫缺陷症,先天性秃发及甲营养不良	T 細胞免疫缺陷症,先天性禿髮及甲營養不良	T – cell immunodeficiency, congenital alopecia, and nail dystrophy
Q98.501		XYY 47 核型综合征	XYY 47 核型徵候群	karyotype 47, XYY
Q98.501		XYY 综合征	XYY 徵候群	XYY syndrome
D80.004		X 连锁丙种球蛋白缺乏症	性聯丙種球蛋白缺乏症	X – linked agamma – globulinemia
Q87.832		X 连锁多发性畸形综合征		X – linked multiple malformation syndrome
D84.118		X 连锁家族性血管神经性水肿	X 連鎖遺傳性血管神經性水腫	angioneurotic oedema, hereditary, X – linked
D84.003		X 连锁淋巴增生病	性聯淋巴增生病	X – linked lymphoproliferative disease
D82.301		X 连锁淋巴增生综合征	性聯淋巴增生徵候群	X – linked lymphoproliferation syndrome
L90.833		X 连锁皮肤松垂症		X – linked cutis laxa
Q77.301		X 连锁显性点状软骨发育不良	性聯顯性遺傳點狀軟骨髮育異常	X – linked dominant chondrodysplasia punctata
Q77.301		X 连锁显性鱼鳞病	性聯顯性魚鱗癬	X – linked dominant ichthyosis
D69.304		X 连锁遗传性血小板减少性紫癜综合征		X – linked hereditary thrombocytopenic purpura syndrome
Q77.303		X 连锁隐性点状软骨发育不良	性聯隱性點狀軟骨發育不良	X – linked recessive chondrodysplasia punctata
Q80.101		X 连锁隐性鱼鳞病	性聯隱性魚鱗癬	X – linked recessive ichthyosis
Q80.101		X 连锁鱼鳞病	性聯魚鱗癬	X – linked ichthyosis
D81.901		X 连锁重症联合免疫缺陷病		X severe combined immunodeficiecy sexlinked type
T66.x11		X 线红斑	X 光紅斑	X – ray erythema
M79.306		α1 – 抗胰蛋白酶缺乏性脂膜炎	阿爾發 1 抗胰蛋白酶缺乏性脂層炎	panniculitis due to alpha 1 anti – trypsin deficiency

主码	附码	中文病名	繁体病名	英文病名
E77.803		α-N-乙酰氨基半乳糖苷酶活性溶酶体缺乏性糖缩氨酸尿		glycopeptiduria due to deficient lysosomal α - N - acetyl - galactosaminidase activity
E77.103		β-甘露糖苷酶缺乏		beta - mannosidase deficiency
E78.608		β脂蛋白缺乏病	貝它脂蛋白缺乏症	β - lipoprotein deficiency
E72.003		阿卜戴霍尔登-考夫曼-利格纳综合征		Abderhalden - Kaufman - Lignac syndrome
D36.117		阿布里科索夫成肌细胞瘤综合征	Abrbkossoff 氏成肌細胞瘤徵候群	Abrbkossoff's myoblastoma syndrome
D36.117		阿布里科索夫瘤	Abrikossoff 氏瘤	Abrikossoff's tumour
D10.101		阿布里科索夫舌肿瘤	Abrbkossoff 氏舌腫瘤	Abrikossoff's tumour of tongue
E14.622		阿查德-提尔斯综合征	Achard - Thiers 氏徵候群	Achard - Thiers syndrome
Q78.001		阿代尔-戴顿综合征	Adair - Dighton 氏徵候群	Adair - Dighton syndrome
E72.902		阿德勒-尼汉综合征	Adler - Nyhan 氏徵候群	Adler - Nyhan syndrome
E27.101		阿狄森病	愛迪生氏病	Addison's disesase
L98.512		阿恩特·戈特龙综合征	Arndt - Gottron 氏徵候群	Arndt - Gottron syndrome
Q78.201		阿尔贝斯-舍恩贝格综合征		Albers - Schönberg syndrome
B41.902		阿尔梅达病	Almeida 氏病	Almeida' disease
B08.802		阿夫他热	口瘡病熱	aphthous fever
K12.001		阿弗他口炎	口瘡性口炎	aphthous stomatitis
K12.003		阿弗他溃疡		aphtha ulcers
K12.007		阿弗他腺周炎	口周圍腺炎	periadenitis aphthae
A50.513		阿盖尔·罗伯逊瞳孔	Argyll - Robertson 氏瞳孔	Argyll - Robertson pupil
A96.001		阿根廷出血热	阿根廷出血熱	Argentinian hemorrhagic fever
L94.601		阿洪病	自發性斷指	ainhum
I73.814		阿肯巴克综合征	Achenbach 氏徵候群	Achenbach's syndrome
B74.904		阿拉伯象皮病	阿拉伯象皮病	elephantiasis arabum
Q44.705		阿拉杰里综合征	艾拉基爾氏徵候群	Alagille's syndrome
B55.104		阿勒颇疖		Aleppo boil
L80.x04		阿勒让得尼综合征	Aleandrini 氏徵候群	Alezzandrini's syndrome
L40.501†		阿利贝特-巴津综合征	Alibet - Bazin 氏徵候群	Alibet - Bazin syndrome
Q68.813		阿利-海因斯综合征		Alle - Hines syndrome
E72.203		阿伦-丹特综合征	Allan - Dent 氏徵候群	Allan - Dent syndrome
L10.301		阿门多拉综合征	Amendola 氏徵候群	Amendola's syndrome
A06.302		阿米巴瘤	阿米巴瘤	amoeboma
A06.802†	N51.201*	阿米巴性龟头炎	阿米巴性龜頭炎	amoebic balanitis
A06.810†	N77.102*	阿米巴性女阴阴道炎	阿米巴性女陰及陰道炎	amoebic vulvovaginitis
A06.701		阿米巴性皮肤溃疡	阿米巴性皮膚潰瘍	amoebic ulcer cutis
A06.301		阿米巴性肉芽肿	阿米巴性肉芽腫	amoebic granuloma
L70.812		阿米庚酸痤疮		amineptine acne
L67.804		阿米斯脆发综合征	Amish 氏脆髮徵候群	Amish's brittle - hair syndrome
E70.306		阿默西白化病	Amish 氏白化病	Amish albinism
Q87.118		阿姆斯特丹型侏儒病	阿姆斯特丹型侏儒症	Amsterdam dwarfism
Q87.008		阿佩尔-克鲁宗综合征		Apert - Crouzon syndrome
Q87.007		阿佩尔综合征	Apert 氏徵候群	Apert's syndrome
-	Y45.001	阿片制剂药物反应	鴉片製劑藥物反應	opium drug reactions
B55.001		阿萨姆热	Assam 熱	Assam fever
-	Y45.101	阿司匹林药物反应	阿司匹靈藥物反應	aspirin drug reactions
L98.828		阿斯切尔综合征	Ascher 氏徵候群(眼瞼鬆弛-上唇肥厚)	Ascher's syndrome
-	Y51.302	阿托品药物反应	atropine 藥物反應	atropine drug reactions
L20.901		阿脱性皮炎	異位性皮膚炎	atopic dermatitis
A98.401		埃博拉病毒病		Ebola virus disease
A98.401		埃博拉出血热	埃博拉出血熱	Ebola hemorrhagic fever
A52.129		埃尔布-夏科综合征		Erb - Charcot syndrome
B34.101		埃可病毒感染	艾可病毒感染	echovirus infectious
B34.101		埃可病毒疹	艾可病毒疹	ECHO virus eruption
G25.801		埃克博姆综合征	Ekbom 氏徵候群	Ekbom's syndrome
Q79.601		埃勒斯-当洛斯综合征	Ehlers - Danlos 氏徵候群	Ehlers - Danlos syndrome
Q77.601		埃利斯-范可勒韦德综合征	Ellis - Van Creveld 氏徵候群	Ellis - Van Creveld syndrome

主码	附码	中文病名	繁体病名	英文病名
A79.802		埃利希病	埃利希氏病	ehrlichiosis
Q85.101		埃皮洛病	Epiloia 氏病	Epiloia disease
G25.804		埃斯特利－麦库西克综合征	Esterly－McKusick 氏徵候群	Esterly－McKusick syndrome
D69.303		埃文斯综合征	Evans 氏徵候群	Evans's syndrome
D03.901		癌前期非痣样黑素细胞瘤	癌前期非痣樣黑色素細胞瘤	precancerous non－naevoid melanocytoma
D03.901	M87410/2	癌前期黑变病	癌前期黑變症	premalignant melanosis
C44.－	M80930/3	癌前期纤维上皮瘤	癌前期纖維上皮瘤	premalignant fibroepithelioma
I87.002		癌源性血栓性静脉炎综合征	癌性血栓性靜脈炎徵候群	carcinogenetic thrombophlebitis syndrome
D48.902		癌综合征	癌徵候群	carcinoma syndrome
E34.805		矮妖精貌病	小精靈症;矮怪病	leprechaunism
E27.101		艾迪生病	愛迪生氏病	Addison's disesase
E27.902		艾迪生病型	類愛迪生氏病	addisonism
E27.104		艾迪生病性皮肤征	愛迪生氏病所致皮膚症	cutaneous signs due to Addison's disease
E71.301		艾迪生－席尔德病		Addison－Schilder disease
Q87.112		艾斯科格－斯科特综合征	Aarskog－Scott 氏徵候群	Aarskog－Scott syndrome
Q87.112		艾斯科格综合征	Aarskog 氏徵候群	Aarskog's syndrome
B36.001		艾希施泰特病	Eichstedt 氏病	Eichstedt's disease
B24.x01		艾滋病		acquired immune deficiency syndrome;AIDS
Q91.302		爱德华综合征	愛德華氏徵候群	Edwards's syndrome
E85.102		安德雷德综合征	Andrade 氏徵候群	Andrade's syndrome
L08.001		安德鲁斯病		Andrews's disease
L08.001		安德鲁斯脓疱性细菌疹	Andrews 氏膿疱性細菌疹	pustular bacterid Andrews
E74.002		安德森病	安德森氏病	Andersen's disease
E75.205		安德森－法布里病	安德森－菲布里氏病	Anderson－Fabry's disease
Q82.812		安多格斯综合征	Andogsky 氏徵候群	Andogsky's syndrome
Q87.115		安杰尔曼综合征	Angelman 氏徵候群	Angelman syndrome
－	Y52.203	安律酮药物反应		cordarone drug reactions
T88.705	Y45.807	安乃近药物反应	analginum 藥物反應	analginum drug reactions
D23.－		安塞尔综合征	安塞爾徵候群	Ancell's syndrome
T88.706	Y45.804	安痛定药物反应	antodine 藥物反應	drug reactions of antodine
－	Y41.002	氨苯砜药物反应	dapsone 藥物反應	dapsone drug reactions
－	Y41.002	氨苯砜综合征		dapsone syndrome
T88.721		氨苄西林药物反应	ampicillin 藥物反應	ampicillin drug reactions
T88.707	Y55.601	氨茶碱药物反应	aminophylline 藥物反應	aminophylline drug reactions
T88.708	Y45.805	氨基吡林药物反应	aminopyrine 藥物反應	aminopyrine drug reactions
L27.042		氨基蝶呤综合征	aminopterin 徵候群	aminopterin syndrome
T88.710	Y40.503	氨基苷类抗生素药物反应	aminoglycosidic antibiotics 藥物反應	drug reactions of aminoglycosidic antibiotics
E72.004		氨基酸尿－陪拉格－小脑共济失调	氨基酸尿症－陪拉格－小腦共濟失調	aminoaciduria－pellagra－cerebellar ataxia
E72.902		氨基酸尿－眼脑病－毛囊角化综合征		aminoaciduria, oculo－encephalopathy, keratosis follicularis syndrome
L25.311		氨皮炎	氨皮膚炎	ammonia dermatitis
E72.502		氨酰基脯氨酸二肽酶缺乏症	脯酶缺乏症	prolidase deficiency
－	Y52.203	胺碘酮药物反应	amiodaron 藥物反應	amiodaron drug reactions
E70.306		暗红色白化病	暗紅色白化病	rufous albinism
B48.802		暗色孢子丝菌病	暗色絲孢菌病	phaeosporotrichosis
B48.802		暗色丝孢霉病	暗色絲孢菌病	phaeohyphomycosis
B48.802		暗色真菌囊肿	暗色真菌囊腫	phaeomycotic cyst
L60.202		凹甲	凹狀甲	koilonychia
L08.821		凹陷性角质松解症	凹陷性角質分解症	pitted keratolysis
L92.101		奥本海姆－乌尔巴赫病	Oppenheim－Urbach 氏病	Oppenheim－Urbach disease
L90.401		奥本海因皮炎	Oppenhein 氏皮膚炎	Oppenhein's dermatitis
L57.501		奥布赖恩肉芽肿	O'Brien 氏肉芽腫	O'Brien's granuloma
Q78.101		奥尔布赖特－麦丘恩－施特恩贝格综合征		Albright－McCune－Sternberg syndrome
Q78.101		奥尔布赖特遗传性骨营养不良	阿爾布萊特氏遺傳性骨發育不良	Albright's hereditary osteodystrophy
Q78.101		奥尔布赖特综合征	Albright 氏徵候群	Albright's syndrome
L26.x02		奥富吉丘疹性红皮病	太藤丘疹性紅皮病	Ofuji papuloerythroderma;papuloerythroderma Ofuji

主码	附码	中文病名	繁体病名	英文病名
Q81.003		奥格纳型单纯型大疱性表皮松解症	Ogna 氏單純性水疱性表皮鬆解症	epidermolysis bullosa simplex Ogna
I78.002		奥利－克利佩尔综合征	Ollier – Klippel 氏徵候群	Ollier – Klippel syndrome
I78.002		奥利－韦伯－朗迪血管瘤病		angiomatosis of Osler – Weber – Rendu
A21.901		奥罗亚病	Ohara 氏病	Ohara's disease
A44.001		奥罗亚热	Oroya 熱	Oroya fever
D81.201		奥门综合征	Omenn 氏徵候群	Omenn's syndrome
L11.002		奥姆斯比综合征	Ormsby 氏徵候群	Ormsby's syndrome
Q82.866		奥姆斯特德综合征	Olmsted 氏徵候群	Olmsted's syndrome
I78.001		奥斯勒病	Osler 氏病	Osler's disease
I33.024		奥斯勒结节	Osler 氏結節	Osler's nodes
Q75.102		奥斯特朗－弗斯特综合征		Ostrum – Furst syndrome
Q87.802		巴贝霍斯特综合征		Babenhorst's syndrome
T88.711	Y47.001	巴比妥类药物反应	barbital drug reactions	barbital drug reactions
A52.714		巴宾斯基综合征	Babinski 氏徵候群	Babinski's syndrome
L98.814		巴德综合征	Baader 氏徵候群	Baader's syndrome
Q87.837		巴尔代－比德综合征	Bardet – Biedl 氏徵候群	Bardet – Biedl syndrome
L98.419		巴尔库病	Barcoorot 病	Barcoorot disease
G50.803		巴尔热杰综合征	Baillarger 氏徵候群	Baillarger's syndrome
A44.901		巴尔通体病	巴爾通體病	bartonellosis
B55.101		巴哥达疖	Baghdad 癤	Bagdad button
L98.829		巴格克斯综合征	Bagex 氏病	Bagex's syndrome
M31.601		巴格拉图尼综合征	Bagratuni 氏徵候群	Bagratuni's syndrome
A18.434		巴津病	巴辛氏病	Bazin's disease
L56.816		巴津痘疮样水疱病		Bazin's hydroa varioliformis
A18.434		巴津硬红斑		Bazin's erythema induratum
D82.401		巴克雷综合征	Buckley 氏徵候群	Buckley's syndrome
E88.102		巴拉克尔－西蒙斯综合征	巴拉奎－賽門氏病	Barraquer – Simon disease
E88.102		巴拉奎综合征	Barraquer 氏徵候群	Barraquer's syndrome
M34.803		巴拉那硬皮综合征	Parana 氏硬皮徵候群	Parana's hard – skin syndrome
Q82.833		巴马特综合征	Bamatter 氏徵候群	Bamatter's syndrome
Q82.878		巴森型外胚层发育不良		Basan – type ectodermal dysplasia
Q82.878		巴森综合征	Basan 氏徵候群	Basan's syndrome
E05.901		巴斯道综合征		Basedow's syndrome
A18.433		巴斯雷米病	Barthélemy 氏病	Barthélemy's disease
Q91.701		巴斯林－帕套综合征	Bartholin – Patau 氏徵候群	Bartholin – Patau syndrome
Q84.612		巴斯综合征	Bass 氏徵候群	Bass's syndrome
Q84.401		巴特－庞弗里综合征	Bart – Pumphrey 氏徵候群	Bart – Pumphrey syndrome
Q84.816		巴特型营养不良性大疱表皮松解症		Bart type epidermolysis bullosa dystrophica
Q84.816		巴特综合征	Bart 氏徵候群	Bart's syndrome
L10.301		巴西天疱疮	巴西天疱瘡	Brazilian pemphigus
B41.902		巴西芽生菌病	巴西芽生黴菌病	Brazilian blastomycosis
F63.301		拔毛发癖	拔毛髮癖	trichotillomania
F63.301		拔毛癖	拔毛髮癖	trichotillomania;hair pulling
D18.040		靶样含铁血黄素性血管瘤	靶樣含鐵血黃素性血管瘤	targetoid hemosiderotic hemangioma
E70.327		白驳病	白駁病	white spotting
L90.001		白点病	白點病	white – spot disease
L80.x01		白癜风	白癜風;白斑	vitiligo
L67.103		白发症	白髮症	poliosis
L74.102		白痱	白色汗疹	miliaria alba
E70.301		白公	白化病患	albino
L98.419		白喉疮	白喉瘡	diphtheric sore
T88.101	Y58.501	白喉疫苗接种反应	白喉疫苗藥物反應	drug reactions of diphtheria vaccine
E70.301		白化病	白化病	albinism
E70.329		白化病－出血素质	表皮－眼白化症伴出血傾向	oculocutaneous albinism with bleeding tendency
E70.301		白化病患者	白化病患	albino
E70.316		白化病－聋哑		albinism deaf and dumb
E70.328		白化病－聋哑综合征		albinism deaf and dumb syndrome

主码	附码	中文病名	繁体病名	英文病名
E70.329		白化病-血小板病	白化病-血小板病變	albinism - thrombocytopathy
L60.882		白甲	白甲	leukonychia;white nail
L67.107		白睫毛	白睫毛	poliosis eyelashes
T14.025		白蛉叮咬	白蛉叮傷	phlebotomus bite;sandfly bite
A93.101		白蛉热	白蛉熱	sandfly fever;phlebotomus fever
A93.101		白蛉热(三日热)	白蛉熱	pappataci fever
L67.106		白眉毛	白毛症	poliosis eyebrow
-	Y40.801	白霉素药物反应	kitasamycin 藥物反應	kitasamycin drug reactions
Q82.808		白内障-毛细血管扩张-色素沉着综合征	白內障-微血管擴張-色素沈著徵候群	cataract - telangiectasia - pigmentation syndrome
Q87.207		白内障蜘蛛样指		cataract arachnodactyly
M35.201		白塞病	貝西氏病	Behcet's disease
M35.201		白塞综合征	貝塞特氏徵候群	Behcet's syndrome
M35.201†	N77.801*	白塞综合征性女阴溃疡	貝塞特氏徵候群性外陰潰瘍	ulcer due to vulva Behcet's syndrome
K13.213		白色海绵状斑痣	白色海棉樣痣	white sponge nevus
L82.x10		白色角化病		keratosis alba
L30.501		白色糠疹	白色糠疹	pityriasis alba
B36.202		白色毛孢子菌病	白色毛髮芽孢菌病	white trichosporosis
B36.202		白色毛结节菌病	白色毛結病;白色毛幹結節病	white piedra
I78.816		白色毛细血管炎	白色微血管炎	capillaritis alba
Q81.801†		白色丘疹样营养不良型大疱性表皮松解症(皮埃尼)		albopapuloid dystrophic epidermolysis bullosa (Pasini)
D22.-		白色素痣	白色素痣	leukopigmentary nevus
L90.001		白色苔藓	白色苔蘚	lichen albus
I78.816		白色萎缩	白色萎縮	atrophie blanche
L94.802		白色纤维性丘疹病	白色纖維性丘疹病	white fibrous papulosis
D86.902		白斯尼-伯克-绍曼病	Besnier - Boeck - Schaumann 氏病	Besnier - Boeck - Schaumann disease
L20.001		白斯尼痒疹		Besnier's prurigo
Q82.812		白斯尼综合征	貝斯尼耶氏徵候群	Besnier's syndrome
L70.006		白头粉刺	白頭粉刺	white comedo
D82.402		白细胞黏附分子缺陷病	白血球粘著分子缺陷病	leukocyte adherence molecule deficiency
D71.x01		白细胞趋化不良综合征	白血球趨化不良徵候群	leukocytic dyschemotactic syndrome
D69.001		白细胞碎裂性血管炎	白血球破碎性血管炎	leucocytoclastic vasculitis
E70.326		白细胞异常色素减退综合征	白血球異常色素減退徵候群	leukocyte abnormal - hypopigmentation syndrome
L90.601		白线	白线	lineae albicantes
B36.201		白癣	白癬	tinea alba;white ringworm
C95.908		白血病性皮肤浸润	血癌細胞皮膚浸潤	leukaemic infiltration of skin
C91.402		白血病性网状内皮细胞增生症	白血病性網狀內皮增生症	leukemic reticuloendotheliosis
L23.703		百合科植物变应性接触性皮炎	百合科植物過敏性接觸性皮膚炎	liliaceae allergic contact dermatitis
L95.101		百里病		Bury's disease
L25.317		百慕大群岛耐火海绵皮炎	百慕達群島耐火海綿皮膚炎	Bermuda fire sponge dermatitis
Q82.406		柏林综合征	伯林氏徵候群	Berlin's syndrome
A41.904		败血性皮炎	敗血性皮膚炎	septic dermatitis
B36.809		拜格尔病	Baigel 氏徵候群	Baigel's disease
B74.001		班氏吴策丝虫病	班氏吳策絲蟲病	filariasis due to Wuchereria bancrofti
E70.327		斑驳病	斑狀白化症	piebaldism
I74.401		斑点腿综合征	斑點腿徵候群	spotted leg syndrome
Q78.203		斑点状骨异色病	斑点状骨异色病	spotted osteopoikilosis
L81.429		斑点状雀斑样痣		speckled lentiginous nevus
Q82.888		斑块型汗孔角化症		plaque - type porokeratosis
L98.516		斑块样黏蛋白病	斑塊樣黏液素病	plaque - like mucinosis
E70.303		斑块状白化病	白化病斑塊	albinism plaques
L41.801		斑块状副银屑病	板塊狀類乾癬	parapsoriasis en plaques;parapsoriasis en plaques
D86.320		斑块状结节病	板塊類肉瘤病	plaque sarcoidosis
D86.320		斑块状肉样瘤病	板塊類肉瘤病	plaque sarcoidosis
L94.004		斑块状硬斑病	斑塊狀硬皮病	morphea en plaque
L81.430		斑马样过度色素沉着	斑馬樣色素過度沈著	zebra - like hyperpigmentation
L24.804		斑蝥皮炎	斑蝥皮膚炎	blister beetle dermatitis

主码	附码	中文病名	繁体病名	英文病名
Q87.807		斑纳扬-赖利-鲁瓦尔卡巴综合征	Bannayan - Riley - Ruvalcaba 氏徵候群	Bannayan - Riley - Ruvalcaba syndrome
Q87.807		斑纳扬-佐纳纳综合征	Bannayan - Zonana 氏徵候群	Bannayan - Zonana syndrome
D84.118		斑尼斯特病	斑尼斯特氏症	Bannister's disease
C84.005		斑片/斑块期皮肤T淋巴细胞瘤	斑片/斑塊期皮膚T淋巴細胞瘤	patch/plaque stage cutaneous T - cell lymphoma
C84.005		斑片/斑块期蕈样霉菌病	斑片/斑塊期蕈狀肉芽腫	patch/plaque stage mycosis fungoides
C84.005		斑片/斑块期蕈样肉芽肿	斑片/斑塊期蕈狀肉芽腫	patch/plaque stage granuloma fungoides
C84.004		斑片性蕈样肉芽肿	斑片性蕈狀肉芽腫	patch mycosis fungoides
Q82.208		斑丘疹型皮肤肥大细胞增生症	斑丘疹型皮膚肥大細胞增生症	maculopapular cutaneous mastocytosis
D86.317		斑丘疹性结节病	斑丘疹性類肉瘤病	maculopapular sarcoidosis
D86.317		斑丘疹性肉样瘤病	斑丘疹性類肉瘤病	maculopapular sarcoidosis
L27.020		斑丘疹性药疹	斑丘疹性藥疹	maculopapular drug eruption
Q80.401		斑色胎儿	斑色蛇狀胎兒	harlequin fetus
L98.102		斑贴试验并发人为皮炎	貼膚試驗併發人為皮膚炎	dermatitis artefacta with of patch tests
L63.901		斑秃	圓禿	alopecia areata
L80.x06		斑秃后白斑	圓禿後白斑	post - alopecia areata leukoderma
L63.901		斑脱	圓禿	alopecia areata
A69.201		斑沃思综合征	Bannwarth 氏徵候群	Bannwarth's syndrome
A75.901		斑疹伤寒	斑疹傷寒	typhus
L81.429		斑痣	扁平母斑	nevus spilus
Q85.913		斑痣性错构瘤病	母斑症	phakomatosis
I78.816		斑状白色萎缩症	板塊狀白色萎縮症	atrophie blanche en plaque
E85.422		斑状淀粉样变病	斑狀澱粉樣變性症	macular amyloidosis
E85.422		斑状淀粉样变性	斑狀澱粉樣變性症	macular amyloidosis
L92.005		斑状环状肉芽肿	斑狀環狀肉芽瘤	macular granuloma annulare
A51.320		斑状梅毒性玫瑰疹	斑狀梅毒性玫瑰疹	macular syphilideroseola
A51.327		斑状梅毒疹	斑狀梅毒疹	macular syphilide
L90.803		斑状特发性皮肤萎缩	斑狀特發性皮膚萎縮	atrophia cutis idiopathica maculosa
L90.803		斑状萎缩	斑狀萎縮	macular anetoderma; macular atrophy; atrophia maculosa
L90.803		斑状萎缩性皮炎	斑狀萎縮性皮膚炎	dermatitis atrophicans maculosa
L90.502		瘢痕	疤痕	scar
L98.424		瘢痕癌	瘢痕癌	scar carcinoma
L91.001		瘢痕疙瘩	蟹足腫;疤痕疙瘩	keloid
C44.-		瘢痕疙瘩性基底细胞上皮瘤		keloidal basal cell epithelioma
D23.-	M88320/0	瘢痕疙瘩性皮肤纤维瘤	疤痕性皮膚纖維瘤	keloidal dermatofibroma
B48.001		瘢痕疙瘩性芽生菌病	疤痕性芽生菌病	keloidal blastomycosis
L70.809		瘢痕疙瘩样痤疮	蟹足腫性痤瘡	acne keloidalis
L66.401		瘢痕红斑性皮肤萎缩	疤痕性紅斑性皮膚萎縮	atrophoderma ulerythematosa
L94.604		瘢痕角化病伴听力损害	瘢痕角化病伴聽力損害	cicatrizing keratoderma and hearing impairment
D86.321		瘢痕结节病	疤痕類肉瘤病	sarcoidosis in scar
D86.321		瘢痕肉样瘤病	疤痕類肉瘤病	sarcoidosis in scar
C44.-	M80920/3	瘢痕性基底细胞癌	瘢痕性基底細胞癌	cicatricial basal cell carcinoma
C44.-	M80920/3	瘢痕性基底细胞上皮瘤		cicatricial basal cell epithelioma; field fire epithelioma
Q81.806		瘢痕性交界型大疱性表皮松解症	疤痕性交界型水疱性表皮鬆解症	cicatricial junctional epidermolysis bullosa
L12.101		瘢痕性类天疱疮	疤痕性類天疱瘡	cicatricial pemphigoid
L66.901		瘢痕性秃发	疤痕性禿髮	cicatricial alopecia
L66.102		瘢痕性秃发-毛周角化病	疤痕性禿髮-毛囊周圍角化症	cicatricial alopecia - perifollicular keratosis
L66.901		瘢痕性脱发	疤痕性禿	cicatricial alopecia
D23.-	M88320/0	瘢瘤性皮肤纤维瘤	疤痕性皮膚纖維瘤	keloidal dermatofibroma
L70.809		瘢瘤样痤疮	蟹足腫性痤瘡	acne keloidalis
L30.103		板层状出汗不良		dyshidrosis lamellesa
L60.101		板层状甲剥离	板層狀甲剝離	lamellar onycholysis
Q80.201		板层状鱼鳞病	板層狀魚鱗癬	lamellar ichthyosis
Q80.203		板层状鱼鳞病,显性型	板層狀魚鱗癬,顯性型	lamellar ichthyosis, prominent type
Q80.202		板层状鱼鳞病,隐性型	板層狀魚鱗癬,隱性型	lamellar ichthyosis, recessive type
L90.824		半侧面部肢体发育不良	半側面部肢體發育不良	hemifacial microsomia

主码	附码	中文病名	繁体病名	英文病名
L90.832		半环性脂肪萎缩	半圓性脂肪萎縮	lipoatrophia semicircularis
Q81.831		半桥粒大疱性表皮松解症	半橋粒大疱性表皮鬆解症	hemidesmosomal epidermolysis bullosa
A48.815		棒状杆菌感染	棒狀桿菌感染	*Corynebacterium* infection
N76.003		棒状杆菌性阴道炎		corynebacteria vaginitis
L08.101		棒状杆菌癣样红斑	棒狀桿菌癬樣紅斑	dermatomycoid erythema corynebacteris
M72.901		包涵体纤维瘤病	包涵體纖維瘤病	inclusion boby fibromatosis
A18.113†	N51.805*	包皮结核	包皮結核病	prepuce tuberculosis
C44. -		包斯特-雅达松表皮内上皮瘤	布林斯特-亞達森氏表皮內上皮瘤	Borst - Jadasson intraepidermal epithelioma
C44. -		包斯特-雅达松上皮瘤	包斯特-雅達松上皮瘤	epithelioma of Borst - Jadassohn
B42.901		孢子丝菌病	孢子絲菌症	sporotrichosis
L25.106		保护剂接触性皮炎	保護劑接觸性皮膚炎	protective agents contact dermatitis
-	Y45.301	保泰松药物反应	phenylbutazone 藥物反應	phenylbutazone drug reactions
L23.701		报春花类植物变应性接触性皮炎	報春花類植物過敏性接觸性皮膚炎	primrose allergic contact dermatitis
L23.701		报春花类植物接触性皮炎		primrose contact dermatitis
L80. x05		豹斑状白斑	豹斑狀白斑	leopard vitiligo
Q87.841		豹斑综合征	豹斑徵候群	ledpard syndrome
D04.902		鲍恩病	波文氏病	Bowen's disease
D04.902		鲍恩样鳞状细胞原位癌	鮑文樣鱗狀細胞原位癌	bowenoid squamous cell carcinoma in situ
D04.903		鲍恩样丘疹病	波文樣丘疹病	bowenoid papulosis
D04.902		鲍恩样发育异常	鮑文樣異型增生	bowenoid dysplasia
A39.401		暴发型脑膜炎球菌血症	猛暴性脑膜炎球菌血症	fulminating meningococcemia
L70.830		暴发性痤疮	猛爆性痤瘡	acne fulminans
L08.009		暴发性红斑痤疮		rosacea fulminans
L08.009		暴发性酒渣鼻	猛暴性酒渣	rosacea fulminans
N49.801†		暴发性生殖器坏疽		fulminating genital gangrene
D65. x05		暴发性紫癜	猛暴性紫斑症	purpura fulminans
D65. x05		暴发性紫癜综合征	猛暴性紫斑徵候群	purpura fulminans syndrome
L81.818		爆炸性粉粒沉着症	意外性紋身	accidental tattoo
B40.901		北美芽生菌病		North American blastomycosis
K12.011		贝德纳口疮	Bednar 氏口炎	Bednar's aphthae
D80.801		贝恩-孔克尔-斯莱特综合征	Bearn - Kunkel - Slater 氏徵候群	Bearn - Kunkel - Slater syndrome
K13.038		贝尔茨病	Baelz 氏病	Baelz's disease
D69.103		贝尔纳德-苏利耶综合征	Bernard - Soulier 氏徵候群	Bernard - Soulier syndrome
M35.201		贝赫切特综合征	貝塞特氏徵候群	Behcet's syndrome
Q84.607		贝壳甲综合征	殼狀甲徵候群	shell nail syndrome
Q82.524		贝克黑变病	貝克氏黑變病	Becker's melanosis
Q82.524		贝克色素性表皮毛痣	貝克色素性表皮毛母斑	Becker's pigmented hairy epidermal nevus
Q82.524		贝克色素性毛痣	貝克氏色素性有毛母斑	Becker's pigmented hairy nevus
Q87.806		贝克威斯-威德曼综合征	Beckwith - Wiedemann 氏徵候群	Beckwith - Wiedemann syndrome
L98.820		贝克-伊伯拉海姆综合征	Beck - Ibrahim 氏徵候群	Beck - Ibrahim syndrome
Q82.524		贝克痣	貝克氏母斑	Becker's nevus
Q82.524		贝克综合征	貝克尔氏徵候群	Becker's syndrome
E88.115		贝拉迪尼利综合征	Berardinelli 氏徵候群	Berardinellis syndrome
Q75.401		贝里综合征	Berry 氏徵候群	Berry's syndrome
B08.101		贝特曼病		Bateman's disease
D69.214		贝特曼紫癜	Bateman 氏紫斑	Bateman's purpura
D69.214		贝特曼综合征		Bateman's syndrome
L98.822		贝沃斯泰德综合征	Böfverstedt 氏徵候群	Böfverstedt's syndrome
L85.105		贝赞克斯-杜普雷-克里斯托综合征	Bazex - Dupré - Christol 氏徵候群	Bazex - Dupré - Christol syndrome
L85.105		贝赞克斯综合征	Bazex 氏徵候群	Bazex's syndrome
L08.801		背部感染性窦道	背部感染性竇道	infective sinus tract of back
L02.201		背部脓肿	背部膿瘍	abscess of back
C44.501		背部皮肤恶性肿瘤	背部皮膚惡性腫瘤	malignant neoplasm of skin of back
E70.101		苯丙酮尿症	苯丙酮尿症	phenylketonuria;PKU
E70.101		苯丙酮酸性智力发育不全	苯丙酮酸性精神發育不全	phenylpyruvic oligophrenia
T88.712	Y46.201	苯妥英钠药物反应	phenytoin sodium 藥物反應	phenytoin sodium drug reactions
-	Y42.302	苯乙双胍药物反应	phenformin 藥物反應	phenformin drug reactions

主码	附码	中文病名	繁体病名	英文病名
N48.106		崩溃性龟头炎		phagedenic balanitis
L02.908		崩蚀性脓肿	崩蝕性膿瘍	phagadenic abscess
B48.102		鼻孢子菌病	鼻芽孢菌症	rhinosporidiosis
D22.304	M87240/0	鼻部 CD34 反应性纤维丘疹		nasal CD34 reactive fibropapule
L66.202		鼻部穿孔性毛囊炎		folliculitis nares perforans
M31.201		鼻部坏疽性肉芽肿	鼻部壞疽性肉芽腫	nasal gangrenous granuloma
C84.302		鼻部及鼻型 NK/T 细胞淋巴瘤	鼻部及鼻型 NK/T 細胞淋巴瘤	nasal and nasal type natural killer/T – cell lymphoma
C44.301		鼻部皮肤恶性肿瘤	鼻部皮膚惡性腫瘤	malignant neoplasm of skin of nose
D22.304	M87240/0	鼻部纤维性丘疹	鼻部纖維性丘疹	fibrous papule of nose
J34.003		鼻部痈	鼻部癰	carbuncle of nose
C44.303		鼻唇沟恶性肿瘤	鼻唇溝惡性腫瘤	malignant neoplasm of skin of nasolabial groove
T69.106		鼻冻疮	鼻凍瘡	chilblain of nose
J34.004		鼻蜂窝织炎	鼻蜂窩組織炎	cellulitis of nose
C43.301	M87200/3	鼻黑素瘤	鼻黑素色瘤	melanoma of nose
Q30.802		鼻横沟	鼻橫溝	transverse nasal groove
Q30.802		鼻横线		striae nasi transversa
L74.803		鼻红粒病	鼻紅粒病	granulosis rubra nasi
J34.005		鼻坏死	鼻壞死	necrosis of nose
D38.501	M95050/1	鼻胶质瘤	鼻膠質瘤	nasal glioma
J34.001		鼻疖	鼻部癤	furuncle of nose
A24.001		鼻疽	鼻疽	glanders
J34.006		鼻溃疡	鼻潰瘍	ulceration of nose
Q10.502		鼻泪管阻塞、缺指		nasolacrimal duct obstruction, adactyly
L66.202		鼻毛假性毛囊炎	鼻毛假毛囊炎	pseudofolliculitis vibrissa
B46.101†	G99.801*	鼻脑毛霉病	鼻腦毛黴菌病	rhinocerebral mucormycosis
J34.007		鼻脓肿	鼻膿瘍	abscess of nose
L30.901		鼻湿疹	鼻濕疹	nose eczama
B87.302		鼻咽蝇蛆病	鼻咽蠅蛆病	nasopharyneal myiasis
A48.801		鼻硬结病	鼻硬結病	rhinoscleroma
Q82.506		比恩综合征		Bean's syndrome
B42.901		比尔曼病	Bearmann 氏病	Bearmann's disease
I73.822		比尔贫血斑		Bier's spots
Q87.026		比尔 – 史蒂文森综合征	Beare – Stevenson 氏徵候群	Beare – Stevenson syndrome
Q87.206		比尔斯 – 赫克特综合征	Beals – Hecht 氏徵候群	Beals – Hecht syndrome
Q87.206		比尔斯综合征	Beals 徵候群	Beals's syndrome
E25.002		比格利里综合征		Bieglieri's syndrome
E34.001		比杰克综合征	Bjork 氏徵候群	Bjork's syndrome
R20.810		比蒙德综合征 I 型		Biemond's syndrome type I
E34.001		比沃克 – 索森综合征	Biork – Thorson 氏徵候群	Biork – Thorson syndrome
Q84.122		比约斯泰德综合征	Björnstad 氏徵候群	Björnstad's syndrome
–	Y41.402	吡喹酮药物反应	praziquantel 藥物反應	praziquantel drug reactions
L92.305		吡咯烷酮乙烯聚合物反应	吡咯烷酮乙烯聚合物反應	polyvinyl pyrrolidone reaction
–	Y41.804	吡哌酸药物反应	pipemidic acid 藥物反應	pipemidic acid drug reactions
–	Y41.102	吡嗪酰胺药物反应	pyrazinamide 藥物反應	pyrazinamide drug reactions
E63.001		必需脂肪酸缺乏症	必需脂肪酸缺乏	essential fatty acid(EFA) deficiency
L74.203		闭合性痱	閉合汗疹	closed miliaria
I70.902		闭塞性动脉硬化症	閉塞性動脈硬化	arteriosclerosis obliterans
N48.003		闭塞性干燥性龟头炎	閉塞性乾燥性龜頭炎	balanitis xerotica obliterans
L81.807		铋沉着症	鉍沈著症	bismuthia
L81.807		铋色素沉着	鉍色素沈著	bismuth – induced pigmentation
A77.901		壁虱斑疹伤寒	壁蝨斑疹傷寒	tick typhus
A21.901		壁虱热	壁蝨熱	tick fever
T88.703	Y42.402	避孕药药物反应	避孕藥藥物反應	contraceptive drug reactions
L03.101		臂蜂窝织炎	臂蜂窩組織炎	cellulitis of arm
L02.402		臂脓肿	臂膿瘍	abscess of arm
L85.826		边缘丘疹性角化病	邊緣丘疹性角皮症	marginal papular keratoderma
K14.101		边缘性剥脱性舌炎	邊緣性剝脫性舌炎	glossitis exfoliativa marginalis
L53.202		边缘性红斑	邊緣性紅斑	erythema marginatum

主码	附码	中文病名	繁体病名	英文病名
L43.901		扁平红苔藓		lichen ruberplanus
E78.201		扁平黄瘤	扁平黃色瘤	xanthoma planum; plane xanthoma
L60.823		扁平甲	扁平甲	platonychia
A51.331		扁平湿疣		condyloma lata; condyloma flatum
L43.901		扁平苔藓	扁平苔癬	lichen planus
L43.823		扁平苔藓-红斑狼疮重叠综合征	扁平苔癬-紅斑狼瘡重疊徵候群	lichen planus – lupus erythematosus overlapping syndrome
L85.821		扁平苔藓样角化病	扁平苔蘚樣角化症	lichen planus – like keratosis
L43.830		扁平苔藓综合征		lichen planus syndrome
B07.x01		扁平疣	扁平疣	verruca plana; plane warts
T78.401	X59.906	变态反应	過敏反應	allergic reaction
B49.x35		变态反应性支气管肺曲霉病		allergic brochopulmonary aspergillosis
E34.801		变形性早老症	變形性早衰症	metageria
Q87.816		变形综合征	變形徵候群	proteus syndrome
Q87.502		变异型加德纳病	變異型 Gardner 氏病	variant form Gardner's disease
B01.804		变异型水痘样综合征	變異型水痘樣徵候群	modified varicella – like syndrome
Q80.829		变异型鱼鳞病样红皮病	變異型魚鱗癬樣紅皮病	ichthyosiform erythroderma variant
E80.208		变异性卟啉病	多樣性紫質病	porphyria variegata
Q82.859		变异性红斑角化病	變異性紅斑角皮症	variable erythrokeratoderma
Q82.859		变异性红斑角化病伴匐行性环形红斑	伴匐行性迴紋狀紅斑變異性紅斑角皮症	erythrokeratoderma variabilis with erythema gyratum repens
C44.-	M80950/3	变异性基底细胞上皮瘤		aberrant basal cell epithelioma
Q82.864		变异性掌跖角化病	變異性掌蹠角皮症	variable palmoplantar keratoderma
K13.030		变应性接触性唇炎	過敏性接觸性唇炎	allergic contact cheilitis
D69.001		变应性结节性皮肤血管炎	過敏性結節性皮膚血管炎	allergic cutaneous nodular vasculitis
H10.101		变应性结膜炎	過敏性結膜炎	allergic conjunctivitis
D69.001		变应性皮肤细动脉炎	過敏性皮膚細動脈炎	allergic cutaneous arteriolitis
D69.001		变应性皮肤血管炎		allergic cutaneous vasculitis
L50.001		变应性荨麻疹	過敏性蕁麻疹	allergic urticaria
M30.101		变应性肉芽肿病		allergic granulomatosis
M30.101		变应性肉芽肿病综合征	過敏性肉芽腫病徵候群	allergic granulomatosis syndrome
M30.101		变应性肉芽肿性血管炎	過敏性肉芽腫性血管炎	allergic granulomatous angitis
L23.502		变应性橡胶接触性湿疹	過敏性橡膠接觸性濕疹	allergic contact eczema due to rubber
D69.001		变应性血管炎	過敏性血管炎	allergic vasculitis
D69.001		变应性血管炎综合征	過敏性血管炎徵候群	allergic angitis syndrome
M08.202		变应性亚败血症	過敏性亞敗血症	subsepsis allergica
M08.202		变应性亚败血症性红斑	過敏性亞敗血症性紅斑	erythema subsepsis allergica
L27.041		变应性药疹	過敏性藥疹	allergic drug eruption
Z51.601		变应原脱敏	過敏原減敏	desensitization to allergens
R68.301		表玻璃甲和鼓槌状指		watch glass nail and drumstick fingers
L72.803		表皮包涵囊肿	表皮包涵性囊腫	epidermal inclusion cyst
D04.902		表皮内癌	表皮內癌	intraepidermal carcinoma
C44.-	M80960/0	表皮内上皮瘤	表皮內上皮瘤	intraepidermal epithelioma
C44.-		表皮内上皮瘤-酒渣鼻样疹	表皮內上皮瘤-酒渣樣疹	intraepidermal epithelioma – rosacea like eruption
L13.803		表皮内嗜中性 IgA 皮病	表皮內嗜中性球 IgA 皮膚病	intraepidermal neutrophilic IgA dermatosis
L72.001		表皮囊肿	表皮囊腫	epidermal cyst
L85.803		表皮松解性棘皮瘤	表皮鬆解性棘皮瘤	epidermolytic acanthoma
Q82.865		表皮松解性角化过度病	表皮鬆解性過度角化症	epidermolytic hyperkeratosis
Q80.805		表皮松解性角化过度性鱼鳞病	表皮鬆解性過度角化魚鱗癬	epidermolytic hyperkeratotic ichthyosis
Q87.818		表皮萎缩、溃疡-秃头、蛀牙、神经外胚层综合征	表皮萎縮、潰瘍-禿頭、蛀牙、神經外胚層徵候群	atrophy, ulceration – alopecia, dental caries and neuroectodermal syndrome
L94.202		表皮下钙化结节	表皮下鈣化結節	subepidermal calcinosis nodule
D23.-		表皮下棘皮瘤	表皮下棘皮瘤	subepidermal acanthoma
L60.850		表皮芽	表皮芽	epidermal buds
C44.-		表皮样癌	表皮樣癌	epidermoid carcinoma
L72.001		表皮样瘤		epidermoidoma
L72.001		表皮样囊肿	表皮樣囊腫	epidermoid cyst
Q87.502		表皮样囊肿-骨瘤病-息肉病	表皮樣囊腫-骨瘤病-息肉病	epidermoid cyst – osteomatosis – polyposis

主码	附码	中文病名	繁体病名	英文病名
Q82.501		表皮痣	表皮母斑	epidermal nevus
Q82.504		表皮痣综合征	表皮痣徵候群	epidermal nevus syndrome
-	Y54.801	别嘌呤醇过敏综合征		allopurinol hypersensitivity syndrome
-	Y54.801	别嘌呤醇药物反应	別嘌呤醇藥物反應	allopurinol drug reactions
L24.207		丙酮刺激性接触性皮炎	丙酮刺激性接觸性皮膚炎	irritant contact dermatitis due to acetone
B66.402†	J99.801*	并殖吸虫病	肺肝蛭病	paragonimiasis
Q70.903		并指/趾	併指/趾	syndactyly
Q70.904		并指畸形及胸大肌缺乏综合征	併指及胸大肌缺乏徵候群	syndactyly pectoralis muscle deficiency syndrome
D76.320		病毒伴噬血细胞性综合征	病毒併噬血細胞性徵候群	virus - associated hemophagocytic syndrome
B34.901		病毒感染	病毒感染	virus infection
B09.x02		病毒黏膜疹	病毒黏膜疹	viral mucous exanthema
A99.x01		病毒性出血热	病毒性出血熱	viral hemorrhagic fever
B09.x01		病毒性皮疹	病毒性皮疹	skin rash due to virus;viral efflorescence
B07.x02		病毒性疣	病毒性疣	viral warts
76.320		病毒性组织细胞增生症伴噬红细胞增生症	病毒性組織細胞增生症併噬紅血球增生症	virus - induced histiocytosis with erythrophagocytosis
B09.x01		病毒疹	病毒疹	viral exanthema
R61.101		病理性髓性多汗症	病理性髓性多汗症	pathologic medullary hyperhidrosis
L67.815		波尔 - 平库斯标志	Pohl - Pinkus 標誌	Pohl - Pinkus marks
L73.201		波利策Ⅰ型病	Pollitzer 氏Ⅰ型病	Pollitzer's Ⅰ disease
Q70.904		波伦德综合征		Poland's syndrome
B38.901		波萨达 - 韦尼克病		Posada - Wernicke disease
A88.001		波士顿疹病	波士頓疹病	Boston exanthem
B48.202		波氏阿利什利霉病	波伊得黴樣菌病	allescheriasis boydii
B48.202		波氏霉样真菌病		allescheriasis boydii
I89.818		波特 - 沃英格综合征	Pautrier - Woringer 氏徵候群	Pautrier - Woringer syndrome
Q85.801		波伊茨 - 耶格综合征	Peutz - Jeghers 氏徵候群	Peutz - Jeghers syndrome
A23.901		波状热		undulant fever
E83.002		玻璃丝发		spun glass hair
L87.812		玻璃纤维皮炎	玻璃纖維皮膚炎	glass fiber dermatitis
A96.101		玻利维亚出血热	玻利維亞出血熱	Bolivian hemorrhagic fever
K14.101		剥脱性斑状舌炎	局限邊緣性剝脫性舌炎	glossitis areata exfoliativa marginalis
K13.018		剥脱性唇炎	剝落性唇炎	exfoliative cheilitis
L70.808		剥脱性痤疮	摳抓性痤瘡	excoriated acne
L30.103		剥脱性角质松解症	剝落性角質溶解	exfoliative keratolysis
L26.x01		剥脱性皮炎	剝落性皮膚炎	exfoliative dermatitis
L27.010		剥脱性皮炎/红皮病型药疹		exfoliative dermatitis/erythrodermia type drug eruption
T78.103		菠萝过敏症	鳳梨過敏症	pineapple hypersensitivenes
B42.701		播散性孢子丝菌病	播散性孢子絲菌病	disseminated sporotrichosis
C83.308	M96800/3	播散性大B细胞淋巴瘤	播散性大B細胞淋巴瘤	disseminated large B - cell lymphoma
B02.701		播散性带状疱疹	播散性帶狀疱疹	disseminated herpes zoster
B00.702		播散性单纯疱疹	播散性單純疱疹	disseminated herpes simplex
Q82.503		播散性弹力痣	播散性彈力痣	disseminated nevus elasticus
L81.602		播散性豆状白皮病		disseminated lenticular leukoderma
Q78.203		播散性豆状皮肤纤维瘤病	播散性豆狀皮膚纖維瘤病	dermatofibromaosis lenticularis disseminata
L73.806		播散性复发性漏斗状毛囊炎	播散性復發性毛囊漏斗部炎	disseminated and recurrent infundibulofolliculitis
Q78.203		播散性骨硬化病	播散性骨硬化病	osteosclerosis disseminata
Q82.883		播散性汗孔角化病	播散性汗孔角化症	disseminated porokeratosis
E78.202		播散性黄色瘤伴尿崩症	播散性黃色瘤伴尿崩症	xanthoma disseminated with diabetes insipidus
E78.202		播散性黄瘤	播散性黃色瘤	xanthoma disseminata
E78.210		播散性黄铁色组织细胞增生症	播散性組織細胞黃瘤病	disseminated xanthosiderohistiocytosis
B39.301		播散性荚膜组织胞浆菌病	播散性莢膜組織胞漿菌病	disseminated histoplasmosis capsulati
Q82.847		播散性角质瘤	播散性角質瘤	keratoderma disseminata
B78.701		播散性类圆线虫病	播散性擬圓蟲病	disseminated strongyloidiasis
B46.401		播散性毛霉病	播散性毛黴菌病	disseminated mucormycosis
A51.401		播散性梅毒		disseminated syphilis
B37.801		播散性念珠菌病	播散性念珠菌病	disseminated candidiasis

主码	附码	中文病名	繁体病名	英文病名
L93.003		播散性盘状红斑狼疮	播散性盤狀紅斑性狼瘡	disseminated discoid lupus erythematosus
B55.102		播散性皮肤黑热病	播散性皮膚黑熱病	disseminated cutaneous leishmaniasis
B37.207		播散性皮肤念珠菌病	播散性皮膚念珠菌病	disseminated cutaneous candidiasis
Q78.203		播散性皮肤纤维瘤	播散性皮膚纖維瘤	disseminated dermatofibroma
B39.302		播散性皮肤组织胞浆菌病	播散性皮膚組織胞漿菌病	disseminated cutaneous histoplasmosis
Q82.885		播散性浅表性光化性汗孔角化病	散播性表淺性日光性汗孔角化症	disseminated superficial actinic porokeratosis
B38.701		播散性球孢子菌病	播散性球孢子菌病	disseminated coccidioidomycosis
B44.701		播散性曲霉病	播散性麴菌病	disseminated aspergillosis
L87.805		播散性嗜酸[细胞]性胶原病	播散性嗜伊紅球性膠原病	disseminated eosinophilic collagen disease
A18.426		播散性粟粒性皮肤结核	播散性粟粒性皮膚結核病	tuberculosis cutis miliaris disseminata
L90.401		播散性特发性皮肤萎缩		diffuse idiopathic atrophy of skin
B55.102		播散性无活力反应性利什曼病	播散性無反應性皮膚萊什曼病	disseminated anergic cutaneous leishmaniasis
Q78.101		播散性纤维性骨炎	播散性纖維性骨炎	osteitis fibroosa disseminata
D65.x01		播散性血管内凝血	播散性血管內凝血	disseminated intravascular coagulation;DIC
B40.701		播散性芽生菌病	播散性芽生黴菌病	disseminated blastomycosis
Q82.8		播散性掌跖角化病伴角膜营养不良	播散性掌蹠角皮症伴角膜失養症	disseminated palmoplantar keratoderma with corneal dystrophy
E75.207		播散性脂肪肉芽肿病	播散性脂質肉芽腫病	disseminated lipogranulomatosis
D71.x01		伯恩德斯－布里格斯－古德综合征	Berndes－Bridges－Good 氏徵候群	Berndes－Bridges－Good syndrome
G57.101		伯恩哈特－罗特综合征	Bernbardt－Roth 氏徵候群	Bernbardt－Roth syndrome
G57.101		伯恩哈特综合征	Bernbardt 氏徵候群	Bernbardt's syndrome
G90.201		伯尔纳德－霍纳综合征	Bernard－Horner 氏徵候群	Bernard－Horner syndrome
G90.201		伯尔纳德综合征	Bernard 氏徵候群	Bernard's syndrome
I73.101		伯格病		Buerger's disease
E78.303		伯格－格鲁茨综合征	Bürger－Grütz 氏徵候群	Bürger－Grütz syndrome
C83.701	M96870/3	伯基特淋巴瘤	伯基特氏淋巴瘤	Burkitt's lymphoma
L01.007		伯克哈特脓疱病	伯克哈特氏膿痂疹	Buckhart's impetigo
D86.902		伯克肉样瘤病	伯克氏肉瘤樣症	Boeck's sarcoid
L98.418		伯里奥－伯里尔综合征	Bureau－Barrière 氏徵候群	Bureau－Barrière syndrome
A31.103		伯鲁里分枝杆菌感染	Buruli 分支桿菌感染	*Mycobacterium Buruli* infection
A31.103		伯鲁里溃疡	Buruli 氏潰瘍	Buruli ulcer
L56.205		伯洛克皮炎		Berloque's dermatitis
D23.－	M81010/0	伯特－霍格－杜布综合征	Birt－Hogg－Dubé 氏徵候群	Birt－Hogg－Dubé syndrome
R61.008		博格德综合征	Bogorad 氏徵候群	Bogorad's syndrome
M34.201		博莱霉素性硬皮病样变	bleomycin 引發硬皮病樣病變	scleroderma－like changes resulting from bleomycin
Q96.902		博尼维－乌尔里克－特纳综合征	Bonnevie－Ullrich－Tuner 氏徵候群	Bonnevie－Ullrich－Tuner syndrome
I78.806		博琴亨梅综合征		Bochenheimer's syndrome
L60.401		博氏线	波氏線	Beau's lines
Q82.835		博斯尼型掌跖角化病	Bothnia 氏掌蹠角皮症	Bothnia type palmoplantar keratoderma
L60.813		薄甲	薄甲	thin nail
E80.201		卟啉病	紫質病;紫質沈著病;吡咯紫質沈著病	porphyria
D84.101		补体缺陷病	补体缺乏	complement deficiency
D84.101		补体缺陷综合征		complement deficiency syndrome
L05.002		藏毛脓肿不伴瘘	不併瘻管藏(潛)毛膿瘍	pilonidal abscess without fistula
Q87.114		不对称性矮身材发育异常综合征	不對稱性矮身材發育異常徵候群	asymmetry short stature variations in sexual development syndrome
Q87.114		不对称性侏儒综合征	不對稱性侏儒徵候群	asymmetry－dwarfism syndrome
E85.102		不列颠淀粉样神经病	不列顛澱粉樣神經病變	Britain amyloid neuropathy
G25.801		不歇腿综合征	不歇腿徵候群	restless legs syndrome
B48.812		不育大孢子菌病	不育大孢子菌病	adiaspiromycosis
Q85.101	M95400/1	布尔内维尔病		Bourneville's disease
Q85.101		布尔内维尔－普林格病	布納維爾－普林格氏病	Bourneville－Pringle's disease
L90.829		布赫瓦尔德病		Buchwald's diseaseTaylor's disease
Q84.218		布克综合征	Böök 氏徵候群	Böök's syndrome
D75.810		布莱克凡－戴蒙德综合征	Blackfan－Diamond 氏徵候群	Blackfan－Diamond syndrome
N90.405		布赖斯基病		Breisky's disease

主码	附码	中文病名	繁体病名	英文病名
R20.811		布朗-波多辛综合征	Brown – Podosin 氏徵候群	Brown – Podosin syndrome
Q85.822		布朗-法尔科-马杰斯库综合征	Braun – Falco – Margescu 氏徵候群	Braun – Falco – Margescu syndrome
Q82.886		布劳尔-布施克-费希尔角皮症		Brauer – Buschke – Fischer keratoderma
Q82.8		布劳尔综合征	Brauer 氏徵候群	Brauer's syndrome
A68.902		布里尔病		Brill disease
A68.902		布里尔-津瑟病	布利爾-辛舍氏病	Brill – Zinsser disease
C83.802	M96760/3	布里尔-西蒙菲马病		Brill – Symphoma disease
Q82.896		布利格韦德-哈克斯托森综合征	Blegvad – Haxthausen 氏徵候群	Blegvad – Haxthausen syndrome
I87.204		布卢法比-斯图瓦特综合征		Bluefarb – Stewart syndrome
Q82.826		布卢姆-马哈切克-托尔综合征		Bloom – Machacek – Torre syndrome
Q82.826		布卢姆-托尔-马哈切克综合征	Bloom – Torre – Mackcek 氏徵候群	Bloom – Torre – Mackcek syndrome
Q82.826		布卢姆综合征	Bloom 氏徵候群	Bloom's syndrome
D80.004		布鲁顿综合征	Bruton 氏徵候群	Bruton's syndrome
A23.901		布鲁菌病	布魯菌病	Brucellosis
A23.904		布鲁菌皮炎		brucella dermatitis
L85.818		布鲁克病	Brooke 氏病	Brooke's disease
D23.-		布鲁克-福代斯病	Brooke – Fordyce 病	Brooke – Fordyce disease
D23.-	M81000/0	布鲁克瘤		Brooke's tumour
D23.-		布鲁克-施皮格勒病	Brooke – Spiegler 病	Brooke – Spiegler disease
L12.102		布鲁斯丁-裴瑞型瘢痕性类天疱疮	布魯斯丁-裴瑞氏疤痕性類天疱瘡	cicatricial pemphigoid, Brunsting – Perry type
Q82.870		布鲁斯菲尔德-瓦亚特综合征		Brushfield – Wyatt syndrome
Q82.862		布伦纳诺-富斯-西门子角皮症		Brunauer – Fuhs – Siemens keratoderma
L66.001		布罗克斑秃		Brocq's alopecia
L81.810		布罗克色素性颊周红变症	Brocq 氏色素性頰圍紅變症	erythrose péribuccale pigrnentaire of Brocq
T88.713	Y45.201	布洛芬药物反应	ibuprofen 藥物反應	ibuprofen drug reactions
Q82.808		布洛赫-斯坦芬综合征	Bloch – Stanffen 氏徵候群	Bloch – Stanffen syndrome
Q82.301		布洛赫-西门子综合征	Blöch – Siemens 氏徵候群	Blöch – Siemens syndrome
Q82.301		布洛赫-祖兹贝格综合征	Bloch – Sulberger 氏徵候群	Bloch – Sulzberger syndrome
Q78.203		布施克-奥伦道夫综合征	Buschke – Ollendorf 氏徵候群	Buschke – Ollendorf syndrome
B45.901		布施克病		Buschke's disease
Q82.847		布施克-费希尔-巴乌病	Buschke – Fischer – Bauer 氏病	Buschke – Fischer – Bauer disease
Q82.847		布施克-费希尔病	布希克-费希尔氏病	Buschke – Fischer disease
A63.002		布施克-罗文斯坦尖锐湿疣	布希可-羅文史坦氏巨大濕疣	Buschke – Löwenstein giant condylomata
A63.002		布施克-罗文斯坦肿瘤	布希可-羅文史坦氏腫瘤	Buschke – Löwenstein tumour
L94.804		布施克硬肿病		Buschke's scleroedema
A69.203		布氏疏螺旋体感染	伯氏疏螺旋菌感染	Borrelia burgdorferi infection
A69.202		布氏疏螺旋体性慢性游走性红斑		erythema chronicum migrans due to Borrelia burgdorferi
B45.901		布斯-布施克病	布斯-布希可氏病	Busse – Buschke disease
-	Y45.301	布他唑立丁(部他酮)药物反应		butazolidin(butadion) drug reactions
D84.802		部分白化病免疫缺陷综合征		partial albinism immunodeficiency syndrome
E88.102		部分脂肪营养不良	局部脂肪營養不良	partial lipodystrophy
L30.401		擦烂性湿疹	對磨性濕疹	intertriginous eczema
L40.810		擦烂性银屑病	對磨性乾癬	intertriginous psoriasis
T14.006		擦伤	擦傷	abrasion
L25.514		菜农皮炎	菜農皮膚炎	vegetable – farmer's dermatitis
A18.436		残毁性狼疮	殘毀性狼瘡	lupus mutilans
L94.604		残毁性遗传性角质瘤	殘毀性遺傳性角質瘤	keratoma hereditaria mutilans
Q07.805		残留性多指症		rudimentary supernumerary digits; rudimentary
L12.811		残肢性类天疱疮	殘肢性類天疱瘡	stump pemphigoid
L83.x12		苍白细胞棘皮瘤	蒼白細胞棘皮瘤	pale cell acanthoma
L05.903		藏毛窦	藏毛竇	pilonidal sinus
L05.904		藏毛瘘	藏毛瘺	pilonidal fistula
L05.901		藏毛囊肿	藏毛囊腫	pilonidal cyst
L05.002		藏毛脓肿	藏(潛)毛膿瘍	pilonidal abscess
L05.003		藏毛脓肿伴瘘	併瘻管藏(潛)毛膿瘍	pilonidal abscess with fistula
E52.x06		糙皮病		pellagra
E52.x04		糙皮病舌炎	糙皮病舌炎	glossitis pellagra

主码	附码	中文病名	繁体病名	英文病名
L56.204		草地皮炎	草地皮膚炎	grass dermatitis;meadow dermatitis
D18.004		草莓状血管瘤	草莓狀血管瘤	strawberry hemangioma
D18.004		草莓状痣	草莓狀痣	strawberry nevus
L98.419		草原疮		veldt sore
B88.015†		草原痒	草原癢	prarie itch
L67.820		叉状毛	雙叉毛	pili bifurcati
B57.201		查格斯皮病		Chagas's skin disease
Q87.208		查特莱综合征	Chatelain 氏徵候群	Chatelain's syndrome
L25.836		茶毛虫皮炎	茶毛蟲皮膚炎	Euproctis pseudoconspersa dermatitis
E50.901		蟾皮病	蟾皮病	phrynoderma
E23.003		产后垂体功能不全综合征	產後垂體功能不全徵候群	postnatal hypopituitarism syndrome
Q82.8		产钳痕迹 - 异常面容	產箝痕跡 - 異常面容	forceps marks - unusual face
-	Y43.301	长春新碱中毒药物反应	vincristine toxin 藥物反應	vincristine toxin drug reactions
L60.810		长甲	長甲	dolichonychia
K60.406		肠病伴皮炎 - 关节炎综合征	腸病併發皮炎 - 關節炎徵候群	bowel - associated dermatosis - arthritis syndrome
E83.201		肠病性肢端皮炎	腸病性肢端皮膚炎	acrodermatitis enteropathica
B37.802		肠道念珠菌病	腸道念珠菌病	enteric candidiasis
B87.802		肠道蝇蛆病	腸道蠅蛆病	intestinal myriasis
K90.802†		肠道脂质营养不良综合征	腸道脂質營養不良徵候群	intestinal lipodystrophy syndrome
A04.812		肠杆菌属感染皮肤表现	腸桿菌屬感染皮膚表現	cutaneous manifestations of enterobacteria infection
I82.817		肠静脉血栓形成	腸靜脈血栓形成	iliac vein thrombosis
K60.406		肠旁路综合征	腸繞道徵候群	bowel bypass syndrome
A28.201		肠外耶尔森菌病		extraintestinal yersiniosis
K60.406		肠吻合综合征伴肠道皮病及关节炎综合征		bowel bypass syndrome and bowel associated dermatosis - arthritis syndrome
Q87.502		肠息肉病 III 型	腸息肉病 III 型	intestinal polyposis III
K90.802†		肠系膜乳糜管扩张	腸系膜乳糜管擴張	mesenteric chylectasia
K90.802†		肠性脂质营养不良	腸性脂質營養不良	intestinal lipodystrophy
Q82.8		常染色体显性型少汗性外胚层发育不良	常染色體顯性型少汗性外胚層發育異常	autosomal dominant type hypohidrotic ectodermal dysplasia
Q82.855		常染色体显性遗传性黑素增生与掌跖角化病		autosomal dominant hereditary melanocytosis and palmoplantar keratosis
Q80.001		常染色体显性鱼鳞病		autosomal dominant ichthyosis
Q82.848		常染色体显性转移性角化病	常染色體顯性轉移性角皮症	autosomal dominant transgredient keratoderma
Q81.011		常染色体隐性单纯型大疱性表皮松解症伴神经肌病		autosomal recessive epidermolysis bullosa simplex with neuromuscular disease
D80.001		常染色体隐性无丙种球蛋白血症	常染色體退行性無丙種球蛋白血症	autosomal recessive agammaglobulinaemia
Q82.8		常染色体隐性型少汗性外胚层发育不良	常染色體隱性型少汗性外胚層發育異常	autosomal recessive type hypohidrotic ectodermal dysplasia
Q81.206		常染色体隐性型营养不良型大疱性表皮松解症		autosomal recessive epidermolysis bullosa dystrophica
D69.001		超敏性血管炎	過敏性血管炎	hypersensitivity angitis
L57.810		成簇性眶周粉刺	群聚性眼眶週圍粉刺	grouped periorbital comedones
Q78.001		成骨不全	骨生成不全	osteogenesis imperfecta
C91.502	M95900/3	成人 T 细胞淋巴瘤/白血病	成人 T 細胞淋巴瘤/白血病	adult T - cell lymphoma/leukaemia;ATLL
L94.804		成人布施克硬肿病	成人 Buschke 硬腫病	scleroedema adultorum Buschke
E03.804		成人泛发性黏液性水肿综合征	成人廣泛性黏液水腫徵候群	adult generalized myxedema syndrome
B01.805		成人水痘	成人水痘	adult varicella
M06.101		成人斯蒂尔病	成人史帝氏病	adult Still's disease
L13.808		成人线状 IgA 病	成人線狀 IgA 病	linear IgA disease of adulthood
L13.808		成人线状 IgA 大疱性皮病		adult form of linear IgA bullous dermatosis
Q82.203	M97400/1	成人型泛发性肥大细胞增多症	成人型廣泛性肥大細胞增生症	generalized mastocytosis of adult type
L44.001		成人型毛发红糠疹	成人型毛孔性紅糠疹	adult pityriasis rubra pilaris
E34.804		成人早老症	成人早衰症	progeria of adult
M35.802	M79.008	成纤维细胞性风湿病	纖維母細胞性風濕病	fibroblastic rheumatism
L87.827		迟发性局限性皮肤弹性组织病	遲發性局限性皮膚彈性組織病	late - onset focal dermal clastosis
E80.101		迟发性皮肤卟啉病	遲發性皮膚紫質病	porphyria cutanea tarda
Q84.506		迟发性先天性厚甲症	遲發性先天性厚甲症	pachyonychia congenita tarda
E80.204		迟发性肿瘤性卟啉病综合征	遲發性腫瘤性紫質病徵候群	neoplastic porphyria tarda syndrome

主码	附码	中文病名	繁体病名	英文病名
Q82.867		持久性豆状角化过度病	持久性豆狀角化過度症	hyperkeratosis lenticularis persistens
Q82.211		持久性发疹性斑疹性毛细血管扩张症	持久性斑狀微血管擴張症	telangiectasia macularis eruptiva perstans
L57.802		持久性光反应	持久性光反應	persistent light reaction
L53.303		持久性红斑	持久性紅斑	erythema persistens
L41.301		持久性黄色红皮症	持久性黄色紅皮症	xanthoeythrodermia perstans
L53.304		持久性回状红斑	持久性迴紋狀紅斑	erythema gyratum repens
L11.802		持久性棘层松解性皮病	持久性棘層鬆解性皮膚病	persistent acantholytic dermatosis
L95.101		持久性隆起性红斑	持久性隆起性紅斑	erythema elevatum diutinum
L08.001		持久性脓疱性汗疱疹	持久性膿疱性汗疱疹	persistent pustular pompholyx
L41.301		持久性浅表性皮炎	持久性表淺皮膚炎	persistent superficial dermatitis
Q82.305		持久性色素失调症及网状色素失调症	持久性色素失禁症及網狀色素失禁症	incontinentia pigmenti persistens and incontinentia pigmenti reticularis
L81.802		持久性色素异常性红斑	持久性色素異常性紅斑	erythema dyschromicum persistens
L53.303		持久性图状红斑	持久性圖狀紅斑	erythema figuratum persistens
L40.201		持久性肢端皮炎	持續性肢端皮膚炎	acrodermatitis persistens
D22.–		持续性(复发性)黑素细胞痣	持續性(復發性)黑素細胞痣	persistent/recurrent melanocytic nevus
C79.205		持续性黑素瘤和黑素瘤局部转移		persistent melanoma and local metastasis of melanoma
Q80.820		持续性脱皮综合征	連續性皮膚脫皮徵候群	continual peeling skin syndrome
L60.202		匙状甲	匙狀甲	spoon nails
Q87.815		齿–眼–皮肤综合征	齒–眼–皮膚徵候群	dental – ocular – cutaneous syndrome
E70.319		赤棕色眼皮肤白化病		ery – brown oculocutaneous albinism
T14.010		冲浪者结节	衝浪者結節	surfer's nodule;surfer's knots
B46.801		虫霉病	蟲黴菌病	entomophthoromycosis
L70.810		虫蚀状痤疮	蟲蝕狀痤瘡	acne vermoulante
L66.401		虫蚀状皮肤萎缩		atrophoderma vermiculate
Q80.401		丑角样鱼鳞病	斑色魚鱗癬	harlequin ichthyosis
T14.020		臭虫叮咬	臭蟲咬	bedbug bite
T14.020		臭虫痒症	臭蟲咬	cimicosis
F45.207		臭汗恐怖症	汗臭恐怖症	bromidrosiphobia
L75.001		臭汗症	臭汗症	bromhidrosis;fetid sweat
L30.106		出汗不良	發汗異常	dyshidrosis
L12.804		出汗不良型类天疱疮	出汗不良型類天疱瘡	dyshidrosiform pemphigoid
L30.101		出汗不良性湿疹	異汗性濕疹	dyshidrotic eczema
R61.902		出汗过多	出汗過多	excessive sweating
D18.038	M91200/0	出汗性血管瘤	生汗性血管瘤	sudoriparous angioma
P83.825		出生前处置后结瘢痕	出生前處置後結疤	scarring following antenatal procedures
L43.808		出血性扁平苔藓	出血性扁平苔癬	lichen planus hemorrhagicus
B02.904		出血性带状疱疹	出血性帶狀疱疹	hemorrhagic herpes zoster
D69.004		出血性毛细血管中毒病	出血性毛細血管中毒病	hemorrhagic capillary toxicosis
B01.801		出血性水痘	出血性水痘	hemorrhagic varicella
D65.x05		出血性紫癜	出血性紫斑症	purpura hemorrhagica
A51.901		初期梅毒	初期梅毒	primary syphilis
A51.002		初期生殖器梅毒	第一期(初期)生殖器梅毒	primary genital syphilis
A51.009		初期下疳性梅毒	初期下疳性梅毒	primary chancre syphilis
L25.113		除臭剂接触性皮炎	除臭劑接觸性皮膚炎	deodorization agents contact dermatitis
L60.862		杵状甲	杵狀甲	clubbing of nails hippocrafic nails
R68.301		杵状指	杵狀指	clubbing;clubbing of fingers
Q68.102		杵状指及趾	杵狀指及趾	clubbing of fingers and toes
A31.801		楚尔盖分枝杆菌皮肤感染	楚爾盖分枝桿菌皮膚感染	skin infections due to *Mycobacterium Szulgai*
L85.818		触染性毛囊角化病	傳染性毛囊角化症	keratosis follicularis contagiosa
L01.001		触染性脓痂疹	傳染性膿痂疹	impetigo contagiosa
B08.005		触染性脓疱性皮病		contagious pustular dermatosis
B08.101		触染性软疣	傳染性軟疣	molluscum contagiosum
B08.005		触染性深脓疱疮	接觸傳染性臁瘡	ecthyma contagiosum
M30.301		川崎病	川崎氏病	Kawasaki disease
Z41.301		穿耳孔	穿耳洞	ear piercing

主码	附码	中文病名	繁体病名	英文病名
A52.702	L99.801*	穿孔性梅毒性溃疡	穿孔性梅毒性潰瘍	perforating syphilitic ulcer
L66.203		穿通性鼻腔毛囊炎		nares perforans folliculitis
L87.838		穿通性弹性假黄瘤	穿孔性彈性纖維假黃瘤	perforating pseudoxanthoma elasticum
L87.838		穿通性钙化性弹力纤维病		perforating calcific elastosis
L87.001		穿通性角化过度症	穿通性角化過度症	hyperkeratosis penetrans
L66.203		穿通性毛囊炎	穿孔性毛囊炎	perforating folliculitis
C44. -	M80510/3	穿凿癌		carcinoma cuniculatum
L92.002		穿凿性环状肉芽肿	穿孔性環狀肉芽瘤	perforating granuloma annulare
B27.901		传染性单核细胞增多症	感染性單核血球病	infectious mononucleosis
B08.301		传染性红斑	感染性紅斑	erythema infectiosum
K13.001		传染性口角炎	傳染性口角炎	perlèche
B08.101		传染性软疣	傳染性軟疣	molluscum contagiosum
L30.301		传染性湿疹	傳染性濕疹	infective eczema
L30.301		传染性湿疹样皮炎	感染性濕疹性皮膚炎	infectious eczematoid dermatitis
B34.105		传染性水疱病	感染性水疱病	infectious vesicular disease
B88.015†		床垫痒	床墊癢	mattress itch
L66.807		创伤/伤害瘢痕性秃发	創傷/傷害引起之疤痕性禿髮	cicatricial alopecia due to trauma/injury
L30.807		创伤后湿疹	創傷後濕疹	posttraumatic eczema
D18.004		创伤后焰色斑痣综合征	創傷後焰色母斑徵候群	posttraumatic nevus flammeus syndrome
D18.004		创伤后痣综合征		posttraumatic nevus syndrome
A49.815		创伤弧菌感染	创伤弧菌感染	Vibrio Vulnificus infection
L60.306		创伤性甲营养不良	創傷性甲失養	nail dystrophy due to trauma
T87.301		创伤性神经瘤	外傷性神經瘤	traumatic neuroma
B87.101		创伤性蝇蛆病	傷口蠅蛆病	traumatic myiasis
K13.039		吹单簧者唇炎	吹單簧管者唇炎	clarinettist's cheilitis
K13.607		吹号手疣	吹號手疣	trumpeter's wart
Q87.507		吹口哨面容综合征	吹口哨面容徵候群	whistling face syndrome
Q87.507		吹哨面容-风车翼样手综合征	吹哨面容-風車翼樣手徵候群	whistling face - windmill vane hand syndrome
A52.704†	E35.801*	垂体(腺)梅毒	腦下垂體梅毒	pituitary(gland) syphilis
E23.012		垂体功能减退	泛腦下垂體功能減退	panhypopituitarism
E23.010		垂体性侏儒	垂體性侏儒	pituitary nanism
L30.501		春季皮炎	春季皮炎	springtime dermatitis
Q78.833		唇/腭裂、下唇黏膜囊肿、腘窝翼状胬肉、指及生殖器异常		cleft lip/palate, mucous cyst of lower lip, popliteal pterygium, digital and genital anomalies
Q38.004		唇/腭裂伴下唇黏膜囊肿		cleft lip/palate with mucous cyst of lower lip
K13.041		唇白斑	唇白斑	leukoplakia of lip
K13.038		唇部黏液腺炎		myxadenitis labialis
B00.102		唇单纯疱疹	唇單純疱疹	herpes simplex labialis
C43.001	M87200/3	唇恶性黑素瘤	唇惡性黑色素瘤	malignant melanoma of lip
Q37.902		唇腭裂/外胚层发良不良综合征		cleft lip/palate ectodermal dysplasia syndrome
K13.008		唇干裂	唇乾裂	cheilosis; cheilodynie
L70.821		唇膏性痤疮	唇膏性痤瘡	lip balm acne
D22.002		唇黑素斑	唇黑變斑	labial melanotic macules
D22.001		唇黑素细胞痣	唇黑素细胞痣	melanocytic nevi of lip
C44.001	M80900/3	唇基底细胞癌	唇基底細胞癌	basal cell carcinoma of lip
K13.008		唇皲裂		cracked lip
Q36.901		唇裂	唇龜裂	cleft lip
Q87.026		唇裂及多种皮肤异常综合征		cleft lip and multifarious abnormal syndrome
K13.011		唇囊肿	唇囊腫	cyst of lip
K13.014		唇黏液囊肿	唇黏液囊腫	mucous cyst of lip; mucocele of lip
B00.102		唇疱疹	唇疱疹	herpes labialis
C44.001		唇皮肤恶性肿瘤	唇皮膚惡性腫瘤	malignant neoplasm of skin of lip
D23.001		唇皮肤良性肿瘤	唇皮膚良性腫瘤	benign neoplasms of skin of lip
D04.001		唇皮肤原位癌	唇皮膚原位癌	carcinoma in situ of lip
K13.028		唇水肿	唇水腫	edema of lip
K13.013		唇炎	唇炎	cheilitis
D03.001	M87200/2	唇原位黑素瘤	唇原位黑色素瘤	melanoma in situ of lip
L24.215		醇类刺激性接触性皮炎	醇類刺激性接觸性皮膚炎	irritant contact dermatitis due to alcohols

主码	附码	中文病名	繁体病名	英文病名
L65.810		雌激素缺乏性脱发	雌激素缺乏性禿髮	estrogen deficency alopecia
T63.605	X26.904	刺胞皮炎	刺胞皮膚炎	nematocyst dermatitis
N48.112		刺激性龟头炎	刺激性龜頭炎	irritant balanitis
L24.902		刺激性接触性皮炎	刺激性接觸性皮膚炎	irritant contact dermatitis
L24.902		刺激性皮炎	刺激性皮膚炎	irritant dermatitis
G50.803		刺激综合征	刺激徵候群	irritation syndrome
L25.833	X25.901	刺毛虫皮炎	毛蟲皮膚炎	caterpillar dermatitis
A75.301		丛林斑疹伤寒	恙蟲病	scrub typhus
D36. -	M95500/0	丛状神经瘤	叢狀神經瘤	plexiform neuroma
D36. -	M95600/0	丛状神经鞘瘤	叢狀神經鞘瘤	plexiform schwannoma
D36. -	M95400/0	丛状神经纤维瘤	叢狀神經纖維瘤	plexiform neurofibroma
D76.316		丛状纤维组织细胞瘤	叢狀纖維組織細胞瘤	plexiform fibrous histiocytoma; plexiform fibmrohistiocytic tumour
D18. -	M91311/0	丛状血管瘤	簇集性血管瘤	tufted angioma; plexiform angioma
D18. -	M91610/1	丛状血管母细胞瘤	叢狀血管母細胞瘤	tufted angioblastoma
D17.902		丛状脂肪瘤	叢狀脂肪瘤	plexiform lipoma
L60.305		粗糙甲	粗糙甲	trachyonychia
E24.301		促肾上腺皮质激素单独缺乏综合征	異位性促腎上腺皮質荷爾蒙徵候群	isolated ACTH deficiency syndrome
B08.201		猝发疹	猝發疹	exanthema subitum
L25.315		催泪气皮炎	催淚氣皮膚炎	tear gas dermatitis
L67.826		脆发	脆髮	fragile hair
L60.301		脆甲症	脆甲	onychorrhexis
Q99.202		脆弱 X 染色体	脆弱 X 染色體	fragile X chromosome
Q99.202		脆弱 X 综合征		fragile X syndrome
L72.810		毳毛囊肿	毳毛囊腫	vellus hair cyst
L70.901		痤疮	痤瘡	acne
L94.502		痤疮后皮肤骨瘤	痤瘡後皮膚骨瘤	post - acne osteoma cutis
L70.101		痤疮炎		acnitis
L66.401		痤疮样瘢痕性红斑	痤瘡樣疤痕性紅斑	ulerythema acneiforme
A18.421		痤疮样结核疹	痤瘡樣結核疹	acneiform tuberculids
L27.023		痤疮样药疹	痤瘡樣藥疹	acneiform drug eruption
Q82.517		痤疮样痣	痤瘡樣母斑	nevus acneiformis
Q85.914		错构瘤病	錯構瘤病	hamartosis
C49. -	M91300/1	达比斯卡肿瘤		Dabska tumours
Q82.8 -		达里埃病	達理埃氏病	Darier's disease
Q82.8 -		达里埃 - 惠特病	達理埃懷特氏病	Darier White disease
D86.318		达里埃 - 罗珊综合征	Darier - Roussy 氏徵候群	Darier - Roussy syndrome
B39.402		达林病	達林氏病	Darling's disease
I73.813		打猎反应	打獵反應	hunting reaction
L41.401		大斑块副银屑病	大板塊狀類乾癬	large plaques parapsoriasis
L41.401		大斑块类银屑病	大板塊狀類乾癬	large plaques parapsoriasis
Q82.516		大汗腺错构瘤		apocrine hamartoma
D23. -	M84010/0	大汗腺囊腺瘤		apocrine cystadenoma
D23. -		大汗腺囊肿	頂漿腺囊腫	apocrine cyst
L75.202		大汗腺粟粒疹	頂漿腺粟粒疹	apocrine miliaria
D23. -	M90100/0	大汗腺纤维腺瘤		apocrine fibroadenomas
C44. -	M84010/3	大汗腺腺癌		apocrine adenocarcinoma
D23. -	M81490/0	大汗腺腺瘤		apocrine adenoma
L75.202		大汗腺痒疹	頂漿腺癢疹	apocrine prurigo
Q82.516		大汗腺痣	大汗腺母斑	apocrine nevus
D23. -	M84020/0	大汗腺潴留性囊肿		apocrine retention cyst
T63.401		大黄蜂蜇伤	大黃蜂螫傷	hornet sting
E67.201		大剂量维生素 B_6 综合征	大劑量維生素 B_6 徵候群	megavitamin B_6 syndrome
T88.712	Y46.201	大仑丁药物反应		dilantin drug reactions
B88.015†		大麦痒	大麥癢	barley itch
A52.134†	G94.801*	大脑梅毒	大腦梅毒	cerebral syphilis
A52.133†	G53.101*	大脑梅毒多发性神经麻痹	大腦梅毒多發性神經麻痹	cerebral syphilis multiple nerves palsies

主码	附码	中文病名	繁体病名	英文病名
A52.135†	G94.801*	大脑梅毒性硬化症	大腦梅毒性硬化	cerebral syphilitic sclerosis
B43.101		大脑着色真菌病	大腦產色黴菌病	cerebral chromomycosis
L13.809		大疱病		bullous disorder
B01.802		大疱型水痘	水疱型水痘	bullous varicella
L43.101		大疱性扁平苔藓	水疱性扁平苔癬	bullous lichen planus
L51.202		大疱性表皮松解型药疹	水疱性表皮鬆解型藥物疹	drug eruption of epidermolysis bullosa form
Q81.901		大疱性表皮松解症	水疱性表皮鬆解症	epidermolysis bullosa;EB
Q84.816		大疱性表皮松解症伴先天性皮肤缺乏	水疱性表皮松解症伴先天性皮肤缺乏	congenital absence of skin as a feature of epidermolysis bullosa
Q82.872		大疱性达里埃角化症		bullous Darier's disease
B02.905		大疱性带状疱疹	水疱性帶狀疱疹	bullous herpes zoster
E85.409†	L99.001*	大疱性淀粉样变病	水疱性澱粉樣變性症	bullous amyloidosis
E85.409†	L99.001*	大疱性淀粉样变性		bullous amyloidosis
L51.102		大疱性多形红斑	水疱性多形性紅斑	bullous erythema multiforme
M32.801		大疱性红斑狼疮	水疱性紅斑性狼瘡	bullous lupus erythematosus
Q82.872		大疱性角化病	水疱性毛囊病	bullous follicular disease
L12.001		大疱性类天疱疮	水疱性類天疱瘡	bullous pemphigoid
L00.x06		大疱性脓痂疹	水疱性膿痂疹	bullous impetigo
L00.x06		大疱性脓疱病	水疱性膿痂疹	bullous impetigo
L13.809		大疱性皮炎	水疱性皮膚炎	bullous dermatitis
L50.806		大疱性荨麻疹	水疱性蕁麻疹	bullous urticaria
L94.003		大疱性深在性硬斑病	水疱性深部硬皮病	bullosa morphea profunda
L27.025		大疱性药疹	水疱性藥疹	bullous drug eruption
Q80.805		大疱性鱼鳞病		ichthyosis bullousa
Q80.805		大疱性鱼鳞病样红皮病	水疱性魚鱗癬樣紅皮病	bullous ichthyosiform erythrodermia
A48.821		大疱性远侧指/趾炎		vesicles blister distal dactylitis
A48.821		大疱性远端指炎	水疱性遠端指炎	blistering distal dactylitis
E28.307		大维综合征	David 氏徵候群	David's syndrome
C83.803	M96740/3	大无裂核滤疱中心细胞的恶性淋巴瘤	大無裂核濾泡中心細胞性惡性淋巴瘤	malignant lymphoma with large non - cleaved follicular center cells
L83.x11		大细胞棘皮瘤	大細胞棘皮瘤	large cell acanthoma
C85.703	M97140/3	大细胞间变性淋巴瘤		large cell anaplastic lymphoma
B39.501		大型组织胞浆菌病	大型組織胞漿菌病	large - form histoplasmosis
A21.901		大原病	Ohara 氏病	Ohara's disease
E00.901		呆小病	呆小症	cretinism
R61.102		代偿性多汗症	代償性多汗症	compensatory hyperhidrosis
L67.802		代谢性疾病毛干异常	代謝性疾病毛幹異常	abnormalities of hair shaft in the metabolic diseases
L94.215		代谢性皮肤钙质沉着症	代謝性皮膚鈣沈著症	metabolic calcinosis cutis
L30.804		代谢性湿疹	代謝性濕疹	metabolic eczema
L65.811		代谢性障碍性脱发	代謝性障礙性禿髮	alopecia of metabolic origin
L43.806		带状扁平苔藓	線狀扁平苔癬	zosteriform lichen planus
B02.901		带状疱疹	帶狀疱疹	herpes zoster
B02.301†		带状疱疹合并眼部并发症	帶狀疱疹伴眼部併發症	zoster with eye complication
B02.205†	G53.003*	带状疱疹后三叉神经痛	帶狀疱疹後三叉神經痛	postherpetic trigeminal neuralgia
B02.211†	G53.004*	带状疱疹后神经痛	帶狀疱疹後神經痛	postherpetic neuralgia
B02.206†	G53.000*	带状疱疹后膝状神经节炎	帶狀疱疹後膝狀神經節炎	postherpetic geniculate ganglionitis
B02.202†	G53.005*	带状疱疹后坐骨神经痛	帶狀疱疹後坐骨神經痛	sciatica post herpes zoster
B02.201†	G53.101*	带状疱疹性多颅神经麻痹	帶狀疱疹性多對腦神經麻痹	paralysis of multiple cranial nerves due to herpes zoster
B02.305†	H19.202*	带状疱疹性角膜结膜炎	帶狀疱疹性角膜結膜炎	zoster keratcojunctivitis
B02.306†	H19.201*	带状疱疹性角膜炎	帶狀疱疹性角膜炎	zoster keratitis
B02.101†	G02.001*	带状疱疹性脑膜炎	帶狀疱疹性腦膜炎	zoster meningitis
B02.001†	G05.102*	带状疱疹性神经根脊髓炎	帶狀疱疹性神經根脊髓炎	zoster neuroradicular myelitis;zoster root myelitis
B02.203†	G53.001*	带状疱疹性神经根炎	帶狀疱疹性神經根炎	neuroradiculitis of herpes zoster
B02.302†	H13.101*	带状疱疹性眼炎	帶狀疱疹性眼炎	zoster ophthalmia
B02.209		带状疱疹性运动性麻痹	帶狀疱疹性運動性麻痹	motor paralysis due to herpes zoster
L44.201		带状皮病	帶狀皮病	zonal dermatosis
L44.201		带状苔藓	線狀苔癬	zonal lichen

主码	附码	中文病名	繁体病名	英文病名
L40.008		带状银屑病	帶狀乾癬	psoriasis zosteriformis
G50.804		戴眼镜三叉神经损伤		trigeminal nerve injuries of wore eyeglass
E83.201		丹博尔特-克洛斯综合征		Danbolt - Closs syndrome
E83.201		丹博尔特综合征	Danbolt 氏徵候群	Danbolt's syndrome
A46.x01		丹毒	丹毒	erysipelas
C80.x07		丹毒样癌		carcinoma erysipeloides
C80.x07		丹毒样转移癌	丹毒樣轉移癌	erysipelas carcinomatosum
E78.608		丹吉尔病	Tangier 氏病	Tangier's disease
A50.403		丹尼-马方综合征		Dennie - Mafan syndrome
E72.004		单氨羧酸类氨基酸尿症	單氨基單羧酸類氨基酸尿症	monoamine mono - carboxytic group aminoaciduria
I78.810		单侧毛细血管扩张		unilateral telangiectasia
G51.801		单侧面萎缩	半面(單側)萎縮	hemiatrophia facialis
L80.x04		单侧视网膜炎-白癜风-白发	單側視網膜炎-顏面白斑-白髮	degenerative retinitis, facial vitiligo, poliosis
L80.x04		单侧视网膜炎-白癜风综合征	單側視網膜炎-白斑徵候群	unilataral retinilis vitiligo syndrome
G50.803		单侧味觉性出汗	單側味覺性出汗	unilateral gustatory sweating
L81.449		单侧性黑子病	單側性小痣病	unilateral lentiginosis
L81.449		单侧性雀斑痣病	單側性小痣病	unilateral lentiginosis
Q80.827		单侧性先天性鱼鳞病样红皮病	单侧性先天性鱼鳞病样红皮病	unilateral congenital ichthyosiform erythroderma
D18. -		单侧疣状血管瘤	單側疣狀血管瘤	unilateral verrucous hemangioma
Q80.827		单侧鱼鳞病样红皮病伴偏侧畸形	單側魚鱗病樣紅皮病伴偏側畸形	unilateral ichthyosiform erythrodermia with hemilateral malformation
Q82.501		单侧痣	單側母斑	nevus lateris
I78.810		单侧痣样毛细血管扩张	單側痣樣微血管擴張	unilateral nevoid telangiectasia
D18. -		单侧痣样血管瘤	單側痣樣血管瘤	hemangioma unilateralis neviforme
L30.501		单纯糠疹	單純糠疹	pityriasis simplex
B00.902		单纯疱疹	單純疱疹	herpes simplex
B00.902		单纯疱疹感染	單純疱疹感染	herpes simplex infection
L51.802		单纯疱疹感染性多形红斑	單純疱疹感染性多形性紅斑	erythema multiforme due to herpes simplex infection
B00.510†	H19.103*	单纯疱疹性角膜结膜炎	單純疱疹性角膜結膜炎	herpes simplex keratoconjunctivitis
B00.204		单纯疱疹性龈口炎	單純疱疹性齦口炎	herpes simplex gingivostomatitis
Q81.001		单纯型大疱性表皮松解症	單純型水疱性表皮鬆解症	epidermolysis bullosa simplex; EBS
Q81.011		单纯型大疱性表皮松解症伴肌营养不良	併肌失养性單純性水疱性表皮鬆解症	epidermolysis bullosa simplex with muscular dystrophy; EBS - MD
D69.006		单纯型紫癜	單純型紫癜	purpura simplex
K13.037		单纯性唇炎	單純性唇炎	cheilitis simplex
Q81.010		单纯性大疱性表皮松解症(Gedde - Dahl)伴斑状色素沉着	伴斑狀色素沉著單純性大疱性表皮鬆解症(Gedde - Dahl)	Epidermolysis bullosa simplex with mottled pigmentation (Gedde - Dahl)
Q81.010		单纯性大疱性表皮松解症伴色素沉着		epidermolysis bullosa simplex with pigmentation
Q81.214		单纯性大疱性表皮松解症伴晚发肌营养不良	伴晚發肌營養不良型單純性大疱性表皮鬆解症	epidermolysis bullosa simplex with late - onset muscular dystrophy
D23. -	M84000/0	单纯性汗腺棘皮瘤	單純性汗腺棘皮瘤	hidroacanthoma simplex
L81.453		单纯性黑子	單純小痣	lentigo simplex; simple lentigines
L53.810		单纯性回状红斑	單純性迴紋狀紅斑	erythema simplex gyratum
D18.109	M91700/0	单纯性淋巴管瘤	單純性淋巴管瘤	simple lymphangioma
B00.502†	H58.801*	单纯性疱疹合并眼部并发症	單純疱疹伴眼部併發症	herpes simplex with eye complication
B00.506†	H19.101*	单纯性疱疹性角膜炎	單純疱疹性角膜炎	herpes simplex keratitis
L81.453		单纯性雀斑痣	單純性小痣	lentigo simplex
E26.003		单纯性水钠潴留症	單純性水鈉瀦留症	simple water - sodium retention
D23. -		单纯性纤维瘤	單純性纖維瘤	fibroma simplex
D18.004		单纯性血管瘤	單純性血管瘤	hemangioma simplex
L28.204		单纯性痒疹	單純性癢疹	prurigo simplex
Q80.001		单纯性鱼鳞病	單純性魚鱗癬	ichthyosis simplex
D69.201		单纯性紫癜	單純性紫斑症	purpura simplex
D36. -	M95400/0	单发神经纤维瘤		neurofibroma single
L72.119		单发性毛根鞘囊肿	單純性毛根鞘囊腫	trichilemmal cyst simplex
C93.701		单核细胞白血病	單核球性白血病	monocytic leukaemia

主码	附码	中文病名	繁体病名	英文病名
C93.701		单核细胞白血病的白血病性皮肤浸润	單核細胞白血病的血癌細胞性皮膚浸潤	leukaemic infiltration of skin monocytic leukaemia
C83.302		单核细胞性肉瘤	單核珠性肉瘤	monocytic sarcoma
D47.201	M97650/1	单克隆丙球蛋白病	單源(株)(細胞系)丙球蛋白病	monoclonal gammopathy
Q96.902		单体性染色体 X	單體性染色體 x	monosomy X
C84.404		单形性中等大 T 细胞淋巴瘤	單形性中等大 T 細胞淋巴瘤	monomorphous medium – sized T – cell lymphoma
B48.809		担子菌病	擔子菌病	basidiomyosis
L50.501		胆碱能性荨麻疹	膽鹼激性蕁麻疹	cholinergic urticaria
–	Y57.503	胆影葡安药物反应	meglumine adipiodone 藥物反應	meglumine adipiodone drug reactions
L29.821		胆汁性瘙痒症	膽汁性搔癢症	biliary pruritus
Q82.801		弹性假黄瘤	彈性假黃瘤	pseudoxanthoma elasticum
L87.826		弹性假黄瘤样真皮乳头层弹性组织溶解症	彈性假黃瘤樣真皮乳頭層彈性組織溶解症	pseudoxanthoma elasticum – like papillary dermal elastolysis
D23. –	M88200/0	弹性纤维瘤	彈力纖維瘤	elastofibroma
Q82.526	M87204/0	弹性痣	彈力母斑	elastic nevus
L87.830		弹性组织松解性纹		elastolytic striae
L50.807		蛋白胨性荨麻疹	蛋白腖性蕁麻疹	peptone urticaria
E88.106		蛋白酶抑制伴脂肪萎缩	蛋白酶抑制併發脂肪萎縮	lipoatrophy associated with protease inhibitors
L25.401		蛋白质接触性皮炎	蛋白質接觸性皮膚炎	protein contact dermatitis
E46.x02		蛋白(质)缺乏症	蛋白質缺乏症	protein deficiency
E46.x02		蛋白(质)性营养不良	蛋白性營養不良	protein malnutrition
L60.307		蛋壳状甲	蛋殼狀甲	egg shell mails
W26.901		刀伤	刀傷	knife wound
D23. –	M84020/0	导管大汗腺腺瘤	頂漿腺管狀腺瘤	ductal apocrine adenoma
L60.829		倒刺	甲緣逆剝	hang nail
H02.005		倒睫	倒睫	trichiasis
L85.843		倒置性毛囊角化病	倒置性毛囊角化病	inverted follicular keratosis
R61.108		盗汗	盜汗	night sweats
Q85.820		道林 – 德格斯病	道林 – 德格斯氏病	Dowling – Degos disease
Q81.830		道林 – 梅格纳疱疹样大疱性表皮松解症	Dowling – Mgna 氏疱疹樣水疱性表皮鬆解症	Dowling – Mgna epidermolysis bullosa herpetiformis
Q81.804		道林 – 米亚型疱疹样单纯型大疱性表皮松解症	Dowling – Meara 氏單純性水疱性表皮鬆解症	epidermolysis bullosa simplex herpetiformis (Dowling – Meara);EBS – DM
B88.015		稻草痒	稻草癢	straw itch
L25.511		稻农皮炎	稻農皮膚炎	rice farmer dermatitis
L25.511		稻田皮炎	稻農皮膚炎	paddy – field dermatitis
Q91.304		德·格劳奇 – 拉米 – 蒂法综合征		de Grouchy – Lamy – Thieffy syndrome
Q91.303		德·格劳奇 – 罗耶 – 萨蒙 – 卢迈综合征		de Grouchy – Royer – Salmon – Lumy syndrome
D65.x05		德·吉马德综合征	de Gimard 氏徵候群	de Gimard's syndrome
Q87.118		德·朗格综合征		de Lange syndrome
I78.105		德·摩根斑	德摩根氏点	de Morgan spots
Q82.104		德·桑克蒂斯 – 凯基奥内综合征	de Sanctis – Cacchione 氏徵候群	de Sanctis – Cacchione syndrome
B42.103		德比曼 – 高杰特综合征		De Beurmann – Gougerot disease
L90.825		德布雷 – 菲特基综合征	Debre – Fittke 氏徵候群	Debré – Fittke syndrome
A28.102		德布雷综合征	Debre 氏徵候群	Debre's syndrome
I78.807		德格斯病	德高斯氏病	Degos' disease
I78.807		德格斯恶性萎缩性丘疹病		malignant atrophic papulosis of Degos
L83.x12		德格斯棘皮瘤	德高斯氏棘皮瘤	Degos's acanthoma
Q82.8		德格斯 – 图雷恩综合征		Degos – Touraine syndrome
B05.901		德国麻疹	德國麻疹	German measles
E88.201		德卡姆病		Dercum's disease
Q87.034		德莱曼 – 奥瑟伊斯综合征		Dellemal – Oorthuys syndrome
D59.603		德雷斯勒综合征		Dressler's syndrome
B55.101		德里疖		Delhi boil
L66.801		德鲁综合征		Dreuw's syndrome
Q75.105		德迈耶尔综合征	De Meyer 氏徵候群	De Meyer syndrome
L44.001		德韦吉病		Devergie's disease
Q82.8		灯芯绒样红斑角化病	帽章狀紅斑角皮症	erythrokeratoderma en cocardes

主码	附码	中文病名	繁体病名	英文病名
A90. x01		登革热	登革熱	dengue fever
D82. 301		邓肯病	鄧肯氏病	Duncan's syndrome
L95. 811		低补体血症性血管炎	低補體血症性血管炎	hypocomplaementaemic vasculitis
C49. –		低分化纤维黏液样肉瘤	低度分化之纖維黏液樣肉瘤	low – grade fibromyxoid sarcoma
E83. 502		低钙血症	低鈣血症	hypocalcemia
E43. x04		低蛋白血症性水肿	蛋白質缺乏性水腫	oedema due to hypoproteinaemia
E79. 101		低黄嘌呤 – 鸟嘌呤磷酸核糖基转移酶缺乏症	低黃嘌呤 – 鳥嘌呤磷酸核糖基轉移酶缺乏症	hypoxanthine guanine phosphoribosyl transferase deficiency
A59. 901		滴虫病	滴蟲病	trichomoniasis
A59. 007	N48. 101	滴虫性包皮阴茎头炎		trichomonal balanoposthitis
A59. 007	N48. 101	滴虫性龟头包皮炎	滴蟲性龜頭包皮炎	trichomanal balanoposthitis
A59. 001†	N37. 001*	滴虫性尿道炎	滴蟲性尿道炎	trichomonal urethritis
A59. 004†	N51. 001*	滴虫性前列腺炎	滴蟲性前列腺炎	trichomonal prostatitis
A59. 002†	N77. 102*	滴虫性阴道炎	滴蟲性陰道炎	trichomonal vaginitis
L43. 804		滴状扁平苔藓	雨滴狀扁平苔癬	lichen planus guttata
L41. 101		滴状副银屑病	雨滴狀類乾癬	guttate parapsoriasis; parapsoriasis guttata
L40. 401		滴状银屑病	滴狀乾癬	psoriasis guttata
L94. 007		滴状硬斑病	滴狀硬斑病;滴狀硬皮病	guttate morphea; morphea guttata
E76. 202		迪·费兰特综合征		di Ferrant syndrome
E80. 208		迪安 – 巴恩斯综合征		Dean – Barnes syndrome
D82. 102		迪格奥尔格综合征	DiGeorge 氏徵候群	DiGeorge syndrome
A55. x01		迪朗 – 尼古拉 – 法韦尔病	Durand – Nicolas – Favre 氏病	Durand – Nicolas – Favre disease
G50. 803		迪普伊综合征	Dupuy 氏徵候群	Dupuy's syndrome
Q28. 307		迪瓦 – 范·波格尔特弥漫性皮质与脑膜血管瘤病		diffuse corticomeningeal angiomatosis of Divry and van Bogaert
Q28. 307		迪瓦 – 范·波格尔特综合征	Divry – van Bogaert 氏徵候群	Divry – van Bogaert syndrome
M34. 805		迪亚兹 – 佩雷斯综合征		Diaz – Perez syndrome
L68. 202		骶尾部毛痣	骶尾部毛痣	sacrococcygeal nevus pilous
L72. 917		骶尾囊肿	骶尾囊腫	sacrococcygeal cyst
A75. 201		地方性斑疹伤寒	地方性斑疹傷寒	murine typhus; endemic typhus
C46. 001	M91400/3	地方性卡波西肉瘤	地方性卡波西氏肉瘤	endemic Kaposi's sarcoma
A65. 001		地方性梅毒	地方性梅毒	endemic syphilis
–	Y52. 001	地高辛药物反应	柔毛洋地黃素藥物反應	digoxin drug reactions
–	Y48. 303	地卡因药物反应		dicaine drug reactions
B48. 302		地霉病	地黴病	geotrichosis
B48. 302		地丝菌病	地黴病	geotrichosis
K14. 101		地图舌	地圖舌	geographic tongue; geographical tongue
A77. 101		地中海斑疹热	地中海斑疹熱	Mediterranean tick fever
A23. 901		地中海热	地中海熱	Mediterranean fever
A52. 139†	H94. 001*	第八脑神经内耳梅毒	第八腦神經內耳梅毒	eighth nerve inner ear syphilis
B08. 201		第六病	第六病	sixth disease
D82. 102		第三及第四咽囊综合征		third and fourth pharyngeal pouche syndrome
B34. 104		第四病	第四病	fourth disease
A55. x01		第四性病	第四性病	fourth venereal disease
B08. 301		第五病	第五病	fifth disease
Q87. 821		第五指综合征		fifth digit syndrome
M34. 810		蒂比耶日 – 魏森巴赫综合征	Thibierge Weissenbach 氏徵候群	Thibierge Weissenbach syndrome
E70. 328		蒂策综合征	泰梓氏徵候群	Tietze's syndrome
–	Y51. 301	颠茄药物反应	belladonna 藥物反應	belladonna drug reactions
Q87. 820		癫痫 – 智能障碍		epilepsy – mental retardation
L60. 819		点凹甲	點狀凹陷甲	pitted nail
L60. 803		点状白甲	點狀白甲	punctate leuconychia
Q77. 301		点状骨骺增生不良	點狀骨骺發育異常	dysplasia epiphysialis punctata
Q82. 886		点状汗孔角化病	點狀汗孔角化症	punctate porokeratosis
Q77. 301		点状软骨发育不良	點狀軟骨發育異常	chondrodysplasia punctata
L29. 807		点状瘙痒症		punctate pruritica
Q82. 847		点状掌跖角化病	點狀掌蹠角化症	punctate palmoplantar keratosis
–	Y56. 001	碘外用药物反应	碘外用藥物反應	drug reactions of iodine for topical use

主码	附码	中文病名	繁体病名	英文病名
E01.801		碘性甲状腺功能减退	碘誘發甲狀腺功能減退	iodide – induced hypothyroidism
–	Y56.002	碘药物反应	碘藥物反應	iodine drug reactions
–	Y57.504	碘油造影剂药物反应	碘油造影劑藥物反應	drug reactions of contrast medium used in iodized oil roentgenograph
E01.801		碘诱发甲状腺肿－黏液水肿综合征		iodide – induced goiter – myxedema syndrome
L70.815		碘疹	碘疹	iododerma
T67.801		电烧伤	電燒傷	electric burns
L92.823		淀粉肉芽肿	澱粉肉芽腫	starch granuloma
E85.901		淀粉样变病	澱粉樣變性症	amyloidosis
E85.104		淀粉样变神经病综合征Ⅱ型	神經澱粉樣變性徵候群Ⅱ型	amyloidosis neuropathy syndrome type Ⅱ
E85.102		淀粉样变神经病综合征Ⅰ型	神經澱粉樣變性徵候群Ⅰ型	amyloidosis neuropathy syndrome type Ⅰ
E85.901		淀粉样变性	澱粉樣變性症	amyloidosis;amyloid degeneration
B35.501		叠瓦癣	疊瓦癬	tinea imbricata;tokelau
–	Y48.303	丁卡因药物反应	tetracaine 藥物反應	tetracaine drug reactions
B65.201		钉螺病		katayama disease
D23.201	M84200/0	耵聍腺瘤	耳垢瘤	ceruminoma
B48.819		顶孢霉病		acremonosis
Q84.124		项部脱发		hair loss of scalp
C44.–	M84010/3	顶泌汗腺癌	頂漿腺癌	apocrine carcinoma
D23.–	M84020/0	顶泌汗腺管状腺瘤	頂漿腺管狀腺瘤	apocrine tubular adenoma
D23.–	M84020/0	顶泌汗腺汗孔瘤	頂漿腺汗孔瘤	apocrine poroma
D23.–	M84020/0	顶泌汗腺汗囊瘤	頂漿腺汗囊瘤	apocrine hidrocystoma
D23.–	M84010/0	顶泌汗腺囊腺瘤	頂漿腺囊腺瘤	apocrine cystadenoma
D23.–	M90100/0	顶泌汗腺纤维腺瘤	頂漿腺纖維腺瘤	apocrine fibroadenomas
Q82.516		顶泌汗腺痣	頂漿腺母斑	apocrine nevus
L60.819		顶针甲	頂針甲	thimble nails
B55.101		东方疖	東方瘡	oriental sore
Q80.828		冬季红斑角质解离症	冬季紅斑角質解離症	erythrokeratolysis hiemalis
L29.810		冬季瘙痒症	冬季搔癢症	pruritus hiemalis
L30.805		冬季湿疹	冬季濕疹	winter eczema
–	Y49.301	冬眠灵(可乐静)药物反应		wintermine (aminazine) drug reactions
D17.910	M88800/0	冬眠瘤	蟄伏脂肪瘤	hibernoma
L29.810		冬痒		winter itch
D18.043	M91230/0	动静脉血管瘤	動靜脈性血管瘤	arteriovenous hemangioma
I74.901		动脉栓塞	動脈栓塞	arterial embolism
I78.101		动脉性蜘蛛痣	動脈性蜘蛛痣	arterial spider nevus
I70.207		动脉粥样硬化性坏疽	動脈粥樣硬化性壞疽	atherosclerotic gangrene
I70.212		动脉粥样硬化性溃疡	動脈粥樣硬化性潰瘍	atherosclerotic ulcer
B86.x09		动物疥疮	動物疥瘡	animal scabies
T14.101		动物咬伤	動物咬傷	animal bite
T69.101		冻疮	凍瘡	chilblain;pernio
L93.206		冻疮样红斑狼疮	凍瘡樣紅斑性狼瘡	chilblain lupus erythematosus
D23.–		冻疮样痣		nevus pernione
T35.701		冻伤	凍傷	frostbite
L70.835		痘疮样坏死性痤疮	痘瘡樣壞死性痤瘡	acne necrotica varioliformis
L41.001		痘疮样类银屑病	痘瘡樣類乾癬	parapsoriasis varioliformis
L56.816		痘疮样水疱病	痘瘡樣水疱病	hydroa varioliformis
L70.201		痘样痤疮	痘瘡樣痤瘡	acne varioliformis
D18.030	M91210/0	窦状血管瘤	竇狀血管瘤	sinusoidal hemangioma
D76.327		窦组织细胞增生症伴巨大淋巴结病	竇性組織細胞增生症併巨大淋巴病變	sinus histiocytosis with massive lymphadenopathy
L25.513		毒葛皮炎	毒葛皮膚炎	toxicodendron dermatitis
T63.404	X24.9	毒千足虫咬伤	毒千足蟲咬傷	venomous millipede bite
T63.001	X20.902	毒蛇咬伤	毒蛇咬傷	thanatophidia bite;venomous snake bite
T63.101		毒蜥蜴咬伤	毒蜥蜴咬傷	poisonous lizard bite
T63.506	X26.901	毒鱼刺伤	毒魚刺傷	venomous fishes sting;poisonous fishes sting
B39.501		杜波伊西组织胞浆菌病		histoplasmosis Duboisii

主码	附码	中文病名	繁体病名	英文病名
Q87.102		杜博威茨综合征	杜伯維玆氏徵候群	Dubowitz's syndrome
L87.820		杜布雷尔弹力瘤	杜布雷爾氏播散性彈力瘤	diffuse elastoma of Dubreuilh
B34.104		杜克病	杜克氏病	Dukes disease
Q87.820		杜里－范波格尔特综合征	Dury – Van Bogaert 氏徵候群	Dury – Van Bogaert syndrome
L13.001		杜林病		Duhring's disease
L13.001		杜林－布罗克病	杜林－布洛克氏病	Duhring – Brocq disease
L13.102		杜林－斯内登－威尔金森综合征		Duhring – Sneddon – Wilkinson syndrome
Q87.032		杜马拉－哈潘恩综合征	Tuomaala – Haapanen 氏徵候群	Tuomaala – Haapanen syndrome
B55.001		杜姆杜姆病	Dumdum 病	Dumdum disaese
A58.x01		杜诺凡病	杜諾凡病	Donovanosis
M72.003		杜普宜特朗挛缩	杜普宜特朗氏攣縮	Dupuytren's contracture
L27.004		短程锑剂皮炎		shortrange antimonials dermatitis
L60.811		短甲	短甲	short nail;brachyonychia
M89.403		短身材伴骨化过度及关节周围纤维化	短身材伴骨化過度及關節周圍纖維化	short stature with pleonosteosis and periarticular fibrosis
P83.826		短暂性卟啉血症并发大疱及紫癜	短暫性紫質病併發水疱及紫癜	bullous and purpuric resulting from transient porphyrinaemia
F63.302		断毛发癖	斷毛髮癖	trichokryptomania
E40.x01		断奶病	斷奶病	sickness of weaeling
L60.866		对半甲	對半甲	half – and – half nail
L25.201		对苯二胺皮炎		paraphenylene diamine dermatitis
L81.512		对称性进行性白斑	對稱性進行性白皮症	symmetrical progressive leucopathy; symmetrical progressive leukoplakia
Q82.8		对称性进行性戈特龙红斑角化病	對稱性進行性 Gottron 紅斑角化病	symmetrical progressive of Gottron erythrokeratoderma
Q82.8		对称性进行性红斑角化病	對稱性漸進性紅斑角皮症	symmetrical progressive erytherokeratoderma
Q82.302		对称性四肢异色症	四肢對稱性色素異常症	symmetrical dyschromatosis extremitities
I73.824		对称性跖青紫	對稱性蹠青斑	symmetrical of soles lividities
H61.003		对耳轮弹性组织结节	對耳輪彈力纖維變性結節	elastotic nodules of antihelix
–	Y45.501	对乙氨基酚药物反应		acetaminophen drug reactions
L43.822		钝头扁平苔藓		lichen planus obtusus
B02.906		顿挫性带状疱疹	頓挫型帶狀疱疹	abortive herpes zoster
Q99.801		多X染色体综合征	多X染色體徵候群	poly X syndrome
–	Y51.902	多巴胺药物反应	dopamine 藥物反應	dopamine drug reactions
E80.203		多布林纳综合征		Dobriner's syndrome
E78.105		多尔夫曼－钱纳林综合征	Dorfman – Chaharin 氏徵候群	Dorfman – Chaharin syndrome
E88.807		多发对称性脂肪瘤病	多發對稱性脂肪瘤病	multiple symmetric lipomatosis
L81.437		多发性斑状色素沉着症	多發性斑狀色素沈著症	pigmentation macularis multiplex
C46.001	M91400/3	多发性出血性肉芽肿		granuloma multiplex haemorrhagicum
D48.515		多发性错构瘤综合征	多發性錯構瘤徵候群	multiple hamartoma syndrome
M31.401		多发性大动脉炎	多發性大動脈炎	polyarteritis
Q77.801		多发性骨骺发育不良	多發性骨骺發育不良	multiple epiphyseal dysplasia
Q77.802		多发性骨骺发育不良伴近视及耳聋	多發性骨骺發育不良伴近視及耳聾	multiple epiphyseal dysplasia with myopia and deafness
C90.005		多发性骨髓瘤		multiple myeloma
D69.808		多发性骨髓瘤性紫癜	多發性骨髓瘤性紫斑症	purpura of multiple myeloma
Q78.101		多发性骨纤维发育不良	多發性骨纖維發育不良	polyostotic fibrous dysplasia
L73.808		多发性汗腺脓肿	多發性汗腺膿瘍	multiple sweat gland abscesses
M33.201		多发性肌炎	多發性肌炎	polymyositis
Q87.502		多发性家族性结肠息肉	多發性家族性結腸息肉	multiple familial colon polyposis
L85.804		多发性角化棘皮瘤	多發性角化棘皮瘤	multiple keratoacanthoma
L02.901		多发性疖病		multiple furunculosis
D23.–		多发性结节性淋巴管瘤	多發性結節性淋巴管瘤	lymphangioma tuberosum multiplex
D18.004		多发性进行性血管瘤病	多發性進展性血管瘤病	multiple progressive angiomatosis
C95.909		多发性咖啡牛奶色素斑伴白血病	多發性咖啡牛奶色素斑伴白血病	multiple café – au – lait spots with leukemia
D23.–		多发性良性囊性上皮瘤	多發性良性囊性上皮瘤	multiple benign cystic epithelioma
D18.106		多发性淋巴管扩张	多發性淋巴管擴張	multiple lymphangiectasias
D48.515		多发性毛根鞘瘤	多發性毛盤狀瘤	multiple trichodiscoma
A52.144†	G53.101*	多发性梅毒性神经麻痹	多發性梅毒性神經麻痹	multiple syphilitic nerve palsy

主码	附码	中文病名	繁体病名	英文病名
A52.145†	G99.803*	多发性梅毒性硬化症	多發性梅毒性硬化症	multiple syphilitic sclerosis
D89.801		多发性内分泌病综合征	多發性內分泌病徵候群	multiple endocrinopathy syndromes
M72.9		多发性内分泌肿瘤	多發性內分泌腫瘤	multiple endocrine neoplasia
Q78.403		多发性内生软骨瘤病综合征	多發性內生軟骨瘤病徵候群	multiple enchondromatosis syndrome
D36.116		多发性黏膜神经瘤		multiple mucosal neuroma
Q85.006		多发性黏膜神经瘤综合征	多發性黏膜神經瘤徵候群	multiple mucosal neuromata syndrome
L02.902		多发性脓肿	多發性膿瘍	multiple abscess
Q28.805		多发性皮肤黏膜静脉异常	多發性皮膚粘膜靜脈異常	multiple cutaneous and mucosal venous malformations
M33.201		多发性皮肌炎	多發性皮肌炎	dermatopolymyositis
L72.201		多发性皮脂腺囊肿	多發性皮脂腺囊腫	steatocystoma multiplex
D23.-		多发性丘疹性毛发上皮瘤	多發性丘疹性毛髮上皮瘤	multiple papular trichoepithelioma
Q87.841		多发性雀斑痣综合征	多發性雀斑痣徵候群	multiple lentigines syndrome
Q85.001	M95400/1	多发性神经纤维瘤		multiple neurofibromas
C90.001	M97320/3	多发性髓瘤性皮肤浸润		cutaneous infiltration by multiple myeloma
C46.001	M91400/3	多发性特发性色素性肉瘤		multiple idiopathic hemorrhagic sarcoma
R23.101		多发性网状青斑	多發性網狀青斑	livedo reticularis multiplex
L85.828		多发性微指状角化过度病	多發性微指狀角化過度症	multiple minute digitate hyperkeratosis
Q87.831		多发性先天性畸形 C 综合征	多發性先天性畸形 C 徵候群	C syndrome of multiple congenital anomalies
D23.-	M81010/0	多发性纤维毛囊瘤	多發性纖維毛囊瘤	multiple fibrofolliculomas
M35.501		多发性纤维硬化症	多發性纖維硬化症	fibrosclerosis multiple
D17.906	M88500/0	多发性脂肪瘤	多發性脂肪瘤	multiple lipoma
Q87.807		多发性脂肪瘤及血管瘤病	多發性脂肪瘤及血管瘤病	multiple lipoma and angiomatosis
L25.832		多戈海岸皮炎		Dogger bank dermatitis
L25.832		多戈海岸痒病	道格海岸痿病;苔癬蟲病	Dogger bank itch
Q85.815		多汗-皮肤色素沉着-毛囊角化症-牙釉质发育异常	多汗-皮膚色素沈著-毛囊角化症-牙釉質發育異常	hyperhidrosis-skin pigmentation-keratosis pilaris-enamal dysplasia
Q84.218		多汗-少年白发-前白齿发育不全	多汗、少年白髮、前白齒发育不全	hyperhidrosis, premature canities, premolar aplasia
R61.901		多汗症	多汗症	hyperhidrosis
A52.015		多赫尔-赫勒综合征		Doëhle-Heller syndrome
M33.202†	J99.103*	多肌炎伴肺间质纤维化	多發性肌炎伴肺間質纖維化	polymyositis with pulmonary interstitial fibrosis
Q87.038		多及并指畸形伴奇特颅形		polysyndactyly with peculiar skull shape
Q84.603		多甲	多指/趾甲	polyunguia
Q87.840		多毛-牙齿发育迟缓-指甲变异及毛细血管扩张症	多毛-牙齒發育遲緩-指甲變異及毛細血管擴張症	hypertrichosis-retardation of teeth development-nail change and telangiectasis
Q84.204		多毛阴茎	多毛陰莖	hairy penis
L68.301		多毛症	多毛症	hypertrichosis; polytrichia
Q84.209		多毛肘	多毛之手肘	hairy elbows
D28.001		多毛状小阴唇	多毛狀小陰唇	hairy small labia
E28.201		多囊卵巢综合征皮肤表现		cutaneous manifestations of polycystic ovary syndrome
Q75.810		多囊性脑伴外胚层发育不良	多囊性腦伴外胚層發育異常	polycystic brain associated with ectodermal dysplasia
E34.805		多诺霍综合征		Donohue's syndrome
L51.106		多腔性糜烂性外胚层病	多腔性糜爛性外胚層病	ectodermosis erosive pluriorificialis
D89.901		多神经病、器官增大、内分泌病、M-蛋白、皮肤变化综合征	多神經病、器官增大、內分泌病,M-蛋白、皮膚變化徵候群	polyneuropathy, organomegaly, endocrinopathy, M-proteins, skin changes syndrome
G60.101		多神经炎型共济失调遗传病		heredopathia atactica polyneuritiformis
L68.302		多双生毛	多生双毛	pili multigemini
G90.301		多系统变性	多系統變性	multi-system degeneration
L51.901		多形红斑	多形性紅斑	erythema multiforme
L27.066		多形红斑型药疹	多形紅斑型藥疹	erythema multiforme type drug eruption
C84.403		多形性 T 细胞淋巴瘤	多形性 T 細胞淋巴瘤	pleomorphic T-cell lymphoma
L56.401		多形性光疹		polymorphous light eruption
C44.903	M84000/3	多形性汗腺癌		polymorphous swiat gland carcinoma
L12.810		多形性类天疱疮	多形性類天疱瘡	pleomorphous pemphigoid
A48.822†	N77.1*	多形性模仿菌和阴道海雷菌感染		Mimae polymorpha-Herellea vaginial infection
L56.401		多形性日光疹	多形性日光疹	polymorphic sunlight eruption

主码	附码	中文病名	繁体病名	英文病名
L92.829		多形性肉芽肿	多形性肉芽腫	granuloma multiforme
C84.403		多形性外周T细胞淋巴瘤	多形性外周T細胞淋巴瘤	pleomorphic peripheral T - cell lymphoma
D23. -	M88320/0	多形性纤维瘤		pleomorphic fibroma
C84.409	M97060/3	多形性小/中细胞皮肤T细胞淋巴瘤	多形性小/中皮膚T細胞淋巴瘤	pleomorphic small/medium - sized cell cutaneous T - cell lymphoma
D17. -	M88540/0	多形性脂肪瘤	多形性脂肪瘤	pleomorphic lipoma
M30.801		多血管炎重叠综合征	多發性脈管炎徵候群	polyangitis overlap syndrome
T87.301		多余指	多餘指	supernumerary digit
D04.903		多灶无痛色素性阴茎丘疹	多灶無痛色素性陰莖丘疹	multifocal indolent pigmented penile papules
D76.011		多灶性朗格汉斯细胞肉芽肿病	多灶性蘭格罕氏細胞肉芽腫病	multifocal Langerhans cell granulomatosis
Q69.901		多指/趾	多指/趾	polydactyly
E78.808		多中心巨细胞网状组织细胞增生症	多中心巨細胞網狀組織細胞增生症	multicentric giant - cell reticulohistiocytosis
D04.903		多中心色素性鲍恩病	多中心色素性波文氏病	multicentric pigmented Bowen disease
E78.808		多中心网状组织细胞增生症	多中心網狀組織細胞增生症	multicentric reticulohistiocytosis
Q87.502		多肿瘤性综合征	multiple tumour syndrome	multiple tumour syndrome
E75.206		多种硫酸酯酶缺乏症	多種硫酸酯酶缺乏症	multiple sulphatase deficiency
Q82.836		多种颜色变化综合征		harlequin colour change syndrome
-	Y57.801	多种药药物反应	多種药藥物反應	drug reactions of multi - medicines
B88.201	X24.902	多足虫病	多足蟲病	myripodiasis
B37.001		鹅口疮	鵝口瘡	thrush
B88.809	L99.802*	蛾茧皮炎	蝶蛾茧皮膚炎	moth cocoon dermatitis
L94.102		额顶骨硬斑病	額骨與頂骨的硬皮病	frontoparietal morphoea
L90.603		额横皱纹	額橫紋	transverse frown lines;frontotransverse wrinkles
Q83.103		额外乳房		supernumerary breasts
Q83.301		额外乳头		supernumerary nipple
D17.903		额相关脂肪瘤	額相關脂肪瘤	frontalis - associated lipoma
L90.605		额纵皱纹		vertical frown lines;frontvertical wrinkles
C91.402		恶性皮膚型組織細胞增生症	惡性皮膚型組織細胞增生症	malignant histiocytosis of cutaneous type
L70.813		恶病质性痤疮	惡液質性痤瘡	acne cachecticorum
B74.801		恶丝虫病	血直絲蟲病	dirofilariasis
C44. -	M84020/3	恶性表皮内小汗腺汗孔瘤	惡性表皮內小汗腺汗孔瘤	malignant intraepidermal eccrine poroma
D48.901	M36.000	恶性病伴皮肌炎	惡性病伴皮肌炎	malignant disease with dermatomyositis
C44. -	M84020/3	恶性单纯性汗腺棘皮瘤	惡性單純性汗腺棘皮瘤	malignant hidroacanthoma simplex
C94.301		恶性肥大细胞增生症	惡性肥大細胞增生症	malignant mastocytosis
C44. -	M84000/3	恶性汗腺肿瘤	惡性汗腺腫瘤	malignant sweat gland tumour
C43. -	M87200/3	恶性黑[色]素瘤		malignant melanoma
L83. x07		恶性黑棘皮病	惡性黑棘皮病	malignant acanthosis nigricans
C44.903	M84000/3	恶性结节性透明细胞汗腺癌	惡性結節性透明細胞汗腺癌	malignant nodular clear cell hydradenocarcinoma
C47. -	M95800/3	恶性颗粒细胞瘤	惡性顆粒細胞瘤	malignant granular cell tumour
C43.901	M87800/3	恶性蓝痣	惡性藍色母斑	malignant blue nevus
C49. -	M91700/3	恶性淋巴管内皮瘤		malignant lymphangio - endothelioma
C81.901		恶性淋巴肉芽肿病	惡性淋巴肉芽腫病	lymphogranulomatosis maligna
C44. -	M81400/3	恶性螺旋腺瘤	惡性螺旋腺瘤	malignant spiradenoma
C44.901		恶性毛母质瘤	惡性毛髮基質瘤	malignant pilomatrixoma
A51.314		恶性梅毒	惡性梅毒	lues maligna
A22.001		恶性脓疱	惡性膿疱	malignant pustules
L88. x01		恶性脓皮病	惡性膿皮症	malignant pyoderma
C44.901	M89400/3	恶性皮肤混合瘤	惡性皮膚混合瘤	malignant mixed tumour of skin
D03.901	M87420/2	恶性雀斑样痣	惡性小痣	lentigo maligna
C43.901	M87420/3	恶性雀斑样痣黑素瘤	惡性小痣樣惡性黑色素瘤	lentigo maligna melanoma; lentigo maligna malignant melanoma;LMM
M31.201		恶性肉芽肿	惡性肉芽腫	malignant granuloma
C44.901	M89400/3	恶性软骨样汗管瘤		malignant chondroid syringoma
C49. -	M95600/3	恶性神经鞘瘤	惡性神經鞘瘤	malignant schwannoma
C44.903		恶性透明细胞汗腺腺瘤	惡性明亮細胞汗腺腺瘤	malignant clear cell hydradenoma
C44.903	M84000/3	恶性透明细胞螺端瘤	惡性透明細胞螺端瘤	malignant clear cell acrospiroma
C49. -	M95600/3	恶性外周神经鞘瘤		malignant peripheral nerve sheath tumour

主码	附码	中文病名	繁体病名	英文病名
C91.402		恶性网状内皮增生病	惡性網狀內皮增生病	malignant reticuloendotheliosis
C96.101		恶性网状细胞增生症	惡性網狀細胞增生症	malignant reticulosis
C96.101		恶性网状组织细胞增生症		malignant reticulohistocytosis
I78.807		恶性萎缩性丘疹病	惡性萎縮性丘疹病	malignant atrophic papulosis
C49. -	M88300/3	恶性纤维组织细胞瘤	惡性纖維組織細胞瘤	malignant fibrohistiocytoma
C44. -	M84020/3	恶性小汗腺汗孔瘤	惡性汗腺汗孔癌	malignant eccrine poroma
C44.903		恶性小汗腺螺端瘤	惡性小汗腺螺端瘤	malignant eccrine acrospiroma
C44. -	M84000/3	恶性小汗腺螺旋腺瘤	惡性汗腺螺旋腺瘤;惡性汗腺瘤	malignant eccrine spiradenoma
C49. -	M91300/3	恶性血管内皮细胞瘤病	惡性血管內皮瘤病	malignant angioendothelioma
E40.x01		恶性营养不良症	惡性營養不良症	kwashiorkor
C44. -	M82000/3	恶性圆柱瘤	惡性圓柱瘤	malignant cylindroma
C44. -	M80200/3	恶性增生性毛根鞘瘤	惡性增生性外毛根鞘瘤	malignant proliferating trichilemmal tumor
C91.402		恶性组织细胞瘤	惡性組織細胞瘤	malignant histiocytoma
C96.101		恶性组织细胞增生症(累及皮肤)	惡性組織細胞增生症(累及皮膚)	malignant histiocytosis (involving skin)
L81.415		恶液质性黑变病	惡液質性黑變症	melanosis cachecticorum
Q35.801		腭侧裂粘连综合征	顎裂-側黏連徵候群	cleft palate - lateral synechia syndrome
B83.101		腭口线虫病	頜口蟲病	gnathostomiasis
K13.601		腭增生症	腭增生	hyperplasia of palate
L30.301		恩格曼病		Engman's disease
A65.001		恩乔维拉病	Njovera 病	Njovera
L30.304		儿童传染性皮炎伴人T细胞白血病病毒Ⅰ感染	兒童傳染性皮炎併發人T細胞白血病病毒Ⅰ感染	infective dermatitis of children associated with human T - cell leukemia virus Ⅰ (HTLV - Ⅰ) infection
L71.001		儿童口周肉芽肿性皮炎	兒童口周肉芽腫性皮炎	granulomatous perioral dermatitis in children
L12.204		儿童类天疱疮		children pemphigoid
L12.203		儿童良性慢性大疱性皮病		benign chronic bullous dermatosis of childhood
M72.507		儿童颅部筋膜炎	兒童顱筋膜炎	cranial fasciitis of childhood
L12.203		儿童慢性大疱性皮病	兒童慢性水疱性皮病	chronic bullous dermatosis of childhood;CBDC
D71.x01		儿童慢性肉芽肿病	兒童慢性肉芽腫病	chronic granulomatous disease of childhood
L60.825		儿童期甲营养不良	兒童期甲失養	dystrophy of nails in childhood
L60.825		儿童期蹲趾甲营养不良	兒童期蹲趾甲営养不良	great toenail dystrophy in childhood
L44.401		儿童丘疹性大疱性肢端皮炎	兒童丘疹性大疱性肢端皮膚炎	papular semivesicular acrodermatitis of childhood
L85.822		儿童丘疹性皮炎	幼年丘疹性皮疹	juvenile papular eruption
L44.401		儿童丘疹性肢端皮炎	兒童丘疹性肢端皮膚炎	papular acrodermatitis of childhood
M34.804		儿童全硬化性硬斑病	兒童全硬化性硬斑病	pansclerotic morphea of childhood
L20.809		儿童湿疹	兒童濕疹	childhood eczema
T14.017		儿童吸引紫癜	兒童吸引紫斑	suction purpura in children
L13.807		儿童线状IgA病	兒童線狀IgA病	Linear IgA disease of childhood
L13.807		儿童线状IgA大疱性皮病		childhood form of linear IgA bullous dermatosis
Q82.204	M97400/1	儿童型泛发性肥大细胞增多症	兒童型廣泛性肥大細胞增生症	generalized mastocytosis of childhood type
L90.001		儿童硬化性苔藓	兒童硬化性苔癬	childhood lichen sclerosus
M34.805		儿童致残性泛硬化性硬斑病	兒童失能性泛硬化性硬斑病	disabling pansclerotic morphea of childhood
D71.x01		儿童致死性肉芽肿病	兒童致死性肉芽腫病	fatal granulomatous disease of childhood
Q18.102		耳凹	耳孔	ear - pit
L56.807		耳部春季疹		spring eruption of ear
Q84.205		耳部多毛症	耳廓多毛症	hypertrichosis of pinna auris
H61.002		耳部痛性结节	耳部痛疼性結節	painful nodule of ear
B02.801†	H62.101*	耳带状疱疹	耳部帶狀疱疹	herpes zoster oticus
D23.201		耳垢腺瘤	耳垢腺瘤	ceruminous adenoma
T69.102		耳郭冻疮	耳廓凍瘡	chilblain of auricle
L94.214		耳郭钙质沉着症	耳廓鈣化	pinnal calcinosis
H61.004		耳郭假囊肿	耳廓假囊腫	pseudocyst of auricle
Q18.102		耳郭瘘	耳廓瘻管	fistula of pinna duris
L72.901		耳后囊肿	耳後囊腫	post - ear cyst
C43.202		耳及外耳道恶性黑素瘤	耳及外耳道惡性黑色素瘤	malignant melanoma of ear and external auditory canal
Q84.622		耳-甲-腓骨综合征	耳-甲-腓骨徵候群	oto - onycho - peroneal syndrome
H60.007		耳疖		ear furuncle

主码	附码	中文病名	繁体病名	英文病名
E70.331		耳聋－白发－眼病综合征	耳聾－白髮－眼病徵候群	deafness – white hair – ocular syndrome
Q82.814		耳聋伴白癜风及肌肉萎缩	耳聾伴白斑及肌肉消瘦	deafness with vitiligo and muscle wasting
Q17.807		耳聋伴耳凹	耳聾併耳凹	deafness and ear pits
Q87.818		耳聋－脑发育不全－眼皮肤综合征		deaf – brain dysplasia – oculocutaneous syndrome
Q87.808		耳聋－指/趾甲营养不良－骨营养不良－智力发育迟缓综合征		deafness – onychodystrophy – osteodystrophy – retarded mentality syndrome
H61.002		耳轮结节性软骨皮炎	耳輪結節性軟骨皮膚炎	chondrodermatitis nodularis of helix
A52.709†	H94.801*	耳梅毒	耳梅毒	ear syphilis
B48.813		耳霉病	耳黴菌病	conidiobolomycosis
G50.803		耳颞神经综合征	耳顳神經徵候群	auriculotemporal nerve syndrome
G50.803		耳颞综合征	耳顳徵候群	auriculotemporal syndrome
C44.202		耳皮肤恶性肿瘤	耳皮膚惡性腫瘤	malignant neoplasm of skin of ear
H60.502		耳湿疹		eczema of ear
B36.904		耳癣	耳真菌病;耳黴菌病	otomycosis
B87.401†	H94.801*	耳蝇蛆病	耳蠅蛆病	aural myiasis
B36.904		耳真菌病	耳真菌病;耳黴菌病	otomycosis;tinea auricularis
Q17.002		耳赘		auricular appendages
A51.334		二期扁桃体梅毒	第二期梅毒性扁桃腺炎	secondary tonsil syphilis
A51.309		二期唇梅毒	第二期唇梅毒	secondary lip syphilis
A51.401		二期复发梅毒(已治疗,未治疗)	第二期復發梅毒(已治療,未治療)	secondary relapse syphilis(treated,untreated)
A51.411†	K77.001*	二期肝梅毒	第二期肝梅毒	secondary liver syphilis
A51.317		二期肛门梅毒	第二期肛門梅毒	secondary anus syphilis
A51.414†	M90.202*	二期骨梅毒	第二期骨梅毒	secondary bone syphilis
A51.406†	H22.003*	二期睫状体梅毒		secondary ciliary body syphilis
A51.332		二期口腔梅毒		secondary mouth syphilis
A51.401		二期梅毒	第二期梅毒	secondary syphilis
A51.332		二期梅毒口腔黏膜损害	第二期梅毒口腔黏膜病灶	oral mucous membrane lesions of secondary syphilis
A51.336		二期梅毒累及甲	二期梅毒累及指/趾甲	nail involvement of secondary syphilis
A51.334		二期梅毒性扁桃体炎	第二期梅毒性扁桃腺炎	secondary syphilitic tonsillitis
A51.411†	K77.001*	二期梅毒性肝炎		secondary syphilitic hepatitis
A51.404†	M90.101*	二期梅毒性骨膜炎	第二期梅毒性骨膜炎	secondary syphilitic periostitis
A51.416†	M90.207*	二期梅毒性骨质疏松症	第二期梅毒性骨質疏鬆症	secondary syphilitic osteoporosis
A51.406†	H22.003*	二期梅毒性虹膜睫状体炎	第二期梅毒性虹膜睫狀體炎	secondary syphilitic iridocyclitis
A51.415†	M63.001*	二期梅毒性肌炎	第二期梅毒性肌炎	secondary syphilitic myositis
A51.316		二期梅毒性溃疡	第二期梅毒性潰瘍	secondary syphilitic ulcer
A51.403		二期梅毒性淋巴结(早期)	第二期梅毒性淋巴腺體(早期)	secondary syphilitic lymph gland(early)
A51.403		二期梅毒性淋巴结病	第二期梅毒性淋巴結病	secondary syphilitic lymphadenopathy
A51.403		二期梅毒性淋巴结炎	第二期梅毒性淋巴結炎	secondary syphilitic lymphadenitis
A51.405†	G01.X01*	二期梅毒性脑膜炎		secondary syphilitic meningitis
A51.405†	G01.X01*	二期梅毒性脑膜炎	第二期梅毒性腦膜炎	secondary syphilitic meningitis
A51.413†	N74.201*	二期梅毒性女性盆腔炎性疾病	第二期梅毒性女性骨盆腔發炎性疾病	secondary syphilitic female pelvic inflammatory disease
A51.407†	H22.004*	二期梅毒性葡萄膜[色素层]	二期梅毒性葡萄膜[色素層]	secondary syphilitic uveal tract
A51.412†	N08.004*	二期梅毒性肾病综合征	第二期梅毒性腎病徵候群	secondary syphilitic nephrotic syndrome
A51.409		二期梅毒性腺病	第二期梅毒性腺病	secondary syphilitic adenopathy
A51.408†	H58.802*	二期梅毒性眼病	第二期梅毒性眼病	secondary syphilitic oculopathy
A51.410		二期内脏(腹部)梅毒	第二期內臟(腹部)梅毒	secondary viscera(abdominal) syphilis
A51.310		二期黏膜梅毒	第二期黏膜梅毒	secondary mucous membrane syphilis
A51.324		二期黏膜皮肤梅毒	第二期黏膜皮膚梅毒	secondary mucocutaneous syphilis
A51.312		二期女阴梅毒	第二期女陰梅毒	secondary vulva syphilis
A51.303		二期皮肤梅毒	第二期皮膚梅毒	secondary cutaneous syphilis; secondary skin syphilis
A51.407†	H22.004*	二期葡萄膜炎		secondary syphilitic uveitis
A51.311		二期咽梅毒	第二期咽梅毒	secondary pharynx syphilis
Q82.515		发汗错构瘤	发汗错构瘤	sudoriferous hamartoma
Q82.515		发汗痣	發汗痣	nevus sudoriferous
L67.804		发脑综合征		hair – brain syndrome

主码	附码	中文病名	繁体病名	英文病名
L24.804		发疱甲虫皮炎		blister beetle dermatitis
L67.101		发色变异	毛髮顏色改變	hair colour change
D48.514		发育不良性痣	發育異常母斑	dysplastic nevus
D48.513	M87270/0	发育不良性痣综合征		dysplastic nevus syndrome
Q87.108		发育不全小矮人综合征		runting syndrome
Q84.815		发育畸形伴先天性皮肤缺乏	發育畸形併先天性皮膚缺乏	congenital absence of skin overlying developmental malformations
L27.018		发疹型药疹	發疹型藥疹	exanthematous drug eruption
L72.810		发疹性毳毛囊肿	發疹性毳毛囊腫	eruptive vellus hair cyst
D23. -	M84070/0	发疹性汗管瘤	發疹性汗管瘤	eruptive syringoma
D23. -	M84070/0	发疹性汗腺腺瘤	發疹性汗腺腺瘤	eruptive hidroadenoma
L81.451		发疹性黑子病	發疹性小痣病	eruptive lentiginosis
E78.209		发疹性黄瘤	發疹性黃色瘤	eruptive xanthoma
L87.825		发疹性胶原瘤	發疹性膠原瘤	eruptive collagenoma
L85.806		发疹性角化棘皮瘤	發疹性角化棘皮瘤	eruptive keratoacanthoma
L81.451		发疹性雀斑痣病	發疹性小痣病	eruptive lentiginosis
L98.004		发疹性血管瘤	發疹性血管瘤	eruptive angioma
E75.207		法伯－尤门综合征	Farber－Uman 氏徵候群	Farber－Uzman syndrome
E75.207		法伯脂肪肉芽肿	Faber 氏脂肪肉芽腫	Farber lipogranulomatosis
E75.207		法伯综合征		Farber's syndrome
E75.205		法布里病	Fabry 氏病	Fabry's disease
E75.205		法布里弥漫性躯体性血管角化瘤		angiokeratoma corporis diffusum of Fabry
L57.810		法韦尔－拉库科特综合征	Favre－Racouchot 氏徵候群	Favre－Racouchot syndrome
I78.812		法韦尔综合征	Favre 氏徵候群	Favre's syndrome
E67.102		番茄红素血症	番茄紅素血症	lycopenemia
L25.125		凡士林皮炎	凡士林皮膚炎	petrolatum dermatitis
T56.806		钒及其化合物皮肤损伤	釩及其化合物皮膚損傷	vanadium and its compounds cutaneous trauma
D23. -	M82000/0	蕃茄瘤		tomato tumour
L60.202		反甲	凹狀甲	koilonychia
G90.803		反射性交感神经营养不良症	反射性交感神經失養症	reflex sympathetic dystrophy
L73.103		反生毛	反屈毛	pili recurvati
Q91.702		反先天性愚型综合征		antimongolism syndrome
L87.102		反应性穿通性胶原病	反應性穿孔性膠原蛋白病	reactive perforating collagenosis
L94.801		反应性结节性增生症	反應性結節性增生	reactive nodular hyperplasia
C49. -	M91300/1	反应性血管内皮瘤病	反應性血管內皮瘤病	reactive angioendotheliomatosis
Q81.809		反转交界型大疱性表皮松解症	反轉型交界型水疱性表皮鬆解症	junctional epidermolysis bullosa inversa
L20.804		反转型特应性皮炎	反轉型異位性皮膚炎	inverse pattern atopic dermatitis
Q81.212†		反转型营养不良型大疱性表皮松解症	反轉型失養性水疱性表皮鬆解症	dystrophic epidermolysis bullosa inversa
L73.201		反转性痤疮		acne inversa
E72.901		泛发性氨基酸尿症	廣泛性氨基酸尿症	generalized aminoaciduria
E70.310		泛发性白化病	廣泛性白化病	generalized albinism
L12.807		泛发性瘢痕性类天疱疮	廣泛性疤痕性類天疱瘡	generalized scarring pemphigoid
B42.701		泛发性孢子丝菌病		generalized sporotrichosis
L43.820		泛发性扁平苔藓	廣泛性扁平苔癬	generalized lichen planus
B02.701		泛发性带状疱疹		herpes zoster generalisatus
L90.827		泛发性弹性纤维分解症		generalized elastolysisprimary elastolysis
R61.109		泛发性多汗症	廣泛性多汗症	generalized hyperhidrosis
L85.812		泛发性发疹性角化棘皮瘤	廣泛性發疹性角化棘皮瘤	generalized eruptive keratoacanthoma
D76.326		泛发性发疹性组织细胞瘤	廣泛性發疹性組織細胞瘤	generalized eruptive histiocytoma
Q81.861		泛发性非赫利茨交界型大疱性表皮松解症	廣泛性非 Herlit 氏交界型水疱性表皮鬆解症	generalized junctional epidermolysis bullosa－non－Herlitz
Q82.209	M97400/1	泛发性肥大细胞增多症	廣泛性肥大細胞增多症	generalized mastocytosis
L94.217		泛发性钙化症		generalized calcinosis
L81.410		泛发性黑变病	廣泛性黑變症	generalized melanosis
L81.438		泛发性黑子病	廣泛性小痣病	generalized lentiginosis
L53.804		泛发性红斑	廣泛性紅斑	generalized erythema
L92.003		泛发性环状肉芽肿	廣泛性環狀肉芽瘤	generalized granuloma annulare

主码	附码	中文病名	繁体病名	英文病名
Q82.505		泛发性列序状疣状痣	廣泛性列序型疣狀母斑	generalized sequential verrucous nevus
L30.809		泛发性裂纹状湿疹	廣泛性裂紋狀濕疹	generalized craquelé eczéma
D48.515	81020/0	泛发性毛囊错构瘤	廣泛性毛囊錯構瘤	generalized follicular hamartoma
I78.813		泛发性毛细血管扩张 – 白内障综合征		generalized telangiectasis – cataract syndrome
A53.905		泛发性梅毒	廣泛性梅毒	generalized syphilis
E03.807		泛发性黏液性水肿	廣泛性黏液性水腫	generalized myxedema
L40.012		泛发性脓疱型银屑病	廣泛性膿疱性乾癬	generalized pustular psoriasis
C85.704		泛发性佩吉特样网状细胞增生症	廣泛性柏哲德样网状细胞增生症	generalized pagetoid reticulosis
L90.827		泛发性皮肤松弛症	廣泛性皮膚鬆垂	generalized dermatochalasis
L90.830		泛发性皮肤萎缩	廣泛性皮膚萎縮	generalized cutaneous atrophy
L12.002		泛发性皮肤型类天疱疮	廣泛性皮肤型类天疱疮	generalized cutaneous pemphigoid
B38.701		泛发性球孢子菌病		generalized coccidioidomycosis
L81.438		泛发性雀斑痣病	廣泛性小痣病	generalized lentiginosis
I78.811		泛发性特发性毛细血管扩张	廣泛性本態性微血管擴張	generalized essential telangiectasia
Q81.805		泛发性萎缩性良性大疱性表皮松解症	廣泛性萎縮性良性水疱性表皮鬆解症	generalized atrophic benign epidermolysis bullosa
Q85.821		泛发性胃肠息肉	廣泛性胃腸息肉	generalized gastrointestinal polyposis
Q84.201		泛发性先天性多毛症		generalized congenital hypertrichosis
B40.701		泛发性芽生菌病		generalized blastomycosis
L27.065		泛发性药疹	廣泛性药疹	generalized drug eruption
L94.006		泛发性硬斑病	廣泛性硬皮病	generalized morphea
M34.901		泛发性硬皮病		generalized scleroderma
B07.x08		泛发性疣病		generalized verrucosis
B39.301		泛发性组织胞浆菌病		generalized histoplasmosis capsulati
Q68.816		范·波格尔特–霍扎尔综合征	van Bogaert – Hoary 氏徵候群	van Bogaert – Hozary syndrome
E75.505		范·波格尔特–谢勒–爱波斯坦综合征	van Bogaert – Scher – Epstein 氏徵候群	van Bogaert – Scher – Epstein syndrome
Q38.004		范·德沃德综合征	van der Woude 氏徵候群	van der Woude syndrome
Q82.846		范·登博希综合征	van den Bosch 氏徵候群	van den Bosch syndrome
Q27.402		范·洛休伊泽综合征		van Lohuizen syndrome
D61.001		范科尼全血细胞减少综合征	Fanconi 氏全血球減少徵候群	Fanconi's pancytopenia syndrome
D61.001		范科尼综合征	Fanconi 氏徵候群	Fanconi's syndrome
Q87.208		方氏综合征	方氏徵候群	Fong's syndrome
L68.202		方–泰尔痣		Faun – Tail nevus
E70.902		芳香氨基酸代谢异常病	芳香氨基酸代謝異常病	disorder of aromatic amino – acid metabolism
L25.111		防晒剂接触性皮炎	防曬劑接觸性皮膚炎	sunscreens agents contact dermatitis
L25.818		纺织品皮炎	紡織品皮膚炎	textile dermatitis
L98.412		放射性溃疡	放射性潰瘍	radiation ulcer
T66.x02		放射性皮肤癌	放射性皮膚癌	skin cancer induced by radiation
L57.901		放射性皮炎	放射性皮膚炎;輻射性皮膚炎	radiodermatitis
M72.802		放射性纤维瘤病	放射性纖維瘤病	radiatory fibromatosis
L87.817		放射治疗后非典型血管增生症	放射線治療後非典型血管增生	atypical vascular proliferation after radiotherapy
A42.901		放线菌病	放線菌病	actinomycosis
A42.701		放线菌性败血症	放線菌性敗血症	actinomycotic septicaemia
B47.102		放线菌性足菌肿	放線菌性足菌腫	actinomycotic mycetoma
L65.818		非瘢痕形成外伤性脱发		nonscarring traumatic alopecia
L65.907		非瘢痕性脱发	非疤痕性禿髮	nonscarring alopecia
H10.807		非变应性结膜炎	非過敏性結膜炎	nonallergic conjunctivitis
L50.101		非变应性荨麻疹		nonallergic urticaria
L51.001		非大疱性多形红斑	非水疱性多形性紅斑	nonbullous erythema multiforme
Q80.804		非大疱性鱼鳞病样红皮病	非水疱性魚鱗癬樣紅皮病	nonbullous ichthyosis erythroderma
A31.901		非典型分枝杆菌病	非典型分枝桿菌病	atypical mycobacteriosis
A31.901		非典型分枝杆菌感染	非典型分枝桿菌感染	atypical *Mycobacterium* infection
L92.815		非典型化脓性肉芽肿		atypical pyogenic granuloma
D86.305		非典型结节病	非典型類肉瘤病	atypical sarcoidosis
B05.802		非典型麻疹综合征	非典型麻疹徵候群	atypical measles syndrome
E28.307		非典型女性紫癜综合征		atypical female purpura syndrome

主码	附码	中文病名	繁体病名	英文病名
D86.305		非典型肉样瘤病	非典型類肉瘤病	atypical sarcoidosis
M72.508		非典型褥疮纤维性增生症	非典型褥瘡纖維性增生症	atypical decubitus fibroplasia
C49. -	M88300/1	非典型息肉样皮肤纤维瘤		atypical polypoid dermatofibroma
C49. -	M88300/1	非典型纤维黄瘤	非典型纖維黃色瘤	atypical fibroxanthoma
C49. -	M88300/1	非典型纤维组织细胞瘤	非典型纖維組織細胞瘤	atypical fibrous histiocytoma
C49. -	M88500/3	非典型脂肪肉瘤	非典型脂肪肉瘤	atypical liposarcoma
D48.513	M87270/0	非典型痣综合征	非典型痣徵候群	atypical nevus syndrome
R61.012		非对称性多汗症	非對稱性多汗症	asymmetrical hyperhidrosis
D17.904		非对称性脂肪瘤病	非對稱性脂肪瘤病	non - symmetrical lipomatosis
D80.104		非家族性低丙种球蛋白血症	非家族性低丙種球蛋白血症	nonfamilial hypogammaglobulinemia
E78.505		非家族性正常脂蛋白血性黄瘤病	非家族性正常脂蛋白血性黃色瘤病	nonfamilial normo - lipoproteinemic xanthomatosis
N34.101		非淋菌性尿道炎	非淋菌性尿道炎	nongonococcal urethritis;NGU
-	Y49.302	非那根药物反应		phenergan drug reactions
C43.907	M87200/3	非皮肤源性恶性黑素瘤		melanoma arising at non - cutaneous sites
D03.901		非侵袭黑素瘤	非侵襲黑色素瘤	noninvasive melanoma
R61.103		非神经性多汗症	非神經性多汗症	non - neural hyperhidrosis
L92.102		非糖尿病性类脂质渐进性坏死	非糖尿病性類脂質漸進性壞死	non - diabetic necrobiosis lipoidica
N76.003		非特异性阴道炎	非特異性陰道炎	non - specific vaginitis
A28.102		非细菌性淋巴结炎	非細菌性淋巴腺炎	nonbacterial lymphadenitis
A65.001		非性病性梅毒	非性病性梅毒	bejel;nonvenereal syphilis
N34.101		非性病性尿道炎	非性病性尿道炎	nonveneral urethritis
N48.830		非性交性勃起	非性交性勃起	nonvenereal chordee
E85.802		非遗传性神经淀粉样变综合征	非遺傳性神經澱粉樣變性徵候群	non - hereditary neuropathic amyloidosis syndrome
C96.001	M97220/3	非脂组织细胞增多症		nonlipohistiocytosis
A98.301		非洲出血热	非洲出血熱	African hemorrhagic fever
L71.002		非洲 - 加勒比海儿童面部疹	非洲加勒比海黑人兒童顏面發疹	facial Afro - Carillean childhood eruption;FACE
C46.001	M91400/3	非洲卡波西肉瘤		African Kaposi's sarcoma
B74.301		非洲眼丝虫病	非洲眼絲蟲病	eyeworm disease of African
B56.901		非洲锥虫病	非洲錐蟲病	African trypanosomiasis
B39.501		非洲组织胞浆菌病	非洲組織胞漿菌病	African histoplasmosis
Q84.801		非综合征性先天性头皮发育不全	非徵候群性先大性頭皮發育不良	non - syndromic aplasia cutis congenita of scalp
E25.003		菲比格 - 德布雷 - 沃龙·吉尔克综合征	Fibiger - Debre - Vron Gierke 氏徵候群	Fibiger - Debre - Vron Gierke syndrome
A54.812†	K67.101*	菲茨休 - 柯蒂斯综合征	Fitz - Hugh - Curtis 氏徵候群	Fitz - Hugh - Curtis syndrome
E72.101		菲尔德综合征		Field's syndrome
R52.101		菲尔综合征	Feer 氏徵候群	Feer's syndrome
C94.301	M99000/3	肥大细胞白血病	肥大細胞白血病	mast - cell leukemia
Q82.210		肥大细胞病	肥大細胞病	mast cell disease
D47.001	M97400/1	肥大细胞瘤	肥大細胞瘤	mastocytoma
Q82.210		肥大细胞增多症	肥大細胞增生症	mastocytosis
C94.302	M99000/3	肥大细胞增生症斑驳病伴血液病	肥大細胞增生症斑駁病伴血液病	piebaldism mastocytosis with associated haematological disorder
C94.302	M99000/3	肥大细胞增生症伴血液病		mastocytosis with associated haematological disorder
L91.003		肥大性瘢痕	肥厚性瘢痕	hypertrophic scar
L71.101		肥大性酒渣鼻	鼻贅疣;酒渣鼻	rhinophyma
I78.002		肥大性血管扩张综合征	肥大性血管擴張徵候群	hemangiectasia hypertrophicans syndrome
I78.002		肥大性疣状痣	肥大性疣狀痣	nevus verrucosus hypertrophicans
L91.003		肥厚性瘢痕	肥厚性疤痕	hypertrophic scar
L43.001		肥厚性扁平苔藓	肥厚性扁平苔癬	hypertrophic lichen planus
L43.906		肥厚性口腔扁平苔藓		hypertrophic oral lichen planus
Q87.837		肥胖生殖无能色素性视网膜炎 - 多指/趾综合征	肥胖生殖無能色素性視網膜炎 - 多指(趾)徵候群	obesity dysgenesis and retinitis pigmented - polydactyly syndrome
E66.902		肥胖症	肥胖症	obesity;adiposis
C79.203		肺癌皮肤转移	肺癌皮膚轉移	skin metastasis from carcinoma of lung
B59.x01		肺孢子虫病		pneumocytosis
B42.001†	J99.801 *	肺孢子丝菌病	肺孢子絲菌病	pulmonary sporotrichosis
A42.001		肺放线菌病	肺放線菌病	pulmonary actinomycosis
B39.201†	J99.801*	肺荚膜组织胞浆菌病	肺莢膜組織胞漿菌病	pulmonary histoplasmosis capsulati

主码	附码	中文病名	繁体病名	英文病名
B46.001†	J99.801*	肺毛霉病	肺毛黴菌病	pulmonary mucormycosis
B59.x01		肺囊虫病	肺囊蟲病;肺孢子蟲病	penumocystosis
B37.101†	J99.801*	肺念珠菌病	肺念珠菌病	pulmonary candidiasis;pneumonomoniliasis
A43.001†	J99.802*	肺奴卡菌病	肺奴卡菌病	pulmonary nocardiosis
B66.402†	J99.801*	肺吸虫病	肺肝蛭病	lung fluke disease;pulmonary distomiasis;
L03.905		肺炎球菌性蜂窝织炎	肺炎球菌性蜂窩組織炎	pneumococcal cellulitis
B45.001†	J99.801*	肺隐球菌病	肺隱球菌病	pulmonary cryptococcosis
E25.003		费布雷 - 菲比格综合征		Febre - Fibiger syndrome
P83.200		费德勒马耶综合征	Feidlmayer 氏徵候群	Feidlmayer's syndrome
Q77.801		费尔班克综合征		Fairbank's syndrome
M05.001		费尔蒂综合征	Felty 氏徵候群	Felty's syndrome
Q82.504		费尔斯坦 - 米姆斯综合征		Feuerstein - Mims syndrome
Q87.833		费弗 - 兰古平综合征	Fevre - Languepin 氏徵候群	Fèvre - Languepin syndrome
D18.004		费盖勒综合征	Fegeler 氏徵候群	Fegeler's syndrome
Q82.867		费莱格尔病	Flegel 氏病	Flegel's disease
M02.301		费斯格 - 莱罗伊 - 赖伊综合征	Feissinger - Leroy - Reioy 氏徵候群	Feissinger - Leroy - Reioy syndrome
D69.303		费希尔 - 埃文斯综合征	Fisher - Evans 氏徵候群	Fisher - Evans syndrome
Q82.857		费希尔 - 沃拉夫塞克综合征	Fisher - Volavsek 氏徵候群	Fisher - Volavsek syndrome
L74.301		痱	汗疹;痱子	miliaria
L67.820		分叉发	雙叉毛	pili bifurcati
L98.001		分叶状毛细血管血管瘤	小葉型微血管性血管瘤	lobular capillary hemangioma
A31.903		分枝杆菌病	分枝桿菌病	mycobacteriosis;mycobacterial diseases
A31.103		分枝杆菌性溃疡	分枝桿菌潰瘍	Mycobacterial ulcer
P83.200		芬克利斯坦病		Finkelstein's disease
L25.319		酚皮炎	酚皮膚炎	phenol dermatitis
L70.001		粉刺	粉刺	comedo
Q82.509		粉刺 - 白内障综合征	粉刺 - 白內障徵候群	comedo - cataract syndrome
L70.009		粉刺性痤疮	粉刺性痤瘡	comedonal acne
L72.809		粉刺样囊肿	粉刺性囊腫	comedonal cyst
Q82.517		粉刺样痣	粉刺樣母斑	nevus acneiformis(comedonevus)
Q82.517		粉刺痣	粉刺痣	comedo nevus
A69.105		奋森口炎	文生氏咽峽炎	Vincent's stomatitis
A69.105		奋森咽峡炎	文生氏咽峽炎	Vincent's angina
A69.106		奋森龈炎	文生氏齦炎	Vincent's gingivitis
K60.403		粪瘘		fecal fistula
I00.x02		风湿病		rheumatism
I00.x02		风湿热	風濕熱	rheumatic fever
L53.102		风湿性环状红斑	風濕性環狀紅斑	erythema annulare rheumaticum
B06.901		风疹	风疹	rubella
L74.202		封包性痱	閉塞性汗疹	occlusion miliaria
L66.401		蜂窝萎缩	蜂窩狀萎縮	honeycomb atrophy
L03.901		蜂窝织炎	蜂窩組織炎	cellulitis
A46.x04		蜂窝织炎性丹毒	蜂窩組織炎性丹毒	phlegmonous erysipelas
T63.401		蜂蜇伤	蜂螫傷	bee sting
L40.012		冯·聪布施病	von Zumbusch 氏病	von Zumbusch's disease
L40.104		冯·聪布施型干癣	von Zumbusch 型乾癬	von Zumbusch psoriasis
G50.803		冯·弗莱综合征	von Frey 氏徵候群	von Frey syndrome
G90.802		冯·赫伦斯 - 克万德综合征	von Herrens - Chwand 氏徵候群	von Herrens - Chwand syndrome
E74.007		冯·吉尔克病		von Gierke's disease
Q85.001	M95400/1	冯·雷克林豪森病	von Recklinghausen 氏病	von Recklinghausen disease
M94.101		冯·迈温伯格 - 奥尔塞西综合征	von Meyenburg - Althess 氏徵候群	von Meyenburg - Althess syndrome
D68.001		冯·威勒布兰德综合征	von Willebrand 氏徵候群	von Willebrand syndrome
Q85.814		冯·希佩尔 - 林道综合征	von Hippel - Lindau 氏徵候群	von Hippel - Lindau syndrome
A53.904		夫妇间梅毒	夫婦間梅毒	conjugal syphilis
-	Y41.802	呋喃妥因药物反应	nitrofurantoin 藥物反應	nitrofurantoin drug reactions
-	Y41.801	呋喃唑酮药物反应	furazolidone 藥物反應	furazolidone drug reactions
K90.002		麸胶敏感性肠病	麩膠敏感性腸病	gluten sensitive enteropathy
L25.141		敷面纸剂接触性皮炎	敷面紙劑接觸性皮膚炎	facing paper agents contact dermatitis

主码	附码	中文病名	繁体病名	英文病名
L85.804		弗格森-史密斯多发自愈性角化棘皮瘤	Ferguson-Smith 多發自癒性角化棘皮瘤	Ferguson-Smith multiple self-healing kerato-acanthoma
L85.804		弗格森-史密斯综合征	Ferguson-Smith 氏徵候群	Ferguson-Smith syndrome
A55.x01		弗莱病	Frei 氏徵候群	Frei's disease
Q87.834		弗莱尔-梅亚综合征	Freire-Maia 氏徵候群	Freire-Maia syndrome
G50.803		弗莱综合征	Frey 氏徵候群	Frey's syndrome
Q87.818		弗赖恩-埃尔德综合征	Flynn-Aird 氏徵候群	Flynn-Aird syndrome
A21.901		弗郎西斯病	Francis 氏病	Francis disease
Q79.602		弗朗克斯综合征	Francoi 氏徵候群	Francois syndrome
Q79.602		弗朗斯瓦 II 综合征	Francois 氏徵候群	Francois's II syndrome
Q79.602		弗朗斯瓦皮肤-软骨-角膜营养不良		derma-chondral-corneal dystrophy of Francois
Q75.401		弗朗西斯凯蒂-茨瓦伦-克莱因综合征	Franceschetti-wahlen-Klein 氏徵候群	Franceschetti-Zwahlen-Klein syndrome
Q85.815		弗朗西斯凯蒂-杰达索恩综合征	Franceschetti-Jadassohn 氏徵候群	Franceschetti-Jadassohn syndrome
Q82.304		弗朗西斯凯蒂-杰达索恩综合征伴色素失调症	Franceschetti-Jadassohn 氏徵候群伴色素失調症	Franceschetti-Jadassohn syndrome with incontinentia pigmenti
Q75.401		弗朗西斯凯蒂综合征	Franceschetti 氏徵候群	Franceschetti's syndrome
Q87.842		弗朗西斯切蒂-泰综合征	Franceschetti-Their 氏徵候群	Franceschetti-Their syndrome
R61.006		弗雷格综合征		Freg's syndrome
E34.802		弗里奥特-皮龙米综合征	Vriot-Pironneau 氏徵候群	Vriot-Pironneau syndrome
Q84.621		弗里德牙及甲综合征	Fried 氏牙及甲徵候群	Fried's tooth and nail syndrome
Q87.507		弗里曼-谢尔登综合征	Freeman-Sheldon 氏徵候群	Freeman-Sheldon syndrome
C25.402		弗纳-莫里森综合征	Verner-Morrison 氏徵候群	Verner-Morrison syndrome
Q82.865		弗纳综合征		Vrner syndrome
H20.803		伏格特-小柳-原田综合征	Vogt-Koyanagi-Harada 氏徵候群	Vogt-Koyanagi-Harada syndrome
H20.803		伏格特-小柳综合征	Vogt-Koyanagi 氏徵候群	Vogt-Koyanagi syndrome
L87.201		匐行性穿通性弹力纤维变性		elastosis perforans serpiginosa
L87.201		匐行性穿通性弹性组织病	匐行性穿通性彈力纖維變性	elastosis perforans serpiginosa
L01.006		匐行性大疱病	匐行性水疱病	bulla repens
L87.201		匐行性毛囊角化病	匐行性毛囊角化病	keratotic follicularis serpiginosa
L40.201		匐行性皮炎	匐行性皮膚炎	dermatitis repens
D18.-		匐行性血管瘤	匐行性血管瘤	angioma serpiginosum
B76.905		匐行疹	匐行疹	creeping eruption
L63.201		匐形性秃发	匐形狀禿髮	ophiasis
L72.804		福代斯斑点	福代斯斑點	Fordyce spots
L72.804		福代斯病(口腔)	福代斯氏病(口腔)	Fordyce's disease(mouth)
D29.402	M91410/0	福代斯血管角化瘤	Fordyce 氏陰囊血管角化瘤	Fordyce angiokeratoma
K13.036		福尔克曼唇炎	Volkmannqa 氏唇炎	Volkmann's cheilitis
I73.907		福尔克曼综合征	Volkmann 氏徵候群	Volkmann's syndrome
L75.202		福-福二氏病		Fox-Fordyce disease
L75.202		福克斯-福代斯病	福斯佛代斯氏病;腋窩陰部頂漿腺炎	Fox-Fordyce disease
E70.101		福林病	Fölling 氏病	Fölling's disease
A28.102		福谢伊-莫伦雷特综合征	Foshay-Mollaret 氏徵候群	Foshay-Mollaret syndrome
E72.502		脯氨酸肽酶缺乏性下肢溃疡	脯氨酸肽酶缺乏誘發之下肢潰瘍	leg ulcer due to prolidase deficiency
L98.419		腐败疮	腐敗瘡	septic sore
L25.108		腐蚀剂接触性皮炎	腐蝕劑接觸性皮膚炎	caustic agents contact dermatitis
L24.501		腐蚀剂类刺激性接触性皮炎	腐蝕劑類刺激性接觸性皮膚炎	caustics irritant contact dermatitis
L70.819		妇女壮年期痤疮	婦女壯年期痤瘡	postadolesent acne in women
L30.205		附发疹疹	復發疹	id eruption
K12.003		复发性阿弗他口炎	復發性口瘡性口炎	recurrent aphthous stomatitis
A68.902		复发性斑疹伤寒	復發性斑疹傷寒	reccurent typhus
B00.810		复发性单纯疱疹	復發性單純疱疹	recurrent herpes simplex
M94.101		复发性多软骨炎	復發性多軟骨炎	relapsing polychondritis
A51.315		复发性二期梅毒	復發性第二期梅毒	relapsing secondary syphilis
M79.301		复发性发热性结节性脂膜炎	復發性發熱性結節性脂層炎	relapsing febrile nodular panniculitis
M12.301		复发性风湿病	復發性風濕病	palindromic rheumatism
K12.007		复发性坏死性黏膜腺周炎	復發性壞死性黏膜周圍腺炎	periadenitis mucosa necrotica recurrens

主码	附码	中文病名	繁体病名	英文病名
C44. –	M80900/3	复发性基底细胞癌	復發性基底細胞癌	recurrent basal cell epithelioma
C44. –	M80900/3	复发性基底细胞上皮瘤		recurrent basal cell carcinoma
M79.301		复发性结节性非化脓性脂膜炎	復發性結節性非化膿性脂層炎	recurrent nodular nonsupprative panniculitis
L30.103		复发性局灶性掌脱皮	復發性局灶性掌脫皮	recurrent focal palmar peeling
K12.008		复发性口疮	復發性口瘡	recurrent aphthae
K12.008		复发性口疮性溃疡	復發性口瘡潰瘍	recurrent aphthus ulcers
M31.801		复发性皮肤坏死性嗜酸[细胞]性血管炎	復發性皮膚壞死性嗜伊紅球性血管炎	recurrent cutaneous necrotizing eosinophilic vasculitis
L51.802		复发性轻型多形红斑	復發性輕型多形紅斑	recurrent erythema multiforme minor
L98.303		复发性肉芽肿性皮炎伴嗜酸性细胞增多	复发性肉芽肿性皮炎伴嗜伊紅球增生	recurrent granulomatous dermatitis with eosinophilia
A60.007		复发性生殖器疱疹	復發性生殖器疱疹	recurrent herpes genitalis
I82.101		复发性特发性血栓性静脉炎		recurrent idiopathic thrombophlebitis
L53.806		复发性疼痛性红斑	復發性疼痛性紅斑	recurrent painful erythema
L11.803		复发性线形棘层松解性皮病	復發性線形棘層鬆解性皮膚病	relapsing linear acantholytic dermatosis
L73.810		复发性掌跖小汗腺炎		recurrent palmoplantar eccrine hidradenitis
A52.303		复发性中枢神经系统梅毒	復發性中樞神經系統梅毒	recurrent central nervous system syphilis
D22. –	M87200/0	复发痣		recurrent nevus
–	Y55.501	复方阿司匹林药物反应	複方 aspirin 藥物反應	compound aspirin drug reactions
–	Y52.502	复方降压药药物反应	複方降壓藥物反應	drug reactions of compound antihypertensive agents
D23. –		复合汗孔瘤样附属器腺瘤	複合汗孔瘤樣附屬器腺瘤	complex poroma – like adnexal adenoma
R52.201		复合物局部疼痛综合征	複合性區域痛徵候群	complex regional pain syndrome
D22. –	M87600/0	复合痣	合併痣	combined nevus
Q17.002		副耳	副耳	accessory ear
Q17.002		副耳珠	副耳珠	accessory tragus
B08.003		副牛痘	副牛痘	paravaccinia
N48.811		副旁尿道囊肿	副旁尿道囊腫	parameatal urethrocyst
B41.902		副球孢子菌病	巴西副球孢子菌病	paracoccidioidomycosis
B41.902		副球孢子菌肉芽肿	巴西副球黴菌性肉芽腫	paracoccidioidal granuloma
Q83.103		副乳房	副乳	accessory breast
Q83.301		副乳头	副乳頭	accessory nipple
B34.104		副猩红热	副猩紅熱	parascarlatina
L41.901		副银屑病	類乾癬	parapsoriasis
L13.804		副肿瘤性混合大疱性皮病	副腫瘤性混合水疱性皮膚病	paraneoplastic mixed bullous skin disease
L10.803		副肿瘤性天疱疮	副腫瘤性天疱瘡	paraneoplastic pemphigus
L85.105		副肿瘤性肢端角化病	副腫瘤性肢端角化症	paraneoplastic acrokeratosis
L85.105		副肿瘤性综合征	副腫瘤性徵候群	paraneoplastic syndrome
H18.001		富克斯综合征	先天性卟啉病	Fuchs's syndrome
N49.801†		富尼埃坏疽	Fournier 氏壞疽	Fournier's gangrene
N49.801†		富尼埃阴茎或阴囊坏疽	Fournier 氏陰莖或陰囊壞疽	Fournier's penis or gangrene of scrotum
L51.105		富奇综合征	Fuch 氏徵候群	Fuch's syndrome
R23.804		富特彻尔线	Futcher 氏線	Futcher's lines
C83.309		富于T细胞/组织细胞的大B细胞淋巴瘤		T – cell/histocyte – rich large B – cell lymphoma
L08.908		腹壁感染	腹壁感染	infection of abdominal wall
L98.402		腹壁溃疡	腹壁潰瘍	abdominal wall ulcer
L02.202		腹壁脓肿	腹壁膿瘍	abscess of abdominal wall
A42.103		腹部放线菌病	腹部放線菌病	abdominal actinomycosis
C44.502		腹部皮肤恶性肿瘤	腹部皮膚惡性腫瘤	malignant neoplasm of skin of abdomen
I88.903		腹股沟淋巴结炎	腹股溝淋巴結炎	lymphadenitis inguinale
A55.x01		腹股沟淋巴肉芽肿	腹股溝淋巴肉芽腫	lymphogranuloma inguinale
L02.203		腹股沟脓肿	腹股溝膿瘍	abscess of groin
A58.x01		腹股沟肉芽肿	腹股溝肉芽腫	granuloma inguinale
B35.601		腹股沟癣	腹股溝癬	groin ringworm
D69.002		腹型紫癜	腹型紫斑症	abdominal purpura
L94.604		福温克综合征	佛溫克氏徵候群	Vohwinkel's syndrome
E70.323		嘎拉德白化病综合征	Garrad 氏白化病徵候群	Garrad's albinism syndrome
M72.101		嘎拉垫	Garrod 氏墊	Garrod's pads

主码	附码	中文病名	繁体病名	英文病名
E70.206		嘎拉综合征	Garrod 氏徵候群	Garrod's syndrome
D23.-		钙化上皮瘤	鈣化上皮瘤	calcifying epithelioma
M72.802		钙化性腱膜纤维瘤	鈣化性腱膜纖維瘤	calcifying aponeurotic fibroma
L94.218		钙化性纤维性假瘤	鈣化性纖維性假瘤	calcifying fibrous pseudotumour
M34.101		钙盐沉着、雷诺现象、食管功能异常、指端硬化、毛细血管扩张综合征	鈣鹽沈著、雷諾現象、食管功能異常、指端硬化、微血管擴張徵候群	calcinosis, Raynaud phenomenon, esophageal dysfunction, sclerodactyly, telangiectasia syndrome
L98.821		盖尔法布-海门综合征	Gelfarb-Hymen 氏徵候群	Gelfarb Hymen syndrome
Q87.108		干瘪综合征	矮小徵候群	runting syndrome
Q80.001		干皮病	乾皮病	xeroderma
Q82.104		干皮病性白痴	乾皮病性白癡	xerodermic idiocy
Q85.813		干皮-畸足-釉质缺损	乾皮-畸足-琺瑯質缺損	xeroderma - talipes - enamel defect
L21.001		干性糠疹	幹性糠疹	pityriasis sicca
L30.104		干性跖部皮炎		dermatitis plantaris sicca
L85.302		干燥病		xerosis
M35.003†	H19.303*	干燥性角膜结膜炎	乾燥性角膜結膜炎	keratoconjunctivitis sicca
L30.805		干燥性湿疹	乾性濕疹	xerotic eczema
L85.816		干燥性掌部皮炎	乾燥性掌部皮炎	drmatitis palmaris sicca
E50.901		干燥-夜盲综合征	乾燥-夜盲徵候群	xerosis night blindness syndrome
M35.001		干燥综合征	乾燥徵候群	sicca syndrome; Sjögren syndrome
M35.004†	J99.102*	干燥综合征肺病变	乾燥徵候群肺病變	lung change in sicca syndrome
M35.004†		干燥综合征累及肺	乾燥徵候群累及肺	lung involvement in sicca syndrome
M35.005†	G73.702*	干燥综合征性肌病	乾燥徵候群肌病變	myopathy in sicca syndrome; mascular disease in sicca syndrome
E77.103		甘露糖苷贮积症	甘露糖苷貯積症	mannosidosis
L53.304		甘默尔匐行性回状红斑	Gammel 匐行性回狀紅斑	Gammel erythema gyratum repens
A44.801		杆菌性上皮样血管瘤病		bacillary epithelioid angiomatosis
A44.801		杆菌性血管瘤病	桿菌性血管瘤病	bacillary angiomatosis
L81.101		肝斑	肝斑	liver patches
L29.821		肝病性瘙痒症		pruritus due to liver disease
A52.020†	I79.801*	肝动脉梅毒	肝動脈梅毒	hepatic artery syphilis
E83.001		肝豆状核变性	肝豆狀核之退化	hepatolenticular degeneration
D69.105		肝磷脂性血小板减少和肝磷脂坏死	肝燐脂誘發性血小板減少及肝磷脂壞死	heparin - induced thrombocytopenia and heparin necrosis
L98.813		肝-皮肤综合征	肝皮膚徵候群	hepato cutaneous syndrome
E80.205		肝性卟啉病	肝性紫質病	hepatic porphyria
E80.207		肝性红细胞生成性卟啉病	肝性紅血球生成性紫質病	hepatoerythropoietic porphyria
Q44.705		肝血管发育异常、胆汁滞留及周边肺血管狭窄	肝血管發育異常、膽汁滯留及周邊肺血管狹窄	arteriohepatic dysplasia, cholestasis - peripheral pulmonary stenosis
L43.813		肝炎伴扁平苔藓	肝炎併發扁平苔癬	hepatitis - associated lichen planus
B17.801		肝炎皮肤表现	肝炎皮膚表現	skin manifestation of hepatitis
E83.101		肝硬化色素沉着	肝硬化色素沈著	pigmentation liver cirrhosis
E67.101		柑色皮	柑色皮	carotenoderma; aurantiasis cutis
R20.804		感觉异常性背痛	感覺異常性背痛	notalgia paresthetica
G57.101		感觉异常性股痛	感覺異常性股痛	meralgia paresthetica
L92.812		感染伴嗜血细胞性肉芽肿	感染併噬血細胞性肉芽腫	hemophagic cell granuloma associated with infection
L65.812		感染后弥漫性秃发	感染後瀰漫性禿髮	post - infective diffuse alopecia
L08.931		感染性瘢痕	感染疤痕	infected cicatrix; infected scar
B08.005		感染性唇部皮炎	感染性唇部皮膚炎	infectious labial dermatitis
N48.105		感染性龟头炎	感染性龜頭炎	infective balanitis
M60.001		感染性肌炎	感染性肌炎	infection myositis
M02.301		感染性尿道关节炎	感染性尿道關節炎	infective uroarthritis
L50.004		感染性荨麻疹	感染性蕁麻疹	urticaria due to infection
M79.824		感染性脂膜炎	感染性脂層炎	infective panniculitis
L67.805		感叹号状发	驚歎號狀毛	exclamatory pointed hair
B56.001		冈比亚锥虫病	岡比亞錐蟲病	trypanosomiasis Gambiense
K59.401		肛痉挛	肛痙攣	anal spasm
K60.201		肛裂	肛裂	anal fissure

主码	附码	中文病名	繁体病名	英文病名
Q92.801		肛门闭锁－虹膜缺损		anal atresiacoloboma iris
C43.505		肛门边缘恶性黑素瘤	肛門邊緣惡性黑色素瘤	malignant melanoma of anal margin
C44.508		肛门边缘恶性肿瘤	肛門邊緣惡性腫瘤	malignant neoplasm of anal margin
D22.504		肛门边缘黑素细胞痣	肛門邊緣黑素细胞痣	melanocytic nevi of anal margin
D23.512		肛门边缘良性肿瘤	肛門邊緣良性腫瘤	benign neoplasms of anal margin
D04.505		肛门边缘原位癌	肛門邊緣原位癌	carcinoma in situ of anal margin
D03.502	M87200/2	肛门边缘原位黑素瘤	肛門邊緣原位黑色素瘤	melanoma in situ of anal margin
E85.409†	L99.001*	肛门骶骨部皮肤淀粉样变病	肛門骶骨部皮膚澱粉樣變性症	ano – sacral cutaneous amyloidosis
E85.409†	L99.001*	肛门骶骨部皮肤淀粉样变性	肛門骶骨部皮膚澱粉樣變性症	ano – sacral cutaneous amyloidosis
A63.009		肛门尖锐湿疣	肛門尖圭濕疣	condyloma acuminatum of anus
A54.601		肛门淋球菌感染	肛門淋球菌感染	gonococcal infection of anus
C43.505		肛门皮肤恶性黑素瘤		malignant melanoma of anal skin
C44.513		肛门皮肤恶性肿瘤	肛門皮膚惡性腫瘤	malignant neoplasm of anal skin
D22.505		肛门皮肤黑素细胞痣	肛門皮膚黑素细胞痣	melanocytic nevi of anal skin
D23.503		肛门皮肤良性肿瘤	肛門皮膚良性腫瘤	benign neoplasms of anal skin
D04.506		肛门皮肤原位癌	肛門皮膚原位癌	carcinoma in situ of anal skin
D03.503	M87200/2	肛门皮肤原位黑素瘤	肛門皮膚原位黑色素瘤	melanoma in situ of anal skin
I84.602		肛门皮赘	肛門皮贅(懸垂物)	anal skin tags
L29.001		肛门瘙痒症	肛門搔癢症	pruritus ani; anal itch
A63.001		肛门生殖器病毒疣	肛門生殖器病毒疣	anogenital viral warts
L29.301		肛门生殖器瘙痒症	肛門生殖器搔癢症	anogenital pruritus
A63.001		肛门生殖器疣	肛門生殖器疣	anogenital warts
L30.901		肛门湿疹	肛門濕疹	ani eczema
T63.504	X26.908	肛鱼刺伤		stingray injury
A60.102		肛周单纯疱疹	肛門周圍單純性疱疹	perianal herpes simplex
L08.813		肛周链球菌感染	肛門周圍鏈球菌感染	perianal streptococcal infection
A51.102		肛周梅毒性下疳	肛門周圍梅毒性下疳	perianal syphilitic chancre
B37.808		肛周念珠菌病	肛門周圍念珠菌病	perianal candidiasis
C43.507	M87200/3	肛周皮肤恶性黑素瘤	肛周皮膚惡性黑色素瘤	malignant melanoma of perianal skin
C44.514		肛周皮肤恶性肿瘤	肛周皮膚惡性腫瘤	malignant neoplasm of perianal skin
D22.506		肛周皮肤黑素细胞痣	肛周皮膚黑素细胞痣	melanocytic nevi of perianal skin
D04.507		肛周皮肤原位癌	肛周皮膚原位癌	carcinoma in situ of perianal skin
D03.504	M87200/2	肛周皮肤原位黑素瘤	肛周皮膚原位黑色素瘤	melanoma in situ of perianal skin
L30.901		肛周湿疹		perianal eczema
E83.002		钢发综合征	鋼髮徵候群	steel hair syndrome
D80.802		高 IgD 与周期性发热综合征	高 IgD 與週期性發熱徵候群	hyperimmunoglobulinemia D and periodic fever syndrome
D80.601		高 IgD 综合征	高 IgD 徵候群	hyperimmunoglobulinemia D syndrome
D82.401		高 IgE 反复感染综合征	高免疫球蛋白 E 反復感染徵候群	hyperimmunoglobulinemia E (IgE) – recurrent infection syndrome
D82.401		高 IgE 综合征	高 IgE 徵候群	hyperimmunoglobulinemia E syndrome; hyper – IgE syndrome
D89.002		高γ球蛋白血症性紫癜		hypergammaglobulinemic purpura
M31.401		高安动脉炎	高安氏動脈炎	Takayasu's arteritis
M31.401		高安综合征	高安氏徵候群	Takayasu's syndrome
E72.503		高氨血伴低鸟氨酸血、低瓜氨酸血、低精氨酸血和低脯氨酸血症	高氨血伴低鳥氨酸血、低瓜氨酸血、低精氨酸血和低脯氨酸血症	Hyperammonemia with hypoornithinemia, hypocitrullinemia, hypoargininemia, and hypoprolinemia
E72.101		高半胱氨酸尿症	高半胱胺酸尿症	homocysteinuria
E70.101		高苯丙酮酸血症Ⅰ型	高苯丙酮酸血症Ⅰ型	hyperphenylalaninaemia type Ⅰ
E70.104		高苯丙酮酸血症Ⅱ型	高苯丙酮酸血症Ⅱ型	hyperphenylalaninaemia type Ⅱ
E70.104		高苯丙酮酸血症Ⅲ型	高苯丙酮酸血症Ⅲ型	hyperphenylalaninaemia type Ⅲ
E70.105		高苯丙酮酸血症Ⅳ型	高苯丙酮酸血症Ⅳ型	hyperphenylalaninaemia type Ⅳ
E70.105		高苯丙酮酸血症Ⅴ型	高苯丙酮酸血症Ⅴ型	hyperphenylalaninaemia type Ⅴ
L90.807		高尔斯全萎缩	Growers 氏全萎縮	panatrophy of Growers
L90.807		高尔斯全萎缩综合征	Growers 氏全身萎縮徵候群	Growers's panatrophy syndrome
E83.505		高钙血症	高鈣血症	hypercalcemia
E67.101		高胡萝卜素血症	高胡蘿蔔素血症	hypercarotenaemia
D69.001		高杰特·鲁伊特病	Gougerot Ruiter 氏病	Gougerot Ruiter disease

主码	附码	中文病名	繁体病名	英文病名
M35.001		高杰沃特-豪尔-舍格伦综合征	Gougerot - Houwer - Sjögren 氏徵候群	Gougerot - Houwer - Sjögren syndrome
E70.201		高酪氨酸血症Ⅰ型(肝肾)	高酪氨酸血症Ⅰ型(肝腎)	tyrosinaemia type Ⅰ(hepatorenal)
M06.101		高敏性周期热	高敏性週期熱	febris periodica hyperallergica
E79.001		高尿酸血症	高尿酸血症	hyperuricemia
E79.101		高尿酸血症神经异常综合征	高尿酸症與神經異常徵候群	hyperuricemia and neurologic abnormalities syndrome
E53.903†	G63.402*	高普兰综合征		Gopalan's syndrome
Q80.807		高起鱼鳞病	高起魚鱗癬	ichthyosis hystrix
Q80.807		高起鱼鳞病伴耳聋	併耳聾豪豬狀魚鱗癬	hystrix - like ichthyosis with deafness
D89.002		高球蛋白性紫癜	高球蛋白血症性紫斑症	purpura hyperglobulinemia
D89.002		高球蛋白血症性紫癜	高球蛋白血症性紫斑症	purpura hyperglobulinemia
Z72.501		高危性性行为	高危險性性行為	high - risk sexual behaviour
E28.201		高雄激素性痤疮	高雄激素性痤瘡	hyperandrogen acne
I70.211		高血压缺血性溃疡	高血壓缺血性潰瘍	hypertensive ischemic ulcer
I70.211		高血压性溃疡		hypertensive ulcer
E78.507		高血脂性黄瘤病	高脂質性黃色瘤	xanthomatosis due to hyperlipidaemia
E78.501		高脂蛋白血症	高血脂蛋白症	hyperlipoproteinemia
E78.303		高脂蛋白血症 Ib 型	高脂蛋白血症 Ib 型	hyperlipoproteinemia type Ib
E78.206		高脂蛋白血症 III 型	高血脂蛋白症 III 型	hyperlipoproteinemia type III
E78.304		高脂蛋白血症 II 型	高血脂蛋白症 II 型	hyperlipoproteinemia type II
E78.104		高脂蛋白血症 IV 型	高血脂蛋白症 IV 型	hyperlipoproteinemia type IV
E78.303		高脂蛋白血症 I 型	高血脂蛋白症 I 型	hyperlipoproteinemia type I
E78.504		高脂蛋白血症 V 型	高脂蛋白血症 V 型	hyperlipoproteinemia type V
E78.501		高脂血症	高血脂症	hyperlipemia
E29.901		睾丸病变皮肤标记	睪丸病變皮膚標記	cutaneous marker of testicular disorder
L92.824		锆肉芽肿	鋯肉芽腫	zirconium granuloma
A31.802		戈登分枝杆菌感染	戈登分枝桿菌感染	*Mycobacterium Gordonae* infection
Q84.821		戈尔茨综合征	Golt 氏徵候群	Goltz's syndrome
Q87.036		戈尔登哈尔综合征	Goldenhar 氏徵候群	Goldenhar's syndrome
I78.001		戈尔迪蒂病	Goldstein 氏病	Goldstein's disease
Q78.807		戈勒姆综合征	Gorham 氏徵候群	Gorham's syndrome
Q82.871		戈林-戈尔茨综合征	Gorlin - Golt 氏徵候群	Gorlin - Goltz syndrome
Q82.871		戈林综合征	Gorlin 氏徵候群	Gorlin's syndrome
Q84.124		戈梅兹-洛佩兹-赫南德兹综合征	Gomez - Lopez - Hernańdez 氏徵候群	Gomez - Lopez - Hernańdez syndrome
L94.401		戈特龙丘疹	Gottron 氏丘疹	Gottron's papules
Q82.8		戈特龙综合征	Gottron 氏徵候群	Gottron's syndrome
E75.201		戈谢病	Gaucher 氏病	Gaucher's disease
N76.003		革兰菌性阴道炎	革蘭菌性陰道炎	Gardnerella vaginitis
L08.820		革兰阴性菌毛囊炎	革蘭氏陰性菌毛囊炎	Gram - negative folliculitis
L08.817		革兰阴性菌趾蹼感染	革蘭氏陰性菌趾縫感染	Gram - negative infection of toe web
E88.201		革兰综合征	Gram 氏徵候群	Gram's syndrome
B88.012		革螨皮炎	蚖蜉皮膚炎	gamasid dermatitis
Q81.003		格迪-达尔综合征		Gedde - Dehl syndrome
B00.805		格斗者疱疹	格鬥者疱疹	herpes gladiatorum
E03.804		格尔综合征		Gull's syndrome
L66.102		格拉哈姆-利特尔-皮卡迪-拉休尤综合征	Graham - Little - Piccardi - Lassueur 氏徵候群	Graham - Little - Piccardi - Lassueur syndrome
L66.102		格拉哈姆-利特尔综合征	Graham - Little 氏徵候群	Graham - Little syndrome
Q82.8		格赖特尔病		Greither's disease
Q82.8		格赖特尔型外胚层发育不良	Greither 氏外胚層發育異常	Greither - type ectodermal dysplasia
D69.104		格兰兹曼·尼格利综合征	Glanzmann Naegeli 徵候群	Glanzmann Naegeli syndrome
Q87.038		格雷格头多及并指畸形综合征	Greig 頭多併指畸形徵候群	Greig cephalopoly syndactyly syndrome
P35.001		格雷格综合征	Gregg 徵候群	Gregg syndrome
D84.802		格雷塞尔综合征Ⅰ型	Griscelli 氏徵候群Ⅰ型	Griscelli's syndrome type Ⅰ
D84.803		格雷塞尔综合征Ⅱ型	Griscelli 氏徵候群Ⅱ型	Griscelli's syndrome type Ⅱ
P93.x01		格雷综合征	Gray 氏徵候群	Gray's syndrome

主码	附码	中文病名	繁体病名	英文病名
B76.902		格里辛格病		Griesinger's disease
L43.815		格林斯潘综合征	Grinspan 氏徵候群	Grinspan's syndrome
Q82.801		格伦布拉德-斯坦德伯格综合征		Grönblad - Strandberg syndrome
L11.102		格罗弗病		Grover's disease
E85.409†	L99.001*	格罗斯汉综合征	Grosshan 氏徵候群	Grosshan's syndrome
A52.714		各型神经梅毒合并心血管病	各型神經梅毒合併心血管病	various neurosyphilis combined with cardiovascular disease
T56.203		铬及其化合物皮肤损伤	鉻及其化合物皮膚損傷	chromium and its compounds cutaneous trauma
L23.003		铬皮炎		chromium dermatitis
L23.003		铬酸盐变应性接触性皮炎	鉻酸鹽過敏性接觸性皮膚炎	chromate allergic contact dermatitis
L24.805		铬酸盐刺激性接触性皮炎	鉻酸鹽刺激性接觸性皮膚炎	chromate irritant contact dermatitis
B48.804		根毛菌病	酒麴菌病	rhizoposis
L85.102		更年期角皮症	更年期角皮症	keratoderma climactericum
L65.803		更年期脱发	更年期禿	climacteric alopecia
L25.805		工业性皮炎	工業性皮膚炎	industrial dermatitis
B83.001		弓蛔虫病	弓蛔蟲病	toxocariasis
B58.901		弓形虫病	弓漿體原蟲病	toxoplasmosis
L98.415		弓形溃疡	弓形潰瘍	ulceration en arc
I78.804		弓形毛细血管扩张性紫癜综合征	弓形微血管擴張性紫斑徵候群	arciform telangiectatic purpura syndrome
P37.101		弓形体-梅毒螺旋体-风疹病毒-细胞肥大病毒-单纯疱疹病毒综合征		T(toxoplasma) - O(other) - R(rubella virus) - C(sytomegalovirus) - H(hepes simplex virus) syndrome
L82.x12		功能性家族性面部皮脂腺增生症	功能性家族性面部皮脂腺增生症	functional familial sebaceous hyperplasia of face
L56.802		肱桡部夏令瘙痒症	肱橈部夏令搔癢症	brachioradial summer pruritus
A63.006		宫颈尖锐湿疣	子宮頸尖圭濕疣	condyloma acuminatum of cervix
A63.006		宫颈疣		cervix warts
L94.001		巩皮病	限界性硬皮病;鞏皮病	morphea
T56.105		汞及其化合物皮肤损伤	汞及其化合物皮膚損傷	mercury and its compounds cutaneous trauma
L25.301		汞接触性皮炎	汞接觸性皮膚炎	mercury contact dermatitis
L25.301		汞皮炎		mercury dermatitis
L81.803		汞色素沉着	汞色素沈著	mercury pigmentation
Q87.809		共济失调-白内障-侏儒综合征	共濟失調-白內障-侏儒徵候群	ataxia - cataract - dwarfism syndrome
Q87.809		共济失调-白内障综合征	共濟失調-白內障徵候群	ataxia - cataract syndrome
G11.301		共济失调毛细血管扩张	微血管擴張性運動失調	ataxia telangiectasia
G11.301		共济失调性类毛细血管扩张病	共濟失調性類毛細血管擴張病	ataxia telangiectasia - like disorder
B08.806		虳魅痘	它納痘	tanapox
K14.501		沟纹舌	溝紋舌	furrowed tongue
L08.821		沟状跖部角质松解症	足蹠角質分解症	keratolysis plantare sulcatum
B76.902		钩虫病	鉤蟲病	hookworm disease
B76.903		钩虫皮炎	鉤蟲皮膚炎	ancylostomatic dermatitis
A27.901		钩端螺旋体病	鉤端螺旋體病	leptospirosis
Q82.857		钩甲脊髓空洞综合征	鉤甲脊髓空洞徵候群	onychogryphosis - syringomyelia syndrome
B76.903		钩蚴皮炎	鉤蟲皮膚炎	hookworm dermatitis
L60.201		鈎甲		curved nail
T14.012	W54.901	狗咬伤	狗咬傷	dog bite
F54.x01		垢着病		Aketzuki's disease
L43.803		孤立性扁平苔藓	孤立性扁平苔癬	solitary lichen planus
L82.x11		孤立性达里埃病	孤立性達理埃氏病	isolated Darier disease
Q82.208		孤立性肥大细胞瘤	孤立性肥大細胞增生症	solitary mastocytosis
C90.206		孤立性骨髓瘤	孤立性骨髓瘤	solitary myeloma
L85.846		孤立性和播散性表皮松解性棘皮瘤	孤立性及播散性表皮鬆解性棘皮瘤	solitary and disseminated epidermolytic acanthoma
Q80.815		孤立性基因综合征群伴鱼鳞病	孤立性(單發性)基因徵候群併魚鱗癬	isolated genetic syndromes with ichthyosis
L85.807		孤立性角化棘皮瘤	孤立性角化棘皮瘤	solitary keratoacanthoma
D36.-	M95700/0	孤立性局限性神经瘤	孤立性局限性神經瘤	solitary circumscribed neuroma
D23.-	M80110/0	孤立性毛根鞘瘤	孤立性外毛根鞘瘤	solitary trichilemmoma
L82.x11		孤立性毛囊角化病		follicular
D36.-	M95700/0	孤立性神经纤维瘤		solitary neurofibroma

主码	附码	中文病名	繁体病名	英文病名
D23. -	M91410/0	孤立性血管角化瘤	孤立性血管角化瘤	solitary angiokeratoma
D36.114		孤立性有境界的神经瘤	孤立性有境界的神經瘤	solitay circumscribed neuroma
L94.601		箍指病	自發性斷指	ainhum
Q87.016		古德曼综合征	Goodman 氏徵候群	Goodman's syndrome
M31.002		古德帕斯图雷综合征	Goodpasture 氏徵候群	Goodpasture's syndrome
L81.706		古热罗-布鲁姆病		Gougerot and Blum disease
L81.706		古热罗-布鲁姆皮炎	Gougerot - Dlum 氏皮膚炎	dermatite Gougerot - Dlum
L81.706		古热罗-布鲁姆色素性紫斑性苔藓样皮炎	Gougert 與 Blum 氏色素性紫斑性苔蘚樣皮膚炎	pigmented purpuric lichenoid dermatitis of Gougert and Blum
L83.x14		古热罗及卡尔托融合性网状乳头瘤病		confluent and reticulate papillomatosis of Gougerot & Carteaud
L83.x14		古热罗-卡尔托病	Gougerot - Carteaud 氏病	Gougerot - Carteaud disease
Q80.807		古斯-马克林型豪猪状鱼鳞病	Gurth - Macklin 型豪豬狀魚鱗病	ichthyosis hystrix, Gurth - Macklin type
L85.806		古佐博斯基角化棘皮瘤		Grzybowski keratoacanthoma
B88.015†		谷痒症	穀癢症	grain itch
E75.511		谷甾醇血症	穀甾醇血症	sitosterolemia
E75.511		谷甾醇贮积病并发黄瘤病	穀甾醇貯積病併發黃瘤病	sitosterol storage disease and xanthomatosis
I80.102		股蓝肿	有痛性青股腫;蜂巢織股白腫	phlegmasia cerulea dolens
G57.101		股外侧皮神经炎		lateral femoral cutaneous neuritis
G57.101		股外侧皮神经综合征	股外側皮神經徵候群	lateral cutaneous nerve of thigh syndrome
B35.601		股癣	股癬	tinea cruris; ringworm of groin; jock itch
Q87.037		骨-腭-指综合征	骨-顎-指徵候群	oto - palato - digital syndrome
I78.002		骨肥大静脉曲张性痣综合征	骨肥大静脉曲张性痣徵候群	osteohypertrophic varicose nevus syndrome
I78.002		骨肥大鲜红斑痣	骨肥大鲜红斑痣	osteohypertrophic nevus flammeus
B37.814		骨骼念珠菌病	骨骼念珠菌病	skeletal candidiasis
M89.402		骨膜增生厚皮症		pachydermoperiostosis
Q78.203		骨皮肤异色症	骨皮膚異色病	osteodermatopoikilosis
C90.001	M97320/3	骨髓瘤病	骨髓瘤病	myelomatosis
Q78.101		骨纤维发育不良色素沉着综合征	骨纖維發育不良色素沈著徵候群	osteodystrophia fibrosa pigmentation syndrome
Q78.203		骨异色病	骨異色病	osteopoikilosis
Q78.201		骨硬化病	骨質石化病	osteopetrosis
Q78.203		骨质疏松伴结缔组织痣	骨質疏鬆伴結締組織痣	osteoporosis associated connective tissue naevus
Q87.502		骨肿瘤-表皮样囊肿-息肉病	骨腫瘤-表皮樣囊腫-息肉病	bone - tumour - epidermoid cyst - polyposis
T56.803		钴及其化合物皮肤损伤	鈷及其化合物皮膚損傷	cobalt and its compounds cutaneous trauma
L25.826	T56.801	钴皮炎	鈷皮膚炎	cobalt dermatitis
R61.007		鼓索综合征	索狀鼓膜徵候群	choroda tympanic syndrome
B42.102		固定型皮肤孢子丝菌病	固定型皮膚孢子絲菌病	fixed type cutaneous sporotrichosis
L27.101		固定性药疹	固定藥物疹	fixed drug eruption
E72.204		瓜氨酸血症	西瓜氨基酸血症	citrullinemia
T14.018		刮痧损伤	刮痧損傷	kua'sha injuries
E72.503		关节、皮肤弹性过度、白内障、智力迟滞		joints, cutis hyperelastica, corneal, retarded mentality
L40.501†	M07.301*	关节病型银屑病		psoriasis arthropathica
L40.501†	M07.301*	关节病性银屑病	關節病型乾癬	psoriasis arthropathica
Q87.208		关节骨甲发育不良髂骨角综合征	關節骨甲發育不良髂骨角徵候群	arthro - osteo - onychodysplasia - iliac horns syndrome
M72.101		关节胼胝	指節胼胝	tylosis articuli
L40.501†		关节性银屑病	關節病型幹癬	arthropathic psoriasis
B42.801†	M01.601*	关节炎型孢子丝菌病	關節炎型孢子絲菌病	arthritis sporotrichosis
D69.003		关节炎型紫癜	關節炎性紫斑症	arthrotic purpura
B76.905		管道工瘙痒	管道工搔痒	plumbers itch
L67.809		管形发		hair cast
C44. -	M82110/3	管状癌	管狀癌	tubular carcinoma
L67.809		管状发鞘	管狀毛发圆柱	tubular hair cast
D23. -	M84070/0	管状汗腺瘤		syringohidradenoma
L60.837		管状甲		solenonychia
D23. -	M82630/0	管状乳头状汗腺瘤		tubular papillary hidradenoma
D23. -	M82630/0	管状乳头状腺瘤	管狀乳頭狀腺瘤	tubular papillary adenoma

主码	附码	中文病名	繁体病名	英文病名
D23.－	M81490/0	管状腺瘤	管狀腺瘤	tubular adenoma
L25.126		灌肠剂接触性皮炎	灌腸劑接觸性皮膚炎	enema agents contact dermatitis
L25.126		灌肠疹		enema rash
L25.502		灌木皮炎	灌木皮膚炎	bush dermatitis
L56.808		光变应性接触性皮炎	光過敏性接觸性皮膚炎	photoallergic contact dermatitis
L56.101		光变应性药物反应		photoallergic drug reaction
L56.101		光变应性药疹	光過敏性藥物疹	photoallergic drug eruption
L56.202		光毒性焦油皮炎	焦油引起之光毒性皮膚炎	phototoxic tar dermatitis
L56.201		光毒性接触性皮炎		phototoxic contact dermatitis
L56.001		光毒性皮炎	光毒性皮膚炎	phototoxic dermatitis
L56.001		光毒性湿疹		phototoxic eczema
L56.003		光毒性药物反应	光毒性藥物反應	phototoxic drug reaction
L56.003		光毒性药疹		phototoxic drug eruption
L71.001		光感性皮脂溢出		light sensitive seborrhoide
L43.810		光化性扁平苔藓	日光性扁平苔癬	actinic lichen planus
L57.801		光化性剥脱性唇炎	日光性剝落性唇炎	actinic exfoliative cheilitis
L57.803		光化性唇炎	日光性唇炎	actinic cheilitis
L57.812		光化性弹力纤维病	日光性彈力纖維變性	actinic elastosis
L85.809		光化性角化棘皮瘤	光化性角化棘皮瘤	actinic keratoacanthoma
L57.101		光化性类网状细胞增生症	日光性網狀細胞類瘤	actinic reticuloid;AR
L56.815		光化性毛囊炎	日光性毛囊炎	actinic folliculitis
L57.501		光化性肉芽肿	日光性肉芽腫	actinic granuloma;granuloma actinic
L56.402		光化性痒疹	日光性癢疹	actinic prurigo
D69.202		光化性紫癜	日光性紫斑	actinic purpura
L56.817		光甲剥离症	光甲剝離	photo－onycholysis
K14.402		光面舌	光面舌	smooth tongue
Q87.101		光敏感－长肢侏儒综合征	光敏感－長肢侏儒徵候群	photosensitivity－long limbs、dwarfism syndrome
L25.107		光敏剂接触性皮炎	光过敏接觸性皮膚炎	photosensitization agents contact dermatitis
L57.805		光敏性皮炎	光過敏性皮膚炎	photosensitive dermatitis
L57.101		光敏性皮炎/光化性网状细胞增生病综合征	光過敏性皮膚炎/光化性網狀細胞增生病徵候群	photosensitive dermatitis/actinic reticuloid syndrome
L56.101		光敏性药疹	光過敏性藥疹	photosensitive drug eruption
L40.805		光敏性银屑病	光過敏性乾癬	photosensitive psoriasis
L43.810		光线性扁平苔藓	光線性扁平苔癬	lichen planus actinicus
L57.003		光线性角化病		actinic keratosis
L57.501		光线性肉芽肿		actinic granuloma
H16.110		光性角膜炎	光性角膜炎	photokeratitis
L56.301		光源性荨麻疹		urticaria photogenica
L44.101		光泽苔藓	光澤苔癬	lichen nitidus
L85.830		光泽性角化不全病	光澤性角化不全	parakeratosis brilliante
Q80.001		光泽鱼鳞病	光澤魚鱗癬	ichthyosis nitida
E72.003		胱氨酸尿症	胱胺酸尿症	cystinuria
A31.803		龟分枝杆菌感染	龜鼈結核桿菌感染	*Mycobacterium chelonei* infection
N48.101		龟头包皮炎	龜頭包皮炎	balanoposthitis
I83.908		龟头获得性静脉扩张		acquired phlebectasia of glans penis
I83.908		龟头静脉扩张	龜頭靜脈擴張	corona phlebectatica
N48.104		龟头炎	龜頭炎	balanitis
T56.805		硅及其化合物皮肤损伤	硅及其化合物皮膚損傷	selenium and its compounds cutaneous trauma
E61.802		硅缺乏症	硒缺乏症	selenium deficiency
L92.832		硅肉芽肿	矽肉芽腫	silica granuloma
L92.314		硅酮反应	矽酮反應	silicone reaction
M34.203		硅酮或液状石蜡注入性硬皮病	矽酮或液狀石蠟注入性硬皮病	scleroderma by silicone or paraffin implants
L92.832		硅酮肉芽肿		silicone garmuloma
Q87.833		腘蹼综合征	膕窩蹼徵候群	popliteal web syndrome
L02.401		腘窝脓肿	膕窩膿瘍	abscess of popliteal fossa
Q87.833		腘翼综合征	膕窩翼狀贅肉徵候群	popliteal pterygium syndrome
R23.201		过度潮紅	過度脸紅	excessive flushing
M35.701		过度活动综合征	過度活動徵候群	hypermobility syndrome

主码	附码	中文病名	繁体病名	英文病名
T78.401	X59.906	过敏反应	過敏反應	hypersensitivity
L23.901		过敏性皮炎	過敏性皮膚炎	allergic dermatitis
R21.x01		过敏性皮疹	過敏性皮疹	allergic eruption
T78.201		过敏性休克	過敏性休克	allergic shock
D69.004		过敏性紫癜	過敏性紫斑症	allergic purpura
D69.005†	N08.201*	过敏性紫癜性肾炎	過敏性紫斑性腎炎	allergic purpura nephritis
D69.004		过敏样血管性紫癜	過敏樣血管性紫斑	anaphylactoid vascular purpura
D69.004		过敏样紫癜	類過敏性紫斑	anaphylactoid purpura
E80.302		过氧化氢酶缺乏症	無過氧化氫酶	acatalasia
E80.302		过氧化氢酶缺乏综合征	無過氧化氫酶徵候群	acatalasia syndrome
L67.108		过早灰白发症		premature canities
L28.100		哈巴韦结节性痒疹	Harbaway 氏結節性癢疹	prurigo nodularis of Harbaway
E78.304		哈比茨-米尔茨综合征	Harbiz-Muellez 氏徵候群	Harbiz-Muellez syndrome
L41.001		哈伯曼病	Habermann 氏病	Habermann's disease
L40.102		哈伯疱疹样脓疱病	Hebra 氏疱疹樣膿疱病	Hebra's impetigo herpetiformis
C44.-		哈伯综合征	Haber 氏徵候群	Haber's syndrome
A25.101		哈佛希尔热	Harverhill 熱	Harverhill fever
D72.105		哈卡维综合征	Harkavy 氏徵候群	Harkavy's syndrome
L85.102		哈克斯索森病	Haxthausen 氏病	Haxthausen's disease
Q87.039		哈勒曼-斯特雷夫综合征	Hallermann-Streiff 徵候群	Hallermann-Streiff syndrome
L90.001		哈洛漂萎缩性慢性苔藓样皮炎	Hallopeau 氏萎縮性慢性苔蘚樣皮炎	dermatitis lichenoide chronica atrophicans of Hallopeau
Q81.206		哈洛漂-西门子隐性营养不良型大疱性表皮松解症	Hallopeau-Siemens 氏隱性失養性水疱性表皮鬆解症	Hallopeau-Siemens epidermolysis bullosa, dystrophic-recessive
L10.101		哈洛漂增殖性脓皮症	Hallopeau 氏增生性天疱瘡	pyodermite végétante of Hallopeau
L40.201		哈洛漂肢端皮炎	Hallopeau 氏肢端皮炎	Hallopeau's acrodermatitis
D86.902		哈钦森-伯克综合征	Hutchinson-Boeck 氏徵候群	Hutchinson-Boeck syndrome
D03.901		哈钦森黑素性黑子	赫金森黑色素性雀斑	Hutchinson's melanotic lentigo
E34.802		哈钦森-吉尔福特早老症	Hutchinson-Gilford 氏早老症	Hutchinson-Gilford progeria
E34.802		哈钦森-吉尔福特综合征	Hutchinson-Gilford 氏徵候群	Hutchinson-Gilford syndrome
A50.506		哈钦森三联症	赫金森氏三聯症	Hutchinson's triad
A50.513		哈钦森瞳孔	赫金森氏瞳孔	Hutchinson's pupil
L56.402		哈钦森夏令痒疹	赫金森氏夏令癢疹	Hutchinson's summer prurigo
A50.501		哈钦森牙	赫金森氏齒	Hutchinson's teeth
A50.506		哈钦森综合征	赫金森氏徵候群	Hutchinson's syndrome
E72.004		哈特病	Hart 氏徵候群	Hart's disease
E72.004		哈特纳普病	Hartnup 氏病	Hartnup's disease
D76.012		哈希莫托-普里茨克型朗格汉斯组织细胞增生症	Hashimoto-Pritzker 型蘭格罕氏組織細胞增生症	Hashimoto-Pritzker type Langerhans cell histiocytosis
D76.012		哈希莫托-普里茨克综合征		Hashimoto-Pritzker syndrome
B73.x01		海岸丹毒	海岸丹毒;盤尾絲蟲病	coastal erysipelas
Q73.101		海豹肢畸形	海豹肢畸形	phocomelia
T63.606		海贝皮炎	海貝皮膚炎	marine shell dermatitis
T63.607	X26.9	海贝咬伤	海貝咬傷	marine shells bite
T63.611	X26.915	海参皮炎	海參皮膚炎	sea cucumber dermatitis
L25.504		海草皮炎	海草皮膚炎	dermatitis caused by seaweed
T69.001		海船足	海船足	seaboat foot
T63.612	X26.916	海胆刺伤	海膽刺傷	sea urchin sting
L92.825		海胆肉芽肿	海膽肉芽腫	sea urchin granuloma
T63.612	X26.916	海胆螫刺症		stonefish stings
L28.101		海德结节性痒疹	Hyde 氏結節性癢疹	prurigo nodularis of Hyde
T63.610	X26.914	海蝶刺伤	海蝶魚刺傷	sea butterflies sting
T63.616	X26.903	海葵刺伤	海葵刺傷	sea anemones sting
T63.613	X26.905	海绵采集者皮炎	海綿採集者皮膚炎	sponge fisherman's dermatitis
T63.614	X26.905	海绵刺伤	海綿刺傷	sponge sting
T63.614	X26.905	海绵皮炎及螫伤		sponge dermatitis and sting
T63.613	X26.905	海绵渔夫病		sponge fisherman's disease
D18.103	M91720/0	海绵状淋巴管瘤	海綿狀淋巴管瘤	cavernous lymphangioma

主码	附码	中文病名	繁体病名	英文病名
D18. -	M91750/0	海绵状血管淋巴管瘤	海綿狀血管淋巴管瘤	cavernous hemolymphangioma
D18. -	M91210/0	海绵状血管瘤	海綿狀血管瘤	cavernous hemangioma; cavernous angioma
Q82.8 -		海默 - 芒克综合征	Haim - Munk 徵候群	Haim - Munk syndrome
B64.x02		海虱	海虱	sea lice
B64.x02		海水浴者皮炎	海水浴者皮炎	dermatitis due to seabather
B64.x02		海水浴者皮疹	海水浴者皮疹	sea bather's eruption
B64.x02		海湾痒		gulf coast itch
Q87.827		海 - 韦尔斯综合征		Hay - Wells syndrome
T63.604	X26.909	海螅皮炎	水螅皮膚炎	halecium dermatitis; hydroid dermatitis
T63.615	X26.917	海星蜇伤	海星螫傷	sting by sea star
R61.160		海因斯 - 本尼克综合征		Hines - Bannick syndrome
A31.102		海鱼分枝杆菌皮肤感染		*Mycobacterium marinum* infection of skin
L57.811		海员皮肤	海員皮膚	sailor's skin
L25.516		海藻皮炎	海藻皮膚炎	seaweed dermatitis
T63.602	X26.904	海蜇皮炎	水母皮膚炎	jellyfish dermatitis
I78.808		含铁黄素色素沉着和血管外红细胞渗出	含鐵血紅素色素沈著及血管外紅血球滲出	hemosiderin pigmentation and erythrocyte extravasation
L81.441		含铁血红素沉积症	含鐵血紅素沉積症	hemosiderosis
L81.441		含铁血黄素性过度色素沉着	含鐵血紅素色素過度沈著	hemosiderin hyperpigmentation
K09.001		含牙囊肿	含齒囊腫	dentigerous cyst
T69.004		寒冷性红斑	冷因性紅斑	cold erythema
L50.202		寒冷性荨麻疹	冷因性蕁麻疹	cold urticaria
M79.809		寒冷性脂膜炎	冷因性脂層炎	cold panniculitis
D76.011		汉德 - 许拉 - 克里斯琴综合征	Hand - Schüller - Christian 氏徵候群	Hand - Schüller - Christian syndrome
D76.011		汉德 - 许拉综合征	Hand - Schüller 氏徵候群	Hand - Schüller syndrome
Q87.113		汉哈特侏儒		Hanhart's dwarfism
Q87.113		汉哈特综合征	Hanhart 氏徵候群	Hanhart's syndrome
M12.301		汉克 - 罗森伯格综合征	Hench - Rosenberg 氏徵候群	Hench - Rosenberg syndrome
A30.901		汉森病		Hansen's disease
E83.101		汉沃特 - 肖法尔综合征	Hanot - Chauffard 氏徵候群	Hanot - Chauffard syndrome
B36.001		汗斑		pityriasis versicolor
D23. -	M84070/0	汗孔汗管瘤	汗孔汗管瘤	porosyringoma
L82.x13		汗管棘皮瘤	汗管棘皮瘤	syringoacanthoma
Q82.882		汗管角化症		porokeratosis
D23. -	M84040/0	汗管扩张症		syringoectasia
D23. -	M84070/0	汗管瘤	汗管瘤	syringoma
C44. -	M83900/3	汗管瘤样癌	汗管瘤樣癌	syringomatous carcinoma
D23. -		汗管囊瘤	汗管囊瘤	syringocystoma
D23. -		汗管囊腺瘤	汗管囊腺瘤	syringocystadenoma
D23. -	M84010/0	汗管纤维腺瘤		syringofibroadenoma
C44. -	M84070/3	汗管样小汗腺癌	汗管樣汗腺癌	syringoid eccrine carcinoma
D23. -	M84020/0	汗孔或小汗腺汗腺瘤		poroid or eccrine hidradenoma
Q82.882		汗孔角化病	汗孔角化症	porokeratosis
D23. -	M84020/0	汗孔瘤	汗孔瘤	poroma
C44. -	M84020/3	汗孔上皮瘤	汗孔上皮瘤	poroepithelioma
D23. -	M84070/0	汗孔样汗腺瘤		poroid hidradenoma
L73.808		汗孔周围炎及多发性汗腺脓肿	汗孔周圍炎及多發性汗腺膿瘍	periporitis and multiple sweat gland abscesses
L30.101		汗疱疹	汗疱疹	pompholyx
C44.903	M84000/3	汗腺癌	汗腺癌	sweat gland carcinoma
C44.903		汗腺恶性肿瘤	汗腺惡性腫瘤	malignant neoplasm of sweat glands
L74.402		汗腺功能障碍性无汗症	汗腺功能障礙性無汗症	anhidrosis due to anaphoresis
L29.822		汗腺管阻塞性瘙痒症	汗腺管阻塞性搔癢症	pruritus due to sweat duct obstruct
D23. -	M84000/0	汗腺腺瘤	汗腺腺瘤	hidradenoma
L73.807		汗腺炎	汗腺炎	hidradenitis
Q82.515		汗腺痣	汗腺痣	eccrine nevus
L74.301		汗疹	汗疹	miliaria
L29.822		汗潴留综合征	汗貯留徵候群	sweat retention syndrome
E53.001		豪斯 - 帕利斯特综合征	Howes - Pallister 氏徵候群	Howes - Pallister syndrome

主码	附码	中文病名	繁体病名	英文病名
Q82.844		豪威尔－埃文斯－克拉克综合征	Howel－Evans－Clark 氏徵候群	Howel－Evans－Clark syndrome
Q82.844		豪威尔－埃文斯综合征	Howel－Evans 氏徵候群	Howel－Evans syndrome
Q80.807		豪猪状鱼鳞病	豪豬皮樣魚鱗癬	ichthyosis hystrix
T69.001		壕沟足		trench foot
D22.305		浩利痣		Hori's nevus
L27.075		浩伊内综合征	Hoigne 氏徵候群	Hoigne syndrome
L90.801		耗损性皮肤萎缩	耗損性皮膚萎縮	atrophoderma biotriptica
L23.101		合成树脂皮炎		synthetic resin dermatitis
C81.901	M96500/3	何杰金病	何傑金氏症	Hodgkin's disease
B73.x01		河盲症	河盲症	river blindness
E53.001		核黄素缺乏症	核黃素缺乏病	ariboflavinosis
Q98.501		核型 47 XYY 综合征	核型 47,XYY 徵候群	karyotype 47,XYY syndrome
L03.201		颌部蜂窝织炎	頜部蜂窩組織炎	cellulitis of jaw
C44.310		颌部皮肤恶性肿瘤	頜部皮膚惡性腫瘤	malignant neoplasm of skin of jaw
L03.202		颌下区蜂窝织炎	頜下區蜂窩組織炎	cellulitis of submandibular region
E70.202		褐黄病	赭色病	ochronosis
I78.812		褐黄色皮肤综合征	褐黃色皮氏徵候群	brownish yellow skin syndrome
L60.843		褐甲	褐甲	brown nail
Q82.815		赫尔维格－拉森－路德维格森综合征	Helweg－Larsen－Ludwigsen 氏徵候群	Helweg－Larsen－Ludwigsen syndrome
Q82.815		赫尔维格－拉森综合征	Helweg－Larsen 氏徵候群	Helweg－Larsen syndrome
K13.602		赫克病		Heck's disease
T78.202		赫克斯海默反应	Herhxeimer 氏反應	Herxheimer's reaction
Q81.101		赫利茨交界型大疱性表皮松解症	Herlitz 氏交界型大疱性表皮鬆解症	junctional epidermolysis bullosa－Herlitz
Q81.101		赫利茨交界型萎缩泛发重症大疱性表皮松解症	Herlitz 氏交界型萎縮泛發重症大疱性表皮鬆解症	junctional atrophicans generalisata gravis epidermolysis bullosa－Herlitz
Q81.101		赫利茨交界型致死性大疱性表皮松解症	Herlitz 氏交界型致死性水疱性表皮鬆解症	junctional lethal epidermolysis bullosa－Herlitz
Q81.101		赫利茨交界型重症变异大疱性表皮松解症	Herlitz 氏交界型重症變異大疱性表皮鬆解症	gravis variant of junctional epidermolysis bullosa－Herlitz
E70.329		赫曼斯基－普德拉克眼皮肤白化病		Hermansky－Pudlak oculocutaneous albinism
E70.329		赫曼斯基－普德拉克综合征		Hermansky－Pudlak syndrome
A50.501		赫秦生牙	赫金森氏齒	Hutchinson's teeth
E74.010		赫斯综合征		Hers's syndrome
L26.x03		黑布拉红糠疹	Hebra 氏红色糠疹	pityriasis rubra of Hebra
L28.210		黑布拉痒疹	Hebra 氏癢疹	Hebra's prurigo;prurigo hebra
B36.101		黑点癣	黑點癬	black dot ringworm;black dot tinea
E70.304		黑发－白化病－耳聋综合征	黑髮－白化病－耳聾徵候群	black locks－albinism deafness syndrome
L81.401		黑化病	黑變症	melanism
L83.x01		黑棘皮病	黑棘皮症	acanthosis nigricans
L83.x09		黑棘皮病－多毛－抗胰岛素糖尿病		acanthosis nigricans－hypertrichosis－insulin resistant diabetes
L60.841		黑甲	黑色素甲	melanonychia;black nail
B36.102		黑糠疹	黑色糠疹	pityriasis nigra
Q82.8－		黑利－黑利病	Hailey－Hailey 氏病	Hailey－Hailey disease
K14.301		黑毛舌	黑毛舌	black hairy tongue
L81.401		黑皮症		melanoderma;melanodermia
B55.901		黑热病	萊什曼病	leishmaniasis
B55.002		黑热病后皮肤黑热病	黑熱病後皮膚萊什曼病	post kala－azar dermal leishmaniasis
B55.002		黑热病后皮肤利什曼病	黑熱病後皮膚萊什曼病	post kala－azar dermal leishmaniasis
B55.002		黑热病后皮肤利什曼样疹	黑熱病後皮膚萊什曼樣疹	post kala－azar dermal leishmanoid
L44.806		黑人男性丘疹性疹	黑人男性丘疹性皮疹	papular eruption in black males
L81.450		黑人遗传性黑子病	黑人遺傳性小痣	inherited patterned lentiginosis in blacks
L81.450		黑人遗传性雀斑痣病	黑人遺傳性小痣	inherited patterned lentiginosis in blacks
B35.103		黑色甲下甲真菌病	黑色甲下甲黴菌病	black subungual onychomycosis
L83.x01		黑色角化病	黑色角化病	keratosis nigricans
B36.301		黑色毛孢子菌病	黑色毛髮芽孢菌病	black trichosporosis
B36.301		黑色毛结节菌病	黑砂毛	black piedra

主码	附码	中文病名	繁体病名	英文病名
L25.829		黑色皮肤划痕症	黑色皮膚劃痕症	black dermatographism
L82.x08		黑色丘疹性皮病	黑色丘疹性皮膚病	dermatosis papulosa nigra
D22.901		黑色素细胞母斑(痣),反向A型	黑色素細胞母斑(痣),反向A型	melanocytic nevus, inverted type A
D69.210		黑色萎缩	黑色萎縮症	black atrophy; atrophie noire
B36.102		黑色小孢子菌病	黑色小孢子菌病	microsporosis nigra
K14.301		黑舌		black tongue
L81.901		黑素黑变症		hypermelanosis
L83.x10		黑素棘皮瘤	黑色素棘皮瘤	melanoacanthoma
C43.–	M87200/3	黑素瘤	黑色素瘤	melanoma
C43.905		黑素瘤及神经系统肿瘤综合征	皮膚黑色素瘤及神經系統腫瘤徵候群	melanoma and neural system tumour syndrome
C77.901		黑素瘤淋巴结转移癌	黑色素瘤淋巴結轉移	lymph node matastasis due to melanoma
C78.808		黑素瘤内脏转移	黑色素瘤內臟轉移	visceral metastasis due to melanoma
C79.205		黑素瘤皮肤内转移	黑色素瘤皮膚內轉移	intransit metastasis in skin due to melanoma
C43.–		黑素肉瘤	黑素肉瘤	melanosarcoma
D03.901		黑素细胞癌前期病变	黑色素細胞癌前期病變	melanocytic precancerous change
D22.–	M87201/0	黑素细胞痣	黑色素細胞母斑(痣)	melanocytic nevus
Q85.815		黑素细胞痣综合征		melanophoric nevus syndrome
D22.–		黑素纤维瘤	黑色素纖維瘤	melanofibroma
E70.206		黑酸尿症	黑酸尿症	alkaptonuria
L70.008		黑头粉刺	黑头粉刺	bleck comedo
Q82.517		黑头粉刺样单侧痣	粉刺樣單側母斑	nevus unilateralis comedonicus
Q82.517	M87710/0	黑头粉刺样痣	粉刺母斑	nevus comedonicus
B36.102		黑癣		tinea nigra
Q80.101		黑鱼鳞病	黑魚鱗癬	ichthyosis nigricans
D22.–		黑痣	黑痣	black nevus
D69.811		黑踵病	足跟瘀斑	black heel
L81.452		黑子	小痣	lentigo
D69.004		亨诺克–舒恩莱因紫癜	Henoch – Schönlein 氏過敏性紫斑症	Henoch – Schönlein purpura
D69.005†		亨诺克–舒恩莱因紫癜性肾炎	Henoch – Schönlein 氏紫斑性腎炎	Henoch – Schönlein purpura nephritis
D69.002		亨诺克型紫癜	Henoch 氏型紫斑	Henoch purpura
B02.204†	G53.002*	亨特综合征	Hunt 氏徵候群	Hunt's syndrome
B02.204†		亨特综合征Ⅰ型	Hunt 氏徵候群Ⅰ型	Hunt syndrome type Ⅰ
D21.–	M89000/0	横纹肌错构瘤		rhabdomyomatous hamartoma
D21.–	M89000/0	横纹肌间瘤性间质错构瘤	橫紋肌瘤性間質錯構瘤	rhabdomyomatous mesenchymal hamartoma
D21.–	M89000/0	横纹肌瘤	橫紋肌瘤	rhabdomyoma
C49.–	M89000/3	横纹肌肉瘤	橫紋肌肉瘤	rhabdomyosarcoma
L59.001		烘烤皮肤综合征	烘烤皮膚徵候群	roast cutaneous syndrome
Q82.8		红斑角化病	紅斑角皮症	erythrokeratoderma
Q82.851		红斑角化病伴共济失调	併運動失調紅斑角皮症	erythrokeratodermia with ataxia
L93.001		红斑狼疮	紅斑性狼瘡	lupus erythematosus; LE
L43.823		红斑狼疮–扁平苔藓重叠综合征		LE – LP overlap syndrome
L93.208		红斑狼疮–多形红斑样综合征	紅斑性狼瘡–多形紅斑樣徵候群	lupus erythematosus – erythema multiforme – like syndrome
L93.203		红斑狼疮性脂膜炎	紅斑狼瘡性脂層炎	lupus erythematosus panniculitis
L12.805		红斑水肿性类天疱疮	紅斑水腫性類天疱瘡	erythematous and edematous pemphigoid
L10.401		红斑型天疱疮	紅斑性天疱瘡	pemphigus erythematosus
L43.809		红斑性扁平苔藓	紅斑性扁平苔癬	lichen planus erythematosus
L90.201		红斑性皮肤松弛症		anetoderma of erythematosa
I73.819		红斑性肢痛症	肢端紅痛症	erythromelalgia
L60.846		红半月甲	紅半月甲	red half – moon nail
L74.003		红痱	紅色汗疹	miliaria rubra
I73.810		红绀症	紅紺症	erythrocyanosis
M79.810		红绀症伴结节及冻疮		erythrocynosis with nodules and pernio
L60.846		红弧影		red lumulae
L60.848		红甲	紅甲	red nail
B48.810		红酵母病	紅酵母病	rhodotorulosis
–	Y40.301	红霉素药物反应	erythromycin 藥物反應	erythromycin drug reactions

主码	附码	中文病名	繁体病名	英文病名
L53.902		红皮病	紅皮症	erythroderma
C84.101		红皮病伴非典型淋巴细胞	伴非典型淋巴細胞性紅皮病	erythroderma with atypical lymphocyte
D64.803		红皮病 - 巨细胞性贫血	紅皮病 - 巨細胞性貧血	erythroderma - macrocytic anemia
L40.801		红皮病型银屑病	紅皮性乾癬	erythrodermic psoriasis
L12.806		红皮病性大疱性类天疱疮	紅皮病性水疱性類天疱瘡	erythrodermic bullous pemphigoid
R52.101		红皮病性多发性神经病	紅皮病性多發性神經病	erythrodema polyneuritis
Q82.202	M97400/1	红皮病性肥大细胞增多症	紅皮病性肥大細胞增生症	erythrodermic mastocytosis
D86.314		红皮病性结节病	紅皮病性類肉瘤病	erythrodermic sarcoidosis
L98.505		红皮病性毛囊性黏蛋白病	紅皮病性毛囊黏液素病	erythrodermic follicular mucinosis
L98.505		红皮病性毛囊性黏蛋白沉积症	紅皮病性毛囊黏液素病	erythrodermic follicular mucinosis
C84.006		红皮病性皮肤 T 细胞淋巴瘤	紅皮性皮膚 T 細胞淋巴瘤	erythrodermic cutaneous T - cell lymphoma
D86.314		红皮病性肉样瘤病	紅皮病性類肉瘤病	erythrodermic sarcoidosis
L20.815		红皮病性特应性湿疹	紅皮病性異位性濕疹	erythrodermic atopic eczema
C84.006		红皮病性蕈样霉菌病	紅皮病性蕈樣肉芽腫	erythrodermic mycosis fungoides
C84.006		红皮病性蕈样肉芽肿	紅皮病性蕈樣肉芽腫	erythrodermic granuloma fungoides
L40.801		红皮病性银屑病	紅皮性乾癬	erythrodermic psoriasis
L21.801		红皮病性脂溢性皮炎	紅皮病性脂漏性皮膚炎	erythrodermic seborrhoeic dermatitis
A48.817		红球菌感染	紅球菌感染	*Rhodoccocus infection*
-	Y40.801	红人综合征		red man syndrome
E70.306		红色白化病	紅色白化病	red albinism
L30.103		红色角质松解症	紅斑角質解離症	erythrokeratolysis
D24.x02		红色乳头瘤病		floid papollomatosis
L74.003		红色粟粒疹		heat rash
E40.x01		红体病	體弱病	weakling
E80.005		红细胞生成粪卟啉病	紅血球生成性糞紫質病	erythropoietic coproporphyria
E80.004		红细胞生成性卟啉病	紅血球生成性紫質病	erythropoietic porphyria
E80.003		红细胞生成性原卟啉病	紅血球生成性原紫質病	erythropoietic protoporphyria
L08.101		红癣	紅癬	erythrasma
Q84.616		喉 - 甲 - 皮肤综合征	喉 - 甲 - 皮膚徵候群	laryngo - onycho - cutaneous syndrome
T78.306		喉荨麻疹	喉蕁麻疹	urticaria larynx
D14.401	M80600/0	喉乳头瘤病		laryngeal papillomatosis
T78.306		喉水肿		edema of larynx
B04.x01		猴痘	猴痘	monkey pox
B04.x01		猴天花病毒病	猴天花病毒病	monkey smallpox virus disease
L60.855		后天性无甲	後天性無甲	acquired anonychia
M89.402		厚皮性骨膜病	皮膚骨膜肥厚症	pachydermoperiostosis
M89.405†	L62.001*	厚皮性骨膜病杵状甲	厚皮性骨膜病杵狀甲	clubbed nail pachydermoperiostosis
L98.302		厚皮性嗜酸[细胞]性皮炎	厚皮性嗜伊紅球性皮膚炎	pachydermatous eosinophilic dermatitis
L91.901		厚皮症	厚皮症	pachydermia
B97.401		呼吸道合胞病毒感染	呼吸道融合病毒感染	respiratory syncytial virus infection
B37.803		呼吸道念珠菌感染	呼吸道念珠菌感染	respiratory monilial infection
B97.401		呼吸道融合病毒感染	呼吸道融合病毒感染	respiratory syncytial virus infection
D14.401	M80600/0	呼吸道乳头瘤病	呼吸道乳突瘤病	papillomatosis of respiratory tract
L94.207		孤立性先天性结节性钙化	孤立性先天性結節性鈣化	solitary congenital calcified nodules
L60.825		孤立性趾甲营养不良		isolated toenail dystrophy
T63.401		胡蜂蜇伤	胡蜂螫傷	wasp sting
E76.004		胡勒尔 - 沙伊综合征	Hurler - Scheie 氏徵候群	Hurler - Scheie syndrome
E76.001		胡勒尔综合征	Hurler 氏徵候群	Hurler syndrome
L81.813		胡萝卜素沉着病	胡蘿蔔素沈著病	aurantiasis
L81.813		胡萝卜素性色素沉着	高胡蘿蔔血症性色素沈著	pigmentation due to carotenaemia
E67.101		胡萝卜性黄皮症	胡蘿蔔黃皮症	carotensis;carotenodermia
E67.101		胡萝卜血症	胡蘿蔔血症	carotenaemia
E76.101		胡特尔综合征	Hunter 氏徵候群	Hunter's syndrome
L25.507		湖南手		Hunan hand
B88.813	L99.802*	蝴蝶皮炎	蝴蝶皮膚炎	butterfly dermatitis
B36.001		花斑糠疹	變色糠疹	pityriasis versicolor
B36.001		花斑癣	花斑癬	tinea versicolor
A51.319		花朵形梅毒疹	傘房花狀梅毒疹	corymbose syphilid

主码	附码	中文病名	繁体病名	英文病名
L25.505		花粉皮炎	花粉皮膚炎	pollen dermatitis
M95.101		花椰菜状耳	花椰菜狀耳	cauliflower ear
A39.401		华－弗综合征	Waterhouse－Friedericksen 氏徵候群	Waterhouse – Friderichsen syndrome
Q87.825		滑膜炎－痤疮－脓疱病－骨肥厚－骨髓炎综合征	滑膜炎－痤瘡－膿疱病－骨肥厚－骨髓炎徵候群	synovitis – acne – pustulosis – hyperostosis – osteomyelitis syndrome
M60.202		滑石粉肉芽肿	滑石粉肉芽腫	talc granuloma
T88.719	Y43.304	化疗药物反应	化療藥物反應	chemotherapeutic agent drug reactions
A48.820		化脓棒状杆菌感染	化膿性棒狀桿菌感染	*Corynebacterium pyogenes* infection
A46.x05		化脓性丹毒	化膿性丹毒	suppurative erysipelas
L73.201		化脓性汗腺炎	化膿性汗腺炎	hidradenitis suppurativa
L03.001		化脓性甲沟炎	化膿性甲溝炎	pyogenic paronychia
L04.901		化脓性淋巴结炎	化膿性淋巴腺炎	purulent lymphadenitis
L08.007		化脓性皮炎	化膿性皮膚炎	purulent dermatitis
L98.001		化脓性肉芽肿	化膿性肉芽腫	granuloma pyogenicum
L70.836		化脓性无菌性关节炎、坏疽性脓皮病及痤疮		pyogenic sterile arthritis, pyoderma gangrenosum and acne
M89.403		化生性骨化	組織變形性骨化	metaplastic ossification
T30.401		化学腐蚀伤	化學腐蝕傷	chemical corrosion
L25.306		化学品接触性皮炎	化學品接觸性皮膚炎	chemicals contact dermatitis
T30.401		化学烧伤	化學燒傷	chemical burn
L60.858		化学药品性甲损伤	化學藥品性甲損傷	nail damage caused by chemical agents
L23.201		化妆品变应性接触性皮炎	化妝品過敏性接觸性皮膚炎	cosmetic allergic contact dermatitis
L24.301		化妆品刺激性接触性皮炎	化妝品刺激性接觸性皮膚炎	irritant contact dermatitis due to cosmetics
L70.833		化妆品痤疮	化妝品性痤瘡	acne induced by cosmetics cosmetic acne
L56.809		化妆品光感性皮炎	化妝品引起之光敏感性皮膚炎	photosensitive dermatitis induced by cosmetics
L25.001	Y56.802	化妆品过敏		allergy by cosmetics
L60.856		化妆品甲损伤	化妝品甲損傷	nail damage induced by cosmetics
L25.001		化妆品接触性皮炎	化妝品接觸性皮膚炎	contact dermatitis induced by cosmetics
L65.805		化妆品毛发损害	化妝品引起毛髮損傷	hair damage induced by cosmetics
L81.812		化妆品皮肤色素异常	化妝品皮膚色素異常	skin discolouration induced by cosmetics
L25.001	Y56.802	化妆品皮炎	化妝品皮膚炎	cosmetic dermatitis
L23.201		化妆用具变应性接触性皮炎		toiletry allergic contact dermatitis
Q28.803		怀伯恩－梅森综合征		Wyburn – Mason syndrome
Q87.814		怀尔德范克综合征		Wildervanck's syndrome
C44. –		怀炉癌	懷爐癌	Kairo cancer
B02.907		坏疽性带状疱疹	壞疽型帶狀疱疹	gangrenous herpes zoster
A46.x03		坏疽性丹毒	壞死性丹毒	erysipelas gangrenous
L03.902		坏疽性蜂窝织炎	壞疽性蜂窩組織炎	gangrenous cellulitis
N48.106		坏疽性龟头炎	壞疽性龜頭炎	gangrenous balanitis
A48.823†	M72.5*	坏疽性筋膜炎	壞死性肌膜炎	necrotizing fasciitis
A69.001		坏疽性口炎	壞疽性口炎	gangrenous stomatitis; noma
A48.804		坏疽性臁疮	壞疽性臁瘡	ecthyma gangrenosum
I89.107		坏疽性淋巴管炎	壞疽性淋巴管炎	gangrenous lymphangitis
L88.x01		坏疽性脓皮病	壞疽性膿皮症	gangrenous pyoderma
L88.x01		坏疽性皮炎	壞疽性皮膚炎	dermatitis gangrenosa
M31.205		坏疽性肉芽肿	壞疽性肉芽腫	gangrenous granuloma
A48.804		坏疽性深脓疱疮	壞疽性臁瘡	ecthyma gangrenosum
D65.x05		坏疽性紫癜	壞疽性紫斑症	purpura gangrenosa
L53.813		坏死松解性游走性红斑	壞死溶解性遊走狀紅斑	necrolytic migratory erythema
L70.807		坏死性痤疮	壞死性痤瘡	acne necrotica
A48.803		坏死性杆菌病	壞死性桿菌病	necrobacillosis
M31.301		坏死性呼吸道肉芽肿病	壞死性呼吸道肉芽腫病	necrotizing respiratory granulomatosis
L04.902		坏死性淋巴结炎	壞死性淋巴腺炎	necrotising lymphadenitis
I77.502		坏死性血管炎	壞死性血管炎	necrotizing angitis; necrotizing vasculitis
D65.x05		坏死性紫癜	壞死性紫斑症	purpura necrotica
L04.909		坏死增生性淋巴结病	壞死增生性淋巴結病變	necrotizing hyperplastic lymphadenopathy
E54.x02		坏血病	壞血病	scurvy
D36. –	M95700/0	环层小体神经瘤	環層小體神經瘤	parcinian neuroma

主码	附码	中文病名	繁体病名	英文病名
B88.806	L99.802*	环节虫皮炎	環節蟲皮膚炎	bristeworm dermatitis
Q84.610		环纹发	環紋發	ringed hair
L53.101		环形红斑	迴紋狀紅斑	erythema gyratum
Q92.807		环形染色体 7 综合征	環形染色體 7 徵候群	ring chromosome 7 syndrome
Q80.804		环形鱼鳞病伴表皮松解角化过度症	併表皮鬆解過度角化症環形魚鱗癬	cyclic ichthyosis with epidermolytic hyperkeratosis
M34.204		环氧树脂性硬皮病样损害	環氧樹脂性硬皮病樣病灶	scleroderma – like lesions resulting from epoxy resin
L24.202		环已烷刺激性接触性皮炎	環已烷刺激性接觸性皮膚炎	irritant contact dermatitis due to cyclohexane
L43.817		环状扁平苔藓	環狀扁平苔癬	annular lichen planus;lichen planus annularis
L92.813		环状弹力纤维分解性肉芽肿		annular elastolytic granuloma
L92.813		环状弹性组织溶解性巨细胞肉芽肿	環狀彈力纖維分解性巨細胞肉芽腫	annular elastolytic giant – cell granuloma
Q84.610		环状发	環毛	pili annulati
M02.301		环状龟头炎	環狀龜頭炎	circinate balanitis
L27.067		环状红斑性药疹	環狀紅斑性藥疹	annular drug eruption
D86.319		环状结节病	環狀類肉瘤病	annular sarcoidosis
D69.203		环状毛囊性毛细血管扩张	環狀毛囊性微血管擴張	telangiectasia follicularis annularis
A51.318		环状梅毒疹	環狀梅毒疹	annular syphilid;syphilid annularis
L40.105		环状脓疱性银屑病	环状膿疱性乾癬	circinate and annular pustular psoriasis
R23.101		环状青斑	環狀青斑	livedo annularis
L92.001		环状肉芽肿	環狀肉芽瘤	granuloma annulare
D86.319		环状肉样瘤病	環狀類肉瘤病	annular sarcoidosis
M02.301		环状外阴阴道炎	環狀女陰陰道炎	circinate vulvovaginitis
L28.205		环状痒疹	環狀癢疹	prurigo annularis
L40.004		环状银屑病	環狀乾癬	psoriasis annulata
L90.832		环状脂肪萎缩		lipoatrophia annularis
E85.302		浣熊样综合征	浣熊樣徵候群	racoon syndrome
E75.504		黄[色]瘤	黄色瘤	xanthoma
E78.212		黄[色]瘤病	黄色瘤病	xanthomatosis
A27.001		黄疸出血性钩端螺旋体病	黄疸出血性鉤端螺旋體病	leptospirosis icterohaemorrhagica
T63.504	X26.908	黄貂鱼咬伤	黄貂魚咬傷	stingray bite
L67.104		黄发	黄髮	yellow hair
L81.101		黄褐斑	肝斑	chloasma
L60.502		黄甲	黄甲	yellow nail
L60.501		黄甲综合征	黄甲徵候群	yellow nail syndrome
E75.504		黄瘤	黄色瘤	xanthoma
E78.212		黄瘤病	黄色瘤病	xanthomatosis
E75.507		黄瘤性胆汁性肝硬化	黄色瘤性膽汁性肝硬化	xanthomatous biliary cirrhosis
E70.802		黄尿酸性酸尿综合征		xanthurenic aciduria syndrome
E75.508		黄皮症	黄膚症(黄變病)(黄變症)	xanthosis
E70.802		黄嘌呤代谢异常疾病	黄尿酸性酸尿徵候群	xanthurenic aciduria syndrome
A95.901		黄热病	黄熱病	yellow fever
E70.306		黄色白化病	黄色白化病	xanthous albinism
B43.901		黄色酿母菌病(曾用名)		yeast chromomycosis
P02.302		黄色胎脂综合征		yellow vernix syndrome
E70.306		黄色突变眼皮肤白化病	黄色突變眼皮膚白化病	yellow mutant(ym) oculocutaneous albinism
E28.004		黄体酮性荨麻疹	黄體酯酮性蕁麻疹	progesterone urticaria
B35.901		黄癣	黄癬	favus;tinea favosa
B35.901		黄癣菌病		trichophytosis favosa
B88.812	L99.802*	蝗虫皮炎	蝗蟲(蚱蜢)(蟬)皮膚炎	locust dermatitis
T88.714	Y41.003	磺胺药过敏综合征		sulfonamide hypersensitivity syndrome
T88.714	Y41.003	磺胺药物反应	sulfonamide 藥物反應	sulfonamide drug reactions
L67.103		灰发症	灰髮	canities
L60.840		灰甲	灰甲	gray nail
L82.x09		灰泥角化病	灰泥角化症	stucco keratosis
L81.802		灰色皮肤病	灰色皮膚病	ashy dermatosis
L30.901		回肠造口周围湿疹	迴腸造口周圍濕疹	circumileostomy eczema
M79.301		回归发热性结节性非化脓性脂膜炎	回歸發熱性結節性非化膿性脂層炎	relapsing nodular nonsuppurative febrile panniculitis

主码	附码	中文病名	繁体病名	英文病名
A68.901		回归热	回歸熱	relapsing fever;miana;kimputu;reccurent fever
Q80.829		回旋形线状鱼鳞病	迴旋形線狀魚鱗癬	ichthyosis linearis circumflexa
Q82.820		回状头皮	迴纹狀顱皮	cutis verticis gyrata
B77.901		蛔虫病	蛔蟲病	ascariasis
L08.909		会阴部软组织感染	會陰部軟組織感染	soft tissue infection of perineum
L02.211		会阴脓肿	會陰部膿瘍	abscess of perineum
K90.802†	M14.801*	惠普尔综合征	惠柏爾氏徵候群	Whipple's syndrome
L52.x03		惠特菲尔德硬红斑	Whitfield 氏硬節性紅斑	erythema induratum Whitfield
A24.401		惠特莫尔病		Whitmore's disease
A24.401		惠特莫尔热	Whitmore 氏热	Whitmore's fever
Q80.821		毁损角皮症伴鱼鳞病	斷肢性角皮症伴魚鱗癬	mutilating keatoderma with ichthyosis
L92.814		毁损性渐进性坏死性肉芽肿病	毁损性渐进性坏死性肉芽肿病	disfiguring necrobiotic granulomatous disease
A66.501		毁形性鼻咽炎	毀形性鼻咽炎	rhinopharyngitis mutilans;gangosa
B56.901		昏睡病		sleeping sickness
L72.806		混合囊肿	混合囊腫	hybrid cyst
D86.313		混合型结节病	混雜型類肉瘤病	miscellaneous forms sarcoidosis
D23. –		混合性表皮样顶泌汗腺囊肿	混合性表皮樣頂漿腺囊腫	hybrid epidermoid and apocrine cyst
E80.208		混合性卟啉病	混合性紫質病	porphyria mixed
E85.421		混合性淀粉样变病	混合性澱粉樣變性症	mixed amyloidosis
E85.421		混合性淀粉样变性	混合性澱粉樣變性症	mixed amyloidosis
A31.808		混合性分枝杆菌感染	混合性分枝桿菌感染	mixed mycobacterial infections
E80.208		混合性肝性卟啉病	混合性肝性紫質病	mixed hepatic porphyria
M35.101		混合性结缔组织病	混合性結締組織病	mixed connective tissue disease;MCTD
L85.837		混合性局限角化病	混雜性局限角化症	miscellaneous circumscribed keratotic disorders
L98.515		混合性黏蛋白病	混雜性類黏液素病	miscellaneous mucinosis
L98.515		混合性黏蛋白沉积症	混雜性類黏液素病	miscellaneous mucinosis
C43.901	M87700/3	混合性上皮样及梭状细胞黑素瘤	混合性上皮樣及梭狀細胞黑色素瘤	mixed epithelioid and spindle cell melanoma
B85.201		混合性虱病	混合性虱病	mixed pediculosis
A49.812		混合性细菌感染	混合性細菌感染	mixed bacterial infections
A51.003		混合性下疳	混合性下疳	mixed chancre
C83.802		混合性小裂核及大细胞性恶性淋巴瘤	混合性小裂核及大細胞性惡性淋巴瘤	mixed small cleaved and large cell malignant lymohoma
C49. –	M91300/1	混合性血管内皮瘤	混合性血管內皮瘤	composite hemangioendothelioma
D22. –	M87600/0	混合痣	合併痣	compound nevus
D86.313		混杂型肉样瘤病	混雜型類肉瘤病	miscellaneous forms sarcoidosis
L92.311		混杂性充气毛窦	混雜性充氣毛竇	miscellaneous hair – filled sinus
L85.838		混杂性角皮综合征	混雜性角皮徵候群	miscellaneous keratoderma syndrome
L23.704		火草变应性接触性皮炎	火草過敏性接觸性皮膚炎	senecio jacobaea allergic contact dermatitis
L23.704		火草接触性皮炎		senecio jacobaea contact dermatitis
L59.001		火激红斑	火逼性紅斑	erythema ab igne
L59.001		火激皮炎		dermatitis ab igne
C44. –		火炉癌	火爐癌	Kangri carcinoma
Q80.205		火棉胶样婴儿	棉膠樣嬰兒	colloid baby
L85.801		火山口样溃疡	火山口樣潰瘍	crateriform ulcer
D84.112		获得性 C1 缺陷与血管性水肿	後天性 C1 缺陷與血管性水腫	acquired C1 deficiency and angioedema
D84.112		获得性 C1 酯酶抑制剂缺乏血管性水肿		angioedema in acquired C1 esterase inhibitor deficiency
E88.102		获得性部分性脂肪萎缩	後天性部分性脂肪萎縮	partial lipoatrophy
E80.101		获得性迟发性皮肤卟啉病	後天性遲發性皮膚紫質病	acquired porphyria cutanea tarda
L98.418		获得性穿通性足部溃疡		acquired perforating foot ulcer
H02.710		获得性粗大睫毛	後天性粗大睫毛	acquired trichomegaly eyelashes
L67.818		获得性粗毛	後天性粗毛	acquired trichomegaly
L68.101		获得性毳毛增生症	後天性胎毛性多毛症	acquired hypertrichosis lanuginosa
L12.301		获得性大疱性表皮松解症	後天性水疱性表皮鬆解症	epidermolysis bullosa acquisita;acquired epidermolysis bullosa
D18.004		获得性弹性组织变性血管瘤	後天性彈力纖維變性血管瘤	acquired elastotic hemangioma
I77.003		获得性动静脉瘘	後天性動靜脈瘻管	acquired arteriovenous fistula
I77.003		获得性动静脉吻合征		acquired arteriovenous anastomoses

主码	附码	中文病名	繁体病名	英文病名
D17.202		获得性对称性手部脂肪瘤病	後天性對稱性手部脂肪瘤病	acquired symmetrical lipomatosis of hands
I78.803		获得性多发性斑状毛细血管扩张	後天性多發性斑狀微血管擴張症	acquired multiple macular telangiectasia
D18.004		获得性多发性血管瘤病	後天性多發性血管瘤病	acquired multiple hemangiomatosis
L87.839		获得性反应性穿通性皮病	後天性反應性穿通性皮膚病	acquired reactive perforating dermatosis
E88.104		获得性泛发性脂肪营养不良	後天性廣泛性脂肪萎縮	acquired generalized lipoatrophy
L98.418		获得性感觉神经根病	後天性感覺神經根病	acquired sensory radicular neuropathy
L57.405		获得性高弹性皮肤	後天性高彈力皮膚	acquired hyperelastica cutis
L81.511		获得性黑素减少症	後天性黑色素減少症	acquired hypomelanosis
D22.-	M87200/0	获得性黑素细胞痣	後天性黑色素細胞性母斑	acquired melanocytic nevi
L91.803		获得性回状头皮	後天性回狀顱皮	acqiured cutis verticis gyrata
H11.201		获得性睑球粘连	後天性瞼球粘連	symblepharon acquired
L57.807		获得性胶样粟丘疹	后天性膠樣粟丘疹	acquired colloid milium
L85.103		获得性角化病	後天性角皮症	accquired keratoderma
K13.202		获得性角化不良性黏膜白斑	後天性角化不良性黏膜白斑	acquired dyskeratotic leukoplakia
L85.103		获得性角皮症	後天性角皮症	acquired keratoderma
D18.125		获得性进行性淋巴管瘤	後天性進行性淋巴管瘤	acquired progressive lymphangioma
L67.103		获得性局限性白发	後天性局限性白髮症	acquired poliosis circumscripta
L68.201		获得性局限性多毛症	後天性限界性多毛症	acquired localized hypertrichosis
L81.437		获得性良性唇-颊黏膜及甲色素性病	後天性良性唇-頰黏膜及甲色素性疾病	acquired benign labial - cheek mucomenbranous and nail pigment disease
D18.125		获得性淋巴管瘤	後天性淋巴管瘤	acquired lymphangioma
L11.002		获得性毛囊角化病	後天性毛囊角化症	acquired keratosis follcularis
B24.x01		获得性免疫缺陷综合征	後天免疫不全徵候群	acquired immune deficiency syndrome; AIDS
L57.303		获得性皮肤异色病	後天性皮膚異色症	acquired poikiloderma
L68.101		获得性全身性多毛症	後天性全身性多毛症	acquired universal hypertrichosis
L81.409		获得性全身性黑变病	後天性全身性黑變症	acquired universal melanosis
N64.502		获得性乳头缩进	後天性乳頭回縮	retracted acquired nipple
D22.308		获得性双侧性太田痣样斑	後天性雙側性太田母斑樣斑	acquired bilateral nevus of Ota - like macules
L68.101		获得性胎毛性多毛症		acquired hypertrichosis lanuginosa
L95.803		获得性特发性网状青斑	後天性特發性網狀青斑	acquired idiopathic livedo reticularis
L85.102		获得性纤维角化瘤	後天性纖維角化瘤	acquired fibrokeratoma
D84.109		获得性血管性水肿	後天性血管性水腫	acquired angioedema
L85.001		获得性鱼鳞病	後天性魚鱗癬	acquired ichthyosis
L85.001		获得性鱼鳞病伴恶性病	後天性魚鱗癬併惡性病	acquired ichthyosis with malignancy disease
L85.001		获得性鱼鳞病伴非恶性病		acquired ichthyosis with non - malignancy disease
L85.844		获得性指/趾纤维角化瘤	後天性手指纖維角化瘤	acquired digital fibrokeratoma
D22.-	M87200/0	获得性痣		acquired nevus
L67.001		霍达拉病	Hodara 氏病	Hodara's disease
M31.601		霍顿综合征	Horton 氏徵候群	Horton's syndrome
M72.804		霍恩斯坦-尼克贝里综合征		Hornstein - Knickenbery syndrome
B37.213		霍尔斯-罗特曼肉芽肿	Hallser - Rothman 肉芽腫	Hauser - Rothman granuloma
Q82.522		霍夫曼-泽赫尔综合征	Hoffmann - Zurhelle 徵候群	Hoffmann - Zurhelle syndrome
L74.805		霍姆斯-阿迪综合征伴节段性少汗	Holmes - Adie 氏徵候群伴節段性少汗	Holmes - Adie syndrome with segmented hypohidrosis
G90.201		霍纳综合征	Horner 氏徵候群	Horner's syndrome
C81.901	M96500/3	霍奇金病	何傑金氏症	Hodgkin's disease
C81.903	M96500/3	霍奇金病累及皮肤		Hodgkin's disease affecting the skin
C81.901		霍奇金恶性淋巴肉芽肿	何傑金氏惡性淋巴肉芽腫	Hodgkin's lymphogranulomatosis maligna
C81.901		霍奇金副肉芽肿	何傑金氏副肉芽腫	Hodgkin's paragranuloma
C81.901		霍奇金淋巴瘤	何傑金氏淋巴瘤	Hodgkin's lymphoma
C81.901		霍奇金淋巴瘤病	何傑金氏淋巴增生病	Hodgkin's lymphomatosis
C81.901		霍奇金肉芽肿	何傑金氏肉芽腫	Hodgkin's granuloma
D84.805		霍耶里尔-赫里达森综合征	Hoyeraal - Hreidarrson 徵候群	Hoyeraal - Hreidarrson syndrome
L70.825		机械性痤疮	機械性痤瘡	acne mechanica
T14.805		机械性损伤	機械性損傷	mechanical trauma
D69.807		机械性紫癜		mechanical purpura
B48.701		机遇性真菌病	俟機性黴菌病	opportunistic mycosis
B37.815		肌念珠菌病	肌肉念珠菌病	muscle candidiasis

主码	附码	中文病名	繁体病名	英文病名
L27.055		肌肉注射后坏死	肌肉注射後壞死	necrosis from intramuscular injections
Q87.106		肌张力智力低下－性功能减退－肥胖综合征	肌張力智力低下－性功能減退－肥胖徵候群	hypotonia hypomentia － hypogonadism － obesity syndrome；HHHOS
D21.905	M87130/1	肌周皮细胞瘤	肌周皮細胞瘤	myopericytoma
B88.802	L99.802*	鸡扁虱皮炎	雞扁蝨皮膚炎	dermatitis due to chicken flatlouse
B88.004		鸡螨皮炎	雞皮刺螨叮咬	dermanyssus gallinae dermatitis
W57.901		鸡心螺刺伤	雞心螺刺傷	cone shell injuries
L84.x01		鸡眼	雞眼	clavus；corns；heloma
B88.017†	L99.802*	姬螨皮炎	姬螨（蜘蛛屬）皮膚炎	*Cheyletiella* dermatitis
C44.－	M80940/3	基底鳞状细胞癌	基底鱗狀細胞癌	basosquamous cell carcinoma
L85.843		基底鳞状细胞性棘皮瘤		basosquamous cell acanthoma
C44.－	M80900/3	基底细胞癌	基底細胞癌	basal cell carcinoma；GCC
C44.－		基底细胞癌伴附属器分化	基底細胞癌伴附屬器分化	basal cell carcinoma with adnexal differentiation
D48.－	M80900/1	基底细胞瘤	基底細胞瘤	basalioma
L82.x02		基底细胞乳头状瘤		basal cell papilloma
C44.－		基底细胞上皮瘤	基底細胞上皮瘤	basal cell epithelioma
L82.x06		基底细胞上皮瘤伴皮脂腺分化	伴皮脂腺分化的基底細胞上皮瘤	basal cell epithelioma with sebaceous differentiation
D48.516		基底细胞样毛囊错构瘤	基底細胞樣毛囊錯構瘤	basaloid follicular hamartoma
Q82.871		基底细胞痣综合征	基底細胞痣徵候群	basal cell nevus syndrome
L87.001		基勒病	Kyrle 氏病	Kyrle's disease
C62.－	M90800/1	畸胎瘤	畸胎瘤	teratoma
F45.203		畸形恐怖症	醜形恐怖症	dysmorphophobia
Q84.809		畸形综合征群并发先天性皮肤缺乏	畸形徵候群關聯之先天性皮膚缺乏	congenital absence of skin as a feature malformation syndromes
T67.802		激光烧伤	雷射燒傷	laser burns
－	Y42.901	激素药物反应	荷爾蒙藥物反應	hormone drug reactions
L27.073	Y42.001	激素依赖性皮炎		steroid－dependent dermatitis
L42.x01		吉伯特病		Gibert's disease
Q87.804		吉戴恩综合征	Giedion 氏徵候群	Giedion's syndrome
B40.901		吉尔克里斯特病	Gilchrist 氏病	Gilchrist's disease
Q82.851		吉鲁－巴博综合征		Giroux－Barbeau syndrome
B36.807		吉洛万尼病	Gilovannin 氏病	Gilovannin's disease
D81.901		吉特林综合征	Gitlin 氏徵候群	Gitlin's syndrome
L50.601		即刻反应综合征	即刻反應徵候群	syndrome of immediate reactions
E78.303		急腹症－高脂血症综合征	急腹症－高脂血症徵候群	acute abdomen－hyperlipemia syndrome
B23.001		急性 HIV 感染综合征	急性 HIV 感染徵候群	acute HIV infection syndrome
L43.816		急性播散性扁平苔藓	急性播散性扁平苔癬	acute disseminated lichen planus
E80.205		急性卟啉病	急性紫質病	acute porphyria
L24.902		急性刺激性接触性湿疹	急性刺激性接觸性濕疹	acute irritant contact eczema
L28.201		急性单纯性痒疹		acute simplex prurigo
M30.301		急性发热性黏膜皮肤淋巴结综合征		acute febrile mucocutaneous lymph－node syndrome
L98.203		急性发热性嗜中性皮病	急性發熱性嗜中性球皮膚病	acute febrile neutrophilic dermatosis
B08.201		急性发疹前发热	急性發疹前發熱	critical preeruptive fever
L43.816		急性泛发性扁平苔藓		acute widespread lichen planus
L01.102		急性泛发性发疹性脓疱病	急性廣泛性發疹性膿疱病	acute generalized exanthematous pustulosis；AGEP
L40.104		急性泛发性脓疱型银屑病	急性廣泛性膿疱性乾癬	acute generalized pustular psoriasis
L58.001		急性放射性皮肤损伤		acute radiation injuries of skin
L58.001		急性放射性皮炎	急性放射性皮膚炎	acute radiodermatitis
B39.001		急性肺荚膜组织胞浆菌病	急性肺莢膜組織胞漿菌病	acute pulmonary histoplasmosis capsulati
B38.001		急性肺球孢子菌病	急性肺球孢子菌病	acute pulmonary coccidioidomycosis
B40.001		急性肺芽生菌病	急性肺芽生黴菌病	acute pulmonary blastomycosis
I00.x04†	L54.001*	急性风湿热性边缘性红斑	急性風濕熱性邊緣性紅斑	erythema marginatum in acute rheumatic fever
A69.106		急性坏死性溃疡性龈炎	急性壞死性潰瘍性齦炎	acute necrotising ulcerative gingivitis
A69.106		急性坏死性龈炎	急性壞死性齦炎	acute necrotizing gingivitis
L03.001		急性甲沟炎	急性甲溝炎	acute perionychia
E80.205		急性间歇性卟啉病	急性間歇性紫質病	acute intermittent porphyria；AIP
E80.208		急性间歇性非微红变异性卟啉病	急性間歇性非微紅變異性紫質病	acute intermittent non－erythroid variant porphyria

主码	附码	中文病名	繁体病名	英文病名
D86.323		急性结节性红斑伴结节病	急性結節性紅斑伴類肉瘤病	acute erythema nodosum with sarcoidosis
D86.323		急性结节性红斑伴肉样瘤病	急性結節性紅斑伴類肉瘤病	acute erythema nodosum with sarcoidosis
K12.115		急性口炎	急性口炎	acute stomatitis
A69.106		急性溃疡性龈炎	急性潰瘍性齦炎	acute ulcerative gingivitis
L04.903		急性淋巴管炎	急性淋巴管炎	acute lymphangitis
L04.904		急性淋巴结炎	急性淋巴腺炎	acute lymphadenitis
A54.007		急性淋球菌性龟头包皮炎	急性淋球菌性龜頭包皮膚炎	acute gonococcal balanoposthitis
B01.806		急性脑病及内脏脂肪变性		acute encephalopathy and visceral lipodegeneration
H18.001		急性黏膜－皮肤－眼综合征		acute mucocutaneous ocular syndrome
N76.602		急性女阴溃疡	急性女陰潰瘍	ulcus vulvae acutum
N90.805		急性女阴水肿	急性女陰水腫	acute edema of vulva
N76.001		急性女阴阴道炎	急性女陰陰道炎	acute vulvovaginitis
L93.202		急性皮肤型红斑狼疮	急性皮膚紅斑性狼瘡	acute cutaneous lupus erythematosus
L50.001		急性荨麻疹		acute urticaria;acute hives
N48.112		急性浅表性龟头包皮炎		acute superficial balanoposthitis
L30.902		急性湿疹	急性濕疹	acute eczema
H60.502		急性湿疹性外耳炎	急性濕疹性外耳炎	acute otitis externa－eczematous
A18.426		急性粟粒性皮肤结核	急性粟粒性皮膚結核病	acute miliary tuberculosis of the skin
L41.001		急性苔藓痘疮样糠疹	急性苔癬樣痘瘡狀糠疹	pityriasis lichenoides et varioliformis acuta
L41.001		急性苔藓样糠疹		pityriasis lichenoides acuta
L50.101		急性特发性荨麻疹	急性特發性蕁麻疹	acute idiopathic urticaria
T78.308		急性特发性水肿	急性特發性水腫	acute idiopathic oedema
H60.501		急性外耳炎	急性外耳炎	acute otitis externa
D69.004		急性血管性紫癜	急性血管性紫斑	acute vascular purpura
T86.001		急性移植物抗宿主病	急性移植物抗宿主病	acute－versus－host disease
L56.814		急性紫外线皮炎	急性紫外線皮膚炎	acute dermatitis due to UV
F45.202		疾病恐怖症	疾病恐懼症	pathophobia
L11.901		棘层松解	棘層鬆解	acantholysis
C44.－		棘层松解型鳞状细胞癌	棘層鬆解型鱗狀細胞癌	acantholytic squamous cell carcinoma
L85.805		棘层松解性棘皮瘤	棘層鬆解性棘皮瘤	acantholytic acanthoma
Q82.525		棘层松解痣	棘層鬆解母斑	acantholytic nevus
B74.401		棘唇虫病	棘唇蟲病	acanthocheilonemiasis;dipetalonemiasis
D23.－	M80700/0	棘皮瘤	棘皮瘤	acanthoma
C44.－		棘细胞癌	棘細胞癌	prickle cell carcinoma
L44.803		棘状角化病	棘狀角化病	keratosis spinulosa
L44.803		棘状毛囊角化病	棘狀毛囊角化症	keratosis follicularis spinulosa
B72.x01		几内亚虫病	Guinea 氏蟲病	Guinea's worm disease
B08.003		挤奶者结节	擠奶員結節	milker's nodules
L92.308		挤奶者毛窦	擠奶員毛竇	milker's hair sinus
Q05.902		脊髓脊膜膨出	脊髓脊膜膨出	myelomeningocele
G95.001		脊髓空洞症	脊髓空洞症	syringomyelia
A52.116		脊髓痨型梅毒		tabetic type syphilis
A52.131		脊髓痨型脑脊髓梅毒	脊髓癆型腦脊髓梅毒	tabetic type cerebrospinal syphilis
A52.117		脊髓梅毒	脊髓梅毒	spinal cord syphilis
R61.105		脊髓性多汗症		spinal cord hyperhidrosis
Q05.901		脊柱裂	脊柱裂	spinal bifida
L60.824		嵴甲	嵴甲	ridged nail
L89.x05		计算机掌	電腦掌	computer palms
L30.801		季节性大疱性皮炎	季節性水疱性皮膚炎	seasonal bullous dermatitis
L25.802		季节性接触性皮炎	季節性接觸性皮膚炎	seasonal contact dermatitis
L90.805		继发性斑状萎缩	繼發性斑狀萎縮	secondary macular atrophy
E80.210		继发性卟啉病	第二期紫質病	secondsry porphyria
M35.002		继发性干燥综合征	繼發性乾燥徵候群	secondary sicca syndrome
E78.805		继发性高脂蛋白血症	繼發性高脂蛋白血症	secondary hyperlipoproteinemia
L53.906		继发性红皮病	继发性红皮症	erythroderma secondary
I73.001		继发性雷诺现象	繼發性雷諾氏現象	secondary Raynaud's phenomenon
I89.020		继发性淋巴水肿	繼發性淋巴水腫	secondary lymphedema
D84.902		继发性免疫缺陷病	繼發性免疫缺乏病	secondary immunodeficiency diseases

主码	附码	中文病名	繁体病名	英文病名
L98.510		继发性黏蛋白病	繼發性黏液素病	secondary mucinosis
L98.510		继发性黏蛋白沉积症	繼發性黏液素病	secondary mucinosis
L01.101		继发性脓疱化	繼發性膿疱化	secondary impetiginisation
E85.409†	L99.001*	继发性皮肤淀粉样变病	繼發性皮膚澱粉樣變性症	secondary cutaneous amyloidosis
E85.409†	L99.001*	继发性皮肤淀粉样变性	繼發性皮膚澱粉樣變性症	secondary cutaneous amyloidosis
C82.703	M96923/3	继发性皮肤滤泡中心性淋巴瘤	繼發性皮膚濾泡中心細胞性淋巴瘤	secondary cutaneous follicular center lymphoma
L90.805		继发性皮肤松垂		secondary anetoderma
L81.511		继发性色素减退	繼發性色素減退	secondary hypopigmentation
L95.805		继发性网状青斑	繼發性網狀青斑	secondary livedo reticularis
E85.301		继发性系统性淀粉样变病	繼發性系統性澱粉樣變性症	secondary systemic amyloidosis
E85.301		继发性系统性淀粉样变性	繼發性系統性澱粉樣變性症	secondary systemic amyloidosis
D69.501		继发性血小板减少性紫癜	繼發性血小板減少性紫斑症	secondary thrombocytopenic purpura
F06.x01		寄生虫病妄想症		Ekbom's disease; parasitosis delusion
F06.x01		寄生虫恐怖症	寄生蟲恐懼症	parasitophobia
D69.211		加德纳–戴蒙德综合征	Gardner – Diamond 氏徵候群	Gardner – Diamond syndrome
Q87.502		加德纳综合征	Gardner 氏徵候群	Gardner's syndrome
D82.201		加蒂–勒克斯综合征	Gatti – Lux 氏徵候群	Gatti – Lux syndrome
I73.819		加哈德特病	Gerhardt 氏病	Gerhardt's disease
Q87.809		加兰–穆尔豪斯综合征	Garland – Moorhause 氏徵候群	Garland – Moorhause syndrome
A69.201		加林–布杰道克思–斑沃思综合征	Garin – Bujadoux – Bannwarth 氏徵候群	Garin – Bujadoux – Bannwarth syndrome
B88.010		家庭尘螨皮炎	家塵蟎皮膚炎	house – dust mite dermatitis
L25.807		家庭主妇皮炎	家庭主婦皮膚炎	housewife dematitis; housewives (waterfamilias) dermatitis
D84.119		家族性 C2 缺陷合并红斑狼疮样综合征	家族性 C2 補體缺陷併紅斑狼瘡樣徵候群	lupus erythematosus – like syndrome with a familial deficiency of C2
E78.608		家族性 α 脂蛋白缺乏病		familial alphalipoprotein deficiency
D84.120		家族性爱尔兰热		familial Hiberian fever
K13.213		家族性白色皱褶性发育不良	家族性白色皺褶性發育不良	familial white folded mucosal dysplasia
K13.213		家族性白色皱褶性黏膜齿龈口腔炎	家族性白色皺褶性黏膜齒齦口腔炎	familial white folded mucosal gingivostomatitis
L43.814		家族性扁平苔藓	家族性扁平苔癬	familial lichen planus
E88.110		家族性部分脂肪萎缩伴面颈皮下脂肪减少	家族性部分脂肪失養伴面頸皮下脂肪減少	familial partial lipodystrophy with decreased subcutaneous fat of face and neck
E88.110		家族性部分脂肪营养不良	家族性部分脂肪失養	familial partial lipodystrophy
E80.101		家族性迟发性皮肤卟啉病	家族性遲發性皮膚紫質病	familial porphyria cutanea tarda
Q80.820		家族性持续性脱皮		familial continuous skin peeling
E85.001		家族性地中海热	家族性地中海型發熱病	familial Mediterranean fever
Q87.502		家族性多发性结肠息肉–骨及软组织肿瘤综合征	家族性多發性結腸息肉–骨及軟組織腫瘤徵候群	familial multiple polyposis of colon bone and soft tissue tumours syndrome
D23.901	M81000/0	家族性多发性毛发上皮瘤	家族性多發性毛髮上皮瘤	familial multiple trichoepithelioma
E85.102		家族性多神经皮肤淀粉样变病	家族性多神經病變皮膚澱粉樣變性症	familial amyloid polyneuropathy affecting skin amyloidosis
E85.102		家族性多神经皮肤淀粉样变性	家族性多神經病變皮膚澱粉樣變性症	familial amyloid polyneuropathy affecting skin amyloidosis
D48.514		家族性非典型性多发痣–黑素瘤综合征	家族性非典型性多發痣–黑素瘤徵候群	familial atypical multiple mole – melanoma syndrome
E78.504		家族性复合高脂血症		familial combined hyperlipidemia
E78.304		家族性高胆固醇血症		familial hypercholesterolemia
E78.304		家族性高胆固醇血症性黄瘤病	家族性高膽固醇血症性黃瘤病	familial hypercholesterolemic xanthomatosis
E78.402		家族性高甘油三酸酯血症	家族性高三酸甘油酯血症	familial hypertriglyceridaemia
E78.303		家族性高乳糜微粒血症	家族性高乳糜微粒血症	familial hyperchylomicronemia
E78.206		家族性高脂血症 III 型		familial hyperlipidemia type III
D76.325		家族性海蓝色组织细胞增生症	家族性海藍色組織細胞增生症	familial sea – blue histiocytosis
L50.204		家族性寒冷性荨麻疹	家族性寒冷性蕁麻疹	familial cold urticaria
L53.811		家族性环状红斑	家族性環狀紅斑	familial annular erythema
E78.207		家族性混合性高胆固醇血症	家族性混合性高膽固醇血症	familial combined hypercholesterolemia
Q82.510		家族性角化不良性粉刺	家族性角化不良性粉刺	familial dyskeratotic comedones
Q85.801		家族性结肠息肉病	家族性結腸息肉病	familial polyposis coli

主码	附码	中文病名	繁体病名	英文病名
L81.428		家族性进行性过度色素沉着	家族性進行性過度色素沈著	familial progressive hyperpigmentation
C44. -		家族性酒渣鼻样疹伴表皮内上皮瘤	家族性酒渣樣疹伴表皮內上皮瘤	familial rosacea – like eruption with intraepithelial – epithelioma
L90.823		家族性局限性面部皮肤发育不良	家族性局限性臉部皮膚真皮層發育異常	familial focalized facial dermal dysplasia
Q82.822		家族性眶周过度色素沉着	家族性眶周色素過度沈著症	familial periorbital hyperpigmentation
Q80.820		家族性连续性脱皮症	家族性連續性脫皮	familial continual skin peeling
Q79.601		家族性良性过度可动性综合征	家族性良性過度可動性徵候群	familial benign hypermobility syndrome
Q82.8 -		家族性良性天疱疮	家族性良性天疱瘡	familial benign pemphigus
D23. -	M91600/0	家族性黏液血管纤维瘤	家族性黏液血管纖維瘤	familial myxovascular fibromas
C43.910		家族性皮肤黑素瘤	家族性皮膚黑色素瘤	familial cutaneous melanoma
L87.803		家族性皮肤胶原瘤	家族性皮膚膠原瘤	familial cutaneous collagenoma
Q79.602		家族性皮肤软骨角膜营养不良	家族性皮膚軟骨角膜失養症	familial derma – chondral – corneal dystrophy
D61.001		家族性全骨髓再生障碍	家族性全骨髓再生障礙	familial panmyelophthisis
D61.001		家族性全血细胞减少	家族性全血細胞減少	familial pancytopenia
M35.701		家族性韧带松弛		familial ligamentous laxity
L81.705		家族性色素性紫癜性疹	家族性色素性紫斑樣疹	familial pigmented purpuric eruption
D36.116		家族性嗜铬细胞瘤	家族性嗜鉻細胞瘤	familial chromaffinomatosis
D76.102		家族性噬红细胞性网状细胞增多症		familial hemophagocytic reticulosis
D76.102		家族性噬血细胞性淋巴组织细胞增生症	家族性噬血細胞性淋巴組織細胞增生症	familial hemophagocytic lymphohistocytosis
D76.325		家族性天蓝色组织细胞增生症	家族性天藍色組織細胞增生症	familial sky – blue histiocytosis
G56.002		家族性腕管综合征	家族性腕道徵候群	familial wrist tunnel syndrome
D81.201		家族性网状内皮组织增生伴嗜酸细胞增生症	家族性網狀內皮增生症併嗜伊紅球增多	familial reticuloendotheliosis with eosinophlia
E34.807		家族性下颌 - 肢端发育不全	家族性下頜与肢端發育不全	familial mandibulo – acral dysplasia
Q87.502		家族性腺瘤息肉病	家族性腺瘤息肉病	familial adenomatous polyposis
Q84.108		家族性羊毛状发	家族性羊毛狀髮	familial woolly hair
E85.201		家族性原发性皮肤淀粉样变性		familial primary cutaneous amyloidosis
D23. -		家族性圆柱瘤病	家族性圓柱瘤病	familial cylindromatosis
E78.104		家族性载脂蛋白 CⅡ缺乏症	家族性載脂蛋白 CⅡ缺乏症	familial apo – CⅡ deficiency
Q82.839		家族性掌跖角化过度症	家族性掌蹠角化過度症	familial hyperkeratosis palmalis et plantaris
E85.001		家族性阵发性多浆膜炎		familial paroxysmal polyserositis
Q07.804		家族性肢端骨质溶解病		familial acro – osteolysis
E78.303		家族性脂蛋白酶缺乏症	家族性脂蛋白脂解酵素缺乏症	familial lipoprotein lipase deficiency
E75.207		家族性脂肪肉芽肿病	家族性脂肪肉芽腫病	familial lipogranulomatosis
G90.103		家族性自主障碍病		familial dysautonomia
C96.103		家族性组织细胞性皮肤关节炎	家族性組織細胞性皮膚關節炎	familial histiocytic dermatoarthritis
E85.201		家族遗传性系统性皮肤淀粉样变病	家族遺傳性系統性皮膚澱粉樣變性症	heredofamilial systemic amyloidosis affecting skin
E78.206		家族异常 β 脂蛋白血症	家族性異常貝他脂蛋白血症	familial dysbetalipoproteinemia
Q82.8		家族灶性面部皮肤发育不良		family focal facial dermal dysplasia
L85.833		痂性角化不全病	堆痂性角化不全	parakeratosis scutularis
B39.402		荚膜组织胞浆菌病		histoplasmosis capsulati
L90.819		颊部自发性萎缩性瘢痕	臉頰部自發性萎縮性疤痕	spontaneous atrophic scarring of cheeks
K13.102		颊咬伤	頰咬傷	cheek biting
L85.831		颊周色素性角化不全病	頰周色素性角化不全	parakeratosis pigmentogene peribuccale
L60.819		甲凹陷点	甲點狀凹陷	nail pitting
B35.109		甲板内型甲真菌病		endonyx onychomycosis
L60.867		甲板着色	甲板著色	staining of nail plate
L24.209		甲苯刺激性接触性皮炎	甲苯刺激性接觸性皮膚炎	irritant contact dermatitis due to toluene
L43.905		甲扁平苔藓	甲扁平苔癬	lichen planus of nail
L60.847		甲变色	甲變色	nail discoloration
Q87.208		甲 - 髌 - 肘综合征	甲 - 髕 - 肘徵候群	nail – patella – elbow syndrome
Q87.208		甲 - 髌综合征	甲 - 髕徵候群	nail – patella syndrome
Q87.201		甲 - 髌综合征伴外角青光眼	甲 - 髕徵候群併開角型青光眼	nail – patella syndrome with open – angle glaucoma
L60.901		甲病	甲病	nail disorder
L60.833		甲层裂	層層裂開	splitting into layers;lamellar dystrophy

主码	附码	中文病名	繁体病名	英文病名
L60.851		甲床表皮囊肿	甲床表皮囊肿	epidermal cyst of nail bed
L60.801		甲床过度角化		hyperkeratosis subungualis
L60.852		甲床瘤	甲床瘤	onychomatrixoma
L03.002		甲床炎	甲床炎	onychia
L60.829		甲刺	甲緣逆剝	hang nail
L60.853		甲恶性肿瘤	甲惡性腫瘤	malignant tumour of nails
Q84.612		甲发育不全		nail dysplasia
L60.868		甲反向胬肉		pterygium inversum unguls
L60.302		甲肥厚	厚甲	pachyonychia;nail hypertrophy
L60.821		甲分裂	爪甲裂開	onychoschizia
L03.001		甲沟炎	甲溝炎	perionychia
L60.849		甲良性肿瘤	甲良性腫瘤	benign tumour of nails
–	Y42.101	甲硫咪唑药物反应	thiamazole 藥物反應	thiamazole drug reactions
D22.003		甲母痣		nevi of nail matrix
B37.209		甲念珠菌病	甲念珠菌病	nail candidiasis
L60.865		甲胬肉	甲翼狀贅肉	pterygium unguis;pterygium of nail
–	Y53.001	甲氰咪胍药物反应		tagamet drug reactions
–	Y52.401	甲巯丙脯酸药物反应		capoten(lopirin) drug reactions
L25.302		甲醛树脂皮炎	甲醛樹脂皮膚炎	formaldehyde resins dermatitis
Q84.301		甲缺如	無甲	anonychia
L81.432		甲缺如伴奇异曲侧色素沉着	甲缺如伴奇異曲側色素沈著	anonychia with bizarre flexural pigmentation
R23.802		甲色素沉着	甲色素沈著	nail pigmentation
L60.101		甲松离	甲松離	onycholysis
L60.201		甲弯曲	彎甲	onychogryphosis
L60.818		甲萎缩	甲萎縮	onychoatrophy;nail atrophy
L60.834		甲纹	甲紋	striations of nail
L60.802		甲下出血	甲下出血	subungual hemorrhage
C43.909		甲下黑素瘤	甲下黑色素瘤	subungual melanoma
L60.801		甲下角化过度	甲下角化過度	subungual hyperkeratosis
L85.810		甲下角化棘皮瘤	甲下角化棘皮瘤	subungual keratoacanthoma
L60.827		甲下胬肉	甲下翼狀贅肉	subungual pterygium
Q78.604		甲下外生骨疣	甲下外生骨贅	subungual exostosis
L60.863		甲下线状出血		subungual linear hemorrhages
D18.003		甲下血管球瘤	甲下血管球瘤	subungual glomus tumor
L60.838		甲下血肿	甲下血腫	subungual hematoma
B07.x09		甲下疣	甲下疣	hyponychial wart
D22.003		甲下痣	甲下痣	subungual nevus
–	Y53.002	甲硝呋胍药物反应		zantac drug reactions
–	Y41.803	甲硝唑药物反应	metronidazole 藥物反應	metronidazole drug reactions
B35.101		甲癣	甲癬	tinea unguium
–	Y43.001	甲氧氯普胺药物反应	metoclopramide 藥物反應	metoclopramide drug reactions
L40.811	L62.801*	甲银屑病	指甲乾癬	nail psoriasis
L60.303		甲营养不良	甲失養	nail dystrophy
L60.829		甲缘逆剥	甲緣逆剝	hang nail
L60.817		甲折断	甲折斷	onychoclasis
B35.102		甲真菌病	甲黴菌病;甲真菌病	onychomycosis
D23.–	M88320/0	甲周纤维瘤	指/趾甲周圍纖維瘤	periungual fibroma
L03.003		甲周炎	指/趾甲周圍炎	periungual infection
B07.x10		甲周疣	指/趾甲周圍疣	periungual warts;perionychial wart
E20.901		甲状旁腺功能减退	甲狀旁腺功能減退	hypoparathyroidism
E21.301		甲状旁腺功能亢进	副甲狀腺機能亢進	hyperparathyroidism
Q89.201		甲状舌管瘘	甲狀舌管瘻管	thyroglossal fistula
Q89.202		甲状舌管囊肿	甲狀舌管囊腫	thyroglossal cyst
E03.906		甲状腺毒性黏蛋白病		thyroid toxic mucinosis
E03.907		甲状腺功能减退性皮肤征	甲狀腺功能減退性皮膚症	skin signs of hypothyroidism
E05.901		甲状腺功能亢进症	甲狀腺機能亢進症	hyperthyroidism
E03.806		甲状腺性杵状指综合征	甲狀腺性杵狀指徵候群	thyroid acropachy syndrome
L60.831		甲纵沟	甲縱溝	longitudinal furrow of nail

主码	附码	中文病名	繁体病名	英文病名
L60.824		甲纵嵴		longitudinal crista of nail
L60.820		甲纵裂	甲縱裂	longitudinal split of nail
L44.401		贯诺提-克罗斯蒂综合征	Gianotti-Crosti 氏徵候群	Gianotti-Crosti syndrome
L44.401		贯诺提综合征		Gianotti's syndrome
L94.605		假阿洪病	假自發性斷趾	pseudoainhum
B48.202		假阿利什利霉病	假阿利什利黴樣菌病	pseudoallescheriasis
L66.001		假斑秃	假斑狀禿髮	pseudopelade;pseudoalopecia areata
L66.102		假斑秃-毛发角化病综合征	假斑禿-毛孔角化徵候群	pseudopelade-keratosis pilaris syndrome
L50.002		假变应性荨麻疹	假過敏性蕁麻疹	urticaria due to pseudoallergy
E80.210		假卟啉病	假紫質病	pseudoporphyria
L82.x11		假达里埃病	假達理埃氏病	pseudo-Darier disease
A49.804		假单孢菌感染	假單孢菌感染	Pseudomonas infection
L94.605		假断指/趾症	假自發性斷趾	pseudoainhum
Q84.210		假多毛症		pseudohypertrichosis
Q85.810		假反应停综合征	假沙立竇邁徵候群	pseudothalidomide syndrome
L67.807		假黑白段发	假環毛	pili pseud-annulati
L83.x02		假黑棘皮病	假黑棘皮症	pseudoacathosis nigricans
D22.-	M87200/0	假黑素瘤	假黑色素瘤	pseudomelanoma
E77.002		假胡尔勒多种营养不良		pseudo-Hurler polydystrophy
L92.815		假化脓性肉芽肿	假化膿性肉芽腫	pseudopyogenic granuloma
D18.-	M91250/0	假化脓性肉芽肿或非典型化脓性肉芽肿	假化膿性肉芽腫或非典型化膿性肉芽腫	pseudo or atypical pyogenic granuloma
L67.807		假环纹发	假環髮	pseudopili annulati
Q82.205	M97400/1	假黄瘤性肥大细胞增多症	假黃瘤性肥大細胞增生症	pseudoxanthomatous mastocytosis
Q81.832		假交界型大疱表皮松解症	假交界型水疱性表皮松解症	pseudojunctional epidermolysis bullosa
L73.808		假疖病	假癤病	pseudofuruncurosis
I87.204		假卡波西肉瘤	假卡波西氏肉瘤	pseudo-Kaposi sarcoma
E24.202		假库欣综合征		pseudo-Cushing syndrome
L98.822		假淋巴瘤	假淋巴瘤	pseudolymphoma
L27.059		假淋巴瘤综合征	假淋巴瘤徵候群	pseudolymphoma syndrome
B55.102		假瘤型麻风样皮肤利什曼病	假瘤型麻風樣皮膚利什曼病	leishmaniasis cutanea pseudolepromatosa
L87.001		假毛囊角化不良	假毛囊角化不良	dyskeratosis pseudofollicularis
Q84.103		假念珠状发	假念珠形毛髮	pseudomonilethrix
M72.401		假肉瘤性纤维瘤病	假肉瘤性纖維瘤病	pseudosarcomatous fibromatosis
L75.800		假色汗症	假色汗症	pseudochromhidrosis
L91.804		假上皮瘤样增生	假上皮瘤樣增生	pseudoepitheliomatous hyperplasia
Q87.105		假特纳综合征		pseudo-Turner syndrome
L94.210		假痛风综合征	假痛風徵候群	pseudogout syndrome
C44.-	M80750/3	假腺样鳞状细胞癌		pseudoglandular squamous cell carcinoma
C44.-	M80750/3	假血管肉瘤型鳞状细胞癌		pseudoangiosarcomatous squamous cell carcinoma
C44.-	M80750/3	假血管型鳞状细胞癌	假血管型鱗狀細胞癌	pseudovascular squamous cell carcinoma
L94.803		假硬皮病	假硬皮症	pseudoscleroderma
A63.001		尖圭湿疣	尖圭濕疣	pointed condyloma
L44.001		尖锐红苔藓	尖銳紅苔癬	lichen ruber acuminatus
A63.001		尖锐湿疣	尖圭濕疣	condyloma acuminatum;CA;pointed condyloma;condylomata acuminata
L44.001		尖锐苔藓	尖銳苔癬	lichen acuminatus
Q87.006		尖头并指畸形综合征	尖頭併指畸形徵候群	acrocephalic syndactylia syndrome
Q87.008		尖头并指畸形综合征Ⅱ型	尖頭併指畸形徵候群 II 型	acrocephalic syndactylia type Ⅱ
Q87.009		尖头并指畸形综合征Ⅲ型	尖頭併指畸形徵候群 III 型	acrocephalic syndactylia type Ⅲ
Q87.010		尖头并指畸形综合征Ⅳ型	尖頭併指畸形徵候群 IV 型	acrocephalic syndactylia type Ⅳ
Q87.007		尖头并指畸形综合征Ⅰ型	尖頭併指畸形徵候群 I 型	acrocephalic syndactylia type Ⅰ
Q87.011		尖头并指畸形综合征Ⅴ型	尖頭併指畸形徵候群 V 型	acrocephalic syndactylia type Ⅴ
Q87.012		尖头多及并指畸形综合征	尖頭多併指畸形徵候群	acrocephalopolysyndactyly syndrome
Q87.014		尖头多及并指畸形综合征Ⅱ型	尖頭多併指畸形徵候群 II 型	acrocephalopolysyndactyly syndrome type Ⅱ
Q87.015		尖头多及并指畸形综合征Ⅲ型	尖頭多併指畸形徵候群 III 型	acrocephalopolysyndactyly syndrome type Ⅲ
Q87.016		尖头多及并指畸形综合征Ⅳ型	尖頭多併指畸形徵候群 IV 型	acrocephalopolysyndactyly syndrome type Ⅳ
Q87.013		尖头多及并指畸形综合征Ⅰ型	尖頭多併指畸形徵候群 I 型	acrocephalopolysyndactyly syndrome type Ⅰ

主码	附码	中文病名	繁体病名	英文病名
C85.703	M97140/3	间变性大细胞淋巴瘤	退行性大細胞淋巴瘤	anaplastic large cell lymphoma
L30.401		间擦疹	對磨疹	intertrigo
I70.902		间歇性跛行综合征	間歇性跛行徵候群	intermittent claudication syndrome
L67.811		间歇性毛囊发育不良	間歇性毛囊發育不良	intermittent dysplasia of hair follicle
Q68.814		肩峰凹窝	肩峰凹窩	acromial dimples
D22.508		肩峰三角肌褐青色痣		nevus fuscocaeruleus acromiodeltoideus
L25.115		减肥剂接触性皮炎	減肥劑接觸性皮膚炎	weight reduction agents contact dermatitis
H02.709		睑白癜风	眼瞼白斑	vitiligo of eyelid
E52.x03		睑糙皮病	瞼糙皮病	pellagra of eyelid
H02.601		睑黄斑瘤	眼瞼黃斑瘤	palpebral xanthelasma;xanthelasma of eyelid
H02.708		睑黄褐斑	眼瞼黃褐斑	chloasma of eyelid
H02.003		睑内翻	瞼內翻	Entropion
B85.302†	H03.001*	睑虱病	睫蝨病	pediculosis palpebrarum
H01.103		睑湿疹		eyelid eczema
H02.101		睑外翻	瞼外翻	ectropion
H02.401		睑下垂	眼瞼下垂	ptosis of eyelid
E70.331		睑下垂 - 内眦赘皮综合征	眼瞼下垂 - 內眥贅皮徵候群	ptosis - epicanthus syndrome;proteus syndrome
Q87.827		睑缘粘连、外胚叶发育不良、唇裂及(或)腭裂综合征	瞼緣粘連 - 外胚層發育異常 - 裂唇 - 裂腭徵候群	adhesion palpebrate, ectodermal dysplasia, cleft lip and palate syndrome
H01.001		睑缘炎	瞼緣炎	blepharitis
A41.806		简威损害	Janeway 氏病灶	Janeway lesions
T30.407		碱腐蚀伤	鹼腐蝕傷	alkalis corrosion
T30.407		碱烧伤	鹼燒傷	alkalis burn
D76.328		渐进性坏死性黄色肉芽肿	漸進壞死性黃色肉芽腫	necrobiotic xanthogranuloma
D76.328		渐进性坏死性黄色肉芽肿伴副球蛋白血症		necrobiotic xanthogranuloma with paraproteinemia
E75.509		腱黄瘤	腱黃色瘤	xanthoma tendinosum
M72.801		腱膜纤维瘤	腱膜纖維瘤	aponeurotic fibroma
D21.904		腱鞘巨细胞瘤	腱鞘巨大細胞瘤	giant cell tumour of tendon sheath
M67.401		腱鞘囊肿	腱鞘囊腫	ganglion;ganglion cyst
M72.801		腱鞘纤维瘤	腱膜纖維瘤	fibroma of tendon sheath
C90.201	M97310/3	浆细胞瘤	漿細胞瘤	plasmacytoma
C90.101	M98300/3	浆细胞性白血病	漿細胞性白血病	plasma cell leukemia
K13.040		浆细胞性唇炎	漿細胞唇炎	plasma cell cheilitis
N48.113		浆细胞性龟头炎	漿細胞性龜頭炎	balanitis plasma cellularis
D76.318		浆细胞性网状细胞增生症	漿細胞性網狀細胞增多症	plasmocytic reticulosis
G25.804		僵人综合征	僵人徵候群	stiff man syndrome
E14.621		僵直关节活动度与蜡样皮肤	限制關節活動度與蠟樣皮膚	limited joint mobility and waxy skin
L90.812		交叉偏侧萎缩	交叉偏側半身萎縮	crossed hemiatrophy
R61.012		交叉性半身发汗		crossed hemihidrosis
G90.201		交感神经性眼肌麻痹	交感神經性眼肌麻痹	sympathetic opthalmoplegia
G90.802		交感神经性异色综合征		sympathetic heterochromia syndrome
Q81.811		交界型大疱性表皮松解症	交界型水疱型表皮鬆解症	junctional epidermolysis bullosa;JEB
Q81.808		交界型大疱性表皮松解症伴幽门闭锁	併幽門閉鎖交界型水疱性表皮鬆解症	junctional epidermolysis bullosa with pyloric atresia;JEB - PA
Q81.808		交界型大疱表皮松解症伴幽门狭窄	交界型水疱性表皮鬆解症併幽門狹窄	junctional epidermolysis bullosa with pyloric stenosis
Q81.101		交界型轻症大疱性表皮松解症	交界型輕症大疱性表皮松解症	junctional epidermolysis bullosa mitis
D22. -	M87400/0	交界痣	交界部母斑	junctional nevus
L57.807		胶样假性粟丘疹	膠樣假粟丘疹	colloid pseudomilium
C44. -		胶样囊腺癌	膠樣囊腺癌	colloid gelatinous and adenocystic carcinoma
L87.802		胶原纤维瘤	膠原性纖維瘤	collagenous fibroma
M35.905		胶原血管病	膠原血管病	collagen vascular disease
L87.801		胶原痣	膠原痣	collagen nevi
L92.309		胶原注入物反应	膠原灌注反應	collagen implants reaction
E80.205		焦卟啉病	焦紫質病	scorched porphyria
C44.901		焦油癌	焦油癌	tar cancer
L70.832		焦油痤疮	焦油痤瘡	tar acne

主码	附码	中文病名	繁体病名	英文病名
L81.413		焦油黑变病	焦油黑變症	tar melanosis
L85.835		焦油角化病	焦油角化症	tar keratosis
L85.835		焦油疣		tar wart
L13.102		角层下脓疱性皮病	角質層下膿疱性皮膚病	subcorneal pustular dermatosis
L85.101		角化病	角皮症	keratoderma
Q87.831		角化病伴听力损害	併聽力障礙角皮症	keratoderma and hearing impairment
Q87.831		角化病伴线粒体突变性听力损害		keratoderma with hearing impairment by mitochondrial mutation
L85.829		角化不良症	角化不全	dyskeratosis
L85.829		角化不全病	角化不全	parakeratosis
Q28.807		角化过度性皮肤小静脉畸形伴脑毛细血管畸形	角化過度性皮膚小靜脈畸形伴腦毛細血管畸形	hyperkeratotic cutaneous capillary – venous malformations associated with cerebral capillary malformations;HCCVM
L30.815		角化过度性掌湿疹	手掌過度角化性濕疹	hyperkeratotic palmar eczema
L82.x09		角化过度性脂溢性角化病	角化過度性脂溢性角化病	hyperkeratotic seborrheic keratosis
L85.801	M87010/1	角化棘皮瘤	角化棘皮瘤	keratoacanthoma
C44. –	M80900/3	角化性基底细胞癌	角化性基底細胞癌	keratotic basal cell carcinoma
C44. –	M80900/3	角化性基底细胞上皮瘤		keratotic basal cell epithelioma
D18. –		角化性血管瘤	角化性血管瘤	keratotic hemangioma
D18. –		角化血管瘤痣	角化血管瘤痣	nevus keratoangiomatosus
Q80.802		角膜炎 – 鱼鳞病 – 耳聋综合征	角膜炎 – 魚鱗癬 – 耳聾徵候群	keratitis – ichthyosis – deafness syndrome
B49.x13†	H49.201*	角膜真菌病	角膜黴菌病	keratomycosis
Q82.809		角皮病伴硬化萎缩	角皮病伴硬化萎縮	keratoderma scleroatrophy
L94.602		角皮症伴神经病	併神經病變角皮症	keratoderma with neuropathy
L25.129		角质促成剂接触性皮炎	角質促成劑接觸性皮膚炎	keratoplastics contact dermatitis
L25.128		角质分离剂接触性皮炎	角質分解劑接觸性皮膚炎	keratolytics contact dermatitis
L72.001		角质囊肿	角質囊腫	keratin cyst
Q80.828		角质松解性冬季红斑	角質溶解性冬季紅斑	keratolytic winter erythema
E51.104		脚气病	腳氣病	beriberi
L02.903		疖	癤	furuncle;boils
L02.901		疖病	癤病	furunculosis
B48.807		接触传染性皮炎		contagious dermatitis
L56.808		接触光变应性皮炎	接觸光過敏性皮膚炎	contact allergic photodermatitis
L56.201		接触光毒性皮炎	接觸性光毒性皮膚炎	contact phototoxic dermatitis
K13.034		接触性唇炎	接觸性唇炎	contact cheilitis
L70.817		接触性痤疮	接觸性痤瘡	contact acne
L25.901		接触性皮炎	接觸性皮膚炎	contact dermatitis
L50.601		接触性荨麻疹	接觸性蕁麻疹	contact urticaria
L50.601		接触性荨麻疹综合征		contact urticaria syndrome
L10.806		接触性天疱疮	接觸性天疱瘡	contact pemphigus
D69.215		接触性紫癜	接觸性紫斑	contact purpura
L24.701		接触植物刺激性接触性皮炎	接觸植物刺激性接觸性皮膚炎	contact with plant irritant contact dermatitis
B46.901		接合菌病	接合黴菌病	zygomycosis
B00.808		接种性单纯疱疹	接種性單純疱疹	inoculating herpes simplex
Q85.009	M95400/1	节段性神经纤维瘤病	分節性神經纖維瘤病	segmental neurofibromatosis
T63.406		节肢动物咬伤	節肢動物咬傷	arthropod bite
Q84.503		杰达斯索恩 – 列文道斯基综合征	Jadasssohn – Lewandowsky 氏徵候群	Jadasssohn – Lewandowsky syndrome
D22. –	M87800/0	杰达索恩 – 蒂奇蓝痣	Jadassohn – Tiche 藍色母斑	Jadassohn – Tiche blue nevus
Q75.004		杰克森 – 韦斯综合征	Jackson – Weiss 氏徵候群	Jackson – Weiss syndrome
Q84.504		杰克逊 – 劳勒综合征		Jackson – Lawler syndrome
Q84.504		杰克逊 – 塞脱利综合征	Jackson – Sertoli 氏徵候群	Jackson – Sertoli syndrome
L98.825		杰斯内 – 卡诺夫良性淋巴细胞浸润	耶斯納 – 卡諾夫氏良性淋巴球浸潤	benign lymphocytic infiltration of Jessner – Konof
Q85.801		结肠黑素沉着	結腸黑色素沈著	melanosis coli
M79.818		结缔组织性脂膜炎		connective tissue panniculitis
C43.901	M87450/3	结缔组织增生性黑素瘤	結締組織增生性黑色素瘤	desmoplastic melanoma
D23. –	M81000/0	结缔组织增生性毛发上皮瘤	結締組織增生性毛囊上皮瘤	desmoplastic trichoepithelioma
L72.120		结缔组织增生性毛根鞘瘤	結締組織增生性外毛根鞘瘤	desmoplastic trichilemmoma

主码	附码	中文病名	繁体病名	英文病名
C43.901	M87450/3	结缔组织增生性亲神经性黑素瘤		desmoplastic neurotropic melanoma
M72.204	M88230/1	结缔组织增生性纤维母细胞瘤	結締組織增生性纖維母細胞瘤	desmoplastic fibroblastoma
L94.219		结缔组织脂膜炎伴肾脏衰竭	結締組織脂層炎伴腎脏衰竭	connective tissue panniculitis with renal failure
Q82.503		结缔组织痣	結締組織母斑	connective tissue nevus
Q78.203		结缔组织痣伴脆弱性骨硬化症	伴脆弱性骨硬化症結締組織痣	connective tissue nevi associated with osteo-poikilosis
D31.001	M87200/0	结合膜色素痣	結合膜色素母斑	pigmented nevus of conjunctiva
D31.001		结合膜痣	結合膜痣	coniunctival nevus
A18.434		结核性结节性静脉炎	結核性結節性靜脈炎	phlebitis tuberculose nodosal
A18.423		结核性溃疡	結核性潰瘍	tuberculous ulcer
A18.206		结核性淋巴结炎	結核性淋巴腺炎	tuberculous lymphadenitis
A18.435		结核性树胶肿	結核性樹膠腫	tuberculous gumma
A18.410		结核性下疳	結核性下疳	tuberculous chancre
A18.434		结核性硬红斑	結核病性硬結性紅斑	erythema induratum due to tuberculosis
A30.101		结核样型麻风	類結核型麻風	tuberculoid leprosy;TT
A18.431		结核疹	結核疹	tuberculide
A18.435		结核肿	結核腫	tuberculous gumma
B86.x06		结痂性疥疮	結痂性疥瘡	crusted scabies
D86.902		结节病	類肉瘤病;肉瘤樣症	sarcoidosis
E78.207		结节发疹性黄瘤	結節發疹性黃色瘤	tubero – eruptive xanthoma
Q87.205		结节红斑 – 厚皮指 – 消瘦综合征	結節紅斑 – 厚皮指 – 消瘦徵候群	erythema nodosum – pachydermiafinger – wasting syndrome
C44. –	M80900/3	结节溃疡性基底细胞癌	結節潰瘍性基底細胞癌	nodulo – ulcerative basal cell carcinoma
C44. –	M80900/3	结节溃疡性基底细胞上皮瘤	結節潰瘍性基底細胞上皮瘤	nodulo – ulcerative basal cell epithelioma
A51.321		结节溃疡性梅毒疹	結節潰瘍性梅毒疹	nodulo – ulcerative syphilid
Q84.101		结节形毛发		nodose hair
B36.301		结节型黑色毛孢子病		black trichomycosis nodularis
D23. –	M88320/0	结节性表皮下纤维化病		nodular subepidermal fibrosis
L67.001		结节性脆发症	結節性脆髮症	trichorrhexis nodosa
L70.806		结节性痤疮	結節性痤瘡	acne nodosum
L57.812		结节性弹力瘤	结节性弹力瘤	nodular elastoma
L57.812		结节性弹力样组织变性	結節性彈性樣物質增生	nodular elastoidosis
L57.812		结节性弹力组织变性	結節性彈性纖維變性	nodular elastosis
E85.409†	L99.001*	结节性淀粉样变病	結節性澱粉樣變性症	nodular amyloidosis
E85.409†	L99.001*	结节性淀粉样变性	結節性澱粉樣變性症	nodular amyloidosis
M30.001		结节性动脉周围炎	結節性動脈周圍炎	periarteritis nodosa
M30.001		结节性多动脉炎	結節性多動脈炎	polyarteritis nodosa
C43.901	M87210/3	结节性恶性黑素瘤	結節性惡性黑色素瘤	nodular malignant melanoma
D76.308		结节性非 X 组织细胞增生症	結節性非 X 組織細胞增生症	nodular non – X histiocytosis
M79.301		结节性非化脓性脂膜炎	結節性非化膿性脂層炎	nodular nonsupprative panniculitis
C44.903	M84000/3	结节性汗腺癌	結節性汗腺癌	nodular hiderdenocarcinoma
D23. –	M84020/0	结节性汗腺腺瘤	結節性汗腺腺瘤	nodular hidradenoma
L52.x01		结节性红斑	結節性紅斑	erythema nodosum
D69.001		结节性坏死性皮炎	結節性壞死性皮膚炎	nodular necrosis dermatitis
E78.204		结节性黄瘤	結節性黃色瘤	xanthoma tuberosum;tuberous xanthoma
C44. –	M80900/3	结节性基底细胞癌	結節性基底細胞癌	nodular basal cell carcinoma
A18.432		结节性结核疹	結節性結核疹	nodular tuberculide
D86.318		结节性结节病	結節性類肉瘤病	nodular sarcoidosis
B86.x07		结节性疥疮	結節性疥瘡	nodular scabies
M72.301		结节性筋膜炎	結節性肌膜炎	nodular fasciitis
L12.809		结节性类天疱疮	結節性類天疱瘡	nodular pemphigoid
L95.801		结节性脉管炎	結節性脈管炎	nodular vasculitis
A48.816		结节性毛霉菌病	結節性毛癬	trichomycosis nodularis
A51.329		结节性梅毒疹	結節性梅毒疹	nodular syphilide
M79.825		结节性囊性脂肪坏死	結節性囊狀脂肪壞死	nodular cystic fat necrosis
L98.507		结节性皮肤狼疮黏蛋白病	結節性皮膚狼瘡黏液素病	nodular cutaneous lupus mucinosis
M30.001		结节性全动脉炎	結節性全動脈炎	panarteritis nodosa
D86.318		结节性肉样瘤病	結節性類肉瘤病	nodular sarcoidosis

主码	附码	中文病名	繁体病名	英文病名
L28.101		结节性苔藓		lichen nodularis
E85.409†	L99.001*	结节性萎缩性皮肤淀粉样变病	結節性萎縮性澱粉樣變性症	nodular atrophic cutaneous amyloidosis
L95.807		结节性显微镜下可见的多血管炎	顯微結節性多血管炎	microscopic polyangitis nodosa
D18. -		结节性血管母细胞增生伴嗜酸细胞浸润和淋巴滤泡形成	結節性血管母細胞增生伴嗜伊紅血球浸潤和淋巴濾泡形成	nodular angioblastic hyperplasia with eosinophilia and lymphofolliculosis
L95.801		结节性血管炎	結節性血管炎	nodular vasculitis
L28.101		结节性痒疹	結節性癢疹	prurigo nodularis;nodular prurigo
Q85.101	M95400/1	结节性硬化症	結節性硬化症	tuberous sclerosis
D69.001		结节性真皮过敏疹	結節性真皮過敏疹	nodular dermal allergic eruption
E88.112		结节性脂肪坏死	結節性脂肪壞死	nodular fat necrosis
M79.301		结节性脂膜炎	結節性脂層炎	nodular panniculitis
L67.001		结毛症	結毛症	trichorrhexis nodosa
A51.203		结膜梅毒性下疳	結膜梅毒下疳	conjunctiva syphilitic chancre
M02.301		结膜-尿道-滑膜综合征	結膜-尿道-滑膜徵候群	conjunctivo - urethro - synovial syndrome
H10.901		结膜炎	結膜炎	conjunctivitis
K14.823		结舌症		tongue tie
C84.302	M97170/3	结外鼻型 NK/T 细胞淋巴瘤	結外鼻型 NK/T 細胞淋巴瘤	extranodal nasal type NK/T - cell lymphoma
H02.706		睫毛脱落	睫毛脫落	madarosis;loss of eyelashes
B85.302†	H03.001*	睫虱病	睫蝨病	pediculosis palpebrarum
L25.828		截肢残端皮炎	截肢殘端皮膚炎	amputation stump dermatitis
T87.301		截肢残端神经瘤	截肢性殘端神經瘤	amputation stump neuroma
T87.301		截肢性神经瘤		amputation neuroma
-	Y45.901	解热镇痛剂药物反应	解熱鎮痛劑藥物反應	drug reactions of analgesic antipyretic agent
T30.411		芥子气腐蚀伤	芥子氣腐蝕傷	mustard gas corrosion
T30.411		芥子气烧伤		mustard gas burn
B86.x01		疥疮	疥瘡	scabies
B86.x07		疥疮后结节		post - scabietic nodules
B86.x02		疥疮后肉芽肿	疥瘡後肉芽腫	granulomes post - scabies
B86.x03		疥疮后瘙痒症	疥瘡後搔癢症	pruritus after scabies
B86.x08		疥疮后湿疹	疥瘡後濕疹	post - scabietic eczema
B86.x04		疥疮继发感染	疥瘡繼發感染	scabies secondary infection
F45.209		疥疮恐怖症	疥瘡恐怖症	scabiophobia
Q82.875		金德勒综合征	Kindler 氏徵候群	Kindler's syndrome
L44.804		金黄色苔藓	金黃色苔癬	lichen aureus
-	Y57.802	金莲花药物反应	金蓮花藥物反應	drug reactions of Chinese globeflower
E83.001		金尼尔-威尔逊综合征	Kinnier - Wilson 氏徵候群	Kinnier - Wilson syndrome
L81.805		金质沉着症	金沈著症	chrysiasis
L81.805		金质皮肤沉着症	金皮膚沈著症	chrysoderma
L23.001		金属变态反应		allergy to metal
L23.001		金属变应性接触性湿疹	金屬過敏性接觸性濕疹	allergic contact eczema due to metal
L92.304		金属饰物刺穿反应	金屬飾物刺穿反應	reactions to ornamental metal piercing
L81.804		金属性变色	金屬性變色	metallic discoloration
K13.740		金属性口腔黏膜病变	金屬性口腔黏膜病變	oral mucomembranous lesions due to metal
B56.101		津巴布韦锥虫病	津巴布韋錐蟲病	Rhodesiense trypanosomiasis
Q82.810		津瑟-科尔-恩格曼综合征	紀恩色爾-柯利-英格曼氏徵候群	Zinsser - Cole - Engman syndrome
M72.501		筋膜炎	筋膜炎	fasciitis
B35.106		近端甲下甲真菌病	近端甲下甲黴菌病	proximal subungual onychomycosis
D71.x01		进行性败血性肉芽肿病		progressive septic granulomatosis
L81.511		进行性斑状黑素减少症		progressive macular hypomelanosis
L90.401		进行性播散性萎缩性皮炎	進行性播散性萎縮性皮膚炎	dermatitis atrophicans diffusa progressiva
G51.801		进行性单侧面萎缩	進行性單側面萎縮	progressive hemiatrophia facialis
D76.309		进行性非典型性组织细胞增生症	進行性非典型性組織細胞增生症	progressive atypical histiocytosis
C49.905		进行性复发性皮肤纤维瘤	進行性復發性皮膚纖維瘤	progressive recurring dermatofibroma
E83.001		进行性肝豆状核变性	進行性肝豆狀核變性	progressive hepatolenticular degeneration
Q82.859		进行性红斑角皮症	進行性紅斑角皮症	erythrokeratoderma progrssive
E74.805		进行性肌痉挛-脱毛及腹泻综合征		progressive muscle spasm - alopecia and diarrhea syndrome
D76.315		进行性结节性组织细胞瘤		progressive nodular histiocytoma

主码	附码	中文病名	繁体病名	英文病名
D76.315		进行性结节性组织细胞增生症	進行性結節性組織細胞增生症	progressive nodular histiocytosis
D18.125	M88940/0	进行性淋巴管瘤	進行性淋巴管瘤	progressive lymphangioma
A52.104†	F02.801*	进行性麻痹痴呆	進行性麻痹癡呆	progressive paretic dementia
L92.103		进行性慢性盘状肉芽肿病	進行性慢性盤狀肉芽腫病	granulomatosis disciformis chronica et progressiva
L81.703		进行性色素性皮病	進行性色素性皮膚病	progressive pigmented dermatosis
L81.701		进行性色素性紫癜性皮病	進行性色素性紫斑樣皮膚病	progressive pigmented purpuric dermatosis
G60.101		进行性神经性肌萎缩	進行性神經性肌萎縮	progressive neuromuscular atrophy
L90.301		进行性特发性皮肤萎缩	進行性特發性皮萎縮	progressive idiopathic atrophoderma
M72.805	M88240/1	进行性系统性婴儿肌纤维瘤病		progressive systemic infantile myofibromatosis
M34.001		进行性系统性硬化病	進行性全身性硬化症	progressive systemic sclerosis
Q85.813		进行性心肌病性黑子病	進行性心肌病性黑子病	progressive cardiomyopathic lentiginosis
Q82.8		进行性掌跖角化病	进行性掌跖角皮症	progressive palmoplantar keratoderma
L81.403		进行性肢端黑变病	進行性肢端黑變症	progressive acromelanosis
E88.102		进行性脂肪营养不良	進行性脂肪營養不良	progressive lipodystrophy
L85.816		进行性指掌角皮症	進行性指掌角皮症	keratodermia tylodes palmaris progressiva
D18. -		进展性毛细血管瘤	進展性毛細血管瘤	progressive capillary hemangioma
T69.003		浸泡手	浸泡手	immersion hand
T69.002		浸泡足	浸泡足	immersion foot
C44. -	M80920/3	浸润型基底细胞癌	浸潤型基底細胞癌	infiltrating basal cell carcinoma
C44.901	M81100/3	浸润性毛母质瘤		invasive pilomatrixoma
B35.301		浸渍糜烂型足癣	浸漬糜爛型足癬	tinea pedis of maceration and erosion
L25.831		浸渍皮炎	浸軟皮膚炎	maceration dermatitis
T69.002		浸渍足	浸泡足	immersive foot
T69.002		浸渍足综合征	浸泡足徵候群	immersion foot syndrome
L43.824		经典性溃疡性扁平苔藓伴浆细胞浸润	併有漿細胞浸潤典型性及潰瘍性扁平苔癬	classical and ulcerative lichen planus with plasma cell infiltrate
D66.x02		经典性血友病综合征	典型血友病徵候群	classical hemophilia syndrome
B39.402		经典性组织胞浆菌病	經典性組織胞漿菌病	classical histoplasmosis
L70.820		经前期痤疮	經前期痤瘡	premenstrual acne
E28.901		经前期紧张症		premenstrual tension
E28.901		经前期综合征	停經前徵候群	premenstrual syndrome
L74.102		晶形粟粒疹		miliaria crystallina
E72.203		精氨琥珀酸性血症	阿金氨琥珀酸血症	argininosuccinic acidemia
E72.203		精氨基琥珀酸酶缺乏症		argininosuccinase deficiency
F45.840		精神性多汗症	精神性多汗症	psychogenic hyperhidrosis
F45.810		精神性肛门瘙痒症	精神性肛門搔癢症	psychogenic anal pruritus
F45.812		精神性女阴瘙痒症	精神性外陰搔癢症	psychogenic vulva pruritus
F45.806		精神性瘙痒症	精神性搔痒症	psychogenic pruritus
F45.811		精神性阴囊瘙痒症	精神性陰囊搔癢症	psychogenic scroti pruritus
L98.101		精神性抓痕		neurotic excoriations
L98.106		精神性紫癜	精神性紫斑	psychogenic purpura
L98.106		精神性紫癜综合征	精神性紫癜徵候群	psychogenic purpura syndrome
T78.803		精液变态反应	精液過敏	semen allergy
L25.827		精液变应性疹	精液過敏皮膚疹	semen allergic eruption
C62. -	M90610/3	精原细胞瘤	精原細胞瘤	seminoma
L94.802		颈部白色纤维性丘疹病		white fibrous papulosis of neck
L03.801		颈部蜂窝织炎	頸部蜂窩組織炎	cellulitis of neck
L90.810		颈部假皮萎缩	假頸部皮膚萎縮症	pseudoatrophoderma colli
D36.706	M88900/0	颈部胶原瘤		nuchal collagenoma
L02.101		颈部疖	頸部癤	furuncle of neck
L28.005		颈部局限性神经性皮炎	頸部限界性神經性皮膚炎	localized neurodermatitis of neck
Q18.802		颈部瘘管及囊肿	頸部瘻管及囊腫	cervical fistulae and cyst
L02.102		颈部脓肿	頸部膿瘍	abscess of neck
C44.402		颈部皮肤恶性肿瘤	頸部皮膚惡性腫瘤	malignant neoplasm of skin of neck
D23.402		颈部皮肤良性肿瘤	頸部皮膚良性腫瘤	benign tumour of skin of neck
L91.801		颈部乳头瘤	頸部乳突瘤	papilloma colli
L28.005		颈部神经性皮炎		neurodermatitis of neck
L30.901		颈部湿疹	頸部濕疹	neck eczama

主码	附码	中文病名	繁体病名	英文病名
D36.706	M88900/0	颈部纤维瘤	頸部纖維瘤	nuchal fibroma
D23.403		颈部纤维瘤病	頸部纖維瘤病	fibromatosis colli
Q18.803		颈部胸腺囊肿	頸部胸腺囊腫	cervical thymic cyst
L02.103		颈部痈	頸部癰	carbuncle of neck
C43.401	M87200/3	颈恶性黑素瘤	頸惡性黑色素瘤	malignant melanoma of neck
Q17.002		颈耳		cervical auricle
G90.201		颈交感神经刺激综合征	頸交感神經刺激徵候群	cervical sympathetic irritation syndrome
G90.201		颈交感神经麻痹		cervical sympathetic paralysis
A42.201		颈面部放线菌病	頸面部放線菌病	cervicofacial actinomycosis
L08.903		颈软组织感染	頸軟組織感染	soft tissue infection of neck
Q87.814		颈-眼-耳综合征	頸-眼-耳徵候群	cervico-oculo-acoustic syndrome
Q76.102		颈椎融合综合征		cervical fusion syndrome
Q81.211		胫前大疱性表皮松解症		pretibial epidermolysis bullosa
E03.906		胫前黏液性水肿	脛前黏液性水腫	pretibial myxedema
Q81.211		胫前型显性营养不良型大疱性表皮松解症	脛前顯性失養性水疱性表皮鬆解症	dystrophic dominant epidermolysis bullosa pretibial
E14.619		胫前着色斑	前脛色素斑;色素性脛前斑	pigmented pretibial patches
Q87.117		痉挛性双瘫-鱼鳞病-精神幼稚病	痙攣性雙癱-魚鱗病-精神幼稚病	spastic diplegia-ichthyosis-oligophrenia
D18.004		静脉湖	靜脈湖	venous lakes
I87.202		静脉机能不全	靜脈機能不全	venous insufficiency
D18.-	M91210/0	静脉畸形		venous malformation
D18.-		静脉内非典型血管增生	靜脈內異常性血管增生	intravenous atypical vascular proliferation
-	Y48.101	静脉内麻醉剂类药物反应	靜脈內麻醉劑類藥物反應	drug reactions of anesthetics for intravenous use
I83.903		静脉曲张	靜脈曲張	varicosis;venous varicosity
I83.004		静脉曲张溃疡伴湿疹	靜脈潰瘍伴濕疹	varicose veins ulcer with eczema
I83.003		静脉曲张性溃疡	靜脈曲張性潰瘍	varicose ulcer
I83.104		静脉曲张性皮炎	靜脈曲張性皮膚炎	varicose dermatitis
I83.104		静脉曲张性湿疹	靜脈曲張性濕疹	varicose eczema
I83.003		静脉曲张性小腿溃疡	靜脈曲張性小腿潰瘍	varicose leg ulcer
I83.904		静脉曲张综合征	靜脈曲張徵候群	varicose syndrome
I82.901		静脉性血栓形成	靜脈性血栓	venous thrombosis
D18.004		静脉血管瘤		venous hemangioma
I82.901		静脉血栓病	靜脈血栓病	phlebothrombosis
I80.901		静脉炎	靜脈炎	phlebitis
I82.903		静脉炎后皮下组织钙化	靜脈炎後皮下組織鈣化	postphlebitic subcutaneous calcinoisis
I83.202		静脉炎后下肢溃疡	靜脈炎後下肢潰瘍	postphlebitic leg ulcer
I87.001		静脉炎后综合征	靜脈炎後徵候群	postphlebitic syndrome
I82.815		静脉移植部位皮炎	靜脈移植部皮膚炎	dermatitis at vein graft site
I80.102		静脉源性坏疽		gangrene of venous origin
T80.205		静脉注射药物血管外渗致皮肤坏死	靜脈注射藥物血管外滲致皮膚壞死	cutaneous necrosis follwing extravasation of intravenous medications
L85.847		镜架性棘皮瘤		spectacle frame acanthoma
F98.402		纠发病		pinca polonica
L53.809		酒红斑	酒紅斑	wine erythema
E52.x02		酒精性糙皮病	酒精性糙皮病	alcoholic pellagra
L53.809		酒精性红斑	酒紅斑	alcoholic erythema
L71.901		酒渣鼻	酒渣	rosacea
L71.809		酒渣鼻样结核疹	酒渣樣結核疹	rosacea-like tuberculid
L90.806		局部全层萎缩	局部全層萎縮	local panatrophy
L50.201		局部热性荨麻疹	局部熱性蕁麻疹	urticaria due to local heat
L90.813		局部糖皮质激素性泛发性皮肤萎缩	局部醣皮質類固醇所誘發之廣泛性皮膚萎縮	generalized cutaneous atrophy due to topical glucocorticoid
L12.202		局限型疱疹样皮炎	限界型疱疹樣皮膚炎	localized dermatitis herpetiformis
D03.901	M87420/2	局限性癌前期黑变病		circumscribed precancerous melanosis
L67.103		局限性白发	限界性白髮	localized poliosis
E70.321		局限性白化病	限界性白化病	partial albinism
K14.101		局限性剥脱性舌炎		glossitis areata exfoliativa

主码	附码	中文病名	繁体病名	英文病名
E85.420		局限性淀粉样变病	限界性澱粉樣變性症	localized amyloidosis
E85.420		局限性淀粉样变性	限界性澱粉樣變性症	localized amyloidosis
R61.010		局限性多汗症	限界性多汗症	localised hyperhidrosis
L68.201		局限性多毛症	局限性多毛症	hypertrichosis localised
L90.820		局限性腹壁萎缩	限界性腹壁萎縮	localized abdominal wall atrophy
L94.212		局限性钙质沉着症	局限性鈣質沈著症	calcinosis circumscripta
L66.201		局限性感染后秃发	限界性感染後禿髮	circumscribed post – infection alopecia
C44. –	M80900/3	局限性坚实性基底细胞癌		circumscribed solid basal cell carcinoma
B37.205		局限性角化过度性念珠菌病	限界性角化過度性念珠菌病	localized hyperkeratotic candidiasis
D18.120	M91700/0	局限性淋巴管瘤	限界性淋巴管瘤	lymphangioma circumscriptum
L40.103		局限性脓疱型银屑病	限界性膿疱性乾癬	localized pustular psoriasis
D36. –		局限性皮肤神经纤维瘤	限界性皮膚神經纖維瘤	localized cutaneous neurofibroma
L90.803		局限性皮肤松垂	限界性皮膚鬆弛症	localized anetoderma; localized dermatolysis of dermatochalasis
L90.301		局限性浅表性萎缩硬皮病	限界性表淺性萎縮硬皮病	atrophoscleroderma superficialis circumscripta
L29.806		局限性瘙痒症	限界性搔癢症	pruritus localis
D36. –		局限性神经纤维瘤	限界性神經纖維瘤	localized neurofibroma
L28.002		局限性神经性皮炎	限界性神經性皮膚炎	localized neurodermatitis
E88.105		局限性特发性脂肪萎缩	限界性特發性脂肪萎縮	localized idiopathic lipoatrophy
L12.815		局限性无瘢痕(胫前)大疱性类天疱疮	限界性無疤痕(脛前)大疱性類天疱瘡	localized nonscarring (pretibial) bullous pemphigoid
Q84.214		局限性先天性多毛症	先天性限界性多毛症	localized congenital hypertrichosis
D23. –	M91410/0	局限性血管角化瘤	限界型血管角化瘤	angiokeratoma circumscriptum
Q81.202		局限性营养不良型大疱性表皮松解症	限界性失養性水疱性表皮鬆解症	localized dystrophic epidermolysis bullosa
L94.001		局限性硬斑病	限界性硬皮病	localised morphea
L94.001		局限性硬皮病	限界性硬皮病	circumscribed scleroderma
Q82.8		局限性掌跖角化病	限界性掌蹠角皮症	circumscribed palmoplantar keratosis
E88.102		局限性脂肪萎缩		localized lipoatrophy
D18. –		局限性痣样血管角皮瘤	限界型痣樣血管角化瘤	angiokeratoma circumscriptum neviforme
L85.817		局灶性角皮症伴口腔白色角化病	局部角皮症併口腔白色角化症	focal keratoderma with oral leukokeratosis
Q82.881		局灶性面部皮肤发育不良	局部顏面真皮發育不良	focal facial dermal dysplasia
L98.501		局灶性皮肤黏蛋白病	皮膚局部黏液素病	focal cutaneous mucinosis
L85.825		局灶性肢端角化过度病	局部肢端角化過度症	focal acral hyperkeratosis
L23.702		菊科植物变应性接触性皮炎	桑科植物性接觸性皮膚炎	compositae allergic contact dermatitis
M72.807		咀嚼垫	咀嚼墊	chewing pads
D23. –	M81000/0	巨大孤立性毛发上皮瘤	巨大孤立性毛髮上皮瘤	giant solitary trichoepithelioma
A63.002		巨大尖锐湿疣	巨大尖圭濕疣	giant condyloma acuminatum
D23. –	M80200/0	巨大毛母质瘤	巨大毛母質瘤	giant hair matix tumour
D22. –		巨大毛痣	巨大毛痣	giant hairy nevus
T78.301		巨大荨麻疹	巨大蕁麻疹	giant urticaria
D22. –	M87610/0	巨大色素痣	巨型色素性母斑	giant pigmented nevus
A63.002		巨大湿疣	巨大濕疣	giant condyloma
D69.103		巨大血小板		giant platelet
D22. –	M87610/0	巨大痣		giant nevus
C43.901	M87610/3	巨大先天性痣性黑色瘤		giant congenital nevi melanoma
D64.803		巨红细胞性贫血-皮炎综合征	巨紅細胞性貧血-皮膚炎徵候群	megalocytic anemia dermatitis syndrome
Q84.501		巨甲	巨甲	megalonychia
Q87.807		巨脑症伴多发性脂肪瘤及血管瘤	巨腦症伴多發性脂肪瘤及血管瘤	macrocephaly with multiple lipomas and hemangiomas
C88.001	M97610/3	巨球蛋白血症	巨球蛋白血症	macroglobulinemia
C88.001		巨球蛋白血症性紫癜	巨球蛋白血症性紫斑	purpura macroglobulinemia
K14.810		巨舌	巨舌	macroglossia
B25.901		巨细胞包涵体病		cytomegalic inclusion disease
B25.901		巨细胞病毒感染	巨細胞病毒感染	cytomegaloviral disease
D21. –	M90400/0	巨细胞滑膜瘤	巨大細胞滑膜瘤	giant cell synovioma
L87.804		巨细胞胶原瘤	巨大細胞膠原纖維瘤	giant cell collagenoma
K06.801		巨细胞肉芽肿	巨細胞肉芽腫	giant – cell granuloma

主码	附码	中文病名	繁体病名	英文病名
D76.317	M88340/1	巨细胞纤维母细胞瘤	巨大細胞纖維母細胞瘤	giant cell fibroblastoma
M31.601		巨细胞性动脉炎	巨大細胞性動脈炎	giant cell arteritis
K06.801		巨细胞性牙龈瘤	巨大細胞性齦瘤	giant cell epulis
D18. -	M91610/1	巨细胞血管母细胞瘤	巨大細胞血管母細胞瘤	giant cell angioblastoma
D23. -	M91600/0	巨细胞血管纤维瘤	巨大細胞血管纖維瘤	giant cell angiofibroma
E78.808		巨细胞组织细胞瘤	巨細胞組織細胞瘤	giant - cell histiocytoma
Q85.811		巨血管瘤血小板减少综合征	巨血管瘤血小板減少徵候群	giant hemangioma thrombocytopenia syndrome
Q87.203		巨指趾综合征	巨指趾徵候群	broad digits syndrome
Q74.803		巨趾偏侧肥大及结缔组织痣	巨指半側肥大及結締組織痣	macrodactyly hemihypertrophy and connective tissue nevus
D17.911		具有脂肪瘤性痣皱褶皮肤		folded skin with lipomatous nevus
L70.101		聚合性痤疮	聚合性痤瘡	acne conglobata
M79.816		聚烯吡酮脂膜炎	聚烯吡酮脂層炎	povidone panniculitis
Q84.610		卷发	卷髮	rolled hair
Q84.122		卷发伴神经感觉性耳聋		twisted hair with sensorineural deafness
Q84.116		卷发 - 睑缘粘连 - 甲发育不良综合征		curly hair - ankyloblepharon - nail dysplasia syndrome
L29.814		绝经期后瘙痒症	停經後搔癢症	postmenopausal pruritus
L85.102		绝经期角化病	更年期角皮症	climacteric keratoderma
N95.103		绝经期面红	停經期顏面潮紅	menopausal flushing
L57.304		绝经期日光皮炎	停經期日光皮炎	menopausal solar dermatitis
L65.803		绝经期脱发	更年期禿	climacteric alopecia
B64.x02		掘蛤者瘙痒综合征	挖蛤者癢病	clam digger itch
L94.102		军刀伤状损害	刀砍狀病灶	en coup de sabre lesion
L94.101		军刀伤状硬斑病	軍刀傷狀硬斑病	morphoea en coup de sabre
A48.101		军团病	退伍軍人症	legionnaires' disease;legionellosis
T69.802		皲裂	皸裂	rhagades;fissures
L81.301		咖啡牛奶斑	咖啡牛奶斑	Café - au - lait macule;café - au - lait patch
L81.301		咖啡牛奶斑	咖啡牛奶斑	café au lait spots
C46.001	M91400/3	卡波西肉瘤	卡波西氏肉瘤	Kaposi's sarcoma
B00.001		卡波西水痘样疹	Kaposi 氏水痘樣疹	Kaposi's varicelliform eruption
C49. -	M91300/1	卡波西样血管内皮瘤	Kaposi 樣血管內皮瘤	Kaposiform hemangioendothelioma
L01.008		卡恩病		Kahn's disease
L01.008		卡恩 - 贾勒特病	Kahn - Jarratt 氏病	Kahn - Jarratt's disease
-	Y58.001	卡介苗药物反应	卡介苗藥物反應	bacille calmette - guerin vaccine drug reactions
B74.301		卡拉巴丝虫肿		Calabar swelling
Q86.003		卡拉梅 - 史密斯综合征		Clarrem - Smith syndrome
C90.005		卡勒病	Kahler 氏病	Kahler's disease
Q80.205		卡里尼综合征		Carini's syndrome
A44.003		卡里翁病	Carrion 氏病	Carrion's disease
Q81.006		卡林综合征	Kallin 氏徵候群	Kallin's syndrome
Q80.821		卡米萨综合征	Camisa 氏徵候群	Camisa's syndrome
A31.809		卡米特 - 格林杆菌种痘		bacillus Calmette - Guérin vaccimation; BCG vaccination
-	Y40.503	卡那霉素药物反应	kanamycin 藥物反應	kanamycin drug reactions
D69.304		卡纳利斯 - 莫尔综合征	Canales - Mauer 氏徵候群	Canales - Mauer syndrome
A27.001		卡尼科拉热	Canicola 氏熱	Canicola's fever
Q85.826		卡尼综合征	Carney 氏徵候群	Carney's syndrome
Q87.014		卡彭特综合征		Carpenter's syndrome
D69.505		卡萨巴奇 - 梅里特综合征	Kasabach - Merritt 氏徵候群	Kasabach - Merritt syndrome
E72.101		卡森综合征	Carson 氏徵候群	Carson's syndrome
B59.x01		卡氏肺孢子虫肺炎	卡氏肺孢子蟲肺炎	Pneumocystis carinii pneumonia
Q78.403		卡斯特综合征	Kast 氏徵候群	Kast's syndrome
Q89.302		卡塔格内综合征	Kartagener 氏徵候群	Kartagener's syndrome
-	Y52.401	卡托普利药物反应	captopril 藥物反應	captopril drug reactions
I73.821		卡西尔综合征	Cassirer 氏徵候群	Cassirer's syndrome
L10.201		卡泽纳夫病		Cazenave's disease
Q55.802		开口周围囊肿	開口周圍囊腫	parameatal cyst

主码	附码	中文病名	繁体病名	英文病名
B34.804		凯库池病		Kikuchi's disease
B34.804		凯库池 – 富吉莫托病	Kikuchi – Fujimoto 氏病	Kikuchi – Fujimoto disease
D07.402	M80800/2	凯拉增生性红斑	凱瑞氏增生性紅斑	erythroplasia of Queyrat
D50.101		凯利 – 佩特森综合征		Kelly – Paterson syndrome
C85.704		凯特罗恩 – 古德曼病	Ketron – Goodman 氏病	Ketron – Goodman disease
C50.801		铠甲状癌	胸甲狀癌	cancer en cuirasse
A31.005		堪萨斯分枝杆菌感染		*Mycobacterium kansasii* infection
A31.005		堪萨斯分枝杆菌皮肤感染	堪薩斯分枝桿菌皮膚感染	skin infections due to *Mycobacterium Kansasii*
E80.001		坎赫病		Cunrher's disease
K13.213		坎农综合征		Cannon's syndrome
I78.105		坎普贝尔德摩根点	Campbell de Morgan 氏點	Campbell de Morgan spots
Q82.855		坎图综合征	Cantu 氏徵候群)	Cantu's syndrome
E77.803		坎扎基综合征	Kanzaki 氏徵候群	Kanzaki's syndrome
Q77.301		康拉德 – 胡尼曼 – 希普尔综合征	Conradi – Hünermann – Happle 氏徵候群	Conradi – Hünermann – Happle syndrome
Q77.301		康拉德 – 胡尼曼综合征	Conradi – Hianermann 氏徵候群	Conradi – Hünermann syndrome
Q77.301		康拉迪病	Conradi 氏病	Conradi's disease
A77.101		康诺尔立克次体性斑疹热	康諾爾立克次體性斑疹熱	Spotted fever due to Rickettsia conorii
B36.801		糠秕孢子菌感染		infection of *Pityrosporum*
B36.805		糠秕孢子菌龟头包皮炎		*Pityrosporum* balanoposthitis
B36.803		糠秕孢子菌甲		*Pityrosporum* nail
B36.804		糠秕孢子菌毛囊炎		*Pityrosporum folliculitis*
K14.101		糠疹状舌	糠疹狀舌	pityriasis lingua
L25.120	Y41.501	抗病毒剂接触性皮炎	抗病毒劑接觸性皮膚炎	antiviral agents contact dermatitis
–	Y45.401	抗风湿类药物反应	抗風濕類藥物反應	drug reactions of antirheumatic agent
–	Y55.503	抗感冒药药物反应	抗感冒藥藥物反應	drug reactions of anti – coryza agent
L25.117		抗感染剂接触性皮炎	抗感染劑接觸性皮膚炎	antiinfective agents contact dermatitis
L25.133	Y43.002	抗过敏类药接触性皮炎	抗過敏類藥接觸性皮膚炎	antiallergics drugs contact dermatitis
L25.121	Y41.401	抗寄生虫剂接触性皮炎	抗寄生蟲劑接觸性皮膚炎	antiparasitics agents contact dermatitis
L25.118		抗结核药接触性皮炎	抗結核藥接觸性皮膚炎	antituberculotics contact dermatitis
L27.059		抗惊厥药过敏综合征		anticonvulsant hypersensitivity syndrome
R79.801		抗磷脂抗体综合征		antiphospholipid antibody syndrome
R79.801		抗磷脂综合征	抗磷脂質徵候群	antiphospholipid syndrome
L25.119		抗麻风药接触性皮炎	抗痲瘋藥接觸性皮膚炎	antileprotics contact dermatitis
D69.205		抗凝剂伴发紫癜	抗凝血劑併發紫斑症	purpura with anticoagulant
L27.044	Y44.201	抗凝剂性皮肤坏死	抗凝劑性誘發皮膚壞死	anticoagulant – induced skin necrosis
–	Y44.201	抗凝血剂药物反应	抗凝血劑藥物反應	drug reactions of anticoagulant agent
–	Y59.301	抗破伤风类药物反应	抗破傷風類藥物反應	tetanus antitoxin drug reactions
B37.816		抗生素使用后念珠菌病	抗生素使用後念珠菌病	past – antibiotic candidiasis
L27.061		抗体介导型药物反应(Ⅱ型)	抗體介導型藥物反應(Ⅱ型)	antibody – mediated drug reactions(typeⅡ)
D71.x01		抗体缺陷综合征	抗體缺陷徵候群	antibody deficiency syndrome
D84.810		抗体与补体交互作用缺陷病	抗體與補體交互作用缺陷症	interaction of antibody and complement deficiencies
R79.801		抗心磷脂综合征	抗牛心脂素徵候群	anticardiolipin syndrome
L83.x09		抗胰岛素糖尿病伴黑棘皮病	抗胰島素糖尿病伴黑棘皮病	insulin – resistant diabetes mellitus with acanthosis nigricans
L25.116		抗真菌剂接触性皮炎	抗黴菌劑接觸性皮膚炎	antifungal agents contact dermatitis
L25.137		抗肿瘤类药接触性皮炎	抗腫瘤類藥接觸性皮膚炎	antineoplastics drugs contact dermatitis
D48.515	81020/0	考登病		Cowden's disease
T14.802		拷打皮肤征	拷打皮膚表徵	skin signs of torture
Q67.405		柯蒂斯综合征Ⅰ型		Curtius's syndrome type Ⅰ
Q82.8 –		柯里·琼斯综合征	Curry Jones 氏徵候群	Curry Jones syndrome
Q87.810		柯曼综合征	Kirman 氏徵候群	Kirman's syndrome
B34.103		柯萨奇病毒感染	克沙奇病毒感染	Coxsackie virus infection
B34.103		柯萨奇病毒疹		Coxsackie virus eruption
B34.102		柯萨奇湿疹	克沙奇性濕疹	eczema coxsackium
E24.901		柯兴氏病		Cushing's disease
N48.106		科巴斯病	Corbus 氏病	Corbus's disease
E88.110		科伯林 – 邓尼甘综合征		Köbberling – Dunnigan syndrome

主码	附码	中文病名	繁体病名	英文病名
E88.110		科伯林综合征	Köbberling 氏徵候群	Köbberling's syndrome
L40.803		科布内现象		Köbner's phenomenon
Q81.009		科布纳型单纯型大疱性表皮松解症	Köebner 氏單純型水疱性表皮鬆解症	epidermolysis bullosa simplex (Köebner); EBS – K
D18.004		科布综合征	Cobb 氏徵候群	Cobb's syndrome
L53.303		科尔科特·福克斯持久性回状红斑	科尔科特福克斯持久性回狀红斑	Colcott Fox erythema figuratum persistens
P39.802		科尔科特 – 福克斯综合征	Colcott – Fox 氏徵候群	Colcott – Fox syndrome
I78.807		科尔迈耶 – 德格斯综合征	Kohlmeier – Degos 氏徵候群	Kohlmeier – Degos syndrome
Q87.031		科尔斯丘特尔综合征		Kohlschütter's syndrome
Q82.810		科尔综合征	柯利氏徵候群	Cole's syndrome
Q87.832		科芬 – 罗里综合征	科菲 – 羅利氏徵候群	Coffin – Lowry syndrome
Q87.821		科芬 – 西里斯综合征	科菲 – 賽利斯氏徵候群	Coffin – Siris syndrome
Q81.215		科凯恩 – 图雷恩变异型显性营养不良型大疱性表皮松解症	Cockayne – Touraine 氏變異型顯性失養性水疱性表皮鬆解症	Cockayne – Touraine variant dominant dystrophic epidermolysis bullosa
Q87.101		科凯恩综合征	Cockayne 氏徵候群	Cockayne syndrome
E03.808		科克 – 德布雷 – 塞梅莱涅综合征	Kocher – Debrè – Semelaignè 氏徵候群	Kocher – Debrè – Semelaignèsyndrome
B73.x01		科罗 – 科瓦病	Coraw – Cwaw 氏病	Coraw – Cwaw
Q80.829		科梅尔 – 内瑟顿综合征	Comel – Netherton 氏徵候群	Comel – Netherton syndrome
E70.332		科纳月亮儿童		Cuna moon children
Q87.118		科尼利亚·德朗格综合征	Cornelia de Lange 氏徵候群	Cornelia de Lange syndrome
Q82.891		科斯特洛综合征	Costello 氏徵候群	Costello's syndrome
D36.117	M95800/0	颗粒细胞瘤		granular cell tumour
D36.117		颗粒细胞神经鞘瘤	顆粒細胞神經鞘瘤	granular cell schwannoma
D36.117		颗粒细胞神经鞘肿瘤	顆粒細胞神經鞘腫瘤	granular cell nerve sheath tumour
D36.117		颗粒细胞性成肌细胞瘤	顆粒細胞性成肌細胞瘤	granular cell myoblastoma
D17.910		颗粒细胞脂肪瘤	顆粒細胞脂肪瘤	granular cell lipoma
Q82.859		可变性图形红斑角皮症		erythrokeratoderma figurata variabilis
–	Y42.001	可的松药物反应	可體鬆(可的鬆)藥物反應	cortisone drug reactions
Q87.009		克茨恩综合征		Chotzen's syndrome
A50.508†	M03.101*	克拉顿综合征		Clutton's syndrome
T78.305		克拉克森综合征		Clarkson's syndrome
E70.331		克莱因 – 沃登伯格综合征		Klein – Waardenburg syndrome
Q82.848		克赖泰综合征		Creither's syndrome
Q84.118		克兰德尔综合征	克蘭多氏徵候群	Crandall's syndrome
Q98.401		克兰费尔特综合征	Klinefelter 氏徵候群	Klinefelter's syndrome
Q85.821		克朗克海特 – 卡纳达综合征	Cronkhite – Canada 氏徵候群	Cronkhite – Canadn syndrome
L98.816		克劳德综合征	Klauder 氏徵候群	Klauder's syndrome
A50.508†	M03.101*	克勒顿关节	克勒頓氏關節	Clutton's joints
E14.607†	L13.901	克雷默综合征		Kramer's syndrome
A98.001		克里米亚 – 刚果出血热	克里米亞 – 剛果出血熱	Crimean – Congo hemorrhagic fever
D76.011		克里斯琴综合征	克里斯庭氏病	Christian's disease
Q82.401		克里斯特 – 西门子 – 图雷恩综合征		Christ – Siemens – Touraine syndrome
L98.817		克里伊克斯 – 利维综合征	Creyx – Levy 氏徵候群	Creyx – Levy syndrome
Q76.102		克利佩尔 – 费尔综合征	Klippel – Feil 氏徵候群	Klippel – Feil syndrome
I78.002		克利佩尔 – 特脑纳 – 帕克斯 – 韦伯综合征	Klippel – Trénauney – Parkes – Webe 氏徵候群	Klippel – Trénauney – Parkes – Webe syndrome
Q87.202		克利佩尔 – 特农纳 – 韦伯综合征	Klippel – Trénauney – Weber 氏徵候群	Klippel – Trenaunay – Weber syndrome
Q82.8		克利斯特 – 西曼综合征		Christ – Sieman syndrome
Q75.101		克鲁宗综合征	Crouzon 氏徵候群	Crouzon's syndrome
L83.x04		克鲁宗综合征伴黑棘皮病	Crouzon 氏徵候群併黑棘皮病	Crouzon's syndrome with acanthosis nigricans
D89.901		克罗 – 富卡西 – 塔卡特苏全综合征	Crow – Fukase – Takatsuki 氏徵候群	Crow – Fukase – Takatsuki syndrome
D89.901		克罗 – 鲁卡西综合征	Crow – Fukase 氏徵候群	Crow – Fukase syndrome
D76.323		克罗斯蒂综合征	Crosti 氏徵候群	Crosti's syndrome
E70.330		克罗斯 – 麦库西克 – 布林综合征	Cross – McKusick – Breen 氏徵候群	Cross – McKusick – Breen syndrome

主码	附码	中文病名	繁体病名	英文病名
E70.330		克罗斯综合征	Cross 氏徵候群	Cross's syndrome
D22.901	M87200/0	克洛纳痣	Clonal 母斑	Clonal nevus
Q82.840		克洛普弗综合征	Kloepfer 氏徵候群	Kloepfer's syndrome
Q82.8		克洛斯顿综合征	Clouston 氏徵候群	Clouston's syndrome
–	Y56.003	克霉唑药物反应	clotrimazole 藥物反應	clotrimazole drug reactions
L85.824		克斯塔肢端角化弹力组织变性病	Costa 氏肢端角化彈力組織變性病	acrokeratoelastosis of Costa
D23. –	M82000/0	克斯廷 – 赫尔维格综合征		Kersting – Hellwig syndrome
Q78.203		克斯综合征	Chrth 氏徵候群	Chrth's syndrome
E00.901		克汀病	呆小症	Cretin's disease
E03.808		克汀病肌肥大综合征	Cretin 肌肥大徵候群	Cretin muscle hypertrophy syndrome
L90.001		克西拉病	Csillag 氏病	Csillag's disease
A77.101		肯尼亚蜱传斑疹伤寒	肯亞扁蝨斑疹傷寒	Kenya tick typhus
I86.816		空肠 – 口腔 – 阴囊静脉扩张综合征	空腸 – 口腔 – 陰囊靜脈擴張徵候群	phlebectasia of jejunum – oral cavity and scrotum syndrome
K12.003		口疮	口瘡	aphthae
K12.003		口疮病	口瘡病	aphthosis
K12.013		口疮性溃疡	口瘡性潰瘍	aphthous ulcers
B00.102		口唇疱疹	口唇單純疱疹	orolabial herpes
B37.001		口鹅口疮	鵝口瘡	oral thrush
K11.701		口干燥症	口乾燥症	xerostomia
K13.015		口角唇炎	口角炎	angular cheilitis
B37.009		口角念珠菌病		perlèche moniliasis
K12.003		口溃疡	口瘡	canker sores
Q87.040		口 – 面 – 指综合征	口 – 面 – 指徵候群	oral – facial – digital syndrome;OFD syndrome
Q87.020		口 – 面 – 指综合征Ⅰ型	口 – 面 – 指徵候群 I 型	oral – facial – digital syndrome type Ⅰ;OFD – Ⅰ
Q87.021		口 – 面 – 指综合征Ⅱ型	口 – 面 – 指徵候群 II 型	oral – facial – digital syndrome type Ⅱ;OFD – Ⅱ
Q87.022		口 – 面 – 指综合征Ⅲ型	口 – 面 – 指徵候群 III 型	oral – facial – digital syndrome type Ⅲ;OFD – Ⅲ
Q87.023		口 – 面 – 指综合征Ⅳ型	口 – 面 – 指徵候群 IV 型	oral – facial – digital syndrome type Ⅳ;OFD – Ⅳ
C79.203		口腔癌皮肤转移	口腔癌皮膚轉移	skin metastasis from carcinoma of oral cavity
K13.202		口腔白斑	口黏膜白斑	oral leukoplakia
A51.307		口腔扁平湿疣	口腔扁平濕疣	oral condyloma planus
L43.906		口腔扁平苔藓	口腔扁平苔癬	oral lichen planus
K13.738	M80500/1	口腔菜花样乳头状瘤病	口腔鮮紅色乳突狀瘤病	oral florid papillomatosis
L43.815		口腔大疱性扁平苔藓伴糖尿病		oral bullous lichen planus with diabetes
B00.201		口腔单纯疱疹	口腔單純疱疹	oral herpes simplex
R20.802		口腔感觉迟钝(麻木)	口腔感覺遲鈍(麻木)	oral dysesthesia
K13.739		口腔黑变病	口腔黑變症	oral melanosis
K13.602		口腔局灶性上皮增生症	口腔局部性上皮增生	oral focal epithelial hyperplasia
K12.008		口腔口疮病	口腔口瘡病	oral aphthosis
K13.301		口腔毛状黏膜白斑	口腔毛狀黏膜白斑	oral hairy leukoplakia
K13.202		口腔黏膜白斑	口腔黏膜白斑	leukoplakia of oral mucous membrane;leukoplakia of oral mucosa
K12.007		口腔黏膜坏死性溃疡	口腔黏膜壞死性潰瘍	ulcus necroticum mucosae oris
K13.407		口腔黏膜浆细胞性肉芽肿	口腔黏膜漿細胞性肉芽腫	oral mucous plasmacellular granuloma
K12.012		口腔黏膜口疮性溃疡	口腔黏膜口瘡性潰瘍	aphthous ulcer of oral mucosa
K13.503		口腔黏膜良性角化过度症		benign hyperkeratosis of oral mucosa
K13.406		口腔黏膜裂隙性肉芽肿	口腔黏膜裂隙性肉芽腫	oral mucous granuloma fissuratum
K11.611		口腔黏膜黏液囊肿	口腔黏膜黏液囊腫	mucous cyst of oral mucosa
K13.501		口腔黏膜下纤维化	口腔黏膜下纖維化	oral submucous fibrosis
K13.207		口腔黏膜增生性红斑	口腔增生性紅斑	erythroplakia of oral mucosa
K11.611		口腔黏液囊肿		oral mucous cyst
B37.005		口腔念珠菌病	口腔念珠菌病	oral candidiasis
R23.803		口腔色素沉着	口腔色素沈著	oral pigmentation
K13.213		口腔上皮痣	口腔上皮痣	oral epithelial nevus
M35.203		口腔 – 生殖器溃疡 – 软骨发炎综合征		mouth and genital ulcer – inflamed cartilage syndrome
K13.738	M80500/1	口腔鲜红色乳头状瘤病	口腔鮮紅色乳突狀瘤病	oral florid papillomatosis
K13.607		口腔疣状增生症	口腔疣狀增生	oral verrucous hyperplasia

主码	附码	中文病名	繁体病名	英文病名
B08.802		口蹄病	口蹄病	foot and mouth disease
K12.106		口炎	口炎	stomatitis
Q85.801		口周黑子病	口圍小痣症;口圍雀斑病	periorificial lentiginosis
L71.001		口周酒渣鼻样皮炎	口圍酒渣樣皮膚炎	perioral rosacea – like dermatitis
L71.001		口周皮炎	口圍皮膚炎	perioral dermatitis
Q85.801		口周色素沉着肠道息肉综合征	口圍色素沈著腸道息肉徵候群	periorificia pigmentation polyposis coli syndrome
L30.817		口周湿疹	口圍濕疹	periora eczema
L71.001		口周脂溢性皮炎	口周脂漏性皮炎	periral seborrhoeic dermatitis
L71.001		口周综合征	口周綜合征	perioral syndrome
A78.x01		寇热	Q 熱;昆士蘭熱	Q fever;quadrilateral fever
M30.001		库斯马尔·迈耶病		Kussmall Meier disease
M30.001		库斯马尔病	Kussmall 氏病	Kussmall disease
E24.901		库欣综合征	庫欣氏徵候群	Cushing's syndrome
E24.901		库欣综合征性皮肤征	庫欣氏徵候群所致皮膚症	cutaneous signs due to Cushing's syndrome
F68.102		夸大综合征	誇大徵候群	exaggerated syndrome
E40.x01		夸希奥科	惡性營養不良症	Kwashiorkor
Q87.203		宽拇指 – 巨大踇趾综合征		broad thumb – great toe syndrome
Q87.203		宽拇指 – 踇趾综合征	寬姆指 – 腳踇趾徵候群	broad thumb – hallux syndrome
Q77.304		髋肩关节点状软骨发育不良Ⅲ型	髖肩關節點狀軟骨發育不良Ⅲ型	rhizomelic chondrodysplasia punctata type Ⅲ
L81.442		矿工绳痕	礦工斑紋	coller's stripes
L81.411		眶周过度黑变症		periorbital hypermelanosis
L81.411		眶周过度色素沉着	眼眶周圍色素過度沈著	periorbital hyperpigmentation
L30.901		眶周皮炎	眼眶周圍皮膚炎	periorbital dermatitis
L66.201		奎夸德病	Quinquaud 氏病	Quinquaud disease
–	Y52.202	奎尼丁药物反应	quinidine 藥物反應	quinidine drug reactions
L27.039		奎宁中毒		quinine toxin
D18.041	M91200/0	溃疡残毁性血管瘤病	潰瘍殘毀性血管瘤病	ulcero – mutilating hemangiomatosis
L43.805		溃疡性扁平苔藓	潰瘍性扁平苔癬	ulcerative lichen planus
N48.108		溃疡性龟头包皮炎	潰瘍性龜頭包皮炎	ulcerative balanoposthitis
D86.309		溃疡性结节病		ulcerative sarcoidosis
K12.107		溃疡性口炎	潰瘍性口炎	ulcerative stomatitis
A18.412		溃疡性狼疮	潰瘍性狼瘡	lupus ulcerosus
A69.105		溃疡性膜性口炎	潰瘍性膜性口炎	ulceromembranous stomatitis
A69.106		溃疡性膜性龈炎	潰瘍性膜性齦炎	ulceromembranous gingivitis
A18.423		溃疡性皮肤结核	潰瘍性皮膚結核病	tuberculosis cutis ulcerosa
D86.309		溃疡性肉样瘤病	潰瘍性類肉瘤病	ulcerative sarcoidosis
A18.430		溃疡性粟粒性结核病	潰瘍性粟粒性結核病	tuberculosis miliaris ulcerosa
T78.801		昆虫刺蜇变态反应	昆蟲刺螫過敏	insect sting allergy
L25.801		昆虫皮炎	昆蟲皮膚炎	insect dermatitis
T78.301		昆克水肿	Quincke 氏水腫	Quincke's edema
D23. –		扩张孔	擴張孔	dilated pore
L90.601		扩张纹	擴張紋	striae distensae
Q82.8		扩张型心肌病伴羊毛状发及角化病	擴張型心肌病伴羊毛狀髮及角皮症	dilated cardiomyopathy with woolly hair and keratoderma
D68.209		拉伯 – 萨洛蒙综合征		Rabe – Salomon syndrome
L83.x09		拉布森 – 门德尔霍尔综合征	Rabson – Mendelhall 氏徵候群	Rabson – Mendelhall syndrome
L41.301		拉德克利夫 – 克罗克持久性黄色红皮症	Radcliffe – Crocker 氏持久性黃色紅皮症	xanthoerythrodermia perstans of Radcliffe – Crocker
B55.101		拉合尔疮	Lahore 疮	Lahore sore
L81.802		拉米雷斯灰色皮病		ashy dermatosis of Ramirez
B02.204†	G53.002*	拉姆齐·亨特综合征	Ramsay – Hunt 氏徵候群	Ramsay – Hunt syndrome
Q82.409		拉普 – 霍奇金综合征	Rapp – Hodgkin 氏徵候群	Rapp – Hodgkin syndrome
L66.102		拉休尤 – 格拉哈姆 – 利特尔综合征	Lassueur – Graham – Little 氏徵候群	Lassueur – Graham – Little syndrome
L25.507		辣椒辣素皮炎	辣椒辣素皮膚炎	capsaicin dermatitis
M72.202		莱德霍齐病		Ledderhose's disease
L51.201		莱尔综合征		Lyell's syndrome
L92.829		莱克病		Leiker's disease

主码	附码	中文病名	繁体病名	英文病名
M89.403		莱里综合征		Léri's syndrome
A69.201		莱姆病	Lyme 病	Lyme disease
L53.903		莱内病		Leiner disease
E79.101		莱施－尼汉综合征	Lesch – Nyhan 氏徵候群	Lesch – Nyhan syndrome
C96.001	M97220/3	莱特尔－西韦病	Letterer – Siwe 氏病	Letterer – Siwe disease
M02.301		莱特尔综合征	Reiter 氏徵候群	Reiter's syndrome
L82.x14		莱泽－特雷拉特征		Leser – Trélat sign
L82.x14		莱泽－特雷拉特综合征	Leser – Trélat 氏徵候群	Leser – Trélat syndrome
Q98.401		赖芬斯坦－奥尔布赖特 XXY 综合征	Reifenstein – Albright 氏 XXY 徵候群	Reifenstein – Albright XXY syndrome
G90.103		赖利－戴综合征	Riley – Day 氏徵候群	Riley – Day syndrome
Q87.807		赖利－史密斯综合征	Riley – Smith 氏徵候群	Riley – Smith syndrome
G54.006		赖特综合征	Wright 氏徵候群	Wright's syndrome
E52.x06		癞皮病	煙鹼酸缺乏病	pellagra
Q80.807		兰伯特综合征	Lambert 氏徵候群	Lambert's syndrome
Q87.804		兰格－吉戴恩综合征		Langer – Giedion syndrome
B85.201		蓝斑点(虱病)	藍斑點(虱病)	maculae caeruleae (phthiriasis)
L60.842		蓝甲	藍甲	blue nail
D69.209		蓝莓松饼状婴儿	藍莓鬆餅狀嬰兒	blueberry muffin baby
L80.x02		蓝色白癜风	蓝色白癜风	blue vitiligo
Q82.506		蓝色橡皮疱样痣	藍色橡皮疱樣母斑	blue rubber bleb nevus
D22.－		蓝神经痣	藍色神經樣痣	blue neuronevus
Q82.506		蓝橡皮奶头样痣综合征	藍色橡皮球痣徵候群	blue rubber bleb nevus syndrome
D22.－	M87800/0	蓝痣	藍色母斑	blue nevus
M32.107†	J99.102*	狼疮肺病变	狼瘡肺病變	lupus lung changes
M32.104†	J99.101*	狼疮肺炎	狼瘡肺炎	lupus pneumonia
M32.109†	G99.202*	狼疮脊髓病变	狼瘡脊髓病變	lupus changes of spinal cord
M32.111*	K05.801*	狼疮浆膜炎	狼瘡漿膜炎	lupus serositis
M32.101†	G05.801*	狼疮脑病		lupus encephalopathy
M32.101†	G05.801*	狼疮脑炎	狼瘡腦炎	lupus encephalitis
M32.108†	G63.501*	狼疮神经炎	狼瘡神經炎	lupus neuritis
M32.105†	N08.501*	狼疮肾炎	狼瘡腎炎	lupus nephritis
M32.102†	I32.801*	狼疮心包炎	狼瘡心包膜炎	lupus pericarditis
M32.103†	I41.801*	狼疮心肌病	狼瘡心肌病	lupus myocardiopathy
D86.322		狼疮样冻疮	狼瘡樣凍瘡	lupus pernio
B55.103		狼疮样黑热病	狼瘡樣萊什曼病	lupoid leishmaniasis
B55.103		狼疮样利什曼病	狼瘡樣萊什曼病	lupoid leishmaniasis
L73.802		狼疮样须疮	狼疮样须疮	sycosis lupoides
M32.110†	G63.503*	狼疮周围神经病	狼瘡周邊神經病變	lupus peripheral neuropathy
I78.001		朗迪－奥斯勒－韦伯综合征	Rendu – Osler – Weber 氏徵候群	Rendu – Osler – Weber syndrome
D76.009		朗格汉斯细胞肉芽肿	蘭格罕氏細胞肉芽腫	Langerhans' cell granuloma
D76.009	M97510/1	朗格汉斯细胞组织细胞增生症	蘭格罕氏細胞組織細胞增生病	Langerhans' cell histiocytosis
Q80.809		劳本撒尔综合征		Laubenthal's syndrome
L81.422		劳吉尔－亨齐克尔－巴兰综合征		Laugier – Hunziker – Baran syndrome
L81.422		劳吉尔－亨齐克尔综合征	Laugier – Hunziker 氏徵候群	Laugier – Hunziker syndrome
Q87.837		劳伦斯－比德综合征		Laurence – Biedl syndrome
Q87.837		劳伦斯－穆恩－比德综合征	Laurence – Moon – Biedl 氏徵候群	Laurence – Moon – Biedl syndrome
E88.115		劳伦斯－塞普综合征	Lawrence – Seip 氏徵候群	Lawrence – Seip syndrome
E88.104		劳伦斯综合征		Lawrence's syndrome
L81.454		老年斑	老年斑	senile plaque
L29.801		老年瘙痒症	老年搔癢症	senile pruritus
L90.801		老年萎缩		senile atrophy
L81.502		老年性白斑	老年性白皮症	senile leukoderma
L81.502		老年性白点病		senile guttate leukoderma
L67.103		老年性白发	老年性白髮	poliosis senilis
L57.402		老年性弹力纤维变性	老年性彈彈性纖維變性	elastosis senilis
L57.402		老年性弹性组织病	老年性彈彈性纖維變性	elastosis senilis
M31.601		老年性动脉炎	老年性動脈炎	senile arteritis

主码	附码	中文病名	繁体病名	英文病名
L70.008		老年性粉刺		senile comedones
L57.003		老年性光化性角化病	老年性日光性角化症	senile actinic keratosis
L81.454		老年性黑子	老年性小痣	lentigo senilis
D69.202		老年性坏血病	老年性壞血病	scurvy of old age
I86.813		老年性静脉扩张	老年性靜脈擴張	senile phlebectasia
N90.502		老年性女阴萎缩	老年性女陰萎縮	senile vulvar atrophy
L12.901		老年性疱疹样皮炎	老年性疱疹樣皮炎	dermatitis herpetiformis senilis
L90.801		老年性皮肤萎缩	老年性皮膚萎縮	senile cutaneous atrophy
L82.x06		老年性皮脂腺腺瘤	老年性皮脂腺腺瘤	senile sebaceous adenoma
L82.x06		老年性皮脂腺增生		senile sebaceous hyperplasia
L82.x06		老年性皮脂腺痣	老年性皮脂腺痣	senile sebaceous gland nevus
L81.454		老年性雀斑样痣		lentigo senilis
D69.202		老年性人为紫癜	老年性人為紫斑	purpura factitia senilis
L12.901		老年性天疱疮		senile pemphigus
L65.802		老年性脱发	高年禿	alopecia senilis
I78.105	M91200/0	老年性血管瘤	老年性血管瘤	senile angioma
D69.202		老年性紫癜	老年性紫斑	senile purpura
L82.x02		老年疣	老年疣	wart senilis
L92.816		老人尿布区肉芽肿	老人尿布區肉芽腫	diaper area granuloma of aged
E76.802		勒奥伊综合征	Leroy's 氏徵候群	Leroy's syndrome
D82.201		勒克斯综合征	Lux 氏徵候群	Lux's syndrome
E76.203		勒鲁尼综合征	Le Roy 氏徵候群	Le Roy syndrome
G60.101		雷夫叙姆综合征	Refsum 氏徵候群	Refsum's syndrome
-	Y43.401	雷公藤药物反应	tripterygium glucosides 藥物反應	tripterygium glucosides drug reactions
E83.101		雷克林豪森-阿普尔鲍姆综合征	Recklinghausen - Applebaum 氏徵候群	Recklinghausen - Applebaum syndrome
-	Y41.101	雷米封药物反应		rimifen drug reactions
-	Y53.002	雷尼替丁药物反应	ranitidine 藥物反應	ranitidine drug reactions
I73.001		雷诺病	雷諾氏病	Raynaud's disease
I73.002		雷诺坏疽	雷諾氏壞疽	Raynaud's gangrene
I73.001		雷诺现象	雷諾氏現象	Raynaud's phenomenon
Q87.029		泪腺-耳-牙-指综合征	淚腺-耳-牙-指徵候群	lacrimo - auriculo - dental - digital (LADD) syndrome
H04.201		泪溢	淚溢	epiphora
E34.001		类癌综合征	類癌徵候群	carcinoid syndrome
E27.902		类艾迪生病	類愛迪生氏病	addisonism
E70.325		类白化病	類白化病	albinoidism
E70.328		类白化病综合征	類白化病綜合征	albinoidism syndrome
A24.401		类鼻疽	類鼻疽	melioidosis
E52.x07		类糙皮病	類糙皮病	pellagroid
A26.901		类丹毒	類丹毒	erysipeloid
L90.816		类风湿病伴萎缩性皮肤	類風濕病伴萎縮性皮膚	atrophic skin with rheumatoid disease
M05.201		类风湿动脉炎		rheumatoid arteritis
M05.001		类风湿关节炎伴脾大及白细胞减少		rheumatoid arthritis with splenomegaly and leukopenia
M06.301		类风湿结节	類風濕性結節	rheumatoid nodules
L98.204		类风湿嗜中性皮病	類風濕嗜中性球皮膚病	rheumatoid neutrophilic dermatosis
M05.201		类风湿性血管炎	類風濕動脈炎	rheumatoid arteritis
M79.813	Y42.005	类固醇后脂膜炎		poststeroid panniculitis
E75.206		类固醇硫酸酯酶缺乏症		steroid sulfatase deficiency
Q82.205	M97400/1	类黄瘤		xantholasmoidea
A30.101		类结核型麻风	結核樣中間型麻風	tuberculoid leprosy
E24.202		类库欣综合征	類庫欣氏徵候群	cushingoid syndrome
A48.824		类热带溃疡	類熱帶潰瘍	tropicaloid ulcer
L98.822		类似淋巴瘤的皮肤淋巴细胞浸润	類似淋巴瘤的皮膚淋巴細胞浸潤	lymphoid infiltrates of the skin mimicking lymphoma
L12.901		类天疱疮	類天疱瘡	pemphigoid
L43.834		类天疱疮性扁平苔藓	類天疱瘡性扁平苔癬	lichen planus pemphigoides

主码	附码	中文病名	繁体病名	英文病名
Q82.406		类无汗性外胚层发育不全		anhidrotic - like ectodermal dysplasia
L41.901		类银屑病	類乾癬	parapsoriasis
B78.901		类圆线虫病	擬圓蟲病	strongyloidiasis
B78.101		类圆线虫皮肤移行症	擬圓蟲皮膚移行症	strongyloidiasis affecting skin
E78.806		类脂蛋白沉积症	類脂蛋白沉積症	lipoid proteinosis
L92.101		类脂质渐进性坏死	類脂質漸進性壞死	necrobiosis lipoidica
E78.808		类脂质皮肤关节炎	脂樣皮膚關節炎	lipoid dermatoarthritis
L24.901		累积刺激性接触性皮炎	累積刺激性接觸性皮膚炎	cumulative irritant contact dermatitis
L24.901		累积损伤刺激性接触性皮炎	累積損傷刺激性接觸性皮膚炎	irritant contact dermatitis due to cumulative insult
C84.201	M97030/3	累及皮肤T区T细胞淋巴瘤	累及皮膚T區T細胞淋巴瘤	T - zone T - cell lymphoma involving skin
C84.502		累及皮肤T细胞淋巴瘤	累及皮膚的T細胞淋巴瘤	T - cell lymphoma involving skin
A44.002		累及皮肤奥罗亚热	累及皮膚奧羅亞熱	cutaneous involvement Oroya fever
A28.002		累及皮肤败血性巴斯德拉菌感染	累及皮膚敗血性巴斯德拉菌感染	cutaneous involvement Pasteurella multocida infection
L94.901		累及皮肤结缔组织病	累及皮膚結締組織病	connective tissue disease affecting skin
M02.301		累及皮肤莱特尔病	累及皮膚 Reiter 氏病	Reiter's disease involving skin
A32.001		累及皮肤利斯特菌病	累及皮膚利斯特菌病	cutaneous involvement listeriosis
E76.303		累及皮肤黏多糖贮积症	黏多醣貯積病影響及皮膚	mucopolysaccharidosis affecting the skin
A21.902		累及皮肤土拉菌病	累及皮膚土拉菌病	cutaneous involvement tularaemia
D89.109		冷超敏性皮病	冷過敏性皮膚病	dermatoses with cold hypersensitivity
L50.202		冷反射性荨麻疹	冷反射性蕁麻疹	cold reflex urticaria
D59.101		冷凝集素病	冷凝集素病	cold agglutinin disease;cold agglutinins
D59.101		冷凝集素综合征		cold agglutinin syndrome
D89.107		冷球蛋白血症	冷球蛋白血症	cryoglobulinemia
D89.103		冷球蛋白血症伴股臀皮肤损害	冷球蛋白血症性股臀皮膚病灶	cryoproteinemia associated with femoro - gluteal cutaneous lesions
D89.104		冷球蛋白血症性紫癜	冷凝球蛋白血症性紫斑症	purpura cryoglobulinemia
D89.108		冷纤维蛋白原血症	冷纖維蛋白原血症	cryofibrinogenemia
L53.103		离心性环形红斑	遠心性環狀紅斑	erythema annulare centrifugum
D22. -		离心性获得性白斑	離心性後天性白皮症	leukoderma acquisitum centrifugum
L85.808		离心性周边性角化棘皮瘤	離心性周邊型角化棘皮瘤	keratoacanthoma centrifugum marginatum
L56.812		藜皮炎		Chenopodium dermatitis
D22. -	M87720/0	里德梭形细胞痣	里德梭形細胞痣	spindle cell nevus of Reed
E70.313		里德综合征	Reed 氏徵候群	Reed's syndrome
L81.412		里尔黑变病	Riehl 氏黑變症	Riehl's melanosis
E74.805		里吉病	Satoyoshi 氏病	Satoyoshi's disease
E70.323		里奇纳 - 哈汉德眼皮肤综合征	Richner - Hanhart 氏眼皮膚徵候群	Richner - Hanhart oculocutaneous syndrome
L00.x05		里特尔病	Ritter 氏病	Ritter's disease
A42.901		里瓦尔塔病	Rivalta 病	Rivalta
L25.811		理发师化学烫发皮炎		cold wearing dermatitis in hairdresser
L92.315		理发师毛窦	理髮師毛竇	barber's hair sinus
L25.811		理发师皮炎	理髮師皮膚炎	barber's dermatitis
L92.315		理发师指间毛窦		barber's interdlgltal hair sinus
A79.101		立克次体痘	立克次體痘疹	rickettsial pox
A79.903		立克次体感染	立克次體感染	rickettsial infection
-	Y40.601	利福平药物反应	rifampicin 藥物反應	rifampicin drug reactions
E72.003		利奈克 - 范科尼综合征	Lignac - Fanconi 氏徵候群	Lignac - Fanconi syndrome
D61.001		利奈克综合征		Lignac's syndrome
N76.604		利普舒茨溃疡	Lipschüt 氏潰瘍	Lipschütz ulcer
B55.901		利什曼病		leishmaniasis
A32.902		利斯特菌病	李斯特菌病	listeriosis
L66.102		利特尔 - 拉休尤综合征	Little - Lassueur 氏徵候群	Little - Lassueur syndrome
Q87.208		利特尔综合征	Little 氏徵候群	Little's syndrome
-	Y52.501	利血平药物反应	reserpine 藥物反應	reserpine drug reactions
L25.316		沥青皮炎	瀝青皮膚炎	asphalt dermatitis
L85.835		沥青疣	瀝青疣	pitch wart
C92.105		粒细胞肉瘤	粒細胞肉瘤	granulocytic sarcoma
L40.006		蛎壳状银屑病	牡蠣狀乾癬	psoriasis rupioides

主码	附码	中文病名	繁体病名	英文病名
L85.004		连环状糠秕疹	連圈狀糠疹	pityriasis circinata
L40.201		连续性肢端皮炎	連續性肢端皮膚炎	acrodermatitis continua
L08.818		臁疮	臁瘡	ecthyma
B48.805		镰孢霉病		fusariosis
B48.805		镰刀菌病	鐮刀黴菌病;新月黴菌病	fusaridiosis;fusariomycosisfusariosis
L98.421		镰刀细胞病	鐮刀細胞病	sickle cell disease
R23.201		脸红	臉紅	flushing
A25.101		链杆菌病	鏈桿菌病	streptobacillosis
A25.101		链杆菌性鼠咬热	鏈桿菌性鼠咬熱	streptobacillary rat bite fever
B48.801		链格孢菌病	交替菌病	alternariosis
–	Y40.501	链霉素药物反应	鏈黴素藥物反應	streptomycin drug reactions
A49.102		链球菌感染	鏈球菌感染	streptococcus infection
L08.816		链球菌性擦烂	鏈球菌性對磨疹	streptococcal intertrigo
L30.501		链球菌性红斑	鏈球菌性紅斑	erythema streptogenes
L01.005		链球菌性脓疱病	鏈球菌性膿痂疹	streptococcal impetigo
L08.814		链球菌性女阴阴道炎	鏈球菌性女陰陰道炎	streptococcal vulvovaginitis
B74.403		链尾丝虫病	鏈尾線蟲病	streptocerciasis
D23. –	M84000/0	良性大汗腺肿瘤	良性頂漿腺腫瘤	benign apocrine tumour
D23. –	M84000/0	良性顶泌汗腺瘤	良性頂漿腺腫瘤	benign apocrine tumour
L83. x10		良性非痣样黑素上皮瘤		benign nonnevoid melanoepithelioma
C49. –	M88500/3	良性分化性脂肪肉瘤		well – differentiated liposarcoma
L83. x08		良性黑棘皮病	良性黑棘皮症	benign acanthosis nigricans
D21.904	M80030/1	良性滑膜瘤		benign synovioma
D75.001		良性家族性红细胞增多症	良性家族性紅血球增多症	benign familial erythrocytosis
D22. –		良性间叶黑素瘤	良性間葉黑色素瘤	benign mesenchymomelanoma
M62.809		良性咀嚼肌肥大	良性咀嚼肌肥大	benign masticatory muscle hypertrophy
D18.125		良性淋巴管内皮瘤	良性淋巴管內皮瘤	benign lymphangioendothelioma
A28.103		良性淋巴网状细胞增生症	良性淋巴網狀細胞增生症	benign lymphoreticulosis
K13.032		良性淋巴增生性唇炎	良性淋巴增生性唇炎	cheilitis of benign lymphoplasia
L12.101		良性黏膜类天疱疮		benign mucosal pemphigoid
L98.822		良性皮肤淋巴细胞瘤	良性皮膚淋巴細胞瘤	lymphocytoma benigna cutis
L11.810		良性丘疹性暂时性棘层松解性皮病	良性丘疹性暫時性棘層鬆解性皮膚病	benign papular transient acantholytic dermatosis
L85.821		良性苔藓样角化病		benign lichenoid keratosis
D76.324		良性头部组织细胞增生症	良性頭部組織細胞增生症	benign cephalic histiocytosis
D23. –	M84000/0	良性小汗腺瘤		benign eccrine tumour
L41.301		良性型斑块状类银屑病	良性型板塊狀類幹癬	benign type parapsoriasis en plaques
K14.101		良性游走性红斑	良性遊走性紅斑	benign migratory glossitis
D22. –		良性幼年黑素瘤	良性青年性黑色素瘤	benign juvenile melanoma
D22. –		良性幼年黑素痣	良性青年性黑色素痣	benign juvenile nevus
K11.801		兩側性淚腺－腮腺腫脹		bilateral swelling of lacrimal and salivary glands
B08.806		魛魖痘病毒病	它納痘病毒病	tanapox virus disease
L71.809		列文道斯基狼疮样酒渣鼻		lupoid rosacea of Lewandowsky
B07. x08		列文道斯基－卢茨综合征	Lewandowsky – Lutz 氏徵候群	Lewandowsky – Lutz syndrome
D22.001		裂唇痣		cleft lip nevus
L67.828		裂发症	裂发症	trichoschisis
K14.501		裂缝舌	裂溝舌	fissured tongue
K14.501		裂沟舌	裂溝舌	plicated tongue
K13.406		裂口肉芽肿	裂口肉芽腫	granuloma fissuratum
L60.863		裂片形出血	裂片形出血	splinter hemorrhage
B70.101		裂头蚴病	裂頭幼條蟲病	sparganosis
K14.501		裂纹舌	龜裂舌	fissured tongue
L30.805		裂纹征	裂紋征	etat craquelé
L30.805		裂纹状湿疹		craquelé eczéma
L85.847		裂隙棘皮瘤	皸裂性棘皮瘤	acanthoma fissuratum
–	Y40.303	林克霉素药物反应	lincomycin 藥物反應	lincomycin drug reactions
E88.116		临死前脂肪硬固	臨死前脂肪硬固	pre – agonal induration
D18. –	M91740/1	淋巴管肌瘤病	淋巴管肌瘤病	lymphangiomyomatosis

主码	附码	中文病名	繁体病名	英文病名
I89.009		淋巴管扩张	淋巴管擴張	lymphangiectasis
D18.106	M91700/0	淋巴管瘤	淋巴管瘤	lymphangioma
D18.106	M91700/0	淋巴管瘤病	淋巴管瘤病	lymphangiomatosis
D18.1	M91740/1	淋巴管平滑肌瘤病	淋巴管平滑肌瘤病	lymphangioleiomyomatosis
C49.-	M91700/3	淋巴管肉瘤	淋巴管肉瘤	lymphangiosarcoma
C49.903	M91700/3	淋巴管性恶性肿瘤	淋巴管性惡性腫瘤	malignant tumour of lymphatic vessel
I89.101		淋巴管炎	淋巴管炎	lymphangitis
L04.911		淋巴结脓肿	淋巴結膿瘍	abscess of lymph node
C77.901		淋巴结转移癌	淋巴結轉移	lymph node metastasis
C85.906		淋巴瘤	淋巴瘤	lymphoma
L98.809		淋巴瘤样接触性皮炎	淋巴瘤樣接觸性皮炎	lymphomatoid contact dermatitis
L41.201	M97180/1	淋巴瘤样丘疹病	淋巴瘤樣丘疹症	lymphomatoid papulosis
L98.810	M97660/1	淋巴瘤样肉芽肿病	淋巴瘤樣肉芽腫症	lymphomatoid granulomatosis
D18.108		淋巴囊肿	淋巴囊腫	lymphocyst
B42.103		淋巴皮肤型孢子丝菌病	淋巴皮膚型孢子絲菌病	lymphatic cutaneous sporotrichosis
C85.010	M95920/3	淋巴肉瘤	淋巴肉瘤	lymphosarcoma
C44.-	M80820/3	淋巴上皮瘤样皮肤癌	淋巴上皮瘤樣皮膚癌	lymphoepithelioma - like carcinoma of skin
C84.301		淋巴上皮样淋巴瘤	淋巴上皮樣淋巴瘤	lymphoepitheloid lymphoma
I89.004		淋巴水肿	淋巴水腫	lymphoedema
C49.-		淋巴水肿并发血管肉瘤	淋巴水腫相關性血管肉瘤	lymphedema - associated angiosarcoma
H02.402		淋巴水肿和眼睑下垂	淋巴水腫和眼瞼下垂	lymphoedema and ptosis
H02.707		淋巴水肿 - 双行睫综合征	淋巴水腫 - 雙行睫徵候群	lymphoedema - distichiasis syndrome
I89.016		淋巴水肿性角化病	淋巴水腫性角皮症	lymphoedematous keratoderma
D84.001		淋巴细胞代谢缺陷病	淋巴細胞代謝缺陷	lymphocyte metabolism defects
D82.301		淋巴细胞凋亡缺陷综合征	淋巴細胞凋亡缺陷徵候群	defects of lymphocyte apoptosis syndrome
A69.201		淋巴细胞脑膜神经根炎		lymphocytic meningoradiculitis
D23.-		淋巴腺瘤	淋巴腺瘤	lymphadenoma
I89.016		淋巴郁滞性疣病		lymphostatic verrucosis
A54.901		淋病	淋病	gonorrhea
Z22.401		淋病病原携带者	淋病帶原者	carrier of gonorrhoea
A54.003		淋病后尿道炎综合征	淋病後尿道炎徵候群	postgonococcal urethritis syndrome
A54.809		淋病性淋巴结炎	淋病性淋巴結炎	gonorrheal lymphadenitis
A54.812†		淋菌性腹膜炎伴肝包膜纤维化及粘连	淋菌性腹膜炎伴肝包膜纖維化及粘連	gonococcal peritonitis with hepaticapsular fibrosis and adhesions
A54.601		淋菌性肛门直肠炎		gonococcal anorectitis
A54.003		淋菌性尿道炎合并支原体感染		gonococcal urethritis with mycoplasmal
A54.811		淋球菌性败血病		gonococcal septicaemia
A54.811		淋球菌性败血症累及皮肤	淋球菌性敗血症累及皮膚	gonococcal septicaemia affecting skin
A54.012		淋球菌性膀胱炎	淋球菌性膀胱炎	gonococcal cystitis
A54.802†	J17.001*	淋球菌性肺炎	淋球菌性肺炎	gonococcal pneumonia
A54.207†	N51.106*	淋球菌性附睾炎	淋球菌性附睾丸炎	gonococcal epididymitis
A54.803†	K67.101*	淋球菌性腹膜炎	淋球菌性腹膜炎	gonococcal peritonitis
A54.209†	N51.107*	淋球菌性睾丸炎	淋球菌性睾丸炎	gonococcal orchitis
A54.010		淋球菌性宫颈炎	淋菌性子宮頸炎	gonococcal cervicitis
A54.405†	M90.201*	淋球菌性骨髓炎	淋球菌性骨髓炎	gonococcal osteomyelitis
A54.401†	M01.301*	淋球菌性关节炎	淋球菌性關節炎	gonococcal arthritis
A54.206		淋球菌性龟头炎	淋球菌性龜頭炎	gonococcal balanitis
A54.305†	H22.001*	淋球菌性虹膜睫状体炎	淋球菌性虹膜睫狀體炎	gonococcal iridocyclitis
A54.402†	M68.002*	淋球菌性滑膜炎	淋球菌性滑膜炎	gonococcal synovitis
A54.406†	M68.001*	淋球菌性腱鞘炎	淋球菌性腱鞘炎	gonococcal tenosynovitis
A54.302†	H13.101*	淋球菌性结膜炎	淋球菌性結膜炎	gonococcal conjunctivitis
A54.804†	G01.X01*	淋球菌性脑膜炎	淋球菌性腦膜炎	gonococcal meningitis
A54.805†	G07.X01*	淋球菌性脑脓肿	淋球菌性腦膿瘍	gonococcal encephalopyosis
A54.404†	M73.001*	淋球菌性黏液囊炎	淋球菌性黏液囊炎	gonococcal bursitis
A54.011		淋球菌性尿道炎	淋菌性尿道炎	gonococcal urethritis
A54.005		淋球菌性女阴阴道炎	淋球菌性女陰陰道炎	gonococcal vulvovaginitis
A54.201*	N74.301*	淋球菌性盆腔炎性疾病	淋球菌性骨盆腔炎	gonococcal pelvic inflammatory disease
A54.810		淋球菌性皮炎	淋球菌性皮膚炎	gonococcal dermatitis

主码	附码	中文病名	繁体病名	英文病名
A54.810		淋球菌性皮炎综合征		gonococcal dermatitis syndrome
A54.203†	N51.001*	淋球菌性前列腺炎	淋球菌性前列腺炎	gonococcal prostatitis
A54.102		淋球菌性前庭大腺脓肿	淋球菌性前庭大腺(巴多林氏腺)膿瘍	gonococcal Bartholin's gland abscess
A54.102		淋球菌性前庭大腺炎	淋球菌性前庭大腺炎	gonococcal bartholinitis
A54.001		淋球菌性下生殖器尿道感染	淋球菌性下生殖泌尿道感染	gonococcal infection of lower genitourinary tract
A54.806†	I32.001*	淋球菌性心包炎	淋球菌性心包炎	gonococcal pericarditis
A54.807†	I41.001*	淋球菌性心肌炎	淋球菌性心肌炎	gonococcal myocarditis
A54.801†	I39.801*	淋球菌性心内膜炎	淋球菌性心内膜炎	gonococcal endocarditis
A54.502		淋球菌性咽炎	淋球菌性咽喉炎	gonococcal pharyngitis
A54.304		淋球菌性眼感染	淋球菌性眼感染	gonococcal infection of eye
A54.005		淋球菌性阴道炎	淋球菌性陰道炎	gonococcal vaginitis
L25.303		磷皮炎	磷皮膚炎	phosphorus dermatitis
B35.303		鳞屑角化型足癣	鱗屑角化性足癬	squamous keratotic tinea pedis
Q82.817		鳞状毛囊角化病	鱗狀毛囊角化症	squamous follicular keratosis
C44. -	M80700/3	鳞状细胞癌	鱗狀細胞癌	squamous cell carcinoma
C77.901	M80700/6	鳞状细胞癌淋巴结转移	鱗狀細胞癌淋巴結轉移	lymph node matastasis due to squamous cell carcinoma
L85.801		鳞状细胞假上皮瘤	鱗狀细胞假上皮瘤	squamous cell pseudoepithelioma
D04.902		鳞状细胞原位癌	鱗狀细胞原位癌	squamous cell carcinoma in situ
C44. -		鳞状小汗腺导管癌	鱗狀汗腺導管癌	squamoid eccrine ductal carcinoma
A49.202		流感嗜血杆菌性蜂窝织炎	流感嗜血桿菌性蜂窩組織炎	*Haemophilus influenzae* cellulitis
A49.202		流感嗜血杆菌性皮肤感染	流感嗜血桿菌性皮膚感染	skin infection due to *Haemophilus* influenzae
B85.101		流浪者病	流浪者病	vagabond's disease
G50.803		流涎发汗综合征	流涎發汗徵候群	salivosudoriparous syndrome
M34.205		流行性"油中毒"综合征	流行性毒油徵候群	toxic oil' epidemic syndrome
A75.001		流行性斑疹伤寒	流行性斑疹傷寒	epidemic typhus
A98.502†	N08.002*	流行性出血热	流行性出血熱	epidemic hemorrhagic fever
L70.834		流行性痤疮	流行性痤瘡	epidemic acne
A25.101		流行性关节红斑	流行性關節紅斑	erytherma arthriticum epidemicum
L10.301		流行性落叶性天疱疮	流行性落葉性天疱瘡	fogo selvagen
L85.818		流行性毛囊角化病	流行性毛囊角化症	keratosis follicularis epidemicum
L98.831		流行性热带性急性多关节炎综合征	流行性熱帶急性多關節炎徵候群	epidemic tropical acute polyarthritis syndrome
R60.101		流行性水肿	流行性水腫	epidemic dropsy
E75.206		硫酸酯酶缺乏症	硫酸酯酶缺乏症	sulfatase deficiency
-	Y43.402	硫唑嘌呤药物反应	azathioprine 藥物反應	azathioprine drug reactions
A30.501		瘤型麻风	麻風型麻風	lepromatous leprosy;LL
G51.801		龙贝格综合征	Romberg 氏徵候群	Romberg's syndrome
B72.x01		龙丝虫病	麥地那虫病	dracunculosis
Q87.808		聋-甲失养-骨发育异常-智慧障碍	聾-甲失養-骨發育異常-智慧障礙	deafhess, onychodystrophy, osteodystropy, retardation
C49.905	M88230/3	隆突性皮肤纤维肉瘤	隆凸性皮膚纖維肉瘤	dermatofibrosarcoma protuberans
L83.x13		漏斗部峡部瘤		infundibuloisthnicoma
D23. -		漏斗部肿瘤		infundibular tumour
L72.122		漏斗瘤		infundibuloma
L98.808		瘘	瘻管	fistula
B41.902		卢茨病		Lutz's disease
L87.201		卢茨-米舍尔综合征	Lut - Miescher 氏徵候群	Lutz - Miescher syndrome
B41.902		卢茨-斯普伦多雷-阿尔梅达病	Lutz - Splendore - Almeida 氏病	Lutz - Splendore - Almeida disease
Q75.102		颅额鼻发育不良综合征	顱額鼻發育不良徵候群	craniofrontonasal dysplasia syndrome
Q75.002		颅缝早闭	顱縫早閉	craniosynostosis
Q75.003		颅缝早闭及汗孔角化病	顱縫早閉及汗孔角化症	craniosynostosis and porokeratosis
M85.201		颅骨内板增生症	顱骨内板增生症	intracranial hyperplasia
Q75.101		颅面成骨不全		craniofacial dysplasia
Q75.103		颅面骨发育不全伴多毛及牙发育不全	顱面骨發育不全伴多毛及牙發育不全	craniofacial dysostosis with hypertrichosis and hypodontia
Q82.8 -		颅面畸形、不对称伴多指/趾皮肤和内脏异常发展		craniofacial malformations, asymmetric, with polysyndactyly and abnormal skin and gut development

主码	附码	中文病名	繁体病名	英文病名
A52.137†	G53.101*	颅神经梅毒	腦神經梅毒	cranial nerve syphilis
A52.136†	G53.101*	颅神经梅毒多发性麻痹	腦神經梅毒多發性麻痹	cranial nerve syphilis multiple palsies
Q75.809		颅外胚层发育不良	顱外胚層發育異常	cranioectodermal dysplasia
Q87.507		颅腕跗骨发育不良	顱腕跗骨發育異常	cranio - carpo - tarsal dysplasia
Q87.826		颅指精神发育不全		scalp - digit - mental hypoplasia
Q87.203		鲁宾斯坦 - 泰必综合征	Rubinstein - Taybi 氏徵候群	Rubinstein - Taybi syndrome
Q84.604		鲁滨逊外胚层发育不良	Robinson 氏外胚層發育異常	Robinson's ectodermal dysplasia
Q84.604		鲁滨逊综合征	Robinson 氏徵候群	Robinson's syndrome
Q80.825		鲁德综合征	Rud 氏徵候群	Rud's syndrome
Q87.114		鲁塞尔 - 西尔弗综合征	Russell - Silver 氏徵候群	Russell - Silver syndrome
E75.205		鲁特 - 普蓬综合征	Ruiter - Pompen 氏徵候群	Ruiter - Pompen syndrome
Q85.826		鲁瓦卡巴 - 赖利 - 史密斯综合征	Ruvalcaba - Riley - Smith 氏徵候群	Ruvalcaba - Riley - Smith syndrome
Q87.807		鲁瓦卡巴 - 米赫尔 - 史密斯综合征	Ruvalcaba - Myhre - Smith 氏徵候群	Ruvalcaba - Myhre - Smith syndrome
L93.208		鲁威勒综合征		Rowell syndrome
C82.902	M96900/3	滤泡性淋巴瘤	皮膚濾泡性淋巴瘤	follicular lymphoma
G11.301		路易斯 - 巴尔综合征		Louis - Bar syndrome
J82.x07		吕弗勒三联综合征	Löeffler 三聯徵候群	triple syndrome of Löeffler
J82.x07		吕弗勒综合征	Löeffler 徵候群	Löeffler syndrome
A98.301		绿猴病		green monkey disease
L60.805		绿甲	綠甲	green nail
L60.805		绿甲综合征	綠甲徵候群	green nail syndrome
A49.808		绿脓杆菌感染	綠膿桿菌感染	*Pseudomonas* aeruginosa infections
A48.807†	N51.201*	绿脓杆菌性龟头炎	綠膿桿菌性龜頭炎	*Pseudomonas* aeruginosa balanitis
A48.805		绿脓杆菌性毛囊炎	綠膿桿菌性毛囊炎	*Pseudomonas* aeruginosa folliculitis
A48.808†	H62.001*	绿脓杆菌性外耳道炎	綠膿桿菌性外耳道炎	*Pseudomonas* external otitis
A48.806		绿脓杆菌性趾蹼感染	綠膿桿菌性趾蹼感染	*Pseudomonas* toe - web infection
C92.105		绿色瘤	綠色瘤	chloroma
L60.805		绿色条纹甲	綠色條紋甲	green striped nail
-	Y43.002	氯苯那敏药物反应	chlorphenamine 藥物反應	chlorphenamine drug reactions
L25.127	Y49.301	氯丙嗪皮炎	氯丙嗪皮膚炎	chlorpromazine dermatitis
-	Y49.301	氯丙嗪药物反应	chlorpromazine 藥物反應	chlorpromazine drug reactions
L70.816		氯痤疮	氯痤瘡	chloracne
-	Y54.901	氯化钾药物反应	potassium chloride 藥物反應	potassium chloride drug reactions
L24.201		氯化物刺激性接触性皮炎	氯化物刺激性接觸性皮膚炎	irritant contact dermatitis due to chlorocompound
-	Y41.201	氯喹药物反应	chloroquine 藥物反應	chloroquine drug reactions
-	Y40.201	氯霉素药物反应	chloramphenicol 藥物反應	chloramphenicol drug reactions
C79.203		卵巢癌皮肤转移	卵巢癌皮膚轉移	skin metastasis from carcinoma of ovary
Q96.902		卵巢性侏儒	卵巢性侏儒症	ovarian dwarfism
Q96.902		卵巢性侏儒症 - 蹼状颈 - 淋巴水肿	卵巢性侏儒症 - 蹼狀頸 - 淋巴水腫	small stature - webbed neck - lymphoedema
C84.301	M97040/3	伦南特 T 细胞淋巴瘤(累及皮肤)		Lennert's T - cell lymphoma(involving skin)
C84.301	M97040/3	伦南特淋巴瘤	倫納特氏淋巴瘤	Lennert's lymphoma
Q75.104		伦兹 - 马朱斯基综合征	Lenz - Majewski 氏徵候群	Lenz - Majewski syndrome
L30.901		轮郭型手湿疹	輪廓型手濕疹	morphological types of hand eczema
B74.301		罗阿丝虫病	羅阿絲蟲病	loiasis;loa loa
Q87.116		罗比诺 - 西尔弗曼 - 史密斯综合征	Robinow - Silvermann - Smith 氏徵候群	Robinow - Silvermann - Smith syndrome
B48.001		罗伯病	羅博氏病	Lobo's disease
Q85.810		罗伯茨综合征	Roberts 氏徵候群	Roberts's syndrome
B48.001		罗伯真菌病		lobomycosis
L81.433		罗基坦斯凯 - 范·比格特综合征	Rokitansky - van Begaert 氏徵候群	Rokitansky - Van Begaert syndrome
A51.003		罗莱梅毒性下疳		Rollet's syphilitic chancre
L71.810		罗姆博综合征	Rombo 氏徵候群	Rombo's syndrome
Q37.902		罗塞利 - 古利内蒂综合征	Rosselli - Gulienetti 氏徵候群	Rosselli - Gulienetti syndrome
D76.327		罗赛 - 多尔夫曼病		Rosai - Dorfman disease
L60.819		罗森安征		Rosenan's sign
A26.901		罗森巴赫类丹毒	Rosenbach 氏類丹毒	erysipeloid of Rosenbach

主码	附码	中文病名	繁体病名	英文病名
Q87.028		罗森塔尔－克洛普弗综合征	Rosenthal－Kloepfer 氏徵候群	Rosenthal－Kloepfer syndrome
L92.827		罗思曼－马凯肉芽肿病	Rothmann－Makai 氏肉芽腫病	Rothmann－Makai granulomatosis
L92.827		罗思曼－马凯综合征	Rothmann－Makai 氏徵候群	Rothmann－Makai syndrome
B37.214		罗斯－布施克肉芽肿	Russe－Buschke 氏肉芽腫	Russe－Buschke granuloma
B33.101		罗斯河病毒感染	羅斯河病毒感染	Ross River virus infection
Q82.808		罗斯蒙德综合征	Rothmund 氏徵候群	Rothmund's syndrome
L74.805		罗斯综合征	Ross 氏徵候群	Ross's syndrome
G57.101		罗特－伯恩巴特综合征	Roth－Bernbardt 氏徵候群	Roth－Bernbardt syndrome
Q82.808		罗特蒙德－汤姆森综合征	Rothmund－Thomson 氏徵候群	Rothmund－Thomson syndrome
G57.101		罗特综合征	Roth 氏徵候群	Roth's syndrome
B01.806		罗伊综合征	Reye 氏徵候群	Reye syndrome
D23.－	M84000/0	螺端瘤		acrospiroma
L03.905	B96.804	螺杆菌性蜂窝织炎	螺桿菌性蜂窩組織炎	helicobacter cellulitis
A25.001		螺旋菌病	螺旋菌病	spirillosis
A25.001		螺旋菌鼠咬热	螺旋菌鼠咬熱	spirillum minor rat－bite fever
－	Y40.302	螺旋霉素药物反应	spiramycin 藥物反應	spiramycin drug reactions
Z11.802		螺旋体病特殊筛选检查	螺旋體病特殊篩選檢查	special screening examination for spirochaetal diseases
C44.－	M81400/3	螺旋腺癌		spiradenocarcimoma
D23.－	M84030/0	螺旋腺瘤	螺旋腺瘤	spiradenoma
D23.－		螺旋腺瘤病	螺旋腺瘤病	acrosyringeal adenomatosis
D23.－		螺旋腺圆柱瘤	螺旋腺圓柱瘤	spiradenocylindroma
Q84.610		螺旋状发		spiral hair
A31.804		瘰疬分枝杆菌感染	淋巴腺分枝桿菌感染	*Mycobacterium scrofulaceum* infection; *Mycobacterium marianum* infection
A18.421		瘰疬性痤疮	結核病性痤瘡	acne scrofulosorum
A18.437		瘰疬性皮肤结核	腺病瘡;皮膚腺病;腺病瘡	scrofuloderma; tuberculosis colliquativa
A18.416		瘰疬性苔藓	腺病性苔癬;结核性苔癬	lichen scrofulosorum
Q78.001		洛布斯坦－埃克曼综合征		Lobstein－Ekman syndrome
A77.002		洛基山斑点热	洛基山斑疹熱	Rocky Mountain spotted fever
Q82.826		洛兰综合征	Levi 氏徵候群	Levi's syndrome
Q80.821		洛里克林角皮症		Loricrin keratoderma
E88.807		洛努瓦－本索德综合征		Launois－Bensaude syndrome
I73.820		洛伊斯病	Lowis 氏病	Lowis disease
L10.201		落叶型天疱疮	落葉性天疱瘡	pemphigus foliaceus
A30.901		麻风	麻風;癩病	leprosy
A30.802		麻风反应Ⅱ型	麻風反應第二型	lepra reaction type Ⅱ
A30.805		麻风反应Ⅰ型	麻風反應第一型	lepra reaction type Ⅰ
A30.805		麻风反应Ⅰ型，降级反应	麻風反應第一型,降級反應	lepra reaction type Ⅰ, downgrading
A30.805		麻风反应Ⅰ型，升级反应	麻風反應第一型,升級反應	lepra reaction type Ⅰ, upgrading
B92.x01		麻风后遗症	麻風(癩病)後遺症	sequelae of leprosy
A30.804		麻风结节性红斑	麻風性結節性紅斑	erythema nodosum leprosum
F45.208		麻风恐怖症	痲瘋恐怖症	leprophobia
－	Y51.901	麻黄碱药物反应	ephedrine 藥物反應	ephedrine drug reactions
B05.901		麻疹	麻疹	measles; morbilli
L53.803		麻疹样红斑	麻疹樣紅斑	erythema morbilliforme
L27.018		麻疹样或猩红热样反应		morbilliform or scarlatiniform reactions
－	Y48.401	麻醉剂药物反应	麻醉劑藥物反應	narcotic drug reactions
A98.301		马堡病毒病	Marburg 病毒病	Marburg virus disease
A24.001		马鼻疽	馬鼻疽	equinia
T56.106		马迪达综合征	Madida 氏徵候群	Madida's syndrome
E88.808		马迪伦病	Madelung 氏病	Madelung's disease
E88.808		马迪伦颈		Madelung's neck
B47.901		马杜拉足	Madura 足	Madura foot
D59.502		马尔基亚法瓦－米凯利综合征		Marchiafava－Micheli syndrome
L60.854		马尔克甲		Muehrcke's nails
L60.854		马尔克线	馬爾克氏線	Muehrcke's line
B48.806		马尔尼菲青霉病	馬爾尼菲青黴菌病	penicilliosis marneffei

主码	附码	中文病名	繁体病名	英文病名
B48.806		马尔尼菲青霉播散性皮肤霉菌病		disseminated cutaneous mycosis due to Penicillium marneffei
E34.806		马尔维希尔 - 史密斯综合征		Mulvihill - Smith syndrome
A23.901		马耳他热	馬爾他熱	Malta fever
Q87.402		马方样特征及颅缝早闭		Marfanoid features and craniosynostosis
Q87.401		马方综合征	Marfan 氏徵候群	Marfan syndrome
Q78.403		马富奇综合征	Maffucci 氏徵候群	Maffucci's syndrome
L41.201		马考拉病	Macaulay 氏病	Macaulay's disease
E26.003		马克综合征		Mach's syndrome
B47.001		马拉杜真菌病		maduromycosis
B36.801		马拉色菌感染	馬拉色菌感染	infection of *Malassezia*
B36.805		马拉色菌龟头包皮炎	馬拉色菌龜頭包皮炎	*Malassezia* balanoposthitis
B36.803		马拉色菌甲	馬拉色菌甲	*Malassezia* nail
B36.804		马拉色菌毛囊炎	馬拉色菌毛囊炎	*Malassezia* folliculitis
B36.802		马拉色菌系统性感染	馬拉色菌系統性感染	systemic infection of *Malassezia*
B74.101		马来(布鲁格)丝虫病	馬來(布鲁格)絲蟲病	filariasis due to Brugia Malayi
B74.101		马来丝虫病		filariasis Malayi
D23. -		马勒布钙化上皮瘤	Malherbe 氏钙化上皮瘤	Malherbe's calcifying epithelioma
E85.104		马里兰型淀粉样神经病	Maryland 型澱粉樣神經病	Maryland type amyloid neuropathy
Q87.809		马里内斯科 - 舍格伦 - 加兰综合征		Marinesco - Sjögren - Garland syndrome
Q87.809		马里内斯科 - 舍格伦综合征	Marinesco - Sjögren 氏徵候群神經精神 - 髮 - 指甲發育異常	Marinesco - Sjögren syndrome
I87.204		马利肢端血管性皮炎	Mali 氏肢端血管性皮炎	acroangiodermatits of Mali
E76.211		马罗托 - 拉米综合征		Maroteaux - Lamy syndrome
B48.806		马内青霉病	青黴菌病	penicilliosis
A24.001		马皮疽	皮膚疽;馬皮疽	farcy
L98.424		马若林溃疡	Marjolin 氏潰瘍	Marjolin's ulcer
A77.101		马赛热	馬賽熱	Marseilles fever
D21. -		马森假性血管瘤	Masson 氏假性血管瘤	Masson's pseudoangioma
D21. -	M91200/0	马森假性血管肉瘤	Masson 氏假血管肉瘤	Masson's pseudoangiosarcoma
L25.820		马桶皮炎	馬桶皮膚炎	toilet seat dermatitis
I70.211		马托尔溃疡	Martorell 氏潰瘍	Martorell's ulcer
I73.822		马歇尔 - 怀特综合征	Marshall - White 氏徵候群	Marshall - White syndrome
Q82.8 -		马歇尔综合征		Marshall's syndrome
Q82.8		玛格丽塔·伊斯兰德型外胚层发育不良	Margarita island 氏外胚層發育異常	ectodermal dysplasia, Margarita Island type
C79.204		玛丽·约瑟夫结节	瑪麗約瑟夫小結節	Sister Mary Joseph's nodule
Q84.219		玛丽 - 乌纳型少毛症	Marie Unna 氏稀毛症	Marie - Unna type hypotrichosis
E22.003		玛丽综合征		Marie's syndrome
B88.301		蚂蝗咬伤		hirudiniasis leech bite
Q82.839		迈尔德岛病	Meleda 島病	Mal de Meleda
D22. -		迈耶森痣	Meyerson 氏母斑	Meyerson nevus
L70.818		麦当劳痤疮	McDonal 痤瘡	McDonal acne
-	Y40.304	麦迪霉素药物反应	midecamycin 藥物反應	midecamycin drug reactions
B72.x01		麦地那虫病		medina worm disease
E80.003		麦格努斯综合征	Magnus 氏徵候群	Magnus's syndrome
E74.002		麦卡德尔 - 施密德 - 皮尔逊病		McArdle - Schmid - Pearson disease
P00.801		麦库斯托综合征		McCuiston syndrome
L25.515		麦芒皮炎		dermatitis due to awn of wheat
Q78.101		麦丘恩 - 奥尔布赖特综合征	McCune - Albright 氏徵候群	McCune - Albright syndrome
L25.515		麦收皮炎	麥收皮膚炎	wheat - harvest dermatitis
I77.605		脉管炎		vasculitis
F45.211		螨恐怖症	恙恐怖症	acarophobia
B88.002†	L99.802*	螨皮炎(荨麻疹样)	蟎蟲皮膚炎(蕁麻疹樣)	acarodermatitis(urticarioides)
Q82.887		曼托克斯汗孔角化病	Mantoux 氏汗孔角化症	porokeratosis of Mantoux
L24.902		慢性刺激性接触性湿疹	慢性刺激性接觸性濕疹	chronic irritant contact eczema
L28.004		慢性单纯性苔藓		lichen simplex chronicus

主码	附码	中文病名	繁体病名	英文病名
L58.101		慢性放射性皮肤损伤		chronic radiation injuries of skin
L58.101		慢性放射性皮炎	慢性放射性皮膚炎	chronic radiodermatitis
B39.101		慢性肺荚膜组织胞浆菌病	慢性肺莢膜組織胞漿菌病	chronic pulmonary histoplasmosis capsulati
B38.101		慢性肺球孢子菌病	慢性肺球孢子菌病	chronic pulmonary coccidioidomycosis
B40.101		慢性肺芽生菌病	慢性肺芽生黴菌病	chronic pulmonary blastomycosis
I89.105		慢性复发性丹毒	慢性復發性丹毒	chronic recurrent erysipelas
L57.804		慢性光化性皮炎	慢性日光性皮膚炎	chronic actinic dermatitis
L57.804		慢性光线性皮炎	慢性日光皮膚炎	chronic actinic dermatitis
D80.801		慢性活动性狼疮样肝炎综合征		chronic activity lupoid hepatitis syndrome
Q82.8 -		慢性家族性良性天疱疮	慢性家族性良性天疱瘡	chronic familial benign pemphigus
D71.x01		慢性家族性肉芽肿病	慢性家族性肉芽腫病	chronic familial granulomatosis
H61.002		慢性结节性耳轮软骨皮炎	慢性耳輪結節性軟骨皮膚炎	chondrodermatitis nodularis chronica helicis; Chondrodermatitis nodularis of helix
D76.010		慢性进行性组织细胞增生症 X	慢性進行性組織細胞增生病 X	chronic progressive histiocytosis X
L43.818		慢性局限性扁平苔藓	慢性限界性扁平苔癬	chronic localized lichen planus
L28.002		慢性局限性单纯性苔藓		chronicus circumscriptus simplex lichen
L12.801		慢性局限性类天疱疮	慢性限界性類天疱瘡	chronic localized pemphigoid
L08.010		慢性溃疡性脓皮病		pyodema chronica exulcerans
L98.407		慢性链球菌性溃疡	慢性鏈球菌性潰瘍	chronic streptococcal ulcers
I89.105		慢性淋巴管炎	慢性淋巴管炎	chronic lymphangitis
C85.101	M96700/3	慢性淋巴细胞白血病		chronic lymphocytic leukaemia
C91.102		慢性淋巴细胞性 T 细胞白血病（累及皮肤）	慢性淋巴球性 T 細胞白血病（累及皮膚）	chronic lymphocytic T - cell leukaemia (involving skin)
A54.902		慢性淋球菌感染	慢性淋球菌感染	chronic gonococcal infection
A54.008		慢性淋球菌性龟头包皮炎	慢性淋球菌性龜頭包皮膚炎	chronic gonococcal balanoposthitis
L27.036	Y49.301	慢性氯丙嗪中毒综合征		chronic chlorpromazine toxicum syndrome
B37.204		慢性黏膜皮肤念珠菌病	慢性黏膜皮膚念珠菌病	chronic mucocutaneous candidiasis
L08.008		慢性脓肿性穿掘性脓皮病	慢性膿腫性穿鑿性竇道性潰瘍	pyoderma chronica absceden et suffodiens
N76.101		慢性女阴阴道炎	慢性女陰陰道炎	chronic vulvovaginitis
L93.002		慢性盘状红斑狼疮	慢性盤狀紅斑性狼瘡	chronic discoid lupus erythematosus
R20.808		慢性皮肤疼痛	慢性皮膚疼痛	chronic skin pain
L50.802		慢性荨麻疹	慢性蕁麻疹	chronic urticaria
C88.001	M97610/3	慢性荨麻疹伴巨球蛋白血症		chronic urticaria with macroglogulinemia
L95.811		慢性荨麻疹损害表现血管炎	慢性蕁麻疹損害表現血管炎	chronic urticarial lesions as a manifestation of venulitis
L08.008		慢性潜行性穿掘性溃疡	慢性穿鑿性竇道性潰瘍	chronic undermining burrowing ulcer
L41.301		慢性浅表性鳞屑性皮炎	慢性表淺性鱗屑性皮膚炎	chronic superficial scaly dermatitis
L41.301		慢性浅表性皮炎	慢性表淺性皮膚炎	chronic superficial dermatitis
L28.203		慢性丘疹性荨麻疹	慢性丘疹性蕁麻疹	chronic papular urticaria
D71.x01		慢性肉芽肿病	慢性肉芽腫病	chronic granulomatous disease; CGD
L08.010		慢性乳头状溃疡性脓皮病	慢性乳突狀潰瘍性膿皮症	pyoderma chronica papillaris et exulcerans
K14.009		慢性舌乳头炎		chronic lingua papilitis
I82.814		慢性深静脉闭塞	慢性深靜脈閉塞	chronic deep vein obstruction
L30.902		慢性湿疹	慢性濕疹	chronic eczema
L30.105		慢性手足水疱性湿疹	慢性手足水疱性濕疹	chronic vesicular eczema of hands and feet
L30.105		慢性水疱大疱性手部湿疹		chronic vesiculobullous hand eczema
C92.105	M98630/3	慢性髓样白血病的皮肤白血病性浸润	慢性髓樣白血病的皮膚血癌細胞浸潤	leukaemic infiltration of skin chronic myeloid leukaemia
L44.301		慢性苔藓样角化症	慢性苔蘚樣角化症	keratosis lichenoides chronica
L41.101		慢性苔藓样糠疹	慢性苔蘚樣糠疹	pityriasis lichenoides chronica
L50.101		慢性特发性荨麻疹	慢性特發性蕁麻疹	chronic idiopathic urticaria
D76.011		慢性特发性组织细胞增生症	慢性特發性組織細胞增多症	chronic idiopathic histiocytosis
L53.303		慢性图形红斑		erythema chronic figurate
H60.801		慢性外耳炎	慢性外耳炎	chronic otitis externa
N90.302		慢性外阴营养不良	慢性女陰失養	chronic vulvar dystrophy
B37.006		慢性萎缩性念珠菌病	慢性萎縮性念珠菌病	chronic atrophic candidiasis
L90.401		慢性萎缩性肢端皮炎	慢性萎縮性肢端皮膚炎	acrodermatitis chronica atrophicans
M12.001		慢性炎性关节病		chronic inflammation joint disease

主码	附码	中文病名	繁体病名	英文病名
L28.203		慢性痒疹	慢性癢疹	chronic prurigo
T86.903		慢性移植物抗宿主病	慢性移植物抗宿主病;慢性植體抗宿主病	chronic versus - host - disease
Q68.815		慢性婴儿神经-皮肤-关节综合征		CINCA (chronic, infantile, neurological, cutaneous, articular syndrome) syndrome
A69.202		慢性游走性红斑	慢性遊走性紅斑	erythema chronicum migrans
B37.008		慢性增生性念珠菌病	慢性增生性念珠菌病	chronic hyperplastic candidiasis
L40.302		慢性掌跖脓疱型银屑病		chronic palmoplantar pustular psoriasis
D18. -	M91311/0	蔓状血管瘤		angioma racemosum
L27.201		芒果皮炎	芒果皮膚炎	mango dermatitis
K60.406		盲回路综合征	盲回路徵候群	blind loop syndrome
Q93.401		猫叫综合征	貓叫徵候群	cri - du - chat syndrome; cat cry syndrome
Q92.801		猫眼综合征	貓眼徵候群	cat - eye syndrome
T14.108		猫咬伤	貓咬傷	cat bite
A28.102		猫抓病	貓抓病	cat - scratch disease
A28.102		猫抓热(巴尔通体属)	貓抓熱(巴爾通體屬)	cat scratch fever(Bartonella henselae)
L67.809		毛(发)周角质外套症	髮周角質外套症	peripilar keratin casts
B36.806		毛孢子菌病	毛髮芽孢菌病	trichosporosis
L67.816		毛缠结及鸟窝状发	毛纏結及鳥窩狀髮	tangling and bird's nest hair
L25.833	X25.901	毛虫皮炎	毛蟲皮膚炎	caterpillar dermatitis
Q84.205		毛耳		hairy ears
Q87.803		毛发-鼻-指/趾综合征Ⅰ型	毛髮-鼻-指/趾徵候群Ⅰ型	tricho - rhino - phalangeal syndrome type Ⅰ
Q87.804		毛发-鼻-指/趾综合征Ⅱ型	毛髮-鼻-指/趾徵候群Ⅱ型	tricho - rhino - phalangeal syndrome type Ⅱ
Q87.805		毛发-鼻-指/趾综合征Ⅲ型	毛髮-鼻-指/趾徵候群Ⅲ型	tricho - rhino - phalangeal syndrome type Ⅲ
L66.101		毛发扁平苔藓	毛孔扁平苔癬	lichen planopilaris
L73.002		毛发部乳头状皮炎		dermatitis papillaris capillitii
Q84.123		毛发低硫营养不良	毛髮低硫失養症	trichothiodystrophy
L67.901		毛发改变	毛髮改變	hair changes
L85.819		毛发干皮症	毛孔乾皮症	xerodermia pilaris
L67.809		毛发管型	管狀毛髮	hair cast
L44.001		毛发红糠疹	毛孔性紅糠疹	pityriasis rubra pilaris
D23. -	M81101/0	毛发基质瘤		pilomatrixoma
Q84.610		毛发-甲-牙发育不全	毛髮-甲-牙齒發育不全	trich - onychodental dysplasia
L85.819		毛发角化病	毛孔角化症	keratosis pilaris
L85.819		毛发糠疹	毛髮糠疹	pityriasis pilaris
L72.121		毛发囊肿	毛髮囊腫	pilar cyst
D21. -	M88900/0	毛发平滑肌瘤	毛髮平滑肌瘤	pilar leiomyoma
L92.903		毛发肉芽肿	毛髮肉芽腫	hair granuloma
D23. -	M81000/0	毛发上皮瘤	毛髮上皮瘤	trichoepithelioma
L85.819		毛发苔藓	毛孔苔癬	lichen pilaris
D23. -	M81400/0	毛发腺瘤	毛腺瘤	trichoadenoma
Q87.025		毛发-牙-骨综合征	毛髮-牙-骨徵候群	tricho - dento - osseous syndrome
Q76.105		毛发-眼-皮肤-椎骨综合征	毛髮-眼-皮膚-椎骨徵候群	tricho - oculo - dermo - vertebral syndrome
L67.827		毛发营养不良	毛髮營養不良	hair dystrophy; trichodystrophy; hair malnutrition
L67.823		毛发纵裂病	髮縱裂症	trichoptilosis
L67.819		毛干风化	毛幹風化	weathering of shaft
L67.821		毛干损伤	毛幹損傷	hair shaft disorder
Q84.123		毛干营养不良	發幹失養	trichothiodystrophy
C44.901	M81020/3	毛根鞘癌	外毛根鞘癌;毛根鞘癌	trichilemmal carcinoma
D23. -	M81020/0	毛根鞘瘤	外毛根鞘瘤	trichilemmoma
L72.121		毛根鞘囊肿	外毛根鞘囊腫	trichilemmal cyst
B36.807		毛结节菌病	毛幹結節病;毛孢子菌病	piedra
L66.101		毛孔扁平苔藓		lichen planopilaris
B46.501		毛霉病	毛黴菌病	mucormycosis
B36.807		毛霉菌病	毛真菌病	trichomycosis
C43.901	M81100/3	毛母细胞癌	毛囊母細胞癌	trichoblastic carcinoma
D23. -	M81100/0	毛母细胞瘤	毛囊母細胞瘤	trichoblastoma
C44.901	M81100/3	毛母质癌	毛髮基質癌;毛母質癌	pilomatrix carcinoma

主码	附码	中文病名	繁体病名	英文病名
D23. -	M81101/0	毛母质瘤	毛母質瘤	pilomatricoma
L66.301		毛囊闭锁三联征	毛囊閉鎖三疊症	follicular occlusion triad
L65.814		毛囊变性综合征	毛囊變性徵候群	follicular degenration syndrome
B88.013		毛囊虫病		demodicidosis
C84.010		毛囊蛋白沉积症(T细胞淋巴瘤)		follicular mucinosis(T - cell lymphoma)
C84.010		毛囊蛋白沉积症型蕈样霉菌病	毛囊黏液素病病型蕈狀肉芽腫	follicular mucinosis type mycosis fungoides
L82.x07		毛囊汗管皮脂腺痣	毛囊汗管皮脂腺痣	pilo - syringo - sebaceous nevus
L87.001		毛囊及毛囊旁角化过度病	毛囊及毛囊邊過度角化症	hyperkeratosis follicularis et parafollicuaris
Q82.8 -		毛囊角化病	毛囊角化症	keratosis follicularis
L82.x11		毛囊角化不良瘤	毛囊角化不良瘤	follicularis dyskeratoma
Q82.517	M87710/0	毛囊角化痣		nevus follicularis keratosus
D23. -	M80110/0	毛囊良性透明细胞瘤		benign clear cell neoplasm of hair follicle
D23. -	M91010/0	毛囊瘤	毛囊瘤	trichofolliculoma
D23. -	M81010/0	毛囊瘤、毛盘状瘤、软垂瘤三联征		fibrofolliculoma, trichodiscoma, acrocordon triad
L72.001		毛囊漏斗部囊肿	毛囊漏斗部囊腫	follicular infundibular cyst
L72.002	M90841/0	毛囊漏斗部 - 皮脂腺导管囊肿		follicular infundibular - sebaceous dust cyst
D23. -		毛囊漏斗部肿瘤	毛囊漏斗部腫瘤	tumour of the follicular infundibulum
D23. -		毛囊漏斗 - 毛母质瘤	毛囊漏斗 - 毛母質瘤	infundibulo - matrix tumour
D23. -		毛囊漏斗 - 毛母质囊肿	毛囊漏斗 - 毛母質囊腫	infundibulo - pilomatrix cyst
L72.122		毛囊漏斗肿瘤	毛囊漏斗腫瘤	follicular infundibulum tumour
C84.010		毛囊黏蛋白沉积症型皮肤T细胞淋巴瘤	毛囊黏液素病型皮膚T細胞淋巴瘤	follicular mucinosis type cutaneous T - cell lymphoma
D23.901		毛囊皮脂腺囊性错构瘤	毛囊皮脂腺囊狀錯構瘤	folliculosebaceous cystic hamartoma
L43.821		毛囊性扁平苔藓	毛囊性扁平苔癬	follicular lichen planus
D23. -		毛囊性错构瘤	毛囊性錯構瘤	follicular hamartoma
Q82.503		毛囊性弹性纤维发育不良	毛囊性彈力纖維發育不良	dystrophie elastique folliculaire
A51.306		毛囊性梅毒疹	毛囊性梅毒疹	follicular syphilid
L65.201		毛囊性黏蛋白病	毛囊黏液素病	follicular mucinosis
L01.007		毛囊性脓疱疮	毛囊性膿痂疹	follicular impetigo
L90.831		毛囊性皮肤萎缩	毛囊性皮膚萎縮	follicular atrophoderma
L85.105		毛囊性皮肤萎缩与基底细胞癌	毛囊萎縮性真皮與基底細胞癌	follicular atrophoderma and basal cell carcinoma
L85.105		毛囊性皮肤萎缩与基底细胞瘤	毛囊性皮膚萎縮與基底細胞瘤	follicular atrophoderma and basalioma
D23. -	M91010/0	毛囊性上皮瘤		follicular epithelioma
A18.401		毛囊性粟粒状狼疮		lupus miliaris follicuaris
L20.811		毛囊性特应性皮炎	毛囊性異位性皮膚炎	follicular atopic dermatitis
L40.804		毛囊性银屑病	毛囊性乾癬	psoriasis follicularis
Q80.806		毛囊性鱼鳞病		follicular ichthyosis
Q82.503		毛囊性周围假性胶样痣	毛囊性周圍假性膠樣痣	nevus pseudocolloid perifolliculaire
L73.901		毛囊炎	毛囊炎	folliculitis
L66.201		毛囊炎性脱发	毛囊炎性脫髮	folliculitis decalvans; alopecia folliculitis
Q80.806		毛囊鱼鳞病伴秃发及畏光	併秃髮及畏光毛囊魚鱗癬	ichthyosis follicularis with alopecia and photophobia
Q84.220		毛囊痣	毛囊母斑	hair follicle nevus
L90.826		毛囊周围弹性纤维分解症		perifollicular elastolysis
L90.826		毛囊周围皮肤松弛综合征	毛囊周圍皮膚鬆弛徵候群	perifollicular anetoderma syndrome
D23. -	M83910/0	毛盘瘤	毛盤瘤	trichodiscoma
D23. -		毛胚瘤	毛胚瘤	trichogerminoma
D21. -	M88900/0	毛平滑肌瘤		piloleiomyoma
C44.901	M81020/3	毛鞘癌		tricholemmocarcinoma
L83.x13		毛鞘棘皮瘤	毛鞘棘皮瘤	pilar sheath acanthoma
D22. -	M87203/0	毛色素痣		nevus pigmentosus et pilosus
K14.308		毛舌	毛舌	hairy tongue
B88.801	L99.802*	毛毯甲虫皮炎	地毯甲蟲皮膚炎	carpet beetle dermatitis
C91.401	M99400/3	毛细胞白血病(累及皮肤)	毛細胞白血病(累及皮膚)	hairy - cell leukaemia(involving skin)
L92.306		毛细丝止血带综合征	毛細絲止血帶徵候群	hair - thread tourniquet syndrome
Q27.305		毛细血管畸形 - 动静脉畸形	毛細血管畸形 - 動靜脈畸形	capillary malformation - arteriovenous malformation
I82.902		毛细血管静脉血栓形成	微血管靜脈血栓形成	thrombosed capillary of vein
I78.801		毛细血管扩张	微血管擴張	telangiectasia

主码	附码	中文病名	繁体病名	英文病名
D69.203		毛细血管扩张性环状紫癜	微血管擴張性環狀紫斑	purpura annularis telangiectodes
L71.901		毛细血管扩张性酒渣鼻	微血管擴張性酒渣	telangiectatic rosacea
L97.x01		毛细血管扩张性肉芽肿	毛細血管擴張性肉芽腫	granuloma telangiectaticum
I89.014		毛细血管扩张性象皮病	微血管擴張性象皮病	elephantiasis telangiectodes
D17.–	M88610/0	毛细血管扩张性脂肪瘤		lipoma telangiectatica
Q82.519		毛细血管扩张痣	微血管擴張痣	telangiectatic nevus
D18.004	M91310/0	毛细血管瘤		capillary hemangioma
L95.812		毛细血管炎	微血管炎	capillaritis
B36.101		毛癣菌头癣		Trichophytoton tinea capitis
B35.802		毛癣菌性肉芽肿	毛癬菌性肉芽腫	trichophytic granuloma
L30.202		毛癣菌疹	皮癬疹	trichophytid
Q84.610		毛–牙–甲发育不全	毛–牙–甲發育不全	tricho – odonto – onychial dysplasia
L67.901		毛异常	毛異常	abnormal hair
D23.–		毛源性毛母细胞瘤	毛源性毛母細胞瘤	trichogenic trichoblastoma
D23.–		毛源性纤维瘤	毛源性纖維瘤	trichogenic fibroma
L67.824		毛折断	毛髮折斷	trichoclasis
D22.–	M87203/0	毛痣	毛痣	nevus pilous
L85.819		毛周角化病	毛周角化病	keratosis pilaris
B88.005		茅舍血厉螨皮炎	茅舍血厲蟎皮膚炎	haemoiaelaps casalis dermatitis
D22.–	M87200/0	帽章痣	花結母斑;帽章狀痣	cockarde nevus; nevus en cocarde
L71.901		玫瑰痤疮		acne rosea
L42.x01		玫瑰糠疹	玫瑰糠疹	pityriasis rosea
L27.016		玫瑰糠疹样药疹	玫瑰糠疹樣藥疹	pityriasis rosea – like drug eruption
C44.307		眉部皮肤恶性肿瘤	眉部皮膚惡性腫瘤	malignant neoplasm of skin of brow
L90.605		眉间皱纹	眉間紋	glabellar frown lines
H02.704		眉毛缺损	眉毛缺損	coloboma of eyebrow
H02.703		眉毛脱落	眉毛脫落	loss of eyebrow; milphosis
L30.901		眉湿疹	眉濕疹	eyebrow eczama
A53.901		梅毒	梅毒	syphilis
Z22.403		梅毒病原携带者	梅毒帶原者	carrier of syphilis
A52.146†	G32.001*	梅毒合并脊髓硬症	梅毒合併脊髓硬化症	syphilis combined spinal cord sclerosis
F45.210		梅毒恐怖症	梅毒恐怖症	syphilophobia
P00.201		梅毒累及胎儿或新生儿	梅毒累及胎兒或新生兒	syphilis affecting fetus or newborn
A50.513		梅毒性阿–罗氏瞳孔		syphilitic A – R pupil
A50.502		梅毒性鞍状鼻	梅毒性鞍狀鼻	syphilitic saddle nose
A51.335	L99.802*	梅毒性白斑	梅毒性白皮症	leucoderma syphiliticum
A51.325	L99.806*	梅毒性斑状皮肤萎缩	梅毒性斑狀皮膚萎縮	syphilitic macular atrophy of skin
A52.701†	H45.802*	梅毒性玻璃体(膜)炎	梅毒性玻璃體(玻璃狀體)炎	syphilitic hyalitis
A51.009		梅毒性初疮	梅毒性初瘡	syphilitic primary sore
A52.027†	I68.101*	梅毒性大脑动脉炎	梅毒性大腦動脈炎	syphilitic cerebral aortitis
A52.028†	I68.802*	梅毒性大脑血栓形成	梅毒性大腦血栓形成	syphilitic cerebral thrombosis
A52.148†	G01.X04*	梅毒性大脑粘连		syphilitic cerebral adhesion
A52.128		梅毒性单瘫	梅毒性單癱	syphilitic monoplegia
A52.140†	H94.001*	梅毒性第八脑神经神经炎	梅毒性第八腦神經神經炎	syphilitic eighth nerve neuritis
A52.160†	G53.101*	梅毒性第七脑神经麻痹	梅毒性第七腦神經麻痹	syphilitic seventh nerve paralysis
A52.031†	I79.803*	梅毒性动脉闭塞病	梅毒性動脈閉塞病	syphilitic occlusive arterial disease
A52.030†	I79.802*	梅毒性动脉中层炎	梅毒性動脈中層炎	syphilitic mesoarteritis
A51.004		梅毒性多发性下疳	梅毒性多發性下疳	syphilitic multiple chancre
A52.034†	I39.301*	梅毒性肺动脉回流	梅毒性肺動脈回流	syphilitic pulmonary regurgitation
A52.706†	K77.003*	梅毒性肝病		syphilitic hepatis
A52.125		梅毒性感觉异常	梅毒性感覺異常	syphilitic paresthesia
A52.707†	M90.202*	梅毒性骨破坏		syphilitic destruction of bone
A52.707†	M90.206*	梅毒性骨折	梅毒性骨折	syphilitic fracture
A52.707†	M90.207*	梅毒性骨质疏松症	梅毒性骨質疏鬆症	syphilitic osteoporosis
A52.001†	I52.001*	梅毒性冠状动脉口狭窄	梅毒性冠狀動脈口狹窄	syphilitic coronary ostial stenosis
A52.029†	I52.004*	梅毒性冠状动脉硬化	梅毒性冠狀動脈硬化	syphilitic coronary artery sclerosis
A51.202		梅毒性横痃	梅毒横痃	bubo syphilitica
A52.120		梅毒性脊髓变性症	梅毒性脊髓變性	syphilitic degeneration of spinal cord

主码	附码	中文病名	繁体病名	英文病名
A52.119		梅毒性脊髓病性膀胱	梅毒性脊髓病性膀胱	syphilitic cord bladder; syphilitic cord bladder due to the spinal cold disease
A52.130		梅毒性脊髓痨型麻痹性痴呆	梅毒性脊髓癆型麻痹性癡呆	syphilitic tabetic type taboparesis
A52.151†	G01.X03*	梅毒性脊髓粘连	梅毒性脊髓粘連	syphilitic spinal cord adhesion
A52.707†	M49.301*	梅毒性脊柱炎	梅毒性脊椎炎	syphilitic spondylitis
A52.710†	H03.101*	梅毒性睑下垂	梅毒性瞼下垂	syphilitic ptosis(eyelid)
A52.129		梅毒性痉挛性脊髓麻痹	梅毒性痙攣性脊髓麻痹	syphilitic spastic spinal paralysis
A52.126		梅毒性利绍尔麻痹	梅毒性 Lissauer 氏麻痹	syphilitic Lissauer's paralysis
A52.121		梅毒性麻痹性痴呆	梅毒性麻痹性癡呆	syphilitic dementia paralytica
A51.402†	H32.001*	梅毒性脉络膜视网膜炎	梅毒性脈絡膜視網膜炎	syphilitic chorioretinitis
P00.201		梅毒性母体累及胎儿或新生儿		syphilitic maternal affecting fetus or newborn
A52.151†	G01.X03*	梅毒性脑脊膜粘连	梅毒性腦脊膜粘連	syphilitic meninges adhesion
A52.152†	G05.003*	梅毒性脑膜脑炎	梅毒性腦膜腦炎	syphilitic meningoencephalitis
A52.110†	G01.X01*	梅毒性脑膜炎	梅毒性腦膜炎	syphilitic meningitis
A52.158†	G94.801*	梅毒性脑桥损害	梅毒性腦橋病灶	syphilitic pontine lesion
A52.151†	G01.X03*	梅毒性脑粘连		syphilitic brain adhesion
A51.326		梅毒性黏膜斑	梅毒性黏膜斑	syphilitic mucous patches
A51.006		梅毒性尿道下疳	梅毒性尿道下疳	syphilitic urethra chancre
A52.105†	G22.X02*	梅毒性帕金森病或综合征	梅毒性帕金森病或徵候群	syphilitic Parkinson's disease or syndrome
A51.305		梅毒性皮肤乳头瘤病	梅毒性皮膚乳突瘤病	cutaneous papillomatosis syphilitica
A52.708†		梅毒性脾大	梅毒性脾大	syphilitic splenomegaly
A52.708†	D77.X01*	梅毒性脾炎		syphilitic lienitis
A52.123		梅毒性偏侧感觉缺失	梅毒性偏側感覺缺失	syphilitic hemianesthesia
A52.701†	H58.102*	梅毒性偏盲	梅毒性偏盲	syphilitic hemianopsia
A52.124		梅毒性偏瘫	梅毒性偏癱	syphilitic hemiplegia
A52.701†	H19.804*	梅毒性葡萄肿	梅毒性葡萄腫	syphilitic staphyloma
A52.701†	H42.801*	梅毒性青光眼	梅毒性青光眼	syphilitic glaucoma
A52.124		梅毒性轻偏瘫		syphilitic hemiparesis
A52.159†	H48.102*	梅毒性球后神经炎	梅毒性球後神經炎	syphilitic retrobulbar neuritis
A52.122		梅毒性全身性麻痹	梅毒性全身性麻痹	syphilitic general paresis
A50.302†	H19.201*	梅毒性深层点状角膜炎	梅毒性深層點狀角膜炎	syphilitic deep punctate keratitis
A52.153†	G53.101*	梅毒性神经麻痹(任何颅神经)	梅毒性神經麻痹(任何顱神經)	syphilitic nerve palsy(any cranial nerve)
A52.154†	G59.801*	梅毒性神经炎	梅毒性神經炎	syphilitic neuritis
A52.703†	N08.003*	梅毒性肾小球病	梅毒性腎小球(腎絲球)病	glomerular disease in syphilis
A52.703†	N08.003*	梅毒性肾炎		syphilitic nephritis
A51.008		梅毒性生殖器下疳	梅毒性生殖器下疳	syphilitic genital chancre
A51.331		梅毒性湿疣	梅毒性濕疣	syphilitic condyloma
A52.157†	H48.002*	梅毒性视乳头	梅毒性視乳突	syphilitic optic papilla
A52.156†	H36.802*	梅毒性视神经视网膜炎	梅毒性視神經視網膜炎	syphilitic neuroretinitis
A52.157†	H48.002*	梅毒性视神经萎缩	梅毒性視神經萎縮	syphilitic optic nerve atrophy
A52.157†	H48.002*	梅毒性视神经炎		syphilitic optic neuritis
A52.155†	H36.802*	梅毒性视网膜神经梅毒复发症	梅毒性視網膜神經梅毒再發症	syphilitic neurorecidive of retina
A52.703†	N74.203*	梅毒性输卵管炎	梅毒性輸卵管炎	syphilitic salpingitis
A52.702†	L99.801*	梅毒性树胶肿	梅毒性樹膠腫	syphilitic gumma
A52.702†	L99.806*	梅毒性条纹状斑状皮萎缩	梅毒性條紋狀斑狀皮膚萎縮	syphilitic striated macular atrophy of skin
A52.106†	H94.001*	梅毒性听神经炎	梅毒性聽神經炎	syphilitic acoustic neuritis
A51.333	L99.801*	梅毒性脱发	梅毒性禿髮	syphilitic alopecia
A51.009		梅毒性下疳	梅毒性下疳	syphilitic chancre
A52.035†	I39.801*	梅毒性心瓣炎	梅毒性心瓣炎	syphilitic valvulitis
A52.033†	I32.001*	梅毒性心包炎	梅毒性心包炎	syphilitic pericarditis
A52.032†	I52.005*	梅毒性心动过速	梅毒性心搏過速	syphilitic tachycardia
A52.026†	I52.003*	梅毒性心房纤颤	梅毒性心房纖維顫動	syphilitic auricular fibrillation
A52.016†	I98.003*	梅毒性心肌树胶肿	梅毒性心肌樹膠腫	syphilitic gumma of myocardium
A52.004†	I41.001*	梅毒性心肌炎	梅毒性心肌炎	syphilitic myocarditis
A52.011†	I39.801*	梅毒性心内膜炎	梅毒性心內膜炎	syphilitic endocarditis
A52.002†	I98.001*	梅毒性心血管疾病	梅毒性心血管疾病	syphilitic cardiovascular disease
A52.035†	I39.801*	梅毒性心脏瓣膜		syphilitic valve
A52.003†	I52.002*	梅毒性心脏病	梅毒性心臟病	syphilitic heart disease

主码	附码	中文病名	繁体病名	英文病名
A52.003†		梅毒性心脏传导阻滞	梅毒性心臟傳導阻滯	syphilitic heart block
A52.003†		梅毒性心脏代偿失调	梅毒性心臟代償失調	syphilitic cardiac decompensation
A52.003†	I52.002*	梅毒性心脏衰竭		syphilitic heart failure
A50.506		梅毒性牙 - 耳聋 - 间质性角膜炎三联症	梅毒性牙 - 耳聾 - 間質性角膜炎三疊症	syphilitic teeth - deafness - interstitial keratitis triad
A52.118		梅毒性延髓麻痹	梅毒性延髓麻痹	syphilitic bulbar palsy
A52.701†	H58.802*	梅毒性眼病	梅毒性眼病	syphilitic oculopathy
A51.005		梅毒性阴茎下疳	梅毒性陰莖下疳	syphilitic penis chancre
A51.202		梅毒性硬化性淋巴结炎		sclerolymphadenitis syphilitica
A52.127		梅毒性运动性共济失调	梅毒性運動性共濟失調	syphilitic locomotor ataxia
A52.032†	I52.003*	梅毒性阵发性心动过速	梅毒性陣發性心動過速	syphilitic paroxysmal tachycardia
A52.148†	G01.X04*	梅毒性蛛网膜粘连	梅毒性蜘蛛膜粘連	syphilitic arachnoid adhesion
A52.009†	I79.101*	梅毒性主动脉(腹 - 弓 - 胸)		syphilitic aorta(abdominal - arch - thoracic)
A52.005†	I39.101*	梅毒性主动脉瓣闭锁不全	梅毒性主動脈瓣閉鎖不全	syphilitic aortic insufficiency
A52.006†	I39.102*	梅毒性主动脉瓣狭窄	梅毒性主動脈瓣狹窄	syphilitic aortic stenosis
A52.007†	I39.103*	梅毒性主动脉瓣狭窄伴闭锁不全	梅毒性主動脈瓣狹窄伴閉鎖不全	syphilitic aortic stenosis and insufficiency
A52.008†	I79.001*	梅毒性主动脉动脉瘤破裂		syphilitic aorta aneurysm ruptured
A52.010†	I39.103*	梅毒性主动脉回流	梅毒性主動脈回流	syphilitic aortic regurgitation
A52.024†	I79.001*	梅毒性主动脉扩张	梅毒性主動脈擴張	syphilitic aorta dilatation
A52.008†	I79.001*	梅毒性主动脉瘤	梅毒性主動脈瘤	syphilitic aortic aneurysm
A52.009†	I79.101*	梅毒性主动脉炎	梅毒性主動脈炎	syphilitic aortitis
A52.015		梅毒性主动脉综合征	梅毒性主動脈徵候群	syphilitic aortic syndrome
R76.201		梅毒血清学试验假阳性	梅毒血清學試驗假陽性	false - positive serological test for syphilis
A51.306		梅毒疹	梅毒疹	syphilid
G51.201		梅尔克松 - 罗森塔尔综合征	Melkersson - Rosenthal 氏徵候群	Melkersson - Rosenthal syndrome
B35.802		梅杰奇肉芽肿及难辨认癣	Majocchi 氏肉芽腫及難辨認癬	Majocchi's granuloma and tinea incognito
D69.203		梅杰奇紫癜		Majocchi's purpura
C44.901	M82470/3	梅克尔细胞癌	Merkel 氏細胞癌	Merkel cell carcinoma
D82.201		梅库西克综合征	梅庫西克徵候群	Mekusick's syndrome
Q82.839		梅勒达病	Meleda 氏病	Meleda's disease
L98.413		梅勒尼坏疽		Melency's gangrene
L98.413		梅勒尼协同性坏疽	Melency 氏協同性壞疽	Melency's synergistic gangrene
G51.201		梅 - 罗综合征	Melkersson - Rosenthal 氏徵候群	Melkersson - Rosenthal syndrome
K13.019		梅希赫唇炎		Mescher's cheilitis
Q87.019		梅耶尔 - 施维克拉特 - 魏尔综合征	Meyer - Schwicherath - Weyer 氏徵候群	Meyer - Schwicherath - Weyer syndrome
Q87.019		梅耶尔 - 施维克拉特综合征	Meyer - Schwicherath 氏徵候群	Meyer - Schwicherath syndrome
Q87.019		梅耶尔综合征	Meyer 氏徵候群	Meyer's syndrome
L85.835		煤球疣	煤球疣	briquette wart
D82.201		酶缺陷伴免疫缺陷病		immunodeficiency with enzyme - deficiency
E88.112		酶性脂膜炎	酵素性脂層炎	enzymic panniculitis
B35.108		霉菌感染性甲真菌病	黴菌感染性甲真菌病	onychomycosis due to mould infection
B37.302†	N77.102*	霉菌性女阴炎		mycotic vulvitis
B55.201		美洲黏膜皮肤利什曼病	美洲黏膜皮膚利什曼病	American mucocutaneous leishmaniasis
B55.201		美洲皮肤利什曼病		American cutaneous leishmaniasis
B57.201		美洲锥虫病	美洲錐蟲病	chagoma;American trypanosomiasis
B39.402		美洲组织胞浆菌病	美洲組織胞漿菌病	American histoplasmosis
Q82.859		门德斯·达科斯塔红斑角化病	孟德斯達科斯塔氏型紅斑角皮症	erythrokeratodermia,Mendes da Costa type
Q82.859		门德斯·达科斯塔综合征	Mendes da Costa 氏徵候群	Mendes da Costa syndrome
-	Y43.302	门冬酰安药物反应	asparaginase 藥物反應	asparaginase drug reactions
A52.014†	I98.002*	门静脉梅毒	門靜脈梅毒	portal vein syphilis
Q81.210		门克斯·达克斯塔斑疹型营养不良型大疱性表皮松解症	Mendes da Costa 氏斑疹型失養性水疱性表皮鬆解症	epidermolysis bullosa dystrophica, macular type of Mendes da Costa
E83.002		门克斯病	門克氏病	Menkes's disease
E83.002		门克斯扭曲发综合征	門克氏扭曲髮徵候群	Menkes's kinky hair syndrome
E83.002		门克斯综合征	門克氏徵候群	Menkes's syndrome
I86.815		门脉高压性腹部静脉曲张		abdominal varicosities due to portal hypertension
T14.021		虻叮咬	虻叮咬	horse flies bite;tabanidae bite

主码	附码	中文病名	繁体病名	英文病名
I80.802		蒙德病	Mondor 氏徵候群	Mondor's syndrome
I80.806		蒙德阴茎静脉炎	Mondor 氏陰莖靜脈炎	Mondor's of penis phlebitis
E78.202		蒙哥马利综合征		Montgomery's syndrome
D22.509		蒙古斑	蒙古斑	Mongolian spot
Q90.903		蒙古痴呆症	蒙古痴呆症	Mongolism
D22.509		蒙古蓝斑	蒙古藍斑	Mongolian blue spot
B88.803	L99.802*	蠓皮炎	蠅皮膚炎	heleidae dermatitis
L63.002		弥漫性斑秃	瀰漫性斑禿	diffuse alopecia areata
L90.402		弥漫性斑状萎缩性皮病	瀰漫性斑狀萎縮性皮膚病	diffuse and macular atrophic dermatosis
E78.213		弥漫性扁平黄瘤病	瀰漫性扁平黃色瘤病	diffuse plane xanthomatosis
Q82.8		弥漫性表皮松解性掌跖角化病	瀰漫性表皮鬆解性掌蹠角皮症	diffuse epidermolytic palmoplantar keratoderma; EPPK
C83.307		弥漫性大 B 细胞淋巴瘤,腿型	瀰漫性大 B 細胞淋巴瘤,腿型	diffuse large B – cell lymphoma,leg – type
L87.820		弥漫性弹性纤维瘤	瀰漫性彈力纖維瘤	diffuse elastofibroma
Q82.8		弥漫性非表皮松解性掌跖角化病	瀰漫性非表皮鬆解掌蹠角皮症	diffuse non – epidermolytic palmoplantar keratoderma; NEPPK
C83.901		弥漫性非霍奇金淋巴瘤	瀰漫性非何傑金氏淋巴瘤	diffuse non – Hodgkin's lymphoma
M35.401		弥漫性筋膜炎	瀰漫性肌膜炎	diffuse fasciitis
I78.806		弥漫性静脉扩张症	瀰漫性靜脈擴張症	diffuse phlebectasia
D18.106		弥漫性淋巴管瘤	瀰漫性淋巴管瘤	diffuse lymphangioma
A30.502		弥漫性瘤型麻风	瀰漫性麻風型麻風	diffuse lepromatous leprosy
E03.807		弥漫性黏液性水肿	瀰漫性黏液水腫	diffuse myxedema
Q82.202		弥漫性皮肤肥大细胞增多症	瀰漫性皮膚肥大細胞增生症	diffuse cutaneous mastocytosis
B55.102		弥漫性皮肤黑热病	瀰漫性皮膚萊什曼病	leishmaniasis of skin diffuse
B55.102		弥漫性皮肤利什曼病	瀰漫性皮膚萊什曼病	diffuse cutaneous leishmaniasis
E75.205		弥漫性躯体性血管角化瘤	瀰漫性軀體血管角化瘤	angiokeratoma corporis diffusum
D36. –	M95400/0	弥漫性神经纤维瘤	瀰漫性神經纖維瘤	diffuse neurofibroma
L90.301		弥漫性特发性皮肤萎缩	瀰漫性特發性皮膚萎縮	diffuse idiopathic atrophoderma
L65.801		弥漫性脱发	瀰漫性脫髮	diffuse alopecia
Q27.402		弥漫性先天性静脉扩张症	瀰漫性先天性靜脈擴張症	diffuse congenital phlebectasia
D65.x01		弥漫性血管内凝血		diffuse intravascular coagulation; DIC
L65.801		弥漫性药物性脱发	瀰漫性藥物性脫髮	diffuse alopecia due to drug
M72.803		弥漫性婴儿纤维瘤病	瀰漫性嬰兒纖維瘤病	diffuse infantile fibromatosis
M34.001		弥漫性硬皮病	瀰漫性硬皮病	diffuse scleroderma
Q82.8		弥漫性掌跖角皮症	瀰漫性掌蹠角皮症	diffuse palmoplantar keratoderma
C49. –		弥漫性真皮血管瘤病	瀰漫性真皮血管瘤病	diffuse dermal angiomatosis
L43.811		糜烂性扁平苔藓	糜爛性扁平苔癬	erosive lichen planus
L51.103		糜烂性多形红斑	糜爛性多形紅斑	erosion erythema multiforme
N48.108		糜烂性龟头炎		balanitis erosiva;erosive balanitis
L43.833		糜烂性阴道扁平苔藓	糜烂性阴道扁平苔癬	erosive vagina lichen planus
Q82.888		米贝利汗孔角化病	Mibelli 氏汗孔角化症	porokeratosis of Mibelli
D23. –		米贝利血管角化瘤	米貝利氏血管角化瘤	angiokeratoma of Mibelli
Q82.001		米尔罗伊病	Milroy 氏病	Milroy's disease
Q82.001		米尔罗伊 – 米杰营养性浮肿	Milroy – Meige 氏營養性浮腫	Milroy – Meige trophic edema
Q82.839		米杰特综合征	Mljet 氏徵候群	Mljet's syndrome
K12.009		米库利奇溃疡		Mikulicz's ulcers
K12.009		米库利奇轻型口疮性口炎	米庫里茲輕型口瘡性口炎	stomatitis aphthosa minor Mikulicz
K11.801		米库利奇综合征	Mikulicz 氏徵候群	Mikulicz's syndrome
I78.816		米利安白色萎缩	Milian 氏白色萎縮	Milian's white atrothy
A48.822†	N77.1*	米马 – 赫里利感染		Mima – Herellea infection
D17.911		米其林轮胎婴儿综合征	米其林輪胎嬰兒徵候群	Michelin tyre baby syndrome
I73.819		米切尔病	Mitchell 氏病	Mitchell's disease
E88.102		米切尔综合征 II 型	Mitchell 氏徵候群 II 型	Mitchell syndrome type II
G51.201		米舍尔唇炎	Miescher 氏唇炎	Miescher's cheilitis
L92.103		米舍尔肉芽肿	Miescher 氏肉芽腫	Miescher's granuloma
Q84.212		米舍尔综合征	Miescher 氏徵候群	Miescher's syndrome
L60.825		米斯甲	Mees 氏甲	Mees's nail
B37.401†	N37.002*	泌尿道念珠菌感染	泌尿道念珠菌感染	urinary monilial infection

主码	附码	中文病名	繁体病名	英文病名
A44.101		秘鲁疣	秘魯疣	verruga peruana
T14.026		蜜蜂蜇伤	蜂螫	bee sting
T63.401		蜜蜂蜇伤(伴变应性或过敏性休克)	蜂螫(伴有過敏性休克)	bee sting(with allergic or anaphylactic shock)
–	Y42.401	棉酚药物反应	棉酚藥物反應	gossypol drug reactions
L25.134		免疫调节药接触性皮炎	免疫調節藥接觸性皮膚炎	immunoregulation drugs contact dermatitis
L27.062		免疫复合物依赖型药物反应(Ⅲ型)	免疫複合物依賴型藥物反應(Ⅲ型)	immune complex drug reactions(type Ⅲ)
D84.113		免疫接触性荨麻疹	免疫接觸性蕁麻疹	immune contact urticaria
D84.113		免疫介导性荨麻疹	免疫介導性蕁麻疹	immune mediated urticaria
C84.415	M97050/3	免疫母细胞性淋巴结病样 T 细胞淋巴瘤		immunoblastic lymphoadenopathy like T – cell lymphoma
C83.401	M96840/3	免疫母细胞性淋巴瘤	免疫母細胞性淋巴瘤	immunoblastic lymphoma
D84.807		免疫缺陷、多种内分泌病、内源病、X 连锁综合征		the immuneodeficiency dysregulation, polyendocrinopathy, ceteropathy, X – linked(IPEX) syndrome
D84.808		免疫缺陷、着丝粒不稳定与面部异常综合征	免疫缺乏，著絲粒不穩定與面部異常徵候群	immunodeficiency, centromeric instability and facial anomalies(ICF) syndrome
D80.501		免疫缺陷伴 IgM 增多症	免疫缺陷伴免疫球蛋白 M 增多	immunodeficiency with increased immunoglobulin M(IgM)
D82.201		免疫缺陷伴短肢侏儒	免疫缺陷併短肢侏儒	immunodeficiency with short – limb dwarfism
Q82.8		免疫缺陷伴少汗性外胚层发育不良	免疫缺陷伴少汗性外胚層發育異常	hypohidrotic ectodermal dysplasia with immune deficiency
D84.901		免疫缺陷病	免疫缺乏病	immunodeficiency
L13.806		免疫性大疱性病,未分类	免疫性水疱病,未分類	immunobullous disorder, unclassifiable
M31.003		免疫性血管炎	免疫性血管炎	immunovasculitis
D69.402		免疫性血小板减少性紫癜	免疫性血小板減少性紫斑症	immune thrombocytopenic purpura
L04.004		面、头、颈急性淋巴结炎	面、頭、頸急性淋巴腺炎	acute lymphadenitis of face, head , neck
L23.601		面包师变应性痒病	麵包師過敏性癢病	baker's allergic itch
L24.602		面包师刺激性痒病	麵包師刺激性癢病	baker's irritant itch
L30.501		面部白色糠疹	顏面白色糠疹	pityriasis alba faciei
A18.401		面部播散性粟粒状狼疮	顏面播散性粟粒狀狼瘡	lupus miliaris disseminatus faciei
G50.803		面部潮红及直毛综合征	面部潮紅及直毛徵候群	flushing and pilonotion syndrome
A46.x10		面部丹毒	面部丹毒	facial erysipelas
L66.401		面部对称性网状皮肤萎缩	顏面對稱性網狀皮膚萎縮	atrophoderma reticulata symmetrica faciei
L03.203		面部蜂窝织炎	顏面部蜂窩組織炎	cellulitis of face
L30.501		面部干性糠疹		pityriasis sicca faciei
L85.820		面部红色毛发角化病	顏面紅色毛孔角化症	keratosis pilaris rubra faciei
L02.002		面部疖病	顏面部癤病	facial furunculosis
L81.417		面部毛囊红斑黑变病	顏部毛囊紅斑黑變症	erythromelanosis follicularis faciei
Q82.826		面部毛细血管扩张侏儒	面部微血管擴張侏儒	telangiectasis facial dwarfism
L08.009		面部脓皮病	顏面膿皮症	pyoderma faciale
C44.305		面部皮肤恶性肿瘤	面部皮膚惡性腫瘤	malignant neoplasm of skin of face
C43.302	M87200/3	面部皮肤黑素瘤	面部皮膚黑色素瘤	melanoma of skin of face
D23.303		面部皮肤良性肿瘤	面部皮膚良性腫瘤	benign neoplasm of skin of face
G51.801		面部偏侧萎缩	面部單側(半面)萎縮	facial hemiatrophy
L92.202		面部肉芽肿	顏面肉芽瘤	granuloma faciei
L81.810		面部色素性红变症		erythrose pigmentaire of face
L92.202		面部嗜酸细胞性肉芽肿		granuloma faciale eosinophilicum
D72.106		面部水肿伴嗜酸细胞增多症	面部水腫併嗜伊紅球增多症	facial edema and eosinophilia
Q82.8		面部外胚层发育不良	顏面外胚層發育異常	facial ectodermal dysplasia
L02.003		面部痈	顏面部癰	facial carbuncle
Q75.105		面部正中裂综合征		facial median fissure syndrome
B00.103		面单纯疱疹	顏面單純疱疹	herpes simplex facialis
T69.105		面冻疮	顏面凍瘡	chilblain of face
Q87.036		面耳脊椎综合征	面耳脊椎徵候群	facialoauriculovertebral syndrome
Q87.112		面发育不良 – 短身材 – 阴茎阴囊畸形综合征		facial dysplasia – short stature – penoscrotal anomalies syndrome
R23.201		面红及红色恐惧症		blushing and erythrophobia

主码	附码	中文病名	繁体病名	英文病名
L81.417		面颈部毛囊红斑黑变病	顏頸部毛囊紅斑黑變症	erythromelanosis folicularis of face and neck
D72.106		面上部慢性红斑性水肿	上顏面慢性紅斑性水腫	chronic erythematous edema of the upper face
Q87.504		面神经椎骨综合征		facial nerve – vertebrae syndrome
B35.005		面癣	顏面癬	tinea faciei; ringworm of the face
C84.302	M97170/3	面中部T细胞淋巴瘤		centrofacial T – cell lymphoma
L81.455		面中部黑子病	面中部小痣病	centrofacial lentiginosis
L81.455		面中部雀斑痣	面中部小痣样痣	centrofacial lentiginous nevus
L81.455		面中部雀斑痣病	面中部小痣病	centrofacial lentiginosis
C84.302		面中线T细胞淋巴瘤	面中線T細胞淋巴瘤	midline of face T – cell lymphoma
M31.201		面中线肉芽肿	中線肉芽腫	midline granuloma
G51.201		面肿 – 轻瘫 – 皱襞舌综合征		edema of face, facial paresis and lingua plicata syndrome
L25.830		灭蚤 – 颈圈皮炎	灭蚤 – 頸圈皮膚炎	flea – collar dermatitis
F68.102		明希豪森综合征	Münchhausen 氏徵候群	Münchhausen's syndrome
M79.827		膜囊状脂肪坏死		membranocystic fat necrosis
D29.401		膜状肌瘤	肉膜狀肌瘤	dartoic myoma
E88.117		膜状脂肪营养不良	膜狀脂肪失養	membranous lipodystrophy
L81.416		摩擦黑变病	摩擦黑變症	friction melanosis
L30.401		摩擦红斑		erythema intertrigo
L25.825		摩擦性出汗皮炎	摩擦性出汗皮膚炎	frictional sweat dermatitis
K13.503		摩擦性口腔黏膜角化病	摩擦性口腔黏膜角化症	frictional keratosis of oral mucosa
L87.832		摩擦性皮肤淀粉样变性		frictional cutaneous amyloidosis
L25.823		摩擦性皮炎	摩擦性皮膚炎	frictional dermatitis
T14.014		摩擦性水疱	摩擦性水疱	frictional blisters
L85.822		摩擦性苔藓样疹	摩擦性苔癬樣疹	frictional lichenoid eruption
K12.008		摩努阿弗他		Minor aphthae
L98.106		魔鬼捏	魔鬼捏	devil pinches
I73.908		末梢缺血	末梢缺血	peripheral ischaemia
G57.604		莫顿跖痛症		Morton metatarsalgia
M85.201		莫尔加尼 – 斯图瓦特 – 莫雷尔综合征		Morgagni – Stewart – Morel syndrome
Q87.021		莫尔综合征	Mohr 氏徵候群	Mohr's syndrome
E76.204		莫基奥综合征A		Morquio's syndrome A
E76.205		莫基奥综合征B		Morquio's syndrome B
Q77.401		莫库西克型干骺端软骨发育不良	Mckusick 型幹骺端軟骨發育不良	metaphyseal chondrodysplasia Mckusick type
M85.201		莫雷尔 – 穆尔综合征	Morel – Moore 氏徵候群	Morel – Moore syndrome
M31.101		莫斯考伊茨综合征		Moschcowitz's syndrome
Q85.813		莫伊纳汉综合征	Moynahan 氏徵候群	Moynahan's syndrome
L81.457		墨点黑子	墨點小痣	ink spot lentigo
L81.457		墨点雀斑痣		ink spot lentigo
D48.902		默尔 – 托尔综合征	慕爾 – 妥雷氏徵候群	Muir – Torre syndrome
D48.902		默尔综合征	慕爾氏徵候群	Muir's syndrome
K14.009		默勒舌炎	Moeller 氏舌炎	Moeller glossitis
P04.801		母乳毒性物质转移性病	母乳中毒性物質轉移疾病	disorders cauced by transfer of toxic substances in maternal milk
C84.505		母细胞性NK细胞性淋巴瘤	母細胞性NK細胞性淋巴瘤	blastic NK cell lymphoma
L98.824		木村病	木村氏病	Kimura's disease
L81.439		木村网状肢端色素沉着	北村氏網狀肢端色素沈著症	reticular acropigmentation of Kitamura
L92.820		木异物肉芽肿	木異物肉芽腫	wood foreign body granuloma
B88.810	L99.802*	牧草虫皮炎	牧草蟲皮膚炎	thrips dermatitis
L56.204		牧草线性大疱性皮炎	牧草線性水疱性皮膚炎	dermatitis bullosa striata pratensis
L41.001		穆哈 – 哈伯曼病	Mucha – Habermann 氏病	Mucha – Habermann disease
D84.110		穆克尔 – 韦尔斯综合征	Muckle – Wells 氏徵候群	Muckle – Wells syndrome
D48.901*	M36.000	内部恶性病伴皮肌炎		dermatomyositis associated with internal malignancy
A52.139†	H94.001*	内耳复发性神经梅毒	內耳復發性神經梅毒	inner ear recurrence of neurosyphilis
A52.709†	H94.801*	内耳梅毒	內耳梅毒	inner ear syphilis; internal ear syphilis
L85.843		内翻性毛囊角化病	倒置性毛囊角化病	inverted follicular keratosis

主码	附码	中文病名	繁体病名	英文病名
E34.902		内分泌病性皮肤标记	內分泌病性皮膚標記	cutaneous marker of endocrine disorder
L29.824		内分泌和恶性病发生的瘙痒现象	內分泌及惡性疾病後之自發性搔癢現象	spontaneous itching as a manifestation of endocrine and malignant disease
L68.003		内分泌性多毛症	內分泌性多毛症	endocrine hirsutism
E16.804		内分泌性多腺瘤病		endocrine polyadenomatosis
L65.804		内分泌性脱发	內分泌性禿	endocrinologic alopecia
L27.901		内服物质性皮炎	內服物質誘發皮膚炎	dermatitis due to substance taken internally
L44.301		内卡姆病	Nékam 氏病	Nékam's disease
Q80.829		内瑟顿综合征	Netherton 氏徵候群	Netherton's syndrome
L73.102		内生毛		pili incarnati
Q78.403		内生软骨瘤病	內生軟骨瘤病	enchondromatosis
E70.317		内特尔希普 - 福尔斯型眼白化病	Nettleshop - Falls 型眼白化病	Nettleshop - Falls type ocular albinism
E70.318		内特尔希普眼白化病	Nettleshop 氏白化病	Nettleshop ocular albinism
Q82.210		内特尔希普综合征	Nettleshop 氏徵候群	Nettleshop's syndrome
L81.434		内源性非黑素色素沉着	內源性非黑素色素沈著	endogenous non - melanin pigmentation
E78.402		内源性高甘油三酸酯血症		endogenous hypertriglyceridaemia
E78.104		内源性高甘油血症	內源性高甘油血症	endogenous hyperglyceridemia
L60.864		内源性甲变色	內源性甲變色	endogenous nail discolouration
L20.901		内源性神经性皮炎	內源性神經性皮炎	endogenous neurodermatitis
L20.901		内源性湿疹	內源性濕疹	endogenous eczema
B35.109		内在型甲真菌病	內在型甲黴菌病	endonyx onychomycosis
B02.908		内脏带状疱疹	內臟帶狀疱疹	visceral herpes zoster
B00.807		内脏单纯疱疹	內臟單純疱疹	visceral herpes simplex
Q89.302		内脏反位		situs inversus
B55.001		内脏利什曼病	內臟利什曼病	visceral leishmaniasis
B55.001		内脏皮肤黑热病	內臟皮膚利什曼病	visceral affecting skin leishmaniasis
C78.808		内脏器官癌皮肤转移	內臟器官癌皮膚轉移	cutanuous metastases of inner organ carcinoma
B65.909		内脏血吸虫病	內臟血吸蟲病	visceral schistosomiasis
B83.003		内脏蚴(蠕)虫移行症	內臟幼蟲移行症	visceral larva migrans
E24.101		纳尔逊综合征	Nelson 氏徵候群	Nelson's syndrome
D18. -		纳卡格瓦血管母细胞瘤	Nakagawa 氏血管母細胞瘤	angioblastoma of Nakagawa
Q82.8		纳克斯岛病		Naxos disease
L68.001		男性多毛症	男性多毛症	male hirsuties
N62.x05		男性乳房肿大		gynaecomastia
A60.001		男性生殖道疱疹病毒感染	男性生殖道疱疹病毒感染	male herpesviral infection of genital tract
D29.901		男性外生殖器痣		male genital organ external nevus
L64.802		男性型女性遗传性脱发	男性型女性雄性基因禿	male pattern female androgenetic alopecia
L64.801		男性型脱发	雄性禿;男性型禿髮	male pattern alopecia;male pattern baldness
L64.801		男性雄激素性脱发	男性雄性基因禿	male androgenetic alopecia
L64.801		男性遗传性脱发		male androgenetic alopecia
N62.x05		男子女性型乳房	男子女乳症	gynaecomastia
B35.901		南非黑人黄癣	南非黑人黃癬	favus in South African blacks
A77.101		南非蜱咬热	南非壁蝨咬熱	south african tick - bite fever
E80.208		南非遗传性卟啉病	南非遺傳性紫質病	South African hereditary porphyria
B55.201		南美利什曼病	南美利什曼病	south American leishmaniasis
B41.902		南美芽生菌病	南美芽生菌病	south american blastomycosis
A77.101		南欧斑疹热	南歐斑疹熱	boutonneuse fever
Q87.110		南斯 - 斯威尼综合征	Nance - Sweeney 氏徵候群	Nance - Sweeney syndrome
Q87.110		南斯侏儒症		Nance's nanism
B35.804		难辨认癣	難辨認癬	incognito ringworm
B69.901		囊虫病	囊尾幼蟲病	cysticercosis
D23. -	M84020/0	囊实性汗腺瘤		solid - cystic hidradenoma
C44. -	M80920/3	囊性基底细胞癌	囊性基底細胞癌	cystic basal cell carcinoma
C44. -	M80920/3	囊性基底细胞上皮瘤		cystic basal cell epithelioma
Q82.8		囊性睑伴掌跖角化 - 少牙及少毛		cystic eyelids with palmoplantar keratoderma, hypodontia and hypotrichosis
D18.103	M91720/0	囊性淋巴管畸形		cystic lymphatic malformation
D18.107		囊性淋巴管瘤	囊性淋巴管瘤	cystic lymphangioma

主码	附码	中文病名	繁体病名	英文病名
D23. -	M84100/0	囊性皮脂腺肿瘤	囊性皮脂腺腫瘤	cystic sebaceous tumour
D18.107		囊性水瘤	囊狀水瘤	cystic hygroma
D23. -		囊性腺样上皮瘤	囊狀腺樣上皮瘤	epithelioma adenoides cysticum
L70.003		囊肿性痤疮	囊狀痤瘡	cystic acne
B80.x01		蛲虫病	蟯蟲病	enterobiasis; oxyuriasis
A52.013†	I68.801*	脑(大脑)血管梅毒	腦(大腦)血管梅毒	brain(cerebral) vascular syphilis
E71.301		脑白质肾上腺萎缩症	副腎白色營養失調	adrenoleukodystrophy
D38.501		脑鼻额部迷离瘤	腦鼻額部迷離瘤	encephalochoristoma nasofrontalis glioma
M31.601		脑动脉炎	腦動脈炎	cerebral arteritis
E75.201		脑苷脂病		glucosylcerebrosidosis
E75.201		脑苷脂贮积病	腦苷脂貯積病	cerebrosidosis
D22. -	M87500/0	脑回样先天性痣		cerebriform congenital nevus
D22. -	M87500/0	脑回状皮内痣	腦回樣皮內母斑	cerebriform intradermal nevus
A52.143†	G01.X03*	脑脊膜血管大脑梅毒		meningovascular cerebral syphilis
A52.143†	G01.X03*	脑脊膜血管梅毒	腦脊膜血管梅毒	meningovascular syphilis
D32.906		脑脊膜异位	腦脊膜異位	meningeal heterotopias
E75.505		脑腱胆固醇沉积病	腦腱膽固醇沉積病	cerebrospinal cholesterinosis
E75.505		脑腱黄瘤		cerebro - tendon xanthoma
E75.505		脑腱黄瘤病	腦腱性黃色瘤病	cerebrotendinous xanthomatosis
A52.132†	G94.801*	脑梅毒	腦梅毒	brain syphilis
A52.017†	I68.101*	脑梅毒性动脉中层炎	腦梅毒性動脈中層炎	brain syphilitic mesoarteritis
Q85.803		脑面血管瘤病	腦面血管瘤病	encephalofacial angiomatosis
B37.804		脑念珠菌感染	腦念珠菌感染	monilial infection of brain
D38.501		脑膨出	腦膨出	encephalocele
Q85.803		脑三叉神经血管瘤病	腦三叉神經血管瘤	encephalotrigeminal angiomatosis
Q28.803		脑 - 视网膜动静脉瘤综合征	腦視網膜動靜脈瘤徵候群	cerebro - retinal arteriovenous aneurysm syndrome
A52.013†	I68.801*	脑血管梅毒		cerebrovascular syphilis
H20.803		脑炎 - 白斑伴失明	腦炎 - 白斑併失明	encephalitis - vitiligo with blindness
Q78.805		脑 - 眼 - 面 - 骨骼综合征	腦 - 眼 - 顏面 - 骨骼徵候群	cerebro - oculo - facio - skeletal syndrome
B48.802		脑着色真菌病	大腦產色黴菌病	cerebralchromomycosos
I78.813		尼登综合征	Nieden 氏徵候群	Nieden's syndrome
A98.502†	N08.002*	尼多科病		Nidoka disease
Q85.814		尼格利 - 弗朗西斯切蒂 - 杰达索恩综合征	Naegeli - Franceschetti - Jadassohn 氏徵候群	Naegeli - Franceschetti - Jadassohn syndrome
Q85.815		尼格利综合征	Naegeli 氏徵候群	Naegeli's syndrome
K12.117		尼古丁腭白色角化症	尼古丁腭白色角化症	leukokeratosis nicotina palati
K12.117		尼古丁口炎		stomatitis nicotina
A55.x01		尼古拉 - 法韦尔病	Nicholas - Favre 氏病	Nicholas - Favre disease
E78.808		尼古劳 - 巴勒斯综合征	Nicolau - Balus 氏徵候群	Nicolau - Balus syndrome
E79.101		尼汉综合征	Nyhan 氏徵候群	Nyhan's syndrome
L27.055		尼科劳综合征		Nicolau's syndrome
L87.832		尼龙刷斑状淀粉样变病	尼龍刷斑狀澱粉樣變性症	nylon brush macular amyloidosis
E75.203		尼曼 - 皮克病	Niemann - Pick 氏病	Niemann - Pick disease
D81.401		尼泽洛夫综合征	Nèzelof 氏徵候群	Nezelof's syndrome
L56.803		泥螺日光性皮炎	泥螺日光性皮膚炎	bullactophotodermatitis; bullacta - solar dermatitis
T63.501		鲇鱼刺伤	鯰魚刺傷	catfish sting
L98.518		黏蛋白病	黏液素病	mucinosis
L98.518		黏蛋白沉积症	黏液素病	mucinosis
D23. -		黏蛋白汗管化生	黏液蛋白汗腺組織變形	mucinous syringometaplasia
L65.201		黏蛋白性秃发	黏液性禿	alopecia mucinosa
L98.504		黏蛋白痣		mucinous nevus
E76.301		黏多糖贮积症	黏多醣貯積病	mucopolysaccharidosis; MPS
E76.002		黏多糖贮积症 IH/S 型	黏多糖貯積症 IH/S 型	mucopolysaccharidosis type IH/S
E76.001		黏多糖贮积症 IH 型	黏多醣貯積病 IH 型	mucopolysaccharidosis type IH; MPS IH
E76.207		黏多糖贮积症 III A 型	黏多醣貯積病 III A 型	mucopolysaccharidosis type III A; MPS III A
E76.208		黏多糖贮积症 III B 型	黏多醣貯積病 III B 型	mucopolysaccharidosis type III B; MPS III B
E76.209		黏多糖贮积症 III C 型	黏多醣貯積病 III C 型	mucopolysaccharidosis type III C; MPS III C
E76.210		黏多糖贮积症 III D 型	黏多醣貯積病 III D 型	mucopolysaccharidosis type III D; MPS III D

主码	附码	中文病名	繁体病名	英文病名
E76.206		黏多糖贮积症 III 型	黏多醣貯積病 III 型	mucopolysaccharidosis type III;MPS III
E76.101		黏多糖贮积症 II 型	黏多醣貯積病 II 型	mucopolysaccharidosis type II;MPS II
E76.003		黏多糖贮积症 IS 型	黏多醣貯積病 IS 型	mucopolysaccharidosis type IS;MPS IS
E76.204		黏多糖贮积症 IV A 型	黏多醣貯積病 IV A 型	mucopolysaccharidosis type IV A;MPS IV A
E76.205		黏多糖贮积症 IV B 型	黏多醣貯積病 IV B 型	mucopolysaccharidosis type IV B;MPS IV B
E76.202		黏多糖贮积症 VIII 型	黏多醣貯積病 VIII 型	mucopolysaccharidosis type VIII;MPS VIII
E76.201		黏多糖贮积症 VII 型	黏多醣貯積病 VII 型	mucopolysaccharidosis type VII;MPS VII
E76.211		黏多糖贮积症 VI 型	黏多醣貯積病 VI 型	mucopolysaccharidosis type VI;MPS VI
L25.310		黏合剂皮炎	膠黏劑皮膚炎	adhesive dermatitis
E76.801		黏硫脂症综合征	黏硫脂徵候群	mucosulfatidosis syndrome
L81.507		黏膜白斑	黏膜白斑	leukoplakia
K13.213		黏膜白色海绵状痣	黏膜白色海綿狀痣	nevus spongiosus albus mucosae
C43.906	M87200/3	黏膜恶性黑素瘤	黏膜惡性黑色素瘤	mucosal malignant melanoma
C43.906	M87200/3	黏膜黑[色]素瘤		mucosal melanoma
K13.207		黏膜红斑		erythroplakia
C85.104		黏膜及淋巴样组织型皮肤边缘区 B 细胞淋巴瘤	黏膜相關淋巴樣組織型皮膚邊緣區 B 細胞淋巴瘤	mucosa associated lymphoid tissue type cutaneous marginal zone B cell lymphoma
D86.308		黏膜结节病		mucosal sarcoid
L12.103		黏膜类天疱疮性瘢痕性结膜炎	黏膜性類天疱瘡所致疤痕性結合膜炎	cicatricial conjunctivitis due to mucous membrane pemphigoid
K13.032		黏膜良性淋巴组织增生病		benign lymphadenosis of mucosa
M30.301		黏膜皮肤淋巴结综合征	黏膜皮膚淋巴結徵候群	mucocutaneous lymph – node syndrome
M02.301		黏膜 – 皮肤 – 眼综合征	黏膜 – 皮膚 – 眼徵候群	muco – cutaneous – ocular syndrome
D86.308		黏膜肉样瘤	黏膜肉樣瘤	mucosal sarcoid
L12.816		黏膜型类天疱疮/剥脱性齿龈炎	黏膜型類天疱瘡/剝脫性齒齦炎	mucosal pemphigoid/desquamative gingivitis
L51.104		黏膜型重型多形红斑	黏膜重型多形性紅斑	severe mucosal erythema multiforme
A66.701		黏膜雅司病	黏膜雅司病	mucosal yaws
C44. –	M84800/3	黏液癌	原發性皮膚黏液癌	mucinous carcinoma
C44.903	M84000/3	黏液表皮样汗腺癌	黏液表皮樣汗腺癌	mucoepidermoid hidradenocarcinoma
C44. –	M84030/3	黏液蛋白小汗腺癌		mucinous eccrine carcinoma
M72.9	M88400/0	黏液瘤	黏液瘤	myxoma
Q85.826		黏液瘤、色素沉着与内分泌亢进三联症	黏液瘤、色素沈著與內分泌亢進三疊症	complex of myxoma, spotty pigmentation and endocrine overactivity
D36. –	M95620/0	黏液瘤样外周神经瘤	黏液瘤樣外周神經瘤	myxomatous perineuroma
C49. –	M88400/3	黏液肉瘤	黏液肉瘤	myxosarcoma
E03.906		黏液水肿(甲状腺机能减退)	黏液水腫(甲狀腺機能減退)	myxoedema (hypothyroidism)
L98.512		黏液水肿性苔藓	黏液水腫性苔癬	lichen myxedematosus
C49. –	M88110/3	黏液纤维肉瘤	黏液纖維肉瘤	myxofibrosarcoma
C44. –	M84030/3	黏液性小汗腺癌	黏液蛋白小汗腺癌	mucinous eccrine carcinoma
C49. –	M88110/3	黏液样恶性纤维组织细胞瘤		myxoid malignant fibrous histiocytoma
M67.401		黏液样假囊肿		myxoid pseudocyst
M67.402		黏液样囊肿	黏液樣囊腫	myxoid cyst
D23. –	M88320/0	黏液样皮肤纤维瘤	黏液樣皮膚纖維瘤	myxoid dermatofibroma
E77.901		黏脂贮积症	黏脂貯積病	mucolipidosis
E77.001		黏脂贮积症 Ⅱ 型	黏脂貯積病 Ⅱ 型	mucolipidosis type Ⅱ
E77.002		黏脂贮积症 Ⅲ 型	黏脂貯積病 Ⅲ 型	mucolipidosis type Ⅲ
E75.102		黏脂贮积症 Ⅳ 型	黏脂貯積病 Ⅳ 型	mucolipidosis type Ⅳ
E77.101		黏脂贮积症 I 型	黏脂貯積病 I 型	mucolipidosis type I
F98.803		捻皮癖	捻皮癖	dermatothlasia
B37.901		念珠菌病	念珠菌病	candidiasis; candidosis; moniliasis
B37.901		念珠菌感染		candidal infection
B37.209		念珠菌甲癣		candidal onychomycosis
B37.008		念珠菌性白斑	念珠菌性白斑	candidal leukoplakia
B37.701		念珠菌性败血症	念珠菌性敗血症	candidal septicaemia
B37.203		念珠菌性擦烂	念珠菌性對磨疹	candidal intertrigo
B37.802		念珠菌性肠炎	念珠菌性腸炎	candidal enteritis
B37.009		念珠菌性唇炎	念珠菌性唇炎	candidal cheilitis
B37.809		念珠菌性痤疮	念珠菌性痤瘡	candidal acne

主码	附码	中文病名	繁体病名	英文病名
B37.101†	J99.801*	念珠菌性肺炎		candidal pneumonia
B37.403†	N51.201*	念珠菌性龟头包皮炎	念珠菌性龜頭炎	candidal balanoposthitis
B37.210		念珠菌性甲沟炎	念珠菌性甲溝炎	candidal paronychia;paronychia due to candidiasis
B37.209		念珠菌性甲真菌病	念珠菌性甲黴菌病	candidal onychomycosis
B37.203		念珠菌性间擦疹		candidal intertrigo
B37.810		念珠菌性角膜炎	念珠菌性角膜炎	candidal keratitis
B37.009		念珠菌性口角唇炎	念珠菌性口角唇炎	candidal angular cheilitis
B37.005		念珠菌性口炎		candidal stomatitis
B37.501†	G02.101*	念珠菌性脑膜炎	念珠菌性腦膜炎	candidal meningitis
B37.402†	N37.001*	念珠菌性尿道口感染	念珠菌性尿道口感染	candidal infection of meatus urinarius
B37.302†	N77.102*	念珠菌性女阴阴道炎	念珠菌性女外陰陰道炎	candidal vulvovaginitis
B37.201		念珠菌性皮炎		candidal dermatitis
B37.811		念珠菌性舌炎	念珠菌性舌炎	candidal glossitis
B37.806†	H48.102*	念珠菌性视神经乳头炎	念珠菌性視(乳突)神經炎	candidal neuropapillitis
B37.302†	N77.102*	念珠菌性外阴阴道炎		candidal vulvovaginitis
B37.601†	I39.801*	念珠菌性心内膜炎	念珠菌性心內膜炎	candidal endocarditis
B37.812		念珠菌性须疮	念珠菌性鬚瘡	candidal sycosis
B37.302†		念珠菌性阴道炎	念珠菌性陰道炎	candidal vaginitis
L30.203		念珠菌疹	念珠菌疹	candidid
Q85.815		念珠状错构瘤	念珠樣錯構瘤	hamartoma moniliformis;moniliform hamartoma
Q84.101		念珠状发	念珠形毛髮	monilethrix
L44.301		念珠状红苔藓	念珠樣紅苔癬	lichen ruber moniliformis
A25.101		念珠状链杆菌感染	念珠狀鏈桿菌感染	Streptobacillus moniliformis infection
B48.811		酿酒酵母感染	釀酒酵母菌感染	saccharomyces cerevisiae infection
A31.004		鸟胞内分枝杆菌感染		*Mycobacterium avium* infection
Q87.039		鸟头样白内障综合征	鳥頭樣白內障徵候群	bird – headed cataract syndrome
Q87.109		鸟头状侏儒症	鳥頭狀侏儒症	birdheaded dwarfism
A70.x01		鸟疫		ornithosis
L22.x01		尿布红斑		diaper erythema
L22.x01		尿布皮炎	尿布皮膚炎	diaper dermatitis;napkin dermatitis
L22.x02		尿布银屑病	尿布乾癬	napkin psoriasis
L22.x01		尿布疹	尿布疹	diaper rash
A63.007		尿道尖锐湿疣	尿道尖圭濕疣	condylomata acuminata of urethra
A59.001†	N37.001*	尿道生殖器滴虫病		urogenital trichomoniasis
M02.301		尿道炎－结膜炎－关节炎综合征	尿道炎－結膜炎－關節炎氏徵候群	uerthritis – conjunctivitis – arthritis syndrome
M02.301		尿道－眼－滑膜综合征	尿道－眼－滑膜徵候群	uerthro – oculo – synovil syndrome
N48.811		尿道样囊肿	尿道樣囊腫	urethroid cyst
L29.820		尿毒症性瘙痒症	尿毒性搔癢症	uraemic pruritus
L75.802		尿汗症	尿汗症	uridrosis
E79.101		尿酸疾病－智力发育不全	尿酸疾病－智力發育不全	uric acid disorder – oligophrenia
T14.109		啮齿动物咬伤	齧齒動物咬傷	rodent bite
L23.002		镍变应性接触性皮炎	鎳過敏性接觸性皮膚炎	nickel allergic contact dermatitis
T56.804		镍及其化合物皮肤损伤	鎳及其化合物皮膚損傷	nickel and its compounds cutaneous trauma
L23.002		镍皮炎		nickel dermatitis
C44.308		颞部皮肤恶性肿瘤	顳部皮膚惡性腫瘤	malignant neoplasm of skin of temple
Q84.114		颞部三角形秃发	顳部三角形禿髮	temporal triangular alogecia
M31.601		颞动脉炎	顳動脈炎	temporal arteritis
L08.902		颞皮肤感染	顳部皮膚感染	temple infection of skin
L98.106		拧捏性紫癜	擰捏性紫斑;挫傷紫斑	pinch purpura
D68.201		凝血酶原缺乏综合征群	凝血酶原缺乏徵候群	prothrombin deficiency syndromes
D68.903		凝血障碍性青肿/紫癜	凝血障礙性青腫/紫斑症	bruising/purpura due to coagulation disorder
B08.002		牛痘	牛痘	vaccinia;cowpox
L56.816		牛痘样水疱病	種痘樣水疱病	hydroa vacciniforme
A31.809		牛分枝杆菌感染	牛分枝桿菌感染	*Mycobacterium bovis* infection
L40.901		牛皮癣		psoriasis
–	Y56.401	牛皮癣软膏药物反应(过敏)	干癬軟膏藥物反應(過敏)	drug reactions(hypersensitivity) of ointment for psoriasis
B08.004		牛丘疹性口腔炎	牛丘疹性口腔炎	bovine papular stomatitis

主码	附码	中文病名	繁体病名	英文病名
K14.824		牛肉样舌		beefy tongue
Q87.025		牛牙－卷发－骨硬化	牛牙－卷髮－骨硬化	taurodontism – curly hair – osteosclerosis
Q84.118		扭发综合征		pili torti syndrome
E83.002		扭结发	扭結髮	kinking hair
E83.002		扭曲发病	扭曲髮病	kinky hair disease
Q84.104		扭曲毛	扭曲毛	pili torti
Q84.104		扭转发	扭曲毛	pili torti
L57.811		农民皮肤	農夫皮膚	farmer's skin
Q82.001		农内－米尔罗伊－梅热综合征		Nonne – Milroy – Meige syndrome
L25.308		农药皮炎	殺蟲劑皮膚炎	pesticide dermatitis
M34.209		农药性硬皮病样损害	農藥性硬皮病樣病灶	scleroderma – like lesions resulting from pesticides
L23.503		农用化学品变应性接触性皮炎	農用化學品過敏性接觸性皮膚炎	agrochemical allergic contact dermatitis
L20.814		脓痂性特应性皮炎	膿痂性異位性皮膚炎	impetiginised atopic dermatitis
L01.001		脓痂疹	膿痂疹	impetigo
L01.001		脓疱病	膿痂疹	impetigo
L01.001		脓疱疮	膿痂疹	impetigo
L40.101		脓疱型银屑病	膿疱性乾癬	pustular psoriasis
L70.002		脓疱性痤疮	膿疱性痤瘡	pustular acne
L74.201		脓疱性痱	膿疱性汗疹（痱子）	miliaria pustulosa
L85.832		脓疱性角化不全病	膿疱性角化不全	parakeratosis pustulosa
L71.808		脓疱性酒渣鼻	膿疱性酒渣	pustular rosacea
L08.819		脓疱性毛囊炎	膿疱性毛囊炎	pustular folliculitis
A51.323		脓疱性梅毒疹	膿疱性梅毒疹	pustular syphilid
L40.102		脓疱性疱疹样皮炎		dermatitis herpetiformis pustulosa
L71.804		脓疱性丘疹样酒渣鼻	膿疱性丘疹樣酒渣	papulopustular rosacea
L74.201		脓疱性粟粒疹		miliaria pustulosa
L08.001		脓疱性细菌疹	膿疱性細菌疹	pustular bacterid
L95.808		脓疱性血管炎	膿疱性血管炎	pustular vasculitis
L27.019		脓疱性药疹	膿疱型藥物疹	pustular drug eruption
D84.806		脓皮、毛囊炎及遗传性过敏症伴白细胞及淋巴细胞功能缺陷		pyodrma, folliculitis and atopy with defective leukocyte and lymphocyte function
L08.003		脓皮病	膿皮症	pyoderma
L08.003		脓皮病（细菌性）		pyoderma (bacterial)
L98.001		脓皮性肉芽肿		pyogenic granuloma
L08.007		脓性皮炎		pyodermatitis
B35.001		脓癣	頭膿癬	kerion
L02.904		脓肿	膿瘍	abscess
L66.301		脓肿穿掘性毛囊炎	膿腫性穿通性毛囊炎	abscedens et suffodiens folliculitis
A31.803		脓肿分枝杆菌感染		*Mycobacterium abscessus* infection
–	Y48.301	奴佛卡因药物反应		novocaine drug reactions
B47.103		奴卡菌性足菌肿	土壤絲菌性足菌腫	nocardial mycetoma
Q87.013		努克综合征	Noack 氏徵候群	Noack's syndrome
Q87.105		努南综合征	Noonan 氏徵候群	Noonan's syndrome
L68.804		女性多毛症	女性多毛症	hirsutism; female polytrichia
A54.201*		女性淋球菌性盆腔炎性疾病	女性淋球菌性骨盆腔炎	female gonococcal pelvic inflammatory disease
A54.002		女性慢性淋病	女性慢性淋病	female chronic gonorrhea
L68.805		女性生须	婦女生鬚	pogoniasis
N82.504		女性生殖道皮肤瘘	女性生殖道皮膚瘻管	female genital tract – skin fistulae
L64.801		女性型男性遗传性脱发	女性型男性雄性基因禿	female pattern male androgenetic alopecia
L64.802		女性雄激素性脱发	女性雄性激素禿髮	female androgenetic alopecia; androgenetic alopecia in women
L25.806		女性颜面再发性皮炎		female facial recurrent dermatitis
L64.802		女性遗传性脱发		female androgenetic alopecia
A60.002	N77.001*	女性阴道疱疹病毒感染	女性陰道疱疹病毒感染	female herpesviral infection of genital tract
N76.604		女阴阿弗他		vulval aphthosis
N76.603		女阴崩蚀性溃疡	女陰蝕瘡性潰瘍	vulva phagedena ulcer
D28.001		女阴多毛状乳头瘤	女陰多毛狀乳突瘤	hirsutoid papilloma of vulvae
C52.x02		女阴恶性黑素瘤	外陰惡性黑色素瘤	malignant melanoma of vulva

主码	附码	中文病名	繁体病名	英文病名
N90.301		女阴发育不良	女陰發育不良	vulvar dysplasia
A55.x01		女阴腐蚀性疮	女陰腐蝕性瘡	esthiomene
N90.405		女阴干枯症	女陰乾皺症	kraurosis vulvae
L81.420		女阴黑变病	外陰黑變症	vulvar melanosis
N90.806		女阴厚皮病	女陰厚皮病	vulvar pachyderma
D28.001		女阴假性湿疣	女陰假性濕疣	pseudocondyloma of vulva
A18.123†	N77.101*	女阴结核	女陰結核病	vulvar tuberculosis
D07.103	M80800/2	女阴凯拉增生性红斑	女陰凱瑞氏增生性紅斑	erythroplasia of Queyrat of vulva
N76.601		女阴溃疡	女陰潰瘍	vulvar ulcer
N90.302		女阴鳞状上皮细胞增生	女陰鱗狀上皮細胞增生	squamous cell hyperplasia of vulva
A51.007		女阴梅毒	女陰梅毒	vulvar syphilis
N90.701		女阴囊肿	女陰囊腫	vulvar cyst
B37.302†	N77.102*	女阴念珠菌病	女外陰念珠菌病	candidiasis of vulva;vulvar candidiasis
A60.004	N77.000*	女阴疱疹性溃疡	女陰疱疹性潰瘍	herpetic ulceration of vulva
C51.902	M85420/3	女阴佩吉特病	外陰柏哲德氏病	vulvar Paget's disease
N90.804		女阴皮赘	女陰皮贅	vulvar skin tags
R10.202		女阴前庭炎综合征	女阴前庭炎综合征	vulvar vestibulitis syndrome
D28.001		女阴乳头状多毛	女陰乳突狀多毛	hirsuties papilliris vulvae
N76.801		女阴软化斑	女陰軟化斑	malakoplakia of vulva
L29.201		女阴瘙痒症	女陰搔癢症	pruritus vulvae
D07.104	M80770/2	女阴上皮内肿瘤	女陰上皮內腫瘤	vulvar intraepithelial neoplasia;VIN
L30.901		女阴湿疹	女陰濕疹	eczema vulva
R10.202		女阴疼痛症	女陰痛症	vulvodynia
N90.501		女阴萎缩	女陰萎縮	atrophy of vulva
N84.301		女阴息肉	女陰息肉	vulvar polyp
D28.003	M91410/0	女阴血管角化瘤	女陰血管角化瘤	angiokeratoma of vulva
N76.202		女阴炎	女陰炎	vulvitis
L43.830		女阴－阴道－牙龈综合征	外陰－陰道－牙齦徵候群	vulvo – vaginal – gingival syndrome
N90.503		女阴硬化性苔藓	女陰硬化性苔癬	lichen sclerosus of vulva
D28.004		女阴痣		nevus of vulva
R10.202		女阴灼痛综合征		burning vulva syndrome
B54.x02		疟疾	瘧疾	malaria
T14.801		虐待儿童皮肤征	虐待兒童皮膚表徵	skin signs of child abuse
B86.x06		挪威疥	挪威疥瘡	Norwegian scabies
–	Y40.801	诺氟沙星药物反应	norfloxacin 藥物反應	norfloxacin drug reactions
A43.901		诺卡菌病	土壤絲菌病	nocardiosis
H49.003		诺特纳格尔综合征	Nothnagel 氏徵候群	Nothnagel's syndrome
L10.101		诺伊曼增生型天疱疮	Neumann 氏增生性天疱瘡	Neumann's pemphigus vegetans
A75.001		欧洲斑疹伤寒	歐洲斑疹傷寒	European typhus
A31.805		偶发分枝杆菌感染	偶然分枝桿菌感染	*Mycobacterium fortuitum* infection; *Mycobacterium minetti* infection; *Mycobacterium giae* infection
L90.301		帕尔西尼－皮埃尼皮肤萎缩		atrophoderma of Pasini and Pierini
L67.001		帕克斯顿病		Paxton's disease
Q85.803		帕克斯－韦伯综合征	Parkes – Weber 氏徵候群	Parkes – Weber syndrome
G51.801		帕里－龙贝格综合征	Parry – Romberg 氏徵候群	Parry – Romberg syndrome
E41.x01		帕罗特综合征Ⅱ型	Parrot 氏徵侯群Ⅱ型	Parrot's syndrome type Ⅱ
A52.202		帕罗特综合征Ⅰ型		Parrot's syndrome type Ⅰ
Q82.860		帕皮永－勒菲弗综合征	Papollin – Lèfèvre 氏徵候群	Papollin – Lèfèvre syndrome
Q87.040		帕皮永－利奇－普沙乌梅综合征		Papillon – Léage – Psaume syndrome
Q87.020		帕皮永－利奇综合征	Papillon – Léage 氏徵候群	Papillon – Léage syndrome
G54.501		帕森内奇－奥尔德雷－特纳综合征		Parsonage – Aldren – Turner syndrome
Q91.701		帕套综合征	Patau 氏徵候群	Patau's syndrome
–	Y52.301	潘生丁药物反应		persantin drug reactions
B73.x01		盘尾丝虫病	蟠尾絲蟲病	onchocerciasis
B73.x02		盘尾丝虫皮炎	蟠尾絲蟲皮膚炎	onchodermatitis
L67.813		盘旋发	環狀髮	circle hair

主码	附码	中文病名	繁体病名	英文病名
L93.002		盘状红斑狼疮	盤狀紅斑性狼瘡	discoid lupus erythematosus;DLE
L30.001		盘状湿疹		discoid eczema
L20.810		盘状特应性皮炎	錢幣狀異位性皮膚炎	discoid pattern atopic dermatitis
E74.009		庞普综合征		Pompe's syndrome
L67.810		泡沫状发	氣泡狀毛髮	bubble hair
K12.112		泡疹性口炎		herpetic stomatitis
B25.806		疱疹 B 病毒感染	疱疹 B 型病毒感染	herpes B virus infection
L51.802		疱疹伴多形红斑		herpes – associated erythema multiforme
B00.811†	L99.801*	疱疹病毒性瘭疽	疱疹病毒性指/趾端化膿	herpesviral whitlow
B00.701		疱疹性败血症	疱疹性敗血症	herpetic septicaemia
B00.811†	L99.801*	疱疹性瘭疽		herpetic whitlow
B00.506†	H19.101*	疱疹性角膜炎	疱疹性角膜炎	herpetic keratitis
B00.503†	H13.101*	疱疹性结膜炎	疱疹性結膜炎	herpetic conjunctivitis
B00.301†	G02.001*	疱疹性脑膜炎	疱疹性腦膜炎	herpetic meningitis
B00.402†	G05.101*	疱疹性脑炎	疱疹性腦炎	herpetic encephalitis
A60.002†	N77.001*	疱疹性女阴阴道炎	疱疹性女外陰陰道炎	herpetic vulvovaginitis
B00.002		疱疹性湿疹	疱疹性濕疹	eczama herpeticum
A60.002†	N77.001*	疱疹性外阴阴道炎		herpetic vulvovaginitis
B00.806		疱疹性须疮	疱疹性鬚瘡	herpetic sycosis
B00.202		疱疹性咽峡炎	疱疹性咽峽炎	herpangina
B00.203		疱疹性咽炎	疱疹性咽炎	herpetic pharyngitis
B00.504†	H19.102*	疱疹性眼炎	疱疹性眼炎	herpetic ophthalmia
B00.204		疱疹性龈口炎	單純疱疹性齦口炎	herpetic gingivostomatitis
A60.101		疱疹性直肠炎		herpetic proctitis
K12.008		疱疹样阿弗他口炎	疱疹樣口瘡性口炎	herpetiform aphthous stomatitis
K12.008		疱疹样阿弗他性溃疡	疱疹樣阿弗他性潰瘍	herpetiform aphthous ulcers
Q81.010		疱疹样单纯型大疱表皮松解症伴斑状色素沉着及点状角化	伴斑狀色素沈著及點狀角化疱疹樣單純型水疱表皮鬆解症	epidermolysis bullosa simplex herpetiformis with mottled pigmentation and punctate keratoderma
K12.005		疱疹样口炎	疱疹樣口炎	herpetiform stomatitis
L40.102		疱疹样脓疱病	疱疹樣膿痂疹	impetigo herpetiformis
L13.001		疱疹样皮炎	疱疹樣皮膚炎	dermatitis herpetiformis
L10.801		疱疹样天疱疮	疱疹性天疱瘡	pemphigus herpetiformis
L94.002		疱疹样硬斑病	疱疹樣硬皮病	herpetiform morphea
E52.x06		陪拉格	糙皮病	pellagra
C44.905		佩吉特病	柏哲德氏病	Paget's disease
C43.901		佩吉特样恶性黑素瘤	柏哲德樣惡性黑色素瘤	Pagetoid malignant melanoma
C43.901	M87210/3	佩吉特样斯皮茨痣		Pagetoid Spitz nevus
C85.704		佩吉特样网状细胞增生症	柏哲德樣網狀細胞增生症	pagetoid reticulosis
M33.103		佩杰斯 – 克利亚特综合征		Petges – Clejat syndrome
N48.601		佩罗尼病	佩羅尼氏病	Peyronie's disease
D50.101		佩特森 – 布朗 – 凯利综合征	Paterson – Brown – Kelly 氏徵候群	Paterson – Brown – Kelly syndrome
D50.101		佩特森 – 凯利综合征	Paterson – Kelly 氏徵候群	Paterson – Kelly syndrome
D50.101		佩特森综合征	Paterson 氏徵候群	Paterson's syndrome
A28.102		佩佐塔基斯综合征	Petzetakis 氏徵候群	Petzetakis's syndrome
R10.201		盆腔及会阴痛	骨盆腔及會陰痛	pelvic and perineal pain
Q84.119		蓬发综合征	亂髮徵候群	uncombable hair syndrome
L90.601		膨胀纹	膨脹紋	striae distensae
T56.702		铍及其化合物皮肤损伤	鈹及其化合物皮膚損傷	beryllium and its compounds cutaneous trauma
L92.822		铍肉芽肿	鈹肉芽腫	beryllium granuloma
Q81.801†		皮埃尼变异型显性营养不良型大疱性表皮松解症	Pasini 氏變異型顯性失養性水疱性表皮鬆解症	Pasini variant dominant dystrophic epidermolysis bullosa
I89.818		皮病性淋巴结病	皮病性淋巴腺病變	dermatopathic lymphadenopathy
I89.818		皮病性淋巴结炎	皮病性淋巴腺炎	dermatopathic lymphadenitis
C44.901		皮肤 APUD 癌	皮膚 APUD 癌	APUD carcinoma cutis
L98.822		皮肤 B 细胞假性淋巴瘤	皮膚 B 細胞假性淋巴瘤	cutaneous B – cell pseudolymphoma
C85.105	M95900/3	皮肤 B 细胞淋巴瘤	皮膚 B 細胞淋巴瘤	cutaneous B cell lymphoma
L98.822		皮肤 B 细胞淋巴样增生症	皮膚 B 細胞淋巴樣增生	cutaneous B cell lymphoid hyperplasia

主码	附码	中文病名	繁体病名	英文病名
L27.054		皮肤T细胞假性淋巴瘤及药物超敏综合征		cutaneous T－cell pseudolymphoma and drug hypersensitivity syndrome
C84.504		皮肤γ/δ T细胞淋巴瘤	皮膚伽瑪/δ T細胞淋巴瘤	cutaneous gamma/delta T－cell lymphoma
A06.702		皮肤阿米巴病	皮膚阿米巴病	cutaneous amebiasis
A36.301		皮肤白喉	皮膚白喉	cutaneous diphtheria
C95.908	M98000/3	皮肤白血病	皮膚白血病	leukemia cutis
L98.516		皮肤斑块样黏蛋白沉积症	皮膚斑塊樣黏液素病	cutaneous plaquelike mucinosis
D23.－	M88900/0	皮肤斑块样纤维瘤病		dermal plague－like fibromatosis
B67.909		皮肤包虫病	皮膚包蟲病	echinococcosis of skin
C85.104	M96990/3	皮肤边缘区B细胞淋巴瘤	皮膚邊緣區B細胞淋巴瘤	cutaneous marginal zone B cell lymphoma
L90.819		皮肤变异畸形斑状萎缩	皮膚變異畸形斑狀萎縮	atrophia maculosa varioliformis cutis
A23.904		皮肤布鲁菌病	皮膚布魯菌病	Brucellosis of skin
R23.102		皮肤苍白	皮膚蒼白	pallor of skin
L98.406		皮肤穿孔性溃疡	皮膚穿孔性潰瘍	skin perforating ulcer
Q79.604		皮肤脆裂症		dermatosparaxis
Q84.110		皮肤脆弱－羊毛状发综合征	皮膚脆弱－羊毛狀髮徵候群	skin fragility－woolly hair syndrome
Q79.604		皮肤脆弱综合征	皮膚脆弱徵候群	skin fragility syndrome
T14.003		皮肤挫伤	皮膚挫傷	contusion of skin
Q79.601		皮肤弹性过度	高彈力皮膚	cutis hyperelastica
Q79.601		皮肤弹性过度综合征	皮膚彈性過度徵候群	cutis hyperelastica syndrome
L87.202		皮肤弹性组织变性	皮膚彈力纖維變性	cutaneous elastosis
L87.202		皮肤弹性组织病	皮膚彈力纖維變性	cutaneous elastosis
E85.409†	L99.001*	皮肤淀粉样变病	皮膚澱粉樣變性症	amyloidosis cutis
E85.409†	L99.001*	皮肤淀粉样变性	皮膚澱粉樣變性症	amyloidosis cutis
D18.043	M91230/0	皮肤动静脉血管瘤		cutaneous arteriovenous hemangioma
G61.901		皮肤多神经炎综合征	皮膚多神經炎徵候群	neuritis multiplex cutanea syndrome
C43.901	M87200/3	皮肤恶性黑素瘤	皮膚惡性黑色素瘤	malignant melanoma of skin; malignant cutaneous melanoma
C44.901	M89820/3	皮肤恶性肌上皮瘤	皮膚惡性肌上皮瘤	cutaneous malignant myoepithelioma
C44.901		皮肤恶性肿瘤	皮膚惡性腫瘤	malignant cutaneous tumour; malignant neoplasm of skin
C96.101		皮肤恶性组织细胞增生症	皮膚惡性組織細胞增生症性	cutaneous malignant histiocytosis
Q82.208	M97400/1	皮肤肥大细胞增多症	皮膚肥大細胞增多症	cutaneous mastocytosis
D36.－		皮肤分叶状神经黏液瘤	皮膚分葉狀神經黏液瘤	cutaneous lobular neuromyxoma
L92.302		皮肤缝合物反应	皮膚縫合物反應	reaction to suture materials in skin
B41.801		皮肤副球孢子菌病	皮膚副球孢子菌病	paracoccidioidomycosis of skin
L94.202		皮肤钙质沉着症	皮膚鈣質沈著症	calcinosis cutis
Q80.809		皮肤干燥－白痴及共济失调	皮膚乾燥性白癡及共濟失調	xerodermic idiocy and ataxia
L85.302		皮肤干燥症	皮膚乾燥症	xerosis cutis
R20.302		皮肤感觉过敏	皮膚感覺過敏	hyperaesthesia of skin
R20.101		皮肤感觉减退	皮膚感覺減退	hypoesthesia of skin
R20.001		皮肤感觉缺失	皮膚感覺缺失	anaesthesia of skin
R20.201		皮肤感觉异常	皮膚感覺異常	paraesthesia of skin
R20.805		皮肤感觉灼热	皮膚感覺灼熱	sensation burning of skin
L08.907		皮肤感染	皮膚感染	infection of skin
L08.803		皮肤感染性窦道	皮膚感染性竇	cutaneous infective sinus
A31.103		皮肤感染性分枝杆菌溃疡		*Mycobacterium ulcerans* infection of skin
B58.802		皮肤弓形虫病	皮膚弓漿體原蟲病	toxoplasmosis of skin
B76.903		皮肤钩虫病	皮膚鉤蟲病	ancylostomiasis of skin
A27.905		皮肤钩端螺旋体病	累及皮膚鉤端螺旋體病	cutaneous involvement leptospirosis
F54.x01		皮肤垢着病	皮膚垢著病	cutaneous dirt－adherent disease
L94.205		皮肤骨化		ossification of skin
L94.205		皮肤骨化症	皮膚骨化症	osteosis cutis
D23.－	M91800/0	皮肤骨瘤	皮膚骨瘤	osteoma cutis
D47.105		皮肤骨髓纤维化病	皮膚骨髓纖維化症	cutaneous myelofibrosis
C44.901	M92600/3	皮肤骨外尤因肉瘤	皮膚骨外尤恩氏肉瘤	cutaneous extraskeletal Ewing sarcoma
L81.901		皮肤黑变病	皮膚黑變症	dermatomelanosis
B55.101		皮肤黑热病	皮膚莱什曼病	cutaneous leishmaniasis; leishmaniasis of skin

主码	附码	中文病名	繁体病名	英文病名
L98.403		皮肤化脓性溃疡	皮膚化膿性潰瘍	skin pyogenic ulcer
L50.302		皮肤划痕性荨麻疹	皮膚劃痕性蕁麻疹	dermographic urticaria
L28.212		皮肤划痕性痒疹	皮膚劃紋性癢疹	dermographic prurigo
L50.302		皮肤划痕症		dermatographism; autographism; dermographism
R02.x07		皮肤坏疽	皮膚壞疽	gangrene of skin
D23.–	M89400/0	皮肤混合瘤	皮膚混合瘤	mixed tumour of skin
C81.903	M96500/3	皮肤霍奇金病	皮膚何傑金氏症	cutaneous Hodgkin disease
C44.901	M89820/3	皮肤肌上皮癌		cutaneous myoepithelial carcinoma
D23.–	M88900/0	皮肤肌纤维瘤	皮膚肌纖維瘤	dermatomyofibroma
A44.101		皮肤及黏膜皮肤巴尔通体病		cutaneous and mucocutaneous bartonellosis
A18.407		皮肤及皮下组织结核	皮膚及皮下組織結核病	cutaneous and subcutaneous tuberculosis
B67.909		皮肤棘球蚴病		echinococcosis of skin
C49.–		皮肤假肉瘤性纤维组织细胞瘤	皮膚假肉瘤性纖維組織細胞瘤	cutaneous pseudosarcomatous fibrohistiocytoma
L98.822		皮肤假性淋巴瘤	皮膚假性淋巴瘤	pseudolymphoma of skin; cutaneous pseudolymphoma
E75.510		皮肤腱黄瘤	皮膚腱黄色瘤	xanthoma cutaneotendinosus
C90.207		皮肤浆细胞瘤	皮膚漿細胞瘤	cutaneous plasmacytoma
G25.804		皮肤僵硬综合征	皮肤僵硬徵候群	stiff skin syndrome
D48.503		皮肤交界恶性肿瘤	皮膚交界惡性腫瘤	malignant tumour of skin junction
L57.807		皮肤胶样变性		cutaneous colloid degeneration
A18.408		皮肤结核病	皮膚結核病	tuberculosis cutis; cutaneous tuberculosis
A18.413		皮肤结核感染	皮膚結核感染	cutaneous tubercular infection
A18.423		皮肤结核性溃疡		ulcus cutis tuberculosum
D86.301		皮肤结节病		cutaneous sarcoidosis
M30.006		皮肤结节性多动脉炎	皮膚結節性多動脈炎	cutaneous polyarteritis nodosa
L95.801		皮肤结节性血管炎		cutaneous nodular vasculitis
L94.202		皮肤结石	皮膚結石	cutaneous calculus
D18.120	M91700/0	皮肤局限性淋巴管瘤		lymphangioma circumscriptum cutis
B25.805		皮肤巨细胞病毒感染	皮膚巨細胞病毒感染	cytomegalovirus infection of skin
T69.802		皮肤皲裂	皮膚皸裂	chapping skin
C46.001	M91400/3	皮肤卡波西肉瘤	皮膚卡波西氏肉瘤	Kaposi's sarcoma of skin
K50.801		皮肤克罗恩病	皮膚克隆氏病	Crohn's disease of skin
L98.814		皮肤口腔炎综合征		dermastomatitis syndrome
L98.401		皮肤溃疡	皮膚潰瘍	cutaneous ulcer
C44.902	M80002/3	皮肤溃疡癌变	皮膚潰瘍癌變	carcinomatous change of cutaneous ulcer
R02.x08		皮肤溃疡伴坏疽	皮膚潰瘍伴壞疽	ulcus cutis with gangrene
A24.301		皮肤类鼻疽	皮膚類鼻疽	melioidosis of the skin
A26.001		皮肤类丹毒	皮膚類丹毒	cutaneous erysipeloid
B48.801		皮肤链格孢霉病		cutaneous alternariosis
L98.822		皮肤良性淋巴细胞增多症	皮膚良性淋巴細胞增多症	lymphadenosis benigna cutis
L98.822		皮肤良性淋巴腺病	皮膚良性淋巴腺病	lymphadenopathy benigna cutis
D23.901		皮肤良性肿瘤	皮膚良性腫瘤	benign neoplasms of skin
B70.102		皮肤裂头蚴病	皮膚裂頭幼絛蟲病	sparganosis of skin
C83.805		皮肤淋巴浆细胞样淋巴瘤		lymphoplasmocytoid lymphoma of skin
L98.825		皮肤淋巴细胞浸润症	皮膚淋巴細胞浸潤	lymphocytic infiltration of skin
L98.803		皮肤淋巴细胞瘤	皮膚淋巴細胞瘤	lymphocytoma cutis
D18.126		皮肤淋巴腺瘤	皮膚淋巴腺瘤	cutaneous lymphadenoma
L98.805		皮肤淋巴组织样增生	皮膚淋巴組織樣增生	cutaneous lymphoid hyperplasia
C82.902	M96900/3	皮肤滤泡中心淋巴瘤	皮膚濾泡中心淋巴瘤	cutaneous follicular center lymphoma
A48.818		皮肤绿脓杆菌感染	皮膚綠膿桿菌感染	cutaneous Pseudomonas aeruginosa infection
A18.437		皮肤瘰疬	皮膚瘰癧	scrofuloderma
R20.205		皮肤麻刺感	皮膚麻刺感	tingling skin
B74.404		皮肤曼森丝虫病	皮膚曼森絲蟲病	mansonelliasis of skin
L98.401		皮肤慢性溃疡	皮膚慢性潰瘍	skin chronic ulcer
B46.301		皮肤毛霉病	皮膚毛黴菌病	cutaneous mucormycosis; mucormycosis of skin
D18.004	M91310/0	皮肤毛细血管瘤	皮肤微血管性血管瘤	capillary angioma of skin
M72.804		皮肤毛周纤维瘤病伴结肠息肉	皮膚毛囊周圍纖維瘤病伴結腸息肉	perifollicular fibromatosis cutis with colon polyps
B55.102		皮肤弥漫性利什曼病		leishmaniasis of skin diffuse

主码	附码	中文病名	繁体病名	英文病名
C83.805		皮肤免疫细胞瘤	皮膚免疫細胞瘤	cutaneous immunocytoma
B69.804		皮肤囊虫病		cysticercosis cutis
D18.004		皮肤脑脊[髓]膜血管瘤病	皮膚腦脊髓膜血管瘤病	cutaneous meningospinal angiomatosis
D32.906		皮肤脑膜瘤	皮膚腦膜瘤	cutaneous meningioma
L98.517		皮肤黏蛋白病	皮膚黏液素病	cutaneous mucinosis
L98.517		皮肤黏蛋白沉积症	皮膚黏液素病	cutaneous mucinosis
B42.101		皮肤黏膜孢子丝菌病	皮膚黏膜孢子絲菌病	mucocutaneous sporotrichosis
B55.201		皮肤黏膜黑热病	黏膜皮膚萊什曼病	mucocutaneous leishmaniasis
E78.806		皮肤黏膜透明变性病		hyalinosis cutis et mucosae
H18.001		皮肤－黏膜－眼上皮综合征	皮膚－黏膜－眼上皮徵候群	cutaneomuco – oculoepithelial syndrome
M67.402		皮肤黏液瘤	皮膚黏液瘤	cutaneous myxoma
M67.402		皮肤黏液样囊肿	皮膚黏液樣囊腫	cutaneous myxoid cyst
B37.201		皮肤念珠菌病	皮膚念珠菌病	cutaneous candidiasis
B37.211		皮肤念珠菌性肉芽肿	皮膚念珠菌性肉芽腫	cutaneous candidal granuloma
A18.405		皮肤脓肿性结核	皮膚膿瘍性結核	tubercolosis abscess of skin
A43.101		皮肤诺卡菌病	皮膚諾卡菌病	cutaneous nocardiosis
D23.911	M88900/0	皮肤平滑肌瘤	皮膚平滑肌瘤	leiomyoma cutis
C49.－	M88900/3	皮肤平滑肌肉瘤	皮肤平滑肌肉瘤	cutaneous leiomyosarcoma
B38.301		皮肤球孢子菌病	皮膚球孢子菌病	cutaneous coccidioidomycosis
B44.802		皮肤曲霉病	皮膚麴菌病	cutaneous aspergillosis
C44.901	M88320/3	皮肤肉瘤	皮膚肉瘤	sarcoma of skin
C49.－		皮肤肉瘤样纤维瘤	皮膚肉瘤樣纖維瘤	sarcomatoid fibroma of skin
L92.902		皮肤肉芽肿	皮膚肉芽腫	granuloma of skin
D86.301		皮肤肉样瘤病	皮膚類肉瘤病	cutaneous sarcoidosis
L91.801		皮肤乳头瘤	皮膚乳突瘤	cutaneous papilloma
L83.x15	M80500/0	皮肤乳头瘤病	皮膚乳頭瘤病	cutaneous papillomatosis
D23.－		皮肤软骨瘤	皮膚軟骨腫瘤	cutaneous cartilaginous tumour
Q85.803		皮肤软脑膜血管瘤病	皮膚軟腦膜血管瘤病	cutaneous leptomeningeal angiomatosis
D32.906		皮肤砂样瘤		cutaneous psammoma
C49.－	M91300/1	皮肤上皮样血管内皮瘤	皮膚上皮樣血管內皮瘤	cutaneous epitheloid hemangioendothelioma
D18.004		皮肤上皮样血管性结节	皮膚上皮樣血管性結節	cutaneous epithelioid angiomatous nodule
D36.114	M95700/0	皮肤神经瘤	皮膚神經瘤	neuroma cutis;cutaneous neuroma
C44.901		皮肤神经内分泌癌	皮膚神經內分泌癌	cutaneous neuroendocrine carcinoma
R52.202		皮肤神经痛		neuralgia cutis
L98.405		皮肤神经营养性溃疡	皮膚神經營養性潰瘍	skin neurotrophic ulcer
F45.805		皮肤神经症	皮膚神經症	cutaneous neurosis
L98.821		皮肤－肾综合征		skin – nephrotic syndrome
R23.103		皮肤湿冷	皮膚濕冷	clammy skin
L98.824		皮肤嗜酸[细胞]性淋巴滤泡增生症	皮膚嗜伊紅球性淋巴濾泡增生症	eosinophilic lymphofolliculosis of skin
M31.801		皮肤嗜酸[细胞]性血管炎		cutaneous eosinophilic vasculitis
L90.902		皮肤松弛症	皮膚鬆弛症	anetoderma
L90.825		皮肤松垂伴软骨发育不全		cutis laxa with dyschondroplasia
Q82.896		皮肤松垂成骨不全综合征		cutis laxa and osteogenesis imperfecta syndrome
Q82.812		皮肤松垂症	皮膚松垂症	cutis laxa
Q82.812		皮肤松垂症，常染色体显性	皮膚松垂症，常染色體顯性	cutis laxa, autosomal dominant
Q82.812		皮肤松垂症，常染色体隐性	皮膚松垂症，常染色體隱性	cutis laxa, autosomal recessive
C92.105		皮肤髓外造血病	皮膚髓外血球生成	cutaneous extramedullary hematopoiesis
A22.001		皮肤炭疽	皮膚炭疽	cutaneous anthrax
R20.809		皮肤痛疼综合征	皮膚痛疼徵候群	skin – ache syndrome
R23.403		皮肤脱落	皮膚剝落	scaling of skin
R23.402		皮肤脱屑	皮膚脫屑	desquamation of skin
C43.907	M87200/3	皮肤外恶性黑素瘤	皮膚外惡性黑色素瘤	extracutaneous malignant melanoma
C84.507		皮肤外周T细胞淋巴瘤，非特定型		primary cutaneous PTL, unspecified
E78.808		皮肤网状组织细胞瘤	皮膚網狀組織細胞瘤	reticulohistiocytoma cutis
I73.906		皮肤微血管病变性皮肤病	皮膚微血管病變性皮膚病	dermatosis due to microangiopathy of cutaneous vasculature
L90.901		皮肤萎缩	皮膚萎縮	cutaneous atrophy; atrophoderma

主码	附码	中文病名	繁体病名	英文病名
L98.404		皮肤萎缩性溃疡	皮膚萎縮性潰瘍	skin atrophic ulcer
L98.820		皮肤无反应综合征		skin - unresponsiveness syndrome
Q84.901		皮肤先天性畸形	體被先天性畸形	congenital malformation of integument
L72.801		皮肤纤毛囊肿	皮膚纖毛囊腫	cutaneous ciliated cyst
D23. -	M88320/0	皮肤纤维瘤	皮膚纖維瘤	dermatofibroma
A18.437		皮肤腺病	皮膚腺病	scrofuloderma
C44.901		皮肤小梁癌	皮膚小柱性細胞癌	cutaneous trabecular carcinoma
F45.805		皮肤行为症		cutaneous behavior disorders
L93.101		皮肤型红斑狼疮	皮膚紅斑性狼瘡	cutaneous lupus erythematosus
B35.102		皮肤癣菌性甲真菌病		onychomycosis due to dermatophyte
D18.004	M91200/0	皮肤血管瘤	皮膚血管瘤	cutaneous hemangioma
C49. -		皮肤血管内乳头状内皮增生症	皮膚血管內乳突狀內皮增生症	cutaneous intravascular papillary endothelial hyperplasia
C44.901	M91200/3	皮肤血管肉瘤	皮膚血管肉瘤	cutaneous angiosarcoma
L95.903		皮肤血管炎	皮膚血管炎	cutaneous vasculitis
B40.303		皮肤芽生菌病	皮膚芽生黴菌病	cutaneous blastomycosis
Q82.523		皮肤 - 眼 - 脑 - 心综合征	皮膚 - 眼 - 腦 - 心徵候群	skin - eye - brain - heart syndrome
Z94.501		皮肤移植状态	皮膚移植狀態	skin transplant status
R20.203		皮肤蚁走感	皮膚蟻走感	formication of skin
L81.601		皮肤异色病	皮膚異色病	poikiloderma
Q82.8		皮肤异色病伴色素失调症	多形皮膚萎縮併色素失禁症	poikiloderma with incontinentia pigmenti
Q82.808		皮肤异色病 - 幼年白内障综合征	皮膚異色病 - 幼年白內障徵候群	poikiloderma - cataract juvenilis syndrome
C84.007		皮肤异色性蕈样霉菌病	皮膚異色性蕈樣黴菌病	poikilodermatous mycosis fungoides
C84.007		皮肤异色性蕈样肉芽肿	多形皮膚萎縮樣蕈狀肉芽腫	poikilodermatous mycosis fungoides; poikilodermatous granuloma fungoides
B45.201		皮肤隐球菌病	皮膚隱球菌病	cryptococcosis of skin; cutaneous cryptococcosis
L98.405		皮肤营养性溃疡	皮膚營養性潰瘍	skin trophic ulcer
B87.001		皮肤蝇蛆病	皮膚蠅蛆病	myiasis cutis; cutaneous myiasis
R23.401		皮肤硬结	皮膚硬結	induration of skin
B76.905		皮肤蚴(蠕)虫移行症	皮膚幼蟲移行症	cutaneous larva migrans
C84.410	M97180/3	皮肤原发大细胞间性变淋巴瘤		primary cuaneous anaplastic large cell lymphoma; ALCL
C84.506		皮肤原发小 - 中等 CD4 阳性 T 细胞淋巴瘤		primary cutaneous small - medium CD4 positive T - cell lymphoma
C44.903	M84000/3	皮肤原发性黏液表皮样癌	皮膚原發性黏液表皮樣癌	primary mucoepidermoid carcinoma of the skin
D04.902		皮肤原位癌	皮膚原位癌	cutaneous carcinoma in situ
B48.818		皮肤原藻病	皮膚原藻病	protothecosis of skin; cutaneous phycomycosis
Q82.812		皮肤源性白内障 - 素质性痒疹综合征		cataracta dermatogenes - prurigo diathesique
L98.501		皮肤灶性黏蛋白沉积症	皮膚局部黏液素病	cutaneous focal mucinosis
R20.204		皮肤针刺感	皮膚針刺感	pins and needles of skin
B35.902		皮肤真菌病	皮膚黴菌病	dermatomycosis
B49.x34		皮肤真菌感染	皮膚黴菌感染	fungus infection of skin
C96.301	M97230/3	皮肤真性组织细胞性淋巴瘤	皮膚真性組織細胞性淋巴瘤	cutaneous genuine histiocytic lymphoma
D76.304		皮肤指间网状细胞肉瘤	皮膚指間網狀細胞肉瘤	cutaneous interdigitating reticulum cell sarcoma
C43.801	M87200/3	皮肤重叠恶性黑素瘤	皮膚重疊惡性黑色素瘤	overlapping malignant melanoma of skin
C44.801		皮肤重叠损害恶性肿瘤损害	皮膚重疊損害惡性腫瘤損害	malignant neoplasm of overlapping lesion of skin
B69.804		皮肤猪囊尾蚴病	皮膚豬囊尾幼蟲病	cysticercosis of skin
L72.802		皮肤柱状囊肿	皮膚柱狀囊腫	cutaneous columnar cyst
C79.203		皮肤转移癌	皮膚轉移癌	metastatic carcinoma of skin
B43.002		皮肤着色芽生菌病	皮膚產色黴菌病	chromoblastomycosis of skin
B43.002		皮肤着色真菌病	皮膚產色黴菌病	chromomycosis of skin
N80.602		皮肤子宫内膜异位症	皮膚子宮內膜異位症	cutaneous endometriosis
D18. -		皮肤组织细胞样血管瘤	皮膚組織細胞樣血管瘤	cutaneous histiocytoid angioma
M33.101		皮肌炎	皮肌炎	dermatomyositis
M33.102†	G63.501*	皮肌炎性周围神经病	皮肌炎性周邊神經病變	peripheral neuropathy due to dermatomyositis
L85.802		皮角	皮角	cutaneous horn; cornu cutaneum
L66.102		皮卡迪 - 拉休尤 - 格拉哈姆 - 利特尔综合征	Piccardi - Lassueur - Graham - Little 氏徵候群	Piccardi - Lassueur - Graham - Little syndrome

主码	附码	中文病名	繁体病名	英文病名
L66.102		皮卡迪－拉休尤－利特尔综合征	Piccardi－Lassueur－Little 氏徵候群	Piccardi－Lassueur－Little syndrome
L25.812		皮毛皮炎	皮毛皮膚炎	dermatitis due to furs
D22.－	M87500/0	皮内痣	皮内母斑	intradermal nevus
L94.501		皮特吉斯－西利杰特综合征	Pitges－Celijt 氏徵候群	Pitges－Celijt syndrome
R52.202		皮痛症	皮痛	dermatalgia
D76.104		皮下T细胞淋巴瘤伴噬红细胞性综合征		subcutaneous T－cell lymphoma with hemophagocytic syndrome
L94.202		皮下钙质沉着症	皮下鈣質沉着症	subcutaneous calcinosis
L08.815		皮下感染性坏死	壞死性皮下感染	necrotizing subcutaneous infection
L92.004		皮下环状肉芽肿	皮下環狀肉芽瘤	subcutaneous granuloma annulare
A18.409		皮下结核性窦道	皮下結核性竇	subcutaneous tubercular sinus
R22.901		皮下结节	皮下結節	subcutaneous nodule
D86.318		皮下结节性肉样瘤病	皮下結節類肉瘤病	subcutaneous nodular sarcoidosis
B46.302		皮下毛霉病	皮下毛黴菌病	subcutaneous mucormycosis
L72.902		皮下囊肿	皮下囊腫	subcutaneous cyst
M72.808		皮下小球细胞病	皮下小球细胞病	subcutaneous spherulocytic disease
L98.824		皮下血管淋巴样增生伴嗜酸细胞增多	皮下血管淋巴樣增生伴嗜伊紅細胞增多	subcutaneous angiolymphoid hyperplasia with eosinophilia
L92.301		皮下异物肉芽肿	皮下異物肉芽腫	subcutaneous foreign body granuloma
L94.005		皮下硬皮病		subcutaneous scleroderma
B48.814		皮下藻菌病		subcutaneous phycomycosis
E88.103		皮下脂肪发育不良	皮下脂肪發育異常	dysplasias of subcutaneous fat
E88.112		皮下脂肪坏死	皮下脂肪壞死	subcutaneous fat necrosis
L92.827		皮下脂肪性肉芽肿病	皮下脂肪肉芽腫病	lipogranulomatosis subcutanea
C84.508	M97080/3	皮下脂膜炎样T细胞淋巴瘤	皮下脂層炎樣T細胞淋巴瘤	subcutaneous panniculitis like T－cell lymphoma;SPTCL
B35.902		皮癣菌病	皮癬菌病	dermatophytosis
L30.202		皮癣菌疹		dermatophytid
Q87.027		皮－牙发育不良	皮－齒發育異常	dermo－odontodysplasia
L30.901		皮炎	皮膚炎	dermatitis
B43.002		皮炎芽生菌病		blastomycosis dermatitidis
L72.002	M90841/0	皮样囊肿	皮樣囊腫	dermoid cyst
D23.－		皮脂瘤	皮脂瘤	sebaceoma
L82.x06		皮脂母质瘤	皮脂母質瘤	sebomatricoma
L72.201		皮脂囊肿病		sebocystomatosis
L30.805		皮脂缺乏性湿疹	缺脂性濕疹	asteatotic eczema
L21.002		皮脂缺乏症		asteatosis
C44.901	M84100/3	皮脂腺癌	皮脂腺癌	sebaceous carcinoma
L82.x07		皮脂腺错构瘤	皮脂腺錯構瘤	sebaceous gland hamartoma
D23.－		皮脂腺顶泌汗腺腺瘤	皮脂腺頂漿汗腺腺瘤	sebocerine adenoma
D23.901	M81010/0	皮脂腺发毛囊瘤	皮脂腺髮毛囊瘤	sebaceous trichofolliculoma
D23.－		皮脂腺基质瘤	皮脂腺基質瘤	sebomatrixoma
D23.901		皮脂腺瘤	皮脂腺瘤	steatadenoma
D48.902		皮脂腺瘤伴内脏肿瘤综合征	皮脂腺瘤伴內臟腫瘤徵候群	steatadenoma with visceral tumour syndrome
L72.121		皮脂腺囊肿		sebaceous cyst
D23.－	M80200/0	皮脂腺囊肿内的表皮样癌	皮脂腺囊腫内的表皮樣癌	epidermoid carcinoma in sebaceous cyst
L85.801		皮脂腺软疣	皮脂腺軟疣	molluscum sebaceum
D23.901	M80110/0	皮脂腺上皮瘤	皮脂腺上皮瘤	sebaceous epithelioma
D23.901	M84100/0	皮脂腺腺瘤	皮脂腺腺瘤	sebaceous adenoma
L82.x06		皮脂腺增生	皮脂腺增生	sebaceous hyperplasia
L82.x07		皮脂腺痣	皮脂腺痣	sebaceous nevus
Q82.523		皮脂腺痣综合征	皮脂腺母斑徵候群	sebaceus nevus syndrome
L21.901		皮脂溢出	脂漏	seborrhea
E24.901		皮质醇增多征	皮質醇增多症	hypercortisolism
B35.804		皮质类固醇变形癣		corticosteroid－modified ringworm
I78.805		皮质类固醇激素性毛细血管扩张	皮質類固醇性微血管擴張	telangiectasia due to corticosteroid hormones
L90.813	Y42.000	皮质类固醇皮肤萎缩		cutaneous atrophy due to corticosteroids
D69.214		皮质类固醇性紫癜	皮質類固醇誘發性紫斑	steroid－induced purpura

主码	附码	中文病名	繁体病名	英文病名
-	Y42.901	皮质类固醇药物反应		adverse reactions to corticosteroids; drug reactions to corticosteroids
L91.801		皮赘	皮贅;垂疣	skin tag; cutaneous tag
A52.708†	D77.X01*	脾梅毒	脾梅毒	spleen syphilis
A77.901		蜱传斑疹伤寒	壁蝨斑疹傷寒	tick typhus; tick - borne typhus
B88.814		蜱叮咬	壁蝨叮咬	tick bite
B88.814		蜱蜇伤		tick sting
L30.103		片状出汗功能不良	片狀出汗功能不良	lamellar dyshidrosis
A30.201		偏结核样型界线类麻风	偏結核樣型界線類麻風	borderline tuberculoid leprosy; BT
A30.401		偏瘤型界线类麻风	偏瘤型界線類麻風	borderline lepromatous leprosy; BL
Q82.870		偏瘫 - 智能缺陷综合征	偏癱 - 智能缺陷徵候群	hemiplegic - hypophrenia syndrome
L84.x02		胼胝	胼胝	callus; callosity
Q82.816		胼胝 - 视神经萎缩综合征	胼胝 - 視神經萎縮徵候群	tylosis - optic atrophy syndrome
L30.802		胼胝性湿疹	胼胝性濕疹	tylotic eczema
D81.501		嘌呤核苷磷酸化酶缺乏症	嘌呤核苷磷酸化酶缺陷	purine nucleoside phosphorylase deficiency; PNP
Q82.520		贫血痣	貧血性母斑	nevus anemicus
A67.901		品他病	品他病	pinta
A67.301		品他病混合损害	品他病的混合病灶	mixed lesions of pinta
A67.101		品他疹	品他病疹	pintids; pintides
Q85.912	M88900/0	平滑肌错构瘤	平滑肌錯構瘤	smooth muscle hamartoma
K14.402		平滑萎缩舌	平滑萎縮舌	smooth atrophic tongue
R52.101		平克综合征	Pink 氏徵候群	pink disease
L44.101		平库斯病		Pinkus's disease
C44. -	M80930/3	平库斯纤维上皮瘤	Pinkus 纖維上皮細胞瘤	fibroepithelioma of Pinkus
L27.050		平痛新溃疡		pentazocine ulcers
D18.040	M91200/0	平头钉样血管瘤	平頭釘樣血管瘤	hobnail hemangioma
-	Y42.002	泼尼松药物反应	可體松藥物反應	prednisone drug reactions
K06.801		破骨细胞瘤	蝕骨細胞瘤	osteoclastoma
-	Y43.002	扑尔敏药物反应		chlortrimeton drug reactions
-	Y45.501	扑热息痛药物反应	paracetamol 藥物反應	paracetamol drug reactions
Q82.503		铺路石痣	鋪路石痣	paving - stone nevus
A18.428		匍行性蕈状结核	匍行性蕈狀結核病	tuberculosis fungosa serpiginosa
B87.002		匍形蝇蛆病		creeping myiasis
A42.804		葡萄孢霉菌病	葡萄狀菌病	botryomycosis; actinophtosis
Q82.512		葡萄酒样染色	葡萄酒樣染色	port - wine stain
Q82.512		葡萄酒样痣	酒紅色母斑	port wine nevus
L08.812		葡萄球菌擦烂	葡萄球菌性對磨疹	staphylococcal intertrigo
A49.001		葡萄球菌感染	葡萄球菌感染	staphylococcal infection
L01.004		葡萄球菌性脓疱病	葡萄球菌性膿痂疹	staphylococcal impetigo
L00.x05		葡萄球菌性烫伤样皮肤综合征	葡萄球菌性燙傷樣皮膚徵候群	staphylococcal scalded skin syndrome; SSSS
E85.102		葡萄牙淀粉样神经病		Portuguese amyloid neuropathy
T63.609	X26.913	葡萄牙战舰水手皮炎		Portuguese man - of - war dermatitis
A42.804		葡萄状菌病		botryomycosis
B88.011		蒲螨皮炎	蒲蟎皮膚炎	*Pyemotes* mite dermatitis
B88.011		蒲团虫皮炎	蒲團蟲皮膚炎	dermatitis due to Pyemetes amertng
M79.301		普费弗 - 韦伯 - 克里斯琴综合征	Pfeifer - Weber - Christian 氏徵候群	Pfeifer - Weber - Christian syndrome
Q87.011		普费弗综合征	Pfeiffer 氏徵候群	Pfeiffer's syndrome
Q87.106		普拉德 - 拉比哈特 - 威利 - 范可尼综合征	Prader - Labhart - Willi - Fanconi 氏徵候群	Prader - Labhart - Willi - Fanconi syndrome
Q87.115		普拉德 - 威利 - 安杰尔曼综合征		Prader - Willi - Angelman syndrome
Q87.106		普拉德 - 威利综合征	Prader - Willi 氏徵候群	Prader - Willi syndrome
G25.804		普雷蒂奇综合征		Puretic's syndrome
Q85.101		普林格尔病	普林格爾氏病	Pringle's disease
Q85.101		普林格尔 - 伯恩维莱病	Pringle - Bourneville 氏病	Pringle - Bourneville's disease
L60.860		普卢默甲	普卢默甲	Plummer nail
D50.101		普卢默 - 文森综合征	Plummer - Vinson 氏徵候群	Plummer - Vinson syndrome
-	Y48.301	普鲁卡因药物反应	procaine 藥物反應	procaine drug reactions
M79.831		普罗菲谢病	Profichet 氏病	Profichet's disease

主码	附码	中文病名	繁体病名	英文病名
L63.002		普秃	全身禿	alopecia universalis
L63.002		普脱		alopecia universalis
A27.901		七日热		seven – day fever
L25.510		漆树皮炎	漆樹性皮膚炎	rhus dermatitis
D69.001		齐克综合征	Zeek 氏徵候群	Zeek's syndrome
E70.316		齐普科斯基 – 马勾利斯综合征	紀普羅柯司基 – 馬勾蒂氏徵候群	Ziprkowski – Margolis syndrome
L08.913		脐部感染	臍部感染	infection of umbilicus
L92.915		脐部脐肠系膜管息肉	臍部腸繫膜管息肉	umbilical omphalomesenteric duct polyp
L30.901		脐湿疹	臍濕疹	umbilical eczema
L92.915		脐息肉	臍息肉	umbilical polyp
I86.815		脐周静脉曲张(水母头)	蛇發女妖頭樣靜脈曲張	caput medusae
M79.810		骑手脂膜炎	騎士脂層炎	equestrian panniculitis
C43.901	M87610/3	起源于巨大先天性痣的黑素瘤	起源於巨大先天性痣的黑色素瘤	melanoma arising in giant congenital nevi
C43.901	M87800/3	起源于蓝痣的黑素瘤		melanoma arising from blue nevus
L23.802		气传变应性接触性皮炎		airborne allergic contact dermatitis
L23.802		气传接触性皮炎	空氣傳播的接觸性皮膚炎	airborne contact dermatitis
L50.401		气锤病	气锤病	pneumatic hammer disease
A55.x01		气候性或热带性横痃	氣候性或熱帶性横痃	climatic or tropical bubo
L25.820		气囊皮炎	安全氣囊皮膚炎	airbag dermatitis
C43.901	M87220/3	气球状细胞黑素瘤	氣脹細胞黑色素瘤	balloon cell melanoma
D22. –	M87220/0	气球状细胞痣	氣脹細胞母斑	balloon cell nevus;balloon cell nevus
A48.001		气性坏疽	氣性壞疽	gas gangrene
L23.501		砌砖工变应性痒病	砌磚工過敏性癢病	bricklayer's allergic itch
L24.502		砌砖工刺激性痒病		bricklayer's irritant itch
L82.x07		器官样痣	器官樣痣	organoid nevus
A53.906		器质性梅毒	器質性梅毒	organic syphilis
L03.102		髂窝蜂窝织炎	髂窩蜂窩組織炎	cellulitis of iliac region
T14.027		千足虫咬伤	千足蟲咬傷	millipede bite
K14.101		迁徙性红斑	移行性紅斑;遊走性紅斑	erythema migrans
L65.817		牵拉性秃发	牽引性禿髮	traction alopecia
L65.817		牵引性秃发		traction alopecia
T56.004		铅及其化合物皮肤损伤	鉛及其化合物皮膚損傷	lead and its compounds cutaneous trauma
C83.402	M98360/3	前体 B 淋巴母细胞白血病		precursor B – lymphoblastic
C83.402	M97280/3	前体 B 淋巴母细胞淋巴瘤		precursor B – leukaemia
C83.403	M98370/3	前体 T 淋巴母细胞白血病		precursor T – lymphoblastic
C83.403	M98290/3	前体 T 淋巴母细胞淋巴瘤		precursor T – leukaemia
N75.001		前庭大腺囊肿	Bartholin 氏腺囊腫	Bartholin's gland cyst
N75.801		前庭大腺炎	前庭大腺炎	bartholinitis
D28.001		前庭乳头瘤病	前庭乳突瘤病	vestibular papillomatosis
I80.802		前胸壁浅表血栓性静脉炎	前胸壁表淺血栓性靜脈炎	superficial thrombophlebitis of anterior chest wall
L95.802		前血管炎综合征	前血管炎徵候群	preangitis syndrome
L50.901		荨麻疹	蕁麻疹	urticaria
L27.001		荨麻疹/血管水肿		urticaria/angioedema
C88.001		荨麻疹伴巨球蛋白血症	蕁麻疹伴巨球蛋白血症	urticaria and macroglobulinemia
L12.813		荨麻疹大疱性类天疱疮	蕁麻疹水疱性類天疱瘡	urticarial bullous pemphigoid
D84.110		荨麻疹 – 淀粉样变 – 耳聋综合征	蕁麻疹 – 澱粉樣變 – 耳聾徵候群	urticaria – amyloidosis – deafness syndrome
D84.110		荨麻疹 – 耳聋 – 四肢痛综合征	蕁麻疹 – 耳聾 – 四肢痛徵候群	urticaria – deafness – limbpain syndrome
L27.001		荨麻疹型药疹	蕁麻疹型藥疹	drug eruption of urticaria form; medicamentous urticaria
L95.811		荨麻疹性低补体血症性血管炎	蕁麻疹性低補體血症性血管炎	urticarial hypocomplementemic vasculitis
L28.201		荨麻疹性苔藓	蕁麻疹性苔癬	lichen urticarial
L95.811		荨麻疹性血管炎	蕁麻疹性血管炎	urticarial vasculitis
L98.509		荨麻疹样毛囊性黏蛋白病		urticaria – like follicular mucinosis
L98.509		荨麻疹样毛囊性黏蛋白沉积症	蕁麻疹樣毛囊黏液素病	urticaria – like follicular mucinosis
L30.001		钱币状皮炎	錢幣狀皮膚炎	nummular dermatitis
L30.001		钱币状湿疹	錢幣狀濕疹	nummular eczema
L40.011		钱币状银屑病	錢幣狀乾癬	psoriasis nummularis;nummular psoriasis
Q82.861		钱币状掌跖角化病	錢幣狀掌蹠角化症	nummular palmoplantar keratosis

主码	附码	中文病名	繁体病名	英文病名
E75.601		钱林-多尔夫曼综合征		Chanarin – Dorfman syndrome
L60.837		钳形甲	鉗形甲	pincer nail
A53.001		潜伏性梅毒		latent syphilis
L25.814		潜水装皮炎	潛水裝皮膚炎	diving – suit dermatitis
B88.101		潜蚤病	砂蚤膿疹	tungiasis
C43.901	M87430/3	浅表扩散性黑素瘤	表淺蔓延型黑色素瘤	superficial spreading melanoma;SSM
D24.x02		浅表乳头状腺瘤病	淺表乳突狀腺瘤病	superficial papillary papillomatosis
B35.107		浅表性白色甲真菌病	表淺性白色甲黴菌病	superficial white onychomycosis
Q81.005		浅表性单纯型大疱性表皮松解症	表淺單純性水疱性表皮鬆解症	epidermolysis bullosa simplex superficialis
C44. –	M80900/3	浅表性基底细胞癌	淺表性基底細胞癌	superficial basal cell carcinoma
C44. –	M80900/3	浅表性基底细胞上皮瘤	淺表性基底細胞上皮瘤	superficial basal cell epithelioma
C43.901	M87430/3	浅表性扩散性恶性黑素瘤		superficial spreading malignant melanoma
D18.109		浅表性淋巴管畸形	淺表性淋巴管畸形	superficial lymphatic malformation
L01.007		浅表性脓疱性毛囊炎		superficial pustular folliculitis
Q82.522		浅表性皮肤脂肪瘤痣		nevus lipomatosus cutaneous superficialis
M72.9		浅表性上皮瘤伴皮脂腺性分化	伴皮脂腺性分化表淺上皮瘤	superficial epithelioma with sebaceous differentiation
D18. –	M88410/1	浅表性血管黏液瘤	表淺性血管黏液瘤	superficial angiomyxoma
I80.003		浅表性血栓性静脉炎	表淺性血栓性靜脈炎	superficial thrombophlebitis
I82.101		浅表性游走性血栓性静脉炎	表淺性遊走性血栓性靜脈炎	superficial migratory thrombophlebitis
D21.906	M88110/0	浅表性肢端纤维黏液瘤	表淺性肢端纖維黏液瘤	superficial acral fibromyxoma
Q82.522		浅表性脂肪瘤痣	表淺性脂肪瘤母斑	nevus lipomatosus superficialis
L82.x10		浅色脂溢性角化病	淺色脂漏性角化症	hypochromic seborrheic keratosis
L60.001		嵌甲	嵌甲症	unguis incarnatus;onyxis;ingrowing nail
L73.102		嵌毛	嵌毛	ingrowing hair
A18.430		腔口皮肤结核	腔口皮膚結核病	orificial tuberculosis;tuberculosis cutis orificialis
K14.823		强直舌	僵直性舌	ankyloglossia
Q78.801		强直脂肪软骨营养不良	併僵直脂肪軟骨失養	lipochondrodystrophy and rigidity
L29.816		羟乙基淀粉性瘙痒症	羥乙基澱粉性搔癢症	hydroxyethyl starch – induced pruritus
D82.401		乔布综合征	Job 氏徵候群	Job's syndrome
E52.x05		乔利夫综合征	Jolliffe 氏徵候群	Jolliffe syndrome
L25.821		切割湿疹		gut eczema
E80.209		切斯特卟啉病	賈斯特紫質病	Chester porphyria
C44. –	M84020/3	亲表皮性小汗腺癌	親表皮性小汗腺癌	epidermotropic eccrine carcinoma
C85.705		亲血管型大细胞淋巴瘤	親血管性淋巴瘤	angiotropic lymphoma
D18. –	M88410/1	侵入性血管黏液瘤	侵入性血管黏液瘤	aggressive angiomyxoma
C44. –		侵蚀性癌	侵蝕性癌	rodent carcinoma
C44. –	M80900/3	侵蚀性溃疡	侵蝕性潰瘍	rodent ulcer
A41.904		侵袭皮肤败血症	侵襲皮膚敗血症	septicaemia affecting skin
B44.001†	J99.801*	侵袭性肺曲霉病	侵襲性肺麴菌病	invasive pulmonary aspergillosis
C44. –	M80760/3	侵袭性鳞状细胞癌	侵襲性鱗狀細胞癌	invasive squamous cell carcinoma
D48.517		侵袭性纤维瘤病	侵入性纖維瘤病	aggressive fibromatosis
M72.806	M88210/1	侵袭性婴儿纤维瘤病	侵入性嬰兒纖維瘤病	aggressive infantile fibromatosis
C44.906	M84080/3	侵袭性指/趾乳头状腺癌		aggressive digital papillary adenocarcinoma
C44.906	M84080/3	侵袭性指/趾乳头状腺瘤	侵入性肢端乳突狀腺瘤	aggressive digital papillary adenoma
C44.906		侵袭性指/趾乳突状腺瘤及腺癌	侵入性肢端乳突狀腺瘤及腺癌	aggressive digital papillary adenoma and adenocarinoma
B88.014		禽螨皮病	禽蟎皮膚病	dermatosis due to bird mites
I78.816		青斑血管炎	青斑血管炎	livedo vasculitis
I78.817		青斑样皮炎	青斑狀皮炎	livedoid dermatitis
I78.816		青斑样血管炎	青斑狀血管炎	livedoid vasculitis
D69.207		青斑样紫癜	青斑樣紫斑	livedoid purpura
E30.002		青春期延迟	青春期遲發	delayed puberty
–	Y57.201	青霉胺药物反应	penicillamine 藥物反應	penicillamine drug reactions
–	Y40.101	青霉素类药物反应	penicillins 藥物反應	penicillins drug reactions
B07.x01		青年扁平疣		juvenile verruca plana
L56.807		青少年春季疹	幼年春季疹	juvenile spring eruption
E83.101		青铜色糖尿病	青銅色糖尿病	bronzed diabetes
P83.824		青铜色婴儿综合征	青銅色嬰兒徵候群	bronze baby syndrome

主码	附码	中文病名	繁体病名	英文病名
L25.305		氢氟酸皮炎	氫氟酸皮膚炎	hydrofluoric acid dermatitis
-	Y54.301	氢氯噻嗪药物反应	hydrochlorothiazide 藥物反應	hydrochlorothiazide drug reactions
L51.001		轻型多形红斑		minor erythema multiforme
L25.104		清洁剂接触性皮炎	清潔劑接觸性皮膚炎	cleaning agents contact dermatitis
T61.102		鲭亚目鱼中毒	青花魚中毒	scombroid fish poisoning
T61.102		鲭鱼类中毒所致的潮红综合征		flushing syndrome due to mahimahi (scombroid fish) poisoning
R23.201		情绪性潮红	情緒性潮紅	emotional flushing
F45.840		情绪性多汗症	情緒性多汗症	emotional hyperhidrosis
L50.501		情绪性荨麻疹	情緒性蕁麻疹	emotional urticaria
R61.006		情绪性掌跖多汗症	情緒性掌蹠多汗症	palmoplantar emotional hyperhidrosis
-	Y40.502	庆大霉素药物反应	gentamicin 藥物反應	gentamicin drug reactions
D86.807		琼格林多发性囊样骨病	Jüngling 多發性囊樣骨病	ostitis multiplex cystoides Jüngling
M30.101		丘格-斯特劳斯过敏性肉芽肿性血管炎	邱格及史特勞斯氏過敏性肉芽腫性血管炎	allergic granulomatous angitis of Churg and Strauss
M30.101		丘格-斯特劳斯肉芽肿	邱格及史特勞斯氏肉芽腫	Churg-Strauss granuloma
A18.433		丘疹坏死性结核疹	丘疹壞死性結核疹	papulonecrotic tuberculid
A18.433		丘疹坏死性皮肤结核	丘疹壞死性皮膚結核病	tuberculosis cutis papulonecrotica
A51.322		丘疹鳞屑性梅毒疹	丘疹鱗屑性梅毒疹	papulosquamous syphilid
L70.002		丘疹脓疱性痤疮	丘疹膿疱性痤瘡	papulopustular acne
B37.206		丘疹型皮肤念珠菌病	丘疹型皮膚念珠菌病	papular form of cutaneous candidiasis
L70.805		丘疹性痤疮	丘疹性痤瘡	acne papulosa
L87.834		丘疹性弹性组织破裂	丘疹性彈力纖維斷裂	papular elastorrhexis
L26.x02		丘疹性红皮病	丘疹性红皮病	papuloerythroderma
D86.316		丘疹性结节病	丘疹性類肉瘤病	papular sarcoidosis
L71.803		丘疹性酒渣鼻	丘疹性酒渣	papular rosacea
A51.328		丘疹性梅毒疹	丘疹性梅毒疹	papular syphilide
L98.512		丘疹性黏蛋白病	丘疹性黏液蛋白病	papular mucinosis
L28.203		丘疹性皮炎	丘疹性皮膚炎	papular dermatitis
L28.201		丘疹性荨麻疹	丘疹性蕁麻疹	papular urticaria; urticaria papulosa
D86.316		丘疹性肉样瘤病	丘疹性類肉瘤病	papular sarcoidosis
D23.-	M91410/0	丘疹性血管角化瘤	丘疹性血管角化瘤	papular angiokeratoma
D18.004		丘疹性血管增生症	丘疹性血管增生	papular angioplasia
Q82.847		丘疹性掌跖角皮症	丘疹性掌蹠角皮症	keratoderma papular palmoplantar
B34.302		丘疹紫癜性长袜与手套综合征	丘疹紫癜性長襪與手套徵候群	papular purpuric "gloves et socks" syndrome
B38.901		球孢子菌病	球孢子菌病	coccidioidomycosis
B38.401†	G02.101*	球孢子菌病脑膜炎	球孢子菌病腦膜炎	coccidioidomycosis meningitis
B38.801		球孢子菌性肉芽肿	球孢子菌性肉芽腫	coccidioidal granuloma
B88.011		球腹蒲螨皮炎		ventricosus newport dermatitis
D18.-	M87110/0	球静脉异形		glomuvenous malformations
L60.822		球拍状甲	球拍狀指甲	racket nails
D18.-		球样血管瘤	球樣血管瘤	glomeruloid hemangioma
Q85.820		曲侧网状色素异常	曲側部位網狀色素異常	reticular pigmented anomaly of flexures
B44.901		曲菌肿	麴菌腫	aspergilloma
B44.901		曲霉病	麴菌病	aspergillosis
B44.803†	H62.201*	曲霉菌性耳真菌病	麴菌性耳黴菌病	otomycosis due to aspergillus spp.
L27.072		曲帕拉醇综合征	triparanol 徵候群	triparanol syndrome
D18.043		曲张性动脉瘤	曲张性动脉瘤	cirsoid aneurysm
B37.203		屈侧念珠菌病	屈側念珠菌病	flexural candidiasis
L20.812		屈侧湿疹		flexural eczema
L20.812		屈侧特应性皮炎	屈側異位性皮膚炎	flexural atopic dermatitis
L40.809		屈侧银屑病	屈側乾癬	flexural psoriasis
L03.301		躯干部蜂窝织炎	軀幹部蜂窩組織炎	cellulitis of trunk
L02.206		躯干部脓肿	軀幹部膿瘍	abscess of trunk
L02.207		躯干部痈	軀幹部癰	carbuncle of body
C43.509	M87200/3	躯干恶性黑素瘤	軀幹惡性黑色素瘤	malignant melanoma of trunk
D22.503	M87200/3	躯干黑素细胞痣	軀幹黑素細胞痣	melanocytic nevi of trunk
L04.101		躯干急性淋巴结炎	軀幹急性淋巴腺炎	acute lymphadenitis of trunk

主码	附码	中文病名	繁体病名	英文病名
L02.205		躯干疖	軀幹部癤	furuncle of body
C44.503		躯干皮肤恶性肿瘤	軀幹皮膚惡性腫瘤	malignant neoplasm of skin of trunk
L08.905		躯干皮肤感染	軀幹皮膚感染	trunk infection of skin
D23.504		躯干皮肤良性肿瘤	軀幹皮膚良性腫瘤	benign neoplasms of skin of trunk
D04.502		躯干皮肤原位癌	軀幹皮膚原位癌	carcinoma in situ of trunk
L72.907		躯干皮下囊肿	軀幹皮下囊腫	subcutaneous cyst of trunk
D03.501	M87200/2	躯干原位黑素瘤	軀幹原位黑色素瘤	melanoma in situ of trunk
F45.203		躯体变形综合征		dysmorphic syndrome
–	Y45.803	去痛片药物反应	somedon 藥物反應	somedon drug reactions
D65.x02		去纤维蛋白原血症综合征		defibrinogenemia syndrome
D65.x02		去纤维蛋白综合征	去纖維蛋白徵候群	defibrination syndrome
B35.104		全甲毁损型甲真菌病		total dystrophic onychomycosis
M34.207		全氯乙烯、三氯乙烯、有机溶剂性硬皮病样损害	全氯乙烯、三氯乙烯、有機溶劑性硬皮病樣病灶	scleroderma – like lesions resulting from perchlorethylene, trichlorethylene and organic solvents
L90.811		全身偏侧萎缩	全身偏側萎縮	total hemiatrophy
L94.217		全身性钙质沉着症	全身鈣質沈著症	calcinosis universalis
D18.106	M91700/0	全身性淋巴管瘤		generalized lymphangioma
L29.803		全身性瘙痒症	全身性搔癢症	pruritus universalis
L81.408		全身性色素异常症	全身性色素異常症	dyschromatosis universalis
L20.801		全身性神经性皮炎	全身性神經皮膚炎	universal neurodermatitis
L20.802		全身性湿疹	全身性濕疹	universal eczema; eczema universale
L63.002		全身性秃		alopecia universalis
D18.004	M91200/0	全身性血管瘤病	全身性血管瘤病	universal angiomatosis
E88.115		全身性脂肪萎缩	全身性脂肪萎縮	total lipoatrophy
L63.001		全秃	全頭禿	alopecia totalis
L63.001		全脱		alopecia totalis
D61.001		全血细胞减少及多发性畸形	全血細胞減少及多發性畸形	pancytopenia and multiple anomalies
B35.104		全营养不良性甲真菌病	全營養不良性甲黴菌病	total dystrophic onychomycosis
D22.305		颧部褐青色痣	顴部褐青色母斑	nevus fuscocaeruleus zygomaticus
Q82.512		颧咬伤	顴咬傷	stork bite
D50.101		缺铁性吞咽困难综合征	缺鐵性吞咽困難徵候群	sideropenic dysphagic syndrome
I70.207		缺血性坏疽		ischaemic gangrene
I73.907		缺血性肌挛缩		ischaemic muscle contracture
M72.508		缺血性筋膜炎	缺血性筋膜炎	ischaemic fasciitis
I70.208		缺血性小腿溃疡	缺血性小腿潰瘍	ischaemic leg ulcer
I70.207		缺血性足溃疡	缺血性足潰瘍	ischaemic foot ulcer
Q80.810		缺肢畸形伴鱼鳞病综合征	缺肢畸形併魚鱗癬徵候群	ectromelia and ichthyosis syndrome
Q87.830		缺指/趾－外胚层发育不良－唇腭裂综合征		ectrodactyly – ectodermal dysplasia – clefting syndrome
L81.201		雀斑	雀斑	freckles; ephelides; ephelis
L81.452		雀斑痣	小痣	lentigo
L57.810		群聚性眶周粉刺	群聚性眼眶週圍粉刺	grouped periorbital comedones
T65.804	X49.911	染发剂过敏	染髮劑過敏	hypersensitivity to hair dye
L25.201		染发剂皮炎	染髮皮膚炎	dermatitis due to hair dye; dyeing hair – induced dermatitis
L23.401		染料变应性接触性皮炎	染料過敏性接觸性皮膚炎	allergic contact dermatitis due to dye
L25.202		染料接触性皮炎	染料接觸性皮膚炎	contact dermatitis due to dye
Q93.401		染色体 B1 缺失综合征	染色體 B1 缺失徵候群	B1 deletion syndrome
Q99.802		染色体 G 缺失综合征Ⅱ型	染色體 G 缺失徵候群Ⅱ型	G deletion syndrome type Ⅱ
B42.802		桡腱鞘孢子丝菌病	髖腱鞘孢子絲菌病	radial tendon sheath sporotrichosis
A75.301		热带斑疹伤寒	热带斑疹伤寒	tropical typhus
L98.422		热带崩蚀性溃疡	熱帶崩蝕性潰瘍	tropical phagedenic ulcer
L43.301		热带扁平苔藓	熱帶扁平苔癬	lichen planus tropicus
L74.405		热带出汗不良	熱帶出汗不良	tropical dyshidrosis
L98.422		热带疮	热带疮	tropical sore
L70.301		热带痤疮	熱帶性痤瘡	acne tropica
B36.001		热带花斑癣	熱帶花斑癬	tinea flava
K90.101		热带口炎性腹泻综合征	熱帶口炎性腹瀉徵候群	tropical sprue syndrome

主码	附码	中文病名	繁体病名	英文病名
L98.422		热带溃疡	熱帶性潰瘍	tropical ulcer
B55.101		热带利什曼病	熱帶利什曼病	leishmaniasis tropica
B36.809		热带毛孢子菌病		tropical trichosporosis
A66.901		热带霉疮		frambesia tropica
L81.508		热带浅色斑	热带减色斑	macular tropical hypochromia
L59.001		热激红斑	熱力性紅斑	erythema caloricum
L59.001		热激色素沉着	热激色素沈著	pigmintation caloricum
C44.-		热坑癌		kang carcinoma
R23.201		热面红	熱臉紅	hot flushing
T30.001		热烧伤		thermal burn
L65.814		热梳秃发	熱燙性禿髮	hot comb alopecia
L65.814		热烫性秃发	熱燙性禿髮	hot comb alopecia
C44.-		热相关癌	熱併發癌	heat - associated carcinoma
L50.201		热性荨麻疹	熱性蕁麻疹	thermal urticaria;heat urticaria
L27.048		人参滥用综合征	人参濫用徵候群	ginseng abused syndrome
L50.301		人工性接触性荨麻疹	人為接觸性蕁麻疹	contact urticaria artifacta
L60.857		人工指甲	人工指甲	nail artefacts
B04.x01		人猴痘		human monkey pox
B86.x01		人疥疮		human scabies
Z11.401		人类免疫缺陷病毒(HIV)特殊筛选检查	人類免疫缺陷病毒(HIV)特殊篩選檢查	special screening examination for human immunodeficiency virus(HIV)
B24.x01		人类免疫缺陷病毒感染	人類免疫缺陷病毒感染	human immunodeficiency virus infection;HIV
B25.802		人类疱疹病毒6感染	人類疱疹病毒第6型感染	human herpesvirus 6 infection
B25.803		人类疱疹病毒7感染	人類疱疹病毒第7型感染	human herpesvirus 7 infection
B25.804		人类疱疹病毒8感染	人類疱疹病毒第8型感染	human herpesvirus 8 infection
B34.803		人类嗜T淋巴细胞性病毒感染	人類親T淋巴細胞性病毒感染	human T - lymphotropic virus infection
B34.301		人类细小病毒B19感染	人類細小病毒B19型感染	human paruovirus B19 infection
M34.203		人类佐剂病		human adjuvant disease
K13.027		人为唇炎	人為唇炎	factitious cheilitis
L98.105		人为淋巴水肿	人為淋巴水腫	factitious lymphoedema
L98.120		人为皮肤症	人為皮膚炎	cutaneous artefact
L98.120		人为皮肤病	人為皮膚病	factitious skin disease
L98.102		人为皮炎	人為皮膚炎	factitious dermatitis;factitial dermatitis
L50.301		人为性荨麻疹	人為性蕁麻疹	factitious urticaria;factitial urticaria
L40.803		人为性银屑病	人為性乾癬	psoriasis factitia
L98.106		人为性紫斑	人為性紫斑	purpura factitia
M79.811		人为脂膜炎	人為脂層炎	factitious panniculitis
M79.811		人为脂膜炎综合征群	人為脂層炎徵候群	factitious panniculitis syndromes
L98.106		人为紫癜	人為紫斑	factitious purpura
L98.106		人为紫癜综合征	人為紫斑徵候群	factitious purpura syndrome
T14.011	Y08.902	人咬伤	人咬傷	human bite
L81.101		妊娠斑		mark of pregnancy
O99.709		妊娠毒血疹	妊娠毒血疹	toxemic rash of pregnancy
O99.709		妊娠多形疹	妊娠多形疹	polymorphic eruption of pregnancy
O98.803		妊娠合并滴虫性阴道炎	妊娠合併滴蟲性陰道炎	pregnancy with trichomonal vaginitis
O99.816		妊娠合并干燥综合征	妊娠合併Sjögren氏徵候群	pregnancy with Sjögren syndrome
O98.301		妊娠合并尖锐湿疣	妊娠合併尖圭濕疣	pregnancy with condyloma acuminatum
O98.201		妊娠合并淋病	妊娠合併淋病	pregnancy with gonorrhoea
O98.101		妊娠合并梅毒	妊娠合併梅毒	pregnancy with syphilis
O23.505		妊娠合并念珠菌性阴道炎	妊娠合併念珠菌性陰道炎	pregnancy with candidal vaginitis
O99.810		妊娠合并系统性红斑狼疮	妊娠合併系統性紅斑性狼瘡	pregnancy with systemic lupus erythematosus
O99.701		妊娠合并银屑病	妊娠合併乾癬	pregnancy with psoriasis
O99.708		妊娠类天疱疮	妊娠期類天疱瘡	pemphigoid gestationis
O22.101		妊娠女阴静脉曲张	妊娠女陰靜脈曲張	vulvar varices in pregnancy
O99.708		妊娠疱疹		herpes gestationis
L40.102		妊娠期泛发性脓疱型银屑病	妊娠期廣泛性膿疱型幹癬	generalized pustular psoriasis of pregnancy
O26.806		妊娠期肝内胆汁郁积		intrahepatic cholestasis of pregnancy
O22.201		妊娠浅表血栓性静脉炎	妊娠表淺性血栓性靜脈炎	superficial thrombophlebitis in pregnancy

主码	附码	中文病名	繁体病名	英文病名
O99.705		妊娠丘疹性皮炎	妊娠丘疹性皮膚炎	papular dermatitis of pregnancy
O26.807		妊娠瘙痒性毛囊炎	妊娠瘙癢性毛囊炎	pruritic folliculitis of pregnancy
O99.709		妊娠瘙痒性荨麻疹样丘疹及斑块	妊娠瘙癢性蕁麻疹樣丘疹及斑塊	pruritic urticarial papules and plaques of pregnancy
O99.750		妊娠瘙痒症	妊娠搔癢症	pruritus gravidarum
O22.301		妊娠深静脉栓塞	妊娠深部靜脈栓塞	deep vein thrombosis in pregnancy
L90.601		妊娠纹		striae gravidarum
O22.001		妊娠下肢静脉曲张	妊娠下肢靜脈曲張	varicose veins of lower extremity in pregnancy
O26.806		妊娠痒疹	妊娠癢疹	prurigo of pregnancy
O99.709		妊娠中毒性红斑	妊娠中毒性紅斑	toxic eruption of pregnancy
O99.706		妊娠紫癜	妊娠紫斑	purpura during pregnancy
O99.707		妊娠自体免疫性孕酮皮炎	妊娠自體免疫黃體激素皮膚炎	autoimmune progesterone dermatitis of pregnancy
D48.517	M88210/1	韧带样瘤		desmoid tumour
M72.806		韧带样纤维瘤病	硬化性纖維瘤病	desmoid fibromatosis
A75.301		日本斑疹伤寒	日本斑疹傷寒	Japanese typhus
E85.102		日本淀粉样神经病	日本澱粉樣神經病	Japan amyloid neuropathy
L57.809		日光辐射性皮肤萎缩	日光輻射性皮膚萎縮	atrophoderma due to solar radiation
L57.801		日光皮炎	日光性皮膚炎	solar dermatitis
L56.002		日光性白斑	日光性黏膜白斑	sunlight - induced leukoplakia
L57.803		日光性唇炎		solar cheilitis
L57.812		日光性弹力组织变性综合征		solar elastosis syndrome
L57.812		日光性弹性组织病	日光性彈性纖維變性	solar elastosis
L81.454		日光性黑子	日光性小痣	solar lentigines
L57.003		日光性角化病	日光性角化症	solar keratosis
L56.301		日光性荨麻疹	日光性蕁麻疹	solar urticaria
L81.454		日光性雀斑痣	日光性小痣	lentigo solar
L57.801		日光性水肿	日光性水腫	solar edema
L56.813		日光性苔藓	日光性苔癬	lichen solaris
D69.202		日光性紫癜		solar purpura
L57.801		日晒红斑		solar erythema
L57.801		日晒伤	日曬傷	sunburn
D29.002		绒毛乳头样阴茎		hirsuties papillaris penis
D28.001		绒毛状小阴唇	絨毛狀小陰唇	villous small labia
D84.806		荣格病	Jung 氏病	Jung's disease
L24.213		溶剂刺激性接触性皮炎	溶劑刺激性接觸性皮膚炎	irritant contact dermatitis due to solvents
L25.307		溶剂类接触性皮炎	溶劑類接觸性皮膚炎	solvents contact dermatitis
A48.814		溶血棒状杆菌感染	棒狀桿菌溶血性感染	*Corynebacterium haemolyticum* infection
A49.814		溶血分泌菌感染	伯納德隱秘桿菌感染	*Arcanobacterium haemolyticum* infection
L03.904		溶血性链球菌性坏疽	溶血性鏈球菌性壞疽	hemolytic streptococcal gangrene
M31.101		溶血性血栓性血小板减少症	溶血性血栓性血小板減少症	hemolytic thrombotic thrombocytopenia
L83.x14		融合性网状乳头瘤病	融合性網狀乳突瘤病	confluent and reticulated papillomatosis
L29.811		柔道慢跑者瘙痒	柔道慢跑者搔癢病	judo jogger's itch
-	Y43.304	柔红(正定)霉素药物反应	daunorubicin 藥物反應	daunorubicin drug reactions
-	Y43.304	柔毛霉素(红比霉素)药物反应		daunomycin(rubomycin) drug reactions
L71.001		肉瘤样肉芽肿性皮炎	肉瘤樣肉芽腫性皮炎	sarcoid - like granulomatous dermatitis
L92.901		肉芽肿	肉芽腫	granuloma
C84.003		肉芽肿前疹	黴菌感染前期疹	premycotic eruptions;pregranuloma eruption
K13.019		肉芽肿性唇炎	肉芽腫性唇炎	granulomatous cheilitis;cheilitis granulomatosa
M31.601		肉芽肿性动脉炎	肉芽腫性動脈炎	granulomatous arteritis
M79.831		肉芽肿性钙质沉着症		granulomatous calcinosis
L71.809		肉芽肿性酒渣鼻	肉芽腫性酒渣	granulomatous rosacea
L71.001		肉芽肿性口周皮炎	肉芽腫性口周皮炎	granulomatous perioral dermatitis
B37.211		肉芽肿性念珠菌病	肉芽腫性念珠菌病	granulomatous candidiasis
C84.011		肉芽肿性皮肤松弛症	肉芽腫性鬆皮膚弛狀	granulomatous slack skin;GSS
L81.704		肉芽肿性色素性紫癜性皮病	肉芽腫性色素性紫癜性皮膚病	granulomatous pigmented purpuric dermatosis
L27.070		肉芽肿性药物反应	肉芽腫性藥物反應	granulomatous drug reactions
D86.902		肉样瘤病	類肉瘤病;肉瘤樣症	sarcoidosis
B88.013		蠕形螨病	蠕形蟲病	demodicidosis

主码	附码	中文病名	繁体病名	英文病名
D03.505	M87200/2	乳房(皮肤)(软组织)原位黑素瘤	乳房(皮膚)(軟組織)原位黑色素瘤	melanoma in situ of breast(skin)(soft tissue)
C50.003		乳房恶性佩吉特病	乳房惡性柏哲德氏病	breast malignant Paget's disease
Q83.801		乳房发育缺陷	乳房發育缺陷	developmental defects of breast
C50.003	M85400/3	乳房佩吉特病	乳房柏哲德氏病	mammary Paget's disease
C43.508	M87200/3	乳房皮肤恶性黑素瘤	乳房皮膚惡性黑色素瘤	malignant melanoma of skin of breast
C44.505		乳房皮肤恶性肿瘤	乳房皮膚惡性腫瘤	malignant neoplasm of skin of breast
D22.507		乳房皮肤黑素细胞痣	乳房皮膚黑素细胞痣	melanocytic nevi of skin of breast
D23.509		乳房皮肤良性肿瘤	乳房皮膚良性腫瘤	benign neoplasms of skin of breast
D04.508		乳房皮肤原位癌	乳房皮膚原位癌	carcinoma in situ of skin of breast
C44.901		乳房切除术后综合征	乳房切除術後徵候群	postmastectomy syndrome
L30.901		乳房湿疹	乳房濕疹	breast eczema
C50.003	M85400/3	乳房湿疹样癌		mammary eczematoid carcinoma
C44.513		乳房外肛门皮肤佩吉特病	乳房外肛門皮膚柏哲德氏病	extramammary anus skin Paget's disease
C44. -	M85420/3	乳房外佩吉特病	乳房外柏哲德氏病	extramammary Paget's disease
C44. -	M85420/3	乳房外湿疹样癌		extramammary eczematous carcinoma
L85.836		乳房下颗粒性角化不全病	乳房下顆粒性角化不全病	submammary granular parakeratosis
Z41.102		乳房植入物	乳房植入物	breast implant
L21.005		乳痂	乳痂	cradle cap
T78.802		乳胶变态反应	乳膠過敏	rubber latex allergy
K90.002		乳糜病		celiac disease
I89.017		乳糜反流		chylous reflux
I89.017		乳糜性淋巴水肿	乳糜性淋巴水腫	chylous lymphedema
D24.x03		乳头导管菜花样乳头瘤病		florid papillomatosis of nipple ducts
Q82.508		乳头瘤样痣	乳突瘤樣痣	nevus papillomatosus
N64.002		乳头瘘	乳房瘻管	mammillary fistula
A51.207		乳头梅毒性下疳	乳頭梅毒下疳	nipple syphilitic chancre
D24.x03		乳头糜烂性腺瘤病	乳頭糜爛性腺瘤病	erosive adenomatosis of nipple
C50.003	M85400/3	乳头佩吉特病	乳頭柏哲德氏病	Paget's disease of nipple
C50.002		乳头乳晕恶性肿瘤	乳頭乳暈惡性腫瘤	malignant tumour of nipple and areola
Q83.302		乳头乳晕角化过度病	乳頭乳暈過度角化	hyperkeratosis of nipple and areola
L30.901		乳头湿疹	乳頭濕疹	nipple eczema
D24.x02		乳头腺瘤	乳頭腺瘤	adenoma of nipple
D23. -		乳头状大汗腺囊肿	乳頭狀頂漿腺囊腫	papillary apocrine gland cyst
D23. -		乳头状管状腺瘤	乳頭狀管狀腺瘤	papillary tubular adenoma
C44. -	M84060/3	乳头状汗管囊腺癌	乳突狀汗管囊腺癌	syringocystadenocarcinoma papilliferum
Q82.518	M84060/0	乳头状汗管囊腺瘤	乳突狀汗管囊腺瘤	syringocystadenoma papilliferum
Q82.518	M84060/0	乳头状汗管囊腺痣		nevus syringocystadenomatosus papilliferus
Q82.518		乳头状汗管腺瘤	乳突狀汗管腺瘤	papillary syringoadenoma
D23. -	M84050/0	乳头状汗腺腺瘤	乳突狀汗腺腺瘤	hidradenoma papilliferum;papillary hidradenoma
C49. -	M91300/1	乳头状淋巴管内血管内皮瘤	乳突狀淋巴管内血管内皮瘤	papillary intralymphatic angioendothelioma
D23. -		乳头状小汗腺腺瘤	乳突狀汗腺腺瘤	papillary eccrine adenoma
C79.203		乳腺癌皮肤转移癌	乳腺癌皮膚轉移	skin metastasis from carcinoma of breast
C44.901	M91700/3	乳腺癌切除术后淋巴管肉瘤	乳腺癌切除術後淋巴管肉瘤	postmastectomy lymphangiosarcoma
I97.201		乳腺术后淋巴水肿	乳房切除術後淋巴水腫	postmastectomy lymphedema
L89.x01		褥疮	褥瘡	bed - sore
L89.x01		褥疮性溃疡	褥瘡性潰瘍	decubitus ulcer;bedsore
A51.206		软腭梅毒性下疳	軟腭梅毒下疳	soft palate syphilitic chancre
L67.825		软发	毛髮軟化	trichomalacia
Q78.403		软骨发育不良伴血管畸形综合征	軟骨發育不良伴血管畸形徵候群	dyschondroplasia with vascular dysplasia syndrome
Q77.401		软骨发育不全	軟骨發育不全	achondroplasia
Q87.116		软骨发育不全样侏儒综合征		cartilage dyschondroplasia dwarfism syndrome
Q78.403		软骨发育异常血管瘤综合征	軟骨發育異常血管瘤徵候群	dyschondroplasia - hemangiomas syndrome
L94.210		软骨钙化综合征		cartilage calcifying syndrome
D82.201		软骨毛发发育不全	软骨毛发发育不全	cartilage hair hypoplasia
H61.004		软骨内假囊肿		endochondrial pseudocyst
Q79.602		软骨皮肤角膜营养不良综合征	軟骨皮膚角膜失養症	chondrodermal corneal dystrophy syndrome

主码	附码	中文病名	繁体病名	英文病名
Q77.601		软骨外胚层发育不良	軟骨外胚層發育異常	chondro – ectodermal dysplasia
Q17.002		软骨性痣		nevus cartilaginus
D23. –	M89400/0	软骨样汗管瘤		chondroid syringoma
D17. –	M88620/0	软骨样脂肪瘤	軟骨樣脂肪瘤	chondroid lipoma
Q78.403		软骨营养不良伴血管错构瘤综合征	軟骨失養伴血管錯構瘤徵候群	chondrodystrophy with vascular hamartoma syndrome
A48.813		软化斑	軟化斑	malakoplakia
L60.307		软甲	軟爪甲	hapalonychia;soft nails
A57.x01		软下疳	軟下疳	chancroid;ulcus molle;soft sore
L91.801		软纤维瘤	軟纖維瘤	fibroma molle;soft fibroma
L91.801		软疣	軟疣	soft warts
L08.920		软组织感染	軟組織感染	soft tissue infection
C43.904	M90440/3	软组织黑素瘤	軟組織黑色素瘤	melanoma of soft tissues
D76.317	M88340/1	软组织巨细胞瘤		giant cell tumour of soft tissue
D48.111		软组织瘤	軟組織瘤	soft tissue tumour
D23. –	M92200/0	软组织软骨瘤	軟組織軟骨瘤	soft tissue chondroma
L98.824		软组织嗜酸[细胞]性肉芽肿	軟組織嗜伊紅球性肉芽腫	eosinophilic granuloma of soft tissue
T14.022		蚋叮咬	蚋叮咬	gnate bite;Simulium bite
E85.102		瑞典淀粉样神经病	瑞典淀粉样神经病	Sweden amyloid neuropathy
L81.412		瑞尔黑变病		Riehl's melanosis
L70.822		润发油性痤疮	髮油所致痤瘡	pomade acne
L25.105		润滑剂接触性皮炎	潤滑劑接觸性皮膚炎	lubricant contact dermatitis
K12.010		萨顿病	Sutton 氏病	Sutton's disease
Q87.015		萨凯蒂 – 尼汉综合征	Sakati – Nyhan 氏徵候群	Sakati – Nyhan syndrome
Q87.015		萨凯蒂综合征	Sakati 氏徵候群	Sakati syndrome
Q87.506		萨拉莫综合征	Salamon 氏徵候群	Salamon syndrome
R52.101		塞尔特综合征	Selter 氏徵候群	Selter's syndrome
Q87.109		塞克尔综合征	Seckel 氏徵候群	Seckel's syndrome
L10.401		塞尼尔 – 厄舍综合征	薛尼爾 – 烏修氏徵候群	Senear – Usher syndrome
E88.115		塞普综合征	Seip 氏徵候群	Seip's syndrome
C84.101		塞扎里网状细胞增生症	西紮利網狀細胞增生症	Sézary reticulocytosis
C84.101	M97010/3	塞扎里综合征	西紮利徵候群	Sézary syndrome
–	Y51.701	噻吗洛尔药物反应	timolol 藥物反應	timolol drug reactions
–	Y51.701	噻吗心安药物反应		semserin drug reactions
Q18.001		鳃裂瘘	鰓裂瘻管	branchial fistula
Q18.002		鳃裂囊肿	鰓裂囊腫	branchial cyst;branchial cleft cyst
Q87.030		鳃裂 – 眼 – 面综合征	鰓裂 – 眼 – 顏面徵候群	branchio – oculofacial syndrome
D36.116		赛普勒综合征	Sipple 氏徵候群	Sipple's syndrome
L98.415		三叉神经营养性溃疡	三叉神經失養性潰瘍	trigeminal trophic ulcer
L98.415		三叉神经营养性损害	三叉神經失養性病變	trigeminal trophic lesions
L98.415		三叉神经营养性综合征	三叉神經失養性徵候群	neurotrophic trigeminal syndrome
L98.415		三叉神经综合征	三叉神經徵候群	trigeminal trophic syndrome
B88.805	L99.802*	三化螟虫皮炎	三化螟蟲皮膚炎	dermatitis due to tryporyza incertulas
E88.805		三甲胺尿症	三甲胺尿症	trimethylaminuria
L67.808		三角及管状毛	三角及管狀毛	pili trianguli et canaliculi
L67.808		三角毛		pili trianguli
Q84.119		三角形小管扭曲发		pili hair trianguli et canaliculi
A52.712		三期多发性梅毒	第三期多發性梅毒	tertiary multiple syphilisNEC
A52.901		三期梅毒	第三期梅毒	tertiary syphilis
A52.702†	L99.801*	三期皮肤梅毒	第三期皮膚梅毒	tertiary cutaneous syphilis
A52.002†		三期心血管梅毒	第三期心血管梅毒	tertiary cardiovascular syphilis
A52.303		三期中枢神经系统梅毒	第三期中樞神經系統梅毒	tertiary central nervous system syphilis
Q87.101		三体 10 综合征	三體 10 徵候群	trisomy 10 syndrome
Q91.701		三体 B 综合征	三體 B 徵候群	trisomy B syndrome
T69.001		散兵坑足	散兵坑足	foxhole foot
E80.101		散发性迟发性皮肤卟啉病	散發性遲發性皮膚紫質病	sporadic porphyria cutanea tarda
A68.902		散发性复发性斑疹伤寒	散发性复发性斑疹伤寒	reccurent typhus discreta
C46.001	M91400/3	散发性卡波西肉瘤	散發性卡波西氏肉瘤	sporadic Kaposi's sarcoma

主码	附码	中文病名	繁体病名	英文病名
Q85.001		散发性神经鞘瘤	散发性神经鞘瘤	sporadic schwannoma
Q82.889		散发性跖汗孔角化病	散發性蹠汗孔角化症	porokeratosis plantaris discreta
Q82.876		桑德曼-安德拉综合征	商得門-安得拉氏徵候群	Sandmann - Andra syndrome
L25.834		桑毛虫皮炎	桑毛蟲皮膚炎	Euproctis similis dermatitis; porthesia similis dermatitis
B38.901		桑乔奎因·瓦利热	San Joaquin Valley 氏熱	San Joaquin Valley fever
A50.507		桑葚状磨牙	桑椹狀臼齒	mulberry molar
L25.903		缫丝工皮炎	絲工作者皮膚炎	silkworker's dermatitis
C44.901		扫烟囱工人癌	掃煙囪工人癌	chimney sweep's cancer
D69.212		瘙痒性紫癜	搔癢性紫斑	itching purpura
L29.901		瘙痒症	搔癢症	pruritus
E72.004		色氨酸吡咯酶缺乏	色氨酸吡咯酶缺乏	tryptophan pyrolase deficiency
E70.802		色氨酸代谢异常病	色氨酸代謝異常病	disorders of tryptophan metabolism
L75.101		色汗症	色汗症	chromhidrosis
L81.903		色素(皮肤)损害	色素(皮膚)病灶	pigment(skin) lesion
Q85.801		色素沉着息肉病	色素沈著息肉病	pigmentation polyposis disease
Q85.801		色素沉着息肉综合征	色素沉著息肉徵候群	pigmentation polyposis syndrome
L81.506		色素分界线	色素分界線	pigmentary demarcation lines
A48.809		色素杆菌感染	色素桿菌感染	Chromobacteria infection
D86.315		色素减退性结节病	色素減退性類肉瘤病	hypopigmented sarcoidosis
D86.315		色素减退性肉样瘤病	色素減退性類肉瘤病	hypopigmented sarcoidosis
D22. -		色素母细胞瘤	色素母細胞瘤	chromatophoroma
Q82.301		色素失调症	色素失禁症	incontinentia pigmenti
Q82.301		色素失禁症	色素失禁症	incontinentia pigmenti
L43.807		色素性扁平苔藓	色素性扁平苔癬	lichen planus pigmentosus
L81.812		色素性化妆品皮炎		pigmented cosmetic dermatitis
C44. -	M80900/3	色素性基底细胞癌	色素性基底細胞癌	pigmented basal cell carcinoma
C44. -	M80900/3	色素性基底细胞上皮瘤	色素性基底細胞上皮瘤	pigmented basal cell epithelioma
L81.810		色素性颊周红变症	色素性頰圍紅變症	erythrose péribuccale pigmentaire; pigmented péribuccale erythema
E14.619		色素性胫前斑		pigmented pretibial patches
D22. -	M87720/0	色素性里德梭形细胞瘤		pigmented spindle cell tumour of Reed
L72.805		色素性毛囊囊肿	色素性毛囊囊腫	pigmented follicular cyst
L81.443		色素性玫瑰疹		roseola pigmentosa
L83.x01		色素性乳头状营养不良	色素性乳突狀營養不良	dystrophie papillaire et pigmentaire
L81.802		色素性苔藓	色素性苔癬	lichen pigmentosus
I78.814		色素性血管痣综合征	色素性血管母斑徵候群	pigmented vascular nevus syndrome
L28.211		色素性痒疹	色素性癢疹	prurigo pigmentosa
L81.708		色素性紫癜性皮病	色素性紫斑性皮膚病	pigmentary purpuric dermatosis
L81.706		色素性紫癜性苔藓样皮炎	色素性紫斑性苔蘚樣皮膚炎	pigmented purpuric lichenoid dermatitis
Q85.806		色素血管性斑痣性错构瘤病	色素血管性母斑症	phakomatosis pigmentovascularis
E85.409†	L99.001*	色素异常性皮肤淀粉样变病	皮膚異色病樣澱粉樣變性症	poikiloderma - like cutaneous amyloidosis
E85.409†	L99.001*	色素异常性皮肤淀粉样变性	皮膚異色病樣澱粉樣變性症	poikiloderma - like cutaneous amyloidosis
D22. -	M87201/0	色素痣		pigmentary nevus
Q75.809		森森伯纳综合征	薛生伯納氏徵候群	Sensenbrenner syndrome
T63.609	X26.913	僧帽水母皮炎	僧帽水母皮膚炎	physalia physalis dermatitis
L23.503		杀虫剂变应性接触性皮炎		insecticide allergic contact dermatitis
L25.138		杀精子药接触性皮炎	殺精子藥接觸性皮膚炎	spermicides contact dermatitis
Q84.616		沙贝尔综合征		Shabbir's syndrome
B76.905		沙虫病	沙蟲病	sandworm disease
Q73.101		沙立度胺胎儿病综合征	沙立竇邁胎兒病徵候群	thalidomide embryopathy syndrome
Q73.101		沙立度胺致短肢畸形综合征		thalidomide phocomelia syndrome
B88.007		沙螨皮炎	恙蟲皮膚炎	trombiculid dermatitis
L98.419		沙漠疮	沙漠潰瘍	desert sore
L98.419		沙漠热	沙漠熱	desert fever
Q92.801		沙切曼综合征	Schachenmann 氏徵候群	Schachenmann's syndrome
L25.822		沙土皮炎	沙土皮膚炎	sand dermatitis
E76.003		沙伊综合征	Scheie 氏徵候群	Scheie's syndrome

主码	附码	中文病名	繁体病名	英文病名
L57.801		晒斑	日曬傷	sunburn
L81.701		山哈伯格病	薛安保氏病	Schamberg's disease
T63.603		珊瑚割伤	珊瑚割傷	coral cuts
B00.902		伤风疮	傷風瘡	cold sore
B87.101		伤口蝇蛆病	傷口蠅蛆病	myiasis of wound
L60.501		商曼综合征	商曼氏徵候群	Samman's syndrome
B44.801		上颌窦曲霉病		maxillary sinus aspergillosis
D36. –	M95700/0	上皮鞘神经瘤	上皮鞘神經瘤	epithelial sheath neuroma
D22. –		上皮样及梭状细胞痣	上皮樣及梭狀細胞母斑	epithelioid and spindle cell nevus
D22. –	M87800/0	上皮样蓝痣	上皮樣藍色母斑	epithelioid blue nevus
L72.001		上皮样囊肿	上皮樣囊腫	epithelioid cyst
C44. –	M88040/3	上皮样肉瘤	上皮樣肉瘤	epithelioid sarcoma
C49. –	M91330/1	上皮样肉瘤样血管内皮瘤	上皮樣肉瘤樣血管內皮瘤	epithelioid sarcoma – like hemangioendothelioma
C43.901	M87710/3	上皮样细胞黑素瘤	上皮樣細胞黑色素瘤	epithelioid cell melanoma
D22. –		上皮样细胞痣	上皮樣細胞母斑	epithelioid cell nevus
D76.311		上皮样细胞组织细胞瘤	上皮樣細胞組織細胞瘤	epithelioid cell histocytoma
D76.311	M88300/0	上皮样纤维组织细胞瘤	上皮樣纖維組織細胞瘤	epithelioid fibrous histiocytoma
D18. –	M91250/0	上皮样血管瘤	上皮樣血管瘤	epithelioid hemangioma
C49. –	M91330/1	上皮样血管内皮瘤	上皮樣血管內皮瘤	epithelioid hemangioendothelioma
C49. –	M91200/3	上皮样血管肉瘤	上皮樣血管肉瘤	epithelioid angiosarcoma
C43.601	M87200/3	上肢(包括肩)恶性黑素瘤	上肢(包括肩)惡性黑素瘤	malignant melanoma of upper limb (including shoulder)
D22.601		上肢(包括肩)黑素细胞痣	上肢(包括肩)黑素细胞痣	melanocytic nevi of upper limb(including shoulder)
C44.601		上肢(包括肩)皮肤恶性肿瘤	上肢(包括肩)皮膚惡性腫瘤	malignant neoplasm of upper limb (including shoulder)
D23.600		上肢(包括肩)皮肤良性肿瘤	上肢(包括肩)皮膚良性腫瘤	benign neoplasms of skin of upper limb(including shoulder)
D04.601		上肢(包括肩)皮肤原位癌	上肢(包括肩)皮膚原位癌	carcinoma in situ of upper limb(including shoulder)
D03.601	M87200/2	上肢(包括肩)原位黑素瘤	上肢(包括肩)惡性黑色素瘤	melanoma in situ of upper limb(including shoulder)
L08.911		上肢感染	上肢感染	infection of upper limb
L04.203		上肢急性淋巴结炎	上肢急性淋巴腺炎	acute lymphadenitis of upper limb
L02.403		上肢疖	上肢癤	furuncle of upper limb
L02.404		上肢痈	上肢癰	carbuncle of upper limb
T30.001		烧伤	燒傷	burn
L74.406		少汗症	少汗症	hypohidrosis
Q82.876		少汗症 – 牙齿缺损症		hypohidrosis – tooth defects
L65.903		少毛症	稀毛症	hypotrichosis
Q84.620		少牙及甲发育不全	部分無牙畸形及甲發育不良	hypodontia and nail dysgenesis
D86.902		绍曼良性淋巴肉芽肿病	Schaunann 氏良性淋巴肉芽腫病	Schaunann's benign lymphogranulomatosis
K14.301		舌黑变病	舌黑變症	tongue melanosis
K14.601		舌热症	舌熱症	glossopyrosis
K14.308		舌乳头肥大		hypertrophy of tongue papillae
K14.402		舌乳头萎缩		atrophy of tongue papillae
K14.009		舌乳头炎	舌乳突炎	lingua papilitis
K14.601		舌痛	舌痛	glossodynia;glossalgia
I86.001		舌下静脉曲张	舌下靜脈曲張	sublingual varices;sublingual varicosis
K14.006		舌炎	舌炎	glossitis
K14.601		舌灼痛	舌灼痛	burning tongue;glossodynia
L63.201		蛇形斑秃		ophiasic alopecia areata
T63.003		蛇咬伤(无毒)	蛇咬傷(無毒)	snake bite(nonvenomous)
Q84.505		舍费尔 – 布伦纳综合征	Schäfer – Brünauer 氏徵候群	Schäfer – Brünauer syndrome
Q82.852		舍费尔综合征		Schäfer's syndrome
Q87.809		舍格伦Ⅱ综合征	Sjögren 氏Ⅱ徵候群	Sjögren Ⅱ syndrome
Q87.117		舍格伦 – 拉松综合征	Sjögren – Larsson 氏徵候群	Sjögren – Larsson syndrome
M35.001		舍格伦综合征	Sjögren 氏徵候群	Sjögren syndrome
L27.202		摄入食物性皮炎	攝入食物性皮膚炎	dermatitis due to ingested food
B42.901		申克病	Schenck 氏病	Schenck's disease
Q90.903		伸舌样痴呆征	蒙古樣癡呆症	Mongolism

主码	附码	中文病名	繁体病名	英文病名
F45.203		身体变形症	身體變形症	body dysmorphic disorder
C43.902		砷癌	砷癌	arsemcal carcinoma
L81.806		砷黑变病		arsenical melanosis
T57.005		砷及其化合物皮肤损伤	砷及其化合物皮膚損傷	arsenic and its compounds cutaneous trauma
T57.004		砷剂多发性神经病综合征		arsenic polyneuropathy syndrome
L27.801		砷剂皮炎(内服)	砷剂皮膚炎(内服的)	arsenical dermatitis(ingested)
L85.836		砷角化病	砷剂角化症	arsenical keratosis
L81.806		砷色素沉着	砷色素沈著	arsenical pigmentation
T57.004		砷中毒	砷中毒	arsenic intoxication;arsenism
D22.901		深部穿通痣	深入性母斑	deep penetrating nevus
L74.203		深部痱	深部汗疹	miliary profunda
B37.817		深部念珠菌病		deep candidiasis
L74.203		深部粟粒疹		miliaria profunda
B35.802		深部癣	深部癬	tinea profunda
L81.506		深肤色人种色素减退斑纹	深肤色人种色素減退斑纹	hypopigmented markings in dark - skinned people
L08.818		深脓疱疮	膿瘡	ecthyma
L93.203		深在性红斑狼疮	深部性紅斑性狼瘡	lupus erythematosus profunda
L94.005		深在性硬斑病	深在性硬皮病	morphea profunda
F98.402		神经病性纠发	神經病性扭曲髮	pinca neuropathica
L98.416		神经病性足溃疡		neuropathic foot ulcer
D22. -		神经错构瘤	神經錯構瘤	neurocristic hamartoma
L98.101		神经官能性表皮剥脱	神經官能性表皮剝傷	neurotic excoriations
D36.115		神经肌肉错构瘤	神經肌肉錯構瘤	neuromuscular hamartoma
R20.811		神经嵴综合征		neural crest syndrome
D36. -	M94900/0	神经节瘤	神經節細胞神經瘤	ganglioneuroma
D36.114		神经瘤	神經瘤	neuroma
Q85.001		神经瘤性象皮病	神经瘤性象皮病	neuromatous elephantiasis
A52.301		神经梅毒	神經梅毒	neurosyphilis
C44.901		神经内分泌细胞癌	神經內分泌細胞癌	neuroendocrine cell carcinoma
L81.433		神经皮肤黑变病	神經皮膚黑變症	neurocutaneous melanosis
L81.433		神经皮肤黑素痣序列征		neurocutaneous melanosis sequence
L81.433		神经皮肤综合征	神經皮膚徵候群	neurocutaneous syndrome
E75.203		神经鞘磷脂贮积病	神經鞘磷脂貯積病	sphingomyelin storage disease
D36. -	M95600/0	神经鞘瘤	神經鞘瘤	neurilemmoma,schwannoma
D36. -	M95600/1	神经鞘瘤病	神經鞘瘤病	neurolemmomatosis
D36. -	M95620/0	神经鞘黏液瘤	神經髓鞘黏液瘤	nerve sheath myxoma
C47.902		神经鞘衍生的恶性肿瘤	神經髓鞘衍生惡性腫瘤	nerve sheath - derived malignant neoplasm
E75.203		神经鞘脂贮积症		sphingolipidosis
D36. -		神经束膜瘤	神經束膜瘤	perineurioma
D36. -	M95620/0	神经束衣瘤		neurothekeoma
R20.806		神经肽能性肢端触物感痛症		neuropeptidergic acral dysesthesia
R20.806		神经肽性肢端感觉异常症	神經肽性肢端感覺異常症	neuropeptidergic acral dysesthesia
G54.501		神经痛性肌萎缩	神經痛性肌萎縮	neuralgic amyotrophia
E70.312		神经外胚层黑素溶酶体病		neuroectodermal melanolysosomal disease
Q82.523		神经外胚层综合征	神經外胚層徵候群	neuroectodermal syndrome
L65.807		神经系统疾病性脱发	神經系統疾病性禿髮	alopecia in disorders of nervous system
D36. -	M95400/0	神经纤维瘤	神經纖維瘤	neurofibroma
L81.301		神经纤维瘤Ⅵ		neurofibromatosis Ⅵ
Q85.001	M95400/1	神经纤维瘤病	神經纖維瘤病	neurofibromatosis
Q85.001	M95400/1	神经纤维瘤病 I	神經纖維瘤病 I	neurofibromatosis I
Q85.001	M95400/1	神经纤维瘤病 II	神經纖維瘤病 II	neurofibromatosis II
Q85.011		神经纤维瘤病 - 努南综合征	neurofibromatosis - Noonan 氏徵候群	neurofibromatosis - Noonan syndrome
C49. -		神经纤维肉瘤	神經纖維肉瘤	neurofibrosarcoma
D17.912		神经纤维脂肪瘤		neural fibrolipoma
E75.207		神经酰胺酶缺乏症	神經醯胺酶缺乏症	ceramidase deficiency
R61.001		神经性多汗症	神經性多汗症	neural hyperhidrosis
L28.004		神经性皮炎	神經性皮膚炎	neurodermatitis
F50.201		神经性贪食症	神經性貪食症	bulimia nervosa

主码	附码	中文病名	繁体病名	英文病名
L65.807		神经性脱发	神經性禿髮	neurologic alopecia
L74.403		神经性无汗症	神經性無汗症	neural anhidrosis
F50.001		神经性厌食症	神經性厭食症	anorexia nervosa
Q85.803		神经－眼－血管瘤病	神经－眼－血管瘤病	neuro – oculo – angiomatosis
Q81.209		神经营养不良型大疱性表皮松解症	神經營養性失養性水疱性表皮鬆解症	epidermolysis bullosa dystrophica neurotrophica
L98.405		神经营养性溃疡		nurotrophic ulcer
F45.806		神经源性瘙痒症	神經源性搔癢症	neurogenic pruritus
D17.912		神经脂肪瘤病	神經脂肪瘤病	neurolipomatosis
D22. –	M87250/0	神经痣	神經痣(母斑)	neuronevus
C79.203		肾癌皮肤转移	腎癌皮膚轉移	skin metastasis from carcinoma of kidney
A52.704†	E35.101*	肾上腺梅毒合并皮质机能减退	腎上腺梅毒伴皮質機能低下	adrenal gland syphilis with cortical hypofunction
E27.101		肾上腺皮质功能减退症	腎上腺皮質功能減退症	hypoadrenocorticism
E24.901		肾上腺皮质功能亢进症	腎上腺皮質功能亢進症	hyperadrenocorticism
E24.101		肾上腺切除后综合征		post – adrenalectomy syndrome
E25.901		肾上腺生殖器综合征	腎上腺生殖器徵候群	adrenogenital syndrome
L50.805		肾上腺素能性荨麻疹	腎上腺素性蕁麻疹	adrenergic urticaria
–	Y51.501	肾上腺素药物反应	腎上腺素藥物反應	adrenaline drug reactions
E25.902		肾上腺性男性化综合征	腎上腺性男性化徵候群	adrenal virilizing syndrome
D69.005†	N08.201*	肾型紫癜		renal purpura
L91.005		肾源性纤维化皮病	腎源性纖維化皮膚病	nephrogenic fibrosing dermopathy
L51.901		渗出性多形红斑		erythema multiforme exudativum
L98.827		渗出性盘状苔藓样皮炎	滲出性盤狀苔蘚樣皮膚炎	exudative discoid and lichenoid dermatitis
L28.006		渗出性神经性皮炎	滲出性神經性皮膚炎	exudative neurodermatitis
Q87.813		生长迟缓、脱发、假先天性无齿及视神经萎缩	生長遲、脫髮、假先天性無齒及視神經萎縮	growth retardation, alopecia, pseudoanodontia and optic atrophy
L65.101		生长期脱发	生長期落髮	anagen effluvium
R61.012		生理性髓性多汗症	生理性髓性多汗症	physiological medullary hyperhidrosis
L65.808		生理性脱发	生理性禿髮	physiological alopecia
L25.510		生漆皮炎		lacquer dermatitis
B85.201		生虱病	生蝨病	pediculosis with phthiriasis
E56.802		生物素缺乏症		biotin deficiency
B87.801		生殖泌尿道蝇蛆病	生殖泌尿道蠅蛆病	genitourinary myiasis
A60.003		生殖器单纯疱疹		genital herpes simplex
A60.003		生殖器疱疹	生殖器疱疹	genital herpes
Q55.802		生殖器皮肤黏液囊肿		mucous cyst of genital skin
D21. –	M88900/0	生殖器平滑肌瘤	生殖器平滑肌瘤	genital leiomyoma
L29.802		生殖器瘙痒症	生殖器搔癢症	genital pruritus
A69.002		生殖器梭菌螺旋体病	生殖器梭菌螺旋體病	genital fusospirochetosis
A63.001		生殖器疣	生殖器疣	genital warts
Q96.902		生殖器侏儒	生殖器侏儒症	genital dwarfism
E76.206		圣菲利波综合征	Sanfilippo 氏徵候群	Sanfilippo syndrome
A18.422		尸毒性疣(结核性)	屍毒性疣(結核性)	wart necrogenica(tubercullosa)
B85.201		虱病	蝨咬症	pediculosis
A75.001		虱传斑疹伤寒		louseborne typhus
B85.201		虱咬病		pediculosis
B08.301		施蒂克病	Sticker 氏病	Sticker's disease
Q92.801		施密德－费拉卡罗综合征	Schmid – Fraccaro 氏徵候群	Schmid – Fraccaro syndrome
C88.001		施尼茨勒综合征	Schnitzler'氏徵候群	Schnitzler's syndrome
L98.822		施皮格勒－芬特假淋巴瘤	Spiegler – Fendt 氏假淋巴瘤	pseudolymphoma of Spiegler – Fendt
D23. –		施皮格勒综合征		Spiegler's syndrome
Q87.402		施普林特兹－戈尔德伯格综合征	Shprintzen – Goldberg 氏徵候群	Shprintzen – Goldberg syndrome
N48.003		施图哈米综合征		Stuehmer's syndrome
Q78.801		施瓦茨－让皮克综合征		Schwartz – Jampel syndrome
Q78.806		施瓦茨综合征	Schwartz 氏徵候群	Schwartz's syndrome
L90.101		施韦宁格－布齐皮肤松弛症	施韋甯格－布齊氏皮膚鬆弛症	Schweninger – Buzzi anetoderma
T56.106		湿性综合征	濕性徵候群	moist syndrome
L30.902		湿疹	濕疹	eczema

主码	附码	中文病名	繁体病名	英文病名
L30.240		湿疹性附发疹疹	濕疹性復發疹	id eruption due to eczema
D82.001		湿疹-血小板减少反复感染综合征	濕疹-血小板減少反復感染徵候群	eczema – thrombocytopenia repeated infection syndrome
D82.001		湿疹-血小板减少免疫缺陷综合征		eczema – thrombocytopenia immunodeficiency syndrome
C44.905		湿疹样癌	濕疹樣癌	eczematous carcinoma
L30.903		湿疹样皮炎	濕疹性皮膚炎	eczematoid dermatitis
L27.017		湿疹样药疹	濕疹樣藥疹	eczematoid drug eruption
L40.060		湿疹样银屑病	濕疹性乾癬	eczematous psoriasis
L30.903		湿疹样疹		eczematid
D69.212		湿疹疹样紫癜	濕疹樣紫斑	eczematid like purpura
L89.x01		石膏溃疡	石膏潰瘍	plaster ulcer
L92.831		石蜡瘤	石蠟瘤	paraffinoma
L44.801		石棉状糠疹	石棉樣糠疹	pityriasis amiantacea
L44.801		石棉状癣		tinea amiantacea
L24.212		石油产品刺激性接触性皮炎	石油產品刺激性接觸性皮膚炎	irritant contact dermatitis due to petroleum products
T52.003		石油及其衍生物性皮病	石油及衍生物所致皮膚病	petroleum and its derivative dermatoses
L25.318		石油皮炎	石油皮膚炎	petroleum dermatitis
N48.106		蚀疮性龟头炎	蝕瘡性龜頭炎	phagedenic balanitis
L88.x01		蚀疮性脓皮症	蝕瘡性膿皮症	phagedenic pyoderma
Q82.844		食管癌伴角皮症	食管癌併角皮症	keratoderma associated with carcinoma of esophagus
J86.027		食管皮肤瘘	食管皮膚瘻管	esophagocutaneous fistula
F98.302		食毛癖	吞髮症	trichophagy;trichophagia
B88.003		食品店员痒病	雜貨商痒病	grocer's itch
L81.814		食入/注入物性色素沉着	食入/注入物性色素沈著	pigmentation due to ingested/injected substance
T78.101		食物过敏反应	食物過敏	food allergy
L24.601		食物接触皮肤刺激性接触性皮炎	食物接觸皮膚刺激性接觸性皮膚炎	irritant contact dermatitis due to food in contact with skin
L50.003		食物性荨麻疹	食物性蕁麻疹	urticaria due to food
L51.103		史蒂文斯-约翰逊综合征	Stevens – Johnson 氏徵候群	Stevens – Johnson syndrome
Q80.826		史沃克曼综合征	Shwachman 氏徵候群	Shwachman's syndrome
L25.829		饰物过度色素沉着		ornamental hyperpigmentation
L30.817		舐唇性唇炎		lip – lick cheilitis
D36.116		嗜铬细胞瘤-甲状腺髓样癌	嗜鉻細胞瘤-甲狀腺髓樣癌	pheochromocytoma – thyroid medullary carcinoma
D75.809		嗜碱-嗜酸粒细胞缺乏综合征		basophil – eosinophil deficiency syndrome
B42.802		嗜酒玫瑰园园丁综合征		alcoholic rose gardener syndrome
B48.807		嗜皮菌病	嗜皮菌病	dermatophilosis
L98.303		嗜酸[细胞]性蜂窝织炎	嗜伊紅球性蜂窩組織炎	eosinophilic cellulitis
M35.401		嗜酸[细胞]性筋膜炎	嗜伊紅球性肌膜炎	eosinophilic fasciitis
L98.824		嗜酸[细胞]性淋巴肉芽肿	嗜伊紅球性淋巴肉芽腫	eosinophilic lymphoid granuloma
L66.205		嗜酸[细胞]性脓疱病	嗜伊紅球性膿疱病	eosinophilic pustulosis
L66.205		嗜酸[细胞]性脓疱性毛囊炎	嗜伊紅球性膿疱性毛囊炎	eosinophilic pustular folliculitis
D76.004		嗜酸[细胞]性肉芽肿	嗜伊紅球性肉芽腫	eosinophilic granuloma
K14.005		嗜酸[细胞]性舌溃疡	舌嗜伊紅球性舌潰瘍	eosinophilic ulcer of tongue
M79.812		嗜酸[细胞]性脂膜炎	嗜伊紅球性脂層炎	eosinophilic panniculitis
D72.108		嗜酸细胞增多伴发作性血管性水肿	嗜伊紅球增多併發作性血管性水腫	episodic angioedema with eosinophilia
D72.105		嗜酸细胞增多伴血管过敏症		eosinophilia with vascular hypersensitivity
L27.049		嗜酸细胞增多-肌痛综合征	嗜伊紅球增多-肌痛徵候群	eosinophilia – myalgia syndrome
M35.401		嗜酸细胞增多性弥漫性筋膜炎	嗜伊紅球性增多性瀰漫性肌膜炎	diffuse fasciitis with eosinophilia
D72.107		嗜酸细胞增多症	嗜伊紅球增多	eosinophilia
D72.107		嗜酸细胞增多综合征	嗜伊紅血球增多徵候群	hypereosinophilic syndrome
A31.806		嗜血分枝杆菌感染	嗜血分枝桿菌感染	*Mycobacterium haemophilum* infection
N76.003		嗜血杆菌性阴道炎	嗜血桿菌性阴道炎	Haemophilus vaginitis
E34.001		嗜银细胞瘤		argentaffinoma
L73.809		嗜中粒细胞性小汗腺汗腺炎	嗜中性球汗腺炎	neutrophilic eccrine hidradenitis
D70.x05		嗜中性粒细胞减少症	嗜中性球減少症	neutropenia
M79.823		嗜中性粒细胞性脂膜炎	嗜中性球性脂層炎	neutrophilic panniculitis

主码	附码	中文病名	繁体病名	英文病名
L98.203		嗜中性皮病	嗜中性球皮膚病	neutrophilic dermatosis
D76.201		噬红细胞性综合征		hemophagocytic syndrome
D76.104		噬血细胞性淋巴组织细胞增生症	噬血細胞性淋巴組織細胞增生病	hemophagocytic lymphohistiocytosis
D76.201		噬血细胞性综合征	噬血細胞性徵候群	hemophagocytic syndrome
K90.802†	M14.801*	噬脂性肠性肉芽肿病		lipophagic intestinal granulomatosis
B88.015†		收割期痒	收割期癢	harvest itch
L25.124		收敛剂接触性皮炎	收斂劑接觸性皮炎	astrictive contact dermatitis
L30.101		手部汗疱疹	手部汗疱疹	cheiropompholyx
L02.405		手部疖	手部癤	furuncle of hand
L02.406		手部痈	手部癰	carbuncle of hand
T69.107		手冻疮	手凍瘡	chilblain of hand
L03.103		手蜂窝织炎	手蜂窩組織炎	cellulitis of hand
L94.805		手及口腔黏膜反应性结节性增生症	手及口腔黏膜反應性結節性增生症	reactive nodular hyperplasia of hands and oral mucosa
B34.302		丘疹性瘙痒性手套和短袜综合征	手腳部位搔癢性丘疹徵候群	papular pruritic gloves and socks syndrome
L56.811		手控除草机植物日光性皮炎	手控除草机植物日光性皮肤炎	strimmer rash(string trimmers dermatitis)
L98.408		手溃疡	手潰瘍	hand ulcer
L02.407		手脓肿	手膿瘍	abscess of hand
L08.906		手皮肤感染	手皮膚感染	hand infection of skin
L30.901		手湿疹	手部濕疹	hand eczema
L98.804		手术后皮下瘘	術後皮下瘻管	postsurgery subcutaneous fistula
T81.602		手术伤口滑石粉肉芽肿	手術傷口滑石粉肉芽腫	operation wound talc granuloma
T81.505		手术伤口异物肉芽肿	手術傷口異物肉芽腫	operation wound foreign body granuloma
T81.815		手术伤口针眼肉芽肿	手術傷口針眼肉芽腫	operation wound stitch granuloma
L25.816		手套皮炎	手套皮膚炎	glove dermatitis
B35.201		手癣	手癬	hand ringworm;tinea of hands;tinea manuum
B07.x12		手疣	手疣	hand warts
R61.002		手掌多汗症	手掌多汗症	palmar hyperhidrosis
C43.602	M87200/3	手指恶性黑素瘤	手指惡性黑色素瘤	malignant melanoma of digit
L08.914		手指感染	手指感染	infection of fingers
I73.814		手指卒中		finger apoplexy
Q81.002		手足单纯型大疱性表皮松解症		hands and feet epidermolysis bullosa
L85.824		手足胶原性斑块	手足膠原性板塊	collagenous plaques of hands and feet
T69.802		手足皲裂		rhagadia manus and pedalis
B08.401		手足口病	手足口病	hand – foot – mouth disease; hand, foot and mouth disease
L08.011		手足浅表性大疱性脓皮病	手足表淺性水疱性膿皮症	superficial bullous pyoderma of hand or foot
L98.421		手–足综合征		hand – foot syndrome
Q82.8		寿斯特–乌纳综合征	壽司托–溫納氏徵候群	Thost – Unna syndrome
D22.–		兽皮痣	獸皮痣	animal skin nevus
D69.003		舒恩莱因型紫癜	Schönlein 型紫斑症	Schönlein purpura
M35.401		舒尔曼综合征	夏爾曼氏徵候群	Shulman's syndrome
D22.–		舒通痣	舒通氏痣	Sutton's nevus
T80.901		输血反应	輸血反應	transfusion reaction
D69.806		输血后紫癜综合征	輸血後紫斑徵候群	post – transfusion purpura syndrome
A53.903		输血性梅毒	輸血性梅毒	syphilis due to blood transfusion
L25.506		蔬菜皮炎	蔬菜皮膚炎	vegetable dermatitis
L56.812		蔬菜日光性皮炎	蔬菜日光性皮膚炎	vegetable – solar dermatitis
B88.018†	L99.802*	鼠螨叮咬		mouse mite bite
B88.018†	L99.802*	鼠螨皮炎	鼠螨皮膚炎	mouse mite dermatitis
A75.201		鼠型斑疹伤寒		murine typhus
A25.901		鼠咬病	鼠咬病	sodoku;rat bite disease
A25.901		鼠咬热	鼠咬熱	rat bite fever
T14.110		鼠咬伤	鼠咬傷	rat bite
A20.901		鼠疫	鼠疫	plague
L98.413		术后进行性坏疽	術後進行性壞疽	postoperative progressive gangrene
A52.702†	L99.801*	树胶样肿	梅毒腫	gumma
R23.101		树枝状皮炎	樹枝狀皮膚炎	inflammation cutis racemosa

主码	附码	中文病名	繁体病名	英文病名
R23.101		树枝状青斑		livedo racemosa
L60.830		衰老化甲	衰老甲	aging nail
L29.815		衰老征兆性瘙痒症	衰老徵兆性搔癢症	pruritus as a symptom of senescence
B00.805		摔跤者疱疹	摔跤者疱疹	wrestler's herpes
Q85.001	M95400/1	双侧听神经纤维瘤病		bilateral acoustic neurofibromatosis
-	Y52.301	双嘧达莫药物反应	dipyridamole 藥物反應	dipyridamole drug reactions
A30.302		双相性麻风	雙相性麻風	dimorphic leprosy
B01.901		水痘	水痘	varicella;chickenpox
B01.201†	J17.101*	水痘肺炎	水痘肺炎	varicella pneumonia
B01.001†	G02.001*	水痘脑膜炎	水痘腦膜炎	varicella meningitis
B01.101†	G05.101*	水痘脑炎	水痘腦炎	varicella encephalitis
B00.002		水痘样疹		varicelliform eruption
T63.602	X26.904	水母蜇伤		jellyfish sting
L23.501		水泥变应性接触性皮炎	水泥過敏性接觸性皮膚炎	cement allergic contact dermatitis
L24.502		水泥刺激性接触性皮炎	水泥刺激性接觸性皮膚炎	cement irritant contact dermatitis
B00.902		水疱热		fever blisters
K12.112		水疱性口炎	水疱性口炎	vesicular stomatitis
B08.401		水疱疹病及口炎		vesicular exanthem and stomatitis
R52.102		水痛症	水痛症	aquadynia
C25.402		水泻胰腺瘤综合征		watery diarrhea pancreas adenoma syndrome
L70.301		水性痤疮		hydration acne
-	Y45.102	水杨酸药物反应	柳酸藥物反應	salicylic acid drug reactions
L50.810		水源性荨麻疹	水因性蕁麻疹	aquagenic urticaria
L29.817		水源性瘙痒症	水因性搔癢症	aquagenic pruritus
B88.301		水蛭咬伤	水蛭咬傷	leech bite
C84.509		水肿瘢痕性血管炎性脂膜炎		oedrmatous scarring vasculitic panniculitis
A31.102		水族池肉芽肿	水族池肉芽腫	aquarium granuloma
B74.901		丝虫病	絲蟲病	filariasis
B74.903		丝虫性女阴象皮样肿	絲蟲性女陰象皮樣水腫	elephantoid vulvar edema due to filariasis
B74.904		丝虫性象皮病	絲蟲性象皮病	filarial elephantiasis
B74.904		丝虫性象皮肿		elephantoid edema due to filariasis
L85.827		丝状角化病	絲狀角皮症	filiform keratoderma
B46.501		丝状菌病	絲孢菌病	hyphomycosis
B07.x06		丝状疣	絲狀疣	filiform warts
-	Y42.701	司坦唑醇药物反应	stanozolol 藥物反應	stanozolol drug reactions
Q87.207		斯蒂克勒综合征	Stickler 氏徵候群型	Stickler's syndrome type
Q87.207		斯蒂克勒综合征Ⅰ型	Stickler 氏徵候群Ⅰ型	Stickler's syndrome type Ⅰ
Q87.207		斯蒂克勒综合征Ⅱ型	Stickler 氏徵候群Ⅱ型	Stickler's syndrome type Ⅱ
A65.001		斯凯尔杰沃病	Skerljevo 病	Skerljevo diseases
Q87.826		斯科特综合征	Scott 氏徵候群	Scott's syndrome
E76.201		斯里综合征	Sly 氏徵候群	Sly's syndrome
L13.102		斯内登-威尔金森综合征	史納得-威京生氏徵候群	Sneddon - Wilkinson syndrome
M30.802		斯内登综合征	史納得氏徵候群	Sneddon's syndrome
Q82.849		斯帕拉格-塔佩纳综合征	Spanlang - Tappeiner 氏徵候群	Spanlang - Tappeiner syndrome
D22.-	M87700/0	斯皮茨痣	史必茨痣	Spitz nevus
A24.401		斯坦顿病	Stanton 氏病	Stanton's disease
E28.201		斯坦-利文撒尔综合征	史丁-利芬沙氏徵候群	Stein - Leventhal syndrome
G71.102		斯坦纳特综合征		Steinert's syndrome
Q85.803		斯特季-韦伯-德米特里-卡利斯克综合征	Sturge - Weber - Dimitri - Kalischer 氏徵候群	Sturge - Weber - Dimitri - Kalischer syndrome
D64.803		斯特赖克-哈尔贝森综合征	Stryker - Halbeisen 氏徵候群	Stryker - Halbeisen syndrome
M30.101		斯特劳斯-丘格-齐克综合征	Strauss - Churg - Zeek 氏徵候群	Strauss - Churg - Zeek syndrome
L53.302		斯特里姆佩尔持久性小回状红斑	Strempel 持久性小回狀紅斑	Strempel erythema gyratum persistens
Q82.8		斯特立斯综合征		Setleis syndrome
E53.001		斯特罗恩综合征	Strachan 氏徵候群	Strachan's syndrome
Q85.803		斯特奇-韦伯综合征	Sturge - Weber 氏徵候群	Sturge - Weber syndrome
M85.201		斯图瓦特-莫雷尔综合征	Stewart - Morel 氏徵候群	Stewart - Morel syndrome
C44.901	M91700/3	斯图瓦特-特里夫斯综合征		Stewart - Treves syndrome

主码	附码	中文病名	繁体病名	英文病名
R52.101		斯威夫-菲尔病	Swift - Feer 氏病	Swift - Feer disaese
E75.205		斯威勒-克利恩斯基综合征	Sweeley - Klionsky 氏徵候群	Sweeley - Klionsky syndrome
L98.203		斯威特病	舒威特氏病	Sweet's disease
L98.203		斯威特综合征	舒威特氏徵候群	Sweet's syndrome
B55.001		死亡热	死亡熱	death fever
I73.002		死指	死指	digitus mortus;acroasphyxia
-	Y40.401	四环素药物反应	tetracycline 藥物反應	tetracycline drug reactions
L24.210		四氯乙烯刺激性接触性皮炎	四氯乙烯刺激性接觸性皮膚炎	irritant contact dermatitis due to tetrachlorethylene
Q82.809		四肢硬化-萎缩及角化性皮病	四肢硬化-萎縮及角化性皮病	sclero - atrophic and keratotic dermatosis of limbs
A70.x01		饲鸟病	飼鳥症	ornithosis
L65.816		松动性生长期毛发综合征	疏鬆生長期毛髮徵候群	loose anagen hair syndrome
L25.309		松节油皮炎	鬆節油皮膚炎	turpentine dermatitis
L25.835		松毛虫皮炎	鬆毛蟲皮膚炎	Dendrolimus dermatitis
L85.004		松浦正圆形糠秕疹	Matsuura 圓形糠疹	pityriasis rounda(Matsuura)
G56.401		苏德克萎缩	Sudeck 氏萎缩	Sudeck's atrophy
G90.803		苏德克综合征		Sudeck's syndrome
L98.827		苏兹贝格-加布综合征	Sulberger - Garbe 氏徵候群	Sulzberger - Garbe syndrome
L20.901		素质性湿疹	素質性濕疹	eczema constitutionalis
L70.202		粟粒坏死性痤疮	粟粒性壞死性痤瘡	acne necrotica miliaris
A18.401		粟粒狼疮性结核	粟粒狼瘡樣結核病	tuberculosis luposa miliaris
L70.202		粟粒性痘疮样痤疮		acne varioliformis miliaris
L74.301		粟粒疹	粟粒疹	miliaria
L74.404		粟粒疹后少汗症	痱子後少汗症	postmiliarial hypohidrosis
L72.811		粟丘疹	粟丘疹	milium;milia
L23.504		塑料变应性接触性皮炎	塑膠過敏性接觸性皮膚炎	plastic allergic contact dermatitis
L23.101		塑料用胶或树脂系统性变应性接触性皮炎	塑膠用膠或樹脂系統性過敏性接觸性皮膚炎	plastic glue or resin systemic allergic contact dermatitis
T30.406		酸腐蚀伤	酸腐蝕傷	acids corrosion
T30.406		酸烧伤	酸燒傷	acids burn
R61.105		髓性多汗症	髓性多汗症	medullary hyperhidrosis
C92.105	M98630/3	髓样白血病累及皮肤		cutaneous involvement by myeloid leukaemia
C93.701		髓样白血病皮肤白血病性浸润		leukaemic infiltration of skin myeloid leukaemia
Q84.101		梭形毛发	梭形毛髮	spindle hair
C43.901	M87720/3	梭形细胞黑素瘤	梭形細胞黑素瘤	spindle cell melanoma
C44. -	M80740/3	梭形细胞鳞状细胞癌	梭形細胞鱗狀細胞癌	spindle - cell squamous cell carcinoma
C49. -	M91360/1	梭形细胞血管瘤	梭狀細胞血管瘤	spindle cell hemangiooma
C49. -	M91360/1	梭形细胞血管内皮瘤		spindle cell hemangioendothelioma
D17. -	M88570/0	梭形细胞脂肪瘤	梭形細胞脂肪瘤	spindle cell lipoma
D22. -		梭形细胞痣	梭形細胞痣	spindle cell nevus
A48.004		梭状芽孢杆菌性肌坏死	梭狀芽孢桿菌性肌壞死	clostridial myonecrosis
A48.003		梭状芽孢杆菌性皮肤坏疽	梭狀芽孢桿菌性皮膚壞疽	clostridial gangrene of skin
Q82.504		所罗门综合征	Solomon 氏徵候群	Solomon's syndrome
E27.902		索恩综合征		Thorn's syndrome
E27.101		索米斯-艾迪生病	Thomes - Addison 氏病	Thomes - Addison disease
E34.001		索森综合征	Thorson 氏徵候群	Thorson's syndrome
D89.901		塔卡特苏金病		Takatsuki's disease
B08.806		塔纳河痘	它納痘	tanapox
Q07.804		塔韦纳德综合征	Thévénard 氏徵候群	Thévénard's syndrome
Q84.123		塔氏综合征	泰氏徵候群	Tay's syndrome
A50.901		胎传梅毒		congenital syphilis
P35.001		胎儿风疹综合征		fetal rubella syndrome
Q86.003		胎儿酒精综合征	胎兒酒精徵候群	fetal alcohol syndrome
Q80.401		胎儿鱼鳞病		ichthyosis fetalis
D22.509		胎记	胎記	birthmark
Q84.210		胎毛存留	胎毛存留	persistent lanugo
P02.302		胎盘功能不良综合征	胎盤功能不良徵候群	placental dysfunction syndrome
E75.206		胎盘类固醇硫酸酯酶缺乏症	胎盤類固醇硫酸酯酶缺乏	placental steroid sulphatase deficiency
L28.001		苔藓化	苔癬化	lichenification

主码	附码	中文病名	繁体病名	英文病名
L23.706		苔藓类和地衣类变应性接触性皮炎	苔癬類及地衣類過敏性接觸性皮膚炎	lichens and liverworts allergic contact dermatitis
L98.512		苔藓纤维黏蛋白病	苔癬纖維黏液素病	lichen fibrmucinosis
E85.418		苔藓样淀粉样变病	苔癬樣澱粉樣變性症	lichen amyloidosis
E85.418		苔藓样淀粉样变性	苔癬樣澱粉樣變性症	lichen amyloidosis
L41.802		苔藓样副银屑病	苔癬樣類乾癬	lichenoid parapsoriasis
L85.823		苔藓样角化病	苔癬樣角化症	lichenoid keratosis
A18.416		苔藓样结核疹	苔癬樣結核疹	lichenoid tuberculid
D86.310		苔藓样结节病	苔癬樣類肉瘤病	lichenoid sarcoidosis
L44.802		苔藓样念珠状病	苔癬樣念珠狀病	morbus moniliformis lichenoides
A18.416		苔藓样皮肤结核	苔癬樣皮膚結核病	tuberculosis cutis lichenoides
L28.001		苔藓样皮炎	苔癬化皮膚炎	lichenoid dermatitis
D86.310		苔藓样肉样瘤病	苔癬樣類肉瘤病	lichenoid sarcoidosis
L44.301		苔藓样条纹状汗孔角化症	苔癬樣條紋狀汗孔角化症	porokeratosis striata lichenoides
L41.802		苔藓样网状类银屑病	苔癬樣網狀類幹癬	lichenoid and retiform parapsoriasis
L27.069		苔藓样药物反应		lichenoid reaction due to drug
L27.069		苔藓样药疹	苔癬樣藥疹	lichenoid drug eruption
L44.201		苔藓样营养神经病	苔癬樣營養神經病	lichenoid trophoneurosis
I89.016		苔藓样足	苔癬樣足	lichenoid foot
D22.306		太田痣	太田氏母斑	nevus of Ota;Ota's nevus
G50.804		太阳眼镜综合征	太陽眼鏡徵候群	sunglasser syndrome
D22.308		太阳痣		sun's nevus
C44.-		炭壶癌	炭壺癌	Kangri cancer
A22.901		炭疽	炭疽熱	anthrax
L25.313		碳氢化合物皮炎	碳氫化合物皮膚炎	hydrocarbon dermatitis
E78.104		碳水化合物性高脂血症		carbohydrate induced hyperlipaemia
L81.808		碳着色斑	碳著色斑	carbon stain
D61.001		汤姆-德布雷-范科尼综合征	Tom - Debre - Fanconi 氏徵候群	Tom - Debre - Fanconi syndrome
L27.039		汤姆梅斯利综合征	Tommaselli 氏徵候群	Tommaselli syndrome
Q82.808		汤姆森综合征	Thomson 氏徵候群	Thomson's syndrome
Q90.903		唐氏综合征	Down 氏徵候群	Down's syndrome
E14.607†	L13.901	糖尿病性大疱病	糖尿病性水疱病	bullosis diabeticorum;diabetic bullosis
E14.622		糖尿病性妇女多毛		diabetic hirsutism of woman
N48.107		糖尿病性龟头包皮炎	糖尿病性龟头包皮炎	diabetic balanoposthitis
E14.510		糖尿病性红变症	糖尿病性紅變症	diabetic rubeosis
E14.501		糖尿病性坏疽	糖尿病性壞疽	diabetic gangrene
E14.601		糖尿病性黄瘤	糖尿病性黃色瘤	diabetic xanthoma
L92.101		糖尿病性类脂质渐进性坏死	糖尿病性類脂質漸進性壞死	necrobiosis lipoidica diabeticorum
E14.619		糖尿病性皮病	糖尿病性皮膚病	diabetic dermatosis
L29.819		糖尿病性瘙痒症	糖尿病性搔癢症	diabetic pruritus;pruritus in diabetes mellitus
E14.509		糖尿病性神经溃疡	糖尿病性神經病變性潰瘍	neuropathic ulcer due to diabetes
E14.509		糖尿病性湿性足坏疽	糖尿病性濕性足壞疽	wet gangrene of feet in diabetic
E14.609†	M14.202*	糖尿病性手关节病	糖尿病性手關節病	diabetic cheiroarthropathy
E14.508		糖尿病性微血管病变性皮病	糖尿病性微小血管病變引發皮膚病	dermatoses due to diabetic microangiopathy
E14.507		糖尿病性血管病	糖尿病性血管病變	diabetic angiopathy
E14.605		糖尿病性硬肿病	糖尿病性硬腫病	scleroedema of mellitus diabetic; scleroedema diabeticorum
E14.509		糖尿病性足		diabetic foot
E14.623		糖尿病-银屑病-虹膜睫状体炎综合征	糖尿病-銀屑病-虹膜睫狀體炎徵候群	diabetes - psoriasis - iridocyclitis syndrome
B35.804		糖皮质激素变形癣	醣皮質類固醇變形癬	glucocorticoid - modified ringworm
M79.813	Y42.005	糖皮质激素后脂膜炎	醣皮質類固醇後脂層炎	post - glucocorticoid panniculitis
L25.131	Y42.003	糖皮质激素类药接触性皮炎	醣皮質激素類藥接觸性皮炎	glucocorticoid drugs contact dermatitis
L27.071	Y42.001	糖皮质激素停用后假性急腹症综合征	醣皮質類固醇停用後假性急性腹症徵候群	pseudoacute abdomen after glucocorticoid withdrawal syndrome
L70.814		糖皮质激素性痤疮	醣皮質類固醇引起之痤瘡	glucocorticoid - induced acne
L71.805		糖皮质激素性酒渣鼻	醣皮質類固醇誘發之酒渣	glucocorticoid - induced rosacea
I78.805	Y42.901	糖皮质激素性毛细血管扩张	醣皮質類固醇性微血管擴張	telangiectasia due to glucocorticoid hormones

主码	附码	中文病名	繁体病名	英文病名
L90.813	Y42.000	糖皮质激素性皮肤萎缩	醣皮質激素性皮膚萎縮	cutaneous atrophy due to glucocorticoid
D69.214		糖皮质激素性紫癜	醣皮質類固醇性紫斑	glucocorticoid – induced purpura
L27.073	Y42.001	醣皮质激素依赖性皮炎	醣皮質激素依賴性皮炎	glucocorticoid – dependent dermatitis
L90.814	Y42.000	糖皮质激素注射性皮下萎缩	醣皮類固醇局部注射引起皮下組織萎縮	subcutaneous atrophy caused by glucocorticoid injectlon
E74.002		糖原贮积病	肝醣貯積病	glycogen storage disease; glycogenosis
E74.007		糖原贮积病Ⅰa型	醣原質病Ⅰa型	glycogen storage disease type Ⅰa
E74.008		糖原贮积病Ⅰb型	醣原質病Ⅰb型	glycogen storage disease type Ⅰb
E74.009		糖原贮积病Ⅱ型	醣原質病Ⅱ型	glycogenosis type Ⅱ
E74.006		糖原贮积病Ⅰ型	醣原質病Ⅰ型	glycogenosis type Ⅰ
E74.010		糖原贮积病Ⅵ型	醣原質病Ⅵ型	glycogenosis type Ⅵ
L00.x05		烫伤样皮肤综合征	燙傷樣皮膚徵候群	scalded skin syndrome
B68.902		绦虫性皮病	絛蟲性皮膚病	dermatosis due to tapeworm
L67.822		套叠性脆发症	套疊性脆髮症	trichorrhexis invaginata
C83.804	M96730/3	套细胞淋巴瘤	套細胞淋巴瘤	mantle cell lymphoma
D84.004		特发性CD4+淋巴细胞缺乏症	特發性CD4+淋巴細胞缺乏症	idiopathic CD4 + lymphocyte deficiency
D80.901		特发性迟发性免疫球蛋白缺乏症	特發性遲發性免疫球蛋白缺乏	idiopathic late – onset immunoglobulin deficiency
D47.301		特发性出血性血小板增多症	特發性出血性血小板增多	idiopathic hemorrhagic thrombocythemia
L81.602		特发性滴状色素减少症	特發性滴狀黑色素減少症	idiopathic guttate hypomelanosis
L81.435		特发性多发性斑状色素沉着	特發性多發性斑狀色素沈著	idiopathic multiplex pigmentation maculosa
L68.801		特发性多毛症	特發性多毛症	idiopathic hypertrichosis
M89.402		特发性肥大性骨关节病	特發性肥大性骨關節病	idiopathic hypertrophic osteoarthropathy
L73.810		特发性复发性掌跖汗腺炎	特發性復發性掌蹠汗腺炎	idiopathic relapsing palmoplantar hidradenitis
E78.303		特发性家族性高脂血症	特發性家族性高脂血症	idiopathic familial hyperlipemia
M79.817		特发性结节性脂膜炎	特發性結節性脂層炎	idiopathic nodular panniculitis
L50.101		特发性荨麻疹	特發性蕁麻疹	idiopathic urticaria
H61.004		特发性软骨囊肿	特發性軟骨囊腫	idiopathic chondrial cyst
D72.107		特发性嗜酸细胞增多综合征		idiopathic hypereosinophilic syndrome
J82.x07		特发性嗜酸性肺病	特發性嗜伊紅性肺病	idiopathic eosinophilic lung disease
M30.802		特发性网状青斑伴系统性受累	特發性網狀青斑伴系統性受累	idiopathic livedo reticularis with systemic involvement
D69.303		特发性血小板减少性紫癜	特發性血小板減少性紫斑症	idiopathic thrombocytopenic purpura
L94.204		特发性阴囊钙质沉着症	特發性陰囊鈣質沈著症	idiopathic scrotal calcinosis cutis
L92.830		特发性硬化性脂肪肉芽肿		idiopathic sclerosing lipogranuloma
D69.009		特发性紫癜	特發性紫斑	idiopathic purpura
D76.009		特发性组织细胞增多症	特發性組織細胞增生症	idiopathic histiocytosis
–	Y44.301	特克西尔病		Texier's disease
I87.002		特劳斯奥综合征		Trousseau's syndrome
Q75.401		特雷彻–柯林斯综合征	崔洽–柯霖氏徵候群	Treacher – Collins syndrome
L60.809		特里甲	特里甲	Terry's nail
Q87.837		特罗尔–滕纳特综合征	Troell – Tunet 氏徵候群	Troell – Tunet syndrome
E83.101		特罗西–汉诺特–肖法尔综合征	Troisier – Hanot – Chauffard 氏徵候群	Troisier – Hanot – Chauffard syndrome
E83.101		特罗西综合征	Troisier 氏徵候群	Troisier's syndrome
Q87.208		特纳–卡斯综合征	Turner – Kisser 氏徵候群	Turner – Kisser syndrome
Q96.902		特纳–瓦特尼综合征	Turner – Vatny 氏徵候群	Turner – Vatny syndrome
Q87.105		特纳样综合征	Turner 氏样徵候群	Turner – like syndrome
Q96.902		特纳综合征	Turner 氏徵候群	Turner syndrome
L81.703		特异性进行性色素性皮病	特異性進行性色素性皮膚病	peculiar progressive pigmentary disease of skin
L20.901		特应性皮炎	異位性皮膚炎	atopic dermatitis; AD
L20.901		特应性皮炎,易感性	異位性皮膚炎,易感性	atopic dermatitis, susceptibility
L20.813		特应性手湿疹	異位性手濕疹	atopic hand eczema
F98.804		剔甲癖	剔甲癖	onychotillomania
L27.004		锑皮炎	銻皮膚炎	antimonials dermatitis
D18.1		体表淋巴管平滑肌瘤病	躯体淋巴管平滑肌瘤病	somatic lymphangioleiomyomatosis
C44.–		体表烧伤瘢痕性鳞状细胞癌	軀體燒傷瘢痕性鱗狀細胞癌	somatic burn scar – related squamous cell carcinoma
B85.101		体虱		body lice
B85.101		体虱病	體蝨病	pediculosis corporis

主码	附码	中文病名	繁体病名	英文病名
B35.401		体癣	體癬	tinea corporis;ringworm of body
L20.901		体质性神经性皮炎	體質性神經性皮膚炎	neurodermatitis constitutionalis
B35.003		剃刀肿块癣		tinea barbae
B03.x01		天花	天花	variola major;smallpox
L90.819		天花样皮肤	天花樣皮膚	varioliform skin
L90.819		天花样萎缩	天花樣萎縮	varioliform atrothy
L60.844		天蓝半月甲	天藍半月甲	azure half – moon nail
E77.104		天门冬酰氨酸葡萄糖胺尿	天門冬醯醣胺尿症	aspartylglycosaminuria
E77.104		天门冬酰胺氨基葡萄糖苷酶缺乏症		deficient aspartylglycosaminidase
L10.901		天疱疮	天皰瘡	pemphigus
L30.817		舔唇湿疹	舔唇濕疹	lick eczema
Q82.884		条纹状汗孔角化病	條紋狀汗孔角化症	striate porokeratosis
L44.201		条纹状苔藓	線狀苔癬	lichen striatus
Q82.862		条纹状掌跖角化病	條形掌蹠角化症	keratosis palmoplantaris striata
T14.028		跳蚤叮咬	蚤叮咬	flea bite
E61.101		铁缺乏伴皮病		dermatoses associated with iron deficiency
E61.101		铁缺乏症	鐵缺乏症	iron deficiency
L81.816		铁色素沉着		iron – induced pigmentation
L81.816		铁盐文身	鐵鹽紋身	iron salt tattoo
A52.106†	H94.001*	听神经梅毒	聽神經梅毒	acoustic nerve syphilis
L24.205		烃刺激性接触性皮炎	碳氫類刺激性接觸性皮膚炎	irritant contact dermatitis due to hydrocarbon
L85.835		烃角化病	烴角化病	hydrocarbon keratosis
L65.803		停经后前额纤维化秃发	停經後前額纖維化禿髮	postmenopause frontal fibrosing alopecia
L40.803		同形反应	同形反應	isomorphic response
A63.801		同性恋肠道综合征	同性戀腸道徵候群	gay bowel syndrome
E61.010		铜缺乏症	銅缺乏症	copper deficiency
E61.020		铜所致绿发	銅誘發綠發	green hair induced by copper
L24.206		酮刺激性接触性皮炎	酮刺激性接觸性皮膚炎	irritant contact dermatitis due to ketone
M10.901		痛风	痛風	gout
M10.001		痛风石	痛風石	gouty tophus
M79.814		痛风性脂膜炎	痛風性脂層炎	gouty panniculitis
N94.605		痛经性皮炎	痛經性皮膚炎	dysmenorrheica dermatitis
R20.301		痛觉过敏综合征	痛覺過敏徵候群	hyperpathia syndrome
–	Y45.808	痛可宁药物反应	dicentrine 藥物反應	dicentrine drug reactions
N48.301		痛性勃起		priapism
E70.328		痛性非化脓性肋软骨肿胀	痛性非化膿性肋軟骨腫脹	painful nonsupprative costochondral swelling
E88.201		痛性肥胖病	痛性肥胖症	adiposis dolorosa
D69.211		痛性青紫综合征	痛性瘀青徵候群	painful bruising syndrome
E88.205		痛性压力性足部丘疹	痛性壓力性足部丘疹	painful piezogenic pedal papule
D69.211		痛性瘀斑综合征	痛性挫傷徵候群	painful bruising syndrome
E88.206		痛性脂肪疝	痛性脂肪突出	painful fat herniation
E88.204		痛性脂肪综合征		painful fat syndrome
E88.204		痛性脂肿综合征	痛性脂腫徵候群	painful lipedema syndrome
L66.301		头部分割性蜂窝织炎		disscting cellulitis of scalp
L02.802		头部疖	頭部癤	furuncle of head
L28.007		头部结节性神经性皮炎	頭部結節性神經性皮膚炎	nodular neurodermatitis of scalp
L66.301		头部毛囊周围蜂窝织炎	頭部毛囊周圍蜂窩組織炎	perifolliculitis cellulitis of scalp
L73.804		头部毛囊周围炎	頭部毛囊周圍炎	perifolliculitis of head
L66.301		头部脓肿性穿掘性毛囊周围炎	頭部膿腫性穿通性毛囊周圍炎	perifolliculitis capitis abscedens et suffodiens
L02.803		头部皮肤脓肿	頭部皮膚膿瘍	head abscess of skin
D76.324		头部丘疹性组织细胞增生症	頭部丘疹性組織細胞增生症	papular histiocytosis of head
L02.804		头部痈	頭部癰	carbuncle of head
L21.004		头部脂溢性皮炎	頭部脂漏性皮膚炎	seborrhoeic dermatitis of scalp
D23. –		头巾瘤	包頭巾腫瘤	turban tumour
C44.403		头颈部皮肤恶性肿瘤	頭頸部皮膚惡性腫瘤	malignant neoplasm of skin of scalp and neck
L72.908		头颈部皮下囊肿	头颈部皮下囊腫	subcutaneous cyst of head and neck
R61.003		头面多汗症	頭顔面多汗症	craniofacial hyperhidrosis

主码	附码	中文病名	繁体病名	英文病名
Q87.039		头面畸形 - 牙畸形 - 侏儒		dyscephaly - teeth abnormality - dwarfism
L08.901		头面颈部皮肤感染	頭面頸部皮膚感染	head,face or neck infection of skin
B35.001		头脓癣		kerion
B35.901		头皮白痂病	頭皮白痂病	witkop
L43.802		头皮扁平苔藓	头皮扁平苔癬	lichen planus of scalp
R20.812		头皮触物感痛		scalp dysesthesia
L21.001		头皮单纯糠疹		pityriasis simplex capitis
Q84.208		头皮单纯性少毛症		hypotrichosis simplex of scalp
C43.402	M87200/3	头皮恶性黑素瘤	頭皮惡性黑色素瘤	malignant melanoma of scalp
C44.404		头皮恶性肿瘤	頭皮惡性腫瘤	malignant neoplasm of skin of scalp
Q87.839		头皮 - 耳 - 乳头综合征	頭皮 - 耳 - 乳頭徵候群	scalp - ear - nipple syndrome
R20.812		头皮感觉异常	頭皮感覺異常	scalp dysesthesia
D22.401		头皮和颈部黑素细胞痣	頭皮及頸部黑素細胞痣	melanocytic nevi of scalp and neck
D23. -	M80200/0	头皮浸润性毛母质瘤	頭皮浸潤性毛母質瘤	invasive hair matrix tumour of scalp
L21.001		头皮糠疹	頭皮糠疹	pityriasis capitis
D23. -		头皮毛发肿瘤	頭皮毛髮瘤	pilar tumour of the scalp
L66.806		头皮糜烂脓疱性皮炎	頭皮糜爛膿疱性皮膚炎	erosive pustular dermatitis of scalp
D23.403		头皮皮肤良性肿瘤	頭部皮膚良性腫瘤	benign neoplasms of skin of scalp
L29.805		头皮瘙痒症	頭皮搔癢症	pruritus capitis
D23. -		头皮上皮瘤	頭皮上皮瘤	epithelioma of scalp
Q84.113		头皮涡纹	頭皮螺旋	scalp whorls
L21.001		头皮屑	頭皮屑	dandruff
B85.001		头虱		head lice
B85.001		头虱病	頭蝨病	pediculosis capitis
B35.002		头癣	頭癬	tinea capitis
L12.803		透明板深层类天疱疮	深層透明板類天疱瘡	deep lamina lucida pemphigoid
B48.808		透明丝孢霉病	透明菌絲黴菌病	hyalohyphomycosis
D23. -	M84070/0	透明细胞汗管瘤	明亮細胞汗管瘤	clear cell syringoma
C44.903		透明细胞汗腺腺癌	明亮細胞汗腺腺癌	clear cell hydradenocarcinoma
D23. -	M84020/0	透明细胞汗腺腺瘤	明亮細胞汗腺腺瘤	clear cell hidradenoma
D23. -	M89820/0	透明细胞肌上皮瘤	明亮細胞肌上皮瘤	clear cell myoepithelioma
L83.x12		透明细胞棘皮瘤	明亮細胞棘皮瘤	clear cell acanthoma
C84.407	M95900/3	透明细胞淋巴瘤	明亮細胞淋巴瘤	clear cell lymphoma
C43.904	M90440/3	透明细胞肉瘤		clear cell sarcoma
C44.903		透明细胞乳头状癌	透明細胞乳頭狀癌	clear cell papillary carcinoma
C44.903		透明细胞小汗腺癌	明亮細胞汗腺癌	clear cell eccrine carcinoma
D23. -		透明细胞型小汗腺汗腺腺瘤	明亮細胞型小汗腺汗腺腺瘤	eccrine sweat gland adenoma of clear cell type
I78.816		透明性节段性血管炎	透明性節段性血管炎	hyalinising segmental vasculitis
Q84.120		秃发 - 甲发育不全 - 少汗 - 耳聋	禿髮 - 甲發育不全 - 少汗 - 耳聾	alopecia - onychodysplasia - hypohidrosis - deafness
B35.002		秃疮癣	禿瘡癬	tinea kerion
L65.904		秃发		alopecia
Q84.125		秃发伴角质囊肿		atrichia with keration cysts
Q84.125		秃发伴丘疹性损害	伴丘疹之無毛症	atrichia with papular lesions
Q82.849		秃发 - 多汗 - 舌状角膜浑浊综合征		alopecia - hyperhidrosis - tongue shaped corneal opacity syndrome
L66.206		秃发性棘状毛囊角化病	禿性棘狀毛囊角化症	keratosis follicularis spinulosa decalvans
L90.828		秃发性毛发角化病	禿性毛孔角化症	keratosis pilaris decalvans
H02.706		秃睫	禿睫	milphosis
Q79.602		秃头 - 小颌 - 白内障营养不良	禿頭 - 小頜 - 白內障失養症	dermo - chondro - corneal dystrophy
L66.201		秃性痤疮		acne decalvans
L66.201		秃性毛囊炎	禿性毛囊炎	decalvans folliculitis
R61.160		突发性低温伴多汗症	偶發性低溫伴多汗症	episodic hypothermia with hyperhidrosis
E70.327		图案状白斑病		patterned leukoderma
I78.804		图雷恩Ⅰ综合征		Touraine Ⅰ syndrome
Q87.208		图雷恩Ⅱ综合征	Touraine 氏徵候群Ⅱ	Touraine's Ⅱ syndrome
D69.213		图雷恩Ⅲ综合征		Touraine's Ⅲ syndrome
Q82.863		图雷恩多发角化病	Touraine 氏多發性角化症	Touraine's polykeratosis
Q82.863		图雷恩多发角化症		Touraine's polykeratosis

主码	附码	中文病名	繁体病名	英文病名
D69.213		图雷恩弓形毛细血管扩张性紫癜	Touraine 弓形微血管擴張性紫斑症	purpura telangiectatica arciformis Touraine
M89.402		图雷恩－索莱特－戈莱综合征	Touraine－Solente－Golé 氏徵候群	Touraine－Solente－Golé syndrome
L40.005		图状银屑病	圖案狀乾癬	psoriasis figurata
L24.211		涂料溶剂刺激性接触性皮炎	塗料溶劑刺激性接觸性皮膚炎	irritant contact dermatitis due to paint solvents
L10.805		屠夫天疱疮	屠夫天疱瘡	butcher's pemphigus
B07.x13		屠夫疣	屠夫疣	butcher's warts
L25.821		屠宰屋湿疹	屠宰屋濕疹	slaughter house eczema
Q82.302		土肥对称性肢端色素沉着		acropigmentation symmetrica Dohi
Q82.302		土肥肢端色素沉着	土肥氏肢端色素沈著症	acropigmentation of Dohi
A21.901		土拉菌病	土拉倫斯菌病	tularemia
－	Y40.402	土霉素药物反应	oxytetracycline 藥物反應	oxytetracycline drug reactions
Q36.901		兔唇		hare lip
A21.901		兔热病	兔熱病	tularemia;rabbit fever
G25.801		腿部不安综合征		restless legs syndrome
I70.211		腿部高血压性溃疡	腿部高血壓性潰瘍	hypertensive ulceration of leg
L02.408		腿部疖	腿部癤	furuncle of leg
L02.409		腿部痈	腿部癰	carbuncle of leg
L03.104		腿蜂窝织炎	腿蜂窩組織炎	cellulitis of leg
M62.807		腿筋膜疝	腿筋膜疝氣	fascial hernias of legs
L02.410		腿脓肿	腿膿瘍	abscess of leg
Q87.118		退行性变阿姆特丹型德朗格综合征	退行性變阿姆特丹型德朗格徵候群	degenerativus Amsterdam De Lange syndrome
C96.105		退行性非典型组织细胞增生症	退行性非典型組織細胞增生症	regressing atypical histiocytosis
Q80.820		蜕皮综合征	脱皮徵候群	peeling skin syndrome
D71.x01		吞噬细胞功能不全综合征	吞噬細胞功能不全徵候群	phagocytic dysfunction syndrome
L25.509		豚草皮炎	豚草皮膚炎	ragweed dermatitis
L22.x01		臀部红斑	臀部紅斑	buttock erythema
L02.301		臀部疖	臀部癤	furuncle of buttock
C44.504		臀部皮肤恶性肿瘤	臀部皮膚惡性腫瘤	malignant neoplasm of skin of buttock
L30.901		臀部湿疹	臀部濕疹	eczema buttock
L03.304		臀蜂窝织炎	臀蜂窩組織炎	cellulitis of buttock
L02.302		臀脓肿	臀膿瘍	abscess of buttock
L08.904		臀皮肤感染	臀部皮膚感染	buttock infection of skin
G54.403		臀上皮神经综合征	臀上皮神經徵候群	superior cutaneous gluteus nerve syndrome
D48.902		托尔－默尔综合征		Torre－Muir syndrome
D48.902		托尔综合征	妥雷氏徵候群	Torre's syndrome
L94.217		托奇莱德综合征	Teutschländer 氏徵候群	Teutschländer's syndrome
Q87.809		托斯滕综合征	Torsten 氏徵候群	Torsten's syndrome
L65.904		脱发	脱毛症;秃(髮);脱髮	alopecia;defluvium capillorum
K62.201		脱肛	脱肛	prolapse of anal canal
L60.815		脱甲病	脱甲病	onychomadesis
L65.904		脱毛(发)	掉髮	hair loss
L25.110		脱毛剂接触性皮炎	脱毛劑接觸性皮膚炎	depilatory agents contact dermatitis
Q80.820		脱皮综合征	皮膚剝落徵候群	skin peeling syndrome
L25.114		脱色剂接触性皮炎	脱色劑接觸性皮膚炎	decolorants agents contact dermatitis
D22.－	M87300/0	脱色素痣		nevus depigmentosus
Q82.303		脱色性色素失禁症	脱色性色素失禁症	incontinentia pigmenti achromicus
L53.903		脱屑性红皮病	脱屑性紅皮症	erythroderma desquamativum
L27.033		脱氧核糖核酸自身敏感综合征	脱氧核醣核酸自身敏感徵候群	desoxyribonucleic acid autosensitivity syndrome
E77.101		唾液酸贮积病		sialidosis
L70.808		挖挤者痤疮		picker acne
B48.814		蛙粪虫霉病	蟲黴菌病	entomophthoromycosis
B48.814		蛙粪霉病	蛙糞霉病	basidiobolomycosis
Q87.010		瓦登伯格型尖头并指畸形综合征	Waadenbung 型尖頭併指畸形徵候群	Waadenbung type acrocephalic syndactylia
M33.101		瓦格纳－翁韦里希特综合征		Wagner－Unverricht syndrome
Q82.862		瓦克特斯角皮症	Wachters 角皮症	Wachters' keratoderma
D45.x01	M99500/1	瓦奎茨－奥斯勒综合征		Vaquez－Osler syndrome

主码	附码	中文病名	繁体病名	英文病名
Q80.821		瓦里安特·沃温克尔综合征	Variant Vohwinkel 氏徵候群	Variant Vohwinkel's syndrome
B38.901		瓦利热	Valley 熱	Valley fever
R76.201		瓦塞尔曼试验假阳性		folse – positive Wassermann reaction
Q87.504		瓦特森 – 米勒综合征	Watson – Miller 氏徵候群	Watson – Miller syndrome
Q85.007		瓦特森综合征	沃森氏徵候群	Watson's syndrome
B02.801†	H62.101*	外耳带状疱疹		herpes zoster oticus
H60.007		外耳道疖病	外耳道癤病	furunculosis of external auditory canal
C44.203		外耳道皮肤恶性肿瘤	外耳道皮膚惡性腫瘤	malignant neoplasm of skin of external auditory canal
H60.101		外耳链球菌性蜂窝织炎	外耳鏈球菌性蜂窩組織炎	streptococcal cellulitis of external ear
H61.001		外耳软骨膜炎	耳廓軟骨膜炎	perichondritis of external ear
H60.902		外耳炎	外耳炎	otitis externa
Q82.8 –		外胚层发育不良伴白内障及听力缺陷	伴白内障及聽力缺陷外胚層發育異常	ectodermal dysplasia with cataracts and hearing defects
Q84.111		外胚层发育不良伴螺旋钻形发	外胚層發育不良伴開塞鑽形髮	ectodermal dysplasia with corkscrew hairs
Q84.111		外胚层发育不良伴扭发及并指	外胚層發育不良伴扭曲毛及併指	ectodermal dysplasia with pili torti and syndactyly
Q82.808		外胚层综合征	外胚層徵候群	ectodermal syndrome
Q87.828		外胚叶发育不良、缺指畸形、唇裂及腭裂综合征		ectodermal dysplasia, ectrodactyly, cleft lip and palate syndrome
L81.417		外伤颈部毛囊性红色黑变病		traumatic cervical follicularis red melanosis
L72.009		外伤性表皮囊肿	外傷性表皮囊腫	traumatic epidermal cyst
L81.408		外伤性鹅皮样黑变病	外傷性鵝皮樣黑變症	traumatic goose feathertoid melanosis
L98.423		外伤性溃疡	外傷性潰瘍	traumatic ulcer
B00.805		外伤性疱疹		traumatic herpes
T79.701		外伤性皮下气肿	外傷性皮下氣腫	traumatic subcutaneous emphysema
I74.808		外伤性神经血管综合征	外傷性神經血管徵候群	traumatic neurovessel syndrome
L65.818		外伤性秃发	損傷性禿髮	traumatic alopecia
M79.802		外伤性脂肪坏死	外傷性脂肪壞死	traumatic fat necrosis
D69.810		外伤性紫癜	外傷性紫斑	traumatic purpura
A54.810		外生殖器淋球菌性臁疮	外生殖器淋菌性臁瘡	extragenital gonococcal ecthyma
A51.209		外生殖器梅毒性下疳	外生殖器梅毒下疳	extragenital syphilitic chancre
D23. –		外套层瘤	外套層瘤	mantleoma
C83.701	M96870/3	外套区细胞淋巴瘤		mantle zone cell lymphoma
D22. –		外衣痣	外衣痣	garment nevus
N90.302		外阴白斑	女陰白斑	leukoplakia of vulva
N90.302		外阴白色病变	女陰白色病變	white lesions of vulva
A63.003		外阴尖锐湿疣	外陰尖圭濕疣	condyloma acuminatum pudendum
L29.201		外阴瘙痒症		pruritus of vulva
A57.x02		外阴下疳	外陰下疳	chancre pudendum
N90.302		外阴营养不良	女陰失養	vulvar dystrophy
L87.823		外源物质性穿通病	外源物質所誘發之穿孔性疾病	perforating disease due to exogenous agents
B49.x36		外源性变态反应性肺泡炎		allergic extrinsic aloveolities
L70.826		外源性痤疮	外源性痤瘡	exogenous acne
L56.806		外源性光感性皮炎	外源性光敏感性皮膚炎	exogenous photosensitizing dermatitis
E70.207		外源性褐黄病	外源性褐黃病	exogenous ochronosis
L60.847		外源性甲变色	外源性甲變色	exogenous nail discolouration
L65.903		外源性毛发损害	外源性毛髮損害	hair shaft damage – exogeneous
L81.436		外源性色素沉着	外源性色素沈著	exogenous pigmentation
I84.501		外痔	外痔	external hemorrhoids
K06.801		外周巨细胞修复性肉芽肿		peripheral giant – cell reparative granuloma
C84.408	M97020/3	外周性 T 细胞淋巴瘤	外圍性 T 細胞淋巴瘤	peripheral T – cell lymphoma
Q81.101		晚发性进展型交界型大疱表皮松解症	晚發性進展型交界型大疱表皮鬆解症	junctional epidermolysis bullosa – late onset progressiva
A52.703†	N33.803*	晚期膀胱梅毒	晚期膀胱梅毒	late bladder syphilis; late vesicae urinariae syphilis
A52.705†	J99.802*	晚期鼻梅毒	晚期鼻梅毒	late nose syphilis
A52.706†	J99.809*	晚期扁桃体(舌)梅毒	晚期扁桃體(舌)梅毒	late tonsil syphilis(1ingua)
A52.706†	K93.811*	晚期肠梅毒	晚期腸梅毒	late intestine syphilis
A52.706†	K87.002*	晚期胆囊梅毒	晚期膽囊梅毒	late gallbladder syphilis

主码	附码	中文病名	繁体病名	英文病名
A52.705†		晚期窦梅毒	晚期竇梅毒	late sinus syphilis
A52.706†	K93.812*	晚期腭梅毒	晚期腭梅毒	late palate syphilis
A52.021†	I98.004*	晚期肺动脉梅毒	晚期肺動脈梅毒	late lung artery syphilis
A52.705†	J99.801*	晚期肺梅毒	晚期肺梅毒	late lung syphilis
A52.703†	N51.106*	晚期副睾丸梅毒	晚期副睾丸梅毒	late syphilis of epididymis;late epididymis syphilis
A52.706†	K77.003*	晚期肝梅毒	晚期肝梅毒	late liver syphilis
A52.706†	K93.813*	晚期肛门梅毒	晚期肛門梅毒	late anus syphilis
A52.703†	N51.107*	晚期睾丸梅毒	晚期睾丸梅毒	late syphilis of testis
A52.703†	N74.202*	晚期宫颈梅毒	晚期子宮頸梅毒	late cervix syphilis
A52.701†	H19.002*	晚期巩膜梅毒	晚期鞏膜梅毒	late sclera syphilis
A52.707†	M90.202*	晚期骨梅毒	晚期骨梅毒	late bone syphilis;late osseous syphilis
A52.707†	M90.101*	晚期骨膜梅毒	晚期骨膜梅毒	late periosteum syphilis
A52.707†	M14.802*	晚期关节梅毒	晚期關節梅毒	late joint syphilis
A52.701†	H22.005*	晚期虹膜梅毒	晚期虹膜梅毒	late iris syphilis
A52.705†	J99.803*	晚期喉梅毒	晚期喉梅毒	late larynx syphilis
A52.705†	J99.811*	晚期呼吸道梅毒	晚期呼吸道梅毒	late respiratory tract syphilis
A52.707†	M68.002*	晚期滑膜梅毒		late synovium syphilis
A52.706†	J99.812*	晚期会厌梅毒	晚期會厭梅毒	late epiglottis syphilis
A52.707†	M63.001*	晚期肌梅毒	晚期肌梅毒	late muscle syphilis
A52.116		晚期脊髓痨	晚期脊髓癆	late tabes dorsalis
A52.704†	E35.001*	晚期甲状腺梅毒	晚期甲狀腺梅毒	late thyroid syphilis
A52.707†	M68.001*	晚期腱梅毒	晚期肌腱梅毒	late tendon syphilis
A52.701†	H19.201*	晚期角膜梅毒	晚期角膜梅毒	late cornea syphilis
L90.401		晚期阶断莱姆螺旋体病	晚期階斷萊姆螺旋體病	late – phase Lyme borreiosis
A52.706†	K93.814*	晚期结肠梅毒	晚期結腸梅毒	late colon syphilis
A52.702	L99.801*	晚期结节性浅表性梅毒	晚期結節性淺表性梅毒	late nodular superficial syphilis
A52.702†	L99.805*	晚期结节状梅毒疹	晚期結節狀梅毒疹	late tubercular syphilid
A52.701†	H13.101*	晚期结膜梅毒	晚期結膜梅毒	late conjunctiva syphilis
A52.701†	H22.005*	晚期睫状体梅毒	晚期睫狀體梅毒	late ciliary body syphilis
A52.701†	H28.801*	晚期晶状体梅毒	晚期晶狀體梅毒	late lens syphilis
A52.703†	N51.810*	晚期精囊梅毒	晚期貯精囊梅毒	late seminal vesicle syphilis;late syphilis of seminal vesicle
A52.703†	N51.811*	晚期精索梅毒	晚期精索梅毒	late spermatic cord syphilis
A52.706†	K93.807*	晚期口腔梅毒	晚期口腔梅毒	late mouth syphilis
A52.707†	H06.301*	晚期眶梅毒	晚期眼眶梅毒	late orbit syphilis
A52.701†	H06.001*	晚期泪道梅毒	晚期淚道梅毒	late lacrimal passages syphilis
A52.703†	N74.204*	晚期卵巢梅毒	晚期卵巢梅毒	late ovary syphilis
A52.901		晚期梅毒		late syphilis
A52.711		晚期梅毒瘤	晚期梅毒瘤	late syphiloma
A52.701†	H58.103*	晚期梅毒性暗点(中心性)	晚期梅毒性暗點(中心性)	late syphilitic scotoma(central)
A52.702†	L99.804*	晚期梅毒性白斑	晚期梅毒性白斑	late syphilitic leukoderma
A50.502		晚期梅毒性鼻鞍背状畸形		late syphilitic nose saddle back deformity
A52.705†		晚期梅毒性鼻窦炎	晚期梅毒性鼻竇炎	late syphilitic nasal sinusitis
A52.701†	H45.001*	晚期梅毒性玻璃体出血	晚期梅毒性玻璃體出血	late syphilitic vitreous hemorrhage
A52.701†	H45.803*	晚期梅毒性玻璃体混浊	晚期梅毒性玻璃體混濁	late syphilitic vitreous opacity
A52.702†	K93.808*	晚期梅毒性唇下疳	晚期梅毒性唇下疳	late syphilitic lip chancre
A52.022†	I68.801*	晚期梅毒性动脉瘤	晚期梅毒性動脈瘤	late syphilitic aneurysm
A52.142†	G63.001*	晚期梅毒性多神经病	晚期梅毒性多神經病變	late syphilitic polyneuropathy
A52.023†	I39.001*	晚期梅毒性二尖瓣狭窄	晚期梅毒性二尖瓣狹窄	late syphilitic mitral stenosis
A52.706†	K67.201*	晚期梅毒性腹膜炎	晚期梅毒性腹膜炎	late syphilitic peritonitis
A52.701†	H19.002*	晚期梅毒性巩膜外层炎	晚期梅毒性鞏膜外層炎	late syphilitic episcleritis
A52.116		晚期梅毒性脊髓痨	晚期梅毒性脊髓癆	late syphilitic tabes dorsalis
A52.702	L99.801*	晚期梅毒性溃疡	晚期梅毒性潰瘍	late syphilitic ulcer
A52.701†	H06.001*	晚期梅毒性泪囊炎	晚期梅毒性淚囊炎	late syphilitic dacryocystitis
A52.708†	I98.802*	晚期梅毒性淋巴结炎	晚期梅毒性淋巴結炎	late syphilitic lymphadenitis
A52.707†		晚期梅毒性颅骨骨炎	晚期梅毒性顱骨骨炎	late syphilitic osteitis of cranial bones
A52.115		晚期梅毒性麻痹	晚期梅毒性麻痹	late syphilitic paresis
A52.701†	H32.001*	晚期梅毒性脉络膜视网膜炎	晚期梅毒性脈絡膜視網膜炎	late syphilitic chorioretinitis

主码	附码	中文病名	繁体病名	英文病名
A52.110†	G01.X01*	晚期梅毒性脑膜炎	晚期梅毒性腦膜炎	late syphilitic meningitis
A52.141†	G05.002*	晚期梅毒性脑炎	晚期梅毒性腦炎	late syphilitic encephalitis
A52.707†	M73.101*	晚期梅毒性黏液囊炎	晚期梅毒性黏液囊炎	late syphilitic bursitis
A52.713†	N74.201*	晚期梅毒性女性盆腔炎性疾病	晚期梅毒性女性骨盆腔發炎性疾病	late syphilitic female pelvic inflammatory disease
A52.708†	D63.801*	晚期梅毒性贫血	晚期梅毒性貧血	late syphilitic anemia
A52.701†	H22.004*	晚期梅毒性葡萄膜色素层	晚期梅毒性葡萄膜色素層	late syphilitic uveal tract
A52.107†	H48.102*	晚期梅毒性球后视神经炎	晚期梅毒性球後視神經炎	late syphilitic retrobulbar neuritis
A52.705†	J99.803*	晚期梅毒性软骨膜炎		late syphilitic perichondritis
A52.703†	N16.001*	晚期梅毒性肾盂肾炎	晚期梅毒性腎盂腎炎	late syphilitic pyelonephritis
A52.140†	H94.001*	晚期梅毒性听神经炎	晚期梅毒性聽神經炎	late syphilitic acoustic neuritis
A52.706†	K93.815*	晚期梅毒性胃息肉病		late syphilitic gastric polyposis
A52.022†	I68.801*	晚期梅毒性血管性动脉瘤		late syphilitic vascular aneurysm
A52.702†	H03.101*	晚期梅毒性眼睑伴梅毒瘤		late syphilitic eyelid with gumma
A52.702†	H03.101 *	晚期梅毒性眼睑合并树胶肿	晚期梅毒性眼瞼伴樹膠腫	late syphilitic eyelid with gumma
A52.703†	N51.808*	晚期梅毒性阴茎下疳	晚期梅毒性陰莖下疳	late syphilitic penis chancre
A52.706		晚期内脏(腹部)梅毒	晚期內臟(腹部)梅毒	late viscera(abdominal) syphilis
A52.702	L99.801*	晚期黏膜梅毒	晚期黏膜梅毒	late mucous membrane syphilis
A52.702	L99.801*	晚期黏膜皮肤梅毒	晚期黏膜皮膚梅毒	late mucocutaneous syphilis
A52.703†	N37.003*	晚期尿道梅毒	晚期尿道梅毒	late urethra syphilis
A52.703†	N77.104*	晚期女阴梅毒	晚期女陰梅毒	late vulva syphilis
A52.702†	L99.801*	晚期皮肤梅毒	晚期皮膚梅毒	late cutaneous syphilis
A67.201		晚期品他病	晚期品他病	late phase pinta
A52.705†	J99.804*	晚期气管梅毒	晚期氣管梅毒	late trachea syphilis
A52.703†	N51.003*	晚期前列腺梅毒	晚期前列腺梅毒	late prostate syphilis
A52.703†	N51.812*	晚期鞘膜梅毒	晚期鞘膜梅毒	late tunica vaginalis syphilis
A52.702	L99.801*	晚期乳房梅毒	晚期乳房梅毒	late breast syphilis
A52.706†	K93.809*	晚期舌梅毒	晚期舌梅毒	late tongue syphilis
A52.703†	N29.001*	晚期肾梅毒	晚期腎梅毒	late kidney syphilis
A52.706†	K23.801*	晚期食管梅毒	晚期食管梅毒	late esophagus syphilis;late oesophagus syphilis
A52.701†	H36.801*	晚期视网膜梅毒	晚期視網膜梅毒	late retina syphilis
A52.703†	N51.806*	晚期输精管梅毒	晚期輸精管梅毒	late syphilis of vas deferens; late deferential syphilis
A52.703†	N74.203*	晚期输卵管梅毒	晚期輸卵管梅毒	late fallopian tube syphilis;late oviduct syphilis
A52.703†	N29.106*	晚期输尿管梅毒	晚期輸尿管梅毒	late syphilis of ureter
A52.706†	K93.815*	晚期胃梅毒	晚期胃梅毒	late gastric syphilis;late stomach syphilis
A50.701		晚期先天性梅毒	晚期先天性梅毒	late congenital syphilis
A50.404		晚期先天性梅毒性动脉瘤	晚期先天性梅毒性動脈瘤	late congenital syphilitic aneurysm
A50.403		晚期先天性梅毒性多神经病	晚期先天性梅毒性多神經病	late congenital syphilitic polyneuropathy
A50.512†	M90.205*	晚期先天性梅毒性骨软骨病	晚期先天性梅毒性骨軟骨病	late congenital syphilitic osteochondropathy
A50.512†	M90.205*	晚期先天性梅毒性骨软骨炎		late congenital syphilitic osteochondritis
A50.511†	M03.101*	晚期先天性梅毒性关节病	晚期先天性梅毒性關節病	late congenital syphilitic arthropathy
A50.303†	H19.203*	晚期先天性梅毒性间质性角膜炎	晚期先天性梅毒性間質性角膜炎	late congenital syphilitic interstitial keratitis
A50.304†	H32.001*	晚期先天性梅毒性脉络膜视网膜炎	晚期先天性梅毒性脈絡膜炎	late congenital syphilitic choroiditis
A50.304†	H32.001*	晚期先天性梅毒性脉络膜炎		late congenital syphilitic choroiditis
A50.402†	G01.X01*	晚期先天性梅毒性脑膜炎	晚期先天性梅毒性腦膜炎	late congenital syphilitic meneingitis
A50.401†	G05.002*	晚期先天性梅毒性脑炎	晚期先天性梅毒性腦炎	late congenital syphilitic encephalitis
A50.301†	H58.802*	晚期先天性梅毒性眼病	晚期先天性梅毒性眼病	late congenital syphilitic oculopathy
A50.403		晚期先天性神经梅毒	晚期先天性神經梅毒	late congenital neurosyphilis
A50.510†	I98.001*	晚期先天性心血管梅毒	晚期先天性心血管梅毒	late congenital cardiovascular syphilis
A50.403		晚期先天性幼年神经梅毒		late congenital juvenile neurosyphilis
A52.706†	K93.817*	晚期小肠梅毒	晚期小腸梅毒	late small intestine syphilis
A52.001†	I52.001*	晚期心血管梅毒		late cardiovascular syphilis
A52.704†	E35.802*	晚期胸(腺)梅毒	晚期胸腺梅毒	late thymus(gland) syphilis
A52.705†	J99.813*	晚期胸膜梅毒	晚期胸膜梅毒	late pleura syphilis
A52.706†	K93.810*	晚期悬雍垂穿孔性梅毒	晚期懸雍垂穿孔性梅毒	late uvula perforated syphilis
A52.705†	J99.806*	晚期咽梅毒	晚期咽梅毒	late pharynx syphilis
A52.707†	M90.202*	晚期岩骨梅毒	晚期岩骨梅毒	late petrous bone syphilis
A52.701†	H58.802*	晚期眼梅毒		late eye syphilis;late ophthalmic syphilis

主码	附码	中文病名	繁体病名	英文病名
A52.706†	K87.103*	晚期胰腺梅毒	晚期胰腺梅毒	late pancreas syphilis
A52.703†	N77.104*	晚期阴道梅毒	晚期陰道梅毒	late vagina syphilis
A52.703†	N51.807*	晚期阴茎梅毒	晚期陰莖梅毒	late syphilis of penis
A52.703†	N51.809*	晚期阴囊梅毒	晚期陰囊梅毒	late scrotum syphilis
A52.801		晚期隐性梅毒	晚期隱性梅毒	late latent syphilis
A52.705†	J99.805*	晚期支气管梅毒	晚期支氣管梅毒	late bronchus syphilis
A52.706†	K93.816*	晚期直肠梅毒	晚期直腸梅毒	late rectum syphilis
A52.303		晚期中枢神经系统梅毒		late central nervous system syphilis
A52.703†	N74.205*	晚期子宫梅毒	晚期子宮梅毒	late uterus syphilis
A52.706†	J99.814*	晚期纵隔梅毒	晚期縱隔梅毒	late mediastinum syphilis
–	Y40.801	万古霉素药物反应	vacomycin 藥物反應	vacomycin drug reactions
L03.105		腕蜂窝织炎	腕蜂窩組織炎	cellulitis of wrist
G56.001		腕管综合征	腕道徵候群	carpal tunnel syndrome
L41.501		网状副银屑病	網狀類乾癬	ritiform parapsoriasis
L98.513		网状红斑性黏蛋白病	網狀紅斑性黏液素病	reticular erythematous mucinosis
L66.401		网状红瘢性毛囊炎	網狀紅斑毛囊炎	folliculitis ulerythematosa reticulata
L41.501		网状类银屑病		parapsoriasis retiformis
L66.401		网状皮肤萎缩	網狀皮膚萎縮	atrophoderma reticulaturm
R23.101		网状青斑	網狀青斑	livedo reticularis
M30.802		网状青斑伴结节	網狀青斑伴結節	livedo reticularis with nodules
Q85.815		网状色素沉着－稀发－跖掌角化综合征	網狀色素沈著－稀發－蹠掌角化徵候群	reticular pigmentation, hypotrichosis, palmoplantar keratoderma)
Q85.815		网状色素沉着综合征	口圍色素沈著腸道息肉徵候群	pigmentation reticularis syndrome
Q82.305		网状色素失禁症		incontinentia pigmenti reticularis
Q85.823		网状色素性皮病	網狀色素性皮膚病變	dermatopathia pigmented reticularis
C83.302	M95930/3	网状细胞肉瘤	網狀細胞肉瘤	reticulum cell sarcoma
C84.101	M97010/3	网状细胞增生症		reticulocytosis
C49.–	M91300/1	网状血管内皮瘤	網樣血管內皮瘤	retiform hemangioendothelioma
D76.321		网状组织细胞瘤	網狀組織細胞瘤	reticulohistiocytoma
D76.323		网状组织细胞肉芽肿	網狀組織細胞肉芽腫	reticulohistiocytic granuloma
E78.808		网状组织细胞增生症	網狀組織細胞增生症	reticulohistiocytosis
–	Y45.001	威达尔综合征		Widal's syndrome
E34.808		威德曼－劳滕施特劳赫新生儿假脑积水性早老样综合征	Wiedemann－Rautenstrauch 氏嬰兒假腦積水性早衰樣徵候群	neonatal pseudohydrocephalic progeroid syndrome of Wiedemann－Rautenstrauch
Q82.875		威尔－金德勒综合征	Weary－Kindler 氏徵候群	Weary－Kindler syndrome
E83.001		威尔逊病	維爾森病	Wilson's disease
L26.x01		威尔逊－布劳克红皮病	Wilson－Brocq 紅皮病	erythroderma Wilson－Brocq
Q82.875		威尔遗传硬化型皮肤异色症	Weary 氏遺傳硬化型皮膚異色病	poikiloderma hereditary sclerosing of Weary
Q84.619		威科普－布里尔利－金特雷综合征	Witkop－Brearley－Gentry 氏徵候群	Witkop－Brearley－Gentry syndrome
L87.835		威拉米斯－比伦综合征	Willams－Beuren 氏徵候群	Willams－Beuren syndrome
L40.901		威拉－普拉姆比综合征	Willan－Plumbe 氏徵候群	Willan－Plumbe syndrome
L40.901		威兰病	Willan 氏病	Willan's disease
Q82.8–		威利阿姆斯－伯里恩综合征	Williams－Beuren 氏徵候群	Williams－Beuren syndrome
Q84.619		威特普综合征	Witkop 氏徵候群	Witkop syndrome
T67.803		微波辐射烧伤		microwave radiation burns
T67.803		微波烧伤	微波燒傷	microwave burns
C44.–	M80900/3	微结节性基底细胞癌	微結節性基底細胞癌	micronodular basal cell carcinoma
C44.–	M80900/3	微结节性基底細胞上皮瘤	微結節性基底細胞上皮瘤	micronodular basal cell epithelioma
D18.–	M91220/0	微静脉血管瘤	微細靜脈血管瘤	microvenular hemangioma
C44.–	M83900/3	微囊性附属器癌	微囊性附屬器癌	microcystic adnexal carcinoma
L30.806		微生物性湿疹	微生物性濕疹	microbial eczema
L85.828		微小纤维样角化症		minute and filiform keratosis
L90.607		微笑纹	微笑紋	smile lines
Q81.002		韦伯－科凯恩型单纯性大疱性表皮松解症	Weber－Cockayne 氏單純性水疱性表皮鬆解症	epidermolysis bullosa simplex (Weber－Cockayne); EBS－WC
M79.301		韦伯－克里斯琴病	Weber－Christian 氏病	Weber－Christian disease
M79.301		韦伯－克里斯琴脂膜炎	Weber－Christian 氏脂層炎	Weber－Christian panniculitis

主码	附码	中文病名	繁体病名	英文病名
A27.001		韦尔病	Weil 氏病	Weil's disease
D69.303		韦尔霍夫病		Werlhof's disease
E88.102		韦尔 - 米切尔综合征 II 型	Weir - Mitchell 氏徵候群 II 型	Weir - Mitchell syndrome type II
L98.303		韦尔斯综合征	維爾斯氏徵候群	Wells's syndrome
M31.301		韦格纳肉芽肿病	韋格勒氏肉芽腫病	Wegener's granulomatosis
A52.707†	M73.101*	韦纳伊尔病		Verneuil's disease
M31.301		韦氏肉芽肿病		Wegener's granulomatosis
E83.001		韦斯特法尔 - 斯特伦贝尔综合征	Westphal - Strümpell 氏徵候群	Westphal - Strümpell syndrome
L30.901		围裙湿疹	圍裙狀濕疹	apron eczema
L25.136		维 A 酸类药接触性皮炎	維他命 A 酸類藥接觸性皮膚炎	tretinoins drugs contact dermatitis
C84.009		维达尔 - 布劳克型蕈样肉芽肿	Vidal - Brocq 型蕈樣肉芽腫	Vidal - Brocq type granuloma fungoides
I73.819		维尔·米切尔病	Weir Mitchell 氏病	Weir Mitchell's disease
L28.002		维尔达病	Videl 氏病	Videl's disease
M79.305		维卡诺瓦 - 阿格德综合征		Vikanova - Aguade syndrome
A27.001		维勒病		Weil's disease
E34.804		维纳综合征	沃納氏徵候群	Werner's syndrome
E67.001		维生素 A 过多皮肤病		skin disease due to hypervitaminosis A
E67.001		维生素 A 过多症	維生素 A 過多症	hypervitaminosis A
E50.701†	H19.803*	维生素 A 缺乏合并干眼症	維生素 A 缺乏合併乾眼症	sicca eye vitamin A deficiency
E50.601†	H19.802*	维生素 A 缺乏合并角膜干眼瘢痕	維生素 A 缺乏合併角膜幹眼瘢痕	corneal xerophthalmia scar with vitamin A deficiency
E50.201†	H19.801*	维生素 A 缺乏合并角膜干燥病	維生素 A 缺乏合併角膜乾燥病	corneal xerosis with vitamin A deficiency
E50.401†	H19.801*	维生素 A 缺乏合并角膜软化	維生素 A 缺乏合併角膜軟化	keratomalacia with vitamin A deficiency
E50.001†	H13.801*	维生素 A 缺乏合并结膜干燥病	維生素 A 缺乏合併結膜乾燥病	conjunctiva xerosis with vitamin A deficiency
E50.501†	H58.101*	维生素 A 缺乏合并夜盲症	維生素 A 缺乏合併夜盲症	night blindness with vitamin A deficiency
E50.801†	L86.X01*	维生素 A 缺乏性干皮症	維生素 A 缺乏性乾皮症	xeroderma due to vitamin A deficiency
E50.802†	L86.X02*	维生素 A 缺乏性角化过度症	維生素 A 缺乏性角化過度症	hyperkeratosis due to vitamin A deficiency
E50.803†	L86.X03*	维生素 A 缺乏性毛囊角化症	維生素 A 缺乏性毛囊角化症	Keratosis follicularis due to vitamin A deficiency
E50.901		维生素 A 缺乏症	維生素 A 缺乏症	hypovitaminosis A
E67.001		维生素 A 中毒症	維生素 A 中毒症	vitaminosis A toxicity
E53.801		维生素 B_{12} 缺乏伴皮病		deficiency vitamin B_{12} with dermatosis
E53.801		维生素 B_{12} 缺乏症	維生素 B_{12} 缺乏症	avitaminosis B_{12}; vitamin B_{12} deficiency
E51.104		维生素 B_1 缺乏症	維生素 B_1 缺乏症	avitaminosis B_1; vitamin B_1 deficiency
E53.001		维生素 B_2 缺乏症	維生素 B_2 缺乏症	hypovitaminosis B_2; vitamin B_2 deficiency
E53.101		维生素 B_6 缺乏症	維生素 B_6 缺乏症	avitaminosis B_6; vitamin B_6 deficiency
D69.809		维生素 C 缺乏性紫癜	維生素 C 缺乏性紫斑症	scorbutic purpura
E54.x02		维生素 C 缺乏症	維生素 C 缺乏症	vitamin C deficiency; hypovitaminosis C
E67.301		维生素 D 过多症	維生素 D 過多症	hypervitaminosis D
E55.901		维生素 D 缺乏症	維生素 D 缺乏症	avitaminosis D; vitamin D deficiency
E56.001		维生素 E 缺乏症	維生素 E 缺乏症	avitaminosis E; vitamin E deficiency
E56.802		维生素 H 缺乏症	維生素 H 缺乏症	avitaminosis H; vitamin H deficiency
-	Y44.301	维生素 K 反应	維生素 K 反應	vitamin K reactions
E56.101		维生素 K 缺乏症	維生素 K 缺乏症	avitaminosis K; vitamin K deficiency
L25.135		维生素类药接触性皮炎	維生素類藥接觸性皮膚炎	vitamins drugs contact dermatitis
-	Y57.701	维生素类药物反应	維生素類藥物反應	drug reactions of vitamines
D82.001		维斯科特 - 奥尔德里奇综合征	Wiskott - Aldrich 氏徵候群	Wiskott - Aldrich syndrome
L85.813		维特尔 - 扎卡型角化棘皮瘤	Witter - Zak 氏型角化棘皮瘤	Witter - Zak type keratoacanthoma
L87.836		伪指节垫	假指節墊	false knuckle pads
L98.102		伪装性皮炎		simulated dermatitis
L98.120		伪装性皮疹	偽裝性皮疹	feigned eruption
B65.301		尾蚴皮炎	搖尾幼蟲皮膚炎	cercarial dermatitis
L90.601		萎缩纹	萎縮紋	striae atrophicae
L90.501		萎缩性瘢痕	萎縮性疤痕	atrophic scarring
L90.830		萎缩性瘢痕及假瘢痕	萎縮性疤痕及假疤痕	atrophic scars and pseudoscars
L43.819		萎缩性扁平苔藓	萎縮性扁平苔癬	lichen planus atrophicus; atrophic lichen planus
L57.304		萎缩性变性色素性皮炎	萎縮性變性色素性皮膚炎	pigmented atrophicans degenerican dermatitis
L70.811		萎缩性痤疮	萎縮性痤瘡	acne atrophica; atrophic acne
M94.101		萎缩性多软骨炎		atrophic polychondritis

主码	附码	中文病名	繁体病名	英文病名
Q81.101		萎缩性泛发轻症大疱性表皮松解症	萎縮性泛發輕症大疱性表皮松解症	atrophicans generalized mitis epidermolysis bullosa
D86.312		萎缩性结节病	萎縮性類肉瘤病	atrophic sarcoidosis
L41.401		萎缩性类银屑病	萎縮性類幹癬	atrophic parapsoriasis
L90.001		萎缩性慢性苔藓样皮炎	萎縮性慢性苔癬樣皮炎	dermatitis lichenoide chronica atrophicans
L85.819		萎缩性毛发角化病	萎縮性毛孔角化症	keratosis pilaris atrophicans
L85.819		萎缩性毛周角化症		keratosis pilaris atrophicans
D86.312		萎缩性肉样瘤病	萎縮性類肉瘤病	atrophic sarcoidosis
K14.402		萎缩性舌炎	萎縮性舌炎	atrophic glossitis
L66.802		萎缩性秃发	萎縮性禿髮	atrophic alopecia
H02.301		萎缩性眼睑下垂	萎縮性眼瞼下垂	atrophic ptosis
M34.807		萎缩性硬斑病	萎縮性硬斑病	morphea atrophica
A30.001		未定类麻风	未定型麻風	indeterminate leprosy
D76.305		未定类细胞组织细胞增生症	未定類細胞組織細胞增生症	indeterminate cell histiocytosis
A54.901		未特指的淋球菌感染		unspecified gonococcal infection
F45.207		味觉错觉		delusion of smell
R61.013		味觉性多汗症	味覺性多汗症	gustatory hyperhidrosis
R61.008		味觉性流泪	味覺性流淚	gustatory lacrimation
C79.203		胃肠道癌皮肤转移	胃腸道癌皮膚轉移	skin metastasis from carcinoma of gastrointestine
B46.201		胃肠毛霉病	胃腸毛黴菌病	gastrointestinal mucormycosis
T78.302		胃肠型荨麻疹	胃腸型蕁麻疹	urticaria gastrointestinalis
D69.002		胃肠型紫癜		purpura gastrointestinalis
Q85.821		胃肠道息肉、色素过度沉着、甲营养不良、广泛性秃发	胃腸道息肉、色素過度沈著、甲失養、廣泛性禿髮	gastrointestinal polyposis, hyperpigmentation, nail dystrophy, generalized alopecia
–	Y43.001	胃复安药物反应		primperon drug reactions
A52.101		胃危象	胃危象	gastric crisis
M08.202		魏斯勒－范克尼综合征	Wissler – Fanconi 氏徵候群	Wissler – Fanconi syndrome
M08.202		魏斯勒综合征	Wissler 氏徵候群	Wissler's syndrome
H61.002		温克尔病	Winckler 氏病	Winckler's disease
D76.103		温克尔曼－鲍维综合征		Winkelmann – Bowie syndrome
D23. –		温纳孔		Winer's pore
Q82.830		温切斯特综合征		Winchester's syndrome
L81.801		文身	紋身;刺青	tattoo
L92.817		文身反应	紋身反應	tattoo reaction
L92.817		文身肉芽肿	紋身肉芽腫	tattoo granuloma
L81.817		文身色素沉着	紋身色素沈著	tattoo pigmentation
L56.810		文身性光敏反应	紋身性光敏感反應	photosensitivity in tattoos
L81.801		纹身	紋身;刺青	tattoo
T14.024		蚊叮咬	蚊叮傷	mosquito bite
T14.024		蚊螫伤		mosquito sting
M33.101		翁韦里希特－瓦格纳综合征	Unverricht – Wagner 氏徵候群	Unverricht – Wagner syndrome
B35.501		涡纹癣		tinea imbricata
D36. –	M95400/0	涡纹状神经纤维瘤	渦紋狀神經纖維瘤	storiform neurofibroma
L08.821		窝状角质松解症	凹陷性角質分解症	pitted keratolysis
Q80.809		沃本索尔综合征	Wubenthal 氏徵候群	Wubenthal's syndrome
E70.331		沃登伯格综合征	Waardenburg 氏徵候群	Waardenburg's syndrome
C88.001		沃尔丹斯特伦巨球蛋白血症	Waldenström 氏巨球蛋白血症	Waldenström's macroglobulinemia
D89.002		沃尔登斯特罗姆高γ球蛋白性紫癜	Waldenström 高γ球蛋白性紫癜	hypergamma globulinemic purpura of Waldenström
E75.503		沃尔曼综合征		Wolman's syndrome
Q10.502		沃克－克洛迪乌斯综合征	Walker – Clodius 氏徵候群	Walker – Clodius syndrome
Q82.8		沃内角化症		Vörner keratoderma
Q82.520		沃纳综合征Ⅱ型		Voerner syndrome type Ⅱ
E70.314		沃滕伯格综合征	Wartanberg 氏徵候群	Wartanberg syndrome
Q80.821		沃温克尔综合征伴鱼鳞病	Vohwinkel 氏徵候群併魚鱗癬	Vohwinkel's syndrome with ichthyosis
R23.804		沃伊特线		Voigt's lines
C85.704		沃英格－克隆皮病		Woringer – Kolopp disease
Q80.828		乌德特舒姆病	Oudsthoom 氏病	Oudsthoom's disease

主码	附码	中文病名	繁体病名	英文病名
P83.001		乌德伍德综合征	Underwood 氏徵候群	Underwood's syndrome
E78.806		乌尔巴赫·维西病	Urbach Wiethe 氏病	Urbach Wiethe disease
L95.809		乌尔巴赫综合征	Urbach 氏徵候群	Urbach's syndrome
Q87.039		乌尔里克 - 费克蒂格综合征	Ullrich - Feichteiger 氏徵候群	Ullrich - Feichteiger syndrome
L21.901		乌纳综合征	溫納氏徵候群	Unna's syndrome
L50.301		巫术综合征	巫術徵候群	Witchcraft syndrome
T14.019		无毒昆虫咬伤		nonvenomous insect bite
A53.904		无辜梅毒	無辜梅毒	syphilis insontium
E80.302		无过氧化氢酶血症	無過氧化氫酶血症	acatalasemia
D84.809		无汗型外胚层发育不良、色素失调与 NEMO 遗传基因缺陷病	無汗型外胚層發育不良、色素失調與 NEMO 遺傳基因缺陷病	anhidrotic ectodermal dysplasia, incontinentia pigmenti and defects in the NEMO gene
Q82.401		无汗性外胚层发育不良	無汗性外胚層發育不良	anhidrotic ectodermal dysplasia
Q82.403		无汗性外胚层发育不良 I	無汗性外胚層發育不良 I	anhidrotic ectodermal dysplasia Ⅰ
Q82.405		无汗性外胚层发育异常并发淋巴水肿及免疫缺陷病	無汗性外胚層發育異常併淋巴水腫及免疫不全	ectodermal dysplasia, anhidrotic, lymphoedema and immune deficiency
L74.401		无汗症	無汗症	anhidrosis
C43.901	M87300/3	无黑素性恶性黑素瘤		amelanotic malignant melanoma
T54.302		无机碱皮肤损伤	無機鹼皮膚損傷	inorganic alkaline cutaneous trauma
T54.205		无机酸皮肤损伤	無機酸皮膚損傷	inorganic acid cutaneous trauma
M33.204		无肌病性皮肌炎	無肌病性皮肌炎	amyopathic dermatomyositis
Q87.828		无甲 - 先天性缺指/趾畸形综合征	無甲 - 先天性缺指/趾畸形徵候群	anonychia - ectrodactyly syndrome
Q98.401		无精子形成 - 男子女性乳房综合征		aspermatogenesis - gynecomastia syndrome
B48.817		无绿藻病		protothecosis
M31.401		无脉病	無脈病	pulseless disease
Q83.201		无乳头	無乳頭	absent nipple
A48.811		无色菌科感染	無色菌感染	Achromobacteriaceae infections
C43.901	M87300/3	无色素黑素瘤	無黑色素性黑色素瘤	amelanotic melanoma
D22. -	M87300/0	无色素痣	無色素母斑	nonpigmented nevus; amelanotic nevus; achromic nevus
Q82.303		无色性色素失调症	無色性色素失禁症	incontinentia pigmenti achromicus
L66.207		无萎缩秃性毛囊角化病	無萎縮禿性毛孔角化症	keratosis pilaris decalvans non - atropicans
B02.909		无疹性带状疱疹	無疹性帶狀疱疹	sine exanthemata herpes zoster
Z21.x01		无症状 HIV 感染状态	無症狀 HIV 感染狀態	asymptomatic HIV infection status
A52.203		无症状性神经梅毒	無症狀性神經梅毒	asymptomatic neurosyphilis
T63.403	X24.901	蜈蚣咬伤	蜈蚣咬傷	centipede bite
T63.403	X24.901	蜈蚣蜇伤	蜈蚣螫傷	centipede sting
A79.001		五日热		quintan fever
L80.x03		五色白癜风	五色白斑	pentachrome vitiligo
E70.315		伍尔夫综合征	Woolf 氏徵候群	Woolf's syndrome
L27.050		戊唑辛溃疡	pentazocine 潰瘍	pentazocine ulcers
A65.001		西蒂病	Siti 病	Siti diseases
Q80.820		西尔弗曼综合征	Silvermann 氏徵候群	Silvermann syndrome
Q87.114		西尔弗综合征		Silver syndrome
L98.105		西克里坦综合征	Secretan 氏徵候群	Secretan's syndrome
Q80.201		西利格曼综合征		Seeligman's syndrome
Q80.302		西门子大疱性鱼鳞病	Siemens 氏大疱性魚鱗癬	ichthyosis bullousa of Siemens
Q82.862		西门子综合征	Siemens 氏徵候群	Siemens syndrome
E88.102		西蒙综合征	Simon 氏徵候群	Simon's syndrome
-	Y53.001	西咪替丁药物反应	cimetidine 藥物反應	cimetidine drug reactions
A92.301		西尼罗河热	西尼羅河熱	West Nile fever
L57.304		西瓦特皮肤异色病	西瓦特氏多形皮膚萎縮症	Civatte poikiloderma; poikiloderma of Civatte
T14.013		吸吮水疱	吸吮水疱	sucking blisters
K12.117		吸烟者腭	吸煙者腭	smoker's palate
L81.404		吸烟者黑变病	吸煙者黑變症	smoker's melanosis
T14.013		吸引水疱		suction blisters
Q68.102		希波克拉底指	希波克拉底指	Hippocratic finger
E23.003		希恩 - 西蒙病	席漢 - 西蒙氏病	Sheehan - Simmond disease

主码	附码	中文病名	繁体病名	英文病名
E23.003		希恩综合征	Sheehan 氏徵候群	Sheehan's syndrome
E23.010		希里桑德病		Brissaud's disease
E23.010		希里桑德综合征		Brissaud's disease
Q82.523		希梅尔彭宁－福伊斯坦－米姆斯综合征	Schimmelpenning － Feuerstein － Mims 氏徵候群	Schimmelpenning – Feuerstein – Mims syndrome
Q82.504		希梅尔彭宁综合征	Schimmelpenning 氏徵候群	Schimmelpenning's syndrome
D84.811		希梅克免疫－骨发育不良	Schimke 免疫－骨發育不良	Schimke immuno – osseous dysplasia
Q77.301		希普尔综合征	Happle 氏徵候群	Happle's syndrome
Q85.821		息肉－色素沉着－脱发－甲肥大综合征	息肉－色素沉著－脫髮－甲肥大徵候群	polyposis – pigmentation – alopecia – onychotrophia syndrome
K90.101		锡兰口疮病		Ceylon thrush
T14.105	W59.X01	蜥蜴咬伤	蜥蜴咬傷	lizard bite
B02.204†		膝状神经节综合征	膝狀神經節徵候群	ganglion geniculatum syndorme
B02.204†		膝状神经节综合征	膝狀神經節徵候群	ganglion geniculatum syndorme
R25.803		习惯性抽搐畸形	習慣性抽搐畸形	habitual tic deformity
E71.301		席尔德病	Schilder 氏病	Schilder's disease
E23.003		席汉氏综合征		Sheehan's syndrome
D23.－	M88230/0	席纹状胶原瘤		storiform collagenoma
L24.002		洗涤剂和潮湿工作刺激性接触性皮炎	洗滌及潮濕工作刺激性接觸性皮膚炎	detergents and wet work irritant contact dermatitis
L70.823		洗涤剂性痤疮	清潔劑性痤瘡	acne detergicans
B35.601		洗衣员痒	男洗衣工癢病	dhobie itch
A44.001		系统性巴尔通体病	系統性巴爾通體病	systemic bartonellosis
D69.001		系统性变应脉管炎	系統性變應脈管炎	systemic allergic vasculitis
D76.009		系统性单核巨噬细胞肉芽肿	系統性單核巨噬細胞肉芽腫	systemic mononuclear macrophage granuloma
L92.818		系统性弹性组织溶解性肉芽肿病	系統性彈力纖維分解性肉芽腫病	systemic elastolytic granulomatosis
M94.101		系统性多软骨炎	系統性多軟骨炎	systemic chondromalacia
D17.907		系统性多中心性脂肪母细胞增生病	系統性多中心性脂肪母細胞增生症	systemic multicentric lipoblastosis
C96.204	M97420/1	系统性肥大细胞增多症	系統性肥大細胞增生症	systemic mastocytosis
M32.901		系统性红斑狼疮	系統性紅斑性狼瘡	systemic lupus erythematosus;SLE
D68.801		系统性红斑狼疮伴抗磷脂综合征	系統性紅斑狼瘡伴抗磷脂徵候群	systemic lupus erythematosus – associated antiphospholipid syndrome
L98.507		系统性红斑狼疮伴丘疹结节性黏蛋白沉积症	伴系統性紅斑狼瘡丘疹結節性黏液素病	papulondoular mucinosis associated with systemic lupus erythematosus
L30.814		系统性疾病伴湿疹	系統性疾病相關性濕疹	eczema associated with systemic disease
L25.803		系统性接触性皮炎	系統性接觸性皮膚炎	systemic contact dermatitis
M35.901		系统性结缔组织病	系統性結締組織病	systemic connective disease
D86.805		系统性结节病		systemic sarcoidosis
M79.301		系统性结节性脂膜炎	系統性結節性脂層炎	systemic nodular panniculitis
B36.802		系统性糠秕孢子菌感染		systemic infection of *Pityrosporum*
B36.808		系统性毛孢子菌病	系統性毛髮芽孢菌病	systemic trichosporosis
I78.305		系统性毛细血管渗漏综合征	系統性微血管滲漏徵候群	systemic capillary leak syndrome
D18.106		系统性囊性血管瘤病	系統性囊性血管瘤病	systemic cystic angiomatosis
B37.817		系统性念珠菌病	系統性念珠菌病	systemic candidiasis
D86.805		系统性肉样瘤病	系統性類肉瘤病	systemic sarcoidosis
E78.807		系统性透明变性病	系統性(全身)玻璃變性病	systemic hyalinosis
M34.001		系统性硬化病		systemic sclerosis
M34.901		系统性硬皮病	系統性硬化症	systemic scleroderma;SSc
M34.801†	J99.102*	系统性硬皮病性肺病变	系統性硬皮病性肺病變	lung change in systemic scleroderma
L23.801		系统性再激活性接触性皮炎	系統性再激活接觸性皮膚炎	systemically reactivated contact dermatitis
C85.705		系统性增生性血管内皮瘤病	系統性增生性血管內皮瘤病	angioendotheliomatosis proliferans systematica
L27.033		细胞介导型药物反应(Ⅳ型)	細胞介導型藥物反應(Ⅳ型)	cell – mediated drug reactions(type Ⅳ)
L95.809		细胞外胆固醇沉积症	細胞外膽固醇沈著症	extracellular cholesterosis
D36.－		细胞型神经鞘束衣瘤	細胞型神經鞘束衣瘤	cellular neurothekeoma
D22.－	M87900/0	细胞性蓝痣	細胞性藍色痣	cellular blue nevus
C49.－	M88300/0	细胞性良性纤维组织细胞瘤	細胞性良性纖維組織細胞瘤	cellular benign fibrous histiocytoma
L27.043		细胞因子不良反应	細胞因數不良反應	adverse reactions to cytokines
M79.803		细胞增生病性脂膜炎	細胞增生病性脂層炎	panniculitis caused by cellular proliferative disease

主码	附码	中文病名	繁体病名	英文病名
D22. –		细胞痣	細胞母斑	cellular nevus
Q87.206		细长指	細長指	dolichostenomelia
Q98.401		细精管发育障碍综合征	細精管發育障礙徵候群	seminiferous tubule dysgenesis syndrome
L98.413		细菌共生性坏疽	細菌共生性壞疽	bacterial synergetic gangrene
Z01.510		细菌性疾病诊断性皮肤试验	細菌性疾病診斷性皮膚試驗	diagnostic skin tests for bacterial disease
L73.805		细菌性毛囊炎	細菌性毛囊炎	bacterial folliculitis
N76.003		细菌性阴道病	細菌性陰道病	bacterial vaginosis
A31.004		細胞内分枝杆菌感染	細胞内分枝桿菌感染	*Mycobacterium intracellulare* infection
A51.009		下疳	下疳	chancre
L08.012		下疳样脓皮病	下疳樣膿皮症	chancriform pyoderma
Q75.401		下颌面骨发育不全	下頜面骨成骨不全	mandibulofacial dysostosis; dysostosis mandibulo – facialis
A42.901		下颌肿块	下頜腫;巨頜病	lumpy Jaw
R61.107		下丘脑性多汗症	下視丘性多汗症	hypothalamic hyperhidrosis
C43.701	M87200/3	下肢(包括髋)恶性黑素瘤	下肢(包括髖)惡性黑色素瘤	malignant melanoma of lower limb (including hip)
D22.701		下肢(包括髋)黑素细胞痣	下肢(包括髖)黑素細胞痣	melanocytic nevi of lower limb (including hip)
C44.701		下肢(包括髋)皮肤恶性肿瘤	下肢(包括髖)皮膚惡性腫瘤	malignant neoplasm of lower limb (including hip)
D23.701		下肢(包括髋)皮肤良性肿瘤	下肢(包括髖)皮膚良性腫瘤	benign neoplasms of skin of lower limb (including hip)
D04.701		下肢(包括髋)皮肤原位癌	下肢(包括髖)皮膚原位癌	carcinoma in situ of lower limb (including hip)
D03.701	M87200/2	下肢(包括髋)原位黑素瘤	下肢(包括髖)原位黑色素瘤	melanoma in situ of lower limb (including hip)
G25.801		下肢不宁综合征	不安靜腳徵候群;腳靜止不能徵候群	restless legs syndrome
R60.003		下肢出血性水肿	下肢出血性水腫	hemorrhagic edema of lower extremities
A46.x11		下肢丹毒	下肢丹毒	erysipelas of lower limb
L04.302		下肢急性淋巴结炎	下肢急性淋巴腺炎	acute lower limb lymphadenitis
I83.003		下肢静脉曲张性溃疡	下肢靜脈曲張性潰瘍	varicose ulcer of lower – limb
L97.x01		下肢溃疡	下肢潰瘍	leg ulcer
L08.915		下肢皮肤感染	下肢皮膚感染	lower limb infection of skin
L08.916		下肢软组织感染	下肢軟組織感染	lower limb soft tissue infection
I80.205		下肢深静脉血栓	下肢深部靜脈血栓	deep vein thrombosis in lower limb
L70.824		夏季痤疮	夏季痤瘡	acne aestivalis
L43.810		夏季光化性苔藓样疹		summer time actinic lichenoid eruption
L56.805		夏季皮炎	夏季皮膚炎	dermatitis aestivalis
L29.809		夏季瘙痒症	夏季搔癢症	pruritus aestivalis
A52.103*	M14.601*	夏科关节病	查科特氏關節病	Charcot's joints disease
I70.902		夏科综合征	查科特氏徵候群	Charcot's syndrome
L56.818		夏令水疱病	夏令水疱病	hydroa aestivale
L56.402		夏令痒疹	夏令癢疹	summer prurigo; prurigo aestivalis
M35.101		夏普综合征		Sharp's syndrome
E53.001		夏伊布 – 卡特查基病	Shibi – Catchaki 氏病	Shibi – Catchaki disease
L92.826		仙人掌肉芽肿	仙人掌肉芽腫	cactus granuloma
–	Y40.101	先锋霉素药物反应	頭芽胞菌黴素藥物反應	cephalosporins drug reactions
Q84.813		先天性头皮缺乏伴表皮痣	併表皮母斑先天性頭皮缺乏	congenital absence of skin on the scalp with epidermal nevi
Q82.808		先天性/基因性皮肤异色病	先天性/基因性多形皮膚萎縮症	congenital/genetic poikiloderma
Q84.402		先天性白甲	先天性白甲	congenital leukonychia
Q87.039		先天性白内障及稀毛综合征	先天性白內障及稀毛徵候群	cataracta congenita hypotrichosis syndrome
K13.213		先天性白色角化病	先天性白色角化病	congenital leukokeratosis
Q80.827		先天性半侧发育障碍伴鱼鳞病样痣与肢体缺陷	先天性半側發育障礙伴魚鱗病樣痣與肢體缺陷	congenital hemidysplasia with ichthyosiform nevus and limb defects
Q67.405		先天性半侧面肥大	先天性半側顏面肥大	congenital hemifacial hypertrophy
L72.803		先天性包涵性皮样囊肿		congenital inclusion dermoid cyst
L05.905		先天性背部皮肤窦道	先天性背部皮膚竇	dorsal dermal sinuses of congenital origin
E80.001		先天性卟啉病	先天性紫質病	congenital porphyria
Q80.401		先天性丑角胎儿鱼鳞病	先天性丑胎兒魚鱗癬	harlequin fetus congenital baby ichthyosis
Q84.605		先天性杵状甲	先天性杵狀甲	congenital clubnail
Q68.102		先天性杵状指	先天性杵狀指	congenital clubfinger

主码	附码	中文病名	繁体病名	英文病名
Q84.202		先天性脆发症	先天性脆髮症	trichorrhexis congenita
Q84.608		先天性脆甲	先天性脆甲	congenital fragilitas unguium
Q84.201		先天性毳毛错构瘤	先天性毳毛錯構瘤	congenital vellus hamartoma
Q84.201		先天性毳毛性多毛症	先天性胎毛性多毛症	congenital hypertrichosis lanuginosa
P35.201		先天性单纯疱疹	先天性單純疱疹	herpes simplex congenital
Q84.607		先天性蛋壳状甲		congenital egg shell mails
Q77.301		先天性点状软骨营养不良	先天性點狀軟骨發育異常	chondrodysplasia congeneta punctate
Q27.306		先天性动静脉瘘	先天性動靜脈瘻	congenital arteriovenous fistula
Q27.306		先天性动静脉吻合症		congenital arteriovenous anastomoses
G90.104		先天性对痛不敏感		congenital insensitivity to pain
Q78.603		先天性多发性外生骨疣	先天性多發性外生骨贅	congenital multiple exostosis
Q85.816		先天性多发性血管瘤病	先天性多發性血管瘤病	congenital multiple hemangiomatosis
Q84.201		先天性多毛症	先天性多毛症	congenital hypertrichosis
Q18.102		先天性耳前瘘管	先天性耳前瘻管	congenital preauricular fistula
Q84.602		先天性反甲	先天性凹甲	congenital koilonychia
Q27.402		先天性泛发性静脉扩张症	先天性廣泛性靜脈擴張症	congenital generalized phlebectasia
M72.805	M88240/1	先天性泛发性纤维瘤病	先天性廣泛性纖維瘤病	congenital generalized fibromatosis
E88.115		先天性泛发性脂肪营养不良	先天性廣泛性脂肪失養	congenital generalized lipodystrophy
Q80.824		先天性非板层状及非红皮病样鱼鳞病	先天性非層狀及非紅皮病樣魚鱗癬	congenital non – lamellar and non – erythrodermic ichthyosis
Q82.001		先天性非遗传性淋巴水肿	先天性非遺傳性淋巴水腫	congenital non – hereditary lymphedema
P35.001		先天性风疹综合征	先天性德國麻疹徵候群	congenital rubella syndrome
Q44.705		先天性肝内胆管发育不良症		congenital hypoplasia of intrahepatic bile ducts
L74.403		先天性感觉神经病		congenital sensory neuropathy
E80.001		先天性光敏性卟啉病	先天性光敏性紫質病	congenital photosensitive porphyria
Q82.841		先天性黑棘皮病	先天性棘皮症	congenital acanthosis
Q82.514		先天性黑素细胞痣	先天性黑素細胞痣	congenital melanocytic nevus
D22.–	M87200/0	先天性黑素细胞痣中的增生性结节	先天性黑素細胞痣中的增生性結節	proliferative nodule in congenital melanocytic nevus
E80.001		先天性红细胞生成性卟啉病	先天性紅細胞生成性紫質沈著病	congenital erythropoietic porphyria
Q84.502		先天性厚甲	先天性厚甲症	pachyonychia congenita;congenital pachyonychia
Q84.505		先天性厚甲 III 型	先天性厚甲症 III 型	pachyonychia congenita type III
Q84.504		先天性厚甲 II 型	先天性厚甲症 II 型	pachyonychia congenita type II
Q84.506		先天性厚甲 IV 型	先天性厚甲症 IV 型	pachyonychia congenita type IV
Q84.503		先天性厚甲 I 型	先天性厚甲症 I 型	pachyonychia congenita type I
Q84.213		先天性灰发	先天性灰髮	congenital canities
Q84.609		先天性甲畸形		congenital malformation of nail
E00.901		先天性甲状腺功能减退症	先天性甲狀腺功能減退症	congenital hypothyrosis
Q82.852		先天性角化不良白内障综合征	先天性角化不良白內障徵候群	congenital dyskeratosis – cataract syndrome
Q82.810		先天性角化不良症	先天性角化不良症	dyskeratosis congenita
D76.329		先天性结节性黄瘤	先天性結節性黃瘤	congenital xanthoma tuberosum
A50.002		先天性结节状梅毒疹	先天性結節狀梅毒疹	congenital tubercular syphilid
G25.804		先天性筋膜营养不良	先天性筋膜失養	congenital fascial dystrophy
Q82.8		先天性局部面部真皮发育不良	先天性局部面部真皮層發育不全	congenital focal facial dermal dysplasia
Q38.201		先天性巨舌	先天性巨舌	congenital macroglossia
Q27.401		先天性巨头－毛细血管扩张性大理石样皮斑		macrocephaly cutis marmorata telangiectatica congenita
Q87.206		先天性挛缩性蛛状指症	先天性攣縮性蛛狀指症	congenital contractural arachnodactyly
Q96.902		先天性卵巢发育不全综合征	先天性卵巢發育不全徵候群	congenital ovarian aplasia syndrome
Q84.220		先天性毛囊错构瘤		congenital follicular hamartoma
Q84.121		先天性毛囊多毳角栓病		congenital trichostasis spinulosa
Q27.401		先天性毛细血管扩张性大理石样皮肤	先天性微血管擴張性大理石狀皮斑	cutis marmorata telangiectatica congenita
Q27.402		先天性毛细血管扩张性大理石样皮肤	先天性微血管擴張性大理石狀皮斑	cutis marmorata telangiectatica congenital
Q84.217		先天性眉部瘢痕性红斑	先天性眉部瘢痕性紅斑	congenital ophryogenesul erythema
A50.901		先天性梅毒	先天性梅毒	congenital syphilis
A50.403		先天性梅毒合并脊髓(痨)	伴脊髓癆先天性梅毒	congenital syphilis with tabes(dorsalis)

主码	附码	中文病名	繁体病名	英文病名
A50.403		先天性梅毒合并脊髓痨麻痹性痴呆	先天性梅毒伴脊髓癆麻痹性癡呆	congenital syphilis with tabes taboparesis
A50.403		先天性梅毒合并脊髓痨全身性麻痹	先天性梅毒伴脊髓癆全身性麻痹	congenital syphilis with tabes general paresis
A50.505		先天性梅毒瘤	先天性梅毒瘤	congenital syphiloma
A50.509†	I79.001*	先天性梅毒性动脉瘤	先天性梅毒性動脈瘤	congenital syphilitic aneurysm
A50.303†		先天性梅毒性间质角膜炎	先天性梅毒性間質角膜炎	congenital syphilitic interstitial keratitis
A50.403		先天性梅毒性麻痹	先天性梅毒性麻痹	congenital syphilitic paralysis
A51.402†		先天性梅毒性脉络膜视网膜炎	先天性梅毒性脈絡膜視網膜炎	congenital syphilitic chorioretinitis
A50.004		先天性梅毒性黏膜斑	先天性梅毒性黏膜斑	congenital syphilitic mucous patches
A50.503		先天性梅毒性树胶肿	先天性梅毒性樹膠腫(先天性梅毒腫)	congenital syphilitic gumma
A50.504		先天性梅毒性特征	先天性梅毒性特徵	congenital syphilitic stigmata
A50.003		先天性梅毒性天疱疮	先天性梅毒性天疱瘡	congenital syphilitic pemphigus
A50.002		先天性梅毒疹	先天性梅毒疹	congenital syphilid
L81.427		先天性弥漫性皮肤色素斑	先天性瀰漫性皮色斑駁	congenital diffuse mottling of skin
D17.908		先天性弥漫性脂肪瘤病	先天性瀰漫性脂肪瘤病	congenital diffuse lipomatosis
Q82.8		先天性面部外胚层发育不良	先天性顏面外胚層發育異常	congenital ectodermal dysplasia of face
A50.405		先天性脑脊膜血管梅毒	先天性腦脊膜血管梅毒	congenital meningovascular syphilis
P37.504		先天性念珠菌病	先天性念珠菌病	congenital candidiasis
Q84.814		先天性皮肤发育不全		aplasia cutis congenita
Q82.834		先天性皮肤念珠菌病	先天性皮膚念珠菌病	congenital cutaneous candidiasis
Q84.814		先天性皮肤缺乏	先天性皮肤缺乏	congenital skin defect
Q84.805		先天性皮肤缺乏伴纸状胎儿	先天性皮膚缺乏併紙狀胎兒	congenital absence of skin associated with fetus papyraceus
L81.427		先天性皮肤色素异常综合征		congenital cutaneous pigmented abnormal syndrome
Q82.808		先天性皮肤异色病	先天性多形皮膚萎縮症	congenital poikiloderma
Q85.822		先天性皮肤异色病伴大疱形成综合征		congenital poikiloderma with bullate facial syndrome
L82.x07		先天性皮脂腺增生	先天性皮脂腺增生	congenital sebaceous gland hyperplasia
Q80.827		先天性偏侧发育不良伴鱼鳞病样红皮症及肢体缺陷综合征	先天性偏側發育異常伴魚鱗癬樣紅皮症及四肢畸形	congenital hemidysplasia with ichthyosifonn erythroderma and limb defects
Q68.812		先天性偏身肥大综合征	先天性半側肥大徵候群	congenital hemihypertrophy syndrome
Q85.912		先天性平滑肌痣	先天性平滑肌痣	congenital smooth mujscle nevus
Q87.208		先天性髂骨角综合征	先天性髂骨角徵候群	congenital iliac horns syndrome
E88.115		先天性全身性脂肪营养不良	先天性全身性脂肪失養	congenital generalized lipodystrophy
Q83.201		先天性乳头缺乏	先天性乳頭缺乏	congenital absence of nipples
Q77.301		先天性软骨发育不良	先天性軟骨失養	chondrodystrophia congenita
Q84.114		先天性三角形秃发	先天性三角形禿髮	congenital triangular alogecia
E70.301		先天性色素缺乏		achromia congenitalis
Q82.815		先天性少汗症伴神经性迷路炎	伴神經性迷路炎先天性少汗	congenital hypohidrosis with neurolabyrinthitis
Q84.208		先天性少毛症	先天性稀毛症	congenital hypotrichosis
Q84.222		先天性少毛症伴青少年斑状营养不良	先天性少毛症伴青少年斑狀營養不良	congential hypotrichosis with juvenile macular dystrophy
Q85.010		先天性神经瘤厚皮膨出	先天性神經瘤厚皮膨出	congenital neuroma pachydermatocele
E25.006		先天性肾上腺皮质增生症	先天性腎上腺皮質增生症	congenital adrenal hyperplasia
Q55.802		先天性生殖器会阴裂缝窦道及囊肿	先天性生殖器會陰裂縫竇及囊腫	congenital sinuses and cyst of genitoperineal raphe
Q84.611		先天性示指甲发育不良	先天性食指甲發育不良	congenital onychodysplasia of index fingers
D70.x06		先天性嗜中性粒细胞减少症	先天性嗜中性球減少症	congenital neutropenia
P35.801		先天性水痘	先天性水痘	congenital varicella
Q85.817		先天性粟粒状血管瘤综合征	先天性粟粒狀血管瘤徵候群	congential miliary hemangioma syndrome
Q84.201		先天性胎毛增多症	先天胎毛性多毛症	congenital hypertrichosis lanuginosa
Q84.812		先天性头皮缺乏伴四肢复位异常	先天性頭皮缺乏伴四肢復位異常	congenital absence of skin on scalp with limb – reduction abnormalities
Q84.812		先天性头皮缺乏伴远端肢体异常	伴遠端肢體異常先天性頭皮缺陷	congenital scalp defects with distal limb anomalies
Q84.001		先天性秃发	先天性禿髮	congenital alopecia
D71.x01		先天性吞噬障碍病	先天性吞噬障礙病	congenital dysphagocytosis

主码	附码	中文病名	繁体病名	英文病名
Q82.8 -		先天性外胚层发育不良	先天性外胚層發育異常	congenital ectodermal dysplasia
Q82.8 -		先天性外胚层缺损	先天性外胚層缺損	congenital ectodermal defect
Q07.805		先天性外伤性神经瘤	先天性外傷性神經瘤	congenital traumatic neuroma
L90.831		先天性网状瘢痕	先天性網狀结疤	congenital reticulate scarring
Q27.402		先天性网状青斑	先天性網狀青斑	congenital livedo reticularis
Q84.301		先天性无甲	先天性無甲	congenital anonychia
Q84.001		先天性无毛症	先天性無毛症	atrichia congenital
R20.810		先天性无痛症	先天性痛覺缺乏	congenital absence of pain
D68.209		先天性无纤维蛋白原血症	先天性無纖維蛋白原血症	congenital afibrinogenemia
Q38.003		先天性下唇瘘	先天性下唇廔管	congenital fistulas of lower lip
Q84.121		先天性小棘状毛壅症	先天性小棘狀毛壅症	congenital trichostasis spinulosa
D82.102		先天性胸腺发育异常	先天性胸腺發育異常	congenital thymic aplasia
Q10.313		先天性眼睑松弛症	先天性眼瞼鬆弛症	congenital blepharochalasis
Q80.901		先天性鱼鳞病		congenital ichthyosis
Q80.802		先天性鱼鳞病样综合征伴耳聋及角膜炎	先天性魚鱗癬樣徵候群伴耳聾及角膜炎	congenital ichthyosiform syndrome with deafness and keratitis
Q82.866		先天性掌跖及腔口周围角皮症		congential palmoplantar and periorificial kerato-derma
Q82.514	M87610/0	先天性痣	先天性母斑	congenital nevus
Q82.514	M87610/0	先天性痣细胞痣		congenital nevocytic nevus
Q87.401		先天性中胚叶发育不良		congenital mesodermal dystrophy
Q87.105		先天性侏儒痴呆综合征	先天性侏儒痴呆徵候群	congenital dwarfism idiocy syndrome
D76.012		先天性自愈性网状组织细胞增生症	先天性自癒性網狀組織細胞增生症	congenital self - healing reticulohistiocytosis
Q90.903		先天愚型		Down's syndrome
D21. -		先天中线错构瘤	先天中線錯構瘤	congenital midline hamartoma
B22.201		纤弱病	消瘦病	slim disease
D65.x03		纤维蛋白松解症	纖維蛋白分解症	fibrinolysis
Q85.001		纤维化软疣	纖維化軟疣	molluseum fibrosum
C49. -	M88300/3	纤维黄色肉瘤		fibroxanthosarcoma
D23. -	M88100/0	纤维瘤	纖維瘤	fibroma
M72.905		纤维瘤病	纖維瘤病	fibromatosis
Q87.822		纤维瘤病 - 齿龈多毛综合征	纖維瘤病 - 牙齦多毛徵候群	fibromatosis gingival hypertrichosis syndrome
D23. -		纤维毛囊瘤	纖維毛囊瘤	fibrofolliculoma
D23. -	M83910/0	纤维毛囊瘤/毛盘瘤		fibrofolliculoma/trichodiscoma
K86.823		纤维囊性病	纖維囊性病	fibrocystic disease
D17. -	M88520/0	纤维黏液脂肪瘤	纖維黏液脂肪瘤	fibromyxolipoma
C49. -	M88100/3	纤维肉瘤	纖維肉瘤	fibrosarcoma
C44. -		纤维上皮瘤	纖維上皮瘤	fibroepithelioma
C44. -		纤维上皮型基底细胞癌	纖維上皮性基底細胞癌	fibroepithelial basal cell carcinoma
L91.801		纤维上皮性息肉	纖維上皮性息肉	fibroepithelial polyp
E75.207		纤维细胞黏多醣障碍病	纖維細胞黏多糖障礙病	fibrocytic dysmucopolysaccharidosis
I73.907		纤维性肌炎综合征	纖維性肌炎徵候群	myositis fibrosa syndrome
D23. -		纤维性组织细胞瘤	纖維性組織細胞瘤	fibrous histiocytoma
D17. -	M88510/0	纤维脂肪瘤	纖維脂肪瘤	fibrolipoma
Q82.512		鲜红斑痣	焰色母斑(痣)	nevus flammeus
L95.807		显微镜下可见的多血管炎	顯微多血管炎	microscopic polyangitis
E70.308		显性类白化病综合征	顯性類白化病徵候群	dominant albinoidism syndrome
Q80.805		显性先天性鱼鳞病样红皮病	顯性遺傳先天性魚鱗癬樣紅皮症	dominant congenital ichthyosiform erythroderma
Q80.805		显性遗传先天性鱼鳞病	顯性遺傳先天性魚鱗癬	dominant congenital ichthyosis
Q81.207		显性营养不良型大疱性表皮松解症	顯性失養性水疱性表皮鬆解症	dominant dystrophic epidermolysis bullosa; DDEB
I72.811		显著性下唇动脉	顯著性下唇動脈	prominent inferior labial artery
L87.830		线形局限性弹性组织病	線性局部性彈性組織變性	linear focal elastosis
L13.102		线状 IgA 大疱性皮病		linear IgA bullous dermatosis
L13.102		线状 IgA 皮病	線狀 IgA 皮膚病	linear IgA dermatosis
L43.806		线状扁平苔藓	線狀扁平苔癬	lichen planus linearis; linear lichen planus
L11.002		线状达里埃病	線狀達理埃氏病	linear Darier's disease

主码	附码	中文病名	繁体病名	英文病名
Q82.884		线状汗孔角皮症		linear porokeratosis
L81.707		线状及方形色素性紫癜性皮病	線性及方形的色素性紫斑樣皮膚病	linear and quadrantic pigmented purpuric dermatosis
Q82.8		线状及漩涡状痣样过度黑变病	線狀及漩渦狀痣樣過度黑色素沈著症	linear and whorled nevoid hypermelanosis
L11.002		线状毛囊角化病		linear keratosis follcularis
L90.602		线状皮肤萎缩	線狀皮膚萎縮	linear atrophoderma
Q82.523		线状皮脂腺痣－惊厥－精神发育不全综合征	線狀皮脂腺痣－驚厥－精神發育不全徵候群	linear sebaceous nevus – convulsions – mental retardation syndrome
Q82.523		线状皮脂腺痣综合征	線狀皮脂腺痣徵候群	linear sebaceous nevus syndrome
L44.201		线状苔藓	線狀苔癬	lichen striatus
L94.101		线状硬斑病		linear morphea
L94.101		线状硬皮病	線狀硬皮病	linear scleroderma;scleroderma linear
Q82.513		线状疣状表皮痣		linear verrucous epidermal nevus
L94.006		限制皮肤型硬皮病	限制皮膚型硬皮病	limited cutaneous type scleroderma
Q87.835		限制性皮病	限制性皮膚病	restrictive dermatoathy
A18.437		腺病疮	腺病疮	scrofuloderma
D81.301		腺苷脱氨酶缺乏症	腺苷脱氨酶缺乏	adenosine deaminase deficiency;ADA
C44.－	M85600/3	腺鳞癌	腺鱗癌	adenosquamous carcinoma
L82.x06		腺瘤性皮脂腺增生	腺瘤樣皮脂腺增生	adenomatous sebaceous hyperplasia
B27.901		腺热		glandular fever
K13.038		腺性唇炎	腺性唇炎	cheilitis glandularis
C44.－	M80900/3	腺样基底细胞癌	腺樣基底細胞癌	adenoid basal cell carcinoma
C44.－	M80900/3	腺样基底细胞上皮瘤		adenoid basal cell epithelioma
C44.－	M80750/3	腺样鳞状细胞癌	腺樣鱗狀細胞癌	adenoid squamous cell carcinoma
C44.－	M82000/3	腺样囊性癌	腺樣囊狀癌	adenoid cystic carcinoma
D17.－	M83240/0	腺脂肪瘤	腺脂肪瘤	adenolipoma
B35.301		香港脚		Hang Kong foot
L56.205		香料皮炎	香水皮膚炎	berloque dermatitis
L56.205		香水皮炎	香水皮膚炎	perfume dermatitis
B07.x07		镶嵌性跖疣	鑲嵌性蹠疣	mosaic plantar warts
B35.302		镶嵌足	噬鱼蛇足	moccasin foot
E88.805		亨伯特综合征	Humbert 氏徵候群	Humbert's 's syndrome
C85.704		向表皮性局限性草样霉菌病	向表皮性限界性蕈樣黴菌病	localized mycosis fungoides with epidermotropism
C85.704		向表皮性网状细胞增生病	親表皮性網狀細胞增生症	epidermotropic reticulosis
L73.102		向内弯曲毛	肉內彎曲毛	pili incarnrnati recurvi
D23.－		向皮脂腺分化的汗孔瘤	向脂腺分化的汗孔瘤	poroma with sebaceous differentiation
Q81.218		向心型营养不良型大疱性表皮松解症	向心型營養不良型大疱性表皮鬆解症	dystrophic epidermolysis bullosa centripetalis
L73.002		项部瘢痕疙瘩性痤疮	頸部蟹足腫性痤瘡	acne keloidalis nuchae
L73.002		项部瘢痕疙瘩性毛囊炎	项部蟹足腫性毛囊炎	folliculitis keloidalis nuchae
M72.401		项部纤维软骨性假瘤	頸部纖維軟骨性假瘤	nuchal fibrocartilaginous pseudotumour
L57.813		项菱形皮肤	项部菱樣皮	cutis rhomboidalis nuchae
I89.005		象皮病	象皮病	elephantiasis
Q85.001		象皮病样神经瘤	神經瘤性象皮病	elephantiasis neuromatosa
L23.502		橡胶化学品变应性接触性皮炎		rubber chemical allergic contact dermatitis
L23.502		橡胶皮炎	橡膠皮膚炎	rubber dermatitis
E41.x01		消瘦症	消瘦	marasmus
－	Y52.302	消心痛(硝异梨醇)药物反应		sorbitrate(carvasin) drug reactions
－	Y45.302	消炎痛药物反应		indomethicin drug reactions
L25.122		消炎药接触性皮炎	消炎藥接觸性皮膚炎	anti – inflammatory drugs cont – act dermatitis
－	Y52.101	硝苯吡啶药物反应		adalat drug reactions
－	Y52.101	硝苯地平药物反应	nifedipine 藥物反應	nifedipine drug reactions
－	Y52.303	硝酸甘油药物反应	nitroglycerin 藥物反應	nitroglycerin drug reactions
L87.837		硝酸钠诱发相似弹性假黄瘤	硝酸鈉誘發相似彈力假黃瘤	saltpetre – induced disease mimicking pseudoxanthoma elasticum
－	Y52.302	硝酸异山梨醇酯药物反应	isosorbide dinitrate 藥物反應	isosorbide dinitrate drug reactions
C84.406	M97060/3	小T淋巴细胞性淋巴瘤	小T淋巴細胞性淋巴瘤	T – small lymphocytic lymphoma

主码	附码	中文病名	繁体病名	英文病名
L41.301		小斑块副银屑病	小板塊狀類乾癬	small plaques parapsoriasis
L41.301		小斑块类银屑病		small plaques parapsoriasis
L66.801		小斑片状秃发	小斑性禿髮	alopecia parvimaculata
B36.201		小孢子菌头癣		Microsporum tinea capitis
L28.201		小儿荨麻疹性苔藓	小兒蕁麻疹性苔癬	lichen urticatus of childhood
C44. -	M84030/3	小汗腺癌	汗腺癌	eccrine carcinoma
C44. -	M84030/3	小汗腺导管癌	汗腺导管癌	eccrine ductal carcinoma
D23. -		小汗腺汗管瘤	汗腺汗管瘤	eccrine syringoma
D23. -		小汗腺汗管囊腺瘤	汗腺汗管囊腺瘤	eccrine syringocystadenoma
D23. -	M84010/0	小汗腺汗管纤维腺瘤	汗腺汗管纖維腺瘤	eccrine syringofibroadenoma
C44. -	M84020/3	小汗腺汗孔癌	汗腺汗孔癌	eccrine porocarcinoma
D23. -		小汗腺汗孔瘤	汗腺汗孔瘤	eccrine poroma
D23. -	M84040/0	小汗腺汗囊瘤	汗腺汗囊瘤	eccrine hidrocystoma
D23. -	M84000/0	小汗腺汗腺腺瘤	汗腺汗腺腺瘤	eccrine hidroadenoma
L73.811		小汗腺坏疽性昏迷	小汗腺壞疽性昏迷	coma - induced eccrine necrosis
C44. -	M84000/3	小汗腺螺旋腺癌		eccrine spiradenocarcinoma
D23. -	M82000/0	小汗腺螺旋腺瘤	汗腺螺旋腺瘤	eccrine spiradenoma
D23. -	M84030/0	小汗腺末端螺旋瘤	汗腺末端螺旋瘤	eccrine acrospiroma
C44. -		小汗腺上皮瘤	汗腺上皮瘤	eccrine epithelioma
D23. -	M90100/0	小汗腺纤维腺瘤	汗腺纖維腺瘤	eccrine fibroadenomas
D18.038		小汗腺血管瘤性错构瘤	汗腺血管瘤性錯構瘤	eccrine angiomatous hamartoma
D18.038		小汗腺血管瘤痣	汗腺血管瘤痣	eccrine angiomatous nevus
Q82.515		小汗腺痣	汗腺痣	eccrine nevus
D22. -	M87200/0	小汗腺中心痣	汗腺中心母斑	eccrine centered nevus
B34.802		小核糖核酸病毒感染	小核醣核酸病毒感染	picornavirus infection
L44.803		小棘毛发苔藓	小棘毛孔苔癬	lichen pilaris spinulosus
L67.817		小棘毛壅症	小棘狀毛壅症	trichostasis spinulosa
L44.803		小棘苔藓	棘狀苔癬	lichen spinulosus
L60.812		小甲	小甲	microonychia
C83.802		小裂核及大无裂核滤泡中心细胞性恶性淋巴瘤	小裂核及大無裂核濾泡中心細胞性惡性淋巴瘤	malignant lymphoma with small cleaved and large noncleaved follicular center cells
C85.101	M96700/3	小淋巴细胞性 B 细胞淋巴瘤	小淋巴細胞性 B 細胞淋巴瘤	small lymphocytic B - cell lymphoma
Q85.814		小脑视网膜血管瘤病综合征	血管瘤視網膜小腦徵候群	angiomatosis retinae et cerebelli syndrome
Q85.814		小脑 - 网膜血管母细胞瘤	小腦 - 網膜血管母細胞瘤	hemangioblastoma of cerebella and retina
G11.301		小脑 - 眼 - 皮肤毛细血管扩张	小腦 - 眼 - 皮膚毛細血管擴張	cerebello - oculo - cutaneous telangiectasia
Q82.507		小脑样痣	小腦樣母斑	nevus cerebelliformis
L25.813		小提琴手颈部皮炎	小提琴手頸部皮膚炎	dermatitis of neck of violinists
L25.813		小提琴手之颈	小提琴手之頸	fiddler's neck
I73.811		小腿红绀症	小腿紅紺症	erythrocyanosis crurum puellarum
I83.003		小腿静脉溃疡	小腿靜脈潰瘍	venous leg ulcer; varicose leg ulcer
L73.803		小腿慢性毛囊炎	小腿慢性毛囊炎	chronic folliculitis of legs
I70.208		小腿缺血(动脉)性溃疡	小腿缺血(動脈)性潰瘍	ischaemic(arterial) ulceration of leg
L30.901		小腿湿疹	小腿濕疹	eczema leg
E88.204		小腿痛性脂肿综合征	小腿痛性脂腫症	painful lipedema syndrome of lower legs
I83.003		小腿郁积性溃疡	小腿鬱積性潰瘍	cruris stasis ulcer
Q68.813		小腿脂肪性水肿综合征	腿部脂肪水腫徵候群	lipedemia legs syndrome
B39.402		小型组织胞浆菌病	小型组织胞浆菌病	small - form histoplasmosis
I73.817		小血管钙化	小血管鈣化	small vessel calcification(calciphylaxis)
Q84.817		小眼 - 巩角膜伴皮肤发育不全		microphthalmia, dermal aplasia sclerocornea
I74.203		小鱼际锤打综合征	小魚際錘打徵候群	hypothenar hammer syndrome
M06.101		肖法尔 - 斯蒂尔综合征		Chauffard - Still syndrome
Q82.8		肖夫 - 舒尔茨 - 帕索格综合征	Schöpf - Schulz - Passarge 氏徵候群	Schöpf - Schulz - Passarge syndrome
L90.607		笑纹		laughing lines
T63.201		蝎蜇伤	蠍螫傷	scorpion sting
L25.817		鞋皮炎	鞋皮膚炎	shoes dermatitis
E70.326		谢迪埃克 - 赫加希 - 施泰因布林克综合征	Chédiak - Higashi - Steinbrinck 氏徵候群	Chédiak - Higashi - Steinbrinck syndrome
E70.326		谢迪埃克 - 赫加希眼皮肤白化病		Chediak - Higashi oculocutaneous albinism

主码	附码	中文病名	繁体病名	英文病名
E70.326		谢迪埃克-赫加希综合征	Chédiak - Higashi 氏徵候群	Chédiak - Higashi syndrome
Q85.826		心房黏液瘤伴皮肤雀斑痣	心房黏液瘤併皮膚小痣病	cutaneous lentiginosis with atrial myxomas
A52.004†	I41.001*	心肌梅毒		myocardium syphilis
A52.016†	I98.003*	心肌梅毒瘤		syphilitic gumma of myocardium
-	Y52.201	心律调节剂药物反应	心律調節劑藥物反應	drug reactions of anti - arrhythmia agent
Q87.811		心-面-皮肤综合征	心-顏面-皮膚徵候群	cardiofaciocutaneous syndrome
I50.006		心衰性水肿	心衰性水腫	oedema due to heart failure
Q82.8 -		心血管及颅面畸形		cardiovascular and craniofacial malformations
A52.002†	I98.001*	心血管梅毒		cardiovascular syphilis
A52.002†		心血管系统梅毒	心血管系統梅毒	cardiovascular system syphilis
A52.018†	I98.001*	心血管系统梅毒瘤		cardiovascular system syphilitic gumma
A52.018†	I98.001*	心血管系统梅毒性树胶肿	心血管系統梅毒性樹膠腫	cardiovascular system syphilitic gumma
Q87.841		心脏皮肤综合征	心臟皮膚綜合征	cardiocutaneous syndrome
Q87.802		心-肢端-面综合征	心臟-肢端-顏面徵候群	cardio - acro - facial syndrome
E60.x01		锌缺乏症	鋅缺乏症	zinc deficiency
E60.x01		锌缺乏综合征	锌缺乏徵候群	zinc depletion syndrome
E60.x01		锌营养缺乏症		nutritional zinc deficiency
Q80.201		新生儿板层状鱼鳞病	新生兒板層狀魚鱗癬	lamellar ichthyosis of neonatorum
P83.101		新生儿变应性红斑		erythema neonatorum allergicum
L00.x05		新生儿剥脱性皮炎		dermatitis exfoliativa neonatorum
L70.401		新生儿痤疮	新生兒痤瘡	neonatal acne
L00.x01		新生儿大疱性脓疱病		bullous impetigo of neonatorum
A46.x07		新生儿丹毒	新生兒丹毒	neonatal erysipelas
P35.201		新生儿单纯疱疹	新生兒單純疱疹	neonatal herpes simplex
P83.815		新生儿附属器息肉	新生兒附屬器息肉	neonatal adnexal polyp
P83.817		新生儿肛周皮炎	新生兒肛門周圍皮膚炎	perianal dermatitis of newborn
P83.001		新生儿寒冷损伤	新生兒寒冷損傷	neonatal cold injury
P39.801		新生儿汗孔周炎	新生兒汗孔周圍炎	neonatal periporitis
P39.802		新生儿汗腺脓肿	新生兒汗腺膿瘍	neonatal sweat gland abscesses
P83.819		新生儿红斑	新生兒紅斑	neonatal erythema
P83.101		新生儿红斑	新生兒紅斑	erythema neonatorum
P00.801		新生儿红斑狼疮	新生兒紅斑狼瘡	neonatal lupus erythematosus
P39.805		新生儿坏疽性深脓疱疮	新生兒壞疽性膿瘡	neonatal ecthyma gangrenosum
P39.804		新生儿坏死性筋膜炎	新生兒壞死性肌膜炎	neonatal necrotizing fasciitis
L02.906		新生儿疖病	新生兒癤病	neonatal furunculosis
P39.806		新生儿眶周及眼窝蜂窝织炎	新生兒眼眶周圍及眼窩蜂窩組織炎	neonatal preorbital and orbital cellulitis
P37.201		新生儿利斯特菌病	新生兒李斯特菌病	neonatal listerisis
A54.306		新生儿淋球菌性眼炎	新生兒淋菌性眼炎	ophthalmia neonatorum due to gonococcus
P93.x01		新生儿氯霉素中毒症	新生兒氯黴素中毒症	neonatal chloramphenicol toxicosis
P37.505		新生儿马拉色菌脓疱病	新生兒馬拉色菌膿疱病	neonatal *Malassezia* pustulosis
P37.506		新生儿毛霉病		neonatal mucormycosis
A50.002		新生儿梅毒疹	新生兒梅毒疹	newborn syphilid
P37.504		新生儿念珠菌病	新生兒念珠菌病	neonatal candidiasis
L00.x01		新生儿脓疱病	新生兒膿痂疹	impetigo neonatorum
P39.403		新生儿脓皮病	新生兒膿皮症	neonatal pyoderma
P54.501		新生儿皮肤出血	新生兒皮膚出血	neonatal cutaneous hemorrhage
P39.402		新生儿皮肤感染	新生兒皮膚感染	neonatal skin infection
R02.x02		新生儿皮下坏疽	新生兒皮下壞疽	neonatal subcutaneous gangrene
P83.802		新生儿皮下脂肪坏死	新生兒皮下脂肪壞死症	subcutaneous fat necrosis of newborn
P83.816		新生儿期接触性皮炎	新生兒期接觸性皮膚炎	conatact dermatitis in the neonatal period
L92.914		新生儿脐肉芽肿	新生兒臍肉芽腫	newborn umbilical gramuloma
P83.814		新生儿脐肉芽肿	新生兒臍肉芽腫	neonatal umbilical granuloma
P83.601		新生儿脐息肉	新生兒臍息肉	umbilical polyp of newborn
P38.x01		新生儿脐炎	新生兒臍炎	omphalitis of newborn
P83.801		新生儿荨麻疹	新生兒蕁麻疹	neonatorum urticaria
P39.803		新生儿乳房脓肿	新生兒乳房膿瘍	neonatal breast abscesses
P83.401		新生儿乳腺炎	新生兒乳腺炎	neonatal mastitis
P83.812		新生儿湿疹	新生兒濕疹	neonatal eczema

主码	附码	中文病名	繁体病名	英文病名
P35.801		新生儿水痘	新生兒水痘	varicella of neonates
P83.301		新生儿水肿	新生兒水腫	edema neonatorum
L00.x02		新生儿天疱疮	新生兒天疱瘡	pemphigus neonatorum
P83.805		新生儿小叶性脂膜炎	新生兒小葉型脂層炎	neonatal lobular panniculitis
Q82.813		新生儿型马方样皮肤松垂症	新生兒型馬方樣皮膚鬆垂症	neonatal type cutis laxa marfanoid
P83.807		新生儿一过性脓疱性黑变病		neonatal transient pustular melanosis
P83.811		新生儿硬皮病	新生兒硬皮病	neonatal scleroderma
P83.001		新生儿硬肿病	新生兒硬化病	scleredema neonatorum
P83.806		新生儿暂时大疱病	新生兒暫時性水疱病	transient bullous disease of neonatorum
P83.806		新生儿暂时性大疱性表皮松解症	新生兒暫時性水疱性表皮松解症	transient bullous epidermolysis of newborn
P83.806		新生儿暂时性大疱性真皮松解症	新生兒暫時性水疱型真皮分解症	transient bullous dermolysis of newborn
L00.x04		新生儿暂时性脓疱病	新生兒暫時性膿疱症	transient neonatal pustulosis
P83.807		新生儿暂时性脓疱性黑变病	暫時性新生兒膿疱性黑變症	transient neonatal pustular melanosis
P83.809		新生儿暂时性萎缩性红斑	新生兒暫時性萎縮性紅斑	erythema atrophicans transient neonatorum
P83.822		新生儿枕部脱发	新生兒枕部禿髮	neonatal occipital alopecia
P83.101		新生儿中毒性红斑	新生兒毒性紅斑	erythema toxicum neonatorum
P83.810		新生儿紫癜	新生兒紫斑	neonatal purpura;purpura of the newborn
Q82.813		新生兒皮肤松垂症		neonatal cutis laxa
B45.101†	G02.101*	新型隐球菌性脑膜脑炎	新型隱球菌性腦膜腦炎	meningoencephalitis of cryptococcus neoformans
B45.101†	G02.101*	新型隐球菌性脑膜炎		cerebromeningitis of cryptococcus neoformans
Q75.002		囟门早闭	顱縫早閉	craniosynostosis
L90.818		星盘状假瘢痕	星狀及盤狀假疤痕	stellate and discoid pseudoscars
L57.808		星状自发性假瘢痕	星狀自發性假疤痕	stellate spontaneous pseudoscars
A38.x01		猩红热	猩紅熱	scarlet fever
L53.807		猩红热样红斑	猩紅熱樣紅斑	scarlatiniform erythema
E30.101		性(青春)早熟	性(青春)早熟	precocious puberty
Z22.402		性病病原携带者	性病帶原者	carrier of venereal disease
F45.212		性病恐怖症	性病恐怖症	venereophobia
A55.x01		性病性淋巴肉芽肿	性病性淋巴肉芽腫	lymphogranuloma venereum;LGV
A64.x01†	N37.001*	性病性尿道炎	性病性尿道炎	venereal urethritis
A63.001		性病疣		venereal warts
Q96.902		性功能发育延迟	性腺發育不良	gonadal dysgenesis
L25.132		性激素类药接触性皮炎	性荷爾蒙類藥接觸性皮膚炎	sex hormones drugs contact dermatitis
Q80.101		性联鱼鳞病	性聯魚鱗癬	sex – linked ichthyosis
Q96.902		性腺发育不全	性腺發育異常	germinal aplasia
E29.102		性腺机能减退,男性	性腺機能減退,男性	hypogonadism,male
L68.804		性征异常		heterogenia
I80.802		胸臂硬化性血栓性静脉炎	胸臂硬化性血栓性靜脈炎	sclerosing periphlebitis of chest wall
A52.702	L99.801*	胸部梅毒	胸部梅毒	thorax syphilis
D81.401		胸腺发育不良		thymic hypoplasia
D82.102		胸腺－副甲状腺形成不全	胸腺－副甲狀腺形成不全	thymic – parathyroid aplasia
L64.901		雄激素过多雄激素性脱发	雄激素過多引起雄性激素禿髮	androgenetic alopecia due to androgen excess
L64.901		雄激素性秃发	雄性基因禿	androgenetic alopecia
L64.901		雄激素性脱发	雄性激素禿髮	androgenetic alopecia
E34.503		雄激素依赖性综合征	雄激素依賴性徵候群	androgen – dependent syndrome
L64.901		雄性秃	雄性禿	androgenic alopeia
L64.901		雄性遗传性脱发		androgenetic alopecia
Q82.809		休里茨综合征	Huriez 氏徵候群	Huriez's syndrome
L65.001		休止期脱发	休止期落髮	telogen effluvium
L27.103		溴痤疮		bromode acne
L27.103		溴疹	溴疹	bromoderma
L73.101		须部假性毛囊炎	鬚部假毛囊炎	pseudofolliculitis barbae
L73.802		须疮	鬚瘡	sycosis
L66.201		须疮样瘢痕样红斑	鬚瘡樣疤痕性紅斑	ulerythema sycosiforme
B35.003		须癣	鬚癬	tinea barbae;beard ringworm
E41.x01		虚弱综合征	虚弱徵候群	inanition syndrome
D76.011		许累尔－克里斯琴综合征	Schüller – Christian 氏徵候群	Schüller – Christian syndrome
L91.801		悬垂纤维瘤	懸垂纖維瘤	fibroma pendulum

主码	附码	中文病名	繁体病名	英文病名
B75.x01		旋毛虫病	旋毛蟲症	trichinosis
Q80.829		旋线状鱼鳞病－套叠性脆发症	旋線狀魚鱗癬－套疊性脆發症	ichthyosis linearis circumflexa and trlclaorrhexls invaginata
D80.201		选择性 IgA 缺乏症		selective IgA deficiency
B35.902		癣	癬	ringworm;tinea
B35.805		癣继发感染	癬繼發感染	tinea secondary infection
L30.202		癣菌疹	皮癬疹	dermatophytid
Q87.840		薛基尔－吉戴恩综合征	Schinzel – Giedion 氏徵候群	Schinzel – Giedion syndrome
Q87.006		薛斯－乔森综合征	Saethre – Chotzen 氏徵候群	Saethre – Chotzen syndrome
D36. –	M95600/0	雪旺细胞瘤		schwann cell tumour
Q78.403		血管错构瘤－软骨发育异常综合征	血管錯構瘤－軟骨發育異常徵候群	vascular hamartoma – dyschondroplasia syndrome
I73.823		血管动时感痛	血管動時感痛(運動困難)	angiodyskinesia
I78.002		血管骨肥大综合征	血管骨肥大徵候群	angio – osteohypertrophy syndrome
M72.203	M88260/0	血管肌纤维母细胞瘤	血管肌纖維母細胞瘤	angiomyofibroblastoma
D23. –	M91410/0	血管角化瘤	血管角化瘤	angiokeratoma
D18. –		血管角化痣	血管角化痣	nevus angiokeratoticus
I73.822		血管痉挛性假性白斑	血管痙攣性假性白斑	pseudoleukoderma angiospasticun
D18. –	M91250/0	血管淋巴组织增生伴嗜酸细胞浸润		angiolymphoid hyperplasia with eosinophilia
D18. –	M91200/0	血管瘤	血管瘤	angioma;hemangioma
Q78.807		血管瘤伴骨质溶解		hemangiomas with osteolysis
Q78.403		血管瘤伴软骨发育不良	血管瘤伴軟骨發育不良	hemangiomata with dyschondroplasia
D69.505		血管瘤伴紫癜	血管瘤併紫斑	hemangioma – associated purpura
D69.505		血管瘤病伴血小板减少		hemangiomatosis with thrombocytopenia
D76.310		血管瘤样恶性纤维组织细胞瘤		angiomatoid malignant fibrous histiocytoma
D76.310		血管瘤样纤维组织细胞瘤	血管瘤樣纖維組織細胞瘤	angiomatoid fibrous histiocytoma
Q85.810		血管瘤综合征		hemangioma syndrome
A52.036†	I98.001*	血管梅毒	血管梅毒	vascular syphilis
C84.415	M97050/3	血管免疫母细胞性 T 细胞淋巴瘤	血管免疫母細胞性 T 細胞淋巴瘤	angioimmunoblastic T – cell lymphoma
C84.415		血管免疫母细胞性淋巴结病	血管免疫母細胞性淋巴結病	angioimmunoblastic lymphoadenopathy
C84.415		血管免疫母细胞性淋巴结病伴蛋白异常血症样 T 细胞淋巴瘤	血管免疫母細胞性淋巴結病伴蛋白異常血症樣 T 細胞淋巴瘤	angioimmunoblastic lymphoadenopathy with dysproteinemia – like T – cell lymphoma
D18. –	M91610/1	血管母细胞瘤	血管母細胞瘤	angioblastoma
C85.705	M96800/3	血管内恶性淋巴瘤病		intravascular malignant lymphomatosis
C85.705		血管内淋巴瘤	血管內淋巴瘤	intravascular lymphoma
C49. –	M91300/1	血管内皮瘤	血管內皮瘤	hemangioendothelioma
C49. –		血管内皮弥漫性恶性增生	血管內皮瀰漫性惡性增生	diffuse malignant proliferation of vascular endothelium
D21. –		血管内乳头状内皮增生症	血管內乳突狀內皮增生	intravascular papillary endothelial hyperplasia
C49. –	M91300/1	血管内乳头状血管内皮瘤	血管內乳突狀血管內皮瘤	endovascular papillary angioendothelioma
D69.807		血管内压增高性紫癜	血管內壓增高所致紫斑症	purpura due to raised intravascular pressure
C85.705	M96800/3	血管内大 B 細胞淋巴瘤	血管內大 B 細胞淋巴瘤	intravascular large B cell lymphoma
D21. –	M88940/0	血管平滑肌瘤	血管性平滑肌瘤	angioleiomyoma;angiomyoma
D18. –	M87110/0	血管球瘤	脈絡球血管瘤	glomus tumor;glomangioma
C49. –		血管肉瘤	血管肉瘤	angiosarcoma
T78.301		血管神经性水肿	血管神經性水腫	angioneurotic edema
L27.015		血管水肿型药疹	血管水腫型藥疹	angioedema type drug eruption
C49. –	M91500/0	血管外皮细胞瘤	血管周皮細胞瘤	hemangiopericytoma
C49. –	M91500/3	血管外皮细胞肉瘤	血管周皮細胞肉瘤	hemangiopericytic sarcoma
L94.501		血管萎缩性皮肤异色病	血管性皮膚萎縮異色症	poikiloderma vasculare atrophicans
D23. –	M91600/0	血管纤维瘤	血管纖維瘤	angiofibroma
D17. –		血管纤维脂肪瘤	血管纖維脂肪瘤	angiofibrolipoma
I77.502		血管性坏疽		vascular gangrene
D86.324		血管性类狼疮	血管性類狼瘡	angiolupoid
T78.301		血管性水肿	血管性水腫	angioedema
L50.808		血管性水肿伴荨麻疹	血管性水腫併發蕁麻疹	angio – oedema with urticaria
D68.001		血管性血友病	血管血友病	angiohemophilia
I77.605		血管炎	血管炎	vasculitis

主码	附码	中文病名	繁体病名	英文病名
L70.829		血管炎/脓皮病性坏疽性痤疮	血管炎/膿皮病性壞疽性痤瘡	vasculitic/pyoderma gangrenosum acne
L27.030		血管炎性药物反应		vasculitic drug reaction
D17.-	M88610/0	血管脂肪瘤	血管性脂肪瘤	angiolipoma;hemangiolipoma
D17.-		血管脂肪瘤痣	血管脂肪瘤痣	nevus angiolipomatosus
D18.-	M91200/0	血管痣		vascular nevus
L74.802		血汗症	血汗症	hematohidrosis
Q82.520		血量减少痣		nevus oligenicus
T80.601		血清病	血清病	serum sickness
T80.602		血清病性荨麻疹	血清性蕁麻疹	serum urticaria
L27.014		血清病样药疹	血清病樣藥疹	serum sickness like drug eruption
T80.604		血清病样综合征		serum sickness syndrome
T80.604		血清性过敏反应	血清性過敏反應	serum - induced anaphylactic reaction
A53.002		血清学阳性隐性梅毒	血清學陽性潛伏性梅毒	positive serology latent syphilis
T80.606		血清疹	血清疹	serum rash
D18.108		血清肿		seroma
E83.101		血色病		hemochromatosis
E83.101		血色素沉积性皮肤改变	血色素沉積性皮膚改變	skin changes due to hemochromatosis
E83.101		血色素沉积症	血色素沈著病	hemochromatosis
I73.101		血栓闭塞性脉管炎	閉塞性血栓性脈管炎	thromboangitis obliterans
I87.001		血栓后早期溃疡		postthrombotic pre - stage ulcer
I87.001		血栓静脉炎综合征	血栓靜脈炎徵候群	thrombophlebitic syndrome
M31.101		血栓溶血性血小板减少性紫癜	血栓溶血性血小板減少性紫斑症	throbohemolytic thrombocytopenic purpura
I80.902		血栓性静脉炎	血栓性靜脈炎	thrombotic phlebitis;thrombophlebitis(NOS)
M31.102		血栓性微血管病	血栓性微血管病	thrombotic microangiopathy
M31.101		血栓性血小板减少性紫癜	血栓性血小板減少性紫斑症	thrombotic thrombocytopenic purpura
B65.201		血吸虫病	血吸蟲病;住血吸蟲病	bilharziasis;schistosomiasis
B65.301		血吸虫皮炎	血吸蟲皮膚炎	schistosomal dermatitis
B65.301		血吸虫尾蚴皮炎	血吸蟲尾蚴皮膚炎	schistosomal cercarial dermatitis
L92.819		血吸虫性肉芽肿	血吸蟲性肉芽腫	schistosomal granuloma
Q87.204		血小板减少伴桡骨发育不全		thrombocytopenia with absent radius
D69.405		血小板减少性紫癜	血小板減少性紫斑症	thrombocytopenic purpura
M31.101		血小板减少性紫癜伴溶血性贫血	血小板減少性紫斑伴溶血性貧血	paltelet deficiency purpura with hemolytic anemia
D69.208		血小板增多性紫癜	血小板增多性紫斑	thrombocythemic purpura
L87.824		血液透析性穿通病	血液透析性穿孔病	perforating disease of hemodialysis
D83.901		寻常变异性免疫缺陷病	尋常變異性免疫缺乏	common variable immuno - deficiency
L70.004		寻常痤疮	尋常性痤瘡	acne vulgaris;common acne
N48.101		寻常龟头炎	尋常龜頭炎	vulgaris balanitis
A18.411		寻常狼疮	尋常狼瘡	lupus vulgaris
L10.001		寻常型天疱疮	尋常性天疱瘡	pemphigus vulgaris
N48.101		寻常性龟头包皮炎	尋常性龜頭包皮炎	balanoposthitis vulgaris
L01.001		寻常性脓疱病	尋常性膿痂疹	impetigo vulgaris
L73.802		寻常性须疮	尋常性鬚瘡	sycosis vulgaris
L28.203		寻常性痒疹		prurigo vulgaris
L40.001		寻常性银屑病	尋常性乾癬	psoriasis vulgaris
Q80.001		寻常性鱼鳞病	尋常性魚鱗癬	ichthyosis vulgaris
B07.x03		寻常疣	尋常疣	verruca vulgaris;common warts
A52.037		循环系统梅毒瘤	循環系統梅毒腫(梅毒瘤)	circulatory system syphiloma
C84.502		蕈样霉菌病	蕈狀肉芽腫	mycosis fungoides;MF
L41.401		蕈样前期类银屑病	蕈狀肉芽腫前期類幹癬	premycotic parapsoriasis
C84.502	M97000/3	蕈样肉芽肿		granuloma fungoides
L89.x01		压力疮		pressure sores
L50.402		压力性荨麻疹		pressure urticaria
L65.815		压力性秃发	壓力性禿髮	alopecia due to pressure;pressure alopecia
M79.815		压力性脂膜炎	壓力性脂層炎	pressure panniculitis
E88.205		压力性跖部丘疹	壓力性蹠部丘疹	piezogenic pedal papules
L89.x01		压迫性溃疡	壓力性潰瘍	pressure ulcer
L50.402		压迫性荨麻疹	壓力性蕁麻疹	pressure urticaria
Q87.834		牙齿毛发髓状综合征		odontotrichomelic syndrome

主码	附码	中文病名	繁体病名	英文病名
Q84.618		牙－甲发育不全伴秃发	齒甲發育不良併禿髮	odonto – onychodysplasia with alopecia
Q84.613		牙－甲－皮肤发育不良	牙－甲－皮發育不良	odonto – onycho – dermal dysplasia
Q84.615		牙－毛－甲－指－掌综合征	牙－毛－甲－指－掌徵候群	odonto – tricho – ungual – digital – palmar syndrome
Q84.614		牙微甲外胚层发育不良	牙微甲外胚層發育不良	odontomicronychial ectodermal dysplasia
L10.003		牙龈寻常型天疱疮	牙齦尋常性天疱瘡	gingival pemphigus vulgaris
Q84.619		牙釉发育不全－甲剥离－少汗	牙釉發育低下－甲剝離－少汗	hypolastic enamel – onycholysis – hypohidrosis
K12.215		牙源性窦道		dental sinus
K12.215		牙源性皮瘘管	牙源性皮竇道	odontogenic cutaneous draining sinus tract
B40.901		芽生菌病	芽生黴菌病	blastomycosis
B37.208		芽生菌性指/趾间糜烂	芽生菌性指/趾間糜爛	erosio interdigitalis blastomycetica
B40.301†	J99.801*	芽生菌样脓皮病	芽生黴菌病樣膿皮病	blastomycosis – like pyoderma
C44. –	M80960/0	雅达松表皮内上皮瘤		intraepidermal epithelioma of Jadassohn
L53.102		雅达松单纯性回状红斑		Jadassohn simplex erythema gyratum
L90.201		雅达松－佩利扎里皮肤松弛症	雅達松－培利則瑞氏皮膚鬆弛症	Jadassohn – Pellizari anetoderma
Q82.523		雅达松皮脂痣	Jadassohn 氏脂腺母斑	nevus sebaceus of Jadassohn
L94.501		雅各比综合征		Jacobi's syndrome
E53.001		雅各布斯综合征	Jacobs 氏徵候群	Jacobs's syndrome
C44. –		雅克比溃疡	Jacobi 氏潰瘍	Jacobi ulcer
Q84.114		雅克特综合征		Jacquet's syndrome
M12.001		雅库综合征	Jaccoud 氏徵候群	Jaccoud's syndrome
T78.202		雅里斯－赫克斯海默反应	雅裡施－赫克斯海默氏反應	Jarisch – Herhxeimer reacition
A66.901		雅司病	雅司病	yaws;pian in yaws
A66.301		雅司病角化过度症	雅司角化过度病	hyperkeratosis of yaws
A66.102		雅司多发性乳头瘤	雅司多發性乳突瘤	multiple of yaws papillomata
B08.804		亚巴痘病毒病	亞巴痘病毒病	Yaba pox virus disease
B08.804		亚巴猴病毒病		Yaba monkey virus disesase
Q84.812		亚当斯－奥利弗综合征	Adams – Oliver 氏徵候群	Adams – Oliver syndrome
L43.302		亚急性扁平苔藓	亞急性扁平苔癬	subacute lichen planus
M79.305		亚急性结节性游走性脂膜炎	亞急性結節移形性脂層炎	subacute nodular migratory panniculitis
L93.102		亚急性皮肤型红斑狼疮	亞急性皮膚紅斑性狼瘡	subacute cutaneous lupus erythematosus;SCLE
L30.902		亚急性湿疹	亚急性濕疹	subacute eczema
A60.006		亚临床感染生殖器疱疹	亞臨床感染生殖器疱疹	subclinical infection genital herpes
L43.301		亚热带扁平苔藓	亞熱帶扁平苔癬	lichen planus subtropicus
A52.709†	J99.808*	咽鼓管梅毒	咽鼓管梅毒	eustachian tube syphilis
A56.401		咽衣原体感染	咽衣原體感染	chlamydial infection of pharynx
L85.835		烟灰疣	煙灰疣	soot wart
K12.117		烟碱性口炎	尼古丁口炎	nicotinic stomatitis
E52.x05		烟酸缺乏脑病综合征		nicotinic acid deficiency encephalopathy syndrome
E52.x06		烟酸缺乏症	菸草(鹼)酸缺乏症	nicotinic acid deficiency;pellagra
L50.402		延迟发性压力性荨麻疹	遲發性壓力性蕁麻疹	delayed pressure urticaria
E77.102		岩藻糖苷贮积症	岩藻醣血症	fucosidosis
K12.116		炎性肠病		inflammatory bowel disease
L53.907		炎性红斑	發炎性紅斑	inflammation erythema
I89.018		炎性淋巴水肿	發炎性淋巴水腫	inflammatory lymphedema
Q82.513		炎性线状疣状表皮痣	發炎性線狀疣狀表皮母斑	inflammatory linear verrucous epidermal nevus
D18. –		炎性血管瘤结节	炎性血管瘤結節	inflammatory angiomatous nodule
L87.825		炎症后弹性组织溶解及皮肤松垂	發炎症後彈性纖維溶解及皮膚松垂症	postinflammatory elastolysis and cutis laxa
L87.825		炎症后弹性组织松解症	發炎後彈力纖維分解症	postinflammatory elastolysis
L81.001		炎症后过度黑变病	發炎後黑色素過度沈著症	postinflammatory hypermelanosis
L81.001		炎症后黑变病		postinflammatory melanosis
L81.510		炎症后色素减退	發炎後黑色素減少	postinflammatory hypopigmentation
L65.812		炎症性秃发		inflammatory alopecia
A18.401		颜面播散性粟粒性结核	顏面播散性粟粒狀結核病	tuberculosis miliaris disseminatus faciei
L25.806		颜面部复发性皮炎	顏面部復發性皮膚炎	facial recurrent dermatitis
L25.806		颜面复发性皮炎	顏面再發性皮膚炎	facial recurrent dermatitis
Q87.112		颜面－指－生殖器综合征	顏面－指－生殖器徵候群	facial – digital – genital syndrome

主码	附码	中文病名	繁体病名	英文病名
E70.318		眼白化病	眼白化病	ocular albinism
E70.317		眼白化病,Nettleshop - Falls 型		ocular albinism, Nettleshop - Falls type
E70.317		眼白化病伴感觉神经性耳聋	眼白化病併感覺神經性耳聾	ocular albinism with sensorineural deafness
L98.817		眼鼻口腔潮湿综合征		eye - nose - oral cavity wet syndrome
Q87.019		眼齿指发育不良	眼牙指發育不全	oculodentodigital dysplasia
E70.330		眼 - 大脑 - 色素减少综合征		oculocerebral - hypopigmentation syndrome
B02.301†	H58.801 *	眼带状疱疹感染	眼帶狀疱疹感染	ophthalmic zoster infection
Q87.036		眼耳脊椎发育不全	眼耳脊椎發育不良	oculo - auriculo - vertebral dysplasia
Q87.505		眼 - 骨 - 皮肤综合征	眼 - 骨 - 皮膚徵候群	oculo - osteo - cutaneous syndrome
C43.101	M87200/3	眼睑(包括眦)恶性黑素瘤	眼瞼(包括眥)惡性黑色素瘤	malignant melanoma of eyelid (including canthus)
D22.102		眼睑(包括眦)黑素细胞痣	眼瞼(包括眥)黑素细胞痣	melanocytic nevi of eyelid (including canthus)
C44.102		眼睑(包括眦)皮肤恶性肿瘤	眼瞼(包括眥)皮膚惡性腫瘤	malignant neoplasm of skin of eyelid (including canthus)
D23.101		眼睑(包括眦)皮肤良性肿瘤	眼瞼(包括眥)皮膚良性腫瘤	benign neoplasms of skin of eyelid (including canthus)
D04.101		眼睑(包括眦)皮肤原位癌	眼瞼(包括眥)皮膚原位癌	carcinoma in situ of skin of eyelid (including canthus)
D03.101	M87200/2	眼睑(包括眦)原位黑素瘤	眼瞼(包括眥)原位黑色素瘤	melanoma in situ of eyelid (including canthus)
H01.107		眼睑变应性皮炎	眼瞼過敏性皮膚炎	allergic dermatitis of eyelid
B02.303†	H03.101*	眼睑带状疱疹	眼瞼帶狀疱疹	blepharal herpes zoster
H02.819		眼睑多毛症	眼瞼多毛症	hypertrichosis of eyelid
D22.102		眼睑分裂痣		divided nevus of eyelid
H01.108		眼睑干皮病	眼瞼乾皮病	xeroderma of eyelid
H02.808		眼睑黑变病	眼瞼黑變症	melanosis of eyelid
H00.008		眼睑疖	眼瞼癤	furuncle of eyelid
H01.106		眼睑接触性皮炎	眼瞼接觸性皮膚炎	contact dermatitis of eyelid
A51.210		眼睑梅毒性下疳	眼瞼梅毒下疳	eyelid syphilitic chancre
H00.004		眼睑脓肿	眼瞼膿瘍	abscess of eyelid
H02.808		眼睑色素沉着		pigmentation eyelid
H01.103		眼睑湿疹	眼瞼濕疹	eczema palpebrae
H02.301		眼睑松弛上睑下垂		ptosis; dermatolysis palpebrarum
H02.301		眼睑松弛症	眼瞼鬆垂	blepharochalasis
L98.828		眼睑松垂 - 甲状腺肿 - 双唇综合征		blepharochalasis struma and double lip syndrome
L98.828		眼睑松垂双唇征	眼瞼松垂雙唇症	blepharochalasis and double lip
H02.820		眼睑血管性水肿	眼瞼血管性水腫	angioedema of eyelid
M35.201		眼 - 口 - 生殖器综合征	眼 - 口 - 生殖器徵候群	oculo - oral - genital syndrome
Q87.034		眼脑皮肤综合征	眼腦皮膚徵候群	oculocerebrocutaneous syndrome
E70.330		眼 - 脑征候群伴色素过少症	眼 - 腦徵候群伴色素過少症	oculocerebral syndrome with hypopigmentation
E70.320		眼皮肤白化病	眼皮膚白化病	oculocutaneous albinism
E70.323		眼皮肤白化病Ⅰa 型	眼皮膚白化病Ⅰa 型	oculocutaneous albinism type Ⅰa
E70.323		眼皮肤白化病Ⅰb 型	眼皮膚白化病Ⅰb 型	oculocutaneous albinism type Ⅰb
E70.305		眼皮肤白化病Ⅳ型	眼皮膚白化病Ⅳ型	oculocutaneous albinism type Ⅳ
E70.319		眼皮肤白化病Ⅴ型	眼皮膚白化病Ⅴ型	oculocutaneous albinism type Ⅴ
E70.326		眼皮肤白化病ⅥA 型	眼皮膚白化病ⅥA 型	oculocutaneous albinism, type ⅥA
E70.329		眼皮肤白化病ⅥB 型	眼皮膚白化病ⅥB 型	oculocutaneous albinism type ⅥB
E70.324		眼皮肤白化病Ⅱ型	眼皮膚白化病Ⅱ型	oculocutaneous albinism type Ⅱ
E70.324		眼皮肤白化病Ⅱ型(酪氨酸酶阳性)		oculocutaneous albinism type Ⅱ (tyrosinase positive)
E70.323		眼皮肤白化病Ⅰ型	眼皮膚白化病Ⅰ型	oculocutaneous albinism type Ⅰ
E70.323		眼皮肤白化病Ⅰ型(酪氨酸酶阴性)		oculocutaneous albinism type Ⅰ (tyrosinase negative)
E70.324		眼 - 皮肤高酪氨酸血症Ⅱ型	眼 - 皮膚高酪氨酸血症Ⅱ型	oculocutaneous tyrosinaemia type Ⅱ
[illegible]80.x04		眼 - 皮肤 - 脊椎 - 耳综合征	眼 - 皮膚 - 脊椎 - 耳徵候群	oculo - dermo - vertebral - acoustic syndrome
E70.324		眼 - 皮肤酪氨酸酶代谢紊乱症	眼 - 皮膚酪氨酸酶代謝紊亂症	oculocutaneous tyrosinase metabolic abnormal
D22.102		眼皮痣	眼皮痣	oculocutaneous nevus
D22.306		眼颧部褐蓝痣		nevus fuscocaeruleus ophthalmomaxillaris
D86.806		眼色素层腮腺综合征	Heerfordt 氏徵候群	Heerfordt's syndrome

主码	附码	中文病名	繁体病名	英文病名
D86.806		眼色素层腮腺热	眼色素層腮腺熱	uveoparotid fever
D86.806		眼色素层腮腺炎综合征		uveoparotitis syndrome
D22.306		眼上腭部褐青色痣	眼上顎部褐青色母斑	nevus fuscocaeruleus ophthalmomaxillaris
Q87.039		眼－下颌－颅畸形伴稀毛症	眼－下頜－顱畸形伴稀毛症	culo – mandibulodyscephaly with hypotrichosis
B87.201		眼蝇蛆病	眼蠅蛆病	ocular myiasis
L25.203		演员油彩皮炎		cosmetic dermatitis in players
N76.003		厌氧菌性阴道炎	厭氧菌性陰道炎	anaerobic vaginitis
Q82.512		焰色痣		nevus flammeus
B08.005		羊痘	羊痘	orf
B87.902		羊狂蝇感染	羊鼻蠅感染	oestrus ovis infection
Q84.106		羊毛状发	羊毛狀髮	woolly hair
Q82.521		羊毛状发痣	羊毛樣髮痣	woolly hair nevus
B88.016†	L99.802*	洋葱螨皮炎	洋蔥蟎皮膚炎	onion mite dermatitis
–	Y52.002	洋地黄药物反应	洋地黃毒素藥物反應	digitoxin drug reactions
B86.x05		养猪者瘙痒	養豬者搔癢	pig handler's itch
L29.901		痒	癢	itch
L29.807		痒点	癢點	itchy points
L28.209		痒疹	癢疹	prurigo
Q81.217		痒疹型大疱表皮松解症		epidermolysis bullosa pruriginosa
Q81.217		痒疹型营养不良型大疱性表皮松解症	癢疹性失养性水疱性表皮松解症	dystrophic epidermolysis bullosa pruriginosa
L20.001		痒疹性特应性皮炎	癢疹性異位性皮膚炎	prurigo atopic dermatitis
A75.301		恙虫病	恙蟲病	tsutsugamushi disease
B88.015†	L99.802*	恙螨叮咬		chigger bite
B88.015†	L99.802*	恙螨皮炎	恙蟲病	trombiculosis
L25.503		腰果壳油皮炎	腰果殼油皮膚炎	cashew nutshell oil dermatitis
F98.802		咬甲癖	咬指甲癖;咬甲癖	onychophagia; nail – biting
L25.140		药剂辅料接触性皮炎	藥劑輔料接觸性皮膚炎	medicinal preparations contact dermatitis
L23.301		药物变应性接触性皮炎	藥物過敏性接觸性皮膚炎	allergic contact dermatitis due to drugs
–	Y57.905	药物不良反应		adverse reactions of drugs
L27.054		药物超敏综合征	藥物超敏徵候群	drug hypersensitivity syndrome
L27.024		药物大疱性表皮坏死松解症	藥物水疱性表皮壞死鬆解症	drug bullous epidermal necrolysis
–	Y57.905	药物反应	藥物反應	drug reactions
L27.072		药物反应致脱发、白发、鱼鳞病		drug induced hair loss ,white hair, ichthyosis
T88.701		药物过敏	藥物過敏	drug hypersensitivity
L81.424		药物或化学物质性过度色素沉着	藥物或化學物質誘發過度色素沉著	drug or chemical substances – induced hyperpigmentation
M34.208		药物及化学物质性系统性硬皮病	藥物及化學物質性系統性硬皮病	systemic scleroderma induced by drugs and chemicals
L27.065		药物及药剂性泛发性皮疹		generalized skin eruption due to drugs and medicaments
L24.401		药物接触皮肤刺激性接触性皮炎	藥物接觸皮膚刺激性接觸性皮膚炎	irritant contact dermatitis due to drugs in contact with skin
L27.057		药物免疫反应	藥物免疫反應	immune response to drug
T88.702		药物热	藥物熱	drug fever
L60.859		药物性白甲	藥物誘發性白甲	drug – induced leuconychia; leukopathia unguium due to drug
L43.812		药物性扁平苔藓	藥物性扁平苔癬	drug – induced lichen planus
L27.027		药物性卟啉病	藥物誘發性紫質病	drug – induced porphyria
K13.029		药物性唇部溃疡	藥物誘發性唇部潰瘍	drug – induced ulcer of lip
L70.812		药物性痤疮	藥物性痤瘡	acne due to drug
L27.029		药物性大疱性类天疱疮	藥物誘發水疱性類天疱瘡	drug – induced bullous pemphigoid
L68.002		药物性多毛症	藥物性多毛症	hypertrichosis due to drug
L27.066		药物性多形性红斑		erythema multiforme due to drug
E78.804		药物性高脂蛋白血症	藥物引發性高脂蛋白血症	medication – induced hyperlipoproteinemia
L83.x03		药物性黑棘皮病	藥物性黑棘皮病	drug – induced acanthosis nigricans
L27.002		药物性红斑	藥物性紅斑	drug erythema
M32.001		药物性红斑狼疮	藥物誘發性紅斑性狼瘡	drug – induced lupus erythematosus

主码	附码	中文病名	繁体病名	英文病名
M32.001		药物性红斑狼疮样综合征	藥物性紅斑狼瘡樣徵候群	lupus erythematosus(LE) – like syndrome due to drug
L27.010		药物性红皮病	藥物性紅皮症	erythroderma due to drug
L12.302		药物性获得性表皮松解症	藥物引發後天性表皮鬆解症	epidermolysis acquisata due to drug
L60.858		药物性甲损害		nail damage due to drug
L27.028		药物性假卟啉病	藥物誘發性假紫質病	drug – induced pseudoporphyria
L27.054		药物性假性淋巴瘤	藥物誘發性假性淋巴瘤	drug – induced pseudolymphoma
L27.045		药物性结节性红斑	藥物誘發性結節性紅斑	drug – induced erythema nodosum
L27.052		药物性抗合成酶综合征	藥物誘發抗合成酶徵候群	drug induced antisynthetase syndrome
E24.201		药物性库欣综合征	藥物引發性庫欣徵候群	drug – induced Cushing's syndrome
L51.202		药物性莱尔综合征		drug – induced Lyell's syndrome
M32.001		药物性狼疮	藥物誘發性狼瘡	drug – induced lupus;DIL
M32.001		药物性狼疮综合征		drug – induced lupus syndrome
L27.012		药物性毛发改变	藥物誘發性毛髮改變	drug – induced hair changes
L68.004		药物性女性多毛症	藥物性女性多毛症	hirsutism due to drug
L27.055		药物性皮肤栓塞	藥物性皮膚栓塞	embolia cutis medicamentosa
L27.003		药物性皮炎		dermatitis medicamentosa
L27.001		药物性荨麻疹	藥物性蕁麻疹	urticaria due to drug
L29.818		药物性瘙痒症	藥物性搔癢症	drug pruritus
L27.013		药物性色素沉着	藥物誘發性色素沈著	drug – induced pigmentation
L27.013		药物性色素减退	藥物誘發性色素減退	drug – induced hypopigmentation
L27.013		药物性色素异常	藥物誘發性色素異常	drug – induced pigmentation abnormalities
L10.501		药物性天疱疮	藥物所致天疱瘡	pemphigus due to drug;drug induced pemphigus
L27.068		药物性线状 IgA 病	藥物誘發性線狀 IgA 病	drug – induced linear IgA disease
L64.001		药物性雄激素性脱发	藥物性雄性禿	drug induced androgenic alopecia
L27.015		药物性血管性水肿		drug – induced angioedema
L27.030		药物性血管炎	藥物誘發性血管炎	drug – induced vasculitis
D69.503		药物性血小板减少性紫癜	藥物引發血小板減少性紫斑症	thrombocytopenic purpura due to drug
M79.819		药物性脂膜炎	藥物誘發性脂層炎	drug – induced panniculitis
D69.008		药物性紫癜	藥物誘發性紫斑	drug – induced purpura;purpura due to drug
L27.064		药瘾者皮肤损害	藥癮者皮膚病灶	skin lesion in drug addicts
L27.053		药源性胶原病样综合征	藥物誘發膠原病樣徵候群	drug induced collagenosis – like syndrome
L27.003		药疹	藥疹	drug eruption
B88.009		椰子螨皮炎	椰子蟎皮膚炎	copra mite dermatitis
B88.009		椰子痒病		itching disease due to coconut
A28.201		耶尔森菌病	耶爾森菌病	yersiniosis
L98.825		耶斯纳-卡诺夫综合征		Jessner – Kanof syndrome
L98.825		耶斯纳淋巴细胞浸润	耶斯納氏淋巴細胞浸潤	Jessner's lymphocytic infiltrate
L10.301		野火天疱疮	野火天疱瘡	wildfire pemphigus
B08.805		野生动物源性副痘病毒感染	野生動物源性副痘病毒感染	parapoxvirus infections from wildlife
E53.802		叶酸缺乏症	葉酸缺乏症	folic acid deficiency;folate deficiency
K14.303		叶状乳头炎	葉狀乳突炎	foliate papillitis
W93.901		液氮冻伤	液態氮凍傷	frostbite of liquid nitrogen
A18.437		液化性皮肤结核	液化性皮膚結核病	tuberculosis cutis colliquativa
M79.828		液化性脂膜炎	液化性脂層炎	liquefying panniculitis
L30.901		腋部湿疹	腋部濕疹	axilla eczema
L75.001		腋臭症	腋臭症	axillary osmidrosis
R61.011		腋多汗症	腋多汗症	axillary hyperhidrosis
I82.809		腋静脉血栓形成	腋靜脈血栓形成	axillary vein thrombosis
A48.816		腋毛棒状杆菌病	腋毛棒狀桿菌病	Corynebacteriasis axillaris
A48.816		腋毛病	腋毛病	trichosis axillaris
A48.816		腋毛癣	腋毛癬	trichomycosis axillaris
A48.816		腋毛真菌病	腋毛真菌病	trichomycosis axillaris
L85.814		腋窝颗粒状角化不全病	腋窩顆粒狀角化不全症	axillary granular parakeratosis
A51.205		一期扁桃体梅毒	第一期(初期)扁桃體梅毒	primary tonsils syphilis
A51.204		一期唇梅毒	第一期(初期)唇梅毒	primary 1ip syphilis
A51.204		一期唇梅毒性下疳		primary lip syphilitic chancre
A51.101		一期肛门梅毒	第一期肛門梅毒	primary anus syphilis

主码	附码	中文病名	繁体病名	英文病名
A51.901		一期梅毒	第一期(初期)梅毒	primary syphilis
A51.202		一期梅毒性横痃	第一期(初期)梅毒性橫痃	primary syphilitic bubo
A51.002		一期生殖器梅毒	第一期(初期)生殖器梅毒	primary genital syphilis
A51.208		一期手指梅毒	第一期(初期)手指梅毒	primary fingers syphilis
A51.009		一期下疳性梅毒	第一期(初期)下疳性梅毒	primary chancre syphilis
A66.002		一期雅司病	一期雅司病	primary yaws
E70.312		伊莱贾尔德综合征	Elejalde 氏徵候群	Elejalde's syndrome
Q82.303		伊藤黑素减少症		Ito hypomelanosis
Q82.303		伊藤脱色性色素失禁症	伊藤氏脫色性色素失禁症	incontinentia pigmenti achromians of Ito
D22.508		伊藤痣	依藤氏母斑	nevus of Ito; nevus of Ito
L25.828		衣物性皮炎	衣物性皮膚炎	clothing dermatitis
Z11.801		衣原体病特殊筛选检查	衣原體病特殊篩選檢查	special screening examination for chlamydial diseases
A74.901		衣原体感染	衣原體感染	chlamydial infection
A56.002		衣原体性膀胱炎	衣原體性膀胱炎	chlamydial cystitis
A56.102†	N51.106*	衣原体性附睾炎	衣原體性附睾丸炎	chlamydial epididymitis
A56.104†	N51.107*	衣原体性睾丸炎	衣原體性睾丸炎	chlamydial orchitis
A56.003		衣原体性宫颈炎	衣原體性子宮頸炎	chlamydial cervicitis
A56.004		衣原体性尿道炎	衣原體性尿道炎	chlamydial urethritis
A56.001		衣原体性女阴阴道炎	衣原體性女陰陰道炎	chlamydial vulvovaginitis
A56.101†	N74.401*	衣原体性盆腔炎性疾病	衣原體性骨盆腔炎性疾病	chlamydial female pelvic inflammatory disease
A56.103†	N74.402*	衣原体性输卵管炎	衣原體性輸卵管炎	chlamydial salpingitis
A56.001		衣原体性阴道炎	衣原體性陰道炎	chlamydial vaginitis
A56.301		衣原体性直肠炎	衣原體性直腸炎	chlamydial proctitis
L68.002		医源性多毛症	醫源性多毛症	iatrogenic hirsutism
P83.823		医源性营养不良性钙化	醫源性失養性鈣化	iatrogenic dystrophic calcification
L94.209		医源性与外伤性皮肤钙质沉着症	醫源性與創傷性皮膚鈣沈著症	iatrogenic and traumatic calcinosis cutis
–	Y43.402	依木兰药物反应		imuran(imurel, AZP) drug reactions
E88.109		胰岛素性脂肪萎缩	胰島素性脂肪萎縮	insulin fat atrophy
–	Y42.301	胰岛素药物反应	胰島素藥物反應	insulin drug reactions
C25.403	M81520/3	胰高血糖素瘤综合征	胰高醣素瘤徵候群	glucagonoma syndrome
K86.823		胰黏稠物阻塞病	膠稠性黏液病	mucoviscidosis
C43.908		胰腺癌/黑素瘤综合征	胰腺癌/黑色素瘤徵候群	pancreatic cancer/melanoma syndrome
K86.823		胰腺囊性纤维病		cystic fibrosis of pancreas
E88.112		胰腺性脂膜炎	胰腺性脂層炎	pancreatic panniculitis
L90.601		移行纹	移行紋	striae migrans
L85.201		移行性掌跖角化病	移行性掌蹠角化症	keratosis palmoplantaris migrans
T86.001		移植物抗宿主病	移植物抗宿主病	graft – versus – host disease; GVHD
L20.901		遗传过敏性皮炎	遺傳性過敏性皮膚炎	hereditary allergic dermatitis
A50.901		遗传梅毒	遺傳梅毒	heredosyphilis
D48.513		遗传性 B – K 痣综合征	遺傳性 B – K 痣徵候群	hereditary B – K mole syndrome
Q82.850		遗传性半透明丘疹性肢端角化病	遺傳性丘疹性透明狀肢端角皮症	hereditary papular translucent acrokeratoderma
Q70.903		遗传性并指/趾		hereditary comptodactyly
E80.208		遗传性迟发性卟啉病	遺傳性遲發性紫質病	hereditary porphyria tarda
I78.001		遗传性出血性毛细血管扩张	遺傳性出血性毛細血管擴張症	hereditary hemorrhagic telangiectasia
Q82.801		遗传性弹性假黄瘤	遺傳性彈力假黃瘤	hereditary pseudoxanthoma elasticum
D80.003		遗传性低丙种球蛋白血症	遗传性低丙種球蛋白血症	hereditary hypogammaglobulinemia
Q82.847		遗传性点状角皮症		keratoderma hereditarium punctatum
L94.604		遗传性断肢性角化病	遺傳性斷肢性角化症	hereditarian mutilating keratosis
Q82.302		遗传性对称性色素异常症	遺傳性對稱性色素異常症	hereditary symmetrical dyschromatosis
Q18.102		遗传性耳瘘		hereditary auricular fistula
E80.203		遗传性粪卟啉病	遺傳性糞紫質病	hereditary coproporphyria
Q07.804		遗传性感觉神经病	遺傳性感覺神經病變	hereditary sensory neuropathies
Q87.208		遗传性骨甲发育不良	遺傳性骨甲發育不良	hereditary osteoonychodysplasia
Q82.833		遗传性骨结构不良性老年状皮肤		gerodermia osteodysplastica hereditaria
Q82.841		遗传性黑棘皮病		hereditary acanthosis nigricans
D84.111		遗传性喉荨麻疹	遺傳性喉蕁麻疹	hereditary urticaria of larynx
D84.110		遗传性家族性荨麻疹综合征	遺傳性家族性蕁麻疹徵候群	hereditary familial urticaria syndrome

主码	附码	中文病名	繁体病名	英文病名
Q84.609		遗传性甲畸形	遺傳性甲畸形	inherited nail deformity
D76.312		遗传性进行性黏蛋白组织细胞增生症	遺傳性進行性黏液性組織球增生症	hereditary progressive mucinous histiocytosis
L29.806		遗传性局限性瘙痒症	遺傳性限界性搔癢症	hereditary localized pruritus
D84.118		遗传性巨大荨麻疹	遺傳性巨大蕁麻疹	hereditary giant urticaria
Q82.842		遗传性良性上皮内角化不良病	遺傳性良性上皮內角化不良	hereditary benign intraepithelial dyskeratosis
Q82.001		遗传性淋巴水肿	遺傳性淋巴水腫	hereditary lymphedema
Q84.219		遗传性毛发发育不良		hereditary trichodysplasia
Q84.221		遗传性眉毛变异	遺傳性眉毛變異	hereditary variations of eyebrows
Q82.854		遗传性黏膜上皮发育不良	遺傳性黏膜上皮發育不良	hereditary mucoepithelial dysplasia
Q84.115		遗传性全身秃伴白内障综合征	遺傳性全身禿併白內障徵候群	hereditary general alopecia with cataract syndrome
Q85.801		遗传性色素沉着消化道息肉病	遺傳性色素沈著消化道息肉病	hereditary pigmentation polyposis disease
E27.401		遗传性肾上腺皮质对 ACTH 无反应综合征	遺傳性腎上腺皮質對 ACTH 無反應徵候群	hereditary adrencortical unresponsiveness to ACTH syndrome
Q82.861		遗传性疼痛性胼胝		hereditary painful callosities
Q87.502		遗传性息肉－骨瘤病	遺傳性息肉－骨瘤病	hereditary polyposis and osteomatosis
D84.118		遗传性血管神经性水肿		hereditary angioneurotic edema
D84.118		遗传性血管性水肿	遺傳性血管性水腫	hereditary angioedema
Q84.107		遗传性羊毛状发	遺傳性羊毛狀髮	hereditary woolly hair
Q82.819		遗传性硬化性皮肤异色病	遺傳性硬化性多形皮膚異色萎縮症	hereditary sclerosing poikiloderma
Q84.218		遗传性早年白发		premature hereditary canities
Q84.218		遗传性早年灰白发	遺傳性早年灰白髮	hereditary premature graying hair
L53.812		遗传性掌部红斑综合征		hereditary palmar erythema syndrome
L53.812		遗传性掌红斑	遺傳性手掌紅斑	erythema palmaris hereditarum
Q82.8		遗传性掌跖角化病	遺傳性掌蹠角化病	hereditary palmoplantar keratoderma
Q82.875		遗传性肢端角化－多形皮肤异色症	變異型遺傳性肢端角化皮膚異色症	variant of hereditary acrokeratotic poikiloderma
Q82.875		遗传性肢端角化性皮肤异色病	遺傳性肢端角化多形皮膚異色症	hereditary acrokeratotic poikiloderma
Q87.809		遗传性智力发育不全性小脑豆状核变性	遺傳性智力發育不全性小腦豆狀核變性	hereditary oligophrenic cerebellolenticular degenration
G90.101		遗传性自主感觉性神经病Ⅰ型	遺傳性感覺自主神經病變Ⅰ型	hereditary sensory autonomic neuropathy typeⅠ;HSANⅠ
G90.102		遗传性自主感觉性神经病Ⅱ型	遺傳性感覺自主神經病變Ⅱ型	hereditary sensory autonomic neuropathy typeⅡ;HSANⅡ
G90.103		遗传性自主感觉性神经病Ⅲ型	遺傳性感覺自主神經病變Ⅲ型	hereditary sensory autonomic neuropathy typeⅢ;HSANⅢ
G90.104		遗传性自主感觉性神经病Ⅳ型	遺傳性感覺自主神經病變Ⅳ型	hereditary sensory autonomic neuropathy typeⅣ;HSANⅣ
G90.105		遗传性自主感觉性神经病Ⅴ型	遺傳性感覺自主神經病變Ⅴ型	hereditary sensory autonomic neuropathy typeⅤ;HSANⅤ
Q81.101		遗传致死型大疱性表皮松解症		epidermolysis bullosa hereditaria letalis
F45.201		疑病性神经症		hypochondrical neurosis
F45.201		疑病症	疑病症	hypochondria
L24.204		乙二醇刺激性接触性皮炎	乙二醇刺激性接觸性皮炎	irritant contact dermatitis due to glycol
A48.822†		乙酸钙不动杆菌性阴道感染	乙酸鈣不動桿菌性陰道感染	Mimae polymorpha－Herellea vaginial infection
M34.202		乙烯氯化物病	乙烯氯化物病	vinyl chloride disease
L25.312		乙酰氯化物皮炎	乙醯氯化物皮膚炎	dermatitis due to acetyl chloride compounds
－	Y45.101	乙酰水杨酸药物反应		acetylsalicylic acid drug reactions
B07.x07		蚁冢疣		myrmecia
T63.407		蚁蜇伤	蟻螫傷	ants sting
－	Y49.302	异丙嗪药物反应	promethazine 藥物反應	promethazine drug reactions
E70.326		异常白细胞白化病综合征	異常白血球白化病綜合征	abnormal leukocyte－albino syndrome
D89.105		异常蛋白血症性紫癜	異常蛋白血性紫斑	purpura dysproteinemia
L95.811		异常性红斑狼疮样综合征	異常性紅斑狼瘡樣徵候群	unusual SLE－like syndrome
T88.713	Y45.201	异丁洛芬药物反应		brufen drug reactions
L67.101		异色	異色	heterochromia
M33.103		异色性皮肌炎	皮膚異色性皮肌炎	poikilodermatomyositis
L68.201		异时发生		heterochronia

主码	附码	中文病名	繁体病名	英文病名
L68.201		异位发生		heterotopia
L60.814		异位甲	異位甲	ectopic nail;onychoheterotopia
L72.804		异位皮脂腺		Fordyce's disease;ectopic sebaceous gland
L72.804		异位皮脂腺病	福代斯氏病	Fordyce's disease
E24.301		异位性促肾上腺皮质激素综合征	異位性促腎上腺皮質荷爾蒙徵候群	ectopic ACTH syndrome
L20.901		异位性皮炎	異位性皮膚炎	atopic dermatitis
L20.901		异位性湿疹	異位性濕疹	atopic eczema
L92.303		异物反应	異物反應	foreign body reaction
L92.301		异物肉芽肿		foreign body granuloma
D23. –		异向分化的汗孔瘤	異向分化的汗孔瘤	poroma with divergent differentiation
C44. –	M80950/3	异型癌	變型癌	metatypical carcinoma
E76.203		异型黏多醣症		variant mucopolysaccharidosis
G25.804		异型黏多糖症	異型黏多糖病	mucopolysaccharidosis variant
–	Y41.101	异烟肼药物反应	isoniazid 藥物反應	isoniazid drug reactions
L80.x01		易感性白癜风		susceptibility vitiligo
L12.812		易感性类天疱疮	易感性類天疱瘡	susceptibility pemphigoid
L40.901		易感性银屑病	易感性乾癬	psoriasis susceptibility
I73.812		易青紫综合征	易瘀傷徵候群	easy bruising syndrome
–	Y57.803	益母草藥物反應	益母草藥物反應	drug reactions of leonurus
L81.818		意外性文身	意外性紋身	accidental tattoo
Q96.902		翼突淋巴管扩张	翼突淋巴管擴張	pterygolymphangiectasia
Q87.836		翼状赘蹼		pterygium
Q87.836		翼状赘蹼综合征	翼狀贅蹼徵候群	pterygial syndrome
R61.004		阴部多汗症	私處多汗症	pudendal hyperhidrosis
A63.005		阴道尖锐湿疣	陰道尖圭濕疣	condyloma acuminatum of vagina
A51.007		阴道梅毒	陰道梅毒	vagina syphilis
N82.503		阴道皮肤瘘(产后)	陰道皮膚瘻管(產後)	vaginocutaneous fistula(postpartal)
A63.005		阴道疣		vagina warts
C60.902	M80100/3	阴茎癌	陰莖癌	penile carcinoma;carcinoma of penis
N48.001		阴茎白斑	陰莖白斑	leukoplakia of penis
N48.502		阴茎崩蚀性溃疡	陰莖蝕瘡性潰瘍	phagedena ulcer penis
N48.818		阴茎扁平苔藓	陰莖扁平苔癬	penile lichen planus
A60.001†	N51.801*	阴茎单纯疱疹	陰莖單純疱疹	herpes simplex of penis
D28.002		阴茎多毛样乳头瘤	陰莖多毛樣乳突瘤	hirsutoid papillomas of penis
N48.819		阴茎粉刺	陰莖粉刺	penile acne
N48.002		阴茎干枯症	陰莖乾皺症	kraurosis of penis
N48.601		阴茎海绵体硬结症	陰莖海綿體硬結症	induratio penis plastica;plastic induration of penis
L81.419		阴茎黑变病	陰莖黑變症	penile melanosis
N48.820		阴茎坏死	陰莖壞死	penile necrosis
A18.109†	N51.802*	阴茎结核		penile tuberculosis
A18.109†	N51.802*	阴茎结核疹	陰莖結核疹	penile tuberculid
D07.402		阴茎凯拉增生性红斑	陰莖凱瑞氏增生性紅斑	penile erythroplasia of Queyrat
N48.501		阴茎溃疡	陰莖潰瘍	penile ulcer
A54.004		阴茎淋球菌性淋巴管炎	陰莖淋球菌性淋巴管炎	gonococcal lymphangitis of penis
N48.811		阴茎囊肿	陰莖囊腫	cyst of penis
N48.811		阴茎皮肤黏液样囊肿	陰莖皮膚黏液樣囊腫	mucoid cyst of penile skin
N48.816		阴茎人为皮炎	陰莖人為皮膚炎	dermatitis artefacta of penis
N48.810		阴茎水肿	陰莖水腫	edema of penis
N48.301		阴茎疼痛勃起	陰莖疼痛勃起	painful erection
N48.104		阴茎头炎		balanitis
N48.101		阴茎头炎及阴茎头包皮炎		balanitis and balanoposthitis
S30.211		阴茎吸引损伤	陰莖空吸傷害	penile suction injuries
A57.x03		阴茎下疳	陰莖下疳	chancre of penis
N48.601		阴茎纤维瘤病	陰莖纖維瘤病	penile fibromatosis
N48.601		阴茎纤维性海绵体炎	陰莖纖維性海綿體炎	fibrous cavernositis of penis
N50.102		阴茎血肿	陰莖血腫	penile hematoma
T19.801		阴茎异物	陰莖異物	penile foreign body

主码	附码	中文病名	繁体病名	英文病名
N48.814		阴茎硬化性淋巴管炎	陰莖硬化性淋巴管炎	sclerosing lymphangitis of penis
N48.817		阴茎硬化性苔藓	陰莖硬化性苔癬	penile lichen sclerosus
N48.815		阴茎脂肪肉芽肿	陰莖脂肪肉芽腫	lipogranuloma of penis
N48.811		阴茎中缝囊肿	陰莖中縫囊腫	median raphe cyst of penis
Q55.801		阴毛稀少综合征	陰毛稀少徵候群	raripilogenital syndrome
N50.855		阴囊单纯苔藓	陰囊單純苔癬	scrotal lichen simplex
A18.129†	N51.803*	阴囊结核	陰囊結核病	scrotum tuberculosis
L72.906		阴囊囊肿	陰囊囊腫	scrotal cyst
D21.-	M88900/0	阴囊肉膜平滑肌瘤		dartoic leiomyoma
L29.101		阴囊瘙痒症	陰囊搔癢症	pruritus scroti;scrotal pruritus
K14.501		阴囊舌	陰囊舌	scrotal tongue
L30.901		阴囊湿疹	陰囊濕疹	scrotal eczema
N50.825		阴囊水肿	陰囊水腫	edema of scrotum
L94.204		阴囊特发性钙化	陰囊特發性鈣化	idiopathic calcinosis of scrotum
D29.402	M91410/0	阴囊血管角化瘤	陰囊血管角化瘤	angiokeratoma of scrotum;scrotal angiokeratoma
B85.301		阴虱		crabs;phthiriasis pubis;pubic lice
B85.301		阴虱病	陰蝨病	pediculosis pubis
L85.827		音箱面隆起样角皮症		music box spine keratoderma
L40.901		银屑病	乾癬	psoriasis
L40.807		银屑病性白斑	乾癬性白皮症	psoriatic leucoderma
L40.801		银屑病性剥脱性皮炎	乾癬性剝脫性皮膚炎	psoriatic exfoliative dermatitis
L40.501†	M07.101*	银屑病性残毁性关节炎	乾癬性殘毀性關節炎	arthritis mutilans in psoriasis
L40.501†		银屑病性关节炎	乾癬性關節炎	psoriatic arthritis
L40.504†	M07.201*	银屑病性脊椎炎	乾癬性脊椎炎	psoriatic spondylitis
L40.808		银屑病性甲病、厚皮、骨膜炎	乾癬性甲病、厚皮、骨膜炎	psoriatic onychopathy dermoperiostitis
L40.802†	N08.801*	银屑病性肾炎	乾癬性腎炎	psoriatic nephritis
L40.502†	M09.001*	银屑病性幼年型关节病		juvenile arthropathy in psoriasis
L40.502†	M09.001*	银屑病性幼年型关节炎	乾癬性幼年型關節炎	juvenile arthritis in psoriasis
A51.330		银屑病样梅毒疹	乾癬樣梅毒疹	psoriasiform syphilide
L22.x01		银屑病样尿布疹	幹癬樣尿布疹	psoriasiform napkin rash
L27.026		银屑病样药疹	乾癬樣藥疹	psoriasiform drug eruption
L30.816		银屑病样掌湿疹	乾癬樣掌部濕疹	psoriasiform palmar eczema
L81.815		银质沉着症	銀沈著病	argyria
-	Y45.302	吲哚美辛药物反应	indomethacin 藥物反應	indomethacin drug reactions
L24.802		隐翅虫皮炎	隱翅蟲皮膚炎	paederus dermatitis
B45.901		隐球菌病	隱球菌病	cryptococcosis
B45.102†	G02.102*	隐球菌性脑膜脑炎	隱球菌性腦膜腦炎	cryptococcus meningoencephalitis
B45.102†	G02.102*	隐球菌性脑膜炎		cryptococcus meningitis
B45.103†	G05.201*	隐球菌性脑炎	隱球菌性腦炎	cryptococcus encephalitis
Q81.001		隐性单纯型大疱性表皮松解症		epidermolysis bullosa simplex recessive
E80.207		隐性红细胞生成性原卟啉病伴肝衰竭		recessive erythropoietic protoporphyria with liver failure
A53.001		隐性梅毒	潛伏性梅毒	latent syphilis
A50.601		隐性晚期先天性梅毒	潛伏性晚期先天性梅毒	latent late congenital syphilis
A66.801		隐性雅司病	潛伏性雅司病	latent yaws
Q80.202		隐性遗传先天性鱼鳞病样红皮病		recessive congenital ichthyosiform erythroderma
Q81.206		隐性营养不良型大疱性表皮松解症	隱性失養性水疱性表皮鬆解症	recessive dystrophic epidermolysis bullosa;RDEB
Q81.216		隐性营养不良型非哈洛漂－西门子轻型大疱性表皮松解症	隱性失養性非 Hallopeau－Siemens 氏水疱性表皮鬆解症	recessive dystrophic epidermolysis bullosa mitis－non Hallopeau－Siemens;RDEB－nHS
A51.501		隐性早期梅毒	潛伏性早期梅毒	latent early syphilis
E85.104		印第安型淀粉样变神经病		Indiane type amyloidosis neuropathy
A77.101		印度蜱传斑疹伤寒	印度蜱傳斑疹傷寒	India tick typhus
L53.301		婴儿表皮发育不良性回状红斑	嬰兒表皮發育不良性迴紋狀紅斑	infantile epidermodysplastic erythema gyratum
L70.402		婴儿痤疮	嬰兒痤瘡	infantile acne
A46.x06		婴儿丹毒	嬰兒丹毒	infantile erysipelas
P83.803		婴儿低温心脏手术后皮下脂肪坏死	嬰兒低溫心臟手術後皮下脂肪壞死	subcutaneous fat necrosis following hypothermic cardiac surgery in infancy

主码	附码	中文病名	繁体病名	英文病名
P39.802		婴儿多发性皮肤脓肿		nultiple abscesses of skin in infants
P37.504		婴儿泛发性皮肤念珠菌病	嬰兒廣泛性皮膚念珠菌病	infantile generalized cutaneous candidiasis
E88.111		婴儿腹部远心性脂肪营养不良	嬰兒腹部遠心性脂肪失養	lipodystrophia centrifugalis abdominalis infantilis
R02.x14		婴儿坏疽性皮炎	嬰兒壞疽性皮膚炎	dermatitis gangrenosa infantum
P83.200		婴儿急性出血性水肿	嬰兒急性出血性水腫	infantile acute hemorrhagic edema
Q82.830		婴儿僵直皮肤综合征	嬰兒僵硬皮膚徵候群	infantile stiff skin syndrome
C49. –	M91300/1	婴儿卡波西样血管内皮瘤		Kaposi – like infantile hemangioendothelioma
B08.201		婴儿玫瑰疹	嬰兒玫瑰疹	roseola infantum
L98.504		婴儿皮肤黏蛋白沉积症	嬰兒皮膚黏液素病	cutaneous mucinosis of infancy
D18.004		婴儿期血管瘤	嬰兒期血管瘤	infantile hemangioma
C49. –	M93640/3	婴儿色素性神经外胚层瘤	嬰兒色素性神經外胚層腫瘤	melanotic neuroectodermal tumour of infancy
C47.901		婴儿神经母细胞瘤	嬰兒神經母細胞瘤	infantile neuroblastoma
L20.806		婴儿湿疹	嬰兒濕疹	infantile eczema;eczema infantum
L28.201		婴儿苔藓	嬰兒苔癬;出牙疹	strophulus infantum
L20.806		婴儿特应性皮炎		infantile atopic dermatitis
L98.003		婴儿体表毛细血管瘤	嬰兒軀體微血管瘤	infantile somatic capillary hemangioma
L92.828		婴儿臀部肉芽肿	嬰兒臀部肉芽瘤	granuloma gluteale infantum; infantile gluteal granuloma
M72.508		婴儿系统性透明变性		infantile systemic hyalinosis,
Q85.915		婴儿纤维性错构瘤	嬰儿纖維性错构瘤	fibrous hamartoma of infancy
D18.004		婴儿血管瘤	嬰兒血管瘤	hemangioma of infancy
D18.004		婴儿血管内皮瘤	嬰兒血管內皮瘤	infantile hemangioendotheloma
Q85.102		婴儿严重多囊肾病伴结节性硬化症	嬰兒嚴重多囊腎病伴結節性硬化症	infantile severe polycystic kidney disease with tuberous sclerosis
L22.x02		婴儿银屑病		infantile psoriasis
D80.701		婴儿暂时性低丙种球蛋白血症	嬰兒暫時性低丙種球蛋白血症	transient hypogammaglobulinemia of infancy
E80.002		婴儿暂时性红细胞卟啉病	嬰兒暫時性紅細胞紫質病	transient erythroporphyria of infancy
E34.802		婴儿早老症	嬰兒早衰症	progeria infantilis
L01.008		婴儿肢端脓疱病	嬰兒肢端膿疱病	infantile acropustulosis
L21.101		婴儿脂溢性皮炎	嬰兒脂漏性皮膚炎	infantile seborrhoeic dermatitis
M72.901		婴儿指部纤维瘤病	嬰兒指部纖維瘤病	infantile digital fibromatosis
M72.901		婴儿趾部纤维瘤病	嬰兒趾部纖維瘤病	infantile toe fibromatosis
I78.105		樱桃样血管瘤	櫻桃狀血管瘤	cherry angioma;cherry hemangioma
A70.x01		鹦鹉热	鸚鵡熱	psittacosis;parrot fever
Q81.201		营养不良型大疱性表皮松解症	失養性水疱性表皮鬆解症	dystrophic epidermolysis bullosa;DEB
L67.827		营养不良性斑秃		pelade malnutrition
L94.208		营养不良性钙质沉着症	失養性鈣質沈著症	calcinosis dystrophica
G71.102		营养不良性肌强直病	失養性肌強直	dystrophia myotonica
L94.208		营养不良性皮肤钙质沉着症	失養性皮膚鈣沈著病	dystrophic calcinosis cutis
L65.809		营养不良性脱发	營養不良性脫髮	alopecia due to malnutrition
E41.x01		营养不足综合征		athrepsia syndrome
L81.447		营养缺乏性色素异常	營養缺乏所致的色素性病灶	pigmented lesion due to nutrition deficiency
L30.808		营养缺乏性湿疹	營養缺乏性濕疹	nutritional deficiency eczema
L90.815		营养性皮肤萎缩	營養性皮膚萎縮	atrophoderma of nutriticum
–	Y57.804	营养药药物反应	營養性藥物反應	nutrition drug reactions
B87.901		蝇蛆病	蠅蛆病	myiasis
B87.002		匐行性蝇蛆病		creeping myiasis
L94.001		硬斑病		morphea
L90.001		硬斑病性扁平苔藓	硬斑病性扁平苔癬	lichen planus morphoeicus
C44.907	M80920/3	硬斑病样基底细胞上皮瘤		morphea – like basal cell epithelioma
D86.306		硬斑病样结节病		morpheaform sarcoid
D86.306		硬斑病样肉样瘤	硬皮病樣肉樣瘤	morpheaform sarcoid
M34.809		硬斑病 – 硬化萎缩性苔藓重叠症	硬皮病 – 硬化萎縮性苔癬重疊徵	morphea lichen sclerosus et atrophicus overlap
C44.907	M80920/3	硬斑性基底细胞癌	硬斑性基底細胞癌	morphoeic basal cell carcinoma
L52.x02		硬红斑	硬結性紅斑	erythema induratum
C44. –	M83900/3	硬化汗腺导管癌		sclerosing sweat duct carcinoma
L91.005		硬化黏液水肿样肾病		scleromyxoedma – like illness of renal disease
M72.502		硬化性筋膜炎	硬化性筋膜炎	sclerofasciitis

主码	附码	中文病名	繁体病名	英文病名
I89.104		硬化性淋巴管炎	硬化性淋巴管炎	sclerosing lymphangitis
L98.512		硬化性黏液水肿	硬化性黏液水腫	scleromyxedema
Q82.809		硬化性胼胝	硬化性胼胝	sclerotylosis
D23. -	M81000/0	硬化性上皮错构瘤	硬化性上皮錯構瘤	sclerosing epithelial hamartoma
L90.001		硬化性苔藓	硬化性苔癬	lichen sclerosus
L90.001		硬化性萎缩性苔藓	硬化性萎縮性苔癬	lichen sclerosus et atrophicus
D23. -	M88230/0	硬化性纤维瘤	硬化性纖維瘤	sclerosing fibroma
C49. -	M88100/3	硬化性纤维肉瘤	硬化性纖維肉瘤	sclerosing fibrosarcoma
D23. -		硬化性血管瘤	硬化性血管瘤	sclerosing hemangioma
L92.830		硬化性脂肪肉芽肿	硬化性脂肪肉芽腫	sclerosing lipogranuloma
M79.830		硬化性脂膜炎	硬化性脂層炎	sclerosing panniculitis
A48.801		硬结病		scleroma
L70.005		硬结性痤疮	硬結性痤瘡	acne indurata
A18.434		硬结性皮肤结核	硬結性皮膚結核病	tuberculosis cutis indurativa
A52.138†	G01.X03*	硬脑脊膜梅毒	硬腦脊膜梅毒	dura matter syphilis
M34.902		硬皮病	硬皮病;鞏皮病	scleroderma
M34.810		硬皮病-钙质沉着综合征		dermatosclerosis and calcinosis syndrome
E80.101		硬皮病样迟发性皮肤卟啉病	硬皮病樣遲發性皮膚紫質病	sclerodermatoid porphyria cutanea tarda
M79.830		硬皮病样皮下组织炎		hypodermatitis sclerodermiformis
L27.032		硬皮病样药物反应	硬皮病樣藥物反應	scleroderma - like drug reactions
A51.009		硬下疳	硬下疳	hard chancre
D48.517	M88210/1	硬纤维瘤	硬纖維瘤	desmoma
Q82.517		硬痣	硬痣	hard nevus
L94.804		硬肿病	硬腫病	scleroedema
L02.907		痈	癰	carbuncle
D22. -		泳裤样巨型毛痣	泳褲樣巨型毛痣	giant hairy 'bathng - trunk'
Q81.808		幽门闭锁-交界型大疱性表皮松解症综合征		pyloric atresia - junctional epidermolysis bullosa syndrome
E50.901		尤伊穆拉综合征	Uyemura 氏徵候群	Uyemura's syndrome
L60.826		油斑	油斑	oil patch
L25.203		油彩皮炎	油彩皮膚炎	grease paint dermatitis
L70.831		油痤疮	油痤瘡	oil acne
L24.101		油及油脂刺激性接触性皮炎	油及油脂刺激性接觸性皮膚炎	irritant contact dermatitis due to oils and greases
L92.831		油瘤	油瘤	loeoma
L25.314		油漆皮炎	油漆皮膚炎	paint dermatitis
L92.831		油肉芽肿	油肉芽腫	oil granuloma
L21.901		油性皮脂溢出症	油性皮脂溢出症	seborrhea oleosa
B07.x04		疣	疣	wart;verruca
C44. -	M80510/3	疣状癌	疣狀癌	verruous carcinoma
L43.001		疣状扁平苔藓		verrucous lichen planus
B07.x08		疣状表皮发育不良	疣樣表皮發育異常	epidermodysplasia verruciformis
Q82.501		疣状表皮痣	疣狀表皮痣	verrucous epidermal nevus
L87.101		疣状穿通性胶原病		collagenone perforant verruciforme
L87.101		疣状穿通性胶原瘤	疣狀穿通性膠原瘤	verrucous perforating collagenoma
L28.101		疣状固定性荨麻疹	疣狀固定性蕁麻疹	urticaria persistens verrucosa
L93.205		疣状红斑狼疮	疣狀紅斑性狼瘡	lupus erythematodes verrucosus
K13.405		疣状黄瘤	疣狀黃色瘤	verruciform xanthoma
L44.301		疣状及网状苔藓	疣狀及網狀苔癬	lichen verrucosus et reticularis
L82.x11		疣状角化不良瘤	疣狀角化不良瘤	warty dyskeratoma
L82.x09		疣状角化弹性纤维样瘤		verrucous keratoelastoidosis
D18. -	M91420/0	疣状角化性血管瘤		verrucous keratotic hemangioma
D86.311		疣状结节病	疣狀類肉瘤病	verrucose sarcoidosis
C44. -		疣状鳞状细胞癌	疣狀鱗狀細胞癌	verrucous squamous cell carcinoma
D23. -		疣状毛细血管扩张	疣狀毛細血管擴張	verruca telangiectatica
L72.807		疣状囊肿	疣狀囊腫	verrucous cyst
A18.414		疣状皮肤结核	疣狀皮膚結核病	tuberculosis of verrucosa cutis;warty tuberculosis
B43.002		疣状皮炎	疣狀皮膚炎	dermatitis verrucosa
D86.311		疣状肉样瘤病	疣狀類肉瘤病	verrucose sarcoidosis

主码	附码	中文病名	繁体病名	英文病名
L28.009		疣状神经性皮炎	疣狀神經性皮膚炎	verrucous neurodermatitis
D18. -	M91420/0	疣状血管瘤	疣狀血管瘤	verrucous hemangioma
L40.007		疣状银屑病	疣狀乾癬	psoriasis verrucosa
Q82.869		疣状肢端角化病	疣樣肢端角化症	acrokeratosis verruciformis
Q82.869		疣状肢端角化病(赫皮夫)		acrokeratosis verruciformis (Hopf)
L82.x09		疣状脂溢性角化病	疣狀脂漏性角化病	verrucous seborrheic keratosis
Q82.501		疣状痣	疣狀痣	verrucous nevus
B88.807	L99.802*	蚰蜒皮炎	蚰蜒皮膚炎	thereuonema tuberculata dermatitis
B83.101		游动性肿	遊動性腫脹	wandering swelling
A31.102		游泳池肉芽肿	游泳池肉芽腫	swimming pool granuloma
L29.817		游泳者痒病	游泳者瘙癢病	swimmer's itch
L98.826		游走性可触知的弧形红斑	移行性可觸摸弧形紅斑	erythema arciforme et palpable migrans
K14.101		游走性舌炎	遊走性舌炎	migratory glossitis
B76.905		游走性线状表皮炎	遊走性線狀表皮炎	epidermitis linearis migrans
I82.101		游走性血栓性静脉炎	遊走性血栓性靜脈炎	thrombophlebitis migrans
T63.503	X26.9	鲉鱼穿刺伤	鮋魚穿刺傷	scopion fish puncture wounds
—	X29.902	有毒动物咬伤	有毒動物咬傷	poisonous animal bite
Q82.8		有汗性外胚层发育不良	有汗性外胚層發育異常	hidrotic ectodermal dysplasia
-	Y44.701	右旋糖酐药物反应	dextran 藥物反應	dextran drug reactions
B76.905		蚴(蠕)虫移行症		larve migrans
B08.201		幼儿急疹	幼儿急疹	exanthema subitum
Q82.840		幼年痴呆红皮病		juvenile dementia erythroderma
Q82.503		幼年弹性瘤	幼年彈力瘤	juvenile elastoma
D76.329		幼年黄瘤		juvenile xanthoma
D76.329		幼年黄色肉芽肿	幼年黄色肉芽腫	juvenile xanthogranuloma
A50.403		幼年脊髓痨	幼年脊髓癆	juvenile tabes dorsalis
A50.403		幼年脊髓痨性麻痹性神经梅毒	幼年脊髓癆性麻痹性神經梅毒	juvenile taboparetic neurosyphilis
M19.806		幼年家族性特发性骨关节病	幼年家族性特發性骨关节病	juvenile familial idiopathic osteoarthropathy
L44.001		幼年局限性毛发红糠疹	幼年 - 限界型毛孔性紅糠疹	juvenile - circumscribed pityriasis rubra pilaris
D76.329		幼年巨细胞黄瘤	幼年巨細胞黄瘤	juvenile giant - cell xanthoma
M08.202		幼年类风湿性关节炎		juvenile rheumatoid arthritis
L12.204		幼年类天疱疮	幼年型類天疱瘡	juvenile pemphigoid
A50.403		幼年麻痹性痴呆	幼年麻痹性癡呆	juvenile general paresis
M08.202		幼年慢性关节炎	幼年型慢性關節炎	juvenile chronic arthritis
A50.403		幼年梅毒性麻痹	幼年梅毒性麻痹	juvenile syphilitic paralysis
A50.403		幼年梅毒性麻痹性痴呆		juvenilis syphilitic dementia paralytica
E03.805		幼年黏液性水肿综合征	幼年黏液水腫徵候群	juvenile myxedema syndrome
L12.201		幼年疱疹样皮炎	幼年疱疹樣皮膚炎	juvenile dermatitis herpetiformis
M33.001		幼年皮肌炎	幼年皮肌炎	juvenile dermatomyositis
L85.822		幼年丘疹性疹		juvenile papular eruption
A50.403		幼年全身性梅毒麻痹		juvenile general syphilis paralysis
M08.202		幼年斯蒂尔病	幼兒史帝氏病	Still's disease juvenile
M72.908		幼年透明性纤维瘤病	幼年透明性纖維瘤病	juvenile hyaline fibromatosis
A50.403		幼年晚期梅毒	幼年晚期梅毒	juvenile late syphilis
A50.403		幼年先天性神经梅毒	幼年先天性神經梅毒	juvenile congenital neurosyphilis
M08.202		幼年型关节炎	幼年型關節炎	juvenile arthritis
A50.403		幼年型脊髓痨型梅毒		juvenile tabetic type syphilis
L44.001		幼年型毛发红糠疹	幼年型毛孔性紅糠疹	juvenile pityriasis rubra pilaris
L81.453		幼年性雀斑样痣		juvenile lentigines
E79.101		幼年性痛风	幼兒型性痛風	juvenile gout
D18.004		幼年性血管瘤	幼年性血管瘤	juvenile hemangioma
L10.002		幼年寻常型天疱疮	幼年尋常性天疱瘡	juvenile pemphigus vulgaris
L30.104		幼年跖皮病	幼年型足蹠皮膚病	juvenile plantar dermatosis
A50.403		幼年中枢神经系统梅毒合并脊髓痨	幼年中樞神經系統梅毒伴脊髓癆	juvenile central nervous system syphilis with tabes(dorsalis)
A50.403		幼年中枢神经系统梅毒合并脊髓痨(麻痹性痴呆)	幼年中樞神經系統梅毒伴脊髓癆(麻痹性癡呆)	juvenile central nervous system syphilis with tabes(dorsalis) taboparesis
A50.403		幼年中枢神经系统梅毒合并麻痹	幼年中樞神經系統梅毒伴麻痹	juvenile entral nervous system syphilis with paresis

主码	附码	中文病名	繁体病名	英文病名
A50.403		幼年中枢神经系统梅毒合并全身麻痹	幼年中樞神經系統梅毒伴全身麻痹	juvenile central nervous system syphilis with general paresis
Q87.031		釉质－脑－少汗综合征	釉質－腦－少汗徵候群	amelo – cerebro – hypohidrotic syndrome
Q87.025		釉质生长不全		amelogenesis imperfecta
I83.002		淤积性溃疡	鬱血性潰瘍	stasis ulcer
I82.808		淤积性皮下硬化	鬱血性皮下硬化	stasis hypodermosclerosis
I83.104		淤积性湿疹	鬱血性濕疹	stasis eczema
I87.203		淤积性紫癜	鬱血性紫斑	stasis purpura
I78.812		淤积性紫癜综合征		stasis purpura syndrome
I87.202		淤积综合征		stasis syndrome
B64.x02		淤泥痒	淤泥癢	silt itch
R58.x03		瘀斑	瘀斑	petechiae;ecchymosis
E88.805		鱼臭综合征	魚臭徵候群	fish odour syndrome
A31.102		鱼缸肉芽肿	魚缸肉芽腫	fish tank granuloma
Q80.901		鱼鳞病	魚鱗癬(病)	ichthyosis
Q80.826		鱼鳞病、外分泌胰腺功能不全、中性粒细胞趋化性减少、生长迟缓及干骺发育不良	魚鱗癬、外分泌胰腺功能不全、嗜中性粒細胞趨化性減少、生長遲緩及幹骺發育不良	ichthyosis, exocrine pancreatic insufficiency, impaired neutrophil chemotaxis, growth retardation and metaphyseal dysplasia
Q80.819		鱼鳞病伴免疫缺陷	伴免疫缺陷魚鱗癬	ichthyosis with immune defects
Q80.816		鱼鳞病伴肾病	伴腎病魚鱗癬	ichthyosis associated with renal disease
Q80.809		鱼鳞病性白痴伴共济失调	魚鱗癬性白癡併運動失調	ichthyotic idiocy with ataxia
Q87.117		鱼鳞病样红皮病	魚鱗癬樣紅皮病	ichthyosiform erythroderma
D86.304		鱼鳞病样结节病		ichthyosiform sarcoidosis
D86.304		鱼鳞病样肉样瘤病	魚鱗癬樣類肉瘤病	ichthyosiform sarcoidosis
L85.001		鱼鳞病样药物反应	藥物引起之魚鱗癬樣反應	ichthyosiform reaction to drug
Q80.818		鱼鳞病与骨缺陷病	魚鱗癬與骨缺陷	ichthyosis and skeletal defects
L90.608		鱼尾纹	魚尾紋	fishtail lines;crows' feet
K14.824		鱼子酱样舌	魚子醬樣舌	caviar tongue
Q82.839		逾越性掌跖角皮症		keratoderma palmoplantaris transgrediens
L67.823		羽状脆发症	羽狀脆髮症	trichoptilosis
E52.x06		玉蜀黍疹	澱粉疹	starch rash
T63.408		芋螺蜇伤	芋螺螫傷	sting by conus
I83.104		郁积性皮炎	鬱血性皮膚炎	stasis dermatitis
P83.827		愈后网状软瘢痕伴先天性糜烂性大疱性皮病	愈成網狀軟疤之先天性糜爛性水泡皮膚病	congenital erosive and vesicular dermatosis healing with reticulated supple scarring
L90.804		原发性斑状萎缩	原發性斑狀萎縮	primary macular atrophy
D84.101		原发性补体缺陷病	原發性補體缺陷病	primary complement deficiency diseases
B00.809		原发性单纯疱疹	原發性單純疱疹	primary herpes simplex
D69.206		原发性淀粉样变紫癜与多发性骨髓瘤性紫癜	原發性類澱粉性紫斑與多發性骨髓瘤性紫斑症	purpura of primary amyloidosis and purpura of multiple myeloma
C44.－		原发性恶性外周原始神经外胚层肿瘤	原發性惡性外周原始神經外胚層腫瘤	primary malignant peripheral primitive neuroectodermal tumour;PNET
E78.501		原发性高脂蛋白血症	原發性高脂蛋白血症	primary hyperlipoproteinemia
B55.104		原发性黑热病	原發性皮膚萊什曼病	primary dermal leishmaniais
D75.810		原发性红细胞发育不全		primary erythrocyte malformation
E75.503		原发性家族性黄瘤病	原發性家族性黃色瘤病	primary familial xanthomatosis
A18.415		原发性接种性结核	原發性接種性結核病	primary inoculation tuberculosis
A18.425		原发性结核性甲沟炎	原發性結核性甲溝炎	primary tubercular paronychia
I73.001		原发性雷诺现象	原發性雷諾氏現象	primary Raynaud's phenomenon
I89.019		原发性淋巴水肿		primary lymphedema
N90.501		原发性女阴萎缩	原發性外陰萎縮	primary vulvar atrophy
C84.503		原发性皮肤CD8阳性亲表皮性细胞毒性T细胞淋巴瘤	原發性皮膚CD8陽性親表皮性細胞毒性T細胞淋巴瘤	primary cutaneous CD8 positive epidermotropic cytotoxic T – cell lymphoma
C83.401	M96840/3	原发性皮肤T免疫母细胞淋巴瘤		primary cutaneous T – immunoblastic lymphoma;PCTIBL
C84.502	M97000/3	原发性皮肤T细胞淋巴瘤	原發性皮膚T細胞淋巴瘤	primary cutaneous T – cell lymphoma
C84.401	M97020/3	原发性皮肤多形性小T细胞淋巴瘤	原發性皮膚多形性小T細胞淋巴瘤	primary cutaneous small pleomorphic T – cell lymphoma

主码	附码	中文病名	繁体病名	英文病名
A18.410		原发性皮肤结核	原發性皮膚結核病	tuberculosis cutis primaria; primary cutaneous tuberculosis
C82.902	M96900/3	原发性皮肤滤泡中心细胞性淋巴瘤	原發性皮膚濾泡中心細胞性淋巴瘤	primary cutaneous follicular center cell lymphoma
C44.–	M84800/3	原发性皮肤黏液癌	原發性皮膚黏液癌	primary cutaneous mucinous carcinoma
L90.804		原发性皮肤松垂		primary anetoderma
C44.–	M82000/3	原发性皮肤腺样囊性癌		primary cutaneous adenoid cystic carcinoma
A60.005		原发性生殖器疱疹	原發性生殖器疱疹	primary genital herpes
E85.409†	L99.001*	原发性系统性淀粉样变性病	原發性系統性澱粉樣變性症	primary systemic cutaneous amyloidosis
C44.901	M82470/3	原发性小细胞癌		primary small cell carcinoma
D69.406		原发性血小板减少性紫癜	原發性血小板減少性紫斑症	primary thrombocytopenic purpura
B00.509		原发性眼单纯疱疹	原發性眼單純疱疹	primary ocular herpes simplex
A18.427†	H03.101*	原发性眼睑(狼疮)结核	原發性眼瞼(狼瘡)結核病	primary eyelid (lupus) tuberculosis
D76.314		原发性组织细胞性皮病	原發性組織細胞性皮膚病	primary histiocytic dermatoses
D36.–	M95800/0	原始息肉样颗粒细胞瘤	原始息肉樣顆粒細胞瘤	primitive polypoid granular cell tumour
H30.801		原田病	Harada 氏病	Harada's disease
D03.902	M87200/2	原位恶性黑素瘤		malignant melanoma in situ
D03.902	M87200/2	原位黑素瘤	原位黑色素瘤	melanoma in situ
G90.301		原因不明多系统受累综合征		multiple system illness of unknown origin syndrome
B48.817		原藻病	原藻病	protothecosis
B48.816		原藻性鹰嘴黏液囊炎	原藻性鷹嘴黏液囊炎	protothecal olecranon bursitis
L85.004		圆形糠疹	圓形糠疹	pityriasis rotunda
B35.401		圆癣	圈癬	tinea circinata
L43.822		圆叶状扁平苔藓	鈍頭狀扁平苔蘚	lichen planus obtusus
D23.–	M82000/0	圆柱瘤	圓柱瘤	cylindroma
D23.–		圆柱螺旋腺瘤	圓柱螺旋腺瘤	cylindrospiradenoma
B35.105		远端及侧位甲下甲真菌病	遠端及側位甲下甲黴菌病	distal and lateral subungual onychomycosis
L40.501†	M07.001*	远端指/趾节银屑病性关节病	遠端指節間乾癬性關節病	distal interphalangeal psoriatic arthropathy
L85.004		远山连圈状糠秕疹		pityriasis circinata(Toyama)
Q84.822		约翰森–布利扎德综合征	Johanson – Blizzard 氏徵候群	Johanson – Blizzard syndrome
E72.502		约瑟夫综合征	約瑟夫徵候群	Joseph's syndrome
L25.809		月经垫皮炎	月經墊皮膚炎	sanitary pad dermatitis
E28.003		月经疹	月經疹	exanthema menstruale
N48.110		云母状及角化性假上皮瘤性龟头炎	雲母狀及角化性假上皮瘤性龜頭炎	micaceous and keratotic pseudoepitheliomatous balanitis
E28.004		孕酮性荨麻疹	黃體酯酮性蕁麻疹	progesterone urticaria
L50.806		运动性荨麻疹	運動誘發性蕁麻疹	exercise – induced urticaria
T14.011		运动员结节	運動員結節	Athlete's nodule
B35.301		运动员足	運動家足	athlete's foot
D22.–		晕皮炎		halo dermatitis
D22.–		晕湿疹	暈濕疹	halo eczema
D22.–	M87230/0	晕痣	光暈痣(母斑)	halo nevus
L67.101		杂色发	毛髮顏色之差異	variations in hair colour
L41.802		杂色性类银屑病		parapsoriasis variegata
Q82.836		杂色婴儿	雜色嬰兒	particolored infant
L11.102		暂时性棘层松解性皮病	暫時性棘層鬆解性皮膚病	transient acantholytic dermatosis
P83.821		早产儿皮肤松弛症	早產兒皮膚鬆弛症	anetoderma of prematurity
I89.019		早发性淋巴水肿	早發性淋巴水腫	lymphedema praecox
L67.108		早老白发	早老白髮	poliosis prematura
L64.801		早老性脱发	早年脫髮;早發性脫髮	premature baldness
E34.806		早老症伴短身材和色素痣	伴短身材及色素痣早老症	premature ageing with short stature and pigmented nevi
Q82.831		早老综合征		premature aging syndrome
L67.108		早年灰白发	甲發性白髮	premature greying
A51.404†	M90.101*	早期骨膜梅毒(二期)		early periosteum syphilis(secondary)
A51.901		早期梅毒	早期梅毒	early syphilis
A51.316		早期梅毒性溃疡		early syphilitic ulcer
A67.001		早期品他病	早期品他病	early pinta

主码	附码	中文病名	繁体病名	英文病名
A50.011†	M90.101*	早期先天性骨膜梅毒	早期先天性骨膜梅毒	early congenital periosteum syphilis
A50.201		早期先天性梅毒	早期先天性梅毒	early congenital syphilis
A50.006		早期先天性梅毒性鼻炎	早期先天性梅毒性鼻炎	early congenital syphilitic rhinitis
A50.009		早期先天性梅毒性肺炎	早期先天性梅毒性肺炎	early congenital syphilitic pneumonia
A50.011†	M90.203*	早期先天性梅毒性骨骺炎	早期先天性梅毒性骨骺炎	early congenital syphilitic epiphysitis
A50.011†	M90.204*	早期先天性梅毒性骨软骨病		early congenital syphilitic osteochondropathy
A50.011†	M90.204*	早期先天性梅毒性骨软骨炎	早期先天性梅毒性骨軟骨炎	early congenital syphilitic osteochondritis
A50.008		早期先天性梅毒性喉炎	早期先天性梅毒性喉炎	early congenital syphilitic laryngitis
A50.007		早期先天性梅毒性咽炎	早期先天性梅毒性咽炎	early congenital syphilitic pharyngitis
A50.005		早期先天性梅毒性眼病	早期先天性梅毒性眼病	early congenital syphilitic oculopathy
A50.012		早期先天性内脏梅毒	早期內臟先天性梅毒	early congenital visceral syphilis
A50.002		早期先天性黏膜皮肤梅毒	早期先天性黏膜皮膚梅毒	early congenital mucocutaneous syphilis
A50.002		早期先天性皮肤梅毒	皮膚早期先天性梅毒	early congenital cutaneous syphilis
A50.101		早期先天性隐性梅毒(无临床表现)	早期先天性隱性梅毒(無臨床表現)	early congenital latent syphilis(without manifestations)
D04.902		早期原位癌		primary carcinoma in situ
D23.901		早熟性皮脂腺增生	早發性皮脂腺增生	premature sebaceous gland hyperplasia
L64.801		早秃	壯年禿	premature alopecia
T14.028		蚤病		pulicosis
B46.501		藻菌病	藻菌病	Phycomycosis
Q84.821		灶性面部真皮发育不全	局部顏面真皮發育不良	local facial dermal hypoplasia
Q84.821		灶性皮肤发育不全	局部真皮發育不良	local dermal hypoplasia
Q84.821		灶性真皮发育不全	灶性真皮發育不全	local dermal hypoplasia
E75.502		造血病	造血病	hematopoietic disease
-	Y57.501	造影剂药物反应	造影劑藥物反應	drug reactions of contrast medium
L10.101		增生型天疱疮	增生性天疱瘡	pemphigus vegetans
D23. -	M80200/0	增生性表皮样囊肿	增生性表皮樣囊腫	proliferating epidermoid cyst
D23. -	M80200/0	增生性毛发囊肿		proliferating pilar cyst
D23. -	M80200/0	增生性毛根鞘瘤	增生性外毛根鞘瘤	proliferative trichilemmoma tumour
D23. -		增生性毛根鞘囊肿	增生性毛根鞘囊腫	proliferating tricholemmal cyst
D23. -		增生性毛囊囊肿	增生性毛囊囊腫	proliferating follicular cyst
L08.811		增生性脓皮病	增殖性膿皮症	pyoderma vegetans
L08.811		增生性皮炎	增殖性皮膚炎	dermatitis vegetans
D23. -	M80200/0	增生性峡部囊性癌	增生性峽部囊性癌	proliferating isthmic cystic carcinoma
D23. -		增生性峡部－退化期肿瘤	增生性峽部－退化期腫瘤	proliferating isthmus – catagen tumour
L12.102		增殖性瘢痕性类天疱疮		cicatricial pemphigoid vegetans
K12.116		增殖性化脓性口炎	增殖性化膿性口炎	pyostomatitis vegetans
L12.814		增殖性类天疱疮	增殖性類天疱瘡	pemphigoid vegetans
L08.811		增殖性良性天疱疮		benign pemphigus vegetans
L87.001		增殖性毛囊角化病	增殖性毛囊角化症	keratosis follicularis vegetans
L87.001		增殖性毛囊角化不良	增殖性毛囊角化不良	dyskeratosis follicularis vegetans
Q81.208		增殖性营养不良型大疱性表皮松解症	增殖性失養性水疱性表皮鬆解症	epidermolysis bullosa vegetans dystrophica
K13.607		增殖性疣状黏膜白斑		proliferative verrucous leukoplakia
B08.201		扎霍斯基病	Zahorsky 氏病	Zahorsky's disease
D36.114		栅栏状包膜的神经瘤	柵欄狀包膜的神經瘤	palisaded enapsulated neuroma
Q79.602		詹森综合征	Jensen 氏徵候群	Jensen's syndrome
A79.001		战壕热	戰壕熱	trench fever
T69.001		战壕足	戰壕足	trench foot
T63.502	X26.906	章鱼咬伤	章魚咬傷	octopus bite
-	Y56.801	樟脑酊药物反应	樟腦酊藥物反應	drug reactions of tincture camphor
B88.811	L99.802*	蟑螂皮炎	蟑螂皮膚炎	cockroach dermatitis
B36.102		掌黑色角化性真菌病	手掌黑色角質真菌病	keratomycosis nigricans palmaris
B36.102		掌黑癣	手掌黑癬	tinea nigra palmaris
L53.801		掌红斑	掌紅斑	erythema palmare;palmar erythema
E78.211		掌黄瘤	手掌黃色瘤	palmar xanthoma
M72.003		掌腱膜纤维瘤病	手掌筋膜纖維瘤病	palmar fascial fibromatosis
L30.815		掌角化过度性皮炎		hyperkeratotic dermatitis of palms

主码	附码	中文病名	繁体病名	英文病名
I86.814		掌静脉曲张	手掌靜脈曲張	palmar varices
E78.211		掌纹黄变症		xanthochromia striata palmaris
B07.x11		掌疣	手掌疣	palmar wart
Q82.868		掌缘角化病	掌緣角皮症	marginal keratoderma of palms
Q82.868		掌缘角皮症		marginal keratoderma of palms
L43.801		掌跖扁平苔藓	掌蹠扁平苔癬	lichen planus of palms and soles
Q82.847		掌跖播散性角皮症	掌蹠播散性角皮症	keratoderma disseminated palmare et plantare
L30.101		掌跖汗疱疹	掌蹠汗疱疹	cheiropodopompholyx; palmoplantar pompholyx
Q82.803		掌跖角化病	掌蹠角皮症	palmoplantar keratoderma; PPK
Q82.828		掌跖角化病伴耳聋	伴耳聾掌蹠角皮病	keratoderma palmoplantar with deafness
Q82.844		掌跖角化病伴食管癌	掌蹠角皮症伴食道癌	palmoplantar keratoderma with esophageal carcinoma
Q82.849		掌跖角化病 - 角膜营养不良	掌蹠角化病 - 角膜營養不良	keratosis palmoplantaris - corneal dystrophy
Q82.857		掌跖角化瘤脊髓空洞征		palmoplantaris keratoma syringomyelia
Q82.860		掌跖角化牙周病综合征	掌蹠角化牙周病徵候群	hyperkeratosis palmoplantar and periodontosis syndrome
Q82.803		掌跖角皮症		palmoplantar keratoderma
Q82.866		掌跖角皮症伴角膜营养不良	掌蹠及孔周角皮症伴角膜上皮發育不良	palmoplantar and perioroficial keratoderma with corneal epithelial dysplasia
L40.301		掌跖脓疱病	掌蹠膿疱症	palmoplantar pustulosis
L40.302		掌跖脓疱性银屑病	掌蹠膿疱型乾癬	pustular psoriasis of palms and soles
Q82.8		掌跖胼胝症	掌蹠胼胝症	palmoplantar tylosis
Q82.846		掌跖肢端角化病		palmoplantar acrokeratosis
Q82.845		掌跖皱褶点状角化病	掌蹠皺褶點狀角皮症	keratoderma punctata of palmoplantar creases
B64.x02		沼泽痒	沼澤痒	swamp itch
D17.910	M88800/0	蛰伏脂肪瘤	蟄伏脂肪瘤	hibernoma
L30.401		褶烂	對磨疹	intertrigo
D29.002		珍珠样阴茎丘疹	珍珠樣陰莖丘疹	pearly penile papules
B49.x34		真菌病		mycosis
Z11.803		真菌病特殊筛选检查	黴菌病特殊篩選檢查	special screening examination for mycoses diseases
B49.x33		真菌毒素中毒症	黴菌毒素中毒症	mycotoxicosis
A41.804		真菌性败血症	黴菌敗血症	fungal septicaemia
B35.807		真菌性播散性皮肤癣菌病	黴菌性播散性皮膚病	mycotic disseminated dermatophytosis
B47.001		真菌性马拉杜足	真菌性馬拉杜足	mycotic madura foot
B35.902		真菌性皮炎	黴菌性皮膚炎	mycotic dermatitis
B35.806		真菌性肉芽肿性皮肤癣菌病	黴菌性肉芽腫性皮膚病	mycotic granulomatous dermatophytosis
B36.904		真菌性外耳道炎	真菌性外耳道炎	otitis external mycotica
B35.003		真菌性须疮	黴菌須癬;真菌須癬	mycotic sycosis
B47.001		真菌性足菌肿	真足菌腫	eumycetoma
L90.808		真皮表皮萎缩	真皮表皮萎縮	dermoepidermal atrophy
L87.001		真皮穿通性毛囊与毛囊旁性角化过度症	真皮穿通性毛囊及毛囊旁過度角化症	hyperkeratosis follicularis et parafollicularis in cutem penetrans
D23.-		真皮导管瘤	真皮导管瘤	dermal duct tumour
D22.509		真皮黑变病	真皮黑變症	dermal melanosis
D22.307		真皮黑素细胞错构瘤	真皮黑色素細胞錯構瘤	dermal melanocytic hamartoma
D22.307		真皮黑素细胞痣		dermal melanocytic nevi
L12.301		真皮松解性类天疱疮	真皮松解性類天疱瘡	dermaolytic pemphigoid
D22.-	M87200/0	真皮细胞痣	真皮細胞母斑	dermal cellular nevus
L87.828		真皮中部弹性组织溶解症	真皮中層彈性組織溶解症	middermal elastolysis
D45.x01	M99500/1	真性红细胞增多症	真性紅血球增生症	polycythemia vera; erythremia
E03.807		真性黏液性水肿		true myxedema
D36.114		真性神经瘤	真性神經瘤	true neuroma
B47.001		真足分支菌肿	真足菌腫	eumycetoma
Z01.503		诊断性过敏性皮肤试验	診斷性過敏性皮膚試驗	diagnostic skin tests for hypersensitivity
Z01.503		诊断性皮肤试验及致敏性试验		diagnostic skin and sensitization tests
L90.833		枕骨角综合征	枕骨角徵候群	occipital horn syndrome
L73.002		枕骨下硬结性毛囊炎	枕骨下硬結性毛囊炎	folliculitis nuchae sclerofisans
A79.101		疹热		Kew Garden fever

主码	附码	中文病名	繁体病名	英文病名
D59.603		阵发性冷性血红蛋白尿	陣發性寒冷血紅蛋白尿	paroxysmal cold hemoglobinuria
L29.808		阵发性瘙痒症	陣發性搔癢症	paroxysmal pruritus
I73.814		阵发性手指血肿	陣發性手指血腫	paroxysmal finger hematoma
D59.502		阵发性睡眠血红蛋白尿	陣發性睡眠血紅蛋白尿	paroxysmal sleeping hemoglobinuria
I73.001		阵发性指/趾端紫绀		paroxysmal acrocyanosis
L50.401		震动白指	震動白指	vibration white finger
L50.401		震动性荨麻疹	震動性蕁麻疹	vibratory urticaria
L50.401		震动性血管性水肿	震動性血管性水腫	vibratory angioedema
L50.401		震动综合征	震動徵候群	vibration syndrome
L60.304		正中甲营养不良	正中指甲失養	median nail dystrophy
K14.201		正中菱形舌炎	正中菱形舌炎	median rhomboid glossitis
L68.803		症状性多毛症	症狀性多毛症	symptomatic hypertrichosis
A52.161		症状性神经梅毒	症狀性神經梅毒	symptomatic neurosyphilis
L44.805		症状性苔藓样疹	症狀性苔蘚樣疹	symptomatic lichenoid eruption
L85.103		症状性掌跖角化病	症狀性掌蹠角化症	symptomatic palmoplantar keratoderma
L60.501		支气管扩张－淋巴水肿－黄甲综合征		bronchiectasis – lymphedema – yellow nail syndrome
B37.805		支气管念珠菌病	支氣管念珠菌病	candidal bronchitis
Q18.804		支气管源性囊肿	支氣管源性囊腫	bronchogenic cyst
A49.301		支原体感染	黴漿菌感染	Mycoplasma infection
L25.512		芝麻皮炎	芝麻皮膚炎	sesame seed dermatitis
L25.815		织物纤维性皮炎	織物纖維性皮膚炎	fabric fibre dermatitis
Q07.804		肢端残毁性溃疡	肢端殘毀性潰瘍	ulceromutilating acropathy
L98.503		肢端持续性丘疹性黏蛋白病	肢端持續性丘疹黏液素病	acral persistent papular mucinosis
L98.503		肢端持续性丘疹性黏蛋白沉积症	肢端持續性丘疹黏液素病	acral persistent papular mucinosis
Q68.102		肢端粗厚症	肢端厚皮病	acropachyderma
D18.043		肢端动静脉瘤	肢端動靜脈瘤	acral arteriovenous tumour
I73.001		肢端动脉痉挛症	肢端動脈痙攣症	acroarteriospasm
I73.809		肢端发绀症	肢端紫紺症	acrocyanosis
Q87.028		肢端肥大回状头皮及角膜白斑	肢端肥大迴紋狀顱皮及角膜白斑	acromegaloid phenotype with cutis verticus gyrata and cornealleucoma
Q87.837		肢端肥大－甲状腺肿－颅骨肥厚－糖尿病综合征		acromegaly – goiter – skull hyperostosis – diabetes syndrome
E22.003		肢端肥大症	肢端肥大症	acromegaly
L94.201		肢端钙质沉着症	肢端鈣質沈著症	acral calcinosis
L85.816		肢端干燥症		acroxerosis
H49.003		肢端感觉异常		acral dysesthesia
Q68.816		肢端骨松解性面部发育不全		acrosteolytic – facial malformation
Q82.839		肢端红斑角皮症	肢端紅色角皮症	acroerythrokeratoderma
L90.401		肢端红痛症	肢端紅痛症	erythermalgia
L85.824		肢端角化弹性组织变性	肢端角化彈力組織變性症	acrokeratoelastosis
L85.824		肢端角化弹性组织病	肢端角化彈力組織變性症	acrokeratoelastosis
B37.202		肢端念珠菌感染	肢端念珠菌感染	acromelic candidal infection
L40.201		肢端脓疱病		acropustulosis
Q87.838		肢端－皮肤－甲－泪腺－牙齿综合征		acro – dermato – ungual – lacrimal – tooth syndrome
I73.809		肢端青紫症		acrocyanosis
C43.901	M87440/3	肢端雀斑样痣黑素瘤	肢端小痣樣黑色素瘤	acral lentiginous melanoma；ALM
C43.901	M87440/3	肢端雀斑痣恶性黑素瘤		acral lentiginous malignant melanoma
T56.106		肢端疼痛－湿性综合征		acroesthesia – moist syndrome
R52.101		肢端痛综合征	肢痛病徵候群	acrodynia syndrome
L85.834		肢端纤维角化瘤	肢端纖維角化瘤	acral fibrokeratoma
I72.810		肢端小动脉扩张	肢端小動脈擴張	acral arteriolar ectasia
D17.202		肢端型马德伦－劳诺斯－本苏德综合征		acrotype of Madelung – Launois – Bensuade syndrome
Q81.219		肢端型营养不良型大疱性表皮松解症	肢端型營養不良型大疱性表皮鬆解症	dystrophic epidermolysis bullosa minimus (acral)
I87.203		肢端血管性皮炎	肢端血管性皮膚炎	acroangiodermatitis
M34.101		肢端硬皮综合征		sclerodactylia syndrome

主码	附码	中文病名	繁体病名	英文病名
D03.801	M87200/2	肢端原位黑素瘤	肢端原位黑色素瘤	acral melanoma in situ
E34.803		肢端早老症	肢端早衰症	acrogeria
E34.803		肢端早衰症		acrogeria
I73.821		肢端紫绀综合征		acrocyanosis syndrome
M89.403		肢骨纹状肥厚症	肢骨紋狀肥大	melorheostosis
I70.202		肢体动脉硬化	肢體動脈硬化	atherosclerosis of arteries of extremities
Q80.810		肢体短小 – 鱼鳞病综合征	肢体短小 – 魚鱗癬徵候群	limb reduction – ichthyosis syndrome
L08.917		肢体皮肤感染	肢體皮膚感染	limbs infection of skin
L94.603		肢体收缩带	肢體收縮帶	constricting band of extremity
R52.101		肢痛症	肢痛病	acrodynia
E78.303		脂蛋白脂酶缺乏症	脂蛋白脂酶缺乏症	lipoprotein lipase deficiency
E65.x01		脂肪垫	脂肪墊	fat – pad
I89.818		脂肪黑变性网状细胞增多症		lipomelanotic reticulosis
M79.802		脂肪坏死	脂肪壞死	fat necrosis
D17. –	M88500/0	脂肪瘤	脂肪瘤	lipoma
D17.901		脂肪瘤病	脂肪瘤病	lipomatosis
M79.827		脂肪膜状脂肪坏死	脂肪膜狀脂肪壞死	lipomembranous fat necrosis
D17. –	M88810/0	脂肪母细胞瘤	脂母細胞瘤	lipoblastoma
D17.909	M88810/0	脂肪母细胞瘤病	脂母細胞瘤病	lipoblastomatosis
M79.830		脂肪皮肤硬化症	脂肪皮膚硬化症	lipodermatosclerosis
C49. –	M88500/3	脂肪肉瘤	脂肪肉瘤	liposarcoma
I74.809		脂肪栓塞瘀点	脂肪栓塞瘀點	fat embolism petechiae
E88.103		脂肪萎缩	脂肪萎縮	lipoatrophy
E88.115		脂肪萎缩性糖尿病	脂肪萎縮性糖尿病	lipoatrophic diabetes
E88.115		脂肪萎缩性糖尿病综合征	脂肪萎縮性糖尿病徵候群	lipoatrophic diabetes syndrome
M79.818		脂肪萎缩性脂膜炎	脂肪萎縮性脂層炎	lipoatrophic panniculitis
E78.303		脂肪性高脂血症	脂肪引起之高脂蛋白血症	fat – induced lipoproteinemia
E88.103		脂肪营养不良	脂肪失養症	lipodystrophy
M79.302		脂膜炎	脂層炎	panniculitis;adipositis
M79.820		脂膜炎伴补体缺乏	併補體缺乏脂層炎	panniculitis with complement deficiency
M79.821		脂膜炎伴血管炎	併血管炎脂層炎	panniculitis with vasculitis
L82.x14		脂溢性角化伴恶性肿瘤	脂漏性角化伴惡性腫瘤	seborrheic keratosis with malignant tumour
L82.x02		脂溢性角化病	脂漏性角化症	seborrhoeic keratosis
L12.802		脂溢性类天疱疮	脂漏性類天疱瘡	seborrheic pemphigoid
L21.005		脂溢性奶结痂	脂漏性奶結痂	seborrheic milk crust
L21.901		脂溢性皮炎	脂漏性皮膚炎	seborrheic dermatitis
L21.005		脂溢性乳痂		milk crust seborrheic
L21.901		脂溢性湿疹		seborrheic eczema
L64.901		脂溢性脱发	脂漏性禿	alopecia seborrheica
L82.x02		脂溢性疣	脂漏性疣	seborrheic verruca
L92.101		脂质渐进性坏死	類脂質漸進性壞死	necrobiosis lipoidica
E76.802		脂质黏多糖代谢障碍		lipomucopolysaccharide disordes
E76.001		脂质软骨营养不良	脂質軟骨營養不良	gargoylism
E75.601		脂质贮积病	脂肪貯存疾病	lipid storage disease
L66.804		脂肿性秃发	脂水腫性禿髮	lipoedematous alopecia
I83.903		蜘蛛静脉		spider veins
Q87.206		蜘蛛样指/趾		arachnodactyly
T14.107		蜘蛛咬伤	蜘蛛咬傷	spider bite
T63.303		蜘蛛咬伤(有毒)		fspider bite(poisonous)
Q87.401		蜘蛛指/趾综合征	蜘蛛指/趾徵候群	arachnodactyly syndrome
I78.101		蜘蛛痣	蜘狀痣	spider nevus;nevus araneus
T63.302	X21.901	蜘蛛中毒		arachnidism
I78.101		蜘蛛状血管瘤	蜘蛛狀血管瘤	spider angioma
A54.602		直肠淋球菌感染	直腸淋球菌感染	gonococcal infection of rectum
K60.403		直肠瘘	直腸瘻管	rectal fistula
A60.101		直肠疱疹病毒感染	直腸疱疹病毒感染	herpesviral infection of rectum
K60.403		直肠皮肤瘘	直腸皮膚瘻管	rectum to skin fistula
I87.203		直立性紫癜		orthostatic purpura

主码	附码	中文病名	繁体病名	英文病名
L81.509		职业性白斑	職業性白皮症	occupational leukoderma
L81.509		职业性白癜风		occupational vitiligo
L23.904		职业性变应性接触性皮炎	職業性過敏性接觸性皮膚炎	occupational allergic contact dermatitis
L24.901		职业性刺激性接触性皮炎	職業性刺激性接觸性皮膚炎	occupational irritant contact dermatitis
L70.803		职业性痤疮	職業性痤瘡	occupational acne
L59.802		职业性电光性皮炎	職業性電光性皮膚炎	occupational electroflash dermatitis
L25.804	W88.001	职业性放射性皮炎	職業性放射性皮膚炎	occupational radiation dermatitis
L08.930		职业性感染性皮肤病	職業性感染性皮膚病	occupational infective skin diseases
L56.201		职业性光接触性皮炎	職業性光接觸性皮膚炎	occupational photocontact dermatitis
L81.414		职业性黑变病	职业性黑變症	occupational melanosis
L60.807		职业性甲病		occupational nail disease
L85.840		职业性角化过度、皲裂		occupational hyerkeratosis and fissure
L85.840		职业性角化过度及皲裂	職業角化過度及龜裂	occupational hyerkeratosis and fissure
L25.905		职业性接触性皮炎		occupational contact dermatitis
L25.810		职业性浸渍及糜烂	職業性浸軟及糜爛	occupational maceration and erosion
L66.805		职业性毛发病		occupational hair disease
L66.805		职业性毛发改变	職業性毛髮改變	occupational hair change
L98.823		职业性皮肤癌	職業性皮膚癌	occupational skin cancer
L98.414		职业性皮肤溃疡	職業性皮膚潰瘍	occupational cutaneous ulcers
L29.811		职业性皮肤瘙痒症	職業性皮膚搔癢症	occupational skin pruritus
L81.811		职业性皮肤色素变化	職業性皮膚色素變化	occupational cutaneous pigmenti change
L25.905		职业性皮炎	職業性皮膚炎	occupational dermatitis
L24.901		职业性物理刺激性接触性皮炎	職業性物理刺激性接觸性皮膚炎	occupational physical irritant contact dermatitis
L28.202		职业性痒疹	職業性癢疹	occupational prurigo
L27.035		职业性药疹样皮炎	職業性藥疹樣皮膚炎	occupational drug eruptionform dermatitis
M34.206		职业性硬皮病	職業性硬皮病	scleroderma occupational
L85.841		职业性疣赘	職業性腫瘤	occupational neoplasm
L60.807		职业性指甲改变	職業性指甲改變	occupational nail change
L72.008		植入表皮性囊肿	植入表皮性囊腫	implantation epidermal cyst
G60.101		植烷酸贮积症	植烷酸积聚	phytanic acid storage
L23.705		植物变应性接触性皮炎	植物過敏性接觸性皮膚炎	plant allergic contact dermatitis
L56.203		植物光皮炎	植物性日光皮膚炎	phytophotodermatitis;photodermatitis due to plant
B88.015†		植物螨皮病	植物螨皮病	dermatosis due to plant mites
L25.501		植物皮炎		plant dermatitis
L56.203		植物日光性皮炎		phytophotodermatitis
L92.821		植物肉芽肿	植物肉芽腫	plant granuloma
L25.501		植物性接触性皮炎	植物性接觸性皮膚炎	plant contact dermatitis
L72.808		跖部表皮样囊肿	蹠部表皮樣囊腫	epidermoid cyst of sole
G57.604		跖部神经瘤	蹠部神經瘤	plantar neuroma
G57.604		跖部神经损伤	足底神經病灶	lesion of plantar nerve
B07.x07		跖疣	蹠疣	plantar wart;verruca plantaris
L25.123		止痒药接触性皮炎	止癢藥接觸性皮膚炎	antipruritics drugs contact dermatitis
L02.417		指/趾端化脓	指/趾端化膿	panaritium
M71.301		指/趾黏液瘤		digital myxoma
M71.301		指/趾黏液囊肿	指/趾黏液囊腫	digital mucous cyst
M71.301		指/趾黏液样假囊肿	指(趾)黏液樣假囊腫	myxoid pseudocysts of the digits
M71.301		指/趾黏液样囊肿	指/趾黏液樣囊腫	digital myxoid cyst
C44.906		指/趾乳头状癌	指/趾乳頭狀癌	digital papillary caricinoma
L85.834		指/趾纤维角皮瘤		digital fibrokeratoma
M67.401		指端指/趾关节腱鞘囊肿	指端指(趾)關節腱鞘囊腫	ganglion of the distal interphalangeal joint
L03.004		指蜂窝织炎	手指蜂窩組織炎	cellulitis of finger
L85.839		指厚皮症	指/趾部厚皮症	pachydermodactyly
L03.005		指甲床炎	指甲床炎	unguinal lactulitis;infection of nail bed
L03.006		指甲沟脓肿	指甲溝膿瘍	pyonychia
L03.007		指甲沟炎	指甲溝炎	paronychia of finger;unguis paronychia
L60.401		指甲横沟症		transverse grooves of nail
Q84.604		指甲失养并耳聋	指甲失養併耳聾	nail dystrophy - deafness
I33.024		指尖部位痛性小结		digital painful nodule

主码	附码	中文病名	繁体病名	英文病名
L30.902		指尖湿疹	指尖濕疹	fingertip eczema
B37.208		指间念珠菌病	指間念珠菌病	interdigital candidiasis
M72.101		指节垫	指節墊	knuckle pads
Q84.401		指节垫－白甲及耳聋	指節墊,白甲及耳聾	knuckle pads,leukonychia and deafness
L60.001		指嵌甲	指嵌甲症	fingernail ingrowing
L87.829		指丘疹状钙化性弹性纤维变性	指丘疹狀鈣化性彈性纖維變性	digital papulous calcifying elastofibrous degeneration
M72.901		指纤维性肿胀		digital fibrous swelling
L41.301		指状类银屑病	指狀類乾癬	parapsoriasis digitiformis
B07.x06		指状疣		verruca digitata;digitate wart
L03.008		趾甲沟炎	趾甲溝炎	paronychia of toe;unguis valleculitis
L60.835		趾甲脱落	趾甲脫落	toe – nail loss
L60.001		趾甲向内生		onychocryptosis
B35.301		趾间足癣	趾間足癬	interdigitale tinea pedis
L60.001		趾嵌甲	趾嵌甲症	ingrowing toenail
L24.203		酯刺激性接触性皮炎	酯刺激性接觸性皮膚炎	irritant contact dermatitis due to ester
–	Y40.701	制霉菌素药物反应	nystatin 藥物反應	nystatin drug reactions
A51.501		治疗后血清学复发隐性早期梅毒	治療後血清學復發潛伏性早期梅毒	serological relapse after treatment of latent early syphilis
L25.130		治疗毛发药接触性皮炎	治療毛髮藥接觸性皮膚炎	hair treatment drugs contact dermatitis
L27.040		治疗矛盾型反应	治療矛盾型反應	therapeutic paradox
T14.016		治疗性拔罐损伤	治療性拔罐損傷	therapeutic cupping injuries
T78.202		治疗休克型反应		Herxheimer reaction
L94.006		致残性泛硬化性硬斑病		disabling pansclerotic morphea
Q81.007		致死性常染色体隐性单纯型大疱性表皮松解症	致死性常染色體隱性單純性水疱性表皮鬆解症	lethal autosomal recessive epidermolysis bullosa simplex
Q81.007		致死性棘层松解性大疱表皮松解症	致死性棘層鬆解性大疱表皮鬆解症	lethal acantholytic epidermolysis bullosa
I78.807		致死性皮肤及胃肠道细动脉血栓形成	致死性皮膚及胃腸道細動脈血栓形成	lethal cutaneous and gastrointestinal arteriolar thrombosis
I78.807		致死性小肠皮肤综合征	致死性小腸皮膚徵候群	lethal intestiocutaneous syndrome
M31.201		致死性中线肉芽肿	致死性中線肉芽腫	lethal midline granuloma
Q87.842		智力低下－脂肪瘤－角膜病变综合征	智力低下－脂肪瘤－角膜病變徵候群	mental retardation – lipoma – corneal disorder syndrome
D22. –		痣	母斑(痣)	nevus
D22. –		痣细胞痣	痣細胞母斑	nevocytic nevus
Q84.206		痣样多毛症	痣樣多毛症	nevoid hypertrichosis
L83.x06		痣样黑棘皮病	痣樣黑棘皮病	nevoid acanthosis nigricans
C43.901	M87200/3	痣样黑素瘤	痣樣黑素瘤	nevoid melanoma
D76.329		痣样黄瘤	痣樣黃瘤	nevoxanthoma
D76.329		痣样黄色内皮瘤	痣樣黃色內皮瘤	nevoxanthoendothelioma
Q82.871		痣样基底细胞癌综合征	痣樣基底細胞癌徵候群	nevoid basal cell carcinoma syndrome
D23. –	M91410/0	痣样局限性躯体血管角化瘤		angiokeratoma corporis circumscriptum neviforms
B88.003		稚货商痒病		grocer's itch
T85.803		置入钛反应	鈦植入物反應	titanium implants reaction
L51.201		中毒性表皮坏死松解症	中毒性表皮壞死鬆解症	toxic epidermal necrolysis
E80.206		中毒性卟啉病	中毒性紫質病	toxic porphyria
L81.402		中毒性黑变病	毒性黑變症	toxic melanosis
L53.001		中毒性红斑	毒性紅斑	toxic erythema
L27.038		中毒性假硬皮病	中毒性假性硬皮病	toxic pseudoscleroderma
L65.813		中毒性弥漫性脱发	中毒性瀰漫性禿髮	toxic diffuse alopecia
L01.102		中毒性脓皮病		toxic pustuloderma
L98.508		中毒性皮肤黏蛋白病		cutaneous toxic mucinosis
L98.508		中毒性皮肤黏蛋白沉积症	中毒性皮膚黏液素病	cutaneous toxic mucinosis
L81.413		中毒性苔藓样黑素皮炎		melanodermatitis lichenoid toxica
A48.301		中毒性休克综合征	毒性休克徵候群	toxic shock syndrome
D69.007		中毒性紫癜	毒性紫斑	toxic purpura
A52.709†	H75.801*	中耳梅毒	中耳梅毒	middle ear syphilis
A30.301		中间界线类麻风	中間界線類麻風	midborderline leprosy;BB
A30.301		中间型麻风		borderline leprosy

主码	附码	中文病名	繁体病名	英文病名
Q84.207		中节指骨多毛症	中節指多毛症	midphalangeal hypertrichosis
A67.102		中期品他病	中期品他病	intermediate pinta
A52.122		中枢神经系统梅毒伴全身麻痹		central nervous system syphilis with general paresis
A52.111		中枢神经系统梅毒合并共济失调	中樞神經系統梅毒伴共濟不能（調節不能）（運動失調）	central nervous system syphilis with ataxia
A52.113		中枢神经系统梅毒合并脊髓痨	中樞神經系統梅毒合併脊髓癆	central nervous system syphilis with tabes (dorsalis)
A52.112		中枢神经系统梅毒合并脊髓痨（麻痹性痴呆）	中樞神經系統梅毒合併脊髓癆（麻痹性癡呆）	central nervous system syphilis with tabes (dorsalis) taboparesis
A52.303		中枢神经系统梅毒瘤	中樞神經系統梅毒瘤	central nervous system syphiloma
A52.019†	I68.801*	中枢神经系统梅毒性动脉瘤	中樞神經系統梅毒性動脈瘤	central nervous system syphilitic aneurysm
A52.302		中枢神经系统梅毒性树胶肿	中樞神經系統梅毒性樹膠腫	central nervous system syphilitic gumma
A52.201		中枢神经系统隐性梅毒	中樞神經系統潛伏性梅毒	central nervous system latent syphilis
I89.004		中线淋巴水肿	中線淋巴水腫	midline lymphoedema
R23.801		中线色素减退	中線色素減退	midline hypopigmentation
M31.201		中线损毁性疾病	中線損毀性疾病	midline destructive disease
C83.803	M96740/3	中心母细胞性淋巴瘤	中心母細胞性淋巴瘤	centroblastic lymphoma
C83.802	M96760/3	中心母细胞－中心细胞性淋巴瘤	中心母細胞－中心細胞性淋巴瘤	centroblastic centrocytic lymphoma
C85.010	M95920/3	中心细胞性淋巴瘤		center cell lymphoma
E78.105		中性脂质沉积病		neutral lipid storage disease
A98.001		中亚出血热		Crimean Asian hemorrhagic fever
C83.403	M96840/3	中央性T细胞淋巴瘤		centroid T－cell lymphoma
L25.139		中药制剂接触性皮炎	中藥製劑接觸性皮膚炎	Chinese traditional medicine agents contact dermatitis
Q84.117		肿块状头皮综合征	塊狀頭皮徵候群	lumpy scalp syndrome
C84.009		肿瘤暴发型蕈样肉芽肿	腫瘤暴發型蕈樣肉芽腫	"tumeur d'emblée" type mycosis fungoides
C84.009		肿瘤暴发型蕈样肉芽肿	腫瘤暴發型蕈樣肉芽腫	tumeur d'emblée type granuloma fungoides
D48.901*		肿瘤病伴皮[多]肌炎	腫瘤病伴皮[多]肌炎	dermato(pyly)myositis in neoplastic disease
L94.211		肿瘤钙质沉着症	腫瘤鈣化	tumoural calcinosis
D84.120		肿瘤坏死因子受体伴周期综合征	TNF－受體併週期徵候群	tumour necrosis factor receptor－associated periodic syndrome
C84.008		肿瘤期蕈样霉菌病	肿瘤期蕈样霉菌病	tumour stage mycosis fungoides
C84.008		肿瘤期蕈样肉芽肿	腫瘤期蕈狀肉芽腫	tumour stage mycosis fungoides
C84.008		肿瘤期蕈样肉芽肿		tumour stage granuloma fungoides
L60.851		肿瘤性甲畸形	腫瘤性甲變形	trumpet nail deformity
L93.204		肿胀性红斑狼疮	腫脹性紅斑性狼瘡	lupus erythematodes tumidus
A18.411		肿胀性寻常狼疮	腫脹性尋常狼瘡	lupus vulgaris tumidus
C84.509		种痘样皮肤T细胞淋巴瘤	種痘樣皮膚T細胞淋巴瘤	hydroa－like cutaneous T－cell lymphoma
M35.102		重叠结缔组织病	重疊結締組織徵候群	overlapping connective tissue disease
M35.102		重叠综合征	重疊徵候群	overlap syndrome
M35.102		重叠综合征（结缔组织病）	重疊徵候群（結締組織病）	overlap syndrome (connective tissue disease)
L81.804		重金属色素沉着		heavy metalic pigmentation
I83.003		重力性溃疡	重力性潰瘍	gravitational ulcer
I83.104		重力性湿疹		gravitational eczema
I83.003		重力性小腿溃疡	重力性小腿潰瘍	gravitational leg ulcer
I87.203		重力性紫癜	重力性紫斑	gravitational purpura
K12.010		重型口疮性溃疡	重型口瘡性潰瘍	major aphthous ulcer
L27.007		重症大疱性红斑型药疹	重症水疱性紅斑型藥疹	severe bullous erythema gravis type drug eruption
L51.103		重症多形红斑	重症多形性紅斑	erythema multiforme major
D81.901		重症联合免疫缺陷病	重症聯合免疫缺陷	severe combined immunodeficiency
C49.－	M91500/3	周皮性血管肉瘤		perithelial angiosarcoma
L50.803		周期复发性荨麻疹	週期復發性蕁麻疹	recurrent periodic urticaria
D70.x07		周期性嗜中性粒细胞减少症	週期性嗜中性球減少症	cyclic neutropenia
T78.309		周期性水肿	週期性水腫	periodic oedema
E26.003		周期性水肿综合征	週期性水腫徵候群	cyclic edema syndrome
－	Y48.302	周围神经和神经丛阻滞麻醉类药物反应	周圍神經和神經叢阻滯麻醉類藥物反應	drug reactions of anesthesic agent for peripheral nerve and neuroplexus block
A52.710†	G59.801*	周围神经梅毒	周邊神經梅毒	peripheral nerve syphilis
C44.901	M92600/3	周围神经上皮瘤		peripheral neuroepithlioma

主码	附码	中文病名	繁体病名	英文病名
Q84.209		肘部多毛症	肘部多毛症	hypertrichosis cubiti
L98.409		肘溃疡	肘潰瘍	elbow ulcer
B48.803		帚霉病	帚黴菌病	scopulariopsidosis
K14.501		皱襞舌	皺襞舌	lingua plicata
Q82.831		皱皮综合征	皺紋皮膚徵候群	wrinkly skin syndrome
Q85.820		皱褶部网状色素异常		reticulate pigmented anomaly of flexures
D17.911		皱褶皮肤伴瘢痕	伴疤痕之皺褶皮膚	folded skin with scarring
Q82.820		皱褶性厚皮病		pachydermie plicaturee
N48.113		朱恩龟头炎		Zoon's balanitis
D75.809		朱林－米哈尔森综合征	Juhlin – Michalsson 氏徵候群	Juhlin – Michalsson syndrome
E00.901		侏儒	侏儒	dwarf
Q87.102		侏儒湿疹怪面综合征		dwarfism – eczema – queer face syndrome
Q87.101		侏儒－视网膜萎缩－耳聋综合征		dwarfism – retinal atrphy – deafiness syndrome
Q82.826		侏儒先天性毛细血管扩张性红斑	侏儒先天性微血管擴張性紅斑	congenital telangiectatic erythema in dwarfs
Q80.825		侏儒－鱼鳞病样红皮病－智力缺陷综合征		dwarfism – ichthyosiform erythroderma – mental deficiency syndrome
I78.101		蛛形毛细血管扩张	蜘蛛形毛細血管擴張	spider telangiectasia
T61.102		竹刀鱼中毒	竹刀魚中毒	saurine poisoning
L67.822		竹节状毛发		bomboo hair
E80.302		竹原综合征	Takahara 氏徵候群	Takahara's syndrome
M31.401		主动脉弓综合征	主動脈弓徵候群	aortic arch syndrome
Z11.301		主要为性传播模式传染病的特殊筛选检查	主要為性傳播模式傳染病的特殊篩選檢查	special screening examination for infections with a predominancy sexual mode of transmission
D81.601		主要组织相容性复合体Ⅰ级缺乏症	主要組織相容性複合體Ⅰ級缺乏	major histocompatibility complex class Ⅰ deficiency
D81.701		主要组织相容性复合体Ⅱ级缺乏症	主要組織相容性複合體二級缺乏	major histocompatibility complex class Ⅱ deficiency
L25.819		助听器皮炎	助聽器皮膚炎	hearing – aid dermatitis
L27.058		注射部位药物反应	注射部位藥物反應	injection site drug reactions
E88.113		注射后脂肪营养不良	注射後脂肪失養	post – injection lipodystrophy
L88.x03		注射用胶原反应	注射用膠原反應	injection collagen reactions
L60.302		爪甲肥大	爪甲肥大	onychauxis
T14.804		专业深海跳水皮肤征	專業深海潛水皮膚表徵	skin signs of professional deep diving
Q82.304		转变性综合征	轉變性徵候群	transitional syndrome
C78.808		转移性黑素瘤		metastatic melanoma
A18.429		转移性结核性溃疡	轉移性結核性潰瘍	metastatic tuberculous ulcer
K50.801		转移性克罗恩病		metastatic Crohn's disease
C79.203		转移性皮肤肿瘤		metastatic cutaneous tumor
B88.815	L99.802*	椎猎蝽皮炎	椎猎蝽皮膚炎	triatoma rubrofasciate dermatitis
L67.814		锥形发	錐形髮	tapered hair
I83.104		坠积性皮炎	鬱血性皮膚炎	dermatitis hemostatica
G56.401		灼痛	灼痛	burning pain;causalgia
R20.802		灼痛口综合征		burning mouth syndrome
E53.903†	G63.402*	灼痛足综合征	灼痛足徵候群	burning feet syndrome
A48.809		着色杆菌病	產色桿菌病	chromobacterosis
L25.112		着色剂接触性皮炎	著色劑接觸性皮膚炎	pigmenting agents contact dermatitis
Q82.101		着色性干皮病	著色性乾皮症	xeroderma pigmentosa;XP
Q82.104		着色性干皮病白痴综合征	著色性乾皮病白癡徵候群	xerodermic – idiocy syndrome
Q82.104		着色性干皮病神经性并发症综合征	著色性乾皮病神經性併發症徵候群	xeroderma pigmentosum neurologic complication syndrome
L81.448		着色性类干皮病	色素性幹皮樣病;著色性幹皮樣病	pigmented xerodermoid
Q82.102		着色性皮肤萎缩	色素性皮膚萎縮	pigmentosum atrophoderma
Q82.208		着色性荨麻疹	色素性蕁麻疹	urticaria pigmentosa
B43.901		着色芽生菌病	產色黴菌病	chromoblastomycosis
B76.903		着土痒		ground itch
Q84.808		子宫内感染并发先天性皮肤缺乏	子宮內感染關聯之先天性皮膚缺乏	congenital absence of skin as a feature of intrauterine infections
Q51.814		子宫内缩窄带	子宮內縮窄帶	intra – uterine constriction bands
B37.813		子宫念珠菌病	子宮念珠菌病	uterus candidiasis

主码	附码	中文病名	繁体病名	英文病名
D69.204		紫癜	紫斑症	purpura
L44.804		紫癜性苔藓	紫斑性苔癬	lichen purpuricus
D69.008		紫癜性药疹	紫斑性藥疹	purpuric drug eruption
L27.036	Y49.301	紫色人综合征	紫色人徵候群	purple people syndrome
I73.818		紫趾综合征	紫趾徵候群	purpuric toe syndrome
D36.114	M95700/0	自发性神经瘤		spontaneous neuroma
L90.829		自发性特发性皮肤萎缩	自發性特發性皮膚萎縮	idiopathic atrophoderma spontanea
I73.816		自发性瘀斑	自發性瘀斑	spontaneous ecchymosis
L94.601		自发性指/趾脱落症	自發性趾(指)脫落	dactylolysis spontanea
E79.101		自身摧毁性高尿酸症	自身摧毀性高尿酸症	self – mutilation hyperuricemia
D69.211		自身红细胞敏感		autoerythrocyte sensitisation
E28.002		自身免疫性雌激素皮炎	自體免疫性動情素皮膚炎	autoimmune estrogen dermatitis
L54.801		自身免疫性环状红斑	自體免疫性環狀紅斑	autoimmune annular erythema
D69.303		自身免疫性血小板减少性紫癜	自體免疫性血小板減少性紫斑症	autoimmune thrombocytopenic purpura
E28.003		自身免疫性孕酮皮炎	自體免疫黃體激素皮膚炎	autoimmune progesterone dermatitis
L30.201		自身敏感性皮炎	自體敏感性皮膚炎	autosensitization dermatitis
M35.903		自体免疫系统性疾病	自體免疫系統疾病	autoimmune systemic disease
D89.802		自体免疫性多腺体综合征	自體免疫性多腺體徵候群	autoimmune polyglandular syndrome
E28.003		自体免疫性黄体酮皮炎		autoimmune progesterone dermatitis
D82.301		自体免疫性淋巴增生综合征		autoimmune lympho – proliferative syndrome
M79.818		自体免疫性脂膜炎	自體免疫性脂層炎	autoimmune panniculitis
L30.201		自体敏感性湿疹		autosensitization eczema
L98.120		自我损伤	自我損傷	self – inflicted injuries
Q80.204		自愈性胶体婴儿	自癒性棉膠樣嬰兒	self – healing colloid baby
L85.801		自愈性鳞状上皮细胞瘤	自癒性鱗狀上皮細胞瘤	self – healing squamous epithelioma
L98.120		自愈性皮肤病	自癒性皮膚病	self – inflicted skin disease
L98.502		自愈性幼年皮肤黏蛋白病		self – healing juvenile cutaneous mucinosis
L98.502		自愈性幼年皮肤黏蛋白沉积症	自癒性幼年皮膚黏液素病	self – healing juvenile cutaneous mucinosis
L83.x05		综合征性黑棘皮病	徵候群性黑棘皮病	syndromical acanthosis nigricans
L67.105		棕发	棕髮	brown hair
I78.815		棕黄发 – 弥漫性红斑伴毛细血管扩张 – 腹泻综合征	棕黃髮 – 瀰漫性紅斑併微血管擴張及腹瀉徵候群	brown hairs – diffuse erythema with telangiectasis – diarrhea syndrome
E70.305		棕色白化病	棕色白化病	brown albinism
E70.305		棕色眼皮肤白化病		brown oculocutaneous albinism
T63.302	X21.901	棕色隐蛛(蜘蛛咬伤)综合征	棕色隱居蜘蛛(蜘蛛咬傷)徵候群	brown crecluse(spider bite) syndrome
D17.910		棕色脂肪瘤	棕色脂肪瘤	hibernoma
T63.302		棕蜘蛛咬中毒	棕蜘蛛咬中毒	loxoscelism
L60.845		纵向性红甲		longitudinal erythronychia
L60.845		纵向性色素甲	縱向性色素甲	longitudinal pigmented bands of nail
A69.001		走马疳		cancrum oris
L02.411		足部疖	足部癤	furuncle of foot
L30.901		足部湿疹	足部濕疹	eczema foot
L02.412		足部痈	足部癰	carbuncle of foot
L92.310		足藏毛窦	足藏毛竇	hair sinuses of feet
L75.002		足臭		foot odour
L98.416		足穿通性溃疡	足部穿孔性潰瘍	perforating ulcer of foot
A52.114		足穿通性梅毒性溃疡	足穿孔性梅毒性潰瘍	foot perforating syphilitic ulcer
D22.702		足底痣		foot nevus
T69.103		足冻疮	足凍瘡	chilblain of foot
R61.005		足多汗症	足多汗症	foot hyperhidrosis
B47.901		足分支菌肿		mycetoma
L03.106		足蜂窝织炎	足蜂窩組織炎	cellulitis of foot
E88.205		足跟压力性痛性丘疹		painful piezogenic pedal papules
D69.811		足跟瘀斑		calcaneal petechiae
D69.811		足跟瘀点	跟骨部瘀點	calcaneal spots
L30.101		足汗疱疹	足汗疱疹	podopompholyx
L98.418		足畸形感觉障碍综合征	足畸形感覺障礙徵候群	foot deformity sensory disturbance syndrome
B47.901		足菌肿	足菌腫	mycetoma

主码	附码	中文病名	繁体病名	英文病名
B08.802		足口病	口蹄病	foot and mouth disease
L97.x02		足溃疡	足潰瘍	foot ulcer
L02.413		足脓肿	足膿瘍	abscess of foot
L08.918		足皮肤感染	足部皮膚感染	foot infection of skin
L08.919		足软组织感染	足軟組織感染	soft tissue infection of foot
B35.301		足癣	脚癬	tinea pedis;foot ringworm
B35.301		足癣菌病	足癬菌病	dermatophytosis of foot
L75.002		足跖臭汗症	足蹠臭汗症	plantar bromhidrosis
M72.201		足跖筋膜炎	足蹠肌膜炎	plantar fasciitis
M72.202		足跖纤维瘤病	足蹠纖維瘤病	plantar fibromatosis
E75.507		阻塞性肝脏疾病	阻塞性肝臟疾病	obstructive liver disease
I89.021		阻塞性象皮病	非血絲蟲性象皮病	elephantiasis nostras
E70.801		组氨酸代谢异常病	組織氨酸代謝異常疾病	disorders of histidine metabolism
E70.801		组氨酸血症		histidinemia
L50.002		组胺释放性荨麻疹	組織胺釋放性蕁麻疹	urticaria due to histamine liberators
T61.102		组胺样综合征	組胺樣徵候群	histamine – like syndrome
B39.901		组织胞浆菌病	組織胞漿菌病	histoplasmosis
M02.301		组织抗原病	組織抗原病	tissue antigen disease
D23. –		组织细胞瘤	組織細胞瘤	histiocytoma
C83.302		组织细胞肉瘤	組織細胞肉瘤	histiosarcoma
D76.103		组织细胞吞噬性脂膜炎	組織細胞吞噬性脂層炎	histiocytic cytophagic panniculitis
B34.804		组织细胞性坏死性淋巴结病	組織細胞性壞死性淋巴結病	histiocytic necrotizing lymaphadenitis
D76.009		组织细胞性肉芽肿	組織細胞性肉芽腫	histiocytic granuloma
C96.104		组织细胞性髓性网状细胞增生症	組織細胞髓性網狀細胞增生症	histiocytic medullary reticulosis
C91.402		组织细胞性网状细胞增生症	組織細胞性網狀細胞增生症	histiocytic reticulosis
D76.009		组织细胞性系统性网状内皮肉芽肿	組織細胞性系統性網狀內皮肉芽腫	histiocytic systemic reticuloendothelial granuloma
D76.009		组织细胞增多症 X	組織細胞增生症 X	histiocytosis X
D76.304		组织细胞增生症	組織細胞增生症	histiocytosis
D76.324		组织细胞增生症伴胞浆内蚯蚓样颗粒	伴胞漿內蚯蚓樣顆粒組織細胞增生症	histiocytosis with intracytoplasmic worm – like particles
A30.803		组织样麻风瘤	組織樣麻風瘤	histoid leproma
Q82.874		祖尼科 – 凯综合征	Zunich – Kaye 氏徵候群	Zunich – Kaye syndrome
E16.804		佐林格 – 埃利森综合征	Zollinger – Ellison 氏徵候群	Zollinger – Ellison syndrome
S74.001		坐骨神经损伤	坐骨神經損傷	sciatic nerve injury
K61.301		坐骨直肠脓肿	坐骨直腸膿瘍	ischiorectal abscess

九、英汉国际皮肤病名称与分类索引

(English – Chinese International Nomenclature and Classification Index of Skin Diseases)

主码	附码	英文病名	中文病名	繁体病名
C84.009		"tumeur d'emblée" type mycosis fungoides	肿瘤暴发型蕈样肉芽肿	腫瘤暴發型蕈樣肉芽腫
Q91.702		13q partial (q21 – q) trisomy syndrome	13q 部分三体(q21 – q)综合征	13q 部分三體(q21 – q)徵候群
Q92.802		17 ring chromosome syndrome	17 环状染色体综合征	17 環狀染色體徵候群
Q91.303		18 chromosome long arm depletion syndrome	18 号染色体长臂缺失综合征	18 號染色體長臂缺失徵候群
Q91.302		18 trisomy syndrome	18 三体综合征	
Q91.304		18p partial monosomy syndrome	18p 部分单体综合征	18p 部分單體徵候群
Q93.402		1q partial long arm trisomy syndrome	lq 长臂部分三体综合征	lq 長臂部分三體徵候群
L70.901		Ⅰ°acne	Ⅰ°痤疮	Ⅰ°痤瘡
Q90.903		21 trisomy syndrome	21 三体综合征	21 三體徵候群
Q92.801		22 trisomy syndrome	22 三体综合征	22 三體徵候群
L70.901		Ⅱ°acne	Ⅱ°痤疮	Ⅱ°痤瘡
Q92.803		3q"dup"/4p"del" syndrome	3q 重复/3p 缺失综合征	3q 重複/3p 缺失徵候群
L70.901		Ⅲ°acne	Ⅲ°痤疮	Ⅲ°痤瘡
Q92.806		4 chromosome short arm depletion syndrome	4 号染色体短臂缺乏综合征	4 號染色體短臂缺失徵候群
Q96.902		45,X syndrome	45,X 综合征	45,X 徵候群
Q93.401		46XX syndrome	46XX 综合征	46XX 徵候群
Q92.804		4p – syndrome	4p – 综合征	4p – 徵候群
L70.901		Ⅳ°acne	Ⅳ°痤疮	Ⅳ°痤瘡
Q93.401		5p syndrome	5p 综合征	
E88.002		a1 – antitrypsin 5 deficiency	a1 – 抗胰蛋白酶缺乏症	a1 – 抗胰蛋白酶缺乏症
Q87.112		Aarskog's syndrome	艾斯科格综合征	Aarskog 氏徵候群
Q87.112		Aarskog – Scott syndrome	艾斯科格 – 斯科特综合征	Aarskog – Scott 氏徵候群
E72.003		Abderhalden – Kaufman – Lignac syndrome	阿卜戴霍尔登 – 考夫曼 – 利格纳综合征	
A42.103		abdominal actinomycosis	腹部放线菌病	腹部放線菌病
D69.002		abdominal purpura	腹型紫癜	腹型紫斑症
I86.815		abdominal varicosities due to portal hypertension	门脉高压性腹部静脉曲张	
L98.402		abdominal wall ulcer	腹壁溃疡	腹壁潰瘍
C44. –	M80950/3	aberrant basal cell epithelioma	变异性基底细胞上皮瘤	
L67.901		abnormal hair	毛异常	毛異常
E70.326		abnormal leukocyte – albino syndrome	异常白细胞白化病综合征	異常白血球白化病綜合征
L67.802		abnormalities of hair shaft in the metabolic diseases	代谢性疾病毛干异常	代謝性疾病毛幹異常
B02.906		abortive herpes zoster	顿挫性带状疱疹	頓挫型帶狀疱疹
T14.006		abrasion	擦伤	擦傷
D36.117		Abrbkossoff's myoblastoma syndrome	阿布里科索夫成肌细胞瘤综合征	Abrbkossoff 氏成肌細胞瘤徵候群
D10.101		Abrikossoff's tumour of tongue	阿布里科索夫舌肿瘤	Abrbkossoff 氏舌腫瘤
D36.117	M95800/0	Abrikossoff's tumour	阿布里科索夫瘤	阿布里科索夫氏瘤
L66.301		abscedens et suffodiens folliculitis	脓肿穿掘性毛囊炎	膿腫性穿通性毛囊炎
L02.904		abscess	脓肿	膿瘍
L02.202		abscess of abdominal wall	腹壁脓肿	腹壁膿瘍
L02.402		abscess of arm	臂脓肿	臂膿瘍
L02.201		abscess of back	背部脓肿	背部膿瘍
L02.302		abscess of buttock	臀脓肿	臀膿瘍
H00.004		abscess of eyelid	眼睑脓肿	眼瞼膿瘍
L02.413		abscess of foot	足脓肿	足膿瘍
L02.203		abscess of groin	腹股沟脓肿	腹股溝膿瘍
L02.407		abscess of hand	手脓肿	手膿瘍
L02.410		abscess of leg	腿脓肿	腿膿瘍

主码	附码	英文病名	中文病名	繁体病名
L04.911		abscess of lymph node	淋巴结脓肿	淋巴結膿瘍
L02.102		abscess of neck	颈部脓肿	頸部膿瘍
J34.007		abscess of nose	鼻脓肿	鼻膿瘍
L02.211		abscess of perineum	会阴脓肿	會陰部膿瘍
L02.401		abscess of popliteal fossa	腘窝脓肿	膕窩膿瘍
L02.206		abscess of trunk	躯干部脓肿	軀幹部膿瘍
Q83.201		absent nipple	无乳头	無乳頭
B74.401		acanthocheilonemiasis	棘唇虫病	棘唇蟲病
L11.901		acantholysis	棘层松解	棘層鬆解
L85.805		acantholytic acanthoma	棘层松解性棘皮瘤	棘層鬆解性棘皮瘤
Q82.525		acantholytic nevus	棘层松解痣	棘層鬆解母斑
C44. -		acantholytic squamous cell carcinoma	棘层松解型鳞状细胞癌	棘層鬆解型鱗狀細胞癌
D23. -	M80700/0	acanthoma	棘皮瘤	棘皮瘤
L85.847		acanthoma fissuratum	裂隙棘皮瘤	皸裂性棘皮瘤
L83.x01		acanthosis nigricans	黑棘皮病	黑棘皮症
L83.x09		acanthosis nigricans - hypertrichosis - insulin resistant diabetes	黑棘皮病 - 多毛 - 抗胰岛素糖尿病	
B88.002†	L99.802*	acarodermatitis(urticarioides)	螨皮炎(荨麻疹样)	蟎蟲皮膚炎(蕁麻疹樣)
F45.211		acarophobia	螨恐怖症	恙恐怖症
E80.302		acatalasemia	无过氧化氢酶血症	無過氧化氫酶血症
E80.302		acatalasia	过氧化氢酶缺乏症	無過氧化氫酶
E80.302		acatalasia syndrome	过氧化氢酶缺乏综合征	無過氧化氫酶徵候群
Q83.103		accessory breast	副乳房	副乳
Q17.002		accessory ear	副耳	副耳
Q83.301		accessory nipple	副乳头	副乳頭
Q17.002		accessory tragus	副耳珠	副耳珠
L81.818		accidental tattoo	意外性文身;爆炸性粉粒沉着症	意外性紋身
L85.103		accquired keratoderma	获得性角化病	後天性角皮症
T78.307		ACEI - induced angioedema	ACEI 性血管性水肿	ACEI 致血管性水腫
-	Y45.501	acetaminophen drug reactions	对乙氨基酚药物反应	
-	Y45.101	acetylsalicylic acid drug reactions	乙酰水杨酸药物反应	
E14.622		Achard - Thiers syndrome	阿查德 - 提尔斯综合征	Achard - Thiers 氏徵候群
I73.814		Achenbach's syndrome	阿肯巴克综合征	Achenbach 氏徵候群
Q77.401		achondroplasia	软骨发育不全	軟骨發育不全
E70.301		achromia congenitalis	先天性色素缺乏	
D22. -	M87300/0	achromic nevus	无色素痣	無色素母斑
A48.811		Achromobacteriaceae infections	无色菌科感染	無色菌感染
T30.406		acids burn	酸烧伤	酸燒傷
T30.406		acids corrosion	酸腐蚀伤	酸腐蝕傷
L70.901		acne	痤疮	痤瘡
L70.824		acne aestivalis	夏季痤疮	夏季痤瘡
L70.811		acne atrophica	萎缩性痤疮	萎縮性痤瘡
L70.813		acne cachecticorum	恶病质性痤疮	惡液質性痤瘡
L70.101		acne conglobata	聚合性痤疮	聚合性痤瘡
L66.201		acne decalvans	秃性痤疮	禿性痤瘡
L70.823		acne detergicans	洗涤剂性痤疮	清潔劑性痤瘡
L70.812		acne due to drug	药物性痤疮	藥物性痤瘡
L70.830		acne fulminans	暴发性痤疮	猛爆性痤瘡
L70.833		acne induced by cosmetics	化妆品痤疮	化妝品性痤瘡
L70.005		acne indurata	硬结性痤疮	硬結性痤瘡
L73.201		acne inversa	反转性痤疮	
L70.809		acne keloidalis	瘢瘤样痤疮	
L70.809		acne keloidalis	瘢痕疙瘩样痤疮	蟹足腫性痤瘡
L73.002		acne keloidalis nuchae	项部瘢痕疙瘩性痤疮	頸部蟹足腫性痤瘡
L70.825		acne mechanica	机械性痤疮	機械性痤瘡
L70.807		acne necrotica	坏死性痤疮	壞死性痤瘡
L70.202		acne necrotica miliaris	粟粒坏死性痤疮	粟粒性壞死性痤瘡
L70.835		acne necrotica varioliformis	痘疮样坏死性痤疮	痘瘡樣壞死性痤瘡

主码	附码	英文病名	中文病名	繁体病名
L70.806		acne nodosum	结节性痤疮	結節性痤瘡
L70.805		acne papulosa	丘疹性痤疮	丘疹性痤瘡
L71.901		acne rosea	玫瑰痤疮	
A18.421		acne scrofulosorum	瘰疬性痤疮	結核病性痤瘡
L70.301		acne tropica	热带痤疮	熱帶痤瘡
L70.201		acne varioliformis	痘样痤疮	痘瘡樣痤瘡
L70.202		acne varioliformis miliaris	粟粒性痘疮样痤疮	粟粒性痘瘡樣痤瘡
L70.810		acne vermoulante	虫蚀状痤疮	蟲蝕狀痤瘡
L70.004		acne vulgaris	寻常痤疮	尋常性痤瘡
L27.023		acneiform drug eruption	痤疮样药疹	痤瘡樣藥疹
A18.421		acneiform tuberculids	痤疮样结核疹	痤瘡樣結核疹
L70.101		acnitis	痤疮炎	
A52.106†	H94.001*	acoustic nerve syphilis	听神经梅毒	聽神經梅毒
L91.803		acquired cutis verticis gyrata	获得性回状头皮	後天性回狀顱皮
D84.109		acquired angioedema	获得性血管性水肿	後天性血管性水腫
L60.855		acquired anonychia	后天性无甲	後天性無甲
I77.003		acquired arteriovenous anastomoses	获得性动静脉吻合征	
I77.003		acquired arteriovenous fistula	获得性动静脉瘘	後天性動靜脈瘻管
L81.437		acquired benign labial - cheek mucomenbranous and nail pigment disease	获得性良性唇-颊黏膜及甲色素性病	後天性良性唇-頰黏膜及甲色素性疾病
D22.308		acquired bilateral nevus of Ota - like macules	获得性双侧性太田痣样斑	後天性雙側性太田母斑樣斑
D84.112		acquired Cl deficiency and angioedema	获得性 Cl 缺陷与血管性水肿	後天性 Cl 缺陷與血管性水腫
L57.807		acquired colloid milium	获得性胶样粟丘疹	后天性膠樣粟丘疹
L85.844		acquired digital fibrokeratoma	获得性指/趾纤维角化瘤	後天性手指纖維角化瘤
K13.202		acquired dyskeratotic leukoplakia	获得性角化不良性黏膜白斑	後天性角化不良性黏膜白斑
D18.004		acquired elastotic hemangioma	获得性弹性组织变性血管瘤	後天性彈力纖維變性血管瘤
L12.301		acquired epidermolysis bullosa	获得性大疱性表皮松解症	後天性水疱性表皮鬆解症
L85.102		acquired fibrokeratoma	获得性纤维角化瘤	後天性纖維角化瘤
E88.104		acquired generalized lipoatrophy	获得性泛发性脂肪营养不良	後天性廣泛性脂肪萎縮
L57.405		acquired hyperelastica cutis	获得性高弹性皮肤	後天性高彈力皮膚
L68.101		acquired hypertrichosis lanuginosa	获得性毳毛增生症;获得性胎毛性多毛症	後天性胎毛性多毛症
L81.511		acquired hypomelanosis	获得性黑素减少症	後天性黑色素減少症
L85.001		acquired ichthyosis	获得性鱼鳞病	後天性魚鱗癬
L85.001		acquired ichthyosis with malignancy disease	获得性鱼鳞病伴恶性病	後天性魚鱗癬併惡性病
L85.001		acquired ichthyosis with non - malignancy disease	获得性鱼鳞病伴非恶性病	
L95.803		acquired idiopathic livedo reticularis	获得性特发性网状青斑	後天性特發性網狀青斑
B24.x01		acquired immune deficiency syndrome	获得性免疫缺陷综合征	後天免疫不全徵候群
L85.103		acquired keratoderma	获得性角皮症	
L11.002		acquired keratosis follcularis	获得性毛囊角化病	後天性毛囊角化症
L68.201		acquired localized hypertrichosis	获得性局限性多毛症	後天性限界性多毛症
D18.125		acquired lymphangioma	获得性淋巴管瘤	後天性淋巴管瘤
D22.-	M87200/0	acquired melanocytic nevi	获得性黑素细胞痣	後天性黑色素細胞性母斑
D18.004		acquired multiple hemangiomatosis	获得性多发性血管瘤病	後天性多發性血管瘤病
I78.803		acquired multiple macular telangiectasia	获得性多发性斑状毛细血管扩张	後天性多發性斑狀微血管擴張症
D22.-	M87200/0	acquired nevus	获得性痣	
L98.418		acquired perforating foot ulcer	获得性穿通性足部溃疡	
I83.908		acquired phlebectasia of glans penis	龟头获得性静脉扩张	
L57.303		acquired poikiloderma	获得性皮肤异色病	後天性皮膚異色症
L67.103		acquired poliosis circumscripta	获得性局限性白发	後天性局限性白髮症
E80.101		acquired porphyria cutanea tarda	获得性迟发性皮肤卟啉病	後天性遲發性皮膚紫質病
D18.125		acquired progressive lymphangioma	获得性进行性淋巴管瘤	後天性進行性淋巴管瘤
L87.839		acquired reactive perforating dermatosis	获得性反应性穿通性皮病	後天性反應性穿通性皮膚病
L98.418		acquired sensory radicular neuropathy	获得性感觉神经根病	後天性感覺神經根病
D17.202		acquired symmetrical lipomatosis of hands	获得性对称性手部脂肪瘤病	後天性對稱性手部脂肪瘤病
L67.818		acquired trichomegaly	获得性粗毛	後天性粗毛
H02.710		acquired trichomegaly eyelashes	获得性粗大睫毛	後天性粗大睫毛

主码	附码	英文病名	中文病名	繁体病名
L68.101		acquired universal hypertrichosis	获得性全身性多毛症	後天性全身性多毛症
L81.409		acquired universal melanosis	获得性全身性黑变病	後天性全身性黑變症
I72.810		acral arteriolar ectasia	肢端小动脉扩张	肢端小動脈擴張
D18.043		acral arteriovenous tumour	肢端动静脉瘤	肢端動靜脈瘤
L94.201		acral calcinosis	肢端钙质沉着症	肢端鈣質沈著症
H49.003		acral dysesthesia	肢端感觉异常	
L85.834		acral fibrokeratoma	肢端纤维角化瘤	肢端纖維角化瘤
C43.901	M87440/3	acral lentiginous malignant melanoma	肢端雀斑痣恶性黑素瘤	
C43.901	M87440/3	acral lentiginous melanoma	肢端雀斑样痣黑素瘤	肢端小痣樣黑色素瘤
D03.801	M87200/2	acral melanoma in situ	肢端原位黑素瘤	肢端原位黑色素瘤
L98.503		acral persistent papular mucinosis	肢端持续性丘疹性黏蛋白沉积症；肢端持续性丘疹性黏蛋白病	肢端持續性丘疹黏液素病
B48.819		acremonosis	顶孢霉病	
I87.203		acroangiodermatitis	肢端血管性皮炎	肢端血管性皮膚炎
I87.204		acroangiodermatits of Mali	马利肢端血管性皮炎	Mali 氏肢端血管性皮炎
I73.001		acroarteriospasm	肢端动脉痉挛症	肢端動脈痙攣症
I73.002		acroasphyxia	死指	死指
Q87.006		acrocephalic syndactylia syndrome	尖头并指畸形综合征	尖頭併指畸形徵候群
Q87.008		acrocephalic syndactylia type Ⅱ	尖头并指畸形综合征Ⅱ型	尖頭併指畸形徵候群 II 型
Q87.009		acrocephalic syndactylia type Ⅲ	尖头并指畸形综合征Ⅲ型	尖頭併指畸形徵候群 III 型
Q87.010		acrocephalic syndactylia type Ⅳ	尖头并指畸形综合征Ⅳ型	尖頭併指畸形徵候群 IV 型
Q87.007		acrocephalic syndactylia type Ⅰ	尖头并指畸形综合征Ⅰ型	尖頭併指畸形徵候群 I 型
Q87.011		acrocephalic syndactylia type Ⅴ	尖头并指畸形综合征Ⅴ型	尖頭併指畸形徵候群 V 型
Q87.012		acrocephalopolysyndactyly syndrome	尖头多及并指畸形综合征	尖頭多併指畸形徵候群
Q87.014		acrocephalopolysyndactyly syndrome type Ⅱ	尖头多及并指畸形综合征Ⅱ型	尖頭多併指畸形徵候群 II 型
Q87.015		acrocephalopolysyndactyly syndrome type Ⅲ	尖头多及并指畸形综合征Ⅲ型	尖頭多併指畸形徵候群 III 型
Q87.016		acrocephalopolysyndactyly syndrome type Ⅳ	尖头多及并指畸形综合征Ⅳ型	尖頭多併指畸形徵候群 IV 型
Q87.013		acrocephalopolysyndactyly syndrome type Ⅰ	尖头多及并指畸形综合征Ⅰ型	尖頭多併指畸形徵候群 I 型
I73.809		acrocyanosis	肢端发绀症；肢端青紫症	肢端紫紺症
I73.821		acrocyanosis syndrome	肢端紫绀综合征	
L90.401		acrodermatitis chronica atrophicans	慢性萎缩性肢端皮炎	慢性萎縮性肢端皮膚炎
L40.201		acrodermatitis continua	连续性肢端皮炎	連續性肢端皮膚炎
E83.201		acrodermatitis enteropathica	肠病性肢端皮炎	腸病性肢端皮膚炎
L40.201		acrodermatitis persistens	持久性肢端皮炎	持續性肢端皮膚炎
Q87.838		acro - dermato - ungual - lacrimal - tooth syndrome	肢端 - 皮肤 - 甲 - 泪腺 - 牙齿综合征	
R52.101		acrodynia	肢痛症	肢痛病
R52.101		acrodynia syndrome	肢端痛综合征	肢痛病徵候群
Q82.839		acroerythrokeratoderma	肢端红斑角皮症	肢端紅色角皮症
T56.106		acroesthesia - moist syndrome	肢端疼痛 - 湿性综合征	
E34.803		acrogeria	肢端早老症；肢端早衰症	肢端早衰症
L85.824		acrokeratoelastosis	肢端角化弹性组织病；肢端角化弹性组织变性	肢端角化彈力組織變性症
L85.824		acrokeratoelastosis of Costa	克斯塔肢端角化弹力组织变性病	Costa 氏肢端角化彈力組織變性病
Q82.869		acrokeratosis verruciformis	疣状肢端角化病	疣樣肢端角化症
Q82.869		acrokeratosis verruciformis (Hopf)	疣状肢端角化病(赫皮夫)	
Q87.028		acromegaloid phenotype with cutis verticus gyrata and cornealleucoma	肢端肥大回状头皮及角膜白斑	肢端肥大迴紋狀顱皮及角膜白斑
E22.003		acromegaly	肢端肥大症	肢端肥大症
Q87.837		acromegaly - goiter - skull hyperostosis - diabetes syndrome	肢端肥大 - 甲状腺肿 - 颅骨肥厚 - 糖尿病综合征	
B37.202		acromelic candidal infection	肢端念珠菌感染	肢端念珠菌感染
Q68.814		acromial dimples	肩峰凹窝	肩峰凹窩
Q68.102		acropachyderma	肢端粗厚症	肢端厚皮病
Q82.302		acropigmentation of Dohi	土肥肢端色素沉着	土肥氏肢端色素沈著症
Q82.302		acropigmentation symmetrica Dohi	土肥对称性肢端色素沉着	
L40.201		acropustulosis	肢端脓疱病	
D23. -	M84000/0	acrospiroma	螺端瘤	
Q68.816		acrosteolytic - facial malformation	肢端骨松解性面部发育不全	

主码	附码	英文病名	中文病名	繁体病名
D23. -		acrosyringeal adenomatosis	螺旋腺瘤病	螺旋腺瘤病
D17.202		acrotype of Madelung - Launois - Bensuade syndrome	肢端型马德伦 - 劳诺斯 - 本苏德综合征	
L85.816		acroxerosis	肢端干燥症	
L57.803		actinic cheilitis	光化性唇炎	日光性唇炎
L57.812		actinic elastosis	光化性弹力纤维病	日光性彈力纖維變性
L57.801		actinic exfoliative cheilitis	光化性剥脱性唇炎	日光性剝落性唇炎
L56.815		actinic folliculitis	光化性毛囊炎	日光性毛囊炎
L57.501		actinic granuloma	光化性肉芽肿;光线性肉芽肿	日光性肉芽腫
L85.809		actinic keratoacanthoma	光化性角化棘皮瘤	光化性角化棘皮瘤
L57.003		actinic keratosis	光线性角化病	
L43.810		actinic lichen planus	光化性扁平苔藓	日光性扁平苔癬
L56.402		actinic prurigo	光化性痒疹	日光性癢疹
D69.202		actinic purpura	光化性紫癜	日光性紫斑
L57.101		actinic reticuloid	光化性类网状细胞增生症	日光性網狀細胞類瘤
B47.102		actinomycetoma	放线菌性足菌肿	放線菌性足菌腫
A42.901		actinomycosis	放线菌病	放線菌病
B47.102		actinomycotic mycetoma	放线菌性足分支菌病	
A42.701		actinomycotic septicaemia	放线菌性败血症	放線菌性敗血症
A42.804		actinophtosis	葡萄孢霉菌病	葡萄狀菌病
E78.303		acute abdomen - hyperlipemia syndrome	急腹症 - 高脂血症综合征	急腹症 - 高脂血症徵候群
L93.202		acute cutaneous lupus erythematosus	急性皮肤型红斑狼疮	急性皮膚紅斑性狼瘡
L56.814		acute dermatitis due to UV	急性紫外线皮炎	急性紫外線皮膚炎
L43.816		acute disseminated lichen planus	急性播散性扁平苔藓	急性播散性扁平苔癬
L30.902		acute eczema	急性湿疹	急性濕疹
N90.805		acute edema of vulva	急性女阴水肿	急性女陰水腫
B01.806		acute encephalopathy and visceral lipodegeneration	急性脑病及内脏脂肪变性	
D86.323		acute erythema nodosum with sarcoidosis	急性结节性红斑伴肉样瘤病;急性结节性红斑伴结节病	急性結節性紅斑伴類肉瘤病
M30.301		acute febrile mucocutaneous lymph - node syndrome	急性发热性黏膜皮肤淋巴结综合征	
L98.203		acute febrile neutrophilic dermatosis	急性发热性嗜中性皮病	急性發熱性嗜中性球皮膚病
L01.102		acute generalized exanthematous pustulosis	急性泛发性发疹性脓疱病	急性廣泛性發疹性膿疱病
L40.104		acute generalized pustular psoriasis	急性泛发性脓疱型银屑病	急性廣泛性膿疱性乾癬
A54.007		acute gonococcal balanoposthitis	急性淋球菌性龟头包皮炎	急性淋球菌性龜頭包皮膚炎
B23.001		acute HIV infection syndrome	急性 HIV 感染综合征	急性 HIV 感染徵候群
L50.001		acute hives	急性荨麻疹	
T78.308		acute idiopathic oedema	急性特发性水肿	急性特發性水腫
L50.101		acute idiopathic urticaria	急性特发性荨麻疹	急性特發性蕁麻疹
E80.208		acute intermittent non - erythroid variant porphyria	急性间歇性非微红变异性卟啉病	急性間歇性非微紅變異性紫質病
E80.205		acute intermittent porphyria	急性间歇性卟啉病	急性間歇性紫質病
L24.902		acute irritant contact eczema	急性刺激性接触性湿疹	急性刺激性接觸性濕疹
L04.302		acute lower limb lymphadenitis	下肢急性淋巴结炎	下肢急性淋巴腺炎
L04.904		acute lymphadenitis	急性淋巴结炎	急性淋巴腺炎
L04.004		acute lymphadenitis of face, head , neck	面、头、颈急性淋巴结炎	面、頭、頸急性淋巴腺炎
L04.101		acute lymphadenitis of trunk	躯干急性淋巴结炎	軀幹急性淋巴腺炎
L04.203		acute lymphadenitis of upper limb	上肢急性淋巴结炎	上肢急性淋巴腺炎
L04.903		acute lymphangitis	急性淋巴管炎	急性淋巴管炎
A18.426		acute miliary tuberculosis of the skin	急性粟粒性皮肤结核	急性粟粒性皮膚結核病
A69.106		acute necrotising ulcerative gingivitis	急性坏死性溃疡性龈炎	急性壞死性潰瘍性齦炎
A69.106		acute necrotizing gingivitis	急性坏死性龈炎	
H60.501		acute otitis externa	急性外耳炎	急性外耳炎
H60.502		acute otitis externa - eczematous	急性湿疹性外耳炎	急性濕疹性外耳炎
L03.001		acute perionychia	急性甲沟炎	急性甲溝炎
E80.205		acute porphyria	急性卟啉病	急性紫質病
B40.001		acute pulmonary blastomycosis	急性肺芽生菌病	急性肺芽生黴菌病
B38.001		acute pulmonary coccidioidomycosis	急性肺球孢子菌病	急性肺球孢子菌病

主码	附码	英文病名	中文病名	繁体病名
B39.001		acute pulmonary histoplasmosis capsulati	急性肺荚膜组织胞浆菌病	急性肺莢膜組織胞漿菌病
L58.001		acute radiation injuries of skin	急性放射性皮肤损伤	
L58.001		acute radiodermatitis	急性放射性皮炎	急性放射性皮膚炎
L28.201		acute simplex prurigo	急性单纯性痒疹	
K12.115		acute stomatitis	急性口炎	急性口炎
N48.112		acute superficial balanoposthitis	急性浅表性龟头包皮炎	
A69.106		acute ulcerative gingivitis	急性溃疡性龈炎	急性潰瘍性齦炎
L50.001		acute urticaria	急性荨麻疹	
D69.004		acute vascular purpura	急性血管性紫癜	急性血管性紫斑
N76.001		acute vulvovaginitis	急性女阴阴道炎	急性女陰陰道炎
L43.816		acute widespread lichen planus	急性泛发性扁平苔藓	
T86.001		acute – versus – host disease	急性移植物抗宿主病	急性移植物抗宿主病
L20.901		AD	特应性皮炎	異位性皮膚炎
Q78.001		Adair – Dighton syndrome	阿代尔 – 戴顿综合征	Adair – Dighton 氏徵候群
–	Y52.101	adalat drug reactions	硝苯吡啶药物反应	
Q84.812		Adams – Oliver syndrome	亚当斯 – 奥利弗综合征	Adams – Oliver 氏徵候群
E27.902		addisonism	类艾迪生病;艾迪生病型	類愛迪生氏病
E27.101		Addison's disease	艾迪生病;阿狄森病	愛迪生氏病
E71.301		Addison – Schilder disease	艾迪生 – 席尔德病	
C44. –	M80900/3	adenoid basal cell carcinoma	腺样基底细胞癌	腺樣基底細胞癌
C44. –	M80900/3	adenoid basal cell epithelioma	腺样基底细胞上皮瘤	
C44. –	M82000/3	adenoid cystic carcinoma	腺样囊性癌	腺樣囊狀癌
C44. –	M80750/3	adenoid squamous cell carcinoma	腺样鳞状细胞癌	腺樣鱗狀細胞癌
D17. –	M83240/0	adenolipoma	腺脂肪瘤	腺脂肪瘤
D24. x02		adenoma of nipple	乳头腺瘤	乳頭腺瘤
L82. x06		adenomatous sebaceous hyperplasia	腺瘤性皮脂腺增生	腺瘤樣皮脂腺增生
D81.301		adenosine deaminase deficiency	腺苷脱氨酶缺乏症	腺苷脫氨酶缺乏
C44. –	M85600/3	adenosquamous carcinoma	腺鳞癌	腺鱗癌
Q87.827		adhesion palpebrate, ectodermal dysplasia, cleft lip and palate syndrome	睑缘黏连、外胚叶发育不良、唇裂及(或)腭裂综合征	瞼緣粘連 – 外胚層發育異常 – 裂唇 – 裂腭徵候群
L25.310		adhesive dermatitis	黏合剂皮炎	膠黏劑皮膚炎
B48.812		adiaspiromycosis	不育大孢子菌病	不育大孢子菌病
E66.902		adiposis	肥胖症	肥胖症
E88.201		adiposis dolorosa	痛性肥胖病	痛性肥胖症
M79.302		adipositis	脂膜炎	脂層炎
E72.902		Adler – Nyhan syndrome	阿德勒 – 尼汉综合征	Adler – Nyhan 氏徵候群
A52.704†	E35.101*	adrenal gland syphilis with cortical hypofunction	肾上腺梅毒合并皮质机能减退	腎上腺梅毒伴皮質機能低下
E25.902		adrenal virilizing syndrome	肾上腺性男性化综合征	腎上腺性男性化徵候群
–	Y51.501	adrenaline drug reactions	肾上腺素药物反应	腎上腺素藥物反應
L50.805		adrenergic urticaria	肾上腺素能性荨麻疹	腎上腺素性蕁麻疹
E25.901		adrenogenital syndrome	肾上腺生殖器综合征	腎上腺生殖器徵候群
E71.301		adrenoleukodystrophy	脑白质肾上腺萎缩症	副腎白色營養失調
L13.808		adult form of linear IgA bullous dermatosis	成人线状 IgA 大疱性皮病	
E03.804		adult generalized myxedema syndrome	成人泛发性黏液性水肿综合征	成人廣泛性黏液水腫徵候群
L44.001		adult pityriasis rubra pilaris	成人型毛发红糠疹	成人型毛孔性紅糠疹
M06.101		adult Still's disease	成人斯蒂尔病	成人史帝氏病
Q87.838		ADULT syndrome	ADULT 综合征	ADULT 徵候群
C91.502	M95900/3	adult T – cell lymphoma/leukaemia	成人 T 细胞淋巴瘤/白血病	成人 T 細胞淋巴瘤/白血病
B01.805		adult varicella	成人水痘	成人水痘
–	Y57.905	adverse reactions of drugs	药物不良反应	
–	Y42.901	adverse reactions to corticosteroids	皮质类固醇药物反应	
L27.043		adverse reactions to cytokines	细胞因子不良反应	細胞因數不良反應
Q87.827		AEC syndrome	AEC 综合征	AEC 徵候群
A98.301		African hemorrhagic fever	非洲出血热	非洲出血熱
B39.501		African histoplasmosis	非洲组织胞浆菌病	非洲組織胞漿菌病
C46.001	M91400/3	African Kaposi's sarcoma	非洲卡波西肉瘤	
B56.901		African trypanosomiasis	非洲锥虫病	非洲錐蟲病
L01.102		AGEP	急性泛发性发疹性脓疱病	急性廣泛性發疹性膿疱病

主码	附码	英文病名	中文病名	繁体病名
D18. -	M88410/1	aggressive angiomyxoma	侵入性血管黏液瘤	侵入性血管黏液瘤
C44.906	M84080/3	aggressive digital papillary adenocarcinoma	侵袭性指/趾乳头状腺癌	
C44.906	M84080/3	aggressive digital papillary adenoma	侵袭性指/趾乳头状腺瘤	侵入性肢端乳突狀腺瘤
C44.906		aggressive digital papillary adenoma and adenocarinoma	侵袭性指/趾乳突状腺瘤及腺癌	侵入性肢端乳突狀腺瘤及腺癌
D48.517		aggressive fibromatosis	侵袭性纤维瘤病	侵入性纖維瘤病
M72.806	M88210/1	aggressive infantile fibromatosis	侵袭性婴儿纤维瘤病	侵入性嬰兒纖維瘤病
L60.830		aging nail	衰老化甲	衰老甲
L23.503		agrochemical allergic contact dermatitis	农用化学品变应性接触性皮炎	農用化學品過敏性接觸性皮膚炎
B24.x01		AIDS	获得性免疫缺陷综合征;艾滋病	後天免疫不全徵候群
L94.601		ainhum	箍指病	自發性斷指
E80.205		AIP	急性间歇性卟啉病	急性間歇性紫質病
L25.820		airbag dermatitis	气囊皮炎	安全氣囊皮膚炎
L23.802		airborne allergic contact dermatitis	气传变应性接触性皮炎	
L23.802		airborne contact dermatitis	气传接触性皮炎	空氣傳播的接觸性皮膚炎
F54.x01		Aketzuki's disease	垢着病	
Q44.705		Alagille's syndrome	阿拉杰里综合征	艾拉基爾氏徵候群
Q78.201		Albers - Schönberg syndrome	阿尔贝斯 - 舍恩贝格综合征	
E70.301		albinism	白化病	白化病
E70.316		albinism deaf and dumb	白化病 - 聋哑	
E70.328		albinism deaf and dumb syndrome	白化病 - 聋哑综合征	
E70.303		albinism plaques	斑块状白化病	白化病斑塊
E70.329		albinism - thrombocytopathy	白化病 - 血小板病	白化病 - 血小板病變
E70.301		albino	白公;白化病患者	白化病患
E70.325		albinoidism	类白化病	類白化病
E70.328		albinoidism syndrome	类白化病综合征	類白化病綜合征
Q81.801†		albopapuloid dystrophic epidermolysis bullosa (Pasini)	白色丘疹样营养不良型大疱性表皮松解症(皮埃尼)	
Q78.101		Albright - McCune - Sternberg syndrome	奥尔布赖特 - 麦丘恩 - 施特恩贝格综合征	
Q78.101		Albright's hereditary osteodystrophy	奥尔布赖特遗传性骨营养不良	阿爾布萊特氏遺傳性骨發育不良
Q78.101		Albright's syndrome	奥尔布赖特综合征	Albright 氏徵候群
L53.809		alcoholic erythema	酒精性红斑	
E52.x02		alcoholic pellagra	酒精性糙皮病	酒精性糙皮病
B42.802		alcoholic rose gardener syndrome	嗜酒玫瑰园园丁综合征	
B55.104		Aleppo boil	阿勒颇疖	
L80.x04		Alezzandrini's syndrome	阿勒让得尼综合征	Aleandrini 氏徵候群
L40.501†		Alibet - Bazin syndrome	阿利贝特 - 巴津综合征	Alibet - Bazin 氏徵候群
T30.407		alkalis burn	碱烧伤	鹼燒傷
T30.407		alkalis corrosion	碱腐蚀伤	鹼腐蝕傷
E70.206		alkaptonuria	黑酸尿症	黑酸尿症
E72.203		Allan - Dent syndrome	阿伦 - 丹特综合征	Allan - Dent 氏徵候群
Q68.813		Alle - Hines syndrome	阿利 - 海因斯综合征	
D69.001		allergic angitis syndrome	变应性血管炎综合征	過敏性血管炎徵候群
B49.x35		allergic brochopulmonary aspergillosis	变态反应性支气管肺曲霉病	
H10.101		allergic conjunctivitis	变应性结膜炎	過敏性結膜炎
K13.030		allergic contact cheilitis	变应性接触性唇炎	過敏性接觸性唇炎
L23.301		allergic contact dermatitis due to drugs	药物变应性接触性皮炎	藥物過敏性接觸性皮膚炎
L23.401		allergic contact dermatitis due to dye	染料变应性接触性皮炎	染料過敏性接觸性皮膚炎
L23.001		allergic contact eczema due to metal	金属变应性接触性湿疹	金屬過敏性接觸性濕疹
L23.502		allergic contact eczema due to rubber	变应性橡胶接触性湿疹	過敏性橡膠接觸性濕疹
D69.001		allergic cutaneous arteriolitis	变应性皮肤细动脉炎	過敏性皮膚細動脈炎
D69.001		allergic cutaneous nodular vasculitis	变应性结节性皮肤血管炎	過敏性結節性皮膚血管炎
D69.001		allergic cutaneous vasculitis	变应性皮肤血管炎	
L23.901		allergic dermatitis	过敏性皮炎	過敏性皮膚炎
H01.107		allergic dermatitis of eyelid	眼睑变应性皮炎	眼瞼過敏性皮膚炎
L27.041		allergic drug eruption	变应性药疹	過敏性藥疹
R21.x01		allergic eruption	过敏性皮疹	過敏性皮疹

主码	附码	英文病名	中文病名	繁体病名
B49.x36		allergic extrinsic aloveolities	外源性变态反应性肺泡炎	
M30.101		allergic granulomatosis	变应性肉芽肿病	
M30.101		allergic granulomatosis syndrome	变应性肉芽肿病综合征	過敏性肉芽腫病徵候群
M30.101		allergic granulomatous angitis	变应性肉芽肿性血管炎	過敏性肉芽腫性血管炎
M30.101		allergic granulomatous angitis of Churg and Strauss	丘格–斯特劳斯过敏性肉芽肿性血管炎	邱格及史特勞斯氏過敏性肉芽腫性血管炎
D69.004		allergic purpura	过敏性紫癜	過敏性紫斑症
D69.005†	N08.201*	allergic purpura nephritis	过敏性紫癜性肾炎	過敏性紫斑性腎炎
T78.401	X59.906	allergic reaction	变态反应	過敏反應
T78.201		allergic shock	过敏性休克	過敏性休克
L50.001		allergic urticaria	变应性荨麻疹	過敏性蕁麻疹
D69.001		allergic vasculitis	变应性血管炎	過敏性血管炎
L25.001	Y56.802	allergy by cosmetics	化妆品过敏	
L23.001		allergy to metal	金属变态反应	
B48.202		allescheriasis boydii	波氏阿利什利霉病;波氏霉样真菌病	波伊得黴樣菌病
–	Y54.801	allopurinol drug reactions	别嘌呤醇药物反应	别嘌呤醇藥物反應
–	Y54.801	allopurinol hypersensitivity syndrome	别嘌呤醇过敏综合征	
C43.901	M87440/3	ALM	肢端雀斑样痣黑素瘤	肢端小痣樣黑色素瘤
B41.902		Almeida' disease	阿尔梅达病	Almeida 氏病
L65.904		alopecia	脱发;秃发	脫毛症;禿(髮)
L63.901		alopecia areata	斑秃;斑脱	圓禿
L65.809		alopecia due to malnutrition	营养不良性脱发	營養不良性脫髮
L65.815		alopecia due to pressure	压力性秃发	壓力性禿髮
L66.201		alopecia folliculitis	毛囊炎性脱发	毛囊炎性脫髮
L65.807		alopecia in disorders of nervous system	神经系统疾病脱发	
L65.201		alopecia mucinosa	黏蛋白性秃发	黏液性禿
L65.811		alopecia of metabolic origin	代谢性障碍性脱发	代謝性障礙性禿髮
L66.801		alopecia parvimaculata	小斑片状秃发	小斑性禿髮
L64.901		alopecia seborrheica	脂溢性脱发	脂漏性禿
L65.802		alopecia senilis	老年性脱发	高年禿
L63.001		alopecia totalis	全秃;全脱	全頭禿
L63.002		alopecia universalis	普秃;普脱,全身性秃	全身禿
Q82.849		alopecia – hyperhidrosis – tongue shaped corneal opacity syndrome	秃发–多汗–舌状角膜浑浊综合征	
Q84.120		alopecia – onychodysplasia – hypohidrosis – deafness	秃发–甲发育不全–少汗–耳聋	禿髮–甲發育不全–少汗–耳聾
B48.801		alternariosis	链格孢菌病	交替菌病
C43.901	M87300/3	amelanotic malignant melanoma	无黑素性恶性黑素瘤	
C43.901	M87300/3	amelanotic melanoma	无色素黑素瘤	無黑色素性黑色素瘤
D22.–	M87300/0	amelanotic nevus	无色素痣	無色素母斑
Q87.031		amelo – cerebro – hypohidrotic syndrome	釉质–脑–少汗综合征	釉質–腦–少汗徵候群
Q87.025		amelogenesis imperfecta	釉质生长不全	
L10.301		Amendola's syndrome	阿门多拉综合征	Amendola 氏徵候群
B55.201		American cutaneous leishmaniasis	美洲皮肤利什曼病	
B39.402		American histoplasmosis	美洲组织胞浆菌病	美洲組織胞漿菌病
B55.201		American mucocutaneous leishmaniasis	美洲黏膜皮肤利什曼病	美洲黏膜皮膚利什曼病
B57.201		American trypanosomiasis	美洲锥虫病	美洲錐蟲病
L70.812		amineptine acne	阿米庚酸痤疮	
E72.902		aminoaciduria, oculo – encephalopathy, keratosis follicularis syndrome	氨基酸尿–眼脑病–毛囊角化综合征	
E72.004		aminoaciduria – pellagra – cerebellar ataxia	氨基酸尿–陪拉格–小脑共济失调	氨基酸尿症–陪拉格–小腦共濟失調
T88.707	Y55.601	aminophylline drug reactions	氨茶碱药物反应	aminophylline 藥物反應
L27.042		aminopterin syndrome	氨基蝶呤综合征	aminopterin 徵候群
T88.708	Y45.805	aminopyrine drug reactions	氨基吡林药物反应	aminopyrine 藥物反應
–	Y52.203	amiodaron drug reactions	胺碘酮药物反应	amiodaron 藥物反應
E70.306		Amish albinism	阿默西白化病	Amish 氏白化病
L67.804		Amish's brittle – hair syndrome	阿米斯脆发综合征	Amish 氏脆髮徵候群

主码	附码	英文病名	中文病名	繁体病名
L25.311		ammonia dermatitis	氨皮炎	氨皮膚炎
A06.802†	N51.201*	amoebic balanitis	阿米巴性龟头炎	阿米巴性龜頭炎
A06.301		amoebic granuloma	阿米巴性肉芽肿	阿米巴性肉芽腫
A06.701		amoebic ulcer cutis	阿米巴性皮肤溃疡	阿米巴性皮膚潰瘍
A06.810†	N77.102*	amoebic vulvovaginitis	阿米巴性女阴[1]阴道炎	阿米巴性女陰及陰道炎
A06.302		amoeboma	阿米巴瘤	阿米巴瘤
T88.721		ampicillin drug reactions	氨苄西林药物反应	ampicillin 藥物反應
T87.301		amputation neuroma	截肢性神经瘤	
L25.828		amputation stump dermatitis	截肢残端皮炎	截肢殘端皮膚炎
T87.301		amputation stump neuroma	截肢残端神经瘤	截肢性残端神經瘤
Q87.118		Amsterdam dwarfism	阿姆斯特丹型侏儒病	阿姆斯特丹型侏儒症
E85.901		amyloid degeneration	淀粉样变性	
E85.901		amyloidosis	淀粉样变病;淀粉样变性	澱粉樣變性症
E85.409†	L99.001*	amyloidosis cutis	皮肤淀粉样变病;皮肤淀粉样变性	皮膚澱粉樣變性症
E85.104		amyloidosis neuropathy syndrome type Ⅱ	淀粉样变神经病综合征Ⅱ型	神經澱粉樣變性徵候群Ⅱ型
E85.102		amyloidosis neuropathy syndrome type I	淀粉样变神经病综合征Ⅰ型	神經澱粉樣變性徵候群Ⅰ型
M33.204		amyopathic dermatomyositis	无肌病性皮肌炎	無肌病性皮肌炎
N76.003		anaerobic vaginitis	厌氧菌性阴道炎	厭氧菌性陰道炎
R20.001		anaesthesia of skin	皮肤感觉缺失	皮膚感覺缺失
L65.101		anagen effluvium	生长期脱发	生長期落髮
Q92.801		anal atresiacoloboma iris	肛门闭锁－虹膜缺损	
K60.201		anal fissure	肛裂	肛裂
L29.001		anal itch	肛门瘙痒症	肛門搔癢症
I84.602		anal skin tags	肛门皮赘	肛門皮贅(懸垂物)
K59.401		anal spasm	肛痉挛	肛痙攣
T88.705	Y45.807	analginum drug reactions	安乃近药物反应	analginum 藥物反應
D69.004		anaphylactoid purpura	过敏样紫癜	類過敏性紫斑
D69.004		anaphylactoid vascular purpura	过敏样血管性紫癜	過敏樣血管性紫斑
C85.703	M97140/3	anaplastic large cell lymphoma	间变性大细胞淋巴瘤	退行性大細胞淋巴瘤
D23.－		Ancell's syndrome	安塞尔综合征	安塞爾徵候群
B76.903		ancylostomatic dermatitis	钩虫皮炎	鉤蟲皮膚炎
B76.903		ancylostomiasis of skin	皮肤钩虫病	皮膚鉤蟲病
E74.002		Andersen's disease	安德森病	安德森氏病
E75.205		Anderson－Fabry's disease	安德森－法布里病	安德森－菲布里氏病
Q82.812		Andogsky's syndrome	安多格斯综合征	Andogsky 氏徵候群
E85.102		Andrade's syndrome	安德雷德综合征	Andrade 氏徵候群
L08.001		Andrews's disease	安德鲁斯病	
E34.503		androgen－dependent syndrome	雄激素依赖性综合征	雄激素依賴性徵候群
L64.901		androgenetic alopecia	雄激素性脱发;雄性遗传性脱发;雄激素性秃发	雄性激素禿髮;雄性基因禿
L64.901		androgenetic alopecia due to androgen excess	雄激素过多雄激素性脱发	雄激素過多引起雄性激素禿髮
L64.802		androgenetic alopecia in women	女性雄激素性脱发	女性雄性激素禿髮
L64.901		androgenic alopeia	雄性秃	雄性禿
L90.902		anetoderma	皮肤松弛症	皮膚鬆弛症
L90.201		anetoderma of erythematosa	红斑性皮肤松弛症	
P83.821		anetoderma of prematurity	早产儿皮肤松弛症	早產兒皮膚鬆弛症
Q87.115		Angelman syndrome	安杰尔曼综合征	Angelman 氏徵候群
D18.－	M91610/1	angioblastoma	血管母细胞瘤	血管母細胞瘤
D18.－		angioblastoma of Nakagawa	纳卡格瓦血管母细胞瘤	Nakagawa 氏血管母細胞瘤
I73.823		angiodyskinesia	血管动时感痛	血管動時感痛(運動困難)
T78.301		angioedema	血管性水肿	血管性水腫
D84.112		angioedema in acquired C1 esterase inhibitor deficiency	获得性 C1 酯酶抑制剂缺乏血管性水肿	
H02.820		angioedema of eyelid	眼睑血管性水肿	眼瞼血管性水腫
L27.015		angioedema type drug eruption	血管水肿型药疹	血管水腫型藥疹
C85.705		angioendotheliomatosis proliferans systematica	系统性增生性血管内皮瘤病	系統性增生性血管內皮瘤病
D17.－		angiofibrolipoma	血管纤维脂肪瘤	血管纖維脂肪瘤
D23.－	M91600/0	angiofibroma	血管纤维瘤	血管纖維瘤

主码	附码	英文病名	中文病名	繁体病名
D68.001		angiohemophilia	血管性血友病	血管血友病
C84.415		angioimmunoblastic lymphoadenopathy	血管免疫母细胞性淋巴结病	血管免疫母細胞性淋巴結病
C84.415		angioimmunoblastic lymphoadenopathy with dysproteinemia – like T – cell lymphoma	血管免疫母细胞性淋巴结病伴蛋白异常血症样T细胞淋巴瘤	血管免疫母細胞性淋巴結病伴蛋白異常血症樣T細胞淋巴瘤
C84.415	M97050/3	angioimmunoblastic T – cell lymphoma	血管免疫母细胞性T细胞淋巴瘤	血管免疫母細胞性T細胞淋巴瘤
D23. –	M91410/0	angiokeratoma	血管角化瘤	血管角化瘤
D23. –	M91410/0	angiokeratoma circumscriptum	局限性血管角化瘤	限界型血管角化瘤
D18. –		angiokeratoma circumscriptum neviforme	局限性痣样血管角皮瘤	限界型痣樣血管角化瘤
D23. –	M91410/0	angiokeratoma corporis circumscriptum neviforms	痣样局限性躯体血管角化瘤	
E75.205		angiokeratoma corporis diffusum	弥漫性躯体性血管角化瘤	瀰漫性軀體血管角化瘤
E75.205		angiokeratoma corporis diffusum of Fabry	法布里弥漫性躯体性血管角化瘤	
D23. –		angiokeratoma of Mibelli	米贝利血管角化瘤	米貝利氏血管角化瘤
D29.402	M91410/0	angiokeratoma of scrotum	阴囊血管角化瘤	陰囊血管角化瘤
D28.003	M91410/0	angiokeratoma of vulva	女阴血管角化瘤	女陰血管角化瘤
D21. –	M88940/0	angioleiomyoma	血管平滑肌瘤	血管性平滑肌瘤
D17. –	M88610/0	angiolipoma	血管脂肪瘤	血管性脂肪瘤
D86.324		angiolupoid	血管性类狼疮	血管性類狼瘡
D18. –	M91250/0	angiolymphoid hyperplasia with eosinophilia	血管淋巴组织增生伴嗜酸细胞浸润	
D18. –	M91200/0	angioma	血管瘤	血管瘤
D18. –	M91311/0	angioma racemosum	蔓状血管瘤	
D18. –		angioma serpiginosum	匐行性血管瘤	匐行性血管瘤
D76.310		angiomatoid fibrous histiocytoma	血管瘤样纤维组织细胞瘤	血管瘤樣纖維組織細胞瘤
D76.310		angiomatoid malignant fibrous histiocytoma	血管瘤样恶性纤维组织细胞瘤	
I78.002		angiomatosis of Osler – Weber – Rendu	奥利 – 韦伯 – 朗迪血管瘤病	
Q85.814		angiomatosis retinae et cerebelli syndrome	小脑视网膜血管瘤病综合征	血管瘤視網膜小腦徵候群
M72.203	M88260/0	angiomyofibroblastoma	血管肌纤维母细胞瘤	血管肌纖維母細胞瘤
D21. –	M88940/0	angiomyoma	血管平滑肌瘤	血管性平滑肌瘤
T78.301		angioneurotic edema	血管神经性水肿	血管神經性水腫
D84.118		angioneurotic oedema, hereditary, X – linked	X连锁家族性血管神经性水肿	X連鎖遺傳性血管神經性水腫
L50.808		angio – oedema with urticaria	血管性水肿伴荨麻疹	血管性水腫併發蕁麻疹
I78.002		angio – osteohypertrophy syndrome	血管骨肥大综合征	血管骨肥大徵候群
C49. –		angiosarcoma	血管肉瘤	血管肉瘤
C85.705		angiotropic lymphoma	亲血管型大细胞淋巴瘤	親血管性淋巴瘤
K13.015		angular cheilitis	口角唇炎	口角炎
L74.401		anhidrosis	无汗症	無汗症
L74.402		anhidrosis due to anaphoresis	汗腺功能障碍性无汗症	汗腺功能障礙性無汗症
Q82.401		anhidrotic ectodermal dysplasia	无汗性外胚层发育不良	無汗性外胚層發育不良
Q82.403		anhidrotic ectodermal dysplasia Ⅰ	无汗性外胚层发育不良Ⅰ	無汗性外胚層發育不良Ⅰ
D84.809		anhidrotic ectodermal dysplasia, incontinentia pigmenti and defects in the NEMO gene	无汗型外胚层发育不良、色素失调与NEMO遗传基因缺陷病	無汗型外胚層發育不良、色素失調與NEMO遺傳基因缺陷病
Q82.406		anhidrotic – like ectodermal dysplasia	类无汗性外胚层发育不全	
L30.901		ani eczema	肛门湿疹	肛門濕疹
T14.101		animal bite	动物咬伤	動物咬傷
B86.x09		animal scabies	动物疥疮	動物疥瘡
D22. –		animal skin nevus	兽皮痣	獸皮痣
K14.823		ankyloglossia	强直舌	僵直性舌
L27.067		annular drug eruption	环状红斑性药疹	環狀紅斑性藥疹
L92.813		annular elastolytic giant – cell granuloma	环状弹性组织溶解性巨细胞肉芽肿	環狀彈力纖維分解性巨細胞肉芽腫
L92.813		annular elastolytic granuloma	环状弹力纤维分解性肉芽肿	
L43.817		annular lichen planus	环状扁平苔藓	環狀扁平苔癬
D86.319		annular sarcoidosis	环状肉样瘤病；环状结节病	環狀類肉瘤病
A51.318		annular syphilid	环状梅毒疹	環狀梅毒疹
L29.301		anogenital pruritus	肛门生殖器瘙痒症	肛門生殖器搔癢症
A63.001		anogenital viral warts	肛门生殖器病毒疣	肛門生殖器病毒疣
A63.001		anogenital warts	肛门生殖器疣	肛門生殖器疣
Q84.301		anonychia	甲缺如	無甲

主码	附码	英文病名	中文病名	繁体病名
L81.432		anonychia with bizarre flexural pigmentation	甲缺如伴奇异曲侧色素沉着	甲缺如伴奇異曲側色素沈著
Q87.828		anonychia - ectrodactyly syndrome	无甲-先天性缺指/趾畸形综合征	無甲-先天性缺指/趾畸形徵候群
F50.001		anorexia nervosa	神经性厌食症	神經性厭食症
E85.409†	L99.001*	ano - sacral cutaneous amyloidosis	肛门骶骨部皮肤淀粉样变病;肛门骶骨部皮肤淀粉样变性	肛門骶骨部皮膚澱粉樣變性症
A22.901		anthrax	炭疽	炭疽熱
L25.133	Y43.002	antiallergics drugs contact dermatitis	抗过敏类药接触性皮炎	抗過敏類藥接觸性皮膚炎
D71.x01		antibody deficiency syndrome	抗体缺陷综合征	抗體缺陷徵候群
L27.061		antibody - mediated drug reactions(type Ⅱ)	抗体介导型药物反应(Ⅱ型)	抗體介導型藥物反應(Ⅱ型)
R79.801		anticardiolipin syndrome	抗心磷脂综合征	抗牛心脂素徵候群
L27.044	Y44.201	anticoagulant - induced skin necrosis	抗凝剂性皮肤坏死	抗凝劑性誘發皮膚壞死
L27.059		anticonvulsant hypersensitivity syndrome	抗惊厥药过敏综合征	
L25.116		antifungal agents contact dermatitis	抗真菌剂接触性皮炎	抗黴菌劑接觸性皮膚炎
L25.117		antiinfective agents contact dermatitis	抗感染剂接触性皮炎	抗感染劑接觸性皮膚炎
L25.122		anti - inflammatory drugs cont - act dermatitis	消炎药接触性皮炎	消炎藥接觸性皮膚炎
L25.119		antileprotics contact dermatitis	抗麻风药接触性皮炎	抗痲瘋藥接觸性皮膚炎
Q91.702		antimongolism syndrome	反先天性愚型综合征	
L27.004		antimonials dermatitis	锑皮炎	銻皮膚炎
L25.137		antineoplastics drugs contact dermatitis	抗肿瘤类药接触性皮炎	抗腫瘤類藥接觸性皮膚炎
L25.121	Y41.401	antiparasitics agents contact dermatitis	抗寄生虫剂接触性皮炎	抗寄生蟲劑接觸性皮膚炎
R79.801		antiphospholipid antibody syndrome	抗磷脂抗体综合征	
R79.801		antiphospholipid syndrome	抗磷脂综合征	抗磷脂質徵候群
L25.123		antipruritics drugs contact dermatitis	止痒药接触性皮炎	止癢藥接觸性皮膚炎
L25.118		antituberculotics contact dermatitis	抗结核药接触性皮炎	抗結核藥接觸性皮膚炎
L25.120	Y41.501	antiviral agents contact dermatitis	抗病毒剂接触性皮炎	抗病毒劑接觸性皮膚炎
T63.407		ants sting	蚁蜇伤	蟻螫傷
M31.401		aortic arch syndrome	主动脉弓综合征	主動脈弓徵候群
Q87.008		Apert - Crouzon syndrome	阿佩尔-克鲁宗综合征	
Q87.007		Apert's syndrome	阿佩尔综合征	Apert 氏徵候群
K12.003		aphtha ulcers	阿弗他溃疡	
K12.003		aphthae	口疮	口瘡
K12.003		aphthosis	口疮病	口瘡病
B08.802		aphthous fever	阿夫他热	口瘡病熱
K12.001		aphthous stomatitis	阿弗他口炎	口瘡性口炎
K12.012		aphthous ulcer of oral mucosa	口腔黏膜口疮性溃疡	口腔黏膜口瘡性潰瘍
K12.013		aphthous ulcers	口疮性溃疡	口瘡性潰瘍
Q84.814		aplasia cutis congenita	先天性皮肤发育不全	
C44. -	M84010/3	apocrine adenocarcinoma	大汗腺腺癌	
D23. -	M81490/0	apocrine adenoma	大汗腺腺瘤	
C44. -	M84010/3	apocrine carcinoma	顶泌汗腺癌	頂漿腺癌
D23. -		apocrine cyst	大汗腺囊肿	頂漿腺囊腫
D23. -	M84010/0	apocrine cystadenoma	顶泌汗腺囊腺瘤;大汗腺囊腺瘤	頂漿腺囊腺瘤
D23. -	M90100/0	apocrine fibroadenomas	顶泌汗腺纤维腺瘤;大汗腺纤维腺瘤	頂漿腺纖維腺瘤
Q82.516		apocrine hamartoma	大汗腺错构瘤	
D23. -	M84020/0	apocrine hidrocystoma	顶泌汗腺汗囊瘤	頂漿腺汗囊瘤
L75.202		apocrine miliaria	大汗腺粟粒疹	頂漿腺粟粒疹
Q82.516		apocrine nevus	顶泌汗腺痣;大汗腺痣	頂漿腺母斑;大汗腺母斑
D23. -	M84020/0	apocrine poroma	顶泌汗腺汗孔瘤	頂漿腺汗孔瘤
L75.202		apocrine prurigo	大汗腺痒疹	頂漿腺癢疹
D23. -	M84020/0	apocrine retention cyst	大汗腺潴留性囊肿	
D23. -	M84020/0	apocrine tubular adenoma	顶泌汗腺管状腺瘤	頂漿腺管狀腺瘤
M72.801		aponeurotic fibroma	腱膜纤维瘤	腱膜纖維瘤
L30.901		apron eczema	围裙湿疹	圍裙狀濕疹
C44.901		APUD carcinoma cutis	皮肤 APUD 癌	皮膚 APUD 癌
R52.102		aquadynia	水痛症	水痛症
L29.817		aquagenic pruritus	水源性瘙痒症	水因性搔癢症
L50.810		aquagenic urticaria	水源性荨麻疹	水因性蕁麻疹

主码	附码	英文病名	中文病名	繁体病名
A31.102		aquarium granuloma	水族池肉芽肿	水族池肉芽腫
L57.101		AR	光化性类网状细胞增生症	日光性網狀細胞類瘤
T63.302	X21.901	arachnidism	蜘蛛中毒	
Q87.206		arachnodactyly	蜘蛛样指/趾	
Q87.401		arachnodactyly syndrome	蜘蛛指/趾综合征	蜘蛛指/趾徵候群
A49.814		*Arcanobacterium haemolyticum* infection	溶血分泌菌感染	伯納德隱秘桿菌感染
I78.804		arciform telangiectatic purpura syndrome	弓形毛细血管扩张性紫癜综合征	弓形微血管擴張性紫斑徵候群
E34.001		argentaffinoma	嗜银细胞瘤	
A96.001		Argentinian hemorrhagic fever	阿根廷出血热	阿根廷出血熱
E72.203		argininosuccinase deficiency	精氨基琥珀酸酶缺乏症	
E72.203		argininosuccinic acidemia	精氨琥珀酸性血症	阿金氨琥珀酸血症
A50.513		Argyll - Robertson pupil	阿盖尔·罗伯逊瞳孔	Argyll - Robertson 氏瞳孔
L81.815		argyria	银质沉着症	銀沈著病
E53.001		ariboflavinosis	核黄素缺乏症	核黄素缺乏病
L98.512		Arndt - Gottron syndrome	阿恩特·戈特龙综合征	Arndt - Gottron 氏徵候群
C43.902		arsemcal carcinoma	砷癌	砷癌
T57.005		arsenic and its compounds cutaneous trauma	砷及其化合物皮肤损伤	砷及其化合物皮膚損傷
T57.004		arsenic intoxication	砷中毒	砷中毒
T57.004		arsenic polyneuropathy syndrome	砷剂多发性神经病综合征	
L27.801		arsenical dermatitis(ingested)	砷剂皮炎(内服)	砷剂皮膚炎(内服的)
L85.836		arsenical keratosis	砷角化病	砷剂角化症
L81.806		arsenical melanosis	砷黑变病	
L81.806		arsenical pigmentation	砷色素沉着	砷色素沈著
T57.004		arsenism	砷中毒	砷中毒
I74.901		arterial embolism	动脉栓塞	動脈栓塞
I78.101		arterial spider nevus	动脉性蜘蛛痣	動脈性蜘蛛痣
Q44.705		arteriohepatic dysplasia, cholestasis - peripheral pulmonary stenosis	肝血管发育异常、胆汁滞留及周边肺血管狭窄	肝血管發育異常、膽汁滯留及周邊肺血管狹窄
I70.902		arteriosclerosis obliterans	闭塞性动脉硬化症	閉塞性動脈硬化
D18.043	M91230/0	arteriovenous hemangioma	动静脉血管瘤	動靜脈性血管瘤
L40.501†	M07.101*	arthritis mutilans in psoriasis	银屑病性残毁性关节炎	乾癬性殘毀性關節炎
B42.801†	M01.601*	arthritis sporotrichosis	关节炎型孢子丝菌病	關節炎型孢子絲菌病
Q87.208		arthro - osteo - onychodysplasia - iliac horns syndrome	关节骨甲发育不良髂骨角综合征	關節骨甲發育不良髂骨角徵候群
L40.501		arthropathic psoriasis	关节性银屑病	關節病型幹癬
T63.406		arthropod bite	节肢动物咬伤	節肢動物咬傷
D69.003		arthrotic purpura	关节炎型紫癜	關節炎性紫斑症
B77.901		ascariasis	蛔虫病	蛔蟲病
L98.828		Ascher's syndrome	阿斯切尔综合征	Ascher 氏徵候群(眼瞼鬆弛 - 上唇肥厚)
L81.802		ashy dermatosis	灰色皮肤病	灰色皮膚病
L81.802		ashy dermatosis of Ramirez	拉米雷斯灰色皮病	
-	Y43.302	asparaginase drug reactions	门冬酰安药物反应	asparaginase 藥物反應
E77.104		aspartylglycosaminuria	天门冬酰氨酸葡萄糖胺尿	天門冬醯醣胺尿症
B44.901		aspergilloma	曲菌肿	麴菌腫
B44.901		aspergillosis	曲霉病	麴菌病
Q98.401		aspermatogenesis - gynecomastia syndrome	无精子形成 - 男子女性乳房综合征	
L25.316		asphalt dermatitis	沥青皮炎	瀝青皮膚炎
-	Y45.101	aspirin drug reactions	阿司匹林药物反应	阿司匹靈藥物反應
B55.001		Assam fever	阿萨姆热	Assam 熱
L21.002		asteatosis	皮脂缺乏症	
L30.805		asteatotic eczema	皮脂缺乏性湿疹	缺脂性濕疹
L25.124		astrictive contact dermatitis	收敛剂接触性皮炎	收斂劑接觸性皮炎
R61.012		asymmetrical hyperhidrosis	非对称性多汗症	非對稱性多汗症
Q87.114		asymmetry short stature variations in sexual development syndrome	不对称性矮身材发育异常综合征	不對稱性矮身材發育異常徵候群
Q87.114		asymmetry - dwarfism syndrome	不对称性侏儒综合征	不對稱性侏儒徵候群
Z21.x01		asymptomatic HIV infection status	无症状 HIV 感染状态	無症狀 HIV 感染狀態

主码	附码	英文病名	中文病名	繁体病名
A52.203		asymptomatic neurosyphilis	无症状性神经梅毒	無症狀性神經梅毒
G11.301		ataxia telangiectasia	共济失调毛细血管扩张	微血管擴張性運動失調
G11.301		ataxia telangiectasia – like disorder	共济失调性类毛细血管扩张病	共濟失調性類毛細血管擴張病
Q87.809		ataxia – cataract syndrome	共济失调 – 白内障综合征	共濟失調 – 白內障徵候群
Q87.809		ataxia – cataract – dwarfism syndrome	共济失调 – 白内障 – 侏儒综合征	共濟失調 – 白內障 – 侏儒徵候群
I70.202		atherosclerosis of arteries of extremities	肢体动脉硬化	肢體動脈硬化
I70.207		atherosclerotic gangrene	动脉粥样硬化性坏疽	動脈粥樣硬化性壞疽
I70.212		atherosclerotic ulcer	动脉粥样硬化性溃疡	動脈粥樣硬化性潰瘍
B35.301		athlete's foot	运动员足	運動家足
T14.011		Athlete's nodule	运动员结节	運動員結節
E41.x01		athrepsia syndrome	营养不足综合征	
C91.502	M95900/3	ATLL	成人 T 细胞淋巴瘤/白血病	成人 T 細胞淋巴瘤/白血病
L20.901		atopic dermatitis	特应性皮炎;异位性皮炎;阿脱性皮炎	異位性皮膚炎
L20.901		atopic dermatitis, susceptibility	特应性皮炎,易感性	異位性皮膚炎,易感性
L20.901		atopic eczema	异位性湿疹	異位性濕疹
L20.813		atopic hand eczema	特应性手湿疹	異位性手濕疹
Q84.001		atrichia congenital	先天性无毛症	先天性無毛症
Q84.125		atrichia with keration cysts	秃发伴角质囊肿	
Q84.125		atrichia with papular lesions	秃发伴丘疹性损害	伴丘疹之無毛症
L90.803		atrophia cutis idiopathica maculosa	斑状特发性皮肤萎缩	斑狀特發性皮膚萎縮
L90.803		atrophia maculosa	斑状萎缩	斑狀萎縮
L90.819		atrophia maculosa varioliformis cutis	皮肤变异畸形斑状萎缩	皮膚變異畸形斑狀萎縮
L70.811		atrophic acne	萎缩性痤疮	萎縮性痤瘡
L66.802		atrophic alopecia	萎缩性秃发	萎縮性禿髮
K14.402		atrophic glossitis	萎缩性舌炎	萎縮性舌炎
L43.819		atrophic lichen planus	萎缩性扁平苔藓	萎縮性扁平苔癬
L41.401		atrophic parapsoriasis	萎缩性类银屑病	萎縮性類乾癬
M94.101		atrophic polychondritis	萎缩性多软骨炎	
H02.301		atrophic ptosis	萎缩性眼睑下垂	萎縮性眼瞼下垂
D86.312		atrophic sarcoidosis	萎缩性肉样瘤病;萎缩性结节病	萎縮性類肉瘤病
L90.501		atrophic scarring	萎缩性瘢痕	萎縮性疤痕
L90.830		atrophic scars and pseudoscars	萎缩性瘢痕及假瘢痕	萎縮性疤痕及假疤痕
L90.816		atrophic skin with rheumatoid disease	类风湿病伴萎缩性皮肤	類風濕病伴萎縮性皮膚
Q81.101		atrophicans generalized mitis epidermolysis bullosa	萎缩性泛发轻症大疱性表皮松解症	萎縮性泛發輕症大疱性表皮松解症
I78.816		atrophie blanche	白色萎缩	白色萎縮
I78.816		atrophie blanche en plaque	斑状白色萎缩症	板塊狀白色萎縮症
D69.210		atrophie noire	黑色萎缩	黑色萎縮症
L90.901		atrophoderma	皮肤萎缩	皮膚萎縮
L90.801		atrophoderma biotriptica	耗损性皮肤萎缩	耗損性皮膚萎縮
L57.809		atrophoderma due to solar radiation	日光辐射性皮肤萎缩	日光輻射性皮膚萎縮
L90.815		atrophoderma of nutriticum	营养性皮肤萎缩	營養性皮膚萎縮
L90.301		atrophoderma of Pasini and Pierini	帕尔西尼 – 皮埃尼皮肤萎缩	
L66.401		atrophoderma reticulata symmetrica faciei	面部对称性网状皮肤萎缩	顏面對稱性網狀皮膚萎縮
L66.401		atrophoderma reticulaturm	网状皮肤萎缩	網狀皮膚萎縮
L66.401		atrophoderma ulerythematosa	瘢痕红斑性皮肤萎缩	疤痕性紅斑性皮膚萎縮
L66.401		atrophoderma vermiculate	虫蚀状皮肤萎缩	
L90.301		atrophoscleroderma superficialis circumscripta	局限性浅表性萎缩硬皮病	限界性表淺性萎縮硬皮病
K14.402		atrophy of tongue papillae	舌乳头萎缩	
N90.501		atrophy of vulva	女阴萎缩	女陰萎縮
Q87.818		atrophy, ulceration – alopecia, dental caries and neuroectodermal syndrome	表皮萎缩、溃疡 – 秃头、蛀牙、神经外胚层综合征	表皮萎縮、潰瘍 – 禿頭、蛀牙、神經外胚層徵候群
–	Y51.302	atropine drug reactions	阿托品药物反应	atropine 藥物反應
M72.508		atypical decubitus fibroplasia	非典型褥疮纤维性增生症	非典型褥瘡纖維性增生症
E28.307		atypical female purpura syndrome	非典型女性紫癜综合征	
C49. –	M88300/1	atypical fibrous histiocytoma	非典型纤维组织细胞瘤	非典型纖維組織細胞瘤
C49. –	M88300/1	atypical fibroxanthoma	非典型纤维黄瘤	非典型纖維黃色瘤

主码	附码	英文病名	中文病名	繁体病名
C49. -	M88500/3	atypical liposarcoma	非典型脂肪肉瘤	非典型脂肪肉瘤
B05.802		atypical measles syndrome	非典型麻疹综合征	非典型麻疹徵候群
A31.901		atypical mycobacteriosis	非典型分枝杆菌病	非典型分枝桿菌病
A31.901		atypical *Mycobacterium* infection	非典型分枝杆菌感染	非典型分枝桿菌感染
D48.513	M87270/0	atypical nevus syndrome	非典型痣综合征	非典型痣徵候群
C49. -	M88300/1	atypical polypoid dermatofibroma	非典型息肉样皮肤纤维瘤	
L92.815		atypical pyogenic granuloma	非典型化脓性肉芽肿	
D86.305		atypical sarcoidosis	非典型肉样瘤病;非典型结节病	非典型類肉瘤病
L87.817		atypical vascular proliferation after radiotherapy	放射治疗后非典型血管增生症	放射線治療後非典型血管增生
B87.401†	H94.801*	aural myiasis	耳蝇蛆病	耳蠅蛆病
L81.813		aurantiasis	胡萝卜素沉着病	胡蘿蔔素沈著病
E67.101		aurantiasis cutis	柑色皮	柑色皮
Q17.002		auricular appendages	耳赘	
G50.803		auriculotemporal nerve syndrome	耳颞神经综合征	耳顳神經徵候群
G50.803		auriculotemporal syndrome	耳颞综合征	耳顳徵候群
D69.211		autoerythrocyte sensitisation	自身红细胞敏感	
L50.302		autographism	皮肤划痕症	
L54.801		autoimmune annular erythema	自身免疫性环状红斑	自體免疫性環狀紅斑
E28.002		autoimmune estrogen dermatitis	自身免疫性雌激素皮炎	自體免疫性動情素皮膚炎
D82.301		autoimmune lympho - proliferative syndrome	自体免疫性淋巴增生综合征	
M79.818		autoimmune panniculitis	自体免疫性脂膜炎	自體免疫性脂層炎
D89.802		autoimmune polyglandular syndrome	自体免疫性多腺体综合征	自體免疫性多腺體徵候群
E28.003		autoimmune progesterone dermatitis	自身免疫性孕酮皮炎;自体免疫性黄体酮皮炎	自體免疫黃體激素皮膚炎
O99.707		autoimmune progesterone dermatitis of pregnancy	妊娠自体免疫性孕酮皮炎	妊娠自體免疫黃體激素皮膚炎
M35.903		autoimmune systemic disease	自体免疫系统性疾病	自體免疫系統疾病
D69.303		autoimmune thrombocytopenic purpura	自身免疫性血小板减少性紫癜	自體免疫性血小板減少性紫斑症
L30.201		autosensitization dermatitis	自身敏感性皮炎	自體敏感性皮膚炎
L30.201		autosensitization eczema	自体敏感性湿疹	
Q82.855		autosomal dominant hereditary melanocytosis and palmoplantar keratosis	常染色体显性遗传性黑素增生与掌跖角化病	
Q80.001		autosomal dominant ichthyosis	常染色体显性鱼鳞病	
Q82.848		autosomal dominant transgredient keratoderma	常染色体显性转移性角化病	常染色體顯性轉移性角皮症
Q82.8		autosomal dominant type hypohidrotic ectodermal dysplasia	常染色体显性型少汗性外胚层发育不良	常染色體顯性型少汗性外胚層發育異常
D80.001		autosomal recessive agammaglobulinaemia	常染色体隐性无丙种球蛋白血症	常染色體退行性無丙種球蛋白血症
Q81.206		autosomal recessive epidermolysis bullosa dystrophica	常染色体隐性型营养不良型大疱性表皮松解症	
Q81.011		autosomal recessive epidermolysis bullosa simplex with neuromuscular disease	常染色体隐性单纯型大疱性表皮松解症伴神经肌病	
Q82.8		autosomal recessive type hypohidrotic ectodermal dysplasia	常染色体隐性型少汗性外胚层发育不良	常染色體隱性型少汗性外胚層發育異常
E51.104		avitaminosis B_1	维生素 B_1 缺乏症	維生素 B_1 缺乏症
E53.801		avitaminosis B_{12}	维生素 B_{12} 缺乏症	維生素 B_{12} 缺乏症
E53.101		avitaminosis B_6	维生素 B_6 缺乏症	維生素 B_6 缺乏症
E55.901		avitaminosis D	维生素 D 缺乏症	維生素 D 缺乏症
E56.001		avitaminosis E	维生素 E 缺乏症	維生素 E 缺乏症
E56.802		avitaminosis H	维生素 H 缺乏症	維生素 H 缺乏症
E56.101		avitaminosis K	维生素 K 缺乏症	維生素 K 缺乏症
L30.901		axilla eczema	腋部湿疹	腋部濕疹
L85.814		axillary granular parakeratosis	腋窝颗粒状角化不全病	腋窩顆粒狀角化不全症
R61.011		axillary hyperhidrosis	腋多汗症	腋多汗症
L75.001		axillary osmidrosis	腋臭症	腋臭症
I82.809		axillary vein thrombosis	腋静脉血栓形成	腋靜脈血栓形成
-	Y43.402	azathioprine drug reactions	硫唑嘌呤药物反应	azathioprine 藥物反應
L60.844		azure half - moon nail	天蓝半月甲	天藍半月甲
Q93.401		B1 deletion syndrome	染色体 B1 缺失综合征	染色體 B1 缺失徵候群
Q82.301		Blöch - Siemens syndrome	布洛赫 - 西门子综合征	Blöch - Siemens 氏徵候群

主码	附码	英文病名	中文病名	繁体病名
L98.814		Baader's syndrome	巴德综合征	Baader 氏徵候群
Q87.802		Babenhorst's syndrome	巴贝霍斯特综合征	
A52.714		Babinski's syndrome	巴宾斯基综合征	Babinski 氏徵候群
A44.801		bacillary angiomatosis	杆菌性血管瘤病	桿菌性血管瘤病
B20.101		bacillary angiomatosis in HIV disease	HIV 病并发杆菌性血管瘤病	HIV 病併發桿菌性血管瘤病
A44.801		bacillary epithelioid angiomatosis	杆菌性上皮样血管瘤病	
–	Y58.001	bacille calmette – guerin vaccine drug reactions	卡介苗药物反应	卡介苗藥物反應
A31.809		bacillus Calmette – Guérin vaccimation	卡米特 – 格林杆菌种痘	
L73.805		bacterial folliculitis	细菌性毛囊炎	细菌性毛囊炎
L98.413		bacterial synergetic gangrene	细菌共生性坏疽	細菌共生性壞疽
N76.003		bacterial vaginosis	细菌性阴道病	細菌性陰道病
K13.038		Baelz's disease	贝尔茨病	Baelz 氏病
B55.101		Bagdad button	巴哥达疖	Baghdad 癤
L98.829		Bagex's syndrome	巴格克斯综合征	Bagex 氏病
M31.601		Bagratuni's syndrome	巴格拉图尼综合征	Bagratuni 氏徵候群
B36.809		Baigel's disease	拜格尔病	Baigel 氏徵候群
G50.803		Baillarger's syndrome	巴尔热杰综合征	Baillarger 氏徵候群
L23.601		baker's allergic itch	面包师变应性痒病	麵包師過敏性癢病
L24.602		baker's irritant itch	面包师刺激性痒病	麵包師刺激性癢病
N48.104		balanitis	龟头炎;阴茎头炎	龜頭炎
N48.101		balanitis and balanoposthitis	阴茎头炎及阴茎头包皮炎	
N48.108		balanitis erosiva	糜烂性龟头炎	
N48.113		balanitis plasma cellularis	浆细胞性龟头炎	漿細胞性龜頭炎
N48.003		balanitis xerotica obliterans	闭塞性干燥性龟头炎	閉塞性乾燥性龜頭炎
N48.101		balanoposthitis	龟头包皮炎	龜頭包皮炎
N48.101		balanoposthitis vulgaris	寻常性龟头包皮炎	尋常性龜頭包皮炎
C43.901	M87220/3	balloon cell melanoma	气球状细胞黑素瘤	氣脹細胞黑色素瘤
D22. –	M87220/0	balloon cell nevus	气球状细胞痣	氣脹細胞母斑
Q82.833		Bamatter's syndrome	巴马特综合征	Bamatter 氏徵候群
Q87.807		Bannayan – Riley – Ruvalcaba syndrome	斑纳扬 – 赖利 – 鲁瓦尔卡巴综合征	Bannayan – Riley – Ruvalcaba 氏徵候群
Q87.807		Bannayan – Zonana syndrome	斑纳扬 – 佐纳纳综合征	Bannayan – Zonana 氏徵候群
D84.118		Bannister's disease	斑尼斯特病	斑尼斯特氏症
A69.201		Bannwarth's syndrome	斑沃思综合征	Bannwarth 氏徵候群
L25.811		barber's dermatitis	理发师皮炎	理髮師皮膚炎
L92.315		barber's hair sinus	理发师毛窦	理髮師毛竇
L92.315		barber's interdlgltal hair sinus	理发师指间毛窦	
T88.711	Y47.001	barbital drug reactions	巴比妥类药物反应	barbital drug reactions
L98.419		Barcoorot disease	巴尔库病	Barcoorot 病
Q87.837		Bardet – Biedl syndrome	巴尔代 – 比德综合征	Bardet – Biedl 氏徵候群
B88.015†		barley itch	大麦痒	大麥癢
E88.102		Barraquer's syndrome	巴拉奎综合征	Barraquer 氏徵候群
E88.102		Barraquer – Simon disease	巴拉克尔 – 西蒙综合征	巴拉奎 – 賽門氏病
Q84.816		Bart type epidermolysis bullosa dystrophica	巴特型营养不良性大疱表皮松解症	
A18.433		Barthélemy's disease	巴斯雷米病	Barthélemy 氏病
N75.801		bartholinitis	前庭大腺炎	前庭大腺炎
Q91.701		Bartholin – Patau syndrome	巴斯林 – 帕套综合征	Bartholin – Patau 氏徵候群
N75.001		Bartholin's gland cyst	前庭大腺囊肿	Bartholin 氏腺囊腫
A44.901		bartonellosis	巴尔通体病	巴爾通體病
Q84.401		Bart – Pumphrey syndrome	巴特 – 庞弗里综合征	Bart – Pumphrey 氏徵候群
Q84.816		Bart's syndrome	巴特综合征	Bart 氏徵候群
C44. –	M80900/3	basal cell carcinoma	基底细胞癌	基底細胞癌
C44.001	M80900/3	basal cell carcinoma of lip	唇基底细胞癌	唇基底細胞癌
C44. –		basal cell carcinoma with adnexal differentiation	基底细胞癌伴附属器分化	基底細胞癌伴附屬器分化
L82.x06		basal cell epithelioma with sebaceous differentiation	基底细胞上皮瘤伴皮脂腺分化	伴皮脂腺分化的基底細胞上皮瘤
C44. –		basal cell epithelioma	基底细胞上皮瘤	基底細胞上皮瘤

主码	附码	英文病名	中文病名	繁体病名
Q82.871		basal cell nevus syndrome	基底细胞痣综合征	基底細胞痣徵候群
L82.x02		basal cell papilloma	基底细胞乳头状瘤	
D48.–	M80900/1	basalioma	基底细胞瘤	基底細胞瘤
D48.516		basaloid follicular hamartoma	基底细胞样毛囊错构瘤	基底細胞樣毛囊錯構瘤
Q82.878		Basan's syndrome	巴森综合征	Basan 氏徵候群
Q82.878		Basan – type ectodermal dysplasia	巴森型外胚层发育不良	
E05.901		Basedow's syndrome	巴斯道综合征	
B48.814		basidiobolomycosis	蛙粪霉病	蛙糞霉病
B48.809		basidiomyosis	担子菌病	擔子菌病
D75.809		basophil – eosinophil deficiency syndrome	嗜碱–嗜酸粒细胞缺乏综合征	
L85.843		basosquamous cell acanthoma	基底鳞状细胞性棘皮瘤	
C44.–	M80940/3	basosquamous cell carcinoma	基底鳞状细胞癌	基底鱗狀細胞癌
Q84.612		Bass's syndrome	巴斯综合征	Bass 氏徵候群
B08.101		Bateman's disease	贝特曼病	
D69.214		Bateman's purpura	贝特曼紫癜	Bateman 氏紫斑
D69.214		Bateman's syndrome	贝特曼综合征	
L85.105		Bazex – Dupré – Christol syndrome	贝赞克斯–杜普雷–克里斯托综合征	Bazex – Dupré – Christol 氏徵候群
L85.105		Bazex's syndrome	贝赞克斯综合征	Bazex 氏徵候群
A18.434		Bazin's disease	巴津病	巴辛氏病
A18.434		Bazin's erythema induratum	巴津硬红斑	
L56.816		Bazin's hydroa varioliformis	巴津痘疮样水疱病	
C85.105	M95900/3	B – cell lymphoma with skin involvement	B 细胞淋巴瘤伴皮肤受累	
A31.809		BCG vaccination	卡米特–格林杆菌种痘	
Q87.206		Beals – Hecht syndrome	比尔斯–赫克特综合征	Beals – Hecht 氏徵候群
Q87.206		Beals's syndrome	比尔斯综合征	Beals 徵候群
Q82.506		Bean's syndrome	比恩综合征	
B35.003		beard ringworm	须癣	鬚癬
Q87.026		Beare – Stevenson syndrome	比尔–史蒂文森综合征	Beare – Stevenson 氏徵候群
B42.901		Bearmann's disease	比尔曼病	Bearmann 氏病
D80.801		Bearn – Kunkel – Slater syndrome	贝恩–孔克尔–斯莱特综合征	Bearn – Kunkel – Slater 氏徵候群
L60.401		Beau's lines	博氏线	波氏線
Q82.524		Becker's nevus	贝克痣	貝克氏母斑
Q82.524		Becker's melanosis	贝克黑变病	貝克氏黑變病
Q82.524		Becker's pigmented hairy epidermal nevus	贝克色素性表皮毛痣	貝克色素性表皮毛母斑
Q82.524		Becker's pigmented hairy nevus	贝克色素性毛痣	貝克氏色素性有毛母斑
Q82.524		Becker's syndrome	贝克综合征	貝克尔氏徵候群
L98.820		Beck – Ibrahim syndrome	贝克–伊伯拉海姆综合征	Beck – Ibrahim 氏徵候群
Q87.806		Beckwith – Wiedemann syndrome	贝克威斯–威德曼综合征	Beckwith – Wiedemann 氏徵候群
T14.020		bedbug bite	臭虫叮咬	臭蟲咬
K12.011		Bednar's aphthae	贝德纳口疮	Bednar 氏口炎
L89.x01		bedsore	褥疮性溃疡	褥瘡性潰瘍
L89.x01		bed – sore	褥疮	褥瘡
T14.026		bee sting	蜜蜂蜇伤	蜂螫
T63.401		bee sting (with allergic or anaphylactic shock)	蜜蜂蜇伤(伴变应性或过敏性休克)	蜂螫(伴有過敏性休克)
K14.824		beefy tongue	牛肉样舌	
M35.201		Behcet's disease	白塞病	貝西氏病
M35.201		Behcet's syndrome	白塞综合征;贝赫切特综合征	貝塞特氏徵候群
A65.001		bejel	非性病性梅毒	非性病性梅毒
–	Y51.301	belladonna drug reactions	颠茄药物反应	belladonna 藥物反應
L83.x08		benign acanthosis nigricans	良性黑棘皮病	良性黑棘皮症
D23.–	M84000/0	benign apocrine tumour	良性顶泌汗腺瘤;良性大汗腺肿瘤	良性頂漿腺腫瘤
D76.324		benign cephalic histiocytosis	良性头部组织细胞增生症	良性頭部組織細胞增生症
L12.203		benign chronic bullous dermatosis of childhood	儿童良性慢性大疱性皮病	
D23.–	M80110/0	benign clear cell neoplasm of hair follicle	毛囊良性透明细胞瘤	
D23.–	M84000/0	benign eccrine tumour	良性小汗腺瘤	

主码	附码	英文病名	中文病名	繁体病名
D75.001		benign familial erythrocytosis	良性家族性红细胞增多症	良性家族性紅血球增多症
K13.503		benign hyperkeratosis of oral mucosa	口腔黏膜良性角化过度症	
D22.–		benign juvenile melanoma	良性幼年黑素瘤	良性青年性黑色素瘤
D22.–		benign juvenile nevus	良性幼年黑素痣	良性青年性黑色素痣
L85.821		benign lichenoid keratosis	良性苔藓样角化病	
K13.032		benign lymphadenosis of mucosa	黏膜良性淋巴组织增生病	
D18.125		benign lymphangioendothelioma	良性淋巴管内皮瘤	良性淋巴管內皮瘤
L98.825		benign lymphocytic infiltration of Jessner – Konof	杰斯内–卡诺夫良性淋巴细胞浸润	耶斯納–卡諾夫氏良性淋巴球浸潤
A28.103		benign lymphoreticulosis	良性淋巴网状细胞增生症	良性淋巴網狀細胞增生症
M62.809		benign masticatory muscle hypertrophy	良性咀嚼肌肥大	良性咀嚼肌肥大
D22.–		benign mesenchymomelanoma	良性间叶黑素瘤	良性間葉黑色素瘤
K14.101		benign migratory glossitis	良性游走性红斑	良性遊走性紅斑
L12.101		benign mucosal pemphigoid	良性黏膜类天疱疮	
D23.303		benign neoplasm of skin of face	面部皮肤良性肿瘤	面部皮膚良性腫瘤
D23.512		benign neoplasms of anal margin	肛门边缘良性肿瘤	肛門邊緣良性腫瘤
D23.503		benign neoplasms of anal skin	肛门皮肤良性肿瘤	肛門皮膚良性腫瘤
D23.901		benign neoplasms of skin	皮肤良性肿瘤	皮膚良性腫瘤
D23.509		benign neoplasms of skin of breast	乳房皮肤良性肿瘤	乳房皮膚良性腫瘤
D23.101		benign neoplasms of skin of eyelid(including canthus)	眼睑(包括眦)皮肤良性肿瘤	眼瞼(包括眥)皮膚良性腫瘤
D23.001		benign neoplasms of skin of lip	唇皮肤良性肿瘤	唇皮膚良性腫瘤
D23.701		benign neoplasms of skin of lower limb(including hip)	下肢(包括髋)皮肤良性肿瘤	下肢(包括髖)皮膚良性腫瘤
D23.403		benign neoplasms of skin of scalp	头皮皮肤良性肿瘤	頭部皮膚良性腫瘤
D23.504		benign neoplasms of skin of trunk	躯干皮肤良性肿瘤	軀幹皮膚良性腫瘤
D23.600		benign neoplasms of skin of upper limb(including shoulder)	上肢(包括肩)皮肤良性肿瘤	上肢(包括肩)皮膚良性腫瘤
L83.x10		benign nonnevoid melanoepithelioma	良性非痣样黑素上皮瘤	
L11.810		benign papular transient acantholytic dermatosis	良性丘疹性暂时性棘层松解性皮病	良性丘疹性暫時性棘層鬆解性皮膚病
L08.811		benign pemphigus vegetans	增殖性良性天疱疮	
D21.904	M80030/1	benign synovioma	良性滑膜瘤	
L60.849		benign tumour of nails	甲良性肿瘤	甲良性肿瘤
D23.402		benign tumour of skin of neck	颈部皮肤良性肿瘤	頸部皮膚良性腫瘤
L41.301		benign type parapsoriasis en plaques	良性型斑块状类银屑病	良性型板塊狀類乾癬
E88.115		Berardinellis syndrome	贝拉迪尼利综合征	Berardinelli 氏徵候群
E51.104		beriberi	脚气病	腳氣病
Q82.406		Berlin's syndrome	柏林综合征	伯林氏徵候群
L56.205		berloque dermatitis	香料皮炎	香水皮膚炎
L56.205		Berloque's dermatitis	伯洛克皮炎	
L25.317		Bermuda fire sponge dermatitis	百慕大群岛耐火海绵皮炎	百慕達群島耐火海綿皮膚炎
G90.201		Bernard – Horner syndrome	伯尔纳德–霍纳综合征	Bernard – Horner 氏徵候群
G90.201		Bernard's syndrome	伯尔纳德综合征	Bernard 氏徵候群
D69.103		Bernard – Soulier syndrome	贝尔纳德–苏利耶综合征	Bernard – Soulier 氏徵候群
G57.101		Bernbardt – Roth syndrome	伯恩哈特–罗特综合征	Bernbardt – Roth 氏徵候群
G57.101		Bernbardt's syndrome	伯恩哈特综合征	Bernbardt 氏徵候群
D71.x01		Berndes – Bridges – Good syndrome	伯恩德斯–布里格斯–古德综合征	Berndes – Bridges – Good 氏徵候群
Q75.401		Berry's syndrome	贝里综合征	Berry 氏徵候群
T56.702		beryllium and its compounds cutaneous trauma	铍及其化合物皮肤损伤	鈹及其化合物皮膚損傷
L92.822		beryllium granuloma	铍肉芽肿	鈹肉芽腫
D86.902		Besnier – Boeck – Schaumann disease	白斯尼–伯克–绍曼病	Besnier – Boeck – Schaumann 氏病
L20.001		Besnier's prurigo	白斯尼痒疹	
L20.001		Besnier's prurigo diathesique		貝斯尼耶氏素質性癢疹
Q82.812		Besnier's syndrome	白斯尼综合征	貝斯尼耶氏徵候群
E77.103		beta – mannosidase deficiency	β–甘露糖苷酶缺乏	
E25.002		Bieglieri's syndrome	比格利里综合征	
R20.810		Biemond's syndrome type I	比蒙德综合征 I 型	

主码	附码	英文病名	中文病名	繁体病名
I73.822		Bier's spots	比尔贫血斑	
Q85.001	M95400/1	bilateral acoustic neurofibromatosis	双侧听神经纤维瘤病	
K11.801		bilateral swelling of lacrimal and salivary glands	兩側性淚腺－腮腺腫脹	
B65.201		bilharziasis	血吸虫病	血吸蟲病;住血吸蟲病
L29.821		biliary pruritus	胆汁性瘙痒症	膽汁性搔癢症
C83.402		B – immunoblastic lymphoma	B免疫母细胞性淋巴瘤	B型淋巴母細胞性淋巴瘤
C83.402	M96840/3	B – immunoblastic malignant lymphoma	B免疫母细胞性恶性淋巴瘤	B免疫母細胞性惡性淋巴瘤
E34.001		Biork – Thorson syndrome	比沃克－索森综合征	Biork – Thorson氏徵候群
E56.802		biotin deficiency	生物素缺乏症	
Q87.039		bird – headed cataract syndrome	鸟头样白内障综合征	鳥頭樣白內障徵候群
Q87.109		birdheaded dwarfism	鸟头状侏儒症	鳥頭狀侏儒症
D22.509		birthmark	胎记	胎記
D23. –	M81010/0	Birt – Hogg – Dubé syndrome	伯特－霍格－杜布综合征	Birt – Hogg – Dubé氏徵候群
L81.807		bismuthia	铋沉着症	鉍沈著症
L81.807		bismuth – induced pigmentation	铋色素沉着	鉍色素沈著
E34.001		Bjork's syndrome	比杰克综合征	Bjork氏徵候群
Q84.122		Björnstad's syndrome	比约斯泰德综合征	Björnstad氏徵候群
A30.401		BL	偏瘤型界线类麻风	偏瘤型界線類麻風
D69.210		black atrophy	黑色萎缩	黑色萎縮症
L25.829		black dermatographism	黑色皮肤划痕症	黑色皮膚劃痕症
B36.101		black dot ringworm	黑点癣	黑點癬
B36.101		black dot tinea	黑点癣	黑點癬
K14.301		black hairy tongue	黑毛舌	黑毛舌
D69.811		black heel	黑踵病	足跟瘀斑
E70.304		black locks – albinism deafness syndrome	黑发－白化病－耳聋综合征	黑髮－白化病－耳聾徵候群
L60.841		black nail	黑甲	黑色素甲
D22. –		black nevus	黑痣	黑痣
B36.301		black piedra	黑色毛结节菌病	黑砂毛
B35.103		black subungual onychomycosis	黑色甲下甲真菌病	黑色甲下甲黴菌病
K14.301		black tongue	黑舌	
B36.301		black trichomycosis nodularis	结节型黑色毛孢子病	
B36.301		black trichosporosis	黑色毛孢子菌病	黑色毛髮芽孢菌病
D75.810		Blackfan – Diamond syndrome	布莱克凡－戴蒙德综合征	Blackfan – Diamond氏徵候群
C84.505		blastic NK cell lymphoma	母细胞性NK细胞性淋巴瘤	母細胞性NK細胞性淋巴瘤
B40.901		Blastomycosis	芽生菌病	芽生黴菌病
B43.002		Blastomycosis dermatitidis	皮炎芽生菌病	
B40.301†	J99.801*	Blastomycosis – like pyoderma	芽生菌样脓皮病	芽生黴菌病樣膿皮病
L70.008		bleck comedo	黑头粉刺	黑头粉刺
Q82.896		Blegvad – Haxthausen syndrome	布利格韦德－哈克斯托森综合征	Blegvad – Haxthausen氏徵候群
B02.303†	H03.101*	blepharal herpes zoster	眼睑带状疱疹	眼瞼帶狀疱疹
H01.001		blepharitis	睑缘炎	瞼緣炎
H02.301		blepharochalasis	眼睑松弛症	眼瞼鬆垂
L98.828		blepharochalasis and double lip	眼睑松垂双唇征	眼瞼松垂雙唇症
L98.828		blepharochalasis struma and double lip syndrome	眼睑松垂－甲状腺肿－双唇综合征	
K60.406		blind loop syndrome	盲回路综合征	盲回路徵候群
L24.804		blister beetle dermatitis	斑蝥皮炎;发疱甲虫皮炎	斑蝥皮膚炎
A48.821		blistering distal dactylitis	大疱性远端指炎	水疱性遠端指炎
Q82.808		Bloch – Stanffen syndrome	布洛赫－斯坦芬综合征	Bloch – Stanffen氏徵候群
Q82.301		Bloch – Sulzberger syndrome	布洛赫－祖兹贝格综合征	Bloch – Sulberger氏徵候群
Q82.826		Bloom – Machacek – Torre syndrome	布卢姆－马哈切克－托尔综合征	
Q82.826		Bloom's syndrome	布卢姆综合征	Bloom氏徵候群
Q82.826		Bloom – Torre – Mackcek syndrome	布卢姆－托尔－马哈切克综合征	Bloom – Torre – Mackcek氏徵候群
L60.842		blue nail	蓝甲	藍甲
D22. –		blue neuronevus	蓝神经痣	藍色神經樣痣
D22. –	M87800/0	blue nevus	蓝痣	藍色母斑
Q82.506		blue rubber bleb nevus	蓝色橡皮疱样痣	藍色橡皮疱樣母斑

主码	附码	英文病名	中文病名	繁体病名
Q82.506		blue rubber bleb nevus syndrome	蓝橡皮奶头样痣综合征	藍色橡皮球痣徵候群
L80.x02		blue vitiligo	蓝色白癜风	藍色白癜風
D69.209		blueberry muffin baby	蓝莓松饼状婴儿	藍莓鬆餅狀嬰兒
I87.204		Bluefarb – Stewart syndrome	布卢法比 – 斯图瓦特综合征	
R23.201		blushing and erythrophobia	面红及红色恐惧症	
C83.306	M96840/3	B – lymphoblastic lymphoma, non – Burkitt	B 淋巴母细胞淋巴瘤,非伯基特	B 淋巴母細胞淋巴瘤,非伯基特
I78.806		Bochenheimer's syndrome	博琴亨梅综合征	
F45.203		body dysmorphic disorder	身体变形症	身體變形症
B85.101		body lice	体虱	
D86.902		Boeck's sarcoid	伯克肉样瘤病	伯克氏肉瘤樣症
L98.822		Böfverstedt's syndrome	贝沃斯泰德综合征	Böfverstedt 氏徵候群
R61.008		Bogorad's syndrome	博格德综合征	Bogorad 氏徵候群
L02.903		boils	疖	癤
A96.101		Bolivian hemorrhagic fever	玻利维亚出血热	玻利維亞出血熱
L67.822		bomboo hair	竹节状毛发	
Q87.502		bone – tumour – epidermoid cyst – polyposis	骨肿瘤 – 表皮样囊肿 – 息肉病	骨腫瘤 – 表皮樣囊腫 – 息肉病
Q96.902		Bonnevie – Ullrich – Tuner syndrome	博尼维 – 乌尔里克 – 特纳综合征	Bonnevie – Ullrich – Tuner 氏徵候群
Q84.218		Böök's syndrome	布克综合征	Böök 氏徵候群
A30.401		borderline lepromatous leprosy	偏瘤型界线类麻风	偏瘤型界線類麻風
A30.301		borderline leprosy	中间型麻风	
A30.201		borderline tuberculoid leprosy	偏结核样型界线类麻风	偏結核樣型界線類麻風
A69.203		Borrelia burgdorferi infection	布氏疏螺旋体感染	伯氏疏螺旋菌感染
C44.–		Borst – Jadasson intraepidermal epithelioma	包斯特 – 雅达松表皮内上皮瘤	布林斯特 – 亞達森氏表皮內上皮瘤
A88.001		Boston exanthem	波士顿疹病	波士頓疹病
Q82.835		Bothnia type palmoplantar keratoderma	博斯尼型掌跖角化病	Bothnia 氏掌蹠角皮症
A42.804		botryomycosis	葡萄孢霉菌病;葡萄状菌病	葡萄狀菌病
Q85.101		Bourneville – Pringle's disease	布尔内维尔 – 普林格病	布納維爾 – 普林格氏病
Q85.101	M95400/1	Bourneville's disease	布尔内维尔病	
A77.101		boutonneuse fever	南欧斑疹热	南歐斑疹熱
B08.004		bovine papular stomatitis	牛丘疹性口腔炎	牛丘疹性口腔炎
K60.406		bowel bypass syndrome	肠旁路综合征	腸繞道徵候群
K60.406		bowel bypass syndrome and bowel associated dermatosis – arthritis syndrome	肠吻合综合征伴肠道皮病及关节炎综合征	
K60.406		bowel – associated dermatosis – arthritis syndrome	肠病伴皮炎 – 关节炎综合征	腸病併發皮炎 – 關節炎徵候群
D04.902		bowenoid dysplasia	鲍恩样发育异常	鮑文樣異型增生
D04.903		bowenoid papulosis	鲍恩样丘疹病	波文樣丘疹病
D04.902		bowenoid squamous cell carcinoma in situ	鲍恩样鳞状细胞原位癌	鮑文樣鱗狀細胞原位癌
D04.902		Bowen's disease	鲍恩病	波文氏病
L56.802		brachioradial summer pruritus	肱桡部夏令瘙痒症	肱橈部夏令搔癢症
L60.811		brachyonychia	短甲	
A52.132†	G94.801*	brain syphilis	脑梅毒	腦梅毒
A52.017†	I68.101*	brain syphilitic mesoarteritis	脑梅毒性动脉中层炎	腦梅毒性動脈中層炎
A52.013†	I68.801*	brain (cerebral) vascular syphilis	脑(大脑)血管梅毒	腦(大腦)血管梅毒
Q18.002		branchial cleft cyst	鳃裂囊肿	鰓裂囊腫
Q18.002		branchial cyst	鳃裂囊肿	鰓裂囊腫
Q18.001		branchial fistula	鳃裂瘘	鰓裂瘻管
Q87.030		branchio – oculofacial syndrome	鳃裂 – 眼 – 面综合征	鰓裂 – 眼 – 顏面徵候群
Q82.886		Brauer – Buschke – Fischer keratoderma	布劳尔 – 布施克 – 费希尔角皮症	
Q82.8		Brauer's syndrome	布劳尔综合征	Brauer 氏徵候群
Q85.822		Braun – Falco – Margescu syndrome	布朗 – 法尔科 – 马杰斯库综合征	Braun – Falco – Margescu 氏徵候群
B41.902		Brazilian blastomycosis	巴西芽生菌病	巴西芽生黴菌病
L10.301		Brazilian pemphigus	巴西天疱疮	巴西天疱瘡
L30.901		breast eczema	乳房湿疹	乳房濕疹
Z41.102		breast implant	乳房植入物	乳房植入物
C50.003		breast malignant Paget's disease	乳房恶性佩吉特病	乳房惡性柏哲德氏病
N90.405		Breisky's disease	布赖斯基病	
L23.501		bricklayer's allergic itch	砌砖工变应性痒病	砌磚工過敏性癢病

主码	附码	英文病名	中文病名	繁体病名
L24.502		bricklayer's irritant itch	砌砖工刺激性痒病	
A68.902		Brill disease	布里尔病	
C83.802	M96760/3	Brill – Symphoma disease	布里尔 – 西蒙菲马病	
A68.902		Brill – Zinsser disease	布里尔 – 津瑟病	布利爾 – 辛舍氏病
L85.835		briquette wart	煤球疣	煤球疣
E23.010		Brissaud's disease	布里桑德病	
B88.806	L99.802*	bristeworm dermatitis	环节虫皮炎	環節蟲皮膚炎
E85.102		Britain amyloid neuropathy	不列颠淀粉样神经病	不列顛澱粉樣神經病變
Q87.203		broad digits syndrome	巨指趾综合征	巨指趾徵候群
Q87.203		broad thumb – great toe syndrome	宽拇指 – 巨大趾拇趾综合征	
Q87.203		broad thumb – hallux syndrome	宽拇指 – 踇趾综合征	寬姆指 – 腳踇趾徵候群
L66.001		Brocq's alopecia	布罗克斑秃	
L75.001		bromhidrosis	臭汗症	臭汗症
F45.207		bromidrosiphobia	臭汗恐怖症	汗臭恐怖症
L27.103		bromode acne	溴痤疮	
L27.103		bromoderma	溴疹	溴疹
L60.501		bronchiectasis – lymphedema – yellow nail syndrome	支气管扩张 – 淋巴水肿 – 黄甲综合征	
Q18.804		bronchogenic cyst	支气管源性囊肿	支氣管源性囊腫
P83.824		bronze baby syndrome	青铜色婴儿综合征	青銅色嬰兒徵候群
E83.101		bronzed diabetes	青铜色糖尿病	青銅色糖尿病
D23. –		Brooke – Fordyce disease	布鲁克 – 福代斯病	Brooke – Fordyce 病
L85.818		Brooke's disease	布鲁克病	Brooke 氏病
D23. –	M81000/0	Brooke's tumour	布鲁克瘤	
D23. –		Brooke – Spiegler disease	布鲁克 – 施皮格勒病	Brooke – Spiegler 病
E70.305		brown albinism	棕色白化病	棕色白化病
T63.302	X21.901	brown crecluse(spider bite) syndrome	棕色隐蛛(蜘蛛咬伤)综合征	棕色隱居蜘蛛(蜘蛛咬傷)徵候群
L67.105		brown hair	棕发	棕髮
I78.815		brown hairs – diffuse erythema with telangiectasis – diarrhea syndrome	棕黄发 – 弥漫性红斑伴毛细血管扩张 – 腹泻综合征	棕黃髮 – 瀰漫性紅斑併微血管擴張及腹瀉徵候群
L60.843		brown nail	褐甲	褐甲
E70.305		brown oculocutaneous albinism	棕色眼皮肤白化病	
I78.812		brownish yellow skin syndrome	褐黄色皮肤综合征	褐黃色皮氏徵候群
R20.811		Brown – Podosin syndrome	布朗 – 波多辛综合征	Brown – Podosin 氏徵候群
A23.904		brucella dermatitis	布鲁菌皮炎	
A23.901		Brucellosis	布鲁菌病	布魯菌病
A23.904		Brucellosis of skin	皮肤布鲁菌病	皮膚布魯菌病
T88.713	Y45.201	brufen drug reactions	异丁洛芬药物反应	
D68.903		bruising/purpura due to coagulation disorder	凝血障碍性青肿/紫癜	凝血障礙性青腫/紫斑症
Q82.862		Brunauer – Fuhs – Siemens keratoderma	布伦纳诺 – 富斯 – 西门子角皮症	
Q82.870		Brushfield – Wyatt syndrome	布鲁斯菲尔德 – 瓦亚特综合征	
D80.004		Bruton's syndrome	布鲁顿综合征	Bruton 氏徵候群
A30.201		BT	偏结核样型界线类麻风	偏結核樣型界線類麻風
L67.810		bubble hair	泡沫状发	氣泡狀毛髮
A51.202		bubo syphilitica	梅毒性横痃	梅毒橫痃
L90.829		Buchwald's diseaseTaylor's disease	布赫瓦尔德病	
L01.007		Buckhart's impetigo	伯克哈特脓疱病	伯克哈特氏膿痂疹
D82.401		Buckley's syndrome	巴克雷综合征	Buckley 氏徵候群
I73.101		Buerger's disease	伯格病	
F50.201		bulimia nervosa	神经性贪食症	神經性貪食症
L01.006		bulla repens	匐行性大疱病	匐行性水疱病
L56.803		bullacta – solar dermatitis	泥螺日光性皮炎	泥螺日光性皮膚炎
L56.803		bullactophotodermatitis	泥螺日光性皮炎	泥螺日光性皮膚炎
L94.003		bullosa morphea profunda	大疱性深在性硬斑病	水疱性深部硬皮病
E14.607†	L13.901	bullosis diabeticorum	糖尿病性大疱病	糖尿病性水疱病
E85.409†	L99.001*	bullous amyloidosis	大疱性淀粉样变病；大疱性淀粉样变性	水疱性澱粉樣變性症

主码	附码	英文病名	中文病名	繁体病名
P83.826		bullous and purpuric resulting from transient porphyrinaemia	短暂性卟啉血症并发大疱及紫癜	短暫性紫質病併發水疱及紫癜
Q82.872		bullous Darier's disease	大疱性达里埃角化症	
L13.809		bullous dermatitis	大疱性皮炎	水疱性皮膚炎
L13.809		bullous disorder	大疱病	
L27.025		bullous drug eruption	大疱性药疹	水疱性藥疹
L51.102		bullous erythema multiforme	大疱性多形红斑	水疱性多形性紅斑
Q82.872		bullous follicular disease	大疱性毛囊病	水疱性毛囊病
B02.905		bullous herpes zoster	大疱性带状疱疹	水疱性帶狀疱疹
Q80.805		bullous ichthyosiform erythrodermia	大疱性鱼鳞病样红皮病	水疱性魚鱗癬樣紅皮病
L00.x06		bullous impetigo	大疱性脓疱病;大疱性脓痂疹	水疱性膿痂疹
L00.x01		bullous impetigo of neonatorum	新生儿大疱性脓疱病	
L43.101		bullous lichen planus	大疱性扁平苔藓	水疱性扁平苔癬
M32.801		bullous lupus erythematosus	大疱性红斑狼疮	水疱性紅斑性狼瘡
L12.001		bullous pemphigoid	大疱性类天疱疮	水疱性類天疱瘡
L50.806		bullous urticaria	大疱性荨麻疹	水疱性蕁麻疹
B01.802		bullous varicella	大疱型水痘	水疱型水痘
L98.418		Bureau – Barrière syndrome	伯里奥 – 伯里尔综合征	Bureau – Barrière 氏徵候群
E78.303		Bürger – Grütz syndrome	伯格 – 格鲁茨综合征	Bürger – Grütz 氏徵候群
C83.701	M96870/3	Burkitt's lymphoma	伯基特淋巴瘤	伯基特氏淋巴瘤
T30.001		burn	烧伤	燒傷
E53.903†	G63.402*	burning feet syndrome	灼痛足综合征	灼痛足徵候群
R20.802		burning mouth syndrome	灼痛口综合征	
G56.401		burning pain	灼痛	灼痛
K14.601		burning tongue	舌灼痛	舌灼痛
R10.202		burning vulva syndrome	女阴灼痛综合征	
A31.103		Buruli ulcer	伯鲁里溃疡	Buruli 氏潰瘍
L95.101		Bury's disease	百里病	
Q82.847		Buschke – Fischer disease	布施克 – 费希尔病	布希克 – 費希尔氏病
Q82.847		Buschke – Fischer – Bauer disease	布施克 – 费希尔 – 巴乌病	Buschke – Fischer – Bauer 氏病
A63.002		Buschke – Löwenstein giant condylomata	布施克 – 罗文斯坦尖锐湿疣	布希可 – 羅文史坦氏巨大濕疣
A63.002		Buschke – Löwenstein tumour	布施克 – 罗文斯坦肿瘤	布希可 – 羅文史坦氏腫瘤
Q78.203		Buschke – Ollendorf syndrome	布施克 – 奥伦道夫综合征	Buschke – Ollendorf 氏徵候群
B45.901		Buschke's disease	布施克病	
L94.804		Buschke's scleroedema	布施克硬肿病	
L25.502		bush dermatitis	灌木皮炎	灌木皮膚炎
B45.901		Busse – Buschke disease	布斯 – 布施克病	布斯 – 布希可氏病
–	Y45.301	butazolidin(butadion) drug reactions	布他唑立丁(布他酮)药物反应	
L10.805		butcher's pemphigus	屠夫天疱疮	屠夫天疱瘡
B07.x13		butcher's warts	屠夫疣	屠夫疣
B88.813	L99.802*	butterfly dermatitis	蝴蝶皮炎	蝴蝶皮膚炎
L22.x01		buttock erythema	臀部红斑	臀部紅斑
L08.904		buttock infection of skin	臀皮肤感染	臀部皮膚感染
Q87.831		C syndrome of multiple congenital anomalies	多发性先天性畸形 C 综合征	多發性先天性畸形 C 徵候群
E25.002		C17 – hydroxylase deficiency	C17 羟化酶缺乏症	C17 羥化酶缺陷
D84.103		C1q deficiency	C1q 缺陷病	C1q 缺陷
D84.116		C1r and C1s deficiency	C1r 和 C1s 缺陷病	C1r 及 C1s 缺陷
D84.104		C2 deficiency	C2 缺陷病	C2 缺陷
E25.003		C21 – hydroxylase deficiency	C21 羟化酶缺乏症	C21 羥化酶缺陷
D84.105		C3 deficiency	C3 缺陷病	C3 缺陷
D84.106		C4 deficiency	C4 缺陷病	C4 缺陷
D84.107		C5/C6/C7/C8/C9 deficiency	C5/C6/C7/C8/C9 缺陷病	C5/C6/C7/C8/C9 缺陷
A63.001		CA	尖锐湿疣	尖圭濕疣
L92.826		cactus granuloma	仙人掌肉芽肿	仙人掌肉芽腫
L81.301		café au lait spots	咖啡牛奶斑	咖啡牛奶斑
L81.301		Café – au – lait macule	咖啡牛奶斑	咖啡牛奶斑
L81.301		café – au – lait patch	咖啡牛奶斑	咖啡牛奶斑
B74.301		Calabar swelling	卡拉巴丝虫肿	

主码	附码	英文病名	中文病名	繁体病名
D69.811		calcaneal petechiae	足跟瘀斑	
D69.811		calcaneal spots	足跟瘀点	跟骨部瘀點
M72.802		calcifying aponeurotic fibroma	钙化性腱膜纤维瘤	鈣化性腱膜纖維瘤
D23. –		calcifying epithelioma	钙化上皮瘤	鈣化上皮瘤
L94.218		calcifying fibrous pseudotumour	钙化性纤维性假瘤	鈣化性纖維性假瘤
L94.212		calcinosis circumscripta	局限性钙质沉着症	局限性鈣質沈著症
L94.202		calcinosis cutis	皮肤钙质沉着症	皮膚鈣質沈著症
L94.208		calcinosis dystrophica	营养不良性钙质沉着症	失養性鈣質沈著症
L94.217		calcinosis universalis	全身性钙质沉着症	全身鈣質沈著症
M34.101		calcinosis, Raynaud phenomenon, esophageal dysfunction, sclerodactyly, telangiectasia syndrome	钙盐沉着、雷诺现象、食管功能异常、指端硬化、毛细血管扩张综合征	鈣鹽沈著、雷諾現象、食管功能異常、指端硬化、微血管擴張徵候群
L84.x02		callosity	胼胝	胼胝
L84.x02		callus	胼胝	胼胝
Q80.821		Camisa's syndrome	卡米萨综合征	Camisa 氏徵候群
I78.105		Campbell de Morgan spots	坎普贝尔德摩根点	Campbell de Morgan 氏點
D69.304		Canales – Mauer syndrome	卡纳利斯 – 莫尔综合征	Canales – Mauer 氏徵候群
C50.801		cancer en cuirasse	铠甲状癌	胸甲狀癌
A69.001		cancrum oris	走马疳	
B37.809		candidal acne	念珠菌性痤疮	念珠菌性痤瘡
B37.009		candidal angular cheilitis	念珠菌性口角唇炎	念珠菌性口角唇炎
B37.403†	N51.201*	candidal balanoposthitis	念珠菌性龟头包皮炎	念珠菌性龜頭炎
B37.805		candidal bronchitis	支气管念珠菌病	支氣管念珠菌病
B37.009		candidal cheilitis	念珠菌性唇炎	念珠菌性唇炎
B37.201		candidal dermatitis	念珠菌性皮炎	
B37.601†	I39.801*	candidal endocarditis	念珠菌性心内膜炎	念珠菌性心內膜炎
B37.802		candidal enteritis	念珠菌性肠炎	念珠菌性腸炎
B37.811		candidal glossitis	念珠菌性舌炎	念珠菌性舌炎
B37.901		candidal infection	念珠菌感染	
B37.402†	N37.001*	candidal infection of meatus urinarius	念珠菌性尿道口感染	念珠菌性尿道口感染
B37.203		candidal intertrigo	念珠菌性擦烂;念珠菌性间擦疹	念珠菌性對磨疹
B37.810		candidal keratitis	念珠菌性角膜炎	念珠菌性角膜炎
B37.008		candidal leukoplakia	念珠菌性白斑	念珠菌性白斑
B37.501†	G02.101*	candidal meningitis	念珠菌性脑膜炎	念珠菌性腦膜炎
B37.806†	H48.102*	candidal neuropapillitis	念珠菌性视神经乳头炎	念珠菌性視(乳突)神經炎
B37.209		candidal onychomycosis	念珠菌性甲真菌病;念珠菌甲癣	念珠菌性甲黴菌病
B37.210		candidal paronychia	念珠菌性甲沟炎	念珠菌性甲溝炎
B37.101†	J99.801*	candidal pneumonia	念珠菌性肺炎	
B37.701		candidal septicaemia	念珠菌性败血症	念珠菌性敗血症
B37.005		candidal stomatitis	念珠菌性口炎	
B37.812		candidal sycosis	念珠菌性须疮	念珠菌性鬚瘡
B37.302†		candidal vaginitis	念珠菌性阴道炎	念珠菌性陰道炎
B37.302†	N77.102*	candidal vulvovaginitis	念珠菌性女阴阴道炎;念珠菌性外阴阴道炎	念珠菌性女外陰陰道炎
B37.901		candidiasis	念珠菌病	念珠菌病
B37.302†	N77.102*	candidiasis of vulva	女阴念珠菌病	女外陰念珠菌病
L30.203		candidid	念珠菌疹	念珠菌疹
B37.901		candidosis	念珠菌病	念珠菌病
A27.001		Canicola's fever	卡尼科拉热	Canicola 氏熱
L67.103		canities	灰发症	灰髮
K12.003		canker sores	口溃疡	口瘡
K13.213		Cannon's syndrome	坎农综合征	
Q82.855		Cantu's syndrome	坎图综合征	Cantu 氏徵候群)
L95.812		capillaritis	毛细血管炎	微血管炎
I78.816		capillaritis alba	白色毛细血管炎	白色微血管炎
D18.004	M91310/0	capillary angioma of skin	皮肤毛细血管瘤	皮膚微血管性血管瘤
D18.004	M91310/0	capillary hemangioma	毛细血管瘤	

主码	附码	英文病名	中文病名	繁体病名
Q27.305		capillary malformation – arteriovenous malformation	毛细血管畸形 – 动静脉畸形	毛細血管畸形 – 動靜脈畸形
–	Y52.401	capoten(lopirin) drug reactions	甲巯丙脯酸药物反应	
L25.507		capsaicin dermatitis	辣椒辣素皮炎	辣椒辣素皮膚炎
–	Y52.401	captopril drug reactions	卡托普利药物反应	captopril 藥物反應
I86.815		caput medusae	脐周静脉曲张(水母头)	蛇發女妖頭樣靜脈曲張
E78.104		carbohydrate induced hyperlipaemia	碳水化合物性高脂血症	
L81.808		carbon stain	碳着色斑	碳著色斑
L02.907		carbuncle	痈	癰
L02.207		carbuncle of body	躯干部痈	軀幹部癰
L02.412		carbuncle of foot	足部痈	足部癰
L02.406		carbuncle of hand	手部痈	手部癰
L02.804		carbuncle of head	头部痈	頭部癰
L02.409		carbuncle of leg	腿部痈	腿部癰
L02.103		carbuncle of neck	颈部痈	頸部癰
J34.003		carbuncle of nose	鼻部痈	鼻部癰
L02.404		carbuncle of upper limb	上肢痈	上肢癰
I87.002		carcinogenetic thrombophlebitis syndrome	癌源性血栓性静脉炎综合征	癌性血栓性靜脈炎徵候群
E34.001		carcinoid syndrome	类癌综合征	類癌徵候群
C44. –	M80510/3	carcinoma cuniculatum	穿凿癌	
C80.x07		carcinoma erysipeloides	丹毒样癌	
D04.505		carcinoma in situ of anal margin	肛门边缘原位癌	肛門邊緣原位癌
D04.506		carcinoma in situ of anal skin	肛门皮肤原位癌	肛門皮膚原位癌
D04.001		carcinoma in situ of lip	唇皮肤原位癌	唇皮膚原位癌
D04.701		carcinoma in situ of lower limb (including hip)	下肢(包括髋)皮肤原位癌	下肢(包括髖)皮膚原位癌
D04.507		carcinoma in situ of perianal skin	肛周皮肤原位癌	肛周皮膚原位癌
D04.508		carcinoma in situ of skin of breast	乳房皮肤原位癌	乳房皮膚原位癌
D04.101		carcinoma in situ of skin of eyelid(including canthus)	眼睑(包括眦)皮肤原位癌	眼瞼(包括眥)皮膚原位癌
D04.502		carcinoma in situ of trunk	躯干皮肤原位癌	軀幹皮膚原位癌
D04.601		carcinoma in situ of upper limb (including shoulder)	上肢(包括肩)皮肤原位癌	上肢(包括肩)皮膚原位癌
C60.902	M80100/3	carcinoma of penis	阴茎癌	陰莖癌
D48.902		carcinoma syndrome	癌综合征	癌徵候群
C44.902	M80002/3	carcinomatous change of cutaneous ulcer	皮肤溃疡癌变	皮膚潰瘍癌變
Q87.802		cardio – acro – facial syndrome	心 – 肢端 – 面综合征	心臟 – 肢端 – 顏面徵候群
Q87.841		cardiocutaneous syndrome	心脏皮肤综合征	心臟皮膚綜合征
Q87.811		cardiofaciocutaneous syndrome	心 – 面 – 皮肤综合征	心 – 顏面 – 皮膚徵候群
Q82.8 –		cardiovascular and craniofacial malformations	心血管及颅面畸形	
A52.002†	I98.001*	cardiovascular syphilis	心血管梅毒	
A52.002+		cardiovascular system syphilis	心血管系统梅毒	心血管系統梅毒
A52.018†	I98.001*	cardiovascular system syphilitic gumma	心血管系统梅毒性树胶肿;心血管系统梅毒瘤	心血管系統梅毒性樹膠腫
Q80.205		Carini's syndrome	卡里尼综合征	
Q85.826		Carney's syndrome	卡尼综合征	Carney 氏徵候群
E67.101		carotenaemia	胡萝卜血症	胡蘿蔔血症
E67.101		carotenoderma	柑色皮	柑色皮
E67.101		carotenodermia	胡萝卜性黄皮症	胡蘿蔔黃皮症
E67.101		carotensis	胡萝卜性黄皮症	胡蘿蔔黃皮症
G56.001		carpal tunnel syndrome	腕管综合征	腕道徵候群
Q87.014		Carpenter's syndrome	卡彭特综合征	
B88.801	L99.802*	carpet beetle dermatitis	毛毯甲虫皮炎	地毯甲蟲皮膚炎
Z22.401		carrier of gonorrhoea	淋病病原携带者	淋病帶原者
Z22.403		carrier of syphilis	梅毒病原携带者	梅毒帶原者
Z22.402		carrier of venereal disease	性病病原携带者	性病帶原者
A44.003		Carrion's disease	卡里翁病	Carrion 氏病
E72.101		Carson's syndrome	卡森综合征	Carson 氏徵候群
L94.210		cartilage calcifying syndrome	软骨钙化综合征	

主码	附码	英文病名	中文病名	繁体病名
Q87.116		cartilage dyschondroplasia dwarfism syndrome	软骨发育不全样侏儒综合征	
D82.201		cartilage hair hypoplasia	软骨毛发发育不全	软骨毛发发育不全
Q82.8		Carvajal – Huerta syndrome	Carvajal – Huerta 综合征	
L25.503		cashew nutshell oil dermatitis	腰果壳油皮炎	腰果殼油皮膚炎
I73.821		Cassirer's syndrome	卡西尔综合征	Cassirer 氏徵候群
T14.108		cat bite	猫咬伤	貓咬傷
Q93.401		cat cry syndrome	猫叫综合征	貓叫徵候群
A28.102		cat scratch fever(Bartonella henselae)	猫抓热(巴尔通体属)	貓抓熱(巴爾通體屬)
Q87.207		cataract arachnodactyly	白内障蜘蛛样指	
Q87.039		cataracta congenita hypotrichosis syndrome	先天性白内障及稀毛综合征	先天性白内障及稀毛徵候群
Q82.812		cataracta dermatogenes – prurigo diathesique	皮肤源性白内障 – 素质性痒疹综合征	
Q82.808		cataract – telangiectasia – pigmentation syndrome	白内障 – 毛细血管扩张 – 色素沉着综合征	白内障 – 微血管擴張 – 色素沈著徵候群
L25.833	X25.901	caterpillar dermatitis	毛虫皮炎;刺毛虫皮炎	毛蟲皮膚炎
Q92.801		cat – eye syndrome	猫眼综合征	貓眼徵候群
T63.501		catfish sting	鲇鱼刺伤	鯰魚刺傷
A28.102		cat – scratch disease	猫抓病	貓抓病
M95.101		cauliflower ear	花椰菜状耳	花椰菜狀耳
G56.401		causalgia	灼痛	灼痛
L25.108		caustic agents contact dermatitis	腐蚀剂接触性皮炎	腐蝕劑接觸性皮膚炎
L24.501		caustics irritant contact dermatitis	腐蚀剂类刺激性接触性皮炎	腐蝕劑類刺激性接觸性皮膚炎
D18. –	M91210/0	cavernous angioma	海绵状血管瘤	海綿狀血管瘤
D18. –	M91210/0	cavernous hemangioma	海绵状血管瘤	海綿狀血管瘤
D18. –	M91750/0	cavernous hemolymphangioma	海绵状血管淋巴管瘤	海綿狀血管淋巴管瘤
D18.103	M91720/0	cavernous lymphangioma	海绵状淋巴管瘤	海綿狀淋巴管瘤
K14.824		caviar tongue	鱼子酱样舌	魚子醬樣舌
L10.201		Cazenave's disease	卡泽纳夫病	
L12.203		CBDC	儿童慢性大疱性皮病	兒童慢性水疱性皮病
C84.412		CD – 30 negative pleomorphic large T – cell cutaneous T – cell lymphoma	CD30 阴性多形性大 T 细胞皮肤 T 细胞淋巴瘤	CD30 陰性多形性大 T 細胞皮膚 T 細胞淋巴瘤
C84.410	M97180/3	CD – 30 positive anaplastic large T – cell cutaneous lymphoma	CD30 阳性间变性大 T 细胞皮肤淋巴瘤	CD30 陽性退行發育性大 T 細胞皮膚淋巴瘤
C84.414		CD – 30 positive large T – cell cutaneous malignant lymphoma	CD30 阳性大 T 细胞皮肤恶性淋巴瘤	CD30 陽性大 T 細胞皮膚惡性淋巴瘤
C84.411		CD – 30 positive pleomorphic large T – cell cutaneous T – cell lymphoma	CD30 阳性多形性大 T 细胞皮肤 T 细胞淋巴瘤	CD30 陽性多形性大 T 細胞皮膚 T 細胞淋巴瘤
C84.413		CD – 30 positive T – immunoblastic cutaneous T – cell lymphoma	CD30 阳性 T 免疫母细胞皮肤 T 细胞淋巴瘤	CD30 陽性 T 免疫母細胞皮膚 T 細胞淋巴瘤
K90.002		celiac disease	乳糜病	
L27.033		cell – mediated drug reactions(type Ⅳ)	细胞介导型药物反应(Ⅳ型)	細胞介導型藥物反應(Ⅳ型)
C49. –	M88300/0	cellular benign fibrous histiocytoma	细胞性良性纤维组织细胞瘤	細胞性良性纖維組織細胞瘤
D22. –	M87900/0	cellular blue nevus	细胞性蓝痣	細胞性藍色痣
D36. –		cellular neurothekeoma	细胞型神经鞘束衣瘤	細胞型神經鞘束衣瘤
D22. –		cellular nevus	细胞痣	細胞母斑
L03.901		cellulitis	蜂窝织炎	蜂窩組織炎
L03.101		cellulitis of arm	臂蜂窝织炎	臂蜂窩組織炎
L03.304		cellulitis of buttock	臀蜂窝织炎	臀蜂窩組織炎
L03.203		cellulitis of face	面部蜂窝织炎	顏面部蜂窩組織炎
L03.004		cellulitis of finger	指蜂窝织炎	手指蜂窩組織炎
L03.106		cellulitis of foot	足蜂窝织炎	足蜂窩組織炎
L03.103		cellulitis of hand	手蜂窝织炎	手蜂窩組織炎
L03.102		cellulitis of iliac region	髂窝蜂窝织炎	髂窩蜂窩組織炎
L03.201		cellulitis of jaw	颌部蜂窝织炎	頜部蜂窩組織炎
L03.104		cellulitis of leg	腿蜂窝织炎	腿蜂窩組織炎
L03.801		cellulitis of neck	颈部蜂窝织炎	頸部蜂窩組織炎
J34.004		cellulitis of nose	鼻蜂窝织炎	鼻蜂窩組織炎
L03.202		cellulitis of submandibular region	颌下区蜂窝织炎	頜下區蜂窩組織炎
L03.301		cellulitis of trunk	躯干部蜂窝织炎	軀幹部蜂窩組織炎

主码	附码	英文病名	中文病名	繁体病名
L03.105		cellulitis of wrist	腕蜂窝织炎	腕蜂窩組織炎
L23.501		cement allergic contact dermatitis	水泥变应性接触性皮炎	水泥過敏性接觸性皮膚炎
L24.502		cement irritant contact dermatitis	水泥刺激性接触性皮炎	水泥刺激性接觸性皮膚炎
C85.010	M95920/3	center cell lymphoma	中心细胞性淋巴瘤	
T63.403	X24.901	centipede bite	蜈蚣咬伤	蜈蚣咬傷
T63.403	X24.901	centipede sting	蜈蚣蜇伤	
A52.201		central nervous system latent syphilis	中枢神经系统隐性梅毒	中樞神經系統潛伏性梅毒
A52.111		central nervous system syphilis with ataxia	中枢神经系统梅毒合并共济失调	中樞神經系統梅毒伴共濟不能(調節不能)(運動失調)
A52.122		central nervous system syphilis with general paresis	中枢神经系统梅毒伴全身麻痹	
A52.113		central nervous system syphilis with tabes (dorsalis)	中枢神经系统梅毒合并脊髓痨	中樞神經系統梅毒合併脊髓癆
A52.112		central nervous system syphilis with tabes (dorsalis) taboparesis	中枢神经系统梅毒合并脊髓痨(麻痹性痴呆)	中樞神經系統梅毒合併脊髓癆(麻痹性癡呆)
A52.019†	I68.801*	central nervous system syphilitic aneurysm	中枢神经系统梅毒性动脉瘤	中樞神經系統梅毒性動脈瘤
A52.302		central nervous system syphilitic gumma	中枢神经系统梅毒性树胶肿	中樞神經系統梅毒性樹膠腫
A52.303		central nervous system syphiloma	中枢神经系统梅毒瘤	中樞神經系統梅毒瘤
C83.802	M96760/3	centroblastic centrocytic lymphoma	中心母细胞－中心细胞性淋巴瘤	中心母細胞－中心細胞性淋巴瘤
C83.803	M96740/3	centroblastic lymphoma	中心母细胞性淋巴瘤	中心母細胞性淋巴瘤
L81.455		centrofacial lentiginosis	面中部黑子病;面中部雀斑痣病	面中部小痣病
L81.455		centrofacial lentiginous nevus	面中部雀斑痣	面中部小痣样痣
C84.302	M97170/3	centrofacial T－cell lymphoma	面中部T细胞淋巴瘤	
C83.403	M96840/3	centroid T－cell lymphoma	中央性T细胞淋巴瘤	
－	Y40.101	cephalosporins drug reactions	先锋霉素药物反应	頭芽胞菌黴素藥物反應
E75.207		ceramidase deficiency	神经酰胺酶缺乏症	神經醯胺酶缺乏症
B65.301		cercarial dermatitis	尾蚴皮炎	搖尾幼蟲皮膚炎
G11.301		cerebello－oculo－cutaneous telangiectasia	小脑－眼－皮肤毛细血管扩张	小腦－眼－皮膚毛細血管擴張
M31.601		cerebral arteritis	脑动脉炎	腦動脈炎
B43.101		cerebral chromomycosis	大脑着色真菌病	大腦產色黴菌病
A52.134†	G94.801*	cerebral syphilis	大脑梅毒	大腦梅毒
A52.133†	G53.101*	cerebral syphilis multiple nerves palsies	大脑梅毒多发性神经麻痹	大腦梅毒多發性神經麻痹
A52.135†	G94.801*	cerebral syphilitic sclerosis	大脑梅毒性硬化症	大腦梅毒性硬化
B48.802		cerebralchromomycoooo	脑着色真菌病	大腦產色黴菌病
D22.－	M87500/0	cerebriform congenital nevus	脑回样先天性痣	
D22.－	M87500/0	cerebriform intradermal nevus	脑回状皮内痣	腦回樣皮內母斑
B45.101†	G02.101*	cerebromeningitis of cryptococcus neoformans	新型隐球菌性脑膜炎	
Q78.805		cerebro－oculo－facio－skeletal syndrome	脑－眼－面－骨骼综合征	腦－眼－顏面－骨骼徵候群
Q28.803		cerebro－retinal arteriovenous aneurysm syndrome	脑－视网膜动静脉瘤综合征	腦視網膜動靜脈瘤徵候群
E75.201		cerebrosidosis	脑苷脂贮积病	腦苷脂貯積病
E75.505		cerebrospinal cholesterinosis	脑腱胆固醇沉积病	腦腱膽固醇沉積病
E75.505		cerebrotendinous xanthomatosis	脑腱黄瘤病	腦腱性黃色瘤病
E75.505		cerebro－tendon xanthoma	脑腱黄瘤	
A52.013†	I68.801*	cerebrovascular syphilis	脑血管梅毒	
D23.201	M84200/0	ceruminoma	耵聍腺瘤	耳垢瘤
D23.201		ceruminous adenoma	耳垢腺瘤	耳垢腺瘤
Q17.002		cervical auricle	颈耳	
Q18.802		cervical fistulae and cyst	颈部瘘管及囊肿	頸部瘻管及囊腫
Q76.102		cervical fusion syndrome	颈椎融合综合征	
G90.201		cervical sympathetic irritation syndrome	颈交感神经刺激综合征	頸交感神經刺激徵候群
G90.201		cervical sympathetic paralysis	颈交感神经麻痹	
Q18.803		cervical thymic cyst	颈部胸腺囊肿	頸部胸腺囊腫
A42.201		cervicofacial actinomycosis	颈面部放线菌病	頸面部放線菌病
Q87.814		cervico－oculo－acoustic syndrome	颈－眼－耳综合征	頸－眼－耳徵候群
A63.006		cervix warts	宫颈疣	
K90.101		Ceylon thrush	锡兰口疮病	
D71.x01		CGD	慢性肉芽肿病	慢性肉芽腫病
B57.201		Chagas's skin disease	查格斯皮病	

主码	附码	英文病名	中文病名	繁体病名
B57.201		chagoma	美洲锥虫病	美洲錐蟲病
E75.601		Chanarin - Dorfman syndrome	钱林 - 多尔夫曼综合征	
A51.009		chancre	下疳	下疳
A57.x03		chancre of penis	阴茎下疳	陰莖下疳
A57.x02		chancre pudendum	外阴下疳	外陰下疳
L08.012		chancriform pyoderma	下疳样脓皮病	下疳樣膿皮症
A57.x01		chancroid	软下疳	軟下疳
T69.802		chapping skin	皮肤皲裂	皮膚皸裂
A52.103*	M14.601*	Charcot's joints disease	夏科关节病	查科特氏關節病
I70.902		Charcot's syndrome	夏科综合征	查科特氏徵候群
Q87.208		Chatelain's syndrome	查特莱综合征	Chatelain 氏徵候群
M06.101		Chauffard - Still syndrome	肖法尔 - 斯蒂尔综合征	
E70.326		Chediak - Higashi oculocutaneous albinism	谢迪埃克 - 赫加希眼皮肤白化病	
E70.326		Chédiak - Higashi syndrome	谢迪埃克 - 赫加希综合征	Chédiak - Higashi 氏徵候群
E70.326		Chédiak - Higashi - Steinbrinck syndrome	谢迪埃克 - 赫加希 - 施泰因布林克综合征	Chédiak - Higashi - Steinbrinck 氏徵候群
K13.102		cheek biting	颊咬伤	頰咬傷
K13.013		cheilitis	唇炎	唇炎
K13.038		cheilitis glandularis	腺性唇炎	腺性唇炎
K13.019		cheilitis granulomatosa	肉芽肿性唇炎	肉芽腫性唇炎
K13.032		cheilitis of benign lymphoplasia	良性淋巴增生性唇炎	良性淋巴增生性唇炎
K13.037		cheilitis simplex	单纯性唇炎	單純性唇炎
K13.008		cheilodynie	唇干裂	唇乾裂
K13.008		cheilosis	唇干裂	唇乾裂
L30.101		cheiropodopompholyx	掌跖汗疱疹	掌蹠汗疱疹
L30.101		cheiropompholyx	手部汗疱疹	手部汗疱疹
T30.401		chemical burn	化学烧伤	化學燒傷
T30.401		chemical corrosion	化学腐蚀伤	化學腐蝕傷
L25.306		chemicals contact dermatitis	化学品接触性皮炎	化學品接觸性皮膚炎
T88.719	Y43.304	chemotherapeutic agent drug reactions	化疗药物反应	化疗藥物反應
L56.812		Chenopodium dermatitis	藜皮炎	
I78.105		cherry angioma	樱桃样血管瘤	櫻桃狀血管瘤
I78.105		cherry hemangioma	樱桃样血管瘤	櫻桃狀血管瘤
E80.209		Chester porphyria	切斯特卟啉病	賈斯特紫質病
L60.861		chevron nail	"人"字形甲	"人"字形甲
M72.807		chewing pads	咀嚼垫	咀嚼墊
B88.017†	L99.802*	*Cheyletiella* dermatitis	姬螨皮炎	姬蟎(蜘蛛屬)皮膚炎
B01.901		chickenpox	水痘	水痘
B88.015†	L99.802*	chigger bite	恙螨叮咬	
T69.101		chilblain	冻疮	凍瘡
L93.206		chilblain lupus erythematosus	冻疮样红斑狼疮	凍瘡樣紅斑性狼瘡
T69.102		chilblain of auricle	耳郭冻疮	耳郭凍瘡
T69.105		chilblain of face	面冻疮	顏面凍瘡
T69.103		chilblain of foot	足冻疮	足凍瘡
T69.107		chilblain of hand	手冻疮	手凍瘡
T69.106		chilblain of nose	鼻冻疮	鼻凍瘡
Q82.511		CHILD nevus	CHILD 痣	CHILD 母斑
Q80.827		CHILD syndrome	CHILD 综合征	CHILD 徵候群
L20.809		childhood eczema	儿童湿疹	兒童濕疹
L13.807		childhood form of linear IgA bullous dermatosis	儿童线状 IgA 大疱性皮病	
L90.001		childhood lichen sclerosus	儿童硬化性苔藓	兒童硬化性苔癬
L12.204		children pemphigoid	儿童类天疱疮	
C44.901		chimney sweep's cancer	扫烟囱工人癌	掃煙囪工人癌
L25.139		Chinese traditional medicine agents contact dermatitis	中药制剂接触性皮炎	中藥製劑接觸性皮膚炎
A56.003		chlamydial cervicitis	衣原体性宫颈炎	衣原體性子宮頸炎
A56.002		chlamydial cystitis	衣原体性膀胱炎	衣原體性膀胱炎
A56.102†	N51.106*	chlamydial epididymitis	衣原体性附睾炎	衣原體性附睾丸炎

主码	附码	英文病名	中文病名	繁体病名
A56.101†	N74.401*	chlamydial female pelvic inflammatory disease	衣原体性盆腔炎性疾病	衣原體性骨盆腔炎性疾病
A74.901		chlamydial infection	衣原体感染	衣原體感染
A56.401		chlamydial infection of pharynx	咽衣原体感染	咽衣原體感染
A56.104†	N51.107*	chlamydial orchitis	衣原体性睾丸炎	衣原體性睾丸炎
A56.301		chlamydial proctitis	衣原体性直肠炎	衣原體性直腸炎
A56.103†	N74.402*	chlamydial salpingitis	衣原体性输卵管炎	衣原體性輸卵管炎
A56.004		chlamydial urethritis	衣原体性尿道炎	衣原體性尿道炎
A56.001		chlamydial vaginitis	衣原体性阴道炎	衣原體性陰道炎
A56.001		chlamydial vulvovaginitis	衣原体性女阴阴道炎	衣原體性女陰陰道炎
L81.101		chloasma	黄褐斑	肝斑
H02.708		chloasma of eyelid	睑黄褐斑	眼瞼黃褐斑
L70.816		chloracne	氯痤疮	氯痤瘡
-	Y40.201	chloramphenicol drug reactions	氯霉素药物反应	chloramphenicol 藥物反應
C92.105		chloroma	绿色瘤	綠色瘤
-	Y41.201	chloroquine drug reactions	氯喹药物反应	chloroquine 藥物反應
-	Y43.002	chlorphenamine drug reactions	氯苯那敏药物反应	chlorphenamine 藥物反應
L25.127	Y49.301	chlorpromazine dermatitis	氯丙嗪皮炎	氯丙嗪皮膚炎
-	Y49.301	chlorpromazine drug reactions	氯丙嗪药物反应	chlorpromazine 藥物反應
-	Y43.002	chlortrimeton drug reactions	扑尔敏药物反应	
Q84.116		CHNAD syndrome	CHAND 综合征	CHAND 徵候群
L50.501		cholinergic urticaria	胆碱能性荨麻疹	膽鹼激性蕁麻疹
Q79.602		chondrodermal corneal dystrophy syndrome	软骨皮肤角膜营养不良综合征	軟骨皮膚角膜失養症
H61.002		chondrodermatitis nodularis chronica helicis	慢性结节性耳轮软骨皮炎	慢性耳輪結節性軟骨皮膚炎
H61.002		Chondrodermatitis nodularis of helix	慢性结节性耳轮软骨皮炎;耳轮结节性软骨皮炎	慢性耳輪結節性軟骨皮膚炎
Q77.301		chondrodysplasia congeneta punctate	先天性点状软骨营养不良	先天性點狀軟骨發育異常
Q77.301		chondrodysplasia punctata	点状软骨发育不良	點狀軟骨發育異常
Q77.301		chondrodystrophia congenita	先天性软骨营养不良	先天性軟骨失養
Q77.301		chondrodystrophia congenita punctata	先天性点状软骨营养不良	點狀先天性軟骨失養
Q78.403		chondrodystrophy with vascular hamartoma syndrome	软骨营养不良伴血管错构瘤综合征	軟骨失養伴血管錯構瘤徵候群
Q77.601		chondro - ectodermal dysplasia	软骨外胚层发育不良	軟骨外胚層發育異常
D17. -	M88620/0	chondroid lipoma	软骨样脂肪瘤	軟骨樣脂肪瘤
D23. -	M89400/0	chondroid syringoma	软骨样汗管瘤	
R61.007		choroda tympanic syndrome	鼓索鼓膜综合征	索狀鼓膜徵候群
Q87.009		Chotzen's syndrome	克茨恩综合征	
D76.011		Christian's disease	克里斯琴综合征	克里斯庭氏病
Q82.8		Christ - Sieman syndrome	克利斯特 - 西曼综合征	
Q82.401		Christ - Siemens - Touraine syndrome	克里斯特 - 西门子 - 图雷恩综合征	
L23.003		chromate allergic contact dermatitis	铬酸盐变应性接触性皮炎	鉻酸鹽過敏性接觸性皮膚炎
L24.805		chromate irritant contact dermatitis	铬酸盐刺激性接触性皮炎	鉻酸鹽刺激性接觸性皮膚炎
D22. -		chromatophoroma	色素母细胞瘤	色素母細胞瘤
L75.101		chromhidrosis	色汗症	色汗症
T56.203		chromium and its compounds cutaneous trauma	铬及其化合物皮肤损伤	鉻及其化合物皮膚損傷
L23.003		chromium dermatitis	铬皮炎	
A48.809		Chromobacteria infection	色素杆菌感染	色素桿菌感染
A48.809		chromobacterosis	着色杆菌病	產色桿菌病
B43.901		chromoblastomycosis	着色芽生菌病	產色黴菌病
B43.002		chromoblastomycosis of skin	皮肤着色芽生菌病	皮膚產色黴菌病
B43.002		chromomycosis of skin	皮肤着色真菌病	皮膚產色黴菌病
L57.804		chronic actinic dermatitis	慢性光化性皮炎;慢性光线性皮炎	慢性日光性皮膚炎
D80.801		chronic activity lupoid hepatitis syndrome	慢性活动性狼疮样肝炎综合征	
B37.006		chronic atrophic candidiasis	慢性萎缩性念珠菌病	慢性萎縮性念珠菌病
L12.203		chronic bullous dermatosis of childhood	儿童慢性大疱性皮病	兒童慢性水疱性皮病
L27.036	Y49.301	chronic chlorpromazine toxicum syndrome	慢性氯丙嗪中毒综合征	
I82.814		chronic deep vein obstruction	慢性深静脉闭塞	慢性深靜脈閉塞
L93.002		chronic discoid lupus erythematosus	慢性盘状红斑狼疮	慢性盤狀紅斑性狼瘡

主码	附码	英文病名	中文病名	繁体病名
L30.902		chronic eczema	慢性湿疹	慢性濕疹
D72.106		chronic erythematous edema of the upper face	面上部慢性红斑性水肿	上顏面慢性紅斑性水腫
Q82.8 -		chronic familial benign pemphigus	慢性家族性良性天疱疮	慢性家族性良性天疱瘡
D71.x01		chronic familial granulomatosis	慢性家族性肉芽肿病	慢性家族性肉芽腫病
L73.803		chronic folliculitis of legs	小腿慢性毛囊炎	小腿慢性毛囊炎
A54.008		chronic gonococcal balanoposthitis	慢性淋球菌性龟头包皮炎	慢性淋球菌性龜頭包皮膚炎
A54.902		chronic gonococcal infection	慢性淋球菌感染	慢性淋球菌感染
D71.x01		chronic granulomatous disease	慢性肉芽肿病	慢性肉芽腫病
D71.x01		chronic granulomatous disease of childhood	儿童慢性肉芽肿病	兒童慢性肉芽腫病
B37.008		chronic hyperplastic candidiasis	慢性增生性念珠菌病	慢性增生性念珠菌病
D76.011		chronic idiopathic histiocytosis	慢性特发性组织细胞增生症	慢性特發性組織細胞增多症
L50.101		chronic idiopathic urticaria	慢性特发性荨麻疹	慢性特發性蕁麻疹
M12.001		chronic inflammation joint disease	慢性炎性关节病	
L24.902		chronic irritant contact eczema	慢性刺激性接触性湿疹	慢性刺激性接觸性濕疹
K14.009		chronic lingua papilitis	慢性舌乳头炎	
L43.818		chronic localized lichen planus	慢性局限性扁平苔藓	慢性限界性扁平苔癬
L12.801		chronic localized pemphigoid	慢性局限性类天疱疮	慢性限界性類天疱瘡
I89.105		chronic lymphangitis	慢性淋巴管炎	慢性淋巴管炎
C85.101	M96700/3	chronic lymphocytic leukaemia	慢性淋巴细胞白血病	
C91.102		chronic lymphocytic T - cell leukaemia (involving skin)	慢性淋巴细胞性 T 细胞白血病(累及皮肤)	慢性淋巴球性 T 細胞白血病(累及皮膚)
B37.204		chronic mucocutaneous candidiasis	慢性黏膜皮肤念珠菌病	慢性黏膜皮膚念珠菌病
H60.801		chronic otitis externa	慢性外耳炎	慢性外耳炎
L40.302		chronic palmoplantar pustular psoriasis	慢性掌跖脓疱型银屑病	
L28.203		chronic papular urticaria	慢性丘疹性荨麻疹	慢性丘疹性蕁麻疹
D76.010		chronic progressive histiocytosis X	慢性进行性组织细胞增生症 X	慢性進行性組織細胞增生病 X
L28.203		chronic prurigo	慢性痒疹	慢性癢疹
B40.101		chronic pulmonary blastomycosis	慢性肺芽生菌病	慢性肺芽生黴菌病
B38.101		chronic pulmonary coccidioidomycosis	慢性肺球孢子菌病	慢性肺球孢子菌病
B39.101		chronic pulmonary histoplasmosis capsulati	慢性肺荚膜组织胞浆菌病	慢性肺莢膜組織胞漿菌病
L58.101		chronic radiation injuries of skin	慢性放射性皮肤损伤	
L58.101		chronic radiodermatitis	慢性放射性皮炎	慢性放射性皮膚炎
I89.105		chronic recurrent erysipelas	慢性复发性丹毒	慢性復發性丹毒
R20.808		chronic skin pain	慢性皮肤疼痛	慢性皮膚疼痛
L98.407		chronic streptococcal ulcers	慢性链球菌性溃疡	慢性鏈球菌性潰瘍
L41.301		chronic superficial dermatitis	慢性浅表性皮炎	慢性表淺性皮膚炎
L41.301		chronic superficial scaly dermatitis	慢性浅表性鳞屑性皮炎	慢性表淺性鱗屑性皮膚炎
L08.008		chronic undermining burrowing ulcer	慢性潜行性穿掘性溃疡	慢性穿鑿性竇道性潰瘍
L50.802		chronic urticaria	慢性荨麻疹	慢性蕁麻疹
C88.001	M97610/3	chronic urticaria with macroglogulinemia	慢性荨麻疹伴巨球蛋白血症	
L95.811		chronic urticarial lesions as a manifestation of venulitis	慢性荨麻疹损害表现血管炎	慢性蕁麻疹損害表現血管炎
T86.903		chronic versus - host - disease	慢性移植物抗宿主病	慢性移植物抗宿主病;慢性植體抗宿主病
L30.105		chronic vesicular eczema of hands and feet	慢性手足水疱性湿疹	慢性手足水疱性濕疹
L30.105		chronic vesiculobullous hand eczema	慢性水疱大疱性手部湿疹	
N90.302		chronic vulvar dystrophy	慢性外阴营养不良	慢性女陰失養
N76.101		chronic vulvovaginitis	慢性女阴阴道炎	慢性女陰陰道炎
L28.002		chronicus circumscriptus simplex lichen	慢性局限性单纯性苔藓	
Q78.203		Chrth's syndrome	克斯综合征	Chrth 氏徵候群
L81.805		chrysiasis	金质沉着症	金沈著症
L81.805		chrysoderma	金质皮肤沉着症	金皮膚沈著症
M30.101		Churg - Strauss granuloma	丘格 - 斯特劳斯肉芽肿	邱格及史特勞斯氏肉芽腫
I89.017		chylous lymphedema	乳糜性淋巴水肿	乳糜性淋巴水腫
I89.017		chylous reflux	乳糜反流	
L66.901		cicatricial alopecia	瘢痕性秃发;瘢痕性脱发	疤痕性禿
L66.807		cicatricial alopecia due to trauma/injury	创伤/伤害瘢痕性秃发	創傷/傷害引起之疤痕性禿髮
L66.102		cicatricial alopecia - perifollicular keratosis	瘢痕性秃发 - 毛周角化病	疤痕性禿髮 - 毛囊周圍角化症

主码	附码	英文病名	中文病名	繁体病名
C44.－	M80920/3	cicatricial basal cell carcinoma	瘢痕性基底细胞癌	疤痕性基底細胞癌
C44.－	M80920/3	cicatricial basal cell epithelioma	瘢痕性基底细胞上皮瘤	
L12.103		cicatricial conjunctivitis due to mucous membrane pemphigoid	黏膜类天疱疮性瘢痕性结膜炎	黏膜性類天疱瘡所致疤痕性結合膜炎
Q81.806		cicatricial junctional epidermolysis bullosa	瘢痕性交界型大疱性表皮松解症	疤痕性交界型水疱性表皮鬆解症
L12.101		cicatricial pemphigoid	瘢痕性类天疱疮	疤痕性類天疱瘡
L12.102		cicatricial pemphigoid vegetans	增殖性瘢痕性类天疱疮	
L12.102		cicatricial pemphigoid, Brunsting－Perry type	布鲁斯丁－裴瑞型瘢痕性类天疱疮	布鲁斯丁－裴瑞氏疤痕性类天疱疮
L94.604		cicatrizing keratoderma and hearing impairment	瘢痕角化病伴听力损害	疤痕角化病伴聽力損害
－	Y53.001	cimetidine drug reactions	西咪替丁药物反应	cimetidine 藥物反應
T14.020		cimicosis	臭虫痒症	
Q68.815		CINCA syndrome	CINCA 综合征	CINCA 徵候群
Q68.815		CINCA (chronic, infantile, neurological, cutaneous, articular syndrome) syndrome	慢性婴儿神经－皮肤－关节综合征	
L40.105		circinate and annular pustular psoriasis	环状脓疱性银屑病	环状膿疱性乾癬
M02.301		circinate balanitis	环状龟头炎	環狀龜頭炎
M02.301		circinate vulvovaginitis	环状外阴阴道炎	環狀女陰陰道炎
L67.813		circle hair	盘旋发	環狀髮
A52.037		circulatory system syphiloma	循环系统梅毒瘤	循環系統梅毒腫(梅毒瘤)
L30.901		circumileostomy eczema	回肠造口周围湿疹	迴腸造口周圍濕疹
Q82.8		circumscribed palmoplantar keratosis	局限性掌跖角化病	限界性掌蹠角皮症
L66.201		circumscribed post－infection alopecia	局限性感染后秃发	限界性感染後禿髮
D03.901	M87420/2	circumscribed precancerous melanosis	局限性癌前期黑变病	
L94.001		circumscribed scleroderma	局限性硬皮病	限界性硬皮病
C44.－	M80900/3	circumscribed solid basal cell carcinoma	局限性坚实性基底细胞癌	
D18.043		cirsoid aneurysm	曲张性动脉瘤	曲张性动脉瘤
L87.814		citrine skin of Milian	Milian 柠檬色皮肤	Milian 檸檬色皮膚
E72.204		citrullinemia	瓜氨酸血症	西瓜氨基酸血症
L57.304		Civatte poikiloderma	西瓦特皮肤异色病	西瓦特氏多形皮膚萎縮症
B64.x02		clam digger itch	掘蛤者瘙痒综合征	挖蛤者癢病
R23.103		clammy skin	皮肤湿冷	皮膚濕冷
K13.039		clarinettist's cheilitis	吹单簧者唇炎	吹單簧管者唇炎
T78.305		Clarkson's syndrome	克拉克森综合征	
Q86.003		Clarrem－Smith syndrome	卡拉梅－史密斯综合征	
L43.824		classical and ulcerative lichen planus with plasma cell infiltrate	经典性溃疡性扁平苔藓伴浆细胞浸润	併有漿細胞浸潤典型性及潰瘍性扁平苔癬
D66.x02		classical hemophilia syndrome	经典性血友病综合征	典型血友病徵候群
B39.402		classical histoplasmosis	经典性组织胞浆菌病	經典性組織胞漿菌病
L84.x01		clavus	鸡眼	雞眼
L25.104		cleaning agents contact dermatitis	清洁剂接触性皮炎	清潔劑接觸性皮膚炎
L83.x12		clear cell acanthoma	透明细胞棘皮瘤	明亮細胞棘皮瘤
D23.－		clear cell dermatofibroma		明亮細胞皮膚纖維瘤
C44.903		clear cell eccrine carcinoma	透明细胞小汗腺癌	明亮細胞汗腺癌
D23.－	M84020/0	clear cell hidradenoma	透明细胞汗腺腺瘤	明亮細胞汗腺腺瘤
C44.903		clear cell hydradenocarcinoma	透明细胞汗腺腺癌	明亮細胞汗腺腺癌
C84.407	M95900/3	clear cell lymphoma	透明细胞淋巴瘤	明亮細胞淋巴瘤
D23.－	M89820/0	clear cell myoepithelioma	透明细胞肌上皮瘤	明亮細胞肌上皮瘤
C44.903		clear cell papillary carcinoma	透明细胞乳头状癌	透明細胞乳頭狀癌
C43.904	M90440/3	clear cell sarcoma	透明细胞肉瘤	
D23.－	M84070/0	clear cell syringoma	透明细胞汗管瘤	明亮細胞汗管瘤
Q36.901		cleft lip	唇裂	唇龜裂
Q87.026		cleft lip and multifarious abnormal syndrome	唇裂及多种皮肤异常综合征	
D22.001		cleft lip nevus	裂唇痣	
Q37.902		cleft lip/palate ectodermal dysplasia syndrome	唇腭裂/外胚层发良不良综合征	
Q38.004		cleft lip/palate with mucous cyst of lower lip	唇/腭裂伴下唇黏膜囊肿	
Q78.803		cleft lip/palate, mucous cyst of lower lip, popliteal pterygium, digital and genital anomalies	唇/腭裂、下唇黏膜囊肿、胭窝翼状胬肉、指及生殖器异常	
Q35.801		cleft palate－lateral synechia syndrome	腭侧裂粘连综合征	顎裂－側黏連徵候群

主码	附码	英文病名	中文病名	繁体病名
L65.803		climacteric alopecia	绝经期脱发;更年期脱发	更年期秃
L85.102		climacteric keratoderma	绝经期角化病	更年期角皮症
A55.x01		climatic or tropical bubo	气候性或热带性横痃	氣候性或熱帶性横痃
D22.901	M87200/0	Clonal nevus	克洛纳痣	Clonal 母斑
L74.203		closed miliaria	闭合性痱	閉合汗疹
A48.003		clostridial gangrene of skin	梭状芽孢杆菌性皮肤坏疽	梭狀芽孢桿菌性皮膚壞疽
A48.004		clostridial myonecrosis	梭状芽孢杆菌性肌坏死	梭狀芽孢桿菌性肌壞死
L25.828		clothing dermatitis	衣物性皮炎	衣物性皮膚炎
-	Y56.003	clotrimazole drug reactions	克霉唑药物反应	clotrimazole 藥物反應
Q82.8		Clouston's syndrome	克洛斯顿综合征	Clouston 氏徵候群
M89.405†	L62.001*	clubbed nail pachydermoperiostosis	厚皮性骨膜病杵状甲	厚皮性骨膜病杵狀甲
R68.301		clubbing	杵状指	杵狀指
R68.301		clubbing of fingers	杵状指	杵狀指
Q68.102		clubbing of fingers and toes	杵状指及趾	杵狀指及趾
L60.862		clubbing of nails	杵状甲	杵狀甲
A50.508†	M03.101*	Clutton's joints	克勒顿关节	克勒頓氏關節
A50.508†	M03.101*	Clutton's syndrome	克拉顿综合征	
B73.x01		coastal erysipelas	海岸丹毒	海岸丹毒;盤尾絲蟲病
T56.803		cobalt and its compounds cutaneous trauma	钴及其化合物皮肤损伤	鈷及其化合物皮膚損傷
L25.826	T56.801	cobalt dermatitis	钴皮炎	鈷皮膚炎
D18.004		Cobb's syndrome	科布综合征	Cobb 氏徵候群
B38.801		coccidioidal granuloma	球孢子菌性肉芽肿	球孢子菌性肉芽腫
B38.901		coccidioidomycosis	球孢子菌病	球孢子菌病
B38.401†	G02.101*	coccidioidomycosis meningitis	球孢子菌病脑膜炎	球孢子菌病腦膜炎
D22.-	M87200/0	cockarde nevus	帽章痣	花結母斑;帽章狀痣
Q87.101		Cockayne syndrome	科凯恩综合征	Cockayne 氏徵候群
Q81.215		Cockayne - Touraine variant dominant dystrophic epidermolysis bullosa	科凯恩-图雷恩变异型显性营养不良型大疱性表皮松解症	Cockayne - Touraine 氏變異型顯性失養性水疱性表皮鬆解症
B88.811	L99.802*	cockroach dermatitis	蟑螂皮炎	蟑螂皮膚炎
Q87.832		Coffin - Lowry syndrome	科芬-罗里综合征	科菲-羅利氏徵候群
Q87.821		Coffin - Siris syndrome	科芬-西里斯综合征	科菲-賽利斯氏徵候群
L53.303		Colcott Fox erythema figuratum persistens	科尔科特·福克斯持久性回状红斑	科尔科特福克斯持久性回狀紅斑
P39.802		Colcott - Fox syndrome	科尔科特-福克斯综合征	Colcott - Fox 氏徵候群
D59.101		cold agglutinin disease	冷凝集素病	冷凝集素病
D59.101		cold agglutinin syndrome	冷凝集素综合征	
D59.101		cold agglutinins	冷凝集素病	冷凝集素病
T69.004		cold erythema	寒冷性红斑	冷因性紅斑
M79.809		cold panniculitis	寒冷性脂膜炎	冷因性脂層炎
L50.202		cold reflex urticaria	冷反射性荨麻疹	冷反射性蕁麻疹
B00.902		cold sore	伤风疮	傷風瘡
L50.202		cold urticaria	寒冷性荨麻疹	冷因性蕁麻疹
L25.811		cold wearing dermatitis in hairdresser	理发师化学烫发皮炎	
Q82.810		Cole's syndrome	科尔综合征	柯利氏徵候群
L92.309		collagen implants reaction	胶原注入物反应	膠原灌注反應
L87.801		collagen nevi	胶原痣	膠原痣
M35.905		collagen vascular disease	胶原血管病	膠原血管病
L87.101		collagenone perforant verruciforme	疣状穿通性胶原病	
L87.802		collagenous fibroma	胶原纤维瘤	膠原性纖維瘤
L85.824		collagenous plaques of hands and feet	手足胶原性斑块	手足膠原性板塊
L81.442		coller's stripes	矿工绳痕	礦工斑紋
Q80.205		colloid baby	火棉胶样婴儿	棉膠樣嬰兒
C44.-		colloid gelatinous and adenocystic carcinoma	胶样囊腺癌	膠樣囊腺癌
L57.807		colloid pseudomilium	胶样假性粟丘疹	膠樣假粟丘疹
H02.704		coloboma of eyebrow	眉毛缺损	眉毛缺損
L73.811		coma - induced eccrine necrosis	小汗腺坏疽性昏迷	小汗腺壞疽性昏迷
D22.-	M87600/0	combined nevus	复合痣	合併痣
L70.001		comedo	粉刺	粉刺

主码	附码	英文病名	中文病名	繁体病名
Q82.517		comedo nevus	粉刺痣	粉刺痣
Q82.509		comedo – cataract syndrome	粉刺－白内障综合征	粉刺－白內障徵候群
L70.009		comedonal acne	粉刺性痤疮	粉刺性痤瘡
L72.809		comedonal cyst	粉刺样囊肿	粉刺性囊腫
Q80.829		Comel – Netherton syndrome	科梅尔－内瑟顿综合征	Comel – Netherton 氏徵候群
L70.004		common acne	寻常痤疮	尋常性痤瘡
D83.901		common variable immuno – deficiency	寻常变异性免疫缺陷病	尋常變異性免疫缺乏
B07.x03		common warts	寻常疣	尋常疣
R61.102		compensatory hyperhidrosis	代偿性多汗症	代償性多汗症
D84.101		complement deficiency	补体缺陷病	补体缺乏
D84.101		complement deficiency syndrome	补体缺陷综合征	
Q85.826		complex of myxoma, spotty pigmentation and endocrine overactivity	黏液瘤、色素沉着与内分泌亢进三联症	黏液瘤、色素沈著與內分泌亢進三疊症
D23.–		complex poroma – like adnexal adenoma	复合汗孔瘤样附属器腺瘤	複合汗孔瘤樣附屬器腺瘤
R52.201		complex regional pain syndrome	复合物局部疼痛综合征	複合性區域痛徵候群
L23.702		compositae allergic contact dermatitis	菊桑科植物变应性接触性皮炎	菊科植物性接觸性皮膚炎
C49.–	M91300/1	composite hemangioendothelioma	混合性血管内皮瘤	混合性血管內皮瘤
–	Y55.501	compound aspirin drug reactions	复方阿司匹林药物反应	複方 aspirin 藥物反應
D22.–	M87600/0	compound nevus	混合痣	合併痣
L89.x05		computer palms	计算机掌	電腦掌
P83.816		conatact dermatitis in the neonatal period	新生儿期接触性皮炎	新生兒期接觸性皮膚炎
A63.001		condyloma acuminatum	尖锐湿疣	尖圭濕疣
A63.009		condyloma acuminatum of anus	肛门尖锐湿疣	肛門尖圭濕疣
A63.006		condyloma acuminatum of cervix	宫颈尖锐湿疣	子宮頸尖圭濕疣
A63.005		condyloma acuminatum of vagina	阴道尖锐湿疣	陰道尖圭濕疣
A63.003		condyloma acuminatum pudendum	外阴尖锐湿疣	外陰尖圭濕疣
A51.331		condyloma flatum	扁平湿疣	
A51.331		condyloma lata	扁平湿疣	
A63.001		condylomata acuminata	尖锐湿疣	尖圭濕疣
A63.007		condylomata acuminata of urethra	尿道尖锐湿疣	尿道尖圭濕疣
W57.901		cone shell injuries	鸡心螺刺伤	雞心螺刺傷
L83.x14		confluent and reticulate papillomatosis of Gougerot & Carteaud	古热罗及卡尔托融合性网状乳头瘤病	
L83.x14		confluent and reticulated papillomatosis	融合性网状乳头瘤病	融合性網狀乳突瘤病
Q83.201		congenital absence of nipples	先天性乳头缺乏	先天性乳頭缺乏
R20.810		congenital absence of pain	先天性无痛症	先天性痛覺缺乏
Q84.809		congenital absence of skin as a feature malformation syndromes	畸形综合征群并发先天性皮肤缺乏	畸形徵候群關聯之先天性皮膚缺乏
Q84.816		congenital absence of skin as a feature of epidermolysis bullosa	大疱性表皮松解症伴先天性皮肤缺乏	水疱性表皮松解症伴先天性皮肤缺乏
Q84.808		congenital absence of skin as a feature of intrauterine infections	子宫内感染并发先天性皮肤缺乏	子宮內感染關聯之先天性皮膚缺乏
Q84.805		congenital absence of skin associated with fetus papyraceus	先天性皮肤缺乏伴纸状胎儿	先天性皮膚缺乏併紙狀胎兒
Q84.812		congenital absence of skin on scalp with limb – reduction abnormalities	先天性头皮缺乏伴四肢复位异常	先天性頭皮缺乏伴四肢復位異常
Q84.813		congenital absence of skin on the scalp with epidermal nevi	先天性头皮缺乏伴表皮痣	併表皮母斑先天性頭皮缺乏
Q84.815		congenital absence of skin overlying developmental malformations	发育畸形伴先天性皮肤缺乏	發育畸形併先天性皮膚缺乏
Q82.841		congenital acanthosis	先天性黑棘皮病	先天性棘皮症
E25.006		congenital adrenal hyperplasia	先天性肾上腺皮质增生症	先天性腎上腺皮质增生症
D68.209		congenital afibrinogenemia	先天性无纤维蛋白原血症	先天性無纖維蛋白原血症
Q84.001		congenital alopecia	先天性秃发	先天性禿髮
Q84.301		congenital anonychia	先天性无甲	先天性無甲
Q27.306		congenital arteriovenous anastomoses	先天性动静脉吻合症	
Q27.306		congenital arteriovenous fistula	先天性动静脉瘘	先天性動靜脈瘻
Q10.313		congenital blepharochalasis	先天性眼睑松弛症	先天性眼瞼鬆弛症
P37.504		congenital candidiasis	先天性念珠菌病	先天性念珠菌病

主码	附码	英文病名	中文病名	繁体病名
Q84.213		congenital canities	先天性灰发	先天性灰髮
Q68.102		congenital clubfinger	先天性杵状指	先天性杵狀指
Q84.605		congenital clubnail	先天性杵状甲	先天性杵狀甲
Q87.206		congenital contractural arachnodactyly	先天性挛缩性蛛状指症	先天性攣縮性蛛狀指症
Q82.834		congenital cutaneous candidiasis	先天性皮肤念珠菌病	先天性皮膚念珠菌病
L81.427		congenital cutaneous pigmented abnormal syndrome	先天性皮肤色素异常综合征	
D17.908		congenital diffuse lipomatosis	先天性弥漫性脂肪瘤病	先天性瀰漫性脂肪瘤病
L81.427		congenital diffuse mottling of skin	先天性弥漫性皮肤色素斑	先天性瀰漫性皮色斑駁
Q87.105		congenital dwarfism idiocy syndrome	先天性侏儒痴呆综合征	先天性侏儒痴呆徵候群
Q82.852		congenital dyskeratosis - cataract syndrome	先天性角化不良白内障综合征	先天性角化不良白內障徵候群
D71.x01		congenital dysphagocytosis	先天性吞噬障碍病	先天性吞噬障礙病
Q82.8 -		congenital ectodermal defect	先天性外胚层缺损	先天性外胚層缺損
Q82.8 -		congenital ectodermal dysplasia	先天性外胚层发育不良	先天性外胚層發育異常
Q82.8		congenital ectodermal dysplasia of face	先天性面部外胚层发育不良	先天性顏面外胚層發育異常
Q84.607		congenital egg shell mails	先天性蛋壳状甲	
P83.827		congenital erosive and vesicular dermatosis healing with reticulated supple scarring	愈后网状软瘢痕伴先天性糜烂性大疱性皮病	愈成網狀軟疤之先天性糜爛性水泡皮膚病
E80.001		congenital erythropoietic porphyria	先天性红细胞生成性卟啉病	先天性紅細胞生成性紫質沈著病
G25.804		congenital fascial dystrophy	先天性筋膜营养不良	先天性筋膜失養
Q38.003		congenital fistulas of lower lip	先天性下唇瘘	先天性下唇廔管
Q82.8		congenital focal facial dermal dysplasia	先天性局部面部真皮发育不良	先天性局部面部真皮層發育不全
Q84.220		congenital follicular hamartoma	先天性毛囊错构瘤	
Q84.608		congenital fragilitas unguium	先天性脆甲	先天性脆甲
M72.805	M88240/1	congenital generalized fibromatosis	先天性泛发性纤维瘤病	先天性廣泛性纖維瘤病
E88.115		congenital generalized lipodystrophy	先天性泛发性脂肪营养不良;先天性全身性脂肪营养不良	先天性廣泛性脂肪失養
Q27.402		congenital generalized phlebectasia	先天性泛发性静脉扩张症	先天性廣泛性靜脈擴張症
Q80.827		congenital hemidysplasia with ichthyosifonn erythroderma and limb defects	先天性偏侧发育不良伴鱼鳞病样红皮症及肢体缺陷综合征	先天性偏側發育異常伴魚鱗癬樣紅皮症及四肢畸形
Q80.827		congenital hemidysplasia with ichthyosiform nevus and limb defects	先天性半侧发育障碍伴鱼鳞病样痣与肢体缺陷	先天性半側發育障礙伴魚鱗病樣痣與肢體缺陷
Q67.405		congenital hemifacial hypertrophy	先天性半侧面肥大	先天性半側顏面肥大
Q68.812		congenital hemihypertrophy syndrome	先天性偏身肥大综合征	先天性半側肥大徵候群
Q84.201		congenital hypertrichosis	先天性多毛症	先天性多毛症
Q84.201		congenital hypertrichosis lanuginosa	先天性毳毛性多毛症;先天性胎毛增多症	先天性胎毛性多毛症
Q82.815		congenital hypohidrosis with neurolabyrinthitis	先天性少汗症伴神经性迷路炎	伴神經性迷路炎先天性少汗
Q44.705		congenital hypoplasia of intrahepatic bile ducts	先天性肝内胆管发育不良症	
E00.901		congenital hypothyrosis	先天性甲状腺功能减退症	先天性甲狀腺功能減退症
Q84.208		congenital hypotrichosis	先天性少毛症	先天性稀毛症
Q80.802		congenital ichthyosiform syndrome with deafness and keratitis	先天性鱼鳞病样综合征伴耳聋及角膜炎	先天性魚鱗癬樣徵候群伴耳聾及角膜炎
Q80.901		congenital ichthyosis	先天性鱼鳞病	
Q87.208		congenital iliac horns syndrome	先天性髂骨角综合征	先天性髂骨角徵候群
L72.803		congenital inclusion dermoid cyst	先天性包涵性皮样囊肿	
G90.104		congenital insensitivity to pain	先天性对痛不敏感	
Q84.602		congenital koilonychia	先天性反甲	先天性凹甲
K13.213		congenital leukokeratosis	先天性白色角化病	先天性白色角化病
Q84.402		congenital leukonychia	先天性白甲	先天性白甲
Q27.402		congenital livedo reticularis	先天性网状青斑	先天性網狀青斑
Q38.201		congenital macroglossia	先天性巨舌	先天性巨舌
Q84.901		congenital malformation of integument	皮肤先天性畸形	體被先天性畸形
Q84.609		congenital malformation of nail	先天性甲畸形	
Q82.514		congenital melanocytic nevus	先天性黑素细胞痣	先天性黑素細胞痣
A50.405		congenital meningovascular syphilis	先天性脑脊膜血管梅毒	先天性腦脊膜血管梅毒
Q87.401		congenital mesodermal dystrophy	先天性中胚叶发育不良	
D21. -		congenital midline hamartoma	先天中线错构瘤	先天中線錯構瘤
Q78.603		congenital multiple exostosis	先天性多发性外生骨疣	先天性多發性外生骨贅

主码	附码	英文病名	中文病名	繁体病名
Q85.816		congenital multiple hemangiomatosis	先天性多发性血管瘤病	先天性多發性血管瘤病
Q85.010		congenital neuroma pachydermatocele	先天性神经瘤厚皮膨出	先天性神經瘤厚皮膨出
D70.x06		congenital neutropenia	先天性嗜中性粒细胞减少症	先天性嗜中性球減少症
Q82.514	M87610/0	congenital nevocytic nevus	先天性痣细胞痣	
Q82.514	M87610/0	congenital nevus	先天性痣	先天性母斑
Q82.001		congenital non – hereditary lymphedema	先天性非遗传性淋巴水肿	先天性非遺傳性淋巴水腫
Q80.824		congenital non – lamellar and non – erythrodermic ichthyosis	先天性非板层状及非红皮病样鱼鳞病	先天性非層狀及非紅皮病樣魚鱗癬
Q84.611		congenital onychodysplasia of index fingers	先天性示指甲发育不良	先天性食指甲發育不良
Q84.217		congenital ophryogenesul erythema	先天性眉部瘢痕性红斑	先天性眉部疤痕性紅斑
Q96.902		congenital ovarian aplasia syndrome	先天性卵巢发育不全综合征	先天性卵巢發育不全徵候群
Q84.502		congenital pachyonychia	先天性厚甲	先天性厚甲症
E80.001		congenital photosensitive porphyria	先天性光敏性卟啉病	先天性光敏性紫質病
Q82.808		congenital poikiloderma	先天性皮肤异色病	先天性多形皮膚萎縮症
Q85.822		congenital poikiloderma with bullate facial syndrome	先天性皮肤异色病伴大疱形成综合征	
E80.001		congenital porphyria	先天性卟啉病	先天性紫質病
Q18.102		congenital preauricular fistula	先天性耳前瘘管	先天性耳前瘻管
L90.831		congenital reticulate scarring	先天性网状瘢痕	先天性網狀结疤
P35.001		congenital rubella syndrome	先天性风疹综合征	先天性德國麻疹徵候群
Q84.812		congenital scalp defects with distal limb anomalies	先天性头皮缺乏伴远端肢体异常	伴遠端肢體異常先天性頭皮缺陷
L82.x07		congenital sebaceous gland hyperplasia	先天性皮脂腺增生	先天性皮脂腺增生
D76.012		congenital self – healing reticulohistiocytosis	先天性自愈性网状组织细胞增生症	先天性自癒性網狀組織細胞增生症
L74.403		congenital sensory neuropathy	先天性感觉神经病	
Q55.802		congenital sinuses and cyst of genitoperineal raphe	先天性生殖器会阴裂缝窦道及囊肿	先天性生殖器會陰裂縫竇及囊腫
Q84.814		congenital skin defect	先天性皮肤缺乏	先天性皮肤缺乏
Q85.912		congenital smooth mujscle nevus	先天性平滑肌痣	先天性平滑肌痣
A50.002		congenital syphilid	先天性梅毒疹	先天性梅毒疹
A50.901		congenital syphilis	先天性梅毒;胎传梅毒	先天性梅毒
A50.403		congenital syphilis with tabes general paresis	先天性梅毒合并脊髓痨全身性麻痹	先天性梅毒伴脊髓癆全身性麻痹
A50.403		congenital syphilis with tabes taboparesis	先天性梅毒合并脊髓痨麻痹性痴呆	先天性梅毒伴脊髓癆麻痹性癡呆
A50.403		congenital syphilis with tabes(dorsalis)	先天性梅毒合并脊髓(痨)	伴脊髓癆先天性梅毒
A50.509†	I79.001*	congenital syphilitic aneurysm	先天性梅毒性动脉瘤	先天性梅毒性動脈瘤
A51.402†		congenital syphilitic chorioretinitis	先天性梅毒性脉络膜视网膜炎	先天性梅毒性脈絡膜視網膜炎
A50.503		congenital syphilitic gumma	先天性梅毒性树胶肿	先天性梅毒性樹膠腫(先天性梅毒腫)
A50.303†		congenital syphilitic interstitial keratitis	先天性梅毒性间质角膜炎	先天性梅毒性間質角膜炎
A50.004		congenital syphilitic mucous patches	先天性梅毒性黏膜斑	先天性梅毒性黏膜斑
A50.403		congenital syphilitic paralysis	先天性梅毒性麻痹	先天性梅毒性麻痹
A50.003		congenital syphilitic pemphigus	先天性梅毒性天疱疮	先天性梅毒性天疱瘡
A50.504		congenital syphilitic stigmata	先天性梅毒性特征	先天性梅毒性特徵
A50.505		congenital syphiloma	先天性梅毒瘤	先天性梅毒瘤
Q82.826		congenital telangiectatic erythema in dwarfs	侏儒先天性毛细血管扩张性红斑	侏儒先天性微血管擴張性紅斑
Q82.826		congenital telangiectatic erythema, stunted growth		先天性微血管擴張性紅斑 – 侏儒
D82.102		congenital thymic aplasia	先天性胸腺发育异常	先天性胸腺發育異常
Q07.805		congenital traumatic neuroma	先天性外伤性神经瘤	先天性外傷性神經瘤
Q84.114		congenital triangular alogecia	先天性三角形秃发	先天性三角形禿髮
Q84.121		congenital trichostasis spinulosa	先天性小棘状毛壅症;先天性毛囊多毳角栓病	先天性小棘狀毛壅症
A50.002		congenital tubercular syphilid	先天性结节状梅毒疹	先天性結節狀梅毒疹
P35.801		congenital varicella	先天性水痘	先天性水痘
Q84.201		congenital vellus hamartoma	先天性毳毛错构瘤	先天性毳毛錯構瘤
D76.329		congenital xanthoma tuberosum	先天性结节性黄瘤	先天性結節性黃瘤
Q82.808		congenital/genetic poikiloderma	先天性/基因性皮肤异色病	先天性/基因性多形皮膚萎縮症
Q84.222		congential hypotrichosis with juvenile macular dystrophy	先天性少毛症伴青少年斑状营养不良	先天性少毛症伴青少年斑狀營養不良

主码	附码	英文病名	中文病名	繁体病名
Q85.817		congential miliary hemangioma syndrome	先天性粟粒状血管瘤综合征	先天性粟粒狀血管瘤徵候群
Q82.866		congential palmoplantar and periorificial keratoderma	先天性掌跖及腔口周围角皮症	
B48.813		conidiobolomycosis	耳霉病	耳黴菌病
D31.001		coniunctival nevus	结合膜痣	結合膜痣
A53.904		conjugal syphilis	夫妇间梅毒	夫婦間梅毒
A51.203		conjunctiva syphilitic chancre	结膜梅毒性下疳	結膜梅毒下疳
E50.001†	H13.801*	conjunctiva xerosis with vitamin A deficiency	维生素 A 缺乏合并结膜干燥病	維生素 A 缺乏合併結膜乾燥病
H10.901		conjunctivitis	结膜炎	結膜炎
M02.301		conjunctivo – urethro – synovial syndrome	结膜 – 尿道 – 滑膜综合征	結膜 – 尿道 – 滑膜徵候群
L94.901		connective tissue disease affecting skin	累及皮肤结缔组织病	累及皮膚結締組織病
Q78.203		connective tissue nevi associated with osteopoikilosis	结缔组织痣伴脆弱性骨硬化症	伴脆弱性骨硬化症結締組織痣
Q82.503		connective tissue nevus	结缔组织痣	結締組織母斑
M79.818		connective tissue panniculitis	结缔组织性脂膜炎	
L94.219		connective tissue panniculitis with renal failure	结缔组织脂膜炎伴肾脏衰竭	結締組織脂層炎伴腎脏衰竭
Q77.301		Conradi – Hünermann syndrome	康拉德 – 胡尼曼综合征	Conradi – Hianermann 氏徵候群
Q77.301		Conradi – Hünermann – Happle syndrome	康拉德 – 胡尼曼 – 希普尔综合征	Conradi – Hünermann – Happle 氏徵候群
Q77.301		Conradi's disease	康拉迪病	Conradi 氏病
L94.603		constricting band of extremity	肢体收缩带	肢體收縮帶
L70.817		contact acne	接触性痤疮	接觸性痤瘡
L56.808		contact allergic photodermatitis	接触光变应性皮炎	接觸光過敏性皮膚炎
K13.034		contact cheilitis	接触性唇炎	接觸性唇炎
L25.901		contact dermatitis	接触性皮炎	接觸性皮膚炎
L25.202		contact dermatitis due to dye	染料接触性皮炎	染料接觸性皮膚炎
L25.001		contact dermatitis induced by cosmetics	化妆品接触性皮炎	化妝品接觸性皮膚炎
H01.106		contact dermatitis of eyelid	眼睑接触性皮炎	眼瞼接觸性皮膚炎
L10.806		contact pemphigus	接触性天疱疮	接觸性天疱瘡
L56.201		contact phototoxic dermatitis	接触光毒性皮炎	接觸性光毒性皮膚炎
D69.215		contact purpura	接触性紫癜	接觸性紫斑
L50.601		contact urticaria	接触性荨麻疹	接觸性蕁麻疹
L50.301		contact urticaria artifacta	人工性接触性荨麻疹	人為接觸性蕁麻疹
L50.601		contact urticaria occupational		職業性接觸性蕁麻疹
L50.601		contact urticaria syndrome	接触性荨麻疹综合征	
L24.701		contact with plant irritant contact dermatitis	接触植物刺激性接触性皮炎	接觸植物刺激性接觸性皮膚炎
B48.807		contagious dermatitis	接触传染性皮炎	
B08.005		contagious pustular dermatosis	触染性脓疱性皮病	
Q80.820		continual peeling skin syndrome	持续性脱皮综合征	連續性皮膚脫皮徵候群
T88.703	Y42.402	contraceptive drug reactions	避孕药药物反应	避孕藥藥物反應
T14.003		contusion of skin	皮肤挫伤	皮膚挫傷
E61.010		copper deficiency	铜缺乏症	銅缺乏症
B88.009		copra mite dermatitis	椰子螨皮炎	椰子蟎皮膚炎
T63.603		coral cuts	珊瑚割伤	珊瑚割傷
B73.x01		Coraw – Cwaw	科罗 – 科瓦病	Coraw – Cwaw 氏病
N48.106		Corbus's disease	科巴斯病	Corbus 氏病
–	Y52.203	cordarone drug reactions	安律酮药物反应	
E50.601†	H19.802*	corneal xerophthalmia scar with vitamin A deficiency	维生素 A 缺乏合并角膜干眼瘢痕	維生素 A 缺乏合併角膜幹眼疤痕
E50.201†	H19.801*	corneal xerosis with vitamin A deficiency	维生素 A 缺乏合并角膜干燥病	維生素 A 缺乏合併角膜乾燥病
Q87.118		Cornelia de Lange syndrome	科尼利亚・德朗格综合征	Cornelia de Lange 氏徵候群(多毛發育障礙)
L84.x01		corns	鸡眼	雞眼
L85.802		cornu cutaneum	皮角	皮角
I83.908		corona phlebectatica	龟头静脉扩张	龜頭靜脈擴張
B35.804		corticosteroid – modified ringworm	皮质类固醇变形癣	
–	Y42.001	cortisone drug reactions	可的松药物反应	可體鬆(可的鬆)藥物反應
A51.319		corymbose syphilid	花朵形梅毒疹	傘房花狀梅毒疹
N76.003		corynebacteria vaginitis	棒状杆菌性阴道炎	

主码	附码	英文病名	中文病名	繁体病名
A48.816		Corynebacteriasis axillaris	腋毛棒状杆菌病	腋毛棒狀桿菌病
A48.814		*Corynebacterium haemolyticum* infection	溶血棒状杆菌感染	棒狀桿菌溶血性感染
A48.815		*Corynebacterium* infection	棒状杆菌感染	棒狀桿菌感染
A48.820		*Corynebacterium pyogenes* infection	化脓棒状杆菌感染	化膿性棒狀桿菌感染
L70.833		cosmetic acne	化妆品痤疮	
L23.201		cosmetic allergic contact dermatitis	化妆品变应性接触性皮炎	化妝品過敏性接觸性皮膚炎
L25.001	Y56.802	cosmetic dermatitis	化妆品皮炎	化妝品皮膚炎
L25.203		cosmetic dermatitis in players	演员油彩皮炎	
Q82.891		Costello's syndrome	科斯特洛综合征	Costello 氏徵候群
D48.515	81020/0	Cowden's disease	考登病	
B08.002		cowpox	牛痘	牛痘
B34.103		Coxsackie virus eruption	柯萨奇病毒疹	
B34.103		Coxsackie virus infection	柯萨奇病毒感染	克沙奇病毒感染
B85.301		crabs	阴虱	
K13.008		cracked lip	唇皲裂	
L21.005		cradle cap	乳痂	乳痂
L21.004		'cradle cap'	"摇篮盖"	
Q84.118		Crandall's syndrome	克兰德尔综合征	克蘭多氏徵候群
M72.507		cranial fasciitis of childhood	儿童颅部筋膜炎	兒童顱筋膜炎
A52.137†	G53.101*	cranial nerve syphilis	颅神经梅毒	腦神經梅毒
A52.136†	G53.101*	cranial nerve syphilis multiple palsies	颅神经梅毒多发性麻痹	腦神經梅毒多發性麻痹
Q87.507		cranio – carpo – tarsal dysplasia	颅腕跗骨发育不良	顱腕跗骨發育異常
Q75.809		cranioectodermal dysplasia	颅外胚层发育不良	顱外胚層發育異常
Q75.103		craniofacial dysostosis with hypertrichosis and hypodontia	颅面骨发育不全伴多毛及牙发育不全	顱面骨發育不全伴多毛及牙發育不全
Q75.101		craniofacial dysplasia	颅面成骨不全	
R61.003		craniofacial hyperhidrosis	头面多汗症	頭顏面多汗症
Q82.8 –		craniofacial malformations, asymmetric, with polysyndactyly and abnormal skin and gut development	颅面畸形、不对称伴多指/趾皮肤和内脏异常发展	
Q75.102		craniofrontonasal dysplasia syndrome	颅额鼻发育不良综合征	顱額鼻發育不良徵候群
Q75.002		craniosynostosis	颅缝早闭;囟门早闭	顱縫早閉
Q75.003		craniosynostosis and porokeratosis	颅缝早闭及汗孔角化病	顱縫早閉及汗孔角化症
L30.805		craquelé eczéma	裂纹状湿疹	
L85.801		crateriform ulcer	火山口样溃疡	火山口樣潰瘍
B76.905		creeping eruption	匐行疹	匐行疹
B87.002		creeping myiasis	蝇蛆病移行症;匍形蝇蛆病	蠅蛆病移行症
Q82.848		Creither's syndrome	克赖泰综合征	
M34.101		CREST syndrome	CREST 综合征	CREST 徵候群
E03.808		Cretin muscle hypertrophy syndrome	克汀病肌肥大综合征	Cretin 肌肥大徵候群
E00.901		cretinism	呆小病	呆小症
E00.901		Cretin's disease	克汀病	呆小症
L98.817		Creyx – Levy syndrome	克里伊克斯 – 利维综合征	Creyx – Levy 氏徵候群
Q93.401		cri – du – chat syndrome	猫叫综合征	貓叫徵候群
A98.001		Crimean Asian hemorrhagic fever	中亚出血热	
A98.001		Crimean – Congo hemorrhagic fever	克里米亚 – 刚果出血热	克里米亞 – 剛果出血熱
B08.201		critical preeruptive fever	急性发疹前发热	急性發疹前發熱
R61.008		crocodile tear syndrome	"鳄鱼泪"综合征	
K50.801		Crohn's disease of skin	皮肤克罗恩病	皮膚克隆氏病
Q85.821		Cronkhite – Canadn syndrome	克朗克海特 – 卡纳达综合征	Cronkhite – Canada 氏徵候群
L90.812		crossed hemiatrophy	交叉偏侧萎缩	交叉偏側半身萎縮
R61.012		crossed hemihidrosis	交叉性半身发汗	
E70.330		Cross – McKusick – Breen syndrome	克罗斯 – 麦库西克 – 布林综合征	Cross – McKusick – Breen 氏徵候群
E70.330		Cross's syndrome	克罗斯综合征	Cross 氏徵候群
D76.323		Crosti's syndrome	克罗斯蒂综合征	Crosti 氏徵候群
Q75.101		Crouzon's syndrome	克鲁宗综合征	Crouzon 氏徵候群
L83.x04		Crouzon's syndrome with acanthosis nigricans	克鲁宗综合征伴黑棘皮病	Crouzon 氏徵候群併黑棘皮病
D89.901		Crow – Fukase syndrome	克罗 – 鲁卡西综合征	Crow – Fukase 氏徵候群

主码	附码	英文病名	中文病名	繁体病名
D89.901		Crow – Fukase – Takatsuki syndrome	克罗–富卡西–塔卡特苏金综合征	Crow – Fukase – Takatsuki 氏徵候群
L90.608		crows' feet	鱼尾纹	魚尾紋
I83.003		cruris stasis ulcer	小腿郁积性溃疡	小腿鬱積性潰瘍
B86.x06		crusted scabies	结痂性疥疮	結痂性疥瘡
D89.108		cryofibrinogenemia	冷纤维蛋白原血症	冷纖維蛋白原血症
D89.107		cryoglobulinemia	冷球蛋白血症	冷球蛋白血症
D89.103		cryoproteinemia associated with femoro – gluteal cutaneous lesions	冷球蛋白血症伴股臀皮肤损害	冷球蛋白血症性股臀皮膚病灶
B45.901		cryptococcosis	隐球菌病	隱球菌病
B45.201		cryptococcosis of skin	皮肤隐球菌病	皮膚隱球菌病
B45.103†	G05.201*	cryptococcus encephalitis	隐球菌性脑炎	隱球菌性腦炎
B45.102†	G02.102*	cryptococcus meningitis	隐球菌性脑膜炎	
B45.102†	G02.102*	cryptococcus meningoencephalitis	隐球菌性脑膜脑炎	隱球菌性腦膜腦炎
L90.001		Csillag's disease	克西拉病	Csillag 氏病
Q87.039		culo – mandibulodyscephaly with hypotrichosis	眼–下颌–颅畸形伴稀毛症	眼–下頜–顱畸形伴稀毛症
L24.901		cumulative irritant contact dermatitis	累积刺激性接触性皮炎	累積刺激性接觸性皮膚炎
E70.332		Cuna moon children	科纳月亮儿童	
E80.001		Cunrher's disease	坎赫病	
Q84.116		curly hair – ankyloblepharon – nail dysplasia syndrome	卷发–睑缘粘连–甲发育不良综合征	
Q82.8 –		Curry Jones syndrome	柯里·琼斯综合征	Curry Jones 氏徵候群
Q67.405		Curtius's syndrome type I	柯蒂斯综合征 I 型	
L60.201		curved nail	鈎甲	
E24.202		cushingoid syndrome	类库欣综合征	類庫欣氏徵候群
E24.901		Cushing's disease	柯兴氏病	
E24.901		Cushing's syndrome	库欣综合征	庫欣氏徵候群
B48.801		cutaneous alternariosis	皮肤链格孢霉病	
A06.702		cutaneous amebiasis	皮肤阿米巴病	皮膚阿米巴病
A44.101		cutaneous and mucocutaneous bartonellosis	皮肤及黏膜皮肤巴尔通体病	
A18.407		cutaneous and subcutaneous tuberculosis	皮肤及皮下组织结核	皮膚及皮下組織結核病
C44.901	M91200/3	cutaneous angiosarcoma	皮肤血管肉瘤	皮膚血管肉瘤
A22.001		cutaneous anthrax	皮肤炭疽	皮膚炭疽
L98.120		cutaneous artefact	人为皮肤	人為皮膚炎
D18.043	M91230/0	cutaneous arteriovenous hemangioma	皮肤动静脉血管瘤	
B44.802		cutaneous aspergillosis	皮肤曲霉病	皮膚麴菌病
L90.901		cutaneous atrophy	皮肤萎缩	皮膚萎縮
L90.813	Y42.000	cutaneous atrophy due to glucocorticoid	糖皮质激素性皮肤萎缩;皮质类固醇皮肤萎缩	醣皮質激素性皮膚萎縮
L98.822		cutaneous B cell lymphoid hyperplasia	皮肤 B 细胞淋巴样增生症	皮膚 B 細胞淋巴樣增生
C85.105	M95900/3	cutaneous B cell lymphoma	皮肤 B 细胞淋巴瘤	皮膚 B 細胞淋巴瘤
L98.822		cutaneous B – cell pseudolymphoma	皮肤 B 细胞假性淋巴瘤	皮膚 B 細胞假性淋巴瘤
F45.805		cutaneous behavior disorders	皮肤行为症	
B40.303		cutaneous blastomycosis	皮肤芽生菌病	皮膚芽生黴菌病
L94.202		cutaneous calculus	皮肤结石	皮膚結石
B37.211		cutaneous candidal granuloma	皮肤念珠菌性肉芽肿	皮膚念珠菌性肉芽腫
B37.201		cutaneous candidiasis	皮肤念珠菌病	皮膚念珠菌病
D04.902		cutaneous carcinoma in situ	皮肤原位癌	皮膚原位癌
D23. –		cutaneous cartilaginous tumour	皮肤软骨瘤	皮膚軟骨腫瘤
L72.801		cutaneous ciliated cyst	皮肤纤毛囊肿	皮膚纖毛囊腫
B38.301		cutaneous coccidioidomycosis	皮肤球孢子菌病	皮膚球孢子菌病
L57.807		cutaneous colloid degeneration	皮肤胶样变性	
L72.802		cutaneous columnar cyst	皮肤柱状囊肿	皮膚柱狀囊腫
B45.201		cutaneous cryptococcosis	皮肤隐球菌病	皮膚隱球菌病
A36.301		cutaneous diphtheria	皮肤白喉	皮膚白喉
F54.x01		cutaneous dirt – adherent disease	皮肤垢着病	皮膚垢著病
L87.202		cutaneous elastosis	皮肤弹性组织病;皮肤弹性组织变性	皮膚彈力纖維變性
N80.602		cutaneous endometriosis	皮肤子宫内膜异位症	皮膚子宮內膜異位症

主码	附码	英文病名	中文病名	繁体病名
M31.801		cutaneous eosinophilic vasculitis	皮肤嗜酸[细胞]性血管炎	
D18.004		cutaneous epithelioid angiomatous nodule	皮肤上皮样血管性结节	皮膚上皮樣血管性結節
C49.-	M91300/1	cutaneous epitheloid hemangioendothelioma	皮肤上皮样血管内皮瘤	皮膚上皮樣血管內皮瘤
A26.001		cutaneous erysipeloid	皮肤类丹毒	皮膚類丹毒
C92.105		cutaneous extramedullary hematopoiesis	皮肤髓外造血病	皮膚髓外血球生成
C44.901	M92600/3	cutaneous extraskeletal Ewing sarcoma	皮肤骨外尤因肉瘤	皮膚骨外尤恩氏肉瘤
L98.501		cutaneous focal mucinosis	皮肤灶性黏蛋白沉积症	皮膚局部黏液素病
C82.902	M96900/3	cutaneous follicular center lymphoma	皮肤滤泡中心淋巴瘤	皮膚濾泡中心淋巴瘤
C84.504		cutaneous gamma/delta T-cell lymphoma	皮肤 γ/δ T 细胞淋巴瘤	皮膚伽瑪/δ T 細胞淋巴瘤
C96.301	M97230/3	cutaneous genuine histiocytic lymphoma	皮肤真性组织细胞性淋巴瘤	皮膚真性組織細胞性淋巴瘤
D18.004	M91200/0	cutaneous hemangioma	皮肤血管瘤	皮膚血管瘤
D18.-		cutaneous histiocytoid angioma	皮肤组织细胞样血管瘤	皮膚組織細胞樣血管瘤
C81.903	M96500/3	cutaneous Hodgkin disease	皮肤霍奇金病	皮膚何傑金氏症
L85.802		cutaneous horn	皮角	皮角
C83.805		cutaneous immunocytoma	皮肤免疫细胞瘤	皮膚免疫細胞瘤
L08.803		cutaneous infective sinus	皮肤感染性窦道	皮膚感染性竇
C90.001	M97320/3	cutaneous infiltration by multiple myeloma	多发性髓瘤性皮肤浸润	
D76.304		cutaneous interdigitating reticulum cell sarcoma	皮肤指间网状细胞肉瘤	皮膚指間網狀細胞肉瘤
C49.-		cutaneous intravascular papillary endothelial hyperplasia	皮肤血管内乳头状内皮增生症	皮膚血管內乳突狀內皮增生症
C92.105	M98630/3	cutaneous involvement by myeloid leukaemia	髓样白血病累及皮肤	
A27.905		cutaneous involvement leptospirosis	皮肤钩端螺旋体病	累及皮膚鉤端螺旋體病
A32.001		cutaneous involvement listeriosis	累及皮肤利斯特菌病	累及皮膚利斯特菌病
A44.002		cutaneous involvement Oroya fever	累及皮肤奥罗亚热	累及皮膚奧羅亞熱
A28.002		cutaneous involvement Pasteurella multocida infection	累及皮肤败血性巴斯德拉菌感染	累及皮膚敗血性巴斯德拉菌感染
A21.902		cutaneous involvement tularaemia	累及皮肤土拉菌病	累及皮膚土拉菌病
B76.905		cutaneous larva migrans	皮肤蚴(蠕)虫移行症	皮膚幼蟲移行症
C49.-	M88900/3	cutaneous leiomyosarcoma	皮肤平滑肌肉瘤	皮肤平滑肌肉瘤
B55.101		cutaneous leishmaniasis	皮肤黑热病	皮膚萊什曼病
Q85.826		cutaneous lentiginosis with atrial myxomas	心房黏液瘤伴皮肤雀斑痣	心房黏液瘤併皮膚小痣病
Q85.803		cutaneous leptomeningeal angiomatosis	皮肤软脑膜血管瘤病	皮膚軟腦膜血管瘤病
D36.-		cutaneous lobular neuromyxoma	皮肤分叶状神经黏液瘤	皮膚分葉狀神經黏液瘤
L93.101		cutaneous lupus erythematosus	皮肤型红斑狼疮	皮膚紅斑性狼瘡
D18.126		cutaneous lymphadenoma	皮肤淋巴腺瘤	皮膚淋巴腺瘤
L98.805		cutaneous lymphoid hyperplasia	皮肤淋巴组织样增生	皮膚淋巴組織樣增生
C96.101		cutaneous malignant histiocytosis	皮肤恶性组织细胞增生症	皮膚惡性組織細胞增生症性
C44.901	M89820/3	cutaneous malignant myoepithelioma	皮肤恶性肌上皮瘤	皮膚惡性肌上皮瘤
C84.201	M97030/3	cutaneous manifestations in T zone lymphoma	T 区淋巴瘤的皮肤表现	
A41.805		cutaneous manifestations of DF-2 septicemia	DF-2 败血症皮肤表现	DF-2 敗血症的皮膚表現
A04.812		cutaneous manifestations of enterobacteria infection	肠杆菌属感染皮肤表现	腸桿菌屬感染皮膚表現
E28.201		cutaneous manifestations of polycystic ovary syndrome	多囊卵巢综合征皮肤表现	
C85.104	M96990/3	cutaneous marginal zone B cell lymphoma	皮肤边缘区 B 细胞淋巴瘤	皮膚邊緣區 B 細胞淋巴瘤
E34.902		cutaneous marker of endocrine disorder	内分泌病性皮肤标记	內分泌病性皮膚標記
E29.901		cutaneous marker of testicular disorder	睾丸病变皮肤标记	睪丸病變皮膚標記
Q82.208	M97400/1	cutaneous mastocytosis	皮肤肥大细胞增多症;皮肤肥大细胞增生症	皮膚肥大細胞增多症
D32.906		cutaneous meningioma	皮肤脑膜瘤	皮膚腦膜瘤
D18.004		cutaneous meningospinal angiomatosis	皮肤脑脊[髓]膜血管瘤病	皮膚腦脊髓膜血管瘤病
L98.517		cutaneous mucinosis	皮肤黏蛋白沉积症;皮肤黏蛋白病	皮膚黏液素病
L98.504		cutaneous mucinosis of infancy	婴儿皮肤黏蛋白沉积症	嬰兒皮膚黏液素病
B46.301		cutaneous mucormycosis	皮肤毛霉病	皮膚毛黴菌病
D47.105		cutaneous myelofibrosis	皮肤骨髓纤维化病	皮膚骨髓纖維化症
B87.001		cutaneous myiasis	皮肤蝇蛆病	皮膚蠅蛆病
C44.901	M89820/3	cutaneous myoepithelial carcinoma	皮肤肌上皮癌	
M67.402		cutaneous myxoid cyst	皮肤黏液样囊肿	皮膚黏液樣囊腫
M67.402		cutaneous myxoma	皮肤黏液瘤	皮膚黏液瘤

主码	附码	英文病名	中文病名	繁体病名
T80.205		cutaneous necrosis follwing extravasation of intravenous medications	静脉注射药物血管外渗致皮肤坏死	靜脈注射藥物血管外滲致皮膚壞死
C44.901		cutaneous neuroendocrine carcinoma	皮肤神经内分泌癌	皮膚神經內分泌癌
D36.114	M95700/0	cutaneous neuroma	皮肤神经瘤	皮膚神經瘤
F45.805		cutaneous neurosis	皮肤神经症	皮膚神經症
A43.101		cutaneous nocardiosis	皮肤诺卡菌病	皮膚諾卡菌病
L95.801		cutaneous nodular vasculitis	皮肤结节性血管炎	
L91.801		cutaneous papilloma	皮肤乳头瘤	皮膚乳突瘤
L83.x15	M80500/0	cutaneous papillomatosis	皮肤乳头瘤病	皮膚乳頭瘤病
A51.305		cutaneous papillomatosis syphilitica	梅毒性皮肤乳头瘤病	梅毒性皮膚乳突瘤病
B48.818		cutaneous phycomycosis	皮肤原藻病	皮膚原藻病
L98.516		cutaneous plaquelike mucinosis	皮肤斑块样黏蛋白沉积症	皮膚斑塊樣黏液素病
C90.207		cutaneous plasmacytoma	皮肤浆细胞瘤	皮膚漿細胞瘤
M30.006		cutaneous polyarteritis nodosa	皮肤结节性多动脉炎	皮膚結節性多動脈炎
D32.906		cutaneous psammoma	皮肤砂样瘤	
L98.822		cutaneous pseudolymphoma	皮肤假性淋巴瘤	皮膚假性淋巴瘤
A48.818		cutaneous Pseudomonas aeruginosa infection	皮肤绿脓杆菌感染	皮膚綠膿桿菌感染
C49. -		cutaneous pseudosarcomatous fibrohistiocytoma	皮肤假肉瘤性纤维组织细胞瘤	皮膚假肉瘤性纖維組織細胞瘤
D86.301		cutaneous sarcoidosis	皮肤肉样瘤病;皮肤结节病	皮膚類肉瘤病
E27.104		cutaneous signs due to Addison's disease	艾迪生病性皮肤征	愛迪生氏病所致皮膚症
E24.901		cutaneous signs due to Cushing's syndrome	库欣综合征性皮肤征	庫欣氏徵候群所致皮膚症
L91.801		cutaneous tag	皮赘	皮贅;垂疣
L27.054		cutaneous T - cell pseudolymphoma and drug hypersensitivity syndrome	皮肤T细胞假性淋巴瘤及药物超敏综合征	
L98.508		cutaneous toxic mucinosis	中毒性皮肤黏蛋白沉积症;中毒性皮肤黏蛋白病	中毒性皮膚黏液素病
C44.901		cutaneous trabecular carcinoma	皮肤小梁癌	皮膚小柱性細胞癌
A18.413		cutaneous tubercular infection	皮肤结核感染	皮膚結核感染
A18.408		cutaneous tuberculosis	皮肤结核病	皮膚結核病
L98.401		cutaneous ulcer	皮肤溃疡	皮膚潰瘍
L95.903		cutaneous vasculitis	皮肤血管炎	皮膚血管炎
C78.808		cutanuous metastases of inner organ carcinoma	内脏器官癌皮肤转移	內臟器官癌皮膚轉移
Q79.601		cutis hyperelastica	皮肤弹性过度	高彈力皮膚
Q79.601		cutis hyperelastica syndrome	皮肤弹性过度综合征	皮膚彈性過度徵候群
Q82.812		cutis laxa	皮肤松垂症	皮膚松垂症
Q82.896		cutis laxa and osteogenesis imperfecta syndrome	皮肤松垂成骨不全综合征	
L90.825		cutis laxa with dyschondroplasia	皮肤松垂伴软骨发育不全	
Q82.812		cutis laxa, autosomal dominant	皮肤松垂症,常染色体显性	皮膚松垂症,常染色體顯性
Q82.812		cutis laxa, autosomal recessive	皮肤松垂症,常染色体隐性	皮膚松垂症,常染色體隱性
Q27.401		cutis marmorata telangiectatica congenita	先天性毛细血管扩张性大理石样皮肤	先天性微血管擴張性大理石狀皮斑
Q27.402		cutis marmorata telangiectatica congenital	先天性毛细血管扩张性大理石样皮肤	先天性微血管擴張性大理石狀皮斑
L57.813		cutis rhomboidalis nuchae	项菱形皮肤	项部菱樣皮
Q82.820		cutis verticis gyrata	回状头皮	迴纹狀顱皮
E26.003		cyclic edema syndrome	周期性水肿综合征	週期性水腫徵候群
Q80.804		cyclic ichthyosis with epidermolytic hyperkeratosis	环形鱼鳞病伴表皮松解角化过度症	併表皮鬆解過度角化症環形魚鱗癬
D70.x07		cyclic neutropenia	周期性嗜中性粒细胞减少症	週期性嗜中性球減少症
D23. -	M82000/0	cylindroma	圆柱瘤	圓柱瘤
D23. -		cylindrospiradenoma	圆柱螺旋腺瘤	圓柱螺旋腺瘤
K13.011		cyst of lip	唇囊肿	唇囊腫
N48.811		cyst of penis	阴茎囊肿	陰莖囊腫
L70.003		cystic acne	囊肿性痤疮	囊狀痤瘡
C44. -	M80920/3	cystic basal cell carcinoma	囊性基底细胞癌	囊性基底細胞癌
C44. -	M80920/3	cystic basal cell epithelioma	囊性基底细胞上皮瘤	
Q82.8		cystic eyelids with palmoplantar keratoderma, hypodontia and hypotrichosis	囊性睑伴掌跖角化-少牙及少毛	

主码	附码	英文病名	中文病名	繁体病名
K86.823		cystic fibrosis of pancreas	胰腺囊性纤维病	
D18.107		cystic hygroma	囊性水瘤	囊狀水瘤
D18.107		cystic lymphangioma	囊性淋巴管瘤	囊性淋巴管瘤
D18.103	M91720/0	cystic lymphatic malformation	囊性淋巴管畸形	
D23. -	M84100/0	cystic sebaceous tumour	囊性皮脂腺肿瘤	囊性皮脂腺腫瘤
B69.901		cysticercosis	囊虫病	囊尾幼蟲病
B69.804		cysticercosis cutis	皮肤囊虫病	
B69.804		cysticercosis of skin	皮肤猪囊尾蚴病	皮膚豬囊尾幼蟲病
E72.003		cystinuria	胱氨酸尿症	胱胺酸尿症
B25.901		cytomegalic inclusion disease	巨细胞包涵体病	
B25.901		cytomegaloviral disease	巨细胞病毒感染	巨細胞病毒感染
B20.201		cytomegalovirus infection in HIV disease	HIV 病并发巨细胞病毒感染	HIV 病併發巨細胞病毒感染
B25.805		cytomegalovirus infection of skin	皮肤巨细胞病毒感染	皮膚巨細胞病毒感染
C49. -	M91300/1	Dabska tumours	达比斯卡肿瘤	
L94.601		dactylolysis spontanea	自发性指/趾脱落症	自發性趾(指)脫落
E83.201		Danbolt - Closs syndrome	丹博尔特 - 克洛斯综合征	
E83.201		Danbolt's syndrome	丹博尔特综合征	Danbolt 氏徵候群
L21.001		dandruff	头皮屑	頭皮屑
-	Y41.002	dapsone drug reactions	氨苯砜药物反应	dapsone 藥物反應
-	Y41.002	dapsone syndrome	氨苯砜综合征	
Q82.8 -		Darier White disease	达里埃 - 惠特病	達理埃懷特氏病
D86.318		Darier - Roussy syndrome	达里埃 - 罗珊综合征	Darier - Roussy 氏徵候群
Q82.8 -		Darier's disease	达里埃病	達理埃氏病
B39.402		Darling's disease	达林病	達林氏病
D21. -	M88900/0	dartoic leiomyoma	阴囊肉膜平滑肌瘤	
D29.401		dartoic myoma	膜状肌瘤	肉膜狀肌瘤
-	Y43.304	daunomycin(rubomycin) drug reactions	柔毛霉素(红比霉素)药物反应	
-	Y43.304	daunorubicin drug reactions	柔红(正定)霉素药物反应	daunorubicin 藥物反應
E28.307		David's syndrome	大维综合征	David 氏徵候群
Q81.207		DDEB	显性营养不良型大疱性表皮松解症	顯性失養性水疱性表皮鬆解症
B42.103		De Beurmann - Gougerot disease	德比曼 - 高杰特综合征	
D65.x05		de Gimard's syndrome	德·吉马德综合征	de Gimard 氏徵候群
Q91.304		de Grouchy - Lamy - Thieffy syndrome	德·格劳奇 - 拉米 - 蒂法综合征	
Q91.303		de Grouchy - Royer - Salmon - Lumy syndrome	德·格劳奇 - 罗耶 - 萨蒙 - 卢迈综合征	
Q87.118		de Lange syndrome	德·朗格综合征	
Q75.105		De Meyer syndrome	德迈耶尔综合征	De Meyer 氏徵候群
I78.105		de Morgan spots	德·摩根斑	德摩根氏点
Q82.104		de Sanctis - Cacchione syndrome	德·桑克蒂斯 - 凯基奥内综合征	de Sanctis - Cacchione 氏徵候群
Q87.818		deaf - brain dysplasia - oculocutaneous syndrome	耳聋 - 脑发育不全 - 眼皮肤综合征	
Q87.808		deafhess, onychodystrophy, osteodystropy, retardation	聋 - 甲失养 - 骨发育异常 - 智慧障碍	聾 - 甲失養 - 骨發育異常 - 智慧障礙
Q17.807		deafness and ear pits	耳聋伴耳凹	耳聾併耳凹
Q82.814		deafness with vitiligo and muscle wasting	耳聋伴白癜风及肌肉萎缩	耳聾伴白斑及肌肉消瘦
Q87.808		deafness - onychodystrophy - osteodystrophy - retarded mentality syndrome	耳聋 - 指/趾甲营养不良 - 骨营养不良 - 智力发育迟缓综合征	
E70.331		deafness - white hair - ocular syndrome	耳聋 - 白发 - 眼病综合征	耳聾 - 白髮 - 眼病徵候群
E80.208		Dean - Barnes syndrome	迪安 - 巴恩斯综合征	
B55.001		death fever	死亡热	死亡熱
Q81.201		DEB	营养不良型大疱性表皮松解症	失養性水疱性表皮鬆解症
L90.825		Debré - Fittke syndrome	德布雷 - 菲特基综合征	Debre - Fittke 氏徵候群
A28.102		Debre's syndrome	德布雷综合征	Debre 氏徵候群
L66.201		decalvans folliculitis	秃性毛囊炎	禿性毛囊炎
L25.114		decolorants agents contact dermatitis	脱色剂接触性皮炎	脫色劑接觸性皮膚炎
L89.x01		decubitus ulcer	褥疮性溃疡	褥瘡性潰瘍
B37.817		deep candidiasis	深部念珠菌病	
L12.803		deep lamina lucida pemphigoid	透明板深层类天疱疮	深層透明板類天疱瘡

主码	附码	英文病名	中文病名	繁体病名
D22.901		deep penetrating nevus	深部穿通痣	深入性母斑
I80.205		deep vein thrombosis in lower limb	下肢深静脉血栓	下肢深部靜脈血栓
O22.301		deep vein thrombosis in pregnancy	妊娠深静脉栓塞	妊娠深部靜脈栓塞
D82.301		defects of lymphocyte apoptosis syndrome	淋巴细胞凋亡缺陷综合征	淋巴細胞凋亡缺陷徵候群
D65.x02		defibrination syndrome	去纤维蛋白综合征	去纖維蛋白徵候群
D65.x02		defibrinogenemia syndrome	去纤维蛋白原血症综合征	
D84.117		deficiencies of C3 receptors	C3 受体缺陷病	C3 受體缺陷
E53.801		deficiency vitamin B_{12} with dermatosis	维生素 B_{12} 缺乏伴皮病	
E77.104		deficient aspartylglycosaminidase	天门冬酰胺氨基葡萄糖苷酶缺乏症	
L65.904		defluvium capillorum	脱发	脫髮
L80.x04		degenerative retinitis, facial vitiligo, poliosis	单侧视网膜炎 – 白癜风 – 白发	單側視網膜炎 – 顏面白斑 – 白髮
Q87.118		degenerativus Amsterdam De Lange syndrome	退行性变阿姆特丹型德朗格综合征	退行性變阿姆特丹型德朗格徵候群
I78.807		Degos' disease	德格斯病	德高斯氏病
L83.x12		Degos's acanthoma	德格斯棘皮瘤	德高斯氏棘皮瘤
Q82.8		Degos – Touraine syndrome	德格斯 – 图雷恩综合征	
L50.402		delayed pressure urticaria	延迟发性压力性荨麻疹	遲發性壓力性蕁麻疹
E30.002		delayed puberty	青春期延迟	青春期遲發
B55.101		Delhi boil	德里疖	
Q87.034		Dellemal – Oorthuys syndrome	德莱曼 – 奥瑟伊斯综合征	
F45.207		delusion of smell	味觉错觉	
B22.002		dementia in HIV disease	HIV 病并发痴呆	HIV 病併發癡呆
B88.013		demodicidosis	蠕形螨病;毛囊虫病	蠕形蟲病
L25.835		Dendrolimus dermatitis	松毛虫皮炎	鬆毛蟲皮膚炎
A90.x01		dengue fever	登革热	登革熱
A50.403		Dennie – Mafan syndrome	丹尼 – 马方综合征	
K12.215		dental sinus	牙源性窦道	
Q87.815		dental – ocular – cutaneous syndrome	齿 – 眼 – 皮肤综合征	齒 – 眼 – 皮膚徵候群
K09.001		dentigerous cyst	含牙囊肿	含齒囊腫
L25.113		deodorization agents contact dermatitis	除臭剂接触性皮炎	除臭劑接觸性皮膚炎
L25.110		depilatory agents contact dermatitis	脱毛剂接触性皮炎	脫毛劑接觸性皮膚炎
E88.201		Dercum's disease	德卡姆病	
Q79.602		derma – chondral – corneal dystrophy of Francois	弗朗斯瓦皮肤 – 软骨 – 角膜营养不良	
D22.–	M87200/0	dermal cellular nevus	真皮细胞痣	真皮細胞母斑
D23.–		dermal duct tumour	真皮导管瘤	真皮导管瘤
D22.307		dermal melanocytic hamartoma	真皮黑素细胞错构瘤	真皮黑色素細胞錯構瘤
D22.307		dermal melanocytic nevi	真皮黑素细胞痣	
D22.509		dermal melanosis	真皮黑变病	真皮黑變症
D23.–	M88900/0	dermal plague – like fibromatosis	皮肤斑块样纤维瘤病	
B88.004		dermanyssus gallinae dermatitis	鸡螨皮炎	雞皮刺蟎叮咬
L12.301		dermaolytic pemphigoid	真皮松解性类天疱疮	真皮松解性類天疱瘡
L98.814		dermastomatitis syndrome	皮肤口腔炎综合征	
R52.202		dermatalgia	皮痛症	皮痛
L81.706		dermatite Gougerot – Dlum	古热罗 – 布鲁姆皮炎	Gougerot – Dlum 氏皮膚炎
L30.901		dermatitis	皮炎	皮膚炎
L59.001		dermatitis ab igne	火激皮炎	
L56.805		dermatitis aestivalis	夏季皮炎	夏季皮膚炎
N48.816		dermatitis artefacta of penis	阴茎人为皮炎	陰莖人為皮膚炎
L98.102		dermatitis artefacta with of patch tests	斑贴试验并发人为皮炎	貼膚試驗併發人為皮膚炎
I82.815		dermatitis at vein graft site	静脉移植部位皮炎	靜脈移植部皮膚炎
L90.401		dermatitis atrophicans diffusa progressiva	进行性播散性萎缩性皮炎	進行性播散性萎縮性皮膚炎
L90.803		dermatitis atrophicans maculosa	斑状萎缩性皮炎	斑狀萎縮性皮膚炎
L56.204		dermatitis bullosa striata pratensis	牧草线性大疱性皮炎	牧草線性水疱性皮膚炎
L25.504		dermatitis caused by seaweed	海草皮炎	海草皮膚炎
L25.312		dermatitis due to acetyl chloride compounds	乙酰氯化物皮炎	乙醯氯化物皮膚炎
L25.515		dermatitis due to awn of wheat	麦芒皮炎	

主码	附码	英文病名	中文病名	繁体病名
B88.802	L99.802*	dermatitis due to chicken flatlouse	鸡扁虱皮炎	雞扁蝨皮膚炎
L25.812		dermatitis due to furs	皮毛皮炎	皮毛皮膚炎
L25.201		dermatitis due to hair dye	染发剂皮炎	染髮皮膚炎
L27.202		dermatitis due to ingested food	摄入食物性皮炎	攝入食物性皮膚炎
B88.011		dermatitis due to Pyemetes amertng	蒲团虫皮炎	蒲團蟲皮膚炎
B64.x02		dermatitis due to seabather	海水浴者皮炎	海水浴者皮炎
L27.901		dermatitis due to substance taken internally	内服物质性皮炎	內服物質誘發皮膚炎
B88.807		dermatitis due to triatoma	椎猎椿皮炎	錐鼻蟲皮膚炎
B88.805	L99.802*	dermatitis due to tryporyza incertulas	三化螟虫皮炎	三化螟蟲皮膚炎
L00.x05		dermatitis exfoliativa neonatorum	新生儿剥脱性皮炎	
L88.x01		dermatitis gangrenosa	坏疽性皮炎	壞疽性皮膚炎
R02.x14		dermatitis gangrenosa infantum	婴儿坏疽性皮炎	嬰兒壞疽性皮膚炎
I83.104		dermatitis hemostatica	坠积性皮炎	鬱血性皮膚炎
L13.001		dermatitis herpetiformis	疱疹样皮炎	疱疹樣皮膚炎
L40.102		dermatitis herpetiformis pustulosa	脓疱性疱疹样皮炎	
L12.901		dermatitis herpetiformis senilis	老年性疱疹样皮炎	老年性疱疹樣皮炎
L90.001		dermatitis lichenoide chronica atrophicans	萎缩性慢性苔藓样皮炎	萎縮性慢性苔癬樣皮炎
L90.001		dermatitis lichenoide chronica atrophicans of Hallopeau	哈洛漂萎缩性慢性苔藓样皮炎	Hallopeau 氏萎縮性慢性苔癬樣皮炎
L27.003		dermatitis medicamentosa	药物性皮炎	
L25.813		dermatitis of neck of violinists	小提琴手颈部皮炎	小提琴手頸部皮膚炎
L73.002		dermatitis papillaris capillitii	毛发部乳头状皮炎	
L30.104		dermatitis plantaris sicca	干性跖部皮炎	
L40.201		dermatitis repens	匐行性皮炎	匐行性皮膚炎
L08.811		dermatitis vegetans	增生性皮炎	增殖性皮膚炎
B43.002		dermatitis verrucosa	疣状皮炎	疣狀皮膚炎
D48.901*		dermato(pyly)myositis in neoplastic disease	肿瘤病伴皮[多]肌炎	腫瘤病伴皮[多]肌炎
D23. –	M88320/0	dermatofibroma	皮肤纤维瘤	皮膚纖維瘤
Q78.203		dermatofibromaosis lenticularis disseminata	播散性豆状皮肤纤维瘤病	播散性豆狀皮膚纖維瘤病
C49.905	M88230/3	dermatofibrosarcoma protuberans	隆突性皮肤纤维肉瘤	隆凸性皮膚纖維肉瘤
L50.302		dermatographism	皮肤划痕症	
H02.301		dermatolysis palpebrarum	眼睑松弛上睑下垂	
L81.901		dermatomelanosis	皮肤黑变病	皮膚黑變症
L08.101		dermatomycoid erythema corynebacteris	棒状杆菌癣样红斑	棒狀桿菌癬樣紅斑
B35.902		dermatomycosis	皮肤真菌病	皮膚黴菌病
D23. –	M88900/0	dermatomyofibroma	皮肤肌纤维瘤	皮膚肌纖維瘤
M33.101		dermatomyositis	皮肌炎	皮肌炎
D48.901*	M36.000	dermatomyositis associated with internal malignancy	内部恶性病伴皮肌炎	
Q85.823		dermatopathia pigmented reticularis	网状色素性皮病	網狀色素性皮膚病變
I89.818		dermatopathic lymphadenitis	皮病性淋巴结炎	皮病性淋巴腺炎
I89.818		dermatopathic lymphadenopathy	皮病性淋巴结病	皮病性淋巴腺病變
B48.807		dermatophilosis	嗜皮菌病	嗜皮菌病
L30.202		dermatophytid	癣菌疹;皮癣菌疹	皮癬疹
B35.902		dermatophytosis	皮癣菌病	皮癬菌病
B35.301		dermatophytosis of foot	足癣菌病	足癬菌病
M33.201		dermatopolymyositis	多发性皮肌炎	多發性皮肌炎
M34.810		dermatosclerosis and calcinosis syndrome	硬皮病 - 钙质沉着综合征	
E61.101		dermatoses associated with iron deficiency	铁缺乏伴皮病	
E14.508		dermatoses due to diabetic microangiopathy	糖尿病性微血管病变性皮病	糖尿病性微小血管病變引發皮膚病
D89.109		dermatoses with cold hypersensitivity	冷超敏性皮病	冷過敏性皮膚病
B88.014		dermatosis due to bird mites	禽螨皮病	禽蟎皮膚病
B00.901		dermatosis due to EB infection	EB 感染性皮病	
I73.906		dermatosis due to microangiopathy of cutaneous vasculature	皮肤微血管病变性皮病	皮膚微血管病變性皮膚病
B88.015†		dermatosis due to plant mites	植物螨皮病	植物蟎皮病
B68.902		dermatosis due to tapeworm	绦虫性皮病	絛蟲性皮膚病
L82.x08		dermatosis papulosa nigra	黑色丘疹性皮病	黑色丘疹性皮膚病

主码	附码	英文病名	中文病名	繁体病名
Q79.604		dermatosparaxis	皮肤脆裂症	
F98.803		dermatothlasia	捻皮癖	捻皮癖
Q79.602		dermo – chondro – corneal dystrophy	秃头 – 小颌 – 白内障营养不良	禿頭 – 小頜 – 白內障失養症
L90.808		dermoepidermal atrophy	真皮表皮萎缩	真皮表皮萎縮
L28.212		dermographic prurigo	皮肤划痕性痒疹	皮膚劃紋性癢疹
L50.302		dermographic urticaria	皮肤划痕性荨麻疹	皮膚劃痕性蕁麻疹
L50.302		dermographism	皮肤划痕症	
L72.002	M90841/0	dermoid cyst	皮样囊肿	皮樣囊腫
Q87.027		dermo – odontodysplasia	皮 – 牙发育不良	皮 – 齒發育異常
Z51.601		desensitization to allergens	变应原脱敏	過敏原減敏
M02.301		desenteric arthritis		痢疾性關節炎
L98.419		desert fever	沙漠热	沙漠熱
B38.901		desert rheumatism		沙漠風濕
L98.419		desert sore	沙漠疮	沙漠潰瘍
M72.806		desmoid fibromatosis	韧带样纤维瘤病	硬化性纖維瘤病
D48.517	M88210/1	desmoid tumour	韧带样瘤	
D48.517	M88210/1	desmoma	硬纤维瘤	硬纖維瘤
M72.204	M88230/1	desmoplastic fibroblastoma	结缔组织增生性纤维母细胞瘤	結締組織增生性纖維母細胞瘤
C43.901	M87450/3	desmoplastic melanoma	结缔组织增生性黑素瘤	結締組織增生性黑色素瘤
C43.901	M87450/3	desmoplastic neurotropic melanoma	结缔组织增生性亲神经性黑素瘤	
L72.120		desmoplastic trichilemmoma	结缔组织增生性毛根鞘瘤	結締組織增生性外毛根鞘瘤
D23. –	M81000/0	desmoplastic trichoepithelioma	结缔组织增生性毛发上皮瘤	結締組織增生性毛囊上皮瘤
L27.033		desoxyribonucleic acid autosensitivity syndrome	脱氧核糖核酸自身敏感综合征	脫氧核醣核酸自身敏感徵候群
R23.402		desquamation of skin	皮肤脱屑	皮膚脫屑
L24.002		detergents and wet work irritant contact dermatitis	洗涤剂和潮湿工作刺激性接触性皮炎	洗滌及潮濕工作刺激性接觸性皮膚炎
Q83.801		developmental defects of breast	乳房发育缺陷	乳房發育缺陷
L44.001		Devergie's disease	德韦吉病	
L98.106		devil pinches	魔鬼捏	魔鬼捏
B76.902		dew itch		露水癢病
–	Y44.701	dextran drug reactions	右旋糖酐药物反应	dextran 藥物反應
B35.601		dhobie itch	洗衣员痒	男洗衣工癢病
E76.202		di Ferrant syndrome	迪・费兰特综合征	
E14.623		diabetes – psoriasis – iridocyclitis syndrome	糖尿病 – 银屑病 – 虹膜睫状体炎综合征	糖尿病 – 銀屑病 – 虹膜睫狀體炎徵候群
E14.507		diabetic angiopathy	糖尿病性血管病	糖尿病性血管病變
N48.107		diabetic balanoposthitis	糖尿病性龟头包皮炎	糖尿病性龟头包皮炎
E14.607†	L13.901	diabetic bullosis	糖尿病性大疱病	糖尿病性水疱病
E14.609†	M14.202*	diabetic cheiroarthropathy	糖尿病性手关节病	糖尿病性手關節病
E14.619		diabetic dermatosis	糖尿病性皮病	糖尿病性皮膚病
E14.509		diabetic foot	糖尿病性足	
E14.501		diabetic gangrene	糖尿病性坏疽	糖尿病性壞疽
E14.622		diabetic hirsutism of woman	糖尿病性妇女多毛	
L29.819		diabetic pruritus	糖尿病性瘙痒症	糖尿病性搔癢症
E14.510		diabetic rubeosis	糖尿病性红变症	糖尿病性紅變症
E14.601		diabetic xanthoma	糖尿病性黄瘤	糖尿病性黃色瘤
Z01.503		diagnostic skin and sensitization tests	诊断性皮肤试验及致敏性试验	
Z01.510		diagnostic skin tests for bacterial disease	细菌性疾病诊断性皮肤试验	細菌性疾病診斷性皮膚試驗
Z01.503		diagnostic skin tests for hypersensitivity	诊断性过敏性皮肤试验	診斷性過敏性皮膚試驗
L92.816		diaper area granuloma of aged	老人尿布区肉芽肿	老人尿布區肉芽腫
L22.x01		diaper dermatitis	尿布皮炎	尿布皮膚炎
L22.x01		diaper erythema	尿布红斑	
L22.x01		diaper rash	尿布疹	尿布疹
M34.805		Diaz – Perez syndrome	迪亚兹 – 佩雷斯综合征	
D65.x01		DIC	播散性血管内凝血;弥漫性血管内凝血	播散性血管內凝血
–	Y48.303	dicaine drug reactions	地卡因药物反应	

主码	附码	英文病名	中文病名	繁体病名
-	Y45.808	dicentrine drug reactions	痛可宁药物反应	dicentrine 藥物反應
L65.801		diffuse alopecia	弥漫性脱发	瀰漫性脫髮
L63.002		diffuse alopecia areata	弥漫性斑秃	瀰漫性斑禿
L65.801		diffuse alopecia due to drug	弥漫性药物性脱发	瀰漫性藥物性脫髮
L90.402		diffuse and macular atrophic dermatosis	弥漫性斑状萎缩性皮病	瀰漫性斑狀萎縮性皮膚病
Q27.402		diffuse congenital phlebectasia	弥漫性先天性静脉扩张症	瀰漫性先天性靜脈擴張症
Q28.307		diffuse corticomeningeal angiomatosis of Divry and van Bogaert	迪瓦－范·波格尔特弥漫性皮质与脑膜血管瘤病	
B55.102		diffuse cutaneous leishmaniasis	弥漫性皮肤利什曼病	瀰漫性皮膚萊什曼病
Q82.202		diffuse cutaneous mastocytosis	弥漫性皮肤肥大细胞增多症	瀰漫性皮膚肥大細胞增生症
C49. -		diffuse dermal angiomatosis	弥漫性真皮血管瘤病	瀰漫性真皮血管瘤病
L87.820		diffuse elastofibroma	弥漫性弹性纤维瘤	瀰漫性彈力纖維瘤
L87.820		diffuse elastoma of Dubreuilh	杜布雷尔弹力瘤	杜布雷爾氏播散性彈力瘤
Q82.8		diffuse epidermolytic palmoplantar keratoderma	弥漫性表皮松解性掌跖角化病	瀰漫性表皮鬆解性掌蹠角皮症
M35.401		diffuse fasciitis	弥漫性筋膜炎	瀰漫性肌膜炎
M35.401		diffuse fasciitis with eosinophilia	嗜酸细胞增多性弥漫性筋膜炎	嗜伊紅球性增多性瀰漫性肌膜炎
L90.301		diffuse idiopathic atrophoderma	弥漫性特发性皮肤萎缩	瀰漫性特發性皮膚萎縮
L90.401		diffuse idiopathic atrophy of skin	播散性特发性皮肤萎缩	
M72.803		diffuse infantile fibromatosis	弥漫性婴儿纤维瘤病	瀰漫性嬰兒纖維瘤病
D65.x01		diffuse intravascular coagulation	弥漫性血管内凝血	
C83.307		diffuse large B－cell lymphoma, leg－type	弥漫性大B细胞淋巴瘤，腿型	瀰漫性大B細胞淋巴瘤，腿型
A30.502		diffuse lepromatous leprosy	弥漫性瘤型麻风	瀰漫性麻風型麻風
D18.106		diffuse lymphangioma	弥漫性淋巴管瘤	瀰漫性淋巴管瘤
C49. -		diffuse malignant proliferation of vascular endothelium	血管内皮弥漫性恶性增生	血管內皮瀰漫性惡性增生
E03.807		diffuse myxedema	弥漫性黏液性水肿	瀰漫性黏液水腫
D36. -	M95400/0	diffuse neurofibroma	弥漫性神经纤维瘤	瀰漫性神經纖維瘤
Q82.8		diffuse non－epidermolytic palmoplantar keratoderma；NEPPK	弥漫性非表皮松解性掌跖角化病	瀰漫性非表皮鬆解掌蹠角皮症
C83.901		diffuse non－Hodgkin's lymphoma	弥漫性非霍奇金淋巴瘤	瀰漫性非何傑金氏淋巴瘤
Q82.8		diffuse palmoplantar keratoderma	弥漫性掌跖角皮症	瀰漫性掌蹠角皮症
I78.806		diffuse phlebectasia	弥漫性静脉扩张症	瀰漫性靜脈擴張症
E78.213		diffuse plane xanthomatosis	弥漫性扁平黄瘤病	瀰漫性扁平黃色瘤病
M34.001		diffuse scleroderma	弥漫性硬皮病	瀰漫性硬皮病
D82.102		DiGeorge syndrome	迪格奥尔格综合征	DiGeorge 氏徵候群
L85.834		digital fibrokeratoma	指/趾纤维角皮瘤	
M72.901		digital fibrous swelling	指纤维性肿胀	
M71.301		digital myxoid cyst	指/趾黏液样囊肿；指/趾黏液囊肿	指/趾黏液樣囊腫
M71.301		digital myxoma	指/趾黏液瘤	
I33.024		digital painful nodule	指尖部位痛性小结	
C44.906		digital papillary caricinoma	指/趾乳头状癌	指/趾乳頭狀癌
L87.829		digital papulous calcifying elastofibrous degeneration	指丘疹状钙化性弹性纤维变性	指丘疹狀鈣化性彈性纖維變性
B07.x06		digitate wart	指状疣	
-	Y52.002	digitoxin drug reactions	洋地黄药物反应	洋地黃毒素藥物反應
I73.002		digitus mortus	死指	死指
-	Y52.001	digoxin drug reactions	地高辛药物反应	柔毛洋地黃素藥物反應
M32.001		DIL	药物性狼疮	藥物誘發性狼瘡
T88.712	Y46.201	dilantin drug reactions	大仑丁药物反应	
Q82.8		dilated cardiomyopathy with woolly hair and keratoderma	扩张型心肌病伴羊毛状发及角化病	擴張型心肌病伴羊毛狀髮及角皮症
D23. -		dilated pore	扩张孔	擴張孔
A30.302		dimorphic leprosy	双相性麻风	雙相性麻風
B74.401		dipetalonemiasis	棘唇虫病	棘唇蟲病
L98.419		diphtheric sore	白喉疮	白喉瘡
-	Y52.301	dipyridamole drug reactions	双嘧达莫药物反应	dipyridamole 藥物反應
B74.801		dirofilariasis	恶丝虫病	血直絲蟲病
L94.006		disabling pansclerotic morphea	致残性泛硬化性硬斑病	
M34.805		disabling pansclerotic morphea of childhood	儿童致残性泛硬化性硬斑病	兒童失能性泛硬化性硬斑病

主码	附码	英文病名	中文病名	繁体病名
L30.001		discoid eczema	盘状湿疹	
L93.002		discoid lupus erythematosus	盘状红斑狼疮	盤狀紅斑性狼瘡
L20.810		discoid pattern atopic dermatitis	盘状特应性皮炎	錢幣狀異位性皮膚炎
L92.814		disfiguring necrobiotic granulomatous disease	毁损性渐进性坏死性肉芽肿病	毁损性渐进性坏死性肉芽肿病
E70.902		disorder of aromatic amino – acid metabolism	芳香氨基酸代谢异常病	芳香氨基酸代謝異常病
P04.801		disorders cauced by transfer of toxic substances in maternal milk	母乳毒性物质转移性病	母乳中毒性物質轉移疾病
E70.801		disorders of histidine metabolism	组氨酸代谢异常病	組織氨酸代謝異常疾病
E70.802		disorders of tryptophan metabolism	色氨酸代谢异常病	色氨酸代謝異常病
L66.301		disscting cellulitis of scalp	头部分割性蜂窝织炎	
L73.806		disseminated and recurrent infundibulofolliculitis	播散性复发性漏斗状毛囊炎	播散性復發性毛囊漏斗部炎
B55.102		disseminated anergic cutaneous leishmaniasis	播散性无活力反应性利什曼病	播散性無反應性皮膚萊什曼病
B44.701		disseminated aspergillosis	播散性曲霉病	播散性麴菌病
B40.701		disseminated blastomycosis	播散性芽生菌病	播散性芽生黴菌病
B37.801		disseminated candidiasis	播散性念珠菌病	播散性念珠菌病
B38.701		disseminated coccidioidomycosis	播散性球孢子菌病	播散性球孢子菌病
B37.207		disseminated cutaneous candidiasis	播散性皮肤念珠菌病	播散性皮膚念珠菌病
B39.302		disseminated cutaneous histoplasmosis	播散性皮肤组织胞浆菌病	播散性皮膚組織胞漿菌病
B55.102		disseminated cutaneous leishmaniasis	播散性皮肤黑热病	播散性皮膚黑熱病
B48.806		disseminated cutaneous mycosis due to Penicillium marneffei	马尔尼菲青霉播散性皮肤霉菌病	
Q78.203		disseminated dermatofibroma	播散性皮肤纤维瘤	播散性皮膚纖維瘤
L93.003		disseminated discoid lupus erythematosus	播散性盘状红斑狼疮	播散性盤狀紅斑性狼瘡
L87.805		disseminated eosinophilic collagen disease	播散性嗜酸[细胞]性胶原病	播散性嗜伊紅球性膠原病
B00.702		disseminated herpes simplex	播散性单纯疱疹	播散性單純疱疹
B02.701		disseminated herpes zoster	播散性带状疱疹	播散性帶狀疱疹
B39.301		disseminated histoplasmosis capsulati	播散性荚膜组织胞浆菌病	播散性莢膜組織胞漿菌病
D65.x01		disseminated intravascular coagulation	播散性血管内凝血	播散性血管內凝血
C83.308	M96800/3	disseminated large B – cell lymphoma	播散性大B细胞淋巴瘤	播散性大B細胞淋巴瘤
L81.602		disseminated lenticular leukoderma	播散性豆状白皮病	
E75.207		disseminated lipogranulomatosis	播散性脂肪肉芽肿病	播散性脂質肉芽腫病
B46.401		disseminated mucormycosis	播散性毛霉病	播散性毛黴菌病
Q82.503		disseminated nevus elasticus	播散性弹力痣	播散性彈力痣
Q82.8		disseminated palmoplantar keratoderma with corneal dystrophy	播散性掌跖角化病伴角膜营养不良	播散性掌蹠角皮症伴角膜失養症
Q82.883		disseminated porokeratosis	播散性汗孔角化病	播散性汗孔角化症
B42.701		disseminated sporotrichosis	播散性孢子丝菌病	播散性孢子絲菌病
B78.701		disseminated strongyloidiasis	播散性类圆线虫病	播散性擬圓蟲病
Q82.885		disseminated superficial actinic porokeratosis	播散性浅表性光化性汗孔角化病	散播性表淺性日光性汗孔角化症
A51.401		disseminated syphilis	播散性梅毒	
E78.210		disseminated xanthosiderohistiocytosis	播散性黄铁色组织细胞增生症	播散性組織細胞黃瘤病
B35.105		distal and lateral subungual onychomycosis	远端及侧位甲下甲真菌病	遠端及側位甲下甲黴菌病
L40.501†	M07.001*	distal interphalangeal psoriatic arthropathy	远端指/趾节银屑病性关节病	遠端指節間乾癬性關節病
D22.102		divided nevus of eyelid	眼睑分裂痣	
L25.814		diving – suit dermatitis	潜水装皮炎	潛水裝皮膚炎
Q28.307		Divry – Van Bogaert syndrome	迪瓦 – 范·波格尔特综合征	Divry – Van Bogaert 氏徵候群
L93.002		DLE	盘状红斑狼疮	盤狀紅斑性狼瘡
L27.033		DNA autosenisitivity syndrome	DNA 自身敏感综合征	
D84.804		DNA repair defects and immunodeficiency	DNA 修复缺陷与免疫缺陷病	DNA 修復缺陷與免疫缺乏
E80.203		Dobriner's syndrome	多布林纳综合征	
A52.015		Doehle – Heller syndrome	多赫尔 – 赫勒综合征	
T14.012	W54.901	dog bite	狗咬伤	狗咬傷
L25.832		Dogger bank dermatitis	多戈海岸皮炎	
L25.832		Dogger bank itch	多戈海岸痒病	道格海岸痠病;苔癬蟲病
L60.810		dolichonychia	长甲	長甲
Q87.206		dolichostenomelia	细长指	細長指
E70.308		dominant albinoidism syndrome	显性类白化病综合征	顯性類白化病徵候群
Q80.805		dominant congenital ichthyosiform erythroderma	显性先天性鱼鳞病样红皮病	顯性遺傳先天性魚鱗癬樣紅皮症

主码	附码	英文病名	中文病名	繁体病名
Q80.805		dominant congenital ichthyosis	显性遗传先天性鱼鳞病	顯性遺傳先天性魚鱗癬
Q81.207		dominant dystrophic epidermolysis bullosa	显性营养不良型大疱性表皮松解症	顯性失養性水疱性表皮鬆解症
E34.805		Donohue's syndrome	多诺霍综合征	
A58.x01		Donovanosis	杜诺凡病	杜諾凡病
Q87.808		DOOR syndrome	DOOR 综合征	DOOR 徵候群
–	Y51.902	dopamine drug reactions	多巴胺药物反应	dopamine 藥物反應
E78.105		Dorfman – Chaharin syndrome	多尔夫曼 – 钱纳林综合征	Dorfman – Chaharin 氏徵候群
L05.905		dorsal dermal sinuses of congenital origin	先天性背部皮肤窦道	先天性背部皮膚竇
Q85.820		Dowling – Degos disease	道林 – 德格斯病	道林 – 德格斯氏病
Q81.830		Dowling – Mgna epidermolysis bullosa herpetiformis	道林 – 梅格纳疱疹样大疱性表皮松解症	Dowling – Mgna 氏疱疹樣水疱性表皮鬆解症
Q90.903		Down's syndrome	唐氏综合征;先天愚型	Down 氏徵候群
B72.x01		dracunculosis	龙丝虫病	麥地那虫病
D59.603		Dressler's syndrome	德雷斯勒综合征	
L66.801		Dreuw's syndrome	德鲁综合征	
L85.816		drmatitis palmaris sicca	干燥性掌部皮炎	乾燥性掌部皮炎
L27.024		drug bullous epidermal necrolysis	药物大疱性表皮坏死松解症	藥物水疱性表皮壞死鬆解症
L27.003		drug eruption	药疹	藥疹
L51.202		drug eruption of epidermolysis bullosa form	大疱性表皮松解型药疹	水疱性表皮鬆解型藥物疹
L27.001		drug eruption of urticaria form	荨麻疹型药疹	蕁麻疹型藥疹
L27.002		drug erythema	药物性红斑	藥物性紅斑
T88.702		drug fever	药物热	藥物熱
T88.701		drug hypersensitivity	药物过敏	藥物過敏
L27.054		drug hypersensitivity syndrome	药物超敏综合征	藥物超敏徵候群
L64.001		drug induced androgenic alopecia	药物性雄激素性脱发	藥物性雄性禿
L27.052		drug induced antisynthetase syndrome	药物性抗合成酶综合征	藥物誘發抗合成酶徵候群
L27.053		drug induced collagenosis – like syndrome	药源性胶原病样综合征	藥物誘發膠原病樣徵候群
L27.072		drug induced hair loss, white hair, ichthyosis	药物反应致脱发、白发、鱼鳞病	
L10.501		drug induced pemphigus	药物性天疱疮	藥物所致天疱瘡
L81.424		drug or chemical substances – induced hyperpigmentation	药物或化学物质性过度色素沉着	藥物或化學物質誘發過度色素沈著
L29.818		drug pruritus	药物性瘙痒症	藥物性搔癢症
–	Y57.905	drug reactions	药物反应	藥物反應
T88.710	Y40.503	drug reactions of aminoglycosidic antibiotics	氨基苷类抗生素药物反应	aminoglycosidic antibiotics 藥物反應
–	Y45.901	drug reactions of analgesic antipyretic agent	解热镇痛剂药物反应	解熱鎮痛劑藥物反應
–	Y48.302	drug reactions of anesthesic agent for peripheral nerve and neuroplexus block	周围神经和神经丛阻滞麻醉类药物反应	周圍神經和神經叢阻滯麻醉類藥物反應
–	Y48.101	drug reactions of anesthetics for intravenous use	静脉内麻醉剂类药物反应	靜脈內麻醉劑類藥物反應
–	Y52.201	drug reactions of anti – arrhythmia agent	心律调节剂药物反应	心律調節劑藥物反應
–	Y44.201	drug reactions of anticoagulant agent	抗凝血剂药物反应	抗凝血劑藥物反應
–	Y55.503	drug reactions of anti – coryza agent	抗感冒药药物反应	抗感冒藥藥物反應
–	Y45.401	drug reactions of antirheumatic agent	抗风湿类药物反应	抗風濕類藥物反應
T88.706	Y45.804	drug reactions of antodine	安痛定药物反应	antodine 藥物反應
–	Y57.802	drug reactions of Chinese globeflower	金莲花药物反应	金蓮花藥物反應
–	Y52.502	drug reactions of compound antihypertensive agents	复方降压药药物反应	複方降壓藥物反應
–	Y57.501	drug reactions of contrast medium	造影剂药物反应	造影劑藥物反應
–	Y57.502	drug reactions of contrast medium for CT	CT 造影剂药物反应	CT 造影劑藥物反應
–	Y57.504	drug reactions of contrast medium used in iodized oil roentgenograph	碘油造影剂药物反应	碘油造影劑藥物反應
T88.101	Y58.501	drug reactions of diphtheria vaccine	白喉疫苗接种反应	白喉疫苗藥物反應
–	Y56.001	drug reactions of iodine for topical use	碘外用药物反应	碘外用藥物反應
–	Y57.803	drug reactions of leonurus	益母草藥物反應	益母草藥物反應
–	Y57.801	drug reactions of multi – medicines	多种药药物反应	多種药藥物反應
–	Y56.801	drug reactions of tincture camphor	樟脑酊药物反应	樟腦酊藥物反應
–	Y57.701	drug reactions of vitamines	维生素类药物反应	維生素類藥物反應
–	Y42.901	drug reactions to corticosteroids	皮质类固醇药物反应	
–	Y56.401	drug reactions (hypersensitivity) of ointment for psoriasis	牛皮癣软膏药物反应(过敏)	干癬軟膏藥物反應(過敏)

主码	附码	英文病名	中文病名	繁体病名
L83. x03		drug – induced acanthosis nigricans	药物性黑棘皮病	藥物性黑棘皮病
L27.015		drug – induced angioedema	药物性血管性水肿	
L27.029		drug – induced bullous pemphigoid	药物性大疱性类天疱疮	藥物誘發水疱性類天疱瘡
E24.201		drug – induced Cushing's syndrome	药物性库欣综合征	藥物引發性庫欣氏徵候群
L27.045		drug – induced erythema nodosum	药物性结节性红斑	藥物誘發性結節性紅斑
L27.012		drug – induced hair changes	药物性毛发改变	藥物誘發性毛髮改變
L27.013		drug – induced hypopigmentation	药物性色素减退	藥物誘發性色素減退
L60.859		drug – induced leuconychia	药物性白甲	藥物誘發性白甲
L43.812		drug – induced lichen planus	药物性扁平苔藓	藥物性扁平苔癬
L27.068		drug – induced linear IgA disease	药物性线状 IgA 病	藥物誘發性線狀 IgA 病
M32.001		drug – induced lupus	药物性狼疮	藥物誘發性狼瘡
M32.001		drug – induced lupus erythematosus	药物性红斑狼疮	藥物誘發性紅斑性狼瘡
M32.001		drug – induced lupus syndrome	药物性狼疮综合征	
L51.202		drug – induced Lyell's syndrome	药物性莱尔综合征	
M79.819		drug – induced panniculitis	药物性脂膜炎	藥物誘發性脂層炎
L27.013		drug – induced pigmentation	药物性色素沉着	藥物誘發性色素沈著
L27.013		drug – induced pigmentation abnormalities	药物性色素异常	藥物誘發性色素異常
L27.027		drug – induced porphyria	药物性卟啉病	藥物誘發性紫質病
L27.054		drug – induced pseudolymphoma	药物性假性淋巴瘤	藥物誘發性假性淋巴瘤
L27.028		drug – induced pseudoporphyria	药物性假卟啉病	藥物誘發性假紫質病
D69.008		drug – induced purpura	药物性紫癜	藥物誘發性紫斑
K13.029		drug – induced ulcer of lip	药物性唇部溃疡	藥物誘發性唇部潰瘍
L27.030		drug – induced vasculitis	药物性血管炎	藥物誘發性血管炎
Q87.102		Dubowitz's syndrome	杜博威茨综合征	杜伯維玆氏徵候群
B65.301		duck feces dermatitis		鴨糞皮膚炎
D23. –	M84020/0	ductal apocrine adenoma	导管大汗腺腺瘤	
L13.001		Duhring – Brocq disease	杜林 – 布罗克病	杜林 – 布洛克氏病
L13.001		Duhring's disease	杜林病	
L13.102		Duhring – Sneddon – Wilkinson syndrome	杜林 – 斯内登 – 威尔金森综合征	
B34.104		Dukes disease	杜克病	杜克氏病
B55.001		Dumdum disaese	杜姆杜姆病	Dumdum 病
D82.301		Duncan's syndrome	邓肯病	鄧肯氏病
G50.803		Dupuy's syndrome	迪普伊综合征	Dupuy 氏徵候群
M72.003		Dupuytren's contracture	杜普宜特朗挛缩	杜普宜特朗氏攣縮
A52.138†	G01. X03*	dura matter syphilis	硬脑脊膜梅毒	硬腦脊膜梅毒
A55. x01		Durand – Nicolas – Favre disease	迪朗 – 尼古拉 – 法韦尔病	Durand – Nicolas – Favre 氏病
Q87.820		Dury – Van Bogaert syndrome	杜里 – 范波格尔特综合征	Dury – Van Bogaert 氏徵候群
E00.901		dwarf	侏儒	侏儒
Q87.102		dwarfism – eczema – queer face syndrome	侏儒湿疹怪面综合征	
Q80.825		dwarfism – ichthyosiform erythroderma – mental deficiency syndrome	侏儒 – 鱼鳞病样红皮病 – 智力缺陷综合征	
Q87.101		dwarfism – retinal atrphy – deafiness syndrome	侏儒 – 视网膜萎缩 – 耳聋综合征	
L25.201		dyeing hair – induced dermatitis	染发剂皮炎	染髮皮膚炎
Q87.039		dyscephaly – teeth abnormality – dwarfism	头面畸形 – 牙畸形 – 侏儒	
Q78.403		dyschondroplasia with vascular dysplasia syndrome	软骨发育不良伴血管畸形综合征	軟骨發育不良伴血管畸形徵候群
Q78.403		dyschondroplasia – hemangiomas syndrome	软骨发育异常血管瘤综合征	軟骨發育異常血管瘤徵候群
L81.408		dyschromatosis universalis	全身性色素异常症	全身性色素異常症
L12.804		dyshidrosiform pemphigoid	出汗不良型类天疱疮	出汗不良型類天疱瘡
L30.106		dyshidrosis	出汗不良	發汗異常
L30.103		dyshidrosis lamellesa	板层状出汗不良	
L30.101		dyshidrotic eczema	出汗不良性湿疹	異汗性濕疹
L85.829		dyskeratosis	角化不良	
Q82.810		dyskeratosis congenita	先天性角化不良症	先天性角化不良症
L87.001		dyskeratosis follicularis vegetans	增殖性毛囊角化不良	增殖性毛囊角化不良
L87.001		dyskeratosis pseudofollicularis	假毛囊角化不良	假毛囊角化不良
N94.605		dysmenorrheica dermatitis	痛经性皮炎	痛經性皮膚炎

主码	附码	英文病名	中文病名	繁体病名
F45.203		dysmorphic syndrome	躯体变形综合征	
F45.203		dysmorphophobia	畸形恐怖症	醜形恐怖症
Q75.401		dysostosis mandibulo – facialis	下颌面骨发育不全	下頜骨顏面骨成骨異常
Q77.301		dysplasia epiphysialis punctata	点状骨骺增生不良	點狀骨骺發育異常
E88.103		dysplasias of subcutaneous fat	皮下脂肪发育不良	皮下脂肪發育異常
D48.514		dysplastic nevus	发育不良性痣	發育異常母斑
D48.513	M87270/0	dysplastic nevus syndrome	发育不良性痣综合征	
G71.102		dystrophia myotonica	营养不良性肌强直病	失養性肌強直
L94.208		dystrophic calcinosis cutis	营养不良性皮肤钙质沉着症	失養性皮膚鈣沈著病
Q81.211		dystrophic dominant epidermolysis bullosa pretibial	胫前型显性营养不良型大疱性表皮松解症	脛前顯性失養性水疱性表皮鬆解症
Q81.201		dystrophic epidermolysis bullosa	营养不良型大疱性表皮松解症	失養性水疱性表皮鬆解症
Q81.218		dystrophic epidermolysis bullosa centripetalis	向心型营养不良型大疱性表皮松解症	向心型營養不良型大疱性表皮鬆解症
Q81.212†		dystrophic epidermolysis bullosa inversa	反转型营养不良型大疱性表皮松解症	反轉型失養性水疱性表皮鬆解症
Q81.219		dystrophic epidermolysis bullosa minimus(acral)	肢端型营养不良型大疱性表皮松解症	肢端型營養不良型大疱性表皮鬆解症
Q81.217		dystrophic epidermolysis bullosa pruriginosa	痒疹型营养不良型大疱性表皮松解症	癢疹性失养性水疱性表皮松解症
Q82.503		dystrophie elastique folliculaire	毛囊性弹性纤维发育不良	毛囊性彈力纖維發育不良
L83.x01		dystrophie papillaire et pigmentaire	色素性乳头状营养不良	色素性乳突狀營養不良
L60.825		dystrophy of nails in childhood	儿童期甲营养不良	兒童期甲失養
H60.007		ear furuncle	耳疖	
Z41.301		ear piercing	穿耳孔	穿耳洞
A52.709†	H94.801*	ear syphilis	耳梅毒	耳梅毒
A50.002		early congenital cutaneous syphilis	早期先天性皮肤梅毒	皮膚早期先天性梅毒
A50.101		early congenital latent syphilis(without manifestations)	早期先天性隐性梅毒(无临床表现)	早期先天性隱性梅毒(無臨床表現)
A50.002		early congenital mucocutaneous syphilis	早期先天性黏膜皮肤梅毒	早期先天性黏膜皮膚梅毒
A50.011†	M90.101*	early congenital periosteum syphilis	早期先天性骨膜梅毒	早期先天性骨膜梅毒
A50.201		early congenital syphilis	早期先天性梅毒	早期先天性梅毒
A50.011†	M90.203*	early congenital syphilitic epiphysitis	早期先天性梅毒性骨骺炎	早期先天性梅毒性骨骺炎
A50.008		early congenital syphilitic laryngitis	早期先天性梅毒性喉炎	早期先天性梅毒性喉炎
A50.005		early congenital syphilitic oculopathy	早期先天性梅毒性眼病	早期先天性梅毒性眼病
A50.011†	M90.204*	early congenital syphilitic osteochondritis	早期先天性梅毒性骨软骨炎	早期先天性梅毒性骨軟骨炎
A50.011†	M90.204*	early congenital syphilitic osteochondropathy	早期先天性梅毒性骨软骨病	
A50.007		early congenital syphilitic pharyngitis	早期先天性梅毒性咽炎	早期先天性梅毒性咽炎
A50.009		early congenital syphilitic pneumonia	早期先天性梅毒性肺炎	早期先天性梅毒性肺炎
A50.006		early congenital syphilitic rhinitis	早期先天性梅毒性鼻炎	早期先天性梅毒性鼻炎
A50.012		early congenital visceral syphilis	早期先天性内脏梅毒	早期內臟先天性梅毒
A51.404†	M90.101*	early periosteum syphilis(secondary)	早期骨膜梅毒(二期)	
A67.001		early pinta	早期品他病	早期品他病
A51.901		early syphilis	早期梅毒	早期梅毒
A51.316		early syphilitic ulcer	早期梅毒性溃疡	
Q18.102		ear – pit	耳凹	耳孔
I73.812		easy bruising syndrome	易青紫综合征	易瘀傷徵候群
Q81.901		EB	大疱性表皮松解症	水疱性表皮鬆解症
A98.401		Ebola hemorrhagic fever	埃博拉出血热	埃博拉出血熱
A98.401		Ebola virus disease	埃博拉病毒病	
Q81.001		EBS	单纯型大疱性表皮松解症	單純型水疱性表皮鬆解症
Q81.804†		EBS – DM	道林 – 米亚型疱疹样单纯型大疱性表皮松解症	Dowling – Meara 氏單純性水疱性表皮鬆解症
Q81.009		EBS – K	科布纳型单纯型大疱性表皮松解症	Köebner 氏單純型水疱性表皮鬆解症
Q81.011		EBS – MD	单纯型大疱性表皮松解症伴肌营养不良	併肌失养性單純性水疱性表皮鬆解症
Q81.002		EBS – WC	韦伯 – 科凯恩型单纯性大疱性表皮松解症	Weber – Cockayne 氏單純性水疱性表皮鬆解症
Q87.830		ECC syndrome	ECC 综合征	ECC 徵候群

主码	附码	英文病名	中文病名	繁体病名
R58. x03		ecchymosis	瘀斑	瘀斑
D23. –	M84030/0	eccrine acrospiroma	小汗腺末端螺旋瘤	汗腺末端螺旋瘤
D18. 038		eccrine angiomatous hamartoma	小汗腺血管瘤性错构瘤	汗腺血管瘤性錯構瘤
D18. 038		eccrine angiomatous nevus	小汗腺血管瘤痣	汗腺血管瘤痣
C44. –	M84030/3	eccrine carcinoma	小汗腺癌	汗腺癌
D22. –	M87200/0	eccrine centered nevus	小汗腺中心痣	汗腺中心母斑
C44. –	M84030/3	eccrine ductal carcinoma	小汗腺导管癌	汗腺导管癌
C44. –		eccrine epithelioma	小汗腺上皮瘤	汗腺上皮瘤
D23. –	M90100/0	eccrine fibroadenomas	小汗腺纤维腺瘤	汗腺纖維腺瘤
D23. –	M84000/0	eccrine hidroadenoma	小汗腺汗腺腺瘤	汗腺汗腺腺瘤
D23. –	M84040/0	eccrine hidrocystoma	小汗腺汗囊瘤	汗腺汗囊瘤
Q82. 515		eccrine nevus	小汗腺痣;汗腺痣	汗腺痣
C44. –	M84020/3	eccrine porocarcinoma	小汗腺汗孔癌	汗腺汗孔癌
D23. –		eccrine poroma	小汗腺汗孔瘤	汗腺汗孔瘤
C44. –	M84000/3	eccrine spiradenocarcinoma	小汗腺螺旋腺癌	
D23. –	M82000/0	eccrine spiradenoma	小汗腺螺旋腺瘤	汗腺螺旋腺瘤
D23. –		eccrine sweat gland adenoma of clear cell type	透明细胞型小汗腺汗腺腺瘤	明亮細胞型小汗腺汗腺腺瘤
D23. –		eccrine syringocystadenoma	小汗腺汗管囊腺瘤	汗腺汗管囊腺瘤
D23. –	M84010/0	eccrine syringofibroadenoma	小汗腺汗管纤维腺瘤	汗腺汗管纖維腺瘤
D23. –		eccrine syringoma	小汗腺汗管瘤	汗腺汗管瘤
B67. 909		echinococcosis of skin	皮肤包虫病;皮肤棘球蚴病	皮膚包蟲病
B34. 101		ECHO virus eruption	埃可病毒疹	艾可病毒疹
B34. 101		echovirus infectious	埃可病毒感染	艾可病毒感染
L08. 818		ecthyma	深脓疱疮;臁疮	臁瘡
B08. 005		ecthyma contagiosum	触染性深脓疱疮	接觸傳染性臁瘡
A48. 804		ecthyma gangrenosum	坏疽性深脓疱疮	壞疽性臁瘡
Q82. 8 –		ectodermal dysplasia with cataracts and hearing defects	外胚层发育不良伴白内障及听力缺陷	伴白内障及聽力缺陷外胚層發育異常
Q84. 111		ectodermal dysplasia with corkscrew hairs	外胚层发育不良伴螺旋钻形发	外胚層發育不良伴開塞鑽形髮
Q84. 111		ectodermal dysplasia with pili torti and syndactyly	外胚层发育不良伴扭发及并指	外胚層發育不良伴扭曲毛及併指
Q82. 405		ectodermal dysplasia, anhidrotic, lymphoedema and immune deficiency	无汗性外胚层发育异常并发淋巴水肿及免疫缺陷病	無汗性外胚層發育異常併淋巴水腫及免疫不全
Q87. 828		ectodermal dysplasia, ectrodactyly, cleft lip and palate syndrome	外胚叶发育不良、缺指畸形、唇裂及腭裂综合征	
Q82. 8		ectodermal dysplasia, Margarita Island type	玛格丽塔·伊斯兰德型外胚层发育不良	Margarita island 氏外胚層發育異常
Q82. 808		ectodermal syndrome	外胚层综合征	外胚層徵候群
L51. 106		ectodermosis erosive pluriorificialis	多腔性糜烂性外胚层病	多腔性糜爛性外胚層病
E24. 301		ectopic ACTH syndrome	异位性促肾上腺皮质激素综合征	異位性促腎上腺皮質荷爾蒙徵候群
L60. 814		ectopic nail	异位甲	異位甲
L72. 804		ectopic sebaceous gland	异位皮脂腺	
Q87. 830		ectrodactyly – ectodermal dysplasia – clefting syndrome	缺指/趾 – 外胚层发育不良 – 唇腭裂综合征	
Q80. 810		ectromelia and ichthyosis syndrome	缺肢畸形伴鱼鳞病综合征	缺肢畸形併魚鱗癬徵候群
H02. 101		ectropion	睑外翻	瞼外翻
B00. 002		eczama herpeticum	疱疹性湿疹	疱疹性濕疹
L30. 902		eczema	湿疹	濕疹
L30. 814		eczema associated with systemic disease	系统性疾病伴湿疹	系統性疾病相關性濕疹
L30. 901		eczema buttock	臀部湿疹	臀部濕疹
L20. 901		eczema constitutionalis	素质性湿疹	素質性濕疹
B34. 102		eczema coxsackium	柯萨奇湿疹	克沙奇性濕疹
L30. 901		eczema foot	足部湿疹	足部濕疹
L20. 806		eczema infantum	婴儿湿疹	嬰兒濕疹
L30. 901		eczema leg	小腿湿疹	小腿濕疹
H60. 502		eczema of ear	耳湿疹	
H01. 103		eczema palpebrae	眼睑湿疹	眼瞼濕疹
L20. 802		eczema universale	全身性湿疹	全身性濕疹
L30. 901		eczema vulva	女阴湿疹	女陰濕疹

主码	附码	英文病名	中文病名	繁体病名
D82.001		eczema – thrombocytopenia immunodeficiency syndrome	湿疹–血小板减少免疫缺陷综合征	
D82.001		eczema – thrombocytopenia repeated infection syndrome	湿疹–血小板减少反复感染综合征	濕疹–血小板減少反復感染徵候群
L30.903		eczematid	湿疹样疹	
D69.212		eczematid like purpura	湿疹疹样紫癜	濕疹樣紫斑
C50.003		eczematoid carcinoma	湿疹样癌	濕疹樣癌
L30.903		eczematoid dermatitis	湿疹样皮炎	濕疹性皮膚炎
L27.017		eczematoid drug eruption	湿疹样药疹	濕疹樣藥疹
C44.905		eczematous carcinoma	湿疹样癌	
L40.060		eczematous psoriasis	湿疹样银屑病	濕疹性乾癬
P83.301		edema neonatorum	新生儿水肿	新生兒水腫
G51.201		edema of face, facial paresis and lingua plicata syndrome	面肿–轻瘫–皱襞舌综合征	
T78.306		edema of larynx	喉水肿	
K13.028		edema of lip	唇水肿	唇水腫
N48.810		edema of penis	阴茎水肿	陰莖水腫
N50.825		edema of scrotum	阴囊水肿	陰囊水腫
Q91.302		Edwards's syndrome	爱德华综合征	愛德華氏徵候群
Q87.828		EEC syndrome	EEC 综合征	EEC 徵候群
L60.307		egg shell mails	蛋壳状甲	蛋殼狀甲
Q79.601		Ehlers – Danlos syndrome	埃勒斯–当洛斯综合征	Ehlers – Danlos 氏徵候群
A79.802		ehrlichiosis	埃利希病	埃利希氏病
B36.001		Eichstedt's disease	艾希施泰特病	Eichstedt 氏病
A52.139†	H94.001*	eighth nerve inner ear syphilis	第八脑神经内耳梅毒	第八腦神經內耳梅毒
F06.x01		Ekbom's disease	寄生虫病妄想症	
G25.801		Ekbom's syndrome	埃克博姆综合征	Ekbom 氏徵候群
Q82.526	M87204/0	elastic nevus	弹性痣	彈力母斑
D23.–	M88200/0	elastofibroma	弹性纤维瘤	彈力纖維瘤
L87.830		elastolytic striae	弹性组织松解性纹	
L87.201		elastosis perforans serpiginosa	匐行性穿通性弹性组织病;匐行性穿通性弹力纤维变性	匐行性穿通性彈力纖維變性
L57.402		elastosis senilis	老年性弹性组织病;老年性弹力纤维变性	老年性彈彈性纖維變性
H61.003		elastotic nodules of antlhelix	对耳轮弹性组织结节	對耳輪彈力纖維變性結節
L98.409		elbow ulcer	肘溃疡	肘潰瘍
T67.801		electric burns	电烧伤	電燒傷
E70.312		Elejalde's syndrome	伊莱贾尔德综合征	Elejalde 氏徵候群
I89.005		elephantiasis	象皮病	象皮病
B74.904		elephantiasis arabum	阿拉伯象皮病	阿拉伯象皮病
Q85.001		elephantiasis neuromatosa	象皮病样神经瘤	神經瘤性象皮病
I89.021		elephantiasis nostras	阻塞性象皮病	非血絲蟲性象皮病
I89.014		elephantiasis telangiectodes	毛细血管扩张性象皮病	微血管擴張性象皮病
B74.904		elephantoid edema due to filariasis	丝虫性象皮肿	
B74.903		elephantoid vulvar edema due to filariasis	丝虫性女阴象皮样肿	絲蟲性女陰象皮樣水腫
Q77.601		Ellis – Van Creveld syndrome	埃利斯–范可勒韦德综合征	Ellis – Van Creveld 氏徵候群
L27.055		embolia cutis medicamentosa	药物性皮肤栓塞	藥物性皮膚栓塞
Q87.806		EMG (exomphalos – macroglossia – gigantism) syndrome	EMG(脐突出–巨舌–巨人症)综合征	EMG(臍突出–巨舌–巨人症)徵候群
R23.201		emotional flushing	情绪性潮红	情緒性潮紅
F45.840		emotional hyperhidrosis	情绪性多汗症	情緒性多汗症
L50.501		emotional urticaria	情绪性荨麻疹	情緒性蕁麻疹
L94.102		en coup de sabre lesion	军刀伤状损害	刀砍狀病灶
H20.803		encephalitis – vitiligo with blindness	脑炎–白斑伴失明	腦炎–白斑併失明
D38.501		encephalocele	脑膨出	腦膨出
D38.501		encephalochoristoma nasofrontalis glioma	脑鼻额部迷离瘤	腦鼻額部迷離瘤
Q85.803		encephalofacial angiomatosis	脑面血管瘤病	腦面血管瘤病
Q85.803		encephalotrigeminal angiomatosis	脑三叉神经血管瘤病	腦三叉神經血管瘤
Q78.403		enchondromatosis	内生软骨瘤病	內生軟骨瘤病

主码	附码	英文病名	中文病名	繁体病名
C46.001	M91400/3	endemic Kaposi's sarcoma	地方性卡波西肉瘤	地方性卡波西氏肉瘤
A65.001		endemic syphilis	地方性梅毒	地方性梅毒
A75.201		endemic typhus	地方性斑疹伤寒	地方性斑疹傷寒
H61.004		endochondrial pseudocyst	软骨内假囊肿	
L68.003		endocrine hirsutism	内分泌性多毛症	內分泌性多毛症
E16.804		endocrine polyadenomatosis	内分泌性多腺瘤病	
L65.804		endocrinologic alopecia	内分泌性脱发	內分泌性禿
L20.901		endogenous eczema	内源性湿疹	內源性濕疹
E78.104		endogenous hyperglyceridemia	内源性高甘油血症	內源性高甘油血症
E78.402		endogenous hypertriglyceridaemia	内源性高甘油三酸酯血症	
L60.864		endogenous nail discolouration	内源性甲变色	內源性甲變色
L20.901		endogenous neurodermatitis	内源性神经性皮炎	內源性神經性皮炎
L81.434		endogenous non – melanin pigmentation	内源性非黑素色素沉着	內源性非黑素色素沈著
B35.109		endonyx onychomycosis	甲板内型甲真菌病	
B35.109		endonyx onychomycosis	内在型甲真菌病	內在型甲黴菌病
C49. –	M91300/1	endovascular papillary angioendothelioma	血管内乳头状血管内皮瘤	血管內乳突狀血管內皮瘤
L25.126		enema agents contact dermatitis	灌肠剂接触性皮炎	灌腸劑接觸性皮膚炎
L25.126		enema rash	灌肠疹	
L30.301		Engman's disease	恩格曼病	
B37.802		enteric candidiasis	肠道念珠菌病	腸道念珠菌病
B80.x01		enterobiasis	蛲虫病	蟯蟲病
B46.801		entomophthoromycosis	虫霉病	蟲黴菌病
H02.003		Entropion	睑内翻	瞼內翻
E88.112		enzymic panniculitis	酶性脂膜炎	酵素性脂層炎
D72.107		eosinophilia	嗜酸细胞增多症	嗜伊紅球增多
D72.105		eosinophilia with vascular hypersensitivity	嗜酸细胞增多伴血管过敏症	
L27.049		eosinophilia – myalgia syndrome	嗜酸细胞增多 – 肌痛综合征	嗜伊紅球增多 – 肌痛徵候群
L98.303		eosinophilic cellulitis	嗜酸[细胞]性蜂窝织炎	嗜伊紅球性蜂窩組織炎
M35.401		eosinophilic fasciitis	嗜酸[细胞]性筋膜炎	嗜伊紅球性肌膜炎
D76.004		eosinophilic granuloma	嗜酸[细胞]性肉芽肿	嗜伊红球性肉芽腫
L98.824		eosinophilic granuloma of soft tissue	软组织嗜酸[细胞]性肉芽肿	軟組織嗜伊紅球性肉芽腫
L98.824		eosinophilic lymphofolliculosis of skin	皮肤嗜酸[细胞]性淋巴滤泡增生症	皮膚嗜伊紅球性淋巴濾泡增生症
L98.824		eosinophilic lymphoid granuloma	嗜酸[细胞]性淋巴肉芽肿	嗜伊紅球性淋巴肉芽腫
M79.812		eosinophilic panniculitis	嗜酸[细胞]性脂膜炎	嗜伊紅球性脂層炎
L66.205		eosinophilic pustular folliculitis	嗜酸[细胞]性脓疱性毛囊炎	嗜伊紅球性膿疱性毛囊炎
L66.205		eosinophilic pustulosis	嗜酸[细胞]性脓疱病	嗜伊紅球性膿疱病
K14.005		eosinophilic ulcer of tongue	嗜酸[细胞]性舌溃疡	舌嗜伊紅球性舌潰瘍
–	Y51.901	ephedrine drug reactions	麻黄碱药物反应	ephedrine 藥物反應
L81.201		ephelides	雀斑	雀斑
L81.201		ephelis	雀斑	雀斑
L70.834		epidemic acne	流行性痤疮	流行性痤瘡
R60.101		epidemic dropsy	流行性水肿	流行性水腫
A98.502†	N08.002*	epidemic hemorrhagic fever	流行性出血热	流行性出血熱
L98.831		epidemic tropical acute polyarthritis syndrome	流行性热带性急性多关节炎综合征	流行性熱帶急性多關節炎徵候群
A75.001		epidemic typhus	流行性斑疹伤寒	流行性斑疹傷寒
L60.850		epidermal buds	表皮芽	表皮芽
L72.001		epidermal cyst	表皮囊肿	表皮囊腫
L60.851		epidermal cyst of nail bed	甲床表皮囊肿	甲床表皮囊肿
L72.803		epidermal inclusion cyst	表皮包涵囊肿	表皮包涵性囊腫
Q82.501		epidermal nevus	表皮痣	表皮母斑
Q82.504		epidermal nevus syndrome	表皮痣综合征	表皮痣徵候群
B76.905		epidermitis linearis migrans	游走性线状表皮炎	遊走性線狀表皮炎
B07.x08		epidermodysplasia verruciformis	疣状表皮发育不良	疣樣表皮發育異常
C44. –		epidermoid carcinoma	表皮样癌	表皮樣癌
D23. –	M80200/0	epidermoid carcinoma in sebaceous cyst	皮脂腺囊肿内的表皮样癌	皮脂腺囊腫內的表皮樣癌
L72.001		epidermoid cyst	表皮样囊肿	表皮樣囊腫

主码	附码	英文病名	中文病名	繁体病名
L72.808		epidermoid cyst of sole	跖部表皮样囊肿	蹠部表皮樣囊腫
Q87.502		epidermoid cyst – osteomatosis – polyposis	表皮样囊肿－骨瘤病－息肉病	表皮樣囊腫－骨瘤病－息肉病
L72.001		epidermoidoma	表皮样瘤	
L12.302		epidermolysis acquisata due to drug	药物性获得性表皮松解症	藥物引發後天性表皮鬆解症
Q81.901		epidermolysis bullosa	大疱性表皮松解症	水疱性表皮鬆解症
L12.301		epidermolysis bullosa acquisita	获得性大疱性表皮松解症	後天性水疱性表皮鬆解症
Q81.206		epidermolysis bullosa dystrophic recessive	隐性营养不良型大疱性表皮松解症	
Q81.209		epidermolysis bullosa dystrophica neurotrophica	神经营养不良型大疱性表皮松解症	神經營養性失養性水疱性表皮鬆解症
Q81.210		epidermolysis bullosa dystrophica, macular type of Mendes da Costa	门克斯·达克斯塔斑疹型营养不良型大疱性表皮松解症	Mendes da Costa 氏斑疹型失養性水疱性表皮鬆解症
Q81.101		epidermolysis bullosa hereditaria letalis	遗传致死型大疱性表皮松解症	
Q81.804 +		epidermolysis bullosa herpetiformis (Dowling – Mgna)	道林－梅格纳型疱疹样大疱性表皮松解症	
Q81.217		epidermolysis bullosa pruriginosa	痒疹型大疱表皮松解症	
Q81.001		epidermolysis bullosa simplex	单纯型大疱性表皮松解症	單純型水疱性表皮鬆解症
Q81.010		epidermolysis bullosa simplex herpetiformis with mottled pigmentation and punctate keratoderma	疱疹样单纯型大疱表皮松解症伴斑状色素沉着及点状角化	伴斑狀色素沈著及點狀角化疱疹樣單純型水疱表皮鬆解症
Q81.804†		epidermolysis bullosa simplex herpetiformis (Dowling – Meara)	道林－米亚型疱疹样单纯型大疱性表皮松解症	Dowling – Meara 氏單純性水疱性表皮鬆解症
Q81.003		epidermolysis bullosa simplex Ogna	奥格纳型单纯型大疱性表皮松解症	Ogna 氏單純性水疱性表皮鬆解症
Q81.001		epidermolysis bullosa simplex recessive	隐性单纯型大疱性表皮松解症	
Q81.005		epidermolysis bullosa simplex superficialis	浅表性单纯型大疱性表皮松解症	表淺單純性水疱性表皮鬆解症
Q81.214		epidermolysis bullosa simplex with late – onset muscular dystrophy	单纯性大疱性表皮松解症伴晚发肌营养不良	伴晚發肌營養不良型單純性大疱性表皮鬆解症
Q81.010		Epidermolysis bullosa simplex with mottled pigmentation (Gedde – Dahl)	单纯性大疱性表皮松解症(Gedde – Dahl)伴斑状色素沉着	伴斑狀色素沉著單純性大疱性表皮鬆解症(Gedde – Dahl)
Q81.011		epidermolysis bullosa simplex with muscular dystrophy	单纯型大疱性表皮松解症伴肌营养不良	併肌失养性單純性水疱性表皮鬆解症
Q81.010		epidermolysis bullosa simplex with pigmentation	单纯性大疱性表皮松解症伴色素沉着	
Q81.009		epidermolysis bullosa simplex (Köebner)	科布纳型单纯型大疱性表皮松解症	Köebner 氏單純型水疱性表皮鬆解症
Q81.002		epidermolysis bullosa simplex (Weber – Cockayne)	韦伯－科凯恩型单纯性大疱性表皮松解症	Weber – Cockayne 氏單純性水疱性表皮鬆解症
Q81.208		epidermolysis bullosa vegetans dystrophica	增殖性营养不良型大疱性表皮松解症	增殖性失養性水疱性表皮鬆解症
L85.803		epidermolytic acanthoma	表皮松解性棘皮瘤	表皮鬆解性棘皮瘤
Q82.865		epidermolytic hyperkeratosis	表皮松解性角化过度病	表皮鬆解性過度角化症
Q80.805		epidermolytic hyperkeratotic ichthyosis	表皮松解性角化过度性鱼鳞病	表皮鬆解性過度角化魚鱗癬
C44. –	M84020/3	epidermotropic eccrine carcinoma	亲表皮性小汗腺癌	親表皮性小汗腺癌
C85.704		epidermotropic reticulosis	向表皮性网状细胞增生病	親表皮性網狀細胞增生症
Q87.820		epilepsy – mental retardation	癫痫－智能障碍	
Q85.101		Epiloia disease	埃皮洛病	Epiloia 氏病
H04.201		epiphora	泪溢	淚溢
D72.108		episodic angioedema with eosinophilia	嗜酸细胞增多伴发作性血管性水肿	嗜伊紅球增多併發作性血管性水腫
R61.160		episodic hypothermia with hyperhidrosis	突发性低温伴多汗症	偶發性低溫伴多汗症
D36. –	M95700/0	epithelial sheath neuroma	上皮鞘神经瘤	上皮鞘神經瘤
D22. –		epithelioid and spindle cell nevus	上皮样及梭状细胞痣	上皮樣及梭狀細胞母斑
C49. –	M91200/3	epithelioid angiosarcoma	上皮样血管肉瘤	上皮樣血管肉瘤
D22. –	M87800/0	epithelioid blue nevus	上皮样蓝痣	上皮樣藍色母斑
D76.311		epithelioid cell histocytoma	上皮样细胞组织细胞瘤	上皮樣細胞組織細胞瘤
C43.901	M87710/3	epithelioid cell melanoma	上皮样细胞黑素瘤	上皮樣細胞黑色素瘤
D22. –		epithelioid cell nevus	上皮样细胞痣	上皮樣細胞母斑
L72.001		epithelioid cyst	上皮样囊肿	上皮樣囊肿
D76.311	M88300/0	epithelioid fibrous histiocytoma	上皮样纤维组织细胞瘤	上皮樣纖維組織細胞瘤
C49. –	M91330/1	epithelioid hemangioendothelioma	上皮样血管内皮瘤	上皮樣血管內皮瘤
D18. –	M91250/0	epithelioid hemangioma	上皮样血管瘤	上皮樣血管瘤
C44. –	M88040/3	epithelioid sarcoma	上皮样肉瘤	上皮樣肉瘤

主码	附码	英文病名	中文病名	繁体病名
C49. –	M91330/1	epithelioid sarcoma – like hemangioendothelioma	上皮样肉瘤样血管内皮瘤	上皮樣肉瘤樣血管內皮瘤
D23. –		epithelioma adenoides cysticum	囊性腺样上皮瘤	囊狀腺樣上皮瘤
C44. –		epithelioma of Borst – Jadassohn	包斯特 – 雅达松上皮瘤	包斯特 – 雅達松上皮瘤
D23. –		epithelioma of scalp	头皮上皮瘤	頭皮上皮瘤
Q82.8		EPPK	弥漫性表皮松解性掌跖角化病	瀰漫性表皮鬆解性掌蹠角皮症
B00.901		Epstein – Barr virus infection	EB 病毒感染	EB 病毒感染
M79.810		equestrian panniculitis	骑手脂膜炎	騎士脂層炎
A24.001		equinia	马鼻疽	馬鼻疽
A52.129		Erb – Charcot syndrome	埃尔布 – 夏科综合征	
B37.208		erosio interdigitalis blastomycetica	芽生菌性指/趾间糜烂	芽生菌性指/趾間糜爛
L51.103		erosion erythema multiforme	糜烂性多形红斑	糜爛性多形紅斑
D24.x03		erosive adenomatosis of nipple	乳头糜烂性腺瘤病	乳頭糜爛性腺瘤病
N48.108		erosive balanitis	糜烂性龟头炎	
L43.811		erosive lichen planus	糜烂性扁平苔藓	糜爛性扁平苔癬
L66.806		erosive pustular dermatitis of scalp	头皮糜烂脓疱性皮炎	頭皮糜爛膿疱性皮膚炎
L43.833		erosive vagina lichen planus	糜烂性阴道扁平苔藓	糜烂性阴道扁平苔癬
L98.004		eruptive angioma	发疹性血管瘤	發疹性血管瘤
L87.825		eruptive collagenoma	发疹性胶原瘤	發疹性膠原瘤
D23. –	M84070/0	eruptive hidroadenoma	发疹性汗腺腺瘤	發疹性汗腺腺瘤
L85.806		eruptive keratoacanthoma	发疹性角化棘皮瘤	發疹性角化棘皮瘤
L81.451		eruptive lentiginosis	发疹性黑子病;发疹性雀斑痣病	發疹性小痣病
D23. –	M84070/0	eruptive syringoma	发疹性汗管瘤	發疹性汗管瘤
L72.810		eruptive vellus hair cyst	发疹性毳毛囊肿	發疹性毳毛囊腫
E78.209		eruptive xanthoma	发疹性黄瘤	發疹性黃色瘤
E70.319		ery – brown oculocutaneous albinism	赤棕色眼皮肤白化病	
A46.x01		erysipelas	丹毒	丹毒
C80.x07		erysipelas carcinomatosum	丹毒样转移癌	丹毒樣轉移癌
A46.x03		erysipelas gangrenous	坏疽性丹毒	壞死性丹毒
A46.x11		erysipelas of lower limb	下肢丹毒	下肢丹毒
A26.901		erysipeloid	类丹毒	類丹毒
A26.901		erysipeloid of Rosenbach	罗森巴赫类丹毒	Rosenbach 氏類丹毒
L59.001		erythema ab igne	火激红斑	火逼性紅斑
L53.103		erythema annulare centrifugum	离心性环形红斑	遠心性環狀紅斑
L53.102		erythema annulare rheumaticum	风湿性环状红斑	風濕性環狀紅斑
L98.826		erythema arciforme et palpable migrans	游走性可触知的弧形红斑	移行性可觸摸弧形紅斑
P83.809		erythema atrophicans transient neonatorum	新生儿暂时性萎缩性红斑	新生兒暫時性萎縮性紅斑
L59.001		erythema caloricum	热激红斑	熱力性紅斑
L53.303		erythema chronic figurate	慢性图形红斑	
A69.202		erythema chronicum migrans	慢性游走性红斑	慢性遊走性紅斑
A69.202		erythema chronicum migrans due to Borrelia burgdorferi	布氏疏螺旋体性慢性游走性红斑	
L81.802		erythema dyschromicum persistens	持久性色素异常性红斑	持久性色素異常性紅斑
L95.101		erythema elevatum diutinum	持久性隆起性红斑	持久性隆起性紅斑
L53.303		erythema figuratum persistens	持久性图状红斑	持久性圖狀紅斑
L53.304		erythema gryatum persistens	持久性回状红斑	
L53.101		erythema gyratum	环形红斑	迴紋狀紅斑
L53.304		erythema gyratum repens	持久性回状红斑	持久性迴紋狀紅斑
L52.x02		erythema induratum	硬红斑	硬結性紅斑
A18.434		erythema induratum due to tuberculosis	结核性硬红斑	結核病性硬結性紅斑
L52.x03		erythema induratum Whitfield	惠特菲尔德硬红斑	Whitfield 氏硬節性紅斑
B08.301		erythema infectiosum	传染性红斑	感染性紅斑
L30.401		erythema intertrigo	摩擦红斑	
L53.202		erythema marginatum	边缘性红斑	邊緣性紅斑
I00.x04†	L54.001*	erythema marginatum in acute rheumatic fever	急性风湿热性边缘性红斑	急性風濕熱性邊緣性紅斑
K14.101		erythema migrans	迁徙性红斑	移行性紅斑;遊走性紅斑
L53.803		erythema morbilliforme	麻疹样红斑	麻疹樣紅斑
L51.901		erythema multiforme	多形红斑	多形性紅斑

主码	附码	英文病名	中文病名	繁体病名
L27.066		erythema multiforme due to drug	药物性多形性红斑	
L51.802		erythema multiforme due to herpes simplex infection	单纯疱疹感染性多形红斑	單純疱疹感染性多形性紅斑
L51.901		erythema multiforme exudativum	渗出性多形红斑	
L51.103		erythema multiforme major	重症多形红斑	重症多形性紅斑
L27.066		erythema multiforme type drug eruption	多形红斑型药疹	多形紅斑型藥疹
P83.101		erythema neonatorum	新生儿红斑	新生兒紅斑
P83.101		erythema neonatorum allergicum	新生儿变应性红斑	
L52.x01		erythema nodosum	结节性红斑	結節性紅斑
A30.804		erythema nodosum leprosum	麻风结节性红斑	麻風性結節性紅斑
Q87.205		erythema nodosum – pachydermiafinger – wasting syndrome	结节红斑－厚皮指－消瘦综合征	結節紅斑－厚皮指－消瘦徵候群
L53.801		erythema palmare	掌红斑	掌紅斑
L53.812		erythema palmaris hereditarum	遗传性掌红斑	遺傳性手掌紅斑
L53.303		erythema persistens	持久性红斑	持久性紅斑
L53.810		erythema simplex gyratum	单纯性回状红斑	單純性迴紋狀紅斑
L30.501		erythema streptogenes	链球菌性红斑	鏈球菌性紅斑
M08.202		erythema subsepsis allergica	变应性亚败血症性红斑	過敏性亞敗血症性紅斑
P83.101		erythema toxicum neonatorum	新生儿中毒性红斑	新生兒毒性紅斑
L12.805		erythematous and edematous pemphigoid	红斑水肿性类天疱疮	紅斑水腫性類天疱瘡
A25.101		erytherma arthriticum epidemicum	流行性关节红斑	流行性關節紅斑
L90.401		erythermalgia	肢端红痛症	肢端紅痛症
L08.101		erythrasma	红癣	紅癬
D45.x01	M99500/1	erythremia	真性红细胞增多症	真性紅血球增生症
I73.810		erythrocyanosis	红绀症	紅紺症
I73.811		erythrocyanosis crurum puellarum	小腿红绀症	小腿紅紺症
M79.810		erythrocynosis with nodules and pernio	红绀症伴结节及冻疮	
R52.101		erythrodema polyneuritis	红皮病性多发性神经病	紅皮病性多發性神經病
L53.902		erythroderma	红皮病	紅皮症
L53.903		erythroderma desquamativum	脱屑性红皮病	脫屑性紅皮症
L27.010		erythroderma due to drug	药物性红皮病	藥物性紅皮症
L53.906		erythroderma secondary	继发性红皮病	继發性紅皮症
L26.x01		erythroderma Wilson – Brocq	威尔逊－布劳克红皮病	Wilson – Brocq 紅皮病
C84.101		erythroderma with atypical lymphocyte	红皮病伴非典型淋巴细胞	伴非典型淋巴細胞性紅皮病
D64.803		erythroderma – macrocytic anemia	红皮病－巨细胞性贫血	紅皮病－巨細胞性貧血
L20.815		erythrodermic atopic eczema	红皮病性特应性湿疹	紅皮病性異位性濕疹
L12.806		erythrodermic bullous pemphigoid	红皮病性大疱性类天疱疮	紅皮病性水疱性類天疱瘡
C84.006		erythrodermic cutaneous T – cell lymphoma	红皮病性皮肤T细胞淋巴瘤	紅皮性皮膚T細胞淋巴瘤
L98.505		erythrodermic follicular mucinosis	红皮病性毛囊性黏蛋白沉积症；红皮病性毛囊性黏蛋白病	紅皮病性毛囊黏液素病
C84.006		erythrodermic granuloma fungoides	红皮病性蕈样肉芽肿	
Q82.202	M97400/1	erythrodermic mastocytosis	红皮病性肥大细胞增多症	紅皮病性肥大細胞增生症
C84.006		erythrodermic mycosis fungoides	红皮病性蕈样霉菌病	紅皮病性蕈樣肉芽腫
L40.801		erythrodermic psoriasis	红皮病性银屑病;红皮病型银屑病	紅皮性乾癬
D86.314		erythrodermic sarcoidosis	红皮病性肉样瘤病；红皮病性结节病	紅皮病性類肉瘤病
L21.801		erythrodermic seborrhoeic dermatitis	红皮病性脂溢性皮炎	紅皮病性脂漏性皮膚炎
Q82.8		erythrokeratoderma	红斑角化病	紅斑角皮症
Q82.8		erythrokeratoderma en cocardes	灯芯绒样红斑角化病	帽章狀紅斑角皮症
Q82.859		erythrokeratoderma figurata variabilis	可变性图形红斑角皮症	
Q82.859		erythrokeratoderma progrssive	进行性红斑角皮症	進行性紅斑角皮症
Q82.859		erythrokeratoderma variabilis with erythema gyratum repens	变异性红斑角化病伴匐行性环形红斑	伴匐行性迴紋狀紅斑變異性紅斑角皮症
Q82.851		erythrokeratodermia with ataxia	红斑角化病伴共济失调	併運動失調紅斑角皮症
Q82.859		erythrokeratodermia, Mendes da Costa type	门德斯·达科斯塔红斑角化病	孟德斯達科斯塔氏型紅斑角皮症
L30.103		erythrokeratolysis	红色角质松解症	紅斑角質解離症
Q80.828		erythrokeratolysis hiemalis	冬季红斑角质解离症	冬季紅斑角質解離症
I73.819		erythromelalgia	红斑性肢痛症	肢端紅痛症
L81.417		erythromelanosis folicularis of face and neck	面颈部毛囊红斑黑变病	顏頸部毛囊紅斑黑變症

主码	附码	英文病名	中文病名	繁体病名
L81.417		erythromelanosis follicularis faciei	面部毛囊红斑黑变病	顏部毛囊紅斑黑變症
–	Y40.301	erythromycin drug reactions	红霉素药物反应	erythromycin 藥物反應
K13.207		erythroplakia	黏膜红斑	
K13.207		erythroplakia of oral mucosa	口腔黏膜增生性红斑	口腔增生性紅斑
D07.402	M80800/2	erythroplasia of Queyrat	凯拉增生性红斑	凱瑞氏增生性紅斑
D07.103	M80800/2	erythroplasia of Queyrat of vulva	女阴凯拉增生性红斑	女陰凱瑞氏增生性紅斑
E80.005		erythropoietic coproporphyria	红细胞生成粪卟啉病	紅血球生成性糞紫質病
E80.004		erythropoietic porphyria	红细胞生成性卟啉病	紅血球生成性紫質病
E80.003		erythropoietic protoporphyria	红细胞生成性原卟啉病	紅血球生成性原紫質病
L81.810		erythrose péribuccale pigmentaire	色素性颊周红变症	色素性頰圍紅變症
L81.810		erythrose péribuccale pigmentaire of Brocq	布罗克色素性颊周红变症	Brocq 氏色素性頰圍紅變症
L81.810		erythrose pigmentaire of face	面部色素性红变症	
J86.027		esophagocutaneous fistula	食管皮肤瘘	食管皮膚瘻管
E63.001		essential fatty acid(EFA) deficiency	必需脂肪酸缺乏症	必需脂肪酸缺乏
G25.804		Esterly – McKusick syndrome	埃斯特利 – 麦库西克综合征	Esterly – McKusick 氏徵候群
A55.x01		esthiomene	女阴腐蚀性疮	女陰腐蝕性瘡
L65.810		estrogen deficency alopecia	雌激素缺乏性脱发	雌激素缺乏性禿髮
L30.805		etat craquelé	裂纹征	裂紋征
Q91.302		E – trisomy syndrome	E – 三体综合征	E – 三體徵候群
B47.001		eumycetoma	真菌性足菌肿;真足分支菌肿	真足菌腫
L25.836		Euproctis pseudoconspersa dermatitis	茶毛虫皮炎	茶毛蟲皮膚炎
L25.834		Euproctis similis dermatitis	桑毛虫皮炎	桑毛蟲皮膚炎
A75.001		European typhus	欧洲斑疹伤寒	歐洲斑疹傷寒
A52.709†	J99.808*	eustachian tube syphilis	咽鼓管梅毒	咽鼓管梅毒
D69.303		Evans's syndrome	埃文斯综合征	Evans 氏徵候群
F68.102		exaggerated syndrome	夸大综合征	誇大徵候群
E28.003		exanthema menstruale	月经疹	月經疹
B08.201		exanthema subitum	幼儿急疹;猝发疹	幼儿急疹;猝發疹
L27.018		exanthematous drug eruption	发疹型药疹	發疹型藥疹
R23.201		excessive flushing	过度潮红	過度臉紅
R61.902		excessive sweating	出汗过多	出汗過多
L67.805		exclamatory pointed hair	感叹号状发	驚歎號狀毛
L70.808		excoriated acne	剥脱性痤疮	摳抓性痤瘡
L50.806		exercise – induced urticaria	运动性荨麻疹	運動誘發性蕁麻疹
K13.018		exfoliative cheilitis	剥脱性唇炎	剝落性唇炎
L26.x01		exfoliative dermatitis	剥脱性皮炎	剝落性皮膚炎
L27.010		exfoliative dermatitis/erythrodermia type drug eruption	剥脱性皮炎/红皮病型药疹	
L30.103		exfoliative keratolysis	剥脱性角质松解症	剝落性角質溶解
L70.826		exogenous acne	外源性痤疮	外源性痤瘡
L60.847		exogenous nail discolouration	外源性甲变色	外源性甲變色
E70.207		exogenous ochronosis	外源性褐黄病	外源性褐黃病
L56.806		exogenous photosensitizing dermatitis	外源性光感性皮炎	外源性光敏感性皮膚炎
L81.436		exogenous pigmentation	外源性色素沉着	外源性色素沈著
I84.501		external hemorrhoids	外痔	外痔
L95.809		extracellular cholesterosis	细胞外胆固醇沉积症	細胞外膽固醇沈著症
C43.907	M87200/3	extracutaneous malignant melanoma	皮肤外恶性黑素瘤	皮膚外惡性黑色素瘤
A54.810		extragenital gonococcal ecthyma	外生殖器淋球菌性臁疮	外生殖器淋菌性臁瘡
A51.209		extragenital syphilitic chancre	外生殖器梅毒性下疳	外生殖器梅毒下疳
A28.201		extraintestinal yersiniosis	肠外耶尔森菌病	
C44.513		extramammary anus skin Paget's disease	乳房外肛门皮肤佩吉特病	乳房外肛門皮膚柏哲德氏病
C44. –	M85420/3	extramammary eczematous carcinoma	乳房外湿疹样癌	
C44. –	M85420/3	extramammary Paget's disease	乳房外佩吉特病	乳房外柏哲德氏病
C84.302	M97170/3	extranodal nasal type NK/T – cell lymphoma	结外鼻型 NK/T 细胞淋巴瘤	結外鼻型 NK/T 細胞淋巴瘤
L98.827		exudative discoid and lichenoid dermatitis	渗出性盘状苔藓样皮炎	滲出性盤狀苔蘚樣皮膚炎
L28.006		exudative neurodermatitis	渗出性神经性皮炎	滲出性神經性皮膚炎
L30.901		eyebrow eczama	眉湿疹	眉濕疹
H01.103		eyelid eczema	睑湿疹	

主码	附码	英文病名	中文病名	繁体病名
A51.210		eyelid syphilitic chancre	眼睑梅毒性下疳	眼瞼梅毒下疳
L98.817		eye - nose - oral cavity wet syndrome	眼鼻口腔潮湿综合征	
B74.301		eyeworm disease of African	非洲眼丝虫病	非洲眼絲蟲病
L25.815		fabric fibre dermatitis	织物纤维性皮炎	織物纖維性皮膚炎
E75.205		Fabry's disease	法布里病	Fabry 氏病
L71.002		FACE	非洲 - 加勒比海儿童面部疹	非洲加勒比海黑人兒童顏面發疹
L71.002		facial Afro - Carillean childhood eruption	非洲 - 加勒比海儿童面部疹	非洲加勒比海黑人兒童顏面發疹
L02.003		facial carbuncle	面部痈	顏面部癰
Q87.112		facial dysplasia - short stature - penoscrotal anomalies syndrome	面发育不良 - 短身材 - 阴茎阴囊畸形综合征	
Q82.8		facial ectodermal dysplasia	面部外胚层发育不良	顏面外胚層發育異常
D72.106		facial edema and eosinophilia	面部水肿伴嗜酸细胞增多症	面部水腫併嗜伊紅球增多症
A46.x10		facial erysipelas	面部丹毒	面部丹毒
L02.002		facial furunculosis	面部疖病	顏面部癤病
G51.801		facial hemiatrophy	面部偏侧萎缩	面部單側(半面)萎縮
Q75.105		facial median fissure syndrome	面部正中裂综合征	
Q87.504		facial nerve - vertebrae syndrome	面神经椎骨综合征	
L25.806		facial recurrent dermatitis	颜面复发性皮炎;颜面部复发性皮炎	顏面再發性皮膚炎
Q87.112		facial - digital - genital syndrome	颜面 - 指 - 生殖器综合征	顏面 - 指 - 生殖器徵候群
Q87.036		facialoauriculovertebral syndrome	面耳脊椎综合征	面耳脊椎徵候群
L25.141		facing paper agents contact dermatitis	敷面纸剂接触性皮炎	敷面紙劑接觸性皮膚炎
L98.102		factitial dermatitis	人为皮炎	人為皮膚炎
L50.301		factitial urticaria	人为性荨麻疹	人為性蕁麻疹
K13.027		factitious cheilitis	人为唇炎	人為唇炎
L98.102		factitious dermatitis	人为皮炎	人為皮膚炎
L98.105		factitious lymphoedema	人为淋巴水肿	人為淋巴水腫
M79.811		factitious panniculitis	人为脂膜炎	人為脂層炎
M79.811		factitious panniculitis syndromes	人为脂膜炎综合征群	人為脂層炎徵候群
L98.106		factitious purpura	人为紫癜	人為紫斑
L98.106		factitious purpura syndrome	人为紫癜综合征	人為紫斑徵候群
L98.120		factitious skin disease	人为皮肤病	人為皮膚病
L50.301		factitious urticaria	人为性荨麻疹	人為性蕁麻疹
Q77.801		Fairbank's syndrome	费尔班克综合征	
L87.836		false knuckle pads	伪指节垫	假指節墊
R76.201		false - positive serological test for syphilis	梅毒血清学试验假阳性	梅毒血清學試驗假陽性
Q07.804		familial acro - osteolysis	家族性肢端骨质溶解病	
Q87.502		familial adenomatous polyposis	家族性腺瘤息肉病	家族性腺瘤息肉病
E78.608		familial alphalipoprotein deficiency	家族性 α 脂蛋白缺乏病	
E85.102		familial amyloid polyneuropathy affecting skin amyloidosis	家族性多神经皮肤淀粉样变病;家族性多神经皮肤淀粉样变性	家族性多神經病變皮膚澱粉樣變性症
L53.811		familial annular erythema	家族性环状红斑	家族性環狀紅斑
E78.104		familial apo - CⅡ deficiency	家族性载脂蛋白 CⅡ缺乏症	家族性載脂蛋白 CⅡ缺乏症
D48.514		familial atypical multiple mole - melanoma syndrome	家族性非典型性多发痣 - 黑素瘤综合征	家族性非典型性多發痣 - 黑素瘤徵候群
Q79.601		familial benign hypermobility syndrome	家族性良性过度可动性综合征	家族性良性過度可動性徵候群
Q82.8 -		familial benign pemphigus	家族性良性天疱疮	家族性良性天疱瘡
D36.116		familial chromaffinomatosis	家族性嗜铬细胞瘤	家族性嗜鉻細胞瘤
L50.204		familial cold urticaria	家族性寒冷性荨麻疹	家族性寒冷性蕁麻疹
E78.207		familial combined hypercholesterolemia	家族性混合性高胆固醇血症	家族性混合性高膽固醇血症
E78.504		familial combined hyperlipidemia	家族性复合高脂血症	
Q80.820		familial continual skin peeling	家族性连续性脱皮症	家族性連續性脫皮
Q80.820		familial continuous skin peeling	家族性持续性脱皮	
L87.803		familial cutaneous collagenoma	家族性皮肤胶原瘤	家族性皮膚膠原瘤
C43.910		familial cutaneous melanoma	家族性皮肤黑素瘤	家族性皮膚黑色素瘤
D23. -		familial cylindromatosis	家族性圆柱瘤病	家族性圓柱瘤病
Q79.602		familial derma - chondral - corneal dystrophy	家族性皮肤软骨角膜营养不良	家族性皮膚軟骨角膜失養症
G90.103		familial dysautonomia	家族性自主障碍病	

主码	附码	英文病名	中文病名	繁体病名
E78.206		familial dysbetalipoproteinemia	家族异常β脂蛋白血症	家族性異常貝他脂蛋白血症
Q82.510		familial dyskeratotic comedones	家族性角化不良性粉刺	家族性角化不良性粉刺
L90.823		familial focalized facial dermal dysplasia	家族性局限性面部皮肤发育不良	家族性局限性臉部皮膚真皮層發育異常
D76.102		familial hemophagocytic lymphohistocytosis	家族性噬血细胞性淋巴组织细胞增生症	家族性噬血細胞性淋巴組織細胞增生症
D76.102		familial hemophagocytic reticulosis	家族性噬红细胞性网状细胞增多症	
D84.120		familial Hiberian fever	家族性爱尔兰热	
C96.103		familial histiocytic dermatoarthritis	家族性组织细胞性皮肤关节炎	家族性組織細胞性皮膚關節炎
E78.304		familial hypercholesterolemia	家族性高胆固醇血症	
E78.304		familial hypercholesterolemic xanthomatosis	家族性高胆固醇血症性黄瘤病	家族性高膽固醇血症性黃瘤病
E78.303		familial hyperchylomicronemia	家族性高乳糜微粒血症	家族性高乳糜微粒血症
Q82.839		familial hyperkeratosis palmalis et plantaris	家族性掌跖角化过度症	家族性掌蹠角化過度症
E78.206		familial hyperlipidemia type III	家族性高脂血症 III 型	
E78.402		familial hypertriglyceridaemia	家族性高甘油三酸酯血症	家族性高三酸甘油酯血症
L43.814		familial lichen planus	家族性扁平苔藓	家族性扁平苔癬
M35.701		familial ligamentous laxity	家族性韧带松弛	
E75.207		familial lipogranulomatosis	家族性脂肪肉芽肿病	家族性脂肪肉芽腫病
E78.303		familial lipoprotein lipase deficiency	家族性脂蛋白酶缺乏症	家族性脂蛋白脂解酵素缺乏症
E34.807		familial mandibulo – acral dysplasia	家族性下颌 – 肢端发育不全	家族性下頜与肢端發育不全
E85.001		familial Mediterranean fever	家族性地中海热	家族性地中海型發熱病
Q87.502		familial multiple polyposis of colon bone and soft tissue tumours syndrome	家族性多发性结肠息肉 – 骨及软组织肿瘤综合征	家族性多發性結腸息肉 – 骨及軟組織腫瘤徵候群
D23.901	M81000/0	familial multiple trichoepithelioma	家族性多发性毛发上皮瘤	家族性多發性毛髮上皮瘤
D23. –	M91600/0	familial myxovascular fibromas	家族性黏液血管纤维瘤	家族性黏液血管纖維瘤
D61.001		familial pancytopenia	家族性全血细胞减少	家族性全血細胞減少
D61.001		familial panmyelophthisis	家族性全骨髓再生障碍	家族性全骨髓再生障礙
E85.001		familial paroxysmal polyserositis	家族性阵发性多浆膜炎	
E88.110		familial partial lipodystrophy	家族性部分脂肪营养不良	家族性部分脂肪失養
E88.110		familial partial lipodystrophy with decreased subcutaneous fat of face and neck	家族性部分脂肪萎缩伴面颈皮下脂肪减少	家族性部分脂肪失養伴面頸皮下脂肪減少
Q82.822		familial periorbital hyperpigmentation	家族性眶周过度色素沉着	家族性眶周色素過度沈著症
L81.705		familial pigmented purpuric eruption	家族性色素性紫癜性疹	家族性色素性紫斑樣疹
Q85.801		familial polyposis coli	家族性结肠息肉病	家族性結腸息肉病
E80.101		familial porphyria cutanea tarda	家族性迟发性皮肤卟啉病	家族性遲發性皮膚紫質病
E85.201		familial primary cutaneous amyloidosis	家族性原发性皮肤淀粉样变性	
L81.428		familial progressive hyperpigmentation	家族性进行性过度色素沉着	家族性進行性過度色素沈著
D81.201		familial reticuloendotheliosis with eosinophlia	家族性网状内皮组织增生伴嗜酸细胞增生症	家族性網狀內皮增生症併嗜伊紅球增多
C44. –		familial rosacea – like eruption with intraepithelial – epithelioma	家族性酒渣鼻样疹伴表皮内上皮瘤	家族性酒渣樣疹伴表皮內上皮瘤
D76.325		familial sea – blue histiocytosis	家族性海蓝色组织细胞增生症	家族性海藍色組織細胞增生症
D76.325		familial sky – blue histiocytosis	家族性天蓝色组织细胞增生症	家族性天藍色組織細胞增生症
K13.213		familial white folded mucosal gingivostomatitis	家族性白色皱褶性黏膜齿龈口腔炎	家族性白色皺褶性黏膜齒齦口腔炎
K13.213		familial white folded mucosal dysplasia	家族性白色皱褶性发育不良	家族性白色皺褶性發育不良
Q84.108		familial woolly hair	家族性羊毛状发	家族性羊毛狀髮
G56.002		familial wrist tunnel syndrome	家族性腕管综合征	家族性腕道徵候群
Q82.8		family focal facial dermal dysplasia	家族灶性面部皮肤发育不良	
D48.512		FAMMM syndrome	FAMMM 综合征	FAMMM 徵候群
D61.001		Fanconi's pancytopenia syndrome	范科尼全血细胞减少综合征	Fanconi 氏全血球減少徵候群
D61.001		Fanconi's syndrome	范科尼综合征	Fanconi 氏徵候群
E75.207		Farber lipogranulomatosis	法伯脂肪肉芽肿	Faber 氏脂肪肉芽腫
E75.207		Farber's syndrome	法伯综合征	
E75.207		Farber – Uzman syndrome	法伯 – 尤门综合征	氏徵候群
A24.001		farcy	马皮疽	皮膚疽;馬皮疽
L57.811		farmer's skin	农民皮肤	農夫皮膚
M62.807		fascial hernias of legs	腿筋膜疝	腿筋膜疝氣

主码	附码	英文病名	中文病名	繁体病名
M72.501		fasciitis	筋膜炎	筋膜炎
I74.809		fat embolism petechiae	脂肪栓塞瘀点	脂肪栓塞瘀點
M79.802		fat necrosis	脂肪坏死	脂肪壞死
D71.x01		fatal granulomatous disease of childhood	儿童致死性肉芽肿病	兒童致死性肉芽腫病
E78.303		fat – induced lipoproteinemia	脂肪性高脂血症	脂肪引起之高脂蛋白血症
E65.x01		fat – pad	脂肪垫	脂肪墊
L68.202		Faun – Tail nevus	方－泰尔痣	
L57.810		Favre – Racouchot syndrome	法韦尔－拉库科特综合征	Favre – Racouchot 氏徵候群
I78.812		Favre's syndrome	法韦尔综合征	Favre 氏徵候群
B35.901		favus	黄癣	黃癬
B35.901		favus in South African blacks	南非黑人黄癣	南非黑人黃癬
E25.003		Febre – Fibiger syndrome	费布雷－菲比格综合征	
M06.101		febris periodica hyperallergica	高敏性周期热	高敏性週期熱
K60.403		fecal fistula	粪瘘	
R52.101		Feer's syndrome	菲尔综合征	Feer 氏徵候群
D18.004		Fegeler's syndrome	费盖勒综合征	Fegeler 氏徵候群
P83.200		Feidlmayer's syndrome	费德勒马耶综合征	Feidlmayer 氏徵候群
L98.120		feigned eruption	伪装性皮疹	偽裝性皮疹
M02.301		Feissinger – Leroy – Reioy syndrome	费斯格－莱罗伊－赖伊综合征	Feissinger – Leroy – Reioy 氏徵候群
M05.001		Felty's syndrome	费尔蒂综合征	Felty 氏徵候群
L64.802		female androgenetic alopecia	女性雄激素性脱发;女性遗传性脱发	女性雄性激素禿髮
A54.002		female chronic gonorrhea	女性慢性淋病	女性慢性淋病
L25.806		female facial recurrent dermatitis	女性颜面再发性皮炎	
N82.504		female genital tract – skin fistulae	女性生殖道皮肤瘘	女性生殖道皮膚瘻管
A54.201*		female gonococcal pelvic inflammatory disease	女性淋球菌性盆腔炎性疾病	女性淋球菌性骨盆腔炎
A60.002	N77.001*	female herpesviral infection of genital tract	女性阴道疱疹病毒感染	女性陰道疱疹病毒感染
L64.801		female pattern male androgenetic alopecia	女性型男性遗传性脱发	女性型男性雄性基因禿
L68.804		female polytrichia	女性多毛症	女性多毛症
L85.804		Ferguson Smith multiple self healing keratoacanthoma	弗格森 史密斯多发自愈性角化棘皮瘤	Ferguson – Smith 多發自癒性角化棘皮瘤
L85.804		Ferguson – Smith syndrome	弗格森－史密斯综合征	Ferguson – Smith 氏徵候群
Q86.003		fetal alcohol syndrome	胎儿酒精综合征	胎兒酒精徵候群
P35.001		fetal rubella syndrome	胎儿风疹综合征	
L75.001		fetid sweat	臭汗症	臭汗症
Q82.504		Feuerstein – Mims syndrome	费尔斯坦－米姆斯综合征	
B00.902		fever blisters	水疱热	
Q87.833		Fèvre – Languepin syndrome	费弗－兰古平综合征	Fevre – Languepin 氏徵候群
Q87.004		FG syndrome	FG 综合征	FG 徵候群
E25.003		Fibiger – Debre – Vron Gierke syndrome	菲比格－德布雷－沃龙·吉尔克综合征	Fibiger – Debre – Vron Gierke 氏徵候群
D65.x03		fibrinolysis	纤维蛋白松解症	纖維蛋白分解症
M35.802	M79.008	fibroblastic rheumatism	成纤维细胞性风湿病	纖維母細胞性風濕病
K86.823		fibrocystic disease	纤维囊性病	纖維囊性病
E75.207		fibrocytic dysmucopolysaccharidosis	纤维细胞黏多糖障碍病	纖維細胞黏多糖障礙病
C44. –		fibroepithelial basal cell carcinoma	纤维上皮型基底细胞癌	纖維上皮性基底細胞癌
L91.801		fibroepithelial polyp	纤维上皮性息肉	纖維上皮性息肉
C44. –		fibroepithelioma	纤维上皮瘤	纖維上皮瘤
C44. –	M80930/3	fibroepithelioma of Pinkus	平库斯纤维上皮瘤	Pinkus 纖維上皮細胞瘤
D23. –		fibrofolliculoma	纤维毛囊瘤	纖維毛囊瘤
D23. –	M81010/0	fibrofolliculoma, trichodiscoma, acrocordon triad	毛囊瘤、毛盘状瘤、软垂瘤三联征	
D23. –	M83910/0	fibrofolliculoma/trichodiscoma	纤维毛囊瘤/毛盘瘤	
D17. –	M88510/0	fibrolipoma	纤维脂肪瘤	纖維脂肪瘤
D23. –	M88100/0	fibroma	纤维瘤	纖維瘤
L91.801		fibroma molle	软纤维瘤	軟纖維瘤
M72.801		fibroma of tendon sheath	腱鞘纤维瘤	腱膜纖維瘤
L91.801		fibroma pendulum	悬垂纤维瘤	懸垂纖維瘤
D23. –		fibroma simplex	单纯性纤维瘤	單純性纖維瘤

主码	附码	英文病名	中文病名	繁体病名
M72.905		fibromatosis	纤维瘤病	纖維瘤病
D23.403		fibromatosis colli	颈部纤维瘤病	頸部纖維瘤病
Q87.822		fibromatosis gingival hypertrichosis syndrome	纤维瘤病－齿龈多毛综合征	纖維瘤病－牙齦多毛徵候群
D17.－	M88520/0	fibromyxolipoma	纤维黏液脂肪瘤	纖維黏液脂肪瘤
C49.－	M88100/3	fibrosarcoma	纤维肉瘤	纖維肉瘤
M35.501		fibrosclerosis multiple	多发性纤维硬化症	多發性纖維硬化症
N48.601		fibrous cavernositis of penis	阴茎纤维性海绵体炎	陰莖纖維性海綿體炎
Q85.915		fibrous hamartoma of infancy	婴儿纤维性错构瘤	嬰儿纖維性错构瘤
D23.－		fibrous histiocytoma	纤维性组织细胞瘤	纖維性組織細胞瘤
D22.304	M87240/0	fibrous papule of nose	鼻部纤维性丘疹	鼻部纖維性丘疹
C49.－	M88300/3	fibroxanthosarcoma	纤维黄色肉瘤	
L25.813		fiddler's neck	小提琴手之颈	小提琴手之頸
C44.－	M80920/3	field fire epithelioma	瘢痕性基底细胞上皮瘤	
E72.101		Field's syndrome	菲尔德综合征	
Q87.821		fifth digit syndrome	第五指综合征	
B08.301		fifth disease	第五病	第五病
B74.904		filarial elephantiasis	丝虫性象皮病	絲蟲性象皮病
B74.901		filariasis	丝虫病	絲蟲病
B74.101		filariasis due to Brugia Malayi	马来(布鲁格)丝虫病	馬來(布魯格)絲蟲病
B74.001		filariasis due to Wuchereria bancrofti	班氏吴策丝虫病	班氏吳策絲蟲病
B74.101		filariasis Malayi	马来丝虫病	
L85.827		filiform keratoderma	丝状角化病	絲狀角皮症
B07.x06		filiform warts	丝状疣	絲狀疣
I73.814		finger apoplexy	手指卒中	
L60.001		fingernail ingrowing	指嵌甲	指嵌甲症
L30.902		fingertip eczema	指尖湿疹	指尖濕疹
P83.200		Finkelstein's disease	芬克利斯坦病	
T30.101		first degree burn	Ⅰ°烧伤	一度燒傷
T30.501		first degree corrosion	Ⅰ°腐蚀伤	一度腐蝕傷
E88.805		fish odour syndrome	鱼臭综合征	魚臭徵候群
A31.102		fish tank granuloma	鱼缸肉芽肿	魚缸肉芽腫
D69.303		Fisher－Evans syndrome	费希尔－埃文斯综合征	Fisher－Evans 氏徵候群
Q82.857		Fisher－Volavsek syndrome	费希尔－沃拉夫塞克综合征	Fisher－Volavsek 氏徵候群
L90.608		fishtail lines	鱼尾纹	魚尾紋
K14.501		fissured tongue	裂缝舌	
K14.501		fissured tongue	裂纹舌	龜裂舌
T69.802		fissures	皲裂	皸裂
L98.808		fistula	瘘	瘻管
Q18.102		fistula of pinna duris	耳郭瘘	耳廓瘻管
A54.812†	K67.101*	Fitz－Hugh－Curtis syndrome	菲茨休－柯蒂斯综合征	Fitz－Hugh－Curtis 氏徵候群
L27.101		fixed drug eruption	固定性药疹	固定藥物疹
B42.102		fixed type cutaneous sporotrichosis	固定型皮肤孢子丝菌病	固定型皮膚孢子絲菌病
T14.028		flea bite	跳蚤叮咬	蚤叮咬
L25.830		flea－collar dermatitis	灭蚤－颈圈皮炎	灭蚤－頸圈皮膚炎
Q82.867		Flegel's disease	费莱格尔病	Flegel 氏病
L20.812		flexural atopic dermatitis	屈侧特应性皮炎	屈側異位性皮膚炎
B37.203		flexural candidiasis	屈侧念珠菌病	屈側念珠菌病
L20.812		flexural eczema	屈侧湿疹	
L40.809		flexural psoriasis	屈侧银屑病	屈側乾癬
D24.x02		floid papollomatosis	红色乳头瘤病	
D24.x03		florid papillomatosis of nipple ducts	乳头导管菜花样乳头瘤病	
R23.201		flushing	脸红	臉紅
G50.803		flushing and pilonotion syndrome	面部潮红及直毛综合征	面部潮紅及直毛徵候群
T61.102		flushing syndrome due to mahimahi (scombroid fish) poisoning	鲭鱼类中毒所致的潮红综合征	
Q87.818		Flynn－Aird syndrome	弗赖恩－埃尔德综合征	Flynn－Aird 氏徵候群
L85.825		focal acral hyperkeratosis	局灶性肢端角化过度病	局部肢端角化過度症
L98.501		focal cutaneous mucinosis	局灶性皮肤黏蛋白病	

主码	附码	英文病名	中文病名	繁体病名
Q82.881		focal facial dermal dysplasia	局灶性面部皮肤发育不良	局部顏面真皮發育不良
L85.817		focal keratoderma with oral leukokeratosis	局灶性角皮症伴口腔白色角化病	局部角皮症併口腔白色角化症
L10.301		fogo selvagen	流行性落叶性天疱疮	流行性落葉性天疱瘡
E53.802		folate deficiency	叶酸缺乏症	葉酸缺乏症
D17.911		folded skin with lipomatous nevus	具有脂肪瘤性痣皱褶皮肤	
D17.911		folded skin with scarring	皱褶皮肤伴瘢痕	伴疤痕之皺褶皮膚
K14.303		foliate papillitis	叶状乳头炎	葉狀乳突炎
E53.802		folic acid deficiency	叶酸缺乏症	葉酸缺乏症
L82.x11		follicular	孤立性毛囊角化病	
L20.811		follicular atopic dermatitis	毛囊性特应性皮炎	毛囊性異位性皮膚炎
L90.831		follicular atrophoderma	毛囊性皮肤萎缩	毛囊性皮膚萎縮
L85.105		follicular atrophoderma and basal cell carcinoma	毛囊性皮肤萎缩与基底细胞癌	毛囊萎縮性真皮與基底細胞癌
L85.105		follicular atrophoderma and basalioma	毛囊性皮肤萎缩与基底细胞瘤	毛囊性皮膚萎縮與基底細胞瘤
L65.814		follicular degenration syndrome	毛囊变性综合征	毛囊變性徵候群
D23.-	M91010/0	follicular epithelioma	毛囊性上皮瘤	
D23.-		follicular hamartoma	毛囊性错构瘤	毛囊性錯構瘤
Q80.806		follicular ichthyosis	毛囊性鱼鳞病	
L01.007		follicular impetigo	毛囊性脓疱疮	毛囊性膿痂疹
L72.001		follicular infundibular cyst	毛囊漏斗部囊肿	毛囊漏斗部囊腫
L72.002	M90841/0	follicular infundibular - sebaceous dust cyst	毛囊漏斗部-皮脂腺导管囊肿	
L72.122		follicular infundibulum tumour	毛囊漏斗肿瘤	毛囊漏斗腫瘤
L43.821		follicular lichen planus	毛囊性扁平苔藓	毛囊性扁平苔癬
C82.902	M96900/3	follicular lymphoma	滤泡性淋巴瘤	皮膚濾泡性淋巴瘤
L65.201		follicular mucinosis	毛囊性黏蛋白病	毛囊黏液素病
C84.010		follicular mucinosis type cutaneous T - cell lymphoma	毛囊黏蛋白沉积症型皮肤T细胞淋巴瘤	毛囊黏液素病皮膚T細胞淋巴瘤
C84.010		follicular mucinosis type mycosis fungoides	毛囊蛋白沉积症型蕈样霉菌病	毛囊黏液素病型蕈狀肉芽腫
C84.010		follicular mucinosis(T - cell lymphoma)	毛囊蛋白沉积症(T细胞淋巴瘤)	
L66.301		follicular occlusion triad	毛囊闭锁三联征	毛囊閉鎖三疊症
A51.306		follicular syphilid	毛囊性梅毒疹	毛囊性梅毒疹
L82.x11		follicularis dyskeratoma	毛囊角化不良瘤	毛囊角化不良瘤
L73.901		folliculitis	毛囊炎	毛囊炎
L66.201		folliculitis decalvans	毛囊炎性脱发	毛囊炎性脫髮
L73.002		folliculitis keloidalis nuchae	项部瘢痕疙瘩性毛囊炎	項部蟹足腫性毛囊炎
L66.202		folliculitis nares perforans	鼻部穿孔性毛囊炎	
L73.002		folliculitis nuchae sclerofisans	枕骨下硬结性毛囊炎	枕骨下硬結性毛囊炎
L66.401		folliculitis ulerythematosa reticulata	网状红瘢性毛囊炎	網狀紅斑毛囊炎
D23.901		folliculosebaceous cystic hamartoma	毛囊皮脂腺囊性错构瘤	毛囊皮脂腺囊狀錯構瘤
E70.101		Fölling's disease	福林病	Fölling氏病
R76.201		folse - positive Wassermann reaction	瓦塞尔曼试验假阳性	
Q87.208		Fong's syndrome	方氏综合征	方氏徵候群
T78.101		food allergy	食物过敏反应	食物過敏
B08.802		foot and mouth disease	足口病;口蹄病	口蹄病
L98.418		foot deformity sensory disturbance syndrome	足畸形感觉障碍综合征	足畸形感覺障礙徵候群
R61.005		foot hyperhidrosis	足多汗症	足多汗症
L08.918		foot infection of skin	足皮肤感染	足部皮膚感染
D22.702		foot nevus	足底痣	
L75.002		foot odour	足臭	
A52.114		foot perforating syphilitic ulcer	足穿通性梅毒性溃疡	足穿孔性梅毒性潰瘍
B35.301		foot ringworm	足癣	脚癬
L97.x02		foot ulcer	足溃疡	足潰瘍
Q82.8		forceps marks - unusual face	产钳痕迹-异常面容	產箝痕跡-異常面容
D29.402	M91410/0	Fordyce angiokeratoma	福代斯血管角化瘤	Fordyce氏陰囊血管角化瘤
L72.804		Fordyce spots	福代斯斑点	福代斯斑點
L72.804		Fordyce's disease	异位皮脂腺病	福代斯氏病
L72.804		Fordyce's disease(mouth)	福代斯病(口腔)	福代斯氏病(口腔)
L92.301		foreign body granuloma	异物肉芽肿	
L92.303		foreign body reaction	异物反应	異物反應

主码	附码	英文病名	中文病名	繁体病名
L25.302		formaldehyde resins dermatitis	甲醛树脂皮炎	甲醛樹脂皮膚炎
R20.203		formication of skin	皮肤蚁走感	皮膚蟻走感
A28.102		Foshay – Mollaret syndrome	福谢伊 – 莫伦雷特综合征	Foshay – Mollaret 氏徵候群
N49.801†		Fournier's gangrene	富尼埃坏疽	Fournier 氏壞疽
N49.801†		Fournier's penis or gangrene of scrotum	富尼埃阴茎或阴囊坏疽	Fournier 氏陰莖或陰囊壞疽
B34.104		fourth disease	第四病	第四病
A55.x01		fourth venereal disease	第四性病	第四性病
L75.202		Fox – Fordyce disease	福克斯 – 福代斯病;福 – 福二氏病	福斯佛代斯氏病;腋窩陰部頂漿腺炎
T69.001		foxhole foot	散兵坑足	散兵坑足
L67.826		fragile hair	脆发	脆髮
Q99.202		fragile X chromosome	脆弱 X 染色体	脆弱 X 染色體
Q99.202		fragile X syndrome	脆弱 X 综合征	
A66.901		frambesia tropica	热带雾疮	
Q85.815		Franceschetti – Jadassohn syndrome	弗朗西斯凯蒂 – 杰达索恩综合征	Franceschetti – Jadassohn 氏徵候群
Q82.304		Franceschetti – Jadassohn syndrome with incontinentia pigmenti	弗朗西斯凯蒂 – 杰达索恩综合征伴色素失调症	Franceschetti – Jadassohn 氏徵候群伴色素失調症
Q75.401		Franceschetti's syndrome	弗朗西斯凯蒂综合征	Franceschetti 氏徵候群
Q87.842		Franceschetti – Their syndrome	弗朗西斯切蒂 – 泰综合征	Franceschetti – Their 氏徵候群
Q75.401		Franceschetti – Zwahlen – Klein syndrome	弗朗西斯凯蒂 – 茨瓦伦 – 克莱因综合征	Franceschetti – wahlen – Klein 氏徵候群
A21.901		Francis disease	弗郎西斯病	Francis 氏病
Q79.602		Francois syndrome	弗朗克斯综合征	Francoi 氏徵候群
Q79.602		Francois's II syndrome	弗朗斯瓦 II 综合征	Francois 氏徵候群
L81.201		freckles	雀斑	雀斑
Q87.507		Freeman – Sheldon syndrome	弗里曼 – 谢尔登综合征	Freeman – Sheldon 氏徵候群
R61.006		Freg's syndrome	弗雷格综合征	
Q87.834		Freire – Maia syndrome	弗莱尔 – 梅亚综合征	Freire – Maia 氏徵候群
A55.x01		Frei's disease	弗莱病	Frei 氏徵候群
G50.803		Frey's syndrome	弗莱综合征	Frey 氏徵候群
L81.416		friction melanosis	摩擦黑变病	摩擦黑變症
T14.014		frictional blisters	摩擦性水疱	摩擦性水疱
L87.832		frictional cutaneous amyloidosis	摩擦性皮肤淀粉样变性	
L25.823		frictional dermatitis	摩擦性皮炎	摩擦性皮膚炎
K13.503		frictional keratosis of oral mucosa	摩擦性口腔黏膜角化病	摩擦性口腔黏膜角化症
L85.822		frictional lichenoid eruption	摩擦性苔藓样疹	摩擦性苔癬樣疹
L25.825		frictional sweat dermatitis	摩擦性出汗皮炎	摩擦性出汗皮膚炎
Q84.621		Fried's tooth and nail syndrome	弗里德牙及甲综合征	Fried 氏牙及甲徵候群
D17.903		frontalis – associated lipoma	额相关脂肪瘤	額相關脂肪瘤
L94.102		frontoparietal morphoea	额顶骨硬斑病	額骨與頂骨的硬皮病
L90.603		frontotransverse wrinkles	额横纹	額橫紋
L90.605		frontvertical wrinkles	额纵纹	
T35.701		frostbite	冻伤	凍傷
W93.901		frostbite of liquid nitrogen	液氮冻伤	液態氮凍傷
T63.303		fspider bite(poisonous)	蜘蛛咬伤(有毒)	
L51.105		Fuch's syndrome	富奇综合征	Fuch 氏徵候群
H18.001		Fuchs's syndrome	富克斯综合征	
E77.102		fucosidosis	岩藻糖苷贮积症	岩藻醣血症
N49.801†		fulminating genital gangrene	暴发性生殖器坏疽	
A39.401		fulminating meningococcemia	暴发型脑膜炎球菌血症	猛暴性腦膜炎球菌血症
L82.x12		functional familial sebaceous hyperplasia of face	功能性家族性面部皮脂腺增生症	功能性家族性面部皮脂腺增生症
A41.804		fungal septicaemia	真菌性败血症	黴菌敗血症
B49.x34		fungus infection of skin	皮肤真菌感染	皮膚黴菌感染
–	Y41.801	furazolidone drug reactions	呋喃唑酮药物反应	furazolidone 藥物反應
K14.501		furrowed tongue	沟纹舌	溝紋舌
L02.903		furuncle	疖	癤
L02.205		furuncle of body	躯干疖	軀幹部癤
L02.301		furuncle of buttock	臀部疖	臀部癤
H00.008		furuncle of eyelid	眼睑疖	眼瞼癤

主码	附码	英文病名	中文病名	繁体病名
L02.411		furuncle of foot	足部疖	足部癤
L02.405		furuncle of hand	手部疖	手部癤
L02.802		furuncle of head	头部疖	頭部癤
L02.408		furuncle of leg	腿部疖	腿部癤
L02.101		furuncle of neck	颈部疖	頸部癤
J34.001		furuncle of nose	鼻疖	鼻部癤
L02.403		furuncle of upper limb	上肢疖	上肢癤
L02.901		furunculosis	疖病	癤病
H60.007		furunculosis of external auditory canal	外耳道疖病	外耳道癤病
B48.805		fusaridiosis	镰刀菌病	鐮刀黴菌病;新月黴菌病
B48.805		fusariomycosis	镰刀菌病	鐮刀黴菌病;新月黴菌病
B48.805		fusariosis	镰孢霉病	
R23.804		Futcher's lines	富特彻尔线	Futcher 氏線
Q99.802		G deletion syndrome type Ⅱ	染色体 G 缺失综合征Ⅱ型	染色體 G 缺失徵候群Ⅱ型
B88.012		gamasid dermatitis	革螨皮炎	蚖蜱皮膚炎
L53.304		Gammel erythema gyratum repens	甘默尔匐行性回状红斑	Gammel 匐行性回狀紅斑
M67.401		ganglion	腱鞘囊肿	腱鞘囊腫
M67.401		ganglion cyst	腱鞘囊肿	腱鞘囊腫
B02.204†		ganglion geniculatum syndorme	膝状神经节综合征	膝狀神經節徵候群
B02.204†		ganglion geniculatum syndorme	膝状神经节综合征	膝狀神經節徵候群
M67.401		ganglion of the distal interphalangeal joint	指端指/趾关节腱鞘囊肿	指端指(趾)關節腱鞘囊腫
D36.-	M94900/0	ganglioneuroma	神经节瘤	神經節細胞神經瘤
A66.501		gangosa	毁形性鼻咽炎	毀形性鼻咽炎
R02.x07		gangrene of skin	皮肤坏疽	皮膚壞疽
I80.102		gangrene of venous origin	静脉源性坏疽	
N48.106		gangrenous balanitis	坏疽性龟头炎	壞疽性龜頭炎
L03.902		gangrenous cellulitis	坏疽性蜂窝织炎	壞疽性蜂窩組織炎
M31.205		gangrenous granuloma	坏疽性肉芽肿	壞疽性肉芽腫
B02.907		gangrenous herpes zoster	坏疽性带状疱疹	壞疽型帶狀疱疹
I89.107		gangrenous lymphangitis	坏疽性淋巴管炎	壞疽性淋巴管炎
L88.x01		gangrenous pyoderma	坏疽性脓皮病	壞疽性膿皮症
A69.001		gangrenous stomatitis	坏疽性口炎	壞疽性口炎
Q87.813		GAPO syndrome	GAPO 综合征	GAPO 徵候群
D69.211		Gardner - Diamond syndrome	加德纳 戴蒙德综合征	Cardner - Diamond 氏徵候群
N76.003		Gardnerella vaginitis	革兰菌性阴道炎	革蘭菌性陰道炎
Q87.502		Gardner's syndrome	加德纳综合征	Gardner 氏徵候群
E76.001		gargoylism	脂质软骨营养不良	脂質軟骨營養不良
A69.201		Garin - Bujadoux - Bannwarth syndrome	加林-布杰道克思-斑沃思综合征	Garin - Bujadoux - Bannwarth 氏徵候群
Q87.809		Garland - Moorhause syndrome	加兰-穆尔豪斯综合征	Garland - Moorhause 氏徵候群
D22.-		garment nevus	外衣痣	外衣痣
E70.323		Garrad's albinism syndrome	嘎拉德白化病综合征	Garrad 氏白化病徵候群
M72.101		Garrod's pads	嘎拉垫	Garrod 氏墊
E70.206		Garrod's syndrome	嘎拉综合征	Garrod 氏徵候群
A48.001		gas gangrene	气性坏疽	氣性壞疽
A52.101		gastric crisis	胃危象	胃危象
B46.201		gastrointestinal mucormycosis	胃肠毛霉病	胃腸毛黴菌病
Q85.821		gastrointestinal polyposis, hyperpigmentation, nail dystrophy, generalized alopecia	胃肠道息肉、色素过度沉着、甲营养不良、广泛性秃发	胃腸道息肉、色素過度沈著、甲失養、廣泛性禿髮
D82.201		Gatti - Lux syndrome	加蒂-勒克斯综合征	Gatti - Lux 氏徵候群
E75.201		Gaucher's disease	戈谢病	Gaucher 氏病
A63.801		gay bowel syndrome	同性恋肠道综合征	同性戀腸道徵候群
C44.-	M80900/3	GCC	基底细胞癌	基底細胞癌
Q81.003		Gedde - Dehl syndrome	格迪-达尔综合征	
L98.821		Gelfarb Hymen syndrome	盖尔法布-海门综合征	Gelfarb - Hymen 氏徵候群
E70.310		generalized albinism	泛发性白化病	廣泛性白化病
E72.901		generalized aminoaciduria	泛发性氨基酸尿症	廣泛性氨基酸尿症

主码	附码	英文病名	中文病名	繁体病名
Q81.805		generalized atrophic benign epidermolysis bullosa	泛发性萎缩性良性大疱性表皮松解症	廣泛性萎縮性良性水疱性表皮鬆解症
B40.701		generalized blastomycosis	泛发性芽生菌病	
L94.217		generalized calcinosis	泛发性钙化症	
B38.701		generalized coccidioidomycosis	泛发性球孢子菌病	
Q84.201		generalized congenital hypertrichosis	泛发性先天性多毛症	
L30.809		generalized craquelé eczéma	泛发性裂纹状湿疹	廣泛性裂紋狀濕疹
L90.830		generalized cutaneous atrophy	泛发性皮肤萎缩	廣泛性皮膚萎縮
L90.813		generalized cutaneous atrophy due to topical glucocorticoid	局部糖皮质激素性泛发性皮肤萎缩	局部醣皮質類固醇所誘發之廣泛性皮膚萎縮
L12.002		generalized cutaneous pemphigoid	泛发性皮肤型类天疱疮	廣泛性皮肤型类天疱疮
L90.827		generalized dermatochalasis	泛发性皮肤松弛症	廣泛性皮膚鬆垂
L27.065		generalized drug eruption	泛发性药疹	廣泛性药疹
L90.827		generalized elastolysisprimary elastolysis	泛发性弹性纤维分解症	
D76.326		generalized eruptive histiocytoma	泛发性发疹性组织细胞瘤	廣泛性發疹性組織細胞瘤
L85.812		generalized eruptive keratoacanthoma	泛发性发疹性角化棘皮瘤	廣泛性發疹性角化棘皮瘤
L53.804		generalized erythema	泛发性红斑	廣泛性紅斑
I78.811		generalized essential telangiectasia	泛发性特发性毛细血管扩张	廣泛性本態性微血管擴張
D48.515	81020/0	generalized follicular hamartoma	泛发性毛囊错构瘤	廣泛性毛囊錯構瘤
Q85.821		generalized gastrointestinal polyposis	泛发性胃肠息肉	廣泛性胃腸息肉
L92.003		generalized granuloma annulare	泛发性环状肉芽肿	廣泛性環狀肉芽瘤
B39.301		generalized histoplasmosis capsulati	泛发性组织胞浆菌病	
R61.109		generalized hyperhidrosis	泛发性多汗症	廣泛性多汗症
Q81.861		generalized junctional epidermolysis bullosa – non – Herlitz	泛发性非赫利茨交界型大疱性表皮松解症	廣泛性非 Herlit 氏交界型水疱性表皮鬆解症
L81.438		generalized lentiginosis	泛发性黑子病;泛发性雀斑痣病	廣泛性小痣病
L43.820		generalized lichen planus	泛发性扁平苔藓	廣泛性扁平苔癬
D18.106	M91700/0	generalized lymphangioma	全身性淋巴管瘤	
Q82.209	M97400/1	generalized mastocytosis	泛发性肥大细胞增多症	廣泛性肥大細胞增多症
Q82.203	M97400/1	generalized mastocytosis of adult type	成人型泛发性肥大细胞增多症	成人型廣泛性肥大細胞增生症
Q82.204	M97400/1	generalized mastocytosis of childhood type	儿童型泛发性肥大细胞增多症	儿童型廣泛性肥大細胞增生症
L81.410		generalized melanosis	泛发性黑变病	廣泛性黑變症
L94.006		generalized morphea	泛发性硬斑病	廣泛性硬皮病
E03.807		generalized myxedema	泛发性黏液性水肿	廣泛性黏液性水腫
L81.437		generalized nevoid pigmentation	泛发性痣样色素沉着	廣泛性痣樣色素沈著症
C85.704		generalized pagetoid reticulosis	泛发性佩吉特样网状细胞增生症	廣泛性柏哲德样网狀細胞增生症
L40.012		generalized pustular psoriasis	泛发性脓疱型银屑病	廣泛性膿疱性乾癬
L40.102		generalized pustular psoriasis of pregnancy	妊娠期泛发性脓疱型银屑病	妊娠期廣泛性膿疱型幹癬
L12.807		generalized scarring pemphigoid	泛发性瘢痕性类天疱疮	廣泛性疤痕性類天疱瘡
M34.901		generalized scleroderma	泛发性硬皮病	
Q82.505		generalized sequential verrucous nevus	泛发性列序状疣状痣	廣泛性列序型疣狀母斑
L27.065		generalized skin eruption due to drugs and medicaments	药物及药剂性泛发性皮疹	
B42.701		generalized sporotrichosis	泛发性孢子丝菌病	
A53.905		generalized syphilis	泛发性梅毒	廣泛性梅毒
I78.813		generalized telangiectasis – cataract syndrome	泛发性毛细血管扩张 – 白内障综合征	
B07.x08		generalized verrucosis	泛发性疣病	
Q96.902		genital dwarfism	生殖器侏儒	生殖器侏儒症
A69.002		genital fusospirochetosis	生殖器梭菌螺旋体病	生殖器梭菌螺旋體病
A60.003		genital herpes	生殖器疱疹	生殖器疱疹
A60.003		genital herpes simplex	生殖器单纯疱疹	
D21. –	M88900/0	genital leiomyoma	生殖器平滑肌瘤	生殖器平滑肌瘤
L29.802		genital pruritus	生殖器瘙痒症	生殖器搔癢症
A63.001		genital warts	生殖器疣	生殖器疣
B87.801		genitourinary myiasis	生殖泌尿道蝇蛆病	生殖泌尿道蠅蛆病
–	Y40.502	gentamicin drug reactions	庆大霉素药物反应	gentamicin 藥物反應
K14.101		geographic tongue	地图舌	地圖舌
K14.101		geographical tongue	地图舌	地圖舌

主码	附码	英文病名	中文病名	繁体病名
B48.302		geotrichosis	地霉病;地丝菌病	地黴病
I73.819		Gerhardt's disease	加哈德特病	Gerhardt 氏病
B05.901		German measles	德国麻疹	德國麻疹
Q96.902		germinal aplasia	性腺发育不全	性腺發育異常
Q82.833		gerodermia osteodysplastica hereditaria	遗传性骨结构不良性老年状皮肤	
L44.401		Gianotti – Crosti syndrome	贾诺提 – 克罗斯蒂综合征	Gianotti – Crosti 氏徵候群
L44.401		Gianotti's syndrome	贾诺提综合征	
C43.901	M87610/3	giant congenital nevi melanoma	巨大先天性痣性黑色瘤	
D18. –	M91610/1	giant cell angioblastoma	巨细胞血管母细胞瘤	巨大細胞血管母細胞瘤
D23. –	M91600/0	giant cell angiofibroma	巨细胞血管纤维瘤	巨大細胞血管纖維瘤
M31.601		giant cell arteritis	巨细胞性动脉炎	巨大細胞性動脈炎
L87.804		giant cell collagenoma	巨细胞胶原瘤	巨大細胞膠原纖維瘤
K06.801		giant cell epulis	巨细胞性牙龈瘤	巨大細胞性齦瘤
D76.317	M88340/1	giant cell fibroblastoma	巨细胞纤维母细胞瘤	巨大細胞纖維母細胞瘤
D21. –	M90400/0	giant cell synovioma	巨细胞滑膜瘤	巨大細胞滑膜瘤
D76.317	M88340/1	giant cell tumour of soft tissue	软组织巨细胞瘤	
D21.904		giant cell tumour of tendon sheath	腱鞘巨细胞瘤	腱鞘巨大細胞瘤
A63.002		giant condyloma	巨大湿疣	巨大濕疣
A63.002		giant condyloma acuminatum	巨大尖锐湿疣	巨大尖圭濕疣
D23. –	M80200/0	giant hair matix tumour	巨大毛母质瘤	巨大毛母質瘤
D22. –		giant hairy nevus	巨大毛痣	巨大毛痣
D22. –		giant hairy ' bathng – trunk '	泳裤样巨型毛痣	泳褲樣巨型毛痣
Q85.811		giant hemangioma thrombocytopenia syndrome	巨血管瘤血小板减少综合征	巨血管瘤血小板減少徵候群
D22. –	M87610/0	giant nevus	巨大痣	
D22. –	M87610/0	giant pigmented nevus	巨大色素痣	巨型色素性母斑
D69.103		giant platelet	巨大血小板	
D23. –	M81000/0	giant solitary trichoepithelioma	巨大孤立性毛发上皮瘤	巨大孤立性毛髮上皮瘤
T78.301		giant urticaria	巨大荨麻疹	巨大蕁麻疹
K06.801		giant – cell granuloma	巨细胞肉芽肿	巨細胞肉芽腫
E78.808		giant – cell histiocytoma	巨细胞组织细胞瘤	巨細胞組織細胞瘤
L42.x01		Gibert's disease	吉伯特病	
Q87.804		Giedion's syndrome	吉戴恩综合征	Giedion 氏徵候群
B40.901		Gilchrist's disease	吉尔克里斯特病	Gilchrist 氏病
B36.807		Cilovannin's disease	吉洛万尼病	Gilovannin 氏病
L10.003		gingival pemphigus vulgaris	牙龈寻常型天疱疮	牙齦尋常性天疱瘡
L27.048		ginseng abused syndrome	人参滥用综合征	人参濫用徵候群
Q82.851		Giroux – Barbeau syndrome	吉鲁 – 巴博综合征	
D81.901		Gitlin's syndrome	吉特林综合征	Gitlin 氏徵候群
L90.605		glabellar frown lines	眉间纹	眉間紋
A24.001		glanders	鼻疽	鼻疽
B27.901		glandular fever	腺热	
D69.104		Glanzmann Naegeli syndrome	格兰兹曼·尼格利综合征	Glanzmann Naegeli 徵候群
L87.812		glass fiber dermatitis	玻璃纤维皮炎	玻璃纖維皮膚炎
D18. –	M87110/0	glomangioma	血管球瘤	脈絡球血管瘤
A52.703†	N08.003*	glomerular disease in syphilis	梅毒性肾小球病	梅毒性腎小球(腎絲球)病
D18. –		glomeruloid hemangioma	球样血管瘤	球樣血管瘤
D18. –	M87110/0	glomus tumor	血管球瘤	脈絡球血管瘤
D18. –	M87110/0	glomuvenous malformations	球静脉异形	
K14.601		glossalgia	舌痛	舌痛
K14.006		glossitis	舌炎	舌炎
K14.101		glossitis areata exfoliativa	局限性剥脱性舌炎	
K14.101		glossitis areata exfoliativa marginalis	剥脱性斑状舌炎	局限邊緣性剝脫性舌炎
K14.101		glossitis exfoliativa marginalis	边缘性剥脱性舌炎	邊緣性剝脫性舌炎
E52.x04		glossitis pellagra	糙皮病舌炎	糙皮病舌炎
K14.601		glossodynia	舌痛;舌灼痛	舌痛
K14.601		glossopyrosis	舌热症	舌熱症
L25.816		glove dermatitis	手套皮炎	手套皮膚炎
C25.403	M81520/3	glucagonoma syndrome	胰高血糖素瘤综合征	胰高醣素瘤徵候群

主码	附码	英文病名	中文病名	繁体病名
L25.131	Y42.003	glucocorticoid drugs contact dermatitis	糖皮质激素类药接触性皮炎	醣皮質激素類藥接觸性皮炎
L27.073	Y42.001	glucocorticoid – dependent dermatitis	糖皮质激素依赖性皮炎	醣皮質激素依賴性皮炎
L70.814		glucocorticoid – induced acne	糖皮质激素性痤疮	醣皮質類固醇引起之痤瘡
D69.214		glucocorticoid – induced purpura	糖皮质激素性紫癜	醣皮質類固醇性紫斑
L71.805		glucocorticoid – induced rosacea	糖皮质激素性酒渣鼻	醣皮質類固醇誘發之酒渣
B35.804		glucocorticoid – modified ringworm	糖皮质激素变形癣	醣皮質類固醇變形癬
E75.201		glucosylcerebrosidosis	脑苷脂病	
K90.002		gluten sensitive enteropathy	麸胶敏感性肠病	麩膠敏感性腸病
E74.002		glycogen storage disease	糖原贮积病	肝醣貯積病
E74.007		glycogen storage disease type Ⅰa	糖原贮积病Ⅰa型	醣原質病Ⅰa型
E74.008		glycogen storage disease type Ⅰb	糖原贮积病Ⅰb型	醣原質病Ⅰb型
E74.002		glycogenosis	糖原贮积病	肝醣貯積病
E74.009		glycogenosis type Ⅱ	糖原贮积病Ⅱ型	醣原質病Ⅱ型
E74.006		glycogenosis type I	糖原贮积病I型	醣原質病I型
E74.010		glycogenosis type VI	糖原贮积病VI型	醣原質病VI型
E77.803		glycopeptiduria due to deficient lysosomal α – *N* – acetyl – galactosaminidase activity	α – N – 乙酰氨基半乳糖苷酶活性溶酶体缺乏性糖缩氨酸尿	
T14.022		gnate bite	蚋叮咬	蚋叮咬
B83.101		gnathostomiasis	腭口线虫病	頜口蟲病
Q87.036		Goldenhar's syndrome	戈尔登哈尔综合征	Goldenhar 氏徵候群
I78.001		Goldstein's disease	戈尔迪蒂病	Goldstein 氏病
Q84.821		Goltz – Gorlin syndrome	灶性真皮发育不全	Goltz – Gorlin 氏徵候群
Q84.821		Goltz's syndrome	戈尔茨综合征	Golt 氏徵候群
Q84.124		Gomez – Lopez – Hernańdez syndrome	戈梅兹 – 洛佩兹 – 赫南德兹综合征	Gomez – Lopez – Hernańdez 氏徵候群
Q96.902		gonadal dysgenesis	性功能发育延迟	性腺發育不良
A54.601		gonococcal anorectitis	淋菌性肛门直肠炎	
A54.401†	M01.301*	gonococcal arthritis	淋球菌性关节炎	淋球菌性關節炎
A54.206		gonococcal balanitis	淋球菌性龟头炎	淋球菌性龜頭炎
A54.102		gonococcal bartholinitis	淋球菌性前庭大腺炎	淋球菌性前庭大腺炎
A54.101		gonococcal Bartholin's gland abscess	淋球菌性前庭大腺脓肿	淋球菌性前庭大腺（巴多林氏腺）膿瘍
A54.404†	M73.001*	gonococcal bursitis	淋球菌性黏液囊炎	淋球菌性黏液囊炎
A54.010		gonococcal cervicitis	淋球菌性宫颈炎	淋菌性子宮頸炎
A54.302†	H13.101*	gonococcal conjunctivitis	淋球菌性结膜炎	淋球菌性結膜炎
A54.012		gonococcal cystitis	淋球菌性膀胱炎	淋球菌性膀胱炎
A54.810		gonococcal dermatitis	淋球菌性皮炎	淋球菌性皮膚炎
A54.810		gonococcal dermatitis syndrome	淋球菌性皮炎综合征	
A54.805†	G07.X01*	gonococcal encephalopyosis	淋球菌性脑脓肿	淋球菌性腦膿瘍
A54.801†	I39.801*	gonococcal endocarditis	淋球菌性心内膜炎	淋球菌性心內膜炎
A54.207†	N51.106*	gonococcal epididymitis	淋球菌性附睾炎	淋球菌性附睪丸炎
A54.601		gonococcal infection of anus	肛门淋球菌感染	肛門淋球菌感染
A54.304		gonococcal infection of eye	淋球菌性眼感染	淋球菌性眼感染
A54.001		gonococcal infection of lower genitourinary tract	淋球菌性下生殖器尿道感染	淋球菌性下生殖泌尿道感染
A54.602		gonococcal infection of rectum	直肠淋球菌感染	直腸淋球菌感染
A54.305†	H22.001*	gonococcal iridocyclitis	淋球菌性虹膜睫状体炎	淋球菌性虹膜睫狀體炎
A54.004		gonococcal lymphangitis of penis	阴茎淋球菌性淋巴管炎	陰莖淋球菌性淋巴管炎
A54.804†	G01.X01*	gonococcal meningitis	淋球菌性脑膜炎	淋球菌性腦膜炎
A54.807†	I41.001*	gonococcal myocarditis	淋球菌性心肌炎	淋球菌性心肌炎
A54.209†	N51.107*	gonococcal orchitis	淋球菌性睾丸炎	淋球菌性睪丸炎
A54.405†	M90.201*	gonococcal osteomyelitis	淋球菌性骨髓炎	淋球菌性骨髓炎
A54.201*	N74.301*	gonococcal pelvic inflammatory disease	淋球菌性盆腔炎性疾病	淋球菌性骨盆腔炎
A54.806†	I32.001*	gonococcal pericarditis	淋球菌性心包炎	淋球菌性心包炎
A54.803†	K67.101*	gonococcal peritonitis	淋球菌性腹膜炎	淋球菌性腹膜炎
A54.812†		gonococcal peritonitis with hepaticapsular fibrosis and adhesions	淋菌性腹膜炎伴肝包膜纤维化及粘连	淋菌性腹膜炎伴肝包膜纖維化及粘連
A54.502		gonococcal pharyngitis	淋菌性咽炎	淋球菌性咽喉炎
A54.802†	J17.001*	gonococcal pneumonia	淋球菌性肺炎	淋球菌性肺炎
A54.203†	N51.001*	gonococcal prostatitis	淋球菌性前列腺炎	淋球菌性前列腺炎

主码	附码	英文病名	中文病名	繁体病名
A54.811		gonococcal septicaemia	淋球菌性败血病	
A54.811		gonococcal septicaemia affecting skin	淋球菌性败血症累及皮肤	淋球菌性敗血症累及皮膚
A54.402†	M68.002*	gonococcal synovitis	淋球菌性滑膜炎	淋球菌性滑膜炎
A54.406†	M68.001*	gonococcal tenosynovitis	淋球菌性腱鞘炎	淋球菌性腱鞘炎
A54.011		gonococcal urethritis	淋球菌性尿道炎	淋菌性尿道炎
A54.003		gonococcal urethritis with mycoplasmal	淋菌性尿道炎合并支原体感染	
A54.005		gonococcal vaginitis	淋球菌性阴道炎	淋球菌性陰道炎
A54.005		gonococcal vulvovaginitis	淋球菌性女阴阴道炎	淋球菌性女陰陰道炎
A54.901		gonorrhea	淋病	淋病
A54.809		gonorrheal lymphadenitis	淋病性淋巴结炎	淋病性淋巴結炎
Q87.016		Goodman's syndrome	古德曼综合征	Goodman 氏徵候群
M31.002		Goodpasture's syndrome	古德帕斯图雷综合征	Goodpasture 氏徵候群
E53.903†	G63.402*	Gopalan's syndrome	高普兰综合征	
Q78.807		Gorham's syndrome	戈勒姆综合征	Gorham 氏徵候群
Q82.871		Gorlin – Goltz syndrome	戈林 – 戈尔茨综合征	Gorlin – Golt 氏徵候群
Q82.871		Gorlin's syndrome	戈林综合征	Gorlin 氏徵候群
–	Y42.401	gossypol drug reactions	棉酚药物反应	棉酚藥物反應
L94.401		Gottron's papules	戈特龙丘疹	Gottron 氏丘疹
Q82.8		Gottron's syndrome	戈特龙综合征	Gottron 氏徵候群
L81.706		Gougerot and Blum disease	古热罗 – 布鲁姆病	
D69.001		Gougerot Ruiter disease	高杰特·鲁伊特病	Gougerot Ruiter 氏病
L83.x14		Gougerot – Carteaud disease	古热罗 – 卡尔托病	Gougerot – Carteaud 氏病
M35.001		Gougerot – Houwer – Sjögren syndrome	高杰沃特 – 豪尔 – 舍格伦综合征	Gougerot – Houwer – Sjögren 氏徵候群
M10.901		gout	痛风	痛風
M79.814		gouty panniculitis	痛风性脂膜炎	痛風性脂層炎
M10.001		gouty tophus	痛风石	痛風石
T86.001		graft – versus – host disease	移植物抗宿主病	移植物抗宿主病
L66.102		Graham – Little syndrome	格拉哈姆 – 利特尔综合征	Graham – Little 氏徵候群
L66.102		Graham – Little – Piccardi – Lassueur syndrome	格拉哈姆 – 利特尔 – 皮卡迪 – 拉休尤综合征	Graham – Little – Piccardi – Lassueur 氏徵候群
B88.015†		grain itch	谷痒症	穀癢症
L08.820		Gram – negative folliculitis	革兰阴性菌毛囊炎	革蘭氏陰性菌毛囊炎
L08.817		Gram – negative infection of toe web	革兰阴性菌趾蹼感染	革蘭氏陰性菌趾縫感染
E88.201		Gram's syndrome	革兰综合征	Gram 氏徵候群
D17.910		granular cell lipoma	颗粒细胞脂肪瘤	顆粒細胞脂肪瘤
D36.117		granular cell myoblastoma	颗粒细胞性成肌细胞瘤	顆粒細胞性成肌細胞瘤
D36.117		granular cell nerve sheath tumour	颗粒细胞神经鞘肿瘤	顆粒細胞神經鞘腫瘤
D36.117		granular cell schwannoma	颗粒细胞神经鞘瘤	顆粒細胞神經鞘瘤
D36.117	M95800/0	granular cell tumour	颗粒细胞瘤	
C92.105		granulocytic sarcoma	粒细胞肉瘤	粒細胞肉瘤
L92.901		granuloma	肉芽肿	肉芽腫
L57.501		granuloma actinic	光化性肉芽肿	日光性肉芽腫
L92.001		granuloma annulare	环状肉芽肿	環狀肉芽瘤
L92.202		granuloma faciale eosinophilicum	面部嗜酸细胞性肉芽肿	
L92.202		granuloma faciei	面部肉芽肿	顏面肉芽瘤
K13.406		granuloma fissuratum	裂口肉芽肿	裂口肉芽腫
C84.502	M97000/3	granuloma fungoides	蕈样肉芽肿	
L92.828		granuloma gluteale infantum	婴儿臀部肉芽肿	嬰兒臀部肉芽瘤
A58.x01		granuloma inguinale	腹股沟肉芽肿	腹股溝肉芽腫
L92.829		granuloma multiforme	多形性肉芽肿	多形性肉芽腫
C46.001	M91400/3	granuloma multiplex haemorrhagicum	多发性出血性肉芽肿	
L92.902		granuloma of skin	皮肤肉芽肿	皮膚肉芽腫
L98.001		granuloma pyogenicum	化脓性肉芽肿	化膿性肉芽腫
L97.x01		granuloma telangiectaticum	毛细血管扩张性肉芽肿	毛細血管擴張性肉芽腫
L92.103		granulomatosis disciformis chronica et progressiva	进行性慢性盘状肉芽肿病	進行性慢性盤狀肉芽腫病
M31.601		granulomatous arteritis	肉芽肿性动脉炎	肉芽腫性動脈炎
M79.831		granulomatous calcinosis	肉芽肿性钙质沉着症	

主码	附码	英文病名	中文病名	繁体病名
B37.211		granulomatous candidiasis	肉芽肿性念珠菌病	肉芽腫性念珠菌病
K13.019		granulomatous cheilitis	肉芽肿性唇炎	肉芽腫性唇炎
L27.070		granulomatous drug reactions	肉芽肿性药物反应	肉芽腫性藥物反應
L71.001		granulomatous perioral dermatitis	肉芽肿性口周皮炎	肉芽腫性口周皮炎
L71.001		granulomatous perioral dermatitis in children	儿童口周肉芽肿性皮炎	兒童口周肉芽腫性皮炎
L81.704		granulomatous pigmented purpuric dermatosis	肉芽肿性色素性紫癜性皮病	肉芽腫性色素性紫癜性皮膚病
L71.809		granulomatous rosacea	肉芽肿性酒渣鼻	肉芽腫性酒渣
C84.011		granulomatous slack skin	肉芽肿性皮肤松弛症	肉芽腫性鬆皮膚弛狀
B86.x02		granulomes post – scabies	疥疮后肉芽肿	疥瘡後肉芽腫
L74.803		granulosis rubra nasi	鼻红粒病	鼻紅粒病
L56.204		grass dermatitis;meadow dermatitis	草地皮炎	草地皮膚炎
Q81.101		gravis variant of junctional epidermolysis bullosa – Herlitz	赫利茨交界型重症变异大疱性表皮松解症	Herlitz 氏交界型重症變異大疱性表皮鬆解症
I83.104		gravitational eczema	重力性湿疹	
I83.003		gravitational leg ulcer	重力性小腿溃疡	重力性小腿潰瘍
I87.203		gravitational purpura	重力性紫癜	重力性紫斑
I83.003		gravitational ulcer	重力性溃疡	重力性潰瘍
L60.840		gray nail	灰甲	灰甲
P93.x01		Gray's syndrome	格雷综合征	Gray 氏徵候群
L25.203		grease paint dermatitis	油彩皮炎	油彩皮膚炎
L60.825		great toenail dystrophy in childhood	儿童期踇趾甲营养不良	兒童期踇趾甲營養不良
E61.020		green hair induced by copper	铜所致绿发	銅誘發綠發
A98.301		green monkey disease	绿猴病	
L60.805		green nail	绿甲	綠甲
L60.805		green nail syndrome	绿甲综合征	綠甲徵候群
L60.805		green striped nail	绿色条纹甲	綠色條紋甲
P35.001		Gregg syndrome	格雷格综合征	Gregg 徵候群
Q87.038		Greig cephalopoly syndactyly syndrome	格雷格头多及并指畸形综合征	Greig 頭多併指畸形徵候群
Q82.8		Greither's disease	格赖特尔病	
Q82.8		Greither – type ectodermal dysplasia	格赖特尔型外胚层发育不良	Greither 氏外胚層發育異常
B76.902		Griesinger's disease	格里辛格病	
L43.815		Grinspan's syndrome	格林斯潘综合征	Grinspan 氏徵候群
D84.802		Griscelli's syndrome type Ⅰ	格雷塞尔综合征Ⅰ型	Griscelli 氏徵候群Ⅰ型
D84.803		Griscelli's syndrome type Ⅱ	格雷塞尔综合征Ⅱ型	Griscelli 氏徵候群Ⅱ型
B88.003		grocer's itch	食品店员痒病;稚货商痒病	雜貨商痒病
B35.601		groin ringworm	腹股沟癣	腹股溝癬
Q82.801		Grönblad – Strandberg syndrome	格伦布拉德 – 斯坦德伯格综合征	
E85.409†	L99.001*	Grosshan's syndrome	格罗斯汉综合征	Grosshan 氏徵候群
A49.103		group B streptococcal infection	B 组链球菌感染	B 組鏈球菌感染
A48.812		group JK *Corynebacterium* sepsis	JK 型棒状杆菌脓毒病	JK 型棒狀桿菌敗血病
L57.810		grouped periorbital comedones	群聚性眶周粉刺;成簇性眶周粉刺	群聚性眼眶週圍粉刺
L11.102		Grover's disease	格罗弗病	
L90.807		Growers's panatrophy syndrome	高尔斯全萎缩综合征	Growers 氏全身萎縮徵候群
Q87.813		growth retardation, alopecia, pseudoanodontia and optic atrophy	生长迟缓、脱发、假先天性无齿及视神经萎缩	生長遲、脫髮、假先天性無齒及視神經萎縮
L85.806		Grzybowski keratoacanthoma	古佐博斯基角化棘皮瘤	
C84.011		GSS	肉芽肿性皮肤松弛症	肉芽腫性鬆皮膚弛狀
B72.x01		Guinea's worm disease	几内亚虫病	Guinea 氏蟲
B64.x02		gulf coast itch	海湾痒	
E03.804		Gull's syndrome	格尔综合征	
A52.702†	L99.801*	gumma	树胶样肿	梅毒腫
R61.013		gustatory hyperhidrosis	味觉性多汗症	味覺性多汗症
R61.008		gustatory lacrimation	味觉性流泪	味覺性流淚
L25.821		gut eczema	切割湿疹	
L94.007		guttate morphea	滴状硬斑病	滴狀硬斑病
L41.101		guttate parapsoriasis	滴状副银屑病	雨滴狀類乾癬
T86.001		GVHD	移植物抗宿主病	移植物抗宿主病
N62.x05		gynaecomastia	男子女性型乳房;男性乳房肿大	男子女乳症

主码	附码	英文病名	中文病名	繁体病名
L41.001		Habermann's disease	哈伯曼病	Habermann 氏病
C44. –		Haber's syndrome	哈伯综合征	Haber 氏徵候群
R25.803		habitual tic deformity	习惯性抽搐畸形	習慣性抽搐畸形
B88.005		haemoiaelaps casalis dermatitis	茅舍血厉螨皮炎	茅舍血厲蟎皮膚炎
A49.202		*Haemophilus influenzae* cellulitis	流感嗜血杆菌性蜂窝织炎	流感嗜血桿菌性蜂窩組織炎
N76.003		Haemophilus vaginitis	嗜血杆菌性阴道炎	嗜血桿菌性阴道炎
Q82.8 –		Hailey – Hailey disease	黑利 – 黑利病	Hailey – Hailey 氏病
Q82.8 –		Haim – Munk syndrome	海默 – 芒克综合征	Haim – Munk 徵候群
L67.809		hair cast	毛发管型;管形发	管狀毛髮
L67.901		hair changes	毛发改变	毛髮改變
L67.101		hair colour change	发色变异	毛髮顏色改變
L65.805		hair damage induced by cosmetics	化妆品毛发损害	化妝品引起毛髮損傷
L67.827		hair dystrophy	毛发营养不良	毛髮營養不良
Q84.220		hair follicle nevus	毛囊痣	毛囊母斑
L92.903		hair granuloma	毛发肉芽肿	毛髮肉芽腫
L65.904		hair loss	脱毛(发)	掉髮
Q84.124		hair loss of scalp	顶部脱发	
L67.827		hair malnutrition	毛发营养不良	毛髮營養不良
F63.301		hair pulling	拔毛癖	拔毛髮癖
L65.903		hair shaft damage – exogeneous	外源性毛发损害	外源性毛髮損害
L67.821		hair shaft disorder	毛干损伤	毛幹損傷
L92.310		hair sinuses of feet	足藏毛窦	足藏毛竇
L25.130		hair treatment drugs contact dermatitis	治疗毛发药接触性皮炎	治療毛髮藥接觸性皮膚炎
L67.804		hair – brain syndrome	发脑综合征	
L92.306		hair – thread tourniquet syndrome	毛细丝止血带综合征	毛細絲止血帶徵候群
Q84.205		hairy ears	毛耳	
Q84.209		hairy elbows	多毛肘	多毛之手肘
Q84.204		hairy penis	多毛阴茎	多毛陰莖
D28.001		hairy small labia	多毛状小阴唇	多毛狀小陰唇
K14.308		hairy tongue	毛舌	毛舌
C91.401	M99400/3	hairy – cell leukaemia(involving skin)	毛细胞白血病(累及皮肤)	毛細胞白血病(累及皮膚)
T63.604	X26.909	halecium dermatitis	海螅皮炎	水螅皮膚炎
L60.866		half – and – half nail	对半甲	對半甲
Q87.039		Hallermann Streiff syndrome	哈勒曼 – 斯特雷夫综合征	Hallermann – Streiff 徵候群
L40.201		Hallopeau's acrodermatitis	哈洛漂肢端皮炎	HT]氏肢端皮炎
Q81.206		Hallopeau – Siemens epidermolysis bullosa, dystrophic – recessive	哈洛漂 – 西门子隐性营养不良型大疱性表皮松解症	Hallopeau – Siemens 氏隱性失養性水疱性表皮鬆解症
D22. –		halo dermatitis	晕皮炎	
D22. –		halo eczema	晕湿疹	暈湿疹
D22. –	M87230/0	halo nevus	晕痣	光暈痣(母斑)
Q85.815		hamartoma moniliformis	念珠状错构瘤	念珠樣錯構瘤
Q85.914		hamartosis	错构瘤病	錯構瘤病
L30.901		hand eczema	手湿疹	手部濕疹
L08.906		hand infection of skin	手皮肤感染	手皮膚感染
B35.201		hand ringworm	手癣	手癬
L98.408		hand ulcer	手溃疡	手潰瘍
B07.x12		hand warts	手疣	手疣
B08.401		hand, foot and mouth disease	手足口病	手足口病
L98.421		hand – foot syndrome	手 – 足综合征	
B08.401		hand – foot – mouth disease	手足口病	手足口病
Q81.002		hands and feet epidermolysis bullosa	手足单纯型大疱性表皮松解症	
D76.011		Hand – Schüller syndrome	汉德 – 许拉综合征	Hand – Schüller 氏徵候群
D76.011		Hand – Schüller – Christian syndrome	汉德 – 许拉 – 克里斯琴综合征	Hand – Schüller – Christian 氏徵候群
B35.301		Hang Kong foot	香港脚	
L60.829		hang nail	甲缘逆剥;倒刺;甲刺	甲緣逆剝
Q87.113		Hanhart's dwarfism	汉哈特侏儒	
Q87.113		Hanhart's syndrome	汉哈特综合征	Hanhart 氏徵候群
E83.101		Hanot – Chauffard syndrome	汉沃特 – 肖法尔综合征	Hanot – Chauffard 氏徵候群

主码	附码	英文病名	中文病名	繁体病名
A30.901		Hansen's disease	汉森病	
L60.307		hapalonychia	软甲	軟爪甲
Q77.301		Happle's syndrome	希普尔综合征	Happle 氏徵候群
H30.801		Harada's disease	原田病	Harada 氏病
E78.304		Harbiz – Muellez syndrome	哈比茨 – 米尔茨综合征	Harbiz – Muellez 氏徵候群
A51.009		hard chancre	硬下疳	硬下疳
Q82.517		hard nevus	硬痣	硬痣
Q36.901		hare lip	兔唇	
D72.105		Harkavy's syndrome	哈卡维综合征	Harkavy 氏徵候群
Q82.836		harlequin colour change syndrome	多种颜色变化综合征	
Q80.401		harlequin fetus	斑色胎儿	斑色蛇狀胎兒
Q80.401		harlequin fetus congenital baby ichthyosis	先天性丑角胎儿鱼鳞病	先天性丑胎兒魚鱗癬
Q80.401		harlequin ichthyosis	丑角样鱼鳞病	斑色魚鱗癬
E72.004		Hartnup's disease	哈特纳普病	Hartnup 氏病
E72.004		Hart's disease	哈特病	Hart 氏徵候群
A25.101		Harverhill fever	哈佛希尔热	Harverhill 熱
B88.015†		harvest itch	收割期痒	收割期癢
D76.012		Hashimoto – Pritzker syndrome	哈希莫托 – 普里茨克综合征	
D76.012		Hashimoto – Pritzker type Langerhans cell histiocytosis	哈希莫托 – 普里茨克型朗格汉斯组织细胞增生症	Hashimoto – Pritzker 型蘭格罕氏組織細胞增生症
B37.213		Hauser – Rothman granuloma	霍尔斯 – 罗特曼肉芽肿	Hallser – Rothman 肉芽腫
L85.102		Haxthausen's disease	哈克斯索森病	Haxthausen 氏病
Q87.827		Hay – Wells syndrome	海 – 韦尔斯综合征	
Q28.807		HCCVM	角化过度性皮肤小静脉畸形伴脑毛细血管畸形	角化過度性皮膚小靜脈畸形伴腦毛細血管畸形
E72.004		H – disease	H 病	
L02.803		head abscess of skin	头部皮肤脓肿	頭部皮膚膿瘍
B85.001		head lice	头虱	
L08.901		head,face or neck infection of skin	头面颈部皮肤感染	頭面頸部皮膚感染
L25.819		hearing – aid dermatitis	助听器皮炎	助聽器皮膚炎
L74.003		heat rash	红色粟粒疹	
L50.201		heat urticaria	热性荨麻疹	熱性蕁麻疹
C44. –		heat – associated carcinoma	热相关癌	熱併發癌
L81.804		heavy metalic pigmentation	重金属色素沉着	
L40.102		Hebra's impetigo herpetiformis	哈伯疱疹样脓疱病	Hebra 氏疱疹樣膿疱病
L28.210		Hebra's prurigo	黑布拉痒疹	Hebra 氏癢疹
K13.602		Heck's disease	赫克病	
D86.806		Heerfordt's syndrome	眼色素层腮腺热	HT]氏徵候群
B88.803	L99.802*	heleidae dermatitis	蠓皮炎	蠅皮膚炎
L03.905	B96.804	helicobacter cellulitis	螺杆菌性蜂窝织炎	螺桿菌性蜂窩組織炎
L84.x01		heloma	鸡眼	雞眼
Q82.815		Helweg – Larsen syndrome	赫尔维格 – 拉森综合征	Helweg – Larsen 氏徵候群
Q82.815		Helweg – Larsen – Ludwigsen syndrome	赫尔维格 – 拉森 – 路德维格森综合征	Helweg – Larsen – Ludwigsen 氏徵候群
I78.002		hemangiectasia hypertrophicans syndrome	肥大性血管扩张综合征	肥大性血管擴張徵候群
Q85.814		hemangioblastoma of cerebella and retina	小脑 – 网膜血管母细胞瘤	小腦 – 網膜血管母細胞瘤
C49. –	M91300/1	hemangioendothelioma	血管内皮瘤	血管內皮瘤
D17. –	M88610/0	hemangiolipoma	血管脂肪瘤	血管性脂肪瘤
D18. –	M91200/0	hemangioma	血管瘤	血管瘤
D18.004		hemangioma of infancy	婴儿血管瘤	嬰兒血管瘤
D18.004		hemangioma simplex	单纯性血管瘤	單純性血管瘤
Q85.810		hemangioma syndrome	血管瘤综合征	
D18. –		hemangioma unilateralis neviforme	单侧痣样血管瘤	單側痣樣血管瘤
D69.505		hemangioma – associated purpura	血管瘤伴紫癜	血管瘤併紫斑
Q78.807		hemangiomas with osteolysis	血管瘤伴骨质溶解	
Q78.403		hemangiomata with dyschondroplasia	血管瘤伴软骨发育不良	血管瘤伴軟骨發育不良
D69.505		hemangiomatosis with thrombocytopenia	血管瘤病伴血小板减少	
C49. –	M91500/3	hemangiopericytic sarcoma	血管外皮细胞肉瘤	血管周皮細胞肉瘤

主码	附码	英文病名	中文病名	繁体病名
C49. -	M91500/0	hemangiopericytoma	血管外皮细胞瘤	血管周皮細胞瘤
L74.802		hematohidrosis	血汗症	血汗症
E75.502		hematopoietic disease	造血病	造血病
G51.801		hemiatrophia facialis	单侧面萎缩	半面(單側)萎縮
Q81.831		hemidesmosomal epidermolysis bullosa	半桥粒大疱性表皮松解症	半橋粒大疱性表皮鬆解症
L90.824		hemifacial microsomia	半侧面部肢体发育不良	半側面部肢體發育不良
Q82.870		hemiplegic - hypophrenia syndrome	偏瘫 - 智能缺陷综合征	偏癱 - 智能缺陷徵候群
E83.101		hemochromatosis	血色素沉积症;血色病	
L03.904		hemolytic streptococcal gangrene	溶血性链球菌性坏疽	溶血性鏈球菌性壞疽
M31.101		hemolytic thrombotic thrombocytopenia	溶血性血栓性血小板减少症	溶血性血栓性血小板減少症
L92.812		hemophagic cell granuloma associated with infection	感染伴嗜血细胞性肉芽肿	感染併噬血細胞性肉芽腫
D76.104		hemophagocytic lymphohistiocytosis	噬血细胞性淋巴组织细胞增生症	噬血細胞性淋巴組織細胞增生病
D76.201		hemophagocytic syndrome	噬血细胞性综合征;噬红细胞性综合征	噬血細胞性徵候群
D69.004		hemorrhagic capillary toxicosis	出血性毛细血管中毒病	出血性毛細血管中毒病
R60.003		hemorrhagic edema of lower extremities	下肢出血性水肿	下肢出血性水腫
B02.904		hemorrhagic herpes zoster	出血性带状疱疹	出血性帶狀疱疹
B01.801		hemorrhagic varicella	出血性水痘	出血性水痘
L81.441		hemosiderin hyperpigmentation	含铁血黄素性过度色素沉着	含鐵血紅素色素過度沈著
I78.808		hemosiderin pigmentation and erythrocyte extravasation	含铁黄素色素沉着和血管外红细胞渗出	含鐵血紅素色素沈著及血管外紅血球滲出
L81.441		hemosiderosis	含铁血红素沉积症	含鐵血紅素沉積症
M12.301		Hench - Rosenberg syndrome	汉克 - 罗森伯格综合征	Hench - Rosenberg 氏徵候群
D69.002		Henoch purpura	亨诺克型紫癜	Henoch 氏型紫斑
D69.004		Henoch - Schönlein purpura	亨诺克 - 舒恩莱因紫癜	Henoch - Schönlein 氏過敏性紫斑症
D69.005†		Henoch - Schönlein purpura nephritis	亨诺克 - 舒恩莱因紫癜性肾炎	Henoch - Schönlein 氏紫斑性腎炎
D69.105		heparin - induced thrombocytopenia and heparin necrosis	肝磷脂性血小板减少和肝磷脂坏死	肝燐脂誘發性血小板減少及肝磷脂壞死
A52.020†	I79.801*	hepatic artery syphilis	肝动脉梅毒	肝動脈梅毒
E80.205		hepatic porphyria	肝性卟啉病	肝性紫質病
L43.813		hepatitis - associated lichen planus	肝炎伴扁平苔藓	肝炎併發扁平苔癬
L98.813		hepato - cutaneous syndrome	肝 - 皮肤综合征	肝皮膚徵候群
E80.207		hepatoerythropoietic porphyria	肝性红细胞生成性卟啉病	肝性紅血球生成性紫質病
E83.001		hepatolenticular degeneration	肝豆状核变性	肝豆狀核之退化
L94.604		hereditarian mutilating keratosis	遗传性断肢性角化病	遺傳性斷肢性角化症
Q82.841		hereditary acanthosis nigricans	遗传性黑棘皮病	
Q82.875		hereditary acrokeratotic poikiloderma	遗传性肢端角化性皮肤异色病	遺傳性肢端角化多形皮膚異色症
E27.401		hereditary adrencortical unresponsiveness to ACTH syndrome	遗传性肾上腺皮质对 ACTH 无反应综合征	遺傳性腎上腺皮質對 ACTH 無反應徵候群
L20.901		hereditary allergic dermatitis	遗传过敏性皮炎	遺傳性過敏性皮膚炎
D84.118		hereditary angioedema	遗传性血管性水肿	遺傳性血管性水腫
D84.118		hereditary angioneurotic edema	遗传性血管神经性水肿	
Q18.102		hereditary auricular fistula	遗传性耳瘘	
Q82.842		hereditary benign intraepithelial dyskeratosis	遗传性良性上皮内角化不良病	遺傳性良性上皮內角化不良
D48.513		hereditary B - K mole syndrome	遗传性 B - K 痣综合征	遺傳性 B - K 痣徵候群
Q70.903		hereditary comptodactyly	遗传性并指/趾	
E80.203		hereditary coproporphyria	遗传性粪卟啉病	遺傳性糞紫質病
D84.110		hereditary familial urticaria syndrome	遗传性家族性荨麻疹综合征	遺傳性家族性蕁麻疹徵候群
Q84.115		hereditary general alopecia with cataract syndrome	遗传性全身秃伴白内障综合征	遺傳性全身禿併白內障徵候群
D84.118		hereditary giant urticaria	遗传性巨大荨麻疹	遺傳性巨大蕁麻疹
I78.001		hereditary hemorrhagic telangiectasia	遗传性出血性毛细血管扩张	遺傳性出血性毛細血管擴張症
D80.003		hereditary hypogammaglobulinemia	遗传性低丙种球蛋白血症	遗传性低丙種球蛋白血症
L29.806		hereditary localized pruritus	遗传性局限性瘙痒症	遺傳性限界性搔癢症
Q82.001		hereditary lymphedema	遗传性淋巴水肿	遺傳性淋巴水腫
Q82.854		hereditary mucoepithelial dysplasia	遗传性黏膜上皮发育不良	遺傳性黏膜上皮發育不良
Q87.809		hereditary oligophrenic cerebellolenticular degenration	遗传性智力发育不全性小脑豆状核变性	遺傳性智力發育不全性小腦豆狀核變性

主码	附码	英文病名	中文病名	繁体病名
Q87.208		hereditary osteoonychodysplasia	遗传性骨甲发育不良	遺傳性骨甲發育不良
Q82.861		hereditary painful callosities	遗传性疼痛性胼胝	
L53.812		hereditary palmar erythema syndrome	遗传性掌部红斑综合征	
Q82.8		hereditary palmoplantar keratoderma	遗传性掌跖角化病	遺傳性掌蹠角化病
Q82.850		hereditary papular translucent acrokeratoderma	遗传性半透明丘疹性肢端角化病	遺傳性丘疹性透明狀肢端角皮症
Q85.801		hereditary pigmentation polyposis disease	遗传性色素沉着消化道息肉病	遺傳性色素沈著消化道息肉病
Q87.502		hereditary polyposis and osteomatosis	遗传性息肉-骨瘤病	遺傳性息肉-骨瘤病
E80.208		hereditary porphyria tarda	遗传性迟发性卟啉病	遺傳性遲發性紫質病
Q84.218		hereditary premature graying hair	遗传性早年灰白发	遺傳性早年灰白髮
D76.312		hereditary progressive mucinous histiocytosis	遗传性进行性黏蛋白组织细胞增生症	遺傳性進行性黏液性組織球增生症
Q82.801		hereditary pseudoxanthoma elasticum	遗传性弹性假黄瘤	遺傳性彈力假黃瘤
Q82.819		hereditary sclerosing poikiloderma	遗传性硬化性皮肤异色病	遺傳性硬化性多形皮膚異色萎縮症
G90.101		hereditary sensory autonomic neuropathy type Ⅰ	遗传性自主感觉性神经病Ⅰ型	遺傳性感覺自主神經病變Ⅰ型
G90.102		hereditary sensory autonomic neuropathy type Ⅱ	遗传性自主感觉性神经病Ⅱ型	遺傳性感覺自主神經病變Ⅱ型
G90.103		hereditary sensory autonomic neuropathy type Ⅲ	遗传性自主感觉性神经病Ⅲ型	遺傳性感覺自主神經病變Ⅲ型
G90.104		hereditary sensory autonomic neuropathy type Ⅳ	遗传性自主感觉性神经病Ⅳ型	遺傳性感覺自主神經病變Ⅳ型
G90.105		hereditary sensory autonomic neuropathy type Ⅴ	遗传性自主感觉性神经病Ⅴ型	遺傳性感覺自主神經病變Ⅴ型
Q07.804		hereditary sensory neuropathies	遗传性感觉神经病	遺傳性感覺神經病變
Q82.302		hereditary symmetrical dyschromatosis	遗传性对称性色素异常症	遺傳性對稱性色素異常症
Q84.219		hereditary trichodysplasia	遗传性毛发发育不良	
D84.111		hereditary urticaria of larynx	遗传性喉荨麻疹	遺傳性喉蕁麻疹
Q84.221		hereditary variations of eyebrows	遗传性眉毛变异	遺傳性眉毛變異
Q84.107		hereditary woolly hair	遗传性羊毛状发	遺傳性羊毛狀髮
E85.201		heredofamilial systemic amyloidosis affecting skin	家族遗传性系统性皮肤淀粉样变病	家族遺傳性系統性皮膚澱粉樣變性症
G60.101		heredopathia atactica polyneuritiformis	多神经炎型共济失调遗传病	
A50.901		heredosyphilis	遗传梅毒	遺傳梅毒
E70.329		Hermansky - Pudlak oculocutaneous albinism	赫曼斯基-普德拉克眼皮肤白化病	
E70.329		Hermansky - Pudlak syndrome	赫曼斯基-普德拉克综合征	Hermansky - Pudlak 氏徵候群;表皮-眼白化症併出血傾向
B00.202		herpangina	疱疹性咽峡炎	疱疹性咽峽炎
B25.806		herpes B virus infection	疱疹B病毒感染	疱疹B型病毒感染
O99.708		herpes gestationis	妊娠疱疹	
B00.805		herpes gladiatorum	格斗者疱疹	格鬥者疱疹
B00.102		herpes labialis	唇疱疹	唇疱疹
B00.902		herpes simplex	单纯疱疹	單純疱疹
P35.201		herpes simplex congenital	先天性单纯疱疹	先天性單純疱疹
B00.103		herpes simplex facialis	面单纯疱疹	顏面單純疱疹
B00.204		herpes simplex gingivostomatitis	单纯疱疹性龈口炎	單純疱疹性齦口炎
B00.902		herpes simplex infection	单纯疱疹感染	單純疱疹感染
B00.506†	H19.101*	herpes simplex keratitis	单纯性疱疹性角膜炎	單純疱疹性角膜炎
B00.510†	H19.103*	herpes simplex keratoconjunctivitis	单纯疱疹性角膜结膜炎	單純疱疹性角膜結膜炎
B00.102		herpes simplex labialis	唇单纯疱疹	唇單純疱疹
A60.001†	N51.801*	herpes simplex of penis	阴茎单纯疱疹	陰莖單純疱疹
B00.502†	H58.801*	herpes simplex with eye complication	单纯性疱疹合并眼部并发症	單純疱疹伴眼部併發症
B02.901		herpes zoster	带状疱疹	帶狀疱疹
B02.701		herpes zoster generalisatus	泛发性带状疱疹	
B02.801†	H62.101*	herpes zoster oticus	耳带状疱疹	耳部帶狀疱疹
L51.802		herpes - associated erythema multiforme	疱疹伴多形红斑	
A60.101		herpesviral infection of rectum	直肠疱疹病毒感染	直腸疱疹病毒感染
B00.811†	L99.801*	herpesviral whitlow	疱疹病毒性瘭疽	疱疹病毒性指/趾端化膿
B00.503†	H13.101*	herpetic conjunctivitis	疱疹性结膜炎	疱疹性結膜炎
B00.402†	G05.101*	herpetic encephalitis	疱疹性脑炎	疱疹性腦炎
B00.204		herpetic gingivostomatitis	疱疹性龈口炎	單純疱疹性齦口炎
B00.506†	H19.101*	herpetic keratitis	疱疹性角膜炎	疱疹性角膜炎
B00.301†	G02.001*	herpetic meningitis	疱疹性脑膜炎	疱疹性腦膜炎

主码	附码	英文病名	中文病名	繁体病名
B00.504†	H19.102*	herpetic ophthalmia	疱疹性眼炎	疱疹性眼炎
B00.203		herpetic pharyngitis	疱疹性咽炎	疱疹性咽炎
A60.101		herpetic proctitis	疱疹性直肠炎	
B00.701		herpetic septicaemia	疱疹性败血症	疱疹性敗血症
K12.112		herpetic stomatitis	泡疹性口炎	
B00.806		herpetic sycosis	疱疹性须疮	疱疹性鬚瘡
A60.004	N77.000*	herpetic ulceration of vulva	女阴疱疹性溃疡	女陰疱疹性潰瘍
A60.002†	N77.001*	herpetic vulvovaginitis	疱疹性女阴阴道炎;疱疹性外阴阴道炎	疱疹性女外陰陰道炎
B00.811†	L99.801*	herpetic whitlow	疱疹性瘭疽	
K12.008		herpetiform aphthous stomatitis	疱疹样阿弗他口炎	疱疹樣口瘡性口炎
K12.008		herpetiform aphthous ulcers	疱疹样阿弗他性溃疡	疱疹樣阿弗他性潰瘍
L94.002		herpetiform morphea	疱疹样硬斑病	疱疹樣硬皮病
K12.005		herpetiform stomatitis	疱疹样口炎	疱疹樣口炎
L60.861		herringbone nail	"人"字形甲	"人"字形甲
E74.010		Hers's syndrome	赫斯综合征	
T78.202		Herxheimer reaction	治疗休克型反应	
T78.202		Herxheimer's reaction	赫克斯海默反应	Herhxeimer 氏反應
L67.101		heterochromia	异色	異色
L68.201		heterochronia	异时发生	
L68.804		heterogenia	性征异常	
L68.201		heterotopia	异位发生	
Q87.106		HHHOS	肌张力智力低下-性功能减退-肥胖综合征	肌張力智力低下-性功能減退-肥胖徵候群
D17.910	M88800/0	hibernoma	蛰伏脂肪瘤;棕色脂肪瘤;冬眠瘤	蟄伏脂肪瘤;棕色脂肪瘤
L73.807		hidradenitis	汗腺炎	汗腺炎
L73.201		hidradenitis suppurativa	化脓性汗腺炎	化膿性汗腺炎
D23.-	M84000/0	hidradenoma	汗腺腺瘤	汗腺腺瘤
D23.-	M84050/0	hidradenoma papilliferum	乳头状汗腺腺瘤	乳突狀汗腺腺瘤
D23.-	M84000/0	hidroacanthoma simplex	单纯性汗腺棘皮瘤	單純汗腺棘皮瘤
Q82.8		hidrotic ectodermal dysplasia	有汗性外胚层发育不良	有汗性外胚層發育異常
Z72.501		high-risk sexual behaviour	高危性行为	高危險性性行為
R61.160		Hines-Bannick syndrome	海因斯-本尼克综合征	
L60.862		hippocrafic nails	杵状甲	杵狀甲
Q68.102		Hippocratic finger	希波克拉底指	希波克拉底指
D29.002		hirsuties papillaris penis	绒毛乳头样阴茎	
D28.001		hirsuties papilliris vulvae	女阴乳头状多毛	女陰乳突狀多毛
L68.804		hirsutism	女性多毛症	女性多毛症
L68.004		hirsutism due to drug	药物性女性多毛症	藥物性女性多毛症
D28.001		hirsutoid papilloma of vulvae	女阴多毛状乳头瘤	女陰多毛狀乳突瘤
D28.002		hirsutoid papillomas of penis	阴茎多毛样乳头瘤	陰莖多毛樣乳突瘤
B88.301		hirudiniasis leech bite	蚂蝗咬伤	
T61.102		histamine-like syndrome	组胺样综合征	組胺樣徵候群
E70.801		histidinemia	组氨酸血症	
D76.103		histiocytic cytophagic panniculitis	组织细胞吞噬性脂膜炎	組織細胞吞噬性脂層炎
D76.009		histiocytic granuloma	组织细胞性肉芽肿	組織細胞性肉芽腫
C96.104		histiocytic medullary reticulosis	组织细胞性髓性网状细胞增生症	組織細胞髓性網狀細胞增生症
B34.804		histiocytic necrotizing lymaphadenitis	组织细胞性坏死性淋巴结病	組織細胞性壞死性淋巴結病
C91.402		histiocytic reticulosis	组织细胞性网状细胞增生症	組織細胞性網狀細胞增生症
D76.009		histiocytic systemic reticuloendothelial granuloma	组织细胞性系统性网状内皮肉芽肿	組織細胞性系統性網狀內皮肉芽腫
D23.-		histiocytoma	组织细胞瘤	組織細胞瘤
D76.304		histiocytosis	组织细胞增生症	組織細胞增生症
D76.324		histiocytosis with intracytoplasmic worm-like particles	组织细胞增生症伴胞浆内蚯蚓样颗粒	伴胞漿內蚯蚓樣顆粒組織細胞增生症
D76.009		histiocytosis X	组织细胞增多症 X	組織細胞增生症 X
C83.302		histiosarcoma	组织细胞肉瘤	組織細胞肉瘤
A30.803		histoid leproma	组织样麻风瘤	組織樣麻風瘤

主码	附码	英文病名	中文病名	繁体病名
B39.901		histoplasmosis	组织胞浆菌病	組織胞漿菌病
B39.402		histoplasmosis capsulati	荚膜组织胞浆菌病	
B39.501		histoplasmosis Duboisii	杜波伊西组织胞浆菌病	
B24.x01		HIV	人类免疫缺陷病毒感染;HIV 感染	人類免疫缺陷病毒感染
B23.101		HIV disease resulting in (persistent) generalized lymphadenophathy	HIV 病并发(持续性)泛发性淋巴结病	HIV 病併發(持續性)廣泛性淋巴結病變
B21.101		HIV disease resulting in Burkitt's lymphoma	HIV 病并发伯基特淋巴瘤	HIV 病併發伯基特氏淋巴瘤
B22.001		HIV disease resulting in encephalopathy	HIV 病并发脑病	HIV 病併發腦病變
B22.202		HIV disease resulting in failure to thrive	HIV 病并发身体生长受阻	HIV 病併發身體生存不能
B22.101		HIV disease resulting in lymphoid interstitial pneumonitis	HIV 病并发淋巴样间质性肺炎	HIV 病併發淋巴樣間質性肺炎
B21.701		HIV disease resulting in multiple malignant neoplasm	HIV 病并发多发性恶性肿瘤	HIV 病併發多發性惡性腫瘤
B20.901		HIV - modified infection/infestation of skin	HIV 皮肤变异性感染	HIV 導致皮膚感染之變異
D18.040	M91200/0	hobnail hemangioma	平头钉样血管瘤	平頭釘樣血管瘤
L67.001		Hodara's disease	霍达拉病	Hodara 氏病
C81.901	M96500/3	Hodgkin's disease	霍奇金病;何杰金病	何傑金氏症
C81.903	M96500/3	Hodgkin's disease affecting the skin	霍奇金病累及皮肤	
C81.901		Hodgkin's granuloma	霍奇金肉芽肿	何傑金氏肉芽腫
C81.901		Hodgkin's lymphogranulomatosis maligna	霍奇金恶性淋巴肉芽肿	何傑金氏惡性淋巴肉芽腫
C81.901		Hodgkin's lymphoma	霍奇金淋巴瘤	何傑金氏淋巴瘤
C81.901		Hodgkin's lymphomatosis	霍奇金淋巴瘤病	何傑金氏淋巴增生病
C81.901		Hodgkin's paragranuloma	霍奇金副肉芽肿	何傑金氏副肉芽腫
Q82.522		Hoffmann - Zurhelle syndrome	霍夫曼 - 泽赫尔综合征	Hoffmann - Zurhelle 徵候群
L27.075		Hoigne syndrome	浩伊内综合征	Hoigne 氏徵候群
L74.805		Holmes - Adie syndrome with segmented hypohidrosis	霍姆斯 - 阿迪综合征伴节段性少汗	Holmes - Adie 氏徵候群伴節段性少汗
E72.101		homocysteinuria	高半胱氨酸尿症	高半胱胺酸尿症
L66.401		honeycomb atrophy	蜂窝萎缩	蜂窩狀萎縮
B76.903		hookworm dermatitis	钩蚴皮炎	鉤蟲皮炎
B76.902		hookworm disease	钩虫病	鉤蟲病
D22.305		Hori's nevus	浩利痣	
-	Y42.901	hormone drug reactions	激素药物反应	荷爾蒙藥物反應
G90.201		Horner's syndrome	霍纳综合征	Horner 氏徵候群
T63.401		hornet sting	大黄蜂蜇伤	大黃蜂螫傷
M72.804		Hornstein - Knickenbery syndrome	霍恩斯坦 - 尼克贝里综合征	
T14.021		horse flies bite	虻叮咬	虻叮咬
M31.601		Horton's syndrome	霍顿综合征	Horton 氏徵候群
L65.814		hot comb alopecia	热梳秃发;热烫性秃发	熱燙性禿髮
R23.201		hot flushing	热面红	熱臉紅
B88.010		house - dust mite dermatitis	家庭尘螨皮炎	家塵蟎皮膚炎
L25.807		housewife dematitis	家庭主妇皮炎	家庭主婦皮膚炎
L25.807		housewives(waterfamilias)dermatitis	家庭主妇皮炎	家庭主婦皮膚炎
Q82.844		Howel - Evans syndrome	豪威尔 - 埃文斯综合征	Howel - Evans 氏徵候群
Q82.844		Howel - Evans - Clark syndrome	豪威尔 - 埃文斯 - 克拉克综合征	Howel - Evans - Clark 氏徵候群
E53.001		Howes - Pallister syndrome	豪斯 - 帕利斯特综合征	Howes - Pallister 氏徵候群
D84.805		Hoyeraal - Hreidarrson syndrome	霍耶里尔 - 赫里达森综合征	Hoyeraal - Hreidarrson 徵候群
G90.101		HSAN Ⅰ	遗传性自主感觉性神经病Ⅰ型	遺傳性感覺自主神經病變Ⅰ型
G90.102		HSAN Ⅱ	遗传性自主感觉性神经病Ⅱ型	遺傳性感覺自主神經病變Ⅱ型
G90.103		HSAN Ⅲ	遗传性自主感觉性神经病Ⅲ型	遺傳性感覺自主神經病變Ⅲ型
G90.104		HSAN Ⅳ	遗传性自主感觉性神经病Ⅳ型	遺傳性感覺自主神經病變Ⅳ型
G90.105		HSAN Ⅴ	遗传性自主感觉性神经病Ⅴ型	遺傳性感覺自主神經病變Ⅴ型
M34.203		human adjuvant disease	人类佐剂病	
T14.011	Y08.902	human bite	人咬伤	人咬傷
B25.802		human herpesvirus 6 infection	人类疱疹病毒 6 感染	人類疱疹病毒第 6 型感染
B25.803		human herpesvirus 7 infection	人类疱疹病毒 7 感染	人類疱疹病毒第 7 型感染
B25.804		human herpesvirus 8 infection	人类疱疹病毒 8 感染	人類疱疹病毒第 8 型感染
B24.x01		human immunodeficiency virus infection	人类免疫缺陷病毒感染;HIV 感染	人類免疫缺陷病毒感染

主码	附码	英文病名	中文病名	繁体病名
B04.x01		human monkey pox	人猴痘	
B34.301		human paruovirus B19 infection	人类细小病毒 B19 感染	人類細小病毒 B19 型感染
B86.x01		human scabies	人疥疮	
B34.803		human T – lymphotropic virus infection	人类嗜 T 淋巴细胞性病毒感染	人類親 T 淋巴細胞性病毒感染
E88.805		Humbert's 's syndrome	亨伯特综合征	Humbert 氏徵候群
L25.507		Hunan hand	湖南手	
B02.204 +		Hunt syndrome type I	亨特综合征 I 型	Hunt 氏徵候群 I 型
E76.101		Hunter's syndrome	胡特尔综合征	Hunter 氏徵候群
I73.813		hunting reaction	打猎反应	打獵反應
B02.204†	G53.002*	Hunt's syndrome	亨特综合征	Hunt 氏徵候群
Q82.809		Huriez's syndrome	休里茨综合征	Huriez 氏徵候群
E76.001		Hurler syndrome	胡勒尔综合征	Hurler 氏徵候群
E76.004		Hurler – Scheie syndrome	胡勒尔 – 沙伊综合征	Hurler – Scheie 氏徵候群
D86.902		Hutchinson – Boeck syndrome	哈钦森 – 伯克综合征	Hutchinson – Boeck 氏徵候群
E34.802		Hutchinson – Gilford progeria	哈钦森 – 吉尔福特早老症	Hutchinson – Gilford 氏早老症
E34.802		Hutchinson – Gilford syndrome	哈钦森 – 吉尔福特综合征	Hutchinson – Gilford 氏徵候群
D03.901		Hutchinson's melanotic lentigo	哈钦森黑素性黑子	赫金森黑色素性雀斑
A50.513		Hutchinson's pupil	哈钦森瞳孔	赫金森氏瞳孔
L56.402		Hutchinson's summer prurigo	哈钦森夏令痒疹	赫金森氏夏令癢疹
A50.506		Hutchinson's syndrome	哈钦森综合征	赫金森氏徵候群
A50.501		Hutchinson's teeth	哈钦森牙；赫秦生牙	赫金森氏齒
A50.506		Hutchinson's triad	哈钦森三联症	赫金森氏三聯症
I78.816		hyalinising segmental vasculitis	透明性节段性血管炎	透明性節段性血管炎
E78.806		hyalinosis cutis et mucosae	皮肤黏膜透明变性病	
B48.808		hyalohyphomycosis	透明丝孢霉病	透明菌絲黴菌病
L72.806		hybrid cyst	混合囊肿	混合囊腫
D23. –		hybrid epidermoid and apocrine cyst	混合性表皮样顶泌汗腺囊肿	混合性表皮樣頂漿腺囊腫
L70.301		hydration acne	水性痤疮	
L56.818		hydroa aestivale	夏令水疱病	夏令水疱病
L56.816		hydroa vacciniforme	牛痘样水疱病	種痘樣水疱病
L56.816		hydroa varioliformis	痘疮样水疱病	痘瘡樣水疱病
D23. –	M84020/0	hydroacanthoma simplex	单纯性汗腺棘皮瘤	單純性汗腺棘皮瘤
C84.509		hydroa – like cutaneous T – cell lymphoma	种痘样皮肤 T 细胞淋巴瘤	種痘樣皮膚 T 細胞淋巴瘤
L25.313		hydrocarbon dermatitis	碳氢化合物皮炎	碳氫化合物皮膚炎
L85.835		hydrocarbon keratosis	烃角化病	烴角化病
–	Y54.301	hydrochlorothiazide drug reactions	氢氯噻嗪药物反应	hydrochlorothiazide 藥物反應
L25.305		hydrofluoric acid dermatitis	氢氟酸皮炎	氫氟酸皮膚炎
T63.604	X26.909	hydroid dermatitis	海螅皮炎	水螅皮膚炎
L29.816		hydroxyethyl starch – induced pruritus	羟乙基淀粉性瘙痒症	羥乙基澱粉性搔癢症
E24.901		hyperadrenocorticism	肾上腺皮质功能亢进症	腎上腺皮質功能亢進症
R20.302		hyperaesthesia of skin	皮肤感觉过敏	皮膚感覺過敏
E72.503		Hyperammonemia with hypoornithinemia, hypocitrullinemia, hypoargininemia, and hypoprolinemia	高氨血伴低鸟氨酸血、低瓜氨酸血、低精氨酸血和低脯氨酸血症	高氨血伴低鳥氨酸血、低瓜氨酸血、低精氨酸血和低脯氨酸血症
E28.201		hyperandrogen acne	高雄激素性痤疮	高雄激素性痤瘡
E83.505		hypercalcemia	高钙血症	高鈣血症
E67.101		hypercarotenaemia	高胡萝卜素血症	高胡蘿蔔素血症
E24.901		hypercortisolism	皮质醇增多征	皮質醇增多症
D72.107		hypereosinophilic syndrome	嗜酸细胞增多综合征	嗜伊紅血球增多徵候群
D89.002		hypergamma globulinemic purpura of Waldenström	沃尔登斯特罗姆高 γ 球蛋白性紫癜	Waldenstrom 高 γ 球蛋白性紫癜
D89.002		hypergammaglobulinemic purpura	高 γ 球蛋白血症性紫癜	
R61.901		hyperhidrosis	多汗症	多汗症
Q84.218		hyperhidrosis, premature canities, premolar aplasia	多汗 – 少年白发 – 前白齿发育不全	多汗、少年白髮、前臼齒发育不全
Q85.815		hyperhidrosis – skin pigmentation – keratosis pilaris – enamal dysplasia	多汗 – 皮肤色素沉着 – 毛囊角化症 – 牙釉质发育异常	多汗 – 皮膚色素沈著 – 毛囊角化症 – 牙釉質發育異常
D82.401		hyper – IgE syndrome	高 IgE 综合征	高 IgE 微候群

主码	附码	英文病名	中文病名	繁体病名
D80.802		hyperimmunoglobulinemia D and periodic fever syndrome	高 IgD 与周期性发热综合征	高 IgD 與週期性發熱徵候群
D80.601		hyperimmunoglobulinemia D syndrome	高 IgD 综合征	高 IgD 徵候群
D82.401		hyperimmunoglobulinemia E syndrome	高 IgE 综合征	高 IgE 徵候群
D82.401		hyperimmunoglobulinemia E (IgE) - recurrent infection syndrome	高 IgE 反复感染综合征	高免疫球蛋白 E 反復感染徵候群
E50.802†	L86.X02*	hyperkeratosis due to vitamin A deficiency	维生素 A 缺乏性角化过度症	維生素 A 缺乏性角化過度症
L87.001		hyperkeratosis follicularis et parafollicuaris	毛囊及毛囊旁角化过度病	毛囊及毛囊邊過度角化症
L87.001		hyperkeratosis follicularis et parafollicularis in cutem penetrans	真皮穿通性毛囊与毛囊旁性角化过度症	真皮穿通性毛囊及毛囊旁過度角化症
Q82.867		hyperkeratosis lenticularis persistens	持久性豆状角化过度病	持久性豆狀角化過度症
Q83.302		hyperkeratosis of nipple and areola	乳头乳晕角化过度病	乳頭乳暈過度角化
A66.301		hyperkeratosis of yaws	雅司病角化过度症	雅司角化过度病
Q82.860		hyperkeratosis palmoplantar and periodontosis syndrome	掌跖角化牙周病综合征	掌蹠角化牙周病徵候群
L87.001		hyperkeratosis penetrans	穿通性角化过度症	穿通性角化過度症
L60.801		hyperkeratosis subungualis	甲床过度角化	
Q28.807		hyperkeratotic cutaneous capillary - venous malformations associated with cerebral capillary malformations	角化过度性皮肤小静脉畸形伴脑毛细血管畸形	角化過度性皮膚小靜脈畸形伴腦毛細血管畸形
L30.815		hyperkeratotic dermatitis of palms	掌角化过度性皮炎	
L30.815		hyperkeratotic palmar eczema	角化过度性掌湿疹	手掌過度角化性濕疹
L82.x09		hyperkeratotic seborrheic keratosis	角化过度性脂溢性角化病	角化過度性脂溢性角化病
E78.501		hyperlipemia	高脂血症	高血脂症
E78.501		hyperlipoproteinemia	高脂蛋白血症	高血脂蛋白症
E78.303		hyperlipoproteinemia type I	高脂蛋白血症 I 型	高血脂蛋白症 I 型
E78.303		hyperlipoproteinemia type Ib	高脂蛋白血症 Ib 型	高脂蛋白血症 Ib 型
E78.304		hyperlipoproteinemia type II	高脂蛋白血症 II 型	高血脂蛋白症 II 型
E78.206		hyperlipoproteinemia type III	高脂蛋白血症 III 型	高血脂蛋白症 III 型
E78.104		hyperlipoproteinemia type IV	高脂蛋白血症 IV 型	高血脂蛋白症 IV 型
E78.504		hyperlipoproteinemia type V	高脂蛋白血症 V 型	高脂蛋白血症 V 型
L81.901		hypermelanosis	黑素黑变症	
M35.701		hypermobility syndrome	过度活动综合征	過度活動徵候群
E21.301		hyperparathyroidism	甲状旁腺功能亢进	副甲狀腺機能亢進
R20.301		hyperpathia syndrome	痛觉过敏综合征	痛覺過敏徵候群
E70.101		hyperphenylalaninaemia type Ⅰ	高苯丙酮酸血症Ⅰ型	高苯丙酮酸血症Ⅰ型
E70.104		hyperphenylalaninaemia type Ⅱ	高苯丙酮酸血症Ⅱ型	高苯丙酮酸血症Ⅱ型
E70.104		hyperphenylalaninaemia type Ⅲ	高苯丙酮酸血症Ⅲ型	高苯丙酮酸血症Ⅲ型
E70.105		hyperphenylalaninaemia type Ⅳ	高苯丙酮酸血症Ⅳ型	高苯丙酮酸血症Ⅳ型
E70.105		hyperphenylalaninaemia type Ⅴ	高苯丙酮酸血症Ⅴ型	高苯丙酮酸血症Ⅴ型
K13.601		hyperplasia of palate	腭增生症	腭增生
T78.401	X59.906	hypersensitivity	过敏反应	
D69.001		hypersensitivity angitis	超敏性血管炎	過敏性血管炎
T65.804	X49.911	hypersensitivity to hair dye	染发剂过敏	染髮劑過敏
I70.211		hypertensive ischemic ulcer	高血压缺血性溃疡	高血壓缺血性潰瘍
I70.211		hypertensive ulcer	高血压性溃疡	
I70.211		hypertensive ulceration of leg	腿部高血压性溃疡	腿部高血壓性潰瘍
E05.901		hyperthyroidism	甲状腺功能亢进症	甲狀腺機能亢進症
L68.301		hypertrichosis	多毛症	多毛症
Q84.209		hypertrichosis cubiti	肘部多毛症	肘部多毛症
L68.002		hypertrichosis due to drug	药物性多毛症	藥物性多毛症
L68.201		hypertrichosis localised	局限性多毛症	局限性多毛症
H02.819		hypertrichosis of eyelid	眼睑多毛症	眼瞼多毛症
Q84.205		hypertrichosis of pinna auris	耳部多毛症	耳郭多毛症
Q87.840		hypertrichosis - retardation of teeth development - nail change and telangiectasis	多毛-牙齿发育迟缓-指甲变异及毛细血管扩张症	多毛-牙齒發育遲緩-指甲變異及毛細血管擴張症
L43.001		hypertrophic lichen planus	肥厚性扁平苔藓	
L43.906		hypertrophic oral lichen planus	肥厚性口腔扁平苔藓	
L91.003		hypertrophic scar	肥厚性瘢痕;肥大性瘢痕	肥厚性疤痕

主码	附码	英文病名	中文病名	繁体病名
K14.308		hypertrophy of tongue papillae	舌乳头肥大	
E79.001		hyperuricemia	高尿酸血症	高尿酸血症
E79.101		hyperuricemia and neurologic abnormalities syndrome	高尿酸血症神经异常综合征	高尿酸症與神經異常徵候群
E67.001		hypervitaminosis A	维生素 A 过多症	維生素 A 過多症
E67.301		hypervitaminosis D	维生素 D 过多症	維生素 D 過多症
B46.501		hyphomycosis	丝状菌病	絲孢菌病
E27.101		hypoadrenocorticism	肾上腺皮质功能减退症	腎上腺皮質功能減退症
E83.502		hypocalcemia	低钙血症	低鈣血症
F45.201		hypochondria	疑病症	疑病症
F45.201		hypochondrical neurosis	疑病性神经症	
L82.x10		hypochromic seborrheic keratosis	浅色脂溢性角化病	淺色脂漏性角化症
L95.811		hypocomplaementaemic vasculitis	低补体血症性血管炎	低補體血症性血管炎
M79.830		hypodermatitis sclerodermiformis	硬皮病样皮下组织炎	
Q84.620		hypodontia and nail dysgenesis	少牙及甲发育不全	部分無牙畸形及甲發育不良
R20.101		hypoesthesia of skin	皮肤感觉减退	皮膚感覺減退
E29.102		hypogonadism, male	性腺机能减退,男性	性腺機能減退,男性
L74.406		hypohidrosis	少汗症	少汗症
Q82.876		hypohidrosis - tooth defects	少汗症-牙齿缺损症	
Q82.8		hypohidrotic ectodermal dysplasia with immune deficiency	免疫缺陷伴少汗性外胚层发育不良	免疫缺陷伴少汗性外胚層發育異常
Q84.619		hypolastic enamel - onycholysis - hypohidrosis	牙釉发育不全-甲剥离-少汗	牙釉發育低下-甲剝離-少汗
B07.x09		hyponychial wart	甲下疣	甲下疣
E20.901		hypoparathyroidism	甲状旁腺功能减退	甲狀旁腺功能減退
L81.506		hypopigmented markings in dark - skinned people	深肤色人种色素减退斑纹	深膚色人種色素減退斑紋
D86.315		hypopigmented sarcoidosis	色素减退性肉样瘤病;色素减退性结节病	色素減退性類肉瘤病
R61.107		hypothalamic hyperhidrosis	下丘脑性多汗症	下視丘性多汗症
I74.203		hypothenar hammer syndrome	小鱼际锤打综合征	小魚際錘打徵候群
Q87.106		hypotonia hypomentia - hypogonadism - obesity syndrome	肌张力智力低下-性功能减退-肥胖综合征	肌張力智力低下-性功能減退-肥胖徵候群
L65.903		hypotrichosis	少毛症	稀毛症
Q84.208		hypotrichosis simplex of scalp	头皮单纯性秒毛症	
E50.901		hypovitaminosis A	维生素 A 缺之症	維生素 A 缺乏症
E53.001		hypovitaminosis B_2	维生素 B_2 缺乏症	維生素 B_2 缺乏症
E54.x02		hypovitaminosis C	维生素 C 缺乏症	維生素 C 缺乏症
E79.101		hypoxanthine guanine phosphoribosyl transferase deficiency	低黄嘌呤-鸟嘌呤磷酸核糖基转移酶缺乏症	低黃嘌呤-鳥嘌呤磷酸核糖基轉移酶缺乏症
Q80.807		hystrix - like ichthyosis with deafness	高起鱼鳞病伴耳聋	併耳聾豪豬狀魚鱗癬
A30.001		I leprosy	I 型麻风	
L94.209		iatrogenic and traumatic calcinosis cutis	医源性与外伤性皮肤钙质沉着症	醫源性與創傷性皮膚鈣沈著症
P83.823		iatrogenic dystrophic calcification	医源性营养不良性钙化	醫源性失養性鈣化
L68.002		iatrogenic hirsutism	医源性多毛症	醫源性多毛症
Q84.123		IBIDS syndrome	IBIDS 综合征	
T88.713	Y45.201	ibuprofen drug reactions	布洛芬药物反应	ibuprofen 藥物反應
E77.001		I - cell disease	I 细胞病	
Q87.117		ichthyosiform erythroderma	鱼鳞病样红皮病	魚鱗癬樣紅皮病
Q80.829		ichthyosiform erythroderma variant	变异型鱼鳞病样红皮病	變異型魚鱗癬樣紅皮病
L85.001		ichthyosiform reaction to drug	鱼鳞病样药物反应	藥物引起之魚鱗癬樣反應
D86.304		ichthyosiform sarcoidosis	鱼鳞病样肉样瘤病;鱼鳞病样结节病	魚鱗癬樣類肉瘤病
Q80.901		ichthyosis	鱼鳞病	魚鱗癬(病)
Q80.818		ichthyosis and skeletal defects	鱼鳞病与骨缺陷病	魚鱗癬與骨缺陷
Q80.816		ichthyosis associated with renal disease	鱼鳞病伴肾病	伴腎病魚鱗癬
Q80.805		ichthyosis bullousa	大疱性鱼鳞病	
Q80.302		ichthyosis bullousa of Siemens	西门子大疱性鱼鳞病	Siemens 氏大疱性魚鱗癬
Q80.401		ichthyosis fetalis	胎儿鱼鳞病	

主码	附码	英文病名	中文病名	繁体病名
Q80.806		ichthyosis follicularis with alopecia and photophobia	毛囊鱼鳞病伴秃发及畏光	併禿髮及畏光毛囊魚鱗癬
Q80.807		ichthyosis hystrix	高起鱼鳞病	高起魚鱗癬
Q80.807		ichthyosis hystrix	豪猪状鱼鳞病	豪豬皮樣魚鱗癬
Q80.807		ichthyosis hystrix, Gurth – Macklin type	古斯－马克林型豪猪状鱼鳞病	Gurth – Macklin 型豪豬狀魚鱗病
Q80.829		ichthyosis linearis circumflexa	回旋形线状鱼鳞病	迴旋形線狀魚鱗癬
Q80.829		ichthyosis linearis circumflexa and trlclaorrhexls invaginata	旋线状鱼鳞病－套叠性脆发症	旋線狀魚鱗癬－套疊性脆發症
Q80.101		ichthyosis nigricans	黑鱼鳞病	黑魚鱗癬
Q80.001		ichthyosis nitida	光泽鱼鳞病	光澤魚鱗癬
Q80.001		ichthyosis simplex	单纯性鱼鳞病	單純性魚鱗癬
Q80.001		ichthyosis vulgaris	寻常性鱼鳞病	尋常性魚鱗癬
Q80.819		ichthyosis with immune defects	鱼鳞病伴免疫缺陷	伴免疫缺陷魚鱗癬
Q80.826		ichthyosis, exocrine pancreatic insufficiency, impaired neutrophil chemotaxis, growth retardation and metaphyseal dysplasia	鱼鳞病、外分泌胰腺功能不全、中性粒细胞趋化性减少、生长迟缓及干骺发育不良	魚鱗癬、外分泌胰腺功能不全、嗜中性粒細胞趨化性減少、生長遲緩及幹骺發育不良
Q80.809		ichthyotic idiocy with ataxia	鱼鳞病性白痴伴共济失调	魚鱗癬性白癡併運動失調
L30.205		id eruption	附发疹疹	復發疹
L30.240		id eruption due to eczema	湿疹性附发疹疹	濕疹性復發疹
L90.829		idiopathic atrophoderma spontanea	自发性特发性皮肤萎缩	自發性特發性皮膚萎縮
L94.204		idiopathic calcinosis of scrotum	阴囊特发性钙化	陰囊特發性鈣化
D84.004		idiopathic CD4 + lymphocyte deficiency	特发性 CD4 + 淋巴细胞缺乏症	特發性 CD4 + 淋巴細胞缺乏症
H61.004		idiopathic chondrial cyst	特发性软骨囊肿	特發性軟骨囊腫
J82.x07		idiopathic eosinophilic lung disease	特发性嗜酸性肺病	特發性嗜伊紅性肺病
E78.303		idiopathic familial hyperlipemia	特发性家族性高脂血症	特發性家族性高脂血症
L81.602		idiopathic guttate hypomelanosis	特发性滴状色素减少症	特發性滴狀黑色素減少症
D47.301		idiopathic hemorrhagic thrombocythemia	特发性出血性血小板增多症	特發性出血性血小板增多
D76.009		idiopathic histiocytosis	特发性组织细胞增多症	特發性組織細胞增生症
D72.107		idiopathic hypereosinophilic syndrome	特发性嗜酸细胞增多综合征	
L68.801		idiopathic hypertrichosis	特发性多毛症	特發性多毛症
M89.402		idiopathic hypertrophic osteoarthropathy	特发性肥大性骨关节病	特發性肥大性骨關節病
D80.901		idiopathic late – onset immunoglobulin deficiency	特发性迟发性免疫球蛋白缺乏症	特發性遲發性免疫球蛋白缺乏
M30.802		idiopathic livedo reticularis with systemic involvement	特发性网状青斑伴系统性受累	特發性網狀青斑伴系統性受累
L81.435		idiopathic multiplex pigmentation maculosa	特发性多发性斑状色素沉着	特發性多發性斑狀色素沈著
M79.817		idiopathic nodular panniculitis	特发性结节性脂膜炎	特發性結節性脂層炎
D69.009		idiopathic purpura	特发性紫癜	特發性紫斑
L73.810		idiopathic relapsing palmoplantar hidradenitis	特发性复发性掌跖汗腺炎	特發性復發性掌蹠汗腺炎
L92.830		idiopathic sclerosing lipogranuloma	特发性硬化性脂肪肉芽肿	
L94.204		idiopathic scrotal calcinosis cutis	特发性阴囊钙质沉着症	特發性陰囊鈣質沈著症
D69.303		idiopathic thrombocytopenic purpura	特发性血小板减少性紫癜	特發性血小板減少性紫斑症
L50.101		idiopathic urticaria	特发性荨麻疹	特發性蕁麻疹
D69.004		IgA immune complex vasculitis	IgA 免疫复合物性血管炎	IgA 免疫複合物性血管炎
L10.804		IgA pemphigus	IgA 天疱疮	IgA 型天疱瘡
L27.060		IgE – dependent drug reactions(type Ⅰ)	IgE 依赖型药物反应(Ⅰ 型)	IgE 依賴型藥物反應(Ⅰ 型)
I82.817		iliac vein thrombosis	肠静脉血栓形成	腸靜脈血栓形成
T69.002		immersion foot	浸泡足	浸泡足
T69.002		immersion foot syndrome	浸渍足综合征	浸泡足徵候群
T69.003		immersion hand	浸泡手	浸泡手
T69.002		immersive foot	浸渍足	
L27.062		immune complex drug reactions(type Ⅲ)	免疫复合物依赖型药物反应(Ⅲ型)	免疫複合物依賴型藥物反應(Ⅲ型)
D84.113		immune contact urticaria	免疫接触性荨麻疹	免疫接觸性蕁麻疹
D84.113		immune mediated urticaria	免疫介导性荨麻疹	免疫介導性蕁麻疹
L27.057		immune response to drug	药物免疫反应	藥物免疫反應
D69.402		immune thrombocytopenic purpura	免疫性血小板减少性紫癜	免疫性血小板減少性紫斑症
C84.415	M97050/3	immunoblastic lymphoadenopathy like T – cell lymphoma	免疫母细胞性淋巴结病样 T 细胞淋巴瘤	
C83.401	M96840/3	immunoblastic lymphoma	免疫母细胞性淋巴瘤	免疫母細胞性淋巴瘤

主码	附码	英文病名	中文病名	繁体病名
L13.806		immunobullous disorder, unclassifiable	免疫性大疱性病，未分类	免疫性水疱病，未分類
D84.901		immunodeficiency	免疫缺陷病	免疫缺乏病
D82.201		immunodeficiency with enzyme – deficiency	酶缺陷伴免疫缺陷病	
D80.501		immunodeficiency with increased immunoglobulin M(IgM)	免疫缺陷伴 IgM 增多症	免疫缺陷伴免疫球蛋白 M 增多
D82.201		immunodeficiency with short – limb dwarfism	免疫缺陷伴短肢侏儒	免疫缺陷併短肢侏儒
D84.808		immunodeficiency, centromeric instability and facial anomalies(ICF) syndrome	免疫缺陷、着丝粒不稳定与面部异常综合征	免疫缺乏，著絲粒不穩定與面部異常徵候群
D80.201		immunoglobulin A(IgA) deficiency	IgA 缺乏症	IgA 缺乏症
L25.134		immunoregulation drugs contact dermatitis	免疫调节药接触性皮炎	免疫調節藥接觸性皮膚炎
M31.003		immunovasculitis	免疫性血管炎	免疫性血管炎
L20.814		impetiginised atopic dermatitis	脓痂性特应性皮炎	膿痂性異位性皮膚炎
L01.001		impetigo	脓疱病；脓疱疮；脓痂疹	膿痂疹
L01.001		impetigo contagiosa	触染性脓痂疹	傳染性膿痂疹
L40.102		impetigo herpetiformis	疱疹样脓疱病	疱疹樣膿痂疹
L00.x01		impetigo neonatorum	新生儿脓疱病	新生兒膿痂疹
L01.001		impetigo vulgaris	寻常性脓疱病	尋常性膿痂疹
L72.008		implantation epidermal cyst	植入表皮性囊肿	植入表皮性囊腫
–	Y43.402	imuran(imurel, AZP) drug reactions	依木兰药物反应	
E41.x01		inanition syndrome	虚弱综合征	虛弱徵候群
M72.901		inclusion boby fibromatosis	包涵体纤维瘤病	包涵體纖維瘤病
B35.804		incognito ringworm	难辨认癣	難辨認癬
Q82.301		incontinentia pigmenti	色素失调症；色素失禁症	色素失禁症
Q82.303		incontinentia pigmenti achromians of Ito	伊藤脱色性色素失禁症	伊藤氏脫色性色素失禁症
Q82.303		incontinentia pigmenti achromicus	无色性色素失调症；脱色性色素失禁症	無色性色素失禁症
Q82.305		incontinentia pigmenti persistens and incontinentia pigmenti reticularis	持久性色素失调症及网状色素失调症	持久性色素失禁症及網狀色素失禁症
Q82.305		incontinentia pigmenti reticularis	网状色素失禁症	
D76.305		indeterminate cell histiocytosis	未定类细胞组织细胞增生症	未定類細胞組織細胞增生症
A30.001		indeterminate leprosy	未定类麻风	未定型麻風
A77.101		India tick typhus	印度蜱传斑疹伤寒	印度蜱傳斑疹傷寒
E85.104		Indiane type amyloidosis neuropathy	印第安型淀粉样变神经病	
–	Y45.302	indomethacin drug reactions	吲哚美辛药物反应；消炎痛药物反应	indomethacin 藥物反應
N48.601		induratio penis plastica	阴茎海绵体硬结症	陰莖海綿體硬結症
R23.401		induration of skin	皮肤硬结	皮膚硬結
L25.805		industrial dermatitis	工业性皮炎	工業性皮膚炎
L70.402		infantile acne	婴儿痤疮	嬰兒痤瘡
L01.008		infantile acropustulosis	婴儿肢端脓疱病	嬰兒肢端膿疱病
P83.200		infantile acute hemorrhagic edema	婴儿急性出血性水肿	嬰兒急性出血性水腫
L20.806		infantile atopic dermatitis	婴儿特应性皮炎	
M72.901		infantile digital fibromatosis	婴儿指部纤维瘤病	嬰兒指部纖維瘤病
L20.806		infantile eczema	婴儿湿疹	嬰兒濕疹
L53.301		infantile epidermodysplastic erythema gyratum	婴儿表皮发育不良性回状红斑	嬰兒表皮發育不良性迴紋狀紅斑
A46.x06		infantile erysipelas	婴儿丹毒	嬰兒丹毒
P37.504		infantile generalized cutaneous candidiasis	婴儿泛发性皮肤念珠菌病	嬰兒廣泛性皮膚念珠菌病
L92.828		infantile gluteal granuloma	婴儿臀部肉芽肿	嬰兒臀部肉芽瘤
D18.004		infantile hemangioendotheloma	婴儿血管内皮瘤	嬰兒血管內皮瘤
D18.004		infantile hemangioma	婴儿期血管瘤	嬰兒期血管瘤
C47.901		infantile neuroblastoma	婴儿神经母细胞瘤	嬰兒神經母細胞瘤
L22.x02		infantile psoriasis	婴儿银屑病	
L21.101		infantile seborrhoeic dermatitis	婴儿脂溢性皮炎	嬰兒脂漏性皮膚炎
Q85.102		infantile severe polycystic kidney disease with tuberous sclerosis	婴儿严重多囊肾病伴结节性硬化症	嬰兒嚴重多囊腎病伴結節性硬化症
L98.003		infantile somatic capillary hemangioma	婴儿体表毛细血管瘤	嬰兒軀體微血管瘤
Q82.830		infantile stiff skin syndrome	婴儿僵直皮肤综合征	嬰兒僵硬皮膚徵候群
M72.508		infantile systemic hyalinosis,	婴儿系统性透明变性	
M72.901		infantile toe fibromatosis	婴儿趾部纤维瘤病	嬰兒趾部纖維瘤病

主码	附码	英文病名	中文病名	繁体病名
L08.931		infected cicatrix	感染性瘢痕	感染疤痕
L08.931		infected scar	感染性瘢痕	感染疤痕
M60.001		infection myositis	感染性肌炎	感染性肌炎
L08.908		infection of abdominal wall	腹壁感染	腹壁感染
L08.914		infection of fingers	手指感染	手指感染
B36.801		infection of *Malassezia*	马拉色菌感染	馬拉色菌感染
L03.005		infection of nail bed	指甲床炎	指甲床炎
B36.801		infection of *Pityrosporum*	糠秕孢子菌感染	
L08.907		infection of skin	皮肤感染	皮膚感染
L08.913		infection of umbilicus	脐部感染	臍部感染
L08.911		infection of upper limb	上肢感染	上肢感染
L30.301		infectious eczematoid dermatitis	传染性湿疹样皮炎	感染性濕疹性皮膚炎
B08.005		infectious labial dermatitis	感染性唇部皮炎	感染性唇部皮膚炎
B27.901		infectious mononucleosis	传染性单核细胞增多症	感染性單核血球病
B34.105		infectious vesicular disease	传染性水疱病	感染性水疱病
N48.105		infective balanitis	感染性龟头炎	感染性龜頭炎
L30.304		infective dermatitis of children associated with human T – cell leukemia virus Ⅰ (HTLV – Ⅰ) infection	儿童传染性皮炎伴人T细胞白血病病毒Ⅰ感染	兒童傳染性皮炎併發人T細胞白血病病毒Ⅰ感染
L30.301		infective eczema	传染性湿疹	傳染性濕疹
M79.824		infective panniculitis	感染性脂膜炎	感染性脂層炎
L08.801		infective sinus tract of back	背部感染性窦道	背部感染性竇道
M02.301		infective uroarthritis	感染性尿道关节炎	感染性尿道關節炎
C44.–	M80920/3	infiltrating basal cell carcinoma	浸润型基底细胞癌	浸潤型基底細胞癌
R23.101		inflammation cutis racemosa	树枝状皮炎	樹枝狀皮膚炎
L53.907		inflammation erythema	炎性红斑	發炎性紅斑
L08.907		inflammation of skin	皮肤炎症	
L65.812		inflammatory alopecia	炎症性秃发	
D18.–		inflammatory angiomatous nodule	炎性血管瘤结节	炎性血管瘤結節
K12.116		inflammatory bowel disease	炎性肠病	
Q82.513		inflammatory linear verrucous epidermal nevus	炎性线状疣状表皮痣	發炎性線狀疣狀表皮母斑
I89.018		inflammatory lymphedema	炎性淋巴水肿	發炎性淋巴水腫
D23.–		infundibular tumour	漏斗部肿瘤	
L83.x13		infundibuloisthnicoma	漏斗部峡部瘤	
L72.122		infundibuloma	漏斗瘤	
D23.–		infundibulo – matrix tumour	毛囊漏斗–毛母质瘤	毛囊漏斗–毛母質瘤
D23.–		infundibulo – pilomatrix cyst	毛囊漏斗–毛母质囊肿	毛囊漏斗–毛母質囊腫
L73.102		ingrowing hair	嵌毛	嵌毛
L60.001		ingrowing nail	嵌甲	嵌甲症
L60.001		ingrowing toenail	趾嵌甲	趾嵌甲症
Q84.609		inherited nail deformity	遗传性甲畸形	遺傳性甲畸形
L81.450		inherited patterned lentiginosis in blacks	黑人遗传性黑子病;黑人遗传性雀斑痣病	黑人遺傳性小痣
L88.x03		injection collagen reactions	注射用胶原反应	注射用膠原反應
L27.058		injection site drug reactions	注射部位药物反应	注射部位藥物反應
L81.457		ink spot lentigo	墨点黑子;墨点雀斑痣	墨點小痣
A52.139†	H94.001*	inner ear recurrence of neurosyphilis	内耳复发性神经梅毒	內耳復發性神經梅毒
A52.709†	H94.801*	inner ear syphilis	内耳梅毒	內耳梅毒
B00.808		inoculating herpes simplex	接种性单纯疱疹	接種性單純疱疹
T54.205		inorganic acid cutaneous trauma	无机酸皮肤损伤	無機酸皮膚損傷
T54.302		inorganic alkaline cutaneous trauma	无机碱皮肤损伤	無機鹼皮膚損傷
L25.801		insect dermatitis	昆虫皮炎	昆蟲皮膚炎
T78.801		insect sting allergy	昆虫刺蜇变态反应	昆蟲刺螫過敏
L23.503		insecticide allergic contact dermatitis	杀虫剂变应性接触性皮炎	
–	Y42.301	insulin drug reactions	胰岛素药物反应	胰島素藥物反應
E88.109		insulin fat atrophy	胰岛素性脂肪萎缩	胰島素性脂肪萎縮
L83.x09		insulin – resistant diabetes mellitus with acanthosis nigricans	抗胰岛素糖尿病伴黑棘皮病	抗胰島素糖尿病伴黑棘皮病

主码	附码	英文病名	中文病名	繁体病名
D84.810		interaction of antibody and complement deficiencies	抗体与补体交互作用缺陷病	抗體與補體交互作用缺陷症
B37.208		interdigital candidiasis	指间念珠菌病	指間念珠菌病
B35.301		interdigitale tinea pedis	趾间足癣	趾間足癬
A67.102		intermediate pinta	中期品他病	中期品他病
I70.902		intermittent claudication syndrome	间歇性跛行综合征	間歇性跛行徵候群
L67.811		intermittent dysplasia of hair follicle	间歇性毛囊发育不良	間歇性毛囊發育不良
A52.709†	H94.801*	internal ear syphilis	内耳梅毒	內耳梅毒
L30.401		intertriginous eczema	擦烂性湿疹	對磨性濕疹
L40.810		intertriginous psoriasis	擦烂性银屑病	對磨性乾癬
L30.401		intertrigo	间擦疹;褶烂	對磨疹
K90.802†		intestinal lipodystrophy	肠性脂质营养不良	腸性脂質營養不良
K90.802†		intestinal lipodystrophy syndrome	肠道脂质营养不良综合征	腸道脂質營養不良徵候群
B87.802		intestinal myriasis	肠道蝇蛆病	腸道蠅蛆病
Q87.502		intestinal polyposis III	肠息肉病 III 型	腸息肉病 III 型
M85.201		intracranial hyperplasia	颅骨内板增生症	顱骨內板增生症
D22. -	M87500/0	intradermal nevus	皮内痣	皮內母斑
D04.902		intraepidermal carcinoma	表皮内癌	表皮內癌
C44. -	M80960/0	intraepidermal epithelioma	表皮内上皮瘤	表皮內上皮瘤
C44. -	M80960/0	intraepidermal epithelioma of Jadassohn	雅达松表皮内上皮瘤	
C44. -		intraepidermal epithelioma - rosacea like eruption	表皮内上皮瘤 - 酒渣鼻样疹	表皮內上皮瘤 - 酒渣樣疹
L13.803		intraepidermal neutrophilic IgA dermatosis	表皮内嗜中性 IgA 皮病	表皮內嗜中性球 IgA 皮膚病
O26.806		intrahepatic cholestasis of pregnancy	妊娠期肝内胆汁郁积	
C79.205		intransit metastasis in skin due to melanoma	黑素瘤皮肤内转移	黑色素瘤皮膚內轉移
Q51.814		intra - uterine constriction bands	子宫内缩窄带	子宮內縮窄帶
C85.705	M96800/3	intravascular large B cell lymphoma	血管内大 B 細胞淋巴瘤	血管內大 B 細胞淋巴瘤
C85.705		intravascular lymphoma	血管内淋巴瘤	血管內淋巴瘤
C85.705	M96800/3	intravascular malignant lymphomatosis	血管内恶性淋巴瘤病	
D21. -		intravascular papillary endothelial hyperplasia	血管内乳头状内皮增生症	血管內乳突狀內皮增生
D18. -		intravenous atypical vascular proliferation	静脉内非典型血管增生	靜脈內異常性血管增生
D23. -	M80200/0	invasive hair matrix tumour of scalp	头皮浸润性毛母质瘤	頭皮浸潤性毛母質瘤
C44.901	M81100/3	invasive pilomatrixoma	浸润性毛母质瘤	
B44.001†	J99.801*	invasive pulmonary aspergillosis	侵袭性肺曲霉病	侵襲性肺麴菌病
C44. -	M80760/3	invasive squamous cell carcinoma	侵袭性鳞状细胞癌	侵襲性鱗狀細胞癌
L20.804		inverse pattern atopic dermatitis	反转型特应性皮炎	反轉型異位性皮膚炎
L85.843		inverted follicular keratosis	内翻性毛囊角化病;倒置性毛囊角化病	倒置性毛囊角化病
E01.801		iodide - induced goiter - myxedema syndrome	碘诱发甲状腺肿 - 黏液水肿综合征	
E01.801		iodide - induced hypothyroidism	碘性甲状腺功能减退	碘誘發甲狀腺功能減退
-	Y56.002	iodine drug reactions	碘药物反应	碘藥物反應
L70.815		iododerma	碘疹	碘疹
D84.807		IPEX syndrome	IPEX 综合征	IPEX 徵候群
E61.101		iron deficiency	铁缺乏症	鐵缺乏症
L81.816		iron salt tattoo	铁盐文身	鐵鹽紋身
L81.816		iron - induced pigmentation	铁色素沉着	
N48.112		irritant balanitis	刺激性龟头炎	刺激性龜頭炎
L24.902		irritant contact dermatitis	刺激性接触性皮炎	刺激性接觸性皮膚炎
L24.207		irritant contact dermatitis due to acetone	丙酮刺激性接触性皮炎	丙酮刺激性接觸性皮膚炎
L24.215		irritant contact dermatitis due to alcohols	醇类刺激性接触性皮炎	醇類刺激性接觸性皮膚炎
L24.201		irritant contact dermatitis due to chlorocompound	氯化物刺激性接触性皮炎	氯化物刺激性接觸性皮膚炎
L24.301		irritant contact dermatitis due to cosmetics	化妆品刺激性接触性皮炎	化妝品刺激性接觸性皮膚炎
L24.901		irritant contact dermatitis due to cumulative insult	累积损伤刺激性接触性皮炎	累積損傷刺激性接觸性皮膚炎
L24.202		irritant contact dermatitis due to cyclohexane	环已烷刺激性接触性皮炎	環已烷刺激性接觸性皮膚炎
L24.401		irritant contact dermatitis due to drugs in contact with skin	药物接触皮肤刺激性接触性皮炎	藥物接觸皮膚刺激性接觸性皮膚炎

主码	附码	英文病名	中文病名	繁体病名
L24.203		irritant contact dermatitis due to ester	酯刺激性接触性皮炎	酯刺激性接觸性皮膚炎
L24.601		irritant contact dermatitis due to food in contact with skin	食物接触皮肤刺激性接触性皮炎	食物接觸皮膚刺激性接觸性皮膚炎
L24.204		irritant contact dermatitis due to glycol	乙二醇刺激性接触性皮炎	乙二醇刺激性接觸性皮炎
L24.205		irritant contact dermatitis due to hydrocarbon	烃刺激性接触性皮炎	碳氫類刺激性接觸性皮膚炎
L24.206		irritant contact dermatitis due to ketone	酮刺激性接触性皮炎	酮刺激性接觸性皮膚炎
L24.101		irritant contact dermatitis due to oils and greases	油及油脂刺激性接触性皮炎	油及油脂刺激性接觸性皮膚炎
L24.211		irritant contact dermatitis due to paint solvents	涂料溶剂刺激性接触性皮炎	塗料溶劑刺激性接觸性皮膚炎
L24.212		irritant contact dermatitis due to petroleum products	石油产品刺激性接触性皮炎	石油產品刺激性接觸性皮膚炎
L24.213		irritant contact dermatitis due to solvents	溶剂刺激性接触性皮炎	溶劑刺激性接觸性皮膚炎
L24.210		irritant contact dermatitis due to tetrachlorethylene	四氯乙烯刺激性接触性皮炎	四氯乙烯刺激性接觸性皮膚炎
L24.209		irritant contact dermatitis due to toluene	甲苯刺激性接触性皮炎	甲苯刺激性接觸性皮膚炎
L24.902		irritant dermatitis	刺激性皮炎	刺激性皮膚炎
G50.803		irritation syndrome	刺激综合征	刺激徵候群
M72.508		ischaemic fasciitis	缺血性筋膜炎	缺血性筋膜炎
I70.207		ischaemic foot ulcer	缺血性足溃疡	缺血性足潰瘍
I70.207		ischaemic gangrene	缺血性坏疽	
I70.208		ischaemic leg ulcer	缺血性小腿溃疡	缺血性小腿潰瘍
I73.907		ischaemic muscle contracture	缺血性肌挛缩	
I70.208		ischaemic(arterial)ulceration of leg	小腿缺血(动脉)性溃疡	小腿缺血(動脈)性潰瘍
K61.301		ischiorectal abscess	坐骨直肠脓肿	坐骨直腸膿瘍
E24.301		isolated ACTH deficiency syndrome	促肾上腺皮质激素单独缺乏综合征	異位性促腎上腺皮質荷爾蒙徵候群
L82.x11		isolated Darier disease	孤立性达里埃病	孤立性達理埃氏病
Q80.815		isolated genetic syndromes with ichthyosis	孤立性基因综合征群伴鱼鳞病	孤立性(單發性)基因徵候群併魚鱗癬
L60.825		isolated toenail dystrophy	孤立性趾甲营养不良	
L40.803		isomorphic response	同形反应	同形反應
-	Y41.101	isoniazid drug reactions	异烟肼药物反应	isoniazid 藥物反應
-	Y52.302	isosorbide dinitrate drug reactions	硝酸异山梨醇酯药物反应	isosorbide dinitrate 藥物反應
L29.901		itch	痒	
B88.009		itching disease due to coconut	椰子痒病	
D69.212		itching purpura	瘙痒性紫癜	搔癢性紫斑
L29.807		itchy points	痒点	癢點
Q82.303		Ito hypomelanosis	伊藤黑素减少症	
M12.001		Jaccoud's syndrome	雅库综合征	Jaccoud 氏徵候群
Q84.504		Jackson - Lawler syndrome	杰克逊 - 劳勒综合征	
Q84.504		Jackson - Sertoli syndrome	杰克逊 - 塞脱利综合征	Jackson - Sertoli 氏徵候群
Q75.004		Jackson - Weiss syndrome	杰克逊 - 韦斯综合征	Jackson - Weiss 徵候群
C44. -		Jacobi ulcer	雅克比溃疡	Jacobi 氏潰瘍
L94.501		Jacobi's syndrome	雅各比综合征	
E53.001		Jacobs's syndrome	雅各布斯综合征	Jacobs 氏徵候群
Q84.114		Jacquet's syndrome	雅克特综合征	
L53.102		Jadassohn simplex erythema gyratum	雅达松单纯性回状红斑	
L90.201		Jadassohn - Pellizari anetoderma	雅达松 - 佩利扎里皮肤松弛症	雅達松 - 培利則瑞氏皮膚鬆弛症
D22. -	M87800/0	Jadassohn - Tiche blue nevus	雅达松 - 蒂奇蓝痣	Jadassohn - Tiche 藍色母斑
Q84.503		Jadasssohn - Lewandowsky syndrome	雅达斯索恩 - 列文道斯基综合征	Jadasssohn - Lewandowsky 氏徵候群
A41.806		Janeway lesions	简威损害	Janeway 氏病灶
E85.102		Japan amyloid neuropathy	日本淀粉样神经病	日本澱粉樣神經病
A75.301		Japanese typhus	日本斑疹伤寒	日本斑疹傷寒
T78.202		Jarisch - Herhxeimer reacition	雅里斯 - 赫克斯海默反应	雅裡施 - 赫克斯海默氏反應
Q81.811		JEB	交界型大疱性表皮松解症	交界型水疱性表皮鬆解症
Q81.808		JEB - PA	交界型大疱性表皮松解症伴幽门闭锁	併幽門閉鎖交界型水疱性表皮鬆解症
T63.602	X26.904	jellyfish dermatitis	海蜇皮炎	水母皮膚炎
T63.602	X26.904	jellyfish sting	水母蜇伤	
Q79.602		Jensen's syndrome	詹森综合征	Jensen 氏徵候群

主码	附码	英文病名	中文病名	繁体病名
L98.825		Jessner – Kanof syndrome	耶斯纳－卡诺夫综合征	
L98.825		Jessner's lymphocytic infiltrate	耶斯纳淋巴细胞浸润	耶斯納氏淋巴細胞浸潤
D82.401		Job's syndrome	乔布综合征	Job 氏徵候群
B35.601		jock itch	股癣	股癬
Q84.822		Johanson – Blizzard syndrome	约翰森－布利扎德综合征	Johanson – Blizzard 氏徵候群
E72.503		joints, cutis hyperelastica, corneal, retarded mentality	关节、皮肤弹性过度、白内障、智力迟滞	
E52.x05		Jolliffe syndrome	乔利夫综合征	Jolliffe 氏徵候群
E72.502		Joseph's syndrome	约瑟夫综合征	約瑟夫徵候群
L29.811		judo jogger's itch	柔道慢跑者瘙痒	柔道慢跑者搔癢病
D75.809		Juhlin – Michalsson syndrome	朱林－米哈尔森综合征	Juhlin – Michalsson 氏徵候群
Q81.101		junctional atrophicans generalisata gravis epidermolysis bullosa – Herlitz	赫利茨交界型萎缩泛发重症大疱性表皮松解症	Herlitz 氏交界型萎縮泛發重症大疱性表皮鬆解症
Q81.811		junctional epidermolysis bullosa	交界型大疱性表皮松解症	交界型水疱性表皮鬆解症
Q81.809		junctional epidermolysis bullosa inversa	反转交界型大疱性表皮松解症	反轉型交界型水疱性表皮鬆解症
Q81.101		junctional epidermolysis bullosa mitis	交界型轻症大疱性表皮松解症	交界型輕症大疱性表皮松解症
Q81.808		junctional epidermolysis bullosa with pyloric atresia	交界型大疱性表皮松解症伴幽门闭锁	併幽門閉鎖交界型水疱性表皮鬆解症
Q81.808		junctional epidermolysis bullosa with pyloric stenosis	交界型大疱性表皮松解症伴幽门狭窄	交界型水疱性表皮鬆解症併幽門狹窄
Q81.101		junctional epidermolysis bullosa – Herlitz	赫利茨交界型大疱性表皮松解症	Herlitz 氏交界型大疱性表皮鬆解症
Q81.101		junctional epidermolysis bullosa – late onset progressiva	晚发性进展型交界型大疱表皮松解症	晚發性進展型交界型大疱表皮鬆解症
Q81.101		junctional lethal epidermolysis bullosa – Herlitz	赫利茨交界型致死性大疱性表皮松解症	Herlitz 氏交界型致死性水疱性表皮鬆解症
D22. –	M87400/0	junctional nevus	交界痣	交界部母斑
D84.806		Jung's disease	荣格病	Jung 氏病
M08.202		juvenile arthritis	幼年型关节炎	幼年型關節炎
L40.502†	M09.001*	juvenile arthritis in psoriasis	银屑病性幼年型关节炎	乾癬性幼年型關節炎
L40.502†	M09.001*	juvenile arthropathy in psoriasis	银屑病性幼年型关节病	
A50.403		juvenile central nervous system syphilis with general paresis	幼年中枢神经系统梅毒合并全身麻痹	幼年中樞神經系統梅毒伴全身麻痹
A50.403		juvenile central nervous system syphilis with tabes(dorsalis)	幼年中枢神经系统梅毒合并脊髓痨	幼年中樞神經系統梅毒伴脊髓癆
A50.403		juvenile central nervous system syphilis with tabes(dorsalis) taboparesis	幼年中枢神经系统梅毒合并脊髓痨(麻痹性痴呆)	幼年中樞神經系統梅毒伴脊髓癆(麻痹性癡呆)
M08.202		juvenile chronic arthritis	幼年慢性关节炎	幼年型慢性關節炎
A50.403		juvenile congenital neurosyphilis	幼年先天性神经梅毒	幼年先天性神經梅毒
Q82.840		juvenile dementia erythroderma	幼年痴呆红皮病	
L12.201		juvenile dermatitis herpetiformis	幼年疱疹样皮炎	幼年疱疹樣皮膚炎
M33.001		juvenile dermatomyositis	幼年皮肌炎	幼年皮肌炎
Q82.503		juvenile elastoma	幼年弹性瘤	幼年彈力瘤
A50.403		juvenile entral nervous system syphilis with paresis	幼年中枢神经系统梅毒合并麻痹	幼年中樞神經系統梅毒伴麻痹
M19.806		juvenile familial idiopathic osteoarthropathy	幼年家族性特发性骨关节病	幼年家族性特發性骨关节病
A50.403		juvenile general paresis	幼年麻痹性痴呆	幼年麻痹性癡呆
A50.403		juvenile general syphilis paralysis	幼年全身性梅毒麻痹	
D76.329		juvenile giant – cell xanthoma	幼年巨细胞黄瘤	幼年巨細胞黃瘤
E79.101		juvenile gout	幼年性痛风	幼兒型性痛風
D18.004		juvenile hemangioma	幼年性血管瘤	幼年性血管瘤
M72.908		juvenile hyaline fibromatosis	幼年透明性纤维瘤病	幼年透明性纖維瘤病
A50.403		juvenile late syphilis	幼年晚期梅毒	幼年晚期梅毒
L81.453		juvenile lentigines	幼年性雀斑样痣	
E03.805		juvenile myxedema syndrome	幼年黏液性水肿综合征	幼年黏液水腫徵候群
L85.822		juvenile papular eruption	幼年丘疹性疹	幼年丘疹性皮疹
L12.204		juvenile pemphigoid	幼年类天疱疮	幼年型類天疱瘡
L10.002		juvenile pemphigus vulgaris	幼年寻常型天疱疮	幼年尋常性天疱瘡
L44.001		juvenile pityriasis rubra pilaris	幼年型毛发红糠疹	幼年型毛孔性紅糠疹
L30.104		juvenile plantar dermatosis	幼年跖皮病	幼年型足蹠皮膚病

主码	附码	英文病名	中文病名	繁体病名
M08.202		juvenile rheumatoid arthritis	幼年类风湿性关节炎	
L56.807		juvenile spring eruption	青少年春季疹	幼年春季疹
A50.403		juvenile syphilitic paralysis	幼年梅毒性麻痹	幼年梅毒性麻痹
A50.403		juvenile tabes dorsalis	幼年脊髓痨	幼年脊髓癆
A50.403		juvenile tabetic type syphilis	幼年型脊髓痨型梅毒	
A50.403		juvenile taboparetic neurosyphilis	幼年脊髓痨性麻痹性神经梅毒	幼年脊髓癆性麻痹性神經梅毒
B07.x01		juvenile verruca plana	青年扁平疣	
D76.329		juvenile xanthogranuloma	幼年黄色肉芽肿	幼年黃色肉芽腫
D76.329		juvenile xanthoma	幼年黄瘤	
L44.001		juvenile – circumscribed pityriasis rubra pilaris	幼年局限性毛发红糠疹	幼年 – 限界型毛孔性紅糠疹
A50.403		juvenilis syphilitic dementia paralytica	幼年梅毒性麻痹性痴呆	
C90.005		Kahler's disease	卡勒病	Kahler 氏病
L01.008		Kahn – Jarratt's disease	卡恩 – 贾勒特病	Kahn – Jarratt 氏病
L01.008		Kahn's disease	卡恩病	
C44. –		Kairo cancer	怀炉癌	懷爐癌
B55.001		kala azar	kala azar 病	黑熱病
Q81.006		Kallin's syndrome	卡林综合征	Kallin 氏徵候群
–	Y40.503	kanamycin drug reactions	卡那霉素药物反应	kanamycin 藥物反應
C44. –		kang carcinoma	热坑癌	
C44. –		Kangri cancer	炭壶癌	炭壺癌
C44. –		Kangri carcinoma	火炉癌	火爐癌
E77.803		Kanzaki's syndrome	坎扎基综合征	Kanzaki 氏徵候群
C49. –	M91300/1	Kaposiform hemangioendothelioma	卡波西样血管内皮瘤	Kaposi 樣血管內皮瘤
C49. –	M91300/1	Kaposi – like infantile hemangioendothelioma	婴儿卡波西样血管内皮瘤	
C46.001	M91400/3	Kaposi's sarcoma	卡波西肉瘤	卡波西氏肉瘤
C46.001	M91400/3	Kaposi's sarcoma in HIV disease	HIV 病合并卡波西肉瘤	HIV 病合併卡波西氏肉瘤
C46.001	M91400/3	Kaposi's sarcoma of skin	皮肤卡波西肉瘤	皮膚卡波西氏肉瘤
B00.001		Kaposi's varicelliform eruption	卡波西水痘样疹	Kaposi 氏水痘樣疹
Q89.302		Kartagener's syndrome	卡塔格内综合征	Kartagener 氏徵候群
Q98.501		karyotype 47,XYY syndrome	核型 47 XYY 综合征	核型 47,XYY 徵候群
D69.505		Kasabach – Merritt syndrome	卡萨巴奇 – 梅里特综合征	Kasabach – Merritt 氏徵候群
Q78.403		Kast's syndrome	卡斯特综合征	Kast 氏徵候群
B65.201		katayama disease	钉螺病	
M30.301		Kawasaki disease	川崎病	川崎氏病
D50.101		Kelly – Paterson syndrome	凯利 – 佩特森综合征	
L91.001		keloid	瘢痕疙瘩	蟹足腫;疤痕疙瘩
C44. –		keloidal basal cell carcinoma	瘢痕疙瘩性基底细胞上皮瘤	瘢瘤性基底細胞癌
B48.001		keloidal blastomycosis	瘢痕疙瘩性芽生菌病	疤痕性芽生菌病
D23. –	M88320/0	keloidal dermatofibroma	瘢痕疙瘩性皮肤纤维瘤;瘢瘤性皮肤纤维瘤	疤痕性皮膚纖維瘤
A77.101		Kenya tick typhus	肯尼亚蜱传斑疹伤寒	肯亞扁蝨斑疹傷寒
L72.001		keratin cyst	角质囊肿	角質囊腫
Q80.802		keratitis – ichthyosis – deafness syndrome	角膜炎 – 鱼鳞病 – 耳聋综合征	角膜炎 – 魚鱗癬 – 耳聾徵候群
L85.801	M87010/1	keratoacanthoma	角化棘皮瘤	角化棘皮瘤
L85.808		keratoacanthoma centrifugum marginatum	离心性周边性角化棘皮瘤	離心性周邊型角化棘皮瘤
M35.003†	H19.303*	keratoconjunctivitis sicca	干燥性角膜结膜炎	乾燥性角膜結膜炎
L85.101		keratoderma	角化病	角皮症
Q87.831		keratoderma and hearing impairment	角化病伴听力损害	併聽力障礙角皮症
Q82.844		keratoderma associated with carcinoma of esophagus	食管癌伴角皮症	食管癌併角皮症
L85.102		keratoderma climactericum	更年期角皮症	更年期角皮症
Q82.847		keratoderma disseminata	播散性角质瘤	播散性角質瘤
Q82.847		keratoderma disseminated palmare et plantare	掌跖播散性角皮症	掌蹠播散性角皮症
Q82.847		keratoderma hereditarium punctatum	遗传性点状角皮症	
Q82.828		keratoderma palmoplantar with deafness	掌跖角化病伴耳聋	伴耳聾掌蹠角皮病
Q82.839		keratoderma palmoplantaris transgrediens	逾越性掌跖角皮症	
Q82.847		keratoderma papular palmoplantar	丘疹性掌跖角皮症	丘疹性掌蹠角皮症
Q82.845		keratoderma punctata of palmoplantar creases	掌跖皱褶点状角化病	掌蹠皺褶點狀角皮症

主码	附码	英文病名	中文病名	繁体病名
Q82.809		keratoderma scleroatrophy	角皮病伴硬化萎缩	角皮病伴硬化萎縮
Q87.831		keratoderma with hearing impairment by mitochondrial mutation	角化病伴线粒体突变性听力损害	
L94.602		keratoderma with neuropathy	角皮症伴神经病	併神經病變角皮症
L85.816		keratodermia tylodes palmaris progressiva	进行性指掌角皮症	進行性指掌角皮症
L08.821		keratolysis plantare sulcatum	沟状跖部角质松解症	足蹠角質分解症
Q80.828		keratolytic winter erythema	角质松解性冬季红斑	角質溶解性冬季紅斑
L25.128		keratolytics contact dermatitis	角质分离剂接触性皮炎	角質分解劑接觸性皮膚炎
L94.604		keratoma hereditaria mutilans	残毁性遗传性角质瘤	殘毀性遺傳性角質瘤
E50.401†	H19.801*	keratomalacia with vitamin A deficiency	维生素A缺乏合并角膜软化	維生素A缺乏合併角膜軟化
B49.x13†	H49.201*	keratomycosis	角膜真菌病	角膜黴菌病
B36.102		keratomycosis nigricans palmaris	掌黑色角化性真菌病	手掌黑色角質真菌病
L25.129		keratoplastics contact dermatitis	角质促成剂接触性皮炎	角質促成劑接觸性皮膚炎
L82.x10		keratosis alba	白色角化病	
Q82.8 -		keratosis follicularis	毛囊角化病	毛囊角化症
L85.818		keratosis follicularis contagiosa	触染性毛囊角化病	傳染性毛囊角化症
E50.803†	L86.X03*	Keratosis follicularis due to vitamin A deficiency	维生素A缺乏性毛囊角化症	維生素A缺乏性毛囊角化症
L85.818		keratosis follicularis epidemicum	流行性毛囊角化病	流行性毛囊角化症
L44.803		keratosis follicularis spinulosa	棘状毛囊角化病	棘狀毛囊角化症
L66.206		keratosis follicularis spinulosa decalvans	秃发性棘状毛囊角化病	禿性棘狀毛囊角化症
L87.001		keratosis follicularis vegetans	增殖性毛囊角化病	增殖性毛囊角化症
L44.301		keratosis lichenoides chronica	慢性苔藓样角化症	慢性苔蘚樣角化症
L83.x01		keratosis nigricans	黑色角化病	黑色角化病
L85.201		keratosis palmoplantaris migrans	移行性掌跖角化病	移行性掌蹠角化症
Q82.862		keratosis palmoplantaris striata	条纹状掌跖角化病	條形掌蹠角化症
Q82.849		keratosis palmoplantaris - corneal dystrophy	掌跖角化病 - 角膜营养不良	掌蹠角化病 - 角膜營養不良
L85.819		keratosis pilaris	毛发角化病;毛周角化病	毛孔角化症
L85.819		keratosis pilaris atrophicans	萎缩性毛发角化病;萎缩性毛周角化症	萎縮性毛孔角化症
L90.828		keratosis pilaris decalvans	秃发性毛发角化病	禿性毛孔角化症
L66.207		keratosis pilaris decalvans non - atropicans	无萎缩秃性毛囊角化病	無萎縮禿性毛孔角化症
L85.820		keratosis pilaris rubra faciei	面部红色毛发角化病	顏面紅色毛孔角化症
L44.803		keratosis spinulosa	棘状角化病	棘狀角化病
C44. -	M80900/3	keratotic basal cell carcinoma	角化性基底细胞癌	角化性基底細胞癌
C44. -	M80900/3	keratotic basal cell epithelioma	角化性基底细胞上皮瘤	
L87.201		keratotic follicularis serpiginosa	匐行性毛囊角化病	匐行性毛囊角化病
D18. -		keratotic hemangioma	角化性血管瘤	角化性血管瘤
B35.001		kerion	脓癣;头脓癣	頭膿癬
D23. -	M82000/0	Kersting - Hellwig syndrome	克斯廷 - 赫尔维格综合征	
C85.704		Ketron - Goodman disease	凯特罗恩 - 古德曼病	Ketron - Goodman 氏病
A79.101		Kew Garden fever	疹热	
C84.414		Ki - 1 positive T - cell lymphoma	Ki - 1 阳性T细胞淋巴瘤	
Q80.802		KID syndrome	KID综合征	
B34.804		Kikuchi - Fujimoto disease	凯库池 - 富吉莫托病	Kikuchi - Fujimoto 氏病
B34.804		Kikuchi's disease	凯库池病	
C85.703		Ki - lymphoma	Ki - 1 淋巴瘤	Ki - 1 淋巴瘤
A68.901		kimputu	回归热	回歸熱
L98.824		Kimura's disease	木村病	木村氏病
Q82.875		Kindler's syndrome	金德勒综合征	Kindler 氏徵候群
E83.002		kinking hair	扭结发	扭結髮
E83.002		kinky hair disease	扭曲发病	扭曲髮病
E83.001		Kinnier - Wilson syndrome	金尼尔 - 威尔逊综合征	Kinnier - Wilson 氏徵候群
Q87.810		Kirman's syndrome	柯曼综合征	Kirman 氏徵候群
-	Y40.801	kitasamycin drug reactions	白霉素药物反应	kitasamycin 藥物反應
L98.816		Klauder's syndrome	克劳德综合征	Klauder 氏徵候群
E70.331		Klein - Waardenburg syndrome	克莱因 - 沃登伯格综合征	
Q98.401		Klinefelter's syndrome	克兰费尔特综合征	Klinefelter 氏徵候群

主码	附码	英文病名	中文病名	繁体病名
Q76.102		Klippel – Feil syndrome	克利佩尔 – 费尔综合征	Klippel – Feil 氏徵候群
Q87.202		Klippel – Trenaunay – Weber syndrome	克利佩尔 – 特农纳 – 韦伯综合征	Klippel – Trénauney – Weber 氏徵候群
I78.002		Klippel – Trénauney – Parkes – Webe syndrome	克利佩尔 – 特脑纳 – 帕克斯 – 韦伯综合征	Klippel – Trénauney – Parkes – Webe 氏徵候群
Q82.840		Kloepfer's syndrome	克洛普弗综合征	Kloepfer 氏徵候群
W26.901		knife wound	刀伤	刀傷
M72.101		knuckle pads	指节垫	指節墊
Q84.401		knuckle pads, leukonychia and deafness	指节垫 – 白甲及耳聋	指節墊,白甲及耳聾
E88.110		Köbberling – Dunnigan syndrome	科伯林 – 邓尼甘综合征	
E88.110		Köbberling's syndrome	科伯林综合征	Köbberling 氏徵候群
L40.803		Köbner's phenomenon	科布内现象	
E03.808		Kocher – Debrè – Semelaignèsyndrome	科克 – 德布雷 – 塞梅莱涅综合征	Kocher – Debrè – Semelaignè 氏徵候群
I78.807		Kohlmeier – Degos syndrome	科尔迈耶 – 德格斯综合征	Kohlmeier – Degos 氏徵候群
Q87.031		Kohlschütter's syndrome	科尔斯丘特尔综合征	
L60.202		koilonychia	反甲;凹甲	凹狀甲
E14.607†	L13.901	Kramer's syndrome	克雷默综合征	
N48.002		kraurosis of penis	阴茎干枯症	陰莖乾皺症
N90.405		kraurosis vulvae	女阴干枯症	女陰乾皺症
T14.018		kua'sha injuries	刮痧损伤	刮痧損傷
M30.001		Kussmall disease	库斯马尔病	Kussmall 氏病
M30.001		Kussmall Meier disease	库斯马尔·迈耶病	
E40.x01		Kwashiorkor	恶性营养不良症;夸希奥科	惡性營養不良症
L87.001		Kyrle's disease	基勒病	Kyrle 氏病
D22.002		labial melanotic macules	唇黑素斑	唇黑變斑
L25.510		lacquer dermatitis	生漆皮炎	
Q87.029		lacrimo – auriculo – dental – digital (LADD) syndrome	泪腺 – 耳 – 牙 – 指综合征	淚腺 – 耳 – 牙 – 指徵候群
B55.101		Lahore sore	拉合尔疮	Lahore 疮
Q85.826		LAMB syndrome	LAMB 综合征	LAMB 徵候群
Q80.807		Lambert's syndrome	兰伯特综合征	Lambert 氏徵候群
L30.103		lamellar dyshidrosis	片状出汗功能不良	片狀出汗功能不良
L60.833		lamellar dystrophy	甲层裂	層層裂開
Q80.201		lamellar ichthyosis	板层状鱼鳞病	板層狀魚鱗癬
Q80.201		lamellar ichthyosis of neonatorum	新生儿板层状鱼鳞病	新生兒板層狀魚鱗癬
Q80.203		lamellar ichthyosis, prominent type	板层状鱼鳞病,显性型	板層狀魚鱗癬,顯性型
Q80.202		lamellar ichthyosis, recessive type	板层状鱼鳞病,隐性型	板層狀魚鱗癬,隱性型
L60.101		lamellar onycholysis	板层状甲剥离	板層狀甲剝離
Q87.804		Langer – Giedion syndrome	兰格 – 吉戴恩综合征	
D76.009		Langerhans' cell granuloma	朗格汉斯细胞肉芽肿	蘭格罕氏細胞肉芽腫
D76.009	M97510/1	Langerhans' cell histiocytosis	朗格汉斯细胞组织细胞增生症	蘭格罕氏細胞組織細胞增生病
L83.x11		large cell acanthoma	大细胞棘皮瘤	大細胞棘皮瘤
C85.703	M97140/3	large cell anaplastic lymphoma	大细胞间变性淋巴瘤	
L41.401		large plaques parapsoriasis	大斑块副银屑病;大斑块类银屑病	大板塊狀類乾癬
B39.501		large – form histoplasmosis	大型组织胞浆菌病	大型組織胞漿菌病
B76.905		larve migrans	蚴(蠕)虫移行症	
D14.401	M80600/0	laryngeal papillomatosis	喉乳头瘤病	
Q84.616		laryngo – onycho – cutaneous syndrome	喉 – 甲 – 皮肤综合征	喉 – 甲 – 皮膚徵候群
T67.802		laser burns	激光烧伤	雷射燒傷
L66.102		Lassueur – Graham – Little syndrome	拉休尤 – 格拉哈姆 – 利特尔综合征	Lassueur – Graham – Little 氏徵候群
A52.706†	K93.813*	late anus syphilis	晚期肛门梅毒	晚期肛門梅毒
A52.703†	N33.803*	late bladder syphilis	晚期膀胱梅毒	晚期膀胱梅毒
A52.707†	M90.202*	late bone syphilis	晚期骨梅毒	晚期骨梅毒
A52.702	L99.801*	late breast syphilis	晚期乳房梅毒	晚期乳房梅毒
A52.705†	J99.805*	late bronchus syphilis	晚期支气管梅毒	晚期支氣管梅毒
A52.001†	I52.001*	late cardiovascular syphilis	晚期心血管梅毒	
A52.303		late central nervous system syphilis	晚期中枢神经系统梅毒	
A52.703†	N74.202*	late cervix syphilis	晚期宫颈梅毒	晚期子宮頸梅毒

主码	附码	英文病名	中文病名	繁体病名
A52.701†	H22.005*	late ciliary body syphilis	晚期睫状体梅毒	晚期睫狀體梅毒
A52.706†	K93.814*	late colon syphilis	晚期结肠梅毒	晚期結腸梅毒
A50.510†	I98.001*	late congenital cardiovascular syphilis	晚期先天性心血管梅毒	晚期先天性心血管梅毒
A50.403		late congenital juvenile neurosyphilis	晚期先天性幼年神经梅毒	
A50.403		late congenital neurosyphilis	晚期先天性神经梅毒	晚期先天性神經梅毒
A50.701		late congenital syphilis	晚期先天性梅毒	晚期先天性梅毒
A50.404		late congenital syphilitic aneurysm	晚期先天性梅毒性动脉瘤	晚期先天性梅毒性動脈瘤
A50.511†	M03.101*	late congenital syphilitic arthropathy	晚期先天性梅毒性关节病	晚期先天性梅毒性關節病
A50.304†	H32.001*	late congenital syphilitic choroiditis	晚期先天性梅毒性脉络膜视网膜炎;晚期先天性梅毒性脉络膜炎	晚期先天性梅毒性脈絡膜炎
A50.401†	G05.002*	late congenital syphilitic encephalitis	晚期先天性梅毒性脑炎	晚期先天性梅毒性腦炎
A50.303†	H19.203*	late congenital syphilitic interstitial keratitis	晚期先天性梅毒性间质性角膜炎	晚期先天性梅毒性間質性角膜炎
A50.402†	G01.X01*	late congenital syphilitic meneingitis	晚期先天性梅毒性脑膜炎	晚期先天性梅毒性腦膜炎
A50.301†	H58.802*	late congenital syphilitic oculopathy	晚期先天性梅毒性眼病	晚期先天性梅毒性眼病
A50.512†	M90.205*	late congenital syphilitic osteochondritis	晚期先天性梅毒性骨软骨炎	
A50.512†	M90.205*	late congenital syphilitic osteochondropathy	晚期先天性梅毒性骨软骨病	晚期先天性梅毒性骨軟骨病
A50.403		late congenital syphilitic polyneuropathy	晚期先天性梅毒性多神经病	晚期先天性梅毒性多神經病
A52.701†	H13.101*	late conjunctiva syphilis	晚期结膜梅毒	晚期結膜梅毒
A52.701†	H19.201*	late cornea syphilis	晚期角膜梅毒	晚期角膜梅毒
A52.702†	L99.801*	late cutaneous syphilis	晚期皮肤梅毒	晚期皮膚梅毒
A52.703†	N51.806*	late deferential syphilis	晚期输精管梅毒	晚期輸精管梅毒
A52.703†	N51.106*	late epididymis syphilis	晚期副睾丸梅毒	晚期副睾丸梅毒
A52.706†	J99.812*	late epiglottis syphilis	晚期会厌梅毒	晚期會厭梅毒
A52.706†	K23.801*	late esophagus syphilis	晚期食管梅毒	晚期食管梅毒
A52.701†	H58.802*	late eye syphilis	晚期眼梅毒	
A52.703†	N74.203*	late fallopian tube syphilis	晚期输卵管梅毒	晚期輸卵管梅毒
A52.706†	K87.002*	late gallbladder syphilis	晚期胆囊梅毒	晚期膽囊梅毒
A52.706†	K93.815*	late gastric syphilis	晚期胃梅毒	晚期胃梅毒
A52.706†	K93.811*	late intestine syphilis	晚期肠梅毒	晚期腸梅毒
A52.701†	H22.005*	late iris syphilis	晚期虹膜梅毒	晚期虹膜梅毒
A52.707†	M14.802*	late joint syphilis	晚期关节梅毒	晚期關節梅毒
A52.703†	N29.001*	late kidney syphilis	晚期肾梅毒	晚期腎梅毒
A52.701†	H06.001*	late lacrimal passages syphilis	晚期泪道梅毒	晚期淚道梅毒
A52.705†	J99.803*	late larynx syphilis	晚期喉梅毒	晚期喉梅毒
A52.801		late latent syphilis	晚期隐性梅毒	晚期隱性梅毒
A52.701†	H28.801*	late lens syphilis	晚期晶状体梅毒	晚期晶狀體梅毒
A52.706†	K77.003*	late liver syphilis	晚期肝梅毒	晚期肝梅毒
A52.021†	I98.004*	late lung artery syphilis	晚期肺动脉梅毒	晚期肺動脈梅毒
A52.705†	J99.801*	late lung syphilis	晚期肺梅毒	晚期肺梅毒
A52.706†	J99.814*	late mediastinum syphilis	晚期纵隔梅毒	晚期縱隔梅毒
A52.706†	K93.807*	late mouth syphilis	晚期口腔梅毒	晚期口腔梅毒
A52.702	L99.801*	late mucocutaneous syphilis	晚期黏膜皮肤梅毒	晚期黏膜皮膚梅毒
A52.702	L99.801*	late mucous membrane syphilis	晚期黏膜梅毒	晚期黏膜梅毒
A52.707†	M63.001*	late muscle syphilis	晚期肌梅毒	晚期肌梅毒
A52.702	L99.801*	late nodular superficial syphilis	晚期结节性浅表性梅毒	晚期結節性淺表性梅毒
A52.705†	J99.802*	late nose syphilis	晚期鼻梅毒	晚期鼻梅毒
A52.706†	K23.801*	late oesophagus syphilis	晚期食管梅毒	晚期食管梅毒
A52.701†	H58.802*	late ophthalmic syphilis	晚期眼梅毒	
A52.707†	H06.301*	late orbit syphilis	晚期眶梅毒	晚期眼眶梅毒
A52.707†	M90.202*	late osseous syphilis	晚期骨梅毒	晚期骨梅毒
A52.703†	N74.204*	late ovary syphilis	晚期卵巢梅毒	晚期卵巢梅毒
A52.703†	N74.203*	late oviduct syphilis	晚期输卵管梅毒	晚期輸卵管梅毒
A52.706†	K93.812*	late palate syphilis	晚期腭梅毒	晚期腭梅毒
A52.706†	K87.103*	late pancreas syphilis	晚期胰腺梅毒	晚期胰腺梅毒
A52.707†	M90.101*	late periosteum syphilis	晚期骨膜梅毒	晚期骨膜梅毒
A52.707†	M90.202*	late petrous bone syphilis	晚期岩骨梅毒	晚期岩骨梅毒
A52.705†	J99.806*	late pharynx syphilis	晚期咽梅毒	晚期咽梅毒
A67.201		late phase pinta	晚期品他病	晚期品他病

主码	附码	英文病名	中文病名	繁体病名
A52.705†	J99.813*	late pleura syphilis	晚期胸膜梅毒	晚期胸膜梅毒
A52.703†	N51.003*	late prostate syphilis	晚期前列腺梅毒	晚期前列腺梅毒
A52.706†	K93.816*	late rectum syphilis	晚期直肠梅毒	晚期直腸梅毒
A52.705†	J99.811*	late respiratory tract syphilis	晚期呼吸道梅毒	晚期呼吸道梅毒
A52.701†	H36.801*	late retina syphilis	晚期视网膜梅毒	晚期視網膜梅毒
A52.701†	H19.002*	late sclera syphilis	晚期巩膜梅毒	晚期鞏膜梅毒
A52.703†	N51.809*	late scrotum syphilis	晚期阴囊梅毒	晚期陰囊梅毒
A52.703†	N51.810*	late seminal vesicle syphilis	晚期精囊梅毒	晚期貯精囊梅毒
A52.705†		late sinus syphilis	晚期窦梅毒	晚期竇梅毒
A52.706†	K93.817*	late small intestine syphilis	晚期小肠梅毒	晚期小腸梅毒
A52.703†	N51.811*	late spermatic cord syphilis	晚期精索梅毒	晚期精索梅毒
A52.706†	K93.815*	late stomach syphilis	晚期胃梅毒	晚期胃梅毒
A52.707†	M68.002*	late synovium syphilis	晚期滑膜梅毒	
A52.901		late syphilis	晚期梅毒	
A52.703†	N51.106*	late syphilis of epididymis	晚期副睾丸梅毒	晚期副睾丸梅毒
A52.703†	N51.807*	late syphilis of penis	晚期阴茎梅毒	晚期陰莖梅毒
A52.703†	N51.810*	late syphilis of seminal vesicle	晚期精囊梅毒	晚期貯精囊梅毒
A52.703†	N51.107*	late syphilis of testis	晚期睾丸梅毒	晚期睾丸梅毒
A52.703†	N29.106*	late syphilis of ureter	晚期输尿管梅毒	晚期輸尿管梅毒
A52.703†	N51.806*	late syphilis of vas deferens	晚期输精管梅毒	晚期輸精管梅毒
A52.708†	I98.802*	late syphilitic 1ymphadenitis	晚期梅毒性淋巴结炎	晚期梅毒性淋巴結炎
A52.140†	H94.001*	late syphilitic acoustic neuritis	晚期梅毒性听神经炎	晚期梅毒性聽神經炎
A52.708†	D63.801*	late syphilitic anemia	晚期梅毒性贫血	晚期梅毒性貧血
A52.022†	I68.801*	late syphilitic aneurysm	晚期梅毒性动脉瘤	晚期梅毒性動脈瘤
A52.707†	M73.101*	late syphilitic bursitis	晚期梅毒性黏液囊炎	晚期梅毒性黏液囊炎
A52.701†	H32.001*	late syphilitic chorioretinitis	晚期梅毒性脉络膜视网膜炎	晚期梅毒性脈絡膜視網膜炎
A52.701†	H06.001*	late syphilitic dacryocystitis	晚期梅毒性泪囊炎	晚期梅毒性淚囊炎
A52.141†	G05.002*	late syphilitic encephalitis	晚期梅毒性脑炎	晚期梅毒性腦炎
A52.701†	H19.002*	late syphilitic episcleritis	晚期梅毒性巩膜外层炎	晚期梅毒性鞏膜外層炎
A52.702†	H03.101*	late syphilitic eyelid with gumma	晚期梅毒性眼睑伴梅毒瘤	
A52.702†	H03.101*	late syphilitic eyelid with gumma	晚期梅毒性眼睑合并树胶肿	晚期梅毒性眼瞼伴樹膠腫
A52.713†	N74.201*	late syphilitic female pelvic inflammatory disease	晚期梅毒性女性盆腔炎性疾病	晚期梅毒性女性骨盆腔發炎性疾病
A52.706†	K93.815*	late syphilitic gastric polyposis	晚期梅毒性胃息肉病	
A52.702†	L99.804*	late syphilitic leukoderma	晚期梅毒性白斑	晚期梅毒性白斑
A52.702†	K93.808*	late syphilitic lip chancre	晚期梅毒性唇下疳	晚期梅毒性唇下疳
A52.110†	G01.X01*	late syphilitic meningitis	晚期梅毒性脑膜炎	晚期梅毒性腦膜炎
A52.023†	I39.001*	late syphilitic mitral stenosis	晚期梅毒性二尖瓣狭窄	晚期梅毒性二尖瓣狹窄
A52.705†		late syphilitic nasal sinusitis	晚期梅毒性鼻窦炎	晚期梅毒性鼻竇炎
A50.502		late syphilitic nose saddle back deformity	晚期梅毒性鼻鞍背状畸形	
A52.707 +		late syphilitic osteitis of cranial bones	晚期梅毒性颅骨骨炎	晚期梅毒性顱骨骨炎
A52.115		late syphilitic paresis	晚期梅毒性麻痹	晚期梅毒性麻痹
A52.703†	N51.808*	late syphilitic penis chancre	晚期梅毒性阴茎下疳	晚期梅毒性陰莖下疳
A52.705†	J99.803*	late syphilitic perichondritis	晚期梅毒性软骨膜炎	
A52.706†	K67.201*	late syphilitic peritonitis	晚期梅毒性腹膜炎	晚期梅毒性腹膜炎
A52.142†	G63.001*	late syphilitic polyneuropathy	晚期梅毒性多神经病	晚期梅毒性多神經病變
A52.703†	N16.001*	late syphilitic pyelonephritis	晚期梅毒性肾盂肾炎	晚期梅毒性腎盂腎炎
A52.107†	H48.102*	late syphilitic retrobulbar neuritis	晚期梅毒性球后视神经炎	晚期梅毒性球後視神經炎
A52.701†	H58.103*	late syphilitic scotoma(central)	晚期梅毒性暗点(中心性)	晚期梅毒性暗點(中心性)
A52.116		late syphilitic tabes dorsalis	晚期梅毒性脊髓痨	晚期梅毒性脊髓癆
A52.702	L99.801*	late syphilitic ulcer	晚期梅毒性溃疡	晚期梅毒性潰瘍
A52.701†	H22.004*	late syphilitic uveal tract	晚期梅毒性葡萄膜色素层	晚期梅毒性葡萄膜色素層
A52.022†	I68.801*	late syphilitic vascular aneurysm	晚期梅毒性血管性动脉瘤	
A52.701†	H45.001*	late syphilitic vitreous hemorrhage	晚期梅毒性玻璃体出血	晚期梅毒性玻璃體出血
A52.701†	H45.803*	late syphilitic vitrcous opacity	晚期梅毒性玻璃体混浊	晚期梅毒性玻璃體混濁
A52.711		late syphiloma	晚期梅毒瘤	晚期梅毒瘤
A52.116		late tabes dorsalis	晚期脊髓痨	晚期脊髓癆
A52.707†	M68.001*	late tendon syphilis	晚期腱梅毒	晚期肌腱梅毒
A52.704†	E35.802*	late thymus(gland) syphilis	晚期胸(腺)梅毒	晚期胸腺梅毒

主码	附码	英文病名	中文病名	繁体病名
A52.704†	E35.001*	late thyroid syphilis	晚期甲状腺梅毒	晚期甲狀腺梅毒
A52.706†	K93.809*	late tongue syphilis	晚期舌梅毒	晚期舌梅毒
A52.706†	J99.809*	late tonsil syphilis(lingua)	晚期扁桃体(舌)梅毒	晚期扁桃體(舌)梅毒
A52.705†	J99.804*	late trachea syphilis	晚期气管梅毒	晚期氣管梅毒
A52.702†	L99.805*	late tubercular syphilid	晚期结节状梅毒疹	晚期結節狀梅毒疹
A52.703†	N51.812*	late tunica vaginalis syphilis	晚期鞘膜梅毒	晚期鞘膜梅毒
A52.703†	N37.003*	late urethra syphilis	晚期尿道梅毒	晚期尿道梅毒
A52.703†	N74.205*	late uterus syphilis	晚期子宫梅毒	晚期子宮梅毒
A52.706†	K93.810*	late uvula perforated syphilis	晚期悬雍垂穿孔性梅毒	晚期懸雍垂穿孔性梅毒
A52.703†	N77.104*	late vagina syphilis	晚期阴道梅毒	晚期陰道梅毒
A52.703†	N33.803*	late vesicae urinariae syphilis	晚期膀胱梅毒	晚期膀胱梅毒
A52.706		late viscera(abdominal) syphilis	晚期内脏(腹部)梅毒	晚期內臟(腹部)梅毒
A52.703†	N77.104*	late vulva syphilis	晚期女阴梅毒	晚期女陰梅毒
A51.501		latent early syphilis	隐性早期梅毒	潛伏性早期梅毒
A50.601		latent late congenital syphilis	隐性晚期先天性梅毒	潛伏性晚期先天性梅毒
A53.001		latent syphilis	隐性梅毒;潜伏性梅毒	潛伏性梅毒
A66.801		latent yaws	隐性雅司病	潛伏性雅司病
L87.827		late-onset focal dermal elastosis	迟发性局限性皮肤弹性组织病	遲發性局限性皮膚彈性組織病
L90.401		late-phase Lyme borreiosis	晚期阶断莱姆螺旋体病	晚期階斷萊姆螺旋體病
G57.101		lateral cutaneous nerve of thigh syndrome	股外侧皮神经综合征	股外側皮神經徵候群
G57.101		lateral femoral cutaneous neuritis	股外侧皮神经炎	
Q80.809		Laubenthal's syndrome	劳本撒尔综合征	
L90.607		laughing lines	笑纹	
L81.422		Laugier-Hunziker syndrome	劳吉尔-亨齐克尔综合征	Laugier-Hunziker 氏徵候群
L81.422		Laugier-Hunziker-Baran syndrome	劳吉尔-亨齐克尔-巴兰综合征	
E88.807		Launois-Bensaude syndrome	洛努瓦-本索德综合征	
Q87.837		Laurence-Biedl syndrome	劳伦斯-比德综合征	
Q87.837		Laurence-Moon-Biedl syndrome	劳伦斯-穆恩-比德综合征	Laurence-Moon-Biedl 氏徵候群
E88.104		Lawrence's syndrome	劳伦斯综合征	
E88.115		Lawrence-Seip syndrome	劳伦斯-塞普综合征	Lawrence-Seip 氏徵候群
L93.001		LE	红斑狼疮	紅斑性狼瘡
T56.004		lead and its compounds cutaneous trauma	铅及其化合物皮肤损伤	鉛及其化合物皮膚損傷
M72.202		Ledderhose's disease	莱德霍齐病	
Q87.841		ledpard syndrome	豹斑综合征	豹斑徵候群
B88.301		leech bite	水蛭咬伤	水蛭咬傷
L97.x01		leg ulcer	下肢溃疡	下肢潰瘍
E72.502		leg ulcer due to prolidase deficiency	脯氨酸肽酶缺乏性下肢溃疡	脯氨酸肽酶缺乏誘發之下肢潰瘍
A48.101		legionellosis	军团病	退伍軍人症
A48.101		legionnaires' disease	军团病	退伍軍人症
L92.829		Leiker's disease	莱克病	
L53.903		Leiner disease	莱内病	
D23.911	M88900/0	leiomyoma cutis	皮肤平滑肌瘤	皮膚平滑肌瘤
B55.901		leishmaniasis	黑热病;利什曼病	萊什曼病
B55.102		leishmaniasis cutanea pseudolepromatosa	假瘤型麻风样皮肤利什曼病	假瘤型麻風樣皮膚利什曼病
B55.101		leishmaniasis of skin	皮肤黑热病	皮膚萊什曼病
B55.102		leishmaniasis of skin diffuse	弥漫性皮肤黑热病;皮肤弥漫性利什曼病	瀰漫性皮膚萊什曼病
B55.101		leishmaniasis tropica	热带利什曼病	熱帶利什曼病
L43.823		LE-LP overlap syndrome	红斑狼疮-扁平苔藓重叠综合征	
C84.301	M97040/3	Lennert's lymphoma	伦南特淋巴瘤	倫納特氏淋巴瘤
C84.301	M97040/3	Lennert's T-cell lymphoma(involving skin)	伦南特T细胞淋巴瘤(累及皮肤)	
L81.452		lentigo	黑子;雀斑痣	小痣
D03.901	M87420/2	lentigo maligna	恶性雀斑样痣	惡性小痣
C43.901	M87420/3	lentigo maligna malignant melanoma	恶性雀斑样痣黑素瘤	惡性小痣樣惡性黑色素瘤
C43.901	M87420/3	lentigo maligna melanoma	恶性雀斑样痣黑素瘤	惡性小痣樣惡性黑色素瘤
L81.454		lentigo senilis	老年性黑子;老年性雀斑样痣	老年性小痣
L81.453		lentigo simplex	单纯性黑子;单纯性雀斑痣	單純小痣
L81.454		lentigo solar	日光性雀斑痣	日光性小痣

主码	附码	英文病名	中文病名	繁体病名
Q75.104		Lenz – Majewski syndrome	伦兹 – 马朱斯基综合征	Lenz – Majewski 氏徵候群
Q87.841		LEOPARD syndrome	LEOPARD 综合征	LEOPARD 徵候群
L80.x05		leopard vitiligo	豹斑状白斑	豹斑狀白斑
A30.805		lepra reaction type I	麻风反应 I 型	麻風反應第一型
A30.805		lepra reaction type I, downgrading	麻风反应 I 型，降级反应	麻風反應第一型，降級反應
A30.805		lepra reaction type I, upgrading	麻风反应 I 型，升级反应	麻風反應第一型，升級反應
A30.802		lepra reaction type II	麻风反应 II 型	麻風反應第二型
E34.805		leprechaunism	矮妖精貌病	小精靈症；矮怪病
A30.501		lepromatous leprosy	瘤型麻风	麻風型麻風
F45.208		leprophobia	麻风恐怖症	痲瘋恐怖症
A30.901		leprosy	麻风	麻風；癩病
A27.901		leptospirosis	钩端螺旋体病	鉤端螺旋體病
A27.001		leptospirosis icterohaemorrhagica	黄疸出血性钩端螺旋体病	黃疸出血性鉤端螺旋體病
M89.403		Léri's syndrome	莱里综合征	
E76.802		Leroy's syndrome	勒奥伊综合征	Leroy's 氏徵候群
E79.101		Lesch – Nyhan syndrome	莱施 – 尼汉综合征	Lesch – Nyhan 氏徵候群
L82.x14		Leser – Trélat sign	莱泽 – 特雷拉特征	
L82.x14		Leser – Trélat syndrome	莱泽 – 特雷拉特综合征	Leser – Trélat 氏徵候群
G57.604		lesion of plantar nerve	跖部神经损伤	足底神經病灶
Q81.007		lethal acantholytic epidermolysis bullosa	致死性棘层松解性大疱表皮松解症	致死性棘層鬆解性大疱表皮鬆解症
Q81.007		lethal autosomal recessive epidermolysis bullosa simplex	致死性常染色体隐性单纯型大疱性表皮松解症	致死性常染色體隱性單純性水疱性表皮鬆解症
I78.807		lethal cutaneous and gastrointestinal arteriolar thrombosis	致死性皮肤及胃肠道细动脉血栓形成	致死性皮膚及胃腸道細動脈血栓形成
I78.807		lethal intestiocutaneous syndrome	致死性小肠皮肤综合征	致死性小腸皮膚徵候群
M31.201		lethal midline granuloma	致死性中线肉芽肿	致死性中線肉芽腫
C96.001	M97220/3	Letterer – Siwe disease	莱特尔 – 西韦病	Letterer – Siwe 氏病
D69.001		leucocytoclastic vasculitis	白细胞碎裂性血管炎	白血球破碎性血管炎
A51.335	L99.802*	leucoderma syphiliticum	梅毒性白斑	梅毒性白皮症
C95.908		leukaemic infiltration of skin	白血病性皮肤浸润	血癌細胞皮膚浸潤
C92.105	M98630/3	leukaemic infiltration of skin chronic myeloid leukaemia	慢性髓样白血病的皮肤白血病性浸润	慢性髓樣白血病的皮膚血癌細胞浸潤
C93.701		leukaemic infiltration of skin monocytic leukaemia	单核细胞白血病的白血病性皮肤浸润	單核細胞白血病的血癌細胞性皮膚浸潤
C93.701		leukaemic infiltration of skin myeloid leukaemia	髓样白血病皮肤白血病性浸润	
C95.908	M98000/3	leukemia cutis	皮肤白血病	皮膚白血病
C91.402		leukemic reticuloendotheliosis	白血病性网状内皮细胞增生症	白血病性網狀內皮增生症
E70.326		leukocyte abnormal – hypopigmentation syndrome	白细胞异常色素减退综合征	白血球異常色素減退徵候群
D82.402		leukocyte adherence molecule deficiency	白细胞黏附分子缺陷病	白血球粘著分子缺陷病
D71.x01		leukocytic dyschemotactic syndrome	白细胞趋化不良综合征	白血球趨化不良徵候群
D22. –		leukoderma acquisitum centrifugum	离心性获得性白斑	離心性後天性白皮症
K12.117		leukokeratosis nicotina palati	尼古丁腭白色角化症	尼古丁腭白色角化症
L60.882		leukonychia	白甲	白甲
L60.859		leukopathia unguium due to drug	药物性白甲	
D22. –		leukopigmentary nevus	白色素痣	白色素痣
L81.507		leukoplakia	黏膜白斑	黏膜白斑
K13.041		leukoplakia of lip	唇白斑	唇白斑
K13.202		leukoplakia of oral mucosa	口腔黏膜白斑	
K13.202		leukoplakia of oral mucous membrane	口腔黏膜白斑	口腔黏膜白斑
N48.001		leukoplakia of penis	阴茎白斑	陰莖白斑
N90.302		leukoplakia of vulva	外阴白斑	女陰白斑
Q82.826		Levi's syndrome	洛兰综合征	Levi 氏徵候群
B07.x08		Lewandowsky – Lutz syndrome	列文道斯基 – 卢茨综合征	Lewandowsky – Lutz 氏徵候群
A55.x01		LGV	性病性淋巴肉芽肿	性病性淋巴肉芽腫
L44.001		lichen acuminatus	尖锐苔藓	尖銳苔癬
L90.001		lichen albus	白色苔藓	白色苔蘚

主码	附码	英文病名	中文病名	繁体病名
E85.418		lichen amyloidosis	苔藓样淀粉样变病;苔藓样淀粉样变性	苔癬樣澱粉樣變性症
L44.804		lichen aureus	金黄色苔藓	金黄色苔癬
L98.512		lichen fibrmucinosis	苔藓纤维黏蛋白病	苔癬纖維黏液素病
L98.512		lichen myxedematosus	黏液水肿性苔藓	黏液水腫性苔癬
L44.101		lichen nitidus	光泽苔藓	光澤苔癬
L28.101		lichen nodularis	结节性苔藓	
L81.802		lichen pigmentosus	色素性苔藓	色素性苔癬
L85.819		lichen pilaris	毛发苔藓	毛孔苔癬
L44.803		lichen pilaris spinulosus	小棘毛发苔藓	小棘毛孔苔癬
L66.101		lichen planopilaris	毛发扁平苔藓	毛孔扁平苔癬
L66.101		lichen planopilaris	毛孔扁平苔藓	
L43.901		lichen planus	扁平苔藓	扁平苔癬
L43.810		lichen planus actinicus	光线性扁平苔藓	光線性扁平苔癬
L43.817		lichen planus annularis	环状扁平苔藓	環狀扁平苔癬
L43.819		lichen planus atrophicus	萎缩性扁平苔藓	萎縮性扁平苔癬
L43.809		lichen planus erythematosus	红斑性扁平苔藓	紅斑性扁平苔癬
L43.804		lichen planus guttata	滴状扁平苔藓	雨滴狀扁平苔癬
L43.808		lichen planus hemorrhagicus	出血性扁平苔藓	出血性扁平苔癬
L43.806		lichen planus linearis	线状扁平苔藓	線狀扁平苔癬
L90.001		lichen planus morphoeicus	硬斑病性扁平苔藓	硬斑病性扁平苔癬
L43.822		lichen planus obtusus	圆叶状扁平苔藓;钝头扁平苔藓	鈍頭狀扁平苔癬
L43.905		lichen planus of nail	甲扁平苔藓	甲扁平苔癬
L43.801		lichen planus of palms and soles	掌跖扁平苔藓	掌蹠扁平苔癬
L43.802		lichen planus of scalp	头皮扁平苔藓	头皮扁平苔癬
L43.834		lichen planus pemphigoides	类天疱疮性扁平苔藓	類天疱瘡性扁平苔癬
L43.807		lichen planus pigmentosus	色素性扁平苔藓	色素性扁平苔癬
L43.301		lichen planus subtropicus	亚热带扁平苔藓	亞熱帶扁平苔癬
L43.830		lichen planus syndrome	扁平苔藓综合征	
L43.301		lichen planus tropicus	热带扁平苔藓	熱帶扁平苔癬
L85.821		lichen planus - like keratosis	扁平苔藓样角化病	扁平苔蘚樣角化症
L43.823		lichen planus - lupus erythematosus overlapping syndrome	扁平苔藓 - 红斑狼疮重叠综合征	扁平苔癬 - 紅斑狼瘡重疊徵候群
L44.804		lichen purpuricus	紫癜性苔藓	紫斑性苔癬
L44.001		lichen ruber acuminatus	尖锐红苔藓	尖銳紅苔癬
L44.301		lichen ruber moniliformis	念珠状红苔藓	念珠樣紅苔癬
L43.901		lichen ruberplanus	扁平红苔藓	
L90.001		lichen sclerosus	硬化性苔藓	硬化性苔癬
L90.001		lichen sclerosus et atrophicus	硬化性萎缩性苔藓	硬化性萎縮性苔癬
N90.503		lichen sclerosus of vulva	女阴硬化性苔藓	女陰硬化性苔癬
A18.416		lichen scrofulosorum	瘰疬性苔藓	腺病性苔癬;结核性苔癬
L28.004		lichen simplex chronicus	慢性单纯性苔藓	
L56.813		lichen solaris	日光性苔藓	日光性苔癬
L44.803		lichen spinulosus	小棘苔藓	棘狀苔癬
L44.201		lichen striatus	条纹状苔藓;线状苔藓	線狀苔癬
L28.201		lichen urticarial	荨麻疹性苔藓	蕁麻疹性苔癬
L28.201		lichen urticatus of childhood	小儿荨麻疹性苔藓	小兒蕁麻疹性苔癬
L44.301		lichen verrucosus et reticularis	疣状及网状苔藓	疣狀及網狀苔癬
L28.001		lichenification	苔藓化	苔癬化
L41.802		lichenoid and retiform parapsoriasis	苔藓样网状类银屑病	苔蘚樣網狀類幹癬
L28.001		lichenoid dermatitis	苔藓样皮炎	苔癬化皮膚炎
L27.069		lichenoid drug eruption	苔藓样药疹	苔癬樣藥疹
I89.016		lichenoid foot	苔藓样足	苔癬樣足
L85.823		lichenoid keratosis	苔藓样角化病	苔癬樣角化症
L41.802		lichenoid parapsoriasis	苔藓样副银屑病	苔癬樣類乾癬
L27.069		lichenoid reaction due to drug	苔藓样药物反应	
D86.310		lichenoid sarcoidosis	苔藓样肉样瘤病;苔藓样结节病	苔癬樣類肉瘤病
L44.201		lichenoid trophoneurosis	苔藓样营养神经病	苔癬樣營養神經病

主码	附码	英文病名	中文病名	繁体病名
A18.416		lichenoid tuberculid	苔藓样结核疹	苔癬様結核疹
L23.706		lichens and liverworts allergic contact dermatitis	苔藓类和地衣类变应性接触性皮炎	苔癬類及地衣類過敏性接觸性皮膚炎
L30.817		lick eczema	舔唇湿疹	舔唇濕疹
L71.001		light sensitive seborrhoide	光感性皮脂溢出	
E72.003		Lignac - Fanconi syndrome	利奈克 - 范科尼综合征	Lignac - Fanconi 氏徵候群
D61.001		Lignac's syndrome	利奈克综合征	
L23.703		liliaceae allergic contact dermatitis	百合科植物变应性接触性皮炎	百合科植物過敏性接觸性皮膚炎
Q80.810		limb reduction - ichthyosis syndrome	肢体短小 - 鱼鳞病综合征	肢体短小 - 魚鱗癬徵候群
L08.917		limbs infection of skin	肢体皮肤感染	肢體皮膚感染
L94.006		limited cutaneous type scleroderma	限制皮肤型硬皮病	限制皮肤型硬皮病
E14.621		limited joint mobility and waxy skin	僵直关节活动度与蜡样皮肤	限制關節活動度與蠟樣皮膚
-	Y40.303	lincomycin drug reactions	林克霉素药物反应	lincomycin 藥物反應
L90.601		lineae albicantes	白线	白线
L81.707		linear and quadrantic pigmented purpuric dermatosis	线状及方形色素性紫癜性皮病	線性及方形的色素性紫斑樣皮膚病
Q82.8		linear and whorled nevoid hypermelanosis	线状及漩涡状痣样过度黑变病	線狀及漩渦狀痣樣過度黑色素沈著症
L90.602		linear atrophoderma	线状皮肤萎缩	線狀皮膚萎縮
L11.002		linear Darier's disease	线状达里埃病	線狀達理埃氏病
L87.830		linear focal elastosis	线形局限性弹性组织病	線性局部性彈性組織變性
L13.102		linear IgA bullous dermatosis	线状 IgA 大疱性皮病	
L13.102		linear IgA dermatosis	线状 IgA 皮病	線狀 IgA 皮膚病
L13.808		linear IgA disease of adulthood	成人线状 IgA 病	成人線狀 IgA 病
L13.807		Linear IgA disease of childhood	儿童线状 IgA 病	兒童線狀 IgA 病
L11.002		linear keratosis follcularis	线状毛囊角化病	
L43.806		linear lichen planus	线状扁平苔藓	線狀扁平苔癬
L94.101		linear morphea	线状硬斑病	
Q82.884		linear porokeratosis	线状汗孔角皮症	
L94.101		linear scleroderma	线状硬皮病	線狀硬皮病
Q82.523		linear sebaceous nevus syndrome	线状皮脂腺痣综合征	線狀皮脂腺痣徵候群
Q82.523		linear sebaceous nevus - convulsions - mental retardation syndrome	线状皮脂腺痣 - 惊厥 - 精神发育不全综合征	線狀皮脂腺痣 - 驚厥 - 精神發育不全徵候群
Q82.513		linear verrucous epidermal nevus	线状疣状表皮痣	
K14.009		lingua papilitis	舌乳头炎	舌乳突炎
K14.501		lingua plicata	皱襞舌	皺襞舌
L70.821		lip balm acne	唇膏性痤疮	唇膏性痤瘡
K13.008		lip fissure		唇龜裂
Q68.813		lipedemia legs syndrome	小腿脂肪性水肿综合征	腿部脂肪水腫徵候群
E75.601		lipid storage disease	脂质贮积病	脂肪貯存疾病
L30.817		lip - lick cheilitis	舐唇性唇炎	
L90.832		lipoatrophia annularis	环状脂肪萎缩	
L90.832		lipoatrophia semicircularis	半环性脂肪萎缩	半圓性脂肪萎縮
E88.115		lipoatrophic diabetes	脂肪萎缩性糖尿病	脂肪萎縮性糖尿病
E88.115		lipoatrophic diabetes syndrome	脂肪萎缩性糖尿病综合征	脂肪萎縮性糖尿病徵候群
M79.818		lipoatrophic panniculitis	脂肪萎缩性脂膜炎	脂肪萎縮性脂層炎
E88.103		lipoatrophy	脂肪萎缩	脂肪萎縮
E88.106		lipoatrophy associated with protease inhibitors	蛋白酶抑制伴脂肪萎缩	蛋白酶抑制併發脂肪萎縮
D17. -	M88810/0	lipoblastoma	脂肪母细胞瘤	脂母細胞瘤
D17.909	M88810/0	lipoblastomatosis	脂肪母细胞瘤病	脂母細胞瘤病
Q78.801		lipochondrodystrophy and rigidity	强直脂肪软骨营养不良	併僵直脂肪軟骨失養
M79.830		lipodermatosclerosis	脂肪皮肤硬化症	脂肪皮膚硬化症
E88.111		lipodystrophia centrifugalis abdominalis infantilis	婴儿腹部远心性脂肪营养不良	嬰兒腹部遠心性脂肪失養
E88.103		lipodystrophy	脂肪营养不良	脂肪失養症
B23.801		lipodystrophy in HIV positive partials	HIV 阳性患者脂肪营养不良	HIV 阳性患者脂肪失養
L66.804		lipoedematous alopecia	脂肿性秃发	脂水腫性禿髮
N48.815		lipogranuloma of penis	阴茎脂肪肉芽肿	陰莖脂肪肉芽腫
L92.827		lipogranulomatosis subcutanea	皮下脂肪性肉芽肿病	皮下脂肪肉芽腫病
E78.808		lipoid dermatoarthritis	类脂质皮肤关节炎	脂樣皮膚關節炎
E78.806		lipoid proteinosis	类脂蛋白沉积症	類脂蛋白沉積症

主码	附码	英文病名	中文病名	繁体病名
D17. –	M88500/0	lipoma	脂肪瘤	脂肪瘤
D17. –	M88610/0	lipoma telangiectatica	毛细血管扩张性脂肪瘤	
D17.901		lipomatosis	脂肪瘤病	脂肪瘤病
I89.818		lipomelanotic reticulosis	脂肪黑变性网状细胞增多症	
M79.827		lipomembranous fat necrosis	脂肪膜状脂肪坏死	脂肪膜狀脂肪壞死
E76.802		lipomucopolysaccharide disordes	脂质黏多糖代谢障碍	
K90.802†	M14.801*	lipophagic intestinal granulomatosis	噬脂性肠性肉芽肿病	
E78.303		lipoprotein lipase deficiency	脂蛋白脂酶缺乏症	脂蛋白脂酶缺乏症
C49. –	M88500/3	liposarcoma	脂肪肉瘤	脂肪肉瘤
N76.604		Lipschütz ulcer	利普舒茨溃疡	Lipschüt 氏潰瘍
M79.828		liquefying panniculitis	液化性脂膜炎	液化性脂層炎
A32.902		listeriosis	利斯特菌病	李斯特菌病
L66.102		Little – Lassueur syndrome	利特尔 – 拉休尤综合征	Little – Lassueur 氏徵候群
Q87.208		Little's syndrome	利特尔综合征	Little 氏徵候群
R23.101		livedo annularis	环状青斑	環狀青斑
R23.101		livedo racemosa	树枝状青斑	
R23.101		livedo reticularis	网状青斑	網狀青斑
R23.101		livedo reticularis multiplex	多发性网状青斑	多發性網狀青斑
M30.802		livedo reticularis with nodules	网状青斑伴结节	網狀青斑伴結節
I78.816		livedo vasculitis	青斑血管炎	青斑血管炎
I78.817		livedoid dermatitis	青斑样皮炎	青斑狀皮炎
D69.207		livedoid purpura	青斑样紫癜	青斑樣紫斑
I78.816		livedoid vasculitis	青斑样血管炎	青斑狀血管炎
L81.101		liver patches	肝斑	肝斑
T14.105	W59.X01	lizard bite	蜥蜴咬伤	蜥蜴咬傷
A30.501		LL	瘤型麻风	麻風型麻風
C43.901	M87420/3	LMM	恶性雀斑样痣黑素瘤	恶性小痣様惡性黑色素瘤
B74.301		loa loa	罗阿丝虫病	羅阿絲蟲病
B48.001		lobomycosis	罗伯真菌病	
B48.001		Lobo's disease	罗伯病	羅博氏病
Q78.001		Lobstein – Ekman syndrome	洛布斯坦 – 埃克曼综合征	
L98.001		lobular capillary hemangioma	分叶状毛细血管血管瘤	小葉型微血管性血管瘤
Q84.821		local dermal hypoplasia	灶性真皮发育不全;灶性皮肤发育不全	灶性真皮發育不全
Q84.821		local facial dermal hypoplasia	灶性面部真皮发育不全	局部顏面真皮發育不良
L90.806		local panatrophy	局部全层萎缩	局部全層萎縮
R61.010		localised hyperhidrosis	局限性多汗症	限界性多汗症
L94.001		localised morphea	局限性硬斑病	限界性硬皮病
L12.815		localized nonscarring(pretibial) bullous pemphigoid	局限性无瘢痕(胫前)大疱性类天疱疮	限界性無疤痕(脛前)大疱性類天疱瘡
L90.820		localized abdominal wall atrophy	局限性腹壁萎缩	限界性腹壁萎縮
E85.420		localized amyloidosis	局限性淀粉样变病;局限性淀粉样变性	限界性澱粉樣變性症
L90.803		localized anetoderma	局限性皮肤松垂	限界性皮膚鬆弛症
Q84.214		localized congenital hypertrichosis	局限性先天性多毛症	先天性限界性多毛症
D36. –		localized cutaneous neurofibroma	局限性皮肤神经纤维瘤	限界性皮膚神經纖維瘤
L12.202		localized dermatitis herpetiformis	局限型疱疹样皮炎	限界型疱疹樣皮膚炎
L90.803		localized dermatolysis of dermatochalasis	局限性皮肤松垂	限界性皮膚鬆弛症
Q81.202		localized dystrophic epidermolysis bullosa	局限性营养不良型大疱性表皮松解症	限界性失養性水疱性表皮鬆解症
B37.205		localized hyperkeratotic candidiasis	局限性角化过度性念珠菌病	限界性角化過度性念珠菌病
E88.105		localized idiopathic lipoatrophy	局限性特发性脂肪萎缩	限界性特發性脂肪萎縮
E88.102		localized lipoatrophy	局限性脂肪萎缩	
C85.704		localized mycosis fungoides with epidermotropism	向表皮性局限性蕈样霉菌病	向表皮性限界性蕈樣黴菌病
L28.002		localized neurodermatitis	局限性神经性皮炎	限界性神經性皮膚炎
L28.005		localized neurodermatitis of neck	颈部局限性神经性皮炎	頸部限界性神經性皮膚炎
D36. –		localized neurofibroma	局限性神经纤维瘤	限界性神經纖維瘤
L67.103		localized poliosis	局限性白发	限界性白髮

主码	附码	英文病名	中文病名	繁体病名
L40.103		localized pustular psoriasis	局限性脓疱型银屑病	限界性膿疱性乾癬
B88.812	L99.802*	locust dermatitis	蝗虫皮炎	蝗蟲(蚱蜢)(蟬)皮膚炎
J82.x07		Löeffler syndrome	吕弗勒综合征	Löeffler 徵候群
L92.831		loeoma	油瘤	油瘤
B74.301		loiasis	罗阿丝虫病	羅阿絲蟲病
L60.824		longitudinal crista of nail	甲纵嵴	
L60.845		longitudinal erythronychia	纵向性红甲	
L60.831		longitudinal furrow of nail	甲纵沟	甲縱溝
L60.845		longitudinal pigmented bands of nail	纵向性色素甲	縱向性色素甲
L60.820		longitudinal split of nail	甲纵裂	甲縱裂
L65.816		loose anagen hair syndrome	松动性生长期毛发综合征	疏鬆生長期毛髮徵候群
Q80.821		Loricrin keratoderma	洛里克林角皮症	
H02.703		loss of eyebrow	眉毛脱落	眉毛脫落
H02.706		loss of eyelashes	睫毛脱落	睫毛脫落
G11.301		Louis－Bar syndrome	路易斯－巴尔综合征	
A75.001		louseborne typhus	虱传斑疹伤寒	
L08.915		lower limb infection of skin	下肢皮肤感染	下肢皮膚感染
L08.916		lower limb soft tissue infection	下肢软组织感染	下肢軟組織感染
C49.－		low－grade fibromyxoid sarcoma	低分化纤维黏液样肉瘤	低度分化之纖維黏液樣肉瘤
I73.820		Lowis disease	洛伊斯病	Lowis 氏病
T63.302		loxoscelism	棕蜘蛛咬中毒	棕蜘蛛咬中毒
Q92.805		lq partial trisomy(q25－qter)syndrome	1q 部分三体综合征	1q 部分三體徵候群
L25.105		lubricant contact dermatitis	润滑剂接触性皮炎	潤滑劑接觸性皮膚炎
A51.314		lues maligna	恶性梅毒	惡性梅毒
A42.901		lumpy Jaw	下颌肿块	下頜腫;巨頜病
Q84.117		lumpy scalp syndrome	肿块状头皮综合征	塊狀頭皮徵候群
M35.004†	J99.102*	lung change in sicca syndrome	干燥综合征肺病变	乾燥徵候群肺病變
M34.801†	J99.102*	lung change in systemic scleroderma	系统性硬皮病性肺病变	系統性硬皮病性肺病變
B66.402†	J99.801*	lung fluke disease	肺吸虫病	肺肝蛭病
M35.004†		lung involvement in sicca syndrome	干燥综合征累及肺	乾燥徵候群累及肺
B55.103		lupoid leishmaniasis	狼疮样黑热病;狼疮样利什曼病	狼瘡樣萊什曼病
L71.809		lupoid rosacea of Lewandowsky	列文道斯基狼疮样酒渣鼻	
M32.109†	G99.202*	lupus changes of spinal cord	狼疮脊髓病变	狼瘡脊髓病變
M32.101†	G05.801*	lupus encephalitis	狼疮脑炎	狼瘡腦炎
M32.101†	G05.801*	lupus encephalopathy	狼疮脑病	
L93.204		lupus erythematodes tumidus	肿胀性红斑狼疮	腫脹性紅斑性狼瘡
L93.205		lupus erythematodes verrucosus	疣状红斑狼疮	疣狀紅斑性狼瘡
L93.001		lupus erythematosus	红斑狼疮	紅斑性狼瘡
L93.203		lupus erythematosus panniculitis	红斑狼疮性脂膜炎	紅斑狼瘡性脂層炎
L93.203		lupus erythematosus profunda	深在性红斑狼疮	深部性紅斑性狼瘡
M32.001		lupus erythematosus(LE)－like syndrome due to drug	药物性红斑狼疮样综合征	藥物性紅斑狼瘡樣徵候群
L93.208		lupus erythematosus－erythema multiforme－like syndrome	红斑狼疮－多形红斑样综合征	红斑性狼疮－多形红斑样徵候群
D84.119		lupus erythematosus－like syndrome with a familial deficiency of C2	家族性 C2 缺陷合并红斑狼疮样综合征	家族性 C2 補體缺陷併紅斑狼瘡樣徵候群
M32.107†	J99.102*	lupus lung changes	狼疮肺病变	狼瘡肺病變
A18.401		lupus miliaris disseminatus faciei	面部播散性粟粒状狼疮	顏面播散性粟粒狀狼瘡
A18.401		lupus miliaris follicuaris	毛囊性粟粒状狼疮	
A18.436		lupus mutilans	残毁性狼疮	殘毀性狼瘡
M32.103†	I41.801*	lupus myocardiopathy	狼疮心肌病	狼瘡心肌病
M32.105†	N08.501*	lupus nephritis	狼疮肾炎	狼瘡腎炎
M32.108†	G63.501*	lupus neuritis	狼疮神经炎	狼瘡神經炎
M32.102†	I32.801*	lupus pericarditis	狼疮心包炎	狼瘡心包膜炎
M32.110†	G63.503*	lupus peripheral neuropathy	狼疮周围神经病	狼瘡周邊神經病變
D86.322		lupus pernio	狼疮样冻疮	狼瘡樣凍瘡
M32.104†	J99.101*	lupus pneumonia	狼疮肺炎	狼瘡肺炎
M32.111*	K05.801*	lupus serositis	狼疮浆膜炎	狼瘡漿膜炎

主码	附码	英文病名	中文病名	繁体病名
A18.412		lupus ulcerosus	溃疡性狼疮	潰瘍性狼瘡
A18.411		lupus vulgaris	寻常狼疮	尋常狼瘡
A18.411		lupus vulgaris tumidus	肿胀性寻常狼疮	腫脹性尋常狼瘡
L87.201		Lutz – Miescher syndrome	卢茨 – 米舍尔综合征	Lut – Miescher 氏徵候群
B41.902		Lutz's disease	卢茨病	
B41.902		Lutz – Splendore – Almeida disease	卢茨 – 斯普伦多雷 – 阿尔梅达病	Lutz – Splendore – Almeida 氏病
D82.201		Lux's syndrome	勒克斯综合征	Lux 氏徵候群
E67.102		lycopenemia	番茄红素血症	番茄紅素血症
L51.201		Lyell's syndrome	莱尔综合征	
A69.201		Lyme disease	莱姆病	Lyme 病
C77.901		lymph node matastasis due to melanoma	黑素瘤淋巴结转移癌	黑色素瘤淋巴結轉移
C77.901	M80700/6	lymph node matastasis due to squamous cell carcinoma	鳞状细胞癌淋巴结转移	鱗狀細胞癌淋巴結轉移
C77.901		lymph node metastasis	淋巴结转移癌	淋巴結轉移
I88.903		lymphadenitis inguinale	腹股沟淋巴结炎	腹股溝淋巴結炎
D23. –		lymphadenoma	淋巴腺瘤	淋巴腺瘤
L98.822		lymphadenopathy benigna cutis	皮肤良性淋巴腺病	皮膚良性淋巴腺病
L98.822		lymphadenosis benigna cutis	皮肤良性淋巴细胞增多症	皮膚良性淋巴細胞增多症
I89.009		lymphangiectasis	淋巴管扩张	淋巴管擴張
D18.1	M91740/1	lymphangioleiomyomatosis	淋巴管平滑肌瘤病	淋巴管平滑肌瘤病
D18.106	M91700/0	lymphangioma	淋巴管瘤	淋巴管瘤
D18.120	M91700/0	lymphangioma circumscriptum	局限性淋巴管瘤	限界性淋巴管瘤
D18.120	M91700/0	lymphangioma circumscriptum cutis	皮肤局限性淋巴管瘤	
D23. –		lymphangioma tuberosum multiplex	多发性结节性淋巴管瘤	多發性結節性淋巴管瘤
D18.106	M91700/0	lymphangiomatosis	淋巴管瘤病	淋巴管瘤病
D18. –	M91740/1	lymphangiomyomatosis	淋巴管肌瘤病	淋巴管肌瘤病
C49. –	M91700/3	lymphangiosarcoma	淋巴管肉瘤	淋巴管肉瘤
I89.101		lymphangitis	淋巴管炎	淋巴管炎
B42.103		lymphatic cutaneous sporotrichosis	淋巴皮肤型孢子丝菌病	淋巴皮膚型孢子絲菌病
I89.019		lymphedema praecox	早发性淋巴水肿	早發性淋巴水腫
C49. –		lymphedema – associated angiosarcoma	淋巴水肿并发血管肉瘤	淋巴水腫相關性血管肉瘤
D18.108		lymphocyst	淋巴囊肿	淋巴囊腫
D84.001		lymphocyte metabolism defects	淋巴细胞代谢缺陷病	淋巴細胞代謝缺陷
L98.825		lymphocytic infiltration of skin	皮肤淋巴细胞浸润症	皮膚淋巴細胞浸潤
A69.201		lymphocytic meningoradiculitis	淋巴细胞脑膜神经根炎	
L98.822		lymphocytoma benigna cutis	良性皮肤淋巴细胞瘤	良性皮膚淋巴細胞瘤
L98.803		lymphocytoma cutis	皮肤淋巴细胞瘤	皮膚淋巴細胞瘤
I89.004		lymphoedema	淋巴水肿	淋巴水腫
H02.402		lymphoedema and ptosis	淋巴水肿和眼睑下垂	淋巴水腫和眼瞼下垂
H02.707		lymphoedema – distichiasis syndrome	淋巴水肿 – 双行睫综合征	淋巴水腫 – 雙行睫徵候群
I89.016		lymphoedematous keratoderma	淋巴水肿性角化病	淋巴水腫性角皮症
C44. –	M80820/3	lymphoepithelioma – like carcinoma of skin	淋巴上皮瘤样皮肤癌	淋巴上皮瘤樣皮膚癌
C84.301		lymphoepitheloid lymphoma	淋巴上皮样淋巴瘤	淋巴上皮樣淋巴瘤
A55.x01		lymphogranuloma inguinale	腹股沟淋巴肉芽肿	腹股溝淋巴肉芽腫
A55.x01		lymphogranuloma venereum	性病性淋巴肉芽肿	性病性淋巴肉芽腫
C81.901		lymphogranulomatosis maligna	恶性淋巴肉芽肿病	惡性淋巴肉芽腫病
L98.822		lymphoid infiltrates of the skin mimicking lymphoma	类似淋巴瘤的皮肤淋巴细胞浸润	類似淋巴瘤的皮膚淋巴細胞浸潤
C85.906		lymphoma	淋巴瘤	淋巴瘤
L98.809		lymphomatoid contact dermatitis	淋巴瘤样接触性皮炎	淋巴瘤樣接觸性皮炎
L98.810	M97660/1	lymphomatoid granulomatosis	淋巴瘤样肉芽肿病	淋巴瘤樣肉芽腫症
L41.201	M97180/1	lymphomatoid papulosis	淋巴瘤样丘疹病	淋巴瘤樣丘疹症
C83.805		lymphoplasmocytoid lymphoma of skin	皮肤淋巴浆细胞样淋巴瘤	
C85.010	M95920/3	lymphosarcoma	淋巴肉瘤	淋巴肉瘤
I89.016		lymphostatic verrucosis	淋巴郁滞性疣病	
L41.201		Macaulay's disease	马考拉病	Macaulay 氏病
L25.831		maceration dermatitis	浸渍皮炎	浸軟皮膚炎
E26.003		Mach's syndrome	马克综合征	

主码	附码	英文病名	中文病名	繁体病名
Q27.401		macrocephaly cutis marmorata telangiectatica congenita	先天性巨头－毛细血管扩张性大理石样皮斑	
Q87.807		macrocephaly with multiple lipomas and hemangiomas	巨脑症伴多发性脂肪瘤及血管瘤	巨腦症伴多發性脂肪瘤及血管瘤
Q74.803		macrodactyly hemihypertrophy and connective tissue nevus	巨趾偏侧肥大及结缔组织痣	巨指半側肥大及結締組織痣
C88.001	M97610/3	macroglobulinemia	巨球蛋白血症	巨球蛋白血症
K14.810		macroglossia	巨舌	巨舌
B85.201		maculae caeruleae (phthiriasis)	蓝斑点(虱病)	藍斑點(虱病)
E85.422		macular amyloidosis	斑状淀粉样变病;斑状淀粉样变性	斑狀澱粉樣變性症
L90.803		macular anetoderma	斑状萎缩	斑狀萎縮
L90.803		macular atrophy	斑状萎缩	斑狀萎縮
L92.005		macular granuloma annulare	斑状环状肉芽肿	斑狀環狀肉芽瘤
A51.327		macular syphilide	斑状梅毒疹	斑狀梅毒疹
A51.320		macular syphilideroseola	斑状梅毒性玫瑰疹	斑狀梅毒性玫瑰疹
L81.508		macular tropical hypochromia	热带浅色斑	热带减色斑
Q82.208		maculopapular cutaneous mastocytosis	斑丘疹型皮肤肥大细胞增生症	斑丘疹型皮膚肥大細胞增生症
L27.020		maculopapular drug eruption	斑丘疹性药疹	斑丘疹性藥疹
D86.317		maculopapular sarcoidosis	斑丘疹性肉样瘤病;斑丘疹性结节病	斑丘疹性類肉瘤病
H02.706		madarosis	睫毛脱落	睫毛脱落
E88.808		Madelung's disease	马迪伦病	Madelung 氏病
E88.808		Madelung's neck	马迪伦颈	
T56.106		Madida's syndrome	马迪达综合征	Madida 氏徵候群
B47.901		Madura foot	马杜拉足	Madura 足
B47.001		maduromycosis	马拉杜真菌病	
Q78.403		Maffucci's syndrome	马富奇综合征	Maffucci 氏徵候群
M35.203		MAGIC syndrome	MAGIC 综合征	MAGIC 徵候群
E80.003		Magnus's syndrome	麦格努斯综合征	Magnus 氏徵候群
B35.802		Majocchi's granuloma and tinea incognito	梅杰奇肉芽肿及难辨认癣	Majocchi 氏肉芽腫及難辨認癬
D69.203		Majocchi's purpura	梅杰奇紫癜	
K12.010		major aphthous ulcer	重型口疮性溃疡	重型口瘡性潰瘍
D81.601		major histocompatibility complex class Ⅰ deficiency	主要组织相容性复合体Ⅰ级缺乏症	主要組織相容性複合體Ⅰ級缺乏
D81.701		major histocompatibility complex class Ⅱ deficiency	主要组织相容性复合体Ⅱ级缺乏症	主要組織相容性複合體二級缺乏
Q82.839		Mal de Meleda	迈尔德岛病	Meleda 島病
A48.813		malakoplakia	软化斑	軟化斑
N76.801		malakoplakia of vulva	女阴软化斑	女陰軟化斑
B54.x02		malaria	疟疾	瘧疾
B36.805		*Malassezia* balanoposthitis	马拉色菌龟头包皮炎	馬拉色菌龜頭包皮炎
B36.804		*Malassezia* folliculitis	马拉色菌毛囊炎	馬拉色菌毛囊炎
B36.803		*Malassezia* nail	马拉色菌甲	馬拉色菌甲
L64.801		male androgenetic alopecia	男性雄激素性脱发;男性遗传性脱发	男性雄性基因秃
D29.901		male genital organ external nevus	男性外生殖器痣	
A60.001		male herpesviral infection of genital tract	男性生殖道疱疹病毒感染	男性生殖道疱疹病毒感染
L68.001		male hirsuties	男性多毛症	男性多毛症
L64.801		male pattern alopecia	男性型脱发	雄性秃;男性型禿髮
L64.801		male pattern baldness	男性型脱发	雄性秃;男性型禿髮
L64.802		male pattern female androgenetic alopecia	男性型女性遗传性脱发	男性型女性雄性基因秃
D23.－		Malherbe's calcifying epithelioma	马勒布钙化上皮瘤	Malherbe 氏钙化上皮瘤
L83.x07		malignant acanthosis nigricans	恶性黑棘皮病	惡性黑棘皮病
C49.－	M91300/3	malignant angioendothelioma	恶性血管内皮细胞瘤病	惡性血管內皮瘤病
I78.807		malignant atrophic papulosis	恶性萎缩性丘疹病	惡性萎縮性丘疹病
I78.807		malignant atrophic papulosis of Degos	德格斯恶性萎缩性丘疹病	
C43.901	M87800/3	malignant blue nevus	恶性蓝痣	惡性藍色母斑
C44.901	M89400/3	malignant chondroid syringoma	恶性软骨样汗管瘤	
C44.903	M84000/3	malignant clear cell acrospiroma	恶性透明细胞螺端瘤	惡性透明細胞螺端瘤

主码	附码	英文病名	中文病名	繁体病名
C44.903		malignant clear cell hydradenoma	恶性透明细胞汗腺腺瘤	惡性明亮細胞汗腺腺瘤
C43.901	M87200/3	malignant cutaneous melanoma	皮肤恶性黑素瘤	皮膚惡性黑色素瘤
C44.901		malignant cutaneous tumour	皮肤恶性肿瘤	皮膚惡性腫瘤
C44. -	M82000/3	malignant cylindroma	恶性圆柱瘤	惡性圓柱瘤
D48.901*	M36.000	malignant disease with dermatomyositis	恶性病伴皮肌炎	惡性病伴皮肌炎
C44.903		malignant eccrine acrospiroma	恶性小汗腺螺端瘤	惡性小汗腺螺端瘤
C44. -	M84020/3	malignant eccrine poroma	恶性小汗腺汗孔癌	惡性汗腺汗孔癌
C44. -	M84000/3	malignant eccrine spiradenoma	恶性小汗腺螺旋腺瘤	惡性汗腺螺旋腺瘤;惡性汗腺瘤
C49. -	M88300/3	malignant fibrohistiocytoma	恶性纤维组织细胞瘤	惡性纖維組織細胞瘤
C47. -	M95800/3	malignant granular cell tumour	恶性颗粒细胞瘤	惡性顆粒細胞瘤
M31.201		malignant granuloma	恶性肉芽肿	惡性肉芽腫
C44. -	M84020/3	malignant hidroacanthoma simplex	恶性单纯性汗腺棘皮瘤	惡性單純性汗腺棘皮瘤
C91.402		malignant histiocytoma	恶性组织细胞瘤	惡性組織細胞瘤
C96.101		malignant histiocytosis (involving skin)	恶性组织细胞增生症(累及皮肤)	惡性組織細胞增生症(累及皮膚)
C91.402		malignant histiocytosis of cutaneous type	恶性皮膚型組織細胞增生症	惡性皮膚型組織細胞增生症
C44. -	M84020/3	malignant intraepidermal eccrine poroma	恶性表皮内小汗腺汗孔瘤	惡性表皮内小汗腺汗孔瘤
C49. -	M91700/3	malignant lymphangio - endothelioma	恶性淋巴管内皮瘤	
C83.803	M96740/3	malignant lymphoma with large non - cleaved follicular center cells	大无裂核滤疱中心细胞的恶性淋巴瘤	大無裂核濾泡中心細胞性惡性淋巴瘤
C83.802		malignant lymphoma with small cleaved and large noncleaved follicular center cells	小裂核及大无裂核滤泡中心细胞性恶性淋巴瘤	小裂核及大無裂核濾泡中心細胞性惡性淋巴瘤
C94.301		malignant mastocytosis	恶性肥大细胞增生症	惡性肥大細胞增生症
C43. -	M87200/3	malignant melanoma	恶性黑[色]素瘤	
D03.902	M87200/2	malignant melanoma in situ	原位恶性黑素瘤	
C43.505		malignant melanoma of anal margin	肛门边缘恶性黑素瘤	肛門邊緣惡性黑色素瘤
C43.505		malignant melanoma of anal skin	肛门皮肤恶性黑素瘤	
C43.602	M87200/3	malignant melanoma of digit	手指恶性黑素瘤	手指惡性黑色素瘤
C43.202		malignant melanoma of ear and external auditory canal	耳及外耳道恶性黑素瘤	耳及外耳道惡性黑色素瘤
C43.101	M87200/3	malignant melanoma of eyelid(including canthus)	眼睑(包括眦)恶性黑素瘤	眼瞼(包括眥)惡性黑色素瘤
C43.001	M87200/3	malignant melanoma of lip	唇恶性黑素瘤	唇惡性黑色素瘤
C43.701	M87200/3	malignant melanoma of lower limb (including hip)	下肢(包括髋)恶性黑素瘤	下肢(包括髖)惡性黑色素瘤
C43.401	M87200/3	malignant melanoma of neck	颈恶性黑素瘤	頸惡性黑色素瘤
C43.507	M87200/3	malignant melanoma of perianal skin	肛周皮肤恶性黑素瘤	肛周皮膚惡性黑色素瘤
C43.402	M87200/3	malignant melanoma of scalp	头皮恶性黑素瘤	頭皮惡性黑色素瘤
C43.901	M87200/3	malignant melanoma of skin	皮肤恶性黑素瘤	皮膚惡性黑色素瘤
C43.508	M87200/3	malignant melanoma of skin of breast	乳房皮肤恶性黑素瘤	乳房皮膚惡性黑色素瘤
C43.509	M87200/3	malignant melanoma of trunk	躯干恶性黑素瘤	軀幹惡性黑色素瘤
C43.601	M87200/3	malignant melanoma of upper limb(including shoulder)	上肢(包括肩)恶性黑素瘤	上肢(包括肩)惡性黑素瘤
C52.x02		malignant melanoma of vulva	女阴恶性黑素瘤	外陰惡性黑色素瘤
C44.901	M89400/3	malignant mixed tumour of skin	恶性皮肤混合瘤	惡性皮膚混合瘤
C44.508		malignant neoplasm of anal margin	肛门边缘恶性肿瘤	肛門邊緣惡性腫瘤
C44.513		malignant neoplasm of anal skin	肛门皮肤恶性肿瘤	肛門皮膚惡性腫瘤
C44.701		malignant neoplasm of lower limb(including hip)	下肢(包括髋)皮肤恶性肿瘤	下肢(包括髖)皮膚惡性腫瘤
C44.801		malignant neoplasm of overlapping lesion of skin	皮肤重叠损害恶性肿瘤损害	皮膚重疊損害惡性腫瘤損害
C44.514		malignant neoplasm of perianal skin	肛周皮肤恶性肿瘤	肛周皮膚惡性腫瘤
C44.901		malignant neoplasm of skin	皮肤恶性肿瘤	皮膚惡性腫瘤
C44.502		malignant neoplasm of skin of abdomen	腹部皮肤恶性肿瘤	腹部皮膚惡性腫瘤
C44.501		malignant neoplasm of skin of back	背部皮肤恶性肿瘤	背部皮膚惡性腫瘤
C44.505		malignant neoplasm of skin of breast	乳房皮肤恶性肿瘤	乳房皮膚惡性腫瘤
C44.307		malignant neoplasm of skin of brow	眉部皮肤恶性肿瘤	眉部皮膚惡性腫瘤
C44.504		malignant neoplasm of skin of buttock	臀部皮肤恶性肿瘤	臀部皮膚惡性腫瘤
C44.202		malignant neoplasm of skin of ear	耳皮肤恶性肿瘤	耳皮膚惡性腫瘤
C44.203		malignant neoplasm of skin of external auditory canal	外耳道皮肤恶性肿瘤	外耳道皮膚惡性腫瘤

主码	附码	英文病名	中文病名	繁体病名
C44.102		malignant neoplasm of skin of eyelid (including canthus)	眼睑(包括眦)皮肤恶性肿瘤	眼瞼(包括眥)皮膚惡性腫瘤
C44.305		malignant neoplasm of skin of face	面部皮肤恶性肿瘤	面部皮膚惡性腫瘤
C44.310		malignant neoplasm of skin of jaw	颌部皮肤恶性肿瘤	頜部皮膚惡性腫瘤
C44.001		malignant neoplasm of skin of lip	唇皮肤恶性肿瘤	唇皮膚惡性腫瘤
C44.303		malignant neoplasm of skin of nasolabial groove	鼻唇沟恶性肿瘤	鼻唇溝惡性腫瘤
C44.402		malignant neoplasm of skin of neck	颈部皮肤恶性肿瘤	頸部皮膚惡性腫瘤
C44.301		malignant neoplasm of skin of nose	鼻部皮肤恶性肿瘤	鼻部皮膚惡性腫瘤
C44.404		malignant neoplasm of skin of scalp	头皮恶性肿瘤	頭皮惡性腫瘤
C44.403		malignant neoplasm of skin of scalp and neck	头颈部皮肤恶性肿瘤	頭頸部皮膚惡性腫瘤
C44.308		malignant neoplasm of skin of temple	颞部皮肤恶性肿瘤	顳部皮膚惡性腫瘤
C44.503		malignant neoplasm of skin of trunk	躯干皮肤恶性肿瘤	軀幹皮膚惡性腫瘤
C44.903		malignant neoplasm of sweat glands	汗腺恶性肿瘤	汗腺惡性腫瘤
C44.601		malignant neoplasm of upper limb (including shoulder)	上肢(包括肩)皮肤恶性肿瘤	上肢(包括肩)皮膚惡性腫瘤
C44.903	M84000/3	malignant nodular clear cell hydradenocarcinoma	恶性结节性透明细胞汗腺癌	惡性結節性透明細胞汗腺癌
C49. -	M95600/3	malignant peripheral nerve sheath tumour	恶性外周神经鞘瘤	
C44.901		malignant pilomatrixoma	恶性毛母质瘤	惡性毛髮基質瘤
C44. -	M80200/3	malignant proliferating trichilemmal tumor	恶性增生性毛根鞘瘤	惡性增生性外毛根鞘瘤
A22.001		malignant pustules	恶性脓疱	惡性膿疱
L88.x01		malignant pyoderma	恶性脓皮病	惡性膿皮症
C91.402		malignant reticuloendotheliosis	恶性网状内皮增生病	惡性網狀內皮增生病
C96.101		malignant reticulohistocytosis	恶性网状组织细胞增生症	
C96.101		malignant reticulosis	恶性网状细胞增生症	惡性網狀細胞增生症
C49. -	M95600/3	malignant schwannoma	恶性神经鞘瘤	惡性神經鞘瘤
C44. -	M81400/3	malignant spiradenoma	恶性螺旋腺瘤	惡性螺旋腺瘤
C44. -	M84000/3	malignant sweat gland tumour	恶性汗腺肿瘤	惡性汗腺腫瘤
C49.903	M91700/3	malignant tumour of lymphatic vessel	淋巴管性恶性肿瘤	淋巴管性惡性腫瘤
L60.853		malignant tumour of nails	甲恶性肿瘤	甲惡性肿瘤
C50.002		malignant tumour of nipple and areola	乳头乳晕恶性肿瘤	乳頭乳暈惡性腫瘤
D48.503		malignant tumour of skin junction	皮肤交界恶性肿瘤	皮膚交界惡性腫瘤
A23.901		Malta fever	马耳他热	馬爾他熱
C50.003	M85400/3	mammary eczematoid carcinoma	乳房湿疹样癌	
C50.003	M85400/3	mammary Paget's disease	乳房佩吉特病	乳房柏哲德氏病
N64.002		mammillary fistula	乳头瘘	乳房瘻管
Q75.401		mandibulofacial dysostosis	下颌面骨发育不全	下頜面骨成骨不全
L27.201		mango dermatitis	芒果皮炎	芒果皮膚炎
E77.103		mannosidosis	甘露糖苷贮积症	甘露糖苷貯積症
B74.404		mansonelliasis of skin	皮肤曼森丝虫病	皮膚曼森絲蟲病
C83.804	M96730/3	mantle cell lymphoma	套细胞淋巴瘤	套細胞淋巴瘤
C83.701	M96870/3	mantle zone cell lymphoma	外套区细胞淋巴瘤	
D23. -		mantleoma	外套层瘤	外套層瘤
E41.x01		marasmus	消瘦症	消瘦
A98.301		Marburg virus disease	马堡病毒病	Marburg 病毒病
D59.502		Marchiafava - Micheli syndrome	马尔基亚法瓦 - 米凯利综合征	
Q87.401		Marfan syndrome	马方综合征	Marfan 氏徵候群
Q87.402		Marfanoid features and craniosynostosis	马方样特征及颅缝早闭	
Q82.868		marginal keratoderma of palms	掌缘角化病;掌缘角皮症	掌緣角皮症
L85.826		marginal papular keratoderma	边缘丘疹性角化病	邊緣丘疹性角皮症
E22.003		Marie's syndrome	玛丽综合征	
Q84.219		Marie - Unna type hypotrichosis	玛丽 - 乌纳型少毛症	Marie Unna 氏稀毛症
T63.606		marine shell dermatitis	海贝皮炎	海貝皮膚炎
T63.607	X26.9	marine shells bite	海贝咬伤	海貝咬傷
Q87.809		Marinesco - Sjögren syndrome	马里内斯科 - 舍格伦综合征	Marinesco - Sjögren 氏徵候群神經精神 - 髮 - 指甲發育異常
Q87.809		Marinesco - Sjögren - Garland syndrome	马里内斯科 - 舍格伦 - 加兰综合征	

主码	附码	英文病名	中文病名	繁体病名
L98.424		Marjolin's ulcer	马若林溃疡	Marjolin 氏潰瘍
L81.101		mark of pregnancy	妊娠斑	
E76.211		Maroteaux – Lamy syndrome	马罗托 – 拉米综合征	
A77.101		Marseilles fever	马赛热	馬賽熱
Q82.8 –		Marshall's syndrome	马歇尔综合征	
I73.822		Marshall – White syndrome	马歇尔 – 怀特综合征	Marshall – White 氏徵候群
I70.211		Martorell's ulcer	马托尔溃疡	Martorell 氏潰瘍
E85.104		Maryland type amyloid neuropathy	马里兰型淀粉样神经病	Maryland 型澱粉樣神經病
M35.005†	G73.702*	mascular disease in sicca syndrome	干燥综合征性肌病	乾燥徵候群肌病變
D21. –		Masson's pseudoangioma	马森假性血管瘤	Masson 氏假性血管瘤
D21. –	M91200/0	Masson's pseudoangiosarcoma	马森假性血管肉瘤	Masson 氏假血管肉瘤
Q82.210		mast cell disease	肥大细胞病	肥大細胞病
C94.301	M99000/3	mast – cell leukemia	肥大细胞白血病	肥大細胞白血病
D47.001	M97400/1	mastocytoma	肥大细胞瘤	肥大細胞瘤
Q82.210		mastocytosis	肥大细胞增多症	肥大細胞增生症
C94.302	M99000/3	mastocytosis with associated haematological disorder	肥大细胞增生症伴血液病	
B88.015 +		mattress itch	床垫痒	床墊癢
B44.801		maxillary sinus aspergillosis	上颌窦曲霉病	
E74.002		McArdle – Schmid – Pearson disease	麦卡德尔 – 施密德 – 皮尔逊病	
P00.801		McCuiston syndrome	麦库斯托综合征	
Q78.101		McCune – Albright syndrome	麦丘恩 – 奥尔布赖特综合征	McCune – Albright 氏徵候群
L70.818		McDonal acne	麦当劳痤疮	McDonal 痤瘡
M35.101		MCTD	混合性结缔组织病	混合性結締組織病
B05.901		measles	麻疹	麻疹
D69.807		mechanical purpura	机械性紫癜	
T14.805		mechanical trauma	机械性损伤	機械性損傷
L60.304		median nail dystrophy	正中甲营养不良	正中指甲失養
N48.811		median raphe cyst of penis	阴茎中缝囊肿	陰莖中縫囊腫
K14.201		median rhomboid glossitis	正中菱形舌炎	正中菱形舌炎
L27.001		medicamentous urticaria	荨麻疹型药疹	蕁麻疹型藥疹
E78.804		medication – induced hyperlipoproteinemia	药物性高脂蛋白血症	藥物引發性高脂蛋白血症
L25.140		medicinal preparations contact dermatitis	药剂辅料接触性皮炎	藥劑輔料接觸性皮膚炎
B72.x01		medina worm disease	麦地那虫病	
A23.901		Mediterranean fever	地中海热	地中海熱
A77.101		Mediterranean tick fever	地中海斑疹热	地中海斑疹熱
R61.105		medullary hyperhidrosis	髓性多汗症	髓性多汗症
L60.825		Mees's nail	米斯甲	Mees 氏甲
D64.803		megalocytic anemia dermatitis syndrome	巨红细胞性贫血 – 皮炎综合征	巨紅細胞性貧血 – 皮膚炎徵候群
Q84.501		megalonychia	巨甲	巨甲
E67.201		megavitamin B_6 syndrome	大剂量维生素 B_6综合征	大劑量維生素 B_6徵候群
–	Y57.503	meglumine adipiodone drug reactions	胆影葡安药物反应	meglumine adipiodone 藥物反應
D82.201		Mekusick's syndrome	梅库西克综合征	梅庫西克徵候群
L81.401		melanism	黑化病	黑變症
L83.x10		melanoacanthoma	黑素棘皮瘤	黑色素棘皮瘤
D22.504		melanocytic nevi of anal margin	肛门边缘黑素细胞痣	肛門邊緣黑素細胞痣
D22.505		melanocytic nevi of anal skin	肛门皮肤黑素细胞痣	肛門皮膚黑素細胞痣
D22.102		melanocytic nevi of eyelid (including canthus)	眼睑(包括眦)黑素细胞痣	眼瞼(包括眥)黑素細胞痣
D22.001		melanocytic nevi of lip	唇黑素细胞痣	唇黑素細胞痣
D22.701		melanocytic nevi of lower limb(including hip)	下肢(包括髋)黑素细胞痣	下肢(包括髖)黑素細胞痣
D22.506		melanocytic nevi of perianal skin	肛周皮肤黑素细胞痣	肛周皮膚黑素細胞痣
D22.401		melanocytic nevi of scalp and neck	头皮和颈部黑素细胞痣	頭皮及頸部黑素細胞痣
D22.507		melanocytic nevi of skin of breast	乳房皮肤黑素细胞痣	乳房皮膚黑素細胞痣
D22.503	M87200/3	melanocytic nevi of trunk	躯干黑素细胞痣	軀幹黑素細胞痣
D22.601		melanocytic nevi of upper limb (including shoulder)	上肢(包括肩)黑素细胞痣	上肢(包括肩)黑素細胞痣
D22. –	M87201/0	melanocytic nevus	黑素细胞痣	黑色素細胞母斑(痣)

主码	附码	英文病名	中文病名	繁体病名
D22.901		melanocytic nevus, inverted type A	黑色素细胞母斑(痣),反向A型	黑色素細胞母斑(痣),反向A型
D03.901		melanocytic precancerous change	黑素细胞癌前期病变	黑色素細胞癌前期病變
L81.401		melanoderma	黑皮症	
L81.413		melanodermatitis lichenoid toxica	中毒性苔藓样黑素皮炎	
L81.401		melanodermia	黑皮症	
D22. -		melanofibroma	黑素纤维瘤	黑色素纖維瘤
C43. -	M87200/3	melanoma	黑素瘤	黑色素瘤
C43.905		melanoma and neural system tumour syndrome	黑素瘤及神经系统肿瘤综合征	皮膚黑色素瘤及神經系統腫瘤徵候群
C43.907	M87200/3	melanoma arising at non - cutaneous sites	非皮肤源性恶性黑素瘤	
C43.901	M87800/3	melanoma arising from blue nevus	起源于蓝痣的黑素瘤	
C43.901	M87610/3	melanoma arising in giant congenital nevi	起源于巨大先天性痣的黑素瘤	起源於巨大先天性痣的黑色素瘤
D03.902	M87200/2	melanoma in situ	原位黑素瘤	原位黑色素瘤
D03.601	M87200/2	melanoma in situ of upper limb (including shoulder)	上肢(包括肩)原位黑素瘤	上肢(包括肩)惡性黑色素瘤
D03.502	M87200/2	melanoma in situ of anal margin	肛门边缘原位黑素瘤	肛門邊緣原位黑色素瘤
D03.503	M87200/2	melanoma in situ of anal skin	肛门皮肤原位黑素瘤	肛門皮膚原位黑色素瘤
D03.505	M87200/2	melanoma in situ of breast(skin)(soft tissue)	乳房(皮肤)(软组织)原位黑素瘤	乳房(皮膚)(軟組織)原位黑色素瘤
D03.101	M87200/2	melanoma in situ of eyelid (including canthus)	眼睑(包括眦)原位黑素瘤	眼瞼(包括眥)原位黑色素瘤
D03.001	M87200/2	melanoma in situ of lip	唇原位黑素瘤	唇原位黑色素瘤
D03.701	M87200/2	melanoma in situ of lower limb (including hip)	下肢(包括髋)原位黑素瘤	下肢(包括髖)原位黑色素瘤
D03.504	M87200/2	melanoma in situ of perianal skin	肛周皮肤原位黑素瘤	肛周皮膚原位黑色素瘤
D03.501	M87200/2	melanoma in situ of trunk	躯干原位黑素瘤	軀幹原位黑色素瘤
C43.301	M87200/3	melanoma of nose	鼻黑素瘤	鼻黑素色瘤
C43.302	M87200/3	melanoma of skin of face	面部皮肤黑素瘤	面部皮膚黑色素瘤
C43.904	M90440/3	melanoma of soft tissues	软组织黑素瘤	軟組織黑色素瘤
L60.841		melanonychia	黑甲	黑色素甲
Q85.815		melanophoric nevus syndrome	黑素细胞痣综合征	
C43. -		melanosarcoma	黑素肉瘤	黑素肉瘤
L81.415		melanosis cachecticorum	恶液质性黑变病	惡液質性黑變症
Q85.801		melanosis coli	结肠黑素沉着	結腸黑色素沈著
H02.808		melanosis of eyelid	眼睑黑变病	眼瞼黑變症
C49. -	M93640/3	melanotic neuroectodermal tumour of infancy	婴儿色素性神经外胚层瘤	嬰兒色素性神經外胚層腫瘤
Q82.839		Meleda's disease	梅勒达病	Meleda 氏病
L98.413		Melency's gangrene	梅勒尼坏疽	
L98.413		Melency's synergistic gangrene	梅勒尼协同性坏疽	Melency 氏協同性壞疽
A24.401		melioidosis	类鼻疽	類鼻疽
A24.301		melioidosis of the skin	皮肤类鼻疽	皮膚類鼻疽
G51.201		Melkersson - Rosenthal syndrome	梅尔克松-罗森塔尔综合征;梅-罗综合征	Melkersson - Rosenthal 氏徵候群
M89.403		melorheostosis	肢骨纹状肥厚症	肢骨紋狀肥大
M79.827		membranocystic fat necrosis	膜囊状脂肪坏死	
E88.117		membranous lipodystrophy	膜状脂肪营养不良	膜狀脂肪失養
Q82.859		Mendes da Costa syndrome	门德斯·达科斯塔综合征	Mendes da Costa 氏徵候群
D32.906		meningeal heterotopias	脑脊膜异位	腦脊膜異位
B45.101†	G02.101*	meningoencephalitis of cryptococcus neoformans	新型隐球菌性脑膜脑炎	新型隱球菌性腦膜腦炎
A52.143†	G01.X03*	meningovascular cerebral syphilis	脑脊膜血管大脑梅毒	
A52.143†	G01.X03*	meningovascular syphilis	脑脊膜血管梅毒	腦脊膜血管梅毒
E83.002		Menkes's disease	门克斯病	門克氏病
E83.002		Menkes's kinky hair syndrome	门克斯扭曲发综合征	門克氏扭曲髮徵候群
E83.002		Menkes's syndrome	门克斯综合征	門克氏徵候群
N95.103		menopausal flushing	绝经期面红	停經期顏面潮紅
L57.304		menopausal solar dermatitis	绝经期日光皮炎	停經期日光皮炎
Q87.842		mental retardation - lipoma - corneal disorder syndrome	智力低下-脂肪瘤-角膜病变综合征	智力低下-脂肪瘤-角膜病變徵候群

主码	附码	英文病名	中文病名	繁体病名
G57.101		meralgia paresthetica	感觉异常性股痛	感覺異常性股痛
T56.105		mercury and its compounds cutaneous trauma	汞及其化合物皮肤损伤	汞及其化合物皮膚損傷
L25.301		mercury contact dermatitis	汞接触性皮炎	汞接觸性皮膚炎
L25.301		mercury dermatitis	汞皮炎	
L81.803		mercury pigmentation	汞色素沉着	汞色素沈著
C44.901	M82470/3	Merkel cell carcinoma	梅克尔细胞癌	Merkel 氏細胞癌
K13.019		Mescher's cheilitis	梅希赫唇炎	
K90.802 +		mesenteric chylectasia	肠系膜乳糜管扩张	腸系膜乳糜管擴張
L94.215		metabolic calcinosis cutis	代谢性皮肤钙质沉着症	代謝性皮膚鈣沈著症
L30.804		metabolic eczema	代谢性湿疹	代謝性濕疹
E34.801		metageria	变形性早老症	變形性早衰症
L81.804		metallic discoloration	金属性变色	金屬性變色
Q77.401		metaphyseal chondrodysplasia Mckusick type	莫库西克型干骺端软骨发育不良	Mckusick 型幹骺端軟骨發育不良
M89.403		metaplastic ossification	化生性骨化	組織變形性骨化
C79.203		metastatic carcinoma of skin	皮肤转移癌	皮膚轉移癌
K50.801		metastatic Crohn's disease	转移性克罗恩病	
C79.203		metastatic cutaneous tumor	转移性皮肤肿瘤	
C78.808		metastatic melanoma	转移性黑素瘤	
A18.429		metastatic tuberculous ulcer	转移性结核性溃疡	轉移性結核性潰瘍
C44. -	M80950/3	metatypical carcinoma	异型癌	變型癌
-	Y43.001	metoclopramide drug reactions	甲氧氯普胺药物反应	metoclopramide 藥物反應
-	Y41.803	metronidazole drug reactions	甲硝唑药物反应	metronidazole 藥物反應
Q87.019		Meyer's syndrome	梅耶尔综合征	Meyer 氏徵候群
Q87.019		Meyer - Schwicherath syndrome	梅耶尔 - 施维克拉特综合征	Meyer - Schwicherath 氏徵候群
Q87.019		Meyer - Schwicherath - Weyer syndrome	梅耶尔 - 施维克拉特 - 魏尔综合征	Meyer - Schwicherath - Weyer 氏徵候群
D22. -		Meyerson nevus	迈耶森痣	Meyerson 氏母斑
C84.502		MF	蕈样霉菌病	蕈狀肉芽腫
A68.901		miana	回归热	回歸熱
N48.110		micaceous and keratotic pseudoepitheliomatous balanitis	云母状及角化性假上皮瘤性龟头炎	雲母狀及角化性假上皮瘤性龜頭炎
D17.911		Michelin tyre baby syndrome	米其林轮胎婴儿综合征	米其林輪胎嬰兒徵候群
L30.806		microbial eczema	微生物性湿疹	微生物性濕疹
C44. -	M83900/3	microcystic adnexal carcinoma	微囊性附属器癌	微囊性附屬器癌
C44. -	M80900/3	micronodular basal cell carcinoma	微结节性基底细胞癌	微結節性基底細胞癌
C44. -	M80900/3	micronodular basal cell epithelioma	微结节性基底細胞上皮瘤	微結節性基底細胞上皮瘤
L60.812		microonychia	小甲	小甲
Q84.817		microphthalmia, dermal aplasia sclerocornea	小眼 - 巩角膜伴皮肤发育不全	
L95.807		microscopic polyangitis	显微镜下可见的多血管炎	顯微多血管炎
L95.807		microscopic polyangitis nodosa	结节性显微镜下可见的多血管炎	顯微結節性多血管炎
B36.102		microsporosis nigra	黑色小孢子菌病	黑色小孢子菌病
B36.201		Microsporum tinea capitis	小孢子菌头癣	
D18. -	M91220/0	microvenular hemangioma	微静脉血管瘤	微細靜脈血管瘤
T67.803		microwave burns	微波烧伤	微波燒傷
T67.803		microwave radiation burns	微波辐射烧伤	
Q84.817		MIDAS syndrome	MIDAS 综合征	MIDAS 徵候群
A30.301		midborderline leprosy	中间界线类麻风	中間界線類麻風
L87.828		middermal elastolysis	真皮中部弹性组织溶解症	真皮中層彈性組織溶解症
A52.709†	H75.801*	middle ear syphilis	中耳梅毒	中耳梅毒
-	Y40.304	midecamycin drug reactions	麦迪霉素药物反应	midecamycin 藥物反應
M31.201		midline destructive disease	中线损毁性疾病	中線損毀性疾病
M31.201		midline granuloma	面中线肉芽肿	中線肉芽腫
R23.801		midline hypopigmentation	中线色素减退	中線色素減退
I89.004		midline lymphoedema	中线淋巴水肿	中線淋巴水腫
C84.302		midline of face T - cell lymphoma	面中线 T 细胞淋巴瘤	面中線 T 細胞淋巴瘤
Q84.207		midphalangeal hypertrichosis	中节指骨多毛症	中節指多毛症
G51.201		Miescher's cheilitis	米舍尔唇炎	Miescher 氏唇炎
L92.103		Miescher's granuloma	米舍尔肉芽肿	Miescher 氏肉芽腫

主码	附码	英文病名	中文病名	繁体病名
Q84.212		Miescher's syndrome	米舍尔综合征	Miescher 氏徵候群
D76.003		Mignon eosinophilic granuloma	Mignon 骨嗜酸细胞性肉芽肿	Mignon 氏骨嗜伊紅球性肉芽腫
K14.101		migratory glossitis	游走性舌炎	遊走性舌炎
K11.801		Mikulicz's syndrome	米库利奇综合征	Mikulicz 氏徵候群
K12.009		Mikulicz's ulcers	米库利奇溃疡	
L72.811		milia	粟丘疹	粟丘疹
I78.816		Milian's white atrothy	米利安白色萎缩	Milian 氏白色萎縮
L74.301		miliaria	痱;痱子;粟粒疹;汗疹	汗疹;痱子;粟粒疹
L74.102		miliaria alba	白痱	白色汗疹
L74.102		miliaria crystallina	晶形粟粒疹	
L74.203		miliaria profunda	深部粟粒疹	
L74.201		miliaria pustulosa	脓疱性痱;脓疱性粟粒疹	膿疱性汗疹(痱子)
L74.003		miliaria rubra	红痱	紅色汗疹
L74.203		miliary profunda(Ⅰ)	深部痱	深部汗疹
L72.811		milium	粟丘疹	粟丘疹
L21.005		milk crust seborrheic	脂溢性乳痂	
L92.308		milker's hair sinus	挤奶者毛窦	擠奶員毛竇
B08.003		milker's nodules	挤奶者结节	擠奶員結節
T14.027		millipede bite	千足虫咬伤	千足蟲咬傷
H02.703		milphosis	眉毛脱落	眉毛脫落
H02.706		milphosis	秃睫	禿睫
Q82.001		Milroy – Meige trophic edema	米尔罗伊 – 米杰营养性浮肿	Milroy – Meige 氏營養性浮腫
Q82.001		Milroy's disease	米尔罗伊病	Milroy 氏病
A48.822†	N77.1*	Mimae polymorpha – Herellea vaginial infection	多形性模仿菌和阴道海雷菌感染;乙酸钙不动杆菌性阴道感染	乙酸鈣不動桿菌性陰道感染
A48.822†	N77.1*	Mima – Herellea infection	米马 – 赫里利感染	
K12.008		Minor aphthae	摩努阿弗他	
L51.001		minor erythema multiforme	轻型多形红斑	
L85.828		minute and filiform keratosis	微小纤维样角化症	
L85.837		miscellaneous circumscribed keratotic disorders	混合性局限角化病	混雜性局限角化症
D86.313		miscellaneous forms sarcoidosis	混杂型肉样瘤病;混合型结节病	混雜型類肉瘤病
L92.311		miscellaneous hair – filled sinus	混杂性充气毛窦	混雜性充氣毛竇
L85.838		miscellaneous keratoderma syndrome	混杂性角皮综合征	混雜性角皮徵候群
L98.515		miscellaneous mucinosis	混合性黏蛋白沉积症;混合性黏蛋白病	混雜性類黏液素病
E88.102		Mitchell syndrome type Ⅱ	米切尔综合征Ⅱ型	Mitchell 氏徵候群Ⅱ型
I73.819		Mitchell's disease	米切尔病	Mitchell 氏病
E85.421		mixed amyloidosis	混合性淀粉样变病;混合性淀粉样变性	混合性澱粉樣變性症
A49.812		mixed bacterial infections	混合性细菌感染	混合性細菌感染
A51.003		mixed chancre	混合性下疳	混合性下疳
M35.101		mixed connective tissue disease	混合性结缔组织病	混合性結締組織病
C43.901	M87700/3	mixed epithelioid and spindle cell melanoma	混合性上皮样及梭状细胞黑素瘤	混合性上皮樣及梭狀細胞黑色素瘤
E80.208		mixed hepatic porphyria	混合性肝性卟啉病	混合性肝性紫質病
A67.301		mixed lesions of pinta	品他病混合损害	品他病的混合病灶
A31.808		mixed mycobacterial infections	混合性分枝杆菌感染	混合性分枝桿菌感染
B85.201		mixed pediculosis	混合性虱病	混合性虱病
C83.802		mixed small cleaved and large cell malignant lymohoma	混合性小裂核及大细胞性恶性淋巴瘤	混合性小裂核及大細胞性惡性淋巴瘤
D23.–	M89400/0	mixed tumour of skin	皮肤混合瘤	皮膚混合瘤
Q82.839		Mljet's syndrome	米杰特综合征	Mljet 氏徵候群
B35.302		moccasin foot	镶嵌足	噬鱼蛇足
B01.804		modified varicella – like syndrome	变异型水痘样综合征	變異型水痘樣徵候群
K14.009		Moeller glossitis	默勒舌炎	Moeller 氏舌炎
Q87.021		Mohr's syndrome	莫尔综合征	Mohr 氏徵候群
T56.106		moist syndrome	湿性综合征	濕性徵候群
B08.101		molluscum contagiosum	传染性软疣;触染性软疣	傳染性軟疣
L85.801		molluscum sebaceum	皮脂腺软疣	皮脂腺軟疣

主码	附码	英文病名	中文病名	繁体病名
Q85.001		molluseum fibrosum	纤维化软疣	纖維化軟疣
I80.806		Mondor's of penis phlebitis	蒙德阴茎静脉炎	Mondor 氏陰莖靜脈炎
I80.802		Mondor's syndrome	蒙德病	Mondor 氏徵候群
D22.509		Mongolian blue spot	蒙古蓝斑	蒙古藍斑
D22.509		Mongolian spot	蒙古斑	蒙古斑
Q90.903		Mongolism	蒙古痴呆症;伸舌样痴呆征	蒙古痴呆症
Q84.101		monilethrix	念珠状发	念珠形毛髮
B37.804		monilial infection of brain	脑念珠菌感染	腦念珠菌感染
B37.901		moniliasis	念珠菌病	念珠菌病
Q85.815		moniliform hamartoma	念珠状错构瘤	念珠樣錯構瘤
B04.x01		monkey pox	猴痘	猴痘
B04.x01		monkey smallpox virus disease	猴天花病毒病	猴天花病毒病
E72.004		monoamine mono - carboxytic group amino-aciduria	单氨羧酸类氨基酸尿症	單氨基單羧酸類氨基酸尿症
D47.201	M97650/1	monoclonal gammopathy	单克隆丙球蛋白病	單源(株)(細胞系)丙球蛋白病
C93.701		monocytic leukaemia	单核细胞白血病	單核球性白血病
C83.302		monocytic sarcoma	单核细胞性肉瘤	單核珠性肉瘤
C84.404		monomorphous medium - sized T - cell lymphoma	单形性中等大 T 细胞淋巴瘤	單形性中等大 T 細胞淋巴瘤
Q96.902		monosomy X	单体性染色体 X	單體性染色體 x
E78.202		Montgomery's syndrome	蒙哥马利综合征	
B05.901		morbilli	麻疹	麻疹
L27.018		morbilliform or scarlatiniform reactions	麻疹样或猩红热样反应	
L44.802		morbus moniliformis lichenoides	苔藓样念珠状病	苔癬樣念珠狀病
M85.201		Morel - Moore syndrome	莫雷尔 - 穆尔综合征	Morel - Moore 氏徵候群
M85.201		Morgagni - Stewart - Morel syndrome	莫尔加尼 - 斯图瓦特 - 莫雷尔综合征	
L94.001		morphea	硬斑病;巩皮病	限界性硬皮病;鞏皮病
M34.807		morphea atrophica	萎缩性硬斑病	萎縮性硬斑病
L94.004		morphea en plaque	斑块状硬斑病	斑塊狀硬皮病
L94.007		morphea guttata	滴状硬斑病	滴狀硬皮病
M34.809		morphea lichen sclerosus et atrophicus overlap	硬斑病 - 硬化萎缩性苔藓重叠症	硬皮病 - 硬化萎縮性苔癬重疊徵
L94.005		morphea profunda	深在性硬斑病	深在性硬皮病
D86.306		morpheaform sarcoid	硬斑病样肉样瘤;硬斑病样结节病	硬皮病樣肉樣瘤
C44.907	M80920/3	morphea - like basal cell epithelioma	硬斑病样基底细胞上皮瘤	
L94.101		morphoea en coup de sabre	军刀伤状硬斑病	軍刀傷狀硬斑病
C44.907	M80920/3	morphoeic basal cell carcinoma	硬斑性基底细胞癌	硬斑性基底細胞癌
L30.901		morphological types of hand eczema	轮郭型手湿疹	輪廓型手濕疹
E76.204		Morquio's syndrome A	莫基奥综合征 A	
E76.205		Morquio's syndrome B	莫基奥综合征 B	
G57.604		Morton metatarsalgia	莫顿跖痛症	
B07.x07		mosaic plantar warts	镶嵌性跖疣	鑲嵌性蹠疣
M31.101		Moschcowitz's syndrome	莫斯考伊茨综合征	
T14.024		mosquito bite	蚊叮咬	蚊叮傷
T14.024		mosquito sting	蚊螫伤	
B88.809	L99.802*	moth cocoon dermatitis	蛾茧皮炎	蝶蛾茧皮膚炎
B02.209		motor paralysis due to herpes zoster	带状疱疹性运动性麻痹	帶狀疱疹性運動性麻痺
B88.018†	L99.802*	mouse mite bite	鼠螨叮咬	
B88.018†	L99.802*	mouse mite dermatitis	鼠螨皮炎	鼠螨皮膚炎
M35.203		mouth and genital ulcer - inflamed cartilage syndrome	口腔 - 生殖器溃疡 - 软骨发炎综合征	
Q85.813		Moynahan's syndrome	莫伊纳汉综合征	Moynahan 氏徵候群
E76.301		MPS	黏多糖贮积症	黏多醣貯積病
E76.001		MPS IH	黏多糖贮积症 IH 型	黏多醣貯積病 IH 型
E76.101		MPS II	黏多糖贮积症 II 型	黏多醣貯積病 II 型
E76.206		MPS III	黏多糖贮积症 III 型	黏多醣貯積病 III 型
E76.207		MPS III A	黏多糖贮积症 III A 型	黏多醣貯積病 III A 型
E76.208		MPS III B	黏多糖贮积症 III B 型	黏多醣貯積病 III B 型

主码	附码	英文病名	中文病名	繁体病名
E76.209		MPS III C	黏多糖贮积症 III C 型	黏多醣貯積病 III C 型
E76.210		MPS III D	黏多糖贮积症 III D 型	黏多醣貯積病 III D 型
E76.003		MPS IS	黏多糖贮积症 IS 型	黏多醣貯積病 IS 型
E76.204		MPS IV A	黏多糖贮积症 IV A 型	黏多醣貯積病 IV A 型
E76.205		MPS IV B	黏多糖贮积症 IV B 型	黏多醣貯積病 IV B 型
E76.211		MPS VI	黏多糖贮积症 VI 型	黏多醣貯積病 VI 型
E76.201		MPS VII	黏多糖贮积症 VII 型	黏多醣貯積病 VII 型
E76.202		MPS VIII	黏多糖贮积症 VIII 型	黏多醣貯積病 VIII 型
L41.001		Mucha - Habermann disease	穆哈 - 哈伯曼病	Mucha - Habermann 氏病
L98.518		mucinosis	黏蛋白沉积症;黏蛋白病	黏液素病
C44. -	M84800/3	mucinous carcinoma	黏液癌	原發性皮膚黏液癌
C44. -	M84030/3	mucinous eccrine carcinoma	黏液性小汗腺癌;黏液蛋白小汗腺癌	黏液蛋白小汗腺癌
L98.504		mucinous nevus	黏蛋白痣	
D23. -		mucinous syringometaplasia	黏蛋白汗管化生	黏液蛋白汗腺組織變形
D84.110		Muckle - Wells syndrome	穆克尔 - 韦尔斯综合征	Muckle - Wells 氏徵候群
K13.014		mucocele of lip	唇黏液囊肿	唇黏液囊腫
B55.201		mucocutaneous leishmaniasis	皮肤黏膜黑热病	黏膜皮膚萊什曼病
M30.301		mucocutaneous lymph - node syndrome	黏膜皮肤淋巴结综合征	黏膜皮膚淋巴結徵候群
M35.201		mucocutaneous ocular syndrome		黏膜皮膚眼徵候群
B42.101		mucocutaneous sporotrichosis	皮肤黏膜孢子丝菌病	皮膚黏膜孢子絲菌病
L98.816		muco - cutaneous - ocular syndrome	黏膜 - 皮肤 - 眼综合征	黏膜 - 皮膚 - 眼徵候群
C44.903	M84000/3	mucoepidermoid hidradenocarcinoma	黏液表皮样汗腺癌	黏液表皮樣汗腺癌
N48.811		mucoid cyst of penile skin	阴茎皮肤黏液样囊肿	陰莖皮膚黏液樣囊腫
E77.901		mucolipidosis	黏脂贮积症	黏脂貯積病
E77.001		mucolipidosis type Ⅱ	黏脂贮积症Ⅱ型	黏脂貯積病Ⅱ型
E77.002		mucolipidosis type Ⅲ	黏脂贮积症Ⅲ型	黏脂貯積病Ⅲ型
E75.102		mucolipidosis type Ⅳ	黏脂贮积症Ⅳ型	黏脂貯積病Ⅳ型
E77.101		mucolipidosis type I	黏脂贮积症 I 型	黏脂貯積病 I 型
E76.301		mucopolysaccharidosis	黏多糖贮积症	黏多醣貯積病
E76.303		mucopolysaccharidosis affecting the skin	累及皮肤黏多糖贮积症	黏多醣貯積病影響及皮膚
E76.001		mucopolysaccharidosis type IH	黏多糖贮积症 IH 型	黏多醣貯積病 IH 型
E76.002		mucopolysaccharidosis type IH/S	黏多糖贮积症 IH/S 型	黏多糖貯積症 IH/S 型
E76.101		mucopolysaccharidosis type II	黏多糖贮积症 II 型	黏多醣貯積病 II 型
E76.206		mucopolysaccharidosis type III	黏多糖贮积症 III 型	黏多醣貯積病 III 型
E76.207		mucopolysaccharidosis type III A	黏多糖贮积症 III A 型	黏多醣貯積病 III A 型
E76.208		mucopolysaccharidosis type III B	黏多糖贮积症 III B 型	黏多醣貯積病 III B 型
E76.209		mucopolysaccharidosis type III C	黏多糖贮积症 III C 型	黏多醣貯積病 III C 型
E76.210		mucopolysaccharidosis type III D	黏多糖贮积症 III D 型	黏多醣貯積病 III D 型
E76.003		mucopolysaccharidosis type IS	黏多糖贮积症 IS 型	黏多醣貯積病 IS 型
E76.204		mucopolysaccharidosis type IV A	黏多糖贮积症 IV A 型	黏多醣貯積病 IV A 型
E76.205		mucopolysaccharidosis type IV B	黏多糖贮积症 IV B 型	黏多醣貯積病 IV B 型
E76.211		mucopolysaccharidosis type VI	黏多糖贮积症 VI 型	黏多醣貯積病 VI 型
E76.201		mucopolysaccharidosis type VII	黏多糖贮积症 VII 型	黏多醣貯積病 VII 型
E76.202		mucopolysaccharidosis type VIII	黏多糖贮积症 VIII 型	黏多醣貯積病 VIII 型
G25.804		mucopolysaccharidosis variant	异型黏多糖症	異型黏多糖病
B46.501		mucormycosis	毛霉病	毛黴菌病
B46.301		mucormycosis of skin	皮肤毛霉病	皮膚毛黴菌病
C85.104		mucosa associated lymphoid tissue type cutaneous marginal zone B cell lymphoma	黏膜及淋巴样组织型皮肤边缘区 B 细胞淋巴瘤	黏膜相關淋巴樣組織型皮膚邊緣區 B 細胞淋巴瘤
C43.906	M87200/3	mucosal malignant melanoma	黏膜恶性黑素瘤	黏膜惡性黑色素瘤
C43.906	M87200/3	mucosal melanoma	黏膜黑[色]素瘤	
L12.816		mucosal pemphigoid/desquamative gingivitis	黏膜型类天疱疮/剥脱性齿龈炎	黏膜型類天疱瘡/剝脫性齒齦炎
D86.308		mucosal sarcoid	黏膜肉样瘤;黏膜结节病	黏膜肉樣瘤
A66.701		mucosal yaws	黏膜雅司病	黏膜雅司病
E76.801		mucosulfatidosis syndrome	黏硫脂症综合征	黏硫脂徵候群
Q55.802		mucous cyst of genital skin	生殖器皮肤黏液囊肿	
K13.014		mucous cyst of lip	唇黏液囊肿	唇黏液囊腫

主码	附码	英文病名	中文病名	繁体病名
K11.611		mucous cyst of oral mucosa	口腔黏膜黏液囊肿	口腔黏膜黏液囊腫
K86.823		mucoviscidosis	胰黏稠物阻塞病	膠稠性黏液病
L60.854		Muehrcke's line	马尔克线	馬爾克氏線
L60.854		Muehrcke's nails	马尔克甲	
D48.902		Muir's syndrome	默尔综合征	慕爾氏徵候群
D48.902		Muir – Torre syndrome	默尔 – 托尔综合征	慕爾 – 妥雷氏徵候群
A50.507		mulberry molar	桑葚状磨牙	桑椹狀臼齒
Q87.104		MULIBREY nanism syndrome	MULIBREY 侏儒综合征	MULIBREY 侏儒徵候群
E78.808		multicentric giant – cell reticulohistiocytosis	多中心巨细胞网状组织细胞增生症	多中心巨細胞網狀組織細胞增生症
D04.903		multicentric pigmented Bowen disease	多中心色素性鲍恩病	多中心色素性波文氏病
E78.808		multicentric reticulohistiocytosis	多中心网状组织细胞增生症	多中心網狀組織細胞增生症
D04.903		multifocal indolent pigmented penile papules	多灶无痛色素性阴茎丘疹	多灶無痛色素性陰莖丘疹
D76.011		multifocal Langerhans cell granulomatosis	多灶性朗格汉斯细胞肉芽肿病	多灶性蘭格罕氏細胞肉芽腫病
L02.902		multiple abscess	多发性脓肿	多發性膿瘍
D23. –		multiple benign cystic epithelioma	多发性良性囊性上皮瘤	多發性良性囊性上皮瘤
C95.909		multiple café – au – lait spots with leukemia	多发性咖啡牛奶色素斑伴白血病	多發性咖啡牛奶色素斑伴白血病
Q28.805		multiple cutaneous and mucosal venous malformations	多发性皮肤粘膜静脉异常	多發性皮膚粘膜靜脈異常
Q78.403		multiple enchondromatosis syndrome	多发性内生软骨瘤病综合征	多發性內生軟骨瘤病徵候群
M72.9		multiple endocrine neoplasia	多发性内分泌肿瘤	多發性內分泌腫瘤
D89.801		multiple endocrinopathy syndromes	多发性内分泌病综合征	多發性內分泌病徵候群
Q77.801		multiple epiphyseal dysplasia	多发性骨骺发育不良	多發性骨骺發育不良
Q77.802		multiple epiphyseal dysplasia with myopia and deafness	多发性骨骺发育不良伴近视及耳聋	多發性骨骺發育不良伴近視及耳聾
Q87.502		multiple familial colon polyposis	多发性家族性结肠息肉	多發性家族性結腸息肉
D23. –	M81010/0	multiple fibrofolliculomas	多发性纤维毛囊瘤	多發性纖維毛囊瘤
L02.901		multiple furunculosis	多发性疖病	
D48.515		multiple hamartoma syndrome	多发性错构瘤综合征	多發性錯構瘤徵候群
C46.001	M91400/3	multiple idiopathic hemorrhagic sarcoma	多发性特发性色素性肉瘤	多發性特發性出血肉瘤
L85.804		multiple keratoacanthoma	多发性角化棘皮瘤	多發性角化棘皮瘤
Q87.841		multiple lentigines syndrome	多发性雀斑痣综合征	多發性雀斑痣徵候群
D17.906	M88500/0	multiple lipoma	多发性脂肪瘤	多發性脂肪瘤
Q87.807		multiple lipoma and angiomatosis	多发性脂肪瘤及血管瘤病	多發性脂肪瘤及血管瘤病
D18.106		multiple lymphangiectasias	多发性淋巴管扩张	多發性淋巴管擴張
L85.828		multiple minute digitate hyperkeratosis	多发性微指状角化过度病	多發性微指狀角化過度症
D36.116		multiple mucosal neuroma	多发性黏膜神经瘤	
Q85.006		multiple mucosal neuromata syndrome	多发性黏膜神经瘤综合征	多發性黏膜神經瘤徵候群
C90.005		multiple myeloma	多发性骨髓瘤	
Q85.001	M95400/1	multiple neurofibromas	多发性神经纤维瘤	
A66.102		multiple of yaws papillomata	雅司多发性乳头瘤	雅司多發性乳突瘤
D23. –		multiple papular trichoepithelioma	多发性丘疹性毛发上皮瘤	多發性丘疹性毛髮上皮瘤
D18.004		multiple progressive angiomatosis	多发性进行性血管瘤病	多發性進展性血管瘤病
E75.206		multiple sulphatase deficiency	多种硫酸酯酶缺乏症	多種硫酸酯酶缺乏症
L73.808		multiple sweat gland abscesses	多发性汗腺脓肿	多發性汗腺膿瘍
E88.807		multiple symmetric lipomatosis	多发对称性脂肪瘤病	多發對稱性脂肪瘤病
A52.144†	G53.101*	multiple syphilitic nerve palsy	多发性梅毒性神经麻痹	多發性梅毒性神經麻痹
A52.145†	G99.803*	multiple syphilitic sclerosis	多发性梅毒性硬化症	多發性梅毒性硬化症
G90.301		multiple system illness of unknown origin syndrome	原因不明多系统受累综合征	
D48.515		multiple trichodiscoma	多发性毛根鞘瘤	多發性毛盤狀瘤
Q87.502		multiple tumour syndrome	多肿瘤性综合征	多種瘤性徵候群
G90.301		multi – system degeneration	多系统变性	多系統變性
E34.806		Mulvihill – Smith syndrome	马尔维希尔 – 史密斯综合征	
F68.102		Münchhausen's syndrome	明希豪森综合征	Münchhausen 氏徵候群
A75.201		murine typhus	地方性斑疹伤寒	地方性斑疹傷寒
A75.201		murine typhus	鼠型斑疹伤寒	
B37.815		muscle candidiasis	肌念珠菌病	肌肉念珠菌病

主码	附码	英文病名	中文病名	繁体病名
L85.827		music box spine keratoderma	音箱面隆起样角皮症	
T30.411		mustard gas burn	芥子气烧伤	
T30.411		mustard gas corrosion	芥子气腐蚀伤	芥子氣腐蝕傷
Q80.821		mutilating keatoderma with ichthyosis	毁损角皮症伴鱼鳞病	斷肢性角皮症伴魚鱗癬
B47.901		mycetoma	足分支菌肿	
B47.901		mycetoma	足菌肿	足菌腫
A31.903		mycobacterial diseases	分枝杆菌病	分枝桿菌病
A31.103		Mycobacterial ulcer	分枝杆菌性溃疡	分枝桿菌潰瘍
A31.903		mycobacteriosis	分枝杆菌病	分枝桿菌病
A31.803		*Mycobacterium abscessus* infection	脓肿分枝杆菌感染	
A31.004		*Mycobacterium avium* infection	鸟胞内分枝杆菌感染	
A31.809		*Mycobacterium bovis* infection	牛分枝杆菌感染	牛分枝桿菌感染
A31.103		Mycobacterium Buruli infection	伯鲁里分枝杆菌感染	Buruli 分支桿菌感染
A31.803		*Mycobacterium chelonei* infection	龟分枝杆菌感染	龜鱉結核桿菌感染
A31.805		*Mycobacterium fortuitum* infection	偶发分枝杆菌感染	偶然分枝桿菌感染
A31.805		*Mycobacterium giae* infection	偶发分枝杆菌感染	偶然分枝桿菌感染
A31.802		*Mycobacterium Gordonae* infection	戈登分枝杆菌感染	戈登分枝桿菌感染
A31.806		*Mycobacterium haemophilum* infection	嗜血分枝杆菌感染	嗜血分枝桿菌感染
A31.004		*Mycobacterium intracellulare* infection	細胞内分枝杆菌感染	細胞內分枝桿菌感染
A31.005		*Mycobacterium kansasii* infection	堪萨斯分枝杆菌感染	
A31.804		*Mycobacterium marianum* infection	瘰疬分枝杆菌感染	淋巴腺分枝桿菌感染
A31.102		Mycobacterium marinum infection of skin	海鱼分枝杆菌皮肤感染	
A31.805		*Mycobacterium minetti* infection	偶发分枝杆菌感染	偶然分枝桿菌感染
A31.804		*Mycobacterium scrofulaceum* infection	瘰疬分枝杆菌感染	淋巴腺分枝桿菌感染
A31.103		*Mycobacterium ulcerans* infection of skin	皮肤感染性分枝杆菌溃疡	
A49.301		Mycoplasma infection	支原体感染	黴漿菌感染
B49.x34		mycosis	真菌病	
C84.502		mycosis fungoides	蕈样霉菌病	蕈狀肉芽腫
B35.902		mycotic dermatitis	真菌性皮炎	黴菌性皮膚炎
B35.807		mycotic disseminated dermatophytosis	真菌性播散性皮肤癣菌病	黴菌性播散性皮膚病
B35.806		mycotic granulomatous dermatophytosis	真菌性肉芽肿性皮肤癣菌病	黴菌性肉芽腫性皮病
B47.001		mycotic madura foot	真菌性马拉杜足	真菌性馬拉杜足
B35.003		mycotic sycosis	真菌性须疮	黴菌須癬;真菌須癬
B37.302†	N77.102*	mycotic vulvitis	霉菌性女阴炎	
B49.x33		mycotoxicosis	真菌毒素中毒症	黴菌毒素中毒症
C90.001	M97320/3	myelomatosis	骨髓瘤病	骨髓瘤病
Q05.902		myelomeningocele	脊髓脊膜膨出	脊髓脊膜膨出
B87.901		myiasis	蝇蛆病	蠅蛆病
B87.001		myiasis cutis	皮肤蝇蛆病	皮膚蠅蛆病
B87.101		myiasis of wound	伤口蝇蛆病	傷口蠅蛆病
A52.004†	I41.001*	myocardium syphilis	心肌梅毒	
M35.005†	G73.702*	myopathy in sicca syndrome	干燥综合征性肌病	乾燥徵候群肌病變
D21.905	M87130/1	myopericytoma	肌周皮细胞瘤	肌周皮細胞瘤
I73.907		myositis fibrosa syndrome	纤维性肌炎综合征	纖維性肌炎徵候群
B88.201	X24.902	myripodiasis	多足虫病	多足蟲病
B07.x07		myrmecia	蚁冢疣	
K13.038		myxadenitis labialis	唇部黏液腺炎	
E03.906		myxoedema (hypothyroidism)	黏液水肿(甲状腺机能减退)	黏液水腫(甲狀腺機能減退)
C49.–	M88110/3	myxofibrosarcoma	黏液纤维肉瘤	黏液纖維肉瘤
M67.402		myxoid cyst	黏液样囊肿	黏液樣囊腫
D23.–	M88110/0	myxoid dermatofibroma	黏液样皮肤纤维瘤	黏液樣皮膚纖維瘤
C49.–	M88110/3	myxoid malignant fibrous histiocytoma	黏液样恶性纤维组织细胞瘤	
M67.401		myxoid pseudocyst	黏液样假囊肿	
M71.301		myxoid pseudocysts of the digits	指/趾黏液样假囊肿	指(趾)黏液樣假囊腫
M72.9	M88400/0	myxoma	黏液瘤	黏液瘤
D36.–	M95620/0	myxomatous perineuroma	黏液瘤样外周神经瘤	黏液瘤樣外周神經瘤
C49.–	M88400/3	myxosarcoma	黏液肉瘤	黏液肉瘤

主码	附码	英文病名	中文病名	繁体病名
Q85.814		Naegeli – Franceschetti – Jadassohn syndrome	尼格利 – 弗朗西斯切蒂 – 杰达索恩综合征	Naegeli – Franceschetti – Jadassohn 氏徵候群
Q85.815		Naegeli's syndrome	尼格利综合征	Naegeli 氏徵候群
L60.857		nail artefacts	人工指甲	人工指甲
L60.818		nail atrophy	甲萎缩	甲萎縮
B37.209		nail candidiasis	甲念珠菌病	甲念珠菌病
L60.858		nail damage caused by chemical agents	化学药品性甲损伤	化學藥品性甲損傷
L60.858		nail damage due to drug	药物性甲损害	
L60.856		nail damage induced by cosmetics	化妆品甲损伤	化妝品甲損傷
L60.847		nail discoloration	甲变色	甲變色
L60.901		nail disorder	甲病	甲病
Q84.612		nail dysplasia	甲发育不全	
L60.303		nail dystrophy	甲营养不良	甲失養
L60.306		nail dystrophy due to trauma	创伤性甲营养不良	創傷性甲失養
Q84.604		nail dystrophy – deafness	指甲失养并耳聋	指甲失養併耳聾
L60.302		nail hypertrophy	甲肥厚	厚甲
A51.336		nail involvement of secondary syphilis	二期梅毒累及甲	二期梅毒累及指/趾甲
R23.802		nail pigmentation	甲色素沉着	甲色素沈著
L60.819		nail pitting	甲凹陷点	甲點狀凹陷
L40.811	L62.801*	nail psoriasis	甲银屑病	指甲乾癬
F98.802		nail – biting	咬甲癖	咬指甲癖;咬甲癖
Q87.208		nail – patella syndrome	甲 – 髌综合征	甲 – 髕徵候群
Q87.201		nail – patella syndrome with open – angle glaucoma	甲 – 髌综合征伴外角青光眼	甲 – 髕徵候群併開角型青光眼
Q87.208		nail – patella – elbow syndrome	甲 – 髌 – 肘徵候群	甲 – 髕 – 肘徵候群
Q85.826		NAME syndrome	NAME 综合征	NAME 徵候群
Q87.110		Nance's nanism	南斯侏儒症	
Q87.110		Nance – Sweeney syndrome	南斯 – 斯威尼综合征	Nance – Sweeney 氏徵候群
L22.x01		napkin dermatitis	尿布皮炎	尿布皮膚炎
L22.x02		napkin psoriasis	尿布银屑病	尿布乾癬
–	Y48.401	narcotic drug reactions	麻醉剂药物反应	麻醉劑藥物反應
L66.203		nares perforans folliculitis	穿通性鼻腔毛囊炎	
C84.302		nasal and nasal type natural killer/T – cell lymphoma	鼻部及鼻型 NK/T 細胞淋巴瘤	鼻部及鼻型 NK/T 細胞淋巴瘤
D22.304	M87240/0	nasal CD34 reactive fibropapule	鼻部 CD34 反应性纤维丘疹	
M31.201		nasal gangrenous granuloma	鼻部坏疽性肉芽肿	鼻部壞疽性肉芽腫
D38.501	M95050/1	nasal glioma	鼻胶质瘤	鼻膠質瘤
Q10.502		nasolacrimal duct obstruction, adactyly	鼻泪管阻塞、缺指	
B87.302		nasopharyneal myiasis	鼻咽蝇蛆病	鼻咽蠅蛆病
Q82.8		Naxos disease	纳克斯岛病	
L30.901		neck eczama	颈部湿疹	頸部濕疹
A48.803		necrobacillosis	坏死性杆菌病	壞死性桿菌病
L92.101		necrobiosis lipoidica	类脂质渐进性坏死;脂质渐进性坏死	類脂質漸進性壞死
L92.101		necrobiosis lipoidica diabeticorum	糖尿病性类脂质渐进性坏死	糖尿病性類脂質漸進性壞死
D76.328		necrobiotic xanthogranuloma	渐进性坏死性黄色肉芽肿	漸進壞死性黃色肉芽腫
D76.328		necrobiotic xanthogranuloma with paraproteinemia	渐进性坏死性黄色肉芽肿伴副球蛋白血症	
L53.813		necrolytic migratory erythema	坏死松解性游走性红斑	壞死溶解性遊走狀紅斑
L27.055		necrosis from intramuscular injections	肌肉注射后坏死	肌肉注射後壞死
J34.005		necrosis of nose	鼻坏死	鼻壞死
L04.902		necrotising lymphadenitis	坏死性淋巴结炎	壞死性淋巴腺炎
I77.502		necrotizing angitis	坏死性血管炎	壞死性血管炎
A48.823†	M72.5*	necrotizing fasciitis	坏疽性筋膜炎	壞死性肌膜炎
L04.909		necrotizing hyperplastic lymphadenopathy	坏死增生性淋巴结病	壞死增生性淋巴結病變
M31.301		necrotizing respiratory granulomatosis	坏死性呼吸道肉芽肿病	壞死性呼吸道肉芽腫病
L08.815		necrotizing subcutaneous infection	皮下感染性坏死	壞死性皮下感染
I77.502		necrotizing vasculitis	坏死性血管炎	壞死性血管炎
L44.301		Nékam's disease	内卡姆病	Nékam 氏病

主码	附码	英文病名	中文病名	繁体病名
E24.101		Nelson's syndrome	纳尔逊综合征	Nelson 氏徵候群
T63.605	X26.904	nematocyst dermatitis	刺胞皮炎	刺胞皮膚炎
L70.401		neonatal acne	新生儿痤疮	新生兒痤瘡
P83.815		neonatal adnexal polyp	新生儿附属器息肉	新生兒附屬器息肉
P39.803		neonatal breast abscesses	新生儿乳房脓肿	新生兒乳房膿瘍
P37.504		neonatal candidiasis	新生儿念珠菌病	新生兒念珠菌病
P93.x01		neonatal chloramphenicol toxicosis	新生儿氯霉素中毒症	新生兒氯黴素中毒症
P83.001		Neonatal cold injury	新生儿寒冷损伤	新生兒寒冷損傷
P54.501		neonatal cutaneous hemorrhage	新生儿皮肤出血	新生兒皮膚出血
Q82.813		neonatal cutis laxa	新生兒皮肤松垂症	
P39.805		neonatal ecthyma gangrenosum	新生儿坏疽性深脓疱疮	新生兒壞疽性膿瘡
P83.812		neonatal eczema	新生儿湿疹	新生兒濕疹
A46.x07		neonatal erysipelas	新生儿丹毒	新生兒丹毒
P83.819		neonatal erythema	新生儿红斑	新生兒紅斑
L02.906		neonatal furunculosis	新生儿疖病	新生兒癤病
P35.201		neonatal herpes simplex	新生儿单纯疱疹	新生兒單純疱疹
P37.201		neonatal listerisis	新生儿利斯特菌病	新生兒李斯特菌病
P83.805		neonatal lobular panniculitis	新生儿小叶性脂膜炎	新生兒小葉型脂層炎
P00.801		neonatal lupus erythematosus	新生儿红斑狼疮	新生兒紅斑狼瘡
P37.505		neonatal *Malassezia* pustulosis	新生儿马拉色菌脓疱病	新生兒馬拉色菌膿疱病
P83.401		neonatal mastitis	新生儿乳腺炎	新生兒乳腺炎
P37.506		neonatal mucormycosis	新生儿毛霉病	
P39.804		neonatal necrotizing fasciitis	新生儿坏死性筋膜炎	新生兒壞死性肌膜炎
P83.822		neonatal occipital alopecia	新生儿枕部脱发	新生兒枕部禿髮
P39.801		neonatal periporitis	新生儿汗孔周炎	新生兒汗孔周圍炎
P39.806		neonatal preorbital and orbital cellulitis	新生儿眶周及眼窝蜂窝织炎	新生兒眼眶周圍及眼窩蜂窩組織炎
E34.808		neonatal pseudohydrocephalic progeroid syndrome of Wiedemann – Rautenstrauch	威德曼 – 劳滕施特劳赫新生儿假脑积水性早老样综合征	Wiedemann – Rautenstrauch 氏嬰兒假腦積水性早衰樣徵候群
P83.810		neonatal purpura	新生儿紫癜	新生兒紫斑
P39.403		neonatal pyoderma	新生儿脓皮病	新生兒膿皮症
P83.811		neonatal scleroderma	新生儿硬皮病	新生兒硬皮病
P39.402		neonatal skin infection	新生儿皮肤感染	新生兒皮膚感染
R02.x02		neonatal subcutaneous gangrene	新生儿皮下坏疽	新生兒皮下壞疽
P39.802		neonatal sweat gland abscesses	新生儿汗腺脓肿	新生兒汗腺膿瘍
P83.807		neonatal transient pustular melanosis	新生儿一过性脓疱性黑变病	
Q82.813		neonatal type cutis laxa marfanoid	新生儿型马方样皮肤松垂症	新生兒型馬方樣皮膚鬆垂症
P83.814		neonatal umbilical granuloma	新生儿脐肉芽肿	新生兒臍肉芽腫
P83.801		neonatorum urticaria	新生儿荨麻疹	新生兒蕁麻疹
E80.204		neoplastic porphyria tarda syndrome	迟发性肿瘤性卟啉病综合征	遲發性腫瘤性紫質病徵候群
L91.005		nephrogenic fibrosing dermopathy	肾源性纤维化皮病	腎源性纖維化皮膚病
D36. –	M95620/0	nerve sheath myxoma	神经鞘黏液瘤	神經髓鞘黏液瘤
C47.902		nerve sheath – derived malignant neoplasm	神经鞘衍生的恶性肿瘤	神經髓鞘衍生惡性腫瘤
Q80.829		Netherton's syndrome	内瑟顿综合征	Netherton 氏徵候群
E70.318		Nettleshop ocular albinism	内特尔希普眼白化病	Nettleshop 氏白化病
E70.317		Nettleshop – Falls type ocular albinism	内特尔希普 – 福尔斯型眼白化病	Nettleshop – Falls 型眼白化病
Q82.210		Nettleshop's syndrome	内特尔希普综合征	Nettleshop 氏徵候群
L10.101		Neumann's pemphigus vegetans	诺伊曼增生型天疱疮	Neumann 氏增生性天疱瘡
L74.403		neural anhidrosis	神经性无汗症	神經性無汗症
R20.811		neural crest syndrome	神经嵴综合征	
D17.912		neural fibrolipoma	神经纤维脂肪瘤	
R61.001		neural hyperhidrosis	神经性多汗症	神經性多汗症
R52.202		neuralgia cutis	皮肤神经痛	
G54.501		neuralgic amyotrophia	神经痛性肌萎缩	神經痛性肌萎縮
D36. –	M95600/0	neurilemmoma	神经鞘瘤	神經鞘瘤
G61.901		neuritis multiplex cutanea syndrome	皮肤多神经炎综合征	皮膚多神經炎徵候群
D22. –		neurocristic hamartoma	神经错构瘤	神經錯構瘤
L81.433		neurocutaneous melanosis	神经皮肤黑变病	神經皮膚黑變症
L81.433		neurocutaneous melanosis sequence	神经皮肤黑素痣序列征	

主码	附码	英文病名	中文病名	繁体病名
L81.433		neurocutaneous syndrome	神经皮肤综合征	神經皮膚徵候群
L28.004		neurodermatitis	神经性皮炎	神經性皮膚炎
L20.901		neurodermatitis constitutionalis	体质性神经性皮炎	體質性神經性皮膚炎
L28.005		neurodermatitis of neck	颈部神经性皮炎	
E70.312		neuroectodermal melanolysosomal disease	神经外胚层黑素溶酶体病	
Q82.523		neuroectodermal syndrome	神经外胚层综合征	神經外胚層徵候群
C44.901		neuroendocrine cell carcinoma	神经内分泌细胞癌	神經內分泌細胞癌
D36. -	M95400/0	neurofibroma	神经纤维瘤	神經纖維瘤
D36. -	M95400/0	neurofibroma single	单发神经纤维瘤	
Q85.001	M95400/1	neurofibromatosis	神经纤维瘤病	神經纖維瘤病
L81.301		neurofibromatosis Ⅵ	神经纤维瘤Ⅵ	
Q85.001	M95400/1	neurofibromatosis Ⅰ	神经纤维瘤病Ⅰ	神經纖維瘤病Ⅰ
Q85.001	M95400/1	neurofibromatosis Ⅱ	神经纤维瘤病Ⅱ	神經纖維瘤病Ⅱ
Q85.011		neurofibromatosis - Noonan syndrome	神经纤维瘤病 - 努南综合征	neurofibromatosis - Noonan 徵候群
C49. -		neurofibrosarcoma	神经纤维肉瘤	神經纖維肉瘤
F45.806		neurogenic pruritus	神经源性瘙痒症	神經源性搔癢症
D36. -	M95600/1	neurolemmomatosis	神经鞘瘤病	神經鞘瘤病
D17.912		neurolipomatosis	神经脂肪瘤病	神經脂肪瘤病
L65.807		neurologic alopecia	神经性脱发	神經性禿髮
D36.114		neuroma	神经瘤	神經瘤
D36.114	M95700/0	neuroma cutis	皮肤神经瘤	皮膚神經瘤
Q85.001		neuromatous elephantiasis	神经瘤性象皮病	神经瘤性象皮病
D36.115		neuromuscular hamartoma	神经肌肉错构瘤	神經肌肉錯構瘤
D22. -	M87250/0	neuronevus	神经痣	神經痣(母斑)
Q85.803		neuro - oculo - angiomatosis	神经 - 眼 - 血管瘤病	神经 - 眼 - 血管瘤病
L98.416		neuropathic foot ulcer	神经病性足溃疡	
E14.509		neuropathic ulcer due to diabetes	糖尿病性神经溃疡	糖尿病性神經病變性潰瘍
R20.806		neuropeptidergic acral dysesthesia	神经肽性肢端感觉异常症;神经肽能性肢端触物感痛症	神經肽性肢端感覺異常症
B02.203†	G53.001*	neuroradiculitis of herpes zoster	带状疱疹性神经根炎	帶狀疱疹性神經根炎
A52.301		neurosyphilis	神经梅毒	神經梅毒
D36. -	M95620/0	neurothekeoma	神经束衣瘤	
L98.101		neurotic excoriations	神经官能性表皮剥脱;精神性抓痕	神經官能性表皮剝傷
L98.415		neurotrophic trigominal syndrome	三叉神经营养性综合征	三叉神經失養性徵候群
E78.105		neutral lipid storage disease	中性脂质沉积病	
D70.x05		neutropenia	嗜中性粒细胞减少症	嗜中性球減少症
L98.203		neutrophilic dermatosis	嗜中性皮病	嗜中性球皮膚病
L73.809		neutrophilic eccrine hidradenitis	嗜中粒细胞性小汗腺汗腺炎	嗜中性球汗腺炎
M79.823		neutrophilic panniculitis	嗜中性粒细胞性脂膜炎	嗜中性球性脂層炎
D22.003		nevi of nail matrix	甲母痣	
D22. -		nevocytic nevus	痣细胞痣	痣細胞母斑
L83.x06		nevoid acanthosis nigricans	痣样黑棘皮病	痣樣黑棘皮病
Q82.871		nevoid basal cell carcinoma syndrome	痣样基底细胞癌综合征	痣樣基底細胞癌徵候群
Q84.206		nevoid hypertrichosis	痣样多毛症	痣樣多毛症
C43.901	M87200/3	nevoid melanoma	痣样黑素瘤	痣樣黑素瘤
D76.329		nevoxanthoendothelioma	痣样黄色内皮瘤	痣樣黃色內皮瘤
D76.329		nevoxanthoma	痣样黄瘤	痣樣黃瘤
D22. -		nevus	痣	母斑(痣)
Q82.517		nevus acneiformis	痤疮样痣	痤瘡樣母斑
Q82.517		nevus acneiformis(comedonevus)	粉刺样痣	粉刺樣母斑
Q82.520		nevus anemicus	贫血痣	貧血性母斑
D18. -		nevus angiokeratoticus	血管角化痣	血管角化痣
D17. -		nevus angiolipomatosus	血管脂肪瘤痣	血管脂肪瘤痣
I78.101		nevus araneus	蜘蛛痣	蜘狀痣
Q17.002		nevus cartilaginus	软骨性痣	
Q82.507		nevus cerebelliformis	小脑样痣	小腦樣母斑
Q82.517	M87710/0	nevus comedonicus	黑头粉刺样痣	粉刺母斑
D22. -	M87300/0	nevus depigmentosus	脱色素痣	

主码	附码	英文病名	中文病名	繁体病名
D22. -	M87200/0	nevus en cocarde	帽章痣	花結母斑;帽章狀痣
Q82.512		nevus flammeus	鲜红斑痣;焰色痣	焰色母斑(痣)
Q82.517	M87710/0	nevus follicularis keratosus	毛囊角化痣	
D22.508		nevus fuscocaeruleus acromiodeltoideus	肩峰三角肌褐青色痣	
D22.306		nevus fuscocaeruleus ophthalmomaxillaris	眼上腭部褐青色痣;眼颧部褐蓝痣	眼上顎部褐青色母斑
D22.305		nevus fuscocaeruleus zygomaticus	颧部褐青色痣	顴部褐青色母斑
D18. -		nevus keratoangiomatosus	角化血管瘤痣	角化血管瘤痣
Q82.501		nevus lateris	单侧痣	單側母斑
Q82.522		nevus lipomatosus cutaneous superficialis	浅表性皮肤脂肪瘤痣	
Q82.522		nevus lipomatosus superficialis	浅表性脂肪瘤痣	表淺性脂肪瘤母斑
D22.508		nevus of Ito	伊藤痣	依藤氏母斑
D22.306		nevus of Ota	太田痣	太田氏母斑
D28.004		nevus of vulva	女阴痣	
Q82.520		nevus oligenicus	血量减少痣	
Q82.508		nevus papillomatosus	乳头瘤样痣	乳突瘤樣痣
D23. -		nevus pernione	冻疮样痣	
D22. -	M87203/0	nevus pigmentosus et pilosus	毛色素痣	
D22. -	M87203/0	nevus pilous	毛痣	毛痣
Q82.503		nevus pseudocolloid perifolliculaire	毛囊性周围假性胶样痣	毛囊性周圍假性膠樣痣
Q82.523		nevus sebaceus of Jadassohn	雅达松皮脂痣	Jadassohn 氏脂腺母斑
L81.429		nevus spilus	斑痣	扁平母斑
K13.213		nevus spongiosus albus mucosae	黏膜白色海绵状痣	黏膜白色海綿狀痣
Q82.515		nevus sudoriferous	发汗痣	發汗痣
Q82.518	M84060/0	nevus syringocystadenomatosus papilliferus	乳头状汗管囊腺痣	
Q82.517		nevus unilateralis comedonicus	黑头粉刺样单侧痣	粉刺樣單側母斑
I78.002		nevus verrucosus hypertrophicans	肥大性疣状痣	肥大性疣狀痣
A50.002		newborn syphilid	新生儿梅毒疹	新生兒梅毒疹
D81.401		Nezelof's syndrome	尼泽洛夫综合征	Nèzelof 氏徵候群
N34.101		NGU	非淋菌性尿道炎	非淋菌性尿道炎
A55.x01		Nicholas - Favre disease	尼古拉 - 法韦尔病	Nicholas - Favre 氏病
L23.002		nickel allergic contact dermatitis	镍变应性接触性皮炎	鎳過敏性接觸性皮膚炎
T56.804		nickel and its compounds cutaneous trauma	镍及其化合物皮肤损伤	鎳及其化合物皮膚損傷
L23.002		nickel dermatitis	镍皮炎	
E78.808		Nicolau - Balus syndrome	尼古劳 - 巴勒斯综合征	Nicolau - Balus 氏徵候群
L27.055		Nicolau's syndrome	尼科劳综合征	
E52.x06		nicotinic acid deficiency	烟酸缺乏症	菸草(鹼)酸缺乏症
E52.x05		nicotinic acid deficiency encephalopathy syndrome	烟酸缺乏脑病综合征	
K12.117		nicotinic stomatitis	烟碱性口炎	尼古丁口炎
A98.502†	N08.002*	Nidoka disease	尼多科病	
I78.813		Nieden's syndrome	尼登综合征	Nieden 氏徵候群
E75.203		Niemann - Pick disease	尼曼 - 皮克病	Niemann - Pick 氏病
-	Y52.101	nifedipine drug reactions	硝苯地平药物反应	nifedipine 藥物反應
E50.501†	H58.101*	night blindness with vitamin A deficiency	维生素 A 缺乏合并夜盲症	維生素 A 缺乏合併夜盲症
R61.108		night sweats	盗汗	盜汗
L30.901		nipple eczema	乳头湿疹	乳頭濕疹
A51.207		nipple syphilitic chancre	乳头梅毒性下疳	乳頭梅毒下疳
-	Y41.802	nitrofurantoin drug reactions	呋喃妥因药物反应	nitrofurantoin 藥物反應
-	Y52.303	nitroglycerin drug reactions	硝酸甘油药物反应	nitroglycerin 藥物反應
A65.001		Njovera	恩乔维拉病	Njovera 病
Q87.013		Noack's syndrome	努克综合征	Noack 氏徵候群
B47.103		nocardial mycetoma	奴卡菌性足菌肿	土壤絲菌性足菌腫
A43.901		nocardiosis	诺卡菌病	土壤絲菌病
Q84.101		nodose hair	结节形毛发	
E85.409†	L99.001*	nodular amyloidosis	结节性淀粉样变病;结节性淀粉样变性	結節性澱粉樣變性症
D18. -		nodular angioblastic hyperplasia with eosinophilia and lymphofolliculosis	结节性血管母细胞增生伴嗜酸细胞浸润和淋巴滤泡形成	結節性血管母細胞增生伴嗜伊紅血球浸潤和淋巴濾泡形成

主码	附码	英文病名	中文病名	繁体病名
E85.409†	L99.001*	nodular atrophic cutaneous amyloidosis	结节性萎缩性皮肤淀粉样变病	結節性萎缩性澱粉樣變性症
C44. -	M80900/3	nodular basal cell carcinoma	结节性基底细胞癌	結節性基底細胞癌
L98.507		nodular cutaneous lupus mucinosis	结节性皮肤狼疮黏蛋白病	結節性皮膚狼瘡黏液素病
M79.825		nodular cystic fat necrosis	结节性囊性脂肪坏死	結節性囊狀脂肪壞死
D69.001		nodular dermal allergic eruption	结节性真皮过敏疹	結節性真皮過敏疹
L57.812		nodular elastoidosis	结节性弹力样组织变性	結節性彈性樣物質增生
L57.812		nodular elastoma	结节性弹力瘤	结节性弹力瘤
L57.812		nodular elastosis	结节性弹力组织变性	結節性彈性纖維變性
L57.812		nodular elastosis with follicular cysts and comedones		结节性弹性物增生伴毛囊囊肿及粉刺
M72.301		nodular fasciitis	结节性筋膜炎	結節性肌膜炎
E88.112		nodular fat necrosis	结节性脂肪坏死	結節性脂肪壞死
C44.903	M84000/3	nodular hiderdenocarcinoma	结节性汗腺癌	結節性汗腺癌
D23. -	M84020/0	nodular hidradenoma	结节性汗腺腺瘤	結節性汗腺腺瘤
C43.901	M87210/3	nodular malignant melanoma	结节性恶性黑素瘤	結節性惡性黑色素瘤
D69.001		nodular necrosis dermatitis	结节性坏死性皮炎	結節性壞死性皮膚炎
L28.007		nodular neurodermatitis of scalp	头部结节性神经性皮炎	頭部結節性神經性皮膚炎
M79.301		nodular nonsupprative panniculitis	结节性非化脓性脂膜炎	結節性非化膿性脂層炎
D76.308		nodular non - X histiocytosis	结节性非 X 组织细胞增生症	結節性非 X 組織細胞增生症
M79.301		nodular panniculitis	结节性脂膜炎	結節性脂層炎
L12.809		nodular pemphigoid	结节性类天疱疮	結節性類天疱瘡
L28.101		nodular prurigo	结节性痒疹	結節性癢疹
D86.318		nodular sarcoidosis	结节性肉样瘤病;结节性结节病	結節性類肉瘤病
B86.x07		nodular scabies	结节性疥疮	結節性疥瘡
D23. -	M88320/0	nodular subepidermal fibrosis	结节性表皮下纤维化病	
A51.329		nodular syphilide	结节性梅毒疹	結節性梅毒疹
A18.432		nodular tuberculide	结节性结核疹	結節性結核疹
L95.801		nodular vasculitis	结节性血管炎;结节性脉管炎	結節性血管炎
C44. -	M80900/3	nodulo - ulcerative basal cell carcinoma	结节溃疡性基底细胞癌	結節潰瘍性基底細胞癌
C44. -	M80900/3	nodulo - ulcerative basal cell epithelioma	结节溃疡性基底细胞上皮瘤	結節潰瘍性基底細胞上皮瘤
A51.321		nodulo - ulcerative syphilid	结节溃疡性梅毒疹	結節潰瘍性梅毒疹
A69.001		noma	坏疽性口炎	壞疽性口炎
H10.807		nonallergic conjunctivitis	非变应性结膜炎	非過敏性結膜炎
L50.101		nonallergic urticaria	非变应性荨麻疹	
A28.102		nonbacterial lymphadenitis	非细菌性淋巴结炎	非細菌性淋巴腺炎
L51.001		nonbullous erythema multiforme	非大疱性多形红斑	非水疱性多形性紅斑
Q80.804		nonbullous ichthyosis erythroderma	非大疱性鱼鳞病样红皮病	非水疱性魚鱗癬樣紅皮病
L92.102		non - diabetic necrobiosis lipoidica	非糖尿病性类脂质渐进性坏死	非糖尿病性類脂質漸進性壞死
D80.104		nonfamilial hypogammaglobulinemia	非家族性低丙种球蛋白血症	非家族性低丙種球蛋白血症
E78.505		nonfamilial normo - lipoproteinemic xanthomatosis	非家族性正常脂蛋白血性黄瘤病	非家族性正常脂蛋白血性黃色瘤病
N34.101		nongonococcal urethritis	非淋菌性尿道炎	非淋菌性尿道炎
E85.802		non - hereditary neuropathic amyloidosis syndrome	非遗传性神经淀粉样变综合征	非遺傳性神經澱粉樣變性徵候群
D03.901		noninvasive melanoma	非侵袭黑素瘤	非侵襲黑色素瘤
C96.001	M97220/3	nonlipohistiocytosis	非脂组织细胞增多症	
Q82.001		Nonne - Milroy - Meige syndrome	农内 - 米尔罗伊 - 梅热综合征	
R61.103		non - neural hyperhidrosis	非神经性多汗症	非神經性多汗症
D22. -	M87300/0	nonpigmented nevus	无色素痣	無色素母斑
L65.907		nonscarring alopecia	非瘢痕性脱发	非疤痕性禿髮
L65.818		nonscarring traumatic alopecia	非瘢痕形成外伤性脱发	
N76.003		non - specific vaginitis	非特异性阴道炎	非特異性陰道炎
D17.904		non - symmetrical lipomatosis	非对称性脂肪瘤病	非對稱性脂肪瘤病
Q84.801		non - syndromic aplasia cutis congenita of scalp	非综合征性先天性头皮发育不全	非徵候群性先天性頭皮發育不良
N34.101		nonveneral urethritis	非性病性尿道炎	非性病性尿道炎
N48.830		nonvenereal chordee	非性交性勃起	非性交性勃起
A65.001		nonvenereal syphilis	非性病性梅毒	非性病性梅毒
T14.019		nonvenomous insect bite	无毒昆虫咬伤	

主码	附码	英文病名	中文病名	繁体病名
Q87.105		Noonan's syndrome	努南综合征	Noonan 氏徵候群
-	Y40.801	norfloxacin drug reactions	诺氟沙星药物反应	norfloxacin 藥物反應
B40.901		North American blastomycosis	北美芽生菌病	
B86.x06		Norwegian scabies	挪威疥	挪威疥瘡
L30.901		nose eczama	鼻湿疹	鼻濕疹
R20.804		notalgia paresthetica	感觉异常性背痛	感覺異常性背痛
H49.003		Nothnagel's syndrome	诺特纳格尔综合征	Nothnagel 氏徵候群
-	Y48.301	novocaine drug reactions	奴佛卡因药物反应	
D36.706	M88900/0	nuchal collagenoma	颈部胶原瘤	
M72.401		nuchal fibrocartilaginous pseudotumour	项部纤维软骨性假瘤	頸部纖維軟骨性假瘤
D36.706	M88900/0	nuchal fibroma	颈部纤维瘤	頸部纖維瘤
P39.802		nultiple abscesses of skin in infants	婴儿多发性皮肤脓肿	
L30.001		nummular dermatitis	钱币状皮炎	錢幣狀皮膚炎
L30.001		nummular eczema	钱币状湿疹	錢幣狀濕疹
Q82.861		nummular palmoplantar keratosis	钱币状掌跖角化病	錢幣狀掌蹠角化症
L40.011		nummular psoriasis	钱币状银屑病	錢幣狀乾癬
L98.405		nurotrophic ulcer	神经营养性溃疡	
-	Y57.804	nutrition drug reactions	营养药药物反应	營養性藥物反應
L30.808		nutritional deficiency eczema	营养缺乏性湿疹	營養缺乏性濕疹
E60.x01		nutritional zinc deficiency	锌营养缺乏症	
E79.101		Nyhan's syndrome	尼汉综合征	Nyhan 氏徵候群
L87.832		nylon brush macular amyloidosis	尼龙刷斑状淀粉样变病	尼龍刷斑狀澱粉樣變性症
-	Y40.701	nystatin drug reactions	制霉菌素药物反应	nystatin 藥物反應
E66.902		obesity	肥胖症	肥胖症
Q87.837		obesity dysgenesis and retinitis pigmented - polydactyly syndrome	肥胖生殖无能色素性视网膜炎-多指/趾综合征	肥胖生殖無能色素性視網膜炎-多指(趾)徵候群
L57.501		O'Brien's granuloma	奥布赖恩肉芽肿	O'Brien 氏肉芽腫
E75.507		obstructive liver disease	阻塞性肝脏疾病	阻塞性肝臟疾病
L90.833		occipital horn syndrome	枕骨角综合征	枕骨角徵候群
L74.202		occlusion miliaria	封包性痱	閉塞性汗疹
L70.803		occupational acne	职业性痤疮	職業性痤瘡
L23.904		occupational allergic contact dermatitis	职业性变应性接触性皮炎	職業性過敏性接觸性皮膚炎
L25.905		occupational contact dermatitis	职业性接触性皮炎	
L81.811		occupational cutaneous pigmenti change	职业性皮肤色素变化	職業性皮膚色素變化
L98.414		occupational cutaneous ulcers	职业性皮肤溃疡	職業性皮膚潰瘍
L25.905		occupational dermatitis	职业性皮炎	職業性皮膚炎
L27.035		occupational drug eruptionform dermatitis	职业性药疹样皮炎	職業性藥疹樣皮膚炎
L59.802		occupational electroflash dermatitis	职业性电光性皮炎	職業性電光性皮膚炎
L66.805		occupational hair change	职业性毛发改变	職業性毛髮改變
L66.805		occupational hair disease	职业性毛发病	
L85.840		occupational hyerkeratosis and fissure	职业性角化过度及皲裂;职业性角化过度、皲裂	職業角化過度及龜裂
L08.930		occupational infective skin diseases	职业性感染性皮肤病	職業性感染性皮膚病
L24.901		occupational irritant contact dermatitis	职业性刺激性接触性皮炎	職業性刺激性接觸性皮膚炎
L81.509		occupational leukoderma	职业性白斑	職業性白皮症
L25.810		occupational maceration and erosion	职业性浸渍及糜烂	職業性浸軟及糜爛
L81.414		occupational melanosis	职业性黑变病	职业性黑變症
L60.807		occupational nail change	职业性指甲改变	職業性指甲改變
L60.807		occupational nail disease	职业性甲病	
L85.841		occupational neoplasm	职业性疣赘	職業性腫瘤
L56.201		occupational photocontact dermatitis	职业性光接触性皮炎	職業性光接觸性皮膚炎
L24.901		occupational physical irritant contact dermatitis	职业性物理刺激性接触性皮炎	職業性物理刺激性接觸性皮膚炎
L28.202		occupational prurigo	职业性痒疹	職業性癢疹
L25.804	W88.001	occupational radiation dermatitis	职业性放射性皮炎	職業性放射性皮膚炎
L98.823		occupational skin cancer	职业性皮肤癌	職業性皮膚癌
L29.811		occupational skin pruritus	职业性皮肤瘙痒症	職業性皮膚搔癢症
L81.509		occupational vitiligo	职业性白癜风	
E70.202		ochronosis	褐黄病	赭色病

主码	附码	英文病名	中文病名	繁体病名
T63.502	X26.906	octopus bite	章鱼咬伤	章魚咬傷
E70.318		ocular albinism	眼白化病	眼白化病
E70.317		ocular albinism with sensorineural deafness	眼白化病伴感觉神经性耳聋	眼白化病併感覺神經性耳聾
E70.317		ocular albinism, Nettleshop – Falls type	眼白化病, Nettleshop – Falls 型	
B87.201		ocular myiasis	眼蝇蛆病	眼蠅蛆病
Q87.036		oculo – auriculo – vertebral dysplasia	眼耳脊椎发育不全	眼耳脊椎發育不良
E70.330		oculocerebral syndrome with hypopigmentation	眼 – 脑征候群伴色素过少症	眼 – 腦徵候群伴色素過少症
E70.330		oculocerebral – hypopigmentation syndrome	眼 – 大脑 – 色素减少综合征	
Q87.034		oculocerebrocutaneous syndrome	眼脑皮肤综合征	眼腦皮膚徵候群
E70.320		oculocutaneous albinism	眼皮肤白化病	眼皮膚白化病
E70.323		oculocutaneous albinism type Ⅰa	眼皮肤白化病Ⅰa 型	眼皮膚白化病Ⅰa 型
E70.305		oculocutaneous albinism type Ⅳ	眼皮肤白化病Ⅳ型	眼皮膚白化病Ⅳ型
E70.319		oculocutaneous albinism type Ⅴ	眼皮肤白化病Ⅴ型	眼皮膚白化病Ⅴ型
E70.329		oculocutaneous albinism type ⅥB	眼皮肤白化病ⅥB 型	眼皮膚白化病ⅥB 型
E70.323		oculocutaneous albinism type Ⅰ	眼皮肤白化病Ⅰ型	眼皮膚白化病Ⅰ型
E70.323		oculocutaneous albinism type Ⅰ (tyrosinase negative)	眼皮肤白化病Ⅰ型(酪氨酸酶阴性)	
E70.324		oculocutaneous albinism type Ⅱ	眼皮肤白化病Ⅱ型	眼皮膚白化病Ⅱ型
E70.324		oculocutaneous albinism type Ⅱ (tyrosinase positive)	眼皮肤白化病Ⅱ型(酪氨酸酶阳性)	
E70.329		oculocutaneous albinism with bleeding tendency	白化病 – 出血素质	表皮 – 眼白化症伴出血傾向
E70.323		oculocutaneous albinism, type Ⅰb	眼皮肤白化病Ⅰb 型	眼皮膚白化病Ⅰb 型
E70.326		oculocutaneous albinism, type ⅥA	眼皮肤白化病ⅥA 型	眼皮膚白化病ⅥA 型
D22.102		oculocutaneous nevus	眼皮痣	眼皮痣
E70.324		oculocutaneous tyrosinaemia type Ⅱ	眼 – 皮肤高酪氨酸血症Ⅱ型	眼 – 皮膚高酪氨酸血症Ⅱ型
E70.324		oculocutaneous tyrosinase metabolic abnormal	眼 – 皮肤酪氨酸酶代谢紊乱症	眼 – 皮膚酪氨酸酶代謝紊亂症
Q87.019		oculodentodigital dysplasia	眼齿指发育不良	眼牙指發育不全
L80.x04		oculo – dermo – vertebral – acoustic syndrome	眼 – 皮肤 – 脊椎 – 耳综合征	眼 – 皮膚 – 脊椎 – 耳徵候群
M35.201		oculo – oral – genital syndrome	眼 – 口 – 生殖器综合征	眼 – 口 – 生殖器徵候群
Q87.505		oculo – osteo – cutaneous syndrome	眼 – 骨 – 皮肤综合征	眼 – 骨 – 皮膚徵候群
K12.215		odontogenic cutaneous draining sinus tract	牙源性皮瘘管	牙源性皮竇道
Q84.614		odontomicronychial ectodermal dysplasia	牙微甲外胚层发育不良	牙微甲外胚層發育不良
Q84.613		odonto – onycho – dermal dysplasia	牙 – 甲 – 皮肤发育不良	牙 – 甲 – 皮發育不良
Q84.618		odonto – onychodysplasia with alopecia	牙 – 甲发育不全伴秃发	齒甲發育不良併禿髮
Q87.834		odontotrichomelic syndrome	牙齿毛发髓状综合征	
Q84.615		odonto – tricho – ungual – digital – palmar syndrome	牙 – 毛 – 甲 – 指 – 掌综合征	牙 – 毛 – 甲 – 指 – 掌徵候群
I50.006		oedema due to heart failure	心衰性水肿	心衰性水腫
E43.x04		oedema due to hypoproteinaemia	低蛋白血症性水肿	蛋白質缺乏性水腫
C84.509		oedrmatous scarring vasculitic panniculitis	水肿瘢痕性血管炎性脂膜炎	
B87.902		oestrus ovis infection	羊狂蝇感染	羊鼻蠅感染
Q87.040		OFD syndrome	口 – 面 – 指综合征	口 – 面 – 指徵候群
Q87.020		OFD – Ⅰ	口 – 面 – 指综合征Ⅰ型	口 – 面 – 指徵候群Ⅰ型
Q87.021		OFD – Ⅱ	口 – 面 – 指综合征Ⅱ型	口 – 面 – 指徵候群Ⅱ型
Q87.022		OFD – Ⅲ	口 – 面 – 指综合征Ⅲ型	口 – 面 – 指徵候群Ⅲ型
Q87.023		OFD – Ⅳ	口 – 面 – 指综合征Ⅳ型	口 – 面 – 指徵候群Ⅳ型
L26.x02		Ofuji papuloerythroderma	奥富吉丘疹性红皮病	太藤丘疹性紅皮病
A21.901		Ohara's disease	奥罗亚病;大原病	Ohara 氏病
L98.827		Oid – Oid disease	Oid – Oid 病	
L70.831		oil acne	油痤疮	油痤瘡
L92.831		oil granuloma	油肉芽肿	油肉芽腫
L60.826		oil patch	油斑	油斑
I78.002		Ollier – Klippel syndrome	奥利 – 克利佩尔综合征	Ollier – Klippel 氏徵候群
Q82.866		Olmsted's syndrome	奥姆斯特德综合征	Olmsted 氏徵候群
D81.201		Omenn's syndrome	奥门综合征	Omenn 氏徵候群
P38.x01		omphalitis of newborn	新生儿脐炎	新生兒臍炎
B73.x01		onchocerciasis	盘尾丝虫病	蟠尾絲蟲病

主码	附码	英文病名	中文病名	繁体病名
B73.x02		onchodermatitis	盘尾丝虫皮炎	蟠尾絲蟲皮膚炎
B88.016†	L99.802*	onion mite dermatitis	洋葱螨皮炎	洋蔥蟎皮膚炎
L60.302		onychauxis	爪甲肥大	爪甲肥大
L03.002		onychia	甲床炎	甲床炎
L60.818		onychoatrophy	甲萎缩	甲萎縮
L60.817		onychoclasis	甲折断	甲折斷
L60.001		onychocryptosis	趾甲向内生	
L60.201		onychogryphosis	甲弯曲	彎甲
Q82.857		onychogryphosis – syringomyelia syndrome	钩甲脊髓空洞综合征	鉤甲脊髓空洞徵候群
L60.814		onychoheterotopia	异位甲	異位甲
L60.101		onycholysis	甲松离	甲松離
L60.815		onychomadesis	脱甲病	脫甲病
L60.852		onychomatrixoma	甲床瘤	甲床瘤
B35.102		onychomycosis due to dermatophyte	皮肤癣菌性甲真菌病	
B35.108		onychomycosis due to mould infection	霉菌感染性甲真菌病	黴菌感染性甲真菌病
F98.802		onychophagia	咬甲癖	咬指甲癖;咬甲癖
L60.301		onychorrhexis	脆甲症	脆甲
L60.821		onychoschizia	甲分裂	爪甲裂開
F98.804		onychotillomania	剔甲癖	剔甲癖
L60.001		onyxis	嵌甲	嵌甲症
T81.505		operation wound foreign body granuloma	手术伤口异物肉芽肿	手術傷口異物肉芽腫
T81.815		operation wound stitch granuloma	手术伤口针眼肉芽肿	手術傷口針眼肉芽腫
T81.602		operation wound talc granuloma	手术伤口滑石粉肉芽肿	手術傷口滑石粉肉芽腫
L63.201		ophiasic alopecia areata	蛇形斑秃	
L63.201		ophiasis	匐形性秃发	匐形狀禿髮
A54.306		ophthalmia neonatorum due to gonococcus	新生儿淋球菌性眼炎	新生兒淋菌性眼炎
B02.301†	H58.801*	ophthalmic zoster infection	眼带状疱疹感染	眼帶狀疱疹感染
–	Y45.001	opium drug reactions	阿片制剂药物反应	鴉片製劑藥物反應
L92.101		Oppenheim – Urbach disease	奥本海姆 – 乌尔巴赫病	Oppenheim – Urbach 氏病
L90.401		Oppenhein's dermatitis	奥本海因皮炎	Oppenhein 氏皮膚炎
B48.701		opportunistic mycosis	机遇性真菌病	俟機性黴菌病
K12.008		oral aphthosis	口腔口疮病	口腔口瘡病
L43.815		oral bullous lichen planus with diabetes	口腔大疱性扁平苔藓伴糖尿病	
B37.005		oral candidiasis	口腔念珠菌病	口腔念珠菌病
A51.307		oral condyloma planus	口腔扁平湿疣	口腔扁平濕疣
R20.802		oral dysesthesia	口腔感觉迟钝(麻木)	口腔感覺遲鈍(麻木)
K13.213		oral epithelial nevus	口腔上皮痣	口腔上皮痣
K13.738	M80500/1	oral florid papillomatosis	口腔菜花样乳头状瘤病;口腔鲜红色乳头状瘤病	口腔鮮紅色乳突狀瘤病
K13.602		oral focal epithelial hyperplasia	口腔局灶性上皮增生症	口腔局部性上皮增生
K13.301		oral hairy leukoplakia	口腔毛状白斑	口腔毛狀黏膜白斑
B00.201		oral herpes simplex	口腔单纯疱疹	口腔單純疱疹
K13.202		oral leukoplakia	口腔白斑	口黏膜白斑
L43.906		oral lichen planus	口腔扁平苔藓	口腔扁平苔癬
K13.739		oral melanosis	口腔黑变病	口腔黑變症
K13.740		oral mucomembranous lesions due to metal	金属性口腔黏膜病变	金屬性口腔黏膜病變
K11.611		oral mucous cyst	口腔黏液囊肿	
K13.406		oral mucous granuloma fissuratum	口腔黏膜裂隙性肉芽肿	口腔黏膜裂隙性肉芽腫
A51.332		oral mucous membrane lesions of secondary syphilis	二期梅毒口腔黏膜损害	第二期梅毒口腔黏膜病灶
K13.407		oral mucous plasmacellular granuloma	口腔黏膜浆细胞性肉芽肿	口腔黏膜漿細胞性肉芽腫
R23.803		oral pigmentation	口腔色素沉着	口腔色素沈著
K13.501		oral submucous fibrosis	口腔黏膜下纤维化	口腔黏膜下纖維化
B37.001		oral thrush	口鹅口疮	鵝口瘡
K13.607		oral verrucous hyperplasia	口腔疣状增生症	口腔疣狀增生
Q87.040		oral – facial – digital syndrome	口 – 面 – 指综合征	口 – 面 – 指徵候群
Q87.020		oral – facial – digital syndrome type Ⅰ	口 – 面 – 指综合征Ⅰ型	口 – 面 – 指徵候群Ⅰ型
Q87.021		oral – facial – digital syndrome type Ⅱ	口 – 面 – 指综合征Ⅱ型	口 – 面 – 指徵候群Ⅱ型

主码	附码	英文病名	中文病名	繁体病名
Q87.022		oral - facial - digital syndrome type Ⅲ	口-面-指综合征Ⅲ型	口-面-指徵候群 III 型
Q87.023		oral - facial - digital syndrome type Ⅳ	口-面-指综合征Ⅳ型	口-面-指徵候群 IV 型
B08.005		orf	羊痘	羊痘
A53.906		organic syphilis	器质性梅毒	器質性梅毒
L82.x07		organoid nevus	器官样痣	器官樣痣
B55.101		oriental sore	东方疖	東方瘡
A18.430		orificial tuberculosis	腔口皮肤结核	腔口皮膚結核病
L11.002		Ormsby's syndrome	奥姆斯比综合征	Ormsby 氏徵候群
L25.829		ornamental hyperpigmentation	饰物过度色素沉着	
A70.x01		ornithosis	饲鸟病;鸟疫	飼鳥症
B00.102		orolabial herpes	口唇疱疹	口唇單純疱疹
A44.001		Oroya fever	奥罗亚热	Oroya 熱
I87.203		orthostatic purpura	直立性紫癜	
I78.001		Osler's disease	奥斯勒病	Osler 氏病
I33.024		Osler's nodes	奥斯勒结节	Osler 氏結節
L94.205		ossification of skin	皮肤骨化	
Q78.101		osteitis fibroosa disseminata	播散性纤维性骨炎	播散性纖維性骨炎
K06.801		osteoclastoma	破骨细胞瘤	蝕骨細胞瘤
Q78.203		osteodermatopoikilosis	骨皮肤异色症	骨皮膚異色病
Q78.101		osteodystrophia fibrosa pigmentation syndrome	骨纤维发育不良色素沉着综合征	骨纖維發育不良色素沈著徵候群
Q78.001		osteogenesis imperfecta	成骨不全	骨生成不全
Q87.202		osteohypertrophic angioectasia	葡萄酒色痣伴软组织肥大及骨过度生长综合征	葡萄酒色痣伴軟組織肥大及骨過度生長徵候群
I78.002		osteohypertrophic nevus flammeus	骨肥大鲜红斑痣	骨肥大鮮紅斑痣
I78.002		osteohypertrophic varicose nevus syndrome	骨肥大静脉曲张性痣综合征	骨肥大靜脈曲张性痣徵候群
D23.-	M91800/0	osteoma cutis	皮肤骨瘤	皮膚骨瘤
Q78.201		osteopetrosis	骨硬化病	骨質石化病
Q78.203		osteopoikilosis	骨异色病	骨異色病
Q78.203		osteoporosis associated connective tissue naevus	骨质疏松伴结缔组织痣	骨質疏鬆伴結締組織痣
Q78.203		osteosclerosis disseminata	播散性骨硬化病	播散性骨硬化病
L94.205		osteosis cutis	皮肤骨化症	皮膚骨化症
D86.807		ostitis multiplex cystoides Jüngling	琼格林多发性囊样骨病	Jüngling 多發性囊樣骨病
Q75.102		Ostrum - Furst syndrome	奥斯特朗-弗斯特综合征	
D22.306		Ota's nevus	太田痣	太田氏母斑
H60.902		otitis externa	外耳炎	外耳炎
B36.904		otitis external mycotica	真菌性外耳道炎	真菌性外耳道炎
B36.904		otomycosis	耳真菌病;耳癣	耳真菌病;耳黴菌病
B44.803†	H62.201*	otomycosis due to aspergillus spp.	曲霉菌性耳真菌病	麴菌性耳黴菌病
Q84.622		oto - onycho - peroneal syndrome	耳-甲-腓骨综合征	耳-甲-腓骨徵候群
Q87.037		oto - palato - digital syndrome	骨-腭-指综合征	骨-顎-指徵候群
Q80.828		Oudsthoom's disease	乌德特舒姆病	Oudsthoom 氏病
Q96.902		ovarian dwarfism	卵巢性侏儒	卵巢性侏儒症
M35.102		overlap syndrome	重叠综合征	重疊徵候群
M35.102		overlap syndrome (connective tissue disease)	重叠综合征(结缔组织病)	重疊徵候群(結締組織病)
M35.102		overlapping connective tissue disease	重叠结缔组织病	重疊結締組織徵候群
C43.801	M87200/3	overlapping malignant melanoma of skin	皮肤重叠恶性黑素瘤	皮膚重疊惡性黑色素瘤
-	Y40.402	oxytetracycline drug reactions	土霉素药物反应	oxytetracycline 藥物反應
B80.x01		oxyuriasis	蛲虫病	蟯蟲病
L98.302		pachydermatous eosinophilic dermatitis	厚皮性嗜酸[细胞]性皮炎	厚皮性嗜伊紅球性皮膚炎
L91.901		pachydermia	厚皮症	厚皮症
Q82.820		pachydermie plicaturee	皱褶性厚皮病	
L85.839		pachydermodactyly	指厚皮症	指/趾部厚皮症
M89.402		pachydermoperiostosis	厚皮性骨膜病;骨膜增生厚皮症	皮膚骨膜肥厚症
L60.302		pachyonychia	甲肥厚	厚甲
Q84.502		pachyonychia congenita	先天性厚甲	先天性厚甲症
Q84.506		pachyonychia congenita tarda	迟发性先天性厚甲症	遲發性先天性厚甲症
Q84.503		pachyonychia congenita type I	先天性厚甲 I 型	先天性厚甲症 I 型
Q84.504		pachyonychia congenita type II	先天性厚甲 II 型	先天性厚甲症 II 型

主码	附码	英文病名	中文病名	繁体病名
Q84.505		pachyonychia congenita type III	先天性厚甲 III 型	先天性厚甲症 III 型
Q84.506		pachyonychia congenita type IV	先天性厚甲 IV 型	先天性厚甲症 IV 型
L25.511		paddy - field dermatitis	稻田皮炎	
L24.802		paederus dermatitis	隐翅虫皮炎	隱翅蟲皮膚炎
C43.901		Pagetoid malignant melanoma	佩吉特样恶性黑素瘤	柏哲德樣惡性黑色素瘤
C85.704		pagetoid reticulosis	佩吉特样网状细胞增生症	柏哲德樣網狀細胞增生症
C43.901	M87210/3	Pagetoid Spitz nevus	佩吉特样斯皮茨痣	
C44.905		Paget's disease	佩吉特病	柏哲德氏病
C50.003	M85400/3	Paget's disease of nipple	乳头佩吉特病	乳頭柏哲德氏病
D69.211		painful bruising syndrome	痛性青紫综合征;痛性瘀斑综合征	痛性瘀青徵候群;痛性挫傷徵候群
N48.301		painful erection	阴茎疼痛勃起	陰莖疼痛勃起
E88.206		painful fat herniation	痛性脂肪疝	痛性脂肪突出
E88.204		painful fat syndrome	痛性脂肪综合征	
E88.204		painful lipedema syndrome	痛性脂肿综合征	痛性脂腫徵候群
E88.204		painful lipedema syndrome of lower legs	小腿痛性脂肿综合征	小腿痛性脂腫症
H61.002		painful nodule of ear	耳部痛性结节	耳部痛疼性結節
E70.328		painful nonsupprative costochondral swelling	痛性非化脓性肋软骨肿胀	痛性非化膿性肋軟骨腫脹
E88.205		painful piezogenic pedal papule	痛性压力性足部丘疹	痛性壓力性足部丘疹
E88.205		painful piezogenic pedal papules	足跟压力性痛性丘疹	
L25.314		paint dermatitis	油漆皮炎	油漆皮膚炎
L83.x12		pale cell acanthoma	苍白细胞棘皮瘤	蒼白細胞棘皮瘤
M12.301		palindromic rheumatism	复发性风湿病	復發性風濕病
D36.114		palisaded enapsulated neuroma	栅栏状包膜的神经瘤	柵欄狀包膜的神經瘤
R23.102		pallor of skin	皮肤苍白	皮膚蒼白
L53.801		palmar erythema	掌红斑	掌紅斑
M72.003		palmar fascial fibromatosis	掌腱膜纤维瘤病	手掌筋膜纖維瘤病
R61.002		palmar hyperhidrosis	手掌多汗症	手掌多汗症
I86.814		palmar varices	掌静脉曲张	手掌靜脈曲張
B07.x11		palmar wart	掌疣	手掌疣
E78.211		palmar xanthoma	掌黄瘤	手掌黃色瘤
Q82.846		palmoplantar acrokeratosis	掌跖肢端角化病	
Q82.866		palmoplantar and periorificial keratoderma with corneal epithelial dysplasia	掌跖角皮症伴角膜营养不良	掌蹠及孔周角皮症伴角膜上皮發育不良
R61.006		palmoplantar emotional hyperhidrosis	情绪性掌跖多汗症	情緒性掌蹠多汗症
Q82.803		palmoplantar keratoderma	掌跖角化病;掌跖角皮症	掌蹠角皮症
Q82.844		palmoplantar keratoderma with esophageal carcinoma	掌跖角化病伴食管癌	掌蹠角皮症伴食道癌
L30.101		palmoplantar pompholyx	掌跖汗疱疹	掌蹠汗疱疹
L40.301		palmoplantar pustulosis	掌跖脓疱病	掌蹠膿疱症
Q82.8		palmoplantar tylosis	掌跖胼胝症	掌蹠胼胝症
Q82.857		palmoplantaris keratoma syringomyelia	掌跖角化瘤脊髓空洞征	
H02.601		palpebral xanthelasma	睑黄斑瘤	眼瞼黃斑瘤
M31.101		paltelet deficiency purpura with hemolytic anemia	血小板减少性紫癜伴溶血性贫血	血小板減少性紫斑伴溶血性貧血
L02.417		panaritium	指/趾端化脓	指/趾端化膿
M30.001		panarteritis nodosa	结节性全动脉炎	結節性全動脈炎
L90.807		panatrophy of Growers	高尔斯全萎缩	Growers 氏全萎縮
C43.908		pancreatic cancer/melanoma syndrome	胰腺癌/黑素瘤综合征	胰腺癌/黑色素瘤徵候群
E88.112		pancreatic panniculitis	胰腺性脂膜炎	胰腺性脂層炎
D61.001		pancytopenia and multiple anomalies	全血细胞减少及多发性畸形	全血細胞減少及多發性畸形
E23.012		panhypopituitarism	垂体功能减退	泛腦下垂體功能減退
M79.302		panniculitis	脂膜炎	脂層炎
M79.803		panniculitis caused by cellular proliferative disease	细胞增生病性脂膜炎	細胞增生病性脂層炎
M79.306		panniculitis due to alpha 1 anti - trypsin deficiency	α1 - 抗胰蛋白酶缺乏性脂膜炎	阿爾發 1 抗胰蛋白酶缺乏性脂層炎
M79.820		panniculitis with complement deficiency	脂膜炎伴补体缺乏	併補體缺乏脂層炎
M79.821		panniculitis with vasculitis	脂膜炎伴血管炎	併血管炎脂層炎
M34.804		pansclerotic morphea of childhood	儿童全硬化性硬斑病	兒童全硬化性硬斑病

主码	附码	英文病名	中文病名	繁体病名
L70.836		PAPA syndrome	PAPA 综合征	PAPA 徵候群
D23. -		papillary apocrine gland cyst	乳头状大汗腺囊肿	乳頭狀頂漿腺囊腫
D23. -		papillary eccrine adenoma	乳头状小汗腺腺瘤	乳突狀汗腺腺瘤
D23. -	M84050/0	papillary hidradenoma	乳头状汗腺腺瘤	乳突狀汗腺腺瘤
C49. -	M91300/1	papillary intralymphatic angioendothelioma	乳头状淋巴管内血管内皮瘤	乳突狀淋巴管內血管內皮瘤
Q82.518		papillary syringoadenoma	乳头状汗管腺瘤	乳突狀汗管腺瘤
D23. -		papillary tubular adenoma	乳头状管状腺瘤	乳頭狀管狀腺瘤
L91.801		papilloma colli	颈部乳头瘤	頸部乳突瘤
D14.401	M80600/0	papillomatosis of respiratory tract	呼吸道乳头瘤病	呼吸道乳突瘤病
Q87.020		Papillon – Léage syndrome	帕皮永 – 利奇综合征	Papillon – Léage 氏徵候群
Q87.040		Papillon – Léage – Psaume syndrome	帕皮永 – 利奇 – 普沙乌梅综合征	
Q82.860		Papollin – Lèfèvre syndrome	帕皮永 – 勒菲弗综合征	Papollin – Lèfèvre 氏徵候群
A93.101		pappataci fever	白蛉热(三日热)	
L44.401		papular acrodermatitis of childhood	儿童丘疹性肢端皮炎	兒童丘疹性肢端皮膚炎
D23. -	M91410/0	papular angiokeratoma	丘疹性血管角化瘤	丘疹性血管角化瘤
D18.004		papular angioplasia	丘疹性血管增生症	丘疹性血管增生
L28.203		papular dermatitis	丘疹性皮炎	丘疹性皮膚炎
O99.705		papular dermatitis of pregnancy	妊娠丘疹性皮炎	妊娠丘疹性皮膚炎
L87.834		papular elastorrhexis	丘疹性弹性组织破裂	丘疹性彈力纖維斷裂
L44.806		papular eruption in black males	黑人男性丘疹性疹	黑人男性丘疹性皮疹
B37.206		papular form of cutaneous candidiasis	丘疹型皮肤念珠菌病	丘疹型皮膚念珠菌病
D76.324		papular histiocytosis of head	头部丘疹性组织细胞增生症	頭部丘疹性組織細胞增生症
L98.512		papular mucinosis	丘疹性黏蛋白病	丘疹性黏液素病
B34.302		papular pruritic gloves and socks syndrome	丘疹性瘙痒性手套和短袜综合征	手腳部位搔癢性丘疹徵候群
B34.302		papular purpuric"gloves et socks"syndrome	丘疹紫癜性长袜与手套综合征	丘疹紫癜性長襪與手套徵候群
L71.803		papular rosacea	丘疹性酒渣鼻	丘疹性酒渣
D86.316		papular sarcoidosis	丘疹性肉样瘤病;丘疹性结节病	丘疹性類肉瘤病
L44.401		papular semivesicular acrodermatitis of childhood	儿童丘疹性大疱性肢端皮炎	兒童丘疹性大疱性肢端皮膚炎
A51.328		papular syphilide	丘疹性梅毒疹	丘疹性梅毒疹
L28.201		papular urticaria	丘疹性荨麻疹	丘疹性蕁麻疹
L26.x02		papuloerythroderma	丘疹性红皮病	丘疹性红皮病
L26.x02		papuloerythroderma Ofuji	奥富吉丘疹性红皮病	太藤丘疹性红皮病
L98.507		papulondoular mucinosis associated with systemic lupus erythematosus	系统性红斑狼疮伴丘疹结节性黏蛋白沉积症;系统性红斑狼疮伴丘疹结节性黏蛋白病	伴系統性紅斑狼瘡丘疹結節性黏液素病
A18.433		papulonecrotic tuberculid	丘疹坏死性结核疹	丘疹壞死性結核疹
L70.002		papulopustular acne	丘疹脓疱性痤疮	丘疹膿疱性痤瘡
L71.804		papulopustular rosacea	脓疱性丘疹样酒渣鼻	膿疱性丘疹樣酒渣
A51.322		papulosquamous syphilid	丘疹鳞屑性梅毒疹	丘疹鱗屑性梅毒疹
-	Y45.501	paracetamol drug reactions	扑热息痛药物反应	paracetamol 藥物反應
B41.902		paracoccidioidal granuloma	副球孢子菌肉芽肿	巴西副球黴菌性肉芽腫
B41.902		paracoccidioidomycosis	副球孢子菌病	巴西副球孢子菌病
B41.801		paracoccidioidomycosis of skin	皮肤副球孢子菌病	皮膚副球孢子菌病
R20.201		paraesthesia of skin	皮肤感觉异常	皮膚感覺異常
L92.831		paraffinoma	石蜡瘤	石蠟瘤
B66.402†	J99.801*	paragonimiasis	并殖吸虫病	肺肝蛭病
L85.829		parakeratosis	角化不全病	角化不全
L85.830		parakeratosis brilliante	光泽性角化不全病	光澤性角化不全
L85.831		parakeratosis pigmentogene peribuccale	颊周色素性角化不全病	頰周色素性角化不全
L85.832		parakeratosis pustulosa	脓疱性角化不全病	膿疱性角化不全
L85.833		parakeratosis scutularis	痂性角化不全病	堆痂性角化不全
B02.201†	G53.101*	paralysis of multiple cranial nerves due to herpes zoster	带状疱疹性多颅神经麻痹	帶狀疱疹性多對腦神經麻痹
Q55.802		parameatal cyst	开口周围囊肿	開口周圍囊腫
N48.811		parameatal urethrocyst	副旁尿道囊肿	副旁尿道囊腫
M34.803		Parana's hard – skin syndrome	巴拉那硬皮综合征	Parana 氏硬皮徵候群
L85.105		paraneoplastic acrokeratosis	副肿瘤性肢端角化病	副腫瘤性肢端角化症

主码	附码	英文病名	中文病名	繁体病名
L13.804		paraneoplastic mixed bullous skin disease	副肿瘤性混合大疱性皮病	副腫瘤性混合水疱性皮膚病
L10.803		paraneoplastic pemphigus	副肿瘤性天疱疮	副腫瘤性天疱瘡
L85.105		paraneoplastic syndrome	副肿瘤性综合征	副腫瘤性徵候群
L25.201		paraphenylene diamine dermatitis	对苯二胺皮炎	
B08.805		parapoxvirus infections from wildlife	野生动物源性副痘病毒感染	野生動物源性副痘病毒感染
L41.901		parapsoriasis	副银屑病;类银屑病	類乾癬
L41.301		parapsoriasis digitiformis	指状类银屑病	指狀類乾癬
L41.801		parapsoriasis en plaques	斑块状副银屑病	板塊狀類乾癬
L41.101		parapsoriasis guttata	滴状副银屑病	雨滴狀類乾癬
L41.501		parapsoriasis retiformis	网状类银屑病	
L41.802		parapsoriasis variegata	杂色性类银屑病	
L41.001		parapsoriasis varioliformis	痘疮样类银屑病	痘瘡樣類乾癬
B34.104		parascarlatina	副猩红热	副猩紅熱
F06.x01		parasitophobia	寄生虫恐怖症	寄生蟲恐懼症
F06.x01		parasitosis delusion	寄生虫病妄想症	
B08.003		paravaccinia	副牛痘	副牛痘
D36. –	M95700/0	parcinian neuroma	环层小体神经瘤	環層小體神經瘤
Q85.803		Parkes – Weber syndrome	帕克斯 – 韦伯综合征	Parkes – Weber 氏徵候群
B37.210		paronychia due to candidiasis	念珠菌性甲沟炎	念珠菌性甲溝炎
L03.007		paronychia of finger	指甲沟炎	指甲溝炎
L03.008		paronychia of toe	趾甲沟炎	趾甲溝炎
I73.001		paroxysmal acrocyanosis	阵发性指/趾端紫绀	
D59.603		paroxysmal cold hemoglobinuria	阵发性冷性血红蛋白尿	陣發性寒冷血紅蛋白尿
I73.814		paroxysmal finger hematoma	阵发性手指血肿	陣發性手指血腫
L29.808		paroxysmal pruritus	阵发性瘙痒症	陣發性搔癢症
D59.502		paroxysmal sleeping hemoglobinuria	阵发性睡眠血红蛋白尿	陣發性睡眠血紅蛋白尿
A70.x01		parrot fever	鹦鹉热	鸚鵡熱
E41.x01		Parrot's syndrome type Ⅱ	帕罗特综合征Ⅱ型	Parrot 氏徵侯群Ⅱ型
A52.202		Parrot's syndrome type I	帕罗特综合征 I 型	Parrot 氏症侯群 I 型
G51.801		Parry – Romberg syndrome	帕里 – 龙贝格综合征	Parry – Romberg 氏徵候群
G54.501		Parsonage – Aldren – Turner syndrome	帕森内奇 – 奥尔德雷 – 特纳综合征	
E70.321		partial albinism	局限性白化病	限界性白化病
D84.802		partial albinism immunodeficiency syndrome	部分白化病免疫缺陷综合征	
Q93.401		partial deletion of short – arm of chromosome	5 号染色体短臂缺失综合征	5 號染色體短臂缺失徵候群
E88.102		partial lipoatrophy	获得性部分性脂肪萎缩	後天性部分性脂肪萎縮
E88.102		partial lipodystrophy	部分脂肪营养不良	局部脂肪營養不良
Q82.836		particolored infant	杂色婴儿	雜色嬰兒
Q81.801†		Pasini variant dominant dystrophic epidermolysis bullosa	皮埃尼变异型显性营养不良型大疱性表皮松解症	Pasini 氏變異型顯性失養性水疱性表皮鬆解症
B37.816		past – antibiotic candidiasis	抗生素使用后念珠菌病	抗生素使用後念珠菌病
Q91.701		Patau's syndrome	帕套综合征	Patau 氏徵候群
C84.004		patch mycosis fungoides	斑片性蕈样肉芽肿	斑片性蕈狀肉芽腫
C84.005		patch/plaque stage cutaneous T – cell lymphoma	斑片/斑块期皮肤 T 淋巴细胞瘤	斑片/斑塊期皮膚 T 淋巴細胞瘤
C84.005		patch/plaque stage granuloma fungoides	斑片/斑块期蕈样肉芽肿	
C84.005		patch/plaque stage mycosis fungoides	斑片/斑块期蕈样霉菌病	斑片/斑塊期蕈狀肉芽腫
D50.101		Paterson – Brown – Kelly syndrome	佩特森 – 布朗 – 凯利综合征	Paterson – Brown – Kelly 氏徵候群
D50.101		Paterson – Kelly syndrome	佩特森 – 凯利综合征	Paterson – Kelly 氏徵候群
D50.101		Paterson's syndrome	佩特森综合征	Paterson 氏徵候群
R61.101		pathologic medullary hyperhidrosis	病理性髓性多汗症	病理性髓性多汗症
F45.202		pathophobia	疾病恐怖症	疾病恐懼症
E70.327		patterned leukoderma	图案状白斑病	
I89.818		Pautrier – Woringer syndrome	波特 – 沃英格综合征	Pautrier – Woringer 氏徵候群
Q82.503		paving – stone nevus	铺路石痣	鋪路石痣
L67.001		Paxton's disease	帕克斯顿病	
C83.401	M96840/3	PCTIBL	原发性皮肤 T 免疫母细胞淋巴瘤	
D29.002		pearly penile papules	珍珠样阴茎丘疹	珍珠樣陰莖丘疹
L81.703		peculiar progressive pigmentary disease of skin	特异性进行性色素性皮病	特異性進行性色素性皮膚病

主码	附码	英文病名	中文病名	繁体病名
B85.201		pediculosis	虱病；虱咬病	蝨咬症
B85.001		pediculosis capitis	头虱病	頭蝨病
B85.101		pediculosis corporis	体虱病	體蝨病
B85.302†	H03.001*	pediculosis palpebrarum	睑虱病；睫虱病	睫蝨病
B85.301		pediculosis pubis	阴虱病	陰蝨病
B85.201		pediculosis with phthiriasis	生虱病	生蝨病
Q80.820		peeling skin syndrome	蜕皮综合征	脫皮徵候群
L67.827		pelade malnutrition	营养不良性斑秃	
E52.x06		pellagra	糙皮病	
E52.x06		pellagra	烟酸缺乏症；癞皮病；陪拉格	菸草(鹼)酸缺乏症
E52.x03		pellagra of eyelid	睑糙皮病	瞼糙皮病
E52.x07		pellagroid	类糙皮病	類糙皮病
R10.201		pelvic and perineal pain	盆腔及会阴痛	骨盆腔及會陰痛
L12.901		pemphigoid	类天疱疮	類天疱瘡
O99.708		pemphigoid gestationis	妊娠类天疱疮	妊娠期類天疱瘡
L12.814		pemphigoid vegetans	增殖性类天疱疮	增殖性類天疱瘡
L10.901		pemphigus	天疱疮	天疱瘡
L10.501		pemphigus due to drug	药物性天疱疮	藥物所致天疱瘡
L10.401		pemphigus erythematosus	红斑型天疱疮	紅斑性天疱瘡
L10.201		pemphigus foliaceus	落叶型天疱疮	落葉性天疱瘡
L10.801		pemphigus herpetiformis	疱疹样天疱疮	疱疹性天疱瘡
L00.x02		pemphigus neonatorum	新生儿天疱疮	新生兒天疱瘡
L10.101		pemphigus vegetans	增生型天疱疮	增生性天疱瘡
L10.001		pemphigus vulgaris	寻常型天疱疮	尋常性天疱瘡
–	Y57.201	penicillamine drug reactions	青霉胺药物反应	penicillamine 藥物反應
–	Y40.101	penicillins drug reactions	青霉素类药物反应	penicillins 藥物反應
B48.806		penicilliosis	马内青霉病	青黴菌病
B48.806		penicilliosis marneffei	马尔尼菲青霉病	馬爾尼菲青黴菌病
N48.819		penile acne	阴茎粉刺	陰莖粉刺
C60.902	M80100/3	penile carcinoma	阴茎癌	陰莖癌
D07.402		penile erythroplasia of Queyrat	阴茎凯拉增生性红斑	陰莖凱瑞氏增生性紅斑
N48.601		penile fibromatosis	阴茎纤维瘤病	陰莖纖維瘤病
T19.801		penile foreign body	阴茎异物	陰莖異物
N50.102		penile hematoma	阴茎血肿	陰莖血腫
N48.818		penile lichen planus	阴茎扁平苔藓	陰莖扁平苔癬
N48.817		penile lichen sclerosus	阴茎硬化性苔藓	陰莖硬化性苔癬
L81.419		penile melanosis	阴茎黑变病	陰莖黑變症
N48.820		penile necrosis	阴茎坏死	陰莖壞死
S30.211		penile suction injuries	阴茎吸引损伤	陰莖空吸傷害
A18.109†	N51.802*	penile tuberculid	阴茎结核疹	陰莖結核疹
A18.109†	N51.802*	penile tuberculosis	阴茎结核	
N48.501		penile ulcer	阴茎溃疡	陰莖潰瘍
L80.x03		pentachrome vitiligo	五色白癜风	五色白斑
L27.050		pentazocine ulcers		
B59.x01		penumocystosis	肺囊虫病	肺囊蟲病；肺孢子蟲病
L50.807		peptone urticaria	蛋白胨性荨麻疹；蛋白胨性荨麻疹	蛋白腖性蕁麻疹
L87.838		perforating calcific elastosis	穿通性钙化性弹力纤维病	
L87.823		perforating disease due to exogenous agents	外源物质性穿通病	外源物質所誘發之穿孔性疾病
L87.824		perforating disease of hemodialysis	血液透析性穿通病	血液透析性穿孔病
L66.203		perforating folliculitis	穿通性毛囊炎	穿孔性毛囊炎
L92.002		perforating granuloma annulare	穿凿性环状肉芽肿	穿孔性環狀肉芽瘤
L87.838		perforating pseudoxanthoma elasticum	穿通性弹性假黄瘤	穿孔性彈性纖維假黃瘤
A52.702	L99.801*	perforating syphilitic ulcer	穿孔性梅毒性溃疡	穿孔性梅毒性潰瘍
L98.416		perforating ulcer of foot	足穿通性溃疡	足部穿孔性潰瘍
L56.205		perfume dermatitis	香水皮炎	香水皮膚炎
K12.007		periadenitis aphthae	阿弗他腺周炎	口周圍腺炎
K12.007		periadenitis mucosa necrotica recurrens	复发性坏死性黏膜腺周炎	復發性壞死性黏膜周圍腺炎
B37.808		perianal candidiasis	肛周念珠菌病	肛門周圍念珠菌病

主码	附码	英文病名	中文病名	繁体病名
P83.817		perianal dermatitis of newborn	新生儿肛周皮炎	新生兒肛門周圍皮膚炎
L30.901		perianal eczema	肛周湿疹	
A60.102		perianal herpes simplex	肛周单纯疱疹	肛門周圍單純性疱疹
L08.813		perianal streptococcal infection	肛周链球菌感染	肛門周圍鏈球菌感染
A51.102		perianal syphilitic chancre	肛周梅毒性下疳	肛門周圍梅毒性下疳
M30.001		periarteritis nodosa	结节性动脉周围炎	結節性動脈周圍炎
H61.001		perichondritis of external ear	外耳软骨膜炎	耳郭軟骨膜炎
L90.826		perifollicular anetoderma syndrome	毛囊周围皮肤松弛综合征	毛囊周圍皮膚鬆弛徵候群
L90.826		perifollicular elastolysis	毛囊周围弹性纤维分解症	
M72.804		perifollicular fibromatosis cutis with colon polyps	皮肤毛周纤维瘤病伴结肠息肉	皮膚毛囊周圍纖維瘤病伴結腸息肉
L66.301		perifolliculitis capitis abscedens et suffodiens	头部脓肿性穿掘性毛囊周围炎	頭部膿腫性穿通性毛囊周圍炎
L66.301		perifolliculitis cellulitis of scalp	头部毛囊周围蜂窝织炎	頭部毛囊周圍蜂窩組織炎
L73.804		perifolliculitis of head	头部毛囊周围炎	頭部毛囊周圍炎
D36. -		perineurioma	神经束膜瘤	神經束膜瘤
T78.309		periodic oedema	周期性水肿	週期性水腫
L03.001		perionychia	甲沟炎	甲溝炎
B07.x10		perionychial wart	甲周疣	指/趾甲周圍疣
L30.817		periora eczema	口周湿疹	口圍濕疹
L71.001		perioral dermatitis	口周皮炎	口圍皮膚炎
L71.001		perioral rosacea - like dermatitis	口周酒渣鼻样皮炎	口圍酒渣樣皮膚炎
L71.001		perioral syndrome	口周综合征	口周綜合征
L30.901		periorbital dermatitis	眶周皮炎	眼眶周圍皮膚炎
L81.411		periorbital hypermelanosis	眶周过度黑变症	
L81.411		periorbital hyperpigmentation	眶周过度色素沉着	眼眶周圍色素過度沈著
Q85.801		periorificia pigmentation polyposis coli syndrome	口周色素沉着肠道息肉综合征	口圍色素沈著腸道息肉徵候群
Q85.801		periorificial lentiginosis	口周黑子病	口圍小痣症;口圍雀斑病
K06.801		peripheral giant - cell reparative granuloma	外周巨细胞修复性肉芽肿	
I73.908		peripheral ischaemia	末梢缺血	末梢缺血
A52.710†	G59.801*	peripheral nerve syphilis	周围神经梅毒	周邊神經梅毒
C44.901	M92600/3	peripheral neuroepithlioma	周围神经上皮瘤	
M33.102†	G63.501*	peripheral neuropathy due to dermatomyositis	皮肌炎性周围神经病	皮肌炎性周邊神經病變
C84.408	M97020/3	peripheral T - cell lymphoma	外周性T细胞淋巴瘤	外圍性T細胞淋巴瘤
L67.809		peripilar keratin casts	毛(发)周角质外套症	髮周角質外套症
L73.808		periporitis and multiple sweat gland abscesses	汗孔周围炎及多发性汗腺脓肿	汗孔周圍炎及多發性汗腺膿瘍
L71.001		periral seborrhoeic dermatitis	口周脂溢性皮炎	口周脂漏性皮炎
C49. -	M91500/3	perithelial angiosarcoma	周皮性血管肉瘤	
D23. -	M88320/0	periungual fibroma	甲周纤维瘤	指/趾甲周圍纖維瘤
L03.003		periungual infection	甲周炎	指/趾甲周圍炎
B07.x10		periungual warts	甲周疣	指/趾甲周圍疣
K13.001		perlèche	传染性口角炎	傳染性口角炎
B37.009		perlèche moniliasis	口角念珠菌病	
T69.101		pernio	冻疮	凍瘡
-	Y52.301	persantin drug reactions	潘生丁药物反应	
L11.802		persistent acantholytic dermatosis	持久性棘层松解性皮病	持久性棘層鬆解性皮膚病
Q84.210		persistent lanugo	胎毛存留	胎毛存留
L57.802		persistent light reaction	持久性光反应	持久性光反應
C79.205		persistent melanoma and local metastasis of melanoma	持续性黑素瘤和黑素瘤局部转移	
L08.001		persistent pustular pompholyx	持久性脓疱性汗疱疹	持久性膿疱性汗疱疹
L41.301		persistent superficial dermatitis	持久性浅表性皮炎	持久性表淺皮膚炎
D22. -		persistent/recurrent melanocytic nevus	持续性(复发性)黑素细胞痣	持續性(復發性)黑素細胞痣
L25.308		pesticide dermatitis	农药皮炎	殺蟲劑皮膚炎
R58.x03		petechiae	瘀斑	瘀斑
M33.103		Petges - Clejat syndrome	佩杰斯-克利亚特综合征	
L25.125		petrolatum dermatitis	凡士林皮炎	凡士林皮膚炎
T52.003		petroleum and its derivative dermatoses	石油及其衍生物性皮病	石油及衍生物所致皮膚病
L25.318		petroleum dermatitis	石油皮炎	石油皮膚炎

主码	附码	英文病名	中文病名	繁体病名
A28.102		Petzetakis's syndrome	佩佐塔基斯综合征	Petzetakis 氏徵候群
Q85.801		Peutz – Jeghers syndromeperiorificia pigmentation polyposis coli syndrome	波伊茨–耶格综合征	Peutz – Jeghers 氏徵候群
N48.601		Peyronie's disease	佩罗尼病	佩羅尼氏病
M79.301		Pfeifer – Weber – Christian syndrome	普费弗–韦伯–克里斯琴综合征	Pfeifer – Weber – Christian 氏徵候群
Q87.011		Pfeiffer's syndrome	普费弗综合征	Pfeiffer 氏徵候群
Q28.804		PHACE syndrome	PHACE 综合征	PHACE 徵候群
B48.802		phaeohyphomycosis	暗色丝孢霉病	暗色絲孢菌病
B48.802		phaeomycotic cyst	暗色真菌囊肿	暗色真菌囊腫
B48.802		phaeosporotrichosis	暗色孢子丝菌病	
L02.908		phagadenic abscess	崩蚀性脓肿	崩蝕性膿瘍
N48.502		phagedena ulcer penis	阴茎崩蚀性溃疡	陰莖蝕瘡性潰瘍
N48.106		phagedenic balanitis	蚀疮性龟头炎;崩溃性龟头炎	蝕瘡性龜頭炎
L88.x01		phagedenic pyoderma	蚀疮性脓皮症	蝕瘡性膿皮症
D71.x01		phagocytic dysfunction syndrome	吞噬细胞功能不全综合征	吞噬細胞功能不全徵候群
Q85.913		phakomatosis	斑痣性错构瘤病	母斑症
Q85.806		phakomatosis pigmentovascularis	色素血管性斑痣性错构瘤病	色素血管性母斑症
Q84.218		PHC syndrome	PHC 综合征	PHC 徵候群
–	Y49.302	phenergan drug reactions	非那根药物反应	
–	Y42.302	phenformin drug reactions	苯乙双胍药物反应	phenformin 藥物反應
L25.319		phenol dermatitis	酚皮炎	酚皮膚炎
–	Y45.301	phenylbutazone drug reactions	保泰松药物反应	phenylbutazone 藥物反應
E70.101		phenylketonuria	苯丙酮尿症	苯丙酮尿症
E70.101		phenylpyruvic oligophrenia	苯丙酮酸性智力发育不全	苯丙酮酸性精神發育不全
T88.712	Y46.201	phenytoin sodium drug reactions	苯妥英钠药物反应	phenytoin sodium 藥物反應
D36.116		pheochromocytoma – thyroid medullary carcinoma	嗜铬细胞瘤–甲状腺髓样癌	嗜鉻細胞瘤–甲狀腺髓樣癌
I86.816		phlebectasia of jejunum – oral cavity and scrotum syndrome	空肠–口腔–阴囊静脉扩张综合征	空腸–口腔–陰囊靜脈擴張徵候群
I80.901		phlebitis	静脉炎	靜脈炎
A18.434		phlebitis tuberculose nodosal	结核性结节性静脉炎	結核性結節性靜脈炎
I82.901		phlebothrombosis	静脉血栓病	靜脈血栓病
T14.025		phlebotomus bite	白蛉叮咬	白蛉叮傷
A93.101		phlebotomus fever	白蛉热	白蛉熱
I80.102		phlegmasia cerulea dolens	股蓝肿	有痛性青股腫;蜂巢織股白腫
A46.x04		phlegmonous erysipelas	蜂窝织炎性丹毒	蜂窩組織炎性丹毒
Q73.101		phocomelia	海豹肢畸形	海豹肢畸形
L25.303		phosphorus dermatitis	磷皮炎	磷皮膚炎
L56.808		photoallergic contact dermatitis	光变应性接触性皮炎	光過敏性接觸性皮膚炎
L56.101		photoallergic drug eruption	光变应性药疹	光過敏性藥物疹
L56.101		photoallergic drug reaction	光变应性药物反应	
L56.203		photodermatitis due to plant	植物光皮炎	植物性日光皮膚炎
H16.110		photokeratitis	光性角膜炎	光性角膜炎
L56.817		photo – onycholysis	光甲剥离症	光甲剝離
L57.805		photosensitive dermatitis	光敏性皮炎	光過敏性皮膚炎
L56.809		photosensitive dermatitis induced by cosmetics	化妆品光感性皮炎	化妝品引起之光敏感性皮膚炎
L57.101		photosensitive dermatitis/actinic reticuloid syndrome	光敏性皮炎/光化性网状细胞增生病综合征	光過敏性皮膚炎/光化性網狀細胞增生病徵候群
L56.101		photosensitive drug eruption	光敏性药疹	光過敏性藥疹
L40.805		photosensitive psoriasis	光敏性银屑病	光過敏性乾癬
L56.810		photosensitivity in tattoos	文身性光敏反应	紋身性光敏感反應
Q87.101		photosensitivity – long limbs、dwarfism syndrome	光敏感–长肢侏儒综合征	光敏感–長肢侏儒徵候群
L25.107		photosensitization agents contact dermatitis	光敏剂接触性皮炎	光过敏接觸性皮膚炎
L56.201		phototoxic contact dermatitis	光毒性接触性皮炎	
L56.001		phototoxic dermatitis	光毒性皮炎	光毒性皮膚炎
L56.003		phototoxic drug eruption	光毒性药疹	
L56.003		phototoxic drug reaction	光毒性药物反应	光毒性藥物反應
L56.001		phototoxic eczema	光毒性湿疹	
L56.202		phototoxic tar dermatitis	光毒性焦油皮炎	焦油引起之光毒性皮膚炎

主码	附码	英文病名	中文病名	繁体病名
E50.901		phrynoderma	蟾皮病	蟾皮病
B85.301		phthiriasis pubis	阴虱	
B46.501		Phycomycosis	藻菌病	藻菌病
T63.609	X26.913	physalia physalis dermatitis	僧帽水母皮炎	僧帽水母皮膚炎
L65.808		physiological alopecia	生理性脱发	生理性禿髮
R61.012		physiological medullary hyperhidrosis	生理性髓性多汗症	生理性髓性多汗症
G60.101		phytanic acid storage	植烷酸贮积症	植烷酸积聚
L56.203		phytophotodermatitis	植物光皮炎;植物日光性皮炎	植物性日光皮膚炎
A66.901		pian in yaws	雅司病	雅司病
L66.102		Piccardi – Lassueur – Graham – Little syndrome	皮卡迪 – 拉休尤 – 格拉哈姆 – 利特尔综合征	Piccardi – Lassueur – Graham – Little 氏徵候群
L66.102		Piccardi – Lassueur – Little syndrome	皮卡迪 – 拉休尤 – 利特尔综合征	Piccardi – Lassueur – Little 氏徵候群
L70.808		picker acne	挖挤者痤疮	
B34.802		picornavirus infection	小核糖核酸病毒感染	小核醣核酸病毒感染
E70.327		piebaldism	斑驳病	斑狀白化症
C94.302	M99000/3	piebaldism mastocytosis with associated haematological disorder	肥大细胞增生症斑驳病伴血液病	肥大細胞增生症斑駁病伴血液病
B36.807		piedra	毛结节菌病	毛幹結節病;毛孢子菌病
E88.205		piezogenic pedal papules	压力性跖部丘疹	壓力性蹠部丘疹
B86.x05		pig handler's itch	养猪者瘙痒	養豬者搔癢
L81.903		pigment(skin) lesion	色素(皮肤)损害	色素(皮膚)病灶
L81.506		pigmentary demarcation lines	色素分界线	色素分界線
D22. –	M87201/0	pigmentary nevus	色素痣	
L81.708		pigmentary purpuric dermatosis	色素性紫癜性皮病	色素性紫斑性皮膚病
L81.813		pigmentation due to carotenaemia	胡萝卜素性色素沉着	高胡蘿蔔血症性色素沈著
L81.814		pigmentation due to ingested/injected substance	食入/注入物性色素沉着	食入/注入物性色素沈著
H02.808		pigmentation eyelid	眼睑色素沉着	
E83.101		pigmentation liver cirrhosis	肝硬化色素沉着	肝硬化色素沈著
L81.437		pigmentation macularis multiplex	多发性斑状色素沉着症	多發性斑狀色素沈著症
Q85.801		pigmentation polyposis disease	色素沉着息肉病	色素沈著息肉病
Q85.801		pigmentation polyposis syndrome	色素沉着息肉综合征	色素沉著息肉徵候群
Q85.815		pigmentation reticularis syndrome	网状色素沉着综合征	口圍色素沈著腸道息肉徵候群
L57.304		pigmented atrophicans degenerican dermatitis	萎缩性变性色素性皮炎	萎縮性變性色素性皮膚炎
C44. –	M80900/3	pigmented basal cell carcinoma	色素性基底细胞癌	色素性基底細胞癌
C44. –	M80900/3	pigmented basal cell epithelioma	色素性基底细胞上皮瘤	色素性基底上皮瘤
L81.812		pigmented cosmetic dermatitis	色素性化妆品皮炎	
L72.805		pigmented follicular cyst	色素性毛囊囊肿	色素性毛囊囊腫
L81.447		pigmented lesion due to nutrition deficiency	营养缺乏性色素异常	營養缺乏所致的色素性病灶
D31.001	M87200/0	pigmented nevus of conjunctiva	结合膜色素痣	結合膜色素母斑
L81.810		pigmented péribuccale erythema	色素性颊周红变症	色素性頰圍紅變症
E14.619		pigmented pretibial patches	色素性胫前斑;胫前着色斑	前脛色素斑;色素性脛前斑
L81.706		pigmented purpuric lichenoid dermatitis	色素性紫癜性苔藓样皮炎	色素性紫斑性苔蘚樣皮膚炎
L81.706		pigmented purpuric lichenoid dermatitis of Gougert and Blum	古热罗 – 布鲁姆色素性紫斑性苔藓样皮炎	Gougert 與 Blum 氏色素性紫斑性苔蘚樣皮膚炎
D22. –	M87720/0	pigmented spindle cell tumour of Reed	色素性里德梭形细胞瘤	
I78.814		pigmented vascular nevus syndrome	色素性血管痣综合征	色素性血管母斑徵候群
L81.448		pigmented xerodermoid	着色性类干皮病	色素性幹皮樣病;著色性幹皮樣病
L25.112		pigmenting agents contact dermatitis	着色剂接触性皮炎	著色劑接觸性皮膚炎
Q82.102		pigmentosum atrophoderma	着色性皮肤萎缩	色素性皮膚萎縮
L59.001		pigmintation caloricum	热激色素沉着	热激色素沈著
L72.121		pilar cyst	毛发囊肿	毛髮囊腫
D21. –	M88900/0	pilar leiomyoma	毛发平滑肌瘤	毛髮平滑肌瘤
L83.x13		pilar sheath acanthoma	毛鞘棘皮瘤	毛鞘棘皮瘤
D23. –		pilar tumour of the scalp	头皮毛发肿瘤	頭皮毛髮瘤
Q84.610		pili annulati	环状发	環毛
L67.820		pili bifurcati	分叉发	雙叉毛
Q84.119		pili hair trianguli et canaliculi	三角形小管扭曲发	
L73.102		pili incarnati	内生毛	

主码	附码	英文病名	中文病名	繁体病名
L73.102		pili incarnrnati recurvi	向内弯曲毛	肉内彎曲毛
L68.302		pili multigemini	多双生毛	多生双毛
L67.807		pili pseud – annulati	假黑白段发	假環毛
L73.103		pili recurvati	反生毛	反屈毛
Q84.104		pili torti	扭转发;扭曲毛	扭曲毛
Q84.118		pili torti syndrome	扭发综合征	
L67.808		pili trianguli	三角毛	
L67.808		pili trianguli et canaliculi	三角及管状毛	三角及管狀毛
D21. –	M88900/0	piloleiomyoma	毛平滑肌瘤	
D23. –	M81101/0	pilomatricoma	毛母质瘤	毛母質瘤
C44.901	M81100/3	pilomatrix carcinoma	毛母质癌	毛髮基質癌;毛母質癌
D23. –	M81101/0	pilomatrixoma	毛发基质瘤	
L05.002		pilonidal abscess	藏毛脓肿	藏(潛)毛膿瘍
L05.003		pilonidal abscess with fistula	藏毛脓肿伴瘘	併瘻管藏(潛)毛膿瘍
L05.002		pilonidal abscess without fistula	不伴瘘藏毛脓肿	不併瘻管藏(潛)毛膿瘍
L05.901		pilonidal cyst	藏毛囊肿	藏毛囊腫
L05.904		pilonidal fistula	藏毛瘘	藏毛瘺
L05.903		pilonidal sinus	藏毛窦	藏毛竇
L82.x07		pilo – syringo – sebaceous nevus	毛囊汗管皮脂腺痣	毛囊汗管皮脂腺痣
F98.402		pinca neuropathica	神经病性纠发	神經病性扭曲髮
F98.402		pinca polonica	纠发病	
L60.837		pincer nail	钳形甲	鉗形甲
L98.106		pinch purpura	拧捏性紫癜	擰捏性紫斑;挫傷紫斑
T78.103		pineapple hypersensitivenes	菠萝过敏症	鳳梨過敏症
R52.101		pink disease	平克综合征	Pinkus 氏徵候群
L44.101		Pinkus's disease	平库斯病	
L94.214		pinnal calcinosis	耳郭钙质沉着症	耳郭鈣化
R20.204		pins and needles of skin	皮肤针刺感	皮膚針刺感
A67.901		pinta	品他病	品他病
A67.101		pintides	品他疹	品他病疹
A67.101		pintids	品他疹	品他病疹
–	Y41.804	pipemidic acid drug reactions	吡哌酸药物反应	pipemidic acid 藥物反應
L85.835		pitch wart	沥青疣	瀝青疣
L94.501		Pitges – Celijt syndrome	皮特吉斯 – 西利杰特综合征	Pitges – Celijt 氏徵候群
L08.821		pitted keratolysis	窝状角质松解症;凹陷性角质松解症	凹陷性角質分解症
L60.819		pitted nail	点凹甲	點狀凹陷甲
E23.010		pituitary nanism	垂体性侏儒	垂體性侏儒
A52.704†	E35.801*	pituitary(gland) syphilis	垂体(腺)梅毒	腦下垂體梅毒
L30.501		pityriasis alba	白色糠疹	白色糠疹
L30.501		pityriasis alba faciei	面部白色糠疹	顏面白色糠疹
L44.801		pityriasis amiantacea	石棉状糠疹	石棉樣糠疹
L21.001		pityriasis capitis	头皮糠疹	頭皮糠疹
L85.004		pityriasis circinata	连环状糠秕疹	連圈狀糠疹
L85.004		pityriasis circinata(Toyama)	远山连圈状糠秕疹	
L41.001		pityriasis lichenoides acuta	急性苔藓样糠疹	
L41.101		pityriasis lichenoides chronica	慢性苔藓样糠疹	慢性苔蘚樣糠疹
L41.001		pityriasis lichenoides et varioliformis acuta	急性苔藓痘疮样糠疹	急性苔癬樣痘瘡狀糠疹
K14.101		pityriasis lingua	糠疹状舌	糠疹狀舌
B36.102		pityriasis nigra	黑糠疹	黑色糠疹
L85.819		pityriasis pilaris	毛发糠疹	毛髮糠疹
L42.x01		pityriasis rosea	玫瑰糠疹	玫瑰糠疹
L27.016		pityriasis rosea – like drug eruption	玫瑰糠疹样药疹	玫瑰糠疹樣藥疹
L85.004		pityriasis rotunda	圆形糠疹	圓形糠疹
L85.004		pityriasis rounda(Matsuura)	松浦正圆形糠秕疹	Matsuura 圓形糠疹
L26.x03		pityriasis rubra of Hebra	黑布拉红糠疹	Hebra 氏红色糠疹
L44.001		pityriasis rubra pilaris	毛发红糠疹	毛孔性紅糠疹
L21.001		pityriasis sicca	干性糠疹	幹性糠疹

主码	附码	英文病名	中文病名	繁体病名
L30.501		pityriasis sicca faciei	面部干性糠疹	
L30.501		pityriasis simplex	单纯糠疹	單純糠疹
L21.001		pityriasis simplex capitis	头皮单纯糠疹	
B36.001		pityriasis versicolor	汗斑	
B36.001		pityriasis versicolor	花斑糠疹	變色糠疹
B36.805		*Pityrosporum* balanoposthitis	糠秕孢子菌龟头包皮炎	
B36.804		*Pityrosporum folliculitis*	糠秕孢子菌毛囊炎	
B36.803		*Pityrosporum* nail	糠秕孢子菌甲	
E70.101		PKU	苯丙酮尿症	苯丙酮尿症
P02.302		placental dysfunction syndrome	胎盘功能不良综合征	胎盤功能不良徵候群
E75.206		placental steroid sulphatase deficiency	胎盘类固醇硫酸酯酶缺乏症	胎盤類固醇硫酸酯酶缺乏
A20.901		plague	鼠疫	鼠疫
B07.x01		plane warts	扁平疣	扁平疣
E78.201		plane xanthoma	扁平黄瘤	扁平黃色瘤
L23.705		plant allergic contact dermatitis	植物变应性接触性皮炎	植物過敏性接觸性皮膚炎
L25.501		plant contact dermatitis	植物性接触性皮炎	植物性接觸性皮膚炎
L25.501		plant dermatitis	植物皮炎	
L92.821		plant granuloma	植物肉芽肿	植物肉芽腫
L75.002		plantar bromhidrosis	足跖臭汗症	足蹠臭汗症
M72.201		plantar fasciitis	足跖筋膜炎	足蹠肌膜炎
M72.202		plantar fibromatosis	足跖纤维瘤病	足蹠纖維瘤病
G57.604		plantar neuroma	跖部神经瘤	蹠部神經瘤
B07.x07		plantar wart	跖疣	蹠疣
D86.320		plaque sarcoidosis	斑块状肉样瘤病;斑块状结节病	板塊類肉瘤病
L98.516		plaque – like mucinosis	斑块样黏蛋白病	斑塊樣黏液素病
Q82.888		plaque – type porokeratosis	斑块型汗孔角化症	
K13.040		plasma cell cheilitis	浆细胞性唇炎	漿細胞口唇炎
C90.101	M98300/3	plasma cell leukemia	浆细胞性白血病	漿細胞性白血病
C90.201	M97310/3	plasmacytoma	浆细胞瘤	漿細胞瘤
D76.318		plasmocytic reticulosis	浆细胞性网状细胞增生症	漿細胞性網狀細胞增多症
L89.x01		plaster ulcer	石膏溃疡	石膏潰瘍
L23.504		plastic allergic contact dermatitis	塑料变应性接触性皮炎	塑膠過敏性接觸性皮膚炎
L23.101		plastic glue or resin systemic allergic contact dermatitis	塑料用胶或树脂系统性变应性接触性皮炎	塑膠用膠或樹脂系統性過敏性接觸性皮膚炎
N48.601		plastic induration of penis	阴茎海绵体硬结症	陰莖海綿體硬結症
L60.823		platonychia	扁平甲	扁平甲
D23.–	M88320/0	pleomorphic fibroma	多形性纤维瘤	
D17.–	M88540/0	pleomorphic lipoma	多形性脂肪瘤	多形性脂肪瘤
C84.403		pleomorphic peripheral T – cell lymphoma	多形性外周T细胞淋巴瘤	多形性外周T細胞淋巴瘤
C84.409	M97060/3	pleomorphic small/medium – sized cell cutaneous T – cell lymphoma	多形性小/中细胞皮肤T细胞淋巴瘤	多形性小/中皮膚T細胞淋巴瘤
C84.403		pleomorphic T – cell lymphoma	多形性T细胞淋巴瘤	多形性T細胞淋巴瘤
L12.810		pleomorphous pemphigoid	多形性类天疱疮	多形性類天疱瘡
D18.–	M91311/0	plexiform angioma	丛状血管瘤	簇集性血管瘤
D76.316		plexiform fibmrohistiocytic tumour	丛状纤维组织细胞瘤	叢狀纖維組織細胞瘤
D76.316		plexiform fibrous histiocytoma	丛状纤维组织细胞瘤	叢狀纖維組織細胞瘤
D17.902		plexiform lipoma	丛状脂肪瘤	叢狀脂肪瘤
D36.–	M95400/0	plexiform neurofibroma	丛状神经纤维瘤	叢狀神經纖維瘤
D36.–	M95500/0	plexiform neuroma	丛状神经瘤	叢狀神經瘤
D36.–	M95600/0	plexiform schwannoma	丛状神经鞘瘤	叢狀神經鞘瘤
K14.501		plicated tongue	裂沟舌	裂溝舌
B76.905		plumbers itch	管道工瘙痒	管道工搔痒
L60.860		Plummer nail	普卢默甲	普卢默甲
D50.101		Plummer – Vinson syndrome	普卢默–文森综合征	Plummer – Vinson 氏徵候群
C44.–		PNET	原发性恶性外周原始神经外胚层肿瘤	原發性惡性外周原始神經外胚層腫瘤
L50.401		pneumatic hammer disease	气锤病	气锤病
L03.905		pneumococcal cellulitis	肺炎球菌性蜂窝织炎	肺炎球菌性蜂窩組織炎

主码	附码	英文病名	中文病名	繁体病名
B59.x01		Pneumocystis carinii pneumonia	卡氏肺孢子虫肺炎	卡氏肺孢子蟲肺炎
B59.x01		pneumocytosis	肺孢子虫病	
B37.101†	J99.801*	pneumonomoniliasis	肺念珠菌病	肺念珠菌病
D81.501		PNP	嘌呤核苷磷酸化酶缺乏症	嘌呤核苷磷酸化酶缺陷
L30.101		podopompholyx	足汗疱疹 Z	足汗疱疹
D89.901		POEMS syndrome	POEMS 综合征	POEMS 徵候群
L68.805		pogoniasis	女性生须	婦女生鬚
L67.815		Pohl - Pinkus marks	波尔 - 平库斯标志	Pohl - Pinkus 標誌
L81.601		poikiloderma	皮肤异色病	皮膚異色病
Q82.875		poikiloderma hereditary sclerosing of Weary	威尔遗传硬化型皮肤异色症	Weary 氏遺傳硬化型皮膚異色病
L57.304		poikiloderma of Civatte	西瓦特皮肤异色病	西瓦特氏多形皮膚萎縮症
L94.501		poikiloderma vasculare atrophicans	血管萎缩性皮肤异色病	血管性皮膚萎縮異色症
Q82.8		poikiloderma with incontinentia pigmenti	皮肤异色病伴色素失调症	多形皮膚萎縮併色素失禁症
Q82.808		poikiloderma - cataract juvenilis syndrome	皮肤异色病 - 幼年白内障综合征	皮膚異色病 - 幼年白內障徵候群
E85.409†	L99.001*	poikiloderma - like cutaneous amyloidosis	色素异常性皮肤淀粉样变病;色素异常性皮肤淀粉样变性	皮膚異色病樣澱粉樣變性症
M33.103		poikilodermatomyositis	异色性皮肌炎	皮膚異色性皮肌炎
C84.007		poikilodermatous granuloma fungoides	皮肤异色性蕈样肉芽肿	
C84.007		poikilodermatous mycosis fungoides	皮肤异色性蕈样肉芽肿;皮肤异色性蕈样霉菌病	多形皮膚萎縮樣蕈狀肉芽腫;皮膚異色性蕈樣黴菌病
A63.001		pointed condyloma	尖圭湿疣	尖圭濕疣
A63.001		pointed condyloma	尖锐湿疣	尖圭濕疣
—	X29.902	poisonous animal bite	有毒动物咬伤	有毒動物咬傷
T63.506	X26.901	poisonous fishes sting	毒鱼刺伤	毒魚刺傷
T63.101		poisonous lizard bite	毒蜥蜴咬伤	毒蜥蜴咬傷
Q70.904		Poland's syndrome	波伦德综合征	
L67.103		poliosis	白发症	白髮症
L67.106		poliosis eyebrow	白眉毛	白毛症
L67.107		poliosis eyelashes	白睫毛	白睫毛
L67.108		poliosis prematura	早老白发	早老白髮
L67.103		poliosis senilis	老年性白发	老年性白髮
L25.505		pollen dermatitis	花粉皮炎	花粉皮膚炎
L73.201		Pollitzer's Ⅰ disease	波利策Ⅰ型病	Pollitzer 氏Ⅰ型病
Q99.801		poly X syndrome	多 X 染色体综合征	多 X 染色體徵候群
M30.801		polyangitis overlap syndrome	多血管炎重叠综合征	多發性脈管炎徵候群
M31.401		polyarteritis	多发性大动脉炎	多發性大動脈炎
M30.001		polyarteritis nodosa	结节性多动脉炎	結節性多動脈炎
Q75.810		polycystic brain associated with ectodermal dysplasia	多囊性脑伴外胚层发育不良	多囊性腦伴外胚層發育異常
D45.x01	M99500/1	polycythemia vera	真性红细胞增多症	真性紅血球增生症
Q69.901		polydactyly	多指/趾	多指/趾
O99.709		polymorphic eruption of pregnancy	妊娠多形疹	妊娠多形疹
L56.401		polymorphic sunlight eruption	多形性日光疹	多形性日光疹
L56.401		polymorphous light eruption	多形性光疹	
C44.903	M84000/3	polymorphous swiat gland carcinoma	多形性汗腺癌	
M33.201		polymyositis	多发性肌炎	多發性肌炎
M33.202†	J99.103*	polymyositis with pulmonary interstitial fibrosis	多肌炎伴肺间质纤维化	多發性肌炎伴肺間質纖維化
D89.901		polyneuropathy, organomegaly, endocrinopathy, M - proteins, skin changes syndrome	多神经病、器官增大、内分泌病、M - 蛋白、皮肤变化综合征	多神經病、器官增大、內分泌病, M - 蛋白、皮膚變化徵候群
Q78.101		polyostotic fibrous dysplasia	多发性骨纤维发育不良	多發性骨纖維發育不良
Q85.821		polyposis - pigmentation - alopecia - onychotrophia syndrome	息肉 - 色素沉着 - 脱发 - 甲肥大综合征	息肉 - 色素沉著 - 脫髮 - 甲肥大徵候群
Q87.038		polysyndactyly with peculiar skull shape	多及并指畸形伴奇特颅形	
L68.301		polytrichia	多毛症	多毛症
Q84.603		polyunguia	多甲	多指/趾甲
L92.305		polyvinyl pyrrolidone reaction	吡咯烷酮乙烯聚合物反应	吡咯烷酮乙烯聚合物反應
L70.822		pomade acne	润发油性痤疮	髮油所致痤瘡
E74.009		Pompe's syndrome	庞普综合征	
L30.101		pompholyx	汗疱疹	汗疱疹

主码	附码	英文病名	中文病名	繁体病名
Q87.833		popliteal pterygium syndrome	腘翼综合征;腘窝翼状胬肉综合征	膕窩翼狀贅肉徵候群
Q87.833		popliteal web syndrome	腘蹼综合征	膕窩蹼徵候群
C44. –	M84020/3	poroepithelioma	汗孔上皮瘤	汗孔上皮瘤
D23. –	M84070/0	poroid hidradenoma	汗孔样汗腺瘤	
D23. –	M84020/0	poroid or eccrine hidradenoma	汗孔或小汗腺汗腺瘤	
Q82.882		porokeratosis	汗孔角化病;汗管角化症	汗孔角化症
Q82.887		porokeratosis of Mantoux	曼托克斯汗孔角化病	Mantoux 氏汗孔角化症
Q82.888		porokeratosis of Mibelli	米贝利汗孔角化病	Mibelli 氏汗孔角化症
Q82.889		porokeratosis plantaris discreta	散发性跖汗孔角化病;散发性跖汗孔角化症	散發性蹠汗孔角化症
L44.301		porokeratosis striata lichenoides	苔藓样条纹状汗孔角化症	苔癬樣條紋狀汗孔角化症
D23. –	M84020/0	poroma	汗孔瘤	汗孔瘤
D23. –		poroma with divergent differentiation	异向分化的汗孔瘤	異向分化的汗孔瘤
D23. –		poroma with sebaceous differentiation	向皮脂腺分化的汗孔瘤	向脂腺分化的汗孔瘤
D23. –	M84070/0	porosyringoma	孔管瘤	汗孔汗管瘤
E80.201		porphyria	卟啉病	紫質病;紫質沈著病;吡咯紫質沈著病
E80.101		porphyria cutanea tarda	迟发性皮肤卟啉病	遲發性皮膚紫質病
E80.208		porphyria mixed	混合性卟啉病	混合性紫質病
E80.208		porphyria variegata	变异性卟啉病	多樣性紫質病
Q82.512		port wine nevus	葡萄酒样痣	酒紅色母斑
A52.014†	I98.002*	portal vein syphilis	门静脉梅毒	門靜脈梅毒
L25.834		porthesia similis dermatitis	桑毛虫皮炎	桑毛蟲皮膚炎
E85.102		Portuguese amyloid neuropathy	葡萄牙淀粉样神经病	
T63.609	X26.913	Portuguese man – of – war dermatitis	葡萄牙战舰水手皮炎	
Q82.512		port – wine stain	葡萄酒样染色	葡萄酒樣染色
B38.901		Posada – Wernicke disease	波萨达–韦尼克病	
A53.002		positive serology latent syphilis	血清学阳性隐性梅毒	血清學陽性潛伏性梅毒
B55.002		post kala – azar dermal leishmaniasis	黑热病后皮肤黑热病;黑热病后皮肤利什曼病	黑熱病後皮膚萊什曼病
B55.002		post kala – azar dermal leishmanoid	黑热病后皮肤利什曼样疹	黑熱病後皮膚萊什曼樣疹
L94.502		post – acne osteoma cutis	痤疮后皮肤骨瘤	痤瘡後皮膚骨瘤
L70.819		postadolesent acne in women	妇女壮年期痤疮	婦女壯年期痤瘡
E24.101		post – adrenalectomy syndrome	肾上腺切除后综合征	
L80.x06		post – alopecia areata leukoderma	斑秃后白斑	圓禿後白斑
L72.901		post – ear cyst	耳后囊肿	耳後囊腫
M79.813	Y42.005	post – glucocorticoid panniculitis	糖皮质激素后脂膜炎	醣皮質類固醇後脂層炎
A54.003		postgonococcal urethritis syndrome	淋病后尿道炎综合征	淋病後尿道炎徵候群
B02.206	G53.000*	postherpetic geniculate ganglionitis	带状疱疹后膝状神经节炎	帶狀疱疹後膝狀神經節炎
B02.211†	G53.004*	postherpetic neuralgia	带状疱疹后神经痛	帶狀疱疹後神經痛
B02.205†	G53.003*	postherpetic trigeminal neuralgia	带状疱疹后三叉神经痛	帶狀疱疹後三叉神經痛
L65.812		post – infective diffuse alopecia	感染后弥漫性秃发	感染後瀰漫性禿髮
L87.825		postinflammatory elastolysis	炎症后弹性组织松解症	發炎後彈力纖維分解症
L87.825		postinflammatory elastolysis and cutis laxa	炎症后弹性组织溶解及皮肤松垂	發炎症後彈性纖維溶解及皮膚松垂症
L81.001		postinflammatory hypermelanosis	炎症后过度黑变病	發炎後黑色素過度沈著症
L81.510		postinflammatory hypopigmentation	炎症后色素减退	發炎後黑色素減少
L81.001		postinflammatory melanosis	炎症后黑变病	
E88.113		post – injection lipodystrophy	注射后脂肪营养不良	注射後脂肪失養
C44.901	M91700/3	postmastectomy lymphangiosarcoma	乳腺癌切除术后淋巴管肉瘤	乳腺癌切除術後淋巴管肉瘤
I97.201		postmastectomy lymphedema	乳腺术后淋巴水肿	乳房切除術後淋巴水腫
C44.901		postmastectomy syndrome	乳房切除术后综合征	乳房切除術後徵候群
L29.814		postmenopausal pruritus	绝经期后瘙痒症	停經後搔癢症
L65.803		postmenopause frontal fibrosing alopecia	停经后前额纤维化秃发	停經後前額纖維化禿髮
L74.404		postmiliarial hypohidrosis	粟粒疹后少汗症	痱子後少汗症
E23.003		postnatal hypopituitarism syndrome	产后垂体功能不全综合征	產後垂體功能不全徵候群
L98.413		postoperative progressive gangrene	术后进行性坏疽	術後進行性壞疽
I83.202		postphlebitic leg ulcer	静脉炎后下肢溃疡	靜脈炎後下肢潰瘍
I82.903		postphlebitic subcutaneous calcinoisis	静脉炎后皮下组织钙化	靜脈炎後皮下組織鈣化

主码	附码	英文病名	中文病名	繁体病名
I87.001		postphlebitic syndrome	静脉炎后综合征	靜脈炎後徵候群
B86.x08		post - scabietic eczema	疥疮后湿疹	疥瘡後濕疹
B86.x07		post - scabietic nodules	疥疮后结节	
M79.813	Y42.005	poststeroid panniculitis	类固醇后脂膜炎	
L98.804		postsurgery subcutaneous fistula	手术后皮下瘘	術後皮下瘻管
I87.001		postthrombotic pre - stage ulcer	血栓后早期溃疡	
D69.806		post - transfusion purpura syndrome	输血后紫癜综合征	輸血後紫斑徵候群
L30.807		posttraumatic eczema	创伤后湿疹	創傷後濕疹
D18.004		posttraumatic nevus flammeus syndrome	创伤后焰色斑痣综合征	創傷後焰色母斑徵候群
D18.004		posttraumatic nevus syndrome	创伤后痣综合征	
-	Y54.901	potassium chloride drug reactions	氯化钾药物反应	potassium chloride 藥物反應
M79.816		povidone panniculitis	聚烯吡酮脂膜炎	聚烯吡酮脂層炎
Q82.803		PPK	掌跖角化病	掌蹠角皮症
Q87.106		Prader - Labhart - Willi - Fanconi syndrome	普拉德 - 拉比哈特 - 威利 - 范可尼综合征	Prader - Labhart - Willi - Fanconi 氏徵候群
Q87.106		Prader - Willi syndrome	普拉德 - 威利综合征	Prader - Willi 氏徵候群
Q87.115		Prader - Willi - Angelman syndrome	普拉德 - 威利 - 安杰尔曼综合征	
B88.015 +		prarie itch	草原痒	草原癢
-	Y41.402	praziquantel drug reactions	吡喹酮药物反应	praziquantel 藥物反應
E88.116		pre - agonal induration	临死前脂肪硬固	臨死前脂肪硬固
L95.802		preangitis syndrome	前血管炎综合征	前血管炎徵候群
D03.901		precancerous non - naevoid melanocytoma	癌前期非痣样黑素细胞瘤	癌前期非痣樣黑色素細胞瘤
E30.101		precocious puberty	性(青春)早熟	性(青春)早熟
C83.402	M97280/3	precursor B - leukaemia	前体 B 淋巴母细胞淋巴瘤	
C83.402	M98360/3	precursor B - lymphoblastic	前体 B 淋巴母细胞白血病	
C83.403	M98290/3	precursor T - leukaemia	前体 T 淋巴母细胞淋巴瘤	
C83.403	M98370/3	precursor T - lymphoblastic	前体 T 淋巴母细胞白血病	
-	Y42.002	prednisone drug reactions	泼尼松药物反应	可體松藥物反應
O23.505		pregnancy with candidal vaginitis	妊娠合并念珠菌性阴道炎	妊娠合併念珠菌性陰道炎
O98.301		pregnancy with condyloma acuminatum	妊娠合并尖锐湿疣	妊娠合併尖圭濕疣
O98.201		pregnancy with gonorrhoea	妊娠合并淋病	妊娠合併淋病
O99.701		pregnancy with psoriasis	妊娠合并银屑病	妊娠合併乾癬
O99.816		pregnancy with Sjögren syndrome	妊娠合并干燥综合征	妊娠合併 Sjögren 氏徵候群
O98.101		pregnancy with syphilis	妊娠合并梅毒	妊娠合併梅毒
O99.810		pregnancy with systemic lupus erythematosus	妊娠合并系统性红斑狼疮	妊娠合併系統性紅斑性狼瘡
O98.803		pregnancy with trichomonal vaginitis	妊娠合并滴虫性阴道炎	妊娠合併滴蟲性陰道炎
C84.003		pregranuloma eruption	肉芽肿前疹	
C44.-	M80930/3	premalignant fibroepithelioma	癌前期纤维上皮瘤	癌前期纖維上皮瘤
D03.901	M87410/2	premalignant melanosis	癌前期黑变病	癌前期黑變症
E34.806		premature ageing with short stature and pigmented nevi	早老症伴短身材和色素痣	伴短身材及色素痣早老症
Q82.831		premature aging syndrome	早老综合征	
L64.801		premature alopecia	早秃	壯年禿
L64.801		premature baldness	早老性脱发	早年脫髮;早發性脫髮
L67.108		premature canities	过早灰白发症	
L67.108		premature greying	早年灰白发	甲發性白髮
Q84.218		premature hereditary canities	遗传性早年白发	
D23.901		premature sebaceous gland hyperplasia	早熟性皮脂腺增生	早發性皮脂腺增生
L70.820		premenstrual acne	经前期痤疮	經前期痤瘡
E28.901		premenstrual syndrome	经前期综合征	停經前徵候群
E28.901		premenstrual tension	经前期紧张症	
C84.003		premycotic eruptions	肉芽肿前疹	黴菌感染前期疹
L41.401		premycotic parapsoriasis	蕈样前期类银屑病	蕈狀肉芽腫前期類幹癬
A18.113†	N51.805*	prepuce tuberculosis	包皮结核	包皮結核病
L65.815		pressure alopecia	压力性秃发	壓力性禿髮
M79.815		pressure panniculitis	压力性脂膜炎	壓力性脂層炎
L89.x01		pressure sores	压力疮	
L89.x01		pressure ulcer	压迫性溃疡	壓力性潰瘍

主码	附码	英文病名	中文病名	繁体病名
L50.402		pressure urticaria	压迫性荨麻疹;压力性荨麻疹	壓力性蕁麻疹
Q81.211		pretibial epidermolysis bullosa	胫前大疱性表皮松解症	
E03.906		pretibial myxedema	胫前黏液性水肿	脛前黏液性水腫
N48.301		Priapism	痛性勃起	
C44. –		prickle cell carcinoma	棘细胞癌	棘細胞癌
A51.204		primary 1ip syphilis	一期唇梅毒	第一期(初期)唇梅毒
L90.804		primary anetoderma	原发性皮肤松垂	
A51.101		primary anus syphilis	一期肛门梅毒	第一期肛門梅毒
D04.902		primary carcinoma in situ	早期原位癌	
A51.009		primary chancre syphilis	初期下疳性梅毒;一期下疳性梅毒	初期下疳性梅毒;第一期(初期)下疳性梅毒
D84.101		primary complement deficiency diseases	原发性补体缺陷病	原發性補體缺陷病
C84.410	M97180/3	primary cuaneous anaplastic large cell lymphoma;ALCL	皮肤原发大细胞间性变淋巴瘤	
C44. –	M82000/3	primary cutaneous adenoid cystic carcinoma	原发性皮肤腺样囊性癌	
C84.503		primary cutaneous CD8 positive epidermotropic cytotoxic T – cell lymphoma	原发性皮肤 CD8 阳性亲表皮性细胞毒性 T 细胞淋巴瘤	原發性皮膚 CD8 陽性親表皮性細胞毒性 T 細胞淋巴瘤
C82.902	M96900/3	primary cutaneous follicular center cell lymphoma	原发性皮肤滤泡中心细胞性淋巴瘤	原發性皮膚濾泡中心細胞性淋巴瘤
C44. –	M84800/3	primary cutaneous mucinous carcinoma	原发性皮肤黏液癌	原發性皮膚黏液癌
C84.507		primary cutaneous PTL,unspecified	皮肤外周 T 细胞淋巴瘤,非特定型	
C84.401	M97020/3	primary cutaneous small pleomorphic T – cell lymphoma	原发性皮肤多形性小 T 细胞淋巴瘤	原發性皮膚多形性小 T 細胞淋巴瘤
C84.506		primary cutaneous small – medium CD4 positive T – cell lymphoma	皮肤原发小 – 中等 CD4 阳性 T 细胞淋巴瘤	
C84.502	M97000/3	primary cutaneous T – cell lymphoma	原发性皮肤 T 细胞淋巴瘤	原發性皮膚 T 細胞淋巴瘤
C83.401	M96840/3	primary cutaneous T – immunoblastic lymphoma	原发性皮肤 T 免疫母细胞淋巴瘤	
A18.410		primary cutaneous tuberculosis	原发性皮肤结核	原發性皮膚結核病
B55.104		primary dermal leishmaniais	原发性黑热病	原發性皮膚萊什曼病
D75.810		primary erythrocyte malformation	原发性红细胞发育不全	
A18.427†	H03.101*	primary eyelid (lupus) tuberculosis	原发性眼睑(狼疮)结核	原發性眼瞼(狼瘡)結核病
E75.503		primary familial xanthomatosis	原发性家族性黄瘤病	原發性家族性黃色瘤病
A51.208		primary fingers syphilis	一期手指梅毒	第一期(初期)手指梅毒
A60.005		primary genital herpes	原发性生殖器疱疹	原發性生殖器疱疹
A51.002		primary genital syphilis	一期生殖器梅毒;初期生殖器梅毒	第一期(初期)生殖器梅毒
B00.809		primary herpes simplex	原发性单纯疱疹	原發性單純疱疹
D76.314		primary histiocytic dermatoses	原发性组织细胞性皮病	原發性組織細胞性皮膚病
E78.501		primary hyperlipoproteinemia	原发性高脂蛋白血症	原發性高脂蛋白血症
A18.415		primary inoculation tuberculosis	原发性接种性结核	原發性接種性結核病
A51.204		primary lip syphilitic chancre	一期唇梅毒性下疳	
I89.019		primary lymphedema	原发性淋巴水肿	
L90.804		primary macular atrophy	原发性斑状萎缩	原發性斑狀萎縮
C44. –		primary malignant peripheral primitive neuroectodermal tumour	原发性恶性外周原始神经外胚层肿瘤	原發性惡性外周原始神經外胚層腫瘤
C44.903	M84000/3	primary mucoepidermoid carcinoma of the skin	皮肤原发性黏液表皮样癌	皮膚原發性黏液表皮樣癌
B00.509		primary ocular herpes simplex	原发性眼单纯疱疹	原發性眼單純疱疹
I73.001		primary Raynaud's phenomenon	原发性雷诺现象	原發性雷諾氏現象
C44.901	M82470/3	primary small cell carcinoma	原发性小细胞癌	
A51.901		primary syphilis	一期梅毒;初期梅毒	第一期(初期)梅毒
A51.202		primary syphilitic bubo	一期梅毒性横痃	第一期(初期)梅毒性横痃
E85.409†	L99.001*	primary systemic cutaneous amyloidosis	原发性系统性淀粉样变性病	原發性系統性澱粉樣變性症
D69.406		primary thrombocytopenic purpura	原发性血小板减少性紫癜	原發性血小板減少性紫斑症
A51.205		primary tonsils syphilis	一期扁桃体梅毒	第一期(初期)扁桃體梅毒
A18.425		primary tubercular paronychia	原发性结核性甲沟炎	原發性結核性甲溝炎
N90.501		primary vulvar atrophy	原发性女阴萎缩	原發性外阴萎縮
A66.002		primary yaws	一期雅司病	一期雅司病
D36. –	M95800/0	primitive polypoid granular cell tumour	原始息肉样颗粒细胞瘤	原始息肉樣顆粒細胞瘤
–	Y43.001	primperon drug reactions	胃复安药物反应	
L23.701		primrose allergic contact dermatitis	报春花类植物变应性接触性皮炎	報春花類植物過敏性接觸性皮膚炎

主码	附码	英文病名	中文病名	繁体病名
L23.701		primrose contact dermatitis	报春花类植物接触性皮炎	
Q85.101		Pringle – Bourneville's disease	普林格尔－伯恩维莱病	Pringle – Bourneville 氏病
Q85.101		Pringle's disease	普林格尔病	普林格爾氏病
–	Y48.301	procaine drug reactions	普鲁卡因药物反应	procaine 藥物反應
M79.831		Proficher's disease	普罗菲谢病	Profichet 氏病
E34.802		progeria infantilis	婴儿早老症	嬰兒早衰症
E34.804		progeria of adult	成人早老症	成人早衰症
E28.004		progesterone urticaria	孕酮性荨麻疹;黄体酮性荨麻疹	黃體酯酮性蕁麻疹
L81.403		progressive acromelanosis	进行性肢端黑变病	進行性肢端黑變症
D76.309		progressive atypical histiocytosis	进行性非典型性组织细胞增生症	進行性非典型性組織細胞增生症
D18. –		progressive capillary hemangioma	进展性毛细血管瘤	進展性毛細血管瘤
Q85.813		progressive cardiomyopathic lentiginosis	进行性心肌病性黑子病	進行性心肌病性黑子病
G51.801		progressive hemiatrophia facialis	进行性单侧面萎缩	進行性單側面萎縮
E83.001		progressive hepatolenticular degeneration	进行性肝豆状核变性	進行性肝豆狀核變性
L90.301		progressive idiopathic atrophoderma	进行性特发性皮肤萎缩	進行性特發性皮萎縮
E88.102		progressive lipodystrophy	进行性脂肪营养不良	進行性脂肪營養不良
D18.125	M88940/0	progressive lymphangioma	进行性淋巴管瘤	進行性淋巴管瘤
L81.511		progressive macular hypomelanosis	进行性斑状黑素减少症	
E74.805		progressive muscle spasm – alopecia and diarrhea syndrome	进行性肌痉挛－脱毛及腹泻综合征	
G60.101		progressive neuromuscular atrophy	进行性神经性肌萎缩	進行性神經性肌萎縮
D76.315		progressive nodular histiocytoma	进行性结节性组织细胞瘤	
D76.315		progressive nodular histiocytosis	进行性结节性组织细胞增生症	進行性結節性組織細胞增生症
Q82.8		progressive palmoplantar keratoderma	进行性掌跖角化病	进行性掌跖角皮症
A52.104†	F02.801*	progressive paretic dementia	进行性麻痹痴呆	進行性麻痹癡呆
L81.703		progressive pigmented dermatosis	进行性色素性皮病	進行性色素性皮膚病
L81.701		progressive pigmented purpuric dermatosis	进行性色素性紫癜性皮病	進行性色素性紫斑樣皮膚病
C49.905		progressive recurring dermatofibroma	进行性复发性皮肤纤维瘤	進行性復發性皮膚纖維瘤
D71.x01		progressive septic granulomatosis	进行性败血性肉芽肿病	
M72.805	M88240/1	progressive systemic infantile myofibromatosis	进行性系统性婴儿肌纤维瘤病	
M34.001		progressive systemic sclerosis	进行性系统性硬化病	進行性全身性硬化症
K62.201		prolapse of anal canal	脱肛	脫肛
E72.502		prolidase deficiency	氨酰基脯氨酸二肽酶缺乏症	脯酶缺乏症
D23. –	M80200/0	proliferating epidermoid cyst	增生性表皮样囊肿	增生性表皮樣囊腫
D23. –		proliferating follicular cyst	增生性毛囊囊肿	增生性毛囊囊腫
D23. –	M80200/0	proliferating isthmic cystic carcinoma	增生性峡部囊性癌	增生性峽部囊性癌
D23. –		proliferating isthmus – catagen tumour	增生性峡部－退化期肿瘤	增生性峽部－退化期腫瘤
D23. –	M80200/0	proliferating pilar cyst	增生性毛发囊肿	
D23. –		proliferating tricholemmal cyst	增生性毛根鞘囊肿	增生性毛根鞘囊腫
D22. –	M87200/0	proliferative nodule in congenital melanocytic nevus	先天性黑素细胞痣中的增生性结节	先天性黑素細胞痣中的增生性結節
D23. –	M80200/0	proliferative trichilemmoma tumour	增生性毛根鞘瘤	增生性外毛根鞘瘤
K13.607		proliferative verrucous leukoplakia	增殖性疣状黏膜白斑	
–	Y49.302	promethazine drug reactions	异丙嗪药物反应	promethazine 藥物反應
I72.811		prominent inferior labial artery	显著性下唇动脉	顯著性下唇動脈
L25.106		protective agents contact dermatitis	保护剂接触性皮炎	保護劑接觸性皮膚炎
L25.401		protein contact dermatitis	蛋白质接触性皮炎	蛋白質接觸性皮膚炎
E46.x02		protein deficiency	蛋白(质)缺乏症	蛋白質缺乏症
E46.x02		protein malnutrition	蛋白(质)性营养不良	蛋白性營養不良
E70.331		proteus syndrome	睑下垂－内眦赘皮综合征	眼瞼下垂－內眥贅皮徵候群
Q87.816		proteus syndrome	变形综合征	變形徵候群
D68.201		prothrombin deficiency syndromes	凝血酶原缺乏综合征群	凝血酶原缺乏徵候群
B48.816		protothecal olecranon bursitis	原藻性鹰嘴黏液囊炎	原藻性鷹嘴黏液囊炎
B48.817		protothecosis	原藻病;无绿藻病	原藻病
B48.818		protothecosis of skin	皮肤原藻病	皮膚原藻病
B35.106		proximal subungual onychomycosis	近端甲下甲真菌病	近端甲下甲黴菌病
L28.209		prurigo	痒疹	癢疹
L56.402		prurigo aestivalis	夏令痒疹	夏令癢疹

主码	附码	英文病名	中文病名	繁体病名
L28.205		prurigo annularis	环状痒疹	環狀癢疹
L20.001		prurigo atopic dermatitis	痒疹性特应性皮炎	癢疹性異位性皮膚炎
L28.210		prurigo hebra	黑布拉痒疹	Hebra 氏癢疹
L28.101		prurigo nodularis	结节性痒疹	結節性癢疹
L28.100		prurigo nodularis of Harbaway	哈巴韦结节性痒疹	Harbaway 氏結節性癢疹
L28.101		prurigo nodularis of Hyde	海德结节性痒疹	Hyde 氏結節性癢疹
O26.806		prurigo of pregnancy	妊娠痒疹	妊娠癢疹
L28.211		prurigo pigmentosa	色素性痒疹	色素性癢疹
L28.204		prurigo simplex	单纯性痒疹	單純性癢疹
L28.203		prurigo vulgaris	寻常性痒疹	
O26.807		pruritic folliculitis of pregnancy	妊娠瘙痒性毛囊炎	妊娠瘙癢性毛囊炎
O99.709		pruritic urticarial papules and plaques of pregnancy	妊娠瘙痒性荨麻疹样丘疹及斑块	妊娠瘙癢性蕁麻疹樣丘疹及斑塊
L29.901		pruritus	瘙痒症	搔癢症
L29.809		pruritus aestivalis	夏季瘙痒症	夏季搔癢症
B86.x03		pruritus after scabies	疥疮后瘙痒症	疥瘡後搔癢症
L29.001		pruritus ani	肛门瘙痒症	肛門搔癢症
L29.815		pruritus as a symptom of senescence	衰老征兆性瘙痒症	衰老徵兆性搔癢症
L29.805		pruritus capitis	头皮瘙痒症	頭皮搔癢症
L29.821		pruritus due to liver disease	肝病性瘙痒症	
L29.822		pruritus due to sweat duct obstruct	汗腺管阻塞性瘙痒症	汗腺管阻塞性搔癢症
L29.823		pruritus following PUVA therapy	PUVA 治疗后继发瘙痒症	PUVA 治療後搔癢症
O99.750		pruritus gravidarum	妊娠瘙痒症	妊娠搔癢症
L29.810		pruritus hiemalis	冬季瘙痒症	冬季搔癢症
L29.819		pruritus in diabetes mellitus	糖尿病性瘙痒症	糖尿病性搔癢症
L29.806		pruritus localis	局限性瘙痒症	限界性搔癢症
L29.201		pruritus of vulva	外阴瘙痒症	
L29.101		pruritus scroti	阴囊瘙痒症	陰囊搔癢症
L29.803		pruritus universalis	全身性瘙痒症	全身性搔癢症
L29.201		pruritus vulvae	女阴瘙痒症	女陰搔癢症
D18. –	M91250/0	pseudo or atypical pyogenic granuloma	假化脓性肉芽肿或非典型化脓性肉芽肿	假化膿性肉芽腫或非典型化膿性肉芽腫
L83.x02		pseudoacathosis nigricans	假黑棘皮病	假黑棘皮症
L27.071	Y42.001	pseudoacute abdomen after glucocorticoid withdrawal syndrome	糖皮质激素停用后假性急腹症综合征	醣皮質類固醇停用後假性急性腹症徵候群
L94.605		pseudoainhum	假断指/趾症;假阿洪病	假自發性斷趾
B48.202		pseudoallescheriasis	假阿利什利霉病	假阿利什利黴樣菌病
L66.001		pseudoalopecia areata	假斑秃	假斑狀禿髮
L27.075		pseudoanaphylactic reaction		盤尼西林假性過敏反應
C44. –	M80750/3	pseudoangiosarcomatous squamous cell carcinoma	假血管肉瘤型鳞状细胞癌	
L90.810		pseudoatrophoderma colli	颈部假皮萎缩	假頸部皮膚萎縮症
L75.800		pseudochromhidrosis	假色汗症	假色汗症
D28.001		pseudocondyloma of vulva	女阴假性湿疣	女陰假性濕疣
E24.202		pseudo – Cushing syndrome	假库欣综合征	
H61.004		pseudocyst of auricle	耳郭假囊肿	耳郭假囊腫
L82.x11		pseudo – Darier disease	假达里埃病	假達理埃氏病
L91.804		pseudoepitheliomatous hyperplasia	假上皮瘤样增生	假上皮瘤樣增生
L73.101		pseudofolliculitis barbae	须部假性毛囊炎	鬚部假毛囊炎
L66.202		pseudofolliculitis vibrissa	鼻毛假性毛囊炎	鼻毛假毛囊炎
L73.808		pseudofuruncurosis	假疖病	假癤病
C44. –	M80750/3	pseudoglandular squamous cell carcinoma	假腺样鳞状细胞癌	
L94.210		pseudogout syndrome	假痛风综合征	假痛風徵候群
E77.002		pseudo – Hurler polydystrophy	假胡尔勒多种营养不良	
Q84.210		pseudohypertrichosis	假多毛症	
Q81.832		pseudojunctional epidermolysis bullosa	假交界型大疱表皮松解症	假交界型水疱性表皮松解症
I87.204		pseudo – Kaposi sarcoma	假卡波西肉瘤	假卡波西氏肉瘤
I73.822		pseudoleukoderma angiospasticun	血管痉挛性假性白斑	血管痙攣性假性白斑
L98.822		pseudolymphoma	假淋巴瘤	假淋巴瘤

主码	附码	英文病名	中文病名	繁体病名
L98.822		pseudolymphoma of skin	皮肤假性淋巴瘤	皮膚假性淋巴瘤
L98.822		pseudolymphoma of Spiegler – Fendt	施皮格勒 – 芬特假淋巴瘤	Spiegler – Fendt 氏假淋巴瘤
L27.059		pseudolymphoma syndrome	假淋巴瘤综合征	假淋巴瘤徵候群
D22. –	M87200/0	pseudomelanoma	假黑素瘤	假黑色素瘤
A48.807†	N51.201*	*Pseudomonas* aeruginosa balanitis	绿脓杆菌性龟头炎	綠膿桿菌性龜頭炎
A48.805		*Pseudomonas* aeruginosa folliculitis	绿脓杆菌性毛囊炎	綠膿桿菌性毛囊炎
A49.808		*Pseudomonas* aeruginosa infections	绿脓杆菌感染	綠膿桿菌感染
A48.808†	H62.001*	*Pseudomonas* external otitis	绿脓杆菌性外耳道炎	綠膿桿菌性外耳道炎
A49.804		Pseudomonas infection	假单孢菌感染	假單孢菌感染
A48.806		*Pseudomonas* toe – web infection	绿脓杆菌性趾蹼感染	綠膿桿菌性趾蹼感染
Q84.103		pseudomonilethrix	假念珠状发	假念珠形毛髮
L66.001		pseudopelade	假斑秃	假斑狀禿髮
L66.102		pseudopelade – keratosis pilaris syndrome	假斑秃 – 毛发角化病综合征	假斑禿 – 毛孔角化徵候群
L67.807		pseudopili annulati	假环纹发	假環髮
E80.210		pseudoporphyria	假卟啉病	假紫質病
L92.815		pseudopyogenic granuloma	假化脓性肉芽肿	假化膿性肉芽腫
M72.401		pseudosarcomatous fibromatosis	假肉瘤性纤维瘤病	假肉瘤性纖維瘤病
L94.803		pseudoscleroderma	假硬皮病	假硬皮症
Q85.810		pseudothalidomide syndrome	假反应停综合征	假沙立竇邁徵候群
Q87.105		pseudo – Turner syndrome	假特纳综合征	
C44. –	M80750/3	pseudovascular squamous cell carcinoma	假血管型鳞状细胞癌	假血管型鱗狀細胞癌
Q82.801		pseudoxanthoma elasticum	弹性假黄瘤	彈性假黃瘤
L87.826		pseudoxanthoma elasticum – like papillary dermal elastolysis	弹性假黄瘤样真皮乳头层弹性组织溶解症	彈性假黃瘤樣真皮乳頭層彈性組織溶解症
Q82.205	M97400/1	pseudoxanthomatous mastocytosis	假黄瘤性肥大细胞增多症	假黃瘤性肥大細胞增生症
A70.x01		psittacosis	鹦鹉热	鸚鵡熱
L27.026		psoriasiform drug eruption	银屑病样药疹	乾癬樣藥疹
L22.x01		psoriasiform napkin rash	银屑病样尿布疹	幹癬樣尿布疹
L30.816		psoriasiform palmar eczema	银屑病样掌湿疹	乾癬樣掌部濕疹
A51.330		psoriasiform syphilide	银屑病样梅毒疹	乾癬樣梅毒疹
L40.901		psoriasis	银屑病;牛皮癣	乾癬
L40.004		psoriasis annulata	环状银屑病	環狀乾癬
L40.501†	M07.301*	psoriasis arthropathica	关节病性银屑病;关节病型银屑病	關節病型乾癬
L40.803		psoriasis factitia	人为性银屑病	人為性乾癬
L40.005		psoriasis figurata	图状银屑病	圖案狀乾癬
L40.804		psoriasis follicularis	毛囊性银屑病	毛囊性乾癬
L40.401		psoriasis guttata	滴状银屑病	滴狀乾癬
L40.011		psoriasis nummularis	钱币状银屑病	錢幣狀乾癬
L40.006		psoriasis rupioides	蛎壳状银屑病	牡蠣狀乾癬
L40.901		psoriasis susceptibility	易感性银屑病	易感性乾癬
L40.009		psoriasis type Ⅰ (early onset)	Ⅰ型银屑病(早发型)	第一型乾癬
L40.010		psoriasis type Ⅱ (late onset)	Ⅱ型银屑病(迟发型)	第二型乾癬
L40.007		psoriasis verrucosa	疣状银屑病	疣狀乾癬
L40.001		psoriasis vulgaris	寻常性银屑病;寻常型银屑病	尋常性乾癬
L40.008		psoriasis zosteriformis	带状银屑病	帶狀乾癬
L40.501†		psoriatic arthritis	银屑病性关节炎	乾癬性關節炎
L40.801		psoriatic exfoliative dermatitis	银屑病性剥脱性皮炎	乾癬性剝脫性皮膚炎
L40.807		psoriatic leucoderma	银屑病性白斑	乾癬性白皮症
L40.802†	N08.801*	psoriatic nephritis	银屑病性肾炎	乾癬性腎炎
L40.808		psoriatic onychopathy dermoperiostitis	银屑病性甲病、厚皮、骨膜炎	乾癬性甲病、厚皮、骨膜炎
L40.504†	M07.201*	psoriatic spondylitis	银屑病性脊椎炎	乾癬性脊椎炎
F45.810		psychogenic anal pruritus	精神性肛门瘙痒症	精神性肛門搔癢症
F45.840		psychogenic hyperhidrosis	精神性多汗症	精神性多汗症
F45.806		psychogenic pruritus	精神性瘙痒症	精神性搔痒症
L98.106		psychogenic purpura	精神性紫癜	精神性紫斑
L98.106		psychogenic purpura syndrome	精神性紫癜综合征	精神性紫癜徵候群
F45.811		psychogenic scroti pruritus	精神性阴囊瘙痒症	精神性陰囊搔癢症
F45.812		psychogenic vulva pruritus	精神性女阴瘙痒症	精神性外陰搔癢症

主码	附码	英文病名	中文病名	繁体病名
Q87.836		pterygial syndrome	翼状赘蹼综合征	翼狀贅蹼徵候群
Q87.836		pterygium	翼状赘蹼	
L60.827		pterygium inversum unguis	甲反转胬肉	
L60.868		pterygium inversum unguls	甲反向胬肉	
L60.865		pterygium of nail	甲胬肉	甲翼狀贅肉
L60.865		pterygium unguis	甲胬肉	甲翼狀贅肉
Q96.902		pterygolymphangiectasia	翼突淋巴管扩张	翼突淋巴管擴張
H02.301		ptosis	眼睑松弛上睑下垂	
H02.401		ptosis of eyelid	睑下垂	眼瞼下垂
E70.331		ptosis – epicanthus syndrome	睑下垂 – 内眦赘皮综合征	眼瞼下垂 – 內眥贅皮徵候群
B85.301		pubic lice	阴虱	
R61.004		pudendal hyperhidrosis	阴部多汗症	私處多汗症
T14.028		pulicosis	蚤病	
A42.001		pulmonary actinomycosis	肺放线菌病	肺放線菌病
B37.101†	J99.801*	pulmonary candidiasis	肺念珠菌病	肺念珠菌病
B45.001†	J99.801*	pulmonary cryptococcosis	肺隐球菌病	肺隱球菌病
B66.402†	J99.801*	pulmonary distomiasis	肺吸虫病	肺肝蛭病
B39.201†	J99.801*	pulmonary histoplasmosis capsulati	肺荚膜组织胞浆菌病	肺莢膜組織胞漿菌病
B46.001†	J99.801*	pulmonary mucormycosis	肺毛霉病	肺毛黴菌病
A43.001†	J99.802*	pulmonary nocardiosis	肺奴卡菌病	肺奴卡菌病
B42.001†	J99.801*	pulmonary sporotrichosis	肺孢子丝菌病	肺孢子絲菌病
M31.401		pulseless disease	无脉病	無脈病
L60.803		punctate leuconychia	点状白甲	點狀白甲
Q82.847		punctate palmoplantar keratosis	点状掌跖角化病	點狀掌蹠角化症
Q82.886		punctate porokeratosis	点状汗孔角化病	點狀汗孔角化症
L29.807		punctate pruritica	点状瘙痒症	
O99.709		PUPPP syndrome	PUPPP 综合征	PUPPP 徵候群
G25.804		Puretic's syndrome	普雷蒂奇综合征	
D81.501		purine nucleoside phosphorylase deficiency	嘌呤核苷磷酸化酶缺乏症	嘌呤核苷磷酸化酶缺陷
L27.036	Y49.301	purple people syndrome	紫色人综合征	紫色人徵候群
D69.204		purpura	紫癜	紫斑症
D69.203		purpura annularis telangiectodes	毛细血管扩张性环状紫癜	微血管擴張性環狀紫斑
D89.104		purpura cryoglobulinemia	冷球蛋白血症性紫癜	冷凝球蛋白血症性紫斑症
D69.008		purpura due to drug	药物性紫癜	藥物誘發性紫斑
D69.807		purpura due to raised intravascular pressure	血管内压增高性紫癜	血管內壓增高所致紫斑症
O99.706		purpura during pregnancy	妊娠紫癜	妊娠紫斑
D89.105		purpura dysproteinemia	异常蛋白血症性紫癜	異常蛋白血性紫斑
L98.106		purpura factitia	人为性紫斑	人為性紫斑
D69.202		purpura factitia senilis	老年性人为紫癜	老年性人為紫斑
D65.x05		purpura fulminans	暴发性紫癜	猛暴性紫斑症
D65.x05		purpura fulminans syndrome	暴发性紫癜综合征	猛暴性紫斑徵候群
D65.x05		purpura gangrenosa	坏疽性紫癜	壞疽性紫斑症
D69.002		purpura gastrointestinalis	胃肠型紫癜	
D65.x05		purpura hemorrhagica	出血性紫癜	出血性紫斑症
D89.002		purpura hyperglobulinemia	高球蛋白血症性紫癜	高球蛋白血症性紫斑症
D89.002		purpura hyperglobulinemia	高球蛋白性紫癜	高球蛋白血症性紫斑症
C88.001		purpura macroglobulinemia	巨球蛋白血症性紫癜	巨球蛋白血症性紫斑
D65.x05		purpura necrotica	坏死性紫癜	壞死性紫斑症
D69.808		purpura of multiple myeloma	多发性骨髓瘤性紫癜	多發性骨髓瘤性紫斑症
D69.206		purpura of primary amyloidosis and purpura of multiple myeloma	原发性淀粉样变紫癜与多发性骨髓瘤性紫癜	原發性類澱粉性紫斑與多發性骨髓瘤性紫斑症
P83.810		purpura of the newborn	新生儿紫癜	新生兒紫斑
D69.006		purpura simplex	单纯型紫癜	單純型紫癜
D69.201		purpura simplex	单纯性紫癜	單純性紫斑症
D69.213		purpura telangiectatica arciformis Touraine	图雷恩弓形毛细血管扩张性紫癜	Touraine 弓形微血管擴張性紫斑症
D69.205		purpura with anticoagulant	抗凝剂伴发紫癜	抗凝血劑併發紫斑症
D69.008		purpuric drug eruption	紫癜性药疹	紫斑性藥疹
I73.818		purpuric toe syndrome	紫趾综合征	紫趾徵候群

主码	附码	英文病名	中文病名	繁体病名
L08.007		purulent dermatitis	化脓性皮炎	化膿性皮膚炎
L04.901		purulent lymphadenitis	化脓性淋巴结炎	化膿性淋巴腺炎
L70.002		pustular acne	脓疱性痤疮	膿疱性痤瘡
L08.001		pustular bacterid	脓疱性细菌疹	膿疱性細菌疹
L08.001		pustular bacterid Andrews	安德鲁斯脓疱性细菌疹	Andrews 氏膿疱性細菌疹
L27.019		pustular drug eruption	脓疱性药疹	膿疱型藥物疹
L08.819		pustular folliculitis	脓疱性毛囊炎	膿疱性毛囊炎
L40.101		pustular psoriasis	脓疱型银屑病	膿疱性乾癬
L40.302		pustular psoriasis of palms and soles	掌跖脓疱性银屑病	掌蹠膿疱型乾癬
L71.808		pustular rosacea	脓疱性酒渣鼻	膿疱性酒渣
A51.323		pustular syphilid	脓疱性梅毒疹	膿疱性梅毒疹
L95.808		pustular vasculitis	脓疱性血管炎	膿疱性血管炎
L85.842		PUVA keratosis	PUVA 角化病	PUVA 角化症
L81.456		PUVA lentigines	PUVA 黑子;PUVA 雀斑痣	PUVA 雀斑樣痣
B88.011		*Pyemotes* mite dermatitis	蒲螨皮炎	蒲蟎皮膚炎
Q81.808		pyloric atresia - junctional epidermolysis bullosa syndrome	幽门闭锁 - 交界型大疱性表皮松解症综合征	
L08.010		pyodema chronica exulcerans	慢性溃疡性脓皮病	
L08.003		pyoderma	脓皮病	膿皮症
L08.003		pyoderma (bacterial)	脓皮病(细菌性)	
L08.008		pyoderma chronica absceden et suffodiens	慢性脓肿性穿掘性脓皮病	慢性膿腫性穿鑿性竇道性潰瘍
L08.010		pyoderma chronica papillaris et exulcerans	慢性乳头状溃疡性脓皮病	慢性乳突狀潰瘍性膿皮症
L08.009		pyoderma faciale	面部脓皮病	顏面膿皮症
L08.811		pyoderma vegetans	增生性脓皮病	增殖性膿皮症
L08.007		pyodermatitis	脓性皮炎	
L10.101		pyodermite végétante of Hallopeau	哈洛漂增殖性脓皮症	Hallopeau 氏增生性天疱瘡
D84.806		pyodrma, folliculitis and atopy with defective leukocyte and lymphocyte function	脓皮、毛囊炎及遗传性过敏症伴白细胞及淋巴细胞功能缺陷	
L98.001		pyogenic granuloma	脓皮性肉芽肿	
L03.001		pyogenic paronychia	急性细菌性甲沟炎	化膿性甲溝炎
L70.836		pyogenic sterile arthritis, pyoderma gangrenosum and acne	化脓性无菌性关节炎、坏疽性脓皮病及痤疮	
L03.006		pyonychia	指甲沟脓肿	指甲溝膿瘍
K12.116		pyostomatitis vegetans	增殖性化脓性口炎	增殖性化膿性口炎
-	Y41.102	pyrazinamide drug reactions	吡嗪酰胺药物反应	pyrazinamide 藥物反應
A78.x01		Q fever	寇热	Q 熱;昆士蘭熱
A78.x01		quadrilateral fever	寇热	Q 熱;昆士蘭熱
T78.301		Quincke's edema	昆克水肿	Quincke 氏水腫
-	Y52.202	quinidine drug reactions	奎尼丁药物反应	quinidine 藥物反應
L27.039		quinine toxin	奎宁中毒	
L66.201		Quinquaud disease	奎夸德病	Quinquaud 氏病
A79.001		quintan fever	五日热	
A21.901		rabbit fever	兔热病	兔熱病
D68.209		Rabe - Salomon syndrome	拉伯 - 萨洛蒙综合征	
L83.x09		Rabson - Mendelhall syndrome	拉布森 - 门德尔霍尔综合征	Rabson - Mendelhall 氏徵候群
L60.822		racket nails	球拍状甲	球拍狀指甲
E85.302		racoon syndrome	浣熊样综合征	浣熊樣徵候群
B42.802		radial tendon sheath sporotrichosis	桡腱鞘孢子丝菌病	髋腱鞘孢子絲菌病
L98.412		radiation ulcer	放射性溃疡	放射性潰瘍
M72.802		radiatory fibromatosis	放射性纤维瘤病	放射性纖維瘤病
L57.901		radiodermatitis	放射性皮炎	放射性皮膚炎;輻射性皮膚炎
L25.509		ragweed dermatitis	豚草皮炎	豚草皮膚炎
B02.204†	G53.002*	Ramsay - Hunt syndrome	拉姆齐・亨特综合征	Ramsay - Hunt 氏徵候群
-	Y53.002	ranitidine drug reactions	雷尼替丁药物反应	ranitidine 藥物反應
Q82.409		Rapp - Hodgkin syndrome	拉普 - 霍奇金综合征	Rapp - Hodgkin 氏徵候群
Q55.801		raripilogenital syndrome	阴毛稀少综合征	陰毛稀少徵候群
T14.110		rat bite	鼠咬伤	鼠咬傷
A25.901		rat bite disease	鼠咬病	鼠咬病

主码	附码	英文病名	中文病名	繁体病名
A25.901		rat bite fever	鼠咬热	鼠咬熱
I73.001		Raynaud's disease	雷诺病	雷諾氏病
I73.002		Raynaud's gangrene	雷诺坏疽	雷諾氏壞疽
I73.001		Raynaud's phenomenon	雷诺现象	雷諾氏現象
Q81.206		RDEB	隐性营养不良型大疱性表皮松解症	隱性失養性水疱性表皮鬆解症
Q81.216		RDEB – nHS	隐性营养不良型非哈洛漂 – 西门子轻型大疱性表皮松解症	隱性失養性非 Hallopeau – Siemens 氏水疱性表皮鬆解症
L92.302		reaction to suture materials in skin	皮肤缝合物反应	皮膚縫合物反應
L92.304		reactions to ornamental metal piercing	金属饰物刺穿反应	金屬飾物刺穿反應
C49. –	M91300/1	reactive angioendotheliomatosis	反应性血管内皮瘤病	反應性血管內皮瘤病
L94.801		reactive nodular hyperplasia	反应性结节性增生症	反應性結節性增生
L94.805		reactive nodular hyperplasia of hands and oral mucosa	手及口腔黏膜反应性结节性增生症	手及口腔黏膜反應性結節性增生症
L87.102		reactive perforating collagenosis	反应性穿通性胶原病	反應性穿孔性膠原蛋白病
A68.901		reccurent fever	回归热	回歸熱
A68.902		reccurent typhus	复发性斑疹伤寒	復發性斑疹傷寒
A68.902		reccurent typhus discreta	散发性复发性斑疹伤寒	散发性复发性斑疹伤寒
Q80.202		recessive congenital ichthyosiform erythroderma	隐性遗传先天性鱼鳞病样红皮病	
Q81.206		recessive dystrophic epidermolysis bullosa	隐性营养不良型大疱性表皮松解症	隱性失養性水疱性表皮鬆解症
Q81.216		recessive dystrophic epidermolysis bullosa mitis – non Hallopeau – Siemens	隐性营养不良型非哈洛漂 – 西门子轻型大疱性表皮松解症	隱性失養性非 Hallopeau – Siemens 氏水疱性表皮鬆解症
E80.207		recessive erythropoietic protoporphyria with liver failure	隐性红细胞生成性原卟啉病伴肝衰竭	
E83.101		Recklinghausen – Applebaum syndrome	雷克林豪森 – 阿普尔鲍姆综合征	Recklinghausen – Applebaum 氏徵候群
K60.403		rectal fistula	直肠瘘	直腸瘻管
K60.403		rectum to skin fistula	直肠皮肤瘘	直腸皮膚瘻管
K12.008		recurrent aphthae	复发性口疮	復發性口瘡
K12.003		recurrent aphthous stomatitis	复发性阿弗他口炎	復發性口瘡性口炎
K12.008		recurrent aphthus ulcers	复发性口疮性溃疡	復發性口瘡潰瘍
C44. –	M80900/3	recurrent basal cell carcinoma	复发性基底细胞上皮瘤	
C44. –	M80900/3	recurrent basal cell epithelioma	复发性基底细胞癌	復發性基底細胞癌
A52.303		recurrent central nervous system syphilis	复发性中枢神经系统梅毒	復發性中樞神經系統梅毒
M31.801		recurrent cutaneous necrotizing eosinophilic vasculitis	复发性皮肤坏死性嗜酸[细胞]性血管炎	復發性皮膚壞死性嗜伊紅球性血管炎
L51.802		recurrent erythema multiforme minor	复发性轻型多形红斑	復發性輕型多形紅斑
L30.103		recurrent focal palmar peeling	复发性局灶性掌脱皮	復發性局灶性掌脫皮
L98.303		recurrent granulomatous dermatitis with eosinophilia	复发性肉芽肿性皮炎伴嗜酸性细胞增多	复发性肉芽肿性皮炎伴嗜伊紅球增生
A60.007		recurrent herpes genitalis	复发性生殖器疱疹	復發性生殖器疱疹
B00.810		recurrent herpes simplex	复发性单纯疱疹	復發性單純疱疹
I82.101		recurrent idiopathic thrombophlebitis	复发性特发性血栓性静脉炎	
D22. –	M87200/0	recurrent nevus	复发痣	
M79.301		recurrent nodular nonsupprative panniculitis	复发性结节性非化脓性脂膜炎	復發性結節性非化膿性脂層炎
L53.806		recurrent painful erythema	复发性疼痛性红斑	復發性疼痛性紅斑
L73.810		recurrent palmoplantar eccrine hidradenitis	复发性掌跖小汗腺炎	
L50.803		recurrent periodic urticaria	周期复发性荨麻疹	週期復發性蕁麻疹
E70.306		red albinism	红色白化病	紅色白化病
L60.846		red half – moon nail	红半月甲	紅半月甲
L60.846		red lumulae	红弧影	
–	Y40.801	red man syndrome	红人综合征	
L60.848		red nail	红甲	紅甲
E70.313		Reed's syndrome	里德综合征	Reed 氏徵候群
G90.803		reflex sympathetic dystrophy	反射性交感神经营养不良症	反射性交感神經失養症
G60.101		Refsum's syndrome	雷夫叙姆综合征	Refsum 氏徵候群
C96.105		regressing atypical histiocytosis	退行性非典型组织细胞增生症	退行性非典型組織細胞增生症
Q98.401		Reifenstein – Albright XXY syndrome	赖芬斯坦 – 奥尔布赖特 XXY 综合征	Reifenstein – Albright 氏 XXY 徵候群
M02.301		Reiter's disease involving skin	累及皮肤莱特尔病	累及皮膚 Reiter 氏病
M02.301		Reiter's syndrome	莱特尔综合征	Reiter 氏徵候群

主码	附码	英文病名	中文病名	繁体病名
M79.301		relapsing febrile nodular panniculitis	复发性发热性结节性脂膜炎	復發性發熱性結節性脂層炎
A68.901		relapsing fever	回归热	回歸熱
L11.803		relapsing linear acantholytic dermatosis	复发性线形棘层松解性皮病	復發性線形棘層鬆解性皮膚病
M79.301		relapsing nodular nonsuppurative febrile panniculitis	回归发热性结节性非化脓性脂膜炎	回歸發熱性結節性非化膿性脂層炎
M94.101		relapsing polychondritis	复发性多软骨炎	復發性多軟骨炎
A51.315		relapsing secondary syphilis	复发性二期梅毒	復發性第二期梅毒
L98.513		REM syndrome	REM 综合征	REM 徵候群
D69.005†	N08.201*	renal purpura	肾型紫癜	
I78.001		Rendu – Osler – Weber syndrome	朗迪 – 奥斯勒 – 韦伯综合征	Rendu – Osler – Weber 氏徵候群
–	Y52.501	reserpine drug reactions	利血平药物反应	reserpine 藥物反應
B37.803		respiratory monilial infection	呼吸道念珠菌感染	呼吸道念珠菌感染
B97.401		respiratory syncytial virus infection	呼吸道融合病毒感染	呼吸道融合病毒感染
B97.401		respiratory syncytial virus infection	呼吸道合胞病毒感染	呼吸道融合病毒感染
G25.801		restless legs syndrome	不歇腿综合征	不歇腿徵候群
G25.801		restless legs syndrome	腿部不安综合征	
G25.801		restless legs syndrome	下肢不宁综合征	不安靜腳徵候群;腳靜止不能徵候群
Q87.835		restrictive dermatoathy	限制性皮病	限制性皮膚病
L81.439		reticular acropigmentation of Kitamura	木村网状肢端色素沉着	北村氏網狀肢端色素沈著症
L98.513		reticular erythematous mucinosis	网状红斑性黏蛋白病	網狀紅斑性黏液素病
Q85.815		reticular pigmentation, hypotrichosis, palmoplantar keratoderma	网状色沉着 – 稀发 – 跖掌角化综合征	網狀色素沈著 – 稀發 – 蹠掌角化徵候群
Q85.820		reticular pigmented anomaly of flexures	曲侧网状色素异常	曲側部位網狀色素異常
Q85.820		reticulate pigmented anomaly of flexures	皱褶部网状色素异常	
C84.101	M97010/3	reticulocytosis	网状细胞增生症	
D76.323		reticulohistiocytic granuloma	网状组织细胞肉芽肿	網狀組織細胞肉芽腫
D76.321		reticulohistiocytoma	网状组织细胞瘤	網狀組織細胞瘤
E78.808		reticulohistiocytoma cutis	皮肤网状组织细胞瘤	皮膚網狀組織細胞瘤
E78.808		reticulohistiocytosis	网状组织细胞增生症	網狀組織細胞增生症
C83.302	M95930/3	reticulum cell sarcoma	网状细胞肉瘤	網狀細胞肉瘤
C49. –	M91300/1	retiform hemangioendothelioma	网状血管内皮瘤	網樣血管內皮瘤
N64.502		retracted acquired nipple	获得性乳头缩进	後天性乳頭回縮
B01.806		Reye syndrome	罗伊综合征	Reye 氏徵候群
D21. –	M89000/0	rhabdomyoma	横纹肌瘤	横紋肌瘤
D21. –	M89000/0	rhabdomyomatous hamartoma	横纹肌错构瘤	
D21. –	M89000/0	rhabdomyomatous mesenchymal hamartoma	横纹肌间瘤性间质错构瘤	横紋肌瘤性間質錯構瘤
C49. –	M89000/3	rhabdomyosarcoma	横纹肌肉瘤	横紋肌肉瘤
T69.802		rhagades	皲裂	皸裂
T69.802		rhagadia manus and pedalis	手足皲裂	
I00.x02		rheumatic fever	风湿热	風濕熱
I00.x02		rheumatism	风湿病	
M05.201		rheumatoid arteritis	类风湿动脉炎	
M05.201		rheumatoid arteritis	类风湿性血管炎	類風濕動脈炎
M05.001		rheumatoid arthritis with splenomegaly and leukopenia	类风湿关节炎伴脾大及白细胞减少	
L98.204		rheumatoid neutrophilic dermatosis	类风湿嗜中性皮病	類風濕嗜中性球皮膚病
M06.301		rheumatoid nodules	类风湿结节	類風濕性結節
B46.101†	G99.801*	rhinocerebral mucormycosis	鼻脑毛霉病	鼻腦毛黴菌病
A66.501		rhinopharyngitis mutilans	毁形性鼻咽炎	毀形性鼻咽炎
L71.101		rhinophyma	肥大性酒渣鼻	鼻贅疣;酒渣鼻
A48.801		rhinoscleroma	鼻硬结病	鼻硬結病
B48.102		rhinosporidiosis	鼻孢子菌病	鼻芽孢菌症
Q77.304		rhizomelic chondrodysplasia punctata type Ⅲ	髋肩关节点状软骨发育不良Ⅲ型	髖肩關節點狀軟骨發育不良Ⅲ型
B48.804		rhizoposis	根毛菌病	酒麴菌病
B56.101		Rhodesiense trypanosomiasis	津巴布韦锥虫病	津巴布韋錐蟲病
A48.817		*Rhodoccocus infection*	红球菌感染	紅球菌感染
B48.810		rhodotorulosis	红酵母病	紅酵母病
L25.510		rhus dermatitis	漆树皮炎	漆樹性皮膚炎

主码	附码	英文病名	中文病名	繁体病名
L25.511		rice farmer dermatitis	稻农皮炎	稻農皮膚炎
E70.323		Richner – Hanhart oculocutaneous syndrome	里奇纳 – 哈汉德眼皮肤综合征	Richner – Hanhart 氏眼皮膚徵候群
A79.903		rickettsial infection	立克次体感染	立克次體感染
A79.101		rickettsial pox	立克次体痘	立克次體痘疹
L60.824		ridged nail	嵴甲	嵴甲
L81.412		Riehl's melanosis	里尔黑变病;瑞尔黑变病	Riehl 氏黑變症
–	Y40.601	rifampicin drug reactions	利福平药物反应	rifampicin 藥物反應
G90.103		Riley – Day syndrome	赖利 – 戴综合征	Riley – Day 氏徵候群
Q87.807		Riley – Smith syndrome	赖利 – 史密斯综合征	Riley – Smith 氏徵候群
–	Y41.101	rimifen drug reactions	雷米封药物反应	
Q92.807		ring chromosome 7 syndrome	环形染色体 7 综合征	環形染色體 7 徵候群
Q84.610		ringed hair	环纹发	環紋發
B35.902		ringworm	癣	癬
B35.401		ringworm of body	体癣	體癬
B35.601		ringworm of groin	股癣	股癬
B35.005		ringworm of the face	面癣	顏面癬
L41.501		ritiform parapsoriasis	网状副银屑病	網狀類乾癬
L00.x05		Ritter's disease	里特尔病	Ritter 氏病
A42.901		Rivalta	里瓦尔塔病	Rivalta 病
B73.x01		river blindness	河盲症	河盲症
L59.001		roast cutaneous syndrome	烘烤皮肤综合征	烘烤皮膚徵候群
Q85.810		Roberts's syndrome	罗伯茨综合征	Roberts 氏徵候群
Q87.116		Robinow – Silvermann – Smith syndrome	罗比诺 – 西尔弗曼 – 史密斯综合征	Robinow – Silvermann – Smith 氏徵候群
Q84.604		Robinson's ectodermal dysplasia	鲁滨逊外胚层发育不良	Robinson 氏外胚層發育異常
Q84.604		Robinson's syndrome	鲁滨逊综合征	Robinson 氏徵候群
A77.002		Rocky Mountain spotted fever	洛基山斑点热	洛基山斑疹熱
T14.109		rodent bite	啮齿动物咬伤	齧齒動物咬傷
C44. –		rodent carcinoma	侵蚀性癌	侵蝕性癌
C44. –	M80900/3	rodent ulcer	侵蚀性溃疡	侵蝕性潰瘍
L81.433		Rokitansky – Van Begaert syndrome	罗基坦斯凯 – 范·比格特综合征	Rokitansky – Van Begaert 氏徵候群
Q84.610		rolled hair	卷发	卷髮
A51.003		Rollet's syphilitic chancre	罗莱梅毒性下疳	
G51.801		Romberg's syndrome	龙贝格综合征	Romberg 氏徵候群
L71.810		Rombo's syndrome	罗姆博综合征	Rombo 氏徵候群
L71.901		rosacea	酒渣鼻	酒渣
L08.009		rosacea fulminans	暴发性红斑痤疮	
L08.009		rosacea fulminans	暴发性酒渣鼻	猛暴性酒渣
L71.809		rosacea – like tuberculid	酒渣鼻样结核疹	酒渣樣結核疹
D76.327		Rosai – Dorfman disease	罗赛 – 多尔夫曼病	
L60.819		Rosenan's sign	罗森安征	
Q87.028		Rosenthal – Kloepfer syndrome	罗森塔尔 – 克洛普弗综合征	Rosenthal – Kloepfer 氏徵候群
B08.201		roseola infantum	婴儿玫瑰疹	嬰兒玫瑰疹
L81.443		roseola pigmentosa	色素性玫瑰疹	
B33.101		Ross River virus infection	罗斯河病毒感染	羅斯河病毒感染
Q37.902		Rosselli – Gulienetti syndrome	罗塞利 – 古利内蒂综合征	Rosselli – Gulienetti 氏徵候群
L74.805		Ross's syndrome	罗斯综合征	Ross 氏徵候群
G57.101		Roth – Bernbardt syndrome	罗特 – 伯恩巴特综合征	Roth – Bernbardt 氏徵候群
L92.827		Rothmann – Makai granulomatosis	罗思曼 – 马凯肉芽肿病	Rothmann – Makai 氏肉芽腫病
L92.827		Rothmann – Makai syndrome	罗思曼 – 马凯综合征	Rothmann – Makai 氏徵候群
Q82.808		Rothmund's syndrome	罗斯蒙德综合征	Rothmund 氏徵候群
Q82.808		Rothmund – Thomson syndrome	罗特蒙德 – 汤姆森综合征	Rothmund – Thomson 氏徵候群
G57.101		Roth's syndrome	罗特综合征	Roth 氏徵候群
L93.208		Rowell syndrome	鲁威勒综合征	
L23.502		rubber chemical allergic contact dermatitis	橡胶化学品变应性接触性皮炎	
L23.502		rubber dermatitis	橡胶皮炎	橡膠皮膚炎
T78.802		rubber latex allergy	乳胶变态反应	乳膠過敏
B06.901		rubella	风疹	风疹

主码	附码	英文病名	中文病名	繁体病名
Q87.203		Rubinstein – Taybi syndrome	鲁宾斯坦 – 泰必综合征	Rubinstein – Taybi 氏徵候群
Q07.805		rudimentary	残留性多指症	
Q07.805		rudimentary supernumerary digits	残留性多指症	
Q80.825		Rud's syndrome	鲁德综合征	Rud 氏徵候群
E70.306		rufous albinism	暗红色白化病	暗紅色白化病
E75.205		Ruiter – Pompen syndrome	鲁特 – 普蓬综合征	Ruiter – Pompen 氏徵候群
Q87.108		runting syndrome	发育不全小矮人综合征	
Q87.108		runting syndrome	干瘪综合征	矮小徵候群
B37.214		Russe – Buschke granuloma	罗斯 – 布施克肉芽肿	Russe – Buschke 氏肉芽腫
Q87.114		Russell – Silver syndrome	鲁塞尔 – 西尔弗综合征	Russell – Silver 氏徵候群
Q87.807		Ruvalcaba – Myhre – Smith syndrome	鲁瓦卡巴 – 米赫尔 – 史密斯综合征	Ruvalcaba – Myhre – Smith 氏徵候群
Q85.826		Ruvalcaba – Riley – Smith syndrome	鲁瓦卡巴 – 赖利 – 史密斯综合征	Ruvalcaba – Riley – Smith 氏徵候群
B48.811		saccharomyces cerevisiae infection	酿酒酵母感染	釀酒酵母菌感染
L72.917		sacrococcygeal cyst	骶尾囊肿	骶尾囊腫
L68.202		sacrococcygeal nevus pilous	骶尾部毛痣	骶尾部毛痣
Q87.006		Saethre – Chotzen syndrome	薛斯 – 乔森综合征	Saethre – Chotzen 氏徵候群
L57.811		sailor's skin	海员皮肤	海员皮肤
Q87.015		Sakati syndrome	萨凯蒂综合征	Sakati 氏徵候群
Q87.015		Sakati – Nyhan syndrome	萨凯蒂 – 尼汉综合征	Sakati – Nyhan 氏徵候群
Q87.506		Salamon syndrome	萨拉莫综合征	Salamon 氏徵候群
–	Y45.102	salicylic acid drug reactions	水杨酸药物反应	柳酸藥物反應
G50.803		salivosudoriparous syndrome	流涎发汗综合征	流涎發汗徵候群
L87.837		saltpetre – induced disease mimicking pseudoxanthoma elasticum	硝酸钠诱发相似弹性假黄瘤	硝酸鈉誘發相似彈力假黃瘤
L60.501		Samman's syndrome	商曼综合征	商曼氏徵候群
B38.901		San Joaquin Valley fever	桑乔奎因 · 瓦利热	San Joaquin Valley 氏熱
L25.822		sand dermatitis	沙土皮炎	沙土皮膚炎
T14.025		sandfly bite	白蛉叮咬	白蛉叮傷
A93.101		sandfly fever	白蛉热	白蛉熱
Q82.876		Sandmann – Andra syndrome	桑德曼 – 安德拉综合征	商得門 – 安得拉氏徵候群
B76.905		sandworm disease	沙虫病	沙蟲病
E76.206		Sanfilippo syndrome	圣菲利波综合征	
L25.809		sanitary pad dermatitis	月经垫皮炎	月經墊皮膚炎
Q87.825		SAPHO syndrome	SAPHO 综合征	SAPHO 徵候群
L71.001		sarcoid – like granulomatous dermatitis	肉瘤样肉芽肿性皮炎	肉瘤樣肉芽腫性皮炎
D86.321		sarcoidosis in scar	瘢痕肉样瘤病;瘢痕结节病	疤痕類肉瘤病
D86.902		sarcoidosis	肉样瘤病;结节病	類肉瘤病;肉瘤樣症
C44.901	M88320/3	sarcoma of skin	皮肤肉瘤	皮膚肉瘤
C49. –		sarcomatoid fibroma of skin	皮肤肉瘤样纤维瘤	皮膚肉瘤樣纖維瘤
E74.805		Satoyoshi's disease	里吉病	Satoyoshi 氏病
T61.102		saurine poisoning	竹刀鱼中毒	竹刀魚中毒
B86.x01		scabies	疥疮	疥瘡
B86.x04		scabies secondary infection	疥疮继发感染	疥瘡繼發感染
F45.209		scabiophobia	疥疮恐怖症	疥瘡恐怖症
L00.x05		scalded skin syndrome	烫伤样皮肤综合征	燙傷樣皮膚徵候群
R23.403		scaling of skin	皮肤脱落	皮膚剝落
R20.812		scalp dysesthesia	头皮触物感痛	
R20.812		scalp dysesthesia	头皮感觉异常	頭皮感覺異常
Q84.113		scalp whorls	头皮涡纹	頭皮螺旋
Q87.826		scalp – digit – mental hypoplasia	颅指精神发育不全	
Q87.839		scalp – ear – nipple syndrome	头皮 – 耳 – 乳头综合征	頭皮 – 耳 – 乳頭徵候群
L90.502		scar	瘢痕	疤痕
L98.424		scar carcinoma	瘢痕癌	疤痕癌
Q78.804		SCARF syndrome	SCARF 综合征	SCARF 徵候群
Q78.804		SCARF (skeletal abnormalities, cutis laxa, craniostenosis, ambiguous genitalia, retardation, facial abnormalities) syndrome	SCARF(骨骼异常、皮肤松垂、颅狭小、生殖器不明确及延迟、面部异常)综合征	

主码	附码	英文病名	中文病名	繁体病名
L53.807		scarlatiniform erythema	猩红热样红斑	猩紅熱樣紅斑
A38.x01		scarlet fever	猩红热	猩紅熱
P83.825		scarring following antenatal procedures	出生前处置后结瘢痕	出生前處置後結疤
Q92.801		Schachenmann's syndrome	沙切曼综合征	Schachenmann 氏徵候群
Q84.505		Schäfer - Brünauer syndrome	舍费尔 - 布伦纳综合征	Schäfer - Brünauer 氏徵候群
Q82.852		Schäfer's syndrome	舍费尔综合征	
L81.701		Schamberg's disease	山哈伯格病	薛安保氏病
D86.902		Schaunann's benign lymphogranulomatosis	绍曼良性淋巴肉芽肿病	Schaunann 氏良性淋巴肉芽腫病
E76.003		Scheie's syndrome	沙伊综合征	Scheie 氏徵候群
B42.901		Schenck's disease	申克病	Schenck 氏病
E71.301		Schilder's disease	席尔德病	Schilder 氏病
D84.811		Schimke immuno - osseous dysplasia	希梅克免疫 - 骨发育不良	Schimke 免疫 - 骨發育不良
Q82.523		Schimmelpenning - Feuerstein - Mims syndrome	希梅尔彭宁 - 福伊斯坦 - 米姆斯综合征	Schimmelpenning - Feuerstein - Mims 氏徵候群
Q82.504		Schimmelpenning's syndrome	希梅尔彭宁综合征	Schimmelpenning 氏徵候群
Q87.840		Schinzel - Giedion syndrome	薛基尔 - 吉戴恩综合征	Schinzel - Giedion 氏徵候群
B65.301		schistosomal cercarial dermatitis	血吸虫尾蚴皮炎	血吸蟲尾蚴皮膚炎
B65.301		schistosomal dermatitis	血吸虫皮炎	血吸蟲皮膚炎
L92.819		schistosomal granuloma	血吸虫性肉芽肿	血吸蟲性肉芽腫
B65.201		schistosomiasis	血吸虫病	血吸蟲病;住血吸蟲病
Q92.801		Schmid - Fraccaro syndrome	施密德 - 费拉卡罗综合征	Schmid - Fraccaro 氏徵候群
C88.001		Schnitzler's syndrome	施尼茨勒综合征	Schnitzler'氏徵候群
D69.003		Schönlein purpura	舒恩莱因型紫癜	Schönlein 型紫斑症
Q82.8		Schöpf - Schulz - Passarge syndrome	肖夫 - 舒尔茨 - 帕索格综合征	Schöpf - Schulz - Passarge 氏徵候群
D76.011		Schüller - Christian syndrome	许累尔 - 克里斯琴综合征	Schüller - Christian 氏徵候群
D36. -	M95600/0	schwann cell tumour	雪旺细胞瘤	
D36. -	M95600/0	schwannoma	神经鞘瘤	神經鞘瘤
Q78.801		Schwartz - Jampel syndrome	施瓦茨 - 让皮克综合征	
Q78.806		Schwartz's syndrome	施瓦茨综合征	Schwartz 氏徵候群
L90.101		Schweninger - Buzzi anetoderma	施韦宁格 - 布齐皮肤松弛症	施韋甯格 - 布齊氏皮膚鬆弛症
S74.001		sciatic nerve injury	坐骨神经损伤	坐骨神經損傷
B02.202†	G53.005*	sciatica post herpes zoster	带状疱疹后坐骨神经痛	帶狀疱疹後坐骨神經痛
L93.102		SCLE	亚急性皮肤型红斑狼疮	亞急性皮膚紅斑性狼瘡
P83.001		scleredema neonatorum	新生儿硬肿病	新生兒硬化病
Q82.809		sclero - atrophic and keratotic dermatosis of limbs	四肢硬化 - 萎缩及角化性皮病	四肢硬化 - 萎縮及角化性皮病
M34.101		sclerodactylia syndrome	肢端硬皮综合征	
M34.902		scleroderma	硬皮病	硬皮病;鞏皮病
M34.203		scleroderma by silicone or paraffin implants	硅酮或液状石蜡注入性硬皮病	矽酮或液狀石蠟注入性硬皮病
L94.101		scleroderma linear	线状硬皮病	線狀硬皮病
M34.206		scleroderma occupational	职业性硬皮病	職業性硬皮病
M34.201		scleroderma - like changes resulting from bleomycin	博莱霉素性硬皮病样变	bleomycin 引發硬皮病樣病變
L27.032		scleroderma - like drug reactions	硬皮病样药物反应	硬皮病樣藥物反應
M34.204		scleroderma - like lesions resulting from epoxy resin	环氧树脂性硬皮病样损害	環氧樹脂性硬皮病樣病灶
M34.207		scleroderma - like lesions resulting from perchlorethylene, trichlorethylene and organic solvents	全氯乙烯、三氯乙烯、有机溶剂性硬皮病样损害	全氯乙烯、三氯乙烯、有機溶劑性硬皮病樣病灶
M34.209		scleroderma - like lesions resulting from pesticides	农药性硬皮病样损害	農藥性硬皮病樣病灶
E80.101		sclerodermatoid porphyria cutanea tarda	硬皮病样迟发性皮肤卟啉病	硬皮病樣遲發性皮膚紫質病
L94.804		scleroedema	硬肿病	硬腫病
L94.804		scleroedema adultorum Buschke	成人布施克硬肿病	成人 Buschke 硬腫病
E14.605		scleroedema diabeticorum	糖尿病性硬肿病	糖尿病性硬腫病
E14.605		scleroedema of mellitus diabetic	糖尿病性硬肿病	糖尿病性硬腫病
M72.502		sclerofasciitis	硬化性筋膜炎	硬化性筋膜炎
A51.202		sclerolymphadenitis syphilitica	梅毒性硬化性淋巴结炎	
A48.801		scleroma	硬结病	

主码	附码	英文病名	中文病名	繁体病名
L98.512		scleromyxedema	硬化性黏液水肿	硬化性黏液水腫
L91.005		scleromyxoedma – like illness of renal disease	硬化黏液水肿样肾病	
D23. –	M81000/0	sclerosing epithelial hamartoma	硬化性上皮错构瘤	硬化性上皮錯構瘤
D23. –	M88230/0	sclerosing fibroma	硬化性纤维瘤	硬化性纖維瘤
C49. –	M88100/3	sclerosing fibrosarcoma	硬化性纤维肉瘤	硬化性纖維肉瘤
D23. –		sclerosing hemangioma	硬化性血管瘤	硬化性血管瘤
L92.830		sclerosing lipogranuloma	硬化性脂肪肉芽肿	硬化性脂肪肉芽腫
I89.104		sclerosing lymphangitis	硬化性淋巴管炎	硬化性淋巴管炎
N48.814		sclerosing lymphangitis of penis	阴茎硬化性淋巴管炎	陰莖硬化性淋巴管炎
M79.830		sclerosing panniculitis	硬化性脂膜炎	硬化性脂層炎
I80.802		sclerosing periphlebitis of chest wall	胸臂硬化性血栓性静脉炎	胸臂硬化性血栓性靜脈炎
C44. –	M83900/3	sclerosing sweat duct carcinoma	硬化汗腺导管癌	
Q82.809		sclerotylosis	硬化性胼胝	硬化性胼胝
T61.102		scombroid fish poisoning	鲭亚目鱼中毒	青花魚中毒
T63.503	X26.9	scopion fish puncture wounds	鲉鱼穿刺伤	鮋魚穿刺傷
B48.803		scopulariopsidosis	帚霉病	帚黴菌病
D69.809		scorbutic purpura	维生素 C 缺乏性紫癜	維生素 C 缺乏性紫斑症
E80.205		scorched porphyria	焦卟啉病	焦紫質病
T63.201		scorpion sting	蝎蜇伤	蠍螫傷
Q87.826		Scott's syndrome	斯科特综合征	Scott 氏徵候群
A18.437		scrofuloderma	瘰疬性皮肤结核；皮肤瘰疬；腺病疮；皮肤腺病	腺病瘡；皮膚腺病；腺病瘡
D29.402	M91410/0	scrotal angiokeratoma	阴囊血管角化瘤	陰囊血管角化瘤
L72.906		scrotal cyst	阴囊囊肿	陰囊囊腫
L30.901		scrotal eczema	阴囊湿疹	陰囊濕疹
N50.855		scrotal lichen simplex	阴囊单纯苔藓	陰囊單純苔癬
L29.101		scrotal pruritus	阴囊瘙痒症	陰囊搔癢症
K14.501		scrotal tongue	阴囊舌	陰囊舌
A18.129†	N51.803*	scrotum tuberculosis	阴囊结核	陰囊結核病
A75.301		scrub typhus	丛林斑疹伤寒	恙蟲病
E54.x02		scurvy	坏血病	壞血病
D69.202		scurvy of old age	老年性坏血病	老年性壞血病
T63.616	X26.903	sea anemones sting	海葵刺伤	海葵刺傷
B64.x02		sea bather's eruption	海水浴者皮疹	海水浴者皮疹
T63.610	X26.914	sea butterflies sting	海蝶刺伤	海蝶魚刺傷
T63.611	X26.915	sea cucumber dermatitis	海参皮炎	海參皮膚炎
B64.x02		sea lice	海虱	海虱
L92.825		sea urchin granuloma	海胆肉芽肿	海膽肉芽腫
T63.612	X26.916	sea urchin sting	海胆刺伤	海膽刺傷
T69.001		seaboat foot	海船足	海船足
L30.801		seasonal bullous dermatitis	季节性大疱性皮炎	季節性水疱性皮膚炎
L25.802		seasonal contact dermatitis	季节性接触性皮炎	季節性接觸性皮膚炎
L25.516		seaweed dermatitis	海藻皮炎	海藻皮膚炎
D23. –		sebaceoma	皮脂瘤	皮脂瘤
D23.901	M84100/0	sebaceous adenoma	皮脂腺腺瘤	皮脂腺腺瘤
C44.901	M84100/3	sebaceous carcinoma	皮脂腺癌	皮脂腺癌
L72.121		sebaceous cyst	皮脂腺囊肿	
D23.901	M80110/0	sebaceous epithelioma	皮脂腺上皮瘤	皮脂腺上皮瘤
L82.x07		sebaceous gland hamartoma	皮脂腺错构瘤	皮脂腺錯構瘤
L82.x06		sebaceous hyperplasia	皮脂腺增生	皮脂腺增生
L82.x07		sebaceous nevus	皮脂腺痣	皮脂腺痣
D23.901	M81010/0	sebaceous trichofolliculoma	皮脂腺发毛囊瘤	皮脂腺髮毛囊瘤
Q82.523		sebaceus nevus syndrome	皮脂腺痣综合征	皮脂腺母斑徵候群
D23. –		sebocerine adenoma	皮脂腺顶泌汗腺腺瘤	皮脂腺頂漿汗腺腺瘤
L72.201		sebocystomatosis	皮脂囊肿病	
L82.x06		sebomatricoma	皮脂母质瘤	皮脂母質瘤
D23. –		sebomatrixoma	皮脂腺基质瘤	皮脂腺基質瘤
L21.901		seborrhea	皮脂溢出	脂漏

主码	附码	英文病名	中文病名	繁体病名
L21.901		seborrhea oleosa	油性皮脂溢出症	油性皮脂溢出症
L21.901		seborrheic dermatitis	脂溢性皮炎	脂漏性皮膚炎
L21.901		seborrheic eczema	脂溢性湿疹	
L82.x14		seborrheic keratosis with malignant tumour	脂溢性角化伴恶性肿瘤	脂漏性角化伴惡性腫瘤
L21.005		seborrheic milk crust	脂溢性奶结痂	脂漏性奶結痂
L12.802		seborrheic pemphigoid	脂溢性类天疱疮	脂漏性類天疱瘡
L82.x02		seborrheic verruca	脂溢性疣	脂漏性疣
L21.004		seborrhoeic dermatitis of scalp	头部脂溢性皮炎	頭部脂漏性皮膚炎
L82.x02		seborrhoeic keratosis	脂溢性角化病	脂漏性角化症
Q87.109		Seckel's syndrome	塞克尔综合征	Seckel 氏徵候群
L90.805		secondary anetoderma	继发性皮肤松垂	
A51.317		secondary anus syphilis	二期肛门梅毒	第二期肛門梅毒
A51.414†	M90.202*	secondary bone syphilis	二期骨梅毒	第二期骨梅毒
A51.406†	H22.003*	secondary ciliary body syphilis	二期睫状体梅毒	
E85.409†	L99.001*	secondary cutaneous amyloidosis	继发性皮肤淀粉样变病;继发性皮肤淀粉样变性	繼發性皮膚澱粉樣變性症
C82.703	M96923/3	secondary cutaneous follicular center lymphoma	继发性皮肤滤泡中心性淋巴瘤	繼發性皮膚濾泡中心細胞性淋巴瘤
A51.303		secondary cutaneous syphilis	二期皮肤梅毒	第二期皮膚梅毒
E78.805		secondary hyperlipoproteinemia	继发性高脂蛋白血症	繼發性高脂蛋白血症
L81.511		secondary hypopigmentation	继发性色素减退	繼發性色素減退
D84.902		secondary immunodeficiency diseases	继发性免疫缺陷病	繼發性免疫缺乏病
L01.101		secondary impetiginisation	继发性脓疱化	繼發性膿疱化
A51.309		secondary lip syphilis	二期唇梅毒	第二期唇梅毒
L95.805		secondary livedo reticularis	继发性网状青斑	繼發性網狀青斑
A51.411†	K77.001*	secondary liver syphilis	二期肝梅毒	第二期肝梅毒
I89.020		secondary lymphedema	继发性淋巴水肿	繼發性淋巴水腫
L90.805		secondary macular atrophy	继发性斑状萎缩	繼發性斑狀萎縮
A51.332		secondary mouth syphilis	二期口腔梅毒	
L98.510		secondary mucinosis	继发性黏蛋白沉积症;继发性黏蛋白病	繼發性黏液素病
A51.324		secondary mucocutaneous syphilis	二期黏膜皮肤梅毒	第二期黏膜皮膚梅毒
A51.310		secondary mucous membrane syphilis	二期黏膜梅毒	第二期黏膜梅毒
A51.311		secondary pharynx syphilis	二期咽梅毒	第二期咽梅毒
I73.001		secondary Raynaud's phenomenon	继发性雷诺现象	繼發性雷諾氏現象
A51.401		secondary relapse syphilis(treated,untreated)	二期复发梅毒(已治疗,未治疗)	第二期復發梅毒(已治療,未治療)
M35.002		secondary sicca syndrome	继发性干燥综合征	繼發性乾燥徵候群
A51.303		secondary skin syphilis	二期皮肤梅毒	
A51.401		secondary syphilis	二期梅毒	第二期梅毒
A51.409		secondary syphilitic adenopathy	二期梅毒性腺病	第二期梅毒性腺病
A51.413†	N74.201*	secondary syphilitic female pelvic inflammatory disease	二期梅毒性女性盆腔炎性疾病	第二期梅毒性女性骨盆腔發炎性疾病
A51.411†	K77.001*	secondary syphilitic hepatitis	二期梅毒性肝炎	
A51.406†	H22.003*	secondary syphilitic iridocyclitis	二期梅毒性虹膜睫状体炎	第二期梅毒性虹膜睫狀體炎
A51.403		secondary syphilitic lymph gland(early)	二期梅毒性淋巴结(早期)	第二期梅毒性淋巴腺體(早期)
A51.403		secondary syphilitic lymphadenitis	二期梅毒性淋巴结炎	第二期梅毒性淋巴結炎
A51.403		secondary syphilitic lymphadenopathy	二期梅毒性淋巴结病	第二期梅毒性淋巴結病
A51.405†	G01.X01*	secondary syphilitic meningitis	二期梅毒性脑膜炎	
A51.405†	G01.X01*	secondary syphilitic meningitis	二期梅毒性脑膜炎	第二期梅毒性腦膜炎
A51.415†	M63.001*	secondary syphilitic myositis	二期梅毒性肌炎	第二期梅毒性肌炎
A51.412†	N08.004*	secondary syphilitic nephrotic syndrome	二期梅毒性肾病综合征	第二期梅毒性腎病徵候群
A51.408†	H58.802*	secondary syphilitic oculopathy	二期梅毒性眼病	第二期梅毒性眼病
A51.416†	M90.207*	secondary syphilitic osteoporosis	二期梅毒性骨质疏松症	第二期梅毒性骨質疏鬆症
A51.404†	M90.101*	secondary syphilitic periostitis	二期梅毒性骨膜炎	第二期梅毒性骨膜炎
A51.334		secondary syphilitic tonsillitis	二期梅毒性扁桃腺炎	第二期梅毒性扁桃体炎
A51.316		secondary syphilitic ulcer	二期梅毒性溃疡	第二期梅毒性潰瘍
A51.407†	H22.004*	secondary syphilitic uveal tract	二期梅毒性葡萄膜[色素层]	二期梅毒性葡萄膜[色素層]
A51.407†	H22.004*	secondary syphilitic uveitis	二期葡萄膜炎	

主码	附码	英文病名	中文病名	繁体病名
E85.301		secondary systemic amyloidosis	继发性系统性淀粉样变病;继发性系统性淀粉样变性	繼發性系統性澱粉樣變性症
D69.501		secondary thrombocytopenic purpura	继发性血小板减少性紫癜	繼發性血小板減少性紫斑症
A51.334		secondary tonsil syphilis	二期扁桃体梅毒	第二期梅毒性扁桃腺炎
A51.410		secondary viscera(abdominal) syphilis	二期内脏(腹部)梅毒	第二期內臟(腹部)梅毒
A51.312		secondary vulva syphilis	二期女阴梅毒	第二期女陰梅毒
E80.210		secondsry porphyria	继发性卟啉病	第二期紫質病
L98.105		Secretan's syndrome	西克里坦综合征	Secretan 氏徵候群
Q80.201		Seeligman's syndrome	西利格曼综合征	
Q85.009	M95400/1	segmental neurofibromatosis	节段性神经纤维瘤病	分節性神經纖維瘤病
E88.115		Seip's syndrome	塞普综合征	Seip 氏徵候群
D80.201		selective deficiency of immunoglobulin A (IgA)	IgA 选择性缺乏症	IgA 选择性缺乏症
D80.301		selective deficiency of immunoglobulin G (IgG) subclasses	IgG 亚类选择性缺陷病	選擇性 IgG 亞類缺乏
D80.401		selective deficiency of immunoglobulin M (IgM)	IgM 选择性缺陷病	選擇性 IgM 缺乏
D80.201		selective IgA deficiency	选择性 IgA 缺乏症	
T56.805		selenium and its compounds cutaneous trauma	硅及其化合物皮肤损伤	硅及其化合物皮膚損傷
E61.802		selenium deficiency	硅缺乏症	硒缺乏症
Q80.204		self - healing colloid baby	自愈性胶体婴儿	自癒性棉膠樣嬰兒
L98.502		self - healing juvenile cutaneous mucinosis	自愈性幼年皮肤黏蛋白沉积症;自愈性幼年皮肤黏蛋白病	自癒性幼年皮膚黏液素病
L85.801		self - healing squamous epithelioma	自愈性鳞状上皮细胞瘤	自癒性鱗狀上皮細胞瘤
L98.120		self - inflicted injuries	自我损伤	自我損傷
L98.120		self - inflicted skin disease	自愈性皮肤病	自癒性皮膚病
E79.101		self - mutilation hyperuricemia	自身摧毁性高尿酸症	自身摧毀性高尿酸症
R52.101		Selter's syndrome	塞尔特综合征	Selter 氏徵候群
L25.827		semen allergic eruption	精液变应性疹	精液過敏皮膚疹
T78.803		semen allergy	精液变态反应	精液過敏
Q98.401		seminiferous tubule dysgenesis syndrome	细精管发育障碍综合征	細精管發育障礙徵候群
C62. -	M90610/3	seminoma	精原细胞瘤	精原細胞瘤
-	Y51.701	semserin drug reactions	噻吗心安药物反应	
L10.401		Senear - Usher syndrome	塞尼尔 - 厄舍综合征	薛尼爾 - 烏修氏徵候群
L23.704		senecio jacobaea allergic contact dermatitis	火草变应性接触性皮炎	火草過敏性接觸性皮膚炎
L23.704		senecio jacobaea contact dermatitis	火草接触性皮炎	
L57.003		senile actinic keratosis	老年性光化性角化病	老年性日光性角化症
I78.105	M91200/0	senile angioma	老年性血管瘤	老年性血管瘤
M31.601		senile arteritis	老年性动脉炎	老年性動脈炎
L90.801		senile atrophy	老年萎缩	
L70.008		senile comedones	老年性粉刺	
L90.801		senile cutaneous atrophy	老年性皮肤萎缩	老年性皮膚萎縮
L81.502		senile guttate leukoderma	老年性白点病	
L81.502		senile leukoderma	老年性白斑	老年性白皮症
L12.901		senile pemphigus	老年性天疱疮	
I86.813		senile phlebectasia	老年性静脉扩张	老年性靜脈擴張
L81.454		senile plaque	老年斑	老年斑
L29.801		senile pruritus	老年瘙痒症	老年搔癢症
D69.202		senile purpura	老年性紫癜	老年性紫斑
L82.x06		senile sebaceous adenoma	老年性皮脂腺腺瘤	老年性皮脂腺腺瘤
L82.x06		senile sebaceous gland nevus	老年性皮脂腺痣	老年性皮脂腺痣
L82.x06		senile sebaceous hyperplasia	老年性皮脂腺增生	
N90.502		senile vulvar atrophy	老年性女阴萎缩	老年性女陰萎縮
R20.805		sensation burning of skin	皮肤感觉灼热	皮膚感覺灼熱
Q75.809		Sensenbrenner syndrome	森森伯纳综合征	薛生伯納氏徵候群
A41.904		septic dermatitis	败血性皮炎	敗血性皮膚炎
L98.419		septic sore	腐败疮	腐敗瘡
A41.904		septicaemia affecting skin	侵袭皮肤败血症	侵襲皮膚敗血症
B92.x01		sequelae of leprosy	麻风后遗症	麻風(癩病)後遺症

主码	附码	英文病名	中文病名	繁体病名
A51.501		serological relapse after treatment of latent early syphilis	治疗后血清学复发隐性早期梅毒	治療後血清學復發潛伏性早期梅毒
D18.108		seroma	血清肿	
T80.606		serum rash	血清疹	血清疹
T80.601		serum sickness	血清病	血清病
L27.014		serum sickness like drug eruption	血清病样药疹	血清病樣藥疹
T80.604		serum sickness syndrome	血清病样综合征	
T80.602		serum urticaria	血清病性荨麻疹	血清性蕁麻疹
T80.604		serum - induced anaphylactic reaction	血清性过敏反应	血清性過敏反應
L25.512		sesame seed dermatitis	芝麻皮炎	芝麻皮膚炎
Q82.8		Setleis syndrome	斯特立斯综合征	
A27.901		seven - day fever	七日热	
L27.007		severe bullous erythema gravis type drug eruption	重症大疱性红斑型药疹	重症水疱性紅斑型藥疹
D81.901		severe combined immunodeficiency	重症联合免疫缺陷病	重症聯合免疫缺陷
L51.104		severe mucosal erythema multiforme	黏膜型重型多形红斑	黏膜重型多形性紅斑
L25.132		sex hormones drugs contact dermatitis	性激素类药接触性皮炎	性荷爾蒙類藥接觸性皮膚炎
Q80.101		sex - linked ichthyosis	性联鱼鳞病	性聯魚鱗癬
C84.101		Sézary reticulocytosis	塞扎里网状细胞增生症	西紮利網狀細胞增生症
C84.101	M97010/3	Sézary syndrome	塞扎里综合征	西紮利徵候群
Q84.616		Shabbir's syndrome	沙贝尔综合征	
M35.101		Sharp's syndrome	夏普综合征	
E23.003		Sheehan's syndrome	希恩综合征;席汉氏综合征	Sheehan 氏徵候群
E23.003		Sheehan - Simmond disease	希恩 - 西蒙病	席漢 - 西蒙氏病
Q84.607		shell nail syndrome	贝壳甲综合征	殼狀甲徵候群
E53.001		Shibi - Catchaki disease	夏伊布 - 卡特查基病	Shibi - Catchaki 氏病
L25.817		shoes dermatitis	鞋皮炎	鞋皮膚炎
L60.811		short nail	短甲	短甲
M89.403		short stature with pleonosteosis and periarticular fibrosis	短身材伴骨化过度及关节周围纤维化	短身材伴骨化過度及關節周圍纖維化
L27.004		shortrange antimonials dermatitis	短程锑剂皮炎	
Q87.402		Shprintzen - Goldberg syndrome	施普林特兹 - 戈尔德伯格综合征	Shprintzen - Goldberg 氏徵候群
M35.401		Shulman's syndrome	舒尔曼综合征	夏爾曼氏徵候群
Q80.826		Shwachman's syndrome	史沃克曼综合征	Shwachman 氏徵候群
E77.101		sialidosis	唾液酸贮积病	
E50.701†	H19.803*	sicca eye vitamin A deficiency	维生素 A 缺乏合并干眼症	維生素 A 缺乏合併乾眼症
M35.001		sicca syndrome	干燥综合征	乾燥徵候群
L98.421		sickle cell disease	镰刀细胞病	鐮刀細胞病
E40.x01		sickness of weaeling	断奶病	斷奶病
D50.101		sideropenic dysphagic syndrome	缺铁性吞咽困难综合征	缺鐵性吞咽困難徵候群
Q82.862		Siemens syndrome	西门子综合征	Siemens 氏徵候群
L92.832		silica granuloma	硅肉芽肿	矽肉芽腫
L92.832		silicone garmuloma	硅酮肉芽肿	
L92.314		silicone reaction	硅酮反应	矽酮反應
L25.903		silkworker's dermatitis	缫丝工皮炎	絲工作者皮膚炎
B64.x02		silt itch	淤泥痒	淤泥癢
Q87.114		Silver syndrome	西尔弗综合征	
Q80.820		Silvermann syndrome	西尔弗曼综合征	Silvermann 氏徵候群
E88.102		Simon's syndrome	西蒙综合征	Simon 氏徵候群
L81.453		simple lentigines	单纯性黑子	單純小痣
D18.109	M91700/0	simple lymphangioma	单纯性淋巴管瘤	單純性淋巴管瘤
E26.003		simple water - sodium retention	单纯性水钠潴留症	單純性水鈉瀦留症
L98.102		simulated dermatitis	伪装性皮炎	
T14.022		Simulium bite	蚋叮咬	蚋叮咬
B02.909		sine exanthemata herpes zoster	无疹性带状疱疹	無疹性帶狀疱疹
D76.327		sinus histiocytosis with massive lymphadenopathy	窦组织细胞增生症伴巨大淋巴结病	竇性組織細胞增生症併巨大淋巴病變
D18.030	M91210/0	sinusoidal hemangioma	窦状血管瘤	竇狀血管瘤

主码	附码	英文病名	中文病名	繁体病名
D36.116		Sipple's syndrome	赛普勒综合征	Sipple 氏徵候群
C79.204		Sister Mary Joseph's nodule	玛丽·约瑟夫结节	瑪麗約瑟夫小結節
A65.001		Siti diseases	西蒂病	Siti 病
E75.511		sitosterol storage disease and xanthomatosis	谷甾醇贮积病并发黄瘤病	穀甾醇貯積病併發黃瘤病
E75.511		sitosterolemia	谷甾醇血症	穀甾醇血症
Q89.302		situs inversus	内脏反位	
B08.201		sixth disease	第六病	第六病
Q87.809		Sjögren II syndrome	舍格伦 II 综合征	Sjögren 氏 II 徵候群
M35.001		Sjögren syndrome	干燥综合征;舍格伦综合征	乾燥徵候群;Sjögren 氏徵候群
Q87.117		Sjögren – Larsson syndrome	舍格伦-拉松综合征	Sjögren – Larsson 氏徵候群
B37.814		skeletal candidiasis	骨骼念珠菌病	骨骼念珠菌病
A65.001		Skerljevo diseases	斯凯尔杰沃病	Skerljevo 病
L98.404		skin atrophic ulcer	皮肤萎缩性溃疡	皮膚萎縮性潰瘍
T66.x02		skin cancer induced by radiation	放射性皮肤癌	放射性皮膚癌
E83.101		skin changes due to hemochromatosis	血色素沉积性皮肤改变;血色素沉积症性皮肤病变	血色素沉積病性皮膚改變
L98.401		skin chronic ulcer	皮肤慢性溃疡	皮膚慢性潰瘍
L81.812		skin discolouration induced by cosmetics	化妆品皮肤色素异常	化妝品皮膚色素異常
E67.001		skin disease due to hypervitaminosis A	维生素 A 过多皮肤病	
Q79.604		skin fragility syndrome	皮肤脆弱综合征	皮膚脆弱徵候群
Q84.110		skin fragility – woolly hair syndrome	皮肤脆弱-羊毛状发综合征	皮膚脆弱-羊毛狀髮徵候群
A49.202		skin infection due to *Haemophilus* influenzae	流感嗜血杆菌性皮肤感染	流感嗜血桿菌性皮膚感染
A31.005		skin infections due to *Mycobacterium Kansasii*	堪萨斯分枝杆菌皮肤感染	堪薩斯分枝桿菌皮膚感染
A31.801		skin infections due to *Mycobacterium Szulgai*	楚尔盖分枝杆菌皮肤感染	楚爾盖分枝桿菌皮膚感染
L27.064		skin lesion in drug addicts	药瘾者皮肤损害	藥癮者皮膚病灶
B17.801		skin manifestation of hepatitis	肝炎皮肤表现	肝炎皮膚表現
C79.203		skin metastasis from carcinoma of breast	乳腺癌皮肤转移癌	乳腺癌皮膚轉移
C79.203		skin metastasis from carcinoma of gastrointestine	胃肠道癌皮肤转移	胃腸道癌皮膚轉移
C79.203		skin metastasis from carcinoma of kidney	肾癌皮肤转移	腎癌皮膚轉移
C79.203		skin metastasis from carcinoma of lung	肺癌皮肤转移	肺癌皮膚轉移
C79.203		skin metastasis from carcinoma of oral cavity	口腔癌皮肤转移	口腔癌皮膚轉移
C79.203		skin metastasis from carcinoma of ovary	卵巢癌皮肤转移	卵巢癌皮膚轉移
L98.405		skin neurotrophic ulcer	皮肤神经营养性溃疡	皮膚神經營養性潰瘍
Q80.820		skin peeling syndrome	脱皮综合征	皮膚剝落徵候群
L98.406		skin perforating ulcer	皮肤穿孔性溃疡	皮膚穿孔性潰瘍
L98.403		skin pyogenic ulcer	皮肤化脓性溃疡	皮膚化膿性潰瘍
B09.x01		skin rash due to virus	病毒性皮疹	病毒性皮疹
T14.801		skin signs of child abuse	虐待儿童皮肤征	虐待兒童皮膚表徵
E03.907		skin signs of hypothyroidism	甲状腺功能减退性皮肤征	甲狀腺功能減退性皮膚症
T14.804		skin signs of professional deep diving	专业深海跳水皮肤征	專業深海潛水皮膚表徵
T14.802		skin signs of torture	拷打皮肤征	拷打皮膚表徵
L91.801		skin tag	皮赘	皮贅;垂疣
Z94.501		skin transplant status	皮肤移植状态	皮膚移植狀態
L98.405		skin trophic ulcer	皮肤营养性溃疡	皮膚營養性潰瘍
R20.809		skin – ache syndrome	皮肤痛疼综合征	皮膚痛疼徵候群
Q82.523		skin – eye – brain – heart syndrome	皮肤-眼-脑-心综合征	皮膚-眼-腦-心徵候群
L98.821		skin – nephrotic syndrome	皮肤-肾综合征	
L98.820		skin – unresponsiveness syndrome	皮肤无反应综合征	
L25.821		slaughter house eczema	屠宰屋湿疹	屠宰屋濕疹
M32.901		SLE	系统性红斑狼疮	系統性紅斑性狼瘡
B56.901		sleeping sickness	昏睡病	
B22.201		slim disease	纤弱病	消瘦病
E76.201		Sly's syndrome	斯里综合征	Sly 氏徵候群
C85.101	M96700/3	small lymphocytic B – cell lymphoma	小淋巴细胞性 B 细胞淋巴瘤	小淋巴細胞性 B 細胞淋巴瘤
L41.301		small plaques parapsoriasis	小斑块副银屑病;小斑块类银屑病	小板塊狀類乾癬
Q96.902		small stature – webbed neck – lymphoedema	卵巢性侏儒症-蹼状颈-淋巴水肿	卵巢性侏儒症-蹼狀頸-淋巴水腫
I73.817		small vessel calcification(calciphylaxis)	小血管钙化	小血管鈣化

主码	附码	英文病名	中文病名	繁体病名
B39.402		small - form histoplasmosis	小型组织胞浆菌病	小型组织胞浆菌病
B03.x01		smallpox	天花	天花
L90.607		smile lines	微笑纹	微笑紋
L81.404		smoker's melanosis	吸烟者黑变病	吸煙者黑變症
K12.117		smoker's palate	吸烟者腭	吸煙者腭
K14.402		smooth atrophic tongue	平滑萎缩舌	平滑萎縮舌
Q85.912	M88900/0	smooth muscle hamartoma	平滑肌错构瘤	平滑肌錯構瘤
K14.402		smooth tongue	光面舌	光面舌
T63.003		snake bite(nonvenomous)	蛇咬伤(无毒)	蛇咬傷(無毒)
M30.802		Sneddon's syndrome	斯内登综合征	史納得氏徵候群
L13.102		Sneddon - Wilkinson syndrome	斯内登 - 威尔金森综合征	史納得 - 威京生氏徵候群
A25.901		sodoku	鼠咬病	鼠咬病
L91.801		soft fibroma	软纤维瘤	軟纖維瘤
L60.307		soft nails	软甲	軟爪甲
A51.206		soft palate syphilitic chancre	软腭梅毒性下疳	軟腭梅毒下疳
A57.x01		soft sore	软下疳	軟下疳
D23. -	M92200/0	soft tissue chondroma	软组织软骨瘤	軟組織軟骨瘤
L08.920		soft tissue infection	软组织感染	軟組織感染
L08.919		soft tissue infection of foot	足软组织感染	足軟組織感染
L08.903		soft tissue infection of neck	颈软组织感染	頸軟組織感染
L08.909		soft tissue infection of perineum	会阴部软组织感染	會陰部軟組織感染
D48.111		soft tissue tumour	软组织瘤	軟組織瘤
L91.801		soft warts	软疣	軟疣
L57.803		solar cheilitis	日光性唇炎	
L57.801		solar dermatitis	日光皮炎	日光性皮膚炎
L57.801		solar edema	日光性水肿	日光性水腫
L57.812		solar elastosis	日光性弹性组织病	日光性彈性纖維變性
L57.812		solar elastosis syndrome	日光性弹力组织变性综合征	
L57.801		solar erythema	日晒红斑	
L57.003		solar keratosis	日光性角化病	日光性角化症
L81.454		solar lentigines	日光性黑子	日光性小痣
D69.202		solar purpura	日光性紫癜	
L56.301		solar urticaria	日光性荨麻疹	日光性蕁麻疹
L60.837		solenonychia	管状甲	
D23. -	M84020/0	solid - cystic hidradenoma	囊实性汗腺瘤	
L85.846		solitary and disseminated epidermolytic acanthoma	孤立性和播散性表皮松解性棘皮瘤	孤立性及播散性表皮鬆解性棘皮瘤
D23. -	M91410/0	solitary angiokeratoma	孤立性血管角化瘤	孤立性血管角化瘤
D36. -	M95700/0	solitary circumscribed neuroma	孤立性局限性神经瘤	孤立性局限性神經瘤
L94.207		solitary congenital calcified nodules	孤立性先天性结节性钙化	孤立性先天性結節性鈣化
L85.807		solitary keratoacanthoma	孤立性角化棘皮瘤	孤立性角化棘皮瘤
L43.803		solitary lichen planus	孤立性扁平苔藓	孤立性扁平苔癬
Q82.208		solitary mastocytosis	孤立性肥大细胞瘤	孤立性肥大細胞增生症
C90.206		solitary myeloma	孤立性骨髓瘤	孤立性骨髓瘤
D36. -	M95700/0	solitary neurofibroma	孤立性神经纤维瘤	
D23. -	M80110/0	solitary trichilemmoma	孤立性毛根鞘瘤	孤立性外毛根鞘瘤
D36.114		solitay circumscribed neuroma	孤立性有境界的神经瘤	孤立性有境界的神經瘤
Q82.504		Solomon's syndrome	所罗门综合征	Solomon 氏徵候群
L25.307		solvents contact dermatitis	溶剂类接触性皮炎	溶劑類接觸性皮膚炎
C44. -		somatic burn scar - related squamous cell carcinoma	体表烧伤瘢痕性鳞状细胞癌	軀體燒傷痕痕性鱗狀細胞癌
D18.1		somatic lymphangioleiomyomatosis	体表淋巴管平滑肌瘤病	躯体淋巴管平滑肌瘤病
-	Y45.803	somedon drug reactions	去痛片药物反应	somedon 藥物反應
L85.835		soot wart	烟灰疣	煙灰疣
-	Y52.302	sorbitrate(carvasin) drug reactions	消心痛(硝异梨醇)药物反应	
E80.208		South African hereditary porphyria	南非遗传性卟啉病	南非遺傳性紫質病
A77.101		south african tick - bite fever	南非蜱咬热	南非壁蝨咬熱
B41.902		south american blastomycosis	南美芽生菌病	南美芽生菌病

主码	附码	英文病名	中文病名	繁体病名
B55.201		south American leishmaniasis	南美利什曼病	南美利什曼病
Q82.849		Spanlang – Tappeiner syndrome	斯帕拉格 – 塔佩纳综合征	Spanlang – Tappeiner 氏徵候群
B70.101		sparganosis	裂头蚴病	裂頭幼條蟲病
B70.102		sparganosis of skin	皮肤裂头蚴病	皮膚裂頭幼條蟲病
Q87.117		spastic diplegia – ichthyosis – oligophrenia	痉挛性双瘫 – 鱼鳞病 – 精神幼稚病	痙攣性雙癱 – 魚鱗病 – 精神幼稚病
Z11.801		special screening examination for chlamydial diseases	衣原体病特殊筛选检查	衣原體病特殊篩選檢查
Z11.401		special screening examination for human immunodeficiency virus(HIV)	人类免疫缺陷病毒(HIV)特殊筛选检查	人類免疫缺陷病毒(HIV)特殊篩選檢查
Z11.301		special screening examination for infections with a predominancy sexual mode of transmission	主要为性传播模式传染病的特殊筛选检查	主要為性傳播模式傳染病的特殊篩選檢查
Z11.803		special screening examination for mycoses diseases	真菌病特殊筛选检查	黴菌病特殊篩選檢查
Z11.802		special screening examination for spirochaetal diseases	螺旋体病特殊筛选检查	螺旋體病特殊篩選檢查
L81.429		speckled lentiginous nevus	斑点状雀斑样痣	
L85.847		spectacle frame acanthoma	镜架性棘皮瘤	
L25.138		spermicides contact dermatitis	杀精子药接触性皮炎	殺精子藥接觸性皮膚炎
E75.203		sphingolipidosis	神经鞘脂贮积症	
E75.203		sphingomyelin storage disease	神经鞘磷脂贮积病	神經鞘磷脂貯積病
I78.101		spider angioma	蜘蛛状血管瘤	蜘蛛狀血管瘤
T14.107		spider bite	蜘蛛咬伤	蜘蛛咬傷
I78.101		spider nevus	蜘蛛痣	蜘狀痣
I78.101		spider telangiectasia	蛛形毛细血管扩张	蜘蛛形毛細血管擴張
I83.903		spider veins	蜘蛛静脉	
D23. –		Spiegler's syndrome	施皮格勒综合征	
Q05.901		spinal bifida	脊柱裂	脊柱裂
R61.105		spinal cord hyperhidrosis	脊髓性多汗症	
A52.117		spinal cord syphilis	脊髓梅毒	脊髓梅毒
C49. –	M91360/1	spindle cell hemangioendothelioma	梭形细胞血管内皮瘤	
C49. –	M91360/1	spindle cell hemangiooma	梭形细胞血管瘤	梭狀細胞血管瘤
D17. –	M88570/0	spindle cell lipoma	梭形细胞脂肪瘤	梭形細胞脂肪瘤
C43.901	M87720/3	spindle cell melanoma	梭形细胞黑素瘤	梭形細胞黑素瘤
D22. –		spindle cell nevus	梭形细胞痣	梭形細胞痣
D22. –	M87720/0	spindle cell nevus of Reed	里德梭形细胞痣	里德梭形細胞痣
Q84.101		spindle hair	梭形毛发	梭形毛髮
C44. –	M80740/3	spindle – cell squamous cell carcinoma	梭形细胞鳞状细胞癌	梭形細胞鱗狀細胞癌
C44. –	M81400/3	spiradenocarcimoma	螺旋腺癌	
D23. –		spiradenocylindroma	螺旋腺圆柱瘤	螺旋腺圓柱瘤
D23. –	M84030/0	spiradenoma	螺旋腺瘤	螺旋腺瘤
Q84.610		spiral hair	螺旋状发	
–	Y40.302	spiramycin drug reactions	螺旋霉素药物反应	spiramycin 藥物反應
A25.001		spirillosis	螺旋菌病	螺旋菌病
A25.001		spirillum minor rat – bite fever	螺旋菌鼠咬热	螺旋菌鼠咬熱
D22. –	M87700/0	Spitz nevus	斯皮茨痣	史必茨痣
A52.708†	D77.X01*	spleen syphilis	脾梅毒	脾梅毒
L60.863		splinter hemorrhage	裂片形出血	裂片形出血
L60.833		splitting into layers	甲层裂	層層裂開
T63.614	X26.905	sponge dermatitis and sting	海绵皮炎及螫伤	
T63.613	X26.905	sponge fisherman's dermatitis	海绵采集者皮炎	海綿採集者皮膚炎
T63.613	X26.905	sponge fisherman's disease	海绵渔夫病	
T63.614	X26.905	sponge sting	海绵刺伤	海綿刺傷
L90.819		spontaneous atrophic scarring of cheeks	颊部自发性萎缩性瘢痕	臉頰部自發性萎縮性疤痕
I73.816		spontaneous ecchymosis	自发性瘀斑	自發性瘀斑
L29.824		spontaneous itching as a manifestation of endocrine and malignant disease	内分泌和恶性病发生的瘙痒现象	內分泌及惡性疾病後之自發性搔癢現象
D36.114	M95700/0	spontaneous neuroma	自发性神经瘤	

主码	附码	英文病名	中文病名	繁体病名
L60.202		spoon nails	匙状甲	匙狀甲
C46.001	M91400/3	sporadic Kaposi's sarcoma	散发性卡波西肉瘤	散發性卡波西氏肉瘤
E80.101		sporadic porphyria cutanea tarda	散发性迟发性皮肤卟啉病	散發性遲發性皮膚紫質病
Q85.001		sporadic schwannoma	散发性神经鞘瘤	散发性神经鞘瘤
B42.901		sporotrichosis	孢子丝菌病	孢子絲菌症
A77.101		Spotted fever due to Rickettsia conorii	康诺尔立克次体性斑疹热	康諾爾立克次體性斑疹熱
I74.401		spotted leg syndrome	斑点腿综合征	斑點腿徵候群
Q78.203		spotted osteopoikilosis	斑点状骨异色病	斑点状骨异色病
L56.807		spring eruption of ear	耳部春季疹	
L30.501		springtime dermatitis	春季皮炎	春季皮炎
C84.508	M97080/3	SPTCL	皮下脂膜炎样T细胞淋巴瘤	皮下脂層炎樣T細胞淋巴瘤
E83.002		spun glass hair	玻璃丝发	
C44.-		squamoid eccrine ductal carcinoma	鳞状小汗腺导管癌	鱗狀汗腺導管癌
C44.-	M80700/3	squamous cell carcinoma	鳞状细胞癌	鱗狀細胞癌
D04.902		squamous cell carcinoma in situ	鳞状细胞原位癌	鱗狀细胞原位癌
N90.302		squamous cell hyperplasia of vulva	女阴鳞状上皮细胞增生	女陰鱗狀上皮細胞增生
L85.801		squamous cell pseudoepithelioma	鳞状细胞假上皮瘤	鱗狀细胞假上皮瘤
Q82.817		squamous follicular keratosis	鳞状毛囊角化病	鱗狀毛囊角化症
B35.303		squamous keratotic tinea pedis	鳞屑角化型足癣	鱗屑角化性足癬
M34.901		SSc	系统性硬皮病	系統性硬化症
C43.901	M87430/3	SSM	浅表扩散性黑素瘤	表淺蔓延型黑色素瘤
L00.x05		SSSS	葡萄球菌性烫伤样皮肤综合征	葡萄球菌性燙傷樣皮膚徵候群
L60.867		staining of nail plate	甲板着色	甲板著色
-	Y42.701	stanozolol drug reactions	司坦唑醇药物反应	stanozolol 藥物反應
A24.401		Stanton's disease	斯坦顿病	Stanton 氏病
L01.004		staphylococcal impetigo	葡萄球菌性脓疱病	葡萄球菌性膿痂疹
A49.001		staphylococcal infection	葡萄球菌感染	葡萄球菌感染
L08.812		staphylococcal intertrigo	葡萄球菌擦烂	葡萄球菌性對磨疹
L00.x05		staphylococcal scalded skin syndrome	葡萄球菌性烫伤样皮肤综合征	葡萄球菌性燙傷樣皮膚徵候群
L92.823		starch granuloma	淀粉肉芽肿	澱粉肉芽腫
E52.x06		starch rash	玉蜀黍疹	澱粉疹
I83.104		stasis dermatitis	郁积性皮炎	鬱血性皮膚炎
I83.104		stasis eczema	淤积性湿疹	鬱血性濕疹
I82.808		stasis hypodermosclerosis	淤积性皮下硬化	鬱血性皮下硬化
I87.203		stasis purpura	淤积性紫癜	鬱血性紫斑
I78.812		stasis purpura syndrome	淤积性紫癜综合征	
I87.202		stasis syndrome	淤积综合征	
I83.002		stasis ulcer	淤积性溃疡	鬱血性潰瘍
D23.901		steatadenoma	皮脂腺瘤	皮脂腺瘤
D48.902		steatadenoma with visceral tumour syndrome	皮脂腺瘤伴内脏肿瘤综合征	皮脂腺瘤伴內臟腫瘤徵候群
L72.201		steatocystoma multiplex	多发性皮脂腺囊肿	多發性皮脂腺囊腫
E83.002		steel hair syndrome	钢发综合征	鋼髮徵候群
G71.102		Steinert's syndrome	斯坦纳特综合征	
E28.201		Stein – Leventhal syndrome	斯坦 – 利文撒尔综合征	史丁 – 利芬沙氏徵候群
L90.818		stellate and discoid pseudoscars	星盘状假瘢痕	星狀及盤狀假疤痕
L57.808		stellate spontaneous pseudoscars	星状自发性假瘢痕	星狀自發性假疤痕
E75.206		steroid sulfatase deficiency	类固醇硫酸酯酶缺乏症	
L27.073	Y42.001	steroid – dependent dermatitis	激素依赖性皮炎	
D69.214		steroid – induced purpura	皮质类固醇性紫癜	皮質類固醇誘發性紫斑
L51.103		Stevens – Johnson syndrome	史蒂文斯 – 约翰逊综合征	Stevens – Johnson 氏徵候群
M85.201		Stewart – Morel syndrome	斯图瓦特 – 莫雷尔综合征	Stewart – Morel 氏徵候群
C44.901	M91700/3	Stewart – Treves syndrome	斯图瓦特 – 特里夫斯综合征	
B08.301		Sticker's disease	施蒂克病	Sticker 氏病
Q87.207		Stickler's syndrome type	斯蒂克勒综合征	Stickler 氏徵候群型
Q87.207		Stickler's syndrome type Ⅰ	斯蒂克勒综合征Ⅰ型	Stickler 氏徵候群Ⅰ型
Q87.207		Stickler's syndrome type Ⅱ	斯蒂克勒综合征Ⅱ型	Stickler 氏徵候群Ⅱ型
G25.804		stiff man syndrome	僵人综合征	僵人徵候群
G25.804		stiff skin syndrome	皮肤僵硬综合征	皮肤僵硬徵候群

主码	附码	英文病名	中文病名	繁体病名
M08.202		Still's disease juvenile	幼年斯蒂尔病	幼兒史帝氏病
T63.408		sting by conus	芋螺蜇伤	芋螺螫傷
T63.615	X26.917	sting by sea star	海星蜇伤	海星螫傷
T63.504	X26.908	stingray bite	黄貂鱼咬伤	黃貂魚咬傷
T63.504	X26.908	stingray injury	魟鱼刺伤	
K12.106		stomatitis	口炎	口炎
K12.009		stomatitis aphthosa minor Mikulicz	米库利奇轻型口疮性口炎	米庫里茲輕型口瘡性口炎
K12.117		stomatitis nicotina	尼古丁口炎	
T63.612	X26.916	stonefish stings	海胆螯刺症	
D23. -	M88230/0	storiform collagenoma	席纹状胶原瘤	
D36. -	M95400/0	storiform neurofibroma	涡纹状神经纤维瘤	渦紋狀神經纖維瘤
Q82.512		stork bite	鹳咬伤	鸛咬傷
E53.001		Strachan's syndrome	斯特罗恩综合征	Strachan 氏徵候群
M30.101		Strauss - Churg - Zeek syndrome	斯特劳斯 - 丘格 - 齐克综合征	Strauss - Churg - Zeek 氏徵候群
B88.015†		straw itch	稻草痒	稻草癢
D18.004		strawberry hemangioma	草莓状血管瘤	草莓狀血管瘤
D18.004		strawberry nevus	草莓状痣	草莓狀痣
L53.302		Strempel erythema gyratum persistens	斯特里姆佩尔持久性小回状红斑	Strempel 持久性小回狀紅斑
A25.101		streptobacillary rat bite fever	链杆菌性鼠咬热	鏈桿菌性鼠咬熱
A25.101		streptobacillosis	链杆菌病	鏈桿菌病
A25.101		Streptobacillus moniliformis infection	葡萄球菌感染	念珠狀鏈桿菌感染
B74.403		streptocerciasis	链尾丝虫病	鏈尾線蟲病
H60.101		streptococcal cellulitis of external ear	外耳链球菌性蜂窝织炎	外耳鏈球菌性蜂窩組織炎
L01.005		streptococcal impetigo	链球菌性脓疱病	鏈球菌性膿痂疹
L08.816		streptococcal intertrigo	链球菌性擦烂	鏈球菌性對磨疹
L08.814		streptococcal vulvovaginitis	链球菌性女阴阴道炎	鏈球菌性女陰陰道炎
A49.102		streptococcus infection	葡萄球菌感染	鏈球菌感染
-	Y40.501	streptomycin drug reactions	链霉素药物反应	鏈黴素藥物反應
L90.601		striae atrophicae	萎缩纹	萎縮紋
L90.601		striae distensae	膨胀纹;扩张纹	膨脹紋;擴張紋
L90.601		striae gravidarum	妊娠纹	
L90.601		striae migrans	移行纹	移行紋
Q30.802		striae nasi transversa	鼻横线	
Q82.884		striate porokeratosis	条纹状汗孔角化病	條紋狀汗孔角化症
L60.834		striations of nail	甲纹	甲紋
L56.811		strimmer rash(string trimmers dermatitis)	手控除草机植物日光性皮炎	手控除草机植物日光性皮肤炎
B78.901		strongyloidiasis	类圆线虫病	擬圓蟲病
B78.101		strongyloidiasis affecting skin	类圆线虫皮肤移行症	擬圓蟲皮膚移行症
L28.201		strophulus infantum	婴儿苔藓	嬰兒苔癬;出牙疹
D64.803		Stryker - Halbeisen syndrome	斯特赖克 - 哈尔贝森综合征	Stryker - Halbeisen 氏徵候群
L82.x09		stucco keratosis	灰泥角化病	灰泥角化症
N48.003		Stuehmer's syndrome	施图哈米综合征	
L12.811		stump pemphigoid	残肢性类天疱疮	殘肢性類天疱瘡
Q85.803		Sturge - Weber syndrome	斯特奇 - 韦伯综合征	Sturge - Weber 氏徵候群
Q85.803		Sturge - Weber - Dimitri - Kalischer syndrome	斯特季 - 韦伯 - 德米特里 - 卡利斯克综合征	Sturge - Weber - Dimitri - Kalischer 氏徵候群
L93.102		subacute cutaneous lupus erythematosus	亚急性皮肤型红斑狼疮	亞急性皮膚紅斑性狼瘡
L30.902		subacute eczema	亚急性湿疹	亞急性濕疹
L43.302		subacute lichen planus	亚急性扁平苔藓	亞急性扁平苔癬
M79.305		subacute nodular migratory panniculitis	亚急性结节性游走性脂膜炎	亞急性結節移形性脂層炎
L28.203		subacute prurigo		亞急性癢疹
A60.006		subclinical infection genital herpes	亚临床感染生殖器疱疹	亞臨床感染生殖器疱疹
L13.102		subcorneal pustular dermatosis	角层下脓疱性皮病	角質層下膿疱性皮膚病
L98.824		subcutaneous angiolymphoid hyperplasia with eosinophilia	皮下血管淋巴样增生伴嗜酸细胞增多	皮下血管淋巴樣增生伴嗜伊紅細胞增多
L90.814	Y42.000	subcutaneous atrophy caused by glucocorticoid injectlon	糖皮质激素注射性皮下萎缩	醣皮類固醇局部注射引起皮下組織萎縮
L94.202		subcutaneous calcinosis	皮下钙质沉着症	皮下鈣質沉着症

主码	附码	英文病名	中文病名	繁体病名
L72.902		subcutaneous cyst	皮下囊肿	皮下囊腫
L72.908		subcutaneous cyst of head and neck	头颈部皮下囊肿	头颈部皮下囊腫
L72.907		subcutaneous cyst of trunk	躯干皮下囊肿	軀幹皮下囊腫
E88.112		subcutaneous fat necrosis	皮下脂肪坏死	皮下脂肪壞死
P83.803		subcutaneous fat necrosis following hypothermic cardiac surgery in infancy	婴儿低温心脏手术后皮下脂肪坏死	嬰兒低溫心臟手術後皮下脂肪壞死
P83.802		subcutaneous fat necrosis of newborn	新生儿皮下脂肪坏死	新生兒皮下脂肪壞死症
L92.301		subcutaneous foreign body granuloma	皮下异物肉芽肿	皮下異物肉芽腫
L92.004		subcutaneous granuloma annulare	皮下环状肉芽肿	皮下環狀肉芽瘤
B46.302		subcutaneous mucormycosis	皮下毛霉病	皮下毛黴菌病
D86.318		subcutaneous nodular sarcoidosis	皮下结节性肉样瘤病	皮下結節類肉瘤病
R22.901		subcutaneous nodule	皮下结节	皮下結節
C84.508	M97080/3	subcutaneous panniculitis like T - cell lymphoma	皮下脂膜炎样T细胞淋巴瘤	皮下脂層炎樣T細胞淋巴瘤
B48.814		subcutaneous phycomycosis	皮下藻菌病	
L94.005		subcutaneous scleroderma	皮下硬皮病	
M72.808		subcutaneous spherulocytic disease	皮下小球细胞病	皮下小球细胞病
D76.104		subcutaneous T - cell lymphoma with hemophagocytic syndrome	皮下T细胞淋巴瘤伴噬红细胞性综合征	
A18.409		subcutaneous tubercular sinus	皮下结核性窦道	皮下結核性竇
D23. -		subepidermal acanthoma	表皮下棘皮瘤	表皮下棘皮瘤
L94.202		subepidermal calcinosis nodule	表皮下钙化结节	表皮下鈣化結節
I86.001		sublingual varices	舌下静脉曲张	舌下靜脈曲張
I86.001		sublingual varicosis	舌下静脉曲张	舌下靜脈曲張
L85.836		submammary granular parakeratosis	乳房下颗粒性角化不全病	乳房下顆粒性角化不全病
M08.202		subsepsis allergica	变应性亚败血症	過敏性亞敗血症
Q78.604		subungual exostosis	甲下外生骨疣	甲下外生骨贅
D18.003		subungual glomus tumor	甲下血管球瘤	甲下血管球瘤
L60.838		subungual hematoma	甲下血肿	甲下血腫
L60.802		subungual hemorrhage	甲下出血	甲下出血
L60.801		subungual hyperkeratosis	甲下角化过度	甲下角化過度
L85.810		subungual keratoacanthoma	甲下角化棘皮瘤	甲下角化棘皮瘤
L60.863		subungual linear hemorrhages	甲下线状出血	
C43.909		subungual melanoma	甲下黑素瘤	甲下黑色素瘤
D22.003		subungual nevus	甲下痣	甲下痣
L60.827		subungual pterygium	甲下胬肉	甲下翼狀贅肉
T14.013		sucking blisters	吸吮水疱;吸引水疱	吸吮水疱
T14.017		suction purpura in children	儿童吸引紫癜	兒童吸引紫斑
G56.401		Sudeck's atrophy	苏德克萎缩	Sudeck 氏萎缩
G90.803		Sudeck's syndrome	苏德克综合征	
Q82.515		sudoriferous hamartoma	发汗错构瘤	发汗错构瘤
D18.038	M91200/0	sudoriparous angioma	出汗性血管瘤	生汗性血管瘤
E75.206		sulfatase deficiency	硫酸酯酶缺乏症	硫酸酯酶缺乏症
T88.714	Y41.003	sulfonamide drug reactions	磺胺药物反应	sulfonamide 藥物反應
T88.714	Y41.003	sulfonamide hypersensitivity syndrome	磺胺药过敏综合征	
L98.827		Sulzberger - Garbe syndrome	苏兹贝格-加布综合征	Sulberger - Garbe 氏徵候群
L56.402		summer prurigo	夏令痒疹	夏令癢疹
L43.810		summer time actinic lichenoid eruption	夏季光化性苔藓样疹	
L57.801		sunburn	日晒伤;晒斑	日曬傷
G50.804		sunglasser syndrome	太阳眼镜综合征	太陽眼鏡徵候群
L56.002		sunlight - induced leukoplakia	日光性白斑	日光性黏膜白斑
D22.308		sun's nevus	太阳痣	
L25.111		sunscreens agents contact dermatitis	防晒剂接触性皮炎	防曬劑接觸性皮膚炎
D21.906	M88110/0	superficial acral fibromyxoma	浅表性肢端纤维黏液瘤	表淺性肢端纖維黏液瘤
D18. -	M88410/1	superficial angiomyxoma	浅表性血管黏液瘤	表淺性血管黏液瘤
C44. -	M80900/3	superficial basal cell carcinoma	浅表性基底细胞癌	淺表性基底細胞癌
C44. -	M80900/3	superficial basal cell epithelioma	浅表性基底细胞上皮瘤	淺表性基底細胞上皮瘤
L08.011		superficial bullous pyoderma of hand or foot	手足浅表性大疱性脓皮病	手足表淺性水疱性膿皮症

主码	附码	英文病名	中文病名	繁体病名
M72.9		superficial epithelioma with sebaceous differentiation	浅表性上皮瘤伴皮脂腺性分化	伴皮脂腺性分化表淺上皮瘤
D18.109		superficial lymphatic malformation	浅表性淋巴管畸形	淺表性淋巴管畸形
I82.101		superficial migratory thrombophlebitis	浅表性游走性血栓性静脉炎	表淺性遊走性血栓性靜脈炎
D24.x02		superficial papillary papillomatosis	浅表乳头状腺瘤病	淺表乳突狀腺瘤病
L01.007		superficial pustular folliculitis	浅表性脓疱性毛囊炎	
C43.901	M87430/3	superficial spreading melanoma	浅表扩散性黑素瘤	表淺蔓延型黑色素瘤
C43.901	M87430/3	superficial spreading malignant melanoma	浅表性扩散性恶性黑素瘤	
I80.003		superficial thrombophlebitis	浅表性血栓性静脉炎	表淺性血栓性靜脈炎
O22.201		superficial thrombophlebitis in pregnancy	妊娠浅表血栓性静脉炎	妊娠表淺性血栓性靜脈炎
I80.802		superficial thrombophlebitis of anterior chest wall	前胸壁浅表血栓性静脉炎	前胸壁表淺血栓性靜脈炎
B35.107		superficial white onychomycosis	浅表性白色甲真菌病	表淺性白色甲黴菌病
G54.403		superior cutaneous gluteus nerve syndrome	臀上皮神经综合征	臀上皮神經徵候群
Q83.103		supernumerary breasts	额外乳房	
T87.301		supernumerary digit	多余指	多餘指
Q83.301		supernumerary nipple	额外乳头	
A46.x05		suppurative erysipelas	化脓性丹毒	化膿性丹毒
T14.010		surfer's knots	冲浪者结节	衝浪者結節
T14.010		surfer's nodule	冲浪者结节	衝浪者結節
L12.812		susceptibility pemphigoid	易感性类天疱疮	易感性類天疱瘡
L80.x01		susceptibility vitiligo	易感性白癜风	
K12.010		Sutton's disease	萨顿病	Sutton 氏病
D22.-		Sutton's nevus	舒通痣	舒通氏痣
B64.x02		swamp itch	沼泽痒	沼澤痒
C44.903	M84000/3	sweat gland carcinoma	汗腺癌	汗腺癌
L29.822		sweat retention syndrome	汗潴留综合征	汗貯留徵候群
E85.102		Sweden amyloid neuropathy	瑞典淀粉样神经病	瑞典淀粉样神经病
E75.205		Sweeley - Klionsky syndrome	斯威勒-克利恩斯基综合征	Sweeley - Klionsky 氏徵候群
L98.203		Sweet's disease	斯威特病	舒威特氏病
L98.203		Sweet's syndrome	斯威特综合征	舒威特氏徵候群
R52.101		Swift - Feer disaese	斯威夫-菲尔病	Swift - Feer 氏病
L29.817		swimmer's itch	游泳痒病;游泳者瘙痒症	游泳癢病;游泳者瘙癢症
A31.102		swimming pool granuloma	游泳池肉芽肿	游泳池肉芽腫
L73.802		sycosis	须疮	鬚瘡
L73.802		sycosis lupoides	狼疮样须疮	狼瘡样须疮
L73.802		sycosis vulgaris	寻常性须疮	尋常性鬚瘡
H11.201		symblepharon acquired	获得性睑球粘连	後天性瞼球粘連
Q82.302		symmetrical dyschromatosis extremitities	对称性四肢异色症	四肢對稱性色素異常症
I73.824		symmetrical of soles lividities	对称性跖青紫	對稱性蹠青斑
Q82.8		symmetrical progressive erytherokeratoderma	对称性进行性红斑角化病	對稱性漸進性紅斑角皮症
L81.512		symmetrical progressive leucopathy	对称性进行性白斑	對稱性進行性白皮症
L81.512		symmetrical progressive leukoplakia	对称性进行性白斑	對稱性進行性白皮症
Q82.8		symmetrical progressive of Gottron erythrokeratoderma	对称性进行性戈特龙红斑角化病	對稱性進行性 Gottron 紅斑角化病
G90.802		sympathetic heterochromia syndrome	交感神经性异色综合征	
G90.201		sympathetic opthalmoplegia	交感神经性眼肌麻痹	交感神經性眼肌麻痹
L68.803		symptomatic hypertrichosis	症状性多毛症	症狀性多毛症
L44.805		symptomatic lichenoid eruption	症状性苔藓样疹	症狀性苔蘚樣疹
A52.161		symptomatic neurosyphilis	症状性神经梅毒	症狀性神經梅毒
L85.103		symptomatic palmoplantar keratoderma	症状性掌跖角化病	症狀性掌蹠角化症
Q70.903		syndactyly	并指/趾	併指/趾
Q70.904		syndactyly pectoralis muscle deficiency syndrome	并指畸形及胸大肌缺乏综合征	併指及胸大肌缺乏徵候群
L50.601		syndrome of immediate reactions	即刻反应综合征	即刻反應徵候群
L83.x05		syndromical acanthosis nigricans	综合征性黑棘皮病	徵候群性黑棘皮病
Q87.825		synovitis - acne - pustulosis - hyperostosis - osteomyelitis syndrome	滑膜炎-痤疮-脓疱病-骨肥厚-骨髓炎综合征	滑膜炎-痤瘡-膿疱病-骨肥厚-骨髓炎徵候群
L23.101		synthetic resin dermatitis	合成树脂皮炎	

主码	附码	英文病名	中文病名	繁体病名
A51.306		syphilid	梅毒疹	梅毒疹
A51.318		syphilid annularis	环状梅毒疹	環狀梅毒疹
A53.901		syphilis	梅毒	梅毒
P00.201		syphilis affecting fetus or newborn	梅毒累及胎儿或新生儿	梅毒累及胎兒或新生兒
A52.146†	G32.001*	syphilis combined spinal cord sclerosis	梅毒合并脊髓硬症	梅毒合併脊髓硬化症
A53.903		syphilis due to blood transfusion	输血性梅毒	輸血性梅毒
A53.904		syphilis insontium	无辜梅毒	無辜梅毒
A52.106†	H94.001*	syphilitic acoustic neuritis	梅毒性听神经炎	梅毒性聽神經炎
A51.333	L99.801*	syphilitic alopecia	梅毒性脱发	梅毒性禿髮
A52.008†	I79.001*	syphilitic aorta aneurysm ruptured	梅毒性主动脉动脉瘤破裂	
A52.024†	I79.001*	syphilitic aorta dilatation	梅毒性主动脉扩张	梅毒性主動脈擴張
A52.009†	I79.101*	syphilitic aorta(abdominal - arch - thoracic)	梅毒性主动脉(腹 - 弓 - 胸)	
A52.008†	I79.001*	syphilitic aortic aneurysm	梅毒性主动脉瘤	梅毒性主動脈瘤
A52.005†	I39.101*	syphilitic aortic insufficiency	梅毒性主动脉瓣闭锁不全	梅毒性主動脈瓣閉鎖不全
A52.010†	I39.103*	syphilitic aortic regurgitation	梅毒性主动脉回流	梅毒性主動脈回流
A52.006†	I39.102*	syphilitic aortic stenosis	梅毒性主动脉瓣狭窄	梅毒性主動脈瓣狹窄
A52.007†	I39.103*	syphilitic aortic stenosis and insufficiency	梅毒性主动脉瓣狭窄伴闭锁不全	梅毒性主動脈瓣狹窄伴閉鎖不全
A52.015		syphilitic aortic syndrome	梅毒性主动脉综合征	梅毒性主動脈徵候群
A52.009†	I79.101*	syphilitic aortitis	梅毒性主动脉炎	梅毒性主動脈炎
A50.513		syphilitic A - R pupil	梅毒性阿 - 罗氏瞳孔	
A52.148†	G01.X04*	syphilitic arachnoid adhesion	梅毒性蛛网膜粘连	梅毒性蜘蛛膜粘連
A52.026†	I52.003*	syphilitic auricular fibrillation	梅毒性心房纤颤	梅毒性心房纖維顫動
A52.151†	G01.X03*	syphilitic brain adhesion	梅毒性脑粘连	
A52.118		syphilitic bulbar palsy	梅毒性延髓麻痹	梅毒性延髓麻痹
A52.003†		syphilitic cardiac decompensation	梅毒性心脏代偿失调	梅毒性心臟代償失調
A52.002†	I98.001*	syphilitic cardiovascular disease	梅毒性心血管疾病	梅毒性心血管疾病
A52.148†	G01.X04*	syphilitic cerebral adhesion	梅毒性大脑粘连	
A52.027†	I68.101*	syphilitic cerebral aortitis	梅毒性大脑动脉炎	梅毒性大腦動脈炎
A52.028†	I68.802*	syphilitic cerebral thrombosis	梅毒性大脑血栓形成	梅毒性大腦血栓形成
A51.009		syphilitic chancre	梅毒性下疳	梅毒性下疳
A51.402†	H32.001*	syphilitic chorioretinitis	梅毒性脉络膜视网膜炎	梅毒性脈絡膜視網膜炎
A51.331		syphilitic condyloma	梅毒性湿疣	梅毒性濕疣
A52.119		syphilitic cord bladder	梅毒性脊髓病性膀胱	梅毒性脊髓病性膀胱
A52.119		syphilitic cord bladder due to the spinal cold disease	梅毒性脊髓病性膀胱	梅毒性脊髓病性膀胱
A52.029†	I52.004*	syphilitic coronary artery sclerosis	梅毒性冠状动脉硬化	梅毒性冠狀動脈硬化
A52.001†	I52.001*	syphilitic coronary ostial stenosis	梅毒性冠状动脉口狭窄	梅毒性冠狀動脈口狹窄
A50.302†	H19.201*	syphilitic deep punctate keratitis	梅毒性深层点状角膜炎	梅毒性深層點狀角膜炎
A52.120		syphilitic degeneration of spinal cord	梅毒性脊髓变性症	梅毒性脊髓變性
A52.121		syphilitic dementia paralytica	梅毒性麻痹性痴呆	梅毒性麻痹性癡呆
A52.707†	M90.202*	syphilitic destruction of bone	梅毒性骨破坏	
A52.140†	H94.001*	syphilitic eighth nerve neuritis	梅毒性第八脑神经神经炎	梅毒性第八腦神經神經炎
A52.011†	I39.801*	syphilitic endocarditis	梅毒性心内膜炎	梅毒性心內膜炎
A52.707†	M90.206*	syphilitic fracture	梅毒性骨折	梅毒性骨折
A52.122		syphilitic general paresis	梅毒性全身性麻痹	梅毒性全身性麻痹
A51.008		syphilitic genital chancre	梅毒性生殖器下疳	梅毒性生殖器下疳
A52.701†	H42.801*	syphilitic glaucoma	梅毒性青光眼	梅毒性青光眼
A52.702†	L99.801*	syphilitic gumma	梅毒性树胶肿	梅毒性樹膠腫
A52.016†	I98.003*	syphilitic gumma of myocardium	梅毒性心肌树胶肿;心肌梅毒瘤	梅毒性心肌樹膠腫
A52.003†		syphilitic heart block	梅毒性心脏传导阻滞	梅毒性心臟傳導阻滯
A52.003†	I52.002*	syphilitic heart disease	梅毒性心脏病	梅毒性心臟病
A52.003†	I52.002*	syphilitic heart failure	梅毒性心脏衰竭	
A52.123		syphilitic hemianesthesia	梅毒性偏侧感觉缺失	梅毒性偏側感覺缺失
A52.701†	H58.102*	syphilitic hemianopsia	梅毒性偏盲	梅毒性偏盲
A52.124		syphilitic hemiparesis	梅毒性轻偏瘫	
A52.124		syphilitic hemiplegia	梅毒性偏瘫	梅毒性偏癱
A52.706†	K77.003*	syphilitic hepatis	梅毒性肝病	
A52.701†	H45.802*	syphilitic hyalitis	梅毒性玻璃体(膜)炎	梅毒性玻璃體(玻璃狀體)炎

主码	附码	英文病名	中文病名	繁体病名
A52.708†	D77.X01*	syphilitic lienitis	梅毒性脾炎	
A52.126		syphilitic Lissauer's paralysis	梅毒性利绍尔麻痹	梅毒性 Lissauer 氏麻痹
A52.127		syphilitic locomotor ataxia	梅毒性运动性共济失调	梅毒性運動性共濟失調
A51.325	L99.806*	syphilitic macular atrophy of skin	梅毒性斑状皮肤萎缩	梅毒性斑狀皮膚萎縮
P00.201		syphilitic maternal affecting fetus or newborn	梅毒性母体累及胎儿或新生儿	
A52.151†	G01.X03*	syphilitic meninges adhesion	梅毒性脑脊膜粘连	梅毒性腦脊膜粘連
A52.110†	G01.X01*	syphilitic meningitis	梅毒性脑膜炎	梅毒性腦膜炎
A52.152†	G05.003*	syphilitic meningoencephalitis	梅毒性脑膜脑炎	梅毒性腦膜腦炎
A52.030†	I79.802*	syphilitic mesoarteritis	梅毒性动脉中层炎	梅毒性動脈中層炎
A52.128		syphilitic monoplegia	梅毒性单瘫	梅毒性單癱
A51.326		syphilitic mucous patches	梅毒性黏膜斑	梅毒性黏膜斑
A51.004		syphilitic multiple chancre	梅毒性多发性下疳	梅毒性多發性下疳
A52.004†	I41.001*	syphilitic myocarditis	梅毒性心肌炎	梅毒性心肌炎
A52.703†	N08.003*	syphilitic nephritis	梅毒性肾炎	
A52.153†	G53.101*	syphilitic nerve palsy(any cranial nerve)	梅毒性神经麻痹(任何颅神经)	梅毒性神經麻痹(任何顱神經)
A52.154†	G59.801*	syphilitic neuritis	梅毒性神经炎	梅毒性神經炎
A52.155†	H36.802*	syphilitic neurorecidive of retina	梅毒性视网膜神经梅毒复发症	梅毒性視網膜神經梅毒再發症
A52.156†	H36.802*	syphilitic neuroretinitis	梅毒性视神经视网膜炎	梅毒性視神經視網膜炎
A52.031†	I79.803*	syphilitic occlusive arterial disease	梅毒性动脉闭塞病	梅毒性動脈閉塞病
A52.701†	H58.802*	syphilitic oculopathy	梅毒性眼病	梅毒性眼病
A52.157†	H48.002*	syphilitic optic nerve atrophy	梅毒性视神经萎缩	梅毒性視神經萎縮
A52.157†	H48.002*	syphilitic optic neuritis	梅毒性视神经炎	
A52.157†	H48.002*	syphilitic optic papilla	梅毒性视乳头	梅毒性視乳突
A52.707†	M90.207*	syphilitic osteoporosis	梅毒性骨质疏松症	梅毒性骨質疏鬆症
A52.125		syphilitic paresthesia	梅毒性感觉异常	梅毒性感覺異常
A52.105†	G22.X02*	syphilitic Parkinson's disease or syndrome	梅毒性帕金森病或综合征	梅毒性帕金森病或徵候群
A52.032†	I52.003*	syphilitic paroxysmal tachycardia	梅毒性阵发性心动过速	梅毒性陣發性心動過速
A51.005		syphilitic penis chancre	梅毒性阴茎下疳	梅毒性陰莖下疳
A52.033†	I32.001*	syphilitic pericarditis	梅毒性心包炎	梅毒性心包炎
A52.158†	G94.801*	syphilitic pontine lesion	梅毒性脑桥损害	梅毒性腦橋病灶
A51.009		syphilitic primary sore	梅毒性初疮	梅毒性初瘡
A52.710†	H03.101*	syphilitic ptosis(eyelid)	梅毒性睑下垂	梅毒性瞼下垂
A52.034†	I39.301*	syphilitic pulmonary regurgitation	梅毒性肺动脉回流	梅毒性肺動脈回流
A52.159†	H48.102*	syphilitic retrobulbar neuritis	梅毒性球后神经炎	梅毒性球後神經炎
A50.502		syphilitic saddle nose	梅毒性鞍状鼻	梅毒性鞍狀鼻
A52.703†	N74.203*	syphilitic salpingitis	梅毒性输卵管炎	梅毒性輸卵管炎
A52.160†	G53.101*	syphilitic seventh nerve paralysis	梅毒性第七脑神经麻痹	梅毒性第七腦神經麻痹
A52.129		syphilitic spastic spinal paralysis	梅毒性痉挛性脊髓麻痹	梅毒性痙攣性脊髓麻痹
A52.151†	G01.X03*	syphilitic spinal cord adhesion	梅毒性脊髓粘连	梅毒性脊髓粘連
A52.708†		syphilitic splenomegaly	梅毒性脾大	梅毒性脾大
A52.707†	M49.301*	syphilitic spondylitis	梅毒性脊柱炎	梅毒性脊椎炎
A52.701†	H19.804*	syphilitic staphyloma	梅毒性葡萄肿	梅毒性葡萄腫
A52.702†	L99.806*	syphilitic striated macular atrophy of skin	梅毒性条纹状斑状皮肤萎缩	梅毒性條紋狀斑狀皮膚萎縮
A52.130		syphilitic tabetic type taboparesis	梅毒性脊髓痨型麻痹性痴呆	梅毒性脊髓癆型麻痹性癡呆
A52.032†	I52.005*	syphilitic tachycardia	梅毒性心动过速	梅毒性心搏過速
A50.506		syphilitic teeth - deafness - interstitial keratitis triad	梅毒性牙 - 耳聋 - 间质性角膜炎三联症	梅毒性牙 - 耳聾 - 間質性角膜炎三疊症
A51.006		syphilitic urethra chancre	梅毒性尿道下疳	梅毒性尿道下疳
A52.035†	I39.801*	syphilitic valve	梅毒性心脏瓣膜	
A52.035†	I39.801*	syphilitic valvulitis	梅毒性心瓣炎	梅毒性心瓣炎
F45.210		syphilophobia	梅毒恐怖症	梅毒恐怖症
L82.x13		syringoacanthoma	汗管棘皮瘤	汗管棘皮瘤
C44. -	M84060/3	syringocystadenocarcinoma papilliferum	乳头状汗管囊腺癌	乳突狀汗管囊腺癌
D23. -		syringocystadenoma	汗管囊腺瘤	汗管囊腺瘤
Q82.518	M84060/0	syringocystadenoma papilliferum	乳头状汗管囊腺瘤	乳突狀汗管囊腺瘤
D23. -		syringocystoma	汗管囊瘤	汗管囊瘤
D23. -	M84040/0	syringoectasia	汗管扩张症	
D23. -	M84010/0	syringofibroadenoma	汗管纤维腺瘤	

主码	附码	英文病名	中文病名	繁体病名
D23. –	M84070/0	syringohidradenoma	管状汗腺瘤	
C44. –	M84070/3	syringoid eccrine carcinoma	汗管样小汗腺癌	汗管樣汗腺癌
D23. –	M84070/0	syringoma	汗管瘤	汗管瘤
C44. –	M83900/3	syringomatous carcinoma	汗管瘤样癌	汗管瘤樣癌
G95.001		syringomyelia	脊髓空洞症	脊髓空洞症
D69.001		systemic allergic vasculitis	系统性变应脉管炎	系統性變應脈管炎
A44.001		systemic bartonellosis	系统性巴尔通体病	系統性巴爾通體病
B37.817		systemic candidiasis	系统性念珠菌病	系統性念珠菌病
T78.305		systemic capillary leak syndrome	系统性毛细血管渗漏综合征	系統性微血管滲漏徵候群
M94.101		systemic chondromalacia	系统性多软骨炎	系統性多軟骨炎
M35.901		systemic connective disease	系统性结缔组织病	系統性結締組織病
L25.803		systemic contact dermatitis	系统性接触性皮炎	系統性接觸性皮膚炎
D18.106		systemic cystic angiomatosis	系统性囊性血管瘤病	系統性囊性血管瘤病
L92.818		systemic elastolytic granulomatosis	系统性弹性组织溶解性肉芽肿病	系統性彈力纖維分解性肉芽腫病
E78.807		systemic hyalinosis	系统性透明变性病	系統性(全身)玻璃變性病
B36.802		systemic infection of *Malassezia*	马拉色菌系统性感染	馬拉色菌系統性感染
B36.802		systemic infection of *Pityrosporum*	系统性糠秕孢子菌感染	
M32.901		systemic lupus erythematosus	系统性红斑狼疮	系統性紅斑性狼瘡
D68.801		systemic lupus erythematosus – associated antiphospholipid syndrome	系统性红斑狼疮伴抗磷脂综合征	系統性紅斑狼瘡伴抗磷脂徵候群
C96.204	M97420/1	systemic mastocytosis	系统性肥大细胞增多症	系統性肥大細胞增生症
D76.009		systemic mononuclear macrophage granuloma	系统性单核巨噬细胞肉芽肿	系統性單核巨噬細胞肉芽腫
D17.907		systemic multicentric lipoblastosis	系统性多中心性脂肪母细胞增生病	系統性多中心性脂肪母細胞增生症
M79.301		systemic nodular panniculitis	系统性结节性脂膜炎	系統性結節性脂層炎
D86.805		systemic sarcoidosis	系统性肉样瘤病;系统性结节病	系統性類肉瘤病
M34.901		systemic scleroderma	系统性硬皮病	系統性硬化症
M34.208		systemic scleroderma induced by drugs and chemicals	药物及化学物质性系统性硬皮病	藥物及化學物質性系統性硬皮病
M34.001		systemic sclerosis	系统性硬化病	
B36.808		systemic trichosporosis	系统性毛孢子菌病	系統性毛髮芽孢菌病
L23.801		systemically reactivated contact dermatitis	系统性再激活性接触性皮炎	系統性再激活接觸性皮膚炎
P37.101		T(toxoplasma) – O(other) – R(rubella virus) – C(sytomegalovirus) – H(hepes simplex virus) syndrome	弓形体–梅毒螺旋体–风疹病毒–细胞肥大病毒–单纯疱疹病毒综合征	
T14.021		tabanidae bite	虻叮咬	虻叮咬
A52.131		tabetic type cerebrospinal syphilis	脊髓痨型脑脊髓梅毒	脊髓癆型腦脊髓梅毒
A52.116		tabetic type syphilis	脊髓痨型梅毒	
–	Y53.001	tagamet drug reactions	甲氰咪胍药物反应	
E80.302		Takahara's syndrome	竹原综合征	Takahara 氏徵候群
D89.901		Takatsuki's disease	塔卡特苏全病	
M31.401		Takayasu's arteritis	高安动脉炎	高安氏動脈炎
M31.401		Takayasu's syndrome	高安综合征	高安氏徵候群
M60.202		talc granuloma	滑石粉肉芽肿	滑石粉肉芽腫
B08.806		tanapox	塔纳河痘;鲍魅痘	它納痘
B08.806		tanapox virus disease	鲍魅痘病毒病	它納痘病毒病
E78.608		Tangier's disease	丹吉尔病	Tangier 氏病
L67.816		tangling and bird's nest hair	毛缠结及鸟窝状发	毛纏結及鳥窩狀髮
L67.814		tapered hair	锥形发	錐形髮
L70.832		tar acne	焦油痤疮	焦油痤瘡
C44.901		tar cancer	焦油癌	焦油癌
L85.835		tar keratosis	焦油角化病	焦油角化症
L81.413		tar melanosis	焦油黑变病	焦油黑變症
Q87.204		TAR syndrome	TAR 综合征	TAR 徵候群
L85.835		tar wart	焦油疣	
D18.040		targetoid hemosiderotic hemangioma	靶样含铁血黄素性血管瘤	靶樣含鐵血黃素性血管瘤
L81.801		tattoo	文身;纹身	紋身;刺青
L92.817		tattoo granuloma	文身肉芽肿	紋身肉芽腫
L81.817		tattoo pigmentation	文身色素沉着	紋身色素沈著

主码	附码	英文病名	中文病名	繁体病名
L92.817		tattoo reaction	文身反应	紋身反應
Q87.025		taurodontism – curly hair – osteosclerosis	牛牙 – 卷发 – 骨硬化	牛牙 – 卷髮 – 骨硬化
Q84.123		Tay's syndrome	塔氏综合征	泰氏徵候群
C84.101		T – cell erythroderma	T 细胞红皮病	T – 細胞紅皮病
D84.812		T – cell immunodeficiency, congenital alopecia, and nail dystrophy	T 细胞免疫缺陷症,先天性秃发及甲营养不良	T 細胞免疫缺陷症,先天性禿髮及甲營養不良
C84.502		T – cell lymphoma involving skin	累及皮肤 T 细胞淋巴瘤	累及皮膚的 T 細胞淋巴瘤
C83.309		T – cell/histocyte – rich large B – cell lymphoma	富于 T 细胞/组织细胞的大 B 细胞淋巴瘤	
L25.315		tear gas dermatitis	催泪气皮炎	催淚氣皮膚炎
I78.801		telangiectasia	毛细血管扩张	微血管擴張
I78.805		telangiectasia due to corticosteroid hormones	皮质类固醇激素性毛细血管扩张	皮質類固醇性微血管擴張
I78.805	Y42.901	telangiectasia due to glucocorticoid hormones	糖皮质激素性毛细血管扩张	醣皮質類固醇性微血管擴張
D69.203		telangiectasia follicularis annularis	环状毛囊性毛细血管扩张	環狀毛囊性微血管擴張
Q82.211		telangiectasia macularis eruptiva perstans	持久性发疹性斑疹性毛细血管扩张症	持久性斑狀微血管擴張症
Q82.826		telangiectasis facial dwarfism	面部毛细血管扩张侏儒	面部微血管擴張侏儒
Q82.519		telangiectatic nevus	毛细血管扩张痣	微血管擴張痣
L71.901		telangiectatic rosacea	毛细血管扩张性酒渣鼻	微血管擴張性酒渣
L65.001		telogen effluvium	休止期脱发	休止期落髮
L08.902		temple infection of skin	颞皮肤感染	顳部皮膚感染
M31.601		temporal arteritis	颞动脉炎	顳動脈炎
Q84.114		temporal triangular alogecia	颞部三角形秃发	顳部三角形禿髮
C62. –	M90800/1	teratoma	畸胎瘤	畸胎瘤
L60.809		Terry's nail	特里甲	特里甲
A52.002†		tertiary cardiovascular syphilis	三期心血管梅毒	第三期心血管梅毒
A52.303		tertiary central nervous system syphilis	三期中枢神经系统梅毒	第三期中樞神經系統梅毒
A52.702†	L99.801*	tertiary cutaneous syphilis	三期皮肤梅毒	第三期皮膚梅毒
A52.712		tertiary multiple syphilisNEC	三期多发性梅毒	第三期多發性梅毒
A52.901		tertiary syphilis	三期梅毒	第三期梅毒
–	Y59.301	tetanus antitoxin drug reactions	抗破伤风类药物反应	抗破傷風類藥物反應
–	Y48.303	tetracaine drug reactions	丁卡因药物反应	tetracaine 藥物反應
–	Y40.401	tetracycline drug reactions	四环素药物反应	tetracycline 藥物反應
L94.217		Teutschländer's syndrome	托奇莱德综合征	Teutschländer 氏徵候群
–	Y44.301	Texier's disease	特克西尔病	
L25.818		textile dermatitis	纺织品皮炎	紡織品皮膚炎
Q73.101		thalidomide embryopathy syndrome	沙立度胺胎儿病综合征	沙立竇邁胎兒病徵候群
Q73.101		thalidomide phocomelia syndrome	沙立度胺致短肢畸形综合征	
T63.001	X20.902	thanatophidia bite	毒蛇咬伤	毒蛇咬傷
D84.807		the immuneodeficiency dysregulation, polyendocrinopathy, ceteropathy, X – linked (IPEX) syndrome	免疫缺陷、多种内分泌病、内源病、X 连锁综合征	
L27.074		the serotonin syndrome	5 – 羟色胺综合征	4 – 羥色胺徵候群
T14.016		therapeutic cupping injuries	治疗性拔罐损伤	治療性拔罐損傷
L27.040		therapeutic paradox	治疗矛盾型反应	治療矛盾型反應
B88.807	L99.802*	thereuonema tuberculata dermatitis	蚰蜒皮炎	蚰蜒皮膚炎
T30.001		thermal burn	热烧伤	
L50.201		thermal urticaria	热性荨麻疹	熱性蕁麻疹
Q07.804		Thévénard's syndrome	塔韦纳德综合征	Thévénard 氏徵候群
–	Y42.101	thiamazole drug reactions	甲硫咪唑药物反应	thiamazole 藥物反應
M34.810		Thibierge Weissenbach syndrome	蒂比耶日 – 魏森巴赫综合征	Thibierge Weissenbach 氏徵候群
L60.819		thimble nails	顶针甲	頂針甲
L60.813		thin nail	薄甲	薄甲
D82.102		third and fourth pharyngeal pouche syndrome	第三及第四咽囊综合征	
E27.101		Thomes – Addison disease	索米斯 – 艾迪生病	Thomes – Addison 氏病
Q82.808		Thomson's syndrome	汤姆森综合征	Thomson 氏徵候群
A52.702	L99.801*	thorax syphilis	胸部梅毒	胸部梅毒
E27.902		Thorn's syndrome	索恩综合征	
E34.001		Thorson's syndrome	索森综合征	Thorson 氏徵候群

主码	附码	英文病名	中文病名	繁体病名
Q82.8		Thost – Unna syndrome	寿斯特－乌纳综合征	壽司托－溫納氏徵候群
B88.810	L99.802*	thrips dermatitis	牧草虫皮炎	牧草蟲皮膚炎
M31.101		throbohemolytic thrombocytopenic purpura	血栓溶血性血小板减少性紫癜	血栓溶血性血小板減少性紫斑症
I73.101		thromboangitis obliterans	血栓闭塞性脉管炎	閉塞性血栓性脈管炎
D69.208		thrombocythemic purpura	血小板增多性紫癜	血小板增多性紫斑
Q87.204		thrombocytopenia with absent radius	血小板减少伴桡骨发育不全	
D69.405		thrombocytopenic purpura	血小板减少性紫癜	血小板減少性紫斑症
D69.503		thrombocytopenic purpura due to drug	药物性血小板减少性紫癜	藥物引發血小板減少性紫斑症
I87.001		thrombophlebitic syndrome	血栓静脉炎综合征	血栓靜脈炎徵候群
I82.101		thrombophlebitis migrans	游走性血栓性静脉炎	遊走性血栓性靜脈炎
I82.902		thrombosed capillary of vein	毛细血管静脉血栓形成	微血管靜脈血栓形成
M31.102		thrombotic microangiopathy	血栓性微血管病	血栓性微血管病
I80.902		thrombotic phlebitis	血栓性静脉炎	血栓性靜脈炎
M31.101		thrombotic thrombocytopenic purpura	血栓性血小板减少性紫癜	血栓性血小板減少性紫斑症
B37.001		thrush	鹅口疮	鵝口瘡
D81.401		thymic hypoplasia	胸腺发育不良	
D82.102		thymic – parathyroid aplasia	胸腺－副甲状腺形成不全	胸腺－副甲狀腺形成不全
Q89.202		thyroglossal cyst	甲状舌管囊肿	甲狀舌管囊腫
Q89.201		thyroglossal fistula	甲状舌管瘘	甲狀舌管瘻管
E03.806		thyroid acropachy syndrome	甲状腺性杵状指综合征	甲狀腺性杵狀指徵候群
E03.906		thyroid toxic mucinosis	甲状腺毒性黏蛋白病	
B88.814		tick bite	蜱叮咬	壁蝨叮咬
A21.901		tick fever	壁虱热	壁蝨熱
B88.814		tick sting	蜱蜇伤	
A77.901		tick typhus	蜱传斑疹伤寒;壁虱斑疹伤寒	壁蝨斑疹傷寒
A77.901		tick – borne typhus	蜱传斑疹伤寒	壁蝨斑疹傷寒
E70.328		Tietze's syndrome	蒂策综合征	泰梓氏徵候群
–	Y51.701	timolol drug reactions	噻吗洛尔药物反应	timolol 藥物反應
B35.902		tinea	癣	癬
B36.201		tinea alba	白癣	白癬
L44.801		tinea amiantacea	石棉状癣	
B36.904		tinea auricularis	耳真菌病	耳真菌病;耳黴菌病
B35.003		tinea barbae	须癣;剃刀肿块癣	鬚癬
B35.002		tinea capitis	头癣	頭癬
B35.401		tinea circinata	圆癣	圈癬
B35.401		tinea corporis	体癣	體癬
B35.601		tinea cruris	股癣	股癬
B35.005		tinea faciei	面癣	顏面癬
B35.901		tinea favosa	黄癣	黃癬
B36.001		tinea flava	热带花斑癣	熱帶花斑癬
B35.501		tinea imbricata	叠瓦癣;涡纹癣	疊瓦癬
B35.002		tinea kerion	秃疮癣	禿瘡癬
B35.201		tinea manuum	手癣	手癬
B36.102		tinea nigra	黑癣	
B36.102		tinea nigra palmaris	掌黑癣	手掌黑癬
B35.201		tinea of hands	手癣	手癬
B35.301		tinea pedis	足癣	脚癬
B35.301		tinea pedis of maceration and erosion	浸渍糜烂型足癣	浸漬糜爛型足癬
B35.802		tinea profunda	深部癣	深部癬
B35.805		tinea secondary infection	癣继发感染	癬繼發感染
B35.101		tinea unguium	甲癣	甲癬
B36.001		tinea versicolor	花斑癣	花斑癬
R20.205		tingling skin	皮肤麻刺感	皮膚麻刺感
M02.301		tissue antigen disease	组织抗原病	組織抗原病
T85.803		titanium implants reaction	置入钛反应	鈦植入物反應
C83.403	M96840/3	T – lymphoblastic lymphoma	T淋巴母细胞性淋巴瘤	T淋巴母細胞性淋巴瘤
L60.835		toe – nail loss	趾甲脱落	趾甲脫落
L25.820		toilet seat dermatitis	马桶皮炎	馬桶皮膚炎

主码	附码	英文病名	中文病名	繁体病名
L23.201		toiletry allergic contact dermatitis	化妆用具变应性接触性皮炎	
B35.501		tokelau	叠瓦癣	疊瓦癬
D23.-	M82000/0	tomato tumour	蕃茄瘤	
D61.001		Tom - Debre - Fanconi syndrome	汤姆-德布雷-范科尼综合征	Tom - Debre - Fanconi 氏徵候群
L27.039		Tommaselli syndrome	汤姆梅斯利综合征	Tommaselli 氏徵候群
K14.301		tongue melanosis	舌黑变病	舌黑變症
K14.823		tongue tie	结舌症	
P37.101		TORCH syndrome	TORCH 综合征	TORCH 徵候群
D48.902		Torre - Muir syndrome	托尔-默尔综合征	
D48.902		Torre's syndrome	托尔综合征	妥雷氏徵候群
Q87.809		Torsten's syndrome	托斯滕综合征	Torsten 氏徵候群
B35.104		total dystrophic onychomycosis	全营养不良性甲真菌病；全甲毁损型甲真菌病	全營養不良性甲黴菌病
L90.811		total hemiatrophy	全身偏侧萎缩	全身偏側萎縮
E88.115		total lipoatrophy	全身性脂肪萎缩	全身性脂肪萎縮
I78.804		Touraine Ⅰ syndrome	图雷恩Ⅰ综合征	
Q87.208		Touraine's Ⅱ syndrome	图雷恩Ⅱ综合征	Touraine 氏徵候群Ⅱ
D69.213		Touraine's Ⅲ syndrome	图雷恩Ⅲ综合征	
Q82.863		Touraine's polykeratosis	图雷恩多发角化病；图雷恩多发角化症	Touraine 氏多發性角化症
M89.402		Touraine - Solente - Golé syndrome	图雷恩-索莱特-戈莱综合征	Touraine - Solente - Golé 氏徵候群
O99.709		toxemic rash of pregnancy	妊娠毒血疹	妊娠毒血疹
L65.813		toxic diffuse alopecia	中毒性弥漫性脱发	中毒性瀰漫性禿髮
L51.201		toxic epidermal necrolysis	中毒性表皮坏死松解症	中毒性表皮壞死鬆解症
O99.709		toxic eruption of pregnancy	妊娠中毒性红斑	妊娠中毒性紅斑
L53.001		toxic erythema	中毒性红斑	毒性紅斑
L81.402		toxic melanosis	中毒性黑变病	毒性黑變症
M34.205		toxic oil' epidemic syndrome	流行性"油中毒"综合征	流行性毒油徵候群
E80.206		toxic porphyria	中毒性卟啉病	中毒性紫質病
L27.038		toxic pseudoscleroderma	中毒性假硬皮病	中毒性假性硬皮病
D69.007		toxic purpura	中毒性紫癜	毒性紫斑
L01.102		toxic pustuloderma	中毒性脓皮病	
A48.301		toxic shock syndrome	中毒性休克综合征	毒性休克徵候群
L25.513		toxicodendron dermatitis	毒葛皮炎	毒葛皮膚炎
B83.001		toxocariasis	弓蛔虫病	弓蛔蟲病
B58.901		toxoplasmosis	弓形虫病	弓漿體原蟲病
B58.802		toxoplasmosis of skin	皮肤弓形虫病	皮膚弓漿體原蟲病
L60.305		trachyonychia	粗糙甲	粗糙甲
L65.817		traction alopecia	牵拉性秃发；牵引性秃发	牽引性禿髮
T80.901		transfusion reaction	输血反应	輸血反應
L11.102		transient acantholytic dermatosis	暂时性棘层松解性皮病	暫時性棘層鬆解性皮膚病
P83.806		transient bullous dermolysis of newborn	新生儿暂时性大疱性真皮松解症	新生兒暫時性水疱型真皮分解症
P83.806		transient bullous disease of neonatorum	新生儿暂时大疱病	新生兒暫時性水疱病
P83.806		transient bullous epidermolysis of newborn	新生儿暂时性大疱性表皮松解症	新生兒暫時性水疱性表皮松解症
E80.002		transient erythroporphyria of infancy	婴儿暂时性红细胞卟啉病	嬰兒暫時性紅細胞紫質病
D80.701		transient hypogammaglobulinemia of infancy	婴儿暂时性低丙种球蛋白血症	嬰兒暫時性低丙種球蛋白血症
P83.807		transient neonatal pustular melanosis	新生儿暂时性脓疱性黑变病	暫時性新生兒膿疱性黑變症
L00.x04		transient neonatal pustulosis	新生儿暂时性脓疱病	新生兒暫時性膿疱症
Q82.304		transitional syndrome	转变性综合征	轉變性徵候群
L90.603		transverse frown lines	额横纹	額橫紋
L60.401		transverse grooves of nail	指甲横沟症	
Q30.802		transverse nasal groove	鼻横沟	鼻橫溝
L65.818		traumatic alopecia	外伤性秃发	損傷性禿髮
L81.417		traumatic cervical follicularis red melanosis	外伤颈部毛囊性红色黑变病	
L72.009		traumatic epidermal cyst	外伤性表皮囊肿	外傷性表皮囊腫
M79.802		traumatic fat necrosis	外伤性脂肪坏死	外傷性脂肪壞死
L81.408		traumatic goose feathertoid melanosis	外伤性鹅皮样黑变病	外傷性鵝皮樣黑變症
B00.805		traumatic herpes	外伤性疱疹	

主码	附码	英文病名	中文病名	繁体病名
B87.101		traumatic myiasis	创伤性蝇蛆病	傷口蠅蛆病
T87.301		traumatic neuroma	创伤性神经瘤	外傷性神經瘤
I74.808		traumatic neurovessel syndrome	外伤性神经血管综合征	外傷性神經血管徵候群
D69.810		traumatic purpura	外伤性紫癜	外傷性紫斑
T79.701		traumatic subcutaneous emphysema	外伤性皮下气肿	外傷性皮下氣腫
L98.423		traumatic ulcer	外伤性溃疡	外傷性潰瘍
Q75.401		Treacher – Collins syndrome	特雷彻 – 柯林斯综合征	崔洽 – 柯霖氏徵候群
A79.001		trench fever	战壕热	戰壕熱
T69.001		trench foot	战壕足;壕沟足	戰壕足
L25.136		tretinoins drugs contact dermatitis	维 A 酸类药接触性皮炎	維他命 A 酸類藥接觸性皮膚炎
B88.815	L99.802*	triatoma rubrofasciate dermatitis	椎猎蝽皮炎	椎猎蝽皮膚炎
H02.005		trichiasis	倒睫	倒睫
C44.901	M81020/3	trichilemmal carcinoma	毛根鞘癌	外毛根鞘癌
L72.121		trichilemmal cyst	毛根鞘囊肿	外毛根鞘囊腫
L72.119		trichilemmal cyst simplex	单发性毛根鞘囊肿	單純性毛根鞘囊腫
D23. –	M81020/0	trichilemmoma	毛根鞘瘤	外毛根鞘瘤
B75.x01		trichinosis	旋毛虫病	旋毛蟲症
D23. –	M81400/0	trichoadenoma	毛发腺瘤	毛腺瘤
C43.901	M81100/3	trichoblastic carcinoma	毛母细胞癌	毛囊母細胞癌
D23. –		trichoblastic fibroma		毛囊母纖維瘤
D23. –	M81100/0	trichoblastoma	毛母细胞瘤	毛囊母細胞瘤
L67.824		trichoclasis	毛折断	毛髮折斷
Q87.025		tricho – dento – osseous syndrome	毛发 – 牙 – 骨综合征	毛髮 – 牙 – 骨徵候群
D23. –	M83910/0	trichodiscoma	毛盘瘤	毛盤瘤
L67.827		trichodystrophy	毛发营养不良	毛髮營養不良
D23. –	M81000/0	trichoepithelioma	毛发上皮瘤	毛髮上皮瘤
D23. –	M91010/0	trichofolliculoma	毛囊瘤	毛囊瘤
D23. –		trichogenic fibroma	毛源性纤维瘤	毛源性纖維瘤
D23. –		trichogenic trichoblastoma	毛源性毛母细胞瘤	毛源性毛母細胞瘤
D23. –		trichogerminoma	毛胚瘤	毛胚瘤
F63.302		trichokryptomania	断毛发癖	斷毛髮癖
C44.901	M81020/3	tricholemmocarcinoma	毛鞘癌	
L67.825		trichomalacia	软发	毛髮軟化
A59.007	N48.101	trichomanal balanoposthitis	滴虫性龟头包皮炎;滴虫性包皮阴茎头炎	滴蟲性龜頭包皮炎
A59.004†	N51.001*	trichomonal prostatitis	滴虫性前列腺炎	滴蟲性前列腺炎
A59.001†	N37.001*	trichomonal urethritis	滴虫性尿道炎	滴蟲性尿道炎
A59.002†	N77.102*	trichomonal vaginitis	滴虫性阴道炎	滴蟲性陰道炎
A59.901		trichomoniasis	滴虫病	滴蟲病
B36.807		trichomycosis	毛霉菌病	毛真菌病
A48.816		trichomycosis axillaris	腋毛真菌病;腋毛癣	腋毛真菌病;腋毛癬
A48.816		trichomycosis nodularis	结节性毛霉菌病	結節性毛癬
Q84.610		trich – onychodental dysplasia	毛发 – 甲 – 牙发育不全	毛髮 – 甲 – 牙齒發育不全
Q76.105		tricho – oculo – dermo – vertebral syndrome	毛发 – 眼 – 皮肤 – 椎骨综合征	毛髮 – 眼 – 皮膚 – 椎骨徵候群
Q84.610		tricho – odonto – onychial dysplasia	毛 – 牙 – 甲发育不全	毛 – 牙 – 甲發育不全
F98.302		trichophagia	食毛癖	吞髮症
F98.302		trichophagy	食毛癖	吞髮症
B35.802		trichophytic granuloma	毛癣菌性肉芽肿	毛癬菌性肉芽腫
L30.201		trichophytid	毛癣菌疹	皮癬疹
B35.901		trichophytosis favosa	黄癣菌病	
B36.101		Trichophytoton tinea capitis	毛癣菌头癣	
L67.823		trichoptilosis	毛发纵裂病	髮縱裂症
L67.823		trichoptilosis	羽状脆发症	羽狀脆髮症
Q87.804		tricho – rhino – phalangeal syndrome type Ⅱ	毛发 – 鼻 – 指/趾综合征Ⅱ型	毛髮 – 鼻 – 指/趾徵候群Ⅱ型
Q87.805		tricho – rhino – phalangeal syndrome type Ⅲ	毛发 – 鼻 – 指/趾综合征Ⅲ型	毛髮 – 鼻 – 指/趾徵候群Ⅲ型
Q87.803		tricho – rhino – phalangeal syndrome type Ⅰ	毛发 – 鼻 – 指/趾综合征Ⅰ型	毛髮 – 鼻 – 指/趾徵候群Ⅰ型
Q84.202		trichorrhexis congenita	先天性脆发症	先天性脆髮症
L67.822		trichorrhexis invaginata	套叠性脆发症	套疊性脆髮症

主码	附码	英文病名	中文病名	繁体病名
L67.001		trichorrhexis nodosa	结节性脆发症;结毛症	結節性脆髮症;結毛症
L67.828		trichoschisis	裂发症	裂发症
A48.816		trichosis axillaris	腋毛病	腋毛病
B36.806		trichosporosis	毛孢子菌病	毛髮芽孢菌病
L67.817		trichostasis spinulosa	小棘毛壅症	小棘狀毛壅症
Q84.123		trichothiodystrophy	毛发低硫营养不良;毛干营养不良	毛髮低硫失養症;發幹失養
F63.301		trichotillomania	拔毛癖;拔毛发癖	拔毛髮癖
G50.804		trigeminal nerve injuries of wore eyeglass	戴眼镜三叉神经损伤	
L98.415		trigeminal trophic lesions	三叉神经营养性损害	三叉神經失養性病變
L98.415		trigeminal trophic syndrome	三叉神经综合征	三叉神經徵候群
L98.415		trigeminal trophic ulcer	三叉神经营养性溃疡	三叉神經失養性潰瘍
E88.805		trimethylaminuria	三甲胺尿症	三甲胺尿症
L27.072		triparanol syndrome	曲帕拉醇综合征	triparanol 徵候群
J82.x07		triple syndrome of Löeffler	吕弗勒三联综合征	Löeffler 三聯徵候群
-	Y43.401	tripterygium glucosides drug reactions	雷公藤药物反应	tripterygium glucosides 藥物反應
Q87.101		trisomy 10 syndrome	三体 10 综合征	三體 10 徵候群
Q91.701		trisomy B syndrome	三体 B 综合征	三體 B 徵候群
Q87.837		Troell - Tunet syndrome	特罗尔 - 滕纳特综合征	Troell - Tunet 氏徵候群
E83.101		Troisier - Hanot - Chauffard syndrome	特罗西 - 汉诺特 - 肖法尔综合征	Troisier - Hanot - Chauffard 氏徵候群
E83.101		Troisier's syndrome	特罗西综合征	Troisier 氏徵候群
B88.007		trombiculid dermatitis	沙螨皮炎	恙蟲皮膚炎
B88.015†	L99.802*	trombiculosis	恙螨皮炎	恙蟲病
L74.405		tropical dyshidrosis	热带出汗不良	熱帶出汗不良
L98.422		tropical phagedenic ulcer	热带崩蚀性溃疡	熱帶崩蝕性潰瘍
L98.422		tropical sore	热带疮	热带疮
K90.101		tropical sprue syndrome	热带口炎性腹泻综合征	熱帶口炎性腹瀉徵候群
B36.809		tropical trichosporosis	热带毛孢子菌病	
A75.301		tropical typhus	热带斑疹伤寒	热带斑疹伤寒
L98.422		tropical ulcer	热带溃疡	熱帶性潰瘍
A48.824		tropicaloid ulcer	类热带溃疡	類熱帶潰瘍
I87.002		Trousseau's syndrome	特劳斯奥综合征	
E03.807		true myxedema	真性黏液性水肿	
D36.114		true neuroma	真性神经瘤	真性神經瘤
L60.851		trumpet nail deformity	肿瘤性甲畸形	腫瘤性甲變形
K13.607		trumpeter's wart	吹号手疣	吹號手疣
L08.905		trunk infection of skin	躯干皮肤感染	軀幹皮膚感染
B56.001		trypanosomiasis Gambiense	冈比亚锥虫病	岡比亞錐蟲病
E72.004		tryptophan pyrolase deficiency	色氨酸吡咯酶缺乏	色氨酸吡咯酶缺乏
C84.406	M97060/3	T - small lymphocytic lymphoma	小 T 淋巴细胞性淋巴瘤	小 T 淋巴細胞性淋巴瘤
A75.301		tsutsugamushi disease	恙虫病	恙蟲病
A18.405		tubercolosis abscess of skin	皮肤脓肿性结核	皮膚膿瘍性結核
A18.431		tuberculide	结核疹	結核疹
A30.101		tuberculoid leprosy	结核样型麻风;类结核型麻风	類結核型麻風;結核樣中間型麻風
A18.437		tuberculosis colliquativa	瘰疬性皮肤结核	瘰鬁性皮膚結核病
A18.408		tuberculosis cutis	皮肤结核病	皮膚結核病
A18.437		tuberculosis cutis colliquativa	液化性皮肤结核	液化性皮膚結核病
A18.434		tuberculosis cutis indurativa	硬结性皮肤结核	硬結性皮膚結核病
A18.416		tuberculosis cutis lichenoides	苔藓样皮肤结核	苔癬樣皮膚結核病
A18.426		tuberculosis cutis miliaris disseminata	播散性粟粒性皮肤结核	播散性粟粒性皮膚結核病
A18.430		tuberculosis cutis orificialis	腔口皮肤结核	腔口皮膚結核病
A18.433		tuberculosis cutis papulonecrotica	丘疹坏死性皮肤结核	丘疹壞死性皮膚結核病
A18.410		tuberculosis cutis primaria	原发性皮肤结核	原發性皮膚結核病
A18.423		tuberculosis cutis ulcerosa	溃疡性皮肤结核	潰瘍性皮膚結核病
A18.428		tuberculosis fungosa serpiginosa	匍行性蕈状结核	匍行性蕈狀結核病
B20.001		tuberculosis in HIV disease	HIV 病并发结核	HIV 病併發結核病
A18.401		tuberculosis luposa miliaris	粟粒狼疮性结核	粟粒狼瘡樣結核病
A18.401		tuberculosis miliaris disseminatus faciei	颜面播散性粟粒性结核	顏面播散性粟粒狀結核病
A18.430		tuberculosis miliaris ulcerosa	溃疡性粟粒性结核病	潰瘍性粟粒性結核病

主码	附码	英文病名	中文病名	繁体病名
A18.414		tuberculosis of verrucosa cutis	疣状皮肤结核	疣狀皮膚結核病
A18.410		tuberculous chancre	结核性下疳	結核性下疳
A18.435		tuberculous gumma	结核性树胶肿；结核肿	結核性樹膠腫
A18.206		tuberculous lymphadenitis	结核性淋巴结炎	結核性淋巴腺炎
A18.423		tuberculous ulcer	结核性溃疡	結核性潰瘍
E78.207		tubero－eruptive xanthoma	结节发疹性黄瘤	結節發疹性黃色瘤
Q85.101	M95400/1	tuberous sclerosis	结节性硬化症	結節性硬化症
E78.204		tuberous xanthoma	结节性黄瘤	結節性黃色瘤
D23.－	M81490/0	tubular adenoma	管状腺瘤	管狀腺瘤
C44.－	M82110/3	tubular carcinoma	管状癌	管狀癌
L67.809		tubular hair cast	管状发鞘	管狀毛发圓柱
D23.－	M82630/0	tubular papillary adenoma	管状乳头状腺瘤	管狀乳頭狀腺瘤
D23.－	M82630/0	tubular papillary hidradenoma	管状乳头状汗腺瘤	
D18.－	M91311/0	tufted angioma	丛状血管瘤	簇集性血管瘤
A21.901		tularemia	土拉菌病；兔热病	土拉倫斯菌病；兔熱病
C84.009		tumeur d'emblée type granuloma fungoides	肿瘤暴发型蕈样肉芽肿	腫瘤暴發型蕈樣肉芽腫
D84.120		tumour necrosis factor receptor－associated periodic syndrome	肿瘤坏死因子受体伴周期综合征	TNF－受體併週期徵候群
D23.－		tumour of the follicular infundibulum	毛囊漏斗部肿瘤	毛囊漏斗部腫瘤
C84.008		tumour stage granuloma fungoides	肿瘤期蕈样肉芽肿	
C84.008		tumour stage mycosis fungoides	肿瘤期蕈样肉芽肿；肿瘤期蕈样霉菌病	腫瘤期蕈狀肉芽腫；肿瘤期蕈样霉菌病
L94.211		tumoural calcinosis	肿瘤钙质沉着症	腫瘤鈣化
B88.101		tungiasis	潜蚤病	砂蚤膿疹
Q87.032		Tuomaala－Haapanen syndrome	杜马拉－哈潘恩综合征	Tuomaala－Haapanen 氏徵候群
D23.－		turban tumour	头巾瘤	包頭巾腫瘤
Q96.902		Turner syndrome	特纳综合征	Turner 氏徵候群
Q87.208		Turner－Kisser syndrome	特纳－卡斯综合征	Turner－Kisser 氏徵候群
Q87.105		Turner－like syndrome	特纳样综合征	Turner 氏样徵候群
Q96.902		Turner－Vatny syndrome	特纳－瓦特尼综合征	Turner－Vatny 氏徵候群
L25.309		turpentine dermatitis	松节油皮炎	鬆節油皮膚炎
L60.303		twenty nail dystrophy	20 甲营养不良	20 指甲失養
Q84.122		twisted hair with sensorineural deafness	卷发伴神经感觉性耳聋	
M72.101		tylosis articuli	关节胼胝	指節胼胝
Q82.816		tylosis－optic atrophy syndrome	胼胝－视神经萎缩综合征	胼胝－視神經萎縮徵候群
L30.802		tylotic eczema	胼胝性湿疹	胼胝性濕疹
L27.060		type A drug reactions	A 型药物反应	A 型藥物反應
L27.061		type B drug reactions	B 型药物反应	B 型藥物反應
L27.062		type C drug reactions	C 型药物反应	C 型藥物反應
L27.033		type D drug reactions	D 型药物反应	D 型藥物反應
A75.901		typhus	斑疹伤寒	斑疹傷寒
E70.201		tyrosinaemia type Ⅰ(hepatorenal)	高酪氨酸血症Ⅰ型(肝肾)	高酪氨酸血症Ⅰ型(肝腎)
C84.201	M97030/3	T－zone T－cell lymphoma involving skin	累及皮肤T区T细胞淋巴瘤	累及皮膚T區T細胞淋巴瘤
M02.301		uerthritis－conjunctivitis－arthritis syndrome	尿道炎－结膜炎－关节炎综合征	尿道炎－結膜炎－關節炎氏徵候群
M02.301		uerthro－oculo－synovil syndrome	尿道－眼－滑膜综合征	尿道－眼－滑膜徵候群
M35.201†	N77.801*	ulcer due to vulva Behcet's syndrome	白塞综合征性女阴溃疡	貝塞特氏徵候群性外陰潰瘍
L98.415		ulceration en arc	弓形溃疡	弓形潰瘍
J34.006		ulceration of nose	鼻溃疡	鼻潰瘍
N48.108		ulcerative balanoposthitis	溃疡性龟头包皮炎	潰瘍性龜頭包皮炎
L43.805		ulcerative lichen planus	溃疡性扁平苔藓	潰瘍性扁平苔癬
D86.309		ulcerative sarcoidosis	溃疡性肉样瘤病；溃疡性结节病	潰瘍性類肉瘤病
K12.107		ulcerative stomatitis	溃疡性口炎	潰瘍性口炎
A69.106		ulceromembranous gingivitis	溃疡性膜性龈炎	潰瘍性膜性齦炎
A69.105		ulceromembranous stomatitis	溃疡性膜性口炎	潰瘍性膜性口炎
Q07.804		ulceromutilating acropathy	肢端残毁性溃疡	肢端殘毀性潰瘍
D18.041	M91200/0	ulcero－mutilating hemangiomatosis	溃疡残毁性血管瘤病	潰瘍殘毀性血管瘤病
A18.423		ulcus cutis tuberculosum	皮肤结核性溃疡	
R02.x08		ulcus cutis with gangrene	皮肤溃疡伴坏疽	皮膚潰瘍伴壞疽

主码	附码	英文病名	中文病名	繁体病名
A57.x01		ulcus molle	软下疳	軟下疳
K12.007		ulcus necroticum mucosae oris	口腔黏膜坏死性溃疡	口腔黏膜壞死性潰瘍
N76.602		ulcus vulvae acutum	急性女阴溃疡	急性女陰潰瘍
L66.401		ulerythema acneiforme	痤疮样瘢痕性红斑	痤瘡樣疤痕性紅斑
L66.201		ulerythema sycosiforme	须疮样瘢痕样红斑	鬚瘡樣疤痕性紅斑
Q87.039		Ullrich – Feichteiger syndrome	乌尔里克－费克蒂格综合征	Ullrich – Feichteiger 氏徵候群
L30.901		umbilical eczema	脐湿疹	臍濕疹
L92.915		umbilical omphalomesenteric duct polyp	脐部脐肠系膜管息肉	臍部腸繫膜管息肉
L92.915		umbilical polyp	脐息肉	臍息肉
P83.601		umbilical polyp of newborn	新生儿脐息肉	新生兒臍息肉
Q84.119		uncombable hair syndrome	蓬发综合征	亂髮徵候群
P83.001		Underwood's syndrome	乌德伍德综合征	Underwood 氏徵候群
A23.901		undulant fever	波状热	
L03.005		unguinal lactulitis	指甲床炎	指甲床炎
L60.001		unguis incarnatus	嵌甲	嵌甲症
L03.007		unguis paronychia	指甲沟炎	指甲溝炎
L03.008		unguis valleculitis	趾甲沟炎	趾甲溝炎
L80.x04		unilataral retinilis vitiligo syndrome	单侧视网膜炎－白癜风综合征	單側視網膜炎－白斑徵候群
Q80.827		unilateral congenital ichthyosiform erythroderma	单侧性先天性鱼鳞病样红皮病	单侧性先天性鱼鳞病样红皮病
G50.803		unilateral gustatory sweating	单侧味觉性出汗	單側味覺性出汗
Q80.827		unilateral ichthyosiform erythrodermia with hemilateral malformation	单侧鱼鳞病样红皮病伴偏侧畸形	單側魚鱗病樣紅皮病伴偏側畸形
L81.449		unilateral lentiginosis	单侧性黑子病；单侧性雀斑痣病	單側性小痣病
I78.810		unilateral nevoid telangiectasia	单侧痣样毛细血管扩张	單側痣樣微血管擴張
I78.810		unilateral telangiectasia	单侧毛细血管扩张	
D18. –		unilateral verrucous hemangioma	单侧疣状血管瘤	單側疣狀血管瘤
D18.004	M91200/0	universal angiomatosis	全身性血管瘤病	全身性血管瘤病
L20.802		universal eczema	全身性湿疹	全身性濕疹
L20.801		universal neurodermatitis	全身性神经性皮炎	全身性神經皮膚炎
L21.901		Unna's syndrome	乌纳综合征	溫納氏徵候群
A54.901		unspecified gonococcal infection	未特指的淋球菌感染	
L95.811		unusual SLE – like syndrome	异常性红斑狼疮样综合征	異常性紅斑狼瘡樣徵候群
M33.101		Unverricht – Wagner syndrome	翁韦里希特－瓦格纳综合征	Unverricht – Wagner 氏徵候群
L29.820		uraemic pruritus	尿毒症性瘙痒症	尿毒性搔癢症
E78.806		Urbach Wiethe disease	乌尔巴赫·维西病	Urbach Wiethe 氏病
L95.809		Urbach's syndrome	乌尔巴赫综合征	Urbach 氏徵候群
N48.811		urethroid cyst	尿道样囊肿	尿道樣囊腫
E79.101		uric acid disorder – oligophrenia	尿酸疾病－智力发育不全	尿酸疾病－智力發育不全
L75.802		uridrosis	尿汗症	尿汗症
B37.401†	N37.002*	urinary monilial infection	泌尿道念珠菌感染	泌尿道念珠菌感染
A59.001†	N37.001*	urogenital trichomoniasis	尿道生殖器滴虫病	
L50.901		urticaria	荨麻疹	蕁麻疹
C88.001		urticaria and macroglobulinemia	荨麻疹伴巨球蛋白血症	蕁麻疹伴巨球蛋白血症
L27.001		urticaria due to drug	药物性荨麻疹	藥物性蕁麻疹
L50.003		urticaria due to food	食物性荨麻疹	食物性蕁麻疹
L50.002		urticaria due to histamine liberators	组胺释放性荨麻疹	組織胺釋放性蕁麻疹
L50.004		urticaria due to infection	感染性荨麻疹	感染性蕁麻疹
L50.201		urticaria due to local heat	局部热性荨麻疹	局部熱性蕁麻疹
L50.002		urticaria due to pseudoallergy	假变应性荨麻疹	假過敏性蕁麻疹
T78.302		urticaria gastrointestinalis	胃肠型荨麻疹	胃腸型蕁麻疹
T78.306		urticaria larynx	喉荨麻疹	喉蕁麻疹
L28.201		urticaria papulosa	丘疹性荨麻疹	丘疹性蕁麻疹
L28.101		urticaria persistens verrucosa	疣状固定性荨麻疹	疣狀固定性蕁麻疹
L56.301		urticaria photogenica	光源性荨麻疹	
Q82.208		urticaria pigmentosa	着色性荨麻疹	色素性蕁麻疹
L27.001		urticaria/angioedema	荨麻疹/血管水肿	
D84.110		urticaria – amyloidosis – deafness syndrome	荨麻疹－淀粉样变－耳聋综合征	蕁麻疹－澱粉樣變－耳聾徵候群
D84.110		urticaria – deafness – limbpain syndrome	荨麻疹－耳聋－四肢痛综合征	蕁麻疹－耳聾－四肢痛徵候群

主码	附码	英文病名	中文病名	繁体病名
L12.813		urticarial bullous pemphigoid	荨麻疹大疱性类天疱疮	蕁麻疹水疱性類天疱瘡
L95.811		urticarial hypocomplementemic vasculitis	荨麻疹性低补体血症性血管炎	蕁麻疹性低補體血症性血管炎
L95.811		urticarial vasculitis	荨麻疹性血管炎	蕁麻疹性血管炎
L98.509		urticaria – like follicular mucinosis	荨麻疹样毛囊性黏蛋白沉积症；荨麻疹样毛囊性黏蛋白病	蕁麻疹樣毛囊黏液素病
B37.813		uterus candidiasis	子宫念珠菌病	子宮念珠菌病
D86.806		uveoparotid fever	眼色素层腮腺热	眼色素層腮腺熱
D86.806		uveoparotitis syndrome	眼色素层腮腺炎综合征	
E50.901		Uyemura's syndrome	尤伊穆拉综合征	Uyemura 氏徵候群
B08.002		vaccinia	牛痘	牛痘
–	Y40.801	vacomycin drug reactions	万古霉素药物反应	vacomycin 藥物反應
B85.101		vagabond's disease	流浪者病	流浪者病
A51.007		vagina syphilis	阴道梅毒	陰道梅毒
A63.005		vagina warts	阴道疣	
N82.503		vaginocutaneous fistula(postpartal)	阴道皮肤瘘(产后)	陰道皮膚瘻管(產後)
B38.901		Valley fever	瓦利热	Valley 熱
Q68.816		van Bogaert – Hozary syndrome	范・波格尔特－霍扎尔综合征	van Bogaert – Hoary 氏徵候群
E75.505		van Bogaert – Scher – Epstein syndrome	范・波格尔特－谢勒－爱波斯坦综合征	van Bogaert – Scher – Epstein 氏徵候群
Q82.846		van den Bosch syndrome	范・登博希综合征	van den Bosch 氏徵候群
Q38.004		van der Woude syndrome	范・德沃德综合征	van der Woude 氏徵候群
Q27.402		van Lohuizen syndrome	范・洛休伊泽综合征	
T56.806		vanadium and its compounds cutaneous trauma	钒及其化合物皮肤损伤	釩及其化合物皮膚損傷
D45.x01	M99500/1	Vaquez – Osler syndrome	瓦奎茨－奥斯勒综合征	
Q82.859		variable erythrokeratoderma	变异性红斑角化病	變異性紅斑角皮症
Q82.864		variable palmoplantar keratoderma	变异性掌跖角化病	變異性掌蹠角皮症
Q87.502		variant form Gardner's disease	变异型加德纳病	變異型 Gardner 氏病
E76.203		variant mucopolysaccharidosis	异型黏多糖症	
Q82.875		variant of hereditary acrokeratotic poikiloderma	遗传性肢端角化－多形皮肤异色症	變異型遺傳性肢端角化皮膚異色症
Q80.821		Variant Vohwinkel's syndrome	瓦里安特・沃温克尔综合征	Variant Vohwinkel 氏徵候群
L67.101		variations in hair colour	杂色发	毛髮顏色之差異
B01.901		varicella	水痘	水痘
B01.101†	G05.101*	varicella encephalitis	水痘脑炎	水痘腦炎
B01.001†	G02.001*	varicella meningitis	水痘脑膜炎	水痘腦膜炎
P35.801		varicella of neonates	新生儿水痘	新生兒水痘
B01.201†	J17.101*	varicella pneumonia	水痘肺炎	水痘肺炎
B00.002		varicelliform eruption	水痘样疹	
I83.104		varicose dermatitis	静脉曲张性皮炎	靜脈曲張性皮膚炎
I83.104		varicose eczema	静脉曲张性湿疹	靜脈曲張性濕疹
I83.003		varicose leg ulcer	静脉曲张性小腿溃疡；小腿静脉溃疡	靜脈曲張性小腿潰瘍
I83.904		varicose syndrome	静脉曲张综合征	靜脈曲張徵候群
I83.003		varicose ulcer	静脉曲张性溃疡	靜脈曲張性潰瘍
I83.003		varicose ulcer of lower – limb	下肢静脉曲张性溃疡	下肢靜脈曲張性潰瘍
O22.001		varicose veins of lower extremity in pregnancy	妊娠下肢静脉曲张	妊娠下肢靜脈曲張
I83.004		varicose veins ulcer with eczema	静脉曲张溃疡伴湿疹	靜脈潰瘍伴濕疹
I83.903		varicosis	静脉曲张	靜脈曲張
B03.x01		variola major	天花	天花
L90.819		varioliform atrothy	天花样萎缩	天花樣萎縮
L90.819		varioliform skin	天花样皮肤	天花樣皮膚
L08.821		varioliformis exfoliativa dermatitis		痘痕狀剝落性皮膚炎
A52.714		various neurosyphilis combined with cardiovascular disease	各型神经梅毒合并心血管病	各型神經梅毒合併心血管病
I77.502		vascular gangrene	血管性坏疽	
Q78.403		vascular hamartoma – dyschondroplasia syndrome	血管错构瘤－软骨发育异常综合征	血管錯構瘤－軟骨發育異常徵候群
D18.–	M91200/0	vascular nevus	血管痣	
A52.036†	I98.001*	vascular syphilis	血管梅毒	血管梅毒
L27.030		vasculitic drug reaction	血管炎性药物反应	

主码	附码	英文病名	中文病名	繁体病名
L70.829		vasculitic/pyoderma gangrenosum acne	血管炎/脓皮病性坏疽性痤疮	血管炎/膿皮病性壞疽性痤瘡
I77.605		vasculitis	血管炎;脉管炎	血管炎
L25.506		vegetable dermatitis	蔬菜皮炎	蔬菜皮膚炎
L25.514		vegetable – farmer's dermatitis	菜农皮炎	菜農皮膚炎
L56.812		vegetable – solar dermatitis	蔬菜日光性皮炎	蔬菜日光性皮膚炎
L98.419		veldt sore	草原疮	
L72.810		vellus hair cyst	毳毛囊肿	毳毛囊腫
A64.x01†	N37.001*	venereal urethritis	性病性尿道炎	性病性尿道炎
A63.001		venereal warts	性病疣	
F45.212		venereophobia	性病恐怖症	性病恐怖症
T63.506	X26.901	venomous fishes sting	毒鱼刺伤	毒魚刺傷
T63.404	X24.9	venomous millipede bite	毒千足虫咬伤	毒千足蟲咬傷
T63.001	X20.902	venomous snake bite	毒蛇咬伤	毒蛇咬傷
D18.004		venous hemangioma	静脉血管瘤	
I87.202		venous insufficiency	静脉机能不全	靜脈機能不全
D18.004		venous lakes	静脉湖	靜脈湖
I83.003		venous leg ulcer	小腿静脉溃疡	小腿靜脈潰瘍
D18. –	M91210/0	venous malformation	静脉畸形	
I82.901		venous thrombosis	静脉性血栓形成	靜脈性血栓
I83.903		venous varicosity	静脉曲张	靜脈曲張
B88.011		ventricosus newport dermatitis	球腹蒲螨皮炎	
C25.402		Verner – Morrison syndrome	弗纳 – 莫里森综合征	Verner – Morrison 氏徵候群
A52.707†	M73.101*	Verneuil's disease	韦纳伊尔病	
B07.x04		verruca	疣	疣
B07.x06		verruca digitata	指状疣	
B07.x01		verruca plana	扁平疣	扁平疣
B07.x07		verruca plantaris	跖疣	蹠疣
D23. –		verruca telangiectatica	疣状毛细血管扩张	疣狀毛細血管擴張
B07.x03		verruca vulgaris	寻常疣	尋常疣
K13.405		verruciform xanthoma	疣状黄瘤	疣狀黃色瘤
D86.311		verrucose sarcoidosis	疣状肉样瘤病;疣状结节病	疣狀類肉瘤病
L72.807		verrucous cyst	疣状囊肿	疣狀囊腫
Q82.501		verrucous epidermal nevus	疣状表皮痣	疣狀表皮痣
D18. –	M91420/0	verrucous hemangioma	疣状血管瘤	疣狀血管瘤
L82.x09		verrucous keratoelastoidosis	疣状角化弹性纤维样瘤	
D18. –	M91420/0	verrucous keratotic hemangioma	疣状角化性血管瘤	
L43.001		verrucous lichen planus	疣状扁平苔藓	
L28.009		verrucous neurodermatitis	疣状神经性皮炎	疣狀神經性皮膚炎
Q82.501		verrucous nevus	疣状痣	疣狀痣
L87.101		verrucous perforating collagenoma	疣状穿通性胶原瘤	疣狀穿通性膠原瘤
L82.x09		verrucous seborrheic keratosis	疣状脂溢性角化病	疣狀脂漏性角化病
C44. –		verrucous squamous cell carcinoma	疣状鳞状细胞癌	疣狀鱗狀細胞癌
A44.101		verruga peruana	秘鲁疣	秘魯疣
C44. –	M80510/3	verruous carcinoma	疣状癌	疣狀癌
L90.605		vertical frown lines	额纵纹	
A48.821		vesicles blister distal dactylitis	大疱性远侧指/趾炎	
B08.401		vesicular exanthem and stomatitis	水疱疹病及口炎	
K12.112		vesicular stomatitis	水疱性口炎	水疱性口炎
D28.001		vestibular papillomatosis	前庭乳头瘤病	前庭乳突瘤病
L50.401		vibration syndrome	震动综合征	震動徵候群
L50.401		vibration white finger	震动白指	震動白指
L50.401		vibratory angioedema	震动性血管性水肿	震動性血管性水腫
L50.401		vibratory urticaria	震动性荨麻疹	震動性蕁麻疹
A49.815		Vibrio Vulnificus infection	创伤弧菌感染	创伤弧菌感染
C84.009		Vidal – Brocq type granuloma fungoides	维达尔 – 布劳克型蕈样肉芽肿	Vidal – Brocq 型蕈樣肉芽腫
L28.002		Videl's disease	维尔达病	Videl 氏病
M79.305		Vikanova – Aguade syndrome	维卡诺瓦 – 阿格德综合征	
D28.001		villous small labia	绒毛状小阴唇	絨毛狀小陰唇

主码	附码	英文病名	中文病名	繁体病名
D07.104	M80770/2	VIN	女阴上皮内肿瘤	女陰上皮內腫瘤
A69.105		Vincent's angina	奋森咽峡炎	文生氏咽峽炎
A69.106		Vincent's gingivitis	奋森龈炎	文生氏齦炎
A69.105		Vincent's stomatitis	奋森口炎	
-	Y43.301	vincristine toxin drug reactions	长春新碱中毒药物反应	vincristine toxin 藥物反應
M34.202		vinyl chloride disease	乙烯氯化物病	乙烯氯化物病
B09.x01		viral efflorescence	病毒性皮疹	病毒性皮疹
B09.x01		viral exanthema	病毒疹	病毒疹
A99.x01		viral hemorrhagic fever	病毒性出血热	病毒性出血熱
B09.x02		viral mucous exanthema	病毒黏膜疹	病毒黏膜疹
B07.x02		viral warts	病毒性疣	病毒性疣
B34.901		virus infection	病毒感染	病毒感染
D76.320		virus - associated hemophagocytic syndrome	病毒伴噬血细胞性综合征	病毒併噬血細胞性徵候群
D76.320		virus - induced histiocytosis with erythrophagocytosis	病毒性组织细胞增生症伴噬红细胞增生症	病毒性組織細胞增生症伴噬紅血球增生症
B55.001		visceral affecting skin leishmaniasis	内脏皮肤黑热病	內臟皮膚利什曼病
B00.807		visceral herpes simplex	内脏单纯疱疹	內臟單純疱疹
B02.908		visceral herpes zoster	内脏带状疱疹	內臟帶狀疱疹
B83.003		visceral larva migrans	内脏蚴(蠕)虫移行症	內臟幼蟲移行症
B55.001		visceral leishmaniasis	内脏利什曼病	內臟利什曼病
C78.808		visceral metastasis due to melanoma	黑素瘤内脏转移	黑色素瘤內臟轉移
B65.909		visceral schistosomiasis	内脏血吸虫病	內臟血吸蟲病
E51.104		vitamin B_1 deficiency	维生素 B_1 缺乏症	維生素 B_1 缺乏症
E53.801		vitamin B_{12} deficiency	维生素 B_{12} 缺乏症	維生素 B_{12} 缺乏症
E53.001		vitamin B_2 deficiency	维生素 B_2 缺乏症	維生素 B_2 缺乏症
E53.101		vitamin B_6 deficiency	维生素 B_6 缺乏症	維生素 B_6 缺乏症
E54.x02		vitamin C deficiency	维生素 C 缺乏症	維生素 C 缺乏症
E55.901		vitamin D deficiency	维生素 D 缺乏症	維生素 D 缺乏症
E56.001		vitamin E deficiency	维生素 E 缺乏症	維生素 E 缺乏症
E56.802		vitamin H deficiency	维生素 H 缺乏症	維生素 H 缺乏症
E56.101		vitamin K deficiency	维生素 K 缺乏症	維生素 K 缺乏症
-	Y44.301	vitamin K reactions	维生素 K 反应	維生素 K 反應
E67.001		vitaminosis A toxicity	维生素 A 中毒症	維生素 A 中毒症
L25.135		vitamins drugs contact dermatitis	维生素类药接触性皮炎	維生素類藥接觸性皮膚炎
L80.x01		vitiligo	白癜风	白癜風;白斑
H02.709		vitiligo of eyelid	睑白癜风	眼瞼白斑
Q82.520		Voerner syndrome type Ⅱ	沃纳综合征Ⅱ型	
H20.803		Vogt - Koyanagi syndrome	伏格特 - 小柳综合征	Vogt - Koyanagi 氏徵候群
H20.803		Vogt - Koyanagi - Harada syndrome	伏格特 - 小柳 - 原田综合征	Vogt - Koyanagi - Harada 氏徵候群
L94.604		Vohwinkel's syndrome	福温克综合征	佛溫克氏徵候群
Q80.821		Vohwinkel's syndrome with ichthyosis	沃温克尔综合征伴鱼鳞病	Vohwinkel 氏徵候群併魚鱗癬
R23.804		Voigt's lines	沃伊特线	
K13.036		Volkmann's cheilitis	福尔克曼唇炎	Volkmannqa 氏唇炎
I73.907		Volkmann's syndrome	福尔克曼综合征	Volkmann 氏徵候群
G50.803		von Frey syndrome	冯·弗莱综合征	von Frey 氏徵候群
E74.007		von Gierke's disease	冯·吉尔克病	
G90.802		von Herrens - Chwand syndrome	冯·赫伦斯 - 克万德综合征	von Herrens - Chwand 氏徵候群
Q85.814		von Hippel - Lindau syndrome	冯·希佩尔 - 林道综合征	von Hippel - Lindau 氏徵候群
M94.101		von Meyenburg - Althess syndrome	冯·迈温伯格 - 奥尔塞西综合征	von Meyenburg - Althess 氏徵候群
Q85.001	M95400/1	von Recklinghausen disease	冯·雷克林豪森病	von Recklinghausen 氏病
D68.001		von Willebrand syndrome	冯·威勒布兰德综合征	von Willebrand 氏徵候群
L40.104		von Zumbusch psoriasis	冯·聪布施型干癣	von Zumbusch 型乾癬
L40.012		von Zumbusch's disease	冯·聪布施病	von Zumbusch 氏病
Q82.8		Vörner keratoderma	沃内角化症	
E34.802		Vriot - Pironneau syndrome	弗里奥特 - 皮龙米综合征	Vriot - Pironneau 氏徵候群
Q82.865		Vrner syndrome	弗纳综合征	
N48.101		vulgaris balanitis	寻常龟头炎	尋常龜頭炎
N76.603		vulva phagedena ulcer	女阴崩蚀性溃疡	女陰蝕瘡性潰瘍

主码	附码	英文病名	中文病名	繁体病名
N76.604		vulval aphthosis	女阴阿弗他	
B37.302†	N77.102*	vulvar candidiasis	女阴念珠菌病	女外陰念珠菌病
N90.701		vulvar cyst	女阴囊肿	女陰囊腫
N90.301		vulvar dysplasia	女阴发育不良	女陰發育不良
N90.302		vulvar dystrophy	外阴营养不良	女陰失養
D07.104	M80770/2	vulvar intraepithelial neoplasia	女阴上皮内肿瘤	女陰上皮內腫瘤
L81.420		vulvar melanosis	女阴黑变病	外陰黑變症
N90.806		vulvar pachyderma	女阴厚皮病	女陰厚皮病
C51.902	M85420/3	vulvar Paget's disease	女阴佩吉特病	外陰柏哲德氏病
N84.301		vulvar polyp	女阴息肉	女陰息肉
N90.804		vulvar skin tags	女阴皮赘	女陰皮贅
A51.007		vulvar syphilis	女阴梅毒	女陰梅毒
A18.123†	N77.101*	vulvar tuberculosis	女阴结核	女陰結核病
N76.601		vulvar ulcer	女阴溃疡	女陰潰瘍
O22.101		vulvar varices in pregnancy	妊娠女阴静脉曲张	妊娠女陰靜脈曲張
R10.202		vulvar vestibulitis syndrome	女阴前庭炎综合征	女陰前庭炎徵候群
N76.202		vulvitis	女阴炎	女陰炎
R10.202		vulvodynia	女阴疼痛症	女陰痛症
L43.830		vulvo – vaginal – gingival syndrome	女阴 – 阴道 – 牙龈综合征	外陰 – 陰道 – 牙齦徵候群
Q87.010		Waadenbung type acrocephalic syndactylia	瓦登伯格型尖头并指畸形综合征	Waadenbung 型尖頭併指畸形徵候群
E70.331		Waardenburg's syndrome	沃登伯格综合征	Waardenburg 氏徵候群
Q82.862		Wachters' keratoderma	瓦克特斯角皮症	Wachters 角皮症
M33.101		Wagner – Unverricht syndrome	瓦格纳 – 翁韦里希特综合征	
C88.001		Waldenström's macroglobulinemia	沃尔丹斯特伦巨球蛋白血症	Waldenström 氏巨球蛋白血症
Q10.502		Walker – Clodius syndrome	沃克 – 克洛迪乌斯综合征	Walker – Clodius 氏徵候群
B83.101		wandering swelling	游动性肿	遊動性腫脹
B07.x04		wart	疣	疣
A18.422		wart necrogenica(tubercullosa)	尸毒性疣(结核性)	屍毒性疣(結核性)
L82.x02		wart senilis	老年疣	老年疣
E70.314		Wartanberg syndrome	沃滕伯格综合征	Wartanberg 氏徵候群
L82.x11		warty dyskeratoma	疣状角化不良瘤	疣狀角化不良瘤
A18.414		warty tuberculosis	疣状皮肤结核	疣狀皮膚結核病
T63.401		wasp sting	胡蜂蜇伤	胡蜂螫傷
R68.301		watch glass nail and drumstick fingers	表玻璃甲和鼓槌状指	
A39.401		Waterhouse – Friderichsen syndrome	华 – 弗综合征	Waterhouse – Friedericksen 氏徵候群
C25.402		watery diarrhea pancreas adenoma syndrome	水泻胰腺瘤综合征	
Q87.504		Watson – Miller syndrome	瓦特森 – 米勒综合征	Watson – Miller 氏徵候群
Q85.007		Watson's syndrome	瓦特森综合征	沃森氏徵候群
E40.x01		weakling	红体病	體弱病
Q82.875		Weary – Kindler syndrome	威尔 – 金德勒综合征	Weary – Kindler 氏徵候群
L67.819		weathering of shaft	毛干风化	毛幹風化
M79.301		Weber – Christian disease	韦伯 – 克里斯琴病	Weber – Christian 氏病
M79.301		Weber – Christian panniculitis	韦伯 – 克里斯琴脂膜炎	Weber – Christian 氏脂層炎
M31.301		Wegener's granulomatosis	韦格纳肉芽肿病	韋格勒氏肉芽腫病
M31.301		Wegener's granulomatosis	韦氏肉芽肿病	
L25.115		weight reduction agents contact dermatitis	减肥剂接触性皮炎	減肥劑接觸性皮膚炎
A27.001		Weil's disease	韦尔病	Weil 氏病
I73.819		Weir Mitchell's disease	维尔·米切尔病	Weir Mitchell 氏病
E88.102		Weir – Mitchell syndrome type II	韦尔 – 米切尔综合征 II 型	Weir – Mitchell 氏徵候群 II 型
C49. –	M88500/3	well – differentiated liposarcoma	良性分化性脂肪肉瘤	
L98.303		Wells's syndrome	韦尔斯综合征	維爾斯氏徵候群
D69.303		Werlhof's disease	韦尔霍夫病	
E34.804		Werner's syndrome	维纳综合征	沃納氏徵候群
A92.301		West Nile fever	西尼罗河热	西尼羅河熱
E83.001		Westphal – Strümpell syndrome	韦斯特法尔 – 斯特伦贝尔综合征	Westphal – Strümpell 氏徵候群
E14.509		wet gangrene of feet in diabetic	糖尿病性湿性足坏疽	糖尿病性濕性足壞疽
L25.515		wheat – harvest dermatitis	麦收皮炎	麥收皮膚炎
K90.802†	M14.801*	Whipple's syndrome	惠普尔综合征	惠柏爾氏徵候群

主码	附码	英文病名	中文病名	繁体病名
Q87.507		whistling face syndrome	吹口哨面容综合征	吹口哨面容徵候群
Q87.507		whistling face – windmill vane hand syndrome	吹哨面容 – 风车翼样手综合征	吹哨面容 – 風車翼樣手徵候群
L70.006		white comedo	白头粉刺	白頭粉刺
L94.802		white fibrous papulosis	白色纤维性丘疹病	白色纖維性丘疹病
L94.802		white fibrous papulosis of neck	颈部白色纤维性丘疹病	
N90.302		white lesions of vulva	外阴白色病变	女陰白色病變
L60.882		white nail	白甲	白甲
B36.202		white piedra	白色毛结节菌病	白色毛結病;白色毛幹結節病
B36.201		white ringworm	白癣	白癬
K13.213		white sponge nevus	白色海绵状斑痣	白色海棉樣痣
E70.327		white spotting	白驳病	白駁病
B36.202		white trichosporosis	白色毛孢子菌病	白色毛髮芽孢菌病
L90.001		white – spot disease	白点病	白點病
A24.401		Whitmore's disease	惠特莫尔病	
A24.401		Whitmore's fever	惠特莫尔热	Whitmore 氏热
–	Y45.001	Widal's syndrome	威达尔综合征	
Q87.814		Wildervanck's syndrome	怀尔德范克综合征	
L10.301		wildfire pemphigus	野火天疱疮	野火天疱瘡
L87.835		Willams – Beuren syndrome	威拉米斯 – 比伦综合征	Willams – Beuren 氏徵候群
L40.901		Willan – Plumbe syndrome	威拉 – 普拉姆比综合征	Willan – Plumbe 氏徵候群
L40.901		Willan's disease	威兰病	Willan 氏病
Q82.8 –		Williams – Beuren syndrome	威利阿姆斯 – 伯里恩综合征	Williams – Beuren 氏徵候群
E83.001		Wilson's disease	威尔逊病	維爾森病
Q82.830		Winchester's syndrome	温切斯特综合征	
H61.002		Winckler's disease	温克尔病	Winckler 氏病
L53.809		wine erythema	酒红斑	酒紅斑
D23. –		Winer's pore	温纳孔	
D76.103		Winkelmann – Bowie syndrome	温克尔曼 – 鲍维综合征	
L30.805		winter eczema	冬季湿疹	冬季濕疹
L29.810		winter itch	冬痒	
–	Y49.301	wintermine (aminazine) drug reactions	冬眠灵(可乐静)药物反应	
D82.001		Wiskott – Aldrich syndrome	维斯科特 – 奥尔德里奇综合征	Wiskott – Aldrich 氏徵候群
M08.202		Wissler – Fanconi syndrome	魏斯勒 – 范克尼综合征	Wissler – Fanconi 氏徵候群
M08.202		Wissler's syndrome	魏斯勒综合征	Wissler 氏徵候群
L50.301		Witchcraft syndrome	巫术综合征	巫術徵候群
B35.901		witkop	头皮白痂病	頭皮白痂病
Q84.619		Witkop syndrome	威特普综合征	Witkop 氏徵候群
Q84.619		Witkop – Brearley – Gentry syndrome	威科普 – 布里尔利 – 金特雷综合征	Witkop – Brearley – Gentry 氏徵候群
L85.813		Witter – Zak type keratoacanthoma	维特尔 – 扎卡型角化棘皮瘤	Witter – Zak 氏型角化棘皮瘤
E75.503		Wolman's syndrome	沃尔曼综合征	
L92.820		wood foreign body granuloma	木异物肉芽肿	木異物肉芽腫
E70.315		Woolf's syndrome	伍尔夫综合征	Woolf 氏徵候群
Q84.106		woolly hair	羊毛状发	羊毛狀髮
Q82.521		woolly hair nevus	羊毛状发痣	羊毛樣髮痣
C85.704		Woringer – Kolopp disease	沃英格 – 克隆皮病	
B00.805		wrestler's herpes	摔跤者疱疹	摔跤者疱疹
G54.006		Wright's syndrome	赖特综合征	Wright 氏徵候群
Q82.831		wrinkly skin syndrome	皱皮综合征	皺紋皮膚徵候群
Q80.809		Wubenthal's syndrome	沃本索尔综合征	Wubenthal 氏徵候群
Q28.803		Wyburn – Mason syndrome	怀伯恩 – 梅森综合征	
D81.901		X severe combined immunodeficiecy sex-linked type	X 连锁重症联合免疫缺陷病	
H02.601		xanthelasma of eyelid	睑黄斑瘤	
E78.211		xanthochromia striata palmaris	掌纹黄变症	
L41.301		xanthoerythrodermia perstans of Radcliffe – Crocker	拉德克利夫 – 克罗克持久性黄色红皮症	Radcliffe – Crocker 氏持久性黃色紅皮症
L41.301		xanthoeythrodermia perstans	持久性黄色红皮症	持久性黃色紅皮症

主码	附码	英文病名	中文病名	繁体病名
Q82.205	M97400/1	xantholasmoidea	类黄瘤	
E75.504		xanthoma	黄瘤;黄[色]瘤	黄色瘤
E75.510		xanthoma cutaneotendinosus	皮肤腱黄瘤	皮膚腱黄色瘤
E78.202		xanthoma disseminata	播散性黄瘤	播散性黄色瘤
E78.202		xanthoma disseminated with diabetes insipidus	播散性黄色瘤伴尿崩症	播散性黄色瘤伴尿崩症
E78.201		xanthoma planum	扁平黄瘤	扁平黄色瘤
E75.509		xanthoma tendinosum	腱黄瘤	腱黄色瘤
E78.204		xanthoma tuberosum	结节性黄瘤	結節性黄色瘤
E78.212		xanthomatosis	黄瘤病;黄[色]瘤病	黄色瘤病
E78.507		xanthomatosis due to hyperlipidaemia	高血脂性黄瘤病	高脂質性黄色瘤
E75.507		xanthomatous biliary cirrhosis	黄瘤性胆汁性肝硬化	黄色瘤性膽汁性肝硬化
E75.508		xanthosis	黄皮症	黄膚症(黄變病)(黄變症)
E70.306		xanthous albinism	黄色白化病	黄色白化病
E70.802		xanthurenic aciduria syndrome	黄尿酸性酸尿综合征	
E70.802		xanthurenic aciduria syndrome	黄嘌呤代谢异常疾病	黄尿酸性酸尿徵候群
Q80.001		xeroderma	干皮病	乾皮病
E50.801†	L86.X01*	xeroderma due to vitamin A deficiency	维生素A缺乏性干皮症	維生素A缺乏性乾皮症
H01.108		xeroderma of eyelid	眼睑干皮病	眼瞼乾皮病
Q82.101		xeroderma pigmentosa	着色性干皮病	著色性乾皮症
Q82.104		xeroderma pigmentosum neurologic complication syndrome	着色性干皮病神经性并发症综合征	著色性乾皮病神經性併發症徵候群
Q85.813		xeroderma – talipes – enamel defect	干皮–畸足–釉质缺损	乾皮–畸足–琺瑯質缺損
L85.819		xerodermia pilaris	毛发干皮症	毛孔乾皮症
Q82.104		xerodermic idiocy	干皮病性白痴	乾皮病性白癡
Q80.809		xerodermic idiocy and ataxia	皮肤干燥–白痴及共济失调	皮膚乾燥性白癡及共濟失調
Q82.104		xerodermic – idiocy syndrome	着色性干皮病白痴综合征	著色性乾皮病白癡徵候群
L85.302		xerosis	干燥病	
L85.302		xerosis cutis	皮肤干燥症	皮膚乾燥症
E50.901		xerosis night blindness syndrome	干燥–夜盲综合征	乾燥–夜盲徵候群
K11.701		xerostomia	口干燥症	口乾燥症
L30.805		xerotic eczema	干燥性湿疹	乾性濕疹
D80.004		X – linked agamma – globulinemia	X连锁丙种球蛋白缺乏症	性聯丙種球蛋白缺乏症
L90.833		X – linked cutis laxa	X连锁皮肤松垂症	
Q77.301		X – linked dominant chondrodysplasia punctata	X连锁显性点状软骨发育不良	性聯顯性遺傳點狀軟骨髮育異常
Q77.301		X – linked dominant ichthyosis	X连锁显性鱼鳞病	性聯顯性魚鱗癬
D69.304		X – linked hereditary thrombocytopenic purpura syndrome	X连锁遗传性血小板减少性紫癜综合征	
Q80.101		X – linked ichthyosis	X连锁鱼鳞病	性聯魚鱗癬
D82.301		X – linked lymphoproliferation syndrome	X连锁淋巴增生综合征	性聯淋巴增生徵候群
D84.003		X – linked lymphoproliferative disease	X连锁淋巴增生病	性聯淋巴增生病
Q87.832		X – linked multiple malformation syndrome	X连锁多发性畸形综合征	
Q77.303		X – linked recessive chondrodysplasia punctata	X连锁隐性点状软骨发育不良	性聯隱性點狀軟骨發育不良
Q80.101		X – linked recessive ichthyosis	X连锁隐性鱼鳞病	性聯隱性魚鱗癬
Q82.101		XP	着色性干皮病	著色性乾皮症
T66.x11		X – ray erythema	X线红斑	X光紅斑
Q98.501		XYY syndrome	XYY综合征	
B08.804		Yaba monkey virus disesase	亚巴猴病毒病	
B08.804		Yaba pox virus disease	亚巴痘病毒病	亞巴痘病毒病
A66.901		yaws	雅司病	雅司病
B43.901		yeast chromomycosis	黄色酿母菌病(曾用名)	
A95.901		yellow fever	黄热病	黄熱病
L67.104		yellow hair	黄发	黄髮
E70.306		yellow mutant(ym) oculocutaneous albinism	黄色突变眼皮肤白化病	黄色突變眼皮膚白化病
L60.502		yellow nail	黄甲	黄甲
L60.501		yellow nail syndrome	黄甲综合征	黄甲徵候群
P02.302		yellow vernix syndrome	黄色胎脂综合征	
A28.201		yersiniosis	耶尔森菌病	耶爾森菌病
B08.201		Zahorsky's disease	扎霍斯基病	Zahorsky氏病

主码	附码	英文病名	中文病名	繁体病名
–	Y53.002	zantac drug reactions	甲硝呋胍药物反应	
L81.430		zebra – like hyperpigmentation	斑马样过度色素沉着	斑馬樣色素過度沈著
D69.001		Zeek's syndrome	齐克综合征	Zeek 氏徵候群
E60.x01		zinc deficiency	锌缺乏症	鋅缺乏症
E60.x01		zinc depletion syndrome	锌缺乏综合征	锌缺乏徵候群
Q82.810		Zinsser – Cole – Engman syndrome	津瑟 – 科尔 – 恩格曼综合征	紀恩色爾 – 柯利 – 英格曼氏徵候群
E70.316		Ziprkowski – Margolis syndrome	齐普科斯基 – 马勾利斯综合征	紀普羅柯司基 – 馬勾蒂氏徵候群
L92.824		zirconium granuloma	锆肉芽肿	鋯肉芽腫
E16.804		Zollinger – Ellison syndrome	佐林格 – 埃利森综合征	Zollinger – Ellison 氏徵候群
L44.201		zonal dermatosis	带状皮病	帶狀皮病
L44.201		zonal lichen	带状苔藓	線狀苔癬
N48.113		Zoon's balanitis	朱恩龟头炎	
B02.305†	H19.202*	zoster keratcojunctivitis	带状疱疹性角膜结膜炎	帶狀疱疹性角膜結膜炎
B02.306†	H19.201*	zoster keratitis	带状疱疹性角膜炎	帶狀疱疹性角膜炎
B02.101†	G02.001*	zoster meningitis	带状疱疹性脑膜炎	帶狀疱疹性腦膜炎
B02.001†	G05.102*	zoster neuroradicular myelitis	带状疱疹性神经根脊髓炎	帶狀疱疹性神經根脊髓炎
B02.302†	H13.101*	zoster ophthalmia	带状疱疹性眼炎	帶狀疱疹性眼炎
B02.001†	G05.102*	zoster root myelitis	带状疱疹性神经根脊髓炎	帶狀疱疹性神經根脊髓炎
B02.301†		zoster with eye complication	带状疱疹合并眼部并发症	帶狀疱疹伴眼部併發症
L43.806		zosteriform lichen planus	带状扁平苔藓	線狀扁平苔癬
Q82.874		Zunich – Kaye syndrome	祖尼科 – 凯综合征	Zunich – Kaye 氏徵候群
B46.901		zygomycosis	接合菌病	接合黴菌病
E78.608		β – lipoprotein deficiency	β脂蛋白缺乏病	貝它脂蛋白缺乏症

十、皮肤病与相关疾病综合征索引
(Index of Syndromes of Skin Diseases and related Diseases)

主码	附码	中文病名	繁体病名	英文病名
Q91.702		13q 部分三体(q21 - q)综合征	13q 部分三體(q21 - q)徵候群	13q partial (q21 - q) trisomy syndrome
Q92.802		17 环状染色体综合征	17 環狀染色體徵候群	17 ring chromoscme syndrome
Q91.303		18 号染色体长臂缺失综合征	18 號染色體長臂缺失徵候群	18 chromosome long arm depletion syndrome
Q91.302		18 三体综合征		18 trisomy syndrome
Q91.304		18p 部分单体综合征	18p 部分單體徵候群	18p partial monosomy syndrome
Q93.402		lq 长臂部分三体综合征	lq 長臂部分三體徵候群	1q partial long arm trisomy syndrome
Q90.903		21 三体综合征	21 三體徵候群	21 trisomy syndrome
Q92.801		22 三体综合征	22 三體徵候群	22 trisomy syndrome
Q92.803		3q 重复/3p 缺失综合征	3q 重複/3p 缺失徵候群	3q"dup"/4p"del" syndrome
Q92.806		4 号染色体短臂缺乏综合征	4 號染色體短臂缺失徵候群	4 chromosome short arm depletion syndrome
Q96.902		45,X 综合征	45,X 徵候群	45,X syndrome
Q93.401		46XX 综合征	46XX 徵候群	46XX syndrome
Q92.804		4p - 综合征	4p - 徵候群	4p - syndrome
Q93.401		5p 综合征		5p syndrome
Q87.112		奥斯科格综合征	Aarskog 氏徵候群	Aarskog's syndrome
Q87.112		奥斯科格 - 斯科特综合征	Aarskog - Scott 氏徵候群	Aarskog - Scott syndrome
E72.003		阿卜戴霍尔登 - 考夫曼 - 利格纳综合征		Abderhalden - Kaufman - Lignac syndrome
E70.326		异常白细胞白化病综合征	異常白血球白化病綜合征	abnormal leukocyte - albino syndrome
D36.117		阿布里科索夫成肌细胞瘤综合征	Abrbkossoff 氏成肌細胞瘤徵候群	Abrbkossoff's myoblastoma syndrome
E80.302		过氧化氢酶缺乏综合征	無過氧化氫酶徵候群	acatalasia syndrome
E14.622		阿查德 - 提尔斯综合征	Achard - Thiers 氏徵候群	Achard - Thiers syndrome
I73.814		阿肯巴克综合征	Achenbach 氏徵候群	Achenbach's syndrome
B24.x01		艾滋病		acquired immune deficiency syndrome; AIDS
B24.x01		获得性免疫缺陷综合征	後天免疫不全徵候群	acquired immune deficiency syndrome; AIDS
Q87.006		尖头并指畸形综合征	尖頭併指畸形徵候群	acrocephalic syndactylia syndrome
Q87.012		尖头多及并指畸形综合征	尖頭多併指畸形徵候群	acrocephalopolysyndactyly syndrome
Q87.014		尖头多及并指畸形综合征Ⅱ型	尖頭多併指畸形徵候群 II 型	acrocephalopolysyndactyly syndrome type Ⅱ
Q87.015		尖头多及并指畸形综合征Ⅲ型	尖頭多併指畸形徵候群 III 型	acrocephalopolysyndactyly syndrome type Ⅲ
Q87.016		尖头多及并指畸形综合征Ⅳ型	尖頭多併指畸形徵候群 IV 型	acrocephalopolysyndactyly syndrome type Ⅳ
Q87.013		尖头多及并指畸形综合征Ⅰ型	尖頭多併指畸形徵候群 I 型	acrocephalopolysyndactyly syndrome type I
I73.821		肢端紫绀综合征		acrocyanosis syndrome
Q87.838		肢端 - 皮肤 - 甲 - 泪腺 - 牙齿综合征		acro - dermato - ungual - lacrimal - tooth syndrome
R52.101		肢端痛综合征	肢痛病徵候群	acrodynia syndrome
T56.106		肢端疼痛 - 湿性综合征		acroesthesia - moist syndrome
Q87.837		肢端肥大 - 甲状腺肿 - 颅骨肥厚 - 糖尿病综合征		acromegaly - goiter - skull hyperostosis - diabetes syndrome
D17.202		肢端型马德伦 - 劳诺斯 - 本苏德综合征		acrotype of Madelung - Launois - Bensuade syndrome
E78.303		急腹症 - 高脂血症综合征	急腹症 - 高脂血症徵候群	acute abdomen - hyperlipemia syndrome
M30.301		急性发热性黏膜皮肤淋巴结综合征		acute febrile mucocutaneous lymph - node syndrome
B23.001		急性 HIV 感染综合征	急性 HIV 感染徵候群	acute HIV infection syndrome
H18.001		急性黏膜 - 皮肤 - 眼综合征		acute mucocutaneous ocular syndrome
Q78.001		阿代尔 - 戴顿综合征	Adair - Dighton 氏徵候群	Adair - Dighton syndrome
Q84.812		亚当斯 - 奥利弗综合征	Adams - Oliver 氏徵候群	Adams - Oliver syndrome
Q87.827		睑缘黏连、外胚叶发育不良、唇裂及(或)腭裂综合征	瞼緣粘連 - 外胚層發育異常 - 裂唇 - 裂腭徵候群	adhesion palpebrate, ectodermal dysplasia, cleft lip and palate syndrome
E72.902		阿德勒 - 尼汉综合征	Adler - Nyhan 氏徵候群	Adler - Nyhan syndrome
E25.902		肾上腺性男性化综合征	腎上腺性男性化徵候群	adrenal virilizing syndrome

主码	附码	中文病名	繁体病名	英文病名
E25.901		肾上腺生殖器综合征	腎上腺生殖器徵候群	adrenogenital syndrome
E03.804		成人泛发性黏液性水肿综合征	成人廣泛性黏液水腫徵候群	adult generalized myxedema syndrome
Q87.838		ADULT 综合征	ADULT 徵候群	ADULT syndrome
Q87.827		AEC 综合征	AEC 徵候群	AEC syndrome
Q44.705		阿拉杰里综合征	艾拉基爾氏徵候群	Alagille's syndrome
Q78.201		阿尔贝斯－舍恩贝格综合征		Albers – Schönberg syndrome
E70.328		白化病－聋哑综合征		albinism deaf and dumb syndrome
E70.328		类白化病综合征	類白化病綜合征	albinoidism syndrome
Q78.101		奥尔布赖特－麦丘恩－施特恩贝格综合征		Albright – McCune – Sternberg syndrome
Q78.101		奥尔布赖特综合征	Albright 氏徵候群	Albright's syndrome
B42.802		嗜酒玫瑰园园丁综合征		alcoholic rose gardener syndrome
L80.x04		阿勒让得尼综合征	Aleandrini 氏徵候群	Alezzandrini's syndrome
L40.501†		阿利贝特－巴津综合征	Alibet – Bazin 氏徵候群	Alibet – Bazin syndrome
E72.203		阿伦－丹特综合征	Allan – Dent 氏徵候群	Allan – Dent syndrome
Q68.813		阿利－海因斯综合征		Alle – Hines syndrome
D69.001		变应性血管炎综合征	過敏性血管炎徵候群	allergic angitis syndrome
M30.101		变应性肉芽肿病综合征	過敏性肉芽腫病徵候群	allergic granulomatosis syndrome
–	Y54.801	别嘌呤醇过敏综合征		allopurinol hypersensitivity syndrome
Q82.849		秃发－多汗－舌状角膜浑浊综合征		alopecia – hyperhidrosis – tongue shaped corneal opacity syndrome
Q87.031		釉质－脑－少汗综合征	釉質－腦－少汗徵候群	amelo – cerebro – hypohidrotic syndrome
L10.301		阿门多拉综合征	Amendola 氏徵候群	Amendola's syndrome
E72.902		氨基酸尿－眼脑病－毛囊角化综合征		aminoaciduria, oculo – encephalopathy, keratosis follicularis syndrome
L27.042		氨基蝶呤综合征	aminopterin 徵候群	aminopterin syndrome
L67.804		阿米斯脆发综合征	Amish 氏脆髮徵候群	Amish's brittle – hair syndrome
E85.104		淀粉样变神经病综合征Ⅱ型	神經澱粉樣變性徵候群Ⅱ型	amyloidosis neuropathy syndrome type Ⅱ
E85.102		淀粉样变神经病综合征Ⅰ型	神經澱粉樣變性徵候群Ⅰ型	amyloidosis neuropathy syndrome type Ⅰ
D23.–		安塞尔综合征	安塞爾徵候群	Ancell's syndrome
Q82.812		安多格斯综合征	Andogsky 氏徵候群	Andogsky's syndrome
E85.102		安德雷德综合征	Andrade 氏徵候群	Andrade's syndrome
E34.503		雄激素依赖性综合征	雄激素依賴性徵候群	androgen – dependent syndrome
Q87.115		安杰尔曼综合征	Angelman 氏徵候群	Angelman syndrome
Q85.814		小脑视网膜血管瘤病综合征	血管瘤視網膜小腦徵候群	angiomatosis retinae et cerebelli syndrome
I78.002		血管骨肥大综合征	血管骨肥大徵候群	angio – osteohypertrophy syndrome
Q87.828		无甲－先天性缺指/趾畸形综合征	無甲－先天性缺指/趾畸形徵候群	anonychia – ectrodactyly syndrome
D71.x01		抗体缺陷综合征	抗體缺陷徵候群	antibody deficiency syndrome
R79.801		抗心磷脂综合征	抗牛心脂素徵候群	anticardiolipin syndrome
L27.059		抗惊厥药过敏综合征		anticonvulsant hypersensitivity syndrome
Q91.702		反先天性愚型综合征		antimongolism syndrome
R79.801		抗磷脂抗体综合征		antiphospholipid antibody syndrome
R79.801		抗磷脂综合征	抗磷脂質徵候群	antiphospholipid syndrome
M31.401		主动脉弓综合征	主動脈弓徵候群	aortic arch syndrome
Q87.008		阿佩尔－克鲁宗综合征		Apert – Crouzon syndrome
Q87.007		阿佩尔综合征	Apert 氏徵候群	Apert's syndrome
Q87.401		蜘蛛指/趾综合征	蜘蛛指/趾徵候群	arachnodactyly syndrome
I78.804		弓形毛细血管扩张性紫癜综合征	弓形微血管擴張性紫斑徵候群	arciform telangiectatic purpura syndrome
L98.512		阿恩特·戈特龙综合征	Arndt – Gottron 氏徵候群	Arndt – Gottron syndrome
T57.004		砷剂多发性神经病综合征		arsenic polyneuropathy syndrome
Q87.208		关节骨甲发育不良髂骨角综合征	關節骨甲發育不良髂骨角徵候群	arthro – osteo – onychodysplasia – iliac horns syndrome
L98.828		阿斯切尔综合征	Ascher 氏徵候群(眼瞼鬆弛－上唇肥厚)	Ascher's syndrome
Q98.401		无精子形成－男子女性乳房综合征		aspermatogenesis – gynecomastia syndrome
Q87.114		不对称性矮身材发育异常综合征	不對稱性矮身材發育異常徵候群	asymmetry short stature variations in sexual development syndrome
Q87.114		不对称性侏儒综合征	不對稱性侏儒徵候群	asymmetry – dwarfism syndrome

主码	附码	中文病名	繁体病名	英文病名
Q87.809		共济失调－白内障综合征	共濟失調－白內障徵候群	ataxia – cataract syndrome
Q87.809		共济失调－白内障－侏儒综合征	共濟失調－白內障－侏儒徵候群	ataxia – cataract – dwarfism syndrome
E41.x01		营养不足综合征		athrepsia syndrome
Q87.818		表皮萎缩、溃疡－秃头、蛀牙、神经外胚层综合征	表皮萎縮、潰瘍－禿頭、蛀牙、神經外胚層徵候群	atrophy, ulceration – alopecia, dental caries and neuroectodermal syndrome
E28.307		非典型女性紫癜综合征		atypical female purpura syndrome
B05.802		非典型麻疹综合征	非典型麻疹徵候群	atypical measles syndrome
D48.513	M87270/0	非典型痣综合征	非典型痣徵候群	atypical nevus syndrome
G50.803		耳颞神经综合征	耳顳神經徵候群	auriculotemporal nerve syndrome
G50.803		耳颞综合征	耳顳徵候群	auriculotemporal syndrome
D82.301		自体免疫性淋巴增生综合征		autoimmune lympho – proliferative syndrome
D89.802		自体免疫性多腺体综合征	自體免疫性多腺體徵候群	autoimmune polyglandular syndrome
Q93.401		染色体 B1 缺失综合征	染色體 B1 缺失徵候群	B1 deletion syndrome
Q82.301		布洛赫－西门子综合征	Blöch – Siemens 氏徵候群	Blöch – Siemens syndrome
L98.814		巴德综合征	Baader 氏徵候群	Baader's syndrome
Q87.802		巴贝霍斯特综合征		Babenhorst's syndrome
A52.714		巴宾斯基综合征	Babinski 氏徵候群	Babinski's syndrome
L98.829		巴格克斯综合征	Bagex 氏病	Bagex's syndrome
M31.601		巴格拉图尼综合征	Bagratuni 氏徵候群	Bagratuni's syndrome
G50.803		巴尔热杰综合征	Baillarger 氏徵候群	Baillarger's syndrome
Q82.833		巴马特综合征	Bamatter 氏徵候群	Bamatter's syndrome
Q87.807		斑纳扬－赖利－鲁瓦尔卡巴综合征	Bannayan – Riley – Ruvalcaba 氏徵候群	Bannayan – Riley – Ruvalcaba syndrome
Q87.807		斑纳扬－佐纳纳综合征	Bannayan – Zonana 氏徵候群	Bannayan – Zonana syndrome
A69.201		斑沃思综合征	Bannwarth 氏徵候群	Bannwarth's syndrome
Q87.837		巴尔代－比德综合征	Bardet – Biedl 氏徵候群	Bardet – Biedl syndrome
E88.102		巴拉奎综合征	Barraquer 氏徵候群	Barraquer's syndrome
E88.102		巴拉克尔－西蒙斯综合征	巴拉奎－賽門氏病	Barraquer – Simons syndrome
Q91.701		巴斯林－帕套综合征	Bartholin – Patau 氏徵候群	Bartholin – Patau syndrome
Q84.401		巴特－庞弗里综合征	Bart – Pumphrey 氏徵候群	Bart – Pumphrey syndrome
Q84.816		巴特综合征	Bart 氏徵候群	Bart's syndrome
Q82.871		基底细胞痣综合征	基底細胞痣徵候群	basal cell nevus syndrome
Q82.878		巴森综合征	Basan 氏徵候群	Basan's syndrome
E05.901		巴斯道综合征		Basedow's syndrome
D75.809		嗜碱－嗜酸粒细胞缺乏综合征		basophil – eosinophil deficiency syndrome
Q84.612		巴斯综合征	Bass 氏徵候群	Bass's syndrome
D69.214		贝特曼综合征		Bateman's syndrome
L85.105		贝赞克斯－杜普雷－克里斯托综合征	Bazex – Dupré – Christol 氏徵候群	Bazex – Dupré – Christol syndrome
L85.105		贝赞克斯综合征	Bazex 氏徵候群	Bazex's syndrome
Q87.206		比尔斯－赫克特综合征	Beals – Hecht 氏徵候群	Beals – Hecht syndrome
Q87.206		比尔斯综合征	Beals 徵候群	Beals's syndrome
Q82.506		比恩综合征		Bean's syndrome
Q87.026		比尔－史蒂文森综合征	Beare – Stevenson 氏徵候群	Beare – Stevenson syndrome
D80.801		贝恩－孔克尔－斯莱特综合征	Bearn – Kunkel – Slater 氏徵候群	Bearn – Kunkel – Slater syndrome
Q82.524		贝克综合征	貝克尔氏徵候群	Becker's syndrome
L98.820		贝克－伊伯拉海姆综合征	Beck – Ibrahim 氏徵候群	Beck – Ibrahim syndrome
Q87.806		贝克威斯－威德曼综合征	Beckwith – Wiedemann 氏徵候群	Beckwith – Wiedemann syndrome
M35.201		白塞综合征	貝塞特氏徵候群	Behcet's syndrome
M35.201		贝赫切特综合征	貝塞特氏徵候群	Behcet's syndrome
E88.115		贝拉迪尼利综合征	Berardinelli 氏徵候群	Berardinellis syndrome
Q82.406		柏林综合征	伯林氏徵候群	Berlin's syndrome
G90.201		伯尔纳德－霍纳综合征	Bernard – Horner 氏徵候群	Bernard – Horner syndrome
G90.201		伯尔纳德综合征	Bernard 氏徵候群	Bernard's syndrome
D69.103		贝尔纳德－苏利耶综合征	Bernard – Soulier 氏徵候群	Bernard – Soulier syndrome
G57.101		伯恩哈特－罗特综合征	Bernbardt – Roth 氏徵候群	Bernbardt – Roth syndrome
G57.101		伯恩哈特综合征	Bernbardt 氏徵候群	Bernbardt's syndrome

主码	附码	中文病名	繁体病名	英文病名
D71.x01		伯恩德斯－布里格斯－古德综合征	Berndes－Bridges－Good 氏徵候群	Berndes－Bridges－Good syndrome
G57.101		伯恩哈特－罗特综合征	Bernbardt－Roth 氏徵候群	Bernhardt－Roth syndrome
Q75.401		贝里综合征	Berry 氏徵候群	Berry's syndrome
Q82.812		白斯尼综合征	貝斯尼耶氏徵候群	Besnier's syndrome
E25.002		比格利里综合征		Bieglieri's syndrome
R20.810		比蒙德综合征Ⅰ型		Biemond's syndrome type Ⅰ
K60.406		盲回路综合征		biind loop syndrome
E34.001		比沃克－索森综合征	Biork－Thorson 氏徵候群	Biork－Thorson syndrome
Q87.039		鸟头样白内障综合征	鳥頭樣白内障徵候群	bird－headed cataract syndrome
D23.－	M81010/0	伯特－霍格－杜布综合征	Birt－Hogg－Dubé 氏徵候群	Birt－Hogg－Dubé syndrome
E34.001		比杰克综合征	Bjork 氏徵候群	Bjork's syndrome
Q84.122		比约斯泰德综合征	Björnstad 氏徵候群	Björnstad's syndrome
E70.304		黑发－白化病－耳聋综合征	黑髮－白化病－耳聾徵候群	black locks－albinism deafness syndrome
D75.810		布莱克凡－戴蒙德综合征	Blackfan－Diamond 氏徵候群	Blackfan－Diamond syndrome
Q82.896		布利格韦德－哈克斯托森综合征	Blegvad－Haxthausen 氏徵候群	Blegvad－Haxthausen syndrome
L98.828		眼睑松垂－甲状腺肿－双唇综合征		blepharochalasis struma and double lip syndrome
K60.406		盲回路综合征	盲回路徵候群	blind loop syndrome
Q82.808		布洛赫－斯坦芬综合征	Bloch－Stanffen 氏徵候群	Bloch－Stanffen syndrome
Q82.301		布洛赫－祖兹贝格综合征	Bloch－Sulberger 氏徵候群	Bloch－Sulzberger syndrome
Q82.826		布卢姆－马哈切克－托尔综合征		Bloom－Machacek－Torre syndrome
Q82.826		布卢姆综合征	Bloom 氏徵候群	Bloom's syndrome
Q82.826		布卢姆－托尔－马哈切克综合征	Bloom－Torre－Mackcek 氏徵候群	Bloom－Torre－Mackcek syndrome
Q82.506		蓝橡皮疱性痣综合征	藍色橡皮球痣徵候群	blue rubber bleb nevus syndrome
I87.204		布卢法比－斯图瓦特综合征		Bluefarb－Stewart syndrome
I78.806		博琴亨梅综合征		Bochenheimer's syndrome
L98.822		贝沃斯泰德综合征	Böfverstedt 氏徵候群	Böfverstedt's syndrome
R61.008		博格德综合征	Bogorad 氏徵候群	Bogorad's syndrome
Q96.902		博尼维－乌尔里克－特纳综合征	Bonnevie－Ullrich－Tuner 氏徵候群	Bonnevie－Ullrich－Tuner syndrome
Q84.218		布克综合征	Böök 氏徵候群	Böök's syndrome
K60.406		肠旁路综合征	腸繞道徵候群	bowel bypass syndrome
K60.406		肠吻合综合征伴肠道皮病及关节炎综合征		bowel bypass syndrome and bowel associated dermatosis－arthritis syndrome
K60.406		肠病伴皮炎－关节炎综合征	腸病併發皮炎－關節炎徵候群	bowel－associated dermatosis－arthritis syndrome
Q87.030		鳃裂－眼－面综合征	鰓裂－眼－顏面徵候群	branchio－oculofacial syndrome
Q82.8		布劳尔综合征	Brauer 氏徵候群	Brauer's syndrome
Q85.822		布朗－法尔科－马杰斯库综合征	Braun－Falco－Margescu 氏徵候群	Braun－Falco－Margescu syndrome
Q87.203		巨指趾综合征	巨指趾徵候群	broad digits syndrome
Q87.203		宽拇指－巨大踇趾综合征		broad thumb－great toe syndrome
Q87.203		宽拇指－踇趾综合征	寬姆指－腳踇趾徵候群	broad thumb－hallux syndrome
L60.501		支气管扩张－淋巴水肿－黄甲综合征		bronchiectasis－lymphedema－yellow nail syndrome
P83.824		青铜色婴儿综合征	青銅色嬰兒徵候群	bronze baby syndrome
T63.302	X21.901	棕色隐蛛(蜘蛛咬伤)综合征	棕色隱居蜘蛛(蜘蛛咬傷)徵候群	brown crecluse(spider bite) syndrome
I78.815		棕黄发－弥漫性红斑伴毛细血管扩张－腹泻综合征	棕黄髮－瀰漫性紅斑併微血管擴張及腹瀉徵候群	brown hairs－diffuse erythema with telangiectasis－diarrhea syndrome
I78.812		褐黄色皮肤综合征	褐黄色皮氏徵候群	brownish yellow skin syndrome
R20.811		布朗－波多辛综合征	Brown－Podosin 氏徵候群	Brown－Podosin syndrome
Q82.870		布鲁斯菲尔德－瓦亚特综合征		Brushfield－Wyatt syndrome
D80.004		布鲁顿综合征	Bruton 氏徵候群	Bruton's syndrome
D82.401		巴克雷综合征	Buckley 氏徵候群	Buckley's syndrome
L98.418		伯里奥－伯里尔综合征	Bureau－Barrière 氏徵候群	Bureau－Barrière syndrome
E78.303		伯格－格鲁茨综合征	Bürger－Grütz 氏徵候群	Bürger－Grütz syndrome
E53.903†	G63.402*	灼痛足综合征	灼痛足徵候群	burning feet syndrome
R20.802		灼痛口综合征		burning mouth syndrome
R10.202		女阴灼痛综合征		burning vulva syndrome
Q78.203		布施克－奥伦道夫综合征	Buschke－Ollendorf 氏徵候群	Buschke－Ollendorf syndrome
Q87.831		多发性先天性畸形C综合征	多發性先天性畸形C徵候群	C syndrome of multiple congenital anomalies

主码	附码	中文病名	繁体病名	英文病名
M34.101		钙盐沉着、雷诺现象、食管功能异常、指端硬化、毛细血管扩张综合征	鈣鹽沈著、雷諾現象、食管功能異常、指端硬化、微血管擴張徵候群	calcinosis, Raynaud phenomenon, esophageal dysfunction, sclerodactyly, telangiectasia syndrome
Q80.821		卡米萨综合征	Camisa 氏徵候群	Camisa's syndrome
D69.304		卡纳利斯－莫尔综合征	Canales－Mauer 氏徵候群	Canales－Mauer syndrome
K13.213		坎农综合征		Cannon's syndrome
Q82.855		坎图综合征	Cantu 氏徵候群)	Cantu's syndrome
I87.002		癌源性血栓性静脉炎综合征	癌性血栓性靜脈炎徵候群	carcinogenetic thrombophlebitis syndrome
E34.001		类癌综合征	類癌徵候群	carcinoid syndrome
D48.902		癌综合征	癌徵候群	carcinoma syndrome
Q87.802		心－肢端－面综合征	心臟－肢端－顏面徵候群	cardio－acro－facial syndrome
Q87.841		心脏皮肤综合征	心臟皮膚綜合征	cardiocutaneous syndrome
Q87.811		心－面－皮肤综合征	心－顏面－皮膚徵候群	cardiofaciocutaneous syndrome
Q80.205		卡里尼综合征		Carini's syndrome
Q85.826		卡尼综合征	Carney 氏徵候群	Carney's syndrome
G56.001		腕管综合征	腕道徵候群	carpal tunnel syndrome
Q87.014		卡彭特综合征		Carpenter's syndrome
E72.101		卡森综合征	Carson 氏徵候群	Carson's syndrome
L94.210		软骨钙化综合征		cartilage calcifying syndrome
Q87.116		软骨发育不全样侏儒综合征		cartilage dyschondroplasia dwarfism syndrome
Q82.8		Carvajal－Huerta 综合征		Carvajal－Huerta syndrome
I73.821		卡西尔综合征	Cassirer 氏徵候群	Cassirer's syndrome
Q87.039		先天性白内障及稀毛综合征	先天性白內障及稀毛徵候群	cataracta congenita hypotrichosis syndrome
Q82.808		白内障－毛细血管扩张－色素沉着综合征	白內障－微血管擴張－色素沈著徵候群	cataract－telangiectasia－pigmentation syndrome
Q92.801		猫眼综合征	貓眼徵候群	cat－eye syndrome
Q78.805		脑－眼－面－骨骼综合征	腦－眼－顏面－骨骼徵候群	cerebro－oculo－facio－skeletal syndrome
Q28.803		脑－视网膜动静脉瘤综合征	腦視網膜動靜脈瘤徵候群	cerebro－retinal arteriovenous aneurysm syndrome
Q76.102		颈椎融合综合征		cervical fusion syndrome
G90.201		颈交感神经刺激综合征	頸交感神經刺激徵候群	cervical sympathetic irritation syndrome
Q87.814		颈－眼－耳综合征	頸－眼－耳徵候群	cervico－oculo－acoustic syndrome
E75.601		钱林－多尔夫曼综合征		Chanarin－Dorfman syndrome
I70.902		夏科综合征	查科特氏徵候群	Charcot's syndrome
Q87.208		查特莱综合征	Chatelain 氏徵候群	Chatelain's syndrome
M06.101		肖法尔－斯蒂尔综合征		Chauffard－Still syndrome
E70.326		谢迪埃克－赫加希综合征	Chédiak－Higashi 氏徵候群	Chédiak－Higashi syndrome
E70.326		谢迪埃克－赫加希－施泰因布林克综合征	Chédiak－Higashi－Steinbrinck 氏徵候群	Chédiak－Higashi－Steinbrinck syndrome
Q80.827		CHILD 综合征	CHILD 徵候群	CHILD syndrome
Q84.116		CHAND 综合征	CHAND 徵候群	CHNAD syndrome
Q79.602		软骨皮肤角膜营养不良综合征	軟骨皮膚角膜失養症	chondrodermal corneal dystrophy syndrome
Q78.403		软骨营养不良伴血管错构瘤综合征	軟骨失養伴血管錯構瘤徵候群	chondrodystrophy with vascular hamartoma syndrome
R61.007		鼓索综合征	索狀鼓膜徵候群	choroda tympanic syndrome
Q87.009		克茨恩综合征		Chotzen's syndrome
D76.011		克里斯琴综合征	克里斯庭氏病	Christian's syndrome
Q82.8		克利斯特－西曼综合征		Christ－Sieman syndrome
Q82.401		克里斯特－西门子－图雷恩综合征		Christ－Siemens－Touraine syndrome
D80.801		慢性活动性狼疮样肝炎综合征		chronic activity lupoid hepatitis syndrome
L27.036	Y49.301	慢性氯丙嗪中毒综合征		chronic chlorpromazine toxicum syndrome
Q78.203		克斯综合征	Chrth 氏徵候群	Chrth's syndrome
Q68.815		CINCA 综合征	CINCA 徵候群	CINCA syndrome
Q68.815		慢性婴儿神经－皮肤－关节综合征		CINCA(chronic, infantile, neurological, cutaneous, articular syndrome) syndrome
B64.x02		掘蛤者瘙痒综合征		clam digger itch syndrome
T78.305		克拉克森综合征		Clarkson's syndrome
Q86.003		卡拉梅－史密斯综合征		Clarrem－Smith syndrome

主码	附码	中文病名	繁体病名	英文病名
D66.x02		经典性血友病综合征	典型血友病徵候群	classical hemophilia syndrome
Q87.026		唇裂及多种皮肤异常综合征		cleft lip and multifarious abnormal syndrome
Q37.902		唇腭裂/外胚层发良不良综合征		cleft lip/palate ectodermal dysplasia syndrome
Q35.801		腭侧裂粘连综合征	顎裂－側黏連徵候群	cleft palate – lateral synechia syndrome
Q82.8		克洛斯顿综合征	Clouston 氏徵候群	Clouston's syndrome
A50.508†	M03.101*	克拉顿综合征		Clutton's syndrome
D18.004		科布综合征	Cobb 氏徵候群	Cobb's syndrome
Q87.101		科凯恩综合征	Cockayne 氏徵候群	Cockayne syndrome
Q87.832		科芬－罗里综合征	科菲－羅利氏徵候群	Coffin – Lowry syndrome
Q87.821		科芬－西里斯综合征	科菲－賽利斯氏徵候群	Coffin – Siris syndrome
P39.802		科尔科特－福克斯综合征	Colcott – Fox 氏徵候群	Colcott – Fox syndrome
D59.101		冷凝集素综合征		cold agglutinin syndrome
Q82.810		科尔综合征	柯利氏徵候群	Cole's syndrome
Q82.509		粉刺－白内障综合征	粉刺－白內障徵候群	comedo – cataract syndrome
Q80.829		科梅尔－内瑟顿综合征	Comel – Netherton 氏徵候群	Comel – Netherton syndrome
D84.101		补体缺陷综合征		complement deficiency syndrome
R52.201		复合物局部疼痛综合征	複合性區域痛徵候群	complex regional pain syndrome
Q84.809		畸形综合征群并发先天性皮肤缺乏	畸形徵候群關聯之先天性皮膚缺乏	congenital absence of skin as a feature malformation syndromes
L81.427		先天性皮肤色素异常综合征		congenital cutaneous pigmented abnormal syndrome
Q87.105		先天性侏儒痴呆综合征	先天性侏儒痴呆徵候群	congenital dwarfism idiocy syndrome
Q82.852		先天性角化不良白内障综合征	先天性角化不良白內障徵候群	congenital dyskeratosis – cataract syndrome
Q68.812		先天性偏身肥大综合征	先天性半側肥大徵候群	congenital hemihypertrophy syndrome
Q80.802		先天性鱼鳞病样综合征伴耳聋及角膜炎	先天性魚鱗癬樣徵候群伴耳聾及角膜炎	congenital ichthyosiform syndrome with deafness and keratitis
Q87.208		先天性髂骨角综合征	先天性髂骨角徵候群	congenital iliac horns syndrome
Q96.902		先天性卵巢发育不全综合征	先天性卵巢發育不全徵候群	congenital ovarian aplasia syndrome
Q85.822		先天性皮肤异色病伴大疱形成综合征		congenital poikiloderma with bullate facial syndrome
P35.001		先天性风疹综合征	先天性德國麻疹徵候群	congenital rubella syndrome
Q85.817		先天性粟粒状血管瘤综合征	先天性栗粒狀血管瘤徵候群	congential miliary hemangioma syndrome
M02.301		结膜－尿道－滑膜综合征	結膜－尿道－滑膜徵候群	conjunctivo – urethro – synovial syndrome
Q77.301		康拉德－胡尼曼综合征	Conradi – Hianermann 氏徵候群	Conradi – Hünermann syndrome
Q77.301		康拉德－胡尼曼－希普尔综合征	Conradi – Hünermann – Happle 氏徵候群	Conradi – Hünermann – Happle syndrome
L50.601		接触性荨麻疹综合征		contact urticaria syndrome
Q80.820		持续性脱皮综合征	連續性皮膚脫皮徵候群	continual peeling skin syndrome
Q87.118		科尼利亚·德朗格综合征	Cornelia de Lange 氏徵候群(多毛發育障礙)	Cornelia de Lange syndrome
Q82.891		科斯特洛综合征	Costello 氏徵候群	Costello's syndrome
Q84.118		克兰德尔综合征	克蘭多氏徵候群	Crandall's syndrome
Q75.102		颅额鼻发育不良综合征	顱額鼻發育不良徵候群	craniofrontonasal dysplasia syndrome
Q82.848		克赖泰综合征		Creither's syndrome
M34.101		CREST 综合征	CREST 徵候群	CREST syndrome
E03.808		克汀病肌肥大综合征	Cretin 肌肥大徵候群	Cretin muscle hypertrophy syndrome
L98.817		克里伊克斯－利维综合征	Creyx – Levy 氏徵候群	Creyx – Levy syndrome
Q93.401		猫叫综合征	貓叫徵候群	cri – du – chat syndrome;cat cry syndrome
R61.008		"鳄鱼泪"综合征		crocodile tear syndrome
Q85.821		克朗克海特－卡纳达综合征	Cronkhite – Canada 氏徵候群	Cronkhite – Canadn syndrome
E70.330		克罗斯－麦库西克－布林综合征	Cross – McKusick – Breen 氏徵候群	Cross – McKusick – Breen syndrome
E70.330		克罗斯综合征	Cross 氏徵候群	Cross's syndrome
D76.323		克罗斯蒂综合征	Crosti 氏徵候群	Crosti's syndrome
Q75.101		克鲁宗综合征	Crouzon 氏徵候群	Crouzon's syndrome
L83.x04		克鲁宗综合征伴黑棘皮病	Crouzon 氏徵候群併黑棘皮病	Crouzon's syndrome with acanthosis nigricans
D89.901		克罗－鲁卡西综合征	Crow – Fukase 氏徵候群	Crow – Fukase syndrome
D89.901		克罗－富卡西－塔卡特苏全综合征	Crow – Fukase – Takatsuki 氏徵候群	Crow – Fukase – Takatsuki syndrome

主码	附码	中文病名	繁体病名	英文病名
Q84.116		卷发－睑缘黏连－甲发育不良综合征		curly hair – ankyloblepharon – nail dysplasia syndrome
Q82.8 –		柯里·琼斯综合征	Curry Jones 氏徵候群	Curry Jones syndrome
Q67.405		柯蒂斯综合征Ⅰ型		Curtius's syndrome type I
E24.202		类库欣综合征	類庫欣氏徵候群	cushingoid syndrome
E24.901		库欣综合征	庫欣氏徵候群	Cushing's syndrome
H18.001		皮肤－黏膜－眼上皮综合征	皮膚－黏膜－眼上皮徵候群	cutaneomuco – oculoepithelial syndrome
E28.201		多囊卵巢综合征皮肤表现		cutaneous manifestations of polycystic ovary syndrome
E24.901		库欣综合征性皮肤征	庫欣氏徵候群所致皮膚症	cutaneous signs due to Cushing's syndrome
L27.054		皮肤T细胞假性淋巴瘤及药物超敏综合征		cutaneous T – cell pseudolymphoma and drug hypersensitivity syndrome
Q79.601		皮肤弹性过度综合征	皮膚彈性過度徵候群	cutis hyperelastica syndrome
Q82.896		皮肤松垂成骨不全综合征		cutis laxa and osteogenesis imperfecta syndrome
E26.003		周期性水肿综合征	週期性水腫徵候群	cyclic edema syndrome
E83.201		丹博尔特－克洛斯综合征		Danbolt – Closs syndrome
E83.201		丹博尔特综合征	Danbolt 氏徵候群	Danbolt's syndrome
–	Y41.002	氨苯砜综合征		dapsone syndrome
D86.318		达里埃－罗珊综合征	Darier – Roussy 氏徵候群	Darier – Roussy syndrome
E28.307		大维综合征	David 氏徵候群	David's syndrome
D65.x05		德·吉马德综合征	De Gimard 氏徵候群	de Gimard's syndrome
Q91.304		德·格劳奇－拉米－蒂法综合征		de Grouchy – Lamy – Thieffy syndrome
Q91.303		德·格劳奇－罗耶－萨蒙－卢迈综合征		de Grouchy – Royer – Salmon – Lumy syndrome
Q87.118		德·朗格综合征		de Lange syndrome
Q75.105		德迈耶尔综合征	De Meyer 氏徵候群	de Meyer syndrome
Q82.104		德·桑克蒂斯－凯基奥内综合征	de Sanctis – Cacchione 氏徵候群	de Sanctis – Cacchione syndrome
Q87.818		耳聋－脑发育不全－眼皮肤综合征		deaf – brain dysplasia – oculocutaneous syndrome
Q87.808		耳聋－指/趾甲营养不良－骨营养不良－智力发育迟缓综合征		deafness – onychodystrophy – osteodystrophy – retarded mentality syndrome
E70.331		耳聋－白发－眼病综合征	耳聾－白髮－眼病徵候群	deafness – white hair – ocular syndrome
E80.208		迪安－巴恩斯综合征		Dean – Barnes syndrome
L90.825		德布雷－菲特基综合征	Debre – Fittke 氏徵候群	Debré – Fittke syndrome
A28.102		德布雷综合征	Debre 氏徵候群	Debre's syndrome
D82.301		淋巴细胞凋亡缺陷综合征	淋巴細胞凋亡缺陷徵候群	defects of lymphocyte apoptosis syndrome
D65.x02		去纤维蛋白综合征	去纖維蛋白徵候群	defibrination syndrome
D65.x02		去纤维蛋白原血症综合征		defibrinogenemia syndrome
Q87.118		退行性变阿姆特丹型德朗格综合征	退行性變阿姆特丹型德朗格徵候群	degenerativus Amsterdam De Lange syndrome
Q82.8		德格斯－图雷恩综合征		Degos – Touraine syndrome
Q87.034		德莱曼－奥瑟伊斯综合征		Dellemal – Oorthuys syndrome
A50.403		丹尼－马方综合征		Dennie – Mafan syndrome
Q87.815		齿－眼－皮肤综合征	齒－眼－皮膚徵候群	dental – ocular – cutaneous syndrome
L98.814		皮肤口腔炎综合征		dermastomatitis syndrome
M34.810		硬皮病－钙质沉着综合征		dermatosclerosis and calcinosis syndrome
L27.033		脱氧核糖核酸自身敏感综合征	脫氧核醣核酸自身敏感徵候群	desoxyribonucleic acid autosensitivity syndrome
E76.202		迪·费兰特综合征		di Ferrant syndrome
E14.623		糖尿病－银屑病－虹膜睫状体炎综合征	糖尿病－銀屑病－虹膜睫狀體炎徵候群	diabetes – psoriasis – iridocyclitis syndrome
M34.805		迪亚兹－佩雷斯综合征		Diaz – Perez syndrome
D82.102		迪格奥尔格综合征	DiGeorge 氏徵候群	DiGeorge syndrome
Q28.307		迪瓦－范·波格尔特综合征	Divry – Van Bogaert 氏徵候群	Divry – Van Bogaert syndrome
L27.033		DNA 自身敏感综合征		DNA autosenisitivity syndrome
E80.203		多布林纳综合征		Dobriner's syndrome
A52.015		多赫尔－赫勒综合征		Doehle – Heller syndrome
E70.308		显性类白化病综合征	顯性類白化病徵候群	dominant albinoidism syndrome
E34.805		多诺霍综合征		Donohue's syndrome
Q87.808		DOOR 综合征	DOOR 徵候群	DOOR syndrome

主码	附码	中文病名	繁体病名	英文病名
E78.105		多尔夫曼－钱纳林综合征	Dorfman－Chaharin 氏徵候群	Dorfman－Chaharin syndrome
Q90.903		唐氏综合征	Down 氏徵候群	Down's syndrome
Q90.903		先天愚型		Down's syndrome
D59.603		德雷斯勒综合征		Dressler's syndrome
L66.801		德鲁综合征		Dreuw's syndrome
L27.054		药物超敏综合征	藥物超敏徵候群	drug hypersensitivity syndrome
L27.052		药物性抗合成酶综合征	藥物誘發抗合成酶徵候群	drug induced antisynthetase syndrome
L27.053		药源性胶原病样综合征	藥物誘發膠原病樣徵候群	drug induced collagenosis－like syndrome
E24.201		药物性库欣综合征	藥物引發性庫欣氏徵候群	drug－induced Cushing's syndrome
M32.001		药物性狼疮综合征		drug－induced lupus syndrome
L51.202		药物性莱尔综合征		drug－induced Lyell's syndrome
Q87.102		杜博威茨综合征	杜伯維玆氏徵候群	Dubowitz's syndrome
L13.102		杜林－斯内登－威尔金森综合征		Duhring－Sneddon－Wilkinson syndrome
D82.301		邓肯病	鄧肯氏病	Duncan's syndrome
G50.803		迪普伊综合征	Dupuy 氏徵候群	Dupuy's syndrome
Q87.820		杜里－范波格尔特综合征	Dury－Van Bogaert 氏徵候群	Dury－Van Bogaert syndrome
Q87.102		侏儒湿疹怪面综合征		dwarfism－eczema－queer face syndrome
Q80.825		侏儒－鱼鳞病样红皮病－智力缺陷综合征		dwarfism－ichthyosiform erythroderma－mental deficiency syndrome
Q87.101		侏儒－视网膜萎缩－耳聋综合征		dwarfism－retinal atrphy－deafiness syndrome
Q78.403		软骨发育不良伴血管畸形综合征	軟骨發育不良伴血管畸形徵候群	dyschondroplasia with vascular dysplasia syndrome
Q78.403		软骨发育异常血管瘤综合征	軟骨發育異常血管瘤徵候群	dyschondroplasia－hemangiomas syndrome
F45.203		躯体变形综合征		dysmorphic syndrome
D48.513	M87270/0	发育不良性痣综合征		dysplastic nevus syndrome
I73.812		易青紫综合征	易瘀傷徵候群	easy bruising syndrome
Q87.830		ECC 综合征	ECC 徵候群	ECC syndrome
Q87.828		外胚叶发育不良、缺指畸形、唇裂及腭裂综合征		ectodermal dysplasia, ectrodactyly, cleft lip and palate syndrome
Q82.808		外胚层综合征	外胚層徵候群	ectodermal syndrome
E24.301		异位性促肾上腺皮质激素综合征	異位性促腎上腺皮質荷爾蒙徵候群	ectopic ACTH syndrome
Q87.830		缺指/趾－外胚层发育不良－唇腭裂综合征		ectrodactyly－ectodermal dysplasia－clefting syndrome
Q80.810		缺肢畸形伴鱼鳞病综合征	缺肢畸形併魚鱗癬徵候群	ectromelia and ichthyosis syndrome
D82.001		湿疹－血小板减少免疫缺陷综合征		eczema－thrombocytopenia immunodeficiency syndrome
D82.001		湿疹－血小板减少反复感染综合征	濕疹－血小板減少反復感染徵候群	eczema－thrombocytopenia repeated infection syndrome
G51.201		面肿－轻瘫－皱襞舌综合征		edema of face, facial paresis and lingua plicata syndrome
Q91.302		爱德华综合征	愛德華氏徵候群	Edwards's syndrome
Q87.828		EEC 综合征	EEC 徵候群	EEC syndrome
Q79.601		埃勒斯－当洛斯综合征	Ehlers－Danlos 氏徵候群	Ehlers－Danlos syndrome
G25.801		埃克博姆综合征	Ekbom 氏徵候群	Ekbom's syndrome
E70.312		伊莱贾尔德综合征	Elejalde 氏徵候群	Elejalde's syndrome
Q77.601		埃利斯－范可勒韦德综合征	Ellis－Van Creveld 氏徵候群	Ellis－Van Creveld syndrome
Q87.806		EMG(脐突出－巨舌－巨人症)综合征	EMG(臍突出－巨舌－巨人症)徵候群	EMG(exomphalos－macroglossia－gigantism) syndrome
L27.049		嗜酸细胞增多－肌痛综合征	嗜伊紅球增多－肌痛徵候群	eosinophilia－myalgia syndrome
L98.831		流行性热带性急性多关节炎综合征	流行性熱帶急性多關節炎徵候群	epidemic tropical acute polyarthritis syndrome
Q82.504		表皮痣综合征	表皮痣徵候群	epidermal nevus syndrome
A52.129		埃尔布－夏科综合征		Erb－Charcot syndrome
Q87.205		结节红斑－厚皮指－消瘦综合征	結節紅斑－厚皮指－消瘦徵候群	erythema nodosum－pachydermiafinger－wasting syndrome
G25.804		埃斯特利－麦库西克综合征	Esterly－McKusick 氏徵候群	Esterly－McKusick syndrome
Q91.302		E－三体综合征	E－三體徵候群	E－trisomy syndrome
D69.303		埃文斯综合征	Evans 氏徵候群	Evans's syndrome

主码	附码	中文病名	繁体病名	英文病名
F68.102		夸大综合征	誇大徵候群	exaggerated syndrome
L98.817		眼鼻口腔潮湿综合征		eye - nose - oral cavity wet syndrome
Q87.112		面发育不良 - 短身材 - 阴茎阴囊畸形综合征		facial dysplasia - short stature - penoscrotal anomalies syndrome
Q75.105		面部正中裂综合征		facial median fissure syndrome
Q87.504		面神经椎骨综合征		facial nerve - vertebrae syndrome
Q87.112		颜面 - 指 - 生殖器综合征	顔面 - 指 - 生殖器徵候群	facial - digital - genital syndrome
Q87.036		面耳脊椎综合征	面耳脊椎徵候群	facialoauriculovertebral syndrome
M79.811		人为脂膜炎综合征群	人為脂層炎徵候群	factitious panniculitis syndromes
L98.106		人为紫癜综合征	人為紫斑徵候群	factitious purpura syndrome
Q77.801		费尔班克综合征		Fairbank's syndrome
D48.514		家族性非典型性多发痣 - 黑素瘤综合征	家族性非典型性多發痣 - 黑素瘤徵候群	familial atypical multiple mole - melanoma syndrome
Q79.601		家族性良性过度可动性综合征	家族性良性過度可動性徵候群	familial benign hypermobility syndrome
Q87.502		家族性多发性结肠息肉 - 骨及软组织肿瘤综合征	家族性多發性結腸息肉 - 骨及軟組織腫瘤徵候群	familial multiple polyposis of colon bone and soft tissue tumours syndrome
G56.002		家族性腕管综合征	家族性腕道徵候群	familial wrist tunnel syndrome
D48.512		FAMMM 综合征	FAMMM 徵候群	FAMMM syndrome
D61.001		范科尼全血细胞减少综合征	Fanconi 氏全血球減少徵候群	Fanconi's pancytopenia syndrome
D61.001		范科尼综合征	Fanconi 氏徵候群	Fanconi's syndrome
E75.207		法伯综合征		Farber's syndrome
E75.207		法伯 - 尤门综合征	Farber - Uman 氏徵候群	Farber - Uzman syndrome
L57.810		法韦尔 - 拉库科特综合征	Favre - Racouchot 氏徵候群	Favre - Racouchot syndrome
I78.812		法韦尔综合征	Favre 氏徵候群	Favre's syndrome
E25.003		费布雷 - 菲比格综合征		Febre - Fibiger syndrome
R52.101		菲尔综合征	Feer 氏徵候群	Feer's syndrome
D18.004		费盖勒综合征	Fegeler 氏徵候群	Fegeler's syndrome
P83.200		费德勒马耶综合征	Feidlmayer 氏徵候群	Feidlmayer's syndrome
M02.301		费斯格 - 莱罗伊 - 赖伊综合征	Feissinger - Leroy - Reioy 氏徵候群	Feissinger - Leroy - Reioy syndrome
M05.001		费尔蒂综合征	Folty 氏徵候群	Folty's syndrome
L85.804		弗格森 - 史密斯综合征	Ferguson - Smith 氏徵候群	Ferguson - Smith syndrome
Q86.003		胎儿酒精综合征	胎兒酒精徵候群	fetal alcohol syndrome
P35.001		胎儿风疹综合征		fetal rubella syndrome
Q82.504		费尔斯坦 - 米姆斯综合征		Feuerstein - Mims syndrome
Q87.833		费弗 - 兰古平综合征	Fevre - Languepin 氏徵候群	Fèvre - Languepin syndrome
Q87.004		FG 综合征	FG 徵候群	FG syndrome
E25.003		菲比格 - 德布雷 - 沃龙·吉尔克综合征	Fibiger - Debre - Vron Gierke 氏徵候群	Fibiger - Debre - Vron Gierke syndrome
Q87.822		纤维瘤病 - 齿龈多毛综合征	纖維瘤病 - 牙齦多毛徵候群	fibromatosis gingival hypertrichosis syndrome
E72.101		菲尔德综合征		Field's syndrome
Q87.821		第五指综合征		fifth digit syndrome
E88.805		鱼臭综合征	魚臭徵候群	fish odour syndrome
D69.303		费希尔 - 埃文斯综合征	Fisher - Evans 氏徵候群	Fisher - Evans syndrome
Q82.857		费希尔 - 沃拉夫塞克综合征	Fisher - Volavsek 氏徵候群	Fisher - Volavsek syndrome
A54.812†	K67.101*	菲茨休 - 柯蒂斯综合征	Fitz - Hugh - Curtis 氏徵候群	Fitz - Hugh - Curtis syndrome
G50.803		面部潮红及直毛综合征	面部潮紅及直毛徵候群	flushing and pilonotion syndrome
T61.102		鲭鱼类中毒所致的潮红综合征		flushing syndrome due to mahimahi (scombroid fish) poisoning
Q87.818		弗赖恩 - 埃尔德综合征	Flynn - Aird 氏徵候群	Flynn - Aird syndrome
L65.814		毛囊变性综合征	毛囊變性徵候群	follicular degenration syndrome
Q87.208		方氏综合征	方氏徵候群	Fong's syndrome
L98.418		足畸形感觉障碍综合征	足畸形感覺障礙徵候群	foot deformity sensory disturbance syndrome
A28.102		福谢伊 - 莫伦雷特综合征	Foshay - Mollaret 氏徵候群	Foshay - Mollaret syndrome
Q99.202		脆弱 X 综合征		fragile X syndrome
Q85.815		弗朗西斯凯蒂 - 杰达索恩综合征	Franceschetti - Jadassohn 氏徵候群	Franceschetti - Jadassohn syndrome
Q82.304		弗朗西斯凯蒂 - 杰达索恩综合征伴色素失调症	Franceschetti - Jadassohn 徵候群伴色素失調症	Franceschetti - Jadassohn syndrome with incontinentia pigmenti
Q75.401		弗朗西斯凯蒂综合征	Franceschetti 氏徵候群	Franceschetti's syndrome

主码	附码	中文病名	繁体病名	英文病名
Q87.842		弗朗西斯切蒂－泰综合征	Franceschetti－Their 氏徵候群	Franceschetti－Their syndrome
Q75.401		弗朗西斯凯蒂－茨瓦伦－克莱因综合征	Franceschetti － wahlen － Klein 氏徵候群	Franceschetti－Zwahlen－Klein syndrome
Q79.602		弗朗克斯综合征	Francoi 氏徵候群	Francois syndrome
Q79.602		弗朗斯瓦 II 综合征	Francois 氏徵候群	Francois's II syndrome
Q87.507		弗里曼－谢尔登综合征	Freeman－Sheldon 氏徵候群	Freeman－Sheldon syndrome
R61.006		弗雷格综合征		Freg's syndrome
Q87.834		弗莱尔－梅亚综合征	Freire－Maia 氏徵候群	Freire－Maia syndrome
G50.803		弗莱综合征	Frey 氏徵候群	Frey's syndrome
Q84.621		弗里德牙及甲综合征	Fried 氏牙及甲徵候群	Fried's tooth and nail syndrome
L51.105		富奇综合征	Fuch 氏徵候群	Fuch's syndrome
H18.001		富克斯综合征	先天性卟啉病	Fuchs's syndrome
Q99.802		染色体 G 缺失综合征 II 型	染色體 G 缺失徵候群 II 型	G deletion syndrome type II
Q87.813		GAPO 综合征	GAPO 徵候群	GAPO syndrome
D69.211		加德纳－戴蒙德综合征	Gardner－Diamond 氏徵候群	Gardner－Diamond syndrome
Q87.502		加德纳综合征	Gardner 氏徵候群	Gardner's syndrome
A69.201		加林－布杰道克思－斑沃思综合征	Garin － Bujadoux － Bannwarth 氏徵候群	Garin－Bujadoux－Bannwarth syndrome
Q87.809		加兰－穆尔豪斯综合征	Garland－Moorhause 氏徵候群	Garland－Moorhause syndrome
E70.323		嘎拉德白化病综合征	Garrad 氏白化病徵候群	Garrad's albinism syndrome
E70.206		嘎拉综合征	Garrod 氏徵候群	Garrod's syndrome
D82.201		加蒂－勒克斯综合征	Gatti－Lux 氏徵候群	Gatti－Lux syndrome
A63.801		同性恋肠道综合征	同性戀腸道徵候群	gay bowel syndrome
Q81.003		格迪－达尔综合征		Gedde－Dehl syndrome
L98.821		盖尔法布－海门综合征	Gelfarb－Hymen 氏徵候群	Gelfarb Hymen syndrome
I78.813		泛发性毛细血管扩张－白内障综合征		generalized telangiectasis－cataract syndrome
L44.401		贾诺提－克罗斯蒂综合征	Gianotti－Crosti 氏徵候群	Gianotti－Crosti syndrome
L44.401		贾诺提综合征		Gianotti's syndrome
Q85.811		巨血管瘤血小板减少综合征	巨血管瘤血小板減少徵候群	giant hemangioma thrombocytopenia syndrome
Q87.804		吉戴恩综合征	Giedion 氏徵候群	Giedion's syndrome
L27.048		人参滥用综合征	人參濫用徵候群	ginseng abused syndrome
Q82.851		吉鲁－巴博综合征		Giroux－Barbeau syndrome
D81.901		吉特林综合征	Gitlin 氏徵候群	Gitlin's syndrome
D69.104		格兰兹曼·尼格利综合征	Glanzmann Naegeli 徵候群	Glanzmann Naegeli syndrome
C25.403	M81520/3	胰高血糖素瘤综合征	胰高醣素瘤徵候群	glucagonoma syndrome
Q87.036		戈尔登哈尔综合征	Goldenhar 氏徵候群	Goldenhar's syndrome
Q84.821		戈尔茨综合征	Golt 氏徵候群	Goltz's syndrome
Q84.124		戈梅兹－洛佩兹－赫南德兹综合征	Gomez－Lopez－Hernańdez 氏徵候群	Gomez－Lopez－Hernańdez syndrome
A54.810		淋球菌性皮炎综合征		gonococcal dermatitis syndrome
Q87.016		古德曼综合征	Goodman 氏徵候群	Goodman's syndrome
M31.002		古德帕斯图雷综合征	Goodpasture 氏徵候群	Goodpasture's syndrome
E53.903†	G63.402*	高普兰综合征		Gopalan's syndrome
Q78.807		戈勒姆综合征	Gorham 氏徵候群	Gorham's syndrome
Q82.871		戈林－戈尔茨综合征	Gorlin－Golt 氏徵候群	Gorlin－Goltz syndrome
Q82.871		戈林综合征	Gorlin 氏徵候群	Gorlin's syndrome
Q82.8		戈特龙综合征	Gottron 氏徵候群	Gottron's syndrome
M35.001		高杰沃特－豪尔－舍格伦综合征	Gougerot－Houwer－Sjögren 氏徵候群	Gougerot－Houwer－Sjögren syndrome
L66.102		格拉哈姆－利特尔综合征	Graham－Little 氏徵候群	Graham－Little syndrome
L66.102		格拉哈姆－利特尔－皮卡迪－拉休尤综合征	Graham － Little － Piccardi － Lassueur 氏徵候群	Graham－Little－Piccardi－Lassueur syndrome
E88.201		革兰综合征	Gram 氏徵候群	Gram's syndrome
P93.x01		格雷综合征	Gray 氏徵候群	Gray's syndrome
L60.805		绿甲综合征	綠甲徵候群	green nail syndrome
P35.001		格雷格综合征	Gregg 徵候群	Gregg syndrome
Q87.038		格雷格头多及并指畸形综合征	Greig 頭多併指畸形徵候群	Greig cephalopoly syndactyly syndrome
L43.815		格林斯潘综合征	Grinspan 氏徵候群	Grinspan's syndrome

主码	附码	中文病名	繁体病名	英文病名
D84.802		格雷塞尔综合征Ⅰ型	Griscelli 氏徵候群Ⅰ型	Griscelli's syndrome type Ⅰ
D84.803		格雷塞尔综合征Ⅱ型	Griscelli 氏徵候群Ⅱ型	Griscelli's syndrome type Ⅱ
Q82.801		格伦布拉德－斯坦德伯格综合征		Grönblad – Strandberg syndrome
E85.409†	L99.001*	格罗斯汉综合征	Grosshan 氏徵候群	Grosshan's syndrome
L90.807		高尔斯全萎缩综合征	Growers 氏全身萎縮徵候群	Growers's panatrophy syndrome
E03.804		格尔综合征		Gull's syndrome
C44.－		哈伯综合征	Haber 氏徵候群	Haber's syndrome
Q82.8－		海默－芒克综合征	Haim – Munk 徵候群	Haim – Munk syndrome
L67.804		发脑综合征		hair – brain syndrome
L92.306		毛细丝止血带综合征	毛細絲止血帶徵候群	hair – thread tourniquet syndrome
Q87.039		哈勒曼－斯特雷夫综合征	Hallermann – Streiff 徵候群	Hallermann – Streiff syndrome
L98.421		手－足综合征		hand – foot syndrome
D76.011		汉德－许拉综合征	Hand – Schüller 氏徵候群	Hand – Schüller syndrome
D76.011		汉德－许拉－克里斯琴综合征	Hand – Schüller – Christian 氏徵候群	Hand – Schüller – Christian syndrome
Q87.113		汉哈特综合征	Hanhart 氏徵候群	Hanhart's syndrome
E83.101		汉沃特－肖法尔综合征	Hanot – Chauffard 氏徵候群	Hanot – Chauffard syndrome
Q77.301		希普尔综合征	Happle 氏徵候群	Happle's syndrome
E78.304		哈比茨－米尔茨综合征	Harbiz – Muellez 氏徵候群	Harbiz – Muellez syndrome
D72.105		哈卡维综合征	Harkavy 氏徵候群	Harkavy's syndrome
Q82.836		多种颜色变化综合征		harlequin colour change syndrome
D76.012		哈希莫托－普里茨克综合征		Hashimoto – Pritzker syndrome
Q87.827		海－韦尔斯综合征		Hay – Wells syndrome
D86.806		眼色素层腮腺热	Heerfordt 氏徵候群	Heerfordt's syndrome
Q82.815		赫尔维格－拉森综合征	Helweg – Larsen 氏徵候群	Helweg – Larsen syndrome
Q82.815		赫尔维格－拉森－路德维格森综合征	Helweg – Larsen – Ludwigsen 氏徵候群	Helweg – Larsen – Ludwigsen syndrome
I78.002		肥大性血管扩张综合征	肥大性血管擴張徵候群	hemangiectasia hypertrophicans syndrome
Q85.810		血管瘤综合征		hemangioma syndrome
Q82.870		偏瘫－智能缺陷综合征	偏癱－智能缺陷徵候群	hemiplegic – hypophrenia syndrome
D76.201		噬红细胞性综合征		hemophagocytic syndrome
D76.201		噬血细胞性综合征	噬血細胞性徵候群	hemophagocytic syndrome
M12.301		汉克－罗森伯格综合征	Hench – Rosenberg 氏徵候群	Hench – Rosenberg syndrome
L98.813		肝－皮肤综合征	肝皮膚徵候群	hepato – cutaneous syndrome
E27.401		遗传性肾上腺皮质对 ACTH 无反应综合征	遺傳性腎上腺皮質對 ACTH 無反應徵候群	hereditary adrencortical unresponsiveness to ACTH syndrome
D48.513		遗传性 B－K 痣综合征	遺傳性 B－K 痣徵候群	hereditary B – K mole syndrome
D84.110		遗传性家族性荨麻疹综合征	遺傳性家族性蕁麻疹徵候群	hereditary familial urticaria syndrome
Q84.115		遗传性全身秃伴白内障综合征	遺傳性全身禿併白內障徵候群	hereditary general alopecia with cataract syndrome
L53.812		遗传性掌部红斑综合征		hereditary palmar erythema syndrome
E70.329		赫曼斯基－普德拉克综合征		Hermansky – Pudlak syndrome
E74.010		赫斯综合征		Hers's syndrome
R61.160		海因斯－本尼克综合征		Hines – Bannick syndrome
T61.102		组胺样综合征	組胺樣徵候群	histamine – like syndrome
Q82.522		霍夫曼－泽赫尔综合征	Hoffmann – Zurhelle 徵候群	Hoffmann – Zurhelle syndrome
L27.075		浩伊内综合征	Hoigne 氏徵候群	Hoigne syndrome
L74.805		霍姆斯－阿迪综合征伴节段性少汗	Holmes – Adie 氏徵候群伴節段性少汗	Holmes – Adie syndrome with segmented hypohidrosis
G90.201		霍纳综合征	Horner 氏徵候群	Horner's syndrome
M72.804		霍恩斯坦－尼克贝里综合征		Hornstein – Knickenbery syndrome
M31.601		霍顿综合征	Horton 氏徵候群	Horton's syndrome
Q82.844		豪威尔－埃文斯综合征	Howel – Evans 氏徵候群	Howel – Evans syndrome
Q82.844		豪威尔－埃文斯－克拉克综合征	Howel – Evans – Clark 氏徵候群	Howel – Evans – Clark syndrome
E53.001		豪斯－帕利斯特综合征	Howes – Pallister 氏徵候群	Howes – Pallister syndrome
D84.805		霍耶里尔－赫里达森综合征	Hoyeraal – Hreidarrson 徵候群	Hoyeraal – Hreidarrson syndrome
E88.805		亨伯特综合征	Humbert 氏徵候群	Humbert's 's syndrome
B02.204†		亨特综合征Ⅰ型	Hunt 氏徵候群Ⅰ型	Hunt syndrome type Ⅰ
E76.101		胡特尔综合征	Hunter 氏徵候群	Hunter's syndrome

主码	附码	中文病名	繁体病名	英文病名
B02.204†	G53.002*	亨特综合征	Hunt 氏徵候群	Hunt's syndrome
Q82.809		休里茨综合征	Huriez 氏徵候群	Huriez's syndrome
E76.001		胡勒尔综合征	Hurler 氏徵候群	Hurler syndrome
E76.004		胡勒尔－沙伊综合征	Hurler－Scheie 氏徵候群	Hurler－Scheie syndrome
D86.902		哈钦森－伯克综合征	Hutchinson－Boeck 氏徵候群	Hutchinson－Boeck syndrome
E34.802		哈钦森－吉尔福特综合征	Hutchinson－Gilford 氏徵候群	Hutchinson－Gilford syndrome
A50.506		哈钦森综合征	赫金森氏徵候群	Hutchinson's syndrome
D72.107		嗜酸细胞增多综合征	嗜伊紅血球增多徵候群	hypereosinophilic syndrome
D80.802		高 IgD 与周期性发热综合征	高 IgD 與週期性發熱徵候群	hyperimmunoglobulinemia D and periodic fever syndrome
D80.601		高 IgD 综合征	高 IgD 徵候群	hyperimmunoglobulinemia D syndrome
D82.401		高 IgE 综合征	高 IgE 徵候群	hyperimmunoglobulinemia E syndrome; hyper－IgE syndrome
D82.401		高 IgE 反复感染综合征	高免疫球蛋白 E 反復感染徵候群	hyperimmunoglobulinemia E (IgE) － recurrent infection syndrome
Q82.860		掌跖角化牙周病综合征	掌蹠角化牙周病徵候群	hyperkeratosis palmoplantar and periodontosis syndrome
M35.701		过度活动综合征	過度活動徵候群	hypermobility syndrome
R20.301		痛觉过敏综合征	痛覺過敏徵候群	hyperpathia syndrome
E79.101		高尿酸血症神经异常综合征	高尿酸症與神經異常徵候群	hyperuricemia and neurologic abnormalities syndrome
I74.203		小鱼际锤打综合征	小魚際錘打徵候群	hypothenar hammer syndrome
Q87.106		肌张力智力低下－性功能减退－肥胖综合征	肌張力智力低下－性功能減退－肥胖徵候群	hypotonia hypomentia － hypogonadism － obesity syndrome; HHHOS
Q84.123		IBIDS 综合征		IBIDS syndrome
D72.107		特发性嗜酸细胞增多综合征		idiopathic hypereosinophilic syndrome
T69.002		浸渍足综合征	浸泡足徵候群	immersion foot syndrome
D84.808		免疫缺陷、着丝粒不稳定与面部异常综合征	免疫缺乏，著絲粒不穩定與面部異常徵候群	immunodeficiency, centromeric instability and facial anomalies (ICF) syndrome
E41.x01		虚弱综合征	虛弱徵候群	inanition syndrome
Q82.830		婴儿僵直皮肤综合征	嬰兒僵硬皮膚徵候群	infantile stiff skin syndrome
I70.902		间歇性跛行综合征	間歇性跛行徵候群	intermittent claudication syndrome
K90.802†		肠道脂质营养不良综合征	腸道脂質營養不良徵候群	intestinal lipodystrophy syndrome
E01.801		碘诱发甲状腺肿－黏液水肿综合征		iodide－induced goiter－myxedema syndrome
D84.807		IPEX 综合征	IPEX 徵候群	IPEX syndrome
G50.803		刺激综合征	刺激徵候群	irritation syndrome
E24.301		促肾上腺皮质激素单独缺乏综合征	異位性促腎上腺皮質荷爾蒙徵候群	isolated ACTH deficiency syndrome
Q80.815		孤立性基因综合征群伴鱼鳞病	孤立性（單發性）基因徵候群併魚鱗癬	isolated genetic syndromes with ichthyosis
M12.001		雅库综合征	Jaccoud 氏徵候群	Jaccoud's syndrome
Q84.504		杰克逊－劳勒综合征		Jackson－Lawler syndrome
Q84.504		杰克逊－塞脱利综合征	Jackson－Sertoli 氏徵候群	Jackson－Sertoli syndrome
Q75.004		杰克森－韦斯综合征	Jackson－Weiss 氏徵候群	Jackson－Weiss syndrome
L94.501		雅各比综合征		Jacobi's syndrome
E53.001		雅各布斯综合征	Jacobs 氏徵候群	Jacobs's syndrome
Q84.114		雅克特综合征		Jacquet's syndrome
Q84.503		杰达斯索恩－列文道斯基综合征	Jadasssohn－Lewandowsky 氏徵候群	Jadasssohn－Lewandowsky syndrome
Q79.602		詹森综合征	Jensen 氏徵候群	Jensen's syndrome
L98.825		耶斯纳－卡诺夫综合征		Jessner－Kanof syndrome
D82.401		乔布综合征	Job 氏徵候群	Job's syndrome
Q84.822		约翰森－布利扎德综合征	Johanson－Blizzard 氏徵候群	Johanson－Blizzard syndrome
E52.x05		乔利夫综合征	Jolliffe 氏徵候群	Jolliffe syndrome
E72.502		约瑟夫综合征	約瑟夫徵候群	Joseph's syndrome
D75.809		朱林－米哈尔森综合征	Juhlin－Michalsson 氏徵候群	Juhlin－Michalsson syndrome
E03.805		幼年黏液性水肿综合征	幼年黏液水腫徵候群	juvenile myxedema syndrome
Q81.006		卡林综合征	Kallin 氏徵候群	Kallin's syndrome
E77.803		坎扎基综合征	Kanzaki 氏徵候群	Kanzaki's syndrome

主码	附码	中文病名	繁体病名	英文病名
Q89.302		卡塔格内综合征	Kartagener 氏徵候群	Kartagener's syndrome
D69.505		卡萨巴奇－梅里特综合征	Kasabach－Merritt 氏徵候群	Kasabach－Merritt syndrome
Q78.403		卡斯特综合征	Kast 氏徵候群	Kast's syndrome
D50.101		凯利－佩特森综合征		Kelly－Paterson syndrome
Q80.802		角膜炎－鱼鳞病－耳聋综合征	角膜炎－魚鱗癬－耳聾徵候群	keratitis－ichthyosis－deafness syndrome
D23.－	M82000/0	克斯廷－赫尔维格综合征		Kersting－Hellwig syndrome
Q80.802		KID 综合征		KID syndrome
Q82.875		金德勒综合征	Kindler 氏徵候群	Kindler's syndrome
E83.001		金尼尔－威尔逊综合征	Kinnier－Wilson 氏徵候群	Kinnier－Wilson syndrome
Q87.810		柯曼综合征	Kirman 氏徵候群	Kirman's syndrome
L98.816		克劳德综合征	Klauder 氏徵候群	Klauder's syndrome
E70.331		克莱因－沃登伯格综合征		Klein－Waardenburg syndrome
Q98.401		克兰费尔特综合征	Klinefelter 氏徵候群	Klinefelter's syndrome
Q76.102		克利佩尔－费尔综合征	Klippel－Feil 氏徵候群	Klippel－Feil syndrome
Q87.202		克利佩尔－特农纳－韦伯综合征	Klippel－Trénauney－Weber 氏徵候群	Klippel－Trenaunay－Weber syndrome
I78.002		克利佩尔－特脑纳－帕克斯－韦伯综合征	Klippel－Trénauney－Parkes－Webe 氏徵候群	Klippel－Trénauney－Parkes－Webe syndrome
Q82.840		克洛普弗综合征	Kloepfer 氏徵候群	Kloepfer's syndrome
E88.110		科伯林－邓尼甘综合征		Köbberling－Dunnigan syndrome
E88.110		科伯林综合征	Köbberling 氏徵候群	Köbberling's syndrome
E03.808		科克－德布雷－塞梅莱涅综合征	Kocher－Debrè－Semelaignè 氏徵候群	Kocher－Debrè－Semelaignèsyndrome
I78.807		科尔迈耶－德格斯综合征	Kohlmeier－Degos 氏徵候群	Kohlmeier－Degos syndrome
Q87.031		科尔斯丘特尔综合征		Kohlschütter's syndrome
E14.607†	L13.901	克雷默综合征		Kramer's syndrome
Q87.029		泪腺－耳－牙－指综合征	淚腺－耳－牙－指徵候群	lacrimo－auriculo－dental－digital (LADD) syndrome
Q85.826		LAMB 综合征	LAMB 徵候群	LAMB syndrome
Q80.807		兰伯特综合征	Lambert 氏徵候群	Lambert's syndrome
Q87.804		兰格－吉戴恩综合征		Langer－Giedion syndrome
Q84.616		喉－甲－皮肤综合征	喉－甲－皮膚徵候群	laryngo－onycho－cutaneous syndrome
L66.102		拉休尤－格拉哈姆－利特尔综合征	Lassueur－Graham－Little 氏徵候群	Lassueur－Graham－Little syndrome
G57.101		股外侧皮神经综合征	股外側皮神經徵候群	lateral cutaneous nerve of thigh syndrome
Q80.809		劳本撒尔综合征		Laubenthal's syndrome
L81.422		劳吉尔－亨齐克尔综合征	Laugier－Hunziker 氏徵候群	Laugier－Hunziker syndrome
L81.422		劳吉尔－亨齐克尔－巴兰综合征		Laugier－Hunziker－Baran syndrome
E88.807		洛努瓦－本索德综合征		Launois－Bensaude syndrome
Q87.837		劳伦斯－比德综合征		Laurence－Biedl syndrome
Q87.837		劳伦斯－穆恩－比德综合征	Laurence－Moon－Biedl 氏徵候群	Laurence－Moon－Biedl syndrome
E88.104		劳伦斯综合征		Lawrence's syndrome
E88.115		劳伦斯－塞普综合征	Lawrence－Seip 氏徵候群	Lawrence－Seip syndrome
E76.203		勒鲁尼综合征	Le Roy 氏徵候群	Le Roy syndrome
Q87.841		豹斑综合征	豹斑徵候群	ledpard syndrome
L43.823		红斑狼疮－扁平苔藓重叠综合征		LE－LP overlap syndrome
Q75.104		伦兹－马朱斯基综合征	Lenz－Majewski 氏徵候群	Lenz－Majewski syndrome
Q87.841		LEOPARD 综合征	LEOPARD 徵候群	LEOPARD syndrome
M89.403		莱里综合征		Léri's syndrome
E76.802		勒奥伊综合征	Leroy's 氏徵候群	Leroy's syndrome
E79.101		莱施－尼汉综合征	Lesch－Nyhan 氏徵候群	Lesch－Nyhan syndrome
L82.x14		莱泽－特雷拉特综合征	Leser－Trélat 氏徵候群	Leser－Trélat syndrome
I78.807		致死性小肠皮肤综合征	致死性小腸皮膚徵候群	lethal intestiocutaneous syndrome
E70.326		白细胞异常色素减退综合征	白血球異常色素減退徵候群	leukocyte abnormal－hypopigmentation syndrome
D71.x01		白细胞趋化不良综合征	白血球趨化不良徵候群	leukocytic dyschemotactic syndrome
Q82.826		洛兰综合征	Levi 氏徵候群	Levi's syndrome
B07.x08		列文道斯基－卢茨综合征	Lewandowsky－Lutz 氏徵候群	Lewandowsky－Lutz syndrome
L43.830		扁平苔藓综合征		lichen planus syndrome

主码	附码	中文病名	繁体病名	英文病名
L43.823		扁平苔藓－红斑狼疮重叠综合征	扁平苔癬－紅斑狼瘡重疊徵候群	lichen planus – lupus erythematosus overlapping syndrome
E72.003		利奈克－范科尼综合征	Lignac – Fanconi 氏徵候群	Lignac – Fanconi syndrome
D61.001		利奈克综合征		Lignac's syndrome
Q80.810		肢体短小－鱼鳞病综合征	肢體短小－魚鱗癬徵候群	limb reduction – ichthyosis syndrome
Q82.407		线状皮脂腺痣综合征	線狀皮脂腺痣徵候群	linear sebaceous nevus syndrome
Q82.407		线状皮脂腺痣－惊厥－精神发育不全综合征	線狀皮脂腺痣－驚厥－精神發育不全徵候群	linear sebaceous nevus – convulsions – mental retardation syndrome
Q68.813		小腿脂肪性水肿综合征	腿部脂肪水腫徵候群	lipedemia legs syndrome
E88.115		脂肪萎缩性糖尿病综合征	脂肪萎縮性糖尿病徵候群	lipoatrophic diabetes syndrome
L66.102		利特尔－拉休尤综合征	Little – Lassueur 氏徵候群	Little – Lassueur syndrome
Q87.208		利特尔综合征	Little 氏徵候群	Little's syndrome
Q78.001		洛布斯坦－埃克曼综合征		Lobstein – Ekman syndrome
J82.x07		吕弗勒综合征	Löeffler 徵候群	Löeffler syndrome
L65.816		松动性生长期毛发综合征	疏鬆生長期毛髮徵候群	loose anagen hair syndrome
G11.301		路易斯－巴尔综合征		Louis – Bar syndrome
Q92.805		1q 部分三体综合征	1q 部分三體徵候群	lq partial trisomy(q25 – qter)syndrome
Q84.117		肿块状头皮综合征	塊狀頭皮徵候群	lumpy scalp syndrome
M35.004†	J99.102*	干燥综合征肺病变	乾燥徵候群肺病變	lung change in sicca syndrome
M35.004†		干燥综合征累及肺	乾燥徵候群累及肺	lung involvement in sicca syndrome
M32.001		药物性红斑狼疮样综合征	藥物性紅斑狼瘡樣徵候群	lupus erythematosus (LE) – like syndrome due to drug
L93.208		红斑狼疮－多形红斑样综合征	红斑性狼疮－多形红斑样徵候群	lupus erythematosus – erythema multiforme – like syndrome
D84.119		家族性 C2 缺陷合并红斑狼疮样综合征	家族性 C2 補體缺陷併紅斑狼瘡樣徵候群	lupus erythematosus – like syndrome with a familial deficiency of C2
L87.201		卢茨－米舍尔综合征	Lut – Miescher 氏徵候群	Lutz – Miescher syndrome
D82.201		勒克斯综合征	Lux 氏徵候群	Lux's syndrome
L51.201		莱尔综合征		Lyell's syndrome
H02.707		淋巴水肿－双行睫综合征	淋巴水腫－雙行睫徵候群	lymphoedema – distichiasis syndrome
E26.003		马克综合征		Mach's syndrome
T56.106		马迪达综合征	Madida 氏徵候群	Madida's syndrome
Q78.403		马富奇综合征	Maffucci 氏徵候群	Maffucci's syndrome
M35.203		MAGIC 综合征	MAGIC 徵候群	MAGIC syndrome
E80.003		麦格努斯综合征	Magnus 氏徵候群	Magnus's syndrome
D59.502		马尔基亚法瓦－米凯利综合征		Marchiafava – Micheli syndrome
Q87.401		马方综合征	Marfan 氏徵候群	Marfan syndrome
E22.003		玛丽综合征		Marie's syndrome
Q87.809		马里内斯科－舍格伦综合征	Marinesco – Sjögren 氏徵候群神經精神－髮－指甲發育異常	Marinesco – Sjögren syndrome
Q87.809		马里内斯科－舍格伦－加兰综合征		Marinesco – Sjögren – Garland syndrome
E76.211		马罗托－拉米综合征		Maroteaux – Lamy syndrome
Q82.8－		马歇尔综合征		Marshall's syndrome
I73.822		马歇尔－怀特综合征	Marshall – White 氏徵候群	Marshall – White syndrome
P00.801		麦库斯托综合征		McCuiston syndrome
Q78.101		麦丘恩－奥尔布赖特综合征	McCune – Albright 氏徵候群	McCune – Albright syndrome
D64.803		巨红细胞性贫血－皮炎综合征	巨紅細胞性貧血－皮膚炎徵候群	megalocytic anemia dermatitis syndrome
E67.201		大剂量维生素 B_6 综合征	大劑量維生素 B_6 徵候群	megavitamin B_6 syndrome
D82.201		梅库西克综合征	梅庫西克徵候群	Mekusick's syndrome
C43.905		黑素瘤及神经系统肿瘤综合征	皮膚黑色素瘤及神經系統腫瘤徵候群	melanoma and neural system tumour syndrome
Q85.815		黑素细胞痣综合征		melanophoric nevus syndrome
G51.201		梅尔克松－罗森塔尔综合征	Melkersson – Rosenthal 氏徵候群	Melkersson – Rosenthal syndrome
G51.201		梅－罗综合征	Melkersson – Rosenthal 氏徵候群	Melkersson – Rosenthal syndrome
Q82.859		门德斯·达科斯塔综合征	Mendes da Costa 氏徵候群	Mendes da Costa syndrome
E83.002		门克斯扭曲发综合征	門克氏扭曲髮徵候群	Menkes's kinky hair syndrome
E83.002		门克斯综合征	門克氏徵候群	Menkes's syndrome

主码	附码	中文病名	繁体病名	英文病名
Q87.842		智力低下-脂肪瘤-角膜病变综合征	智力低下-脂肪瘤-角膜病變徵候群	mental retardation - lipoma - corneal disorder syndrome
Q87.019		梅耶尔综合征	Meyer 氏徵候群	Meyer's syndrome
Q87.019		梅耶尔-施维克拉特综合征	Meyer - Schwicherath 氏徵候群	Meyer - Schwicherath syndrome
Q87.019		梅耶尔-施维克拉特-魏尔综合征	Meyer - Schwicherath - Weyer 氏徵候群	Meyer - Schwicherath - Weyer syndrome
D17.911		米其林轮胎婴儿综合征	米其林輪胎嬰兒徵候群	Michelin tyre baby syndrome
Q84.817		MIDAS 综合征	MIDAS 徵候群	MIDAS syndrome
Q84.212		米舍尔综合征	Miescher 氏徵候群	Miescher's syndrome
K11.801		米库利奇综合征	Mikulicz 氏徵候群	Mikulicz's syndrome
L85.838		混杂性角皮综合征	混雜性角皮徵候群	miscellaneous keratoderma syndrome
E88.102		米切尔综合征Ⅱ型	Mitchell 氏徵候群Ⅱ型	Mitchell syndrome type Ⅱ
Q82.839		米杰特综合征	Mljet 氏徵候群	Mljet's syndrome
B01.804		变异型水痘样综合征	變異型水痘樣徵候群	modified varicella - like syndrome
Q87.021		莫尔综合征	Mohr 氏徵候群	Mohr's syndrome
T56.106		湿性综合征	濕性徵候群	moist syndrome
I80.802		蒙德病	Mondor 氏徵候群	Mondor's syndrome
E78.202		蒙哥马利综合征		Montgomery's syndrome
M85.201		莫雷尔-穆尔综合征	Morel - Moore 氏徵候群	Morel - Moore syndrome
M85.201		莫尔加尼-斯图瓦特-莫雷尔综合征		Morgagni - Stewart - Morel syndrome
E76.204		莫基奥综合征 A		Morquio's syndrome A
E76.205		莫基奥综合征 B		Morquio's syndrome B
M31.101		莫斯考伊茨综合征		Moschcowitz's syndrome
M35.203		口腔-生殖器溃疡-软骨发炎综合征		mouth and genital ulcer - inflamed cartilage syndrome
Q85.813		莫伊纳汉综合征	Moynahan 氏徵候群	Moynahan's syndrome
D84.110		穆克尔-韦尔斯综合征	Muckle - Wells 氏徵候群	Muckle - Wells syndrome
M30.301		黏膜皮肤淋巴结综合征	黏膜皮膚淋巴結徵候群	mucocutaneous lymph - node syndrome
M02.301		黏膜-皮肤-眼综合征	黏膜-皮膚-眼徵候群	muco - cutaneous - ocular syndrome
E76.801		黏硫脂症综合征	mucosulfatidosis 氏徵候群	mucosulfatidosis syndrome
D48.902		默尔综合征	慕爾氏徵候群	Muir's syndrome
D48.902		默尔-托尔综合征	慕爾-妥雷氏徵候群	Muir - Torre syndrome
Q87.104		MULIBREY 侏儒综合征	MULIBREY 侏儒徵候群	MULIBREY nanism syndrome
Q78.403		多发性内生软骨瘤病综合征	多發性內生軟骨瘤病徵候群	multiple enchondromatosis syndrome
D89.801		多发性内分泌病综合征	多發性內分泌病徵候群	multiple endocrinopathy syndromes
D48.515		多发性错构瘤综合征	多發性錯構瘤徵候群	multiple hamartoma syndrome
Q87.841		多发性雀斑痣综合征	多發性雀斑痣徵候群	multiple lentigines syndrome
Q85.006		多发性黏膜神经瘤综合征	多發性黏膜神經瘤徵候群	multiple mucosal neuromata syndrome
G90.301		原因不明多系统受累综合征		multiple system illness of unknown origin syndrome
Q87.502		多肿瘤性综合征	multiple tumour syndrome	multiple tumour syndrome
E34.806		马尔维希尔-史密斯综合征		Mulvihill - Smith syndrome
F68.102		明希豪森综合征	Münchhausen 氏徵候群	Münchhausen's syndrome
M35.005†	G73.702*	干燥综合征性肌病	乾燥徵候群肌病變	myopathy in sicca syndrome;mascular disease in sicca syndrome
I73.907		纤维性肌炎综合征	纖維性肌炎徵候群	myositis fibrosa syndrome
Q85.814		尼格利-弗朗西斯切蒂-杰达索恩综合征	Naegeli - Franceschetti - Jadassohn 氏徵候群	Naegeli - Franceschetti - Jadassohn syndrome
Q85.815		尼格利综合征	Naegeli 氏徵候群	Naegeli's syndrome
Q87.208		甲-髌综合征	甲-髕徵候群	nail - patella syndrome
Q87.201		甲-髌综合征伴外角青光眼	甲-髕徵候群併開角型青光眼	nail - patella syndrome with open - angle glaucoma
Q87.208		甲-髌-肘徵候群	甲-髕-肘徵候群	nail - patella - elbow syndrome
Q85.826		NAME 综合征	NAME 徵候群	NAME syndrome
Q87.110		南斯-斯威尼综合征	Nance - Sweeney 氏徵候群	Nance - Sweeney syndrome
E24.101		纳尔逊综合征	Nelson 氏徵候群	Nelson's syndrome
E34.808		威德曼-劳滕施特劳赫新生儿假脑积水性早老样综合征	Wiedemann - Rautenstrauch 氏嬰兒假腦積水性早衰樣徵候群	neonatal pseudohydrocephalic progeroid syndrome of Wiedemann - Rautenstrauch
E80.204		迟发性肿瘤性卟啉病综合征	遲發性腫瘤性紫質病徵候群	neoplastic porphyria tarda syndrome

主码	附码	中文病名	繁体病名	英文病名
Q87.020		帕皮永－利奇综合征	Papillon－Léage 氏徵候群	Papillon－Léage syndrome
Q87.040		帕皮永－利奇－普沙乌梅综合征		Papillon－Léage－Psaume syndrome
Q82.860		帕皮永－勒菲弗综合征	Papollin－Lèfèvre 氏徵候群	Papollin－Lèfèvre syndrome
B34.302		丘疹性瘙痒性手套和短袜综合征	手腳部位搔癢性丘疹徵候群	papular pruritic gloves and socks syndrome
B34.302		丘疹紫癜性长袜与手套综合征	丘疹紫癜性長襪與手套徵候群	papular purpuric"gloves et socks"syndrome
M34.803		巴拉那硬皮综合征	Parana 氏硬皮徵候群	Parana's hard－skin syndrome
L85.105		副肿瘤性综合征	副腫瘤性徵候群	paraneoplastic syndrome
Q85.803		帕克斯－韦伯综合征	Parkes－Weber 氏徵候群	Parkes－Weber syndrome
E41.x01		帕罗特综合征Ⅱ型	Parrot 氏徵侯群Ⅱ型	Parrot's syndrome type Ⅱ
A52.202		帕罗特综合征Ⅰ型		Parrot's syndrome type Ⅰ
G51.801		帕里－龙贝格综合征	Parry－Romberg 氏徵候群	Parry－Romberg syndrome
G54.501		帕森内奇－奥尔德雷－特纳综合征		Parsonage－Aldren－Turner syndrome
D84.802		部分白化病免疫缺陷综合征		partial albinism immunodeficiency syndrome
Q91.701		帕套综合征	Patau 氏徵候群	Patau's syndrome
D50.101		佩特森－布朗－凯利综合征	Paterson－Brown－Kelly 氏徵候群	Paterson－Brown－Kelly syndrome
D50.101		佩特森－凯利综合征	Paterson－Kelly 氏徵候群	Paterson－Kelly syndrome
D50.101		佩特森综合征	Paterson 氏徵候群	Paterson's syndrome
I89.818		波特－沃英格综合征	Pautrier－Woringer 氏徵候群	Pautrier－Woringer syndrome
Q80.820		蜕皮综合征	脫皮徵候群	peeling skin syndrome
L90.826		毛囊周围皮肤松弛综合征	毛囊周圍皮膚鬆弛徵候群	perifollicular anetoderma syndrome
L71.001		口周综合征	口周綜合征	perioral syndrome
Q85.801		口周色素沉着肠道息肉综合征	口圍色素沈著腸道息肉徵候群	periorificia pigmentation polyposis coli syndrome
M33.103		佩杰斯－克利亚特综合征		Petges－Clejat syndrome
A28.102		佩佐塔基斯综合征	Petzetakis 氏徵候群	Petzetakis's syndrome
Q85.801		波伊茨－耶格综合征	Peutz－Jeghers 氏徵候群	Peutz－Jeghers syndromeperiorificia pigmentation polyposis coli syndrome
M79.301		普费弗－韦伯－克里斯琴综合征	Pfeifer－Weber－Christian 氏徵候群	Pfeifer－Weber－Christian syndrome
Q87.011		普费弗综合征	Pfeiffer 氏徵候群	Pfeiffer's syndrome
Q28.804		PHACE 综合征	PHACE 徵候群	PHACE syndrome
D71.x01		吞噬细胞功能不全综合征	吞噬細胞功能不全徵候群	phagocytic dysfunction syndrome
Q84.218		PHC 综合征	PHC 徵候群	PHC syndrome
I86.816		空肠－口腔－阴囊静脉扩张综合征	空腸－口腔－陰囊靜脈擴張徵候群	phlebectasia of jejunum－oral cavity and scrotum syndrome
L57.101		光敏性皮炎/光化性网状细胞增生病综合征	光過敏性皮膚炎/光化性網狀細胞增生病徵候群	photosensitive dermatitis/actinic reticuloid syndrome
Q87.101		光敏感－长肢侏儒综合征	光敏感－長肢侏儒徵候群	photosensitivity－long limbs、dwarfism syndrome
L66.102		皮卡迪－拉休尤－格拉哈姆－利特尔综合征	Piccardi－Lassueur－Graham－Little 徵候群	Piccardi－Lassueur－Graham－Little syndrome
L66.102		皮卡迪－拉休尤－利特尔综合征	Piccardi－Lassueur－Little 氏徵候群	Piccardi－Lassueur－Little syndrome
Q85.801		色素沉着息肉综合征	色素沉著息肉徵候群	pigmentation polyposis syndrome
Q85.815		网状色素沉着综合征	口圍色素沈著腸道息肉徵候群	pigmentation reticularis syndrome
I78.814		色素性血管痣综合征	色素性血管母斑徵候群	pigmented vascular nevus syndrome
Q84.118		扭发综合征		pili torti syndrome
L94.501		皮特吉斯－西利杰特综合征	Pitges－Celijt 氏徵候群	Pitges－Celijt syndrome
P02.302		胎盘功能不良综合征	胎盤功能不良徵候群	placental dysfunction syndrome
D50.101		普卢默－文森综合征	Plummer－Vinson 氏徵候群	Plummer－Vinson syndrome
D89.901		POEMS 综合征	POEMS 徵候群	POEMS syndrome
Q82.808		皮肤异色病－幼年白内障综合征	皮膚異色病－幼年白內障徵候群	poikiloderma－cataract juvenilis syndrome
Q70.904		波伦德综合征		Poland's syndrome
Q99.801		多 X 染色体综合征	多 X 染色體徵候群	poly X syndrome
M30.801		多血管炎重叠综合征	多發性脈管炎徵候群	polyangitis overlap syndrome
D89.901		多神经病、器官增大、内分泌病、M－蛋白、皮肤变化综合征	多神經病、器官增大、內分泌病，M－蛋白、皮膚變化徵候群	polyneuropathy, organomegaly, endocrinopathy, M－proteins, skin changes syndrome
Q85.821		息肉－色素沉着－脱发－甲肥大综合征	息肉－色素沉著－脫髮－甲肥大徵候群	polyposis－pigmentation－alopecia－onychotrophia syndrome
E74.009		庞普综合征		Pompe's syndrome

主码	附码	中文病名	繁体病名	英文病名
Q78.803		腘窝翼状胬肉综合征	膕窩翼狀贅肉徵候群	popliteal pterygium syndrome
Q87.833		腘翼综合征	膕窩翼狀贅肉徵候群	popliteal pterygium syndrome
Q87.833		腘蹼综合征	膕窩蹼徵候群	popliteal web syndrome
E24.101		肾上腺切除后综合征		post – adrenalectomy syndrome
A54.003		淋病后尿道炎综合征	淋病後尿道炎徵候群	postgonococcal urethritis syndrome
C44.901		乳房切除术后综合征	乳房切除術後徵候群	postmastectomy syndrome
E23.003		产后垂体功能不全综合征	產後垂體功能不全徵候群	postnatal hypopituitarism syndrome
I87.001		静脉炎后综合征	靜脈炎後徵候群	postphlebitic syndrome
D69.806		输血后紫癜综合征	輸血後紫斑徵候群	post – transfusion purpura syndrome
D18.004		创伤后焰色斑痣综合征	創傷後焰色母斑徵候群	posttraumatic nevus flammeus syndrome
D18.004		创伤后痣综合征	創傷後焰色母斑徵候群	posttraumatic nevus syndrome
Q87.106		普拉德 – 拉比哈特 – 威利 – 范可尼综合征	Prader – Labhart – Willi – Fanconi 氏徵候群	Prader – Labhart – Willi – Fanconi syndrome
Q87.106		普拉德 – 威利综合征	Prader – Willi 氏徵候群	Prader – Willi syndrome
Q87.115		普拉德 – 威利 – 安杰尔曼综合征		Prader – Willi – Angelman syndrome
L95.802		前血管炎综合征	前血管炎徵候群	preangitis syndrome
O99.816		妊娠合并干燥综合征	妊娠合併 Sjögren 氏徵候群	pregnancy with Sjögren syndrome
Q82.831		早老综合征		premature aging syndrome
E28.901		经前期综合征	停經前徵候群	premenstrual syndrome
E74.805		进行性肌痉挛 – 脱毛及腹泻综合征		progressive muscle spasm – alopecia and diarrhea syndrome
Q87.816		变形综合征	變形徵候群	proteus syndrome
D68.201		凝血酶原缺乏综合征群	凝血酶原缺乏徵候群	prothrombin deficiency syndromes
L27.071	Y42.001	糖皮质激素停用后假性急腹症综合征	醣皮質類固醇停用後假性急性腹症徵候群	pseudoacute abdomen after glucocorticoid withdrawal syndrome
E24.202		假库欣综合征		pseudo – Cushing syndrome
L94.210		假痛风综合征	假痛風徵候群	pseudogout syndrome
L27.059		假淋巴瘤综合征	假淋巴瘤徵候群	pseudolymphoma syndrome
L66.102		假斑秃 – 毛发角化病综合征	假斑禿 – 毛孔角化徵候群	pseudopelade – keratosis pilaris syndrome
Q85.810		假反应停综合征	假沙立竇邁徵候群	pseudothalidomide syndrome
Q87.105		假特纳综合征		pseudo – Turner syndrome
L98.106		精神性紫癜综合征	精神性紫癜徵候群	psychogenic purpura syndrome
Q87.836		翼状赘蹼综合征	翼狀贅蹼徵候群	pterygial syndrome
E70.331		睑下垂 – 内眦赘皮综合征	眼瞼下垂 – 內眥贅皮徵候群	ptosis – epicanthus syndrome;proteus syndrome
O99.709		PUPPP 综合征	PUPPP 徵候群	PUPPP syndrome
G25.804		普雷蒂奇综合征		Puretic's syndrome
L27.036	Y49.301	紫色人综合征	紫色人徵候群	purple people syndrome
D65.x05		暴发性紫癜综合征	猛暴性紫斑徵候群	purpura fulminans syndrome
I73.818		紫趾综合征	紫趾徵候群	purpuric toe syndrome
Q81.808		幽门闭锁 – 交界型大疱性表皮松解症综合征		pyloric atresia – junctional epidermolysis bullosa syndrome
D68.209		拉伯 – 萨洛蒙综合征		Rabe – Salomon syndrome
L83.x09		拉布森 – 门德尔霍尔综合征	Rabson – Mendelhall 氏徵候群	Rabson – Mendelhall syndrome
E85.302		浣熊样综合征	浣熊樣徵候群	racoon syndrome
B02.204†	G53.002*	拉姆齐・亨特综合征	Ramsay – Hunt 氏徵候群	Ramsay – Hunt syndrome
Q82.409		拉普 – 霍奇金综合征	Rapp – Hodgkin 氏徵候群	Rapp – Hodgkin syndrome
Q55.801		阴毛稀少综合征	陰毛稀少徵候群	raripilogenital syndrome
E83.101		雷克林豪森 – 阿普尔鲍姆综合征	Recklinghausen – Applebaum 氏徵候群	Recklinghausen – Applebaum syndrome
–	Y40.801	红人综合征		red man syndrome
E70.313		里德综合征	Reed 氏徵候群	Reed's syndrome
G60.101		雷夫叙姆综合征	Refsum 氏徵候群	Refsum's syndrome
Q98.401		赖芬斯坦 – 奥尔布赖特 XXY 综合征	Reifenstein – Albright 氏 XXY 徵候群	Reifenstein – Albright XXY syndrome
M02.301		莱特尔综合征	Reiter 氏徵候群	Reiter's syndrome
L98.513		REM 综合征	REM 徵候群	REM syndrome
I78.001		朗迪 – 奥斯勒 – 韦伯综合征	Rendu – Osler – Weber 氏徵候群	Rendu – Osler – Weber syndrome
G25.801		腿部不安综合征		restless legs syndrome

主码	附码	中文病名	繁体病名	英文病名
G25.801		下肢不宁综合征	不安静腳徵候群;腳靜止不能徵候群	restless legs syndrome
G25.801		不歇腿综合征	不歇腿徵候群	restless legs syndrome
B01.806		罗伊综合征	Reye 氏徵候群	Reye syndrome
E70.323		里奇纳－哈汉德眼皮肤综合征	Richner－Hanhart 氏眼皮膚徵候群	Richner－Hanhart oculocutaneous syndrome
G90.103		赖利－戴综合征	Riley－Day 氏徵候群	Riley－Day syndrome
Q87.807		赖利－史密斯综合征	Riley－Smith 氏徵候群	Riley－Smith syndrome
Q92.807		环形染色体 7 综合征	環形染色體 7 徵候群	ring chromosome 7 syndrome
L59.001		烘烤皮肤综合征	烘烤皮膚徵候群	roast cutaneous syndrome
Q85.810		罗伯茨综合征	Roberts 氏徵候群	Roberts's syndrome
Q87.116		罗比诺－西尔弗曼－史密斯综合征	Robinow－Silvermann－Smith 氏徵候群	Robinow－Silvermann－Smith syndrome
Q84.604		鲁滨逊综合征	Robinson 氏徵候群	Robinson's syndrome
L81.433		罗基坦斯凯－范·比格特综合征	Rokitansky－Van Begaert 氏徵候群	Rokitansky－Van Begaert syndrome
G51.801		龙贝格综合征	Romberg 氏徵候群	Romberg's syndrome
L71.810		罗姆博综合征	Rombo 氏徵候群	Rombo's syndrome
Q87.028		罗森塔尔－克洛普弗综合征	Rosenthal－Kloepfer 氏徵候群	Rosenthal－Kloepfer syndrome
Q37.902		罗塞利－古利内蒂综合征	Rosselli－Gulienetti 氏徵候群	Rosselli－Gulienetti syndrome
L74.805		罗斯综合征	Ross 氏徵候群	Ross's syndrome
G57.101		罗特－伯恩巴特综合征	Roth－Bernbardt 氏徵候群	Roth－Bernbardt syndrome
L92.827		罗思曼－马凯综合征	Rothmann－Makai 氏徵候群	Rothmann－Makai syndrome
Q82.808		罗斯蒙德综合征	Rothmund 氏徵候群	Rothmund's syndrome
Q82.808		罗特蒙德－汤姆森综合征	Rothmund－Thomson 氏徵候群	Rothmund－Thomson syndrome
G57.101		罗特综合征	Roth 氏徵候群	Roth's syndrome
L93.208		鲁威勒综合征		Rowell syndrome
Q87.203		鲁宾斯坦－泰必综合征	Rubinstein－Taybi 氏徵候群	Rubinstein－Taybi syndrome
Q80.825		鲁德综合征	Rud 氏徵候群	Rud's syndrome
E75.205		鲁特－普蓬综合征	Ruiter－Pompen 氏徵候群	Ruiter－Pompen syndrome
Q87.108		发育不全小矮人综合征		runting syndrome
Q87.108		干瘪综合征	矮小徵候群	runting syndrome
Q87.114		鲁塞尔－西尔弗综合征	Russell－Silver 氏徵候群	Russell－Silver syndrome
Q87.807		鲁瓦卡巴－米赫尔－史密斯综合征	Ruvalcaba－Myhre－Smith 氏徵候群	Ruvalcaba－Myhre－Smith syndrome
Q85.826		鲁瓦卡巴－赖利－史密斯综合征	Ruvalcaba－Riley－Smith 氏徵候群	Ruvalcaba－Riley－Smith syndrome
Q87.006		薛斯－乔森综合征	Saethre－Chotzen 氏徵候群	Saethre－Chotzen syndrome
Q87.015		萨凯蒂综合征	Sakati 氏徵候群	Sakati syndrome
Q87.015		萨凯蒂－尼汉综合征	Sakati－Nyhan 氏徵候群	Sakati－Nyhan syndrome
Q87.506		萨拉莫综合征	Salamon 氏徵候群	Salamon syndrome
G50.803		流涎发汗综合征	流涎發汗徵候群	salivosudoriparous syndrome
L60.501		商曼综合征	商曼氏徵候群	Samman's syndrome
Q82.876		桑德曼－安德拉综合征	商得門－安得拉氏徵候群	Sandmann－Andra syndrome
E76.206		圣菲利波综合征	Sanfilippo 氏徵候群	Sanfilippo syndrome
Q87.825		SAPHO 综合征	SAPHO 徵候群	SAPHO syndrome
L00.x05		烫伤样皮肤综合征	燙傷樣皮膚徵候群	scalded skin syndrome
Q87.839		头皮－耳－乳头综合征	頭皮－耳－乳頭徵候群	scalp－ear－nipple syndrome
Q78.804		SCARF 综合征	SCARF 徵候群	SCARF syndrome
Q78.804		SCARF(骨胳异常、皮肤松垂、颅狭小、生殖器不明确及延迟、面部异常)综合征	SCARF 徵候群	SCARF(skeletal abnormalities, cutis laxa, craniostenosis, ambiguous genitalia, retardation, facial abnormalities)syndrome
Q92.801		沙切曼综合征	Schachenmann 氏徵候群	Schachenmann's syndrome
Q84.505		舍费尔－布伦纳综合征	Schäfer－Brünauer 氏徵候群	Schäfer－Brünauer syndrome
Q82.852		舍费尔综合征		Schäfer's syndrome
E76.003		沙伊综合征	Scheie 氏徵候群	Scheie's syndrome
Q82.407		希梅尔彭宁－福伊斯坦－米姆斯综合征	Schimmelpenning－Feuerstein－Mims 氏徵候群	Schimmelpenning－Feuerstein－Mims syndrome
Q82.504		希梅尔彭宁综合征	Schimmelpenning 氏徵候群	Schimmelpenning's syndrome

主码	附码	中文病名	繁体病名	英文病名
Q87.840		薛基尔－吉戴恩综合征	Schinzel – Giedion 氏徵候群	Schinzel – Giedion syndrome
Q92.801		施密德－费拉卡罗综合征	Schmid – Fraccaro 氏徵候群	Schmid – Fraccaro syndrome
C88.001		施尼茨勒综合征	Schnitzler'氏徵候群	Schnitzler's syndrome
Q82.8		肖夫－舒尔茨－帕索格综合征	Schöpf – Schulz – Passarge 氏徵候群	Schöpf – Schulz – Passarge syndrome
D76.011		许累尔－克里斯琴综合征	Schüller – Christian 氏徵候群	Schüller – Christian syndrome
Q78.801		施瓦茨－让皮克综合征		Schwartz – Jampel syndrome
Q78.806		施瓦茨综合征	Schwartz 氏徵候群	Schwartz's syndrome
M34.101		肢端硬皮综合征		sclerodactylia syndrome
Q87.826		斯科特综合征	Scott 氏徵候群	Scott's syndrome
Q82.407		皮脂腺痣综合征	皮脂腺母斑徵候群	sebaceus nevus syndrome
Q87.109		塞克尔综合征	Seckel 氏徵候群	Seckel's syndrome
M35.002		继发性干燥综合征	繼發性乾燥徵候群	secondary sicca syndrome
A51.412†	N08.004*	二期梅毒性肾病综合征	第二期梅毒性腎病徵候群	secondary syphilitic nephrotic syndrome
L98.105		西克里坦综合征	Secretan 氏徵候群	Secretan's syndrome
Q80.201		西利格曼综合征		Seeligman's syndrome
E88.115		塞普综合征	Seip 氏徵候群	Seip's syndrome
R52.101		塞尔特综合征	Selter 氏徵候群	Selter's syndrome
Q98.401		细精管发育障碍综合征	細精管發育障礙徵候群	seminiferous tubule dysgenesis syndrome
L10.401		塞尼尔－厄舍综合征	薛尼爾－烏修氏徵候群	Senear – Usher syndrome
Q75.809		森森伯纳综合征	薛生伯納氏徵候群	Sensenbrenner syndrome
T80.604		血清病样综合征		serum sickness syndrome
Q82.8		斯特立斯综合征		Setleis syndrome
C84.101	M97010/3	塞扎里综合征	西紮利徵候群	Sézary syndrome
Q84.616		沙贝尔综合征		Shabbir's syndrome
M35.101		夏普综合征		Sharp's syndrome
E23.003		希恩综合征	Sheehan 氏徵候群	Sheehan's syndrome
E23.003		席汉氏综合征		Sheehan's syndrome
Q84.607		贝壳甲综合征	殼狀甲徵候群	shell nail syndrome
Q87.402		施普林特兹－戈尔德伯格综合征	Shprintzen – Goldberg 氏徵候群	Shprintzen – Goldberg syndrome
M35.401		舒尔曼综合征	夏爾曼氏徵候群	Shulman's syndrome
Q80.826		史沃克曼综合征	Shwachman 氏徵候群	Shwachman's syndrome
M35.001		干燥综合征	乾燥徵候群	sicca syndrome;Sjögren syndrome
D50.101		缺铁性吞咽困难综合征	缺鐵性吞咽困難徵候群	sideropenic dysphagic syndrome
Q82.862		西门子综合征	Siemens 氏徵候群	Siemens syndrome
Q87.114		西尔弗综合征		Silver syndrome
Q80.820		西尔弗曼综合征	Silvermann 氏徵候群	Silvermann syndrome
E88.102		西蒙综合征	Simon 氏徵候群	Simon's syndrome
D36.116		赛普勒综合征	Sipple 氏徵候群	Sipple's syndrome
Q87.809		舍格伦 II 综合征	Sjögren 氏 II 徵候群	Sjögren II syndrome
M35.001		舍格伦综合征	Sjögren 氏徵候群	Sjögren syndrome
Q87.117		舍格伦－拉松综合征	Sjögren – Larsson 氏徵候群	Sjögren – Larsson syndrome
Q79.604		皮肤脆弱综合征	皮膚脆弱徵候群	skin fragility syndrome
Q84.110		皮肤脆弱－羊毛状发综合征	皮膚脆弱－羊毛狀髮徵候群	skin fragility – woolly hair syndrome
Q80.820		脱皮综合征	皮膚剝落徵候群	skin peeling syndrome
R20.809		皮肤痛疼综合征	皮膚痛疼徵候群	skin – ache syndrome
Q82.407		皮肤－眼－脑－心综合征	皮膚－眼－腦－心徵候群	skin – eye – brain – heart syndrome
L98.821		皮肤－肾综合征		skin – nephrotic syndrome
L98.820		皮肤无反应综合征		skin – unresponsiveness syndrome
E76.201		斯里综合征	Sly 氏徵候群	Sly's syndrome
M30.802		斯内登综合征	史納得氏徵候群	Sneddon's syndrome
L13.102		斯内登－威尔金森综合征	史納得－威京生氏徵候群	Sneddon – Wilkinson syndrome
L57.812		日光性弹力组织变性综合征		solar elastosis syndrome
Q82.504		所罗门综合征	Solomon 氏徵候群	Solomon's syndrome
Q82.849		斯帕拉格－塔佩纳综合征	Spanlang – Tappeiner 氏徵候群	Spanlang – Tappeiner syndrome
D23.－		施皮格勒综合征		Spiegler's syndrome
I74.401		斑点腿综合征	斑點腿徵候群	spotted leg syndrome
L00.x05		葡萄球菌性烫伤样皮肤综合征	葡萄球菌性燙傷樣皮膚徵候群	staphylococcal scalded skin syndrome;SSSS
I78.812		淤积性紫癜综合征		stasis purpura syndrome

主码	附码	中文病名	繁体病名	英文病名
I87.202		淤积综合征		stasis syndrome
D48.902		皮脂腺瘤伴内脏肿瘤综合征	皮脂腺瘤伴內臟腫瘤徵候群	steatadenoma with visceral tumour syndrome
E83.002		钢发综合征	鋼髮徵候群	steel hair syndrome
G71.102		斯坦纳特综合征		Steinert's syndrome
E28.201		斯坦－利文撒尔综合征	史丁－利芬沙氏徵候群	Stein－Leventhal syndrome
L51.103		史蒂文斯－约翰逊综合征	Stevens－Johnson 氏徵候群	Stevens－Johnson syndrome
M85.201		斯图瓦特－莫雷尔综合征	Stewart－Morel 氏徵候群	Stewart－Morel syndrome
C44.901	M91700/3	斯图瓦特－特里夫斯综合征		Stewart－Treves syndrome
Q87.207		斯蒂克勒综合征	Stickler 氏徵候群型	Stickler's syndrome type
Q87.207		斯蒂克勒综合征Ⅰ型	Stickler 氏徵候群Ⅰ型	Stickler's syndrome type Ⅰ
Q87.207		斯蒂克勒综合征Ⅱ型	Stickler 氏徵候群Ⅱ型	Stickler's syndrome type Ⅱ
G25.804		僵人综合征	僵人徵候群	stiff man syndrome
G25.804		皮肤僵硬综合征	皮肤僵硬徵候群	stiff skin syndrome
E53.001		斯特罗恩综合征	Strachan 氏徵候群	Strachan's syndrome
M30.101		斯特劳斯－丘格－齐克综合征	Strauss－Churg－Zeek 氏徵候群	Strauss－Churg－Zeek syndrome
D64.803		斯特赖克－哈尔贝森综合征	Stryker－Halbeisen 氏徵候群	Stryker－Halbeisen syndrome
N48.003		施图哈米综合征		Stuehmer's syndrome
Q85.803		斯特奇－韦伯综合征	Sturge－Weber 氏徵候群	Sturge－Weber syndrome
Q85.803		斯特季－韦伯－德米特里－卡利斯克综合征	Sturge－Weber－Dimitri－Kalischer 氏徵候群	Sturge－Weber－Dimitri－Kalischer syndrome
D76.104		皮下T细胞淋巴瘤伴噬红细胞性综合征		subcutaneous T－cell lymphoma with hemophagocytic syndrome
G90.803		苏德克综合征		Sudeck's syndrome
T88.714	Y41.003	磺胺药过敏综合征		sulfonamide hypersensitivity syndrome
L98.827		苏兹贝格－加布综合征	Sulberger－Garbe 氏徵候群	Sulzberger－Garbe syndrome
G50.804		太阳眼镜综合征	太陽眼鏡徵候群	sunglasser syndrome
G54.403		臀上皮神经综合征	臀上皮神經徵候群	superior cutaneous gluteus nerve syndrome
L29.822		汗潴留综合征	汗貯留徵候群	sweat retention syndrome
E75.205		斯威勒－克利恩斯基综合征	Sweeley－Klionsky 氏徵候群	Sweeley－Klionsky syndrome
L98.203		斯威特综合征	舒威特氏徵候群	Sweet's syndrome
G90.802		交感神经性异色综合征		sympathetic heterochromia syndrome
Q70.904		并指畸形及胸大肌缺乏综合征	併指及胸大肌缺乏徵候群	syndactyly pectoralis muscle deficiency syndrome
L50.601		即刻反应综合征	即刻反應徵候群	syndrome of immediate reactions
Q87.825		滑膜炎－痤疮－脓疱病－骨肥厚－骨髓炎综合征	滑膜炎－痤瘡－膿疱病－骨肥厚－骨髓炎徵候群	synovitis－acne－pustulosis－hyperostosis－osteomyelitis syndrome
A52.015		梅毒性主动脉综合征	梅毒性主動脈徵候群	syphilitic aortic syndrome
A52.105†	G22.X02*	梅毒性帕金森病或综合征	梅毒性帕金森病或徵候群	syphilitic Parkinson's disease or syndrome
T78.305		系统性毛细血管渗漏综合征	系統性微血管滲漏徵候群	systemic capillary leak syndrome
D68.801		系统性红斑狼疮伴抗磷脂综合征	系統性紅斑狼瘡伴抗磷脂徵候群	systemic lupus erythematosus－associated antiphospholipid syndrome
P37.101		弓形体－梅毒螺旋体－风疹病毒－细胞肥大病毒－单纯疱疹病毒综合征		T(toxoplasma)－O(other)－R(rubella virus)－C(sytomegalovirus)－H(hepes simplex virus) syndrome
E80.302		竹原综合征	Takahara 氏徵候群	Takahara's syndrome
M31.401		高安综合征	高安氏徵候群	Takayasu's syndrome
Q87.204		TAR 综合征	TAR 徵候群	TAR syndrome
Q84.123		塔氏综合征	泰氏徵候群	Tay's syndrome
L94.217		托奇莱德综合征	Teutschländer 氏徵候群	Teutschländer's syndrome
Q73.101		沙立度胺胎儿病综合征	沙立竇邁胎兒病徵候群	thalidomide embryopathy syndrome
Q73.101		沙立度胺致短肢畸形综合征		thalidomide phocomelia syndrome
D84.807		免疫缺陷、多种内分泌病、内源病、X连锁综合征		the immuneodeficiency dysregulation, polyendocrinopathy, ceteropathy, X－linked(IPEX) syndrome
I27.074		5－羟色胺综合征	4－羥色胺徵候群	the serotonin syndrome
Q07.804		塔韦纳德综合征	Thévénard 氏徵候群	Thévénard's syndrome
M34.810		蒂比耶日－魏森巴赫综合征	Thibierge Weissenbach 氏徵候群	Thibierge Weissenbach syndrome
D82.102		第三及第四咽囊综合征		third and fourth pharyngeal pouche syndrome
Q82.808		汤姆森综合征	Thomson 氏徵候群	Thomson's syndrome

主码	附码	中文病名	繁体病名	英文病名
E27.902		索恩综合征		Thorn's syndrome
E34.001		索森综合征	Thorson 氏徵候群	Thorson's syndrome
Q82.8		寿斯特－乌纳综合征	壽司托－溫納氏徵候群	Thost – Unna syndrome
I87.001		血栓静脉炎综合征	血栓靜脈炎徵候群	thrombophlebitic syndrome
E03.806		甲状腺性杵状指综合征	甲狀腺性杵狀指徵候群	thyroid acropachy syndrome
E70.328		蒂策综合征	泰梓氏徵候群	Tietze's syndrome
D61.001		汤姆－德布雷－范科尼综合征	Tom – Debre – Fanconi 氏徵候群	Tom – Debre – Fanconi syndrome
L27.039		汤姆梅斯利综合征	Tommaselli 氏徵候群	Tommaselli syndrome
P37.101		TORCH 综合征	TORCH 徵候群	TORCH syndrome
D48.902		托尔－默尔综合征		Torre – Muir syndrome
D48.902		托尔综合征	妥雷氏徵候群	Torre's syndrome
Q87.809		托斯滕综合征	Torsten 氏徵候群	Torsten's syndrome
I78.804		图雷恩Ⅰ综合征		Touraine Ⅰ syndrome
Q87.208		图雷恩Ⅱ综合征	Touraine 氏徵候群Ⅱ	Touraine's Ⅱ syndrome
D69.213		图雷恩Ⅲ综合征		Touraine's Ⅲ syndrome
M89.402		图雷恩－索莱特－戈莱综合征	Touraine – Solente – Golé 氏徵候群	Touraine – Solente – Golé syndrome
M34.205		流行性"油中毒"综合征	流行性毒油徵候群	toxic oil' epidemic syndrome
A48.301		中毒性休克综合征	毒性休克徵候群	toxic shock syndrome
Q82.304		转变性综合征	轉變性徵候群	transitional syndrome
I74.808		外伤性神经血管综合征	外傷性神經血管徵候群	traumatic neurovessel syndrome
Q75.401		特雷彻－柯林斯综合征	崔洽－柯霖氏徵候群	Treacher – Collins syndrome
Q87.025		毛发－牙－骨综合征	毛髮－牙－骨徵候群	tricho – dento – osseous syndrome
Q76.105		毛发－眼－皮肤－椎骨综合征	毛髮－眼－皮膚－椎骨徵候群	tricho – oculo – dermo – vertebral syndrome
Q87.803		毛发－鼻－指/趾综合征Ⅰ型	毛髮－鼻－指/趾徵候群 I 型	tricho – rhino – phalangeal syndrome type Ⅰ
Q87.804		毛发－鼻－指/趾综合征Ⅱ型	毛髮－鼻－指/趾徵候群 II 型	tricho – rhino – phalangeal syndrome type Ⅱ
Q87.805		毛发－鼻－指/趾综合征Ⅲ型	毛髮－鼻－指/趾徵候群 III 型	tricho – rhino – phalangeal syndrome type Ⅲ
L98.415		三叉神经综合征	三叉神經徵候群	trigeminal trophic syndrome
L27.072		曲帕拉醇综合征	triparanol 徵候群	triparanol syndrome
J82.x07		吕弗勒三联综合征	Löeffler 三聯徵候群	triple syndrome of Löeffler
Q87.101		三体 10 综合征	三體 10 徵候群	trisomy 10 syndrome
Q91.701		三体 B 综合征	三體 B 徵候群	trisomy B syndrome
Q87.837		特罗尔－滕纳特综合征	Troell – Tunet 氏徵候群	Troell – Tunet syndrome
E83.101		特罗西－汉诺特－肖法尔综合征	Troisier – Hanot – Chauffard 氏徵候群	Troisier – Hanot – Chauffard syndrome
E83.101		特罗西综合征	Troisier 氏徵候群	Troisier's syndrome
K90.101		热带口炎性腹泻综合征	熱帶口炎性腹瀉徵候群	tropical sprue syndrome
I87.002		特劳斯奥综合征		Trousseau's syndrome
D84.120		肿瘤坏死因子受体伴周期综合征	TNF－受體併週期徵候群	tumour necrosis factor receptor – associated periodic syndrome
Q87.032		杜马拉－哈潘恩综合征	Tuomaala – Haapanen 氏徵候群	Tuomaala – Haapanen syndrome
Q96.902		特纳综合征	Turner 氏徵候群	Turner syndrome
Q87.208		特纳－卡斯综合征	Turner – Kisser 氏徵候群	Turner – Kisser syndrome
Q87.105		特纳样综合征	Turner 氏样徵候群	Turner – like syndrome
Q96.902		特纳－瓦特尼综合征	Turner – Vatny 氏徵候群	Turner – Vatny syndrome
Q82.816		胼胝－视神经萎缩综合征	胼胝－視神經萎縮徵候群	tylosis – optic atrophy syndrome
M02.301		尿道炎－结膜炎－关节炎综合征	尿道炎－結膜炎－關節炎氏徵候群	uerthritis – conjunctivitis – arthritis syndrome
M02.301		尿道－眼－滑膜综合征	尿道－眼－滑膜徵候群	uerthro – oculo – synovil syndrome
M35.201†	N77.801*	白塞综合征性女阴溃疡	貝塞特氏徵候群性外陰潰瘍	ulcer due to vulva Behcet's syndrome
Q87.039		乌尔里克－费克蒂格综合征	Ullrich – Feichteiger 氏徵候群	Ullrich – Feichteiger syndrome
Q84.119		蓬发综合征	亂髮徵候群	uncombable hair syndrome
P83.001		乌德伍德综合征	Underwood 氏徵候群	Underwood's syndrome
L80.x04		单侧视网膜炎－白癜风综合征	單側視網膜炎－白斑徵候群	unilataral retinilis vitiligo syndrome
L21.901		乌纳综合征	溫納氏徵候群	Unna's syndrome
L95.811		异常性红斑狼疮样综合征	異常性紅斑狼瘡樣徵候群	unusual SLE – like syndrome
M33.101		翁韦里希特－瓦格纳综合征	Unverricht – Wagner 氏徵候群	Unverricht – Wagner syndrome
L95.809		乌尔巴赫综合征	Urbach 氏徵候群	Urbach's syndrome

主码	附码	中文病名	繁体病名	英文病名
D84.110		荨麻疹－淀粉样变－耳聋综合征	蕁麻疹－澱粉樣變－耳聾徵候群	urticaria – amyloidosis – deafness syndrome
D84.110		荨麻疹－耳聋－四肢痛综合征	蕁麻疹－耳聾－四肢痛徵候群	urticaria – deafness – limbpain syndrome
D86.806		眼色素层腮腺炎综合征		uveoparotitis syndrome
E50.901		尤伊穆拉综合征	Uyemura 氏徵候群	Uyemura's syndrome
Q68.816		范·波格尔特－霍扎尔综合征	van Bogaert – Hoary 氏徵候群	Van Bogaert – Hozary syndrome
E75.505		范·波格尔特－谢勒－爱波斯坦综合征	van Bogaert – Scher – Epstein 氏徵候群	Van Bogaert – Scher – Epstein syndrome
Q82.846		范·登博希综合征	van den Bosch 氏徵候群	Van den Bosch syndrome
Q38.004		范·德沃德综合征	van der Woude 氏徵候群	Van der Woude syndrome
Q27.402		范·洛休伊泽综合征		Van Lohuizen syndrome
D45.x01	M99500/1	瓦奎茨－奥斯勒综合征		Vaquez – Osler syndrome
Q80.821		瓦里安特·沃温克尔综合征	Variant Vohwinkel 氏徵候群	Variant Vohwinkel's syndrome
I83.904		静脉曲张综合征	靜脈曲張徵候群	varicose syndrome
Q78.403		血管错构瘤－软骨发育异常综合征	血管錯構瘤－軟骨發育異常徵候群	vascular hamartoma – dyschondroplasia syndrome
C25.402		弗纳－莫里森综合征	Verner – Morrison 氏徵候群	Verner – Morrison syndrome
L50.401		震动综合征	震動徵候群	vibration syndrome
M79.305		维卡诺瓦－阿格德综合征		Vikanova – Aguade syndrome
D76.320		病毒伴噬血细胞性综合征	病毒併噬血細胞性徵候群	virus – associated hemophagocytic syndrome
Q82.520		沃纳综合征Ⅱ型		Voerner syndrome type Ⅱ
H20.803		伏格特－小柳综合征	Vogt – Koyanagi 氏徵候群	Vogt – Koyanagi syndrome
H20.803		伏格特－小柳－原田综合征	Vogt – Koyanagi – Harada 氏徵候群	Vogt – Koyanagi – Harada syndrome
L94.604		福温克综合征	佛溫克氏徵候群	Vohwinkel's syndrome
Q80.821		沃温克尔综合征伴鱼鳞病	Vohwinkel 氏徵候群併魚鱗癬	Vohwinkel's syndrome with ichthyosis
I73.907		福尔克曼综合征	Volkmann 氏徵候群	Volkmann's syndrome
G50.803		冯·弗莱综合征	Von Frey 氏徵候群	Von Frey syndrome
G90.802		冯·赫伦斯－克万德综合征	Von Herrens – Chwand 氏徵候群	von Herrens – Chwand syndrome
Q85.814		冯·希佩尔－林道综合征	Von Hippel – Lindau 氏徵候群	Von Hippel – Lindau syndrome
M94.101		冯·迈温伯格－奥尔塞西综合征	Von Meyenburg – Althess 氏徵候群	Von Meyenburg – Althess syndrome
D68.001		冯·威勒布兰德综合征	Von Willebrand 氏徵候群	Von Willebrand syndrome
E34.802		弗里奥特－皮龙米综合征	Vriot – Pironneau 氏徵候群	Vriot – Pironneau syndrome
Q82.865		弗纳综合征		Vrner syndrome
R10.202		女阴前庭炎综合征	女阴前庭炎综合征	vulvar vestibulitis syndrome
L43.830		女阴－阴道－牙龈综合征	外陰－陰道－牙齦徵候群	vulvo – vaginal – gingival syndrome
E70.331		沃登伯格综合征	Waardenburg 氏徵候群	Waardenburg's syndrome
M33.101		瓦格纳－翁韦里希特综合征		Wagner – Unverricht syndrome
Q10.502		沃克－克洛迪乌斯综合征	Walker – Clodius 氏徵候群	Walker – Clodius syndrome
E70.314		沃滕伯格综合征	Wartanberg 氏徵候群	Wartanberg syndrome
A39.401		华－弗综合征	Waterhouse – Friedericksen 氏徵候群	Waterhouse – Friderichsen syndrome
C25.402		水泻胰腺瘤综合征		watery diarrhea pancreas adenoma syndrome
Q87.504		瓦特森－米勒综合征	Watson – Miller 氏徵候群	Watson – Miller syndrome
Q85.007		瓦特森综合征	沃森氏徵候群	Watson's syndrome
Q82.875		威尔－金德勒综合征	Weary – Kindler 氏徵候群	Weary – Kindler syndrome
E88.102		韦尔－米切尔综合征Ⅱ型	Weir – Mitchell 氏徵候群Ⅱ型	Weir – Mitchell syndrome type Ⅱ
L98.303		韦尔斯综合征	維爾斯氏徵候群	Wells's syndrome
E34.804		维纳综合征	沃納氏徵候群	Werner's syndrome
E83.001		韦斯特法尔－斯特伦贝尔综合征	Westphal – Strümpell 氏徵候群	Westphal – Strümpell syndrome
K90.802†	M14.801*	惠普尔综合征	惠柏爾氏徵候群	Whipple's syndrome
Q87.507		吹口哨面容综合征	吹口哨面容徵候群	whistling face syndrome
Q87.507		吹哨面容－风车翼样手综合征	吹哨面容－風車翼樣手徵候群	whistling face – windmill vane hand syndrome
–	Y45.001	威达尔综合征		Widal's syndrome
Q87.814		怀尔德范克综合征		Wildervanck's syndrome
L87.835		威拉米斯－比伦综合征	Willams – Beuren 氏徵候群	Willams – Beuren syndrome
L40.901		威拉－普拉姆比综合征	Willan – Plumbe 氏徵候群	Willan – Plumbe syndrome.
Q82.8 –		威利阿姆斯－伯里恩综合征	Williams – Beuren 氏徵候群	Williams – Beuren syndrome

主码	附码	中文病名	繁体病名	英文病名
Q82.830		温切斯特综合征		Winchester's syndrome
D76.103		温克尔曼－鲍维综合征		Winkelmann – Bowie syndrome
D82.001		维斯科特－奥尔德里奇综合征	Wiskott – Aldrich 氏徵候群	Wiskott – Aldrich syndrome
M08.202		魏斯勒－范克尼综合征	Wissler – Fanconi 氏徵候群	Wissler – Fanconi syndrome
M08.202		魏斯勒综合征	Wissler 氏徵候群	Wissler's syndrome
L50.301		巫术综合征	巫術徵候群	Witchcraft syndrome
Q84.619		威特普综合征	Witkop 氏徵候群	Witkop syndrome
Q84.619		威科普－布里尔利－金特雷综合征	Witkop – Brearley – Gentry 氏徵候群	Witkop – Brearley – Gentry syndrome
E75.503		沃尔曼综合征		Wolman's syndrome
E70.315		伍尔夫综合征	Woolf 氏徵候群	Woolf's syndrome
G54.006		赖特综合征	Wright 氏徵候群	Wright's syndrome
Q82.831		皱皮综合征	皺紋皮膚徵候群	wrinkly skin syndrome
Q80.809		沃本索尔综合征	Wubenthal 氏徵候群	Wubenthal's syndrome
Q28.803		怀伯恩－梅森综合征		Wyburn – Mason syndrome
E70.802		黄尿酸性酸尿综合征		xanthurenic aciduria syndrome
E70.802		黄嘌呤代谢异常疾病	黄尿酸性酸尿徵候群	xanthurenic aciduria syndrome
Q82.104		着色性干皮病神经性并发症综合征	著色性乾皮病神經性併發症徵候群	xeroderma pigmentosum neurologic complication syndrome
Q82.104		着色性干皮病白痴综合征	著色性乾皮病白癡徵候群	xerodermic – idiocy syndromè
E50.901		干燥－夜盲综合征	乾燥－夜盲徵候群	xerosis night blindness syndrome
D69.304		X连锁遗传性血小板减少性紫癜综合征		X – linked hereditary thrombocytopenic purpura syndrome
D82.301		X连锁淋巴增生综合征	性聯淋巴增生徵候群	X – linked lymphoproliferation syndrome
Q87.832		X连锁多发性畸形综合征		X – linked multiple malformation syndrome
Q98.501		XYY 综合征	XYY 徵候群	XYY syndrome
L60.501		黄甲综合征	黄甲徵候群	yellow nail syndromeF
P02.302		黄色胎脂综合征		yellow vernix syndrome
D69.001		齐克综合征	Zeek 氏徵候群	Zeek's syndrome
E60.x01		锌缺乏综合征	锌缺乏徵候群	zinc depletion syndrome
Q82.810		津瑟－科尔－恩格曼综合征	紀恩色爾－柯利－英格曼氏徵候群	Zinsser – Cole – Engman syndrome
E70.316		齐普科斯基－马勾利斯综合征	紀普羅柯司基－馬勾蒂氏徵候群	Ziprkowski – Margolis syndrome
E16.804		佐林格－埃利森综合征	ollinger – Ellison 氏徵候群	Zollinger – Ellison syndrome
Q82.874		祖尼科－凯综合征	Zunich – Kaye 氏徵候群	Zunich – Kaye syndrome

编审者简介（以姓氏笔画为序）

马振友　西安海棠学院教授，马振友皮肤病研究所所长，主任医师，中国名医理事会理事。主编《中华皮肤性病学博览》等著作6部。

马毳毳　西安交通大学第二医院医师，协编《皮肤科国家基本药物与新特药手册》等著作，本书学术秘书。

马慧群　西安交通大学第二医院医学博士，副研究员。《中国皮肤性病学杂志》编辑部副主任，《实用皮肤科学》编者。

王侠生　上海复旦大学华山医院教授，博士生导师。历任上海医科大学皮肤病研究所所长、中华医学会皮肤性病分会常委、《中华皮肤科杂志》副主编，主编《杨国亮皮肤病学》等著作近20部。

王晓京　美国 Oregon Health & Science University 教授，医学博士。中华医学会皮肤性病分会海外华人学者联谊会主席。

王葆方　新加坡中华医学会会长，教授，医学博士。《国际中医》杂志副主编，新加坡医学出版社社长。编著《中医皮肤病诊疗学》等著作。

邓云山　西安交通大学第二医院教授，硕士生导师。历任《中国医学文摘皮肤科学》主编、《中国皮肤性病学杂志》副主编、《实用皮肤科学》副主编。

冯义国　西安交通大学第二医院医学博士，副研究员，硕士生导师。《实用皮肤科学》副主编，《实用现代皮肤病学》主编助理。

白义杰　辽宁省人民医院教授，硕士生导师，中华医学会美学与美容学会皮肤美容学组副组长。主审《英汉皮肤科词汇》等著作。

刘爱民　北京协和医院病案室主任，副主任技师。国际病案学会常务理事、北京协和医院世界卫生组织疾病分类合作中心主任，《中国病案杂志》主编，编写《国际疾病分类（ICD－10）应用指导手册》和《ICD－10疾病有关健康问题的国际统计分类》等著作。

庄礼贤　香港特别行政区卫生署皮肤科顾问医生，香港内科医学院皮肤专科委员会主席，历任香港皮肤学会会长、亚洲皮肤科学会副会长、《皮肤性病学手册》及《香港皮肤及性病学季刊》主编。

朱文元　南京医科大学第一医院教授，博士生导师。《临床皮肤科杂志》主编，主编《荨麻疹》等常见皮肤病系列丛书。

朱学骏　北京大学第一医院教授，博士生导师。中华医学会皮肤性病分会及中国医师学会皮肤性病学会副主任委员，亚洲皮肤科协和理事，国际美容皮肤科协会副主席。主编《皮肤性病学图鉴》等著作20余部。

许汉铭　国立成功大学医学院教授。

许明隆　国立成功大学医学院副教授。

何春涤　中国医科大学教授，博士生导师，医学博士。中华医学会皮肤性病分会常委。主编《现代皮肤病学基础》等著作。

吴志华　广东医学院附属医院教授，硕士生导师。主编及编著《现代皮肤性病学》等著作20余部。

吴绍熙　中国医学科学院中国协和医科大学皮肤病研究所研究员，教授，博士生导师。中国中西医结合学会皮肤性病专业委员会咨询顾问委员会主任，国际人与动物真菌学会中国分会主任委员，《中华皮肤科杂志》副主编，主编《英汉皮肤病真菌病词典》等著作十余部。

张合恩　河北工程大学附属医院教授，中国中西医结合学会皮肤性病专业委员会委员。主编《中西医结合皮肤性病学》等著作。

张孝友　西安交通大学第二医院教授，中国中西医结合学会皮肤性病专业委员会咨询顾问委员会委员、《中国医学文摘皮肤科学》主编、《中国皮肤性病学杂志》副主编、《实用皮肤科学》编委。

张学军　安徽医科大学校校长，教授，博士生导师，医学博士。中华医学会皮肤性病分会主任委员、中国医师学会皮肤性病学会副主任委员。主编《皮肤性病学》等著作。

张秉正　西安交通大学第二医院教授，研究员。中国中西医结合学会皮肤性病专业委员会副主任委员、《中国皮肤性病学杂志》副主编、《实用皮肤科学》编委。

张信江　遵义医学院教授，硕士生导师。中国医师学会皮肤性病学会常委。主编《皮肤性病学》教材、手册等20多部。

张赛英　印度尼西亚中医师，医学博士。编著《皮肤病中医诊疗学》。

李伯埙　西安交通大学第二医院教授，硕士生导师。任《中国皮肤性病学杂志》主编，主编《现代实用皮肤病学》等著作。

李治牢　陕西中医学院附属医院教授，硕士生导师。任中国中西医结合学会皮肤性病专业委员会委员，参编《中医大辞典》等著作。

杨森　安徽医科大学教授，博士生导师。中华医学会皮肤性病分会委员。参与编著《皮肤性病学》等著作。

杨蓉娅　北京军区总医院教授，博士，博士生导师。第八、九、十届全国人大代表。参与编写《皮肤病理学》、《皮肤外科手术学》等著作。

肖生祥　西安交通大学第二医院教授，博士生导师，医学博士。中华皮肤性病学会遗传学组副组长。参编《实用皮肤科学》等专著5部。

陈德宇　泸州医学院附属医院教授，硕士生导师。中国中西医结合学会皮肤性病专业委员会常务委员。主编《中西医结合皮肤病学》等著作。

罗汉超　四川大学华西医院教授。曾任中华医学会皮肤性病分会常委，主编《实用皮肤性病学手册》、《中西医结合皮肤性病学》等。

郑志忠　上海复旦大学华山医院教授，博士生导师，医学博士。中国医师学会皮肤性病学会主任委员，中华医学会皮肤性病分会副主任委员。任《杨国亮皮肤病学》、《皮肤科疾病临床诊疗规范教程》等著作副主编。

郑茂荣　第二军医大学长海医院教授，博士生导师。历任中华医学会皮肤性病分会常委、中国中西医结合学会皮肤性病专业委员会委员。主编《英汉皮肤病学词汇》等著作十余部。

周华　深圳市皮肤性病研究所主任医师，医学博士。任《中华性传播感染杂志》英文版主编，《英汉皮肤病性病真菌病词典》编委。

施辛　苏州大学第二附属医院教授，硕士生导师。中国中西医结合学会皮肤性病专业委员会性病学组委员。主编《皮肤科国家基本药物与新特药手册》等著作。

段逸群　武汉市第一医院主任医师。中国中医药学会皮肤性病分会主任委员。主编《临床皮肤科药物手册》等著作。

胡曦　澳门医务界联合总会理事长。

赵辨　南京医科大学教授，硕士生导师。历任中华医学会皮肤性病分会常委及中国中西医结合学会皮肤性病专业委员会咨询顾问委员会主任。《临床皮肤杂志》主编，主编《临床皮肤病学》等著作。

倪容之　南京军区总医院教授。任《临床皮肤科杂志》副主编、《现代皮肤病治疗学》主编、《临床皮肤病学》副主编。

夏应魁　中国医科大学盛京医院教授，硕士生导师。历任中国中西医结合学会皮肤性病专业委员会委员。20世纪50年代翻译原苏联《皮肤性病学》等著作，20世纪80年代编著英文《皮肤病学教材》等著作。

徐文严　中国医学科学院中国协和医科大学皮肤病研究所研究员，教授，博士生导师。历任中华医学会皮肤性病分会副主任委员、中国医学科学院皮肤病研究所所长，《中华皮肤科杂志》及《国际皮肤性病学杂志》主编。主审《安德鲁斯临床皮肤病学》第9版等著作。

徐世正　武汉大学医学院教授，硕士生导师。任中华医学会皮肤性病分会副主任委员、美国皮肤病学科学院海外委员、国际皮肤病学会委员。主译《安德鲁斯临床皮肤病学》第9版。

徐汉卿　西安交通大学第二医院教授，硕士生导师。历任中华医学会皮肤性病分会常委、中国中西医结合学会皮肤性病专业委员会副主任委员、国际中医学会委员、《中华医学杂志》编委。主编《微量元素与皮肤病》。

袁兆庄　北京协和医院教授，硕士生导师。历任中国中西医结合学会皮肤性病专业委员会副主任委员、中华医学会皮肤性病分会常委。主编《中西医结合皮肤性病学》等著作。

贾国泉　江苏省苏州市第五人民医院副主任医师。参编《实用皮肤科学》等著作。

崔大祥　上海交通大学教授，博士生导师，医学博士，德国马普所博士后，美国化学协会成员，世界细胞与分子生物学协会国际科学委员会委员，国际《Nanoscience》等编委。

曹仁烈　北京友谊医院教授。历任中华医学会皮肤性病分会及中国中西医结合学会皮肤性病专业委员会常委。主编《英汉汉英医学词典皮肤科学分册》、参与编写《医学名词（7）皮肤病学》等著作。

韩世荣　陕西省中医研究院主任医师。任中国中医药学会皮肤性病分会常务委员。编写《中国医学通史》

等专著十余部。

温海　第二军医大学长征医院教授，医学博士，博士生导师。中国中西医结合学会皮肤性病专业委员会主任委员，《中国真菌学杂志》主编。

虞瑞尧　解放军总医院教授。主编及参与编写《医学名词（7）皮肤病学》等著作20余部。

赖丰杰　奇美医院皮肤科助理教授，医学博士。

蔡呈芳　台湾大学医院皮肤部助理教授。任台湾皮肤科学会理事、《中华皮肤科医学杂志》主编。《皮肤科学专有名词辞典》召集人。

戴昌隆　任戴昌隆皮肤科医院院长，医学博士。国立成功大学和国立中正大学高级讲师，日本国立东京大学附属医院皮肤科研究员。

Brief Introduction of Editors

Ma Zhenyou, Chief physician, Professor of Xi'an Haitang College, Director of Ma ZhenYou Dermatology Research Institute, Board of Director of Chinese Famous Doctor Council, Chief Editor of six works such as *China Dermatology and Venereology learns to read extensively.*

Ma Cuicui, Doctor of the second Hospital of Xi'an Jiaotong University, Co – Editor of *Handbook of Dermatology National Essential Drug and New Special Drug*, etc, Academic secretary of this book.

Ma Huiqun, MD., Associate research fellow of the Second Hospital of Xi'an Jiaotong University, Associate director of the Journal Editorial Department, *the Chinese Journal of Dermato Venereolog*, Editor of *Practical Dermatology.*

Wang Xiasheng, Professor and doctoral advisor of the Huashan Hospital of Fudan University, successively held the posts of the director of Dermatology Research Institute of Shanghai Medical University, standing committee members of Dermatology & Venereology Branch of Chinese Medical Association, Associate Chief Editor of *Chinese Journal of Dermatology*, Chief Editor of about twenty works such as *YangGuoLiang Dermatology.*

Wang Xiaojing, MD., Professor of Oregon Health & Science University in America, Chairman of Oversea Chinese People Scholar Communication Meeting of Dermatology & Venereology Branch of Chinese Medical Association.

Wang Baofang, MD., Professor, Chairman of Chinese Medical Council of Singapore, Associate Chief Editor *Journal of International Traditional Chinese Medicine*, Director of the Medical Publishing Company of Singapore, Editor of *Traditional Chinese Medicine Dermatosis Diagnose and Treat*, etc.

Deng Yunshan, Professor and master advisor of the Second Hospital of Xi'an Jiaotong University, successively held the posts of Chief Editor of *Dermatology of China Medical Abstract*, Associate Chief Editor of *the Chinese Journal of Dermato Venereolog*, Associate Chief Editor of *Practical Dermatology.*

Feng Yiguo, MD., master advisor, Associate research fellow of the Second Hospital of Xi'an Jiaotong University, Associate Chief Editor of *Practical Dermatology.* Assistant of Chief Editor of *Practical Modern Dermatology.*

Bai Yijie, Professor and master advisor of the People's Hospital of Liaoning Province, Associate group leader of Cosmetic Dermatology Group of Aesthetics & Cosmetology Branch of Chinese Medical Association, chiefly check and approve *English – Chinese Dermatology Nomenclature*, etc.

Liu Aimin, Associate director technician, Director of the Medical Record Department in PUMC Hospital, Managing director of International Medical Record Academy, Director of World Health Organization (WHO) International Classification of Diseases Cooperation Center in PUMC Hospital, Chief Editor of *Journal of the China Medical Record*, Editor of *Application and Instruction Manual of the tenth edition International Classification of Diseases (ICD – 10)*, Editor of *International Statistical Classification about Health Problems of ICD – 10*, etc.

Zhuang Lixian, Consultant doctor of the Department of Health of the Hong Kong Special Administrative Region, Chairman of Dermatology Committee of Hong Kong Medical College, successively held the posts of chairman of Hong Kong Dermatology Academy, Associate chairman of Asian Dermatology Academy, Chief Editor of *Handbook of Dermatology and Venereology*, Chief Editor of *Quarterly of Hong Kong Dermatology and Venereology.*

Zhu Wenyuan, Professor and doctoral advisor of the First Hospital of Nanjing Medical University, Chief Editor of *Journal of Clinical Dermatology*, Chief Editor of the series of *Common Dermatosis* including *Urticaria.*

Zhu Xuejun, Professor and doctoral advisor of the First Hospital of Peking University, Associate chairman of Dermatology & Venereology Branch of Chinese Medical Association, Associate chairman of Dermatology & Venereology Branch of Chinese Physician Association, Board of Director of Asian Dermatology Academy, Associate chairman International Dermatology & Cosmetology Association, Chief Editor of more twenty works such as *Dermatology and Venereology Atlas of China.*

Xu Hanming, Professor of National Cheng kung University Medical College.

Xu Minglong, Associate professor of National Success University Medical College.

He Chundi, MD., Professor and doctoral advisor of China Medical University, Standing committee member of Dermatology & Venereology Branch of Chinese Medical Association, Chief Editor of *Modern Dermatology Base*, etc.

Wu Zhihua, Professor and master advisor of the Affiliated Hospital of Guangdong Medical College, Chief Editor or Editor of more twenty works such as *Modern Dermatology and Venereology.*

Wu Shaoxi, Research Fellow, Professor and doctoral advisor of Skin Disease Research Institute of Chinese Academy of Medical Sciences & China Union Medical University, Director of Consulting Advisory Committee of Dermatology & Venereology Committee of China Association of the Integration of Chinese and Western Medicine, Chairman of China Branch of International Human and Animal Fungus Academy, Associate Chief Editor of *Chinese Journal of Dermatology*, Chief Editor of more ten works such as *English – Chinese Dictionary of Mycology.*

Zhang He'en, Professor of the Affiliated Hospital of Hebei Engineering University, commissary of Dermatology & Venereology Committee of China Association of the Integration of Chinese and Western Medicine, Chief Editor of *Dermatology and Venereology of Integration of Chinese and Western Medicine*, etc.

Zhang Xiaoyou, Professor of the Second Hospital of Xi'an Jiaotong University, commissary of Consulting Advisory Committee of Dermatology & Venereology Committee of China Association of the Integration of Chinese and Western Medicine, Chief Editor of *Dermatology of China Medical Abstract*, Associate Chief Editor of *the Chinese Journal of Dermato Venereology*, Editor of *Practical Dermatology.*

Zhang Xuejun, MD., Professor, doctoral advisor and President of Anhui Medical University, Chairman of Dermatology & Venereology Branch of Chinese Medical Association, Associate chairman of Dermatology & Venereology Branch of Chinese Physician Association, Chief Editor of *Dermatology and Venerology*, etc.

Zhang Bingzheng, Professor and research fellow of the Second Hospital of Xi'an Jiaotong University, Associate chairman of Dermatology & Venereology Committee of China Association of the Integration of Chinese and Western Medicine, Associate Chief Editor of *the Chinese Journal of Dermato Venereology*, Editor of *Practical Dermatology.*

Zhang Xinjiang, Professor and master advisor of Zunyi Medical College, standing committee members of Dermatology & Venereology Branch of Chinese Physician Association, Chief Editor of more twenty textbooks and handbooks such as *Dermatology and Venerology.*

Zhang Saiying, MD., practitioner of Chinese Medicine of Indonesia, Editor of *Traditional Chinese Medicine Dermatosis Diagnose and Treat*, etc.

Li Boxun, Professor and master advisor of the Second Hospital of Xi'an Jiaotong University, Chief Editor of *the Chinese Journal of Dermato Venereolog*, Chief Editor of *Modern Practical Dermatology*, etc.

Li Zhilao, Professor and master advisor of the Affiliated Hospital of Shanxi College of Traditional Chinese Medicine, commissary of Dermatology & Venereology Committee of China Association of the Integration of Chinese and Western Medicine, Editor of *Traditional Chinese Medicine Dictionary*, etc.

Yang Sen, Professor and doctoral advisor of Anhui Medical University, commissary of Dermatology & Venereology Branch of Chinese Medical Association, Editor of *Dermatology and Venerology*, etc.

Yang Rongya, MD., Professor and doctoral advisor of General Hospital of Beijing Military Area Command of Chinese PLA, the Eighth and the Ninth and the Tenth National People Congress representative, Editor of *Dermatopathology*, Editor of *Operative Surgery of Dermatology*, etc.

Xiao Shengxiang, MD., Professor and doctoral advisor of the Second Hospital of Xi'an Jiaotong University, Associate group leader of the Genetics Group of Chinese Dermatology & Venereology Association, Editor of five works such as *Practical Dermatology*, etc.

Chen Deyu, Professor and master advisor of the Affiliated Hospital of Luzhou Medical College, standing committee member of Dermatology & Venereology Committee of China Association of the Integration of Chinese and Western Medicine, Chief Editor of *Dermatology of Integration of Chinese and Western Medicine.* etc.

Luo Hanchao, Professor of west China Hospital of Sichuan University, standing committee member of Dermatology and venereology Branch of Chinese Medical Association, Chief Editor of *Handbook of Practical Dermatology and venereology & Dermatology and venereology of Integration of Chinese and western Medicine.*

Zheng Zhizhong, MD., Professor and doctoral advisor of the Huashan Hospital of Fudan University, Chairman of Dermatology & Venereology Branch of Chinese Physician Association, Associate chairman of Dermatology & Venereology Branch of Chinese Medical Association, Associate Chief Editor of *YangGuoLiang Dermatology.* etc.

Zheng Maorong, Professor and doctoral advisor of the Changhai Hospital of Second Military Medical University, successively held the posts of standing committee members of Dermatology & Venereology Branch of Chinese Medical Association, commissary of Dermatology & Venereology Committee of China Association of the Integration of Chinese and Western Medicine, Chief Editor of more twenty works such as *English – Chinese Dermatology Nomenclature.*

Zhou Hua, MD. , chief physician of Dermatology & Venereology Research Institute of ShenZhen, Chief Editor of English Edition of *Chinese Journal of Sexual Transmitted Diseases Infection*, Editor of *English – Chinese Dermatophyte Dictionary.*

Shi Xin, Professor and master advisor of the Second Affiliated Hospital of Suzhou University, commissary of Venereology Group of Dermatology & Venereology Committee of China Association of the Integration of Chinese and Western Medicine, Chief Editor of *Handbook of Dermatology National Essential Drug and New Special Drug*, etc.

Duan Yiqun, chief physician of the First Hospital of Wuhan, Chairman of Dermatology & Venereology Branch of Traditional Chinese Medicine and Pharmacy Association, Chief Editor of *Drug Handbook of Clinical Dermatology*, etc.

Hu Xi, board chairman of the Medical Boundary Unites General Association in Macau.

Zhao Bian, Professor and master advisor of Nanjing Medical University, successively held the posts of standing committee members of Dermatology & Venereology Branch of Chinese Medical Association, Director of Consulting Advisory Committee of Dermatology & Venereology Committee of China Association of the Integration of Chinese and Western Medicine, Chief Editor of *Journal of Clinical Dermatology*, Chief Editor of *Clinical Dermatology* etc.

Ni Rongzhi, Professor of Nanjing General Hospital of Nanjing Military Area Command of Chinese PLA, Associate Chief Editor of *Journal of Clinical Dermatology*, Chief Editor of modern *Dermatology Therapeutics*, Associate Chief Editor of *Clinical Dermatology.*

Xia Yingkui, Professor and master advisor of the ShengJing Hospital of China Medical University, successively held the posts of commissary of Dermatology & Venereology Committee of China Association of the Integration of Chinese and Western Medicine, translated the Former Soviet Union edition *Dermatology and Venerology*, etc in the fifties, authored English edition *Textbook of Dermatology and Venerology* etc in the eighties.

Xu Wenyan, Research Fellow, Professor and doctoral advisor of Skin Disease Research Institute of Chinese Academy of Medical Sciences & China Union Medical University, successively held the posts of associate chairman of Dermatology & Venereology Branch of Chinese Medical Association, director of Skin Disease Research Institute of Chinese Academy of Medical Sciences, Chief Editor of *Chinese Journal of Dermatology*, Chief Editor of *Journal of International Dermatology and Venereology*, chiefly check and approve the ninth edition *Andrewes Clinical Dermatology.*

Xu Shizheng, Professor and master advisor of Medical College of Wuhan University, successively held the posts of associate chairman of Dermatology & Venereology Branch of Chinese Medical Association, overseas commissary of American Dermatology Sciences Academy, commissary of International Dermatology Academy, chiefly translated the ninth edition *Andrewes Clinical Dermatology.*

Xu Hanqing, Professor and master advisor of the second hospital of Xi'an Jiaotong University, successively held the posts of standing committee members of Dermatology & Venereology Branch of Chinese Medical Association, associate chairman of Dermatology & Venereology Committee of China Association of the Integration of Chinese and Western Medicine, commissary of International Dermatology Academy, Editor of *Chinese Medical Journal*, Chief Editor of *Trace Elements and Dermatosis.*

Yuan Zhaozhuang, Professor and master advisor of PUMC Hospital, successively held the posts of associate chairman of Dermatology & Venereology Committee of China Association of the Integration of Chinese and Western Medicine, standing committee members of Dermatology & Venereology Branch of Chinese Medical Association, Chief Editor of *Dermatology and Venereology of Integration of Chinese and Western Medicine*, etc.

Jia Guoquan, Associate chief physician of the Fifth Hospital of Suzhou city of Jiangsu province, Editor of *Practical Dermatology*, etc.

Cui Daxiang, MD. , Professor and doctoral advisor of Shanghai JiaoTong university, Postdoctoral of Max Planck Institute in Germany, member of American Chemical Society, committee member of World Cellular and Molecular Biology Society, Editor of *Nanoscience*, etc.

Cao Renlie, Professor of the Beijing Friendship Hospital, successively held the posts of standing committee members of Dermatology & Venereology Branch of Chinese Medical Association, standing committee members of Dermatology & Venereology Committee of China Association of the Integration of Chinese and Western Medicine, Chief Editor of *English – Chinese and Chinese – English Medical Dictionary*: *Subvolume of Dermatology*, Editor of *Medical Terminology*: *Dermatology.*

Han Shirong, Chief physician of Traditional Chinese Medicine Academy of Shanxi province, Editor of more ten works such as *China Medical Science General History.*

Wen Hai, MD. , Professor of Chang Zheng Hospital of the Second Military Medial University, doctor advisor, chairman of Dermatology and Venereology Committee of China Association of the Integration of Chinese and Western Medicine, Chief Editor of *the Chinese Journal of Mycology.*

Yu Ruiyao, Professor of General Hospital of Chinese PLA. , Chief Editor and Editor of more twenty works such as *Medical Terminology*: *Dermatology.*

Lai Fengjie, MD. , assistant professor of the Qimei Hospital, Department of Dermatology.

Cai Chengfang, MD. , Assistant Professor, Department of Dermatology, National Taiwan University Hospital; Board of Director, Taiwanese Dermatological Association; Editor – in – Chief, Dermatologica Sinica; Editorial Co – ordinator, English – Chinese Dictionary of Dermatology.

Dai Changlong, MD PhD, Chief of Dai Changlong Dermatology Clinic and Laser Center, Senior Lecturer of National Cheng – Kung University and Chung – Cheng University, Research Fellow of Dermatology of National Tokyo University.

参考文献（References）

1 卫生部卫生统计信息中心，北京协和医院世界卫生组织疾病分类合作中心．国际疾病分类（ICD－10）应用指导手册［M］．北京：中国协和医科大学出版社，2001．

2 北京协和医院世界卫生组织分类合作中心编译．疾病和有关健康问题的国际统计分类：第十次修订本第一卷［M］．北京：人民卫生出版社，1996．

3 北京协和医院世界卫生组织分类合作中心编译．疾病和有关健康问题的国际统计分类：第十次修订本第二卷［M］．北京：人民卫生出版社，1997．

4 北京协和医院世界卫生组织分类合作中心编译．疾病和有关健康问题的国际统计分类：第十次修订本第三卷［M］．北京：人民卫生出版社，1998．

5 中华人民共和国标准．中医临床诊疗术语疾病部分［M］．北京：中国标准出版社，1997．

6 赵艳玲，张志芳．中医临床诊疗术语证治要览［M］．长沙：湖南科学技术出版社，1999．

7 林昭庚主编．中西医病名对照大辞典［M］．北京：人民卫生出版社，2003．

8 国家中医药管理局．中华人民共和国中医药行业标准：中医皮肤科病证诊断疗效标准［M］．南京：南京大学出版社，1994．

9 中国图书馆分类法编辑委员会．中国图书馆分类法［M］．第4版．北京：北京图书馆出版社，1999．421～495．

10 医学名词审定委员会．医学名词（7）：整形外科学、医学美学与美容医学、皮肤病学、物理医学与康复学：中英文对照/医学名词审定委员会审定［M］．北京：科学出版社，2002．

11 医学名词审定委员会．医学名词：（2）口腔医学/医学名词审定委员会审定［M］．北京：科学出版社，1992．

12 医学名词审定委员会．医学名词：（3）医学遗传学、免疫学、病理学/医学名词审定委员会审定［M］．北京：科学出版社，1995．

13 医学名词审定委员会．医学名词：（4）心血管病学、肾脏病学、胃肠病学、消化内镜学、传染病学、寄生虫病学、神经病学、精神病学、结核病学、老年病学、儿科学/医学名词审定委员会审定［M］．北京：科学出版社，1996．

14 医学名词审定委员会．医学名词：（5）眼科学、妇产科学/医学名词审定委员会审定［M］．北京：科学出版社，1996．

15 医学名词审定委员会．医学名词：（6）普通外科学、神经外科学、胸心血管外科学、泌尿外科学、骨科学、小儿外科学、烧伤外科学、创伤学、器官移植学、急诊医学、麻醉学/医学名词审定委员会审定［M］．北京：科学出版社，1998．

16 中医药学名词审定委员会审定．全国科学技术名词审定委员会公布：中医药学名词［M］．北京：科学出版社，2004．

17 卫生部卫生法制与监督司．《化妆品皮肤病诊断标准及处理原则》实施指南［M］．北京：中国标准出版社，1999．

18 郑茂荣．英汉皮肤病学词汇［M］．上海：同济大学出版社，1989．

19 曹仁烈．英汉汉英医学分科词典：皮肤科学分册［M］．西安：世界图书出版公司，1998．

20 吴绍熙．英汉皮肤病性病真菌病词典［M］．北京：中国协和医科大学出版社，2000．

21 顾伟程．英汉皮肤科学词典［M］．西安：陕西人民出版社，1990．

22 李正刚，吴长山．英汉皮肤科词汇［M］．沈阳：辽宁大学出版社，1989．

23 蔡呈芳．皮肤科学专有名词辞典．［M］．台北：中国台湾皮肤科学会，2001．

24 张建国，张琳瑛，李蕴琛，等．汉英医学病名词汇［M］．天津：天津科学技术出版社，1996．

25 王侠生，廖康煌．杨国亮皮肤病学［M］．上海：上海医科大学出版社，2005．

26 杨国亮，王侠生．现代皮肤病学［M］．上海：上海医科大学出版社，1996．

27 王光超．皮肤病及性病学［M］．北京：科学出版社，2002．

28 刘辅仁．实用皮肤科学．第2版［M］．北京：人民卫生出版社，1997．

29 刘辅仁．实用皮肤科学．第3版［M］．北京：人民卫生出版社，2005．

30 赵辨．临床皮肤病学．第3版［M］．南京：江苏科学技术出版社，2001．

31 吴志华．现代皮肤性病学［M］．广州：广东人民出版社，2000．

32 R．B．奥多姆，等著；徐世正主译；徐文严主校．安德鲁斯临床皮肤病学．第9版［M］．北京：北京科学出版社，2004．

33 罗汉超，陈德宇．实用皮肤性病学手册［M］．成都：四川科学技术出版社，1999．

34 张志礼．中西医结合皮肤性病学［M］．北京：人民卫生出版社，2000．

35 马绍尧．现代中医皮肤性病学［M］．上海：上海中医药大学出版社，2001．

36 欧阳恒，杨志波．新编中医皮肤病学［M］．北京：人民军医出版社，2000．

37 边天羽．中西医结合皮肤病学：附彩色图谱［M］．天津：天津科学技术出版社，1996．

38 徐宜厚．中医皮肤科临床手册［M］．上海：上海科学技术出版社，2000．

39 宋兆友．中医皮肤科临床手册［M］．北京：人民卫生出版社，1996．

40 李博鑑．皮科证治概要［M］．北京：人民卫生出版社，2001．

41 李林．实用中医皮肤病学［M］．北京：中医古籍出版社，1998.
42 管汾．实用中医皮肤病学［M］．兰州：甘肃人民出版社，1981.
43 刘忠恕．现代中医皮肤病学［M］．天津：天津科技翻译出版公司，1997.
44 卢传坚．常见皮肤性病现代治疗学［M］．北京：学宛出版社，2000.
45 罗汉超，吴军．中西医结合皮肤性病手册［M］．成都：四川科学技术出版社，2002.
46 徐宜厚，王保方，张赛英．皮肤病中医诊疗学［M］．北京：人民卫生出版社，1997.
47 范瑞强，廖元兴．中西医结合临床皮肤性病学［M］．广州：世界图书出版公司，2003.
48 中国中医研究院广安门医院．朱仁康临床经验集－皮肤外科［M］．－北京：人民卫生出版社，2005.
49 北京中医医院．赵炳南临床经验集－皮肤外科［M］．北京：人民卫生出版社，2006.
50 干祖望原著，陈志强整理．干祖望中医外科［M］．北京：人民军医出版社，2006.
51 倪容之，刘玉峰．现代皮肤病性病治疗学［M］．北京：人民军医出版社，2005.
52 朱学骏，顾有守，沈丽玉．3 版［M］．北京：北京大学医学出版社，2006
53 张信江，张合恩．实用皮肤性病治疗学［M］．北京：人民军医出版社，2005.
54 中华医学会．临床技术操作规范：皮肤病与性病分册［M］．北京：人民军医出版社，2006.
55 中华医学会．临床诊疗指南：皮肤病与性病分册［M］．北京：人民卫生出版社，2006.
56 王端礼．医学真菌学－实验室检验指南［M］．北京：北京：人民卫生出版社，2005.
57 秦启贤．临床真菌学［M］．上海：复旦大学出版社，上海医科大学出版社，2001.
58 张学军．皮肤性病学［M］．6 版．北京：人民卫生出版社，2004.
59 陈德宇．中西医结合皮肤性病学［M］．北京：中国中医药出版社，2005.
60 马振友，赵小忠主编．中华皮肤性病学博览［M］．沈阳：辽宁科学技术出版社，1996.
61 帅学忠．汉英双解常用中医名词术语［M］．长沙：湖南科学技术出版社，2006.
62 Nigel Wiseman［英］．汉英－英汉中医词典［M］．长沙：湖南科学技术出版社，2006.
63 白永权．世界最新英汉医学词典［M］．西安：世界图书出版公司．2000.
64 Douglas. Anderson［美］总主编，白永权主译．道兰氏英汉医学辞海［M］．西安：世界图书出版公司，1998.
65 李照国．简明汉英中医词典［M］．上海：上海科学技术出版社，2002.
66 Nigel Wiseman, Feng ye［英］．A Practical Dictionary of Chinese Medicine．［M］．北京：人民卫生出版社，2002.
67 新华通讯社译名资料组．英语姓名译名手册［M］．北京：商务印书馆，1985.
68 靳平妥．英汉人物地名事件词典［M］．北京：外语教学与研究出版社，1991.
69 王贤才．英中医学词海［M］．青岛：青岛出版社，1989.
70 林丽蓉，林文涛，余满松．医学综合征大词典［M］．北京：中国科学技术出版社，1994.
71 景士兵，何小明．英汉病理学词典［M］．北京：中国中医药出版社，1997.
72 李行健．现代汉语规范词典［M］．北京：外语教学与研究出版社，语言出版社，2004.
73 Http: //web. ilds. org/icd10_ list. php.
74 Http: //www3. who. int/icd/vol1htm2003/fr－icd. htm.
75 http: //www. ncbi. nlm. nih. gov/.
76 Tony Burns, Stephen Breathnach, Neil Cox, et al. Rook's Textbook of dermatology［M］. 7th ed. Oxford: Blackwell Science Ltd, 2004.
77 Odom RB, James WD, Berger TG, et al. Andrew's diseases of the skin－clinical dermatology［M］. 9th ed. Harcourt Asia: W B Saunders, 2000.
78 Wolverton SE. Comprehensive dermatologic therapy［M］. Philadelphia: Saunders, 2001.
79 Freedberg IM, Elsen AZ, Wolff K et al. Fitzpatrick's dermatology in general medicine［M］. 6th ed. New York: Mcgraw－Hill, 2003.
80 Xu Yihou, Li Lin. Dermaology in Traditional Chinese Medicine［M］. Donica Publishing Ltd, 2004.
81 Zu Yanfu, Xu Yihou. Surgery of Traditional Chinese Medicine［M］. Publishing House of Shanghal Universeity of Tradiional Chinese Medicine, 2002.
82 Mcke ph, Galonje E, Granter SR 主编；朱学骏，孙建方主译．皮肤病理学与临床的联系．第 3 版．［M］．北京：北京大学出版社，2007.
83 Philip E. LeBoit, Gunter Burg, David Weedon；廖松林主译．皮肤肿瘤病理学和遗传学/世界卫生组织肿瘤分类诊断及诊断标准系列［M］．北京：人民卫生出版社，2006.
84 郑志忠．皮肤科疾病临床诊疗规范教程［M］．北京：北京大学医学出版社，2007.
85 陈军生，许德清，范瑞强．毛发学［M］．北京：北京科学技术出版社，2004.
86 李伯埙．现代实用皮肤病学［M］．西安：世界图书出版公司，2007.
87 湖北中医学院《汉英中医药分类词典》编委会［M］．北京：科学出版社，1996.
88 Christopher DM, Fletcher K, Krishnan Unni Fredrik Mertens；程虹主译．软组织肿瘤病理学和遗传学/世界卫生组织肿瘤分类诊断及诊断标准系列［M］．北京：人民卫生出版社，2006.